TRAUMATISMOS DA MÃO

4ª Edição

TRAUMATISMOS DA MÃO

4ª Edição

Arlindo G. Pardini Jr.
Livre-Docente em Ortopedia e Traumatologia.
Chefe do Serviço de Cirurgia da Mão do Hospital Ortopédico de Belo Horizonte.
Ex-Presidente da Federação Internacional das Sociedades de Cirurgia da Mão,
da Federação Sul-americana de Cirurgia da Mão
da Sociedade Brasileira de Cirurgia da Mão e
da Sociedade Brasileira de Ortopedia e Traumatologia.

Afrânio D. de Freitas
Chefe do Serviço de Cirurgia da Mão do Hospital Belo Horizonte.
Diretor Clínico e Coordenador das Residências de Ortopedia e de
Cirurgia da Mão do Hospital Ortopédico de Belo Horizonte.
Ex-Presidente da Sociedade Brasileira de Cirurgia da Mão.

Medbook
EDITORA CIENTÍFICA LTDA.

Traumatismos da Mão – 4ª edição
Direitos exclusivos para a língua portuguesa

NOTA DA EDITORA: Os autores desta obra verificaram cuidadosamente os nomes genéricos e comerciais dos medicamentos mencionados; também conferiram os dados referentes à posologia, objetivando informações acuradas e de acordo com os padrões atualmente aceitos. Entretanto, em função do dinamismo da área de saúde, os leitores devem prestar atenção às informações fornecidas pelos fabricantes, a fim de se certificarem de que as doses preconizadas ou as contra-indicações não sofreram modificações, principalmente em relação a substâncias novas ou prescritas com pouca freqüência. Os autores e a editora não podem ser responsabilizados pelo uso impróprio nem pela aplicação incorreta de produto apresentado nesta obra.

Apesar de terem envidado o máximo esforço para localizar os detentores dos direitos autorais de qualquer material utilizado, os autores e os editores desta obra estão dispostos a acertos posteriores caso, inadvertidamente, a identificação de algum deles tenha sido omitida.

Editoração Eletrônica e Capa:
REDB STYLE – Produções Gráficas e Editorial Ltda.

MEDBOOK – Editora Científica Ltda.
Rua Pereira de Almeida, 14
CEP 20260-100 – Praça da Bandeira
Rio de Janeiro – RJ
Tels.: (21) 2502-4438 e 2221-6089
medbook@superig.com.br

Dedicatória

À minha esposa, pela compreensão
nestes longos períodos de
imersão editorial.

Aos meus filhos Daniel, Paula e
Raquel.

Aos meus netos, companheiros da
pelada e da piscina.

Arlindo Pardini

Aos meus pais, pelo esforço para
minha formação e pelas possibilidades
que me proporcionaram

Ao Dr. Pardini, pelos ensinamentos e
oportunidades oferecidas

À minha família, Paula, Bê e Peu,
que sem me deixarem ser só,
fazem-me só ser.

Afrânio de Freitas

Colaboradores

Afrânio Donato de Freitas

Chefe do Serviço de Cirurgia da Mão do Hospital Belo Horizonte. Diretor Clínico e Coordenador das Residências de Ortopedia e de Cirurgia da Mão do Hospital Ortopédico de Belo Horizonte. Ex-Presidente da Sociedade Brasileira de Cirurgia da Mão.

Antonio Caminhas Fasciani

Membro Titular da Sociedade Brasileira de Anestesiologia. Anestesiologista dos Hospitais Ortopédico, Pronto Socorro João XXIII, Belo Horizonte e Núcleo de Cirurgia Plástica.

Antonio Carlos da Costa

Mestre e Doutor em Ortopedia e Traumatologia pela Faculdade de Ciências Médicas da Santa Casa de São Paulo. Médico-Assistente do Grupo de Cirurgia da Mão e Responsável pela Microcirurgia do Departamento de Ortopedia e Traumatologia – Santa Casa de São Paulo.

Antônio Severo

Doutorando pela Universidad Pablo Olavide, Sevilha – Espanha. Mestre em Biomecânica pela Universidade do Estado de Santa Catarina (UDESC- SC). *Fellow* em Cirurgia da Mão e Microcirugia pelo Christine Kleinert Institute for Hand and Microsurgery, Louisville – EUA. Membro do Serviço de Cirurgia da Mão e do Membro Surperior do IOT de Passo Fundo – RS.

Arlindo G. Pardini Jr.

Livre-Docente em Ortopedia e Traumatologia. Chefe do Serviço de Cirurgia da Mão do Hospital Ortopédico de Belo Horizonte. Ex-Presidente da Federação Internacional das Sociedades de Cirurgia da Mão, da Federação Sul-americana de Cirurgia da Mão, da Sociedade Brasileira de Cirurgia da Mão e da Sociedade Brasileira de Ortopedia e Traumatologia.

Arnaldo Valdir Zumiotti

Professor Titular do Instituto de Ortopedia e Traumatologia do Hospital de Clínicas da Faculdade de Medicina da Universidade de São Paulo (IOT – HC-FMUSP).

Carlos Guilherme Menezes Garrido

Ortopedista e Cirurgião da Mão do Hospital São Bento – Belo Horizonte – MG.

Celso Ricardo Folberg

Preceptor do Grupo de Cirurgia da Mão – Serviço de Ortopedia e Traumatologia do Hospital de Clínicas – Porto Alegre. Mestre em Cirurgia pela UNICAMP. Ex-*Fellow* de Cirurgia da Mão e Microcirurgia da Brown University, RI – EUA.

Cláudio Henrique Barbieri

Professor Titular da Disciplina de Ortopedia e Traumatologia da Faculdade de Medicina de Ribeirão Preto. Chefe do Serviço de Cirurgia da Mão, Membro Superior e Microcirurgia do Hospital de Clínicas de Ribeirão Preto – SP.

Cleber Maurício Gonçalves

Membro Titular da Sociedade Brasileira de Cirurgia da Mão. Membro Titular da Sociedade Brasileira de Cirurgia Plástica. Membro Fundador da Sociedade Brasileira de Queimaduras.

Edie Benedito Caetano

Professor Livre-Docente Titular da Disciplina de Ortopedia e Traumatologia da Faculdade de Medicina da PUC – SP (Campus Sorocaba).

Edmar Gonçalves de Carvalho

Membro Titular da Sociedade Brasileira de Anestesiologia. Anestesiologista do Hospital Ortopédico, Núcleo de Cirurgia Plástica, e Chefe do Serviço de Anestesiologia da Clínica Origen – Centro de Medicina Reprodutiva.

Fábio Augusto Caporrino

Doutor em Ortopedia pela UNIFESP-EPM. Médico Assistente da Disciplina de Cirurgia da Mão e Membro Superior e da Traumatologia do Esporte da UNIFESP-EPM.

Fernando Baldy dos Reis

Professor Associado e Livre-Docente da Disciplina de Traumatologia do Departamento de Ortopedia e Traumatologia da Escola Paulista de Medicina da Universidade Federal de São Paulo (EPM-UNIFESP).

Flávio Augusto Kuroki Borges

Membro Titular da Associação Brasileira de Cirurgia da Mão (ABCM). Coordenador do Serviço de Cirurgia da Mão da Santa Casa de Misericórdia de Goiânia. Coordenador do Serviço de Cirurgia da Mão do Hospital Ortopédico de Goiânia.

Giana Silveira Giostri

Chefe do Grupo de Cirurgia da Mão do Hospital Universitário Cajuru / Hospital Pequeno Príncipe – Curitiba – PR. Professora de Ortopedia – PUC/PR.

Gilberto Hiroshi Ohara

Médico-Assistente da Disciplina de Cirurgia da Mão e Membro Superior do Departamento de Ortopedia e Traumatologia da UNIFESP. Mestre e Doutor em Medicina pela UNIFESP.

Heitor José Rizzardo Ulson

Professor Doutor Coordenador da Disciplina de Cirurgia da Mão do Departamento de Ortopedia e Traumatologia (UNICAMP). Membro Titular Especialista em Ortopedia e Traumatologia da SBOT e Especialista em Cirurgia da Mão da ABCM. Médico Efetivo e Honorário do Hospital Samaritano – SP / Ortoclínica Manus – SP.

Helton Hiroshi Hirata

Médico-Assistente do Grupo de Cirurgia da Mão do Hospital Universitário Celso Pierro – PUC – Campinas. Professor Colaborador da Faculdade de Medicina de Jundiaí. Preceptor pela Disciplina da Cirurgia da Mão da Residência Médica do Instituto Jundiaiense de Ortopedia e Traumatologia.

Henrique Ayzemberg

Membro do Departamento de Cirurgia da Mão e Instrutor da Residência Médica do Instituto de Ortopedia e Traumatologia de Joinville.

Jader José da Silva

Membro Titular do Colégio Brasileiro de Radiologia. Médico Colaborador do Departamento de Diagnóstico por Imagem da EPM – UNIFESP. Médico Radiologista do Centro de Medicina Diagnóstica Fleury – São Paulo. Ex-*Fellow* do Centro Hospitalar Universitário de Lille – França.

Jair Guiguet Leal Junior

Assistente da Clínica de Cirurgia da Mão do Hospital do Servidor Público Municipal – São Paulo. Membro Titular da SBOT e da SBCM.

Javier Román Veas

Cirurgião Ortopedista. Mestrando em Clínica Cirúrgica da PUC – RS.

Jayme Augusto Bertelli

Médico-Assistente da Unidade de Cirurgia da Mão e Microcirurgia Reconstrutiva do Serviço de Ortopedia do Hospital Governador Celso Ramos. Médico-Assistente do Serviço de Cirurgia Plástica do Hospital Infantil Joana de Gusmão, Florianópolis – SC. Professor de Neurocirurgia da Universidade do Sul de Santa Catarina (UNISUL), Tubarão – SC.

Jean Klay Santos Machado

Médico-Assistente e Pós-Graduando da Disciplina de Traumatologia do Departamento de Ortopedia e Traumatologia da Escola Paulista de Medicina da Universidade Federal de São Paulo (EPM-UNIFESP).

Jefferson Braga Silva

Professor Livre-Docente, Cirurgia da Mão – UNIFESP. Professor Titular do Departamento de Cirurgia – PUC – RS. Presidente da Sociedade Brasileira de Microcirurgia Reconstrutiva, 2004. Presidente da Associação Brasileira de Cirurgia da Mão, 2007.

João Baptista Gomes dos Santos

Doutor pela UNIFESP. Membro Titular da Associação Brasileira de Cirurgia da Mão (ABCM). Chefe de Clínica da Disciplina de Cirurgia da Mão e Membro Superior da UNIFESP-EPM.

João Carlos Belotti

Doutor em Ortopedia pela UNIFESP-EPM. Médico-Assistente da Disciplina de Cirurgia da Mão e Membro Superior da UNIFESP-EPM.

José de Gervais Cavalcanti Vieira Filho

Membro Titular da Sociedade Brasileira de Cirurgia Plástica. Membro Titular da Sociedade Brasileira de Cirurgia da Mão. Chefe do Serviço de Cirurgia Plástica e Reparadora da Mão – Enfermaria 11 da Santa Casa da Misericórdia (RJ). Professor do Curso de Pós-Graduação de Cirurgia Plástica e Cirurgia da Mão.

José Maurício de Morais Carmo

Professor-Adjunto e Livre-Docente de Ortopedia e Traumatologia da Universidade do Estado do Rio de Janeiro (UERJ). Responsável pelo Centro de Treinamento em Cirurgia da Mão e Microcirurgia do Hospital Universitário Pedro Ernesto – UERJ. Membro Titular e Ex-Presidente da Sociedade Brasileira de Cirurgia da Mão e de Microcirurgia Reconstrutiva.

Kleber E. Tavares

Ortopedista e Cirurgião da Mão dos Hospitais Semper e Life Center de Belo Horizonte – MG.

Lenise Boni Gonçalves

Titular da Sociedade Brasileira de Cirurgia da Mão. Titular da Sociedade Brasileira de Cirurgia Plástica. Membro Fundador da Sociedade Brasileira de Queimaduras.

Luciano Ruiz Torres

Médico-Assistente do Grupo de Mão e Microcirurgia do Instituto de Ortopedia e Traumatologia do Hospital das Clínicas da Faculdade de Medicina da Universidade de São Paulo.

Luiz Carlos Angelini

Mestre e Doutor pela Escola Paulista Medicina – UNIFESP. Professor Titular da Disciplina de Urgência e Emergência e Professor Assistente da Disciplina de Anatomia Humana da Faculdade de Medicina de Santos – UNIMES. Chefe da Clínica de Cirurgia da Mão do Hospital do Servidor Público Municipal de São Paulo.

Luiz Carlos Sobania

Professor Titular de Ortopedia e Traumatologia da Universidade Federal do Paraná. Membro Titular da Associação Brasileira de Cirurgia da Mão (ABCM). Membro Titular da Sociedade Brasileira de Ortopedia e Traumatologia (SBOT). Chefe do Serviço de Cirurgia da Mão do Hospital XV – Curitiba.

Luiz Francisco Queluz Toledo

Doutor em Medicina pela Universidade Federal de São Paulo – Escola Paulista de Medicina. Mestre em Ortopedia e Cirurgia Plástica Reparadora pela Escola Paulista de Medicina. Ex-Assistente de Disciplina da Mão e Membro Superior do Departamento de Ortopedia e Traumatologia da Universidade Federal de São Paulo – Escola Paulista de Medicina.

Marc Garcia-Elias, MD PhD

Ex-Presidente da Sociedade Espanhola de Cirurgia da Mão. Secretário Geral da Federação das Sociedades Européias para Cirurgia da Mão. Cirurgião da Mão do Instituto Kaplan, Barcelona, Espanha.

Marcelo Rosa de Rezende

Mestre e Doutor em Ortopedia e Traumatologia pela Faculdade de Medicina da Universidade de São Paulo. Médico-Assistente do Grupo de Mão e Microcirurgia do Instituto de Ortopedia e Traumatologia do Hospital das Clínicas da Faculdade de Medicina da Universidade de São Paulo (IOT – HC-FMUSP).

Marcelo Tavares de Oliveira

Doutor e Mestre em Ortopedia e Traumatologia pela Universidade Federal de São Paulo – UNIFESP-EPM. Médico-Assistente da Clínica de Cirurgia da Mão do Hospital do Servidor Público Municipal de São Paulo. Ex-*Fellow* do Miami Hand Center – EUA.

Marco Antonio Pires Almagro

Interno do Sexto Ano da Faculdade de Medicina da PUC-SP (Campus Sorocaba).

Marcos Flávio Ghizoni

Médico, Chefe do Serviço de Neurocirurgia do Hospital Nossa Senhora da Conceição. Professor de Neurocirurgia da Universidade do Sul de Santa Catarina (UNISUL), Tubarão – SC.

Mario Jorge Tsuchiya

Bacharel em Direito e Especialista em Medicina Legal e do Trabalho.

Mário Yoshihide Kuwae

Membro Associado da Sociedade Brasileira de Cirurgia de Mão. Membro Associado da Sociedade Brasileira de Microcirurgia Reconstrutiva. Chefe do Serviço de Cirurgia de Mão do Hospital das Clínicas da Universidade Federal de Goiás.

Mauri Cortez

Membro Titular das Sociedades de Ortopedia e Traumatologia (SBOT) e de Cirurgia da Mão (SBCM). Sócio Aspirante da Sociedade de Microcirurgia Reparadora. Sócio Fundador e Diretor do Hospital SOS MÃO – Recife – PE.

Maurício Ferreira Caetano

Mestre em Medicina pela Universidade Federal de São Paulo – Escola Paulista de Medicina (UNIFESP-EPM). Membro Titular da Sociedade Brasileira de Cirurgia da Mão.

Nelson Mattioli Leite

Doutor e Mestre em Medicina pela Pós-Graduação da UNIFESP/EPM. Médico-Assistente da Disciplina de Cirurgia da Mão e Membro Superior do Departamento de Ortopedia e Traumatologia da UNIFESP/EPM. Membro Titular das Sociedades de Cirurgia da Mão e de Ortopedia e Traumatologia.

Nilton Mazzer

Professor Associado de Ortopedia, Traumatologia e Cirurgia da Mão do Serviço de Cirurgia da Mão e do Membro Superior e Microcirurgia, Disciplina de Ortopedia e Traumatologia, Departamento de Biomecânica, Medicina e Reabilitação do Aparelho Locomotor da Faculdade de Medicina de Ribeirão Preto da Universidade de São Paulo.

Osvandré Lech

Chefe da Residência Médica e do Treinamento Pós-Residência do Instituto de Ortopedia e Traumatologia, Passo Fundo – RS. Diretor-Secretário da Sociedade Brasileira de Ortopedia e Traumatologia (SBOT), gestão 2008. Editor do *Journal of Shoulder and Elbow Surgery*. Membro do Corpo Editorial da *Revista Brasileira de Ortopedia*.

Paula Pardini de Freitas

Fisioterapeuta e Terapeuta de Mão. Coordenadora do Setor de Reabilitação do Membro Superior do CROT – Centro de Reabilitação em Ortopedia e Traumatologia – Belo Horizonte. Mestranda em Ciências da Reabilitação – UFMG.

Paulo Randal Pires

Ortopedista e Cirurgião da Mão do Hospital Madre Teresa e do Hospital Maria Amélia Lins (FHEMIG) – Belo Horizonte – MG. Coordenador da Residência de Cirurgia da Mão.

Pedro Boni Gonçalves

Doutorando de Medicina – UNIPAC – Juiz de Fora – MG. Estagiário de Cirurgia Plástica – Clínica Plastic Center. Membro Associado da Sociedade Brasileira de Queimaduras.

Pedro José Pires Neto

Ortopedista e Cirurgião de Mão do Hospital Felício Rocho – Belo Horizonte – MG. Coordenador do Serviço de Ortopedia e Traumatologia do Hospital Felício Rocho. Mestrado em Ortopedia pela UNIFESP.

Philippe Valenti

Institut de La Main, Paris.

Rames Mattar Junior

Professor Associado Livre-Docente do Departamento de Ortopedia e Traumatologia da FMUSP.

Roberto Luiz Sobania

Mestre pelo Departamento de Cirurgia da Universidade Federal do Paraná. Membro Titular da Associação Brasileira de Cirurgia da Mão (ABCM). Membro Titular da Sociedade Brasileira de Ortopedia e Traumatologia (SBOT). Chefe do Grupo de Cirurgia da Mão da Santa Casa de Curitiba. Chefe do Grupo de Cirurgia da Mão do Hospital de Clínicas de Curitiba.

Ronaldo dos Santos Carneiro

Chefe do Departamento de Cirurgia da Mão – Medical Surgical Specialists Naples, Flórida – EUA.

Rui Ferreira da Silva

Membro Titular das Sociedades de Cirurgia da Mão, Microcirurgia Reparadora e Cirurgia Plástica. Sócio Fundador e Diretor Científico do Hospital SOS MÃO – Recife – PE.

Rui Sérgio Monteiro de Barros

Professor-Adjunto Doutor da Disciplina de Anatomia Humana da Universidade do Estado do Pará. *Fellow* em Cirurgia da Mão e Microcirurgia no Kleinert, Kutz and Associates Hand Care Center. Cirurgião da Mão do Hospital Porto Dias.

Samuel Ribak

Chefe do Grupo de Cirurgia da Mão – Hospital Universitário Celso Pierro – PUC-Campinas. Mestre em Ortopedia pela FMUSP. Preceptor da Residência Médica de Ortopedia e Traumatologia dos Hospitais Nossa Senhora do Pari (SP) e Cruzeiro do Sul (Osasco).

Sérgio Augusto Machado da Gama

Mestre em Ortopedia e Traumatologia do HC-FMUSP. Chefe do Grupo de Cirurgia da Mão do Hospital Geral de Vila Penteado. Assistente do Grupo de Cirurgia da Mão da PUC-Campinas.

Teng Hsiang Wei

Médico-Assistente Doutor do PS e do Grupo de Mão e Microcirurgia do Instituto de Ortopedia e Traumatologia do Hospital de Clínicas da Faculdade de Medicina da Universidade de São Paulo – IOT – HC-FMUSP.

Valdir Steglich

Chefe do Departamento de Cirurgia da Mão e Instrutor da Residência Médica do Instituto de Ortopedia e Traumatologia de Joinville.

Prefácio da 3ª Edição

Organizar a terceira edição de um livro pode parecer tarefa de simples revisão mas, quando se observam o grande desenvolvimento da Cirurgia da Mão e as inúmeras técnicas e conceitos desenvolvidos nos últimos 10 anos, compreende-se que é um trabalho tão árduo como o de uma primeira edição. Nunca se publicou tanto como neste período. Vários novos livros e revistas foram lançados, inúmeros congressos e simpósios estão à nossa disposição, sem contar a facilidade de comunicação que a Internet nos proporciona.

Nesta nova edição, poucos capítulos permaneceram inalterados, mas a maioria dos capítulos das edições anteriores foi atualizada e enriquecida com informações mais atuais. Novos capítulos foram introduzidos, e novos colegas foram convidados a participar. De 18 capítulos, passamos para 31, abordando novos assuntos, como Diagnóstico por Imagens, Artroscopia, Lesões por Esforços Repetidos, Distrofia Simpático-Reflexa, Traumatismos do Plexo Braquial, Seqüelas das Fraturas do Rádio Distal, Instabilidades do Carpo e Reabilitação da Mão Traumatizada.

A filosofia deste livro continua a mesma: fornecer orientação aos cirurgiões envolvidos no tratamento dos traumatismos de mão, assim como aos fisioterapeutas e terapeutas ocupacionais ou terapeutas de mão. Procuramos fazer com que a linguagem e a disposição dos assuntos fossem as mais práticas possíveis e que as ilustrações fossem em número abundante para maior esclarecimento dos leitores. No final de cada capítulo, as citações bibliográficas são as mais atualizadas e fartas, favorecendo aqueles que desejarem fazer ulteriores pesquisas da literatura. Permanece, também, o desejo de que, com este livro e com a orientação de seus colaboradores, as lesões de mão sejam mais bem cuidadas, para que ocorra melhor recuperação funcional deste órgão de importância fundamental para o trabalhador.

Temos vários agradecimentos a fazer, em especial aos colegas que reescreveram capítulos ou escreveram novos. Eles provaram que a Cirurgia de Mão em nosso meio está em alto grau de desenvolvimento científico e tecnológico. Agradeço também à MEDSI Editora, por seu estímulo e enorme interesse na divulgação dos avanços da Medicina brasileira. Estou também agradecido aos colegas e funcionários do Hospital Ortopédico de Belo Horizonte que, com seu esforço e amor à nossa arte, fizeram deste centro de cultura um pólo irradiador da Ciência Ortopédica.

Arlindo G. Pardini Jr.

Prefácio da 4ª Edição

Desde o lançamento da primeira edição do livro *Traumatismos da Mão,* observamos um enorme interesse nesta matéria por parte de vários especialistas, não só em Cirurgia de Mão, mas também em Cirurgia Plástica e Ortopedia, e também daqueles que atendem nos serviços de Pronto-Socorro.

Atribuímos este interesse e o conseqüente sucesso desta obra ao fato de que o livro retrata a realidade e a experiência brasileiras na condução desta difícil e complexa situação, que é a da mão traumatizada.

A Medicina em geral e a Cirurgia de Mão em particular exercem em quem as pratica um fascínio extraordinário. O desafio constante e o progresso ininterrupto, com novas técnicas, novos materiais e novas descobertas, dão um dinamismo pouco comum à nossa especialidade.

Muito do que se fazia há 10 anos ou não se faz mais ou foi aperfeiçoado e melhorado a fim de gerar um tratamento bem-sucedido e mais tolerável para o nosso paciente. Este foi o motivo desta quarta edição de *Traumatismos da Mão.*

Comparada com a primeira, a evolução seguiu o progresso da especialidade, e o número de páginas multiplicou-se muitas vezes. Todos os capítulos foram reescritos e atualizados. Novos autores foram convidados a colaborar, e todos o fizerem com competência e boa vontade, demonstrando a vocação para o ensino e para a divulgação do saber.

As primeiras edições deste livro foram publicadas pela MEDSI Editora, e esta quarta edição chega aos leitores por intermédio de uma nova editora, a MedBook. Não obstante sua pouca idade, os diretores da MedBook demonstraram competência, maturidade e entusiasmo com este novo projeto.

Agradecemos à MedBook Editora por seu apoio, dedicação e a constante presença na solução das dúvidas durante o desenvolvimento desta edição.

Esta nova edição contou com a participação editorial de um cirurgião de mão mais jovem, que poderá dar continuidade a este projeto no futuro. O Dr. Afrânio Donato de Freitas reúne as qualidades e a experiência necessárias para tal. Além de ter exercido a presidência da Sociedade Brasileira de Cirurgia da Mão e, portanto, conhecer bem os principais serviços da especialidade, tem grande experiência no ensino e no treinamento de novos colegas.

Esperamos que esta quarta edição de *Traumatismos da Mão* continue a ajudar não somente àqueles já experientes na especialidade, e que buscam atualizar-se, mas também àqueles em busca do aprendizado e solução para seus pacientes que apresentam lesões na mão.

Arlindo G. Pardini Jr.

Sumário

CAPÍTULO 1

Evolução e Aspectos Sócio-econômicos das Lesões da Mão*

Luiz Carlos Angelini
Jair Guiguet Leal Junior

Ao recebermos a honrosa tarefa de escrever sobre os aspectos sociais e econômicos das lesões da mão, logo pensamos em Edmur Isidoro Lopes, primeiro autor nacional a descrevê-los. Ao lado das boas lembranças do mestre e amigo, no entanto, surgiram dúvidas sobre a abordagem do tema de entendimento tão vasto.

Qual deveria ser a leitura, o enfoque, a interseção entre a mão, o "social" e o "econômico"?

Por indivisíveis e inseparáveis que são o cérebro e a mão, a filogenia mostra a pertinência dessa abordagem a ser realizada por nós, tão dedicados ao estudo da mão, que escolhemos olhá-la diante de tudo que o homem criou.

Assim, a "história" da mão e suas lesões é, afinal, o que a humanidade produziu; e a realidade, aos nossos olhos, é o resultado, passo a passo, do que essa verdadeira "dupla dinâmica" construiu.

No mundo em que vivemos, o descobrimento dessas lesões acabam, muitas e muitas vezes, alcançando dimensões diferentes daquelas baseadas somente na anatomia, na fisiologia e na patologia. Os indivíduos com essas lesões buscam amparo médico previdenciário e jurídico. Em uma palavra, socorrem-se da sociedade.

Sociedade que, através dos séculos, desenvolveu mecanismos de organização, direção e administração que se podem traduzir hoje pelo nome de "política".

Conceitos amadurecidos a respeito do acesso do indivíduo aos meios de saúde, por exemplo, caminharam paralelamente ao desenvolvimento das políticas gerais e convergiram em direção a uma realidade em que o Estado deve prover, por determinação constitucional, o atendimento de saúde a todos, dentro do que se chama Direito à saúde.

Por outro lado, na atividade do trabalho do homem, também surgiram, com o passar do tempo, sistemas de normas regulamentadoras. Formaram-se, assim, os sindicatos de trabalhadores, os institutos de assistência social, os conselhos de medicina, todos englobados pelos padrões de justiça e definidos pelo conjunto da sociedade.

Pela importância óbvia dessas implicações, sob o ponto de vista sócio-econômico, trouxemos a este capítulo, que precede a apresentação das lesões clássicas da mão, por intermédio do Dr. Mario Jorge Tsuchiya, médico, advogado, professor de medicina legal e de grande vivência na previdência social e no Conselho Regional de Medicina, o conhecimento sobre os aspectos jurídicos e previdenciários.

A EVOLUÇÃO DA MÃO

Na longa noite da evolução, no teatro experimental da vida, onde sucesso equivale à sobrevivência, o cérebro e a mão do homem, igualmente interdependentes, formam simbiose original. Descrever essa interdependência é contar a história da humanidade, particularmente da mão, motivo deste livro.

Estima-se que a linhagem humana começou a individualizar-se no planeta em um passado 5 a 7 milhões de anos distante.

*Este capítulo contou com a colaboração do Dr. Mario Jorge Tsuchiya.

O primeiro exemplar de importância representativa foi recentemente descoberto em 1994. Este fóssil, denominado *Ardiphitecus ramidus*, foi datado de 4,4 milhões de anos. É considerado o mais antigo hominídeo.

Evidências sugerem que fosse bípede e que seria um morador de florestas.

Seguiram-se as linhagens *Austrolopithecus*, um primata hominóide, datado de aproximadamente 4,5 milhões de anos, provavelmente ancestral direto do homem atual.

Pesquisadores dessa área admitiram, inicialmente, que na evolução primeiro teria se desenvolvido a inteligência e, posteriormente, devido a esta faculdade, teria o antepassado do homem adquirido a capacidade do andar vertical.

Esta é uma aquisição crucial, pois de modo contrário, como propõe outra corrente de pensamento, a sobrevivência e a supremacia do *Homo sapiens* deveram-se ao fato de tornar-se bípede que, por sua vez, liberou as mãos para, em conjunto com o desenvolvimento do cérebro, utilizar-se de ferramentas fundamentais à supremacia citada.

Esta última tese ganhou consistência quando, em 1974, um fóssil do *Australopthecus afarensis*, uma fêmea, apelidada Lucy, datada de 3,3 milhões de anos, mostrava características evidentes, em membros inferiores, indicativas de habilidade no caminhar ereto.

Recentemente na Etiópia, no mesmo local, foi encontrado novo fóssil, um exemplar com aproximadamente 3 anos de idade, apelidado "bebê de Lucy". Em excelente estado de conservação, ostentando as mesmas características de deambulação e traços símios, como, por exemplo, o cérebro pequeno como o do macaco, tornou ainda mais consistentes as evidências já assinaladas por Darwin,[1] de que, ao tornar-se bípede, proporcionou às mãos liberdade para manipular ferramentas, claro indício da organização evolucional da mão humana.

A maioria dos estudos sobre esta evolução elege a mão do chimpanzé como referência analítica. Essa escolha deve-se ao fato de que as linhagens hominídeo e símio separam-se claramente quando do aparecimento do chimpanzé, e também pela elevada proximidade genética deste símio com o homem (Figura 1.1).

Quando comparada com a mão do chimpanzé, a mão do homem apresenta características significativamente diferentes, quais sejam:

- seu polegar é mais longo e os dedos mais curtos;
- as falanges distais apresentam tofos apicais que servem de apoio a almofadas fibrogordurosas encarregadas de distribuir a força por sua acomodação ao relevo ósseo;
- o osso metacarpiano V, torna-se encurtado, mas com uma base maior, transferindo força radial dos ossos metacarpianos I, II e III;[2]
- o osso metacarpiano do polegar articula-se com o carpo, em uma articulação em forma de sela, o que permite ao conjunto posicionar-se de forma oposta aos outros dedos (Figura 1.2).

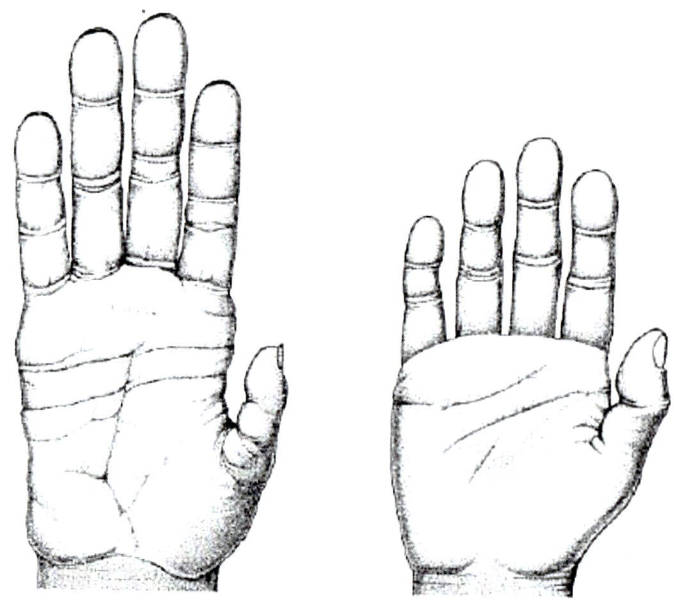

Figura 1.1 A mão do chimpanzé é referência viva e atual do hominídeo ancestral (esquerda). Mão humana (direita).

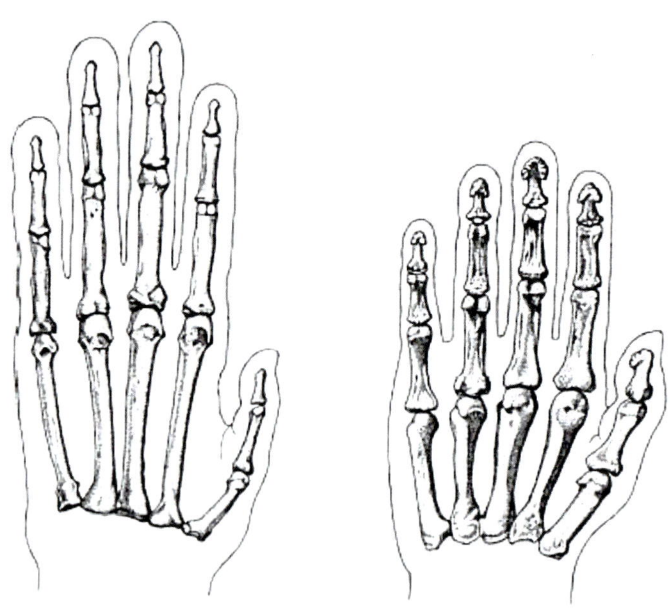

Figura 1.2 Ossos das mãos: do chimpanzé, à esquerda, e do homem, à direita.

No que concerne aos músculos intrínsecos do polegar, são desenvolvidos, e três novos músculos adicionam força e controle aos seus movimentos:

1. Músculo flexor longo do polegar,[3] ausente nos símios, é o mais forte dos músculos do polegar. Ele flete a falange distal e mantém a orientação da polpa digital contra os outros dedos.
2. Cabeça profunda do músculo flexor curto.
3. Músculo primeiro interósseo volar.

A palma mostra uma inclinação da mão quando esta é fletida, devido ao encurtamento dos ossos metacarpianos IV e V, criando uma prega de flexão oblíqua do lado ulnar ao radial.

As eminências tenares e hipotenares são maiores, por conter almofadas gordurosas que revestem os músculos. A contração do músculo palmar curto reforça a contração da almofada hipotenar. Assim, essas características melhoram a capacidade do centro da palma em resistir à pressão imposta ao longo do segundo e terceiro dedos.

As bases dos metacarpianos são fortes e bem protegidas por almofadas gordurosas que protegem os ramos nervosos.

A base do metacarpiano III, por exemplo, é protegida por um processo estilóide, na sua face dorsorradial, o que impede a sua hiperextensão.

Um ligamento provindo do pisiforme, orientado para a base do metacarpiano III, auxilia a limitação da hiperextensão.

Outro atributo importante da mão do homem é a capacidade de rotação dos dedos. Quando os dedos são fletidos, eles rodam em direção a um eixo central de maneira que as polpas digitais passam a encontrar a polpa do polegar que, por sua vez, exibe esta condição, principalmente devido à articulação trapeziometacarpiana.

A articulação hamatometacarpiana possibilita a supinação dos metacarpianos IV e V, enquanto as cabeças dos ossos metacarpianos II e III permitem a pronação das falanges proximais.

Importa salientar, ainda, a grande difusão nas polpas digitais, nas anastomoses vascularess, de corpúsculos altamente sensíveis à pressão, à temperatura, à dor e ao tato.

Em biologia, evolução é o processo pelo qual populações de organismos adquirem e transmitem uma característica, que pode produzir um tipo particular de comportamento, novo e original, não observado anteriormente.

No caso da mão, as aquisições anatômicas ampliaram sobremaneira a sua função. Resta então uma explicação sobre o que teria proporcionado, e qual teria sido o comportamento,[4] facilitador dessa evolução.

A resposta teórica surgiu em 2003, com a publicação do trabalho do Dr. Richard W. Young,[5] na qual delineou as bases de uma explicação para o comportamento hominóide, que tornou possível a remodelação da mão do homem

Sua hipótese teve como base os estudos de Napier,[6,7] que descreveu com detalhes dois padrões de movimentos anatômicos e fisiologicamente diferentes, classificados como "as duas únicas ações de preensão", as empunhaduras de força e pressão. Para este autor, nesses movimentos, a articulação carpometacarpiana do polegar, em abdução e adução completas, é estabilizada pela congruência das suas facetas articulares e pela tensão dos ligamentos, sendo o conjunto mais instável nas posições intermediárias.[8]

Na preensão de precisão, a polpa digital do polegar forma como que um ramo de uma "pinça," enquanto as polpas dos dedos são o complemento desta preensão refinada, em termos de contato com o objeto.

O tamanho dos objetos, nesta pinça, determina o número de dedos envolvidos: nos objetos maiores, todos os dedos, nos menores, somente o polegar, o indicador e o médio, com o quarto e o quinto dedos provendo estabilidade lateral.[9]

Na preensão de força, a "pinça" usada para empunhadura de um cilindro, por exemplo, é formada a partir dos dedos fletidos, a palma e o polegar aplicando tensão também transmitida para o dorso dos dedos, que também agem como um suporte para reforçar o movimento.

Para Young, as descrições desses movimentos "tornam claro que a preensão de precisão é a *throwing grip* e a de força, a *clubbing grips*, que traduzimos por empunhadura para arremesso (objetos) e empunhadura para ataque (com bastão), enfatizando o contexto evolucionário e, especificamente, o comportamento relativo a esses movimentos.

Segundo o autor, as características típicas da mão do homem podem ser vistas como adaptações para os gestos comportamentais de arremesso e ataque com um bastão.

Para um arremesso eficiente, a mão deve estar apta a assegurar a preensão do objeto, o que permite a transmissão adequada de energia, bem como um controle apurado para sua liberação, o que requer uma pinça de pontas de dedos.

O polegar deve ser adequadamente longo e suficientemente móvel para opor-se ao objeto e às pontas dos dedos, ajustando assim a empunhadura às irregularidades de, por exemplo, uma rocha esferóide.

A soltura depende do fino controle neural.

Além disso, os dedos necessitam absorver sem danos a força reacional seguinte ao arremesso.

Já para uma empunhadura de ataque é necessária uma preensão segura, especialmente durante o impacto, de maneira que a aceleração seja máxima, sendo diminuída após o impacto e de novo intensificada para o atacante reutilizar a sua arma.

Os dedos e o polegar formam duas linhas de compressão, que pressionam o bastão contra a palma. Para adicionar força ao movimento, as duas mãos podem ser usadas.

Alterações observadas no punho do homem também contribuem para explicar as preensões evolutivas para o arremesso. Para que isso aconteça, o punho move-se de extensão para flexão. Na empunhadura de ataque, ele se move com desvio radial para ulnar. Esses movimentos não são possíveis no chimpanzé, que necessita da rigidez do punho para a movimentação arboreal e quadrúpede.

A grande extensão do punho permite a aceleração para o arremesso. O desvio ulnar permite o aceleramento do bastão com o antebraço, conferindo força de alavanca ao movimento.

ASPECTOS SÓCIO-ECONÔMICOS

Não há dúvida de que, na escala evolutiva zoológica, o homem, além do desenvolvimento do seu sistema nervoso central, beneficiou-se sobremaneira das características de seus membros superiores, em especial de suas mãos.

A mão humana apresenta funcionalidade e versatilidade que acarretam uma destreza ímpar, representando o maior diferencial na dinâmica do ciclo evolutivo da espécie, o que permitiu ao homem tornar-se capaz de, além de se adaptar ao meio ambiente, interferir e transformar seu mundo, o que é facilmente observado pelos primeiros instrumentos da Idade da Pedra e o controle do fogo, evoluindo para o campo das artes, obras arquitetônicas, que atravessaram os séculos, configurando-se como legados desde os primórdios da humanidade.

A organização social alcançada pela humanidade ganha novos contornos, sociais e econômicos, a partir da Revolução Industrial, com a invenção da máquina a vapor, em 1769, a introdução dos teares mecânicos, de 1767 a 1801, a locomotiva e a estrada de ferro, em 1829. Assim se inicia a incorporação da tecnologia ao sistema de produção, que tornou cada vez mais necessário o emprego de trabalhadores na operação de máquinas fabris, começando a alterar e ressaltar a importância das mãos como instrumento de trabalho, já que ganhava capacidade produtiva em escala.

O homem passa de artesão a operador de máquina, e passa a ganhar não pelo que produziu, mas pelo tempo no trabalho. Dessa maneira, instituiu-se um modelo econômico baseado em maior produtividade, gerando maior prosperidade individual e coletiva e, por conseqüência, maior bem-estar social.

Neste contexto, entre 1883 e 1889, surge uma legislação social provendo a defesa do proletariado da era industrial com um sistema de seguro obrigatório contra os infortúnios do trabalho, as doenças, a invalidez e a velhice.

No Brasil, com o processo de industrialização, no início do século XX, por meio do Decreto-Lei 4.682, de 14/01/1923, mais conhecido como Lei Eloy Chaves, é instituído o seguro social, começando a excluir as seguradoras privadas induzidas pela Lei de Acidentes do Trabalho de 1919; atualmente, estão em vigor a Lei 8.213/1991 e o Decreto 3.048/1999, como base do seguro social.

Esta breve digressão histórica faz-se necessária, tendo em vista que um dano aos membros superiores, particularmente às mãos, acarreta sérios prejuízos econômicos e sociais, representados não apenas pela repercussão no trabalho, mas nos mais variados aspectos sociais protegidos pela lei.

Não há maior pretensão nas próximas linhas do que lembrar aos profissionais da saúde o impacto das doenças e dos acidentes não apenas na esfera individual, mas, principalmente, naquilo que eles podem representar para a sociedade.

Não obstante o progresso científico e tecnológico no campo da cirurgia de mão, com procedimentos minimamente invasivos e com melhores resultados, ainda deparamos com importantes seqüelas em conseqüência de traumatismos, doenças sistêmicas e até mesmo de resultados adversos das intervenções cirúrgicas, representando um dano funcional com graves conseqüências sociais e econômicas.

Podemos apontar que alterações funcionais da mão repercutem imediatamente na vida do indivíduo, podendo ser temporárias ou definitivas de acordo com o tipo de afecção, gravidade ou mesmo das estruturas anatômicas envolvidas, disto decorrendo implicações de ordem econômica e social.

Desse modo, a título de ilustração, apresentamos, nos Quadros 1.1 a 1.3 e na Figura 1.3, os impactos de adoecimentos e afastamentos do trabalho por parte de segurados da previdência social em 2004.

Quadro 1.1 Benefícios por incapacidade concedidos pela Previdência Social em 2004

Previdenciários	Quantidade	Valor
• Aposentadoria por invalidez	214.393	R$ 125 milhões
• Auxílio-doença	1.725.001	R$ 952 milhões
Acidentários	**Quantidade**	**Valor**
• Aposentadoria por invalidez	9.055	R$ 8 milhões
• Pensão por morte	1.841	R$ 1 milhão
• Auxílio-doença	165.155	R$ 102 milhões
• Auxílio-acidente	8.705	R$ 4 milhões

Quadro 1.2 Auxílios-doença previdenciários concedidos em 2004, por segmentos selecionados

Segmento	Quantidade	%	Valor (R$ mil)	%
Total	**1.725.001**	**100,00%**	**951.880**	**100,00%**
(cod. 65) Banco	461.058	26,73%	254.418	26,73%
(cod. 60) Transporte terrestre	63.843	3,70%	35.229	3,70%
(cod. 80) Educação	20.953	1,21%	11.562	1,21%
(cod. 28) Fabricação de metal	17.148	0,99%	9.463	0,99%
(cod. 24) Produto químico	12.233	0,71%	6.750	0,71%
(cod. 27) Metalurgia básica	9.115	0,53%	5.030	0,53%
(cod. 62) Transporte aéreo	1.202	0,07%	663	0,07%
Outros	1.139.449	66,05%	628.764	66,05%

Fonte: SUB.
Elaboração: SPS/MPS.
Obs. Valores por segmento, estimados com base no valor médio de auxílios-doença previdenciários.

Quadro 1.3 Benefícios por síndrome do túnel do carpo por segmentos selecionados – em 2004

Segmento	Quantidade	%	Valor (R$ mil)	%
Total	**15.346**	**100,00%**	**8.468**	**100,00%**
(cod. 65) Banco	4.248	27,68%	2.344	27,68%
(cod. 60) Transporte terrestre	247	1,61%	136	1,61%
(cod. 80) Educação	224	1,46%	124	1,46%
(cod. 24) Produto químico	153	1,00%	84	1,00%
(cod. 28) Fabricação de metal	142	0,93%	78	0,93%
(cod. 27) Metalurgia básica	55	0,36%	30	0,36%
(cod. 62) Transporte aéreo	2	0,01%	1	0,01%
Outros	10.275	66,96%	5.670	66,96%

Fonte: SUB.
Elaboração: SPS/MPS.
Obs.: Valores por segmento, estimados com base no valor médio de auxílios-doença previdenciários.

Para entendermos a situação, é necessário considerar que a previdência social pague benefícios em conseqüência de doenças, acidentes do trabalho e doenças do trabalho, quando geram incapacidades totais, temporárias ou permanentes para o trabalho (respectivamente, auxílio doença ou aposentadoria por invalidez) ou ainda uma indenização (auxílio-acidente), em casos de seqüelas por acidentes de qualquer natureza, com redução na capacidade de trabalho.

Tendo-se uma idéia da dimensão do impacto financeiro no sistema previdenciário, provocado pelas mais variadas doenças, como ilustrado nos Quadros 1.1 a 1.3 e na Figura 1.3, podemos aquilatar outros aspectos relevantes para os afastamentos do trabalho em conseqüência, principalmente, de traumatismos nas mãos, que compõem cerca de um terço das causas dos acidentes traumáticos que motivam os benefícios previdenciários.

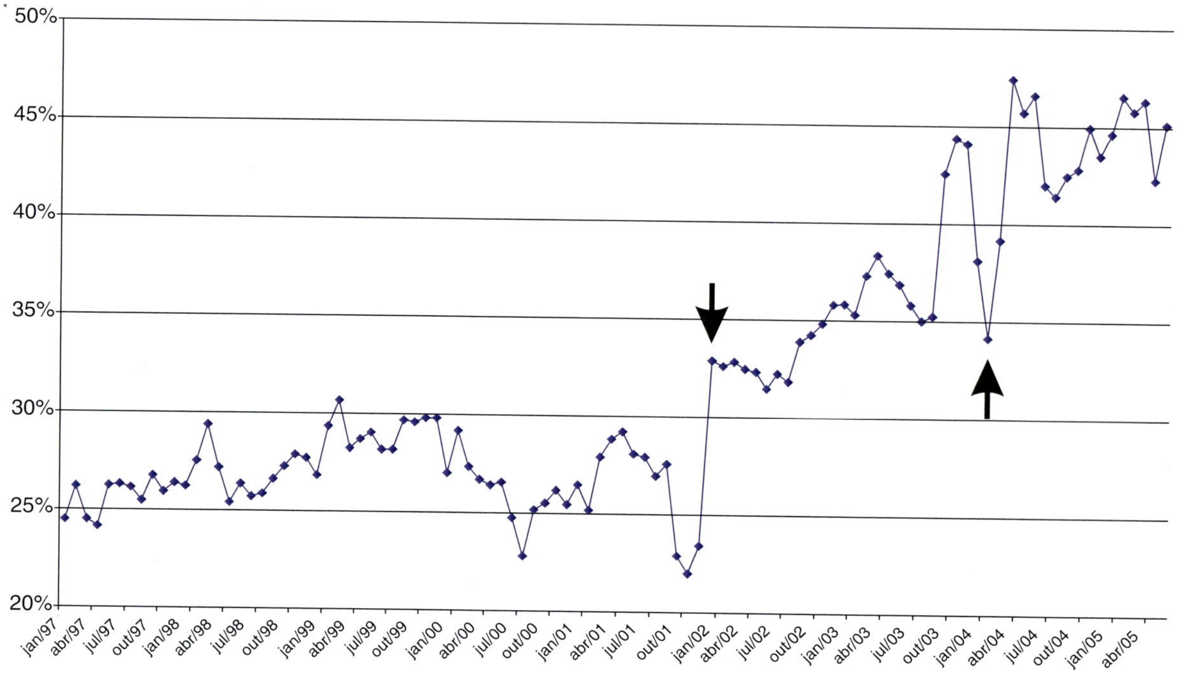

Figura 1.3 Participação do auxílio-doença previdenciário na quantidade total de benefícios concedidos – janeiro de 1997 a maio de 2005 (Anuário Estatístico da Previdência Social – AEPS – Boletim Estatístico da Previdência Social – BEPS – Elaboração: SPS/MPS).

Os custos social e econômico não podem ser mensurados apenas pelo aspecto previdenciário, por não expressar a sua real dimensão. O tema ganha maior importância se considerarmos, por exemplo, o custo de uma assistência médica especializada, com procedimentos mais complexos, a queda na produção conseqüente ao absenteísmo e a redução funcional conseqüente às possíveis seqüelas, enfocando apenas as conseqüências diretas. Da mesma maneira, se destacadas as circunstâncias do evento gravoso e seus desdobramentos legais, podemos ainda acrescentar as questões trabalhistas, como a estabilidade no emprego e os processos indenizatórios decorrentes da responsabilidade civil do empregador, como fatores que multiplicam os custos sócio-econômicos.

Assim, como em casos de acidentes de trânsito, por exemplo, que não envolvem diretamente o empregador, mas terceiros serão responsabilizados penal e civilmente, mobilizando a máquina judiciária com ações em busca da reparação do dano sofrido, conforme previsto e protegido pelas normas legais, reforçando toda a cadeia de impactos já referida.

No momento atual, adiciona-se ao contexto, além dos traumatismos, um verdadeiro fenômeno social, representado por alegada incapacidade conseqüente aos distúrbios osteomioligamentares relacionados ao trabalho (DORT/LER), que nem sempre são diagnosticados corretamente pelos profissionais da saúde, causando, obviamente, maior ônus sócio-econômico, seja devido a exames e/ou procedimentos técnicos inadequados, seja reforçando o mito que envolve o tema DORT, que geram expectativas de ganhos secundários representados pelo elenco de ações anteriormente citadas.

Cremos que os médicos, em especial o cirurgião de mão, devem ter uma noção da extensão dos desdobramentos que podem estar vinculados às suas lides, assim entendendo a real dimensão do que pode representar cada caso atendido em sua especialidade e, dessa maneira, melhor cumprir a sua função social.

E, por falar em sociedade, pesquisadores e estudiosos do tema em pauta acabaram também por associar-se, a partir de meados do século passado. Estas sociedades espalharam-se então por todo o mundo, somando esforços para uma melhor compreensão da função e dos desarranjos da mão e do membro superior.

Hoje, ossos, articulações, tendões, vasos, nervos, músculos, revestimento cutâneo etc. são abordados de maneira individualizada e sistemática, o que produziu, com velocidade não imaginada, resultados que não deixam de melhorar dia-a-dia.

No entanto, falta-nos muito a cumprir e a aprender.

As questões das paralisias que invalidam, deformam, a um custo social altíssimo, não apresentam, ainda, soluções satisfatórias.

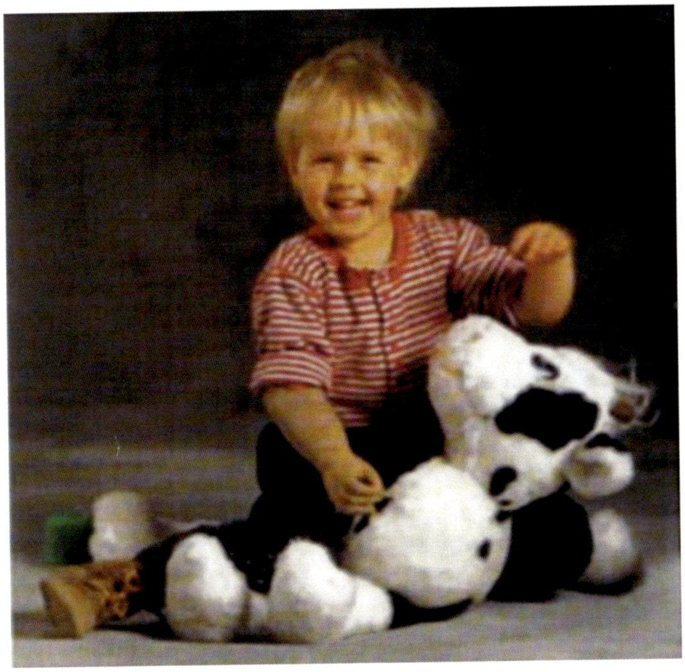

Figura 1.4 Prótese de mão: por amputação congênita – retorno do controle neural. (Fornecida pela Ortopedia Gonzales.)

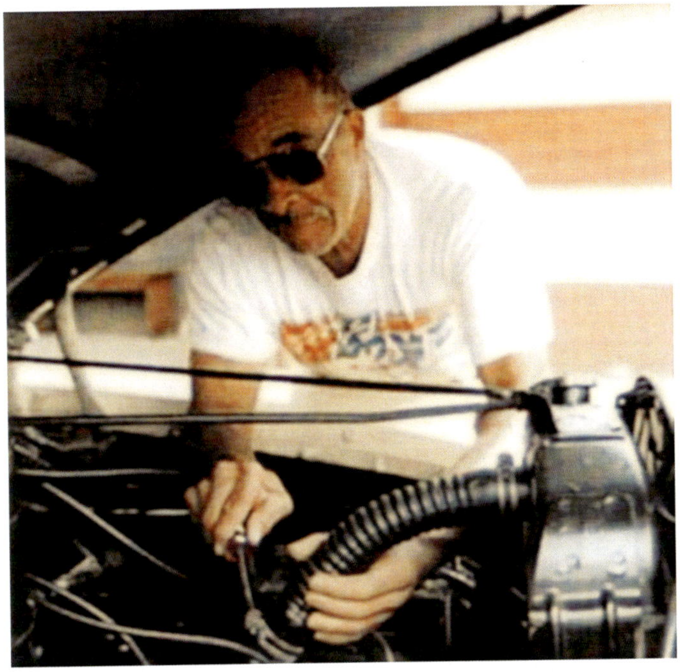

Figura 1.5 Prótese de mão: por amputação traumática – retorno à atividade no trabalho. (Fornecida pela Ortopedia Gonzales.)

A recuperação das lesões nervosas graves poderia avançar mais.

Também a abordagem, hoje extremamente controversa, das doenças osteomusculares relacionadas ao trabalho (DORT) exige posicionamento continuado, sempre embasado em aquisições científicas referenciadas.

Órgãos previdenciários e outros, que avaliam as disfunções da mão, necessitam de suporte técnico específico, proveniente de estudos biomecânicos certificados, qual seja, uma classificação dos déficits funcionais que permita a certeza de justiça nos casos indenizáveis.

Não se admite, portanto, em época de informações transmitidas quase que instantaneamente, que uma sociedade científica não materialize sua função social, expondo e oferecendo seu trabalho.

Afinal, esta ainda é uma mão humana em evolução (Figuras 1.4 e 1.5).

REFERÊNCIAS

1. Darwin C. *The descent of man, and selection in relation to sex*. Princeton: Princeton University Press, 1871.
2. Didio JA. *Tratado de anatomia aplicada*. Vol. 1, São Paulo, 1998.
3. Hamrick MH, Churchill SE, Schmitt D, Hylander WL. EMG of the human flexor pollicis longus muscle: implication for the evolution of hominid tool use. *J Human Evol* 1998; *34*:123-36.
4. Feldman M, Laland K. Geneculture coevolutionary theory. *TREE II*, 1996:453-7.
5. Young RW. Evolution of the human hand: the role of throwing and clubbing. *J Anat* 2003; *202*:165-74.
6. Marzke MW, Wullstein KL, Viegas SF. Evolution of the power (squeeze) grip and its morphological correlates in hominids. *Am J Phis Anthropol* 1992; *89*:283-98.
7. Napier JR. Studies of the hands of living primates. *Proc Zool Soc London* 1960; *134*:647-57.
8. Pellegrini Jr. VD. Osteoarthritis and injury at the base of the human thumb. *Clin Orthop Rel Res.* 2005; *438*:266-76.
9. Smrcka V, Dylevský I, Kuklík M. Precision grip with congenital hypoplasty or hypofuncyion of the thumb. *Acta Chirurgiae Plasticae* 1999; *41*(4):107-11.

Páginas da Internet consultadas

Evolução humana e aspectos sociais: www.assis.unesp.br/~egalhard/humanev3.htm

Human ancestors Hall tree: www.mnh.si.edu/anthro/humannorigins/ha/atree.htm

Terciário plioceno primatas e humanos primitivos: www.geocities.com/arturplioceno/pliohomini.html?200727

Anatomia Funcional do Punho e da Mão*

CAPÍTULO 2

Edie Benedito Caetano
Maurício Ferreira Caetano

Entre as múltiplas funções da mão humana, destacam-se a preensora e a sensitiva. Sob o ponto de vista funcional, é impossível separá-las, pois essa associação faz da mão um privilegiado órgão de execução e informação.

A complicada estrutura anatômica da mão proporciona, ao mesmo tempo, estabilidade e mobilidade, possibilitando que ela realize uma infinita variedade de movimentos, que variam desde movimentos grosseiros, como a simples preensão de ferramentas, até movimentos complexos, que permitem aos músicos transmitir a harmonia de seus instrumentos.

Para realização de sua função normal, além da integridade anatômica, são necessárias, também, integridade e harmonia de outras articulações do membro superior, que dão à mão versatilidade excepcional, permitindo-lhe tocar em qualquer outra parte do corpo, estando quase sempre sob nosso controle visual.

A articulação do ombro é a de maior mobilidade de todo o corpo. A articulação escapuloumeral, auxiliada pela articulação escapulotorácica, permite movimentos em todos os planos do espaço, incluindo a rotação sobre seu próprio eixo.

A articulação do cotovelo realiza movimentos em apenas um plano do espaço, permitindo a flexoextensão; durante a flexão, a mão aproxima-se do tronco, e durante a extensão, afasta-se.

As articulações e os movimentos ao nível do punho serão descritos de modo mais detalhado, pois, sob o ponto de vista funcional, os movimentos da mão não podem ser separados dos movimentos do punho. Seu mau funcionamento repercute de modo decisivo na função da mão.

*Este capítulo contou com a colaboração de Marco Antonio Pires Almagro.

ARTICULAÇÕES DO PUNHO

Os movimentos do punho ocorrem, principalmente, nas articulações radiocárpica e mediocárpica.

A **articulação radiocárpica** é do tipo sinovial condilar, permitindo movimentos em dois planos do espaço, realizando a flexoextensão, a adução-abdução e a circundução, que representa o somatório desses movimentos. O côndilo carpiano, formado pelos ossos da primeira fila do carpo, apresenta uma superfície convexa, que se articula com a superfície côncava do extremo distal do rádio. Esta é ampliada do lado ulnar pelo menisco ulnocárpico (um dos componentes do complexo ulnocárpico) e tem origem no rádio, inserindo-se no osso piramidal[1] (Figura 2.1).

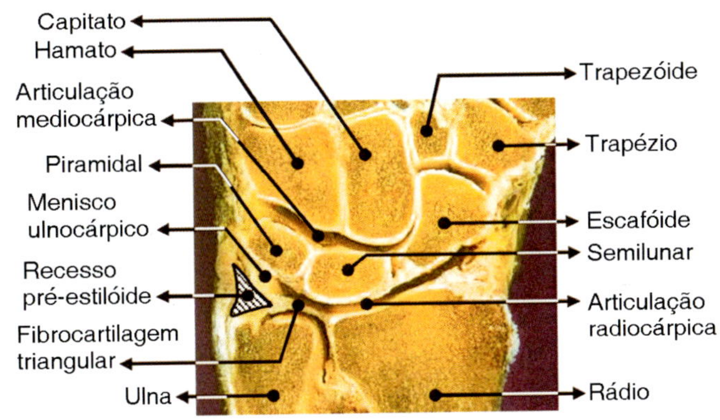

Figura 2.1 Peça anatômica mostrando as articulações radiocárpicas, mediocárpicas e ossos do carpo.

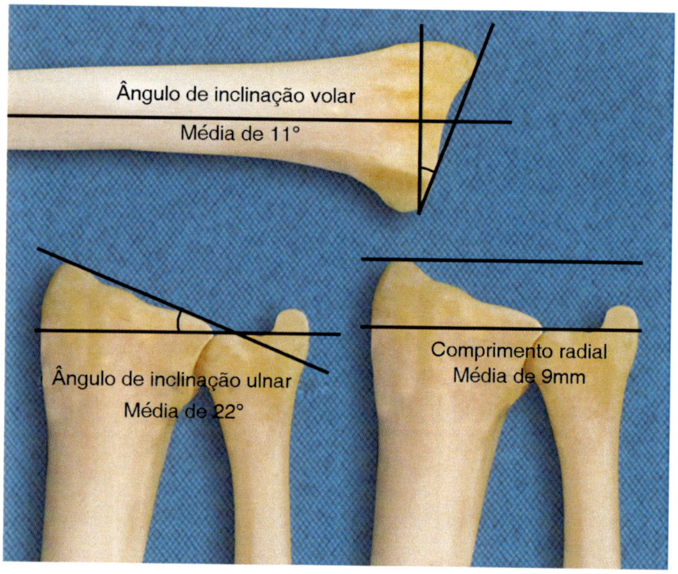

Figura 2.2 Na posição de perfil existe uma inclinação palmar da superfície articular distal do rádio em torno de 11 graus. Na posição de frente existe uma inclinação ventral em torno de 22 graus. O valor médio do comprimento radial é de 9mm.

Em vista de perfil, há uma inclinação ventral da superfície distal do rádio em torno de 11 graus, e numa visão anteroposterior, uma inclinação ulnar de 22 graus (Figura 2.2). Portanto, as margens posterior e lateral do extremo distal do rádio provocam um efeito de contenção, que oferece certa estabilidade dorsal e radial à articulação radiocárpica. O valor médio do comprimento radial é de 9mm (8 a 14mm), medido em relação à cabeça da ulna[2] (Figura 2.2).

A articulação **mediocárpica** (Figura 2.3), como o próprio nome indica, está situada entre os ossos das filas proximal e distal do carpo. Nesta articulação também ocorrem movimentos em dois planos, permitindo a flexoextensão e a adução-abdução.[3]

Estrutura ligamentar do punho

Os principais ligamentos do punho partem da face palmar do rádio e dirigem-se medial e distalmente (Figura 2.4*A* e *B*). São estruturas fibrosas muito importantes para a estabilização do seu esqueleto. O conhecimento de sua anatomia e função é fundamental para diagnóstico e tratamento das instabilidades do carpo, tão bem estudadas nos últimos anos. Os ligamentos do carpo foram divididos em extrínsecos (que se originam ou se inserem fora do carpo) e intrínsecos (ou intercarpais):[4,5]

- **Ligamentos extrínsecos do carpo:** são proximais (radiocarpais) ou distais (carpometacárpicos).[6-8]
- **Ligamento colateral radial:** é um feixe fibroso triangular que se origina na parte volar do processo estilóide do rádio e dirige-se obliquamente para fixar-se na tuberosidade do escafóide. Ele está frouxo em posição neutra do punho e tenso com desvio ulnar, sendo uma das estruturas responsáveis pela estabilidade do pólo distal do rádio (Figura 2.4*A*).
- **Ligamento radioescafocapitato:** este ligamento também se origina na superfície volar do processo estilóide do rádio e insere-se no capitato. Neste trajeto, ele tem também uma inserção mais fraca no escafóide, daí o seu nome (chamado também de ligamento oblíquo de Weitbrecht) (Figura 2.4*A*).[5]
- **Ligamento radiossemilunar:** origina-se também no processo estilóide do rádio, ulnar ao ligamento radioescafocapitato, e corre quase transversalmente até se inserir na face anterior do semilunar. Este ligamento leva uma rica vascularização para o semilunar (Figura 2.4*A*).
- **Ligamento radioescafossemilunar:** está coberto parcialmente pelo ligamento radiossemilunar, e é também chamado de ligamento de Kuentz e Testut. Origina-se num pequeno tubérculo da face anterior da epífise do rádio, ao nível da crista que separa as fossetas articulares para o escafóide e para o semilunar. Daí, ele se estende distalmente, dando uma inserção no pólo proximal do escafóide e no semilunar (Figura 2.4*A*).
- **Ligamento radiossemilunar piramidal:** situado no lado ulnar do carpo, é radial aos ligamentos ulnocarpais volares. É um dos ligamentos muito

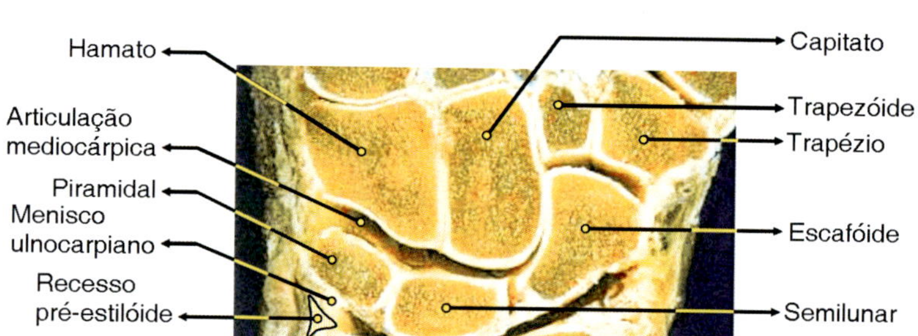

Figura 2.3 Articulação mediocárpica. Está situada entre os ossos das filas proximal e distal do carpo.

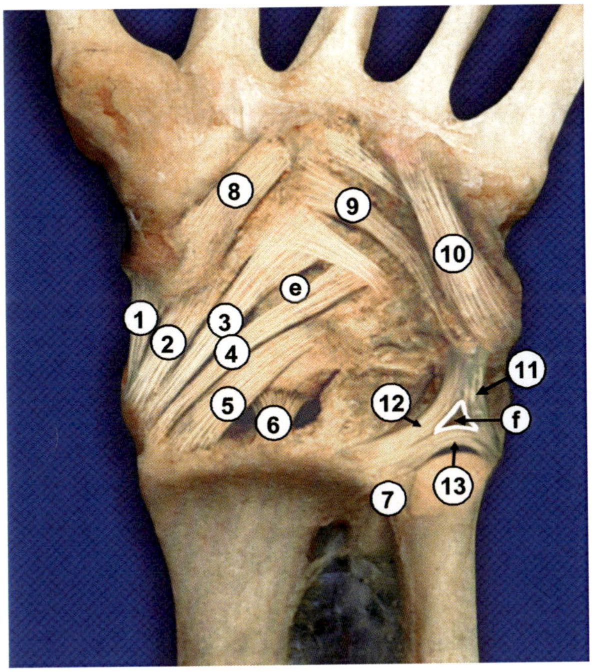

Figura 2.4A. Ligamentos radiocárpicos ventrais. Têm grande importância na estabilidade das articulações do punho: ligamento colateral radial **(1)**; porção radioescafóide do ligamento radiocárpico palmar **(2)**; porção radiocapitato do ligamento radiocarpiano palmar **(3)**; porção radiossemilunar do mesmo ligamento **(4)** (o espaço **[e]** entre estes dois últimos ligamentos corresponde ao espaço articular entre o semilunar e o capitato; é o ponto fraco do complexo ligamentar ventral do punho [espaço de Poirier]); porção radiopiramidal do ligamento radiocarpiano palmar **(5)**; ligamento radioescafossemilunar **(6)**; ligamento palmar da articulação radioulnar distal **(7)**; ligamento escafocapitato **(8)**; ligamento capitatopiramidal **(9)**; ligamento pisi-hamato **(10)**; ligamento colateral ulnar **(11)**. O menisco ulnocarpal **(12)** e a fibrocartilagem **(13)** têm origem comum no rádio e limitam um espaço triangular **(f)** e recesso pré-estilóide que contém tecido sinovial. O ligamento ulnossemilunar foi removido.

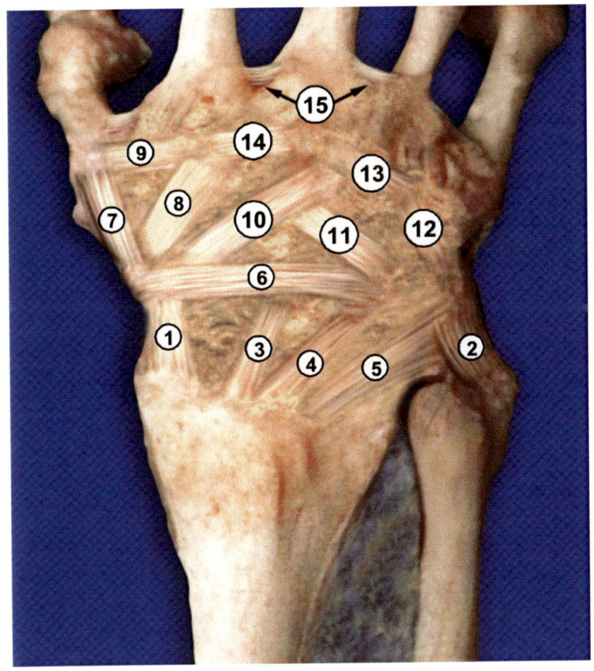

Figura 2.4B. Peça anatômica mostrando os ligamentos radiocarpais e intercarpais dorsais: ligamentos radiocarpais dorsais **(1, 3, 4** e **5)**; ligamento colateral ulnar **(2)**; ligamentos intercarpais **(6** a **14)**; ligamentos intermetacarpais **(15)**.

fortes, curtos e espessos, de formas trapezoidais, que se origina na metade ulnar da epífise distal do rádio. Ele corre oblíqua e ulnarmente, inserindo-se na face volar do semilunar, no ligamento piramidal semilunar e no piramidal. Distal e ulnarmente, este ligamento se une com a fibrocartilagem triangular (Figura 2.4*A*).

- **Fibrocartilagem triangular:** chamada também de ligamento triangular, é uma estrutura fibrocartilaginosa localizada entre a extremidade distal da ulna e o carpo, ligando o rádio à ulna. Ela tem a estrutura de um menisco entre a ulna e o carpo bicôncavo e, às vezes, é perfurada no centro, principalmente em pessoas mais idosas. É reforçada nas bordas anteriores e posteriores pelos ligamentos radioulnares distais anterior e posterior. Sua base mais larga se fixa na borda inferior da cavidade sigmóide do rádio, e sua porção mais estreita insere-se na face radial do processo estilóide da ulna[1,9] (Figura 2.4*A*).

Quando as fraturas da extremidade distal do rádio se associam com fraturas do processo estilóide da ulna, é sinal de instabilidade, o que exige, muitas vezes, uma fixação cirúrgica.

- **Ligamento ulnossemilunar piramidal:** é uma estrutura forte, triangular, que se origina na parte anterior da base da apófise estilóide da ulna e dirige-se para a parte anterior do semilunar e do piramidal. No seu trajeto, este ligamento tem também inserção na borda palmar da fibrocartilagem triangular.
- **Ligamento colateral ulnar:** alguns autores consideram este ligamento como um espessamento da cápsula articular, do lado ulnar do punho. Tem origem no processo estilóide da ulna, constituindo uma parte da bainha do tendão extensor ulnar do carpo e inserindo-se no piramidal (Figura 2.4*A*).
- **Ligamentos radiocarpais dorsais:** os ligamentos radiocarpais dorsais são estruturas resistentes, porém mais fracas que os correspondentes radiocarpais volares. Os ligamentos radiocarpais dorsais se originam na borda posterior da epífise do rádio e inserem-se no semilunar, no piramidal e no escafóide. Eles cobrem um terço da face pos-

terior da articulação radiocárpica ao nível dos compartimentos osteofibrosos dorsais do punho[10] (Figura 2.4*B*).

- **Ligamentos carpometacárpicos:** esses ligamentos extrínsecos distais do carpo são estruturas fibrosas que unem a base de cada metacarpiano aos correspondentes da segunda fileira dos ossos do carpo. Os ligamentos carpometacárpicos dorsais são mais fortes que os ventrais[5] (Figura 2.4*A* e *B*).
- **Ligamentos intrínsecos do carpo:** são ligamentos que se originam e inserem em ossos do carpo, daí serem também chamados de intercarpais. Podem ser ligamentos interósseos, situados entre dois ossos da mesma fileira, e ligamentos entre ossos das filas proximal e distal.

  Na fileira proximal, os mais importantes são:
- **Ligamento escafossemilunar:** une estes dois ossos e situa-se ao nível da crista do rádio, que separa as facetas articulares deste com o escafóide e o semilunar (Figura 2.5).
- **Ligamento semilunares piramidal**

  Estes dois ligamentos fibrocartilaginosos separam e vedam a articulação radiocárpica da articulação mediocárpica. Sua ruptura é causa de instabilidade do carpo, comprometendo a função da mão (Figura 2.5). Na fileira distal, os ligamentos interósseos, entre um osso e outro, são fortes e tensos, convertendo os quatro ossos numa única unidade funcional (Figura 2.4*A* e *B*).

Há dois tipos de ligamentos situados entre as fileiras proximal e distal do carpo: ligamentos mediocárpicos palmares e mediocárpicos dorsais. Os ligamentos mediocárpicos palmares, chamados também de ligamento em "V" ou ligamento de Poirier, ou, ainda, ligamento deltóide, são compostos de dois grossos fascículos: um que vai do lado radial do colo do capitato ao escafóide, e outro que vai do lado ulnar do colo do capitato ao piramidal. A lesão deste ligamento pode provocar instabilidade mediocárpica.[5,6] Os ligamentos mediocárpicos dorsais têm dois fascículos: um chamado ligamento trapeziotrapezóide-piramidal, ligando dorsalmente estes ossos, e outro ligamento escafopiramidal. Entre estes dois fascículos, encontra-se uma zona de fraqueza[3,10] (Figura 2.4*A*).

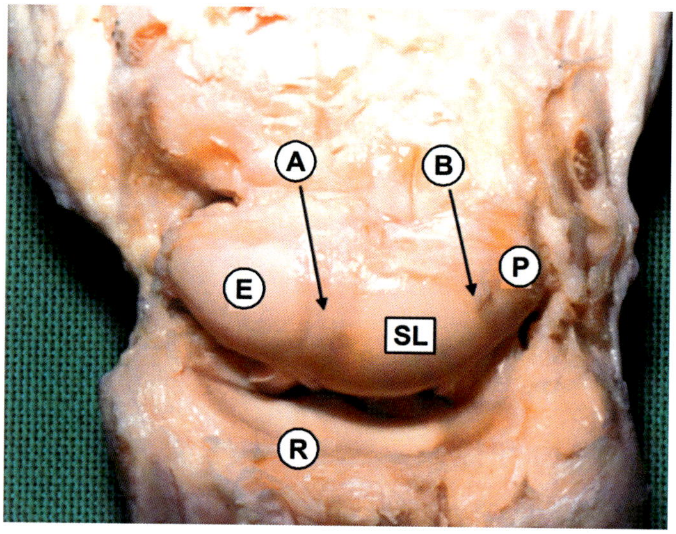

Figura 2.5 Ligamentos intrínsecos do carpo: escafóide **(E)**; semilunar **(SL)**; piramidal **(P)**; rádio **(R)**; ligamento escafossemilunar **(A)**; ligamento semilunar-piramidal **(B)**.

MOVIMENTOS DO PUNHO

Movimentos de adução-abdução

Em condições normais existe uma adução (desvio ulnar) fisiológica do punho em posição neutra, o que pode ser evidenciado tanto clínica como radiologicamente (Figura 2.6). A abdução ou desvio radial tem amplitude aproximada de 15 graus e a adução ou desvio ulnar, de 45 graus; portanto, três vezes maior que o desvio radial. Este último está limitado pelo choque do escafóide com o estilóide radial, o que não ocorre do lado ulnar, porque o processo estilóide da ulna está situado proximalmente.[3] Estes movimentos de lateralidade ocorrem tanto na articulação radiocárpica como na mediocárpica, em diferentes proporções. O desvio radial ocorre em cerca de 60 a 65 graus na articulação mediocárpica, e o desvio ulnar ocorre em 65 a 80 graus na articulação radiocárpica.[11]

No movimento de desvio radial, a fila proximal do carpo desvia-se em sentido ulnar e a distal, em sentido contrário à proximal. Assim, durante o desvio radial, a maior parte da superfície articular do semilunar está em contato com o ligamento triangular. Durante o desvio ulnar ocorre o inverso, ou seja, a fila proximal desvia-se em sentido radial, de modo que toda a superfície articular do semilunar fica em contato com o rádio e a fila distal dirige-se em sentido inverso à proximal (Figura 2.6). Por outro lado, as duas filas apresentam complexo movimento de rotação ao redor do eixo longitudinal do carpo. Durante o desvio radial, a fila proximal realiza um movimento de pronação-flexão e a distal realiza movimento inverso, de supinação-extensão, anulando o da proximal. Este movimento promove um avanço do escafóide, retardando o contato deste com o estilóide radial, aumentando com isso a amplitude de abdução. Durante o desvio ulnar, ocorre o inverso[3] (Figura 2.6).

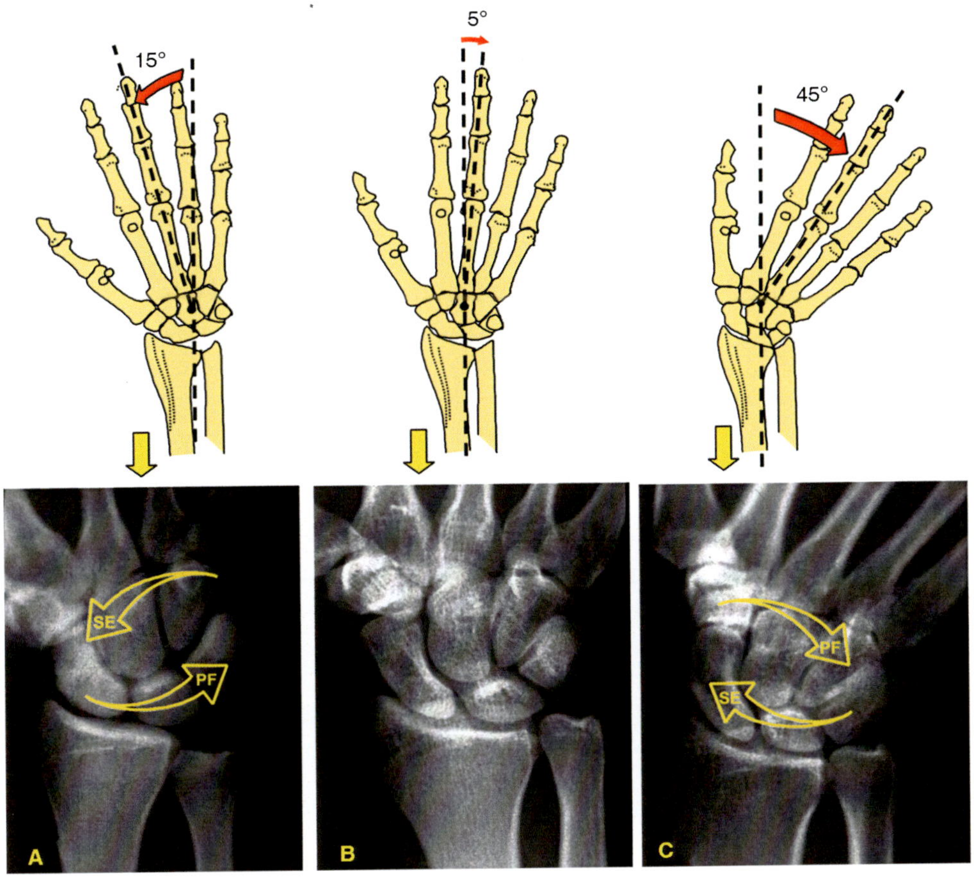

Figura 2.6A. O desvio radial tem amplitude aproximada de 15 graus. Durante o desvio radial, a fila proximal do carpo realiza movimento de pronação-flexão e a distal, supinação-extensão. **B.** Em posição neutra, ocorre um desvio ulnar fisiológico do punho de 5 graus. **C.** Durante o desvio ulnar, ocorre movimento inverso. A amplitude de desvio ulnar é de aproximadamente 45 graus.

Movimentos de flexoextensão do punho

Têm amplitude de mais ou menos 80 graus de flexão e 70 graus de extensão. Tradicionalmente, acredita-se que a articulação radiocárpica contribui mais para a flexão e a mediocárpica mais para a extensão, visto que o rebordo posterior do extremo distal do rádio limita a extensão ao nível da articulação radiocárpica[3,4] (Figura 2.7). Entretanto, a porcentagem com que essas articulações contribuem para a flexão ou para a extensão é muito discutida. Na realidade, não ocorrem apenas deslocamentos de flexão ou extensão das articulações radiocárpicas e mediocárpicas; movimentos de rotação e deslizamento de um osso sobre outro ocorrem simultaneamente[4,6] (Figura 2.7).

O conceito que considera a fila distal do carpo associada ao semilunar como apenas uma unidade anatômica e funcional (responsável pela flexoextensão), o escafóide isolado, formando a coluna móvel ou lateral, e o piramidal formando a coluna medial ou rotacional,[6] ajusta-se melhor do que o conceito tradicional nas explicações das instabilidades que ocorrem ao nível dos ossos do carpo (Figura 2.8).

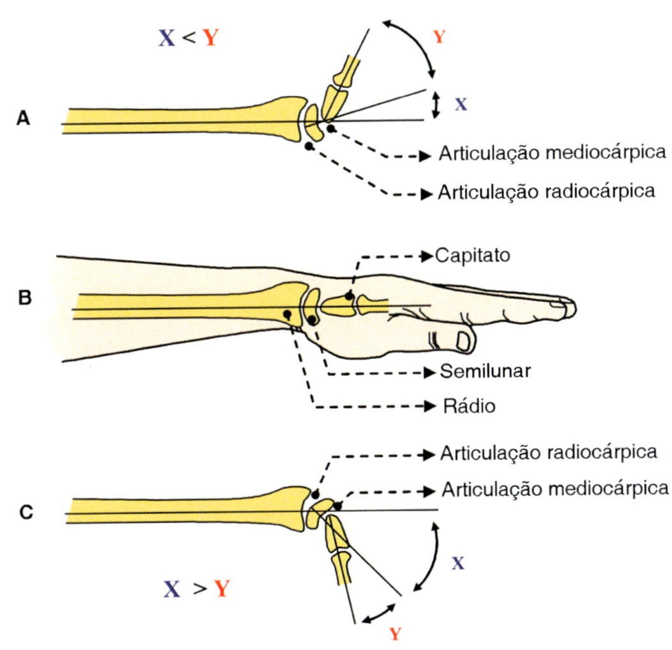

Figura 2.7A. A articulação mediocárpica contribui mais para a extensão do que a radiocárpica **(**X < Y**)**. **B.** Em posição neutra do punho, os ossos rádio, semilunar e capitato estão alinhados. **C.** A articulação radiocárpica contribui mais para a flexão **(**X > Y**)**.

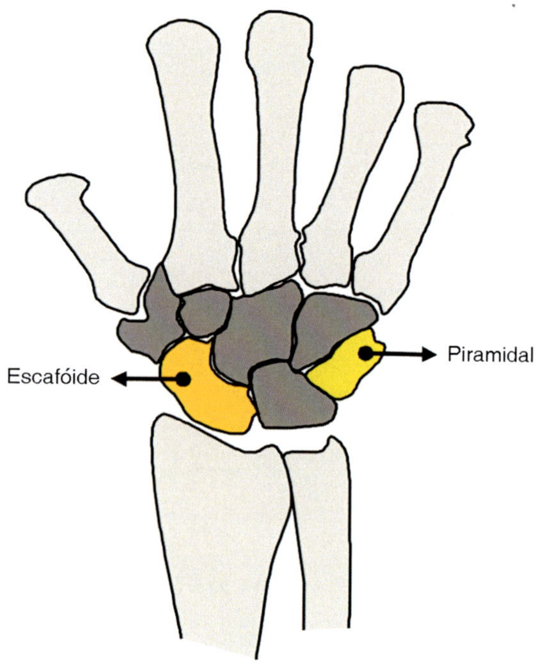

Figura 2.8 O escafóide isolado, formando a coluna móvel ou lateral, e o piramidal, formando a coluna medial ou rotacional.

MÚSCULOS DO PUNHO

O punho é estabilizado e mobilizado pelos músculos que atuam sobre ele, os quais se inserem além da segunda fileira do carpo.

Existem três diferentes músculos para flexão e três para extensão do punho. Estes músculos fazem também abdução, adução e circundução do punho. Os três extensores são: o extensor radial longo do carpo, o extensor radial curto do carpo e o extensor ulnar do carpo.

O **extensor radial longo do carpo** origina-se no epicôndilo lateral e na margem lateral da extremidade distal do úmero. Próximo à sua origem, origina-se o braquiorradial, que o cobre em parte, e, distalmente, o extensor radial curto do carpo. Suas fibras correm distalmente, formando um tendão forte que, junto com o extensor radial curto, passa sob o segundo compartimento dorsal. No punho, o tendão do extensor longo do polegar cruza os dois extensores radiais. Ele é inervado pelo nervo radial, antes de sua divisão para o ramo do nervo interósseo posterior. Ação: estende o punho com desvio radial[12,13] (Figura 2.9*A*).

As variações anatômicas dos músculos que atuam sobre o punho não são freqüentes, mas podem ocorrer[14,15] (Figura 2.9*B*).

O **extensor radial curto do carpo** origina-se no epicôndilo lateral do úmero, distal ao extensor radial longo do carpo. Suas fibras convergem distalmente para formar um tendão achatado e longo que segue junto e atrás do extensor radial longo. Sua inervação é a mesma do músculo extensor radial longo e, ocasionalmente, pode ser inervado pelo ramo posterior do nervo radial (nervo interósseo posterior). Insere-se na base do terceiro metacarpiano e, pela sua posição mediana, atua apenas como extensor do punho. Portanto, quando se pretende, com uma transferência tendinosa, restaurar apenas a extensão do punho, o músculo transferido deve ser unido ao tendão do extensor radial curto do carpo (Figura 2.9*A*).

O **extensor ulnar do carpo** origina-se no epicôndilo lateral do úmero distal, posterior ao extensor comum dos dedos, e no septo intermuscular. Ele está situado superficialmente no antebraço e é limitado radialmente pelo extensor comum dos dedos e, ulnarmente e acima, pelo ancôneo, e abaixo, pela ulna. Suas fibras correm distal e ulnarmente, formando um

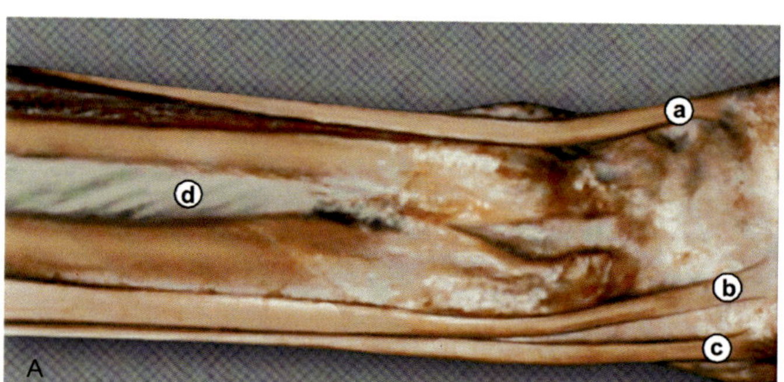

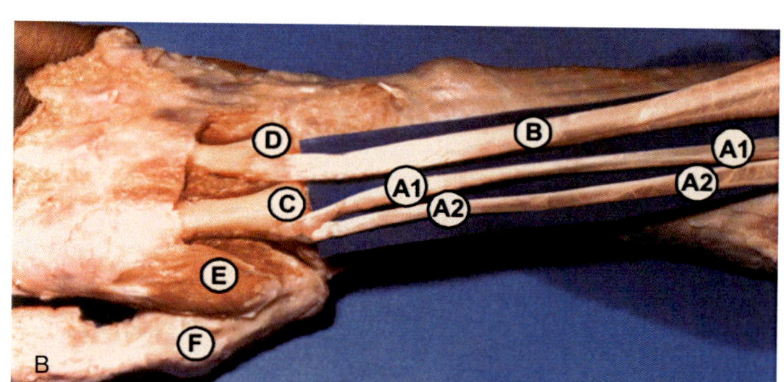

Figura 2.9A. Músculos extensores do punho: tendão do músculo extensor ulnar do carpo inserindo-se na base do quinto metacarpiano **(a)**; tendão do músculo extensor radial curto do carpo inserindo-se na base do terceiro metacarpiano **(b)**; tendão do músculo extensor radial longo do carpo, inserindo-se na base do segundo metacarpiano **(c)**; membrana interóssea **(d)**. **B.** Variação anatômica: duplicação do tendão extensor radial longo do carpo **(A1** e **A2)**; extensor radial curto do carpo **(B)**; base do segundo metacarpiano **(C)**; base do terceiro metacarpiano **(D)**; primeiro músculo interósseo dorsal **(E)**; base do primeiro metacarpiano **(F)**.

tendão longo que passa pelo sexto compartimento dorsal do punho e pelo lado radial do processo estilóide da ulna, inserindo-se no tubérculo ulnar da base do quinto metacarpiano (Figura 2.9*A*). Este músculo é inervado pelo nervo interósseo posterior, ramo do nervo radial. Ação: estende o punho com forte desvio ulnar.[11] Os três flexores são o palmar longo, o flexor radial do carpo e o flexor ulnar do carpo:

- **Músculo palmar longo:** tem origem no epicôndilo medial do úmero e sua localização é superficial, na face volar do antebraço. No terço proximal, ele passa entre os músculos flexor radial do carpo e flexor ulnar do carpo. No terço médio do antebraço, ele forma um tendão fino e longo que se continua distalmente com a fáscia palmar. Este músculo está ausente em cerca de 15% da população. Quando presente, é um excelente ponto de referência para o cirurgião na localização do nervo mediano que se encontra logo abaixo dele, na porção proximal do punho.[12] O tendão também é uma excelente fonte de enxerto, porque é facilmente acessível, e a sua perda não altera a função da mão. Sua ação é fletir o punho e tensionar a aponeurose palmar, e sua inervação é pelo nervo mediano (Figura 2.10). Ação: por sua situação central, atua como flexor do punho.
- **Músculo flexor radial do carpo:** origina-se no epicôndilo medial do úmero junto com o pronador redondo, lateralmente, e com o palmar longo, medialmente. Ele ocupa uma posição superficial na face volar do antebraço, descendo no meio do antebraço entre os tendões do braquiorradial e do palmar longo.[16,17] No punho, ele é coberto por fibras do ligamento transverso do carpo, passando pelo sulco do trapézio num estreito canal. Este músculo é inervado pelo nervo mediano (Figura 2.10). Ação: flexiona fortemente o punho com discreto desvio radial e, inserindo-se na base do segundo metacarpiano, flexiona este sobre o carpo, efetuando a pronação da mão.[3,4]
- **Músculo flexor ulnar do carpo:** tem origem dupla: uma parte no epicôndilo medial (cabeça umeral), e outra na borda medial do olécrano e margem dorsal da ulna. Um arco tendinoso une estas duas cabeças (arcada tendinosa de Ober). Suas fibras correm distalmente na face anteromedial do antebraço e têm uma porção carnosa longa, algumas vezes até o terço distal da ulna, onde pode também estar inserido. No punho, o tendão insere-se no pisiforme, que é totalmente envolvido por ele na sua parte volar, e continua-se distalmente, inserindo-se na base do quinto metacarpiano e, algumas vezes, também na base quarto metacarpiano. Sua ação é fletir e aduzir (desviar ulnarmente) a mão. É o único músculo flexor do punho inervado pelo nervo ulnar[12] (Figura 2.10). Os demais têm inervação do mediano.

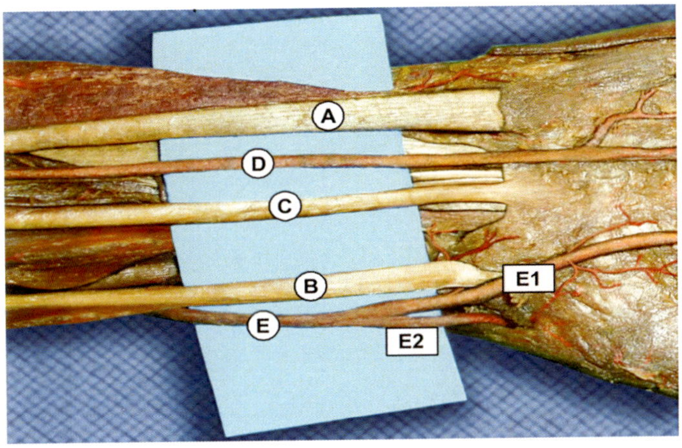

Figura 2.10 Músculos flexores do punho: músculo flexor ulnar do carpo **(A)**; músculo flexor radial do carpo **(B)**; músculo palmar longo **(C)**; artéria ulnar **(D)**; artéria radial **(E)**; ramo superficial da artéria radial **(E1)**; ramo profundo da artéria radial **(E2)**.

Porém, as ações desses músculos dependem ainda da posição do punho com relação à pronossupinação. Por exemplo, o tendão do extensor ulnar do carpo tem um túnel fibroso próprio ao nível do punho,[18] que lhe permite certo movimento de lateralidade (adução e abdução). Quando o antebraço se encontra em supinação, este tendão move-se em direção ao rádio, agindo como extensor do punho em sinergismo com os extensores radial longo e curto do carpo; porém, com o antebraço em pronação, move-se em sentido ulnar, ficando além da cabeça da ulna, e nesta posição não atua como extensor, e sim como importante estabilizador (do punho), evitando o desvio radial do mesmo durante a pronação (Figura 2.11). Do mesmo modo, o flexor radial do carpo é flexor do punho com o antebraço em supinação e estabilizador lateral com o antebraço em pronação[4] (Figura 2.11).

Ação dos músculos extrínsecos dos dedos sobre o punho

Ocorre apenas em certas situações: (a) os flexores digitais extrínsecos podem atuar na flexão do punho somente quando sua ação sobre os dedos fica bloqueada antes que esgote toda sua capacidade de contração (p. ex., segura-se um objeto volumoso como uma garrafa; se, após a preensão deste, os flexores digitais

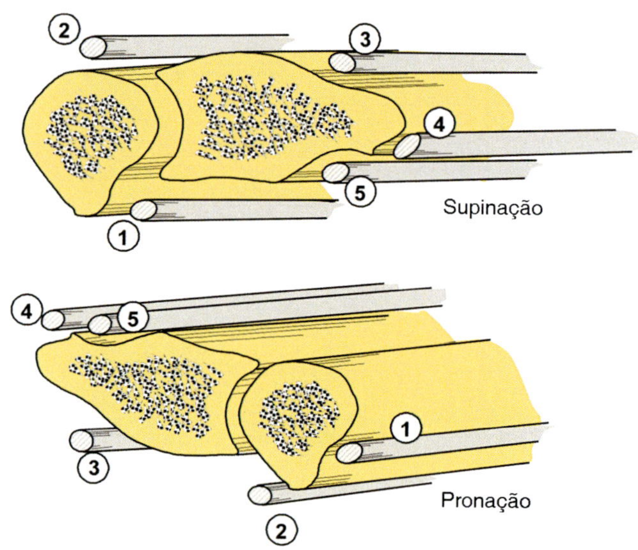

Figura 2.11 Mudança de posição dos tendões extensores e flexores do punho durante a pronossupinação: extensor ulnar do carpo **(1)**; flexor ulnar do carpo **(2)**; flexor radial do carpo **(3)**; extensor radial longo do carpo **(4)**; extensor radial curto do carpo **(5)**. **A.** Em supinação, o extensor ulnar do carpo **(1)** atua como extensor do punho em sinergismo com os extensores radiais longo e curto do carpo **(4** e **5)**. **B.** Em pronação, ocorre mudança na posição deste tendão, o qual passa a atuar não mais como extensor, e sim como estabilizador lateral do punho. Em supinação **(A)**, o flexor radial do carpo atua como flexor do punho. Em pronação **(B)**, passa a atuar como estabilizador lateral.

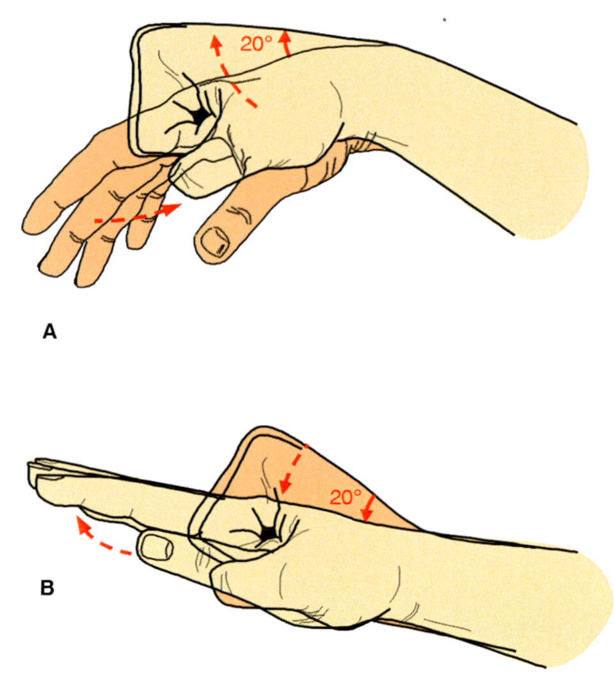

Figura 2.12A. Para realizar a flexão completa dos dedos, estando o punho em flexão máxima, é necessário diminuir cerca de 20 graus da flexão do punho, pois os extensores digitais extrínsecos não têm comprimento suficiente para permitir a flexão simultânea do punho e dos dedos em toda sua plenitude. **B.** Do mesmo modo, para realizar a extensão digital completa, estando o punho em extensão máxima, é necessário diminuir o grau de extensão do punho, pois os flexores extrínsecos dos dedos não têm comprimento suficiente para permitir a extensão máxima simultânea do punho e dos dedos.

continuam sendo contraídos, provocam a flexão do punho); (b) da mesma forma, a contração dos extensores digitais extrínsecos com a mão fechada provoca extensão do punho; (c) o abdutor longo e o extensor curto do polegar situam-se sobre o processo estilóide do rádio, tendo grande tendência a provocar o desvio radial do punho. Para evitar este movimento, é necessária a contração simultânea do músculo extensor ulnar do carpo. Se este se contrai simultaneamente, o abdutor longo e o extensor curto atuam apenas sobre o polegar (Figura 2.11). Portanto, a ação sinérgica do extensor ulnar do carpo é fundamental para a abdução do polegar.[3]

Ação sinérgica e estabilizadora dos músculos do punho

A posição do punho é de fundamental importância na eficácia dos movimentos digitais. Os extensores extrínsecos dos dedos não têm comprimento suficiente para permitir a flexão simultânea do punho e dos dedos. A ação contensora dos extensores extrínsecos, que são antagonistas dos flexores, explica por que, com o punho fletido, não é possível a flexão digital em toda sua plenitude. Para realizar a flexão digital completa é necessário diminuir em 15 a 20 graus a flexão do punho. Com isso causamos um alongamento relativo dos extensores digitais extrínsecos, e sua ação contensora é eliminada (Figura 2.12*A*). De modo inverso, os flexores digitais extrínsecos, sendo ainda mais curtos que os extensores, também não permitem a extensão simultânea do punho e dos dedos (Figura 2.12*B*).

A extensão do punho coloca em tensão os flexores extrínsecos e os dedos flexionam automaticamente (Figura 2.13*A*). De modo inverso, a flexão do punho coloca em tensão os extensores extrínsecos, os quais estendem os dedos automaticamente (Figura 2.13*B*).

A melhor posição de função da mão é com o punho estabilizado em extensão e desvio ulnar. É necessário que os extensores do punho o estabilizem em torno de 20 a 30 graus de extensão. Assim, toda a força de contração dos flexores converge para a flexão digital. Por este motivo, dizemos que os extensores do punho são sinérgicos com os flexores dos dedos. A extensão das articulações metacarpofalângicas (MF) é mais forte com o punho estabilizado em discreta flexão; portanto, os flexores do punho são sinérgicos com os extensores dos dedos.[3,4]

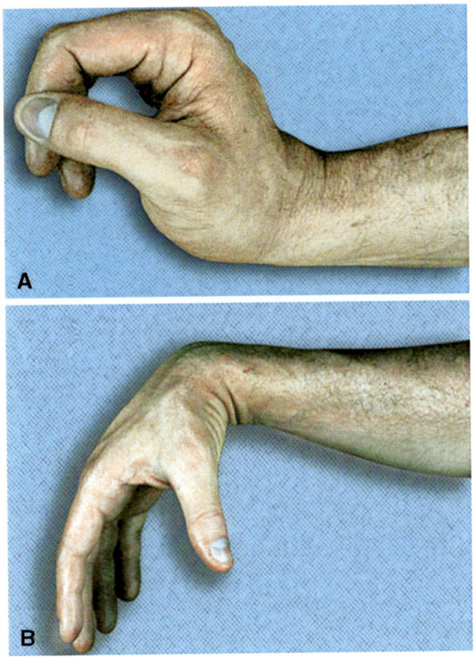

Figura 2.13A. A extensão do punho coloca em tensão os flexores extrínsecos e os dedos fletem automaticamente. O polegar toca com sua polpa na borda radial do indicador. **B.** A flexão do punho coloca em tensão os extensores extrínsecos e os dedos se estendem automaticamente. O polegar afasta-se do indicador.

Este equilíbrio muscular entre flexores e extensores é rompido sempre que ocorre uma deformidade em qualquer sentido. Por exemplo, uma fratura do extremo distal do rádio com desvio dorsal provoca um alongamento relativo dos extensores do punho que interfere com a flexão dos dedos.

A posição do punho tem ainda importante repercussão na posição do polegar em relação aos outros dedos. A flexão do punho coloca em tensão os extensores extrínsecos do polegar e este se estende, afastando-se do indicador (Figura 2.13*B*); na extensão do punho ocorre o inverso, e o polegar move-se de modo que sua polpa digital toca passivamente na superfície radial da articulação interfalângica distal (IFD) do indicador (Figura 2.13*A*).

Os movimentos que ocorrem ao nível do punho e entre os ossos do antebraço não podem ser dissociados dos movimentos da mão porque, durante a pronossupinação que ocorre nas articulações radioulnares proximal e distal, o rádio gira em torno da ulna e a mão articulada ao rádio gira com este. Portanto, o movimento do rádio em relação à ulna é, na realidade, o movimento da mão em torno do seu próprio eixo longitudinal.[3,4,19]

A articulação do punho é a chave da mão; quando está mal posicionada, toda a função da mão fica prejudicada.[19]

REVESTIMENTO CUTÂNEO DA MÃO

A pele da mão é altamente diferenciada em sua face palmar e pouco em sua face dorsal. A pele palmar é dura e espessa para suportar seu uso constante e proteger as estruturas profundas. Pode tornar-se ainda mais espessa, dependendo do tipo de atividade do indivíduo.[20,21] É de pouca mobilidade, o que dificulta a rotação de retalhos locais nas lesões cutâneas palmares.[20] Ao nível das pregas palmares e digitais, a pele é mais fina e está aderente aos planos profundos. A inserção cutânea de certos músculos, como palmar cutâneo, abdutor curto do polegar, flexor ulnar do carpo e abdutor curto do mínimo, ajuda a fixar a pele, permitindo o fechamento da mão sem que se formem pregas grosseiras.[4]

A pele palmar não tem pêlos, e a sudorese ocorre com facilidade devido à riqueza de glândulas sudoríparas, porém faltam as glândulas sebáceas.[22]

A pele da polpa digital assume importância especial, por ser a extremidade digital a parte mais importante da mão, não só porque completa o aperto da mão na preensão, como contém grande número de terminações nervosas sensitivas,[20,23] como os corpúsculos de Krause para a temperatura, os discos de Merkel e os corpúsculos de Meissner para a sensação tátil, os corpúsculos de Ruffini para o frio, e os de Paccini para a pressão.[21,23] As más cicatrizações ou as cicatrizes dolorosas na polpa digital prejudicam a função preensora.

A pele dorsal da mão possui características diferentes; é fina, elástica e bastante móvel, a ponto de permitir boa função dos tendões extensores, mesmo quando estes estão com alguma aderência à pele. A elasticidade da pele dorsal permite o fechamento da mão, pois quando a fechamos ocorre um alongamento da pele de cerca de um terço de seu comprimento, no sentido longitudinal, e de um quarto, no sentido transversal.[4] A presença de retrações cicatriciais e edemas no dorso da mão impede o alongamento da pele dorsal e limita a flexão digital.[19]

A pele dorsal possui, na extremidade dos dedos, estruturas de significativa importância funcional, que são as unhas, intimamente aderidas às falanges distais, principalmente em sua extremidade, e que funcionam como suporte para as pontas digitais, facilitando a precisão nas manipulações. Ao nível de sua base, a unha adere-se frouxamente à falange distal, permitindo o acúmulo de sangue nos traumatismos e de pus nas infecções e, devido à riqueza de terminações nervosas, o aumento de tensão é muito doloroso nesta região.[21]

A face dorsal da mão está sempre à mostra e é considerada a face estética, enquanto a face palmar é a que utilizamos para executar a função preensora, por isso é considerada a face funcional.[24]

A mão apresenta pregas ou sulcos, tanto em sua superfície cutânea palmar como dorsal e, baseando-se nas disposições características destes, no comprimento relativo dos dedos e nas saliências ósseas, é possível estabelecer linhas de orientação para o acesso às estruturas profundas, o que é de grande utilidade na abordagem cirúrgica.[13]

Assim, observando a face palmar, os sulcos interfalângicos têm direções horizontais, sendo paralelos às articulações correspondentes. Embora ocorram variações na mão normal, as pregas das articulações IFD consistem em duas linhas muito próximas. Ao nível das articulações interfalângicas proximais (IFP) há duas pregas horizontais mais separadas, ao passo que nas articulações MF há uma segunda linha bem menos acentuada, situada 3 a 4mm distalmente, e paralela à linha principal. Em geral, as articulações MF do indicador e do mínimo apresentam prega única. A prega MF do polegar tem direção vertical e situa-se na mesma linha que marca a borda radial do dedo indicador.

Apoiando-se o dorso da mão em uma superfície plana, com os dedos estendidos, podem ser observadas interessantes relações. As pregas das articulações IFD do indicador e do anular estão na mesma linha e coincidem com a extremidade distal do mínimo. As pregas das articulações IFP dos dedos indicador e anular e da IFD do mínimo estão na mesma linha. A segunda prega MF do dedo médio corresponde à prega IFP do dedo mínimo[13] (Figura 2.14).

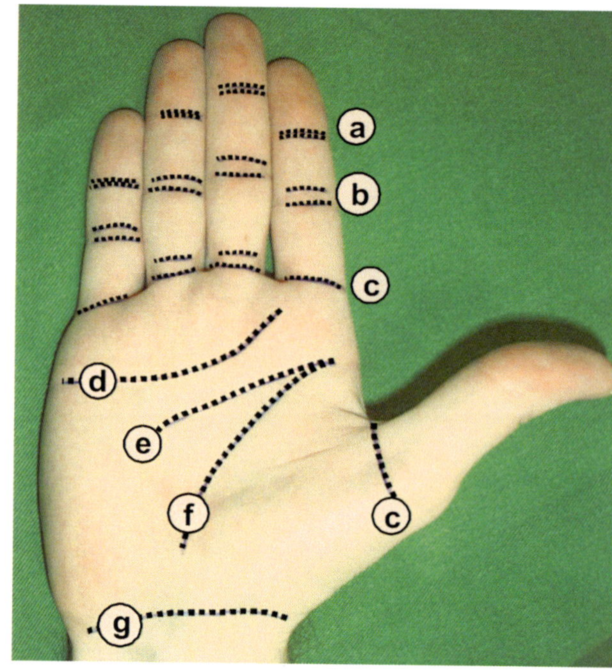

Figura 2.14 Prega IFD **(a)**; prega IFP **(b)**; prega MF **(c)**. **Relação entre as pregas digitais**: as pregas das articulações IFD do indicador e do anular estão na mesma linha, coincidindo com a extremidade do dedo mínimo **(1)**; as pregas das articulações IFP do indicador, anular e IFD do mínimo estão na mesma linha **(2)**; a segunda prega MF do dedo médio coincide com a prega IFP do mínimo **(3)**; a prega MF do polegar tem direção vertical e situa-se em uma linha paralela à borda radial do indicador **(4)**.

A palma da mão apresenta três pregas principais (Figura 2.15). A de situação proximal é a prega tenar, que se forma pelos movimentos do polegar. A prega palmar média forma-se pela flexão simultânea das articulações MF dos dedos indicador, médio, anular e mínimo, sendo também chamada de prega dos quatro dedos, e termina unindo-se à prega tenar na borda radial da mão. A prega palmar-distal inicia-se ao nível da comissura entre os dedos indicador e médio e termina na borda ulnar da mão; cruza a área correspondente ao colo do quinto metacarpiano, sendo formada pela flexão MF dos dedos médio, anular e mínimo, e por esta razão é chamada de prega dos três dedos. As pregas do punho são conseqüência dos movimentos de flexoextensão que ocorrem nesta articulação.[13]

Podem ser traçadas certas linhas superficiais na mão que permitem a identificação de estruturas nobres situadas profundamente[13,21] (Figura 2.16). Assim, palpa-se o osso pisiforme e marca-se um ponto 2cm distalmente a este; outro ponto é marcado na união da prega MF do polegar com a primeira comissura interdigital, e a união destes dois pontos forma a chamada linha cardinal. A linha que acompanha a borda radial do dedo médio e prolonga-se na palma da mão cruza com a linha cardinal, formando este cruzamento o ponto que corresponde à penetração do ramo motor tenar do nervo mediano na musculatura tenar. O prolongamento palmar da linha que passa pela borda ulnar do anular cruza a linha cardinal num ponto onde está situado o hâmulo do hamato. O meio da linha entre este ponto e aquele marcado 2cm distal ao pisiforme marca o ponto de divisão do nervo ulnar em ramos superficial e profundo, e o local de penetração dos fascículos motores deste na eminência hipotenar. A linha cardinal representa, também, o percurso aproximado do ramo profundo do nervo ulnar na palma da mão, acompanhando o arco arterial palmar profundo.[13,21]

Uma outra linha-guia muito importante é traçada na palma da mão. Marca-se um ponto na prega palmar distal ao longo do percurso dos tendões flexores do dedo mínimo. Este ponto corresponde ao colo do

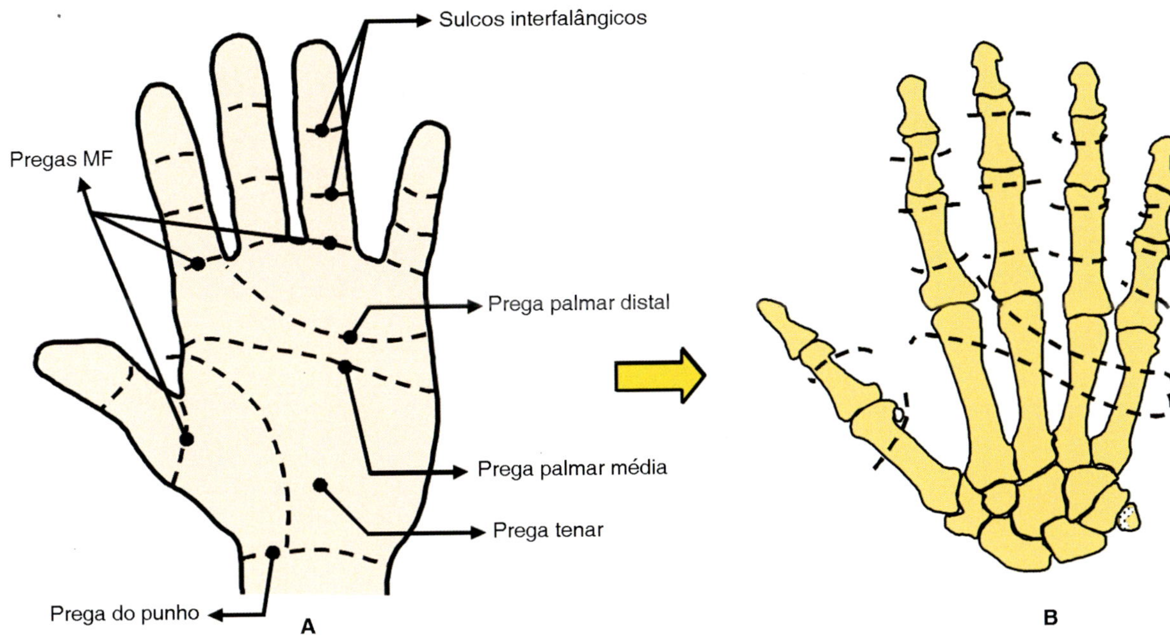

Figura 2.15A. Pregas cutâneas digitais e palmares de mão e punho. **B.** Mostra que as pregas cutâneas digitais e palmares não coincidem com as linhas das articulações.

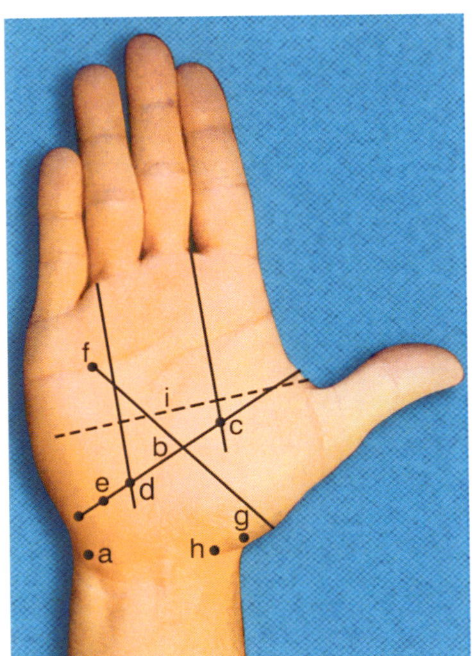

Figura 2.16 Pisiforme **(a)**; linha cardinal **(b)**; ponto de penetração do nervo mediano na musculatura tenar **(c)**; ponto correspondente ao processo unciforme do hamato **(d)**; ponto correspondente à divisão do nervo ulnar em ramos superficial e profundo **(e)**; ponto de cruzamento entre a prega palmar distal e o percurso aproximado dos tendões flexores para o dedo mínimo **(f)**; tubérculo do trapézio **(g)**; tubérculo do escafóide **(h)**; Linha correspondente à localização do arco arterial palmar superficial **(i)**.

quinto metacarpiano. Outro ponto é marcado 2cm distal ao tubérculo do trapézio. A união destes dois pontos marca uma linha que, ao nível da base da eminência tenar, indica, exatamente, a linha articular da articulação trapeziometacarpiana. O acesso cirúrgico a esta articulação deve ser feito do lado radial do tubérculo do trapézio, pois o ramo cutâneo palmar do nervo mediano passa do lado ulnar, junto ao tubérculo do trapézio. A presença deste ramo cutâneo palmar deve ser lembrada nas incisões cirúrgicas na face ventral do punho, para abertura do túnel carpiano, para abordagem do semilunar, ou para reparações de tendões e nervos neste nível. O tubérculo do trapézio pode ser palpado distalmente ao tubérculo do escafóide, o qual está situado abaixo do tendão do músculo flexor radial do carpo.

Uma linha que passa pela polpa digital do polegar, estando este em abdução e extensão, e que seja perpendicular à linha de prolongamento palmar da borda ulnar do anular, marca a localização do arco arterial palmar superficial.[13] O arco arterial palmar profundo localiza-se 1,5 a 2cm proximal a este.

No dorso da mão também existem certos pontos e linhas superficiais que permitem a identificação de importantes estruturas.[21,25] Assim, a linha que passa pelo centro do dedo médio em extensão prolonga-se proximalmente, passando exatamente sobre a articu-

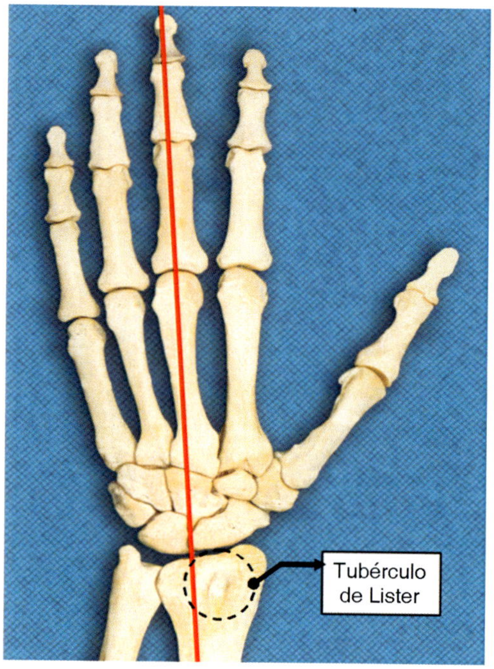

Figura 2.17 A linha que passa pelo centro do dedo médio em extensão passa exatamente sobre a articulação escafossemilunar e segue do lado ulnar em relação ao tubérculo de Lister.

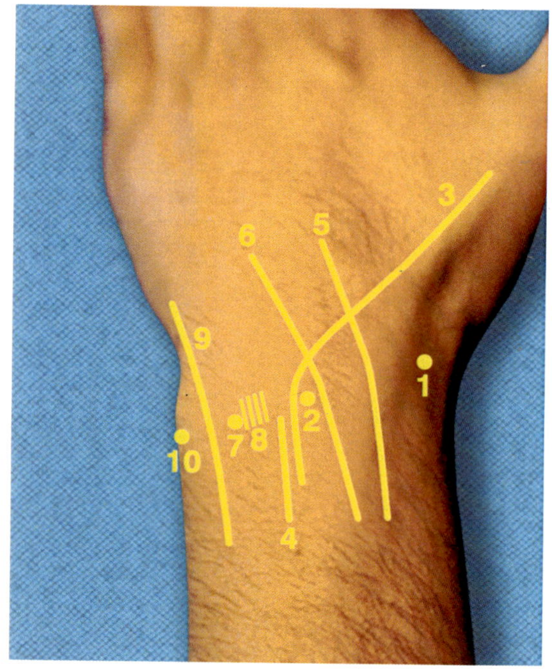

Figura 2.18 Processo estilóide do rádio **(1)**; tubérculo de Lister **(2)**; tendão do músculo extensor longo do polegar **(3)**; tendão do músculo extensor próprio do indicador **(4)**; tendão do músculo extensor radial longo do carpo **(5)**; tendão do músculo extensor radial curto do carpo **(6)**; tubérculo que delimita o lado ulnar da passagem dos tendões extensores comuns dos dedos **(7-8)**; tendão do músculo extensor próprio do mínimo **(9)**; Cabeça da ulna **(10)**.

lação escafossemilunar, e segue do lado ulnar em relação ao tubérculo de Lister (Figura 2.17).

O tendão do músculo extensor longo do polegar passa pelo lado ulnar em relação ao tubérculo de Lister e tem direção radial (Figura 2.18). Os tendões dos músculos extensores radiais longo e curto do carpo passam do lado radial deste tubérculo e seguem em direção ulnar, cruzando por baixo o tendão do músculo extensor longo do polegar. Uma linha paralela, e discretamente ulnar à parte proximal da linha do tendão do músculo extensor longo do polegar, marca a passagem do extensor próprio do indicador (este é freqüentemente usado nas transposições musculares para substituir músculos paralisados). Em direção ulnar ao tubérculo de Lister, palpa-se outro tubérculo sobre o rádio, o qual marca o limite ulnar da passagem do extensor comum dos dedos. Do lado ulnar deste tubérculo pode-se identificar o tendão do músculo extensor próprio do mínimo, que passa exatamente sobre a articulação radioulnar distal. Em posição mais ulnar, palpa-se a cabeça da ulna com seu sulco, por onde passa o tendão do músculo extensor ulnar do carpo[13,26] (Figura 2.18).

APONEUROSE PALMAR

Situada imediatamente abaixo da pele, consta de um conjunto de fascículos longitudinais, que se originam proximalmente no retináculo dos flexores, tendão dos músculos palmar longo e flexor ulnar do carpo[25,27] e dirigem-se para os dedos. Os fascículos longitudinais prendem-se às pregas palmares e digitais, fixando a pele aos planos profundos e estabilizando-a durante a flexão digital. Alguns desses fascículos longitudinais divergem ao nível da articulação MF, prendendo-se à primeira polia anular (Figura 2.19) e à placa volar da articulação MF, enquanto outros contornam esta articulação e prendem-se ao aparelho extensor dos dedos.[24] Nas proximidades da articulação IFP existe nova divergência de fascículos que contornam a articulação e dirigem-se dorsalmente, inserindo-se no aparelho extensor dos dedos. A hipertrofia desses fascículos na moléstia de Dupuytren traciona as cintas laterais dos tendões extensores em direção palmar, fletindo a articulação IFP e hiperestendendo a articulação IFD. Este é o motivo da ocorrência de deformidade "em botoeira" na moléstia de Dupuytren.

Existem dois conjuntos de fascículos transversais, que contribuem para formar o arco transverso palmar, os quais não são afetados pela moléstia de Dupuytren. O primeiro conjunto, situado ao nível da prega palmar distal, forma o ligamento transver-

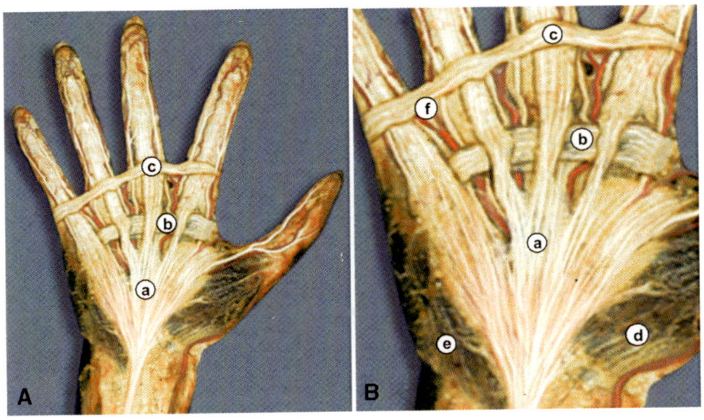

Figura 2.19A. Aponeurose palmar: fascículos longitudinais **(a)**; fascículos transversos proximais (ligamento transverso palmar) **(b)**; fascículos transversos distais (ligamento natatório) **(c)**. **B.** Vista aproximada da aponeurose palmar: fascículos longitudinais **(a)**; ligamento transverso palmar **(b)**; ligamento natatório **(c)**; aponeurose tenar **(d)**; aponeurose hipotenar **(e)**; túnel do músculo lumbrical **(f)**.

so palmar e situa-se proximalmente à primeira polia anular (Figura 2.19). Através de seus fascículos verticais, prende-se de cada lado dos tendões flexores à aponeurose dos músculos interósseos, formando um túnel proximal à primeira polia anular, por onde passam os tendões flexores.[24] Este túnel tem importante função retinacular na contenção dos tendões flexores, evitando a anteriorização destes e a conseqüente formação de "corda de arco", mesmo na ausência da primeira e segunda polias anulares.[20,28] Na abertura cirúrgica da primeira polia anular, como se faz para eliminar os bloqueios tendinosos neste nível, o túnel formado pelo ligamento transverso palmar deve ser conservado. O conjunto de fascículos transversos distais forma o ligamento natatório ao nível das comissuras digitais (Figura 2.19).

A aponeurose palmar estende-se às regiões tenar e hipotenar, tendo papel importante na contenção de seus músculos durante sua contração.[13]

Nos dedos, a aponeurose palmar forma os ligamentos de Grayson e de Cleland (Figura 2.20*A* a C).

O **ligamento de Grayson** origina-se na face palmar da bainha fibrosa dos tendões flexores e dirige-se em ângulo reto, até a pele, num trajeto perpendicular ao eixo dos dedos e volar ao pedículo vasculonervoso. Este ligamento impede o pedículo de fazer uma corda de arco quando o dedo é fletido. A zona mais resistente dele situa-se ao nível da falange média.[12]

O **ligamento de Cleland,** como as demais estruturas retinaculares da mão, serve para fixar a pele aos planos profundos, mantendo-a na posição durante a flexão e a extensão do dedo. Este ligamento é dorsal

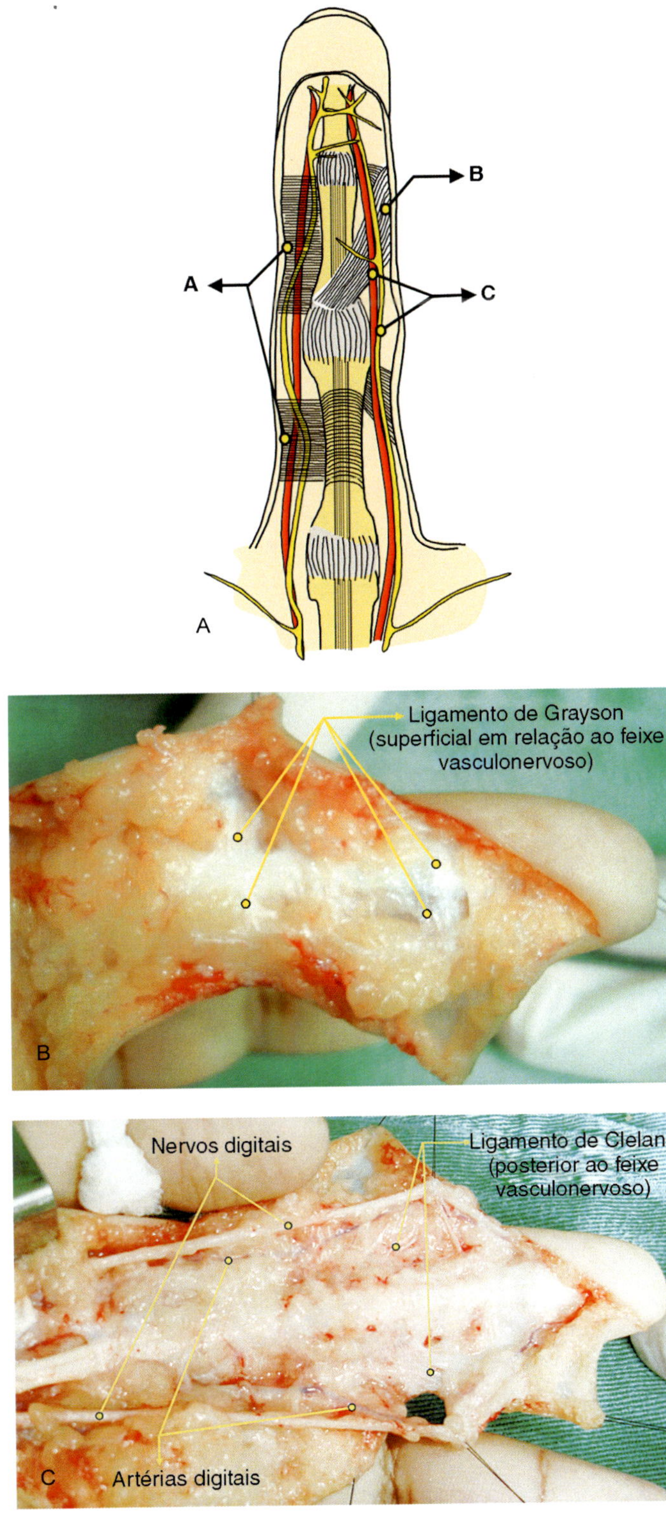

Figura 2.20A. Ligamento de Grayson **(A)**, representado apenas do lado esquerdo do dedo (situa-se anteriormente ao feixe vasculonervoso digital); ligamento de Cleland **(B)**, representado apenas do lado direito. Situa-se posteriormente ao feixe vasculonervoso, de cada lado do dedo. Nervo e artéria digital **(C)**. **B.** Ligamento de Grayson. Origina-se na face palmar da bainha fibrosa dos tendões flexores e dirige-se em ângulo reto até a pele, num trajeto perpendicular ao eixo dos dedos e volar ao pedículo vasculonervoso. **C.** Ligamento de Cleland. Fixa a pele aos planos profundos, mantendo-a na posição durante a flexão e a extensão do dedo.

ao pedículo vasculonervoso, e suas fibras têm um trajeto oblíquo. É constituído de tecido fibroso denso, situado em cada lado das articulações IF, indo do osso até sua inserção cutânea.[12]

CIRCULAÇÃO SANGUÍNEA DA MÃO

A importância do conhecimento da nutrição sanguínea da mão tornou-se maior nas últimas décadas, devido ao advento da microcirurgia e às novas técnicas cirúrgicas de retalhos vascularizados. O conhecimento não só da circulação arterial, como também do retorno venoso, possibilita procedimentos cirúrgicos sofisticados, como reimplante de partes ou transferência de partes de tecidos para outros locais no corpo humano. A mão possui uma riquíssima rede vascular, digna de sua complexidade anatômica e funcional.

Artérias

As artérias da mão provêm dos ramos das artérias radial e ulnar que se anastomosam várias vezes, permitindo assim que a ligadura de uma ou de outra não afete gravemente a nutrição dos tecidos. Estas duas artérias, por sua vez, são ramos da artéria braquial, que se divide ao nível do cotovelo; elas emitem ramos ao antebraço, ao punho e à mão[29] (Figura 2.21*A* a *C*).

Artéria ulnar

Nasce do lado ulnar da artéria braquial, à altura da cabeça do rádio, na linha média do antebraço, abaixo da margem superior do músculo pronador redondo (Figura 2.21*A* a *C*). A artéria ulnar inclina-se ulnarmente e, na metade proximal do antebraço, passa sob os músculos pronador redondo, flexor radial do carpo, palmar longo e flexor superficial dos dedos. Do terço médio para baixo, ela passa entre os tendões do flexor ulnar do carpo e do flexor superficial dos dedos, sendo acompanhada medialmente pelo nervo ulnar.

No antebraço, o primeiro ramo da artéria ulnar dá origem às artérias recorrentes ulnares, volar (anterior) e dorsal (posterior), que nascem do lado ulnar e dirigem-se proximalmente. A artéria recorrente ulnar volar corre entre os músculos redondo pronador e braquial e anastomosa-se na frente do epicôndilo medial com as colaterais ulnares (ramos da artéria braquial)

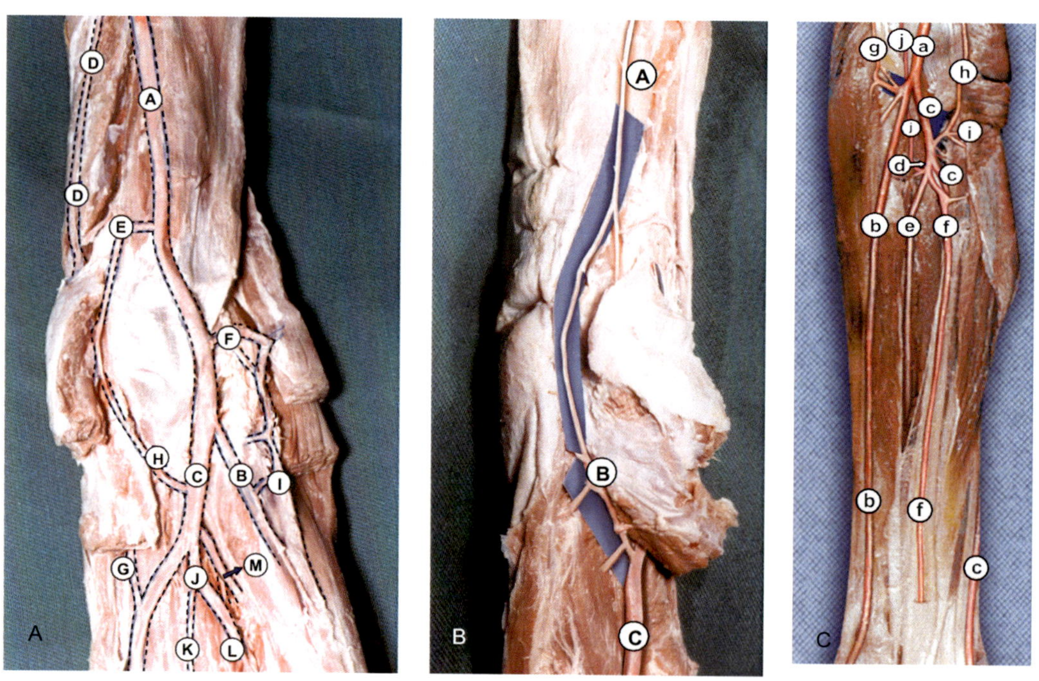

Figura 2.21A. Dissecção de peça anatômica conservada mostrando a circulação colateral do cotovelo: artéria braquial **(A)**; artéria radial **(B)**; artéria ulnar **(C)**; artéria colateral ulnar superior **(D)**; artéria colateral ulnar inferior **(E)**; artéria colateral radial **(F)**; artéria recorrente ulnar posterior **(G)**; artéria recorrente ulnar anterior **(H)**; artéria recorrente radial **(I)**; tronco das interósseas **(J)**; artéria interóssea anterior **(K)**; artéria interóssea posterior **(L)**; ramo muscular **(M)**. **B.** Dissecção de peça anatômica conservada mostrando a circulação colateral do cotovelo: artéria colateral ulnar superior **(A)**; artéria recorrente ulnar posterior **(B)**; artéria ulnar **(C)**. **C.** Artéria braquial **(a)**; artéria radial **(b)**; artéria ulnar **(c)**; artéria interóssea comum **(d)**; artéria interóssea posterior **(e)**; artéria interóssea anterior **(f)**; artéria recorrente radial **(g)**; artéria recorrente ulnar anterior **(h)**; artéria recorrente radial posterior **(i)**; artéria recorrente interóssea **(j)**.

(Figura 2.21*A* a *C*). Ela supre os músculos e a pele. A recorrente ulnar dorsal, que é a maior das duas, passa entre os músculos flexores superficial e profundo dos dedos, indo até a face posterior do epicôndilo medial. Ela supre os músculos da região, a articulação do cotovelo e o nervo ulnar, e também se anastomosa com as colaterais ulnares e com a interóssea recorrente, formando a rede olecraniana (responsável pela circulação colateral do cotovelo)[27,29] (Figura 2.21*A* a *C*).

A artéria interóssea comum emerge da artéria ulnar um pouco abaixo da tuberosidade do rádio. É um tronco curto e grosso que passa atrás dos músculos flexor longo do polegar e flexor profundo dos dedos, e dá dois ramos que são divididos pela borda superior da membrana interóssea, chamados de artérias interósseas volar e dorsal (Figura 2.22). A artéria interóssea volar (ou anterior) corre distalmente na frente da membrana interóssea, sendo coberta pelos músculos flexor profundo dos dedos e flexor longo do polegar, os quais ela supre. Mais distalmente, ela dá três ramos: a artéria mediana, que corre do lado ulnar do nervo mediano e, aderida a ele, entra na palma da mão; as artérias nutrientes para o rádio e a ulna; e o ramo volar terminal, que passa em frente ao pronador quadrado e anastomosa-se com os ramos carpais volares das artérias radial e ulnar, mais os ramos recorrentes do arco volar profundo, formando a rede carpal volar (Figura 2.23*A*). A artéria interóssea dorsal (ou posterior) perfura a membrana interóssea e emerge no dorso do terço proximal do antebraço, entre os músculos abdutor longo do polegar e o supinador. Daí desce, quase em linha reta, entre os extensores dos dedos, extensor longo do polegar e extensor próprio do indicador. Próximo à articulação do punho, ela se anastomosa com ramos dorsais da interóssea volar, terminando na rede carpal dorsal[30,31] (Figura 2.23*B*). É esta anastomose que permite usar a artéria interóssea dorsal como nutridora do retalho de pele usado no tratamento das perdas de substância cutânea da mão (Figura 2.22).

A interóssea dorsal dá um ramo mais proximal, chamado artéria recorrente interóssea, que corre abaixo do músculo supinador, indo até o intervalo entre o epicôndilo lateral e o olécrano, onde se anastomosa com a colateral ulnar inferior (ramo da artéria braquial), a recorrente radial e a recorrente ulnar dorsal, formando a rede articular da ulna (que também faz parte da intensa e importante circulação colateral do cotovelo). Os ramos musculares da artéria ulnar no antebraço são vários e suprem os músculos flexores superficiais e profundos dos dedos, o flexor radial e ulnar do carpo e o pronador redondo. A artéria ulnocarpal dorsal origina-se da artéria ulnar, proximal à extremidade distal da ulna, inclina-se medialmente ao redor da ulna, abaixo do tendão flexor ulnar do carpo, e ramifica-se no dorso do carpo, abaixo dos tendões extensores, anastomosando-se com ramos da radiocarpal dorsal, formando a rede ou arco carpal dorsal[30] (Figura 2.23*B*).

A artéria ulnocarpal volar (anterior) sai da artéria ulnar do lado radial, ao nível da articulação radioul-

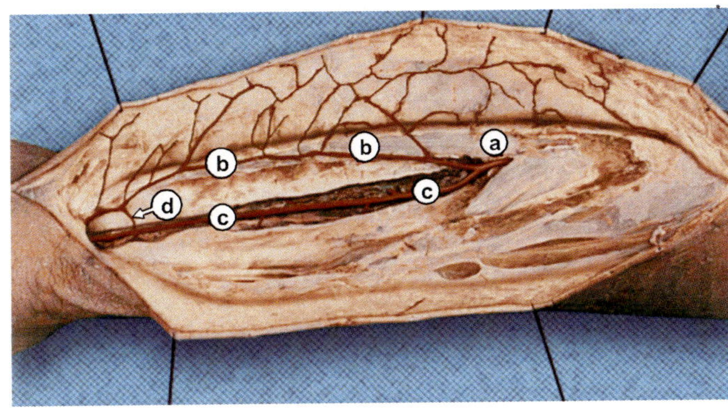

Figura 2.22 Artéria interóssea comum **(a)**; artéria interóssea posterior com seus ramos cutâneos que devem ser preservados na dissecção do retalho correspondente **(b)**; artéria interóssea anterior **(c)**; comunicação (anastomose) entre as artérias interóssea anterior e interóssea posterior **(d)**. É esta anastomose que permite usar a artéria interóssea dorsal como nutridora do retalho de pele na correção das perdas de substância cutânea da mão.

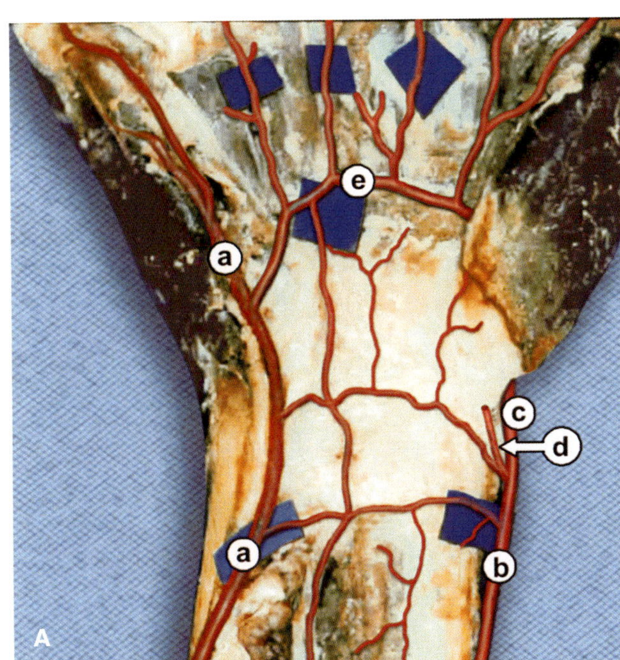

Figura 2.23A. Artéria ulnar **(a)**; artéria radial **(b)**; ramo profundo da artéria radial **(c)**; arco arterial palmar profundo **(e)**.

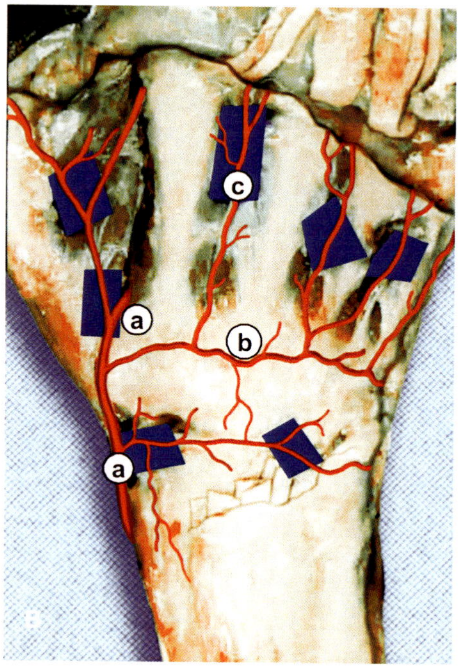

Figura 2.23B Peça anatômica mostrando a formação da rede ou arco arterial carpal dorsal. Artéria radial **(a)** dando ramo para formar a rede carpal dorsal **(b)**. Artérias metacárpicas dorsais **(c)**.

nar distal. Ela passa transversalmente abaixo dos tendões flexores para se anastomosar com a artéria radiocarpal volar, formando uma rede ou arco carpal volar (Figura 2.23*A*). A artéria ulnar, na maioria das vezes mais calibrosa que a radial, acompanha o nervo ulnar no terço distal do antebraço, situando-se medialmente em relação a ele. Passa juntamente com este pelo canal de Guyon (Figura 2.24), onde, em virtude de

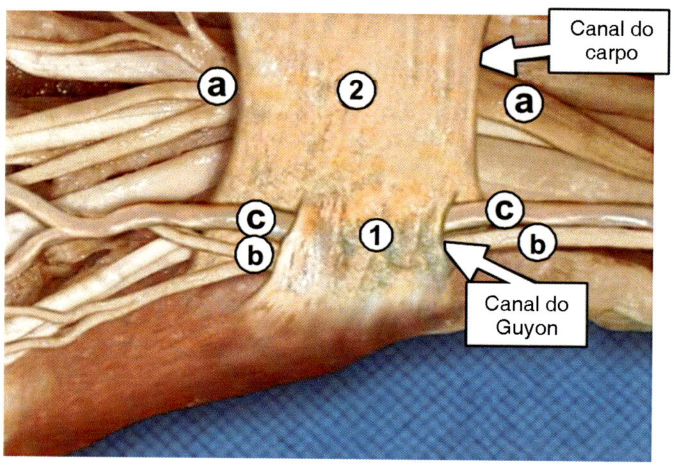

Figura 2.24 Peça anatômica mostrando os canais de Guyon e do carpo: ligamento volar do carpo (espessamento da fáscia antebraquial) **(1)**; retináculo dos flexores **(2)**; nervo mediano **(a)**; nervo ulnar, que, distalmente ao canal de Guyon, divide-se em ramo superficial, ou principal, e profundo, ou secundário **(b)**; artéria ulnar **(c)**.

sua situação superficial, é vulnerável a traumatismos repetidos, que podem causar trombose arterial. Distalmente a este canal, divide-se em ramos superficial, ou principal, e profundo, ou secundário.[32]

Artéria radial

É quase uma continuação direta distal da artéria braquial (Figura 2.25). Na sua parte mais proximal, ela se encontra coberta pelo músculo braquiorradial e está anterior ao supinador, ao tendão do bíceps, ao pronador redondo, ao flexor superficial dos dedos e ao flexor longo do polegar. Mais distalmente, ela se acha anterior e radial ao músculo pronador quadrado. Distal à metade do antebraço, a artéria radial é superficial, podendo ser facilmente palpada anterior ao processo estilóide do rádio. Distal e medialmente, encontra-se o tendão do flexor radial do carpo. O primeiro ramo no antebraço é a artéria recorrente radial, que nasce lateralmente à artéria radial e inclina-se, dirigindo-se proximalmente, suprindo cotovelo, músculos e pele adjacentes (Figura 2.21*A* a *C*). Ela se anastomosa com as artérias recorrentes ulnares e com ramos terminais da artéria braquial profunda (circulação colateral do cotovelo). Os ramos musculares são numerosos e suprem músculos e a pele do lado lateral do antebraço. No punho, a artéria radial se curva ao lado da borda radial do carpo, passa sob os tendões extensores e abdutor longo do polegar, justo distal ao processo estilóide do rádio. Neste ponto, ela está localizada sobre o ligamento colateral radial, escafóide, trapézio e base do primeiro metacarpiano. Quando ela passa sob o tendão do abdutor longo do polegar, dá o ramo dorsocarpal radial, que passa sob os tendões dos extensores radiais do carpo e segue ulnarmente sobre os ossos e ligamentos. Este ramo se anastomosa ulnarmente com o ramo dorsocarpal ulnar, formando

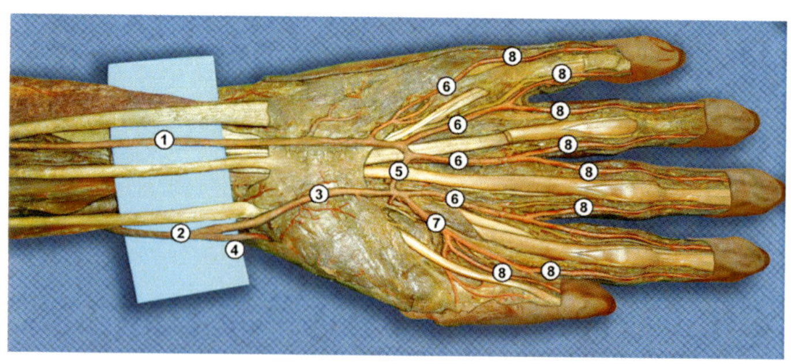

Figura 2.25 O ramo secundário da artéria radial **(3)** une-se ao ramo principal da artéria ulnar **(1)** para formar o arco arterial palmar superficial **(5)**. Os demais vasos indicados são as artérias metacarpianas palmares **(6** e **7)**, as artérias digitais **(8)**, a artéria radial **(2)** e o ramo profundo da artéria radial **(4)**.

a rede dorsal carpal, também chamada arco arterial dorsal (Figura 2.23*B*). Deste arco saem três artérias metacárpicas dorsais, que se dirigem para o segundo, terceiro e quarto espaços intermetacárpicos (Figura 2.23*B*). Estes vasos correm distalmente sobre os músculos interósseos dorsais, e, na altura da comissura, cada um se divide em duas artérias digitais dorsais que passam do lado dorsolateral do segundo e quinto dedos. Antes desta divisão, as artérias metacárpicas dorsais se comunicam com o arco volar profundo através dos ramos perfurantes. Logo após a passagem da artéria radial pelo músculo primeiro interósseo dorsal, ela se divide, dando o ramo da artéria dorsal do primeiro metacarpiano. Esta artéria logo se divide em ramos para a superfície dorsal do polegar e o lado dorsorradial do indicador.[30,33]

Na superfície volar, a artéria radial divide-se, ao nível do punho, num ramo superficial ou secundário, e um ramo profundo ou principal. O ramo secundário da artéria radial une-se com o ramo principal da artéria ulnar para formar o arco arterial palmar superficial (Figuras 2.25 e 2.27*A*). Este arco de convexidade dorsal localiza-se distalmente à borda inferior do retináculo dos flexores (marca o limite distal do túnel do carpo), imediatamente abaixo da aponeurose palmar e superficialmente aos tendões flexores. A secção desse arco pode ocorrer como complicação do ato cirúrgico durante a descompressão do túnel do carpo e, inversamente, o temor em provocar a lesão deste arco pode resultar em descompressão incompleta.[30]

O ramo profundo da artéria radial cruza a tabaqueira anatômica, penetra entre os dois feixes de origem do primeiro músculo interósseo dorsal, nas bases do primeiro e segundo metacarpianos, atingindo a região palmar, onde se une ao ramo profundo da artéria ulnar, formando o arco arterial palmar profundo (Figuras 2.23*A* e 2.27*B*), que se localiza ao nível da base dos metacarpianos, cerca de 1,5 a 2cm proximal ao arco palmar superficial. No plano anteroposterior, situa-se abaixo dos tendões flexores profundos e acima dos músculos interósseos e adutor do polegar, acompanhando o ramo profundo do nervo ulnar. Esses arcos dão origem às artérias metacarpianas palmares que, ao nível da comissura interdigital, se dividem (distalmente à divisão dos nervos) (Figuras 2.25 e 2.26) em ramos para os lados adjacentes dos dedos vizinhos. Na face palmar dos dedos, situam-se lateralmente ao nervo digital correspondente[16,34] (Figura 2.26*B*).

O arco arterial palmar superficial é a principal fonte de nutrição dos dedos médio, anular, mínimo e metade ulnar do indicador (Figura 2.27*A*), podendo inclusive suprir o lado radial deste (Figura 2.27*A*). O arco arterial palmar profundo é a principal fonte de irrigação do polegar através da "artéria principal do polegar" e da metade radial do indicador[35] (Figura 2.27*B*).

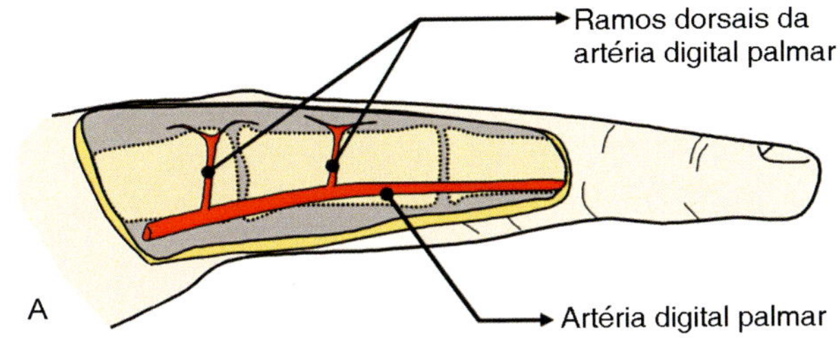

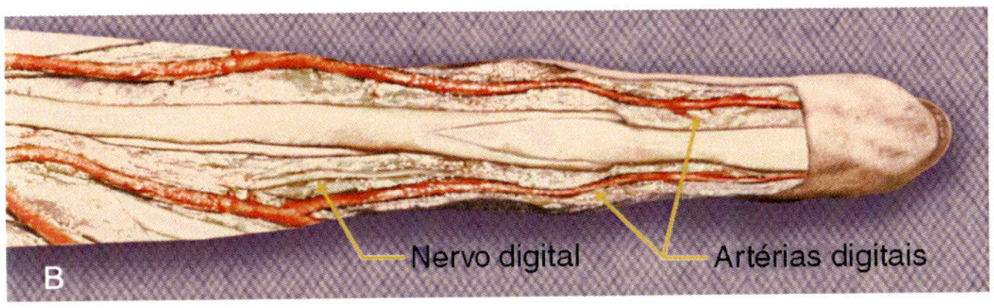

Figura 2.26A. Artéria digital palmar dando origem aos ramos dorsais. **B.** Relação das artérias com tendões flexores e nervos digitais.

Variações anatômicas no suprimento sanguíneo dos dedos[35] (Figura 2.28), assim como na formação dos arcos, ocorrem com grande freqüência, e estes podem até mesmo estar incompletos.[32] A artéria mediana, ramo muito fino da artéria interóssea anterior, termina suprindo o nervo mediano no terço distal do antebraço, estando sujeita a grande variação em seu calibre e podendo, inclusive, participar da formação do arco arterial palmar superficial, levando suprimento arterial aos dedos.[36] Neste caso, a artéria mediana (Figura 2.28) passa pelo túnel carpiano, juntamente com os nove tendões flexores e o nervo mediano, aumentando o conteúdo do mesmo.

A ligadura das artérias do membro superior, dependendo do local, não costuma ter grandes conseqüências, em virtude da sua rica circulação colateral. Teoricamente, uma das artérias digitais, a artéria radial ou ulnar, ou até mesmo a artéria braquial, pode ser ligada sem perigo de comprometimento da vascularização dos membros. A exceção para a artéria braquial corresponde ao trecho compreendido entre a emergência da artéria subescapular e a artéria braquial profunda, no terço superior do braço, considerado zona crítica de ligadura por não possuir circulação colateral suficiente. Porém, em certos indivíduos com circulação colateral insuficiente (Figura 2.21*A* a *C*), podem ocorrer contraturas isquêmicas

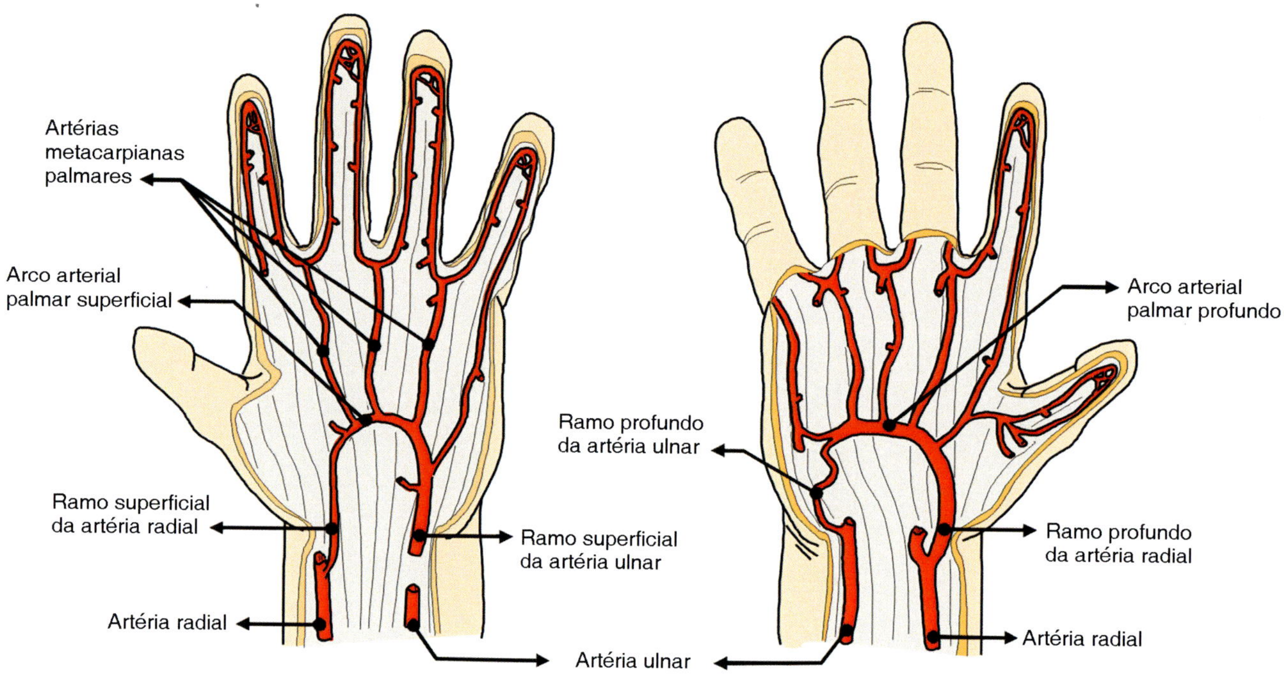

Figura 2.27A. Arco arterial palmar superficial. **B.** Arco arterial palmar profundo.

dos músculos do antebraço e da musculatura intrínseca da mão. Entretanto, na prática, as conseqüências podem ser diferentes em virtude das variações e anomalias vasculares que são intensas nos membros superiores.[29,36]

A circulação arterial da mão é preferencialmente palmar. A maior parte da irrigação arterial do dorso dos dedos é feita por ramos dorsais das artérias palmares (Figura 2.26*A* e *B*), e isto explica alguns casos de necrose da pele dorsal em ferimentos da face volar dos dedos.[21]

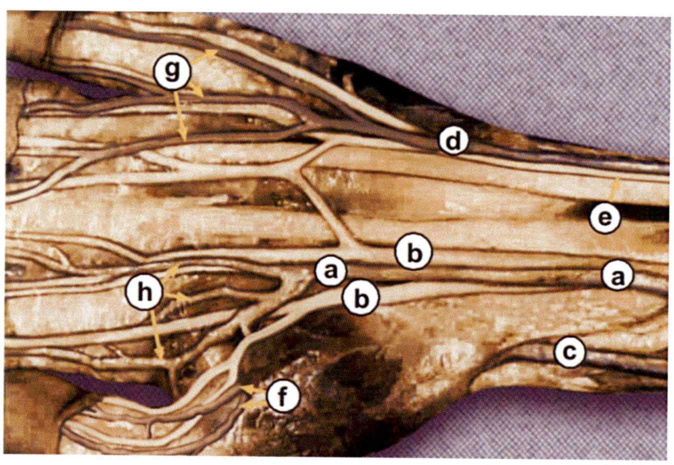

Figura 2.28 Artéria radial **(c)** com seus ramos **(f)**; artéria ulnar **(d)** com seus ramos **(g)**; artéria mediana **(a)** com seus ramos **(h)**; nervo mediano **(b)**; nervo ulnar **(e)**.

Veias

A drenagem venosa do membro superior é realizada por dois sistemas. O profundo, de menor importância no retorno venoso, é representado pelas veias que acompanham as artérias, geralmente na proporção de duas veias para cada artéria, exceto nas artérias digitais, e de menor calibre do que elas.

Sistema venoso profundo

As veias profundas seguem, quase exclusivamente, as artérias correspondentes e, com exceção dos dedos, elas são duplas e denominadas veias comitantes. Na face anterior dos dedos, elas começam como pequenas veias digitais volares próprias que se unem, ao nível da comissura, para formar as veias digitais volares comuns, que correm para um arco venoso volar superficial. Na profundidade da palma correm as veias metacárpicas volares, que, por sua vez, formam o arco venoso volar profundo. Os dois arcos venosos acompanham os arcos arteriais e enviam vários ramos perfurantes que passam nos espaços entre os metacarpianos, indo até as veias profundas do dorso da mão. Dos arcos venosos palmares se originam as duas veias ulnares comitantes e as duas veias radiais comitantes. Estas veias acompanham proximalmente suas respectivas artérias (ulnar e radial), recebendo numerosas tributárias dos músculos entre os quais elas correm, ocorrendo ainda numerosas comunicações com as veias dorsais. Ao nível do cotovelo, as veias ulnares e radiais se unem para formar as veias braquiais comitantes. É interessante notar que, em crianças e em indivíduos jovens, estas veias são muito bem definidas e podem ser facilmente separadas das artérias. Em pessoas mais velhas, o sistema venoso é geralmente abundante, e as veias são mais dilatadas, representando um problema técnico na cirurgia da mão em pacientes idosos.[37,38]

Sistema venoso superficial

O sistema venoso superficial é mais abundante e é o maior responsável pela drenagem venosa da mão. Existe um grande número de pequenas veias nas camadas superficiais da palma da mão. Elas drenam para o sistema superficial ou para as veias profundas dos arcos palmares. O sistema superficial, mais importante, inicia-se na face dorsal dos dedos e da mão pois, diferentemente das artérias, a distribuição das veias é preferencialmente dorsal (Figura 2.29), de padrão muito variável. Na face palmar da mão e dos dedos existe diminuta rede venosa superficial, cujos vasos tendem a correr paralelamente às pregas de flexão, não cruzando as mesmas. As incisões cirúrgicas paralelas às pregas de flexão evitam a secção desses minúsculos vasos.[30,37] A presença de anastomoses venosas comunicando as veias palmares com as dorsais ocorre em toda a extensão do dedo e, principalmente, ao nível das comissuras interdigitais.[37]

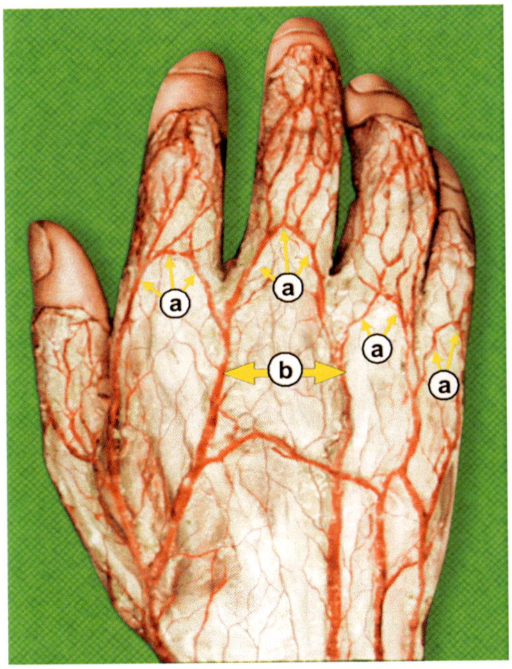

Figura 2.29 Preparação para o estudo das veias dorsais com injeção de látex prévia à dissecção. A drenagem venosa da mão é preferencialmente dorsal. As veias oriundas dos dedos drenam para um arco venoso **(a)** existente na base de cada dedo. Destes arcos originam-se as veias comissurais **(b)**, que alcançam o dorso da mão passando pelo vale entre as cabeças de metacarpianos adjacentes.

As veias superficiais começam em dois plexos irregulares: um na face palmar, outro na dorsal. No dorso dos dedos, elas formam troncos longitudinais (veias dorsais próprias), que se comunicam, originando vários arcos venosos digitais (Figura 2.29). Da união de cada par destes arcos se originam as veias metacárpicas dorsais, que formam, no dorso da mão, a rede venosa dorsal. Estas veias drenam também para um plexo venoso no antebraço, para veias mais calibrosas, três das quais se destacam:[12]

a. **Veia basílica:** origina-se no dorso da mão, na extremidade ulnar da rede venosa dorsal, e passa para a face volar do antebraço, pela borda ulnar (Figura 2.30).
b. **Veia cefálica:** origina-se no dorso da mão, do lado radial da rede venosa dorsal, e passa para a face volar do antebraço pela borda radial, subindo até o cotovelo (Figura 2.30).
c. **Veia mediana do antebraço:** a menos calibrosa delas, origina-se da rede superficial da palma, estendendo-se pelo lado ulnar da face volar do antebraço até o cotovelo (Figura 2.30).

A veia mediana do cotovelo comunica a veia cefálica com a veia basílica (Figura 2.30).

Devido à riqueza da drenagem venosa dos dedos, que se faz principalmente através das veias metacárpicas dorsais, estas devem ser preservadas sempre que possível, nas cirurgias da mão, para evitar o edema crônico nos dedos devido à dificuldade do retorno venoso (Figura 2.29).

O estudo anatômico das veias tem recebido maior importância atualmente em virtude da utilização de pedículos neurovasculares em cirurgias

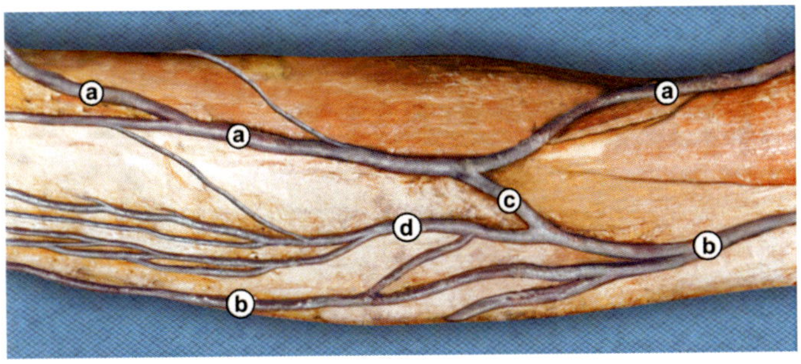

Figura 2.30 Veias superficiais do antebraço: veia cefálica **(a)**; veia basílica **(b)**; veia intermédia do cotovelo **(c)**; veia intermédia do antebraço **(d)**.

como transferências de retalhos, transferências de dedos e reimplantes das extremidades. Assegurar um bom retorno venoso é fundamental nesses procedimentos.

A drenagem linfática da mão é muito rica, e também pode ser feita através de um sistema superficial e outro profundo, que acompanham as veias; portanto, faz-se pela face dorsal; este é o motivo da formação de linfedema no dorso da mão na presença de infecções na palma e dedos.[29]

É importante salientar novamente que todo o sistema de drenagem venosa e linfática do dorso dos dedos passa pelo espaço entre as cabeças dos metacarpianos, através das veias e vasos linfáticos comissurais (Figura 2.29). Nas incisões cirúrgicas transversas neste nível, como se faz na abordagem das articulações MF, é importante a preservação da drenagem venosa e linfática.

INERVAÇÃO DA MÃO

A inervação da mão, assim como de todo o membro superior, provém do plexo braquial, principalmente das raízes cervicais C5, C6, C7 e C8 e da primeira raiz dorsal T1. Estas raízes se reagrupam para formar os nervos do membro superior ((Figura 2.31*A* e *B*). O antebraço, o punho e a mão são supridos por quatro nervos: musculocutâneo, radial, mediano e ulnar.

Nervo musculocutâneo

Suas fibras se originam, principalmente, nas raízes C5, C6 e C7. Ele passa pela borda inferior do músculo peitoral menor, entre a artéria axilar e o músculo coracobraquial, ao qual inerva. Após atravessar esse músculo, o nervo musculocutâneo passa obliquamen-

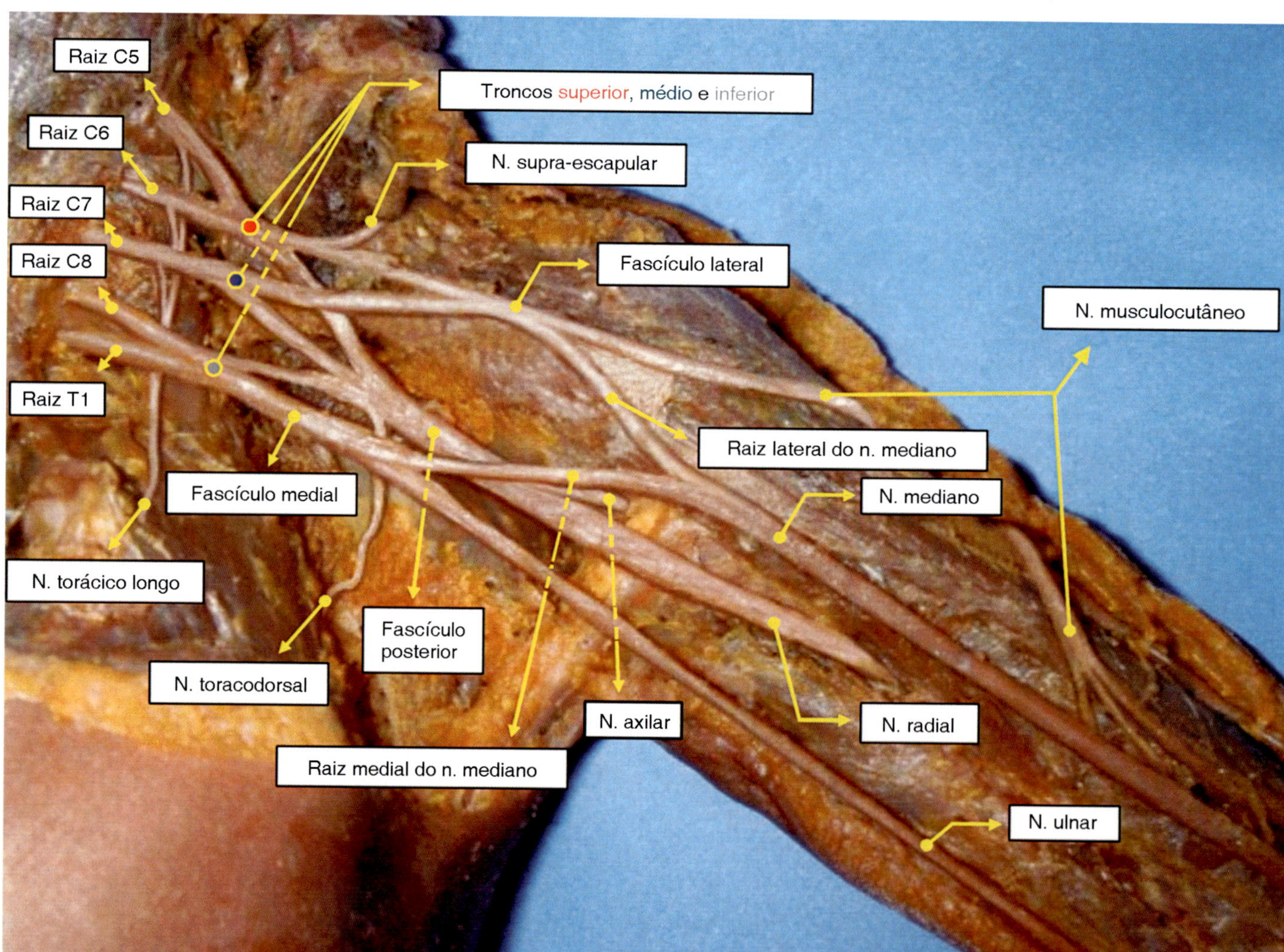

Figura 2.31A. Dissecção anatômica do plexo braquial.

te, lateralmente e para baixo, entre os músculos bíceps e braquial, que são também por ele inervados. Este nervo supre também a articulação do cotovelo (Figura 2.32*A*). Seu ramo terminal, o nervo cutâneo lateral do antebraço, perfura a fáscia braquial logo acima da prega do cotovelo, lateral ao tendão do bíceps, e atrás da veia cefálica. Este ramo é todo sensitivo e freqüentemente se anastomosa com ramos do nervo mediano no antebraço proximal. Ele desce pela borda radial do antebraço, onde fornece vários filetes sensitivos, até a parte proximal da região tenar, onde se pode anastomosar com ramos do nervo radial. O nervo cutâneo lateral do antebraço envia, também, ramos para o punho e as articulações do carpo. Portanto, o nervo musculocutâneo é responsável pela sensibilidade cutânea e articular do lado radial do punho e da parte proximal do polegar[12,39] (Figura 2.32*B*).

Nervo ulnar

O maior ramo nervoso do cordão (ou fascículo) medial do plexo braquial (Figura 2.31), recebe fibras das raízes C7, C8 e T1. Ele começa na axila, ao nível da borda inferior do peitoral menor, onde passa posterior à artéria axilar e desce medial à artéria braquial, entre o coracobraquial e a cabeça medial do tríceps. Distal à inserção do coracobraquial, o nervo perfura o septo intermuscular medial, separando-se da artéria braquial, acompanhado da artéria colateral ulnar superior. A seguir, corre para trás, passando posteriormente ao epicôndilo medial do úmero, entre este e o olécrano, onde é facilmente palpado[29] (Figura 2.33). Da mesma maneira que o mediano, o ulnar não emite ramos no braço. Logo abaixo do epicôndilo medial, o nervo ulnar passa entre as duas cabeças do músculo flexor ulnar do carpo, na frente do flexor profundo dos dedos, e, logo em seguida, é coberto pelo flexor superficial dos dedos (Figura 2.33).

Nesta parte superior do antebraço, o nervo ulnar supre o músculo flexor ulnar do carpo e as duas divisões mediais do flexor profundo dos dedos (Figura 2.34). Na junção do terço médio com o terço proximal do antebraço, o nervo ulnar junta-se à artéria ulnar, que se situa no seu lado radial, e a segue até os seus ramos terminais. Durante todo seu trajeto, ao nível do antebraço, é protegido pelo músculo flexor ulnar do carpo. Ocasionalmente, ele pode ter ramos anastomóticos com o nervo mediano (anastomose de Martin Gruber)[40,41] (Figura 2.61). Ele também envia um ramo longo para a artéria ulnar, chamado de nervo de

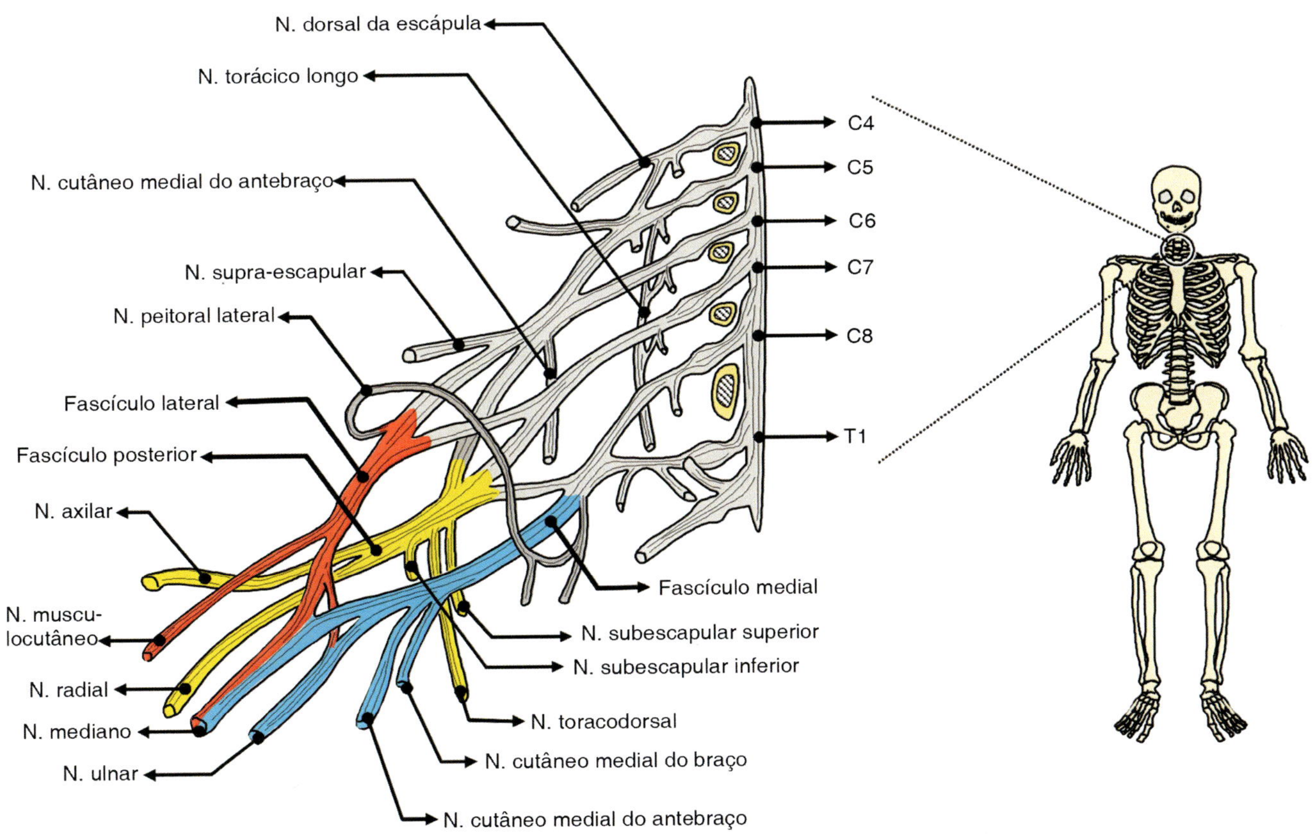

Figura 2.31B. Esquema mostrando as raízes e nervos do plexo braquial.

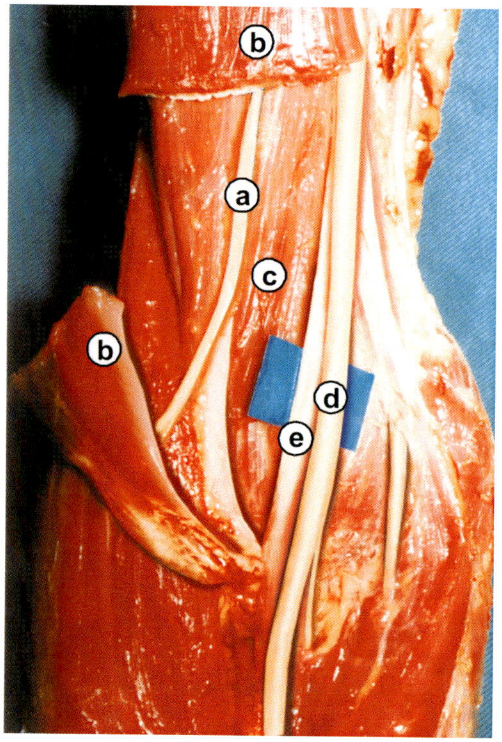

Figura 2.32A. Nervo musculocutâneo **(a)**; músculo bíceps braquial **(b)**; músculo braquial **(c)**; nervo mediano **(d)**; artéria braquial **(e)**.

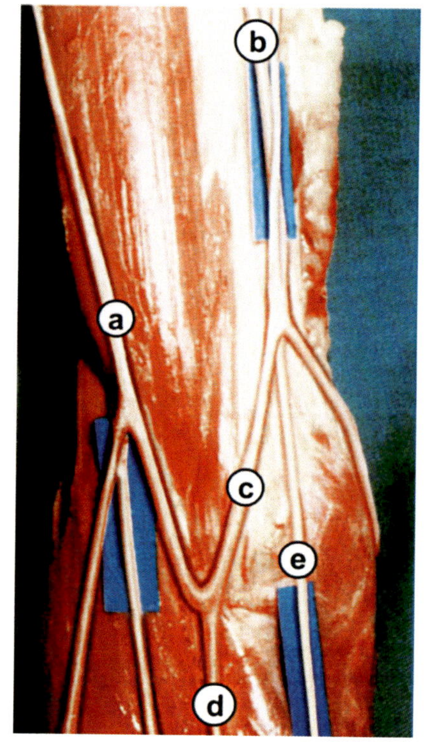

Figura 2.32B. Dissecção anatômica mostrando veias e nervos superficiais do antebraço: veia cefálica **(a)**; veia basílica **(b)**; veia intermédia do cotovelo **(c)**; nervo cutâneo medial do antebraço **(d)**; nervo cutâneo lateral do antebraço **(e)**.

Henle (Figura 2.34). O nervo de Henle é considerado responsável pela inervação simpática da artéria ulnar. Este nervo corre ao longo da superfície volar da artéria e, algumas vezes, perfura a fáscia antebraquial e inerva a pele da região hipotenar, através do seu ramo cutâneo volar (presente em 15% dos casos). Alguns autores consideram o nervo de Henle uma variante do ramo cutâneo palmar do nervo ulnar.[42,43] Durante todo seu trajeto ao nível do antebraço, o nervo ulnar

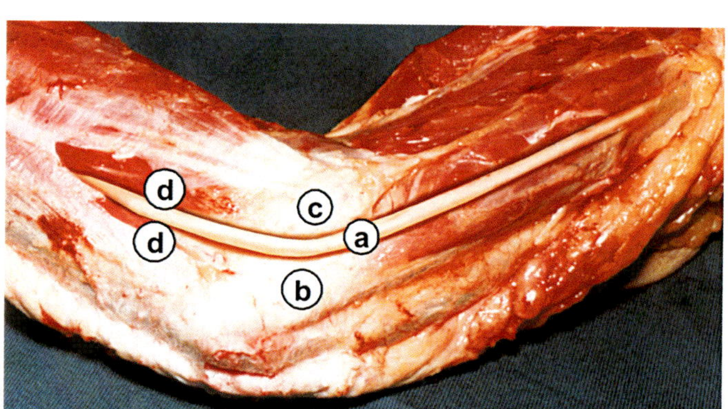

Figura 2.33 O nervo ulnar **(a)** passa entre o olécrano **(b)** e o epicôndilo medial do úmero **(c)**; a seguir, entre as cabeças umeral e ulnar do músculo flexor ulnar do carpo **(d)**. Esta é a região onde ocorre, com maior freqüência, a neuropatia compressiva do nervo ulnar.

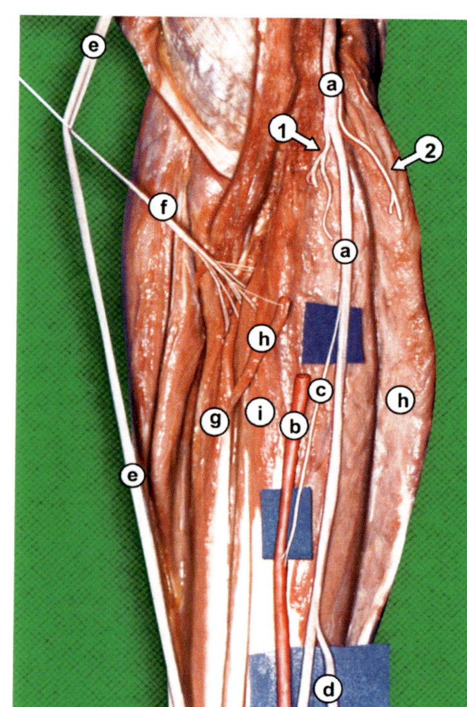

Figura 2.34 Nervo ulnar **(a)**: ramo para o músculo flexor profundo dos dedos **(1)** e ramo para o flexor ulnar do carpo **(2)**; artéria ulnar **(b)**; nervo de Henle **(c)**; ramo cutâneo dorsal do nervo ulnar **(d)**; nervo mediano **(e)**; nervo interósseo anterior **(f)**; flexor longo do polegar **(g)**; músculo flexor acessório de Gantzer **(h)**; músculo flexor profundo dos dedos **(i)**.

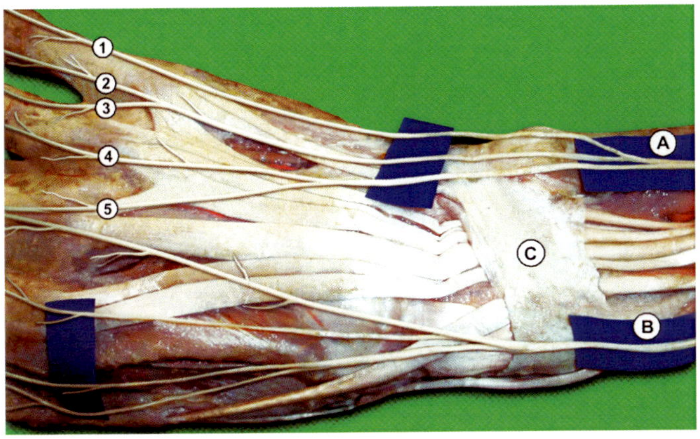

Figura 2.35 O ramo cutâneo dorsal do nervo ulnar **(A)** perfura a fáscia e corre para o dorso da mão, onde se divide em cinco pequenos ramos digitais dorsais **(1, 2, 3, 4** e **5)**, que são distribuídos pelos dedos mínimo (lado radial e ulnar), anular (lado radial e ulnar) e médio (lado ulnar); ramo dorsal do nervo radial **(B)**; retináculo dos extensores **(C)**.

é protegido pelo músculo flexor ulnar do carpo. No terço distal do antebraço, o nervo ulnar ainda se encontra na frente do flexor profundo dos dedos e entre o flexor ulnar do carpo, ulnarmente, e o flexor superficial dos dedos, radialmente. Cerca de 5 a 6cm proximal ao processo estilóide da ulna, ele emite o ramo cutâneo dorsal (Figuras 2.34 e 2.35).

Este nervo perfura a fáscia e corre para o dorso da mão, onde se divide em pequenos ramos terminais e se anastomosa com ramos do musculocutâneo e do radial. Ele então se divide em cinco pequenos ramos digitais dorsais que são distribuídos pelos dedos mínimo (lado radial e ulnar), anular (lado radial e ulnar) e médio (lado ulnar). No dedo mínimo, ele inerva até a base da unha e, no anular e no médio, até a primeira falange (Figura 2.35).

Na face volar do punho, o nervo ulnar entra no canal de Guyon juntamente com a artéria ulnar (onde pode sofrer compressão). O canal de Guyon é um túnel triangular cujo teto é formado pelo ligamento volar do carpo. A parede lateral é o hâmulo do hamato (gancho do hamato), e o pisiforme e a inserção fibrosa do ligamento pisiforme-hamato são a parede medial[44] (Figura 2.36*A* e *B*). Dentro do canal, o nervo ulnar bifurca-se, dando os ramos superficial e profundo.

O ramo superficial é quase totalmente sensitivo, exceto por um ramo motor para o músculo palmar curto (*palmaris brevis*). Ele dá um ramo anastomótico para o mediano (ramo de Berretini)[45] e dois outros ramos: um para o lado ulnar e volar do dedo mínimo (nervo digital volar próprio) e um nervo digital volar comum para o quarto espaço intermetacarpiano. Este é sempre localizado mais profundamente ao arco palmar superficial. Ele cruza obliquamente os flexores do dedo mínimo e, na altura do ligamento intermetacarpiano transverso, bifurca-se, emitindo os ramos digitais volares próprios para o lado ulnar do anular e o lado radial do dedo mínimo (Figura 2.37). Eles suprem toda a face volar e a superfície dorsal da segunda e terceira falanges destes dedos.

O ramo profundo do nervo ulnar é um ramo motor. Logo após sua emergência no canal de Guyon, ele acompanha o ramo profundo da artéria ulnar no espaço entre os músculos abdutor do dedo mínimo e flexor curto do dedo mínimo. A seguir, passa através do oponente do dedo mínimo para chegar à profundidade da palma, atrás dos tendões flexores dos dedos. O nervo continua seu curso junto com a artéria, passando pelo arco do músculo adutor do polegar para terminar na cabeça medial, às vezes na lateral, do flexor curto do polegar.

No seu trajeto, o ramo profundo do nervo ulnar inerva os músculos da região hipotenar (abdutor, oponente e flexor curto do dedo mínimo), o terceiro e quarto lumbricais, todos os interósseos, o adutor do polegar e a cabeça medial ou profunda (às vezes também a lateral) do flexor curto do polegar[27,46] (Figura 2.38).

Com referência à inervação dos músculos da região tenar pelo nervo ulnar, apenas em uma de 60 peças anatômicas dissecadas não verificamos a inervação da porção (ou cabeça) profunda do músculo flexor curto por este nervo[46] (Figura 2.39).

Em 30% de 60 peças anatômicas, a cabeça superficial do músculo flexor curto do polegar recebeu iner-

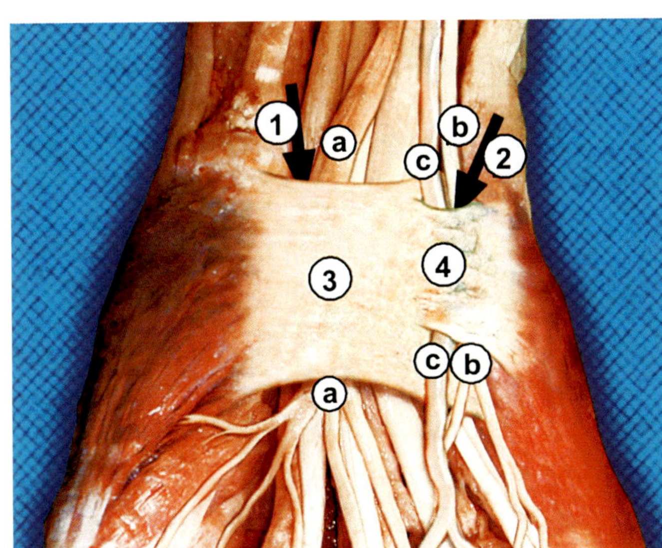

Figura 2.36A. Canal do carpo **(1)**; canal de Guyon **(2)**; retináculo dos flexores **(3)**; espessamento da fáscia antebraquial **(4)**; nervo mediano **(a)**; nervo ulnar **(b)**; artéria ulnar **(c)**.

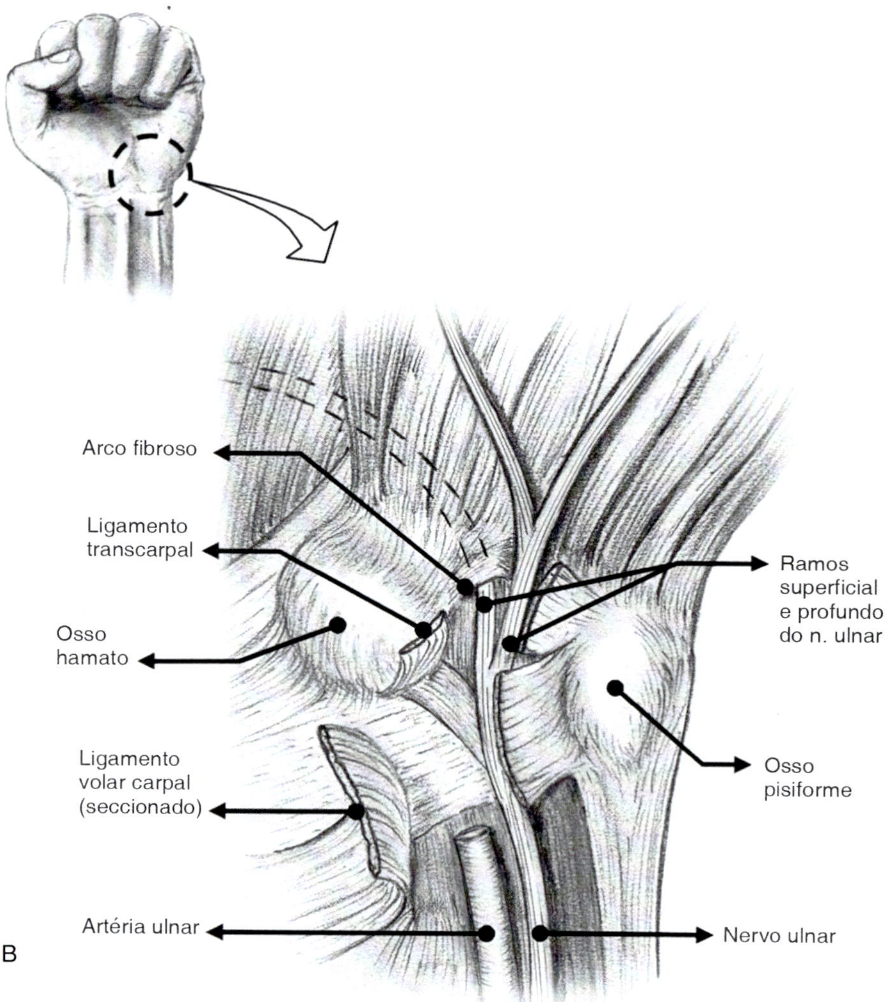

B

Figura 2.36B. Canal de Guyon (túnel cubital) aberto, mostrando o assoalho do canal.

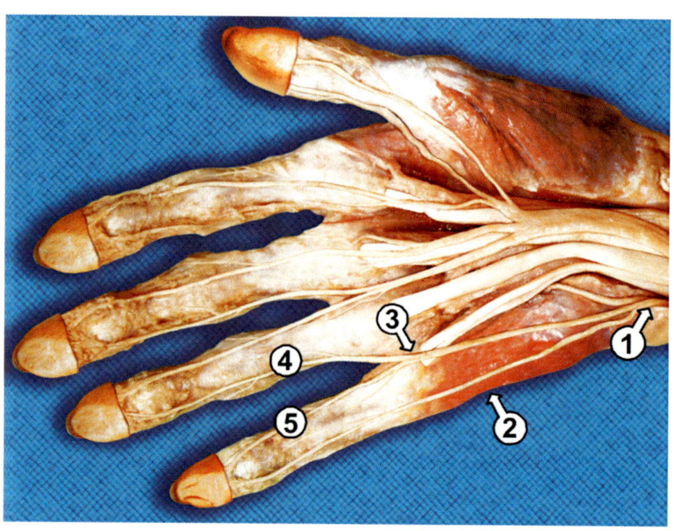

Figura 2.37 O ramo superficial do nervo ulnar **(1)** emite um ramo para o lado ulnar e volar do dedo mínimo (nervo digital volar próprio) **(2)** e um nervo digital volar comum para o quarto espaço intermetacarpiano **(3)**. Ele cruza obliquamente os flexores do dedo mínimo e, na altura do ligamento intermetacarpiano transverso, bifurca-se, emitindo os ramos digitais volares próprios para o lado ulnar do anular **(4)** e o lado radial do dedo mínimo **(5)**.

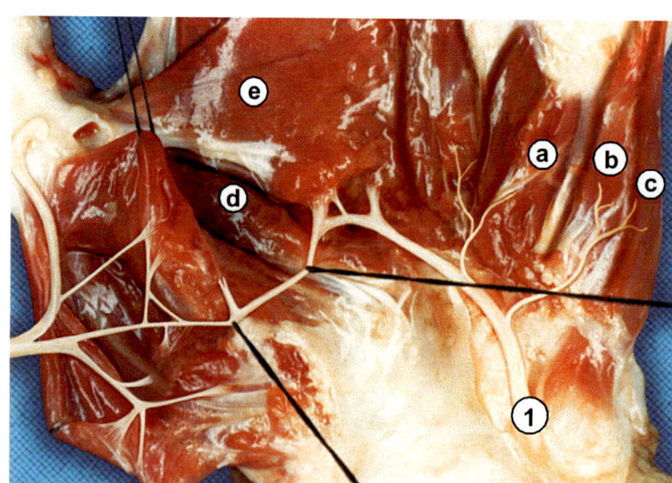

Figura 2.38 O nervo ulnar **(1)** na mão supre os músculos hipotenares **(a, b, c)**, todos os músculos interósseos palmares e dorsais, os dois lumbricais ulnares e o músculo adutor do polegar **(d, e)**.

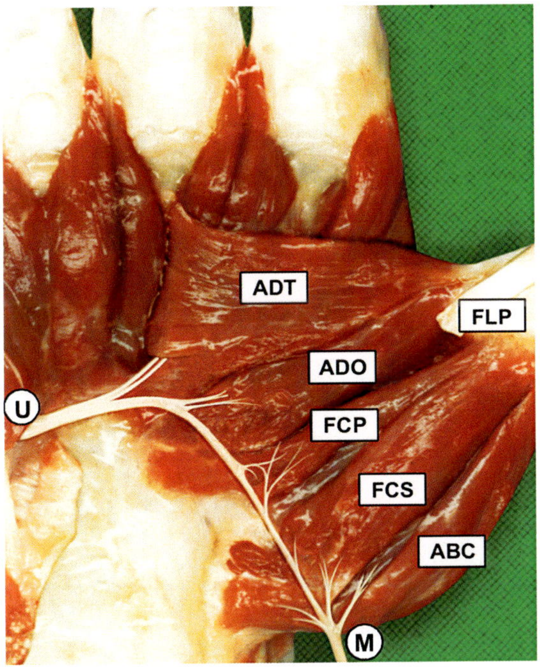

Figura 2.39 Cabeça profunda do músculo flexor curto recebendo inervação do mediano e do ulnar. Este é o padrão de inervação mais freqüente da cabeça profunda do músculo flexor curto: ramo motor tenar do nervo mediano **(M)**; ramo motor do nervo ulnar **(U)**; cabeça profunda do músculo flexor curto **(FCP)**; cabeça superficial do flexor curto **(FCS)**; abdutor curto do polegar **(ABC)**; adutor do polegar (cabeça oblíqua) **(ADO)**; adutor do polegar (cabeça transversa) **(ADT)**; flexor longo do polegar **(FLP)**.

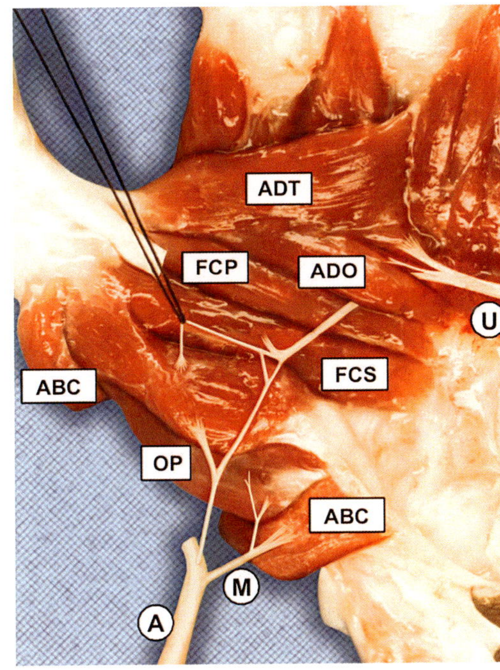

Figura 2.40 Cabeça superficial do músculo flexor curto recebendo inervação do ramo profundo do nervo ulnar, além da inervação habitual que recebe do nervo mediano: nervo mediano **(A)**; ramo motor tenar do nervo mediano **(M)**; ramo profundo do nervo ulnar **(U)**; cabeça superficial do músculo flexor curto **(FCS)**; cabeça profunda do músculo flexor curto **(FCP)**; oponente do polegar **(OP)**; músculo abdutor curto **(ABC)**; músculo adutor (cabeça oblíqua) **(ADO)**; músculo adutor (cabeça transversa) **(ADT)**.

vação do nervo ulnar, além da inervação do mediano[46] (Figura 2.40).

Isto pode explicar a persistência do movimento de oposição ou de pseudo-oposição do polegar, que observamos algumas vezes na paralisia do nervo mediano (Figura 2.41).

Sob o ponto de vista motor, a maior importância do nervo ulnar é bastante evidente, pois inerva a maioria dos músculos intrínsecos que dão força e precisão à mão nos mecanismos de pinça e preensão, e é considerado um nervo executor (Figura 2.38). O território de inervação sensitiva do nervo ulnar, que corresponde à metade do dedo anular, todo o dedo mínimo e a borda ulnar da mão, tem importância na defesa contra queimaduras e outros tipos de lesões; por esta razão é considerado, sob o ponto de vista sensitivo, um nervo protetor[13,38] (Figura 2.42).

Nervo mediano

Na maioria das vezes, este nervo é formado por fibras das raízes C7, C8 e T1, às vezes também de C6,

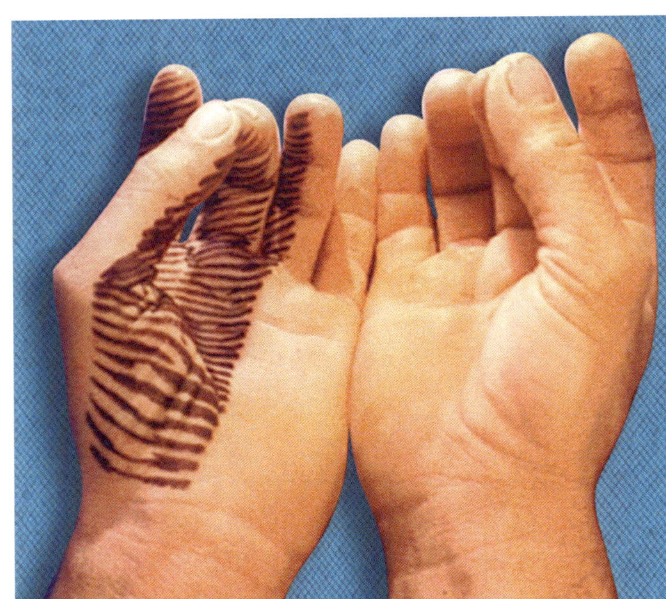

Figura 2.41 Persistência do movimento de oposição (ou de pseudo-oposição) do polegar, que observamos, algumas vezes, na paralisia do nervo mediano. A região demarcada corresponde à área de perda de sensibilidade. Nota-se, também, a atrofia da região tenar da mão esquerda.

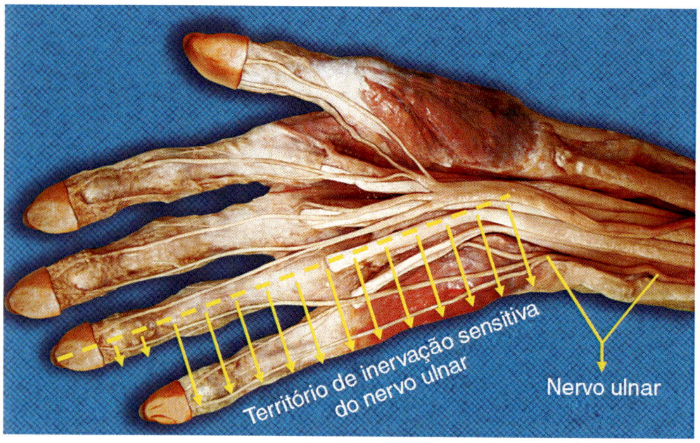

Figura 2.42 O território de inervação sensitiva do nervo ulnar na face palmar da mão corresponde à metade do dedo anular, a todo o dedo mínimo e à borda ulnar da mão.

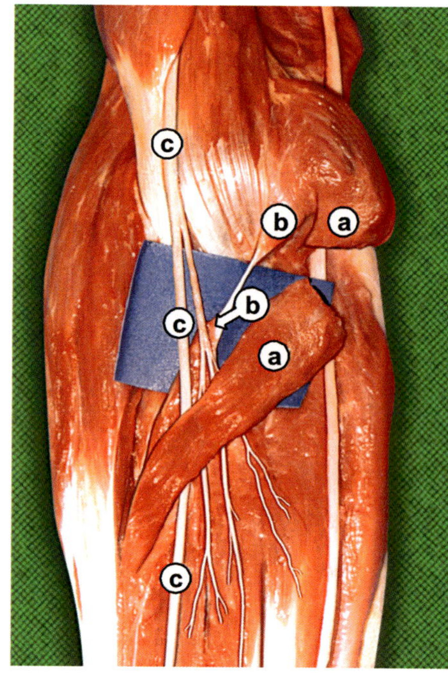

Figura 2.43 O nervo mediano **(c)** cruza anteriormente a artéria ulnar para, em seguida, passar entre as duas cabeças **(a** e **b)** do pronador redondo e chegar ao antebraço.

e raramente de C5. Ele é formado um pouco abaixo da margem inferior do peitoral menor pela união de dois componentes: um do fascículo (ou cordão) medial, e outro do lateral do plexo braquial (Figura 2.31). Na axila, o nervo mediano encontra-se lateral à artéria axilar e dorsal ao músculo coracobraquial. Daí desce pelo lado medial do bíceps, junto com a artéria braquial. Na região proximal do braço, situa-se lateralmente à artéria. No terço médio do braço, cruza de lateral para medial, à frente da artéria braquial, segue em direção à fossa cubital, onde se situa medialmente à artéria braquial e ao tendão do bíceps braquial, e passa posteriormente à expansão aponeurótica do bíceps (*lacertus fibrosus*). No terço distal do braço, ele continua medial à artéria braquial e pode ser bem identificado, usando-se o método mnemônico MAT – *m*ediano, *a*rtéria (braquial) e *t*endão (do bíceps) – indo de medial para lateral (Figura 2.32). No terço médio do braço, o nervo mediano pode receber um ramo anastomótico do musculocutâneo, mas, até o terço distal do braço, ele não emite qualquer ramo motor. Na prega do cotovelo, quando a artéria braquial se bifurca, o nervo mediano cruza anteriormente a artéria ulnar para, em seguida, passar entre as duas cabeças do pronador redondo, para chegar ao antebraço[12,27] (Figura 2.43).

Neste nível, o nervo dá alguns ramos finos para a articulação e ramos para os músculos redondo pronador, flexor radial do carpo e palmar longo (Figura 2.46). No terço proximal do antebraço, o mediano emite vários ramos musculares de anatomia muito variável. No entanto, na maioria das vezes, envia ramos musculares na seguinte ordem: pronador redondo, flexor radial do carpo, palmar longo e flexor superficial dos dedos.[29] Todos estes ramos musculares se direcionam medialmente. Por isso, nas intervenções cirúrgicas para a articulação do cotovelo, o nervo deve ser afastado medialmente (Figura 2.44).

Logo abaixo da cabeça profunda do pronador redondo, o nervo mediano mergulha sob a arcada fibrosa proximal do flexor superficial (para o qual envia alguns ramos) e, mais abaixo, sob o flexor profundo dos dedos, onde origina o nervo interósseo anterior (Figuras 2.43 e 2.44). Este nervo, que se situa à altura da tuberosidade do rádio, emergindo na parte posterior do mediano, inerva o lado externo do músculo flexor profundo dos dedos. Ele tem um ramo constante para o flexor profundo do indicador e supre parcialmente o flexor profundo do dedo médio. O flexor profundo dos demais dedos é suprido pelo nervo ulnar. O nervo interósseo anterior, após emitir os ramos para o flexor profundo, inerva o flexor longo do polegar e segue junto com a artéria interóssea anterior na face anterior da membrana interóssea, inervando distalmente o músculo pronador quadrado. Seu ramo terminal mais fino passa pela face dorsal deste músculo e dá ramos sensitivos para as articulações do carpo (Figuras 2.45 e 2.46).

No seu trajeto na região do cotovelo, o nervo mediano pode sofrer compressões nos três locais mais susceptíveis, como sob o *lacertus fibrosus*, sob as duas

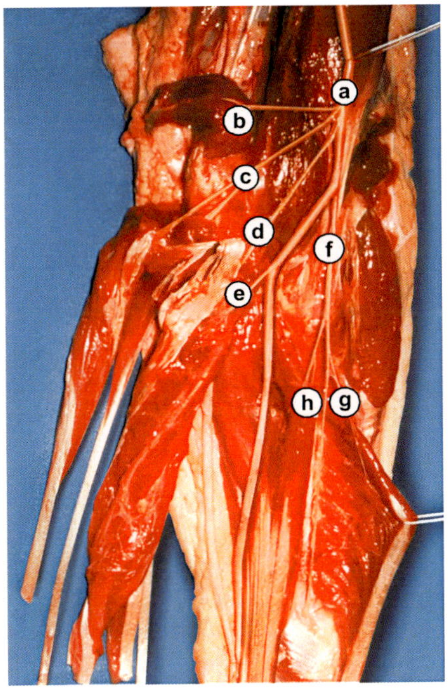

Figura 2.44 Peça anatômica mostrando a seqüência de inervação motora do nervo mediano para os músculos do antebraço: nervo mediano **(a)**; ramo para o músculo pronador redondo **(b)**; ramo para o músculo flexor radial do carpo **(c)**; ramo para o músculo palmar longo **(d)**; ramo para o músculo flexor superficial; **(e)** nervo interósseo anterior **(f)**; ramo para o músculo flexor longo do polegar **(g)**; ramo para o músculo flexor profundo dos dedos **(h)**.

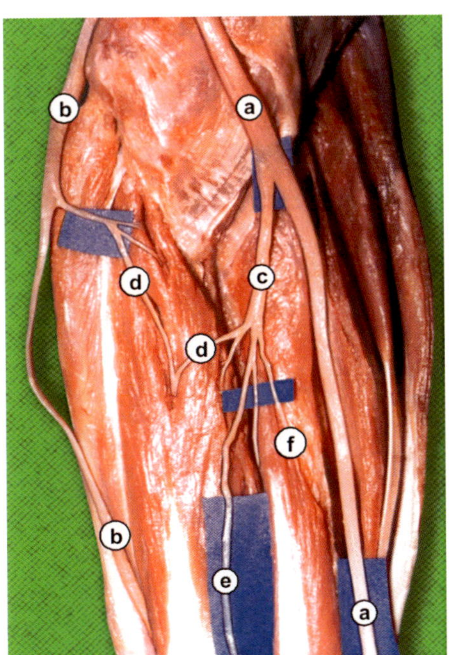

Figura 2.45 Nervos da face volar do antebraço: nervo mediano **(a)**; nervo ulnar **(b)**; nervo interósseo anterior **(c)**; anastomose de Martin-Gruber **(d)**; ramo para pronador quadrado **(e)**; ramo para o músculo flexor longo do polegar **(f)**.

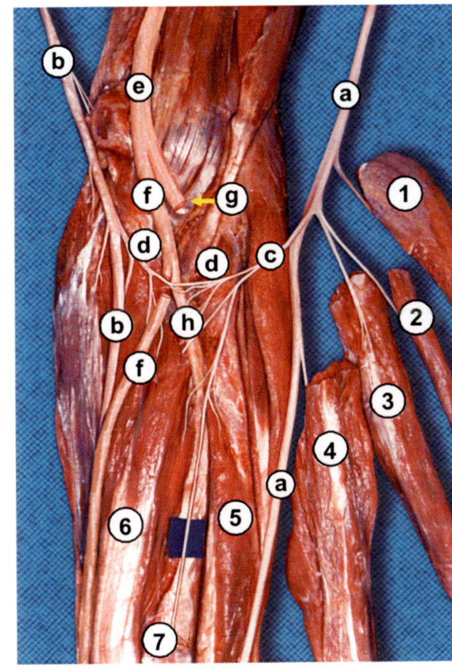

Figura 2.46 Nesta peça anatômica, pode-se observar a relação dos músculos da face volar do antebraço com o nervo mediano que, no antebraço, posiciona-se entre os flexores superficiais e os flexores profundos: nervo mediano **(a)**; nervo ulnar **(b)**; inervação para o músculo pronador redondo **(1)**; ramo para o músculo palmar longo **(2)**; ramo para o músculo flexor radial do carpo **(3)**; ramo para o músculo flexor superficial comum dos dedos **(4)**; nervo interósseo anterior **(c)** cujos ramos suprem a metade radial do flexor profundo dos dedos **(5)**; músculo flexor longo do polegar **(6)**; ramo terminal do nervo interósseo anterior inervando o músculo pronador quadrado **(7)**; anastomose de Martin-Gruber (comunicação entre os nervos mediano e ulnar no antebraço); **(d)**; artéria braquial **(e)**; artéria ulnar **(f)**; artéria radial seccionada **(g)**; artéria interóssea comum **(h)**.

cabeças do músculo pronador redondo e sob a arcada do músculo flexor superficial, ocasionando sintomas típicos ou mesmo paralisias dos ramos nervosos afetados.

Após a divisão do nervo para originar o ramo interósseo anterior, o mediano continua distalmente. Corre ao nível do antebraço, entre os músculos flexores superficiais e profundos dos dedos. No final do antebraço, passa entre os tendões dos músculos flexores superficial dos dedos e flexor radial do carpo. Situa-se do lado medial e profundamente ao tendão do músculo palmar longo. Proximal ao ligamento transverso do carpo, 5 a 7cm proximal à prega volar do punho, ele envia um ramo cutâneo palmar[47,48] (Figura 2.47). Este deixa o nervo mediano pelo seu lado externo, torna-se superficial e segue o tendão do palmar longo antes de passar na frente do ligamento transverso do carpo. Promove inervação sensitiva à

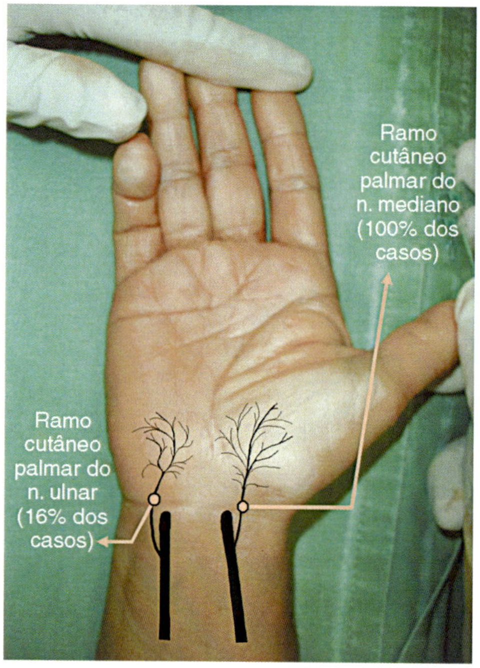

Figura 2.47 Ramos cutâneos palmares dos nervos mediano e ulnar e suas respectivas freqüências na população geral.

eminência tenar e a uma parte variável da palma da mão, anastomosando-se com ramos do nervo cutâneo lateral do antebraço ou do ramo superficial do nervo radial. Após emitir o ramo cutâneo palmar, o nervo mediano entra no túnel do carpo acompanhado de nove tendões flexores: quatro flexores profundos dos dedos, quatro flexores superficiais dos dedos e o flexor longo do polegar. O túnel do carpo é um canal cujo assoalho é formado pelos ossos do carpo e cujo teto é o espesso e inelástico ligamento transverso do carpo[49-51] (Figuras 2.48 e 2.49). Nesse túnel, o nervo

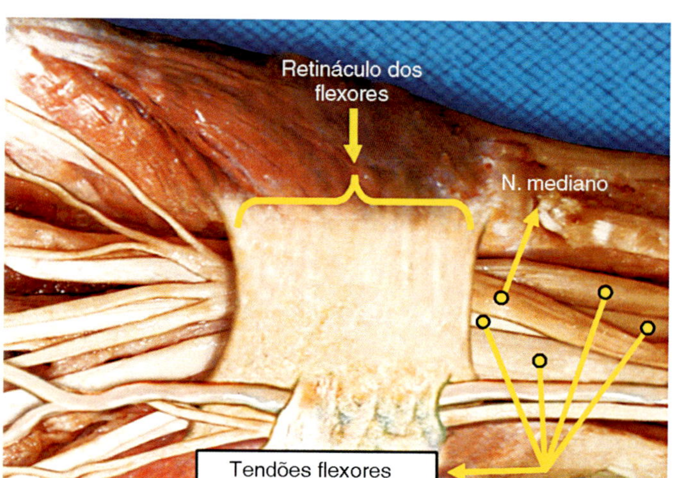

Figura 2.48 A peça anatômica mostra o nervo mediano e os tendões flexores passando sob o ligamento transverso do carpo (retináculo dos flexores).

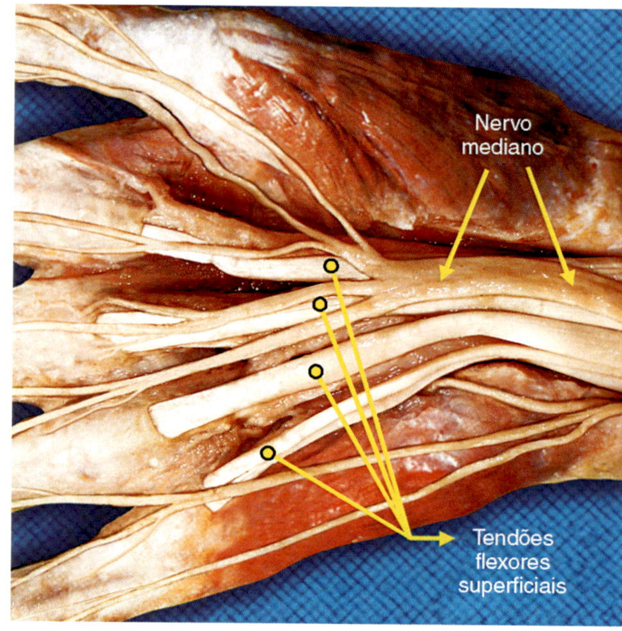

Figura 2.49 Nesta peça, o retináculo dos flexores foi removido para evidenciar as estruturas no interior do túnel carpiano. O nervo mediano nele penetra, acompanhado por nove tendões: quatro tendões flexores superficiais **(a)**; quatro flexores profundos **(b)** e o **(c)** tendão flexor longo do polegar. Este túnel é o local mais freqüente da compressão do nervo mediano (síndrome do túnel do carpo), que aí se posiciona superficialmente em relação aos tendões flexores superficiais.

acha-se superficial aos tendões flexores superficiais dos dedos, e qualquer fator que aumente o conteúdo do túnel (p. ex., sinovite dos flexores) comprime o mediano, levando a sintomas de parestesias no seu território na mão (síndrome do túnel do carpo).

Imediatamente distal ao túnel do carpo, o nervo mediano se divide em três ramos terminais, que passam dorsais ao arco arterial palmar superficial. O primeiro nervo digital volar comum sai do lado externo do nervo, segue um trajeto recorrente e perfura o ligamento transverso do carpo, penetrando na massa muscular tenar (Figura 2.50). Aí ele dá ramos motores para os músculos abdutor curto do polegar, oponente do polegar e cabeça superficial do flexor curto do polegar. Na mão, sua inervação motora fica restrita aos músculos tenares e ao primeiro e segundo lumbricais. Portanto, a função motora fundamental do nervo mediano na mão é a oposição do polegar[52,53] (Figura 2.51).

Em seguida, o primeiro digital volar comum se divide em três nervos digitais volares próprios (Figura 2.52): o mais lateral cruza o tendão do flexor longo do polegar e passa pela borda radial até a extremidade deste dedo; o segundo supre o lado ulnar da parte volar do polegar, dividindo-se em vários filetes finos

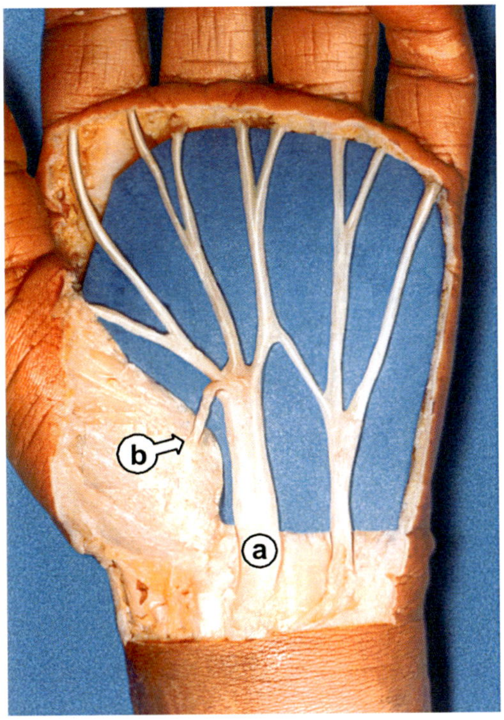

Figura 2.50 Imediatamente distal ao túnel do carpo, o nervo mediano **(a)** origina o ramo motor **(b)**, que segue um trajeto recorrente e perfura o ligamento transverso do carpo, penetrando na massa muscular tenar.

na polpa do dedo, que se anastomosa com os do lado radial; o terceiro ramo digital volar próprio supre o lado radial do segundo dedo e emite um pequeno ramo motor para o primeiro músculo lumbrical. O segundo nervo digital volar comum envia um ramo motor para o segundo músculo lumbrical e, ao nível da articulação MF, divide-se em dois nervos digitais volares próprios, que inervam os lados adjacentes do segundo e terceiro dedos. O terceiro nervo digital volar comum se comunica com os ramos superficiais do nervo ulnar (anastomose de Berretini) e dá um ramo para o terceiro lumbrical. Ele se divide em dois nervos digitais volares próprios que suprem os lados adjacentes do terceiro e quarto dedos. Os nervos digitais volares próprios enviam pequenos ramos sensitivos para a pele do dorso da segunda e terceira falanges e matrizes ungueais e dão uma rica inervação sensitiva para a polpa digital (Figuras 2.52 e 2.53).

Com referência à sensibilidade, o nervo mediano é o mais importante, pois inerva as superfícies palmares do polegar, indicador, médio e metade do anular (Figuras 2.52 e 2.53). É esta a principal área discriminativa da mão que permite o reconhecimento,

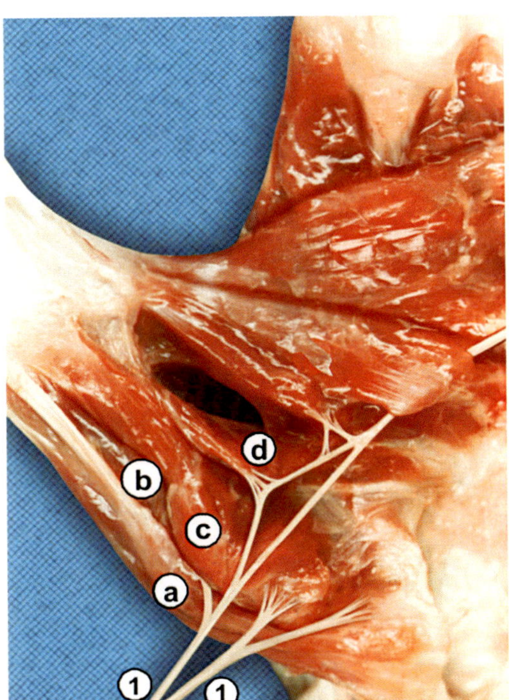

Figura 2.51 Nervo mediano **(1)**, com ramos para a musculatura tenar, ramo para o primeiro músculo abdutor curto **(a)**, ramo para o oponente **(b)** e para as porções superficial e profunda do músculo flexor curto **(c** e **d)**.

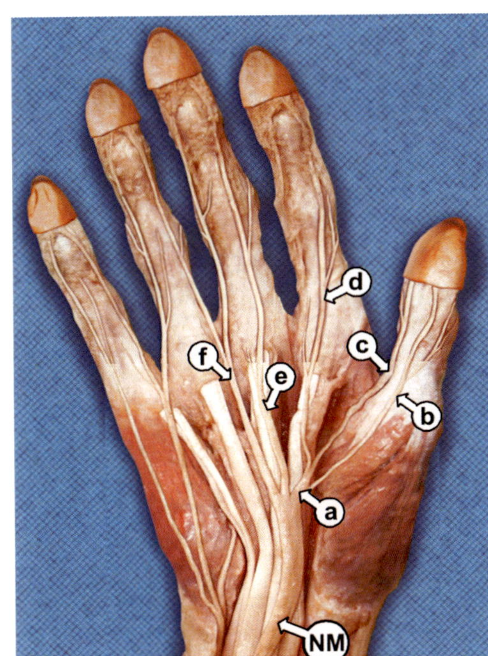

Figura 2.52 Nervo mediano **(NM)**. O **primeiro nervo** digital volar comum **(a)** divide-se em três nervos digitais volares próprios. O mais lateral inerva a borda radial do polegar **(b)**. O segundo supre o lado ulnar da parte volar do polegar **(c)**. O primeiro ramo digital volar próprio supre o lado radial do indicador **(d)**. O **segundo nervo** digital volar **(e)** divide-se em dois nervos digitais volares próprios, que inervam os lados adjacentes do segundo e terceiro dedos. O **terceiro nervo** digital volar comum **(f)** se divide em dois nervos digitais volares próprios, que suprem os lados adjacentes do terceiro e quarto dedos.

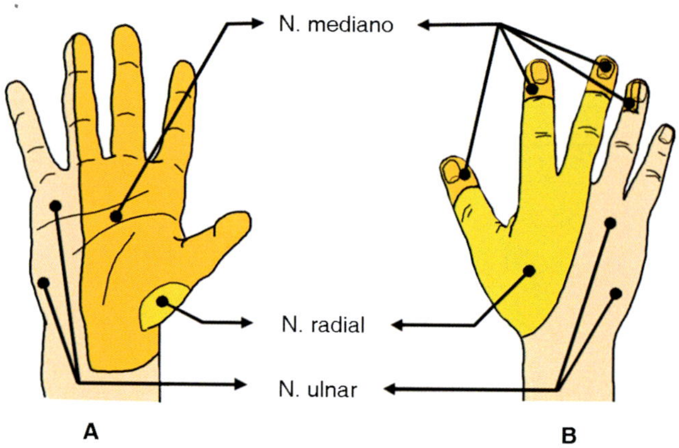

Figura 2.53A. Território de inervação sensitiva na face palmar. **B.** Território de inervação sensitiva na face dorsal.

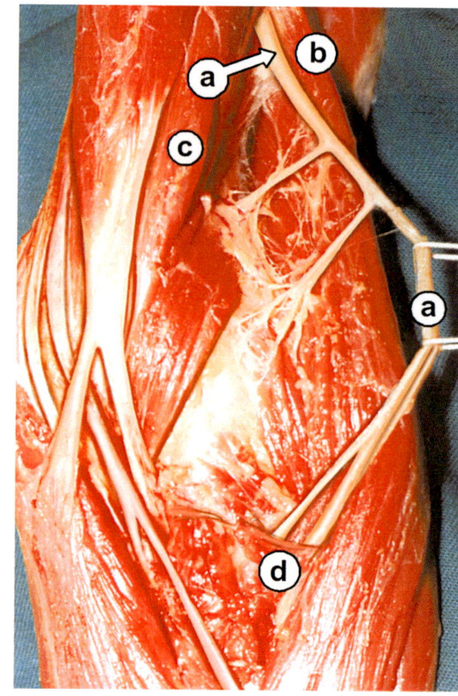

Figura 2.54 O nervo radial **(a)** passa para a parte lateral e anterior, na junção do terço médio com o terço distal do braço, onde está situado entre os músculos braquial anterior e o bíceps.

pela palpação, da forma, do volume, da textura e da temperatura de diferentes objetos. Por isso, o nervo mediano é considerado um nervo **informador**. O território sensitivo do nervo ulnar (como já foi descrito anteriormente), que corresponde à metade do dedo anular, a todo o dedo mínimo e à borda ulnar da mão (Figuras 2.42 e 2.53), tem importância na defesa contra queimaduras e outros tipos de lesão; por esta razão, é considerado, sob o ponto de vista sensitivo, um nervo protetor.[11,13] Por isso, procedemos de maneira diferente quando atuamos cirurgicamente na reparação das lesões cutâneas dos dedos, priorizando a restauração da sensibilidade no território do nervo mediano.

Nervo radial

Formado por fibras de todas as raízes do plexo braquial (C5, C6, C7, C8 e T1), é um ramo do cordão posterior do plexo (Figura 2.31). Ele passa atrás da artéria axilar e vai da axila à parte posterior do úmero, contornando-o (daí também o nome de nervo musculoespiral). Neste trajeto, acompanha a artéria braquial profunda, passando de medial para lateral posteriormente ao terço médio do úmero, num sulco do osso que recebe seu nome (sulco do nervo radial). Passa para a parte lateral e anterior, na junção do terço médio com o terço distal do braço, onde está situado entre os músculos braquial anterior e bíceps (Figura 2.54).

No braço proximal, o nervo radial dá ramos motores para os músculos tríceps e ancôneo, e os ramos sensitivos: nervo cutâneo lateral inferior do braço (supre a pele da superfície lateral inferior do braço) e o nervo cutâneo posterior do braço (supre a pele da região posterior do braço).

Na junção do terço médio com o distal do braço, cerca de 10cm proximal ao epicôndilo lateral do úmero, o nervo radial perfura o septo intermuscular lateral e passa para o compartimento anterior do braço. Em seguida, o nervo radial dá um pequeno ramo para o músculo braquial e outros para os músculos braquiorradial e extensor radial longo do carpo, na vizinhança do epicôndilo lateral. Os músculos braquiorradial e extensor radial longo do carpo são inervados antes da divisão do nervo radial em ramos superficial ou sensitivo e profundo ou motor (nervo interósseo posterior).[47,54] Este último penetra entre o músculo supinador curto e o rádio. Pode ser comprimido ao nível da margem superior (arcada de Fröhse)[55] ou inferior do músculo supinador curto, assim como pode ser atingido nas fraturas do terço proximal ou na luxação anterior da cabeça do rádio (Figura 2.55).

Logo abaixo do epicôndilo, emerge o ramo para o extensor curto radial do carpo, entrando neste músculo pelo seu lado medial (Figura 2.56). Neste ponto, o nervo acha-se coberto pelos músculos braquiorradial e extensores radiais do carpo e divide-se em dois ramos terminais importantes: o nervo radial profundo, do lado ulnar, e o nervo radial superficial, do lado radial[56,57] (Figura 2.56).

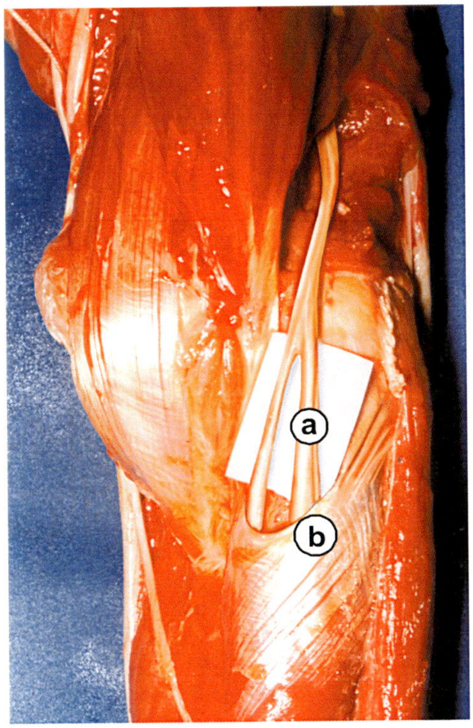

Figura 2.55 O nervo radial profundo (ou nervo interósseo posterior), logo após a sua divisão, passa pelo arco formado pelas duas porções do músculo supinador (arcada de Fröhse).

O nervo radial profundo (ou nervo interósseo posterior), logo após a sua divisão, passa pelo arco formado pelas duas porções do músculo supinador (arcada de Fröhse), onde é cruzado pela artéria recorrente radial e por um plexo venoso abundante (rede vascular de Henry). Após mergulhar na estrutura do supinador (cujo trajeto é conhecido como túnel radial), o nervo radial profundo emite ramos para este músculo. Neste ponto, ele contorna a extremidade superior do rádio (próximo ao colo), estando em contato direto com ele, tornando-o, portanto, vulnerável nas cirurgias do terço proximal do rádio (Figura 2.57).

Na arcada de Fröhse e no túnel radial, o nervo radial está sujeito a compressões, que ocasionam dor e até paralisia dos músculos inervados pelo nervo radial profundo (ou interósseo posterior). Após sair do supinador, o nervo se divide, de modo variável, em ramos para os músculos extensor comum dos dedos, extensor próprio do dedo mínimo, extensor ulnar do carpo, abdutor longo do polegar, extensores longo e curto do polegar, extensor próprio do indicador, e num ramo terminal que passa sob o extensor longo do polegar para o punho e as articulações do carpo[29] (Figura 2.58). O nervo radial não chega até os músculos intrínsecos da mão. O conhecimento da seqüência da inervação motora é importante para a localização

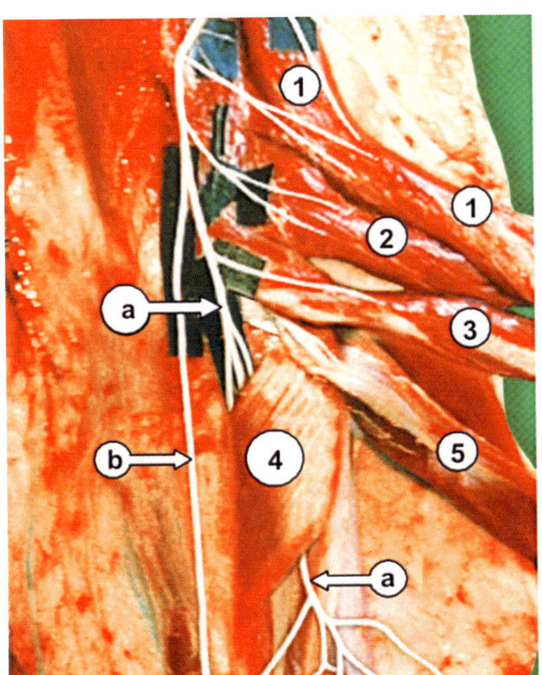

Figura 2.56 Nervo radial: ramo profundo (motor) do nervo radial **(a)**; ramo superficial (sensitivo) do nervo radial **(b)**; músculo braquiorradial **(1)**; extensor radial longo do carpo **(2)**; extensor radial curto do carpo **(3)**; supinador curto (sua margem superior é denominada arcada de Fröhse) **(4)**; extensor comum dos dedos **(5)**.

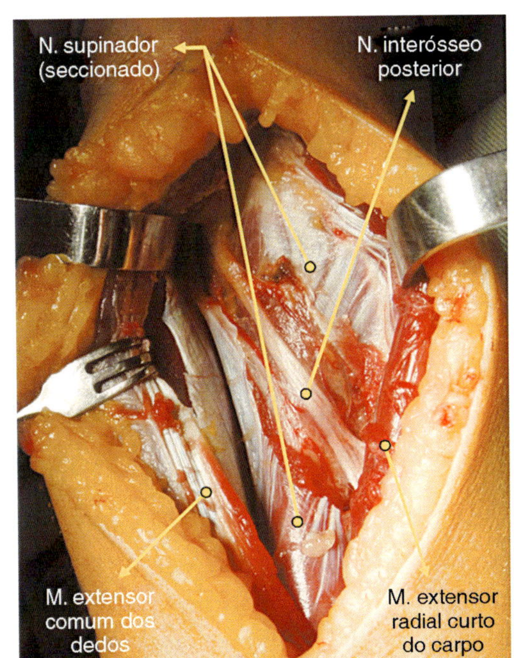

Figura 2.57 Após mergulhar na estrutura do supinador (cujo trajeto é conhecido como túnel radial), o nervo interósseo posterior emite ramos para este músculo. Neste ponto, ele contorna a extremidade superior do rádio (próximo ao colo), estando em contato direto com ele e tornando-o, portanto, vulnerável nas cirurgias do terço proximal do rádio.

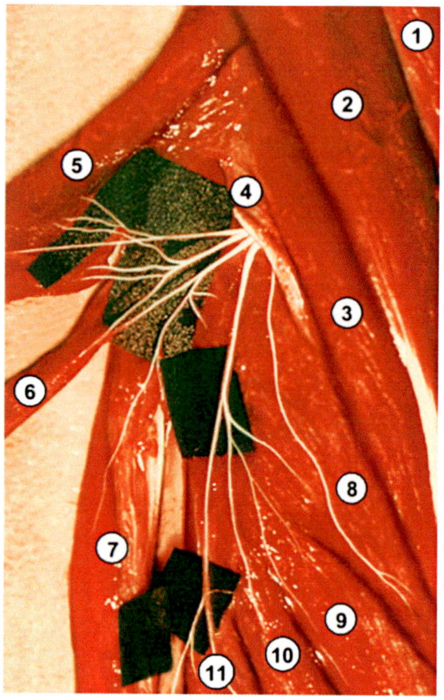

Figura 2.58 Nervo radial: músculo braquiorradial **(1)**; extensor radial longo do carpo **(2)**; extensor radial curto do carpo **(3)**; supinador curto **(4)**; extensor comum dos dedos **(5)**; extensor próprio do mínimo **(6)**; extensor ulnar do carpo **(7)**; abdutor longo do polegar **(8)**; extensor curto do polegar **(9)**; extensor longo do polegar **(10)**; extensor próprio do indicador **(11)**.

das lesões nervosas. Por exemplo, em relação ao nervo radial, a inervação para o extensor longo do polegar ocorre distalmente à inervação do extensor comum dos dedos[26,38] (Figura 2.59).

Do terço médio do antebraço para baixo, o nervo situa-se junto à membrana interóssea, em íntimo contato com a artéria interóssea posterior e, por isso, deveria levar o nome de ramo interósseo posterior somente a partir deste local.

O nervo radial superficial emerge lateralmente do nervo radial, um pouco acima do nível do epicôndilo lateral, e é um pouco menor do que o nervo radial profundo (Figuras 2.56 e 2.59). Ele passa sob os músculos braquiorradial e supinador, anteriormente ao cotovelo. Na borda inferior do supinador, ele contorna o rádio em sua face dorsal e aproxima-se da artéria radial na face volar, correndo paralelo e lateral a ela no terço médio do antebraço. Ao nível da borda inferior do pronador redondo, cerca de 8 a 10cm proximal ao processo estilóide do rádio, o nervo radial superficial se inclina dorsalmente, passando entre os tendões do braquiorradial e dos extensores radiais do carpo. Ele perfura a fáscia profunda e envia um ramo para a face lateral do polegar, que se anastomosa com ramos do cutâneo lateral do antebraço[57] (por sua vez, ramos do musculocutâneo).

A inervação sensitiva do nervo radial na mão se dá em sua face dorsorradial (Figuras 2.53 e 2.60) e tem pouca importância funcional, tanto que alguns cirurgiões já o utilizaram como enxerto de nervo. Entretanto, isto não deve ser feito nas lesões do nervo mediano, assim como o nervo cutâneo medial do antebraço não deve ser usado como doador na lesão do nervo ulnar ou de seus ramos digitais, pois estes podem de alguma forma estar suprindo parte do território sensitivo desses nervos. Este ramo sensitivo do nervo radial inerva a face lateral da eminência tenar e o lado radial do polegar. Em seguida, o nervo radial divide-se em dois ramos terminais: um ramo externo, que inerva o lado dorsal da primeira comissura, a tabaqueira anatômica e o dorso do polegar até a articulação IF, e o dorso do indicador, até a articulação IFP. O ramo interno divide-se para

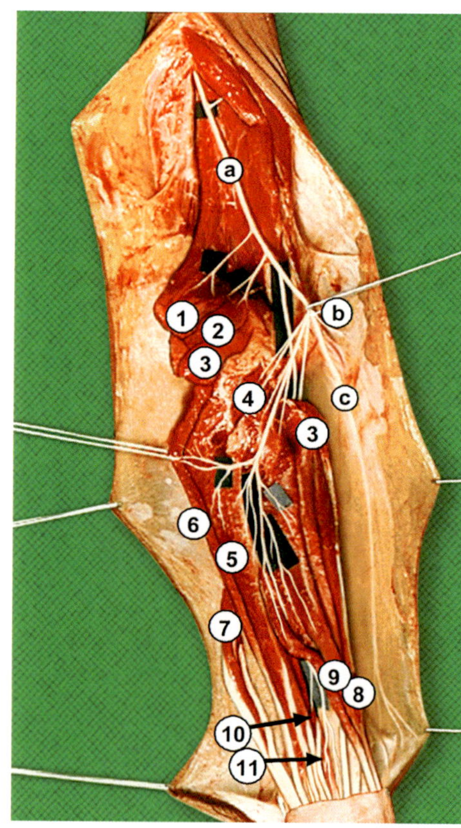

Figura 2.59 Peça de dissecção anatômica mostrando a seqüência normal da inervação dos músculos extensores e supinadores inervados pelo radial: músculo braquiorradial **(1)**; extensor radial longo do carpo **(2)**; extensor radial curto do carpo **(3)**. Observe a seqüência da inervação do nervo interósseo posterior: supinador curto **(4)**; extensor comum dos dedos **(5)**; extensor próprio do mínimo **(6)**; extensor ulnar do carpo **(7)**; abdutor longo do polegar **(8)**; extensor curto do polegar **(9)**; extensor longo do polegar **(10)**; extensor próprio do indicador **(11)**.

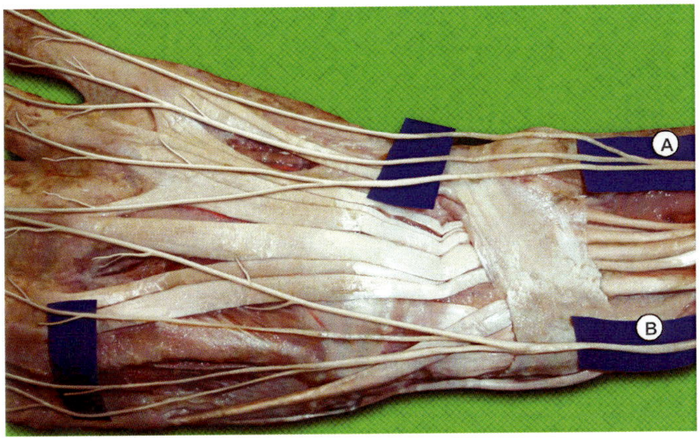

Figura 2.60 Peça anatômica mostrando: **(A)** ramo dorsal (sensitivo) do nervo ulnar e **(B)** ramo superficial (sensitivo) do nervo radial.

os lados adjacentes do indicador e do dedo médio. Estes se anastomosam com o ramo dorsal do nervo ulnar (Figura 2.60).

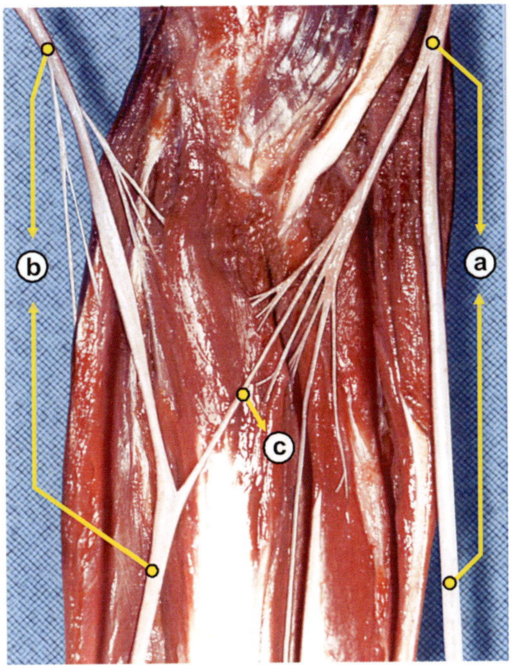

Figura 2.61 Nervo mediano **(a)**; nervo ulnar **(b)**; anastomose de Martin-Gruber (comunicação entre ramos do nervo ulnar e do nervo mediano) **(c)**.

Anastomoses nervosas

A presença de anastomoses nervosas (comunicações nervosas) entre nervos do membro superior, e particularmente no antebraço e na mão, não é rara. No antebraço, encontramos a comunicação entre os ramos ulnar e mediano ("anastomose de Martin-Gruber") em 26% dos 70 casos dissecados. A revisão da literatura, considerando os estudos anatômicos e eletromiográficos, mostra uma variação entre os autores que encontraram a presença desta comunicação nervosa entre 6% e 39% dos casos[40,41] (Figura 2.61).

A comunicação nervosa entre os fascículos do ramo motor tenar do nervo mediano e os fascículos do nervo ulnar na palma da mão ("anastomose de Cannieu-Riché") foi registrada em 100% de nossas 60 dissecções, utilizando microscópio e lupas cirúrgicas como meio de magnificação[46] (Figura 2.62).

A comunicação nervosa entre os ramos sensitivos dos nervos mediano e ulnar na palma da mão, conhecida como "anastomose de Berretini", também descrita por alguns autores como ramo de Berretini, é bastante comum e foi registrada em 89% de nossas 30 dissecções[45] (Figura 2.63).

Durante a realização de dissecções anatômicas e, algumas vezes, mesmo durante a realização de procedimentos cirúrgicos, encontramos a presença de comunicações nervosas que são raríssimas, como a mostrada na Figura 2.64 (comunicação nervosa entre os ramos sensitivos do nervo ulnar na palma da mão).

A anastomose entre os ramos cutâneos dorsais dos nervos radial e ulnar que se dirigem ao dorso do dedo médio também é uma comunicação freqüente (Figuras 2.65 e 2.66).

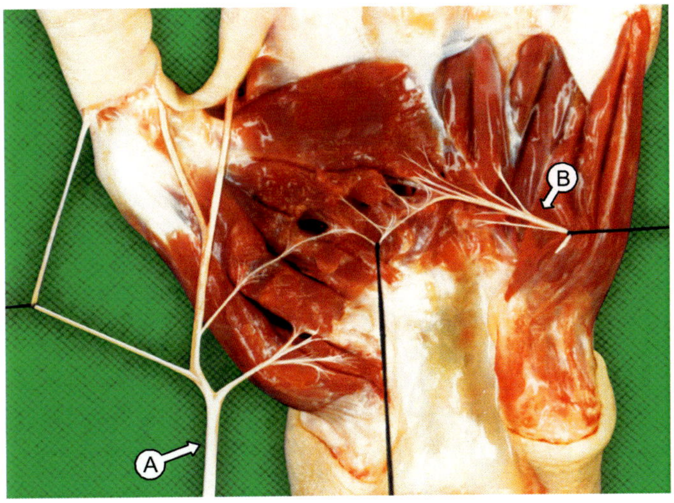

Figura 2.62 Comunicação nervosa entre os fascículos do ramo motor tenar do nervo mediano **(A)** e os fascículos do nervo ulnar **(B)** na palma da mão (anastomose de Cannieu-Riche).

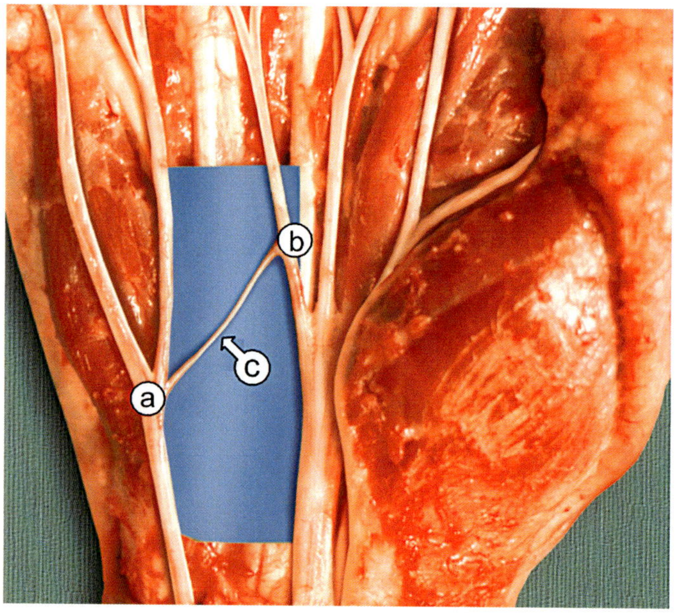

Figura 2.63 Comunicação nervosa entre os ramos sensitivos dos nervos mediano e ulnar na palma da mão: anastomose de Berretini: nervo ulnar **(a)**; nervo mediano **(b)**; anastomose de Berretini **(c)**.

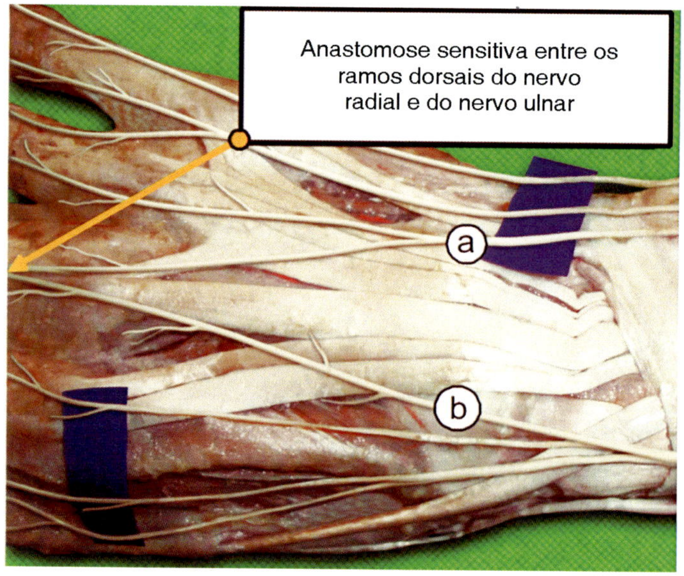

Figura 2.65 Ramo dorsal do nervo ulnar **(a)**; ramo dorsal do nervo radial **(b)**.

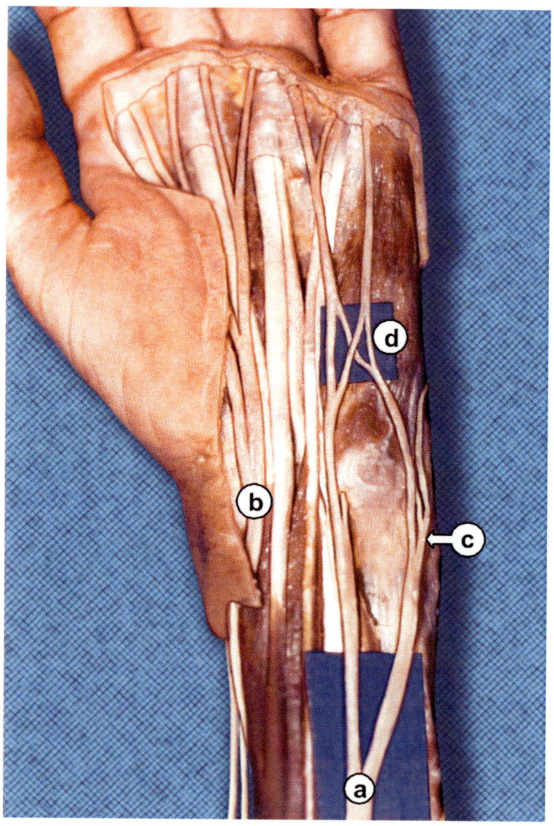

Figura 2.64 Comunicação nervosa rara **(a)** entre os ramos sensitivos do nervo ulnar na palma da mão. Nota-se (em **b**) a presença de outra variação anatômica rara (divisão alta do nervo ulnar). Nervo mediano **(c)**; ramo profundo do nervo ulnar **(d)**.

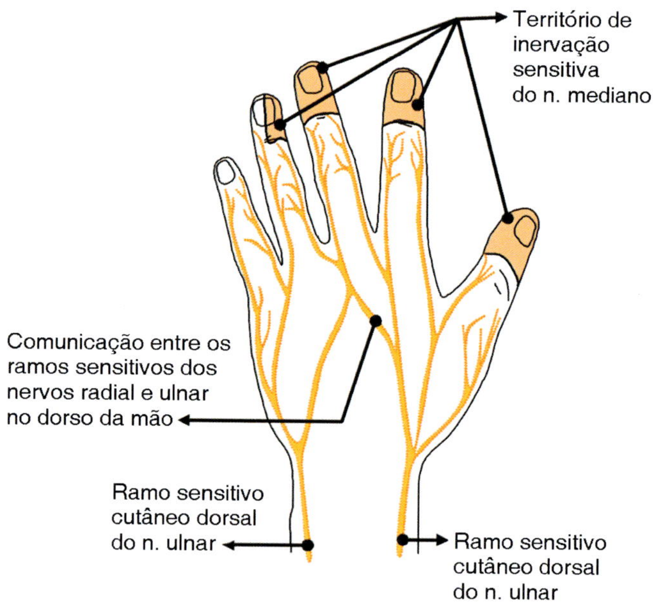

Figura 2.66 Esquema mostrando o ramo sensitivo dorsal do nervo ulnar e o ramo superficial do nervo radial.

ARQUITETURA ESQUELÉTICA DA MÃO

A mão pode ser reduzida a duas unidades básicas: uma fixa e outra móvel (ou adaptativa), a qual tem a capacidade de captar a forma dos objetos a serem apreendidos.[58]

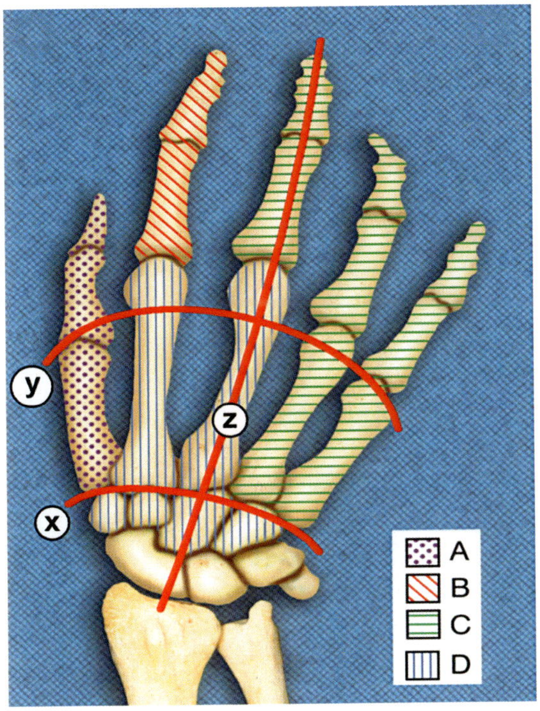

Figura 2.67 Arco transverso proximal **(x)**; arco transverso distal **(y)**; arco longitudinal **(z)**.

Unidade fixa

É representada pelos ossos da fila distal do carpo, aos quais estão fortemente unidos, por ligamentos resistentes, o segundo e terceiro metacarpianos. Os ossos da fila distal do carpo estão unidos entre si pelo perfeito ajuste entre as superfícies articulares e reforçados por resistentes ligamentos, formando o arco transverso proximal da mão (Figura 2.67); a estabilidade deste arco é aumentada pelo ligamento transverso do carpo, que se prende ao tubérculo do trapézio e ao hâmulo do hamato. Esta unidade move-se em relação ao punho pela ação dos músculos extensores radiais longo e curto do carpo e flexor radial do carpo, os quais se inserem no segundo e terceiro metacarpianos (Figura 2.9*A* e *B*) e têm a função de colocar a unidade fixa em boa posição para que as unidades adaptativas possam mobilizar-se.[3]

Unidade adaptativa ou móvel

É constituída por arcos dispostos tanto no sentido transversal como longitudinal. Ao nível da cabeça dos metacarpianos, existe o arco transverso distal (Figura 2.67), que é flexível, pois o primeiro metacarpiano é independente e possui grande mobilidade em relação ao trapézio; o quarto e quinto metacarpianos possuem mobilidade de 15 e 30 graus, respectivamente, sobre os ossos do carpo.[58] De acordo com as necessidades funcionais, o arco aumenta ou diminui para modelar os objetos durante a preensão. Durante a flexão dos dedos, a curvatura do arco aumenta e as extremidades digitais convergem para um ponto situado na base da região tenar, que corresponde ao tubérculo do escafóide (Figura 2.68); quando os dedos se estendem, a curvatura do arco diminui e os dedos se afastam uns dos outros.

O primeiro metacarpiano (pela ação dos músculos tenares inervados pelo mediano) e o quarto e quinto metacarpianos (pela ação dos músculos hipotenares inervados pelo ulnar) são tracionados anteriormente, diminuindo o diâmetro do arco transverso longitudinal; quando estes músculos se relaxam, os extensores extrínsecos podem levar as cabeças dos metacarpianos para trás, aplanando este arco. Nas paralisias dos músculos intrínsecos da mão, resultam o aplanamento e até a inversão do arco pela ação dos extensores extrínsecos que têm inervação radial. Outras causas, como edema ou retrações cicatriciais ao nível do dor-

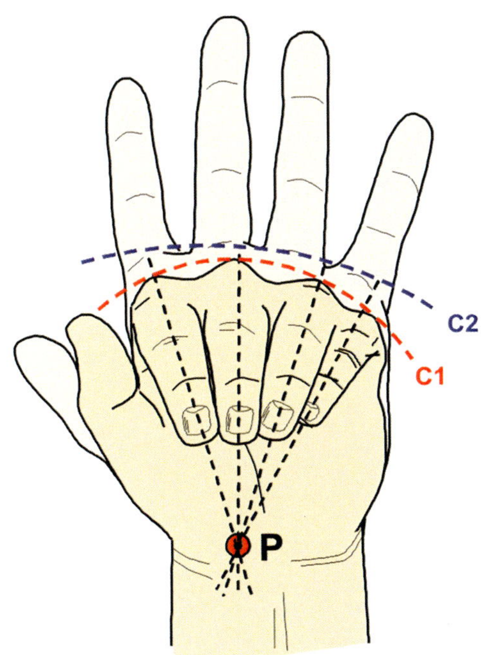

Figura 2.68 Durante a flexão digital, a curvatura do arco transverso distal **(C1)** aumenta (o raio da curva diminui), e as extremidades digitais convergem para um ponto **(P)**, que corresponde ao tubérculo do escafóide. Esta convergência torna-se mais evidente quando flexionamos separadamente cada dedo. Durante a extensão digital, a curvatura do arco transverso distal diminui **(C2)** e os dedos se afastam uns dos outros.

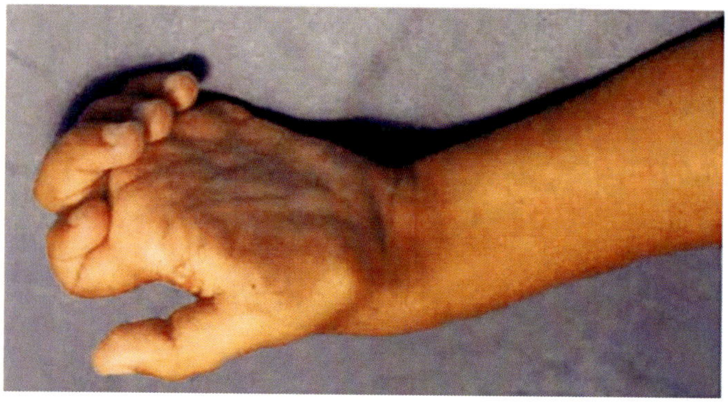

Figura 2.69 Na paralisia dos músculos intrínsecos (como neste caso de contratura isquêmica de Volkmann), resultou a inversão do arco transverso distal pela ação dos extensores extrínsecos. Do mesmo modo, este desequilíbrio entre os músculos extrínsecos e intrínsecos levou à inversão dos arcos longitudinais ao nível das articulações MF e IF.

so da mão, podem provocar a inversão do arco transverso longitudinal, com grande prejuízo da função preensora[3,4,24] (Figuras 2.69 e 2.70).

O arco longitudinal (Figura 2.67) possui um componente carpometacarpiano, que é fixo principalmente em relação ao segundo e terceiro raios digitais, e um componente digital, que é móvel. Existe um arco longitudinal para cada raio digital.

Normalmente, a flexoextensão ao nível das articulações MF é controlada pela ação combinada dos músculos extrínsecos e intrínsecos que atuam sobre ela. Quando este equilíbrio é desfeito, como ocorre nas paralisias do nervo ulnar ou mediano-ulnar, ocorre deformidade em garra dos dedos, com hiperextensão das articulações MF e flexão das IF (posição intrínseca *minus*), invertendo o arco ao nível das articulações MF (Figuras 2.69 e 2.70). A contratura dos músculos intrínsecos, provocada por isquemia, artrite

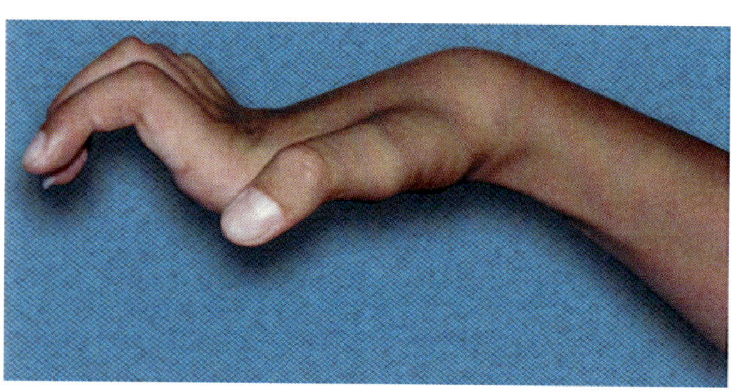

Figura 2.70 O desequilíbrio entre músculos extrínsecos e intrínsecos, por lesão associada dos nervos mediano e ulnar, causou deformidade em garra dos dedos, provocando inversão dos arcos longitudinais ao nível das articulações MF.

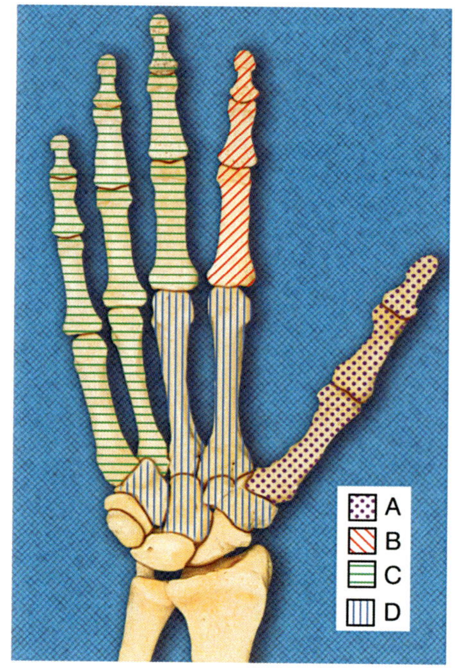

Figura 2.71 A arquitetura esquelética da mão pode ser dividida em quatro componentes em ordem decrescente de especialização: polegar **(A)**; indicador **(B)**; dedos médio, anular e mínimo, com quarto e quinto metacarpianos **(C)**; componente fixo da mão **(D)**: ossos da fila distal do carpo firmemente unidos ao segundo e terceiro metacarpianos.

reumatóide ou fibrose pós-traumática, pode provocar deformidade inversa, ou seja, flexão das MF e extensão das IF (posição intrínseca *plus*). Outras causas, como edema acentuado ou retrações cicatriciais no dorso da mão, aderências dos tendões extensores e fraturas dos metacarpianos, também podem provocar a inversão do arco longitudinal normal.

De acordo com sua arquitetura, a mão pode ser dividida em quatro componentes em ordem decrescente de especialização[11,58] (Figura 2.71):

a. O polegar possui movimentos em todos os planos do espaço, graças à mobilidade de sua articulação trapeziometacarpiana. Está sob o controle de quatro músculos extrínsecos e cinco músculos intrínsecos, o que lhe permite extrema mobilidade e independência.
b. O indicador, além de seu tendão oriundo do extensor comum dos dedos, possui um músculo extensor próprio, e o seu músculo flexor profundo é independente dos dedos médio, anular e mínimo. Graças a essas particularidades, segue em ordem de mobilidade e independência.
c. Os dedos médio, anular e mínimo são menos independentes, pois seus tendões flexores profundos

estão unidos, ao nível do antebraço, por conexões tendíneas e, ao nível da palma da mão, pelo terceiro e quarto lumbricais (Figura 2.95). Estes três dedos, associados ao quarto e quinto metacarpianos, têm a função de prender os objetos a serem manipulados pelo polegar e indicador (Figura 2.157).

d. Finalmente, o componente fixo da mão, em torno do qual os outros se movem, formado pela fila distal do carpo, segundo e terceiro metacarpianos.

MOVIMENTOS DIGITAIS

A posição funcional (ou de repouso) da mão (Figura 2.72) é a que ela apresenta antes de realizar qualquer movimento; os músculos extrínsecos (extensores, abdutores e flexores longos) e intrínsecos estão em equilíbrio de repouso.[31] O punho apresenta-se em flexão dorsal de aproximadamente 30 graus, com ligeira inclinação ulnar da mão e flexão dos dedos, que se vai acentuando do indicador para o mínimo. O polegar apresenta-se, em frente ao plano da palma da mão, com as articulações MF e IF discretamente fletidas. Partindo da posição funcional, podemos pegar um objeto com esforço mínimo (Figura 2.72).

Os movimentos digitais dependem da integridade anatômica e funcional de suas articulações, assim como dos músculos responsáveis pela mobilização destas.

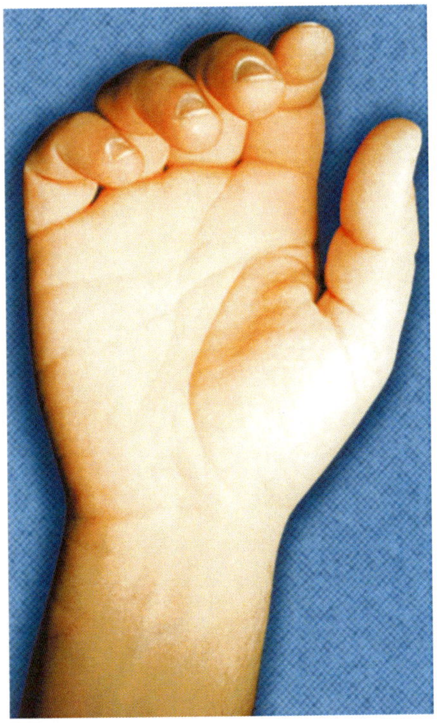

Figura 2.72 Posição funcional ou de repouso da mão.

Os movimentos do polegar serão analisados separadamente, em conseqüência de suas características anatômicas e funcionais.

Articulações digitais

Os movimentos são realizados em três articulações (Figura 2.73), cuja mobilidade varia de uma pessoa para outra, e mesmo entre diferentes dedos de uma mesma pessoa. Os ossos são mantidos em contato pela estrutura capsuloligamentar que envolve cada articulação.[24,31]

A **articulação metacarpofalângica** é a articulação entre a cabeça do metacarpiano e a base da primeira falange; pode-se dizer de maneira mais simples que é a articulação na qual o dedo se prende à mão. É uma articulação sinovial do tipo condilar que apresenta movimentos em um plano anteroposterior (flexoextensão) e em um plano laterolateral (adução-abdução). Porém, o movimento de adução-abdução só é possível quando os dedos estão em extensão ou hiperextensão, pois nesta situação os ligamentos colaterais estão frouxos e permitem o movimento de adução, que é realizado pela ação dos músculos interósseos palmares, e de abdução, pelos interósseos dorsais. Durante a flexão das articulações MF, os fortes ligamentos colaterais que têm uma disposição oblíqua, desde a face dorsal da cabeça do metacarpiano à face palmar da base da primeira falange, cavalgam os côndilos da cabeça do metacarpiano que estão localizados ventralmente, aumentando o trajeto a ser percorrido; como estes não têm elasticidade, colocam-se em tensão e bloqueiam os movimentos de lateralidade (Figura 2.74). Esta é a razão pela qual as articulações MF não devem ser imobilizadas em extensão ou hiperextensão, pois nesta posição os ligamentos se retraem e impedem a flexão. Os músculos interósseos, pelas suas inserções proximais na base da primeira falange e na placa volar da articulação MF (Figuras 2.103 e 2.104), dão estabilidade adicional a estas articulações, pois

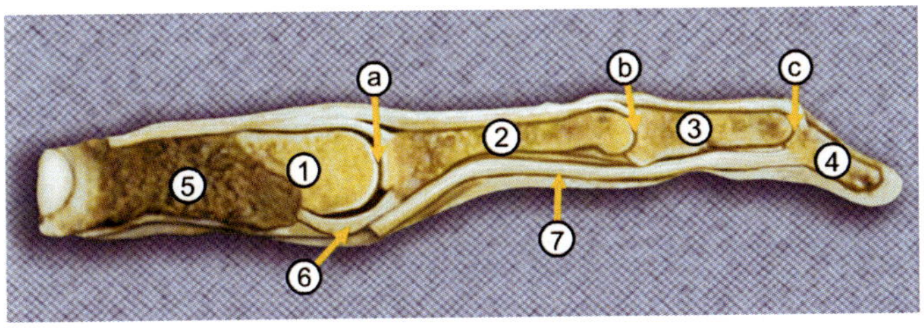

Figura 2.73 Cadeia osteoarticular digital: articulação MF **(a)**; articulação IFP **(b)**; articulação IFD **(c)**; metacarpiano **(1)**; falange proximal **(2)**; falange média **(3)**; falange distal **(4)**; músculo interósseo **(5)**; placa volar **(6)**; tendão flexor profundo **(7)**.

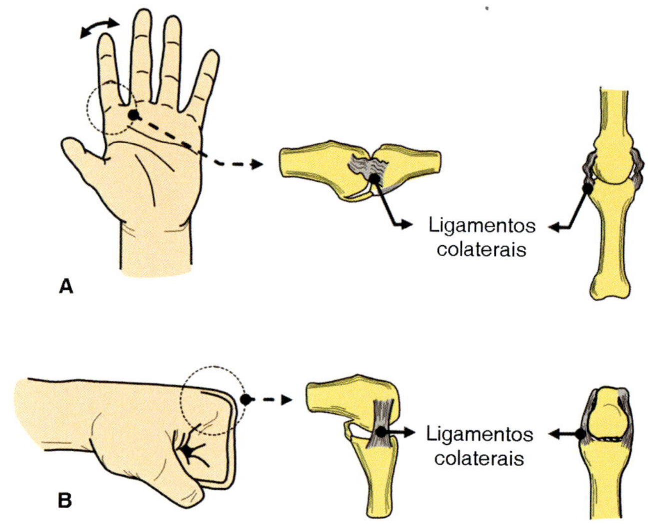

Figura 2.74A. Com as articulações MF em extensão, os ligamentos colaterais estão frouxos e permitem o movimento de lateralidade (adução-abdução). **B.** Com as metacarpofalângicas em flexão, os ligamentos colaterais cavalgam os côndilos da cabeça do metacarpiano e ficam em tensão, bloqueando o movimento de lateralidade.

em certas situações, quando ocorre rigidez destas, os ligamentos colaterais devem ser seccionados cirurgicamente, e as articulações MF ainda conservam certa estabilidade pela ação dos interósseos.[24]

Os ligamentos colaterais radiais dos dedos indicador e médio são mais resistentes do que os demais, promovendo assim maior estabilidade a estes dedos no movimento de pinça lateral com o polegar.[59]

Durante a flexão, a cavidade articular da base da primeira falange é ampliada pela placa volar (Figura 2.73), para abrigar toda a superfície articular do metacarpiano; com isso é possível, em condições normais, a flexão de 90 graus dessa articulação.

A articulação MF em extensão permite ainda o movimento de circundução, que é o somatório dos movimentos de flexão-extensão e adução-abdução. É possível ainda, em conseqüência de sua frouxidão capsuloligamentar em extensão, certa distração da base da falange proximal sobre a cabeça do metacarpiano, quando tracionamos distalmente a falange proximal. Ainda em conseqüência desta frouxidão ligamentar, é possível certo movimento de rotação em torno de seu próprio eixo (Figura 2.105), o qual será analisado por ocasião do estudo da função dos músculos interósseos.

A **articulação interfalângica proximal** é do tipo sinovial em dobradiça e permite apenas movimento de flexoextensão. Apresenta um encaixe perfeito entre as superfícies articulares durante toda a excursão

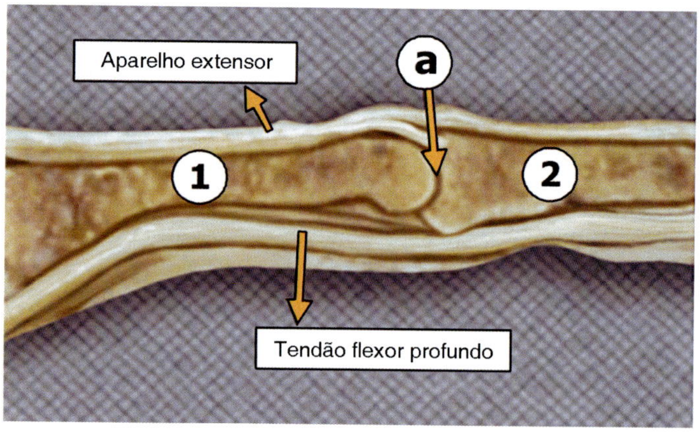

Figura 2.75 A articulação IFP **(a)** é do tipo sinovial em dobradiça e permite apenas movimentos de flexoextensão: falange proximal **(1)**; falange média **(2)**.

do movimento. A estrutura capsuloligamentar é constituída pela cápsula articular, que tem menor frouxidão, e por ligamentos colaterais com trajeto menos oblíquo do que os da articulação MF, permanecendo tensos durante todo o movimento.[58] Essas particularidades dão a esta articulação estabilidade durante toda a sua excursão.

Quando por traumatismo ou por uma patologia, como a artrite reumatóide, os ligamentos colaterais se rompem ou se afrouxam, essa articulação torna-se instável e ocorre o movimento de lateralidade.

A resistente placa volar evita a hiperextensão dessa articulação. Em condições normais, é possível a flexão de 110 graus[3] (Figura 2.75).

A articulação IFD (Figura 2.76), também do tipo sinovial em dobradiça, é semelhante à articulação IFP. Seus ligamentos colaterais são reforços da pró-

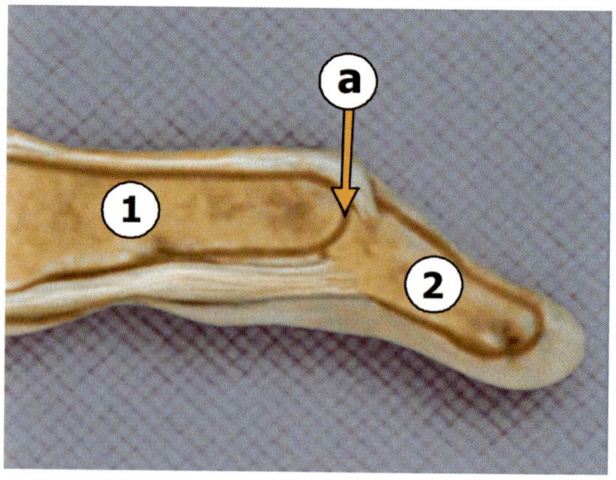

Figura 2.76 Falange média **(1)**; falange distal **(2)**. A articulação interfalângica distal **(a)** permite certo grau de hiperextensão, o que tem importante papel sob o ponto de vista funcional, pois permite maior contato da polpa digital (principalmente do indicador) na pinça por oposição palmar com o polegar.

pria cápsula e lhe conferem forte estabilidade lateral, permitindo apenas a extensão e a flexão em torno de 70 graus. A placa volar, menos contensora do que a da articulação IFP, permite certo grau de hiperextensão, o que tem importante papel sob o ponto de vista funcional, pois permite maior contato da polpa digital, principalmente do indicador, na pinça por oposição palmar com o polegar (Figura 2.151).

Músculos digitais

Para mobilizar a cadeia de articulações digitais, há necessidade de um conjunto de músculos e tendões extrínsecos e intrínsecos, que formam um mecanismo bastante complicado.

A musculatura extrínseca é agrupada em **músculos extensores e flexores.** Os primeiros são representados pelos músculos extensores comuns dos dedos e extensores próprios do indicador e do mínimo. Os flexores são representados pelos flexores superficiais e profundos. São músculos volumosos e denominados extrínsecos porque se originam no antebraço, chegando à mão apenas pelos seus tendões, livrando-a, deste modo, do peso de suas massas musculares. Na posição de repouso da mão (Figura 2.72), os dedos ficam em flexão, em conseqüência da predominância dos músculos flexores sobre os extensores, e esta particularidade favorece a função preensora.

Músculos extrínsecos

O mais importante é o músculo extensor comum dos dedos (Figura 2.77). Originando-se ao nível do antebraço por massa muscular única, divide-se, proximalmente ao retináculo dos extensores, em quatro tendões, que passam pelo quarto canal osteofibroso

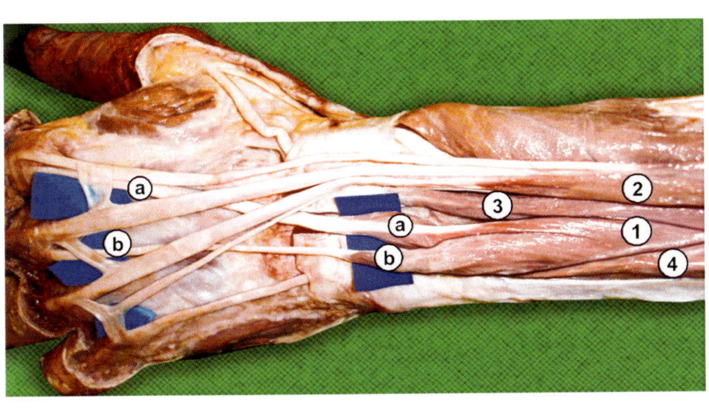

Figura 2.77 Músculo extensor próprio **(1)** do indicador **(a)** e do dedo médio **(b)** (variação anatômica); músculo extensor comum dos dedos **(2)**; músculo extensor longo do polegar **(3)**; músculo extensor próprio do dedo mínimo **(4)**.

formado por este retináculo.[61] Este é um espessamento da fáscia antebraquial profunda[18] que se insere no rádio e dirige-se oblíqua e distalmente em direção à ulna (Figura 2.78*A* e *B*).

O retináculo dos extensores prende-se por septos conjuntivos ao extremo distal do rádio, formando seis túneis, ou canais, por onde passam os tendões extensores e abdutores do punho e extensores dos dedos, mantendo cada um deles em seu local ideal de funcionamento, pois evita o deslocamento dos tendões tanto dorsal como lateralmente, mantendo-os junto ao osso e evitando que eles se projetem em corda de arco durante a contração dos músculos extensores e abdutores do punho e dos dedos. É muito discutido se há ou não participação deste retináculo na formação do sexto canal osteofibroso.[61] O retináculo dos extensores passa sobre a bainha do tendão do extensor ulnar do carpo e insere-se no pisiforme e no piramidal.[61] Quando os tendões extensores passam sobre o dorso do punho, são revestidos por bainhas tendíneas sinoviais que reduzem o atrito destes quando atravessam os túneis osteofibrosos (Figura 2.78*B*).

Portanto, quando se excisa o retináculo dos extensores, todos os tendões extensores saem de seus compartimentos, com exceção do extensor ulnar do carpo, que permanece em sua posição por possuir bainha osteofibrosa própria.[18]

Em algumas situações, como nos ferimentos com lesão do retináculo, ou em certos procedimentos cirúrgicos, deve-se preservar a fáscia antebraquial proximal ao retináculo e a fáscia supratendínea que cobre os tendões extensores ao nível do dorso da mão; deste modo, pode-se evitar a projeção em "corda de arco" dos tendões extensores durante sua contração (Figura 2.79). Estes procedimentos incluem, por exemplo, a sinovectomia dos tendões extensores, em que se coloca o retináculo profundamente a estes para evitar sua aderência, ou ainda a ressecção do retináculo, quando ele impede o livre deslizamento dos tendões extensores.

Na borda distal do retináculo, os tendões do músculo extensor comum dos dedos divergem e dirigem-se aos dedos indicador, médio, anular e mínimo (Figura 2.80). Ao nível do dorso da mão, os tendões extensores estão unidos entre si por uma fina bainha de tecido fibrosos,[24] denominada fáscia intertendínea. Existem, portanto, no dorso da mão, um espaço superficial – entre a pele e a fáscia supratendínea (que cobre os tendões extensores) – e um profundo – entre a fáscia intertendínea e a fáscia interóssea (o qual cobre a musculatura interóssea), inserindo-se no peri-

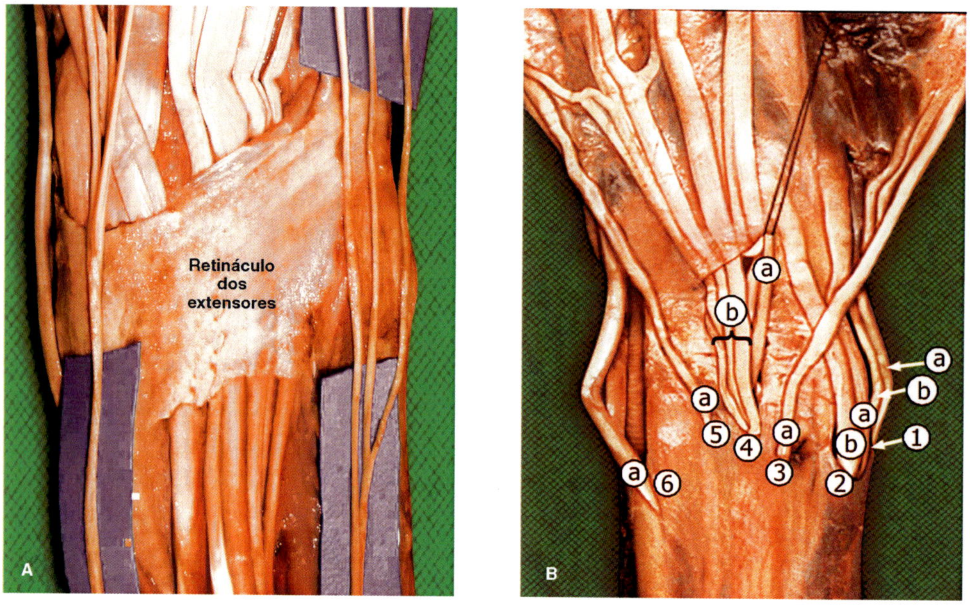

Figura 2.78A. Retináculo dos extensores revestindo os tendões extensores e abdutores **(A)**. O retináculo dos extensores forma seis canais por onde passam os tendões extensores e abdutores extrínsecos **(B)**; primeiro canal **(1)** – abdutor longo **(a)** e extensor curto **(b)**; segundo canal **(2)**; extensor radial longo **(a)** e extensor radial curto do carpo **(b)**; terceiro canal **(3)** – extensor longo do polegar **(a)**; quarto canal **(4)** – extensor próprio do indicador **(a)** e extensor comum dos dedos **(b)**; quinto canal **(5)** – extensor próprio do mínimo **(a)**; sexto canal **(6)** – extensor ulnar do carpo **(a)**.

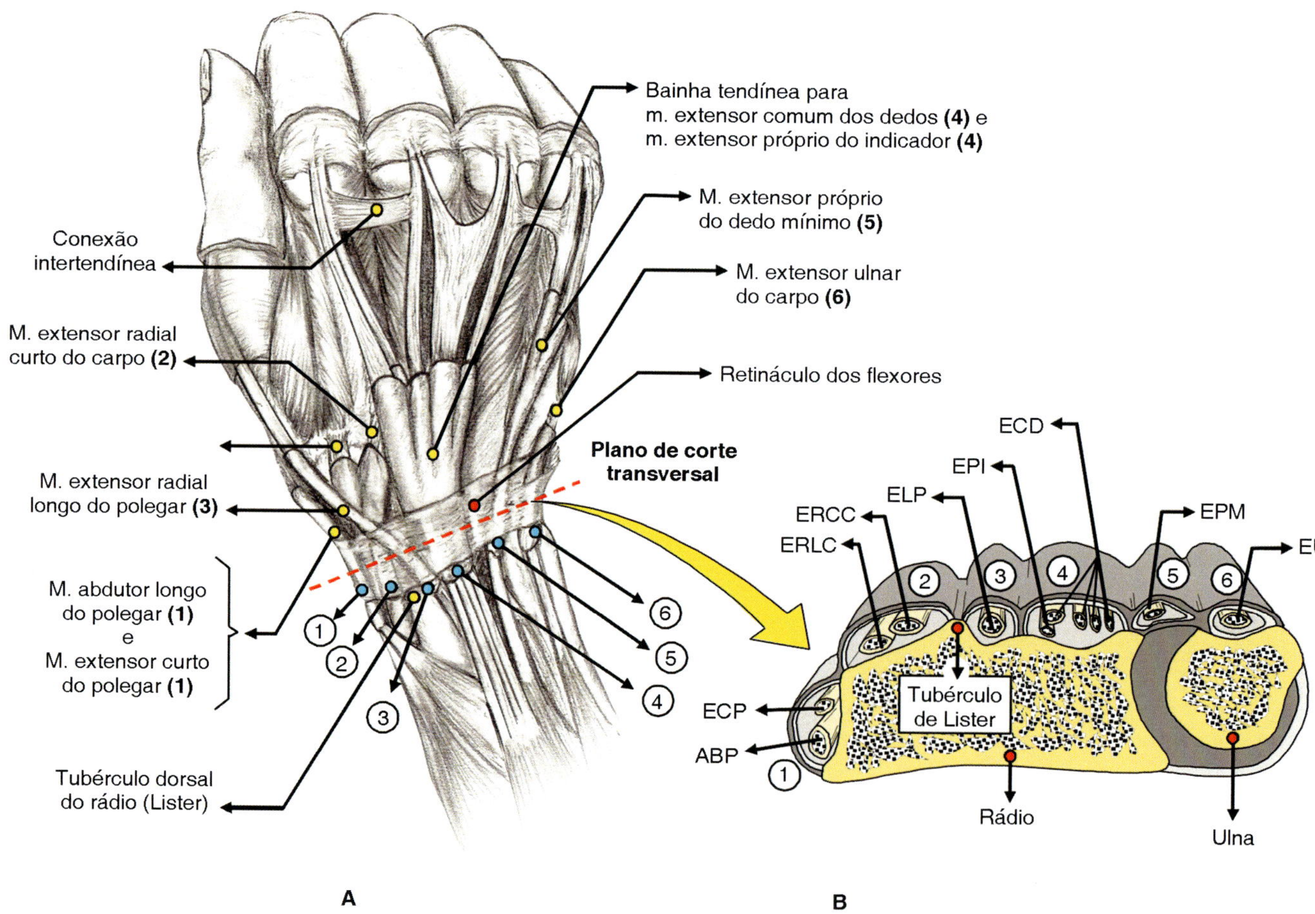

Figura 2.78B. Posicionamento dos 12 tendões (de nove músculos extensores) nos seis canais osteofibrosos do punho. Cada tendão é acompanhado do número do canal por onde ele passa, sendo os canais representados pelos números no interior dos círculos **(A)**. Representação esquemática de corte transversal oblíquo do punho, correspondendo à altura representada pela linha vermelha em **A**. Podem-se observar os canais numerados com seus respectivos tendões e a relação entre essas estruturas e os ossos rádio e ulna **(B)**.

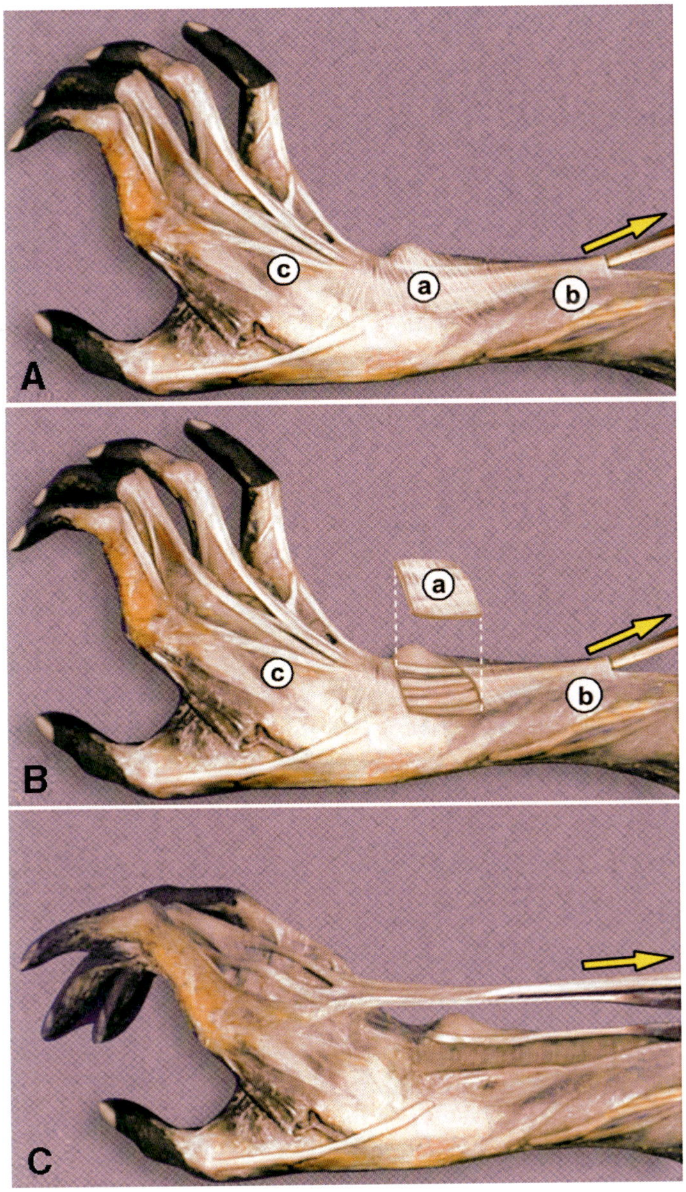

Figura 2.79A. Retináculo dos extensores **(a)**; fáscia antebraquial **(b)**; fáscia supratendinosa **(c)**. **B.** A ressecção isolada do retináculo dos extensores sobre o quarto canal osteofibroso não provoca a projeção em "corda de arco" dos tendões extensores durante sua contração. **C.** Se ressecarmos também a fáscia antebraquial e a fáscia supratendínea, ocorre a projeção em "corda de arco" dos mesmos.

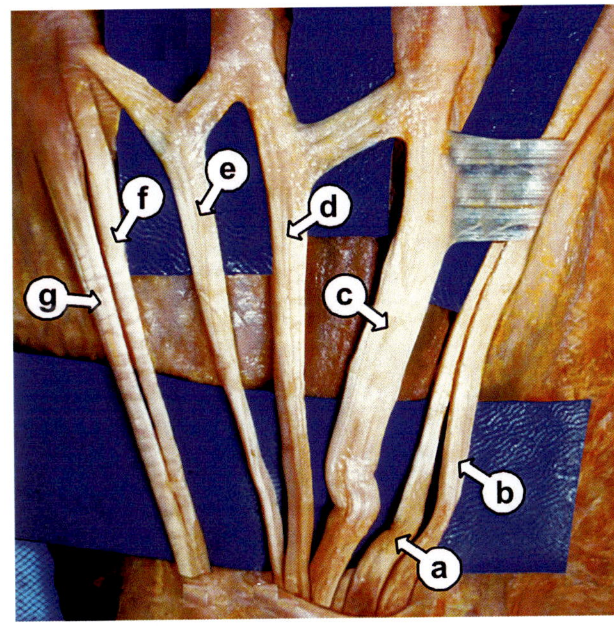

Figura 2.80 Padrão anatômico mais comumente encontrado com referência aos tendões extensores: um tendão do extensor próprio do indicador **(a)**; um tendão do extensor comum do indicador **(b)**; um tendão do extensor comum para o dedo médio **(c)**; dois tendões extensores comuns para o dedo anular **(d** e **e)**; dois tendões extensores próprios para o dedo mínimo **(f** e **g)**. ausência de extensor comum para o dedo mínimo.

ósteo dos metacarpianos.[18] As coleções purulentas e sanguíneas podem acumular-se tanto no espaço superficial como no profundo.

Dissecamos 60 mãos de cadáveres adultos e o padrão anatômico mais comumente encontrado, com referência aos tendões extensores, foi o seguinte: um tendão extensor próprio do indicador, um tendão do extensor comum para o indicador, um tendão extensor comum para o dedo médio, dois tendões extensores comuns para o dedo anular, ausência de extensor comum para o mínimo e dois tendões extensores próprios do mínimo (Figura 2.80).

Durante a realização de procedimentos cirúrgicos no dorso da mão, observamos que existem variações anatômicas dos tendões extensores e das conexões intertendíneas. As variações anatômicas envolvendo os tendões dos dedos anular e mínimo (borda ulnar da mão) são mais freqüentes do que no indicador e no dedo médio[62,63] (Figuras 2.81 e 2.82). O conhecimento dessas variações têm importância na reparação das lesões dos tendões e, principalmente, nas cirurgias de transferências tendinosas.

Proximalmente às articulações MF, os tendões extensores estão unidos por conexões intertendinosas (Figuras 2.83 e 2.84), que têm a importante função de estabilizar os tendões extensores sobre a cabeça dos metacarpianos durante a flexão digital, para realizar a preensão. Neste caso, os tendões deslizam distalmente e tracionam as conexões intertendíneas, que ficam situadas sobre as cabeças dos metacarpianos. O alargamento no sentido transversal, que ocorre com o arco transverso distal durante a flexão dos dedos, afasta os tendões uns dos outros. Nesta situação, as conexões intertendíneas são colocadas em tensão, formando um verdadeiro tendão transverso ao nível da

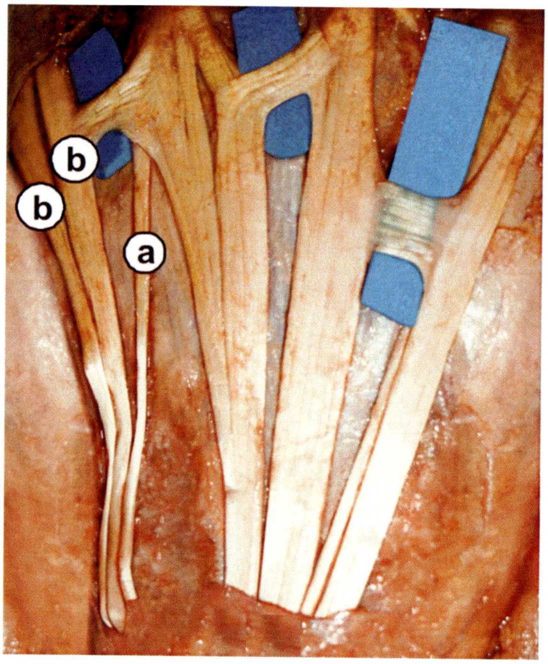

Figura 2.81 Mostra a presença do extensor próprio **(a)** para o dedo anular, passando junto com dois tendões próprios **(b)** para o dedo mínimo, pelo quinto compartimento dorsal do punho.

cabeça dos metacarpianos, o que contribui para a estabilidade lateral dos tendões extensores, mantendo-os sobre a cabeça dos metacarpianos correspondentes[4] (Figura 2.83*A* e *B*).

Estas conexões são constituídas de bandas de tecido conjuntivo entre os tendões extensores comuns dos dedos, e entre estes e o extensor próprio do dedo mínimo, mas não para o extensor próprio do indicador.

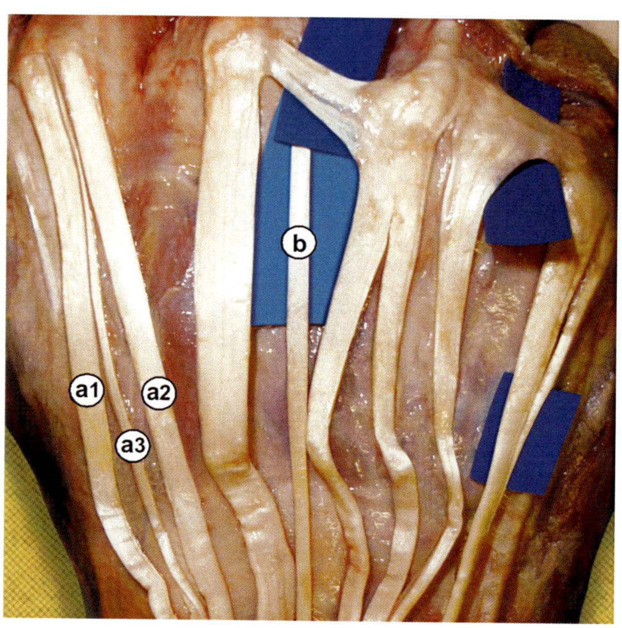

Figura 2.82 Mostra a presença de três tendões extensores para o dedo indicador **(a1, a2** e **a3)**, além da presença do extensor próprio do dedo médio **(b)**.

As funções dessas conexões nesses espaços são: distribuição de forças, coordenação da extensão, estabilização das articulações MF e prevenção da extensão independente dos dedos. Clinicamente, podem mascarar uma lesão tendinosa e também causar um estalo ao subluxar-se sobre a cabeça do metacarpiano, simulando um dedo em gatilho. Cirurgicamente, auxiliam a identificação dos tendões. Quando lesadas, podem levar a uma subluxação do tendão na flexão das articulações MF.

Existem três tipos diferentes de conexões intertendíneas:

- **Tipo 1:** é fina e filamentar e primariamente é achada no segundo espaço intermetacarpiano.
- **Tipo 2:** é mais espessa e bem definida, e está presente no terceiro espaço intermetacarpiano.
- **Tipo 3:** consiste numa banda tendinosa maior e mais grossa, no quarto espaço intermetacarpiano. São identificados dois subtipos do tipo 3 com base na sua conformação: **tipo 3r** – a conexão mais oblíqua entre os tendões (Figura 2.84) – e o **tipo 3y** – uma divisão do tendão em duas metades que se inserem nos tendões dos dedos adjacentes[64] (Figura 2.85).

O tipo de conexão no quarto espaço é dependente da presença do tendão extensor comum para o dedo mínimo; a ausência do extensor comum para o dedo mínimo é associada com um tendão duplo para o dedo anular e uma espessa conexão tendinosa do tipo 3, que substitui o ausente extensor comum para o dedo mínimo[62] (Figura 2.86).

A fáscia intertendinosa não é definida como uma conexão intertendinosa porque ela se origina da fáscia que envolve o tendão, e não do tendão propriamente dito. Ela está presente em todos os tendões dos extensores comuns dos dedos, independente da presença da conexão intertendinosa.

O dedo anular é o menos independente ao movimento, pois possui uma conexão intertendínea oblíqua que se origina do extensor comum e, portanto, tem a função de impedir a extensão deste dedo quando os outros estão fletidos. Já o dedo indicador é o mais móvel, por muitas razões. Ele possui dois tendões: um extensor próprio, que não possui conexões intertendíneas, e um extensor comum com uma conexão bem fina.[64]

Além do tendão oriundo do extensor comum, os dedos indicador e mínimo possuem extensores próprios que, ao nível do dorso da mão, situam-se do

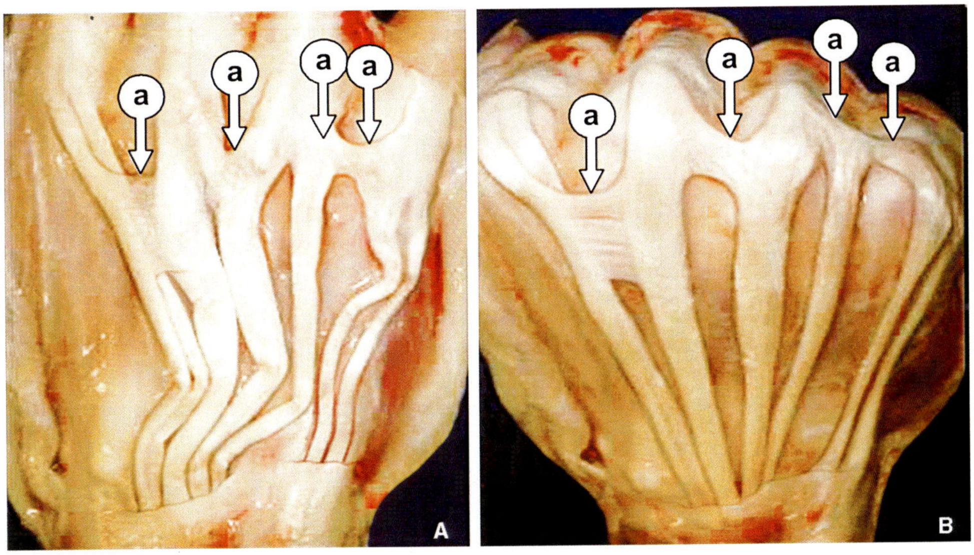

Figura 2.83A. Com a mão em repouso ou os dedos em extensão, as conexões intertendíneas **(a)** estão frouxas e situadas proximalmente às articulações MF. **B.** Durante a flexão digital, ocorre um alargamento do dorso da mão no sentido transversal, e os tendões se afastam uns dos outros. Nesta situação, as conexões intertendíneas são colocadas em tensão, formando um verdadeiro tendão transverso sobre as articulações MF, o que contribui para manter os tendões extensores centrados sobre as cabeças dos metacarpianos.

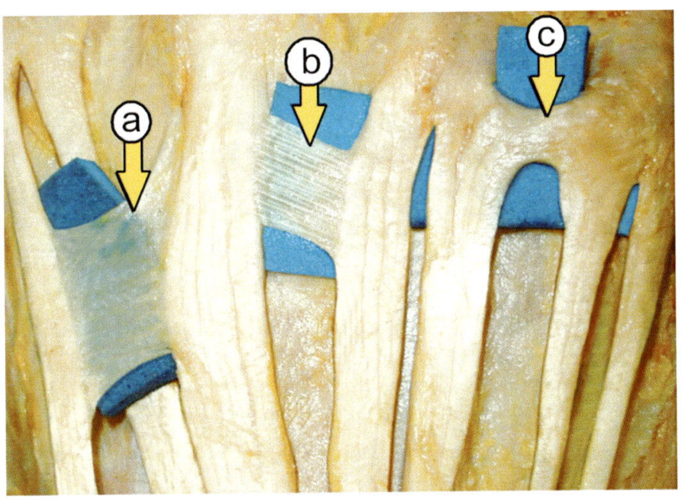

Figura 2.84 A conexão tendínea tipo 1 é fina e filamentar **(a)**. A conexão tendínea tipo 2 é mais espessa e bem definida **(b)**. A conexão tendínea tipo 3 consiste numa banda tendinosa maior e mais grossa. A figura mostra que uma conexão tipo 3r **(c)** é a conexão mais oblíqua entre os tendões.

lado ulnar ao tendão correspondente do extensor comum dos dedos (Figuras 2.80 e 2.83). Permitem que o indicador e o mínimo tenham capacidade de extensão independente.

O extensor próprio do indicador passa pelo quarto canal osteofibroso, juntamente com o extensor comum dos dedos, estando incluído com este na mesma bainha sinovial[11,65] (Figura 2.78). Une-se com o tendão do extensor comum para o indicador ao nível da articulação MF (Figura 2.80). O extensor próprio do mínimo

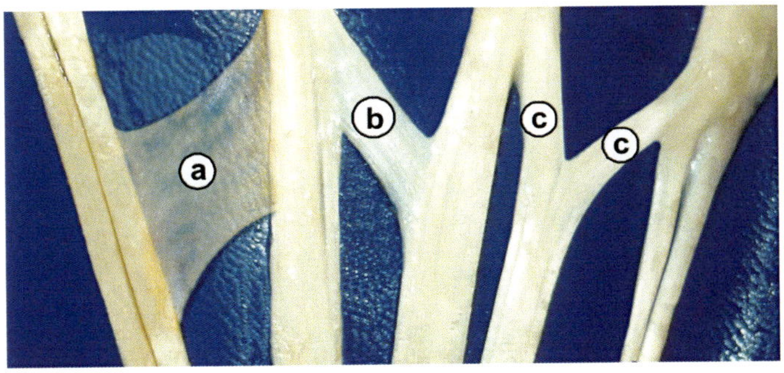

Figura 2.85 A figura mostra uma conexão tipo 3y **(c)**, uma divisão do tendão em duas metades que se inserem nos tendões dos dedos adjacentes.

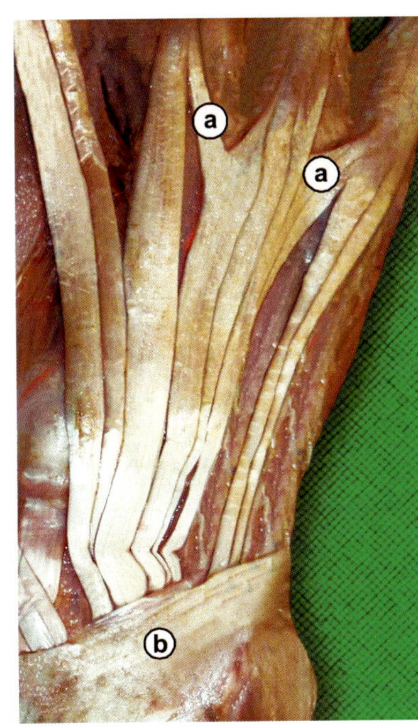

Figura 2.86 A figura mostra a conexão tendinosa do tipo 3 no quarto espaço **(a)**, substituindo o ausente tendão extensor comum para o dedo mínimo; retináculo dos extensores **(b)**.

passa pelo quinto túnel, formado pelo retináculo dos extensores (Figura 2.78). Este túnel localiza-se sobre a articulação radioulnar distal, sendo o único essencialmente fibroso. Os tendões do extensor próprio do mínimo fundem-se com o extensor comum deste, quando presente, sobre a articulação MF (Figura 2.80).

Os tendões dos músculos extensores extrínsecos inserem-se em quatro locais diferentes ao nível dos dedos.[4,65] A inserção mais proximal é feita através de suas cintas sagitais (também chamadas de capuz extensor), que contornam a articulação MF e vão inserir-se ventralmente em uma estrutura denominada núcleo de força[24] (Figura 2.87). O núcleo de força é um ponto para o qual, além das cintas sagitais, convergem a placa volar da articulação MF, o ligamento intermetacarpiano transverso, a porção acessória do ligamento colateral da articulação MF, a primeira polia anular e o componente distal dos fascículos verticais da aponeurose palmar. Apresenta uma segunda inserção, no dorso da base da falange proximal (Figuras 2.88 e 2.89). Esta fica tensa quando a articulação IFP está em extensão (Figura 2.88) e frouxa quando fletimos a articulação (Figura 2.89).

A tração seletiva nos quatro locais diferentes de inserção digital dos tendões extensores extrínsecos ao nível das articulações MF provoca ações que podem ser analisadas nas Figuras 2.90*A* a *D*. A tração seletiva através apenas da inserção óssea na base da falange proximal conduz a articulação MF à hiperextensão (Figura 2.90*A*). No entanto, se além da tração através da inserção óssea na base da falange proximal, tracionarmos também a cinta sagital, conduzimos a articulação MF à extensão, e não à hiperextensão (Figura 2.90*B*). A tração através da cinta sagital e do aparelho extensor, estando seccionada a inserção óssea na base da falange proximal, conduz a articulação MF à hiperextensão (Figura 2.90*C*). Porém, a tração seletiva apenas da cinta sagital estando seccionadas a inserção óssea na base da falange proximal e a inserção no aparelho extensor, conduz a articulação MF à extensão, e não à hiperextensão (Figura 2.90*D*).

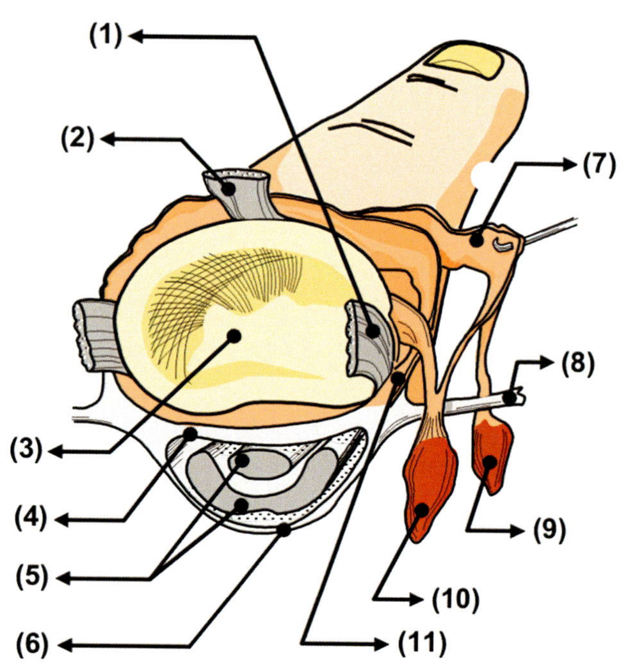

Figura 2.87 Núcleo de força (Zancolli[64]): porção acessória do ligamento colateral da articulação MF **(1)**; tendão extensor **(2)**; base da falange proximal **(3)**; placa volar da articulação MF **(4)**; tendões flexores **(5)**; primeiro ligamento anular (AI) **(6)**; aponeurose dos interósseos **(7)**; ligamento intermetacarpiano transverso **(8)**; músculo lumbrical **(9)**; músculo interósseo **(10)**; cinta sagital **(11)**.

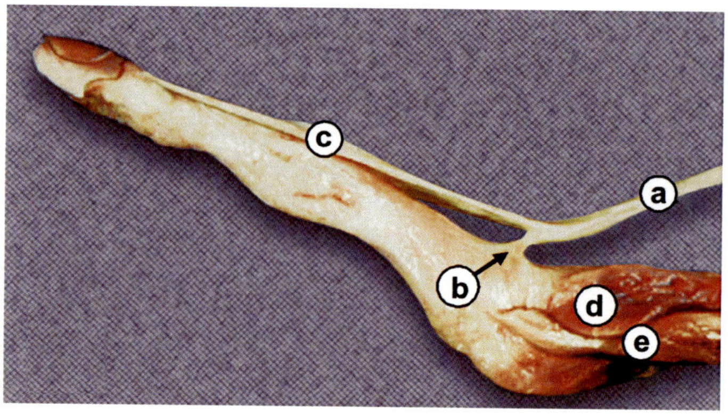

Figura 2.88 A inserção do tendão extensor **(a)** na base da falange proximal **(b)** fica tensa quando a articulação IFP está em extensão. Aparelho extensor **(c)**; músculo interósseo **(d)**; músculo lumbrical **(e)**.

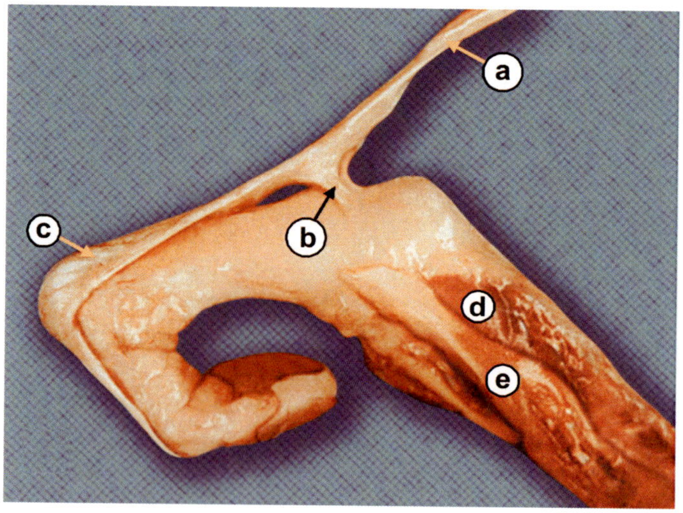

Figura 2.89 A inserção do tendão extensor **(a)** na base da falange proximal **(b)** relaxa-se com a flexão da mesma. Aparelho extensor **(c)**; músculo interósseo **(d)**; músculo lumbrical **(e)**.

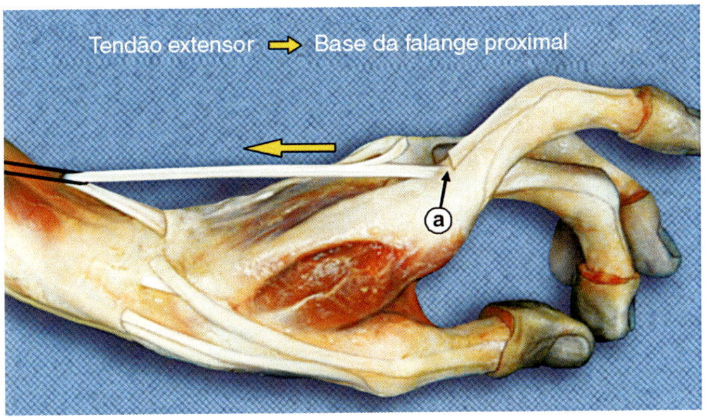

Figura 2.90A. A tração seletiva através apenas da inserção óssea na base da falange proximal **(a)** conduz a articulação MF à hiperextensão.

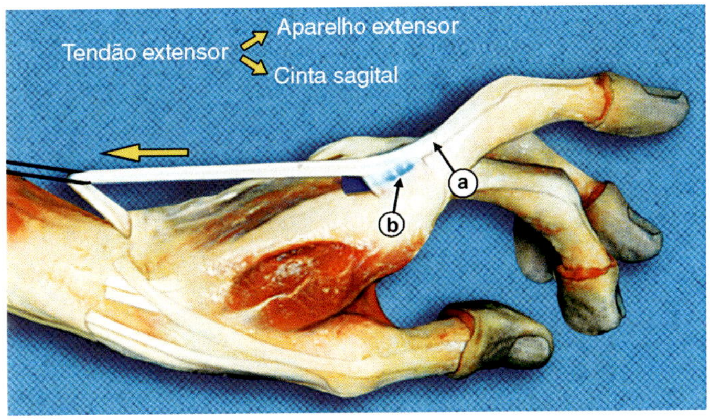

Figura 2.90C. A tração através da cinta sagital **(b)** e do aparelho extensor **(a)**, estando seccionada a inserção óssea na base da falange proximal, conduz a articulação MF à hiperextensão.

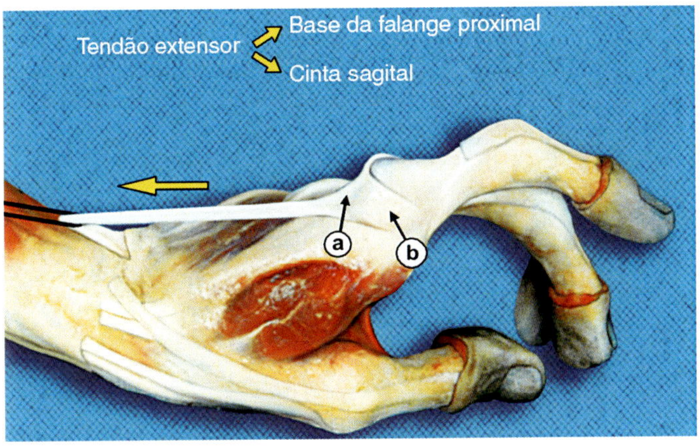

Figura 2.90B. No entanto, se além da tração através da inserção óssea na base da falange proximal **(a)**, tracionarmos também a cinta sagital **(b)**, conduziremos a articulação MF à extensão, e não à hiperextensão.

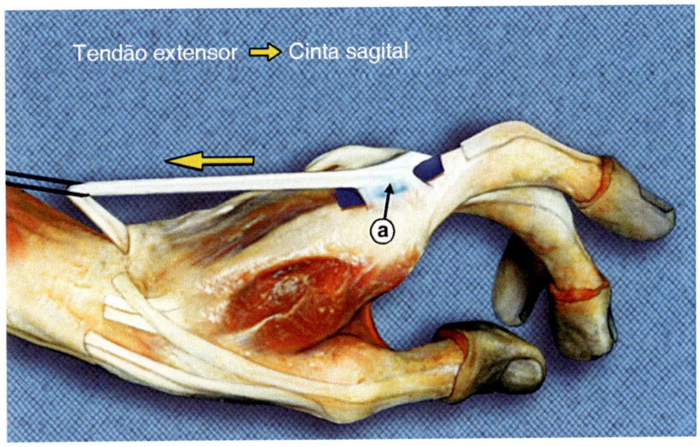

Figura 2.90D. Porém, a tração seletiva apenas da cinta sagital **(a)**, estando seccionadas a inserção óssea na base da falange proximal e a inserção no aparelho extensor, conduz a articulação MF à extensão, e não à hiperextensão.

Ao nível do terço médio da falange proximal, o tendão extensor divide-se em três cintas ou bandeletas. A central, mais espessa (que corresponde à terceira inserção do tendão extensor) cruza a articulação IFP e insere-se na base da falange média. As duas laterais (que correspondem à quarta e última inserção do tendão extensor) passam por um sulco de cada lado, na face dorsolateral da cabeça da falange proximal, e unem-se na linha média para, em conjunto, formarem o tendão extensor terminal. Este tendão cruza a IFD, confunde-se com a cápsula e vai inserir-se na base da falange distal[60] (Figuras 2.91 e 2.92).

Músculos flexores extrínsecos

São três músculos: músculo flexor superficial dos dedos, flexor profundo dos dedos e flexor longo do polegar. Originam-se do epicôndilo medial do úmero

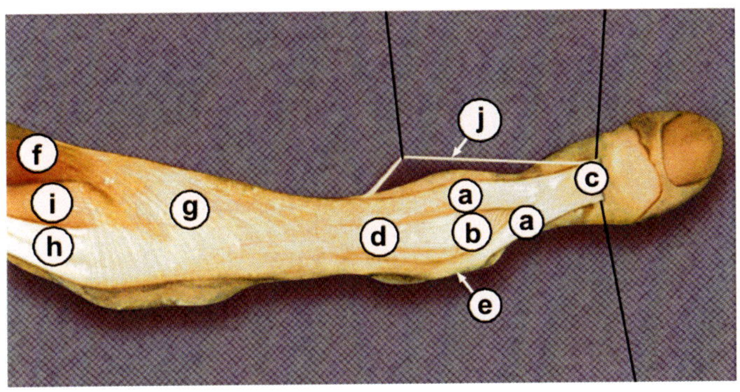

Figura 2.91 Peça anatômica mostrando o aparelho extensor digital. A terceira inserção do tendão extensor **(h)** é na base da falange média, através da cinta central **(d)**. A quarta inserção é através do tendão extensor terminal **(c)**, formado pela união das duas cintas laterais **(a)** na base da falange distal. Nesta peça observam-se, também, o músculo interósseo **(f)**, o músculo lumbrical **(i)**, a aponeurose dos interósseos **(g)**, a porção transversa **(e)** e a porção oblíqua **(j)** do ligamento retinacular.

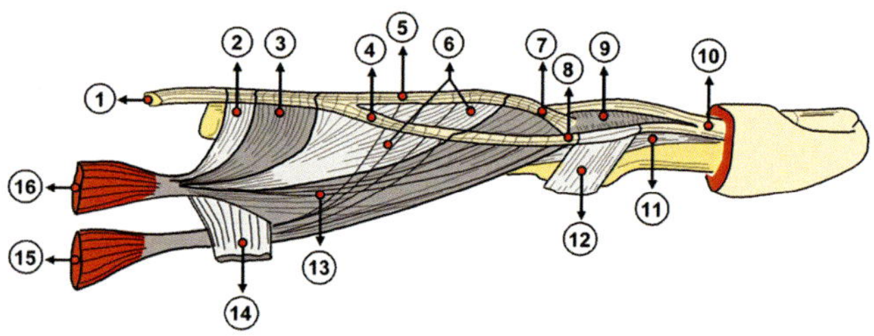

Figura 2.92 Aparelho extensor digital: tendão extensor **(1)**; cinta sagital **(2)**; fibras transversas da aponeurose dos interósseos **(3)**; cinta lateral **(4)**; cinta central **(5)**; fibras oblíquas proximais **(6)**; conjunto medial do aparelho extensor **(7)**; conjunto lateral do aparelho extensor **(8)**; ligamento triangular **(9)**; tendão extensor terminal **(10)**; porção oblíqua do ligamento retinacular **(11)**; porção transversa do ligamento retinacular **(12)**; fibras oblíquas distais **(13)**; ligamento intermetacarpiano transverso **(14)**; músculo lumbrical **(15)**; músculos interósseos **(16)**.

e da face ventral dos ossos do antebraço e da membrana interóssea.[44,56] Os músculos pronador redondo e pronador quadrado também se localizam no antebraço, porém não atuam na mão.

Em 27 de 50 antebraços dissecados, encontramos a presença do músculo de Gantzer (variação anatômica), também conhecido como acessório do músculo flexor longo do polegar, pois na maioria dos casos insere-se neste músculo.[66,67] No entanto, o músculo de Gantzer pode inserir-se no músculo flexor profundo dos dedos, e estar mais ou menos desenvolvido, podendo inclusive estar duplicado (Figura 2.93).

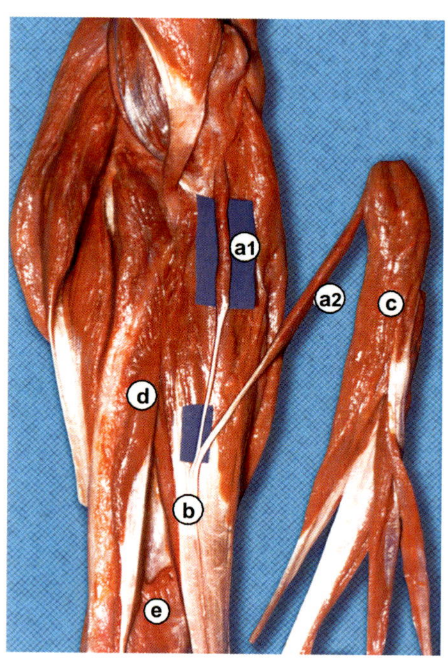

Figura 2.93 Músculo de Gantzer duplicado **(a1** e **a2)**; músculo flexor profundo dos dedos **(b)**; músculo flexor superficial dos dedos **(c)**; músculo flexor longo do polegar **(d)**.

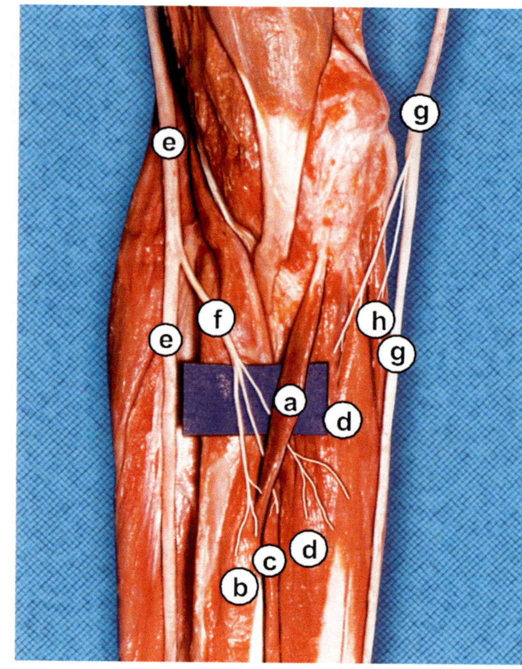

Figura 2.94 O músculo de Gantzer **(a)** pode, eventualmente, localizar-se anteriormente ao nervo interósseo anterior **(f)**. Neste caso, pode ser o responsável por uma síndrome compressiva deste nervo. Músculo flexor longo do polegar **(b)**; músculo flexor profundo do indicador **(c)**; músculo flexor profundo dos dedos **(d)**; nervo mediano **(e)**; nervo ulnar **(g)**; músculo flexor ulnar do carpo **(h)**.

Este músculo situa-se posteriormente em relação a ambos os nervos, mediano e interósseo anterior, sendo inervado por este último. No entanto, pode localizar-se anteriormente a esses dois nervos. Neste caso, pode ser o responsável por uma síndrome compressiva envolvendo esses nervos[67] (Figura 2.94).

O músculo flexor profundo dos dedos, ao nível do terço médio do antebraço, divide-se em quatro tendões. O tendão para o dedo indicador é independente, permitindo que sua articulação IFD possa mover-se isoladamente. Os tendões para os dedos médio, anular e mínimo estão unidos entre si por conexões tendinosas, ao nível do terço distal do antebraço e do punho, e pelo terceiro e quarto músculos lumbricais, ao nível da palma da mão (Figura 2.95), não sendo possível a flexão independente de suas falanges distais.[38,65]

O músculo flexor superficial divide-se em quatro tendões independentes ao nível do terço distal do antebraço. Os oito tendões flexores dos dedos, o tendão do flexor longo do polegar e o nervo mediano passam pelo túnel carpiano (Figura 2.96). Os tendões dos músculos flexores superficiais dos dedos médio e anular passam pelo túnel superficialmente aos tendões do indicador e do mínimo, porém todos envol-

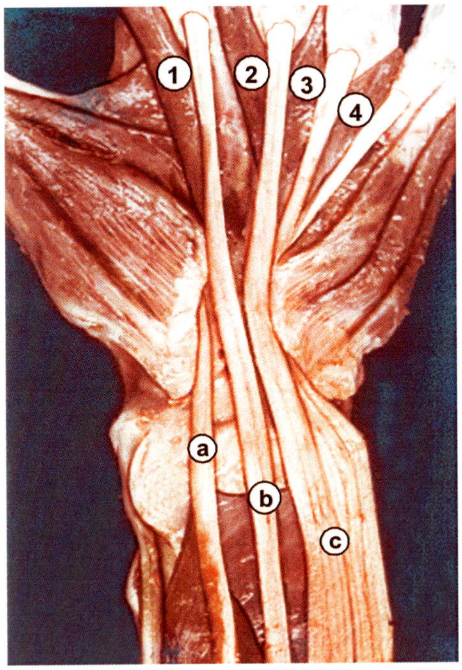

Figura 2.95 Flexor longo do polegar **(a)**; flexor profundo do indicador **(b)**; flexores profundos dos dedos médio, anular e mínimo **(c)**, unidos por conexões tendinosas. Primeiro músculo lumbrical **(1)**; segundo lumbrical **(2)**; terceiro lumbrical **(3)**; quarto lumbrical **(4)**.

tos por uma bainha sinovial comum. O conhecimento desta disposição anatômica tem muita influência nos reparos cirúrgicos dos tendões nesta região. Os tendões dos flexores profundos envoltos por bainha sinovial comum, como os flexores superficiais, passam pelo túnel num mesmo plano (Figuras 2.48 e 2.96). Os tendões divergem na palma da mão e dirigem-se ao dedo correspondente[12] (Figura 2.97).

Ao nível das articulações MF, os tendões flexores penetram no canal digital (Figura 2.97), em cuja entrada o tendão flexor superficial ocupa posição palmar, em relação ao flexor profundo (Figura 2.98). Pouco além do primeiro ligamento anular, o superficial divide-se em duas tiras que contornam o flexor profundo, voltando a unir-se ao nível da articulação IFP, formando o quiasma de Camper.[59,68] Portanto, o tendão do músculo flexor superficial forma um anel através do qual passa o tendão do flexor profundo (Figura 2.98). A perfuração do tendão do flexor superficial pelo profundo ocupa todo o comprimento da falange proximal. O tendão do flexor superficial insere-se na porção média da falange média.

O tendão do músculo flexor profundo, após atravessar o anel do flexor superficial, segue em direção à falange distal, inserindo-se em sua base[26,69] (Figura 2.98). Ao nível dos dedos, os tendões flexores superficiais e profundos apresentam vínculos longos e curtos, por onde penetram os vasos oriundos das artérias digitais, de grande importância na nutrição dos tendões[70,71] (Figura 2.98). Nos dedos, os tendões flexores são envoltos por bainha sinovial, formada por células que secretam o líquido sinovial, importante na nutrição e na cicatrização tendinosa.[72,73]

Os tendões são mantidos em contato com o esqueleto das falanges pelas bainhas osteofibrosas (polias flexoras), que formam um canal osteofibroso que exerce a função de manter os tendões junto ao esqueleto, evitando seu deslocamento no sentido lateral e ante-

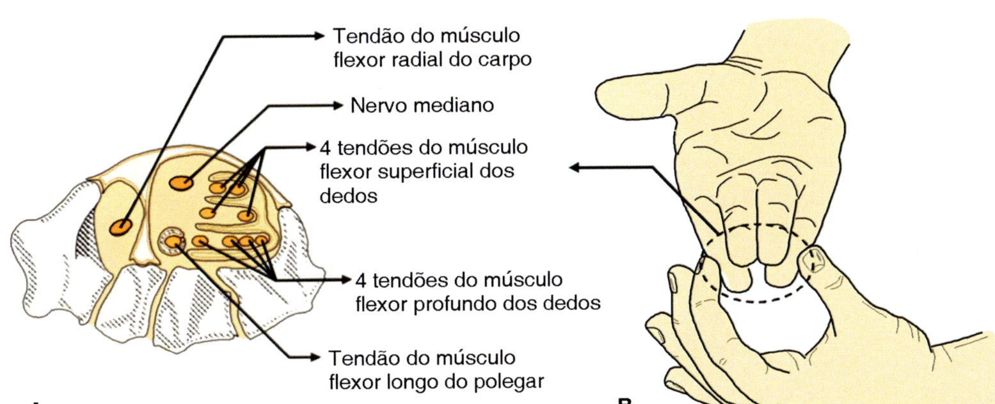

Figura 2.96A. Secção transversa ao nível do túnel do carpo. Pelo túnel do carpo, além do nervo mediano, passam os quatro tendões flexores superficiais, com os tendões para os dedos médio e anular ocupando posição superficial em relação aos tendões para o indicador e o mínimo. Passam também os quatro flexores profundos, todos num mesmo plano, que corresponde também ao plano do flexor longo do polegar. O flexor radial do carpo passa por um túnel separado, do lado radial em relação ao túnel do carpo. **B.** Método simples para representar o arranjo dos tendões do flexor superficial dos dedos ao nível do punho. Os tendões dos flexores superficiais dos dedos médio e anular posicionam-se próximos entre si e superficialmente em relação aos tendões do indicador e do mínimo, os quais estão afastados entre si e situados posteriormente.

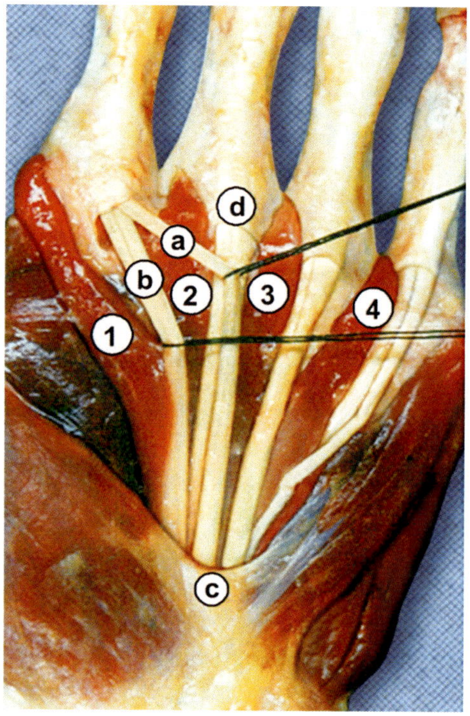

Figura 2.97 Os tendões flexores superficiais **(a)** e os flexores profundos **(b)**, após passarem pelo túnel carpiano **(c)**, divergem na palma da mão e dirigem-se aos dedos correspondentes. Os quatro músculos lumbricais originam-se dos tendões flexores profundos.

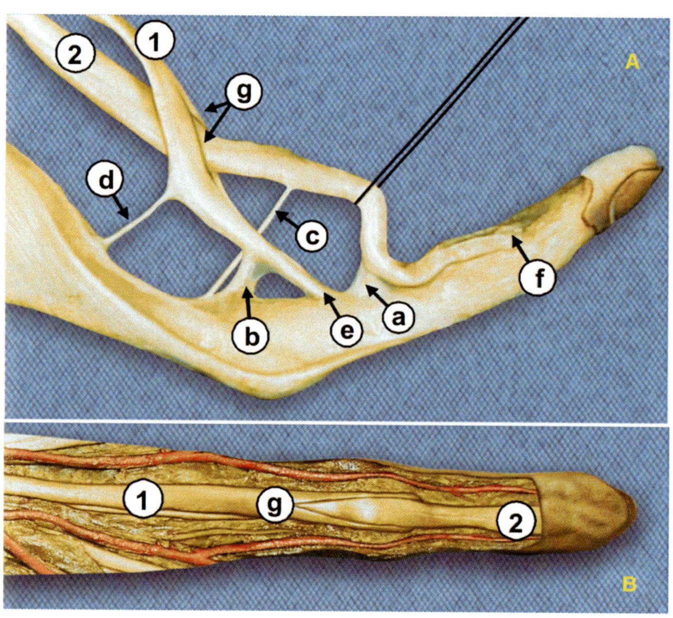

Figura 2.98A e **B.** Tendão do músculo flexor superficial **(1)**; tendão do músculo flexor profundo **(2)**; vínculo curto do tendão flexor profundo **(a)**; vínculo curto do tendão superficial **(b)**; vínculo longo do flexor profundo **(c)**; vínculo longo do flexor superficial **(d)**; inserção do tendão flexor superficial no terço médio da falange média **(e)**; inserção do tendão flexor profundo na base da falange distal **(f)**; anel tendinoso do flexor superficial por onde passa o flexor profundo **(g)**.

rior, durante a flexoextensão digital. Este canal osteofibroso estende-se da cabeça dos metacarpianos à base da falange distal e não tem a mesma estrutura em toda a extensão: é menos espesso ao nível das articulações para permitir a flexão. A porção fibrosa do canal é formada por cinco polias anulares (Figura 2.99), que são bastante espessas, orientadas por fibras dispostas ao nível da articulação MF, e inserem-se lateralmente no núcleo de força (Figura 2.87) de cada lado desta articulação. A segunda (A2) e quarta (A4) polias localizam-se nas porções médias da diáfise das falanges proximal e média, respectivamente. As polias A3 e A5 são muito estreitas e localizam-se ao nível das articulações IF. Entre cada par de polias anulares existe uma polia cruciforme, que é bastante fina, flexível e membranosa, e que se contrai com a flexão[74] (Figura 2.99).

Músculos intrínsecos

São representados pelos músculos interósseos (dorsais e palmares) (Figuras 2.100 e 2.101) e lumbricais (Figura 2.102).

Músculos interósseos

Os músculos interósseos situados nos espaços intermetacarpianos são estruturas bastante complexas, apresentando volume, origem e inserção variáveis de um dedo para outro. Os interósseos dorsais, em número de quatro (Figura 2.103), originam-se das faces laterais das diáfises de metacarpianos adjacentes, inserindo-se no dedo correspondente ao metacarpiano, onde têm origem mais volumosa, a qual é sempre mais próxima ao eixo da mão. Desse modo, os interósseos do primeiro e segundo espaços inserem-se no lado radial do indicador e do médio, ao passo que os do terceiro e quarto espaços inserem-se no lado ulnar do médio e do anular. O músculo abdutor do dedo mínimo, funcionalmente, corresponde ao quinto interósseo dorsal[17] (Figura 2.103).

Os interósseos palmares, em número de três, originam-se da face palmar do metacarpiano correspondente ao dedo onde se vão inserir distalmente (Figura 2.104).

Os músculos interósseos dão origem a um tendão, que passa para o dedo, ocupando posição dorsal em relação ao ligamento intermetacarpiano transverso (Figura 2.92), porém ventral ao eixo transverso das articulações MF, e inserem-se em diferentes níveis. Suas inserções podem ser classificadas em profundas e superficiais.[75]

As inserções profundas ocorrem no tubérculo lateral da base da falange proximal e na superfície

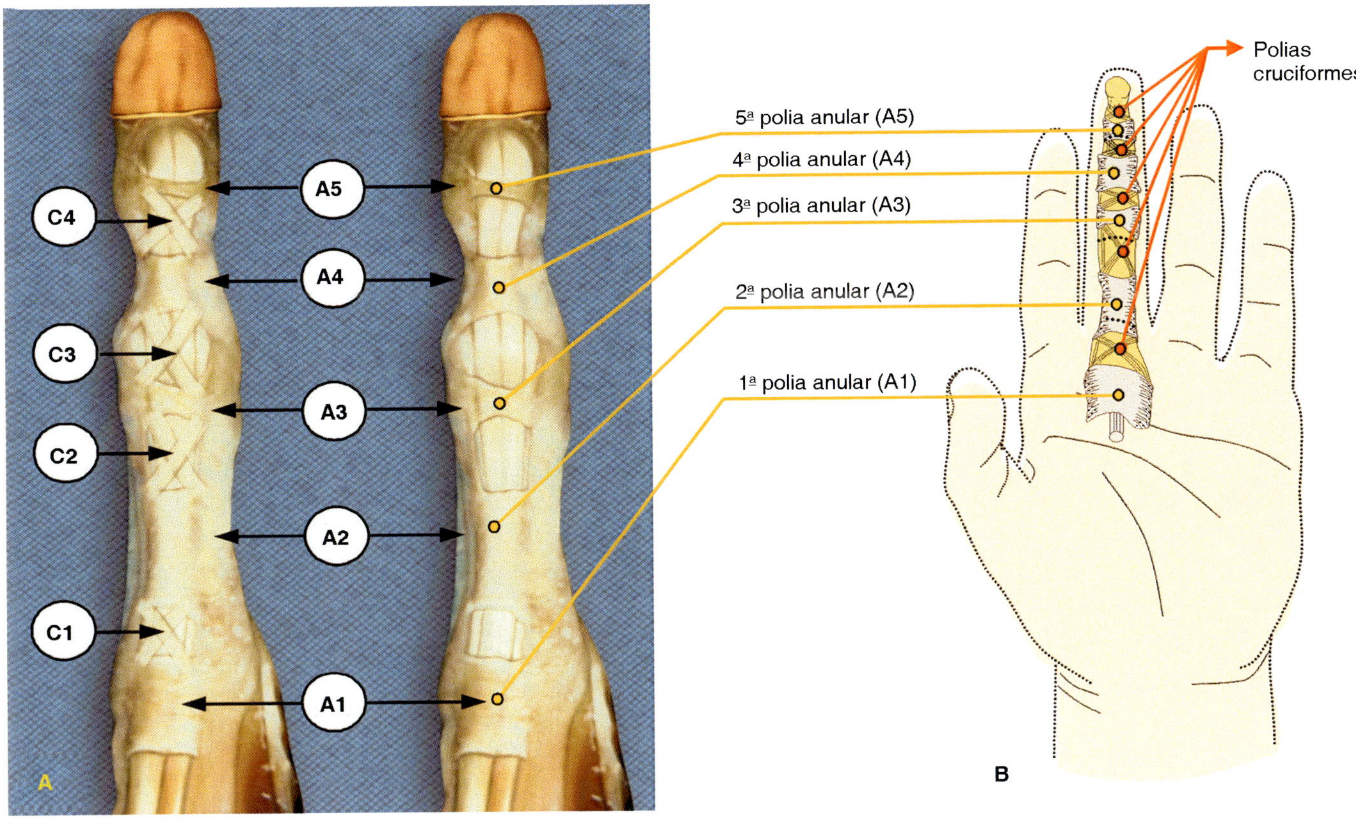

Figura 2.99A. Primeira polia anular **(A1)**; segunda polia anular **(A2)**; terceira polia anular **(A3)**; quarta polia anular **(A4)**; quinta polia anular **(A5)**; polias cruciformes **(C1, C2, C3, C4)**. Na figura à direita, as polias cruciformes foram removidas. **B.** Esquema mostrando as polias anulares e cruciformes.

ventral da cápsula (placa volar) das articulações MF[18] (Figuras 2.103 e 2.104).

Com exceção do terceiro, todos os interósseos dorsais e o abdutor do dedo mínimo apresentam inserção óssea no tubérculo da base da falange proximal, e todos, sem exceção, apresentam inserção capsular na placa volar desta articulação (Figura 2.103). Porém, os três interósseos palmares e o terceiro interósseo dorsal apresentam apenas a inserção capsular[24] ao nível desta articulação (Figura 2.104). Através dessas inserções profundas, fazem abdução dos dedos (afastam-nos), pela ação dos interósseos

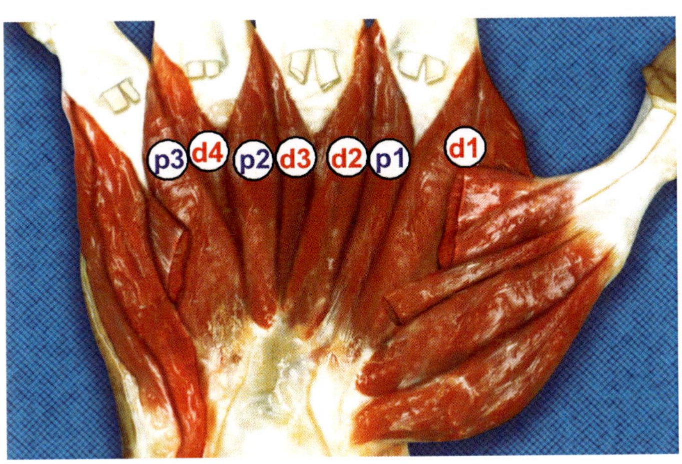

Figura 2.100 Músculos interósseos: primeiro interósseo dorsal **(d1)**; segundo interósseo dorsal **(d2)**; terceiro interósseo dorsal **(d3)**; quarto interósseo dorsal **(d4)**; primeiro interósseo palmar **(p1)**; segundo interósseo palmar **(p2)**; terceiro interósseo palmar **(p3)**.

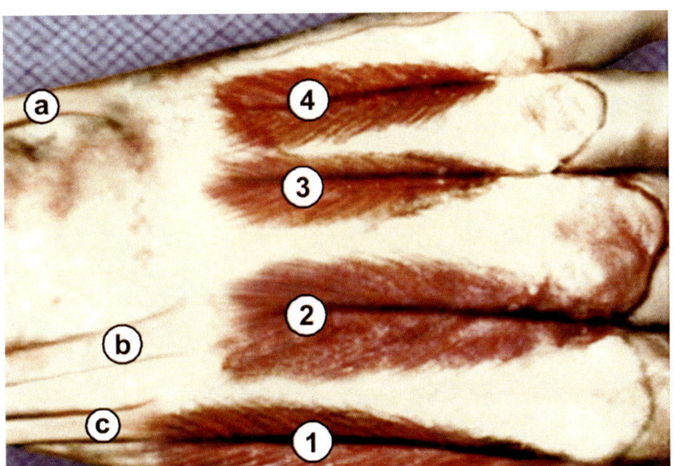

Figura 2.101 Aspecto posterior dos quatro músculos interósseos dorsais (dorso da mão) **(1, 2, 3 e 4)**. Inserção do tendão extensor ulnar do carpo **(a)**. Inserção dos tendões extensores radiais longo **(c)** e curto **(b)** do carpo.

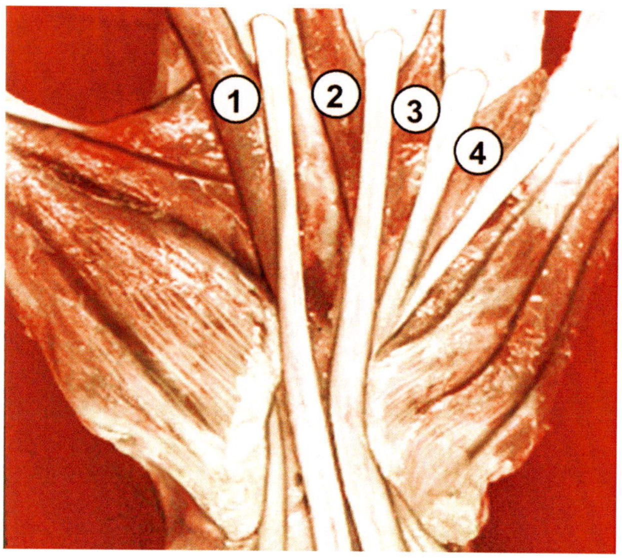

Figura 2.102 O primeiro e o segundo músculo lumbrical **(1** e **2)** originam-se da borda radial dos tendões dos músculos flexores profundos do indicador e do médio. O terceiro **(3)** e o quarto **(4)** são músculos bipenados e originam-se das bordas adjacentes dos tendões flexores entre os quais eles se localizam.

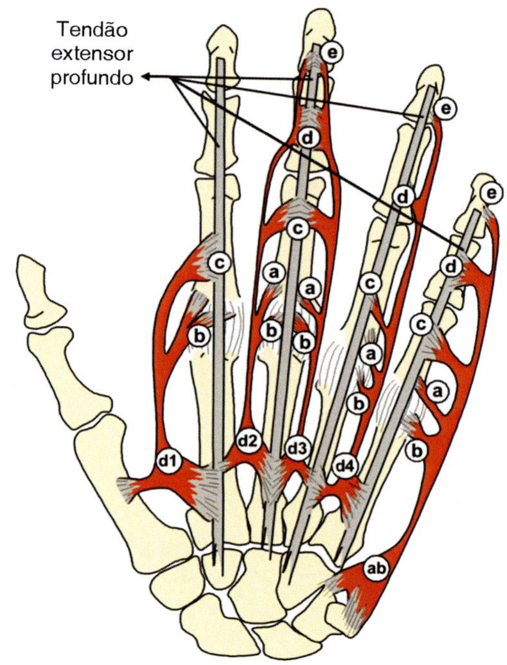

Figura 2.103 Músculos interósseos dorsais e abdutor do dedo mínimo: primeiro interósseo dorsal **(d1)**; segundo interósseo dorsal **(d2)**; terceiro interósseo dorsal **(d3)**; quarto interósseo dorsal **(d4)**; abdutor do dedo mínimo **(ab)**. Inserções profundas: inserção profunda no tubérculo lateral da base da falange proximal **(a)**; inserção profunda na face ventral da cápsula das articulações MF; **(b)** Inserções superficiais: fibras transversas da aponeurose dos interósseos **(c)**; fibras oblíquas proximais **(d)**; fibras oblíquas distais da aponeurose dos interósseos **(e)**.

dorsais, e a adução (aproximam-nos), pela ação dos interósseos palmares.

O primeiro interósseo dorsal não só é o mais volumoso deles, como também a maioria de suas fibras está voltada para sua inserção na base da falange proximal (Figura 2.103), o que permite ao indicador resistir à forte pressão lateral do polegar.[24]

Os movimentos de adução e abdução dos dedos são usados como teste de avaliação motora do nervo ulnar, porém é preciso lembrar que o tendão do extensor próprio do indicador, que se situa do lado ulnar em relação ao tendão do extensor comum dos dedos, pode provocar certa adução do indicador, aproximando-o do dedo médio, o mesmo ocorrendo com o extensor próprio do mínimo, que pode afastar o dedo mínimo do anular (Figuras 2.80 e 2.83). Portanto, os sinais de maior fidelidade na avaliação da paralisia dos interósseos são a incapacidade de aproximar entre si os três últimos dedos ou, então, a impossibilidade de realizar movimentos de desvio radial e ulnar com o dedo médio.[52,76] Os interósseos têm também a função de evitar o deslocamento dorsal da falange proximal, principalmente através das inserções na placa volar que, sendo bem anteriores ao eixo da articulação MF, bloqueiam o deslocamento dorsal da falange proximal. E, finalmente, o movimento de rotação axial digital, provocado pelos interósseos, principalmente por suas inserções profundas, é de grande importância para adaptar os dedos ao contorno e à forma dos objetos, de modo a permitir que as superfícies palmar e digital façam o melhor contato possível com o objeto a ser apreendido (Figura 2.105). Uma vez conseguida essa preensão ótima, os flexores extrínsecos podem exercer seu poder com o máximo efeito.[76]

As inserções superficiais formam a aponeurose dos interósseos e inserem-se em níveis diferentes (Figuras 2.92, 2.103 e 2.104):

a. Ao nível da articulação MF e da base da falange proximal, formam-se as fibras transversas da aponeurose interóssea, que se inserem no tendão extensor. Situam-se superficialmente e paralelas à cinta sagital, fundindo-se com esta ao nível do dorso do dedo e inserindo-se no tendão extensor ao nível da falange proximal. Através desta inserção, fazem a flexão das MF (Figura 2.106*A*).
b. As fibras oblíquas proximais da aponeurose interóssea fundem-se com a cinta central do tendão extensor e com o tendão do músculo lumbrical, formando o conjunto medial do aparelho extensor, e inserem-se na base da falange média. Do lado ulnar, fundem-se apenas com o feixe central do ten-

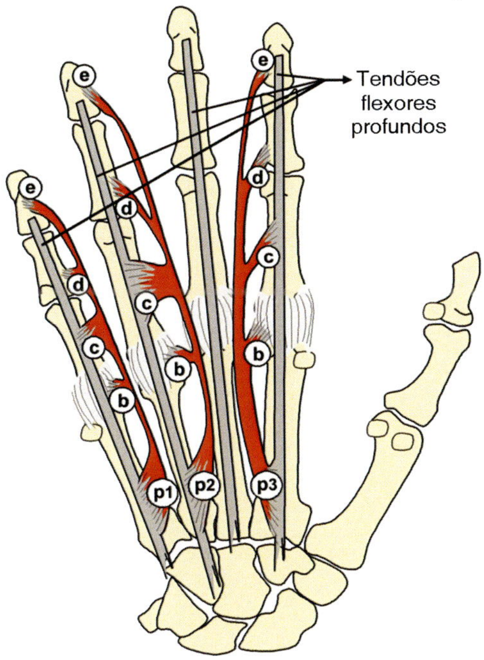

Figura 2.104 Músculos interósseos palmares: primeiro interósseo palmar **(P1)**; segundo interósseo palmar **(P2)**; terceiro interósseo palmar **(P3)**. Inserções profundas: inserção profunda na face ventral da cápsula das articulações MF **(b)**. Inserções superficiais: fibras transversas da aponeurose dos interósseos **(c)**; fibras oblíquas proximais **(d)**; fibras oblíquas distais **(e)**.

dão extensor, pois os lumbricais só existem do lado radial de cada dedo. Fazem extensão da articulação IFP (Figura 2.106*B*).

c. As fibras oblíquas distais da aponeurose interóssea fundem-se do lado radial de cada dedo, com a cinta lateral do tendão extensor e com o tendão do músculo lumbrical, formando o conjunto lateral do aparelho extensor, e inserem-se na base da falange distal. Do lado ulnar, fundem-se apenas com a cinta lateral do tendão extensor. Estendem a articulação IFD (Figura 2.106C).

O primeiro interósseo dorsal não tem inserção na base das falanges média e distal. Portanto, no lado radial do indicador, o interósseo não participa da for-

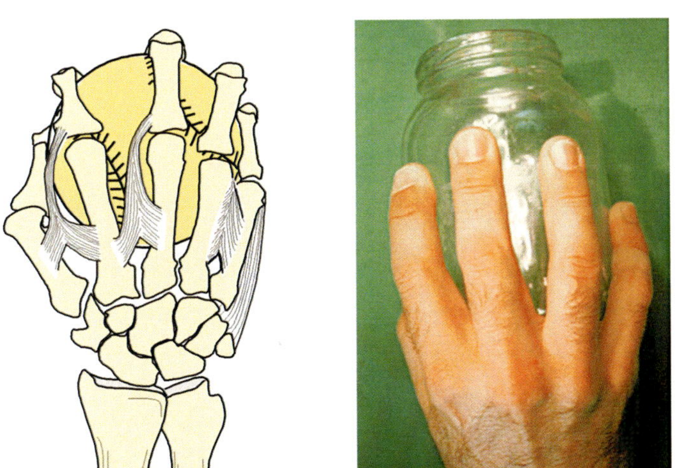

Figura 2.105 O movimento de rotação axial dos dedos, pela ação dos músculos interósseos, através de suas inserções profundas, é de grande importância para adaptar os dedos ao contorno e à forma dos objetos a serem apreendidos.

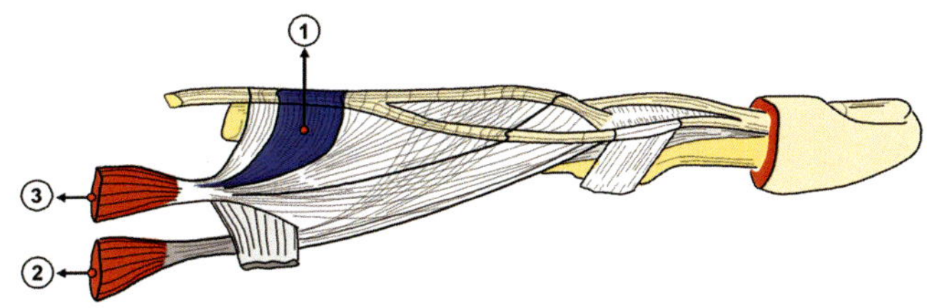

Figura 2.106A. Fibras transversas da aponeurose dos interósseos (destacadas em azul) **(1).** Através destas, a articulação MF é fletida. Músculos lumbricais **(2)**; músculos interósseos **(3)**.

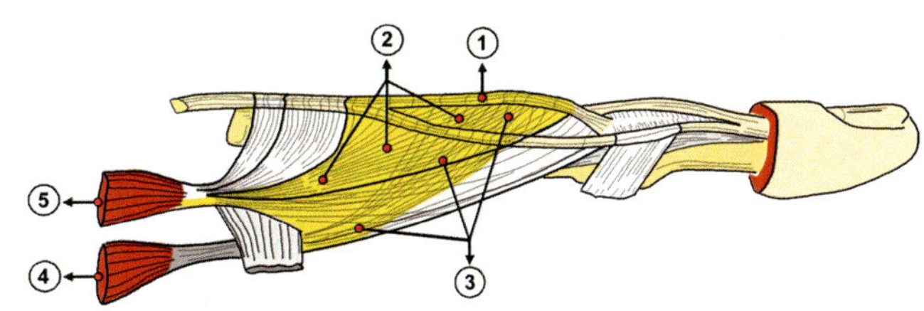

Figura 2.106B. Conjunto medial do aparelho extensor (destacado em amarelo). É formado, do lado radial do dedo, pela fusão da cinta central do tendão extensor **(1)** com as fibras oblíquas proximais da aponeurose dos interósseos **(2)** e com as fibras provenientes do tendão do músculo lumbrical **(3)**. Do lado ulnar, o músculo lumbrical não participa da formação do conjunto medial. Através deste, a articulação IFP é estendida. Músculo lumbrical **(4)**; músculo interósseo **(5)**.

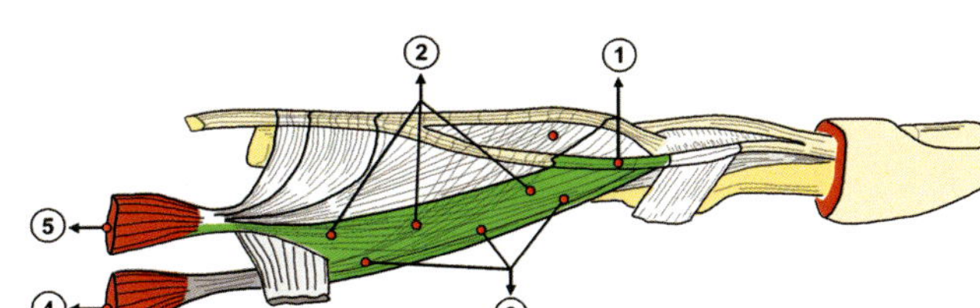

Figura 2.106C. Conjunto lateral do aparelho extensor (destacado em verde). É formado, do lado radial do dedo, pela fusão da cinta lateral do tendão extensor **(1)** com as fibras oblíquas distais da aponeurose dos interósseos **(2)** e com as fibras provenientes do tendão do músculo lumbrical **(3)**. Do lado ulnar, o músculo lumbrical não participa da formação do conjunto lateral. Através deste, a articulação IFD é estendida. Músculo lumbrical **(4)**; músculo interósseo **(5)**.

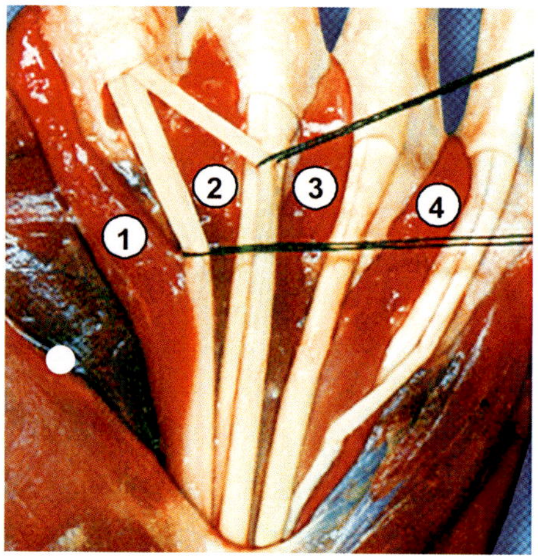

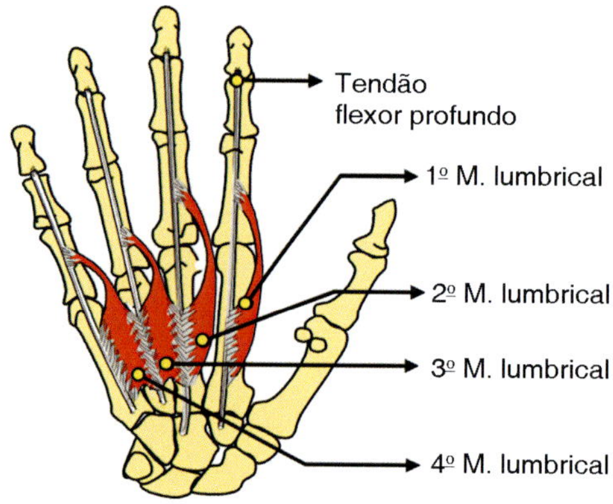

Figura 2.107 O primeiro **(1)** e o segundo **(2)** músculo lumbrical originam-se da borda radial dos tendões dos músculos flexores profundos do indicador e do médio. O terceiro **(3)** e o quarto **(4)** são músculos bipenados e originam-se das bordas adjacentes dos tendões flexores entre os quais se localizam.

mação dos conjuntos medial e lateral do aparelho extensor[24] (Figura 2.103).

Músculos lumbricais

São em número de quatro. O primeiro e o segundo são músculos fusiformes e originam-se da borda radial dos tendões dos músculos flexores profundos do indicador e do médio. O terceiro e o quarto são músculos bipenados e originam-se das bordas adjacentes dos tendões flexores entre os quais eles se localizam. Desse modo, unem os flexores profundos dos dedos médio, anular e mínimo na palma da mão (Figura 2.107).

O tendão do músculo lumbrical passa ventralmente ao ligamento intermetacarpiano transverso e une-se, do lado radial de cada dedo, com as fibras oblíquas proximais da aponeurose interóssea e a cinta central do tendão extensor, formando o conjunto medial do aparelho extensor, e com as fibras oblíquas distais da aponeurose interóssea e a cinta lateral do tendão extensor, formando o conjunto lateral do aparelho extensor (Figura 2.106). Portanto, os lumbricais unem os tendões flexores profundos ao aparelho extensor, sendo os únicos músculos esqueléticos que não têm inserção óssea.[76] Pelas suas inserções através do aparelho extensor na base das falanges média e distal, os lumbricais têm a função de colocá-las em extensão, independente da posição das articulações MF, ao contrário dos interósseos, que só estendem as falanges média e distal quando as articulações MF estão em extensão (Figura 2.108*F* a *G*). Pela sua posição ventral ao eixo da articulação MF, inclusive com ângulo de acesso maior do que o dos interósseos (Figuras 2.92 e 2.106), os lumbricais deveriam fletir as mesmas, porém estudos anatômicos[75] e eletromiográficos[77,78] mostram que os lumbricais não se contraem durante a flexão da articulação MF. No entanto, é inegável sua função na estabilização dessa articulação, e isto pode ser observado na paralisia isolada do nervo ulnar, em que todos os interósseos estão paralisados, assim como os músculos lumbricais que atuam sobre o anular e o mínimo, e a deformidade em garra só ocorre nestes (Figura 2.109). Nos dedos indicador e médio, os lumbricais que têm inervação do mediano evitam a hiperextensão das MF, e a deformidade em garra não ocorre nos mesmos (Figura 2.109). A abundância de receptores proprioceptivos dos lumbricais, descrita por alguns autores,[4,79] indica que estes possivelmente tenham a ação de controlar a tensão entre os sistemas flexor e extensor e na coordenação dos delicados movimentos digitais, porém esta função ainda é muito discutida.[76]

A Figura 2.108 e o Quadro 2.1 mostram as ações isoladas e combinadas dos músculos extrínsecos e intrínsecos em relação à extensão dos dedos.

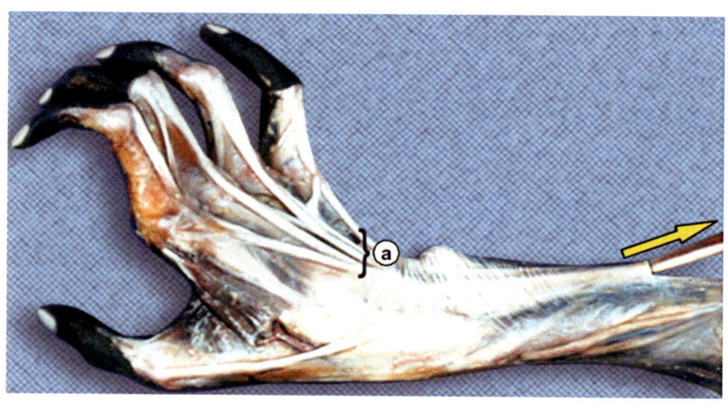

Figura 2.108A. Em sua contração isolada, os músculos extensores digitais extrínsecos **(a)** esgotam toda a sua força na articulação MF, levando-a à hiperextensão.

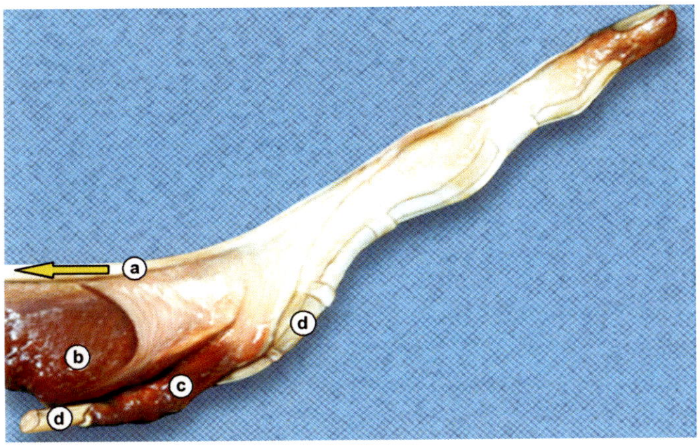

Figura 2.108B. No entanto, se seccionarmos os tendões flexores superficial e profundo **(d)**, além da hiperextensão das MF, os músculos extensores digitais extrínsecos **(a)** estendem também as IF. Músculo interósseo **(b)**; músculo lumbrical **(c)**.

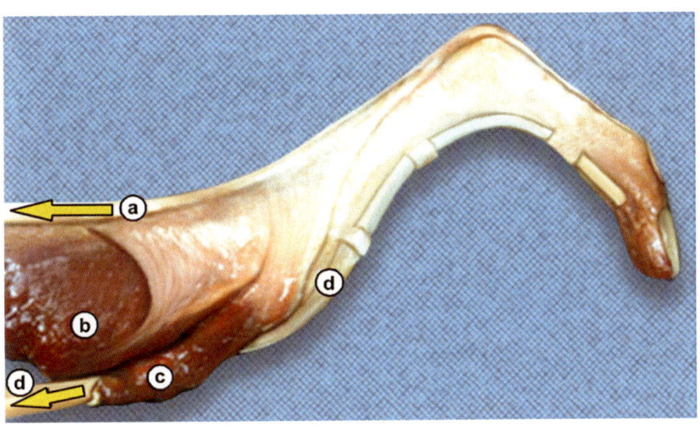

Figura 2.108C. A tração sobre os tendões extensores **(a)** e flexores **(d)**, com os músculos intrínsecos **(b, c)** relaxados, leva à hiperextensão da articulação MF e à flexão das IF (dedo em garra).

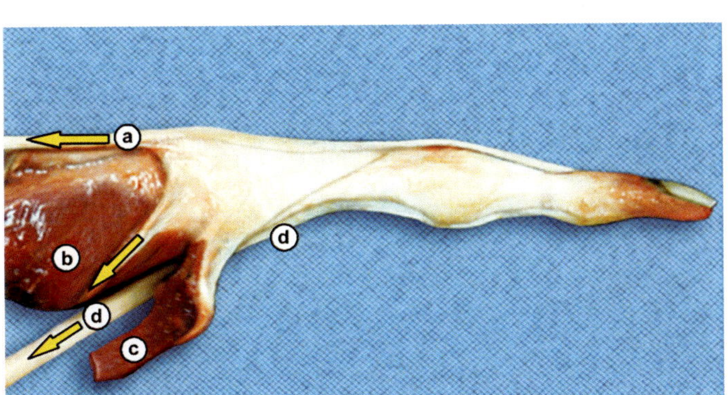

Figura 2.108D. Se tracionarmos também o músculo interósseo **(b)**, além dos extensores **(a)** e flexores **(d)**, ocorre correção da deformidade em garra, ou seja, corrige-se a hiperextensão da MF e estendem-se as IF. Músculo lumbrical relaxado **(c)**.

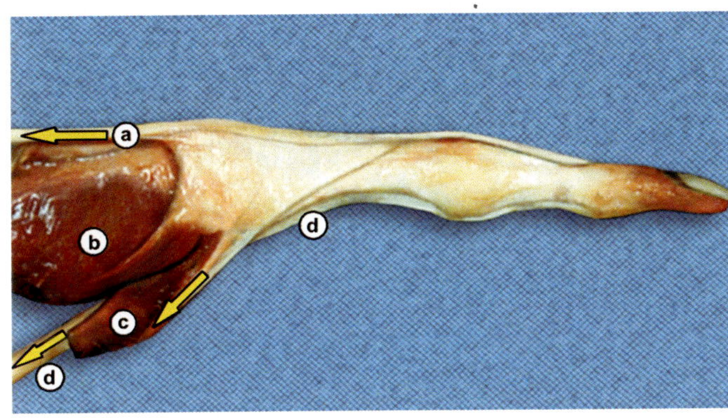

Figura 2.108E. Se, em vez do interósseo **(b)**, tracionarmos o lumbrical **(c)**, mantendo a tração sobre os flexores **(d)** e os extensores **(a)**, da mesma forma acontecerá a correção da deformidade em garra digital.

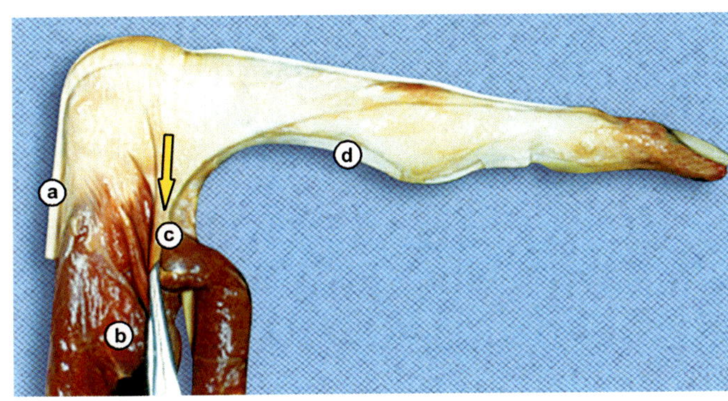

Figura 2.108F. A tração seletiva apenas sobre o músculo lumbrical **(c)**, estando a articulação MF em flexão, provoca a extensão das articulações IFP e IFD. Tendão extensor **(a)**; tendões flexores **(d)**; interósseo **(b)**.

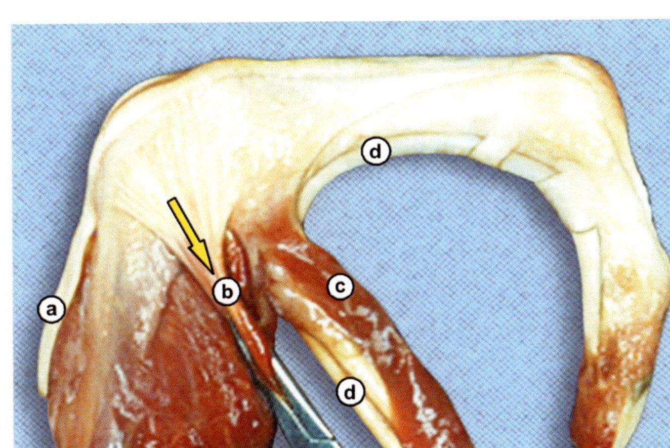

Figura 2.108G. A tração seletiva apenas sobre o músculo interósseo **(b)**, estando a articulação MF em flexão, não estende as articulações IF. Tendão extensor **(a)**; tendões flexores **(d)**; músculo lumbrical **(c)**.

Quadro 2.1 Movimentos conseqüentes a trações seletivas dos músculos flexores, extensores e intrínsecos (interósseos e lumbricais)

Músculos acionados	Resultado
a) Extensores	Hiperextensão MF
b) Extensores + secção dos flexores	Hiperextensão MF + IFP + IFD
c) Extensores + flexores + secção de intrínsecos	Hiperextensão MF + IFP + IFD (dedo em garra)
d) Extensores + flexores + interósseos	Correção da garra
e) Extensores + flexores + lumbricais	Correção da garra
f) Lumbrical com MF fletida	Extensão IFP + IFD
g) Interósseos com MF fletida	Não ocorre IFP nem IFD

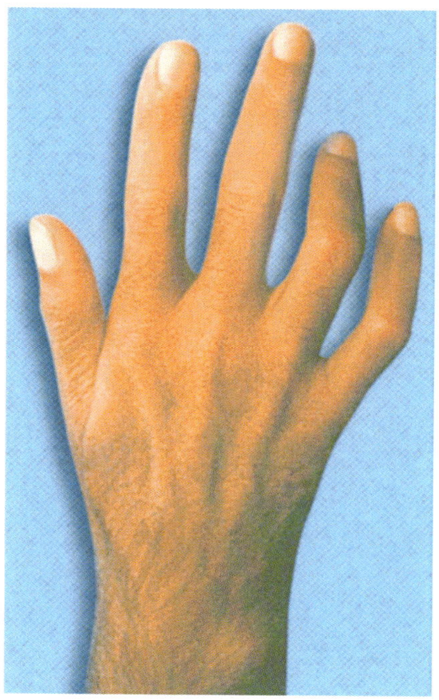

Figura 2.109 Demonstração clínica da função estabilizadora que os lumbricais exercem nos dedos indicador e médio na paralisia do nervo ulnar, evitando a deformidade em garra nestes dedos.

Ligamento retinacular

É importante destacar a função das porções oblíqua e transversa do ligamento retinacular que estabiliza o aparelho extensor, sendo fundamental no mecanismo de flexoextensão digital[24,80,81](Figuras 2.91 e 2.110).

A porção transversa do ligamento retinacular prende-se ventralmente por algumas de suas fibras à cápsula articular da articulação IFP e continua com as polias flexoras digitais (Figura 2.110). Dorsalmente, une-se ao conjunto lateral do aparelho extensor e continua na face dorsal com o ligamento triangular (Figura 2.112). Este se situa entre os dois conjuntos laterais do aparelho extensor, e sua função é evitar a excessiva migração ventral do mesmo durante a flexão digital. A porção transversa do ligamento retinacular tem a função inversa ao ligamento triangular, pois impede o excessivo deslocamento dorsal do conjunto lateral do aparelho extensor. O desequilíbrio de forças entre esses ligamentos leva à deformidade "em botoeira", quando predominam as fibras transversas do ligamento retinacular, e à deformidade em "pescoço de cisne", quando predomina o ligamento triangular (Figuras 2.113 e 2.114).

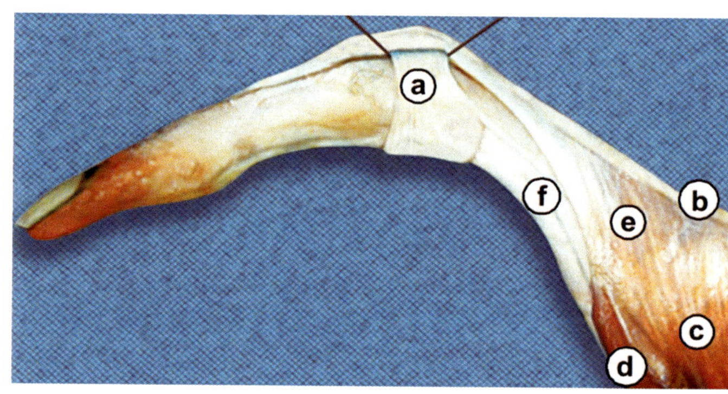

Figura 2.110 Porção transversa do ligamento retinacular **(a)**; tendão extensor **(b)**; conjunto lateral do aparelho extensor **(e)**; músculo interósseo com sua aponeurose **(c)**; músculo lumbrical **(d)**; tendões flexores **(f)**.

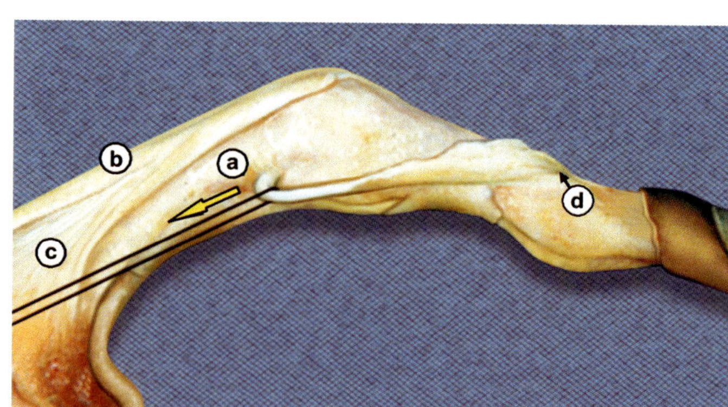

Figura 2.111 Porção oblíqua do ligamento retinacular (bastante desenvolvida) **(a)**; tendão extensor **(b)**; aponeurose do interósseo **(c)**; inserção da porção oblíqua do ligamento retinacular na base da falange distal **(d)**.

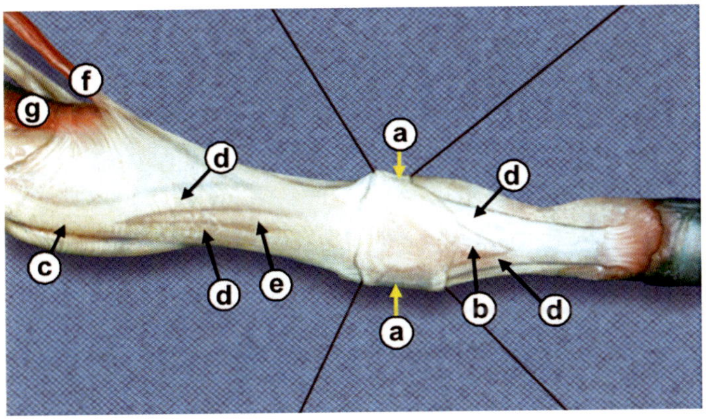

Figura 2.112 Porções transversas do ligamento retinacular **(a)** dos lados radial e ulnar do dedo médio direito, unindo-se dorsalmente ao conjunto lateral do aparelho extensor; ligamento triangular **(b)**; tendão extensor **(c)**; bandas laterais do tendão extensor **(d)**; cinta central do aparelho extensor inserindo-se na base da falange média **(e)**; tendão do músculo lumbrical **(f)**; segundo músculo interósseo dorsal **(g)**.

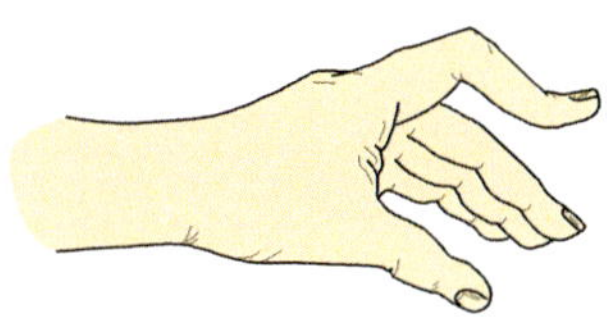

Figura 2.113 Dedo em botoeira: deformidade que surge quando predominam as fibras transversas do ligamento retinacular.

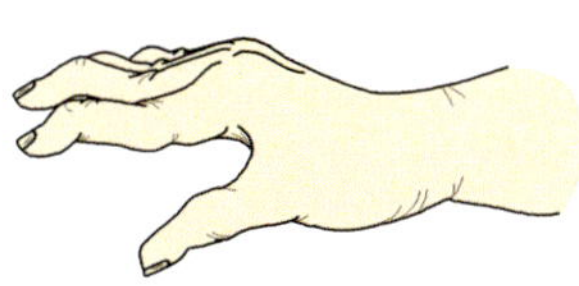

Figura 2.114 Dedos em pescoço de cisne: deformidade decorrente do predomínio do ligamento triangular.

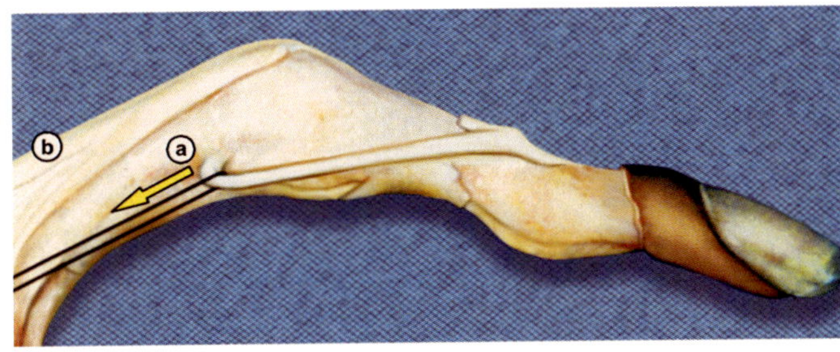

Figura 2.115 Quando a porção oblíqua do ligamento retinacular **(a)** é colocada em tensão, ela flete a articulação IFP e estende a IFD. Conjunto lateral do aparelho extensor **(b)**.

A porção oblíqua do ligamento retinacular é muito variável, não somente quanto às suas inserções proximal e distal, mas também quanto à sua espessura (Figuras 2.91 e 2.111). Pode, inclusive, estar ausente em um dos lados de um dedo. Na maioria das vezes, origina-se da face lateral da falange proximal e das polias flexoras digitais, podendo, algumas vezes, ter origem bastante atípica. Ao nível das articulações IF, está coberta pela porção transversa do ligamento retinacular, no qual se prendem algumas de suas fibras, e insere-se distalmente em local variável do conjunto lateral do aparelho extensor, podendo prolongar-se com este até sua inserção na falange distal (Figura 2.115). Embora se apresente de forma muito variável, seu trajeto é sempre ventral ao eixo da articulação IFP e dorsal em relação ao eixo da IFD. Trata-se, portanto, de uma estrutura passiva que tem importante efeito de tenodese. Quando a porção oblíqua do ligamento retinacular é colocada em tensão, ela flete a articulação IFP e estende a IFD (Figura 2.115).

MOVIMENTOS DAS ARTICULAÇÕES MF E IF DURANTE A FLEXOEXTENSÃO DIGITAL

Flexão digital

A flexão digital tem grande importância nas funções de diferentes formas de preensão, pois o fechamento progressivo das mãos permite-nos apanhar objetos de formas e volumes diferentes, identificando-os e segurando-os com a face palmar, que é a zona de grande capacidade discriminativa. Durante o mecanismo de flexão, a última articulação a fletir é a IFD, fato de grande importância nos mecanismos de pinça, pois permite oferecer a face palmar das falanges distais, que é de grande diferenciação sensorial, durante todo o decorrer da flexão.[24]

Estudos eletromiográficos[77,78] mostram que o músculo flexor profundo é o único que se contrai no início da flexão, movendo a falange distal, porém ela é contida pela tensão do ligamento retinacular oblíquo, que passa dorsalmente ao eixo da articulação IFD e ventralmente ao eixo da IFP (Figuras 2.111 e 2.115). Nessas condições, o flexor profundo transfere seu efeito flexor para a IFP, iniciando sua flexão. A tensão no ligamento retinacular oblíquo, que passa ventralmente à articulação IFP, também auxilia o início da sua flexão. A flexão da articulação IFP relaxa o ligamento retinacular oblíquo, e a falange distal pode mover-se em flexão, porém, durante toda a excursão do movimento de flexão, a articulação IFP está sempre mais fletida que a IFD[24] (Figura 2.116). A flexão ativa da IFP coloca em tensão os tendões dos músculos interósseos e lumbricais. A contração do músculo flexor profundo traciona os lumbricais proximalmente, aumentando a tensão neste músculo. Os tendões dos interósseos e lumbricais passam ventralmente ao eixo das articulações MF, e o aumento de tensão neles inicia a flexão destas articulações. Com a flexão das MF, os tendões extensores deslizam distalmente, as fibras transversas da aponeurose interóssea ficam sobre o dorso da primeira falange (Figura 2.108*F* e *G*), e a contração dos músculos interósseos completa a flexão destas articulações. Os interósseos contraem-se fortemente na flexão contra resistência, e é por isso que na paralisia deles a preensão de força (Figura 2.154) fica muito prejudicada. Durante a flexão das MF, os lumbricais atuam apenas pela sua resistência elástica, provocada por forças em sentido contrário durante o início da flexão, pois estudos eletromiográficos[77] não mostram contração dos mesmos durante todo o mecanismo de flexão dessas articulações. É interessante salientar que na paralisia dos músculos interósseos e lumbricais, que ocorre nas lesões do nervo ulnar ou nas associadas dos nervos mediano e ulnar, esses músculos perdem sua resistência elástica, não conseguindo iniciar a flexão das articulações MF. Neste caso, a flexão destas é iniciada pelos flexores extrínsecos somente quando completada a flexão das articulações IF. Portanto, não ocorre a flexão sinérgica normal, a articulação IFD flete antes que a MF, e isso prejudica os mecanismos de pinça com o polegar, pois esses dedos não oferecem a face palmar da falange distal para se opor ao polegar, e sim sua extremidade ungueal.[80] Este fato pode ser facilmente observado na pinça policidigital com os dedos anular e mínimo, nas paralisias do nervo ulnar (Figura 2.117), e com todos os dedos, nas lesões associadas dos nervos mediano e ulnar.

É muito importante o papel dos tendões extensores no mecanismo de flexão digital. A excursão dos tendões extensores é menor que a dos flexores, o que poderia bloquear a flexão digital após certo limite, por efeito de contenção dos tendões extensores. Porém, a migração dorsolateral das cintas laterais do tendão extensor, pela ação da porção transversa do ligamento retinacular, provoca um alongamento relativo de 3 a 4mm do sistema extensor e permite a flexão completa dos dedos.[24]

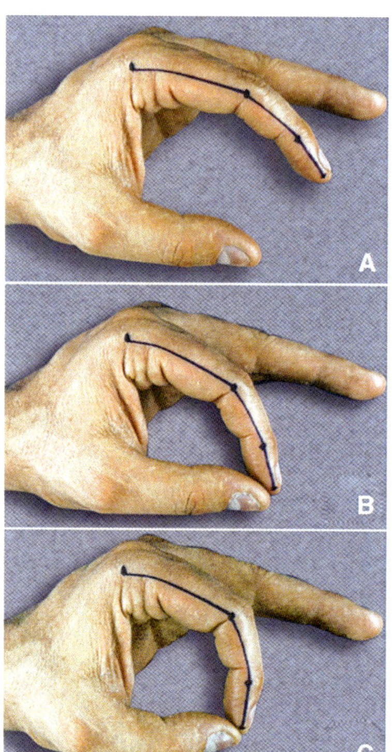

Figura 2.116A a **C.** Durante toda excursão do movimento, a articulação IFP está sempre mais fletida do que a distal.

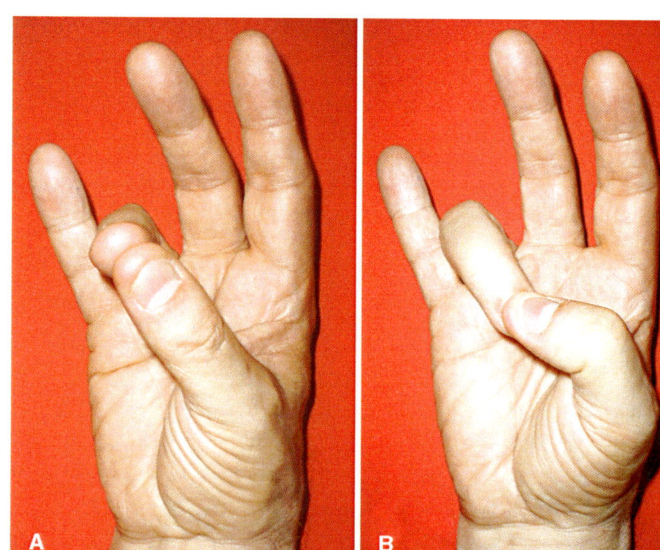

Figura 2.117A. A flexão sinérgica normal faz com que os dedos ofereçam a sua superfície palmar para se opor ao polegar. **B.** Na paralisia dos músculos intrínsecos não ocorre a flexão sinérgica normal, e o polegar toca contra a superfície ungueal do dedo anular, prejudicando a função preensora.

Extensão digital

Em condições normais, as articulações MF são as primeiras a iniciar a extensão.[24] A contração dos extensores extrínsecos traciona as cintas sagitais e a aponeurose interóssea proximalmente (Figura 2.108*B* e *C*). Porém, as cintas sagitais, por estarem presas na face ventral do núcleo de força, limitam o deslizamento proximal dos extensores.

Estudos anatômicos[11,24,76,80] e eletromiográficos[77,78] demonstram que, em sua contração isolada, os extensores extrínsecos esgotam toda sua força na extensão das MF, levando-as à hiperextensão (Figura 2.108*A*). Há, portanto, a necessidade da ação combinada dos músculos intrínsecos, que bloqueiam a hiperextensão das MF, fazendo com que parte da força dos extensores extrínsecos possa ser transmitida às articulações IF. Essa ação bloqueadora da hiperextensão pode ser verificada em preparações anatômicas através de trações musculares seletivas (Figura 2.108*D* e *E*). Pode também ser verificada na prática, tanto pelos interósseos como pelos lumbricais, pois, na paralisia do nervo ulnar, os dois lumbricais radiais bloqueiam a hiperextensão, impedindo a deformidade em garra dos dedos indicador e médio (Figura 2.109). Na paralisia do mediano, os interósseos bloqueiam a hiperextensão das MF de todos os dedos, e a deformidade em garra não ocorre (Figura 2.118).

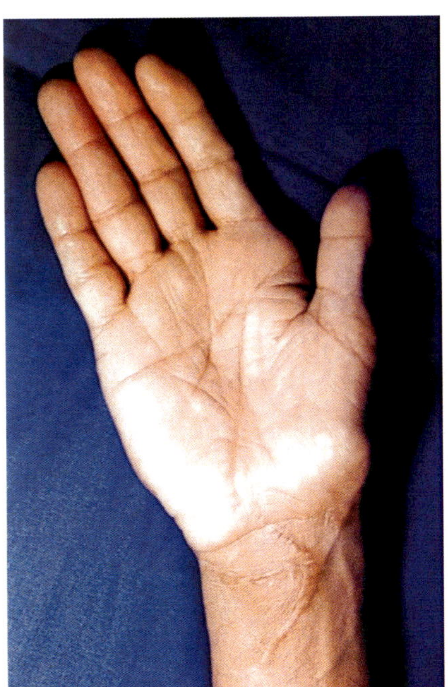

Figura 2.118 A ação bloqueadora da hiperextensão pela ação dos interósseos pode ser verificada clinicamente na lesão do nervo mediano, na qual não ocorre a garra, apesar da paralisia do nervo mediano.

Com o bloqueio da hiperextensão pela ação combinada dos intrínsecos, parte da força dos extensores é transmitida à cinta central do tendão extensor, que estende a articulação IFP; com isso ocorre a migração dorsomedial das cintas laterais, com conseqüente encurtamento relativo das mesmas, que estende a falange distal. Além disso, a extensão da IFP coloca em tensão o ligamento retinacular oblíquo, e este auxilia a extensão da IFD. Pode-se verificar, em dissecções cadavéricas, que a porção oblíqua do ligamento retinacular pode estender a IFD mesmo estando seccionando o conjunto lateral do aparelho extensor (Figura 2.115).

Os músculos interósseos e lumbricais, através de suas inserções no conjunto medial e lateral do aparelho extensor, estendem as articulações IFP e IFD[76,80] (Figura 2.106). Os lumbricais estendem essas articulações independente da posição das MF, enquanto os interósseos só estendem as articulações IF quando as MF estão estendidas (Figura 2.106*F* e *G*). No entanto, é possível a extensão das articulações IF, embora com menor força, mesmo na paralisia dos interósseos e lumbricais, desde que se evite a hiperextensão das MF por bloqueio mecânico[24] (manobra de Bouvier) (Figura 2.119).

Os procedimentos cirúrgicos, tanto estáticos (as capsuloplastias e tenodeses) como dinâmicos (transferências tendinosas), foram idealizados no sentido de bloquear a hiperextensão das MF para permitir a extensão das IF.

Movimentos do polegar

O polegar tem maior mobilidade, é mais curto e origina-se proximalmente aos outros dedos. Ele tem capacidade de projetar-se na frente do plano da palma da mão para se opor aos outros dedos[52] (Figura 2.120). Além de ser o dedo mais importante da mão, destaca-se pela grande liberdade de movimento do primeiro metacarpiano e pela riqueza de sua musculatura.

Os movimentos do polegar no plano anteroposterior serão chamados de antepulsão e retropulsão. Os termos adução e abdução serão usados para definir os movimentos no plano da palma da mão. Os termos flexão e extensão serão usados apenas para definir os movimentos das falanges do polegar. Será chamado de pronação-supinação o movimento de rotação do polegar em torno do seu próprio eixo. Durante a pronação, a polpa do polegar gira de modo a ficar voltada para a polpa dos outros dedos. Durante a supinação, ocorre o inverso[24,52,82] (Figura 2.121).

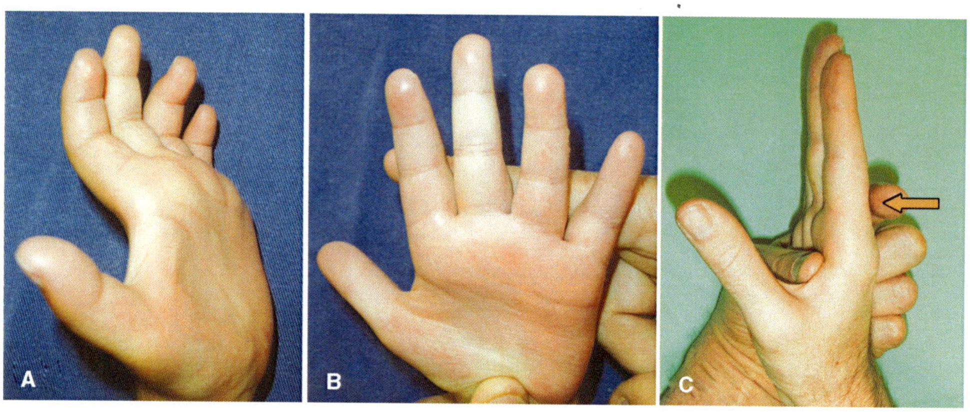

Figura 2.119A. Deformidade em garra medianoulnar em conseqüência da paralisia dos músculos intrínsecos (interósseos e lumbricais). **B.** Bloqueando-se a hiperextensão das articulações MF, é possível a extensão das articulações IF, mesmo diante da paralisia dos músculos intrínsecos (manobra de Bouvier); **C.** Mesmo procedimento de **B** em adulto com mão em garra.

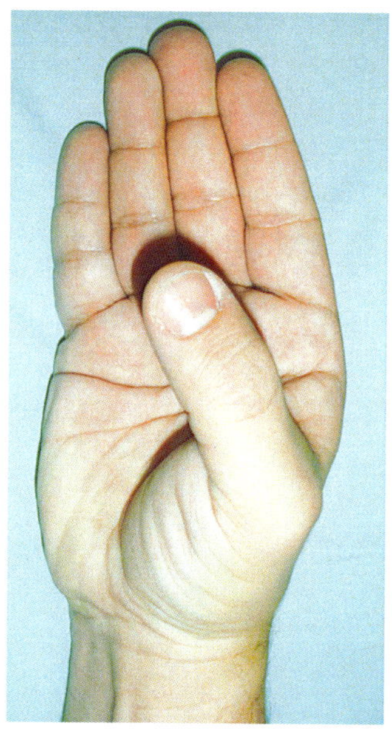

Figura 2.120 O polegar tem a capacidade de projetar-se na frente do plano da palma da mão para se opor aos outros dedos. É mais curto que estes e origina-se proximalmente em relação a eles.

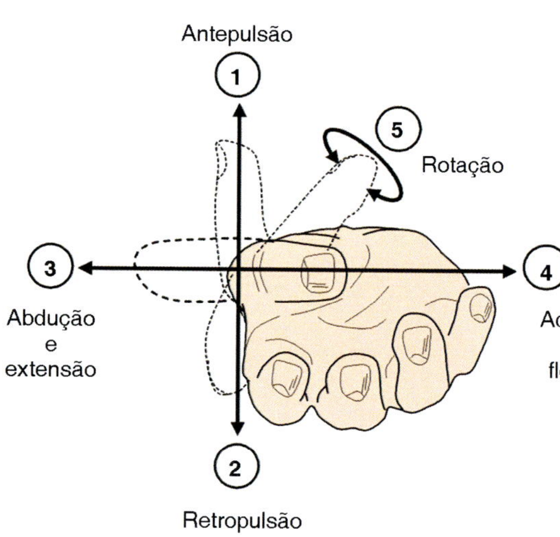

Figura 2.121 Antepulsão **(1)**; retropulsão **(2)**; abdução e extensão **(3)**; adução e flexão **(4)**; rotação **(5)**.

Articulações do polegar

O polegar tem grande amplitude de movimento. Existem três articulações responsáveis por sua mobilidade, as quais têm grau de liberdade que aumenta de distal para proximal.

Articulação interfalângica

Das três articulações, esta é a mais distal e a de menor importância. Por ser uma articulação do tipo troclear, apresenta apenas um grau de liberdade, sendo possível somente os movimentos de flexão e extensão; suas estruturas capsuloligamentares laterais proporcionam-lhe forte estabilidade lateral. A flexão da falange distal sobre a proximal aproxima-se de 90 graus, enquanto sua extensão é em torno de 10 graus, a qual pode ser bastante pronunciada em certos indivíduos com frouxidão das estruturas capsuloligamentares ventrais dessas articulações[3,83] (Figura 2.122).

Articulação metacarpofalângica

É a segunda articulação tanto em relação à importância como em termos de sua situação anatômica (Figura 2.122). Está formada pela superfície convexa da cabeça do primeiro metacarpiano e pela superfície côncava da cavidade glenóide da base da falange pro-

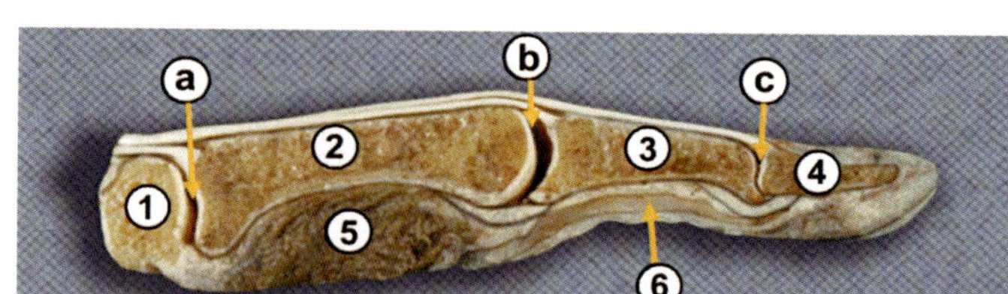

Figura 2.122 Cadeia osteoarticular do polegar: trapézio **(1)**; primeiro metacarpiano **(2)**; falange proximal **(3)**; falange distal **(4)**; primeiro músculo interósseo dorsal **(5)**; canal do tendão do músculo flexor longo do polegar **(6)**; articulação trapeziometacarpiana **(a)**; articulação MF **(b)**; articulação IF **(c)**.

ximal. A superfície articular da base da falange proximal continua anteriormente por uma fibrocartilagem que constitui a placa volar, que aumenta sua superfície articular. A articulação MF do polegar, que é do tipo condilar, apresenta, por definição, dois graus de liberdade, ou seja, permite movimentos em dois planos perpendiculares entre si. O movimento de flexoextensão tem menor amplitude do que o correspondente das articulações MF dos outros dedos, pois são formadas por uma cabeça metacarpiana menos arredondada e mais aplanada no sentido dorsopalmar, e apresenta dois sesamóides incluídos em sua placa volar. Os movimentos de adução (desvio ulnar) e abdução (desvio radial) são muito limitados mesmo em extensão, quando comparados com os das articulações MF dos outros dedos, sendo, no entanto, compensados pela grande mobilidade da articulação trapeziometacarpiana. Em conseqüência da flexibilidade de seu sistema capsuloligamentar, permite o movimento de rotação da base da falange proximal sobre a cabeça do metacarpiano, quando submetido à ação dos músculos tenares.[83]

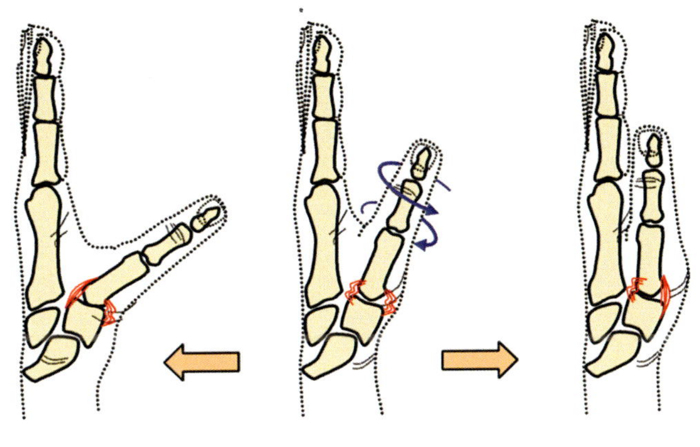

Figura 2.123 Em posição neutra **(A)**, as superfícies articulares da base do primeiro metacarpiano e do trapézio tocam-se apenas no centro da articulação, em conseqüência da desproporção entre a convexidade do primeiro metacarpiano e a concavidade do trapézio, e os ligamentos estão frouxos, sendo possível a rotação axial pela ação muscular. Quando o primeiro metacarpiano está em abdução **(B)** ou adução **(C)**, as superfícies articulares ficam harmônicas e as estruturas capsuloligamentares opostas se distendem e impedem a rotação.

Articulação carpometacarpiana

A articulação mais importante do polegar, situa-se entre a extremidade distal do trapézio e a base do primeiro metacarpiano (Figura 2.122). É uma articulação em sela: a superfície articular convexa do trapézio em sentido quase anteroposterior e côncava transversalmente articula-se com uma superfície articular análoga, porém inversa, da base do primeiro metacarpiano. O movimento dessa articulação realiza-se através de dois eixos principais: um eixo laterolateral, para antepulsão e retropulsão, e um eixo anteroposterior, para adução e abdução.

As superfícies articulares são mantidas em contato pelo tônus dos músculos e pelo sistema capsuloligamentar, que é suficientemente frouxo para permitir determinada mobilidade de rotação axial. O mecanismo de rotação axial ao nível dessa articulação é muito discutido, existindo diferentes teorias para explicá-lo.[24] Porém, de acordo com a maioria delas,[52,83] este terceiro grau de liberdade é possível pelo jogo mecânico existente na articulação, proporcionado não só pela elasticidade dos ligamentos, como pela forma irregular das superfícies articulares, que apresenta concavidade bastante atenuada do trapézio, em relação à convexidade da base do primeiro metacarpiano, de modo que, em posição intermediária, as superfícies articulares não estão em harmonia, podendo produzir o movimento de rotação axial. Quando o primeiro metacarpiano está em adução ou abdução, as superfícies articulares estão harmônicas e as estruturas capsuloligamentares opostas se distendem, não permitindo a rotação[3,83] (Figura 2.123).

Músculos do polegar

A riqueza muscular do polegar com relação aos outros dedos condiciona mobilidade superior e funções específicas deste dedo que permitem considerá-lo responsável por 50% do valor funcional total da mão.[53]

Músculos intrínsecos

Situados na região tenar e no primeiro espaço interósseo, estão relacionados com a fineza dos movimentos. Podem ser divididos em dois grupos:

a. Grupo tenar lateral.
b. Grupo tenar medial.

Grupo tenar lateral

Assim chamado porque se insere no lado radial do primeiro metacarpiano e da falange proximal (Figuras 2.124 e 2.128), é formado pelo abdutor curto, oponente e pelas cabeças superficial e profunda do flexor curto, que têm a função comum de colocar o polegar em antepulsão, adução e pronação, cada qual contribuindo em maior ou menor grau para que se executem esses movimentos.

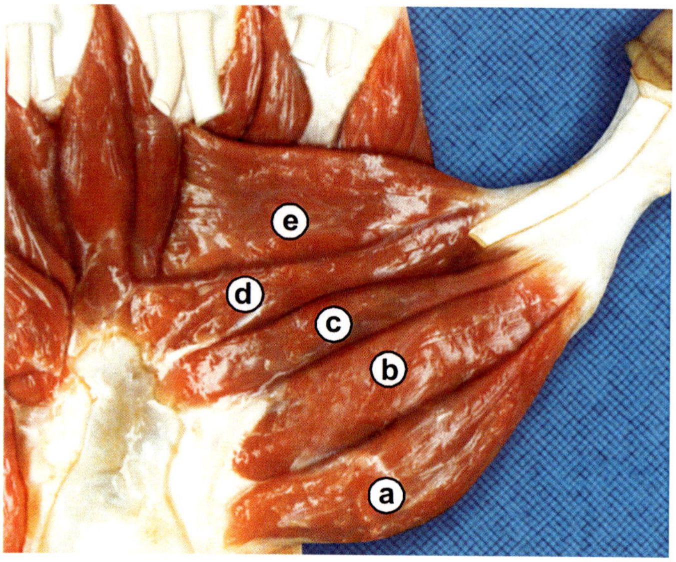

Figura 2.124 Músculo abdutor curto **(a)**; cabeça superficial do músculo flexor curto **(b)**; cabeça profunda do músculo flexor curto **(c)**; cabeça oblíqua do músculo adutor **(d)**; cabeça transversa do músculo adutor **(e)**.

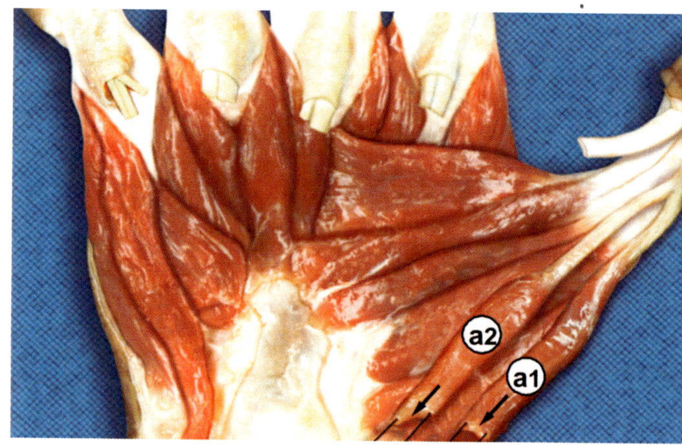

Figura 2.126 Variação anatômica do músculo abdutor curto, formado por duas cabeças musculares **(a1** e **a2)** completamente separadas.

Músculo abdutor curto

Este é o mais superficial da eminência tenar. Origina-se da metade lateral do ligamento transverso do carpo, do tubérculo do escafóide e da crista do trapézio, podendo originar-se também do tendão do músculo palmar longo (Figura 2.125) ou de um tendão acessório do músculo abdutor longo do polegar (Figura 2.126), ou de ambos. Insere-se através de um tendão aplanado no lado radial da base da falange proximal e na cápsula articular, e envia expansão que contorna o lado radial do polegar e fixa-se ao aparelho extensor do mesmo (Figura 2.134). Seu corpo muscular pode apresentar-se parcial ou completamente separado em duas cabeças (Figura 2.126). Neste caso, a cabeça medial insere-se na base da falange proximal e na cápsula articular da articulação MF, e a lateral, no aparelho extensor do polegar. Na posição de perfil, pode-se observar que esse músculo se localiza anteriormente à cadeia osteoarticular do polegar, o que lhe dá a capacidade de ter forte ação antepulsora do primeiro metacarpiano sobre o trapézio. Frontalmente, este músculo tem trajeto quase paralelo ao primeiro metacarpiano, localizando-se discretamente do lado medial em relação ao eixo deste, o que lhe confere discreta ação adutora. Pela localização já descrita, e por sua inserção na base da falange proximal, promove flexão e desvio radial desta sobre o metacarpiano e imprime-lhe movimento de rotação axial medial (pronação). Finalmente, por sua inserção na lâmina extensora (Figura 2.134), estende a falange distal sobre a proximal[53,84] (Figura 2.127).

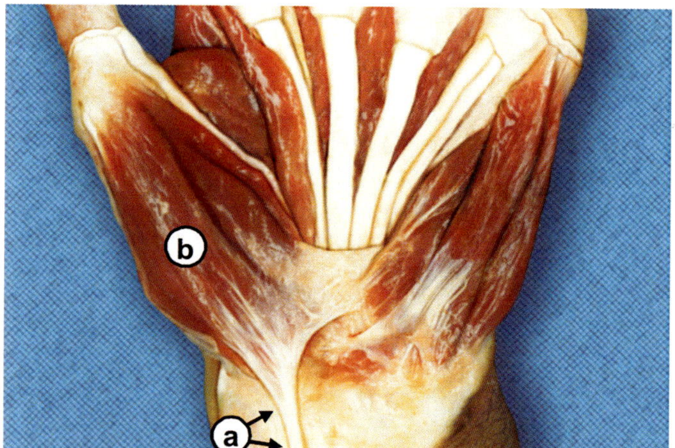

Figura 2.125 Músculo abdutor curto **(b)** com origem incomum no tendão do músculo palmar longo **(a)** (variação anatômica).

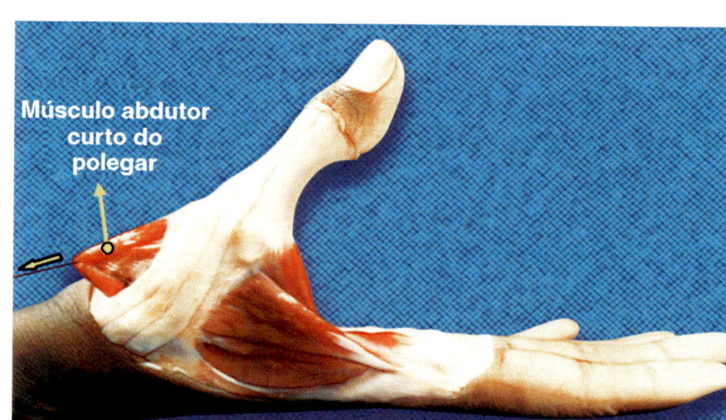

Figura 2.127 Tração sobre o músculo abdutor curto: forte ação antepulsora e discreta ação adutora, além de flexão, rotação medial e desvio lateral da falange proximal.

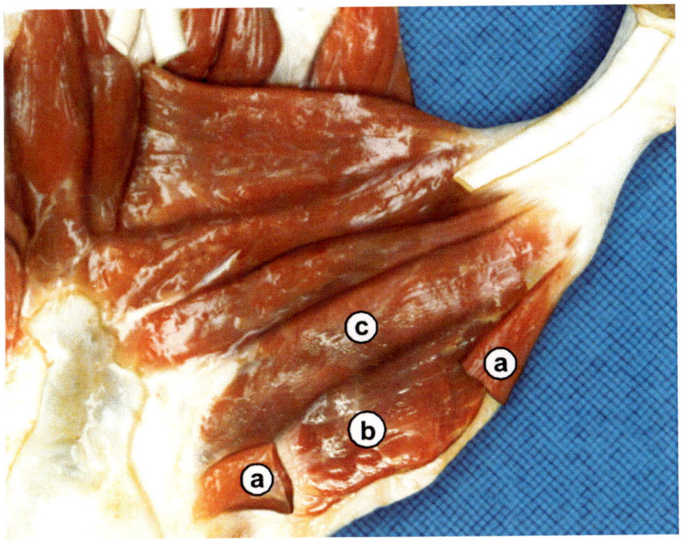

Figura 2.128 Músculo oponente do polegar **(b)**; cabeça superficial do músculo flexor curto **(c)**. O músculo abdutor curto **(a)** foi ressecado parcialmente para visualização do músculo oponente.

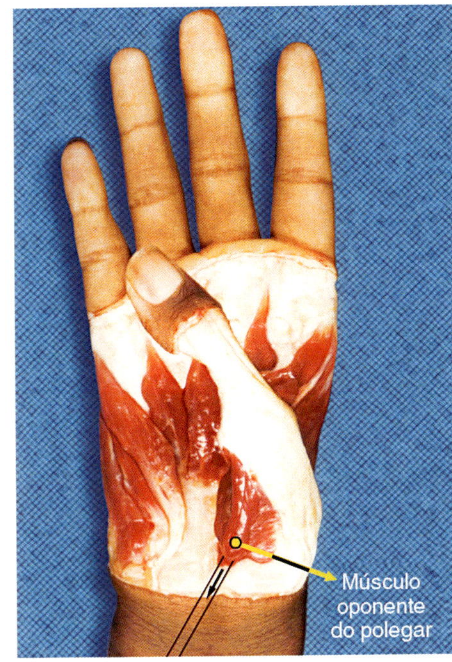

Figura 2.129 Tração sobre o músculo oponente do polegar: antepulsão, adução e pronação do primeiro metacarpiano.

Músculo oponente

Coberto pelo abdutor curto e parcialmente pela porção superficial do músculo flexor curto, origina-se da região anterolateral do retináculo dos flexores e da crista do trapézio, podendo originar-se também do tendão acessório do músculo abdutor longo do polegar.[53] Segue obliquamente em direção radial e distal para inserir-se em todo o comprimento da superfície anterolateral do primeiro metacarpiano (Figura 2.128). Tendo situação anterior e medial em relação ao metacarpiano, o músculo oponente o leva a antepulsão e adução, e pela inserção na superfície anterolateral do primeiro metacarpiano, promove a pronação deste sobre o trapézio (Figura 2.129).

Músculo flexor curto

Situa-se posterior e medialmente ao músculo abdutor curto, consistindo em duas cabeças de origem: a superficial e a profunda (Figura 2.124). A superficial origina-se na borda distal do ligamento transverso do carpo e da crista do trapézio; segue pela borda medial do músculo abdutor curto e insere-se no sesamóide radial, incluído na placa volar da articulação MF e na base da falange proximal do polegar. A cabeça profunda origina-se do trapezóide, capitato e ligamentos que unem estes ossos. Dirige-se distal e radialmente para unir-se à cabeça superficial, formando com ela um sulco por onde passa o tendão do músculo flexor longo do polegar, inserindo-se junto com a cabeça superficial na base da falange proximal. A cabeça profunda do músculo flexor curto pode faltar em 20% dos casos[15,53] (Figura 2.130). Por causa da localização e da tração seletiva, a cabeça superficial é mais antepulsora, e a profunda, mais adutora. O músculo, em conjunto, situa-se mais profunda e medialmente em re-

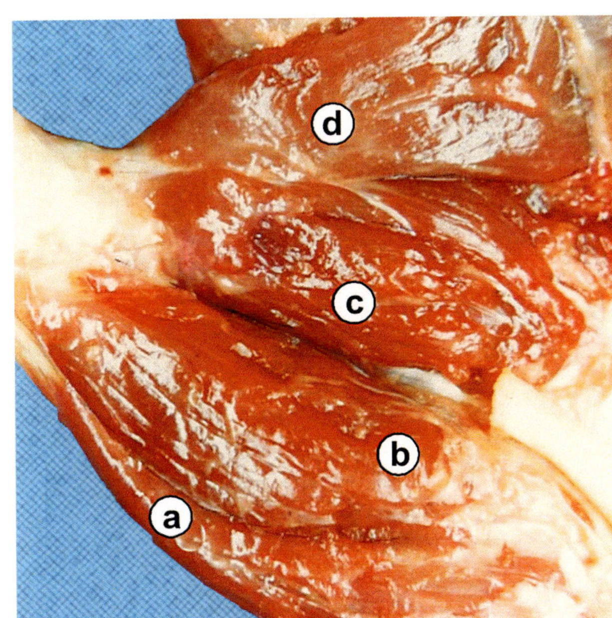

Figura 2.130 Ausência da cabeça profunda do músculo flexor curto. A cabeça superficial do flexor curto e a porção oblíqua do adutor estão mais desenvolvidas para compensar a ausência da cabeça superficial do flexor curto: músculo abdutor curto **(a)**; cabeça superficial do músculo flexor curto **(b)**; cabeça oblíqua do músculo adutor **(c)**; cabeça transversa do adutor **(d)**.

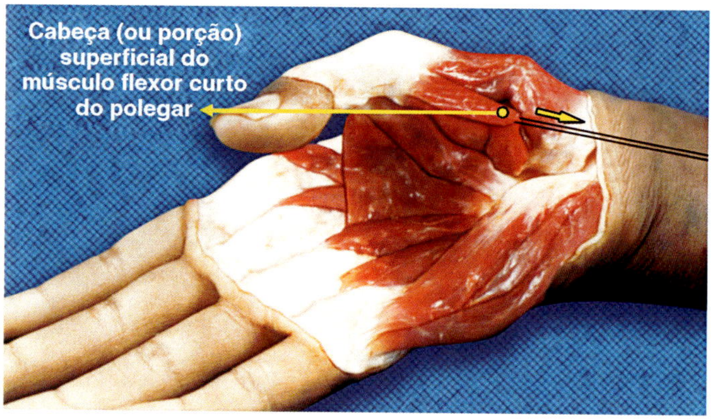

Figura 2.131A. Tração sobre a cabeça superficial do músculo flexor curto – maior ação antepulsora do que adutora, em relação à cabeça profunda. Também gera flexão, rotação e desvio lateral da falange proximal.

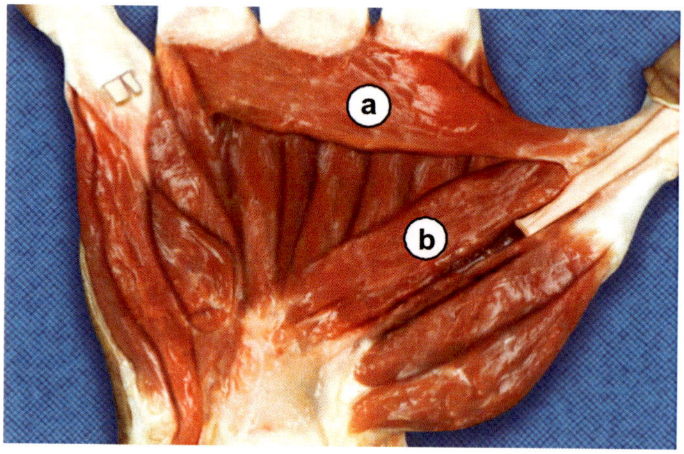

Figura 2.132 Músculo adutor originando-se de modo anômalo no terceiro e quarto metacarpianos. Cabeça transversa do adutor **(a)**; cabeça oblíqua do adutor **(b)** (nota-se um intervalo amplo entre as duas cabeças musculares).

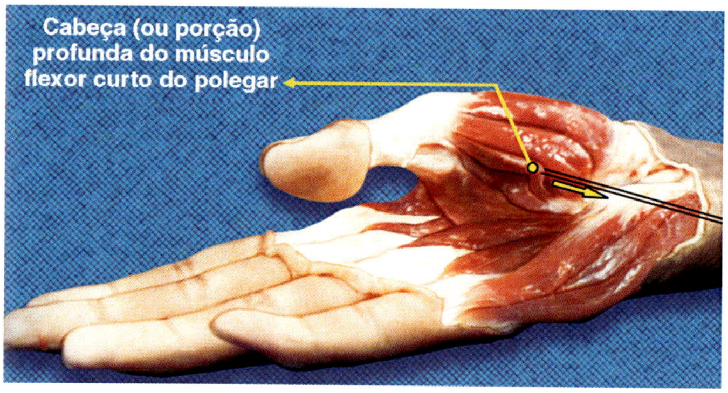

Figura 2.131B. Tração sobre a cabeça profunda do músculo flexor curto – maior ação adutora do que antepulsora, em relação à cabeça superficial. Flexão, rotação e desvio lateral da falange proximal.

lação ao abdutor curto, sendo, portanto, um adutor mais eficiente, mas promovendo menor ação antepulsora. Devido à maior obliqüidade de suas fibras, o flexor curto promove maior rotação medial e desvio lateral da falange proximal; por causa de sua inserção anterior ao abdutor curto, determina flexão da falange proximal sobre o primeiro metacarpiano (Figura 2.131*A* e *B*).

Grupo tenar medial

A este grupo pertencem as cabeças oblíqua e transversa do músculo adutor (Figura 2.124). A cabeça transversa (ou metacarpiana) origina-se da crista palmar do terceiro metacarpiano, desde sua base até o colo, podendo apresentar muitas variações quanto à origem (Figura 2.132). A cabeça oblíqua (ou carpiana) origina-se no capitato, na base do segundo e terceiro metacarpianos, e nos ligamentos intercarpianos (Figura 2.124).

A cabeça oblíqua do adutor é mais desenvolvida quando a cabeça profunda do músculo flexor curto encontra-se ausente (Figura 2.130). O músculo adutor cobre parcialmente o segundo interósseo dorsal, o primeiro interósseo palmar e o primeiro interósseo dorsal (Figura 2.124). As fibras musculares da cabeça transversa do adutor inserem-se em sua maior parte no sesamóide ulnar e no tubérculo ulnar da base da falange proximal; as fibras da cabeça oblíqua inserem-se no aparelho extensor do polegar (Figura 2.134). Na maioria dos casos, não existe um espaço entre as duas cabeças do adutor. Porém, em 10% pode haver um intervalo mais ou menos amplo entre as duas cabeças[15,53] (Figura 2.132). Pela posição de suas fibras, o adutor leva o primeiro metacarpiano em direção ao segundo, fechando o primeiro espaço interósseo; por suas inserções no sesamóide ulnar e no tubérculo medial da base da falange proximal, flete, desvia medialmente e roda lateralmente (supinação) a falange proximal sobre o metacarpiano. Finalmente, pela inserção da cabeça oblíqua no aparelho extensor, estende a falange distal sobre a proximal (Figuras 2.133 e 2.134).

Músculos extrínsecos

Em número de quatro – três de localização dorsal (abdutor longo, extensor curto e extensor longo) e um de localização palmar (flexor longo) – são bastante volumosos e têm origem no antebraço.

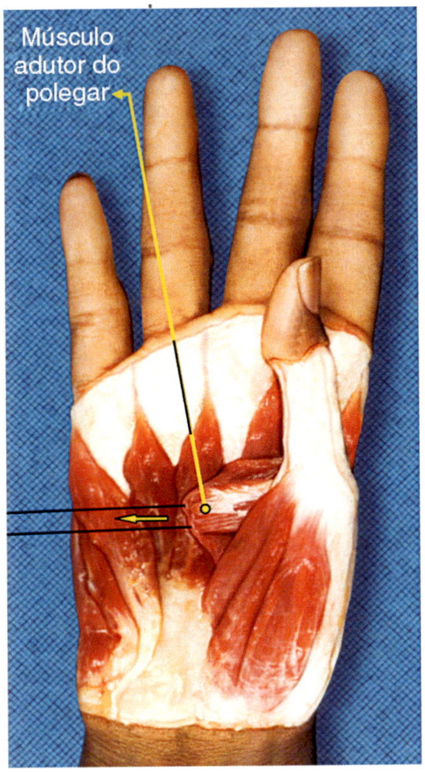

Figura 2.133 Tração sobre o músculo adutor leva o primeiro metacarpiano em direção ao segundo, fechando o primeiro espaço interósseo. Flete, desvia medialmente e supina a falange proximal. Estende a falange distal.

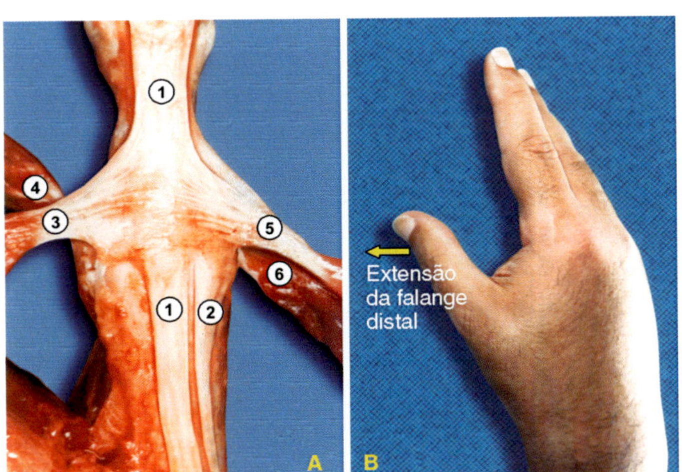

Figura 2.134A. Aparelho extensor do polegar: tendão do músculo extensor longo **(1)**; tendão do músculo extensor curto **(2)**; cabeça oblíqua do músculo adutor inserindo-se no aparelho extensor **(3)**; cabeça transversa do adutor inserindo-se na base da falange proximal **(4)**; fibras laterais do músculo abdutor curto inserindo-se no aparelho extensor **(5)**; fibras mediais do abdutor curto inserindo-se na base da falange proximal **(6)**. **B.** Observa-se, neste paciente com paralisia do nervo radial, que é possível a extensão da falange distal (mesmo com extensores longos paralisados), pela inserção dos músculos abdutor curto e adutor no aparelho extensor do polegar.

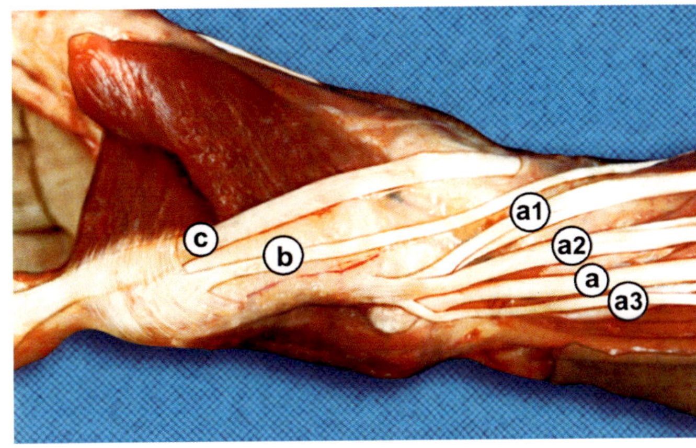

Figura 2.135 Tendão do músculo extensor longo do polegar **(c)**; tendão do músculo extensor curto **(b)**; músculo abdutor longo: tendão principal **(a)**; três tendões acessórios do músculo abdutor longo **(a1, a2, a3)**.

Abdutor longo

Passa pelo primeiro canal osteofibroso, ao nível do punho, e insere-se na base do primeiro metacarpiano. É muito freqüente a presença de tendões acessórios (Figuras 2.135 e 2.136),[14,15,27,53] e estes, quando ocorrem, inserem-se no trapézio, no músculo abdutor curto (Figura 2.136) e no oponente do polegar. Por suas múltiplas inserções, o abdutor longo age promovendo um deslocamento anterolateral do primeiro metacarpiano, tendo ação antepulsora maior do que a ação abdutora. Para atuar sobre o polegar com toda eficácia, é necessário que os músculos que atuam sobre o carpo estabilizem a articulação do punho, evitando que o abdutor longo leve a mão em flexão e desvio radial (Figura 2.137).

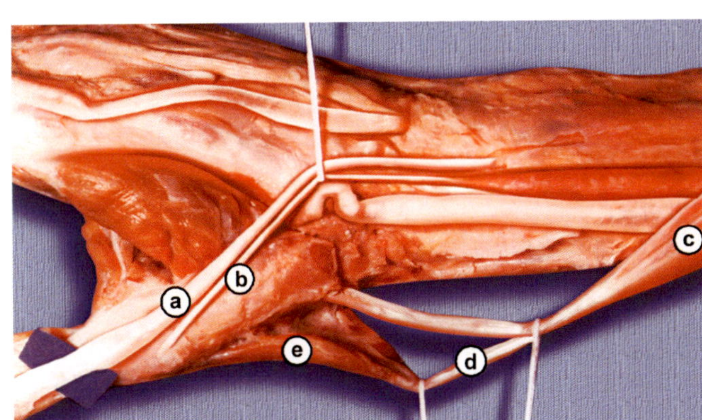

Figura 2.136 Extensor longo **(a)**; extensor curto **(b)**; abdutor longo **(c)**; tendão acessório do abdutor longo **(d)** inserindo-se no músculo abdutor curto **(e)**.

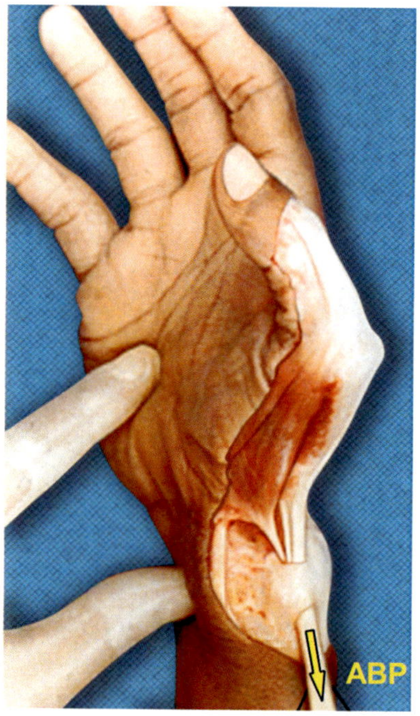

Figura 2.137 O músculo abdutor longo **(ABP)** tem maior ação antepulsora do que abdutora. O punho está sendo estabilizado pelo observador para evitar que parte da potência muscular seja dispendida na mobilização do punho (papel desempenhado, em condições normais, pelos músculos que agem na articulação do punho).

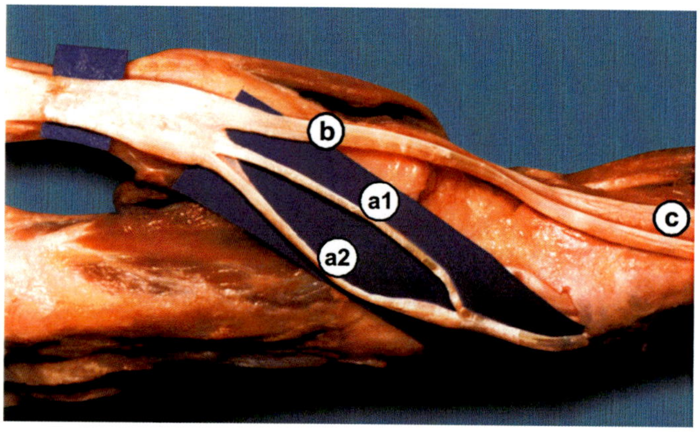

Figura 2.138 Duplicação do tendão do músculo extensor longo **(a1** e **a2)**; tendão do músculo extensor curto **(b)**; tendão do músculo abdutor longo; músculo abdutor curto **(c)**.

Extensor longo do polegar

Após enviar algumas fibras para a cápsula da articulação MF, termina inserindo-se na base da falange distal (Figuras 2.139 e 2.140); a tração sobre seu tendão provoca, inicialmente, a extensão da falange distal e, se a tração continua, estende a falange proximal.[14] Uma variação anatômica rara é a duplicação deste tendão (Figura 2.138).

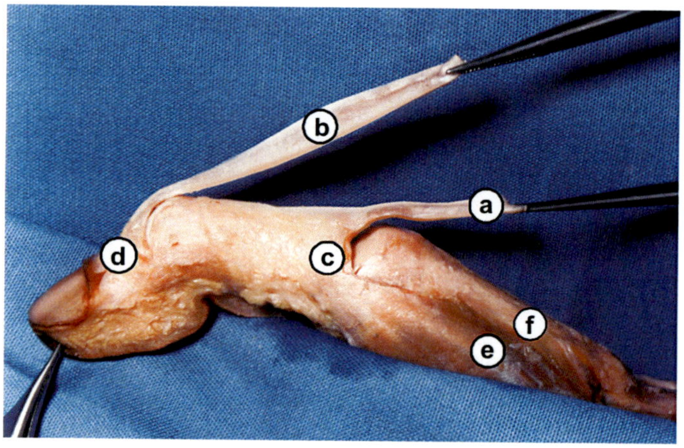

Figura 2.139 Inserção do tendão extensor longo **(b)** na base da falange distal **(d)**. Inserção do tendão extensor curto **(a)** na base da falange proximal do polegar **(c)**; músculo abdutor curto **(e)**; primeiro metacarpiano **(f)**.

O extensor longo leva o polegar em retropulsão, opondo-se à ação antepulsora dos músculos tenares laterais e, conseqüentemente, à oposição do polegar. O extensor longo pode estender a falange distal sem levar o polegar em retropulsão, desde que os músculos tenares laterais estabilizem o primeiro metacarpiano e a falange proximal para a frente; quando os músculos tenares laterais estão paralisados, o extensor longo leva o polegar para trás, havendo um aplanamento da palma da mão. O extensor longo aproxima o primeiro metacarpiano do segundo, fechando o espaço interdigital, e é, portanto, um adutor do primeiro metacarpiano (Figura 2.140*A*). Esta ação permite certa adução do polegar na paralisia do nervo ulnar, pois, neste caso, o músculo adutor está desnervado[53] (Figura 2.140*B*).

Extensor curto

Insere-se distalmente na base da falange proximal, estendendo-se sobre o primeiro metacarpiano e levando-o para fora (Figura 2.141). Há, portanto, ação basicamente abdutora. Com freqüência, observamos o extensor curto prolongar sua inserção até a falange distal (Figura 2.142). Neste caso, atua como o extensor longo, porém começa estendendo primeiro a falange proximal. Do mesmo modo como acontece com o abdutor, é necessário que os músculos que agem sobre o punho estabilizem o punho para evitar que parte da potência muscular seja empregada na abdução do mesmo (Figura 2.141). Variações anatômicas, como a presença de tendões acessórios (Figura 2.143), ou a ausência do extensor curto (Figura 2.144), ocorrem muito raramente.[14,15,53]

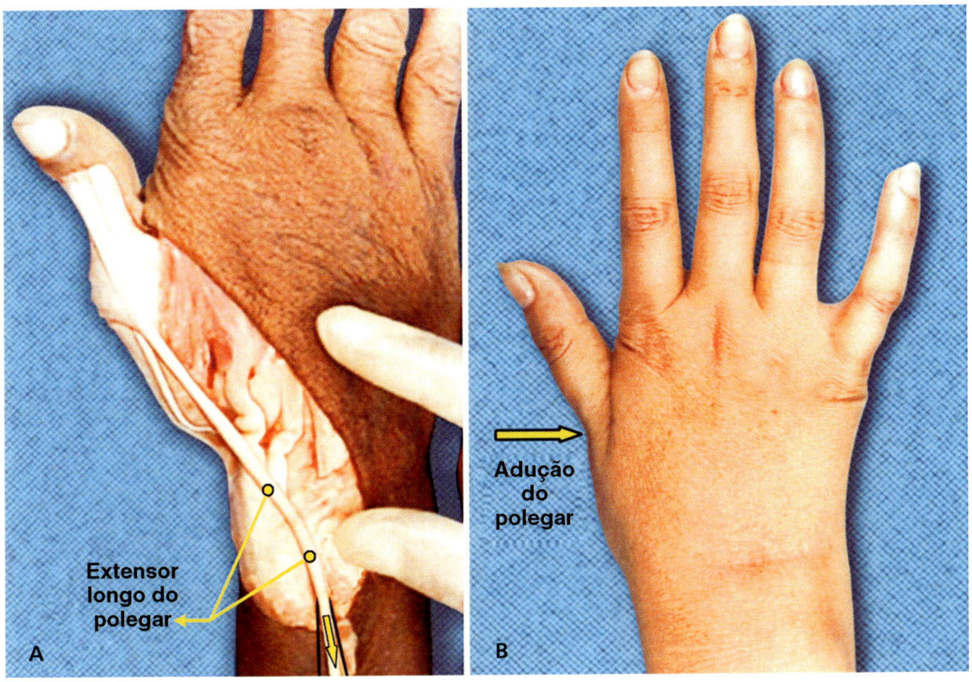

Figura 2.140A. Tração sobre o tendão do músculo extensor longo do polegar: estende a falange distal e secundariamente a proximal. Coloca o polegar em retropulsão e adução. Importante no mecanismo de contra-oposição. **B.** Mostra que um paciente com lesão do nervo ulnar (e, conseqüentemente, paralisia do músculo adutor) consegue fazer a adução do polegar pela ação adutora do músculo extensor longo.

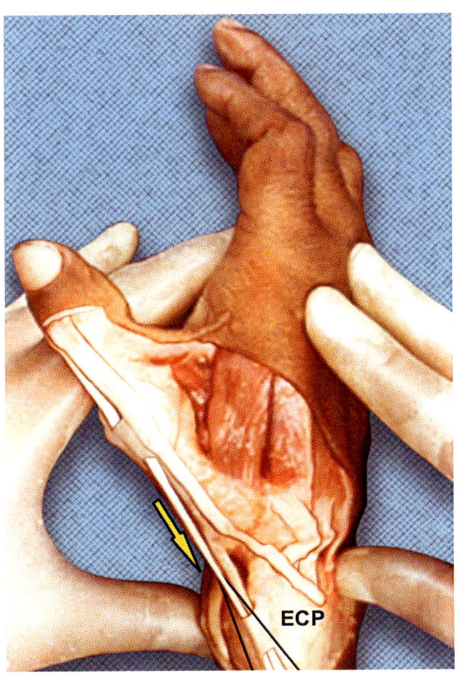

Figura 2.141 Tração sobre o tendão do músculo extensor curto: observa-se ação basicamente abdutora sobre o primeiro metacarpiano. Estende a falange proximal. O punho está sendo estabilizado pelo examinador.

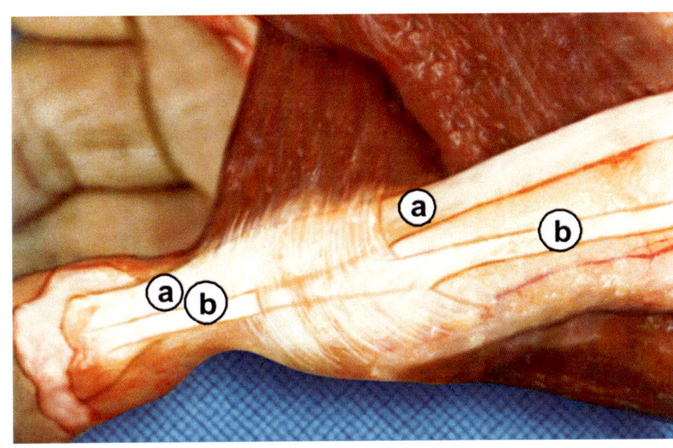

Figura 2.142 Músculo extensor curto prolongando sua inserção até a base da falange distal (variação anatômica) **(b)**; músculo extensor longo do polegar **(a)**.

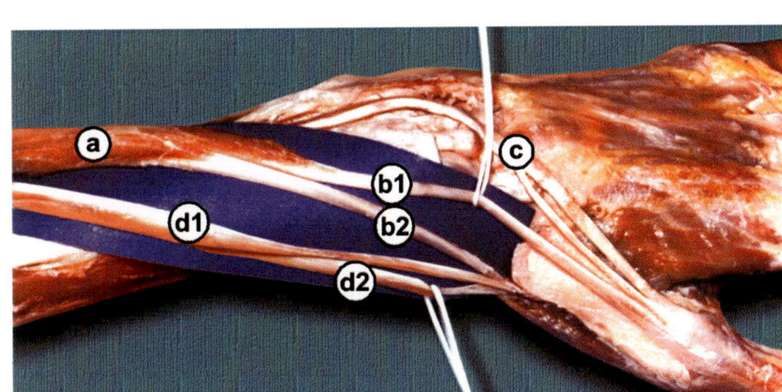

Figura 2.143 Músculo extensor curto **(a)**, originando dois tendões **(b1** e **b2)** com inserção na base da falange proximal e na base do primeiro metacarpiano; tendões do músculo abdutor longo **(d1** e **d2)**; tendão do músculo extensor longo do polegar **(c)**.

O abdutor longo e o extensor curto afastam o polegar dos outros dedos, abrindo a pinça policidigital, condição essencial para a realização da oposição.

Flexor longo

É o único dos extrínsecos do polegar de localização palmar; atravessa o túnel carpiano e passa entre

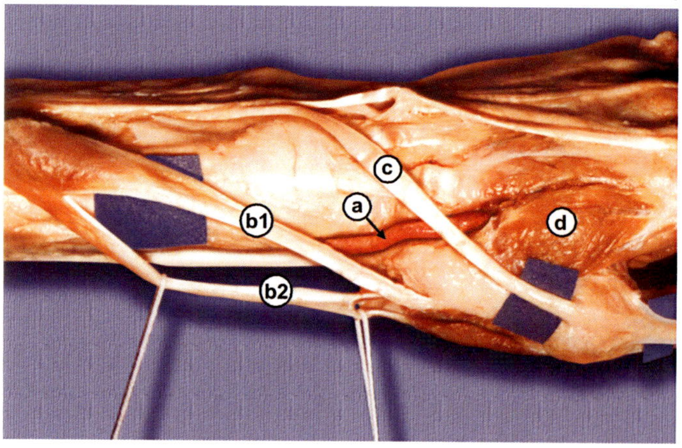

Figura 2.144 Nesta preparação, nota-se a ausência do músculo extensor curto: tendão do músculo extensor longo do polegar **(c)**; tendões do músculo abdutor longo do polegar **(b1** e **b2)**; primeiro músculo interósseo dorsal **(d)**; ramo profundo da artéria radial **(a)**.

as duas cabeças do flexor curto, inserindo-se na base da falange distal, fletindo-a sobre a falange proximal e, secundariamente, fletindo esta sobre o primeiro metacarpiano. É necessário que o extensor curto estabilize a falange proximal para que o flexor longo possa fletir isoladamente a falange distal (Figura 2.145). A presença de variações anatômicas referentes a este músculo é muito rara[15] (Figura 2.146).

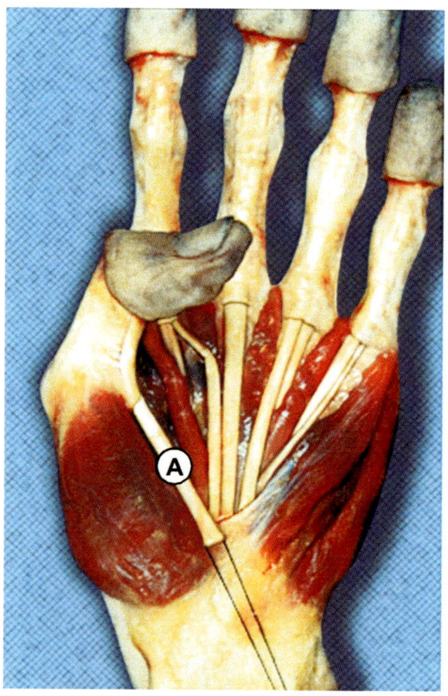

Figura 2.145 O tendão do músculo flexor longo **(A)** atravessa o túnel carpiano e passa entre as duas cabeças do flexor curto, inserindo-se na base da falange distal, fletindo-a sobre a falange proximal e, secundariamente, fletindo esta sobre o primeiro metacarpiano.

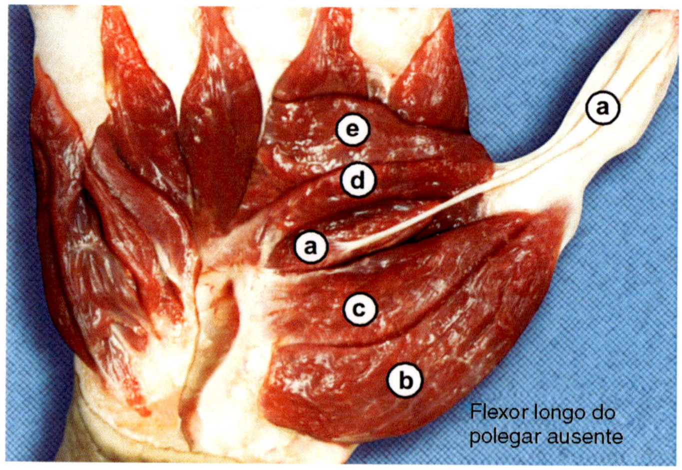

Figura 2.146 Músculo flexor longo do polegar ausente: cabeça profunda do músculo flexor curto **(a)** inserindo-se de modo anômalo na base da falange distal, suprindo desta forma a ausência do flexor longo; músculo abdutor curto **(b)**; cabeça superficial do músculo flexor curto **(c)**; porção oblíqua do adutor **(d)**; porção transversa do adutor **(e)**.

Oposição do polegar

O movimento de oposição do polegar é o ato de colocar a polpa digital do polegar em contato com a polpa digital dos outros dedos, movimento este que representa a função principal da mão (Figura 2.147*A*). Sua perda acarreta a quase inutilidade do membro superior e cria um difícil problema, que deve ser resolvido pela cirurgia da mão. No movimento de oposição, em que o polegar vai de encontro a outro dedo, com mais freqüência o indicador, há combinação de antepulsão, adução e pronação do primeiro metacarpiano, flexão e pronação da falange proximal e extensão da falange distal (Figura 2.147*B*); ocorre também desvio ulnar ao nível da primeira articulação MF, que aumenta à medida que o polegar se aproxima do dedo mínimo.[52,82]

Durante a passagem da contra-oposição para a oposição do polegar (Figura 2.147*A*), o plano ungueal roda de 90 a 120 graus. Esta é uma rotação axial ativa que ocorre nas articulações trapeziometacarpiana e MF, provocada pelo jogo mecânico permitido pela frouxidão do sistema capsuloligamentar destas articulações, quando submetidas à ação muscular rotacional do oponente para a articulação trapeziometacarpiana, e do abdutor curto e do flexor curto, para a MF. Esta rotação aumenta à medida que o polegar vai opondo-se do indicador ao mínimo, sendo máxima na oposição a este último.[3,83]

Alguns autores admitem que o movimento de rotação axial tem maior amplitude na articulação MF.[6]

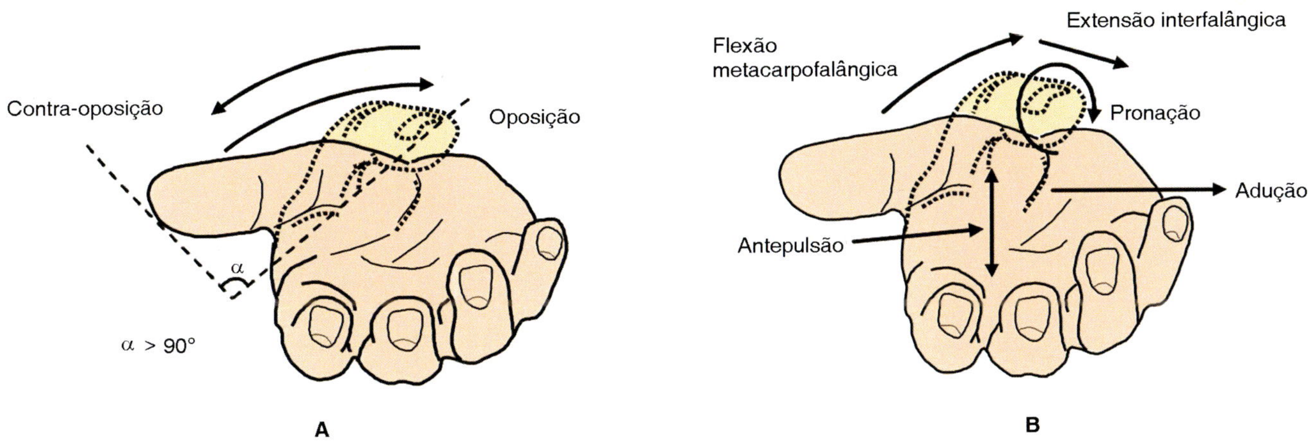

Figura 2.147A. Durante a passagem da contra-oposição **(a)** para a oposição **(b)**, o plano ungueal roda de 90 a 120 graus. **B**. Oposição do polegar é a combinação de antepulsão, adução e pronação do primeiro metacarpiano, flexão e pronação da falange proximal e extensão da falange distal.

Outros acreditam que a rotação ocorre exclusivamente na trapeziometacarpiana. Porém, a maioria admite que a rotação axial ocorre em ambas as articulações, com amplitude maior na trapeziometacarpiana[11,13,22] (Figura 2.148).

A oposição do polegar sem a rotação axial ativa só seria possível se pudéssemos abduzir o primeiro metacarpiano até que o eixo longitudinal do polegar ficasse em linha reta com o eixo do dedo mínimo (Figura 2.149). Neste caso, bastaria apenas a flexão pura e simples de suas articulações para o polegar se opor ao dedo mínimo. Porém, a abdução máxima do polegar em relação ao dedo mínimo é de cerca de 90 graus. Apenas a flexão de suas articulações não é suficiente para opor o polegar aos outros dedos, sendo necessária a rotação axial ativa.[52,75,83]

O movimento inverso à oposição é denominado contra-oposição do polegar (Figura 2.147*A*). Este leva o polegar para o mesmo plano da palma, em posição de separação máxima do restante da mão. Assim como na oposição, na contra-oposição ocorre a associação de retropulsão, abdução e supinação do primeiro metacarpiano, extensão e supinação da falange proximal e extensão da falange distal, o que é muito importante sob o ponto de vista funcional, pois permite não só liberar os objetos apreendidos mas, principalmente, prepara a mão para envolver objetos volumosos antes de realizar apreensão.[83,85]

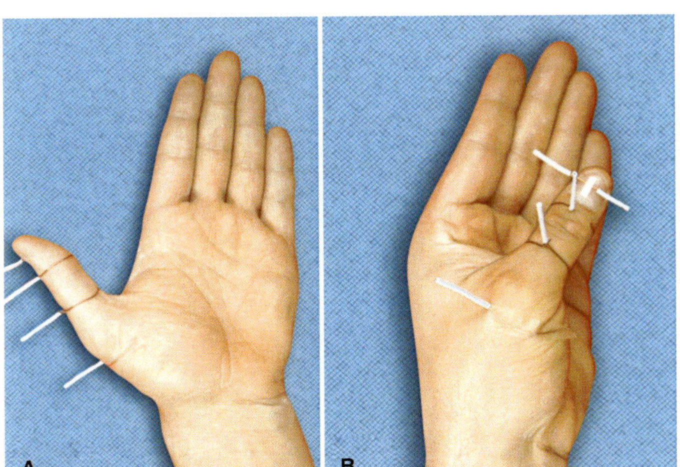

Figura 2.148 Esta experiência, idealizada por Bunnell, demonstra a ocorrência de rotação axial na articulação MF. Coloca-se um fio metálico perpendicular a cada segmento do polegar em uma linha (todos situados, a princípio, num mesmo plano) e outro transversal sobre a unha; observamos que, durante a passagem da contra-oposição **(A)** para a oposição **(B)**, o plano ungueal rodou mais do que 90 graus, e parte desta rotação ocorreu na articulação MF, como demonstra a posição dos fios, que deixam de ser coplanares (deixam de pertencer todos a um mesmo plano).

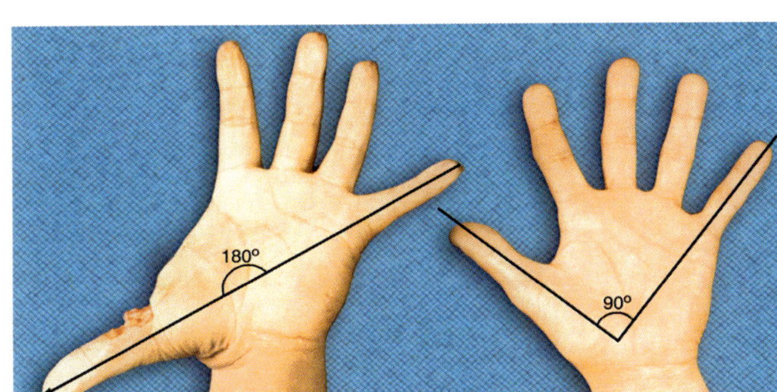

Figura 2.149 Se o polegar pudesse ser abduzido até formar uma linha reta com o dedo mínimo, como podemos observar pela mão cadavérica à esquerda, bastaria a flexão pura e simples para o polegar se opor ao dedo mínimo. A abdução máxima do polegar em relação ao dedo mínimo é de cerca de 90 graus, e não de 180 graus.

Relações funcionais entre os dedos e o polegar nos mecanismos de preensão

A complexa estrutura anatômica e funcional da mão permite a preensão. A aplicação dos conhecimentos da função normal, em mãos acometidas por acidentes ou certas condições patológicas, constitui a base da cirurgia reconstrutiva da mão, e o relacionamento funcional entre o polegar e os outros dedos (pinça policidigital) deve ser sempre o primeiro objetivo na reconstrução.[85] Existe grande variedade de funções de pinça e preensão, as quais passaremos a descrever; apenas nas duas últimas descritas não ocorre a atuação do polegar.

Pinça por oposição terminal (ponta a ponta)

Exige grau máximo de oposição do polegar, associado à flexão da falange distal, e realiza-se principalmente com este e o indicador, como pegar uma agulha em uma superfície plana. É a mais delicada e precisa das pinças digitais, e por isso também é chamada de pinça de precisão. É necessário que o flexor profundo do indicador e o flexor longo do polegar estabilizem as falanges distais em flexão[3,83] (Figura 2.150).

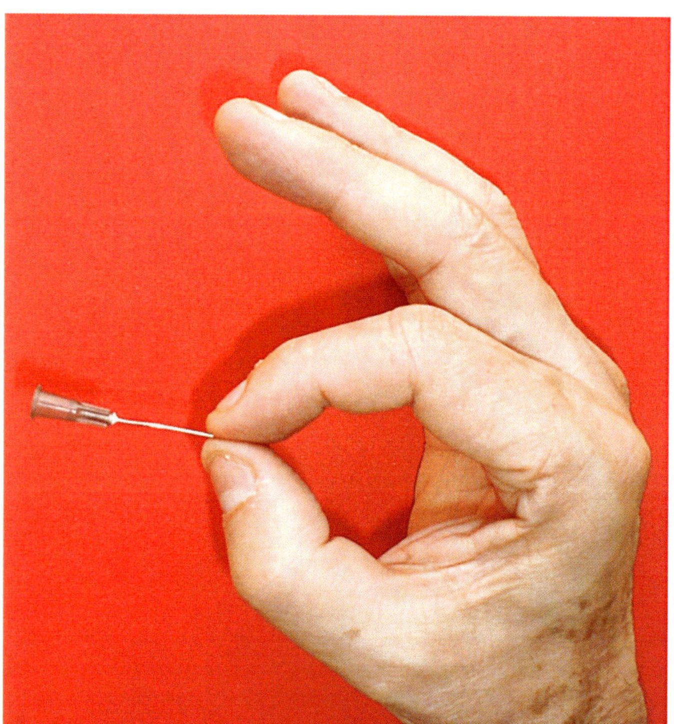

Figura 2.150 Pinça por oposição terminal (ponta a ponta).

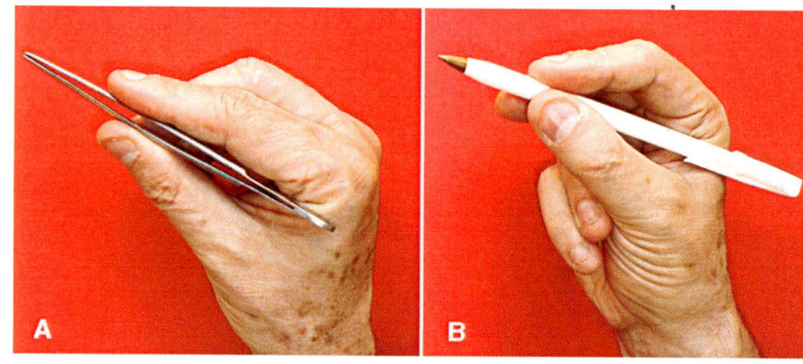

Figura 2.151A. Pinça por oposição palmar. **B.** Pinça por oposição palmar com fixação em três pontos.

Pinça por oposição palmar (pinça pulpar)

Os dedos polegar e indicador opõem-se pela superfície palmar de suas polpas. É o modo como seguramos uma pinça, ou uma folha de papel. É essencial que a falange média do indicador seja estabilizada pelo flexor superficial e que os músculos tenares estabilizem a falange proximal do polegar em flexão (Figura 2.151*A*). Uma variante dessa forma de preensão ocorre quando a polpa do polegar se opõe simultaneamente às polpas dos dedos indicador e médio, constituindo uma pinça com fixação em três pontos, e que pode ser usada para a escrita[24,85] (Figura 2.151*B*).

Pinça por oposição pulpolateral

A polpa do polegar apóia-se sobre a superfície radial do indicador (Figura 2.152*A*). Quanto mais proximal o ponto de preensão sobre a superfície do indicador, mais firme é a pinça (Figura 2.152*B*). Dentre as muitas funções, nós a usamos para segurar uma

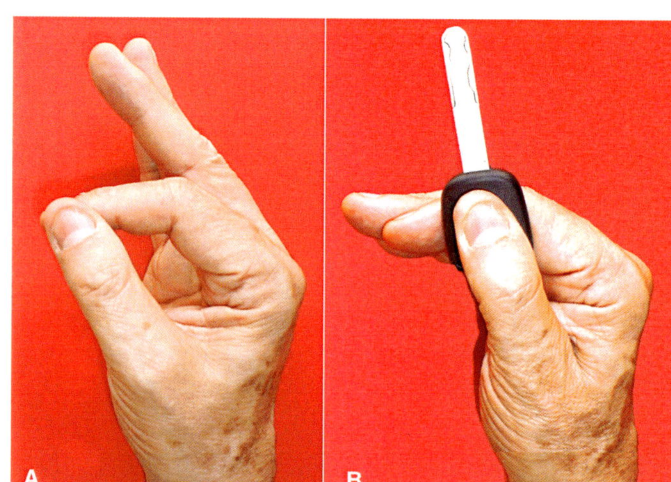

Figura 2.152A. Pinça por oposição pulpolateral. **B.** Quanto mais proximal o ponto de preensão sobre a superfície do indicador, mais firme é a pinça.

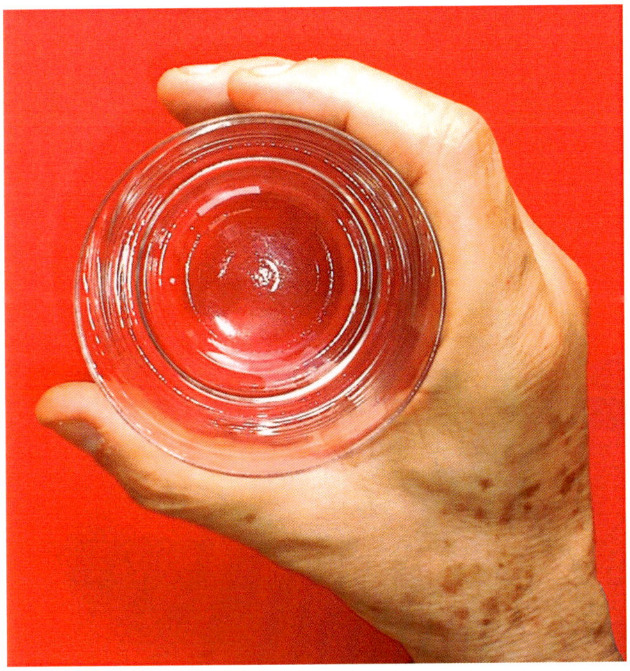

Figura 2.153 Preensão palmar: frágil e precisa.

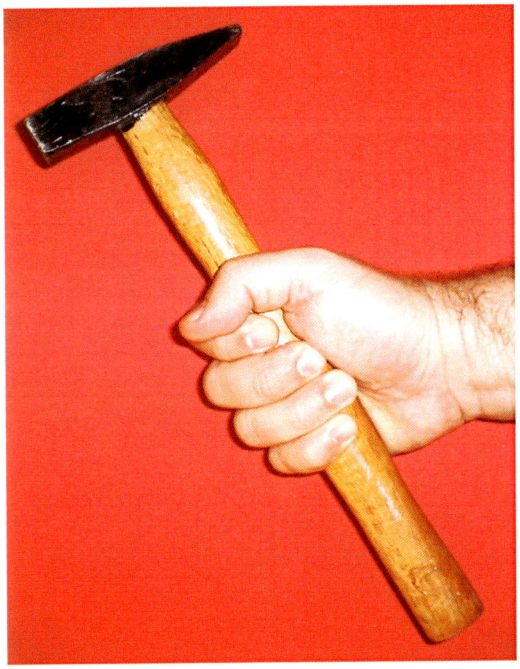

Figura 2.154 Preensão palmar de força.

chave, sendo por isso também chamada de "pinça de chave". Ela pode substituir, de modo mais grosseiro, no caso de amputação da falange distal e até da falange média do indicador, a pinça de precisão ou a pinça pulpar. O primeiro interósseo dorsal estabiliza o indicador, que é também auxiliado pelo apoio dos outros três dedos ulnares. O polegar atua por meio dos músculos tenares e pelo flexor longo.[3,83]

São possíveis duas formas de preensão palmar:

a. Frágil e precisa, em que as articulações MF e IF do polegar estão quase em extensão e o polegar completamente abduzido, como para segurar um copo ou uma garrafa (Figura 2.153).
b. Preensão palmar de força: bastante potente, realiza-se com os quatro últimos dedos, colocando o polegar sobre eles para reforçá-los, como segurando o cabo de um martelo. É necessária integridade dos flexores superficiais, profundos e músculos intrínsecos para a flexão potente das três falanges dos dedos. É também necessária a ação dos músculos tenares e do flexor longo do polegar para fletir o mesmo[3,4,83] (Figura 2.154).

Pinça interdigital laterolateral

Muito pouco usada, em geral é feita entre os dedos indicador e médio, servindo apenas para prender objetos pequenos, como, por exemplo, um cigarro. Os músculos responsáveis são os interósseos (primeiro palmar e segundo dorsal). A preensão é fraca e sem precisão, porém os pacientes com ausência congênita ou perda traumática do polegar conseguem desenvolvê-la de modo surpreendente[3,4,83] (Figura 2.155).

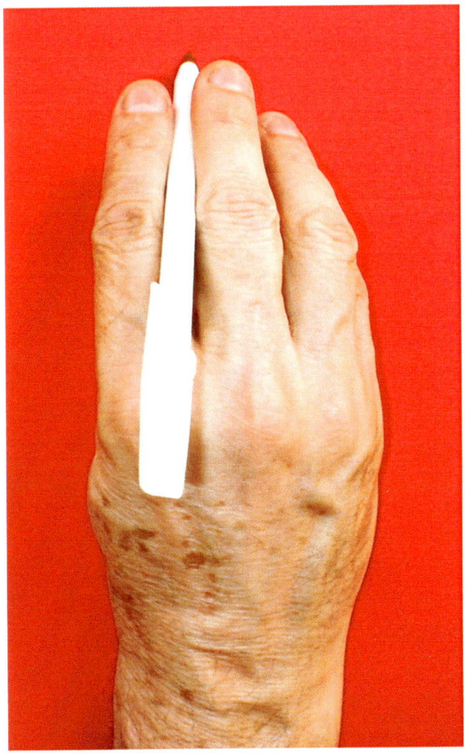

Figura 2.155 Pinça interdigital laterolateral.

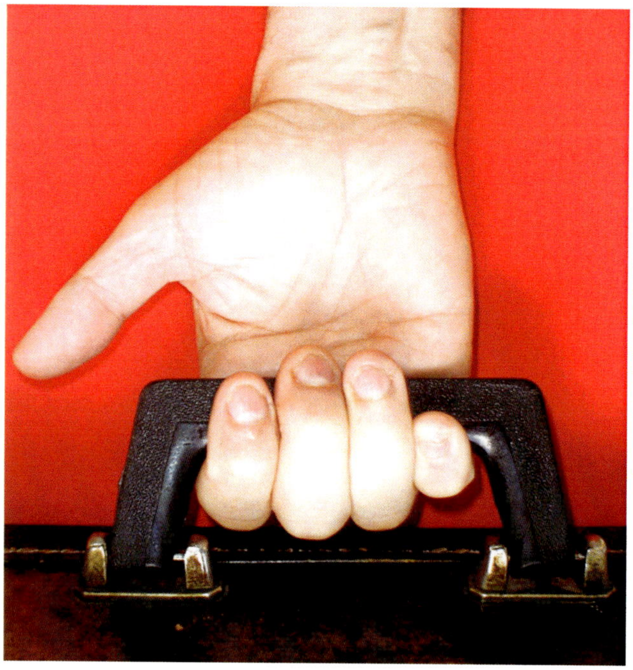

Figura 2.156 Pinça em gancho.

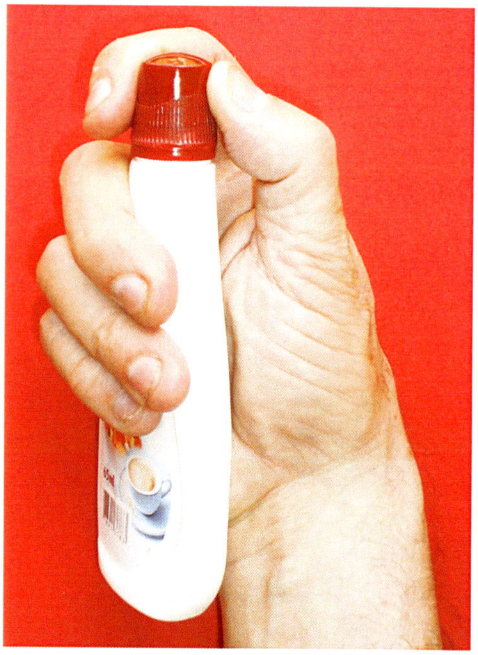

Figura 2.157 Associação das formas de preensão. Com os três dedos ulnares fixa-se o objeto, que é manipulado pelo polegar e indicador.

Pinça em gancho

As articulações IFP e IFD estão em flexão e a MF em extensão, como quando se segura a alça de uma mala.[3,26] Os extensores extrínsecos estabilizam a MF em extensão, e os flexores extrínsecos fletem as articulações IF (Figura 2.156). Esta é uma forma de preensão que, mesmo no caso da paralisia dos músculos intrínsecos, pode ser executada de maneira satisfatória.

Em certas situações, é necessária a associação das pinças digitais (p. ex., com os três dedos ulnares), fazendo a preensão de objetos a serem manipulados pelo polegar e indicador[4,19] (Figura 2.157).

REFERÊNCIAS

1. Palmer AK, Werner FW. The triangular fibrocartilage complex of the wrist: anatomy and function. *J Hand Surg* (Am) 1981; 6:153-62.
2. Komatsu S. Tratamento das fraturas da extremidade distal do rádio: lesões traumáticas do punho. *In: Clínica ortopédica*. Rio de Janeiro: MEDSI, 2001:605-11.
3. Kapandji IA. *Cuadernos de fisiologia articular*. Barcelona: Toray Masson, 1970:193-4.
4. Tubiana R. Architecture and function of the hand. *In: The hand*. Philadelphia: Saunders, 1981:19-93.
5. Mayfield JK, Johnson RP, Kilcoyne RF. The ligaments of the human wrist and their functional significance. *Anat Rec* 1976; *186*:417-28.
6. Taleisnik J. The ligaments of the wrist. *J Hand Surg* (Am)1976 ; *1*:110-8.
7. Feipel V, Rooze M. The capsular ligaments of the wrist. *Eur J Morphol* 1997; *35*:87-94.
8. Lewis OJ, Hamshere RJ, Bucknill TM. The anatomy of the wrist joint. *J Anat* 1970; *106*:539-52.
9. Berger RA, Garcia-Elias M. General anatomy of the wrist. *In*: An KN, Berger RA, Cooney WP (eds.). *Biomechanics of the wrist joint*. New York, Springer-Verlag, 1991: 1-22.
10. Mizuseki T, Ikuta Y. The dorsal carpal ligaments: their anatomy and function. *J Hand Surg* (Br) 1989; *14*:91-8.
11. Kaplan EB. Anatomia y cinesiologia de la mano. *In:* Rynn JE (ed.). *Cirurgia de la mano.* 2 ed. Barcelona: Toray, 1977:17-29.
12. Pardini Jr. AG, Caetano EB. Mão. *In:* Petroianu A (ed.). *Anatomia cirúrgica*. Rio de Janeiro: Guanabara Koogan, 1999:661-88.
13. Kaplan EB. *Anatomia funcional e quirurgica de la mano*. Buenos Aires: Artécnica, 1961:197-250.
14. Caetano MBF. Estudo anatômico das insersões distais dos tendões dos três primeiros compartimentos osteofibrosos dorsais do punho. Tese (mestrado), 2002. Escola Paulista de Medicina. Universidade Federal de São Paulo
15. Le Double AF. *Traité des variations du systeme musculaire de l'homme*. Paris: Schelicher, 1897; *2*:103-71.
16. Gray H. *Anatomia*. 29 ed., Rio de Janeiro: Guanabara Koogan, 1977:501-12.
17. Woodburne RT. *Anatomia humana*. 6 ed., Rio de Janeiro: Guanabara Koogan, 1984:35-113.
18. Kaufman L. The dorsal fascia of the hand and the extensor carpi ulnaris tendon. *In:* Tubiana R (ed.). *The hand*. Philadelphia: Saunders, 1981:226-31.
19. Bunnell S, Boyes J. *Cirurgia de la mano*. Buenos Aires: Intermédica, 1967:1-468.
20. Verdan CE, Egloff DV. Lesões das polpas digitais. *Clin Cir Amer Norte* 1981:237-66.

21. Enriquez De Salamanca F, Machuca Santa Cruz. Anatomia funcional dela mano. *J Cir Plast Ibero-lat-amer* 1975; *1*:79-96.
22. Souza O M. *Anatomia topográfica do membro superior*. São Paulo: Renascença, 1956:35-131.
23. Guyton AC, Hall JE. *Tratado de fisiologia médica*. 10 ed. Rio de Janeiro: Guanabara Koogan, 2002:493-503.
24. Zancolli EA. *Structural and dynamic basis of hand surgery*. 2 ed. Philadelphia: Lippincott, 1979:3-228.
25. Hollinshead WH. *Arm, elbow and forearm. Anatomy for surgeons*. Philadelphia: Harper and Row 1982; *3*:341-78.
26. Lister G. *The hand: diagnosis and indications*. Edinburgh: Churchill Livingstone, 1977:46-116.
27. Testut L, Latarjet A. *Tratado de anatomia humana*. 8 ed. Barcelona: Salvat, 1947; *1*:278-312.
28. Manske PR, Lesker PA. Palmar aponeurosis pulley. *J Hand Surg* 1983; *80*:259-63.
29. Caetano EB. Anatomia do cotovelo. *In: Clínica ortopédica*. Rio de Janeiro: MEDSI. 2002; *3*:13-33.
30. Backhouse KM. The blood supply of the arm and hand. *In:* Tubiana R (ed.). *The hand*. Philadelphia: Saunders, 1981:297-309.
31. Jones FIN. *The principies of anatomy as seen in the hand*. 2 ed., London: Bailliere, 1946:148-57.
32. Coleman SS, Anson BJ. Arterial pattern in the hand. *Surg Gynec Obstet* 1961; *113*:409-24.
33. Drake RL, Vogl W, MitchelL A. *Gray's anatomia para estudantes*. Paris: Elsevier, 2005:608-84.
34. Sobotta. *Atlas de anatomia humana*. 22 ed., Rio de Janeiro: Guanabara Koogan, 2006; *1*:185-91.
35. Parks JB. Medical and surgery importance of the arterial blood supply of the thumb. *J Hand Surg* 1978; *3*:383-5.
36. Mccormack LJ, Cauldwell EW, Anson BJ. Brachial and antebrachial arterial patterns. *Surg Gynec Obstet* 1953; *96*:43-54.
37. Lucas LL. The pattern of venous draimage of the digits. *J Hand Surg* 1984; *9A*:448-50.
38. Caetano EB. Anatomia funcional da mão. *In:* Pardini Jr. AF. *Traumatismos da mão*. 2 ed., Rio de Janeiro: MEDSI, 1992:9-61.
39. Heidegger W. *Atlas de anatomia humana*. 6 ed., Rio de Janeiro: Guanabara Koogan, 2006:143-54.
40. Isacovic E, Delic J, Bajtarevic A. Martin-Gruber anastomosis and transposition in cubital tunnel. *Bosn J Basic Med Sci* 2007; 7(1):71-3.
41. Lee KS, Chung IH, Sunvoo IN. An anatomic study of Martin-Gruber anastomosis; electrodiagnostic implications. *Muscle Nerve* 2005; *31*(1):95-7.
42. Mc Cabe SJ, Kleinert JM. The nerve of Henle. *J Hand Surg* (Am) 1990; *15*(5):784-8.
43. Balogh B, Valencak M, Vesely M *et al*. The nerve of Henle: anatomic and immunohistochemical study. *J Hand Surg* (Am) 1999; *24*(5):1103-8.
44. Schunke M, Schulter E, Schumaker W. *Anatomia do aparelho locomotor*. Rio de Janeiro: Guanabara Koogan, 2006:226-37.
45. Vieira LA, Caetano MBF, Yoshi PM *et al*. Estudo anatômico da anastomose entre os ramos sensitivos dos nervos ulnar e mediano na palma da mão. *Rev Bras Ortop* 2002; *37*(8):336-40.
46. Caetano EB. Contribuição ao estudo da inervação dos músculos tenares e da anastomose de Canieu e Riché. Sorocaba, 1982. Tese (Doutorado) – Centro de Ciências Médicas e Biológicas de Sorocaba da Pontifícia Universidade Católica de São Paulo.
47. Poirier P, Charpy A. *Traité d'anatomie humaine*. 2 ed., Paris: Masson, 1912; *1*:183-202.
48. Caetano EB, Caetano MBF, Almagro MAP. Anatomia cirúrgica do punho e mão. *In: Tratado de ortopedia da Sociedade Brasileira de Ortopedia e Traumatologia*. 1 ed., Roca, 2007:64-92.
49. Caetano EB, Caetano MF, Fregona RF *et al*. Variações do nervo mediano no túnel do carpo. *Rev Bras Ortop* 2005; *40*(10):608-13.
50. Agur A, Dalley A. *Grant atlas de anatomia*. 11 ed., Rio de Janeiro: Guanabara-Koogan, 2006:555-61.
51. Lanz U. Anatomical variations of the median nerve in the carpal tunnel. *J Hand Surg* (Am) 1977; *2*:44-53.
52. Tubiana R, Valentin P. Oposição do polegar. *Clin Cir Am Norte* 1968:965-75.
53. Caetano EB. Contribuição ao estudo anatômico e funcional dos músculos do polegar. Sorocaba, 1981. Tese (Mestrado) – Centro de Ciências Médicas e Biológicas de Sorocaba da Pontifícia Universidade Católica de São Paulo.
54. Siegel DB, Gelberman RH. Radial nerve: applied anatomy and operative exposure. *In:* Gelberman RH (ed.). *Operative nerve repair and reconstruction*. Philadelphia: JB Lippincott, 1991:393-407.
55. Spinner M. The arcade of Fröhse and its relationship to posterior interosseous nerve paralysis. *J Bone Joint Surg Br* 1968; *50*:809-12.
56. Moore K L, Agur A. *Fundamentos de anatomia clínica*. 2ed., Rio de Janeiro: Guanabara Koogan, 2002:328-63.
57. Abrams RA, Brown RA, Botte MJ. The superficial branch of the radial nerve: an anatomic study with surgical implications. *J Hand Surg* (Am) 1992; *17*:1037-41.
58. Chase R. The skeleton and neuromuscular apparatus. *In: Atlas of hand surgery*. Philadelphia: Saunders, 1983:4-20.
59. Simmons BP, Caffiniere JY. Physiology of flexion of the fingers. *In:* Tubiana R (ed.). *The hand*. Philadelphia: Saunders, 1981:377-88.
60. Albertoni WM. Dedo em martelo: técnicas de tratamento. São Paulo, 1977. Tese (Doutorado) – Escola Paulista de Medicina: Universidade Federal de São Paulo.
61. Palmer AK, Skahen JR, Werner FW, Glisson RR. The extensor retinaculum of the wrist: an anatomical and biomechanical study. *J Hand Surg* (Br) 1985; *10*:11-6.
62. Von Schroeder HP, Botte MJ. Anatomy and functional significance of the long extensors to the fingers and thumb. *Clin Orthop Relat Res* 2001; *383*:74-83.
63. Zilber S, Oberlin C. Anatomical variations of the extensor tendons to the fingers over the dorsum of the hand: a study of 50 hands and a review of the literature. *Plast Reconstr Surg* 2004; *113*(1):214-21.
64. Von Schroeder HP, Botte MJ, Gellman H. Anatomy of the juncturae tendinum of the hand. *J Hand Surg* (Am) 1990; *15*:595-6.
65. Valentin P. Extrinsic muscles of the hand and wrist. An introduction. *In:* Tubiana R (ed.). *The hand*. Philadelphia: Saunders, 1981:23.
66. Al-Qattan MM. Gantzer muscle. An anatomical study of the accessory head ofthe flexor pollicis longus muscle. *J Hand Surg* (Br). 1996; *21*(2):269-70.
67. Degreef I, De Smet L. Anterior interósseos nerve palsy due to Gantzer muscle. *Acta Orthop Belg* 2004; *70*(5):482-4.
68. Kleinert He, Schepel S, Gill T. Flexor tendons lesions. *Clin Cir Am Norte* 1981:267-86.
69. Hunter J. Anatomy of flexor tendons–pulley, vincular, synovia, and vascular structures. *In:* Spinner M (ed.). *Kaplan's functional and surgical anatomy of the hand*. Philadelphia: JB Lippincott, 1984:65-92.

70. Ochiai N, Matsui T, Merklen RJ, Hunter J M. Vascular anatomy of flexor tendons. *J Hand Surg* 1979; *4*:321-30.
71. Armenta E, Lehrman A. The vincula to the flexor tendons of the hand. *J Hand Surg* (Am) 1980; *5*:127-34.
72. Caplan H, Hunter J, Merklin R. The intrinsic vascularization of flexor tendons in the human (abstract). *J Bone Joint Surg* (Am) 1975; *57*:726-7.
73. Lundborg G, Myrhage R, Rydevik B. The vascularization of human flexor tendons within the digital synovial sheath region – structureal and functional aspects. *J Hand Surg* (Am) 1977; *2*:417-27.
74. Doyle JR. Anatomy of the finger flexor tendon sheath and pulley system. *J Hand Surg* (Am) 1988; *13*:473-84.
75. Stack GH. Muscle function in the fingers. *J Bone Joint Surg* 1962; *44B*:899-909.
76. Valentin P. The interossei and the lumbricalis. *In:* Tubiana R (ed.). *The hand*. Philadelphia: Saunders, 1981:244-54.
77. Long C. Electromyographic studies of hand function. *In:* Tubiana R (ed.). *The hand*. Philadelphia: Saunders, 1981:389-98.
78. Long C, Brown ME. Electromiographic kinesiology of the hand. *J Bone Joint, Surg* 1964; *46A*:1683-706.
79. Rabischongp. L'innervation proprioceptive des muscles lumbricaix de la main chez l'homme. *Rev Chir Orthop* 1962; *48*:234-45.
80. Landsmeer JMF. The anatomy of dorsal aponeurosis of human finger and its functional significance. *Anat Rec* 1949; *104*:31.
81. Milford LW. The retaining ligaments of the digits of the hand. *In:* Tubiana R (ed.). *The hand*. Philadelphia: Saunders, 1981:232-5.
82. Pardini Jr. AG, Freitas AD. Reconstrução do polegar por policização. *Rev Bras Ortop* 1987; *22*:117-22.
83. Kapandji IA. Biomechanics of the thumb. *In:* Tubiana R (ed.). *The hand.* Philadelphia: Saunders, 1981:404-22.
84. Caffee HH. Anomalous thenar muscle and median nerve: a case report. *J Hand Surg* (Am) 1979; *4*:446-7.
85. Harrison SH. The functional relationship od the thumb to the fingers. *In:* Tubiana R (ed.). *The hand.* Philadelphia: Saunders, 1981:481:7.

Diagnóstico das Lesões Traumáticas da Mão e do Punho

CAPÍTULO 3

Sérgio Augusto Machado da Gama
Celso Ricardo Folberg

O exame clínico é a principal fonte de informações quando estamos diante de uma lesão traumática da mão. Tem como objetivos principais identificar os tecidos atingidos, avaliar a função da extremidade e estabelecer o tratamento adequado. Será fundamental conquistar a confiança do paciente, tranquilizá-lo e obter a sua colaboração para o tratamento.

AVALIAÇÃO GERAL

Nos traumatismos da mão, uma história longa e formal é desnecessária. Com perguntas objetivas, deverão ser obtidas informações sobre o acidente e o estado geral do paciente. Os dados coletados e as alterações anatômicas e funcionais observadas deverão ser anotados. É importante a informação sobre o mecanismo e a energia do traumatismo. O tempo de evolução também deve ser considerado, principalmente nos casos de lesões vasculares e viabilidade duvidosa da extremidade.

As lesões abertas são mais aparentes e têm diagnóstico mais evidente, mas apresentam maiores chances de complicações infecciosas (Figura 3.1). Diante de pacientes com este tipo de lesão, devemos sempre seguir a rotina de controlar a dor e o sangramento e prevenir infecções.

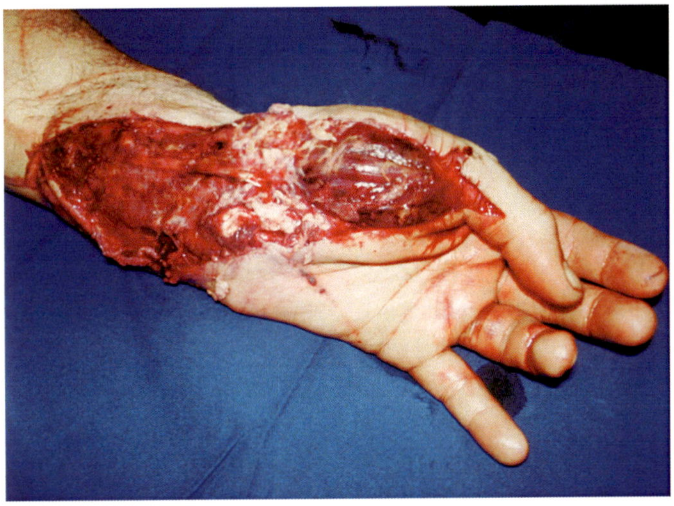

Figura 3.1 Na lesão aberta, o diagnóstico é mais evidente.

O uso de analgésicos está indicado, muitas vezes associado à sedação do paciente por via sistêmica, sem abolir a consciência, especialmente nos traumatismos mais graves. Com a diminuição da dor e da ansiedade, as informações referentes ao acidente poderão ser obtidas com mais facilidade.

Com exceção dos ferimentos superficiais, sem comprometimento de estruturas importantes, e que poderão ser socorridos em sala de pequenos procedimentos, as lesões traumáticas devem ser examinadas e tratadas em centro cirúrgico com o máximo de recursos.

A hemorragia deve ser controlada com pressão local sobre a ferida. O garroteamento do membro superior pode ser utilizado quando a pressão direta é insuficiente para coibir o sangramento, lembrando sempre dos riscos do garroteamento prolongado. Pode-se utilizar aparelho de pressão na região do braço. Devemos lembrar que o uso de pinças inadequadas para hemostasia pode danificar as extremidades do vaso lesado e impossibilitar uma possível reparação.

A prevenção da infecção é feita com antibioticoterapia por via endovenosa.

Cumpridas as três etapas prioritárias, ou seja, o controle da dor e do sangramento e iniciada a antibioticoterapia, o paciente deve ser levado para o centro

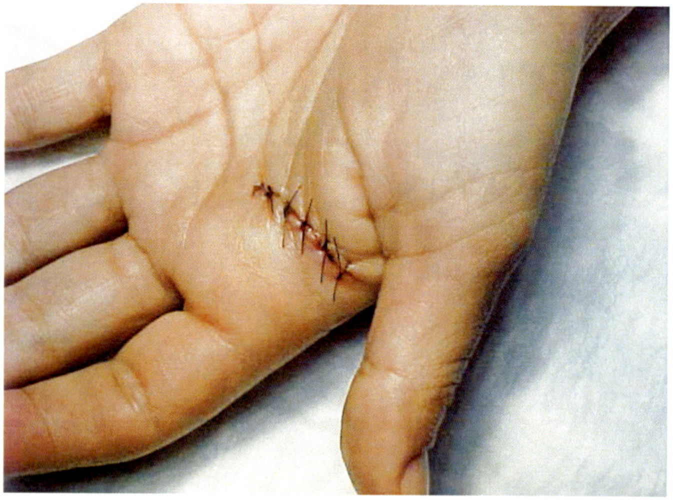

Figura 3.2 Ferida com bordas nítidas e regulares.

cirúrgico onde, uma vez anestesiado, realizamos a lavagem contínua do ferimento com soro fisiológico. Escovas e compressas podem ser usadas na limpeza de detritos e sangue coagulado, tomando-se cuidado de não produzir danos adicionais à área lesionada. A partir desse momento, o ferimento deve ser inspecionado cuidadosamente. Muitas vezes, é necessária a ampliação da ferida durante o ato operatório, para a visualização direta das estruturas.

Nas feridas nítidas e com bordos regulares, geralmente causadas por instrumentos cortantes, a destruição tecidual é menor e as fraturas são incomuns. Nestes casos, os nervos e tendões podem ser reparados primariamente (Figura 3.2).

Os ferimentos irregulares em geral são sujos, apresentam tecidos moles desvitalizados e são comumente causados por mecanismos de alta energia (Figura 3.3). As fraturas ocorrem com freqüência nestes casos.

As lesões fechadas ou as menos extensas têm mais chance de não serem percebidas. O diagnóstico deve basear-se na observação da postura da mão e em testes clínicos e exames complementares. A indicação para o tratamento cirúrgico é decidida depois do exame inicial.

Palidez ou coloração azulada da extremidade distal ao trauma sugere lesão vascular e torna necessária a atuação rápida do cirurgião, na tentativa de evitar a perda do segmento (Figura 3.4).

Em caso de fraturas desviadas e luxações articulares, estas podem angular ou distender os vasos, causando isquemia da extremidade. Nestes casos, devemos tomar cuidado para não realizarmos amputações precipitadas.

O edema, com freqüência, localiza-se no dorso da mão e do punho. Na região da palma, pode ser notado no espaço entre as eminências tenar e hipotenar.[1] Na presença de edema acentuado, devemos permanecer atentos à possibilidade da ocorrência de uma síndrome compartimental. Esta complicação, que pode ocorrer após o trauma, deve-se ao aumento de pressão dentro de um dos compartimentos limitados pelas fáscias musculares. Com freqüência, atinge o espaço dos flexores no punho e no antebraço, o espaço dos músculos interósseos e o compartimento dorsal. Se não for rápida e adequadamente diagnosticada, poderá ocorrer uma isquemia tecidual, seguida de necrose, chamada de isquemia de Volkmann. Portanto, devemos sempre observar os sinais e sintomas característicos desta condição: dor desproporcional ao grau da lesão, fraqueza dos músculos da região, aumento da tensão no compartimento, hipoestesia, diminuição de pulso e dor à extensão passiva dos dedos.

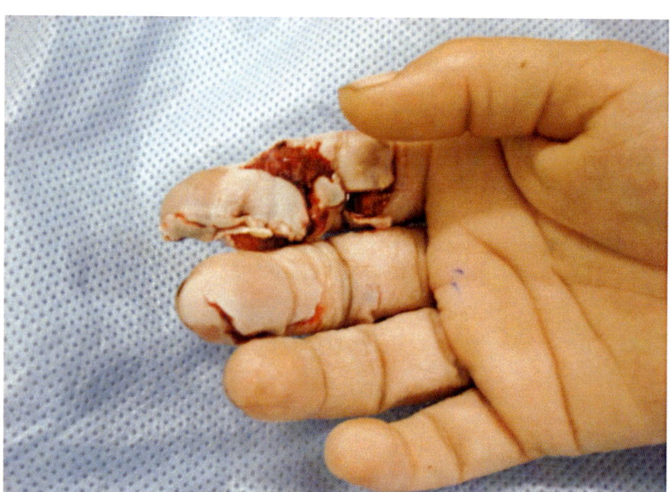

Figura 3.3 Ferimento irregular, em geral associado com fratura.

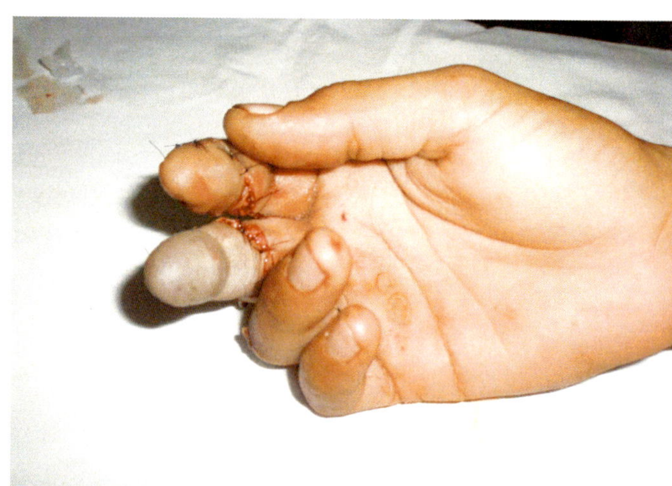

Figura 3.4 Coloração "azulada" da extremidade do terceiro dedo, sugerindo lesão vascular.

Além disso, são importantes o diagnóstico e o tratamento adequado das lesões da matriz ungueal. Merece atenção especial o hematoma subungueal, que pode ser um sinal de fratura da falange distal e, muitas vezes, precisa ser drenado. Devemos lembrar que o descolamento da unha pode ser conseqüência de uma fratura exposta da falange distal.

AVALIAÇÃO ÓSSEA E LIGAMENTAR

As principais características das fraturas na mão e do punho são dor, edema e incapacidade funcional. O local de uma fratura será sempre sensível, mesmo com uma palpação suave. Crepitação e hematoma podem estar presentes. Movimentos ativos e passivos geralmente são dolorosos e difíceis de avaliar nas lesões agudas.

Como já foi comentado, é importante determinar o mecanismo do trauma e a presença ou não de lesões em partes moles, fundamentais no prognóstico de uma fratura.

Deverão ser avaliados o comprimento, a rotação e o alinhamento angular dos dedos, essenciais para as funções de pinça e preensão. A angulação e a rotação são determinadas pela comparação com os dedos vizinhos. São mais bem avaliados quando a mão se encontra relaxada e os dedos assumem uma posição de semiflexão. Normalmente, as pontas de todos os dedos apontam para o tubérculo do escafóide, e uma fratura desviada poderá causar uma sobreposição dos dedos (Figura 3.5).

Nos casos em que há um desvio acentuado entre os fragmentos ósseos, devemos considerar a possibilidade de uma interposição de tecidos moles.

As fraturas extra-articulares de falange desviadas geralmente se angulam com o ápice para palmar, devido à ação dos tendões.[2] Já no caso dos metacarpianos, se há um desvio, este é quase sempre com ápice dorsal, devido à ação dos músculos intrínsecos.

As fraturas do colo dos metacarpianos ocorrem com freqüência, principalmente no quinto metacarpiano, e são causadas por traumatismo direto, sendo o soco a causa mais comum. Em geral, apresentam angulação com ápice dorsal, associada à cominuição da cortical volar. Clinicamente, notamos a perda da proeminência da cabeça metacarpiana. Dentre as fraturas da base, a mais comum é a do primeiro metacarpiano (p. ex., Bennett ou Rolando) que, em geral, provoca dor, edema e hematoma local, como em toda fratura.

As lesões carpometacárpicas são infreqüentes mas, quando ocorrem, na maioria dos casos, desviam na direção dorsal e em 50% dos casos acometem o quinto raio.[3,4]

Inspeção e palpação cuidadosas são a chave para o diagnóstico das fraturas do escafóide. Eles provocam dor e edema do lado radial do punho, particularmente na região da tabaqueira anatômica, que em geral encontra-se dolorida à palpação.[5] Dor localizada distal ao tubérculo de Lister ou adjacente ao estilóide ulnar deve alertar o examinador para a possibilidade de uma fratura de semilunar ou piramidal, respectivamente. A dor também poderá estar presente nos extremos dos movimentos de flexoextensão, associada a diminuição de força de preensão e da amplitude dos movimentos ativos. O acometimento dos outros ossos do carpo pode não ser diagnosticado no primeiro momento, exceto em traumatismos de alta energia com lesões abertas e evidentes, associadas ou não a fraturas e luxações.

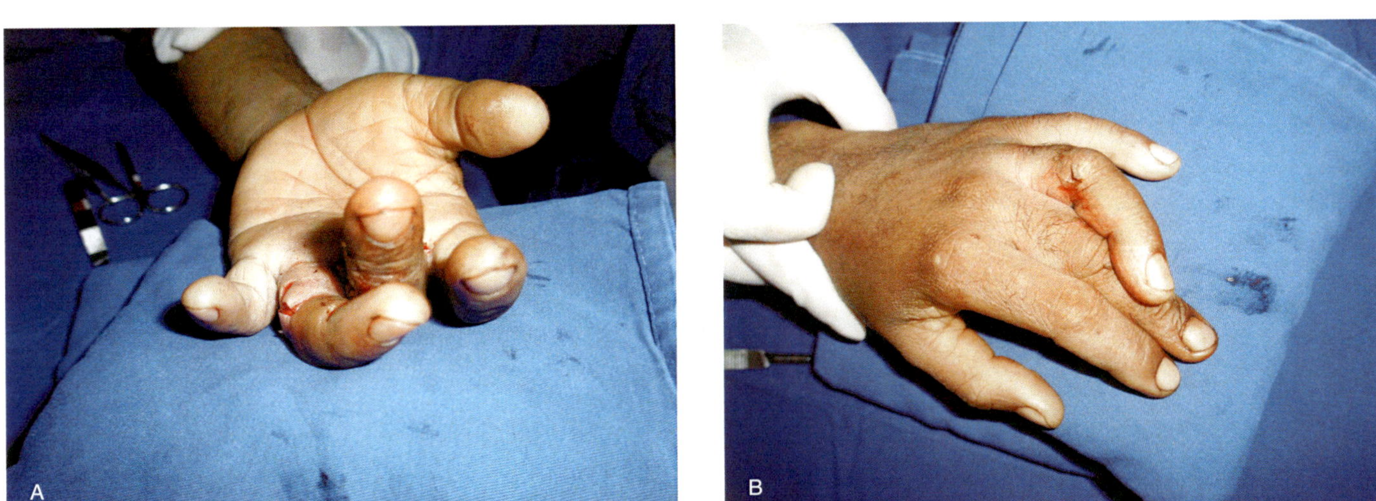

Figura 3.5 Deformidade rotacional do dedo anular com nítida superposição do quarto sobre o terceiro dedo.

As lesões ligamentares isoladas merecem atenção especial, já que a maioria deve ser corrigida rapidamente.

O desvio dorsal ou hiperextensão da articulação interfalângica proximal (IFP) é muito comum e ocorre devido à desinserção da placa volar. Quando há lesão dos ligamentos colaterais, normalmente o paciente apresenta um quadro de dor localizada, edema, dificuldade de extensão e, às vezes, até mesmo um desvio angular da articulação acometida (Figura 3.6).

As luxações das articulações metacarpofalângicas (MF) ocorrem mais freqüentemente na direção dorsal e, em geral, envolvem os dedos indicador, polegar e mínimo. As lesões nos dedos centrais e os desvios volares são mais raros. Uma lesão muito comum é a dos ligamentos colaterais na MF do polegar. Pode haver dor à palpação e equimose no lado ulnar ou radial, próximo ao espaço articular. O dorso da articulação também pode estar doloroso, o que sugere uma lesão concomitante da cápsula dorsal. A manipulação deve ser cuidadosa, pois muitas vezes existem fraturas associadas que podem ser desviadas por manobras intempestivas.[6] Assim sendo, é aconselhável uma radiografia antes da manipulação da articulação.

É importante diferenciar as lesões ligamentares completas das incompletas. Esta avaliação é, muitas vezes, subjetiva, já que é difícil ser preciso, mesmo usando goniômetros. Assim, os graus de angulação geralmente são aproximações.

Com o paciente anestesiado ou não, a articulação MF deve ser testada em extensão e em flexão de 30 graus, posição que permite o relaxamento da placa volar, ficando a estabilidade mais dependente dos ligamentos colaterais (Figura 3.7). Numa lesão ligamentar parcial, a articulação MF pode estar estável ou com mínima frouxidão e, neste caso, torna-se importante o exame comparativo com o polegar contralateral. Quando houver uma instabilidade maior do que 35 graus em extensão da MF e 15 graus a mais do que no lado contralateral em flexão da MF, deverá existir lesão completa do ligamento.[6] A subluxação volar da falange proximal não é incomum neste tipo de lesão.

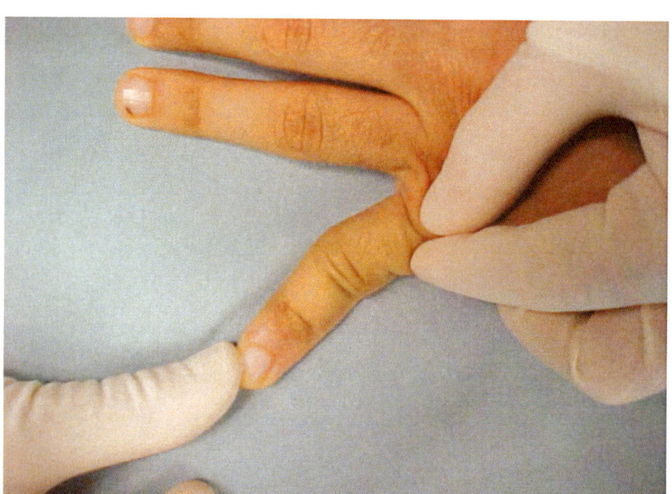

Figura 3.6 Lesão do ligamento colateral radial da IFP do quinto dedo com maior comprometimento da placa volar, evidenciado pela hiperextensão da falange média.

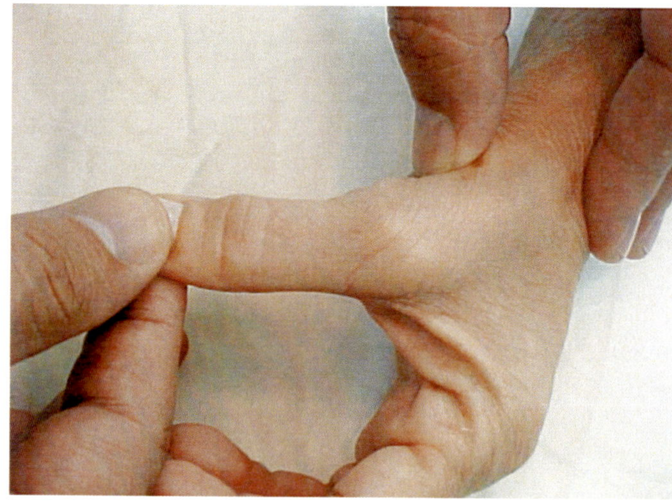

Figura 3.7 Lesão do ligamento colateral ulnar na MF do polegar, demonstrada com a manobra em estresse do ligamento comprometido.

A lesão de Stener caracteriza-se pela interposição da fáscia do adutor do polegar após a lesão do ligamento colateral ulnar na MF. Um dos sinais deste tipo de lesão é a presença de uma "tumoração palpável" na região da cabeça do metacarpiano do lado ulnar.[7]

Quando o acometimento é da articulação radioulnar distal ou da fibrocartilagem triangular, a dor localiza-se no lado ulnar do punho, próxima ao estilóide, e piora com a pronossupinação do antebraço. Pode haver dor à palpação, edema e diminuição da força de preensão. Nos casos de desvio dorsal, a cabeça da ulna estará saliente, podendo ser reduzida para sua posição original por meio de pressão digital. No entanto, em função da instabilidade radioulnar, ao aliviarmos a pressão, a cabeça da ulna retornará à posição de subluxação dorsal, ao que chamamos sinal da "tecla do piano".

Avaliação muscular e tendinosa

O exame dos músculos tem a finalidade de testar a sua capacidade de mobilizar ativamente o segmento pelo qual são responsáveis. A ausência ou enfraquecimento acentuado de um movimento voluntário com a mobilidade passiva presente poderá ocorrer devido à dor, à paralisia do nervo ou à lesão musculotendinosa.

A postura passiva do punho e da mão pode ter grande importância diagnóstica. Com a mão relaxada, normalmente os dedos com os tendões flexores intactos estarão fletidos em graus progressivos, do indicador ao dedo mínimo.[8,9] Esta postura representa o equilíbrio existente entre os tendões flexores e extensores. A perda deste equilíbrio sugere uma lesão tendinosa.

O diagnóstico clínico das lesões dos tendões flexores, em geral, é fácil para um examinador atento e experiente. O paciente apresenta, na maioria das vezes, ferimento aberto ou cicatrizado na região palmar, associado à perda de flexão de um ou mais dedos (Figura 3.8).

Durante o exame físico, cada dedo deve ser testado individualmente. Os tendões flexores superficiais dos dedos atuam fletindo isoladamente a articulação IFP dos dedos. A lesão destes tendões pode ser facilmente diagnosticada, eliminando a ação dos tendões flexores profundos dos dedos vizinhos, fixando os mesmos em extensão (Figura 3.9). A flexão ativa da articulação IFP do dedo examinado demonstrará a integridade do seu tendão flexor superficial.[8,9]

Os tendões flexores profundos dos dedos têm a função de fletir isoladamente as articulações interfalângicas distais (IFD). Para testarmos estes tendões, devemos fixar a falange média em extensão e fletir ativamente a falange distal do dedo examinado [8] (Figura 3.10).

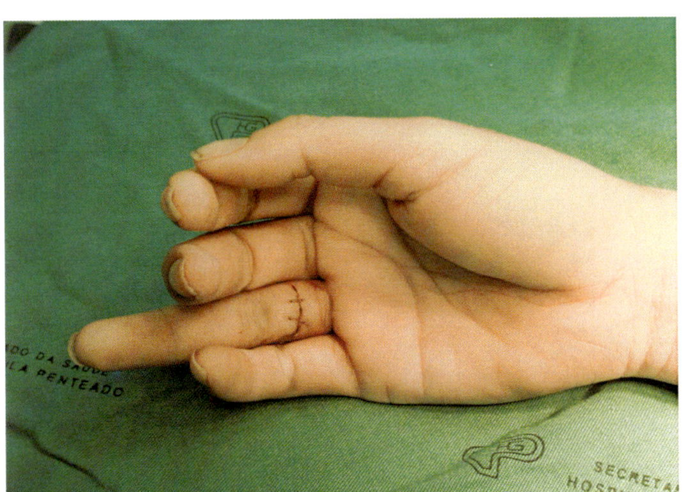

Figura 3.8 Lesão de tendão flexor do quarto dedo evidenciada pela posição em extensão assumida pelo dedo afetado, mesmo com a mão em posição de repouso.

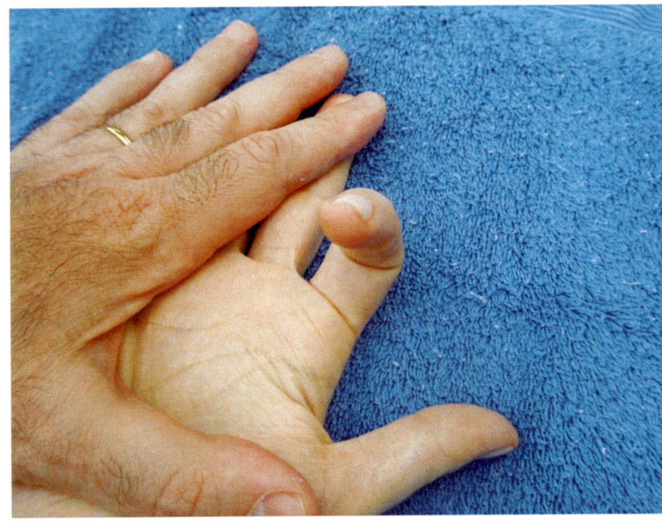

Figura 3.9 Teste para os tendões flexores superficiais. Neste caso, demonstrando integridade do flexor superficial, pois há flexão da IFP, mesmo com o bloqueio dos flexores profundos dos dedos vizinhos.

Outra forma de avaliação consiste em observar a flexão ativa das articulações IFD e IFP, mantendo as articulações MF em extensão. Portanto, a ausência de flexão da IFP indica lesão do tendão flexor superficial e a da IFD, do flexor profundo. Quando a lesão acomete os dois tendões, não há flexão das IF, mas apenas das MF, devido à ação dos músculos intrínsecos.

Nas lesões dos tendões flexores localizadas na região do punho, o diagnóstico pode ser mais difícil, pois as interconexões musculares e tendíneas induzem uma falsa avaliação.

O tendão do flexor longo do polegar determina a flexão ativa da articulação IF deste dedo. Para testá-

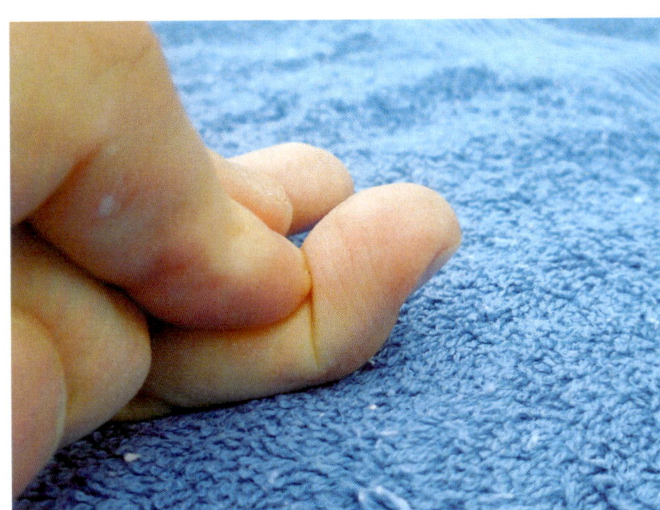

Figura 3.10 Teste para os tendões flexores profundos.

lo, fixa-se a falange proximal do polegar em extensão e solicita-se que o paciente flexione ativamente a falange distal. A integridade do tendão é demonstrada pela presença de flexão da falange distal.

A posição da mão e dos dedos no momento da lesão dos tendões flexores tem grande importância na definição da estratégia cirúrgica. Na maioria das vezes, os dedos são lesados durante a flexão. Nestes casos, o coto do tendão será encontrado mais afastado da lesão da pele, havendo, portanto, a necessidade de maior exposição cirúrgica.

Uma lesão tendinosa parcial é difícil de ser diagnosticada e, se não tratada, pode causar bloqueio do dedo e até mesmo evoluir para uma lesão completa. Nestes casos, a grande maioria dos pacientes apresenta dor à flexão ativa do dedo contra resistência.

Outro desafio em termos de diagnóstico clínico é a lesão fechada ou avulsão do flexor profundo do dedo. É mais freqüente em jovens esportistas, acometendo principalmente o dedo anular e fazendo o paciente perder a flexão da falange distal.[10]

As lesões dos tendões extensores podem passar despercebidas por um examinador pouco experiente. Sabemos que existem comunicações entre os tendões extensores, chamadas junturas tendíneas, e, assim sendo, um tendão íntegro de um dedo vizinho pode estender o dedo que teve seu tendão lesado. Outro detalhe importante no exame físico dos extensores consiste em testá-los nos dedos com as articulações IF fletidas, eliminando assim a ação dos intrínsecos e testando exclusivamente os extensores dos dedos.

Nas lesões no dorso do punho, as estruturas lesionadas poderão ser visualizadas, devido à sua localização subcutânea, facilitando o diagnóstico. Nas lesões suturadas ou cicatrizadas, testes de extensão ativa do punho e os dedos, além de posturas anormais, poderão sugerir a presença de lesões.

Nos ferimentos localizados no lado radial do punho, a extensão ativa do punho com desvio ulnar sugere a lesão dos extensores radiais do carpo. Nestas feridas, os tendões abdutor longo e extensor curto do polegar podem estar igualmente comprometidos. Já nos ferimentos do lado ulnar, o desvio do punho para o lado radial pode ser causado pela lesão do extensor ulnar do carpo que, com freqüência, pode estar associada à lesão dos extensores do dedo mínimo.

Os tendões extensores comuns dos dedos, próprio do indicador e do mínimo são responsáveis pela extensão ativa da articulação MF. Para testar a integridade destes tendões, é necessário posicionar o punho do paciente em discreta extensão para evitar o efeito tenodese dos extensores. Uma lesão nesta região faz com que esta articulação se torne mais fletida do que as vizinhas (Figura 3.11).

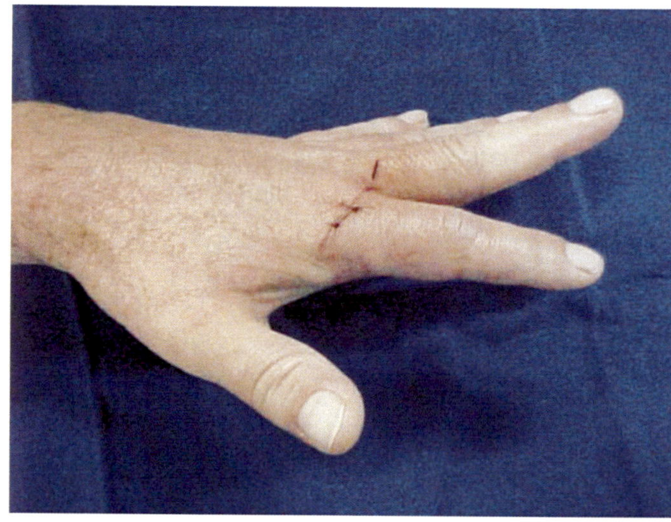

Figura 3.11 Lesão do tendão extensor do indicador.

As lesões parciais dos tendões extensores também podem confundir o examinador. Quando o ferimento ocorre no dorso da IFP, pode haver lesão somente de uma banda lateral ou central do extensor, levando a uma deficiência insignificante da extensão e, às vezes, diagnosticada apenas no ato cirúrgico. Muitas vezes, porém, notamos uma deformidade "em botoeira", caracterizada pela posição semifletida da IFP e hiperextensão da IFD, além de dor e aumento de volume localizado no dorso da IFP[11,12] (Figura 3.12).

A lesão do sistema extensor no dorso da articulação IFD pode ser fechada ou aberta, com ou sem arrancamento ósseo, causando uma perda da exten-

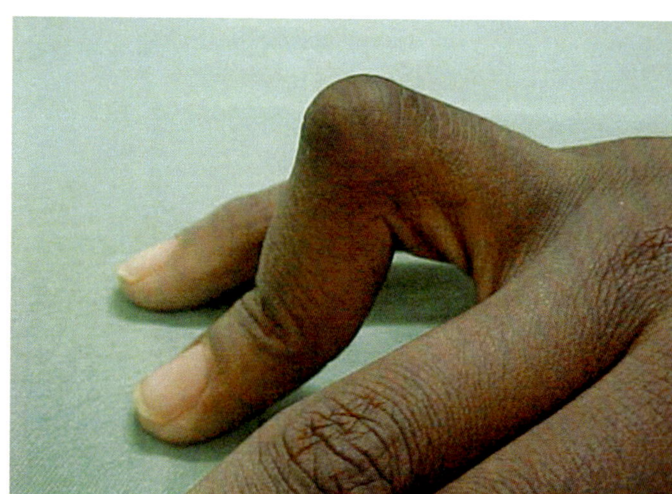

Figura 3.12 Deformidade "em botoeira" do quarto dedo, decorrente de lesão da bandeleta central do mecanismo extensor do referido dedo.

são da falange distal e conseqüente deformidade em flexão, chamada "dedo em martelo".

O extensor longo do polegar é responsável pela extensão na IF e retropulsão ativa do eixo do dedo. Quando em atividade, é visível e palpável na borda ulnar da tabaqueira anatômica. Quando lesado, perde-se a extensão na IF e o dedo assume uma posição de flexão, já que prevalece a ação do tendão flexor longo do polegar. A lesão do extensor curto do polegar pode não ser diagnosticada, uma vez que a sua deficiência pode ser compensada pela ação do extensor longo. Caracteriza-se pela perda da extensão na articulação MF e incapacidade de afastar o polegar no plano da palma. Quando os dois tendões são lesados, há uma tendência para adução do dedo, sem extensão das articulações IF e MF.

O tendão abdutor longo do polegar insere-se na base do primeiro metacarpiano e, quando lesado, perde-se a antepulsão do dedo, a partir de sua posição de máximo afastamento no plano da palma.

AVALIAÇÃO NEUROLÓGICA

Nas lesões neurológicas traumáticas, pode haver o comprometimento de um nervo misto, puramente sensitivo ou somente motor. Devemos observar a postura da mão e avaliar a função muscular e as alterações cutâneas, ungueais e da sensibilidade.

Na lesão de um nervo misto, os músculos por ele inervados têm sua ação interrompida, e as áreas sensitivas correspondentes ficam anestesiadas.[14]

Nas lesões proximais do nervo radial, podemos observar incapacidade de extensão ativa do punho, do polegar e das MF, além de anestesia cutânea na área inervada pelo ramo sensitivo radial. Quando a lesão acomete somente o nervo interósseo posterior, que é um ramo motor do nervo radial, o comprometimento funcional ocorre somente nos músculos por ele inervados.

As lesões proximais do nervo ulnar se caracterizam pela paralisia dos músculos intrínsecos, ou seja, os interósseos, os lumbricais ulnares e os músculos hipotenares, além dos flexores profundos do quarto e quinto dedos e flexor ulnar do carpo. Ocorre também a anestesia das áreas cutâneas correspondentes. A mão pode assumir uma posição "em garra" do quarto e quinto raios, acompanhada de atrofia e deficiência motora dos músculos correspondentes.

Nas lesões do nervo mediano, pode ocorrer uma incapacidade de flexão ativa das falanges proximais dos dedos devido à incapacidade dos flexores superficiais dos dedos. A flexão das falanges distais dos dedos polegar, indicador e médio também está comprometida, devido à paralisia dos tendões flexor longo do polegar e flexor profundo do indicador e do dedo médio. Pode haver atrofia da região tenar, pois a maior parte da musculatura intrínseca desta região é inervada pelo mediano.

As forças de pinça e preensão podem estar comprometidas.

Todos os testes para avaliação da sensibilidade estão relacionados com a sensação cutânea ao toque e à pressão, devendo sempre ser comparados com o lado oposto. Muitas vezes, é difícil quantificar a perda de sensibilidade, exceto quando ela se encontra inteiramente ausente. É imprescindível o conhecimento das áreas de inervação dos nervos mediano, ulnar e radial. Na suspeita de uma lesão do nervo radial, deve ser testada a sensibilidade na região dorsal da primeira comissura, no caso do nervo mediano, a polpa do polegar e do indicador, e, no caso do nervo ulnar, a polpa do quinto dedo.

O teste da discriminação de dois pontos indica a qualidade da inervação, refletindo o número de receptores inervados nas extremidades dos dedos.

Outra característica da lesão de um nervo periférico lesado é a perda da sudorese na área correspondente, ou seja, a extremidade tende a ficar seca e lisa.

Nas lesões abertas, a melhor maneira de avaliar o grau de comprometimento de um nervo é por meio de uma inspeção meticulosa do ferimento com o paciente anestesiado, pois os testes clínicos tendem a ser imprecisos nos casos agudos, devido à agitação e à angústia do paciente.

AVALIAÇÃO VASCULAR

O diagnóstico da lesão vascular é um desafio, principalmente nas lesões fechadas, em que não temos muito tempo para decidir entre explorar ou não a ferida. Os sinais de uma lesão arterial são: diminuição ou ausência de pulso distal, palidez ou cianose, dor ao manuseio do membro, parestesia ou hipoestesia, paralisia (casos de isquemia muscular) e extremidade fria[15] (Figuras 3.13 e 3.14).

O teste de Allen nos permite verificar o fluxo sangüíneo das artérias ulnar e radial na região do punho: pede-se ao paciente para abrir e fechar a mão, provocando assim o esvaziamento dos vasos cutâneos na palma, enquanto o examinador comprime com os dedos as artérias radial e ulnar. Solicita-se, então, ao paciente que abra a mão enquanto se descomprime

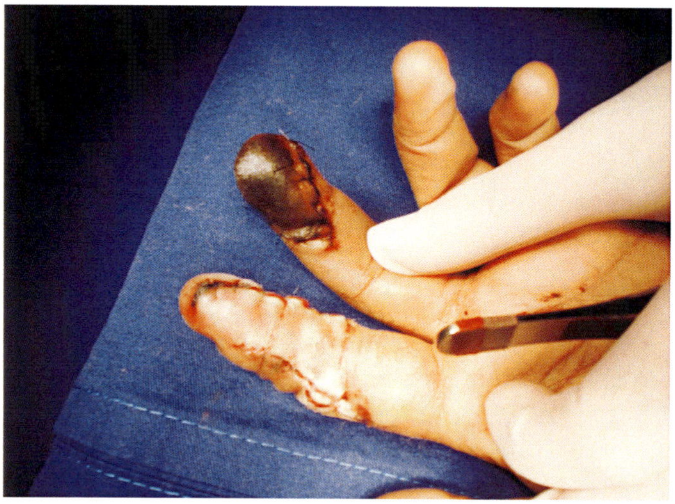

Figura 3.13 Necrose de polpa no terceiro dedo devida a lesão vascular.

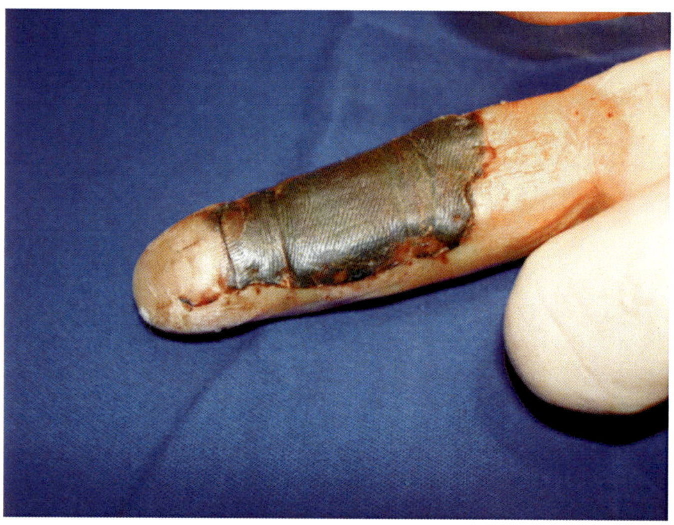

Figura 3.14 Outra situação de sofrimento e necrose da pele, agora no dorso de um dedo.

uma das artérias e observa-se se a palma recuperou sua cor normal ou não. Repete-se o mesmo procedimento para a outra artéria.

EXAMES DE IMAGEM NOS TRAUMATISMOS DA MÃO E DO PUNHO

O médico deve saber exatamente o que está buscando ao solicitar os exames de imagem. Eles são muito importantes nas lesões traumáticas de mão e punho, porém vale lembrar que a história e o exame físico são os elementos fundamentais para um diagnóstico correto.

Os exames de imagem têm evoluído muito. Dispomos de várias opções, como a radiografia simples, a tomografia computadorizada (TC) e a cintilografia nas lesões ósseas, a ressonância nuclear magnética (RNM) nas lesões ósseas e de partes moles, a ultrassonografia (US) apenas nas lesões de partes moles, e a artrografia e a artrorressonância nuclear magnética (artro-RNM), nas lesões capsuloligamentares. Estes exames complementares deverão ser solicitados com base no mecanismo e no local do traumatismo e nas características do paciente e do seu exame físico.

Radiografia simples

A radiografia simples é o exame de escolha após um traumatismo de mão e punho, pois é barato, acessível e pode oferecer muitas informações sobre a lesão óssea.

Ao se pesquisar a fratura de um dedo, radiografias em anteroposterior (AP) e perfil (P) possibilitam uma boa visualização das falanges (Figura 3.15).

As incidências oblíquas permitem avaliar as fraturas articulares. No entanto, principalmente nas fraturas de falange, não se costuma estabelecer o diagnóstico devido à falta da incidência em perfil do dedo específico (Figura 3.16).

Nos casos em que são necessárias imagens da mão, o perfil mostra uma superposição de metacarpianos e falanges, sendo melhor a visualização nas incidências AP e oblíqua em 30 graus (Figura 3.17), mas o perfil é uma incidência fundamental na análise de fraturas.

Quando há suspeita de lesão dos ligamentos, as manobras com estresse articular podem revelar uma abertura do espaço articular, o que é sugestivo de ruptura ligamentar. Todavia, este exame só deverá ser

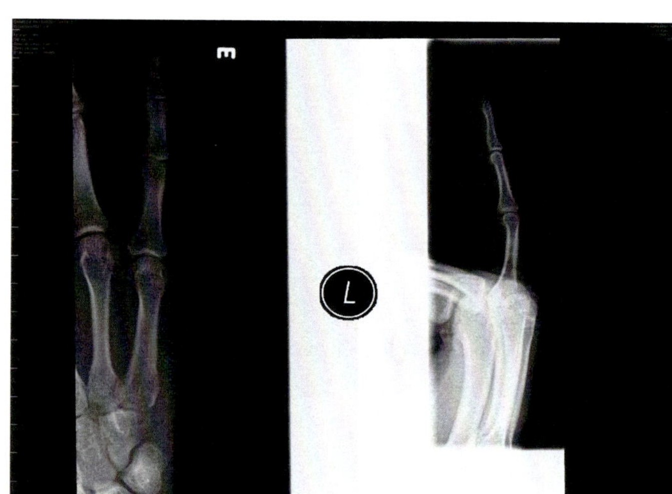

Figura 3.15 Radiografias AP e perfil do quinto dedo.

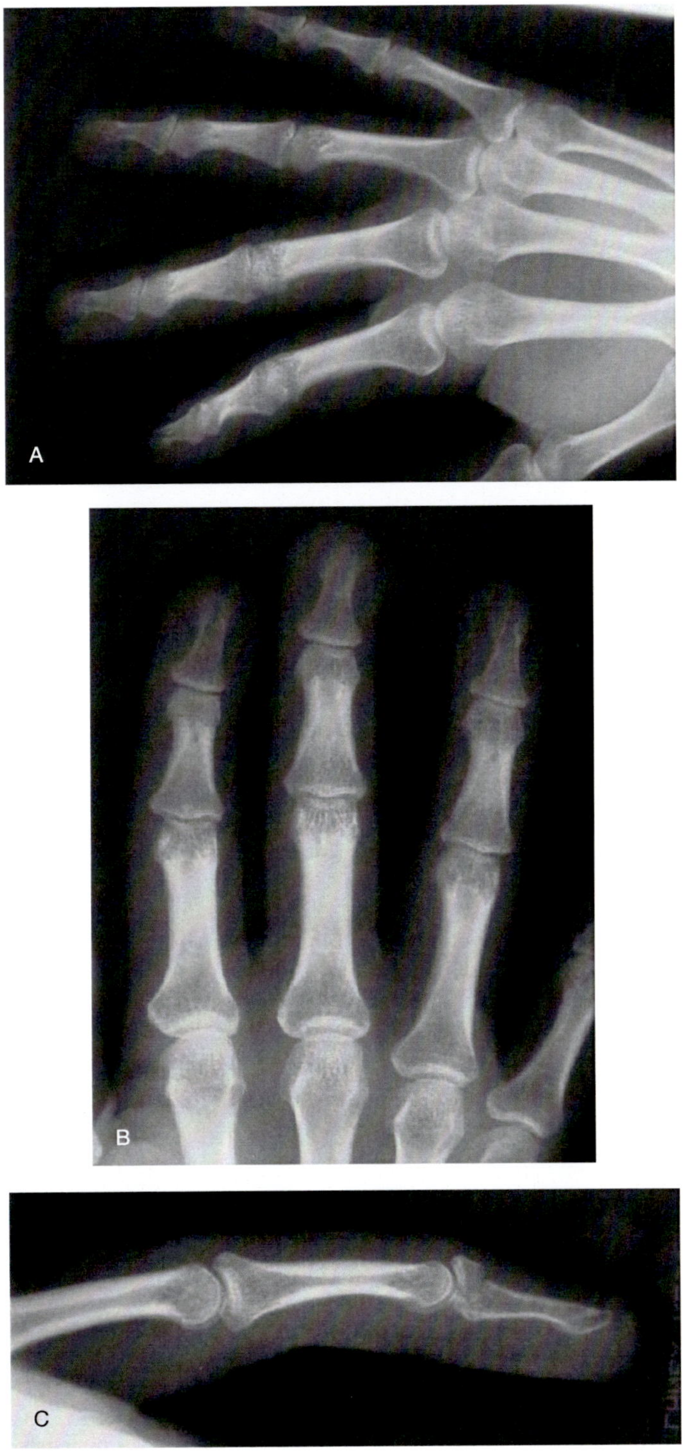

Figura 3.16A e B. Radiografias em oblíqua e em AP dos dedos da mão após traumatismo no quarto dedo. **C.** A fratura aparece somente na incidência em perfil.

realizado após a avaliação radiológica convencional, já que pode haver fratura por arrancamento, a qual pode ser desviada com este tipo de manobra, como já comentado anteriormente (Figura 3.18).

A radiografia do punho deve ser realizada nas incidências posteroanterior (PA) e perfil (P). Na PA, o

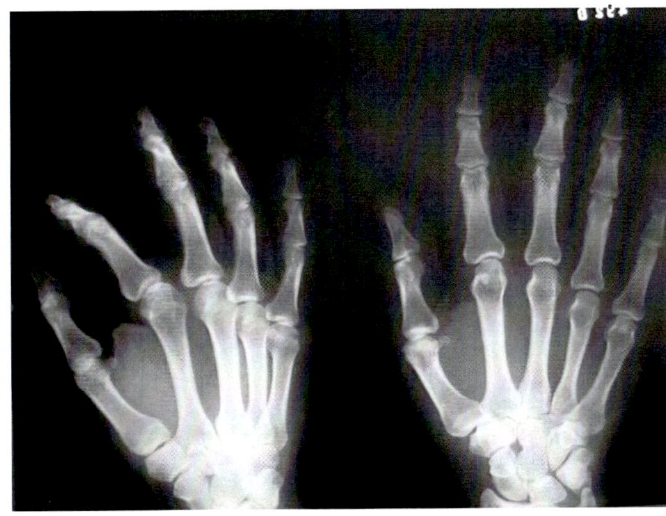

Figura 3.17 Radiografias da mão nas incidências AP e oblíqua.

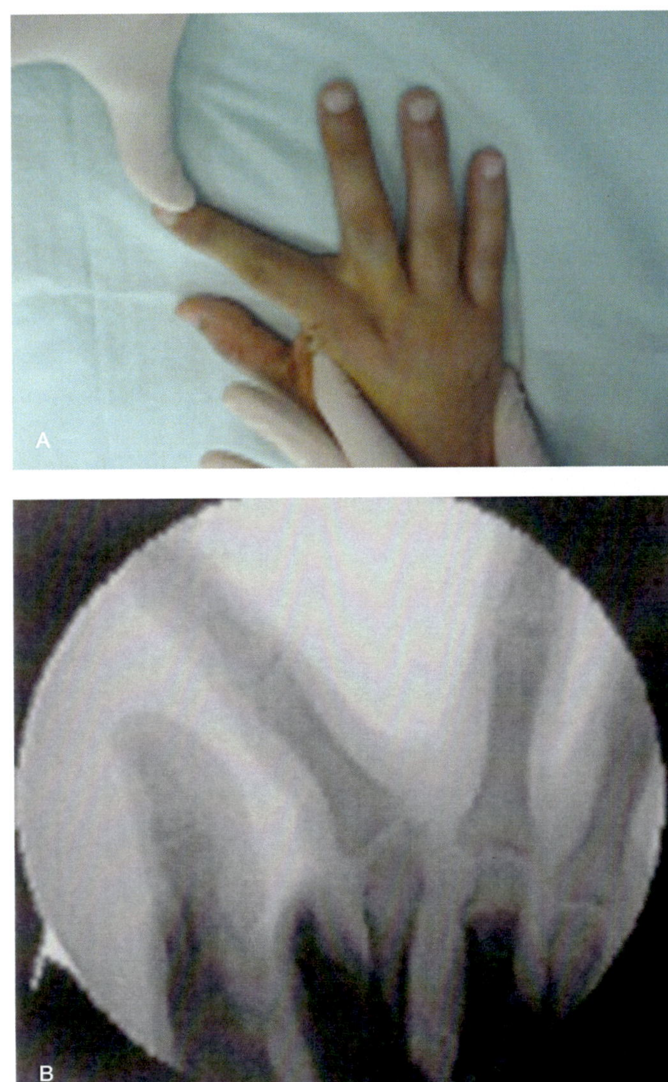

Figura 3.18A. Manobra de estresse ligamentar da articulação MF do indicador com a radiografia **(B)** evidenciando uma fratura-arrancamento do ligamento colateral ulnar na falange proximal.

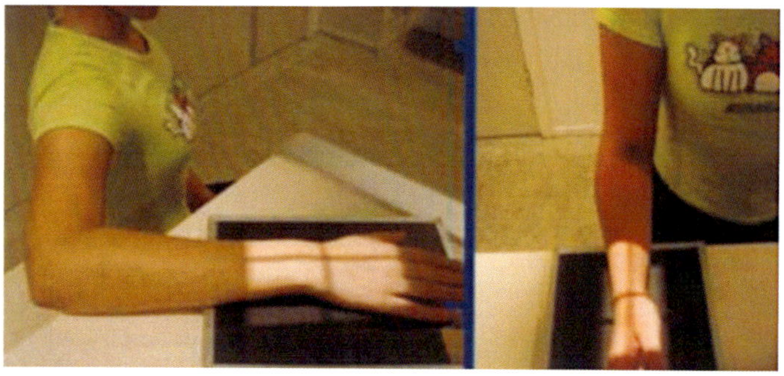

Figura 3.19 Posição padronizada para realizar radiografia AP **(A)** e perfil **(B)**.

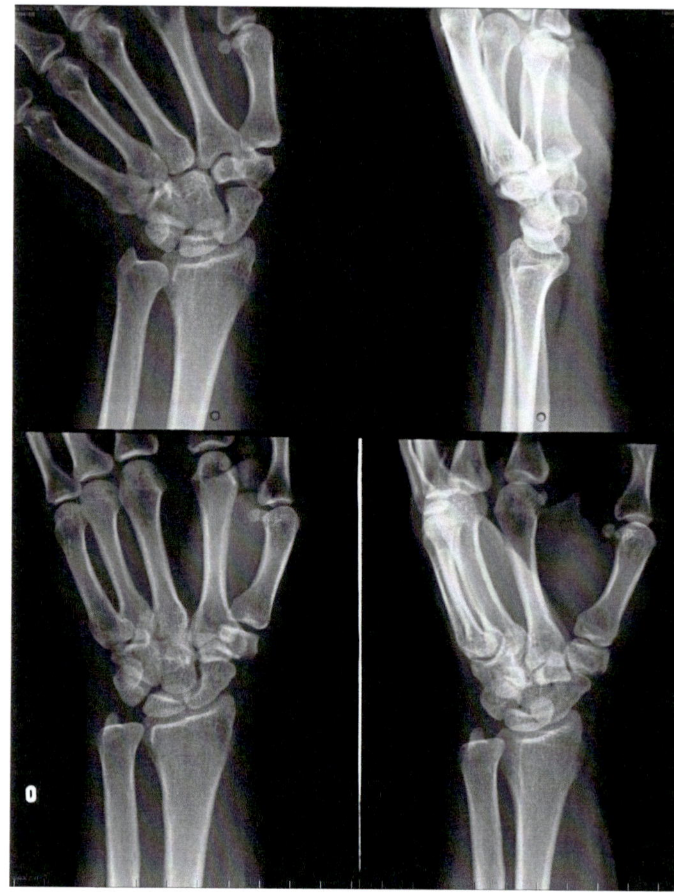

Figura 3.21 Incidências para estudo radiológico do osso escafóide.

paciente deve ser sentado com o ombro abduzido em 90 graus, cotovelo fletido em 90 graus e a mão e o punho espalmados no filme. O perfil é realizado com o ombro aduzido junto ao corpo, o cotovelo fletido em 90 graus e o bordo ulnar da mão e do punho sobre o filme (Figuras 3.19 e 3.20). Várias informações podem ser obtidas por meio dessas duas incidências. O posicionamento incorreto do punho na realização do exame pode prejudicar a interpretação e alterar índices importantes da avaliação radiológica. Os parâmetros radiográficos de normalidade, já bem estabelecidos, nos ajudam a avaliar melhor o punho no momento do traumatismo e após o tratamento. Eventualmente, uma radiografia da extremidade contralateral pode ser útil para nossa avaliação.

Incidências radiográficas adicionais estarão indicadas de acordo com o tipo de lesão suspeitada. Na fratura do rádio distal, radiografias oblíquas em 45 graus poderão auxiliar a visualização das fraturas articulares. Nos traumatismos que acometem o escafóide, devido à sua anatomia peculiar, além de PA e P do punho, devem ser solicitadas as incidências em PA com desvio ulnar e oblíqua em 45 graus de pronação, permitindo uma melhor visualização deste osso importante (Figura 3.21). O osso piramidal, quando sintomático, é mais bem observado nas incidências oblíquas em 45 graus. A articulação pisopiramidal e o osso pisiforme podem ser bem visualizados numa radiografia em perfil com supinação de 30 graus (Figura 3.22). Já o hâmulo do hamato é visto na incidência do túnel do carpo (Figura 3.23), que também nos mostra a tuberosidade do escafóide e do trapézio.[16]

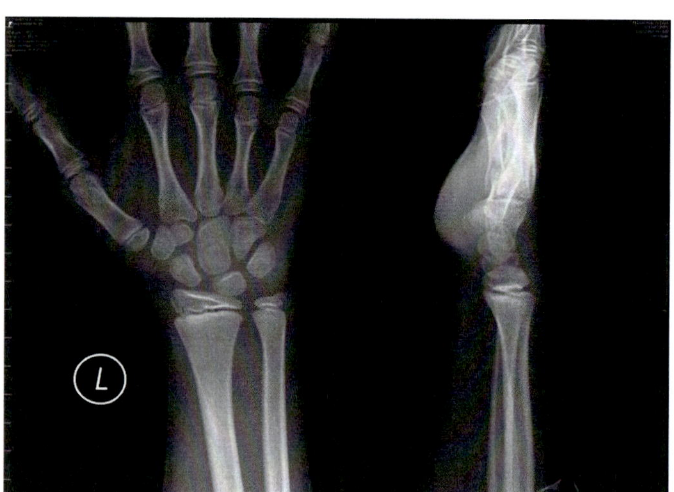

Figura 3.20 Imagem radiográfica em anteroposterior e perfil de um punho.

Existem incidências específicas para a pesquisa de lesões ligamentares do carpo ou radiocárpicas ("série instabilidade"): as radiografias PA com desvio ulnar e radial, o perfil em flexão e extensão (Figura 3.24) e a incidência PA do punho com a mão fechada e fazendo força. As alterações nos espaços articulares causadas por estas manobras indicam provável lesão ligamentar. É aconselhável a comparação com o punho contralateral.

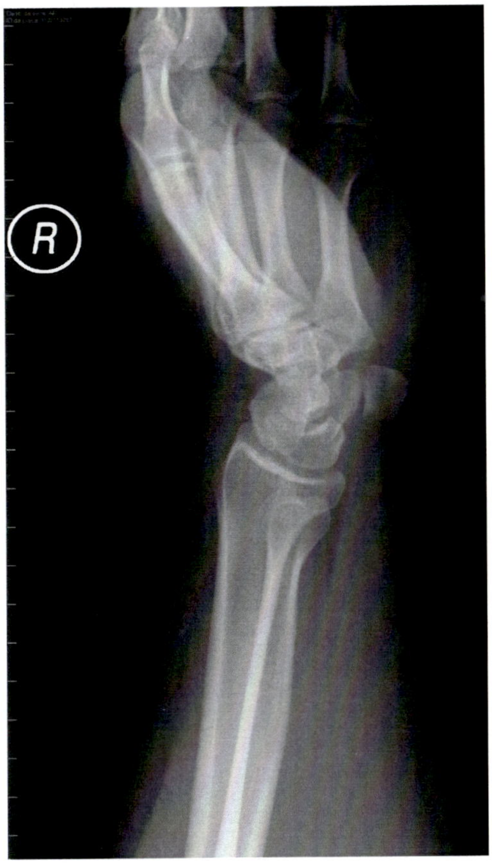

Figura 3.22 Incidência oblíqua do punho (30 graus de supinação) com boa visualização da articulação pisopiramidal.

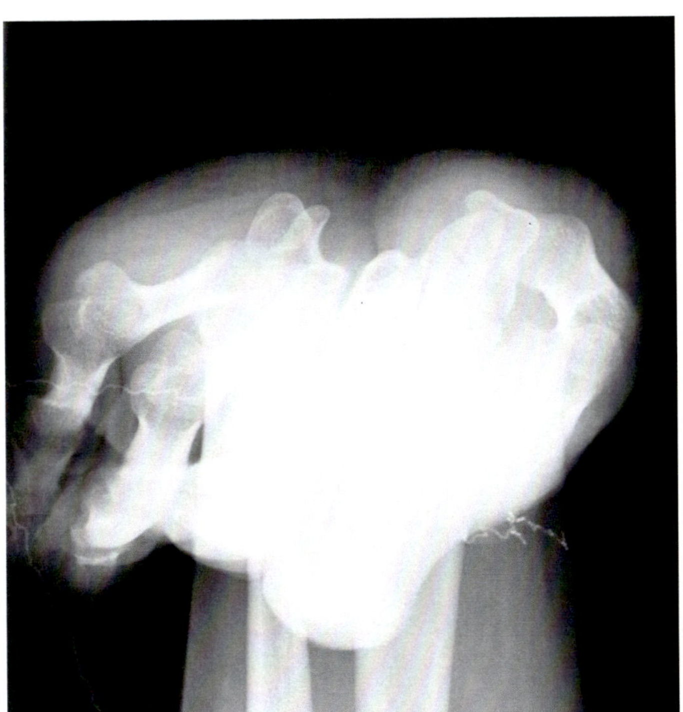

Figura 3.23 Incidência de túnel do carpo visualizando o hâmulo do hamato e as tuberosidades do trapézio e do escafóide.

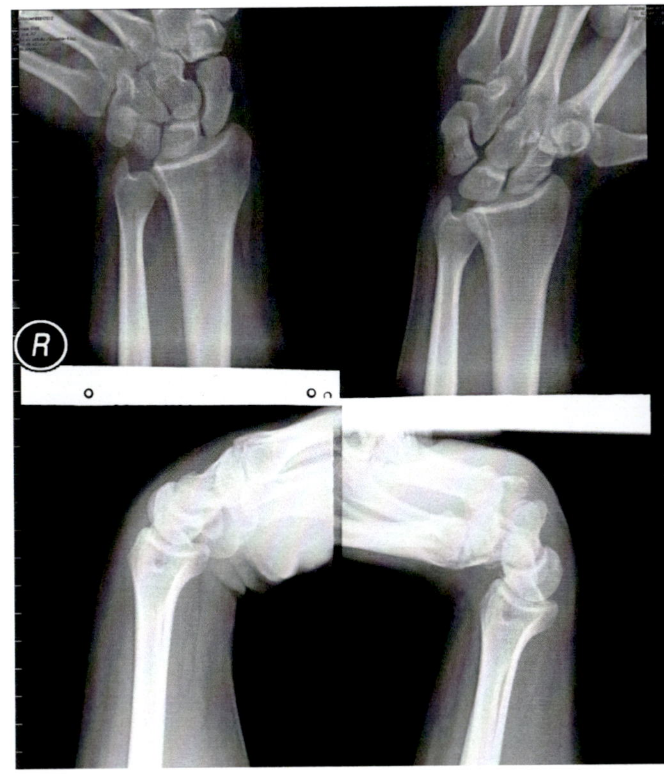

Figura 3.24 Radiografias do punho com desvio ulnar, desvio radial, flexão e extensão máximas.

Cintilografia óssea

A cintilografia óssea é, por vezes, muito útil nos traumatismos de mão. Apresenta alta sensibilidade, mas baixa especificidade no diagnóstico daquelas fraturas de difícil visualização nas radiografias. Podemos indicar este exame quando suspeitamos de uma fratura do escafóide com radiografia normal. No caso do exame (cintilografia) positivo, podemos então solicitar uma TC ou RNM para confirmar o diagnóstico. No caso de um resultado negativo, aliado a uma radiografia normal, está eliminada a possibilidade de fratura. Ultimamente, muitos têm preferido solicitar uma RNM em vez da cintilografia.

Tomografia computadorizada

Ao suspeitarmos de uma fratura não diagnosticada por radiografia simples, ou quando precisamos de mais detalhes sobre a posição dos fragmentos ósseos ou do grau de comprometimento articular, a TC é o exame de escolha. Tem a capacidade de mostrar a fratura em vários planos, inclusive em três dimensões, facilitando o planejamento terapêutico (Figura 3.25). Luxações e subluxações de mão e punho podem ser diagnosticadas por este método. Também indicamos

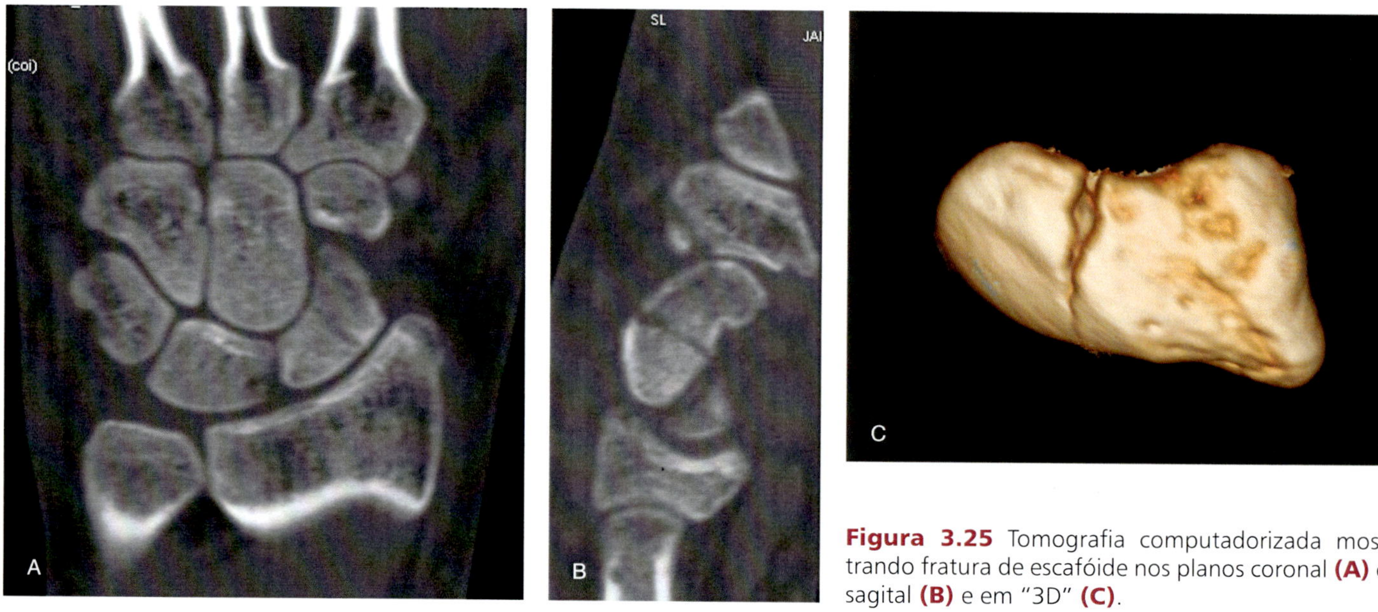

Figura 3.25 Tomografia computadorizada mostrando fratura de escafóide nos planos coronal **(A)** e sagital **(B)** e em "3D" **(C)**.

a TC para confirmar lesões como pseudo-artroses e a consolidação viciosa de falanges e metacarpianos. Cortes axiais, coronais, sagitais e sagitais oblíquos são realizados no "modo" de imagens diretas. No "modo" helicoidal, as imagens permitem a reconstrução em dois e três planos, possibilitando uma ótima visualização, principalmente das fraturas.

Ressonância nuclear magnética

A RNM é um exame extremamente sensível que possibilita boa visualização das lesões ósseas e de partes moles. Edema e hemorragia na medula óssea fazem com que qualquer lesão traumática seja precocemente identificada pela RNM. Portanto, é possível diagnosticar desde uma contusão óssea até uma fratura (Figura 3.26). Comparada à cintilografia, a RNM permite um diagnóstico mais precoce das alterações ósseas com a vantagem de também identificar as lesões de partes moles.[17-19] Estudos recentes mostram até 100% de sensibilidade e especificidade na detecção precoce da fratura de escafóide com a RNM.[20] Portanto, levando em conta a relação custo-benefício, solicitar uma RNM nos casos de suspeita de fratura de escafóide com radiografia normal parece ser melhor do que imobilizar o punho e repetir radiografias após alguns dias.[21,22]

Em relação às partes moles, a RNM nos pode fornecer dados sobre tendões, membrana sinovial, cartilagem e ligamentos. As lesões tendinosas são diagnosticadas clinicamente, sendo desnecessária uma RNM para este fim. Lesões ligamentares também podem ser detectadas, principalmente se associarmos uma injeção articular de contraste (artro-RNM). Já as lesões parciais dos ligamentos do punho não são bem visualizadas pela RNM.[23]

A RNM também tem sido o método de escolha para o diagnóstico de lesões da fibrocartilagem trian-

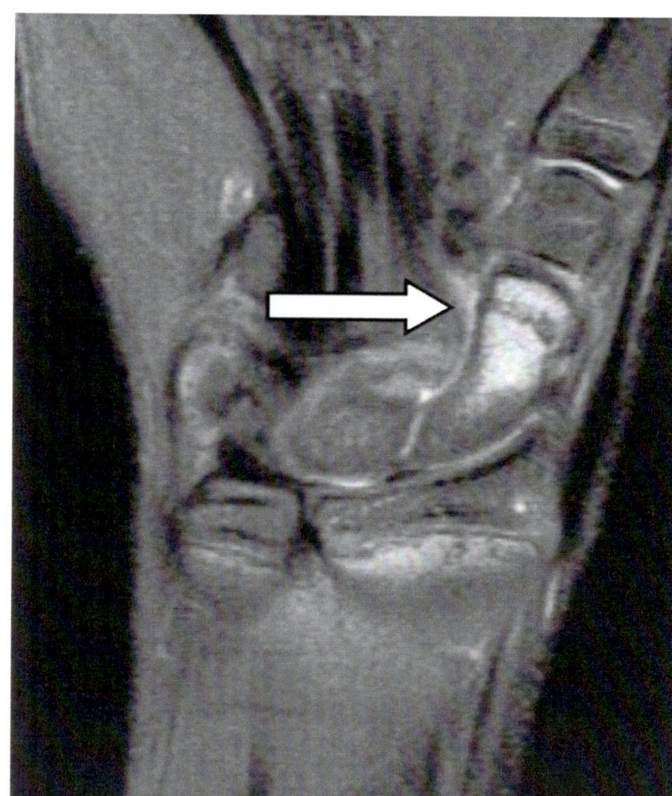

Figura 3.26 RNM revela linha de fratura oculta no escafóide (*seta*).

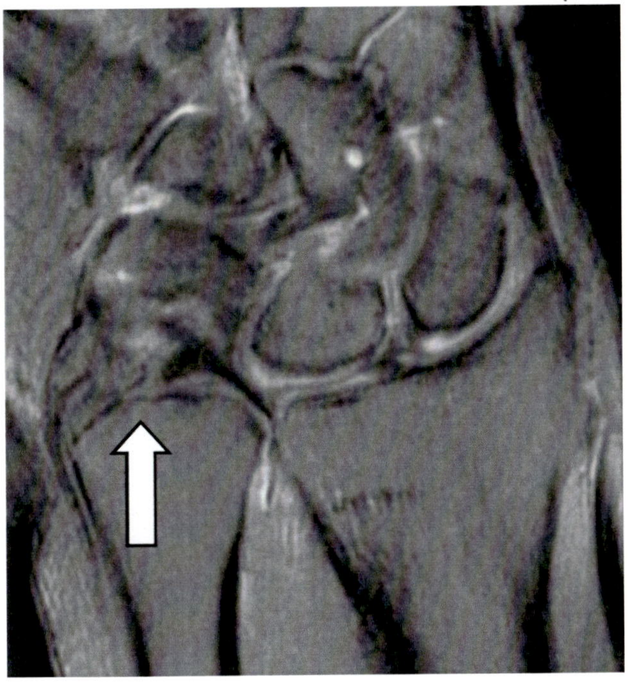

Figura 3.27 RNM mostra uma lesão central da fibrocartilagem triangular (*seta*).

gular (FCT) do punho[24,25] (Figura 3.27).É importante ressaltar que um equipamento adequado para pequenas articulações aumenta a sensibilidade do método (de 90% a 100%), principalmente na detecção de lesões do lado ulnar da FCT.[26]

Sabemos que o exame físico é fundamental no diagnóstico da lesão do ligamento colateral ulnar da articulação MF do polegar. Todavia, a RNM pode ajudar em casos duvidosos e mostrar se existe uma lesão de Stener associada (interposição da aponeurose do adutor do polegar entre os segmentos lesados do ligamento), informação importante para a indicação do tratamento cirúrgico. Apesar de ter um custo mais alto, a artro-RNM mostrou ser o melhor exame na identificação da lesão de Stener.[27]

Ultra-sonografia

O uso de aparelhos de alta freqüência fez com que a qualidade do exame de US melhorasse bastante nos últimos anos, comprovando sua utilidade nas lesões superficiais de mão e punho. Lesões ligamentares dos dedos, lesões tendinosas, cistos, sinovites, corpos estranhos e lesões vasculares (com Doppler) podem ser diagnosticados de maneira rápida, não-invasiva e a um custo baixo. Todavia, é um exame operador-dependente, não reprodutível e com especificidade menor do que a da RNM. No traumatismo da mão, pode ser solicitado em caso de lesão do ligamento colateral ulnar da articulação MF do polegar.[28] Ocasionalmente, nas lesões tendinosas tardias, a ultra-sonografia pode ser útil para identificar a posição do coto proximal do tendão.

Artrografia

Durante muito tempo, a artrografia foi o método de escolha para o diagnóstico das lesões ligamentares do punho. Normalmente, num adulto jovem, não deveria haver comunicação entre a articulação radioulnar distal, a articulação radiocárpica e a articulação mediocárpica. Com base nisso, surgiu a idéia da artrografia com tripla injeção de contraste, uma em cada compartimento. Com o tempo, a idéia de que a passagem do contraste de um compartimento para o outro, através do ligamento, significaria uma lesão perdeu força ao se constatar que, principalmente em idosos, perfurações nos ligamentos podem ser degenerativas, assintomáticas e bilaterais.[29] Num estudo com artrografia bilateral de punho, 74% dos pacientes apresentaram achados similares no punho contralateral assintomático.[30] Alguns autores relatam sensibilidade de 56% a 60% utilizando a artrografia nos casos de lesões ligamentares do carpo,[31,32] e que seu potencial diagnóstico parece melhorar quando associada à TC.[33]

Videoartroscopia diagnóstica

Em alguns casos de lesões ligamentares do carpo, traumatismos da fibrocartilagem triangular, fraturas articulares, lesões osteocondrais e corpos livres, não é possível o diagnóstico de certeza pelos exames de imagem. Nestas situações, a videoartroscopia nos oferece a oportunidade de visualizar diretamente as articulações radiocárpica, mediocárpica e até mesmo a radioulnar distal. Muitas vezes, além de estabelecer o diagnóstico definitivo, ainda nos permite tratar simultaneamente a lesão identificada.

Agradecimentos

Os autores agradecem ao Dr. Marcelo R. de Abreu, do Serviço de Radiografia do Hospital Mãe de Deus de Porto Alegre, pela colaboração na elaboração das figuras dos exames de imagem deste capítulo.

REFERÊNCIAS

1. Tubiana R, Thomine JM, Mackin E. *Examination of the hand and wrist.* WB Saunders Company, 1996:182-3.

2. Fischer TJ. Phalangeal fractures. *In:* American Society for Surgery of the Hand (eds.). *Hand surgery update*. Rosemont: IL, 1996:3.
3. Kiefhaber TR. Intra-articular fractures in joint injuries. *In:* American Society for Surgery of the Hand (eds.). *Hand surgery update*. Rosemont: IL, 1996:17-21.
4. Wolfe SW, Elliott AJ. Metacarpal and carpometacarpal trauma. *In:* Peimer CA (ed.). *Surgery of the hand and upper extremity* McGraw-Hill, New York; 1996: 884-5 e 902-3.
5. Jupiter J. Scaphoid fractures. *In:* American Society for Surgery of the Hand (eds.). *Hand surgery update*. Rosemont: IL, 1996:77.
6. Glickel SZ. Metacarpophalangeal and interphalangeal joint injuries and instabilities. *In:* Peimer CA (ed.). *Surgery of the hand and upper extremity*, McGraw-Hill, New York; 1996:1046-7 e 1052-3.
7. Miller RJ. Dislocations and fracture dislocations of the metacarpophalangeal joint of the thumb. *Hand Clin* 1988; *4*:45-65.
8. Schneider LH. Flexor tendon injuries. *In:* American Society for Surgery of the Hand (eds.). *Hand surgery update*. Rosemont: IL, 1996:141-2.
9. Britton EN, Kleinert JM. Acute flexor tendon injury. Repair and rehabilitation. *In:* Peimer CA (ed.). *Surgery of the hand and upper* Extremity, McGraw-Hill, New York; 1996:1117-8.
10. Tubiana R, Thomine JM, Mackin E. *Examination of the hand and wrist*. WB Saunders Company, 1996: 175.
11. Minamikawa Y. Extenson repair and rehabilitation. *In:* Peimer CA (ed.). *Surgery of the hand and upper extremity,* McGraw-Hill, New York; 1996:1175.
12. Doyle JR. Extensor tendons – acute injuries. *In:* Green DP (ed.). *Operative hand surgery.* New York: Churchill Livingstone, 1988:2055-60.
14. Mackinnon SE. Peripheral nerve injuries. *In:* American Society for Surgery of the Hand (eds.). *Hand surgery update*. Rosemont: IL, 1996:233-4.
15. Tubiana R, Thomine JM, Mackin E. *Examination of the hand and wrist*. WB Saunders Company, 1996:217.
16. Deutsch AL, Mink JH. Magnetic resonance imaging of musculoskeletal injuries. *Radiol Clin North Am* 1989; *227*(5):983-91.
17. Fowler C, Sullivan B, Williams LA *et al*. A comparison of bone scintigraphy and MRI in the early diagnosis of the occult scaphoid waist fracture. *Skeletol Radiol* 1998; *27*:683-7.
18. Thorpe AP, Murray AD, Smith FW, Ferguson J. Clinically suspected scaphoid fracture: a comparison of magnetic resonance imaging and bone scintigraphy. *Br J Radiol* 1996; *69*:109-13.
19. Raby N. Magnetic resonance imaging of suspected scaphoid fractures using a low field dedicated extremity MR system. *Clin Radiol* 2001; *56*:316-20.
20. Dorsay TA, Major NM, Helms CA. Cost-effectiveness of immediate MR imaging versus traditional follow-up for revealing radiographically occult scaphoid fractures. *AJR Am J Roentgenol* 2001; *177*:1257-63.
21. Kukla C, Gaebler C, Breitenseher MJ. Occult fractures of the scaphoid: the diagnostic usefulness and indirect economic repercussions of radiography versus magnetic resonance imaging. *J Hand Surg* 1997; *22*:810-3.
22. Morley J, Bidwell J, Bransby-Zachary M. A comparison of the findings of wrist arthroscopy and magnetic resonance imaging in the investigation of wrist pain. *J Hand Surg* 2001; *26*:544-6.
23. Oneson SR, Timins ME, Scales LM *et al*. MR imaging diagnosis of triangular fibrocartilage pathology with arthroscopic correlation. *AJR Am J Roentgenol* 1997; *168*:1513-8.
24. Skahen JR, Palmer AK, Levinsohn EM *et al*. Magnetic resonance imaging of the triangular fibrocartilage complex. *J Hand Surg* 1990; *15*:552-7.
25. Potter HG, Asnis-Ernberg L, Weiland AJ *et al*. The utility of high-resolution magnetic resonance imaging in the evaluation of the triangular fibrocartilage complex of the wrist. *J Bone Joint Surg Am* 1997; *79*:1675-84.
26. Ahn JM, Sartoris DJ, Kang HS *et al*. Gamekeeper thumb: comparison of MR arthrography with conventional arthrography and MR imaging in cadavers. *Radiology* 1998; *206*:737-44.
27. Hergan K, Mittler C. Sonography of the injured ulnar collateral ligament of the thumb. *J Bone Joint Surg* (Br) 1995; *77*:77-83.
28. Yin YM, Evanoff B, Gilula LA, Pilgram TK. Evaluation of selective wrist arthrography of contralateral asymptomatic wrists for symmetric ligamentous defects. *Am J Radiol* 1996; *166*:1067-73.
29. Herbert TJ, Faithfull RG, McCann DJ, Ireland J. Bilateral arthrography of the wrist. *J Hand Surg* (Br) 1990; *15*:233-5.
30. Cooney WP. Evaluation of chronic wrist pain by arthrography, arthroscopy, and arthrotomy. *J Hand Surg* (Am) 1993; *18*:815-22.
31. Weiss APC, Akelman E, Lambiase R. Comparison of the findings of triple-injection cinearthrography of the wrist with those of arthroscopy *J Bone Joint Surg* (Am) 1996; *78*:348-56.
32. Mikic DJ. Age changes in the triangular fibrocartilage of the wrist joint. *J Anat* 1978; *126*:367-84.
33. Blair WF, Berger RA, El-Khoury GY. Arthrotomography of the wrist: an experimental and preliminary clinical study. *J Hand Surg* (Am) 1985; *10*:350-9.

CAPÍTULO 4

Diagnóstico por Imagem dos Traumatismos da Mão e do Punho

Antônio Severo
Osvandré Lech

"Que diferença entre o quase certo e o exatamente certo!"
H. Jackson Brown

Como tantas outras descobertas científicas, a descoberta do raio-X foi acidental. Ela ocorreu quando o físico alemão Wilhem Röentgen investigava as propriedades da eletricidade. Em 8 de novembro de 1895, Röentgen descobriu mais do que queria. Colocou um tubo de vácuo dentro de uma caixa preta, com um fio preso em ambas as extremidades, apagou as luzes do laboratório e ligou a corrente. Uma fluorescência misteriosa surgiu – não do tubo na caixa, mas de uma folha de papelão tratada com bário que estava ali perto. Röentgen notou que o papelão brilhava em reação a alguma coisa que emanava do tubo. Não se tratava de raios catódicos ou de outra emissão que conhecesse. Acumulando experiências, descobriu que aqueles raios desconhecidos – raios "X" – penetravam em livros e blocos de madeira. Colocando a mão diante da tela, foi a primeira pessoa a ver a sombra dos ossos. A divulgação de sua descoberta, 2 meses depois, causou sensação. Editaram-se poemas sobre o raio-X nas revistas, lojas da Londres vitoriana anunciavam roupas à prova de raio-X etc. Em poucos meses, os médicos empregavam a nova tecnologia para "enxergar" ossos quebrados e projéteis em soldados feridos.

A medicina do início do século XX contava então com um grande instrumento diagnóstico; seria difícil imaginar o progresso da medicina, em geral, e da ortopedia, em especial, sem o uso do raio-X. A medicina do final do século XX, no entanto, observou com alguma perplexidade o emprego abusivo desta técnica diagnóstica. E não se trata do abuso da radiografia simples, mas das técnicas mais sofisticadas e caras derivadas dela, como a tomografia axial computadorizada (TC) e a ressonância nuclear magnética (RNM). Alguns serviços passaram a supervalorizar a imagem sofisticada em detrimento do clássico exame físico especializado, seguido da pesquisa radiológica de ordem crescente de complexidade. Em recente palestra realizada em Serviço de Residência Médica de Radiologia, observamos o vivo interesse dos jovens radiologistas pela radiologia simples do membro superior, já que "aquilo quase não era feito no nosso serviço".

O convite para escrever este capítulo veio acompanhado de uma consideração óbvia do editor-chefe deste livro: "já estou cansado de atender pacientes no meu consultório com o diagnóstico de cisto de punho e que trazem uma RNM; precisamos resgatar a radiologia simples do punho e da mão como forma primária de auxílio diagnóstico."

Por outro lado, observa-se uma grande quantidade de raios-X sem qualquer utilidade para diagnóstico, já que foram tomados em posições não-anatômicas, sem qualquer técnica correta. Isto frustra o paciente e o médico-assistente, já que ambos perdem tempo. Além disso, o paciente perde saúde, já que necessita ser exposto a novas irradiações para o novo raio-X "em posição correta".

Um dos principais objetivos deste capítulo é servir de guia para médicos e técnicos de radiologia em locais onde a cirurgia da mão é exercida como especialidade e onde se objetiva melhor qualidade do trabalho. Outro objetivo é descrever as técnicas e posições mais simples, sem discuti-las prolongadamente. Não sendo um texto de radiologia clínica, ele não substitui a necessidade de obtenção de maiores informações junto aos principais autores na área da radiologia. Esperançosamente, pretendemos obter exclamações como: "este raio-X é exatamente o que eu queria ver!"[1]

RADIOLOGIA SIMPLES DE MÃO E PUNHO

A posição do corpo para a realização do exame radiográfico da mão e do punho deve ser padronizada. Para a incidência posteroanterior (PA) sugere-se: ombro abduzido em 90 graus e cotovelo fletido em 90 graus, aproximadamente. Para o perfil (P): braço junto ao corpo e cotovelo fletido em 90 graus. O número mínimo de incidências necessárias para uma investigação deve ser o PA e o perfil. O número ideal de incidências também depende da estrutura a ser investigada; o escafóide, por exemplo, tem suas múltiplas incidências específicas.[2] Incidências unilaterais são geralmente suficientes na investigação de traumatismos da mão ou do punho. Entretanto, podemos lançar mão de radiografias comparativas com o lado oposto (bilaterais) para determinar a altura da ulna em relação ao rádio e também nas patologias sistêmicas.[3,4]

Posições e técnicas

Mão

Incidência posteroanterior (PA)

É realizada na investigação básica da mão. A palma da mão, pronada, deve ficar paralela ao chassi radiográfico e incluir 2 a 3cm do antebraço distal, o carpo, os metacarpianos e os dedos. O foco deve ser centrado na cabeça do terceiro metacarpiano. Quando o paciente não pode pronar o antebraço, pode-se realizar a incidência em anteroposterior (AP), em vez de PA (Figura 4.1*A* e *B*).

Incidência PA oblíqua

Realizada na investigação básica da mão, torna mais evidentes os lados anteroradial e dorsoulnar. O lado radial da mão é elevado a 45 graus do chassi radiográfico, e os dedos devem manter-se estendidos e leve-

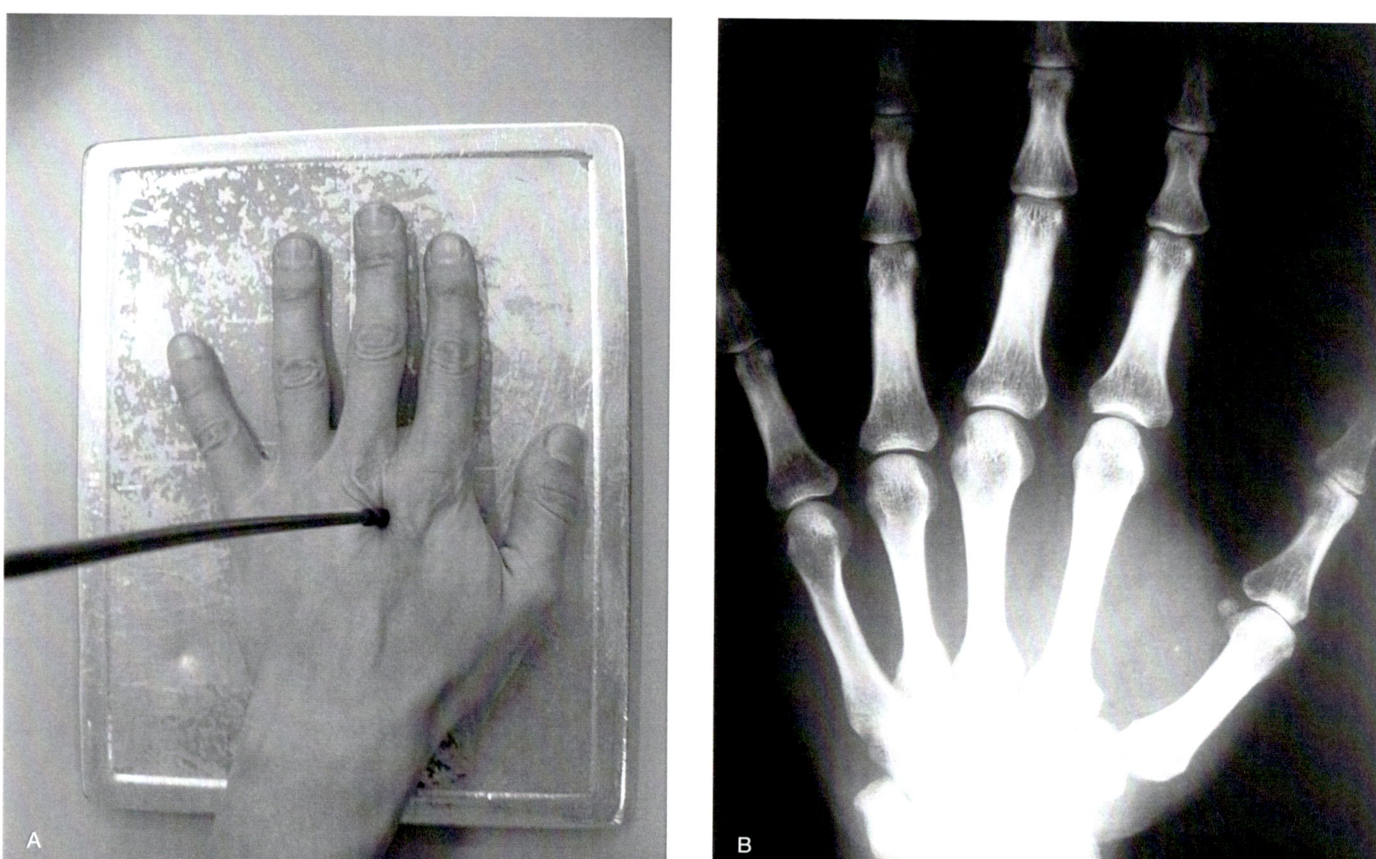

Figura 4-1 Mão em PA. **A.** Imagem clínica. **B.** Imagem radiográfica.

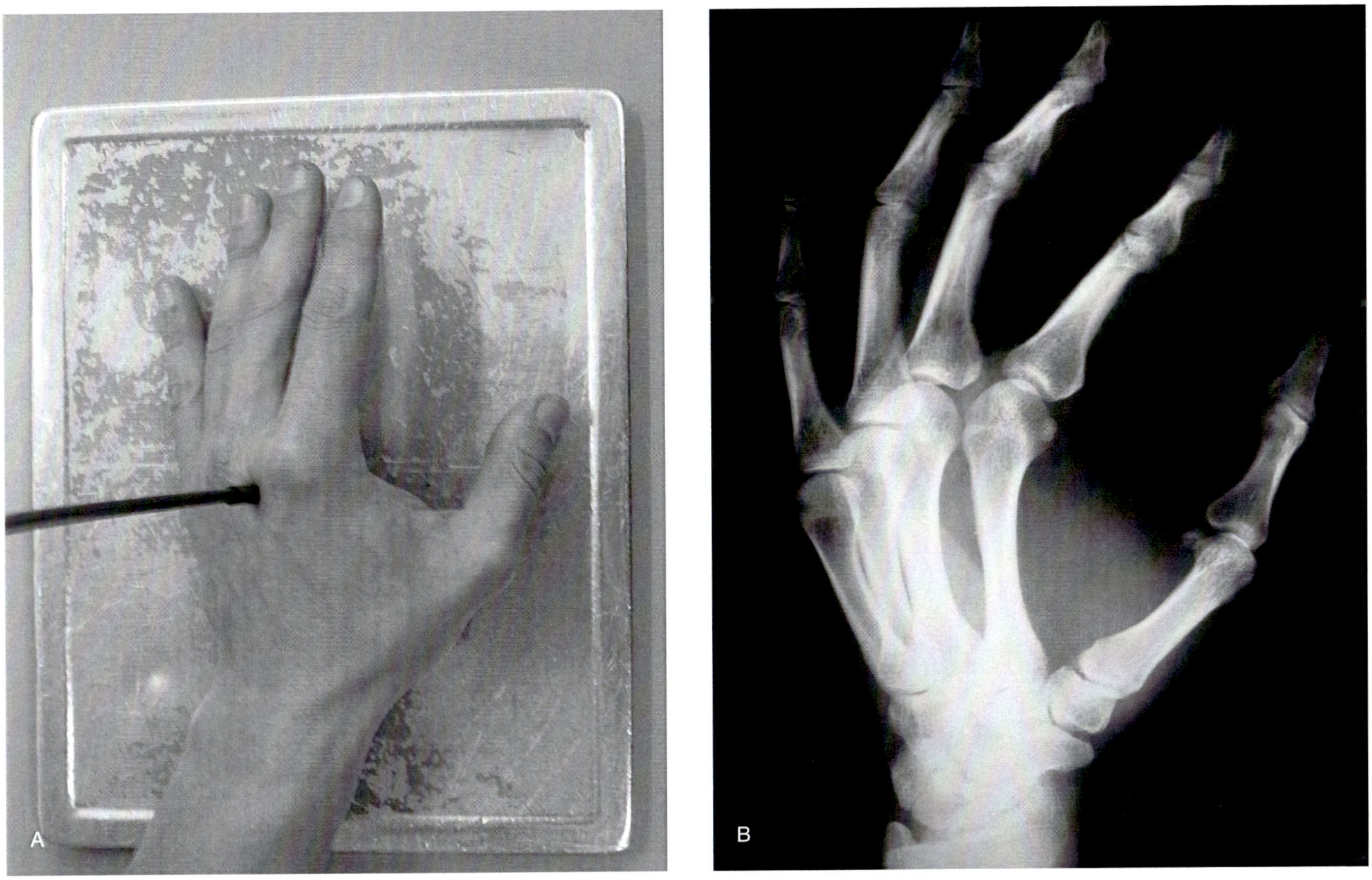

Figura 4.2A e **B.** Mão em PA oblíqua.

mente separados, e também deve incluir 2 a 3cm do antebraço distal, o carpo, os metacarpianos e os dedos. O foco é perpendicular ao chassi radiográfico e centrado na cabeça do terceiro metacarpiano. Os metacarpianos devem aparecer levemente sobrepostos. Esta incidência é também utilizada para investigação das articulações carpometacarpianas 2 e 3 (Figura 4.2*A* e *B*).

Incidência PA oblíqua reversa

É realizada para fornecer uma visão oposta da incidência de mão oblíqua, quando se suspeita de fratura ou outros defeitos ósseos, e também para evidenciar as superfícies dorsorradial e anteroulnar da mão. A mão e o punho são hiperpronados com o lado radial da mão em contato com o chassi radiográfico, enquanto o lado ulnar da mão é elevado 45 graus em relação ao mesmo. O punho deve manter-se neutro sem flexão ou extensão. O foco deve ser centrado na cabeça do terceiro metacarpiano. É uma incidência complementar. Quando o paciente não pode pronar o antebraço, é possível a realização da incidência em AP oblíqua (Figura 4.3*A* e *B*).

Incidência lateral

Realizada na investigação básica da mão, identifica alterações palmares e dorsais dos tecidos moles e ósseo. A mão deve estar em posição neutra, sem pronação ou supinação, os dedos estendidos e levemente separados, e o punho deve manter-se neutro. O lado ulnar da mão fica em contato com o chassi radiográfico, e o foco deve ser centrado na cabeça do segundo metacarpiano e perpendicular ao mesmo. O polegar deve ficar abduzido em torno de 30 a 45 graus para impedir a sobreposição deste sobre os dedos (Figura 4.4*A* e *B*).

Incidência lateral em flexão

A mão é posicionada com a borda ulnar em contato com o chassi radiográfico, em posição lateral. Os cinco dedos são posicionados de forma relaxada, ou seja, levemente fletidos. O polegar é posicionado paralelamente ao chassi radiográfico. O foco é centrado nas articulações metecarpofalângicas (MF), perpendicular ao chassi radiográfico. Esta incidência é útil para

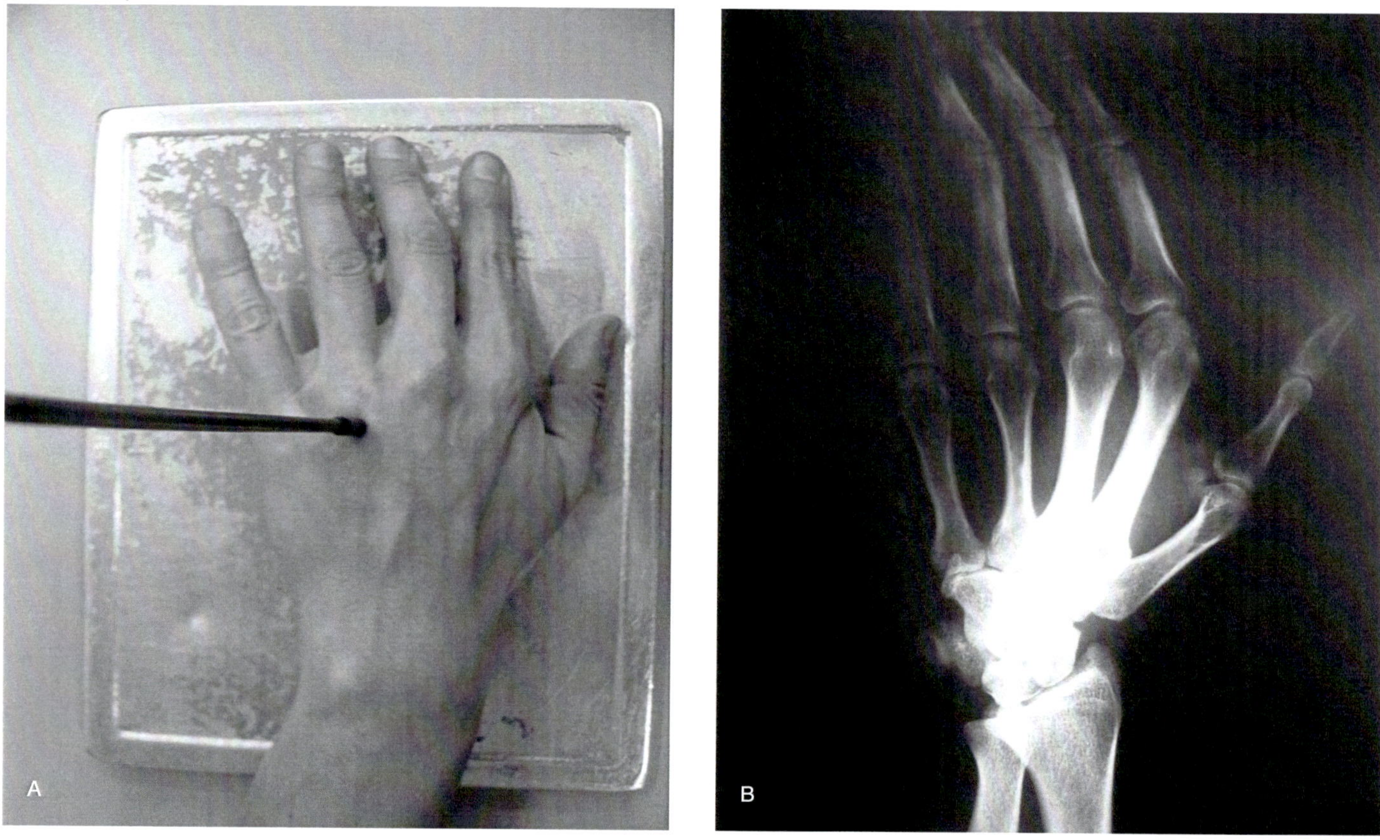

Figura 4.3A e **B.** Mão em PA oblíqua reversa.

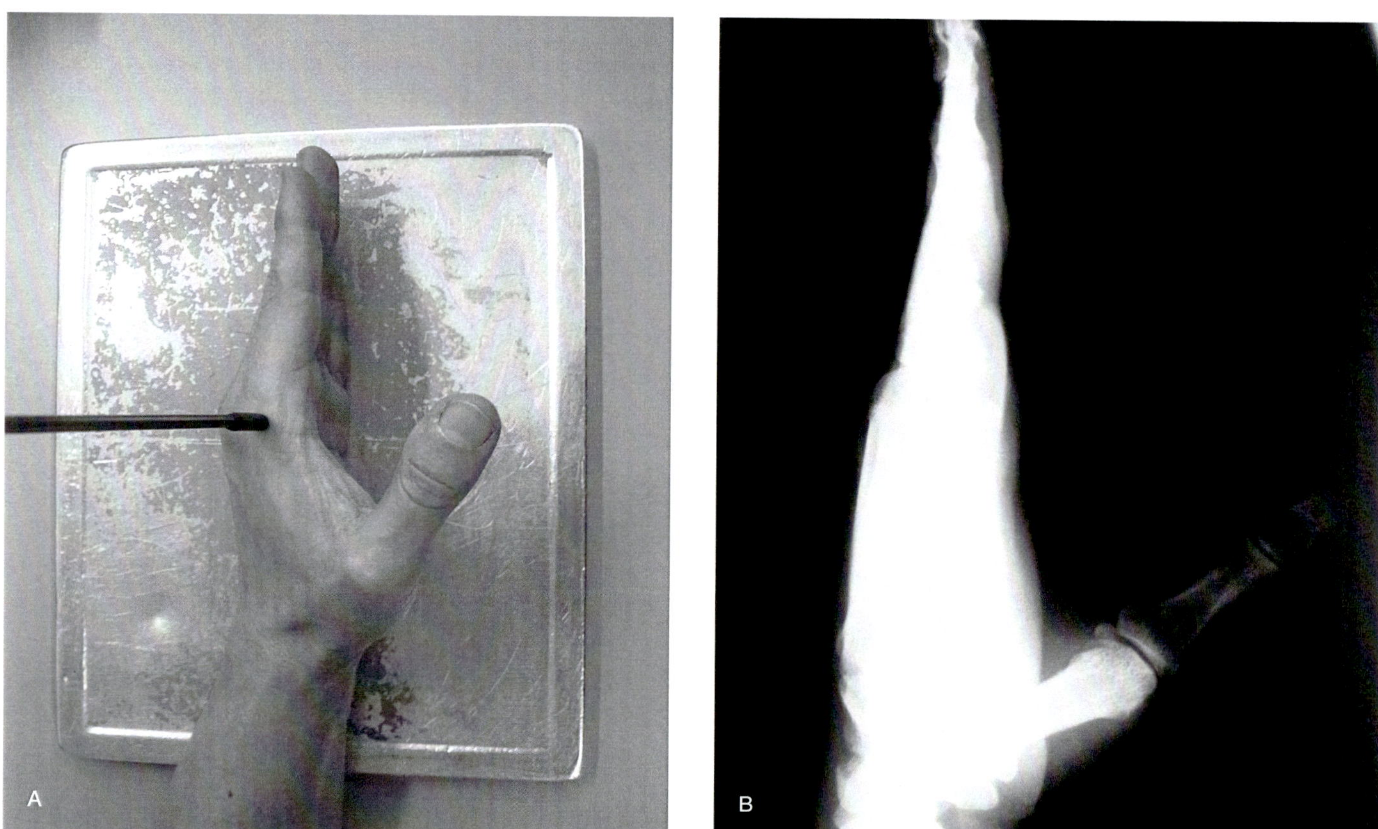

Figura 4.4A e **B.** Mão em lateral.

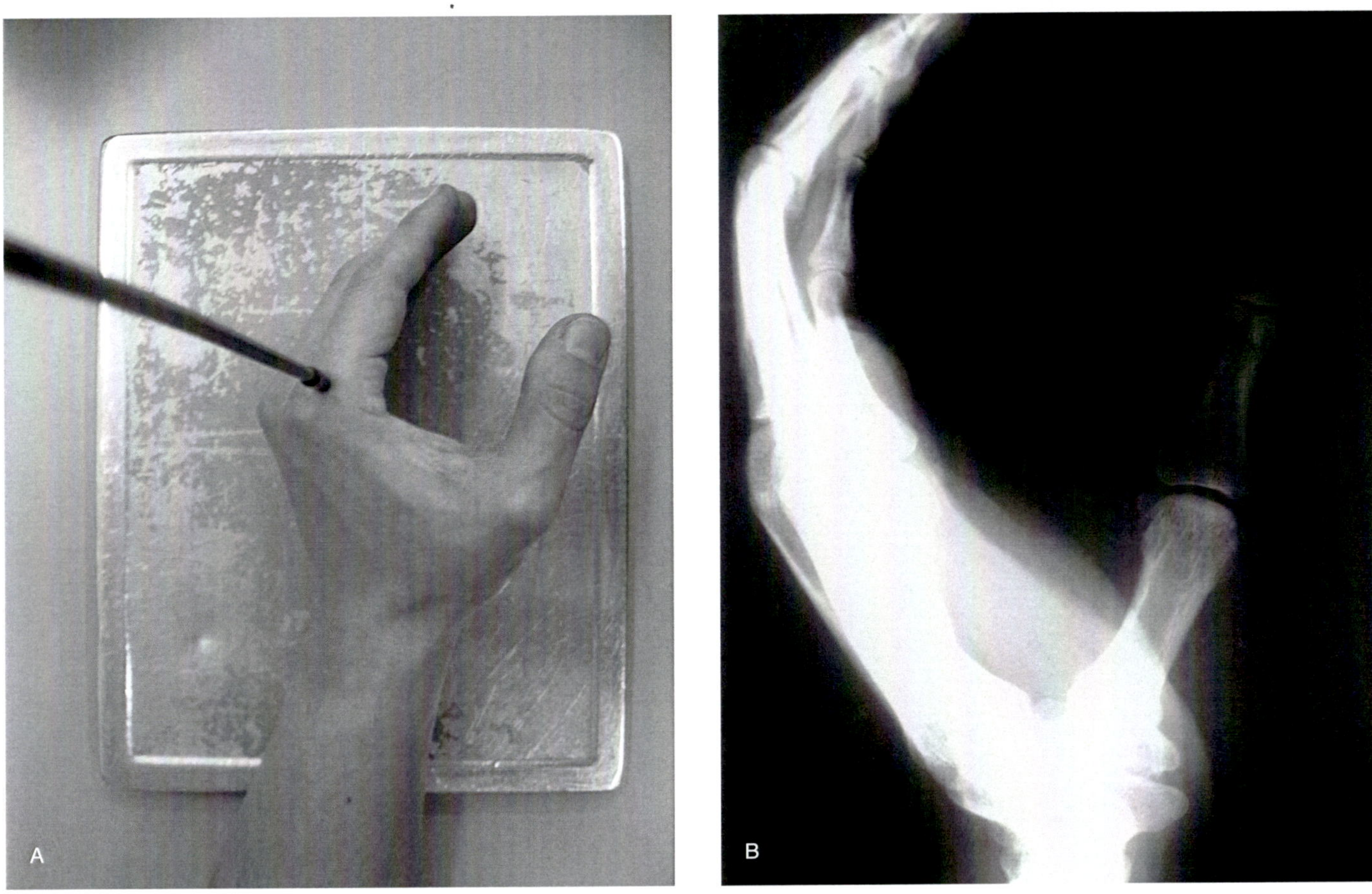

Figura 4.5A e **B.** Mão em lateral (flexão).

visualizar luxações das articulações metacarpianas e carpometacarpianas, na direção dorsopalmar (Figura 4.5*A* e *B*).

Metacarpiano

Incidência PA

É realizada para obtenção de detalhes de um metacarpiano específico ou metacarpianos. Tem a incidência idêntica à da mão em PA, mas o campo deve ser colimado ao metacarpiano que interessa ao estudo, e o foco deve ser centrado sobre o terceiro ou sobre o metacarpiano específico ao estudo, no centro do mesmo (Figura 4.6*A* e *B*).

Incidência PA oblíqua ou oblíqua semipronada

Realizada para obtenção de detalhes de um metacarpiano específico ou metacarpianos, tem a incidência idêntica à da mão em PA oblíqua, e o foco deve ser centrado no espaço entre o segundo e o terceiro metacarpiano, em sua porção média (Figura 4.7*A* e *B*).

Incidência PA oblíqua reversa ou hiperpronada oblíqua

A indicação é a mesma da oblíqua reversa da mão e utilizada para obtenção de maiores detalhes do metacarpiano a ser investigado. O foco deve ser centrado no terço médio do metacarpiano (Figura 4.8*A* e *B*).

Incidência lateral

Realizada para obtenção de detalhes de um metacarpiano específico ou metacarpianos, tem a incidência idêntica à da incidência lateral da mão, e o foco deve ser centrado perpendicular ao chassi radiográfico, na porção média do segundo metacarpiano (Figura 4.9*A* e *B*).

Cabeças dos metacarpianos

Incidência de Brewerton

É realizada para demonstrar erosão na cabeça dos metacarpianos, no sulco existente entre a cartilagem articular e a inserção óssea dos ligamentos MF, ou detalhe das cabeças dos metacarpianos, como pequenas

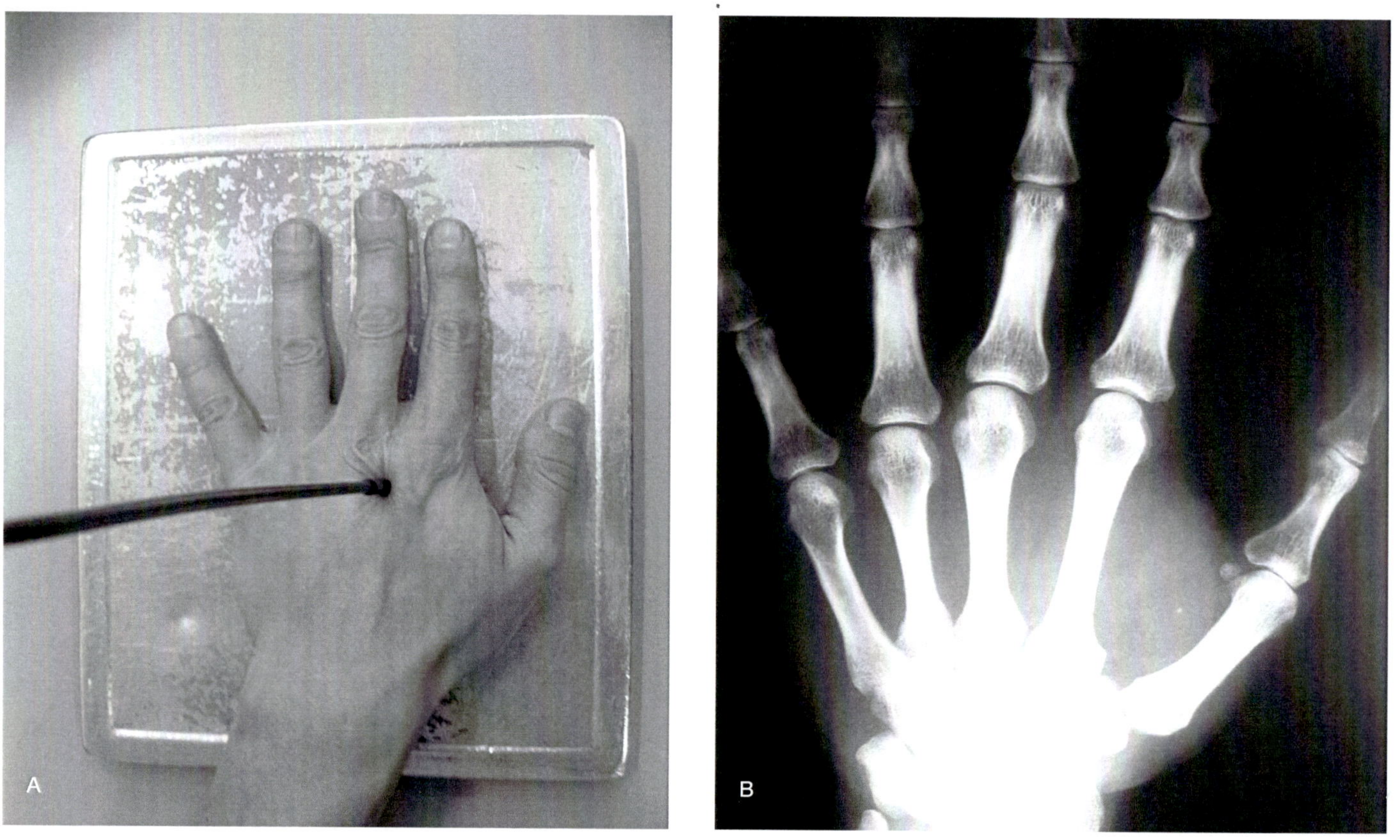

Figura 4.6A e **B**. Metacarpiano em PA.

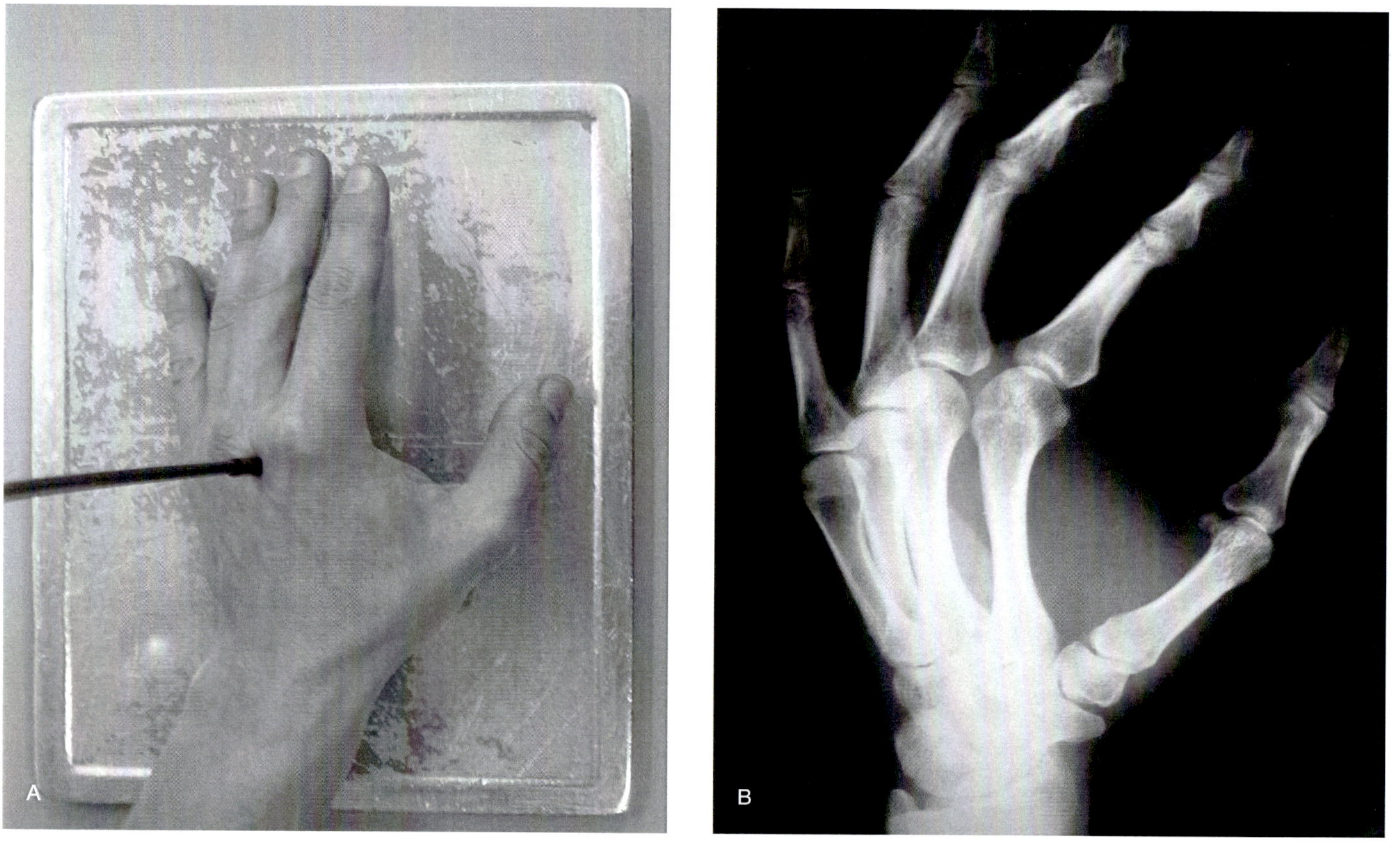

Figura 4.7A e **B.** Metacarpiano em PA oblíqua ou oblíqua semipronada.

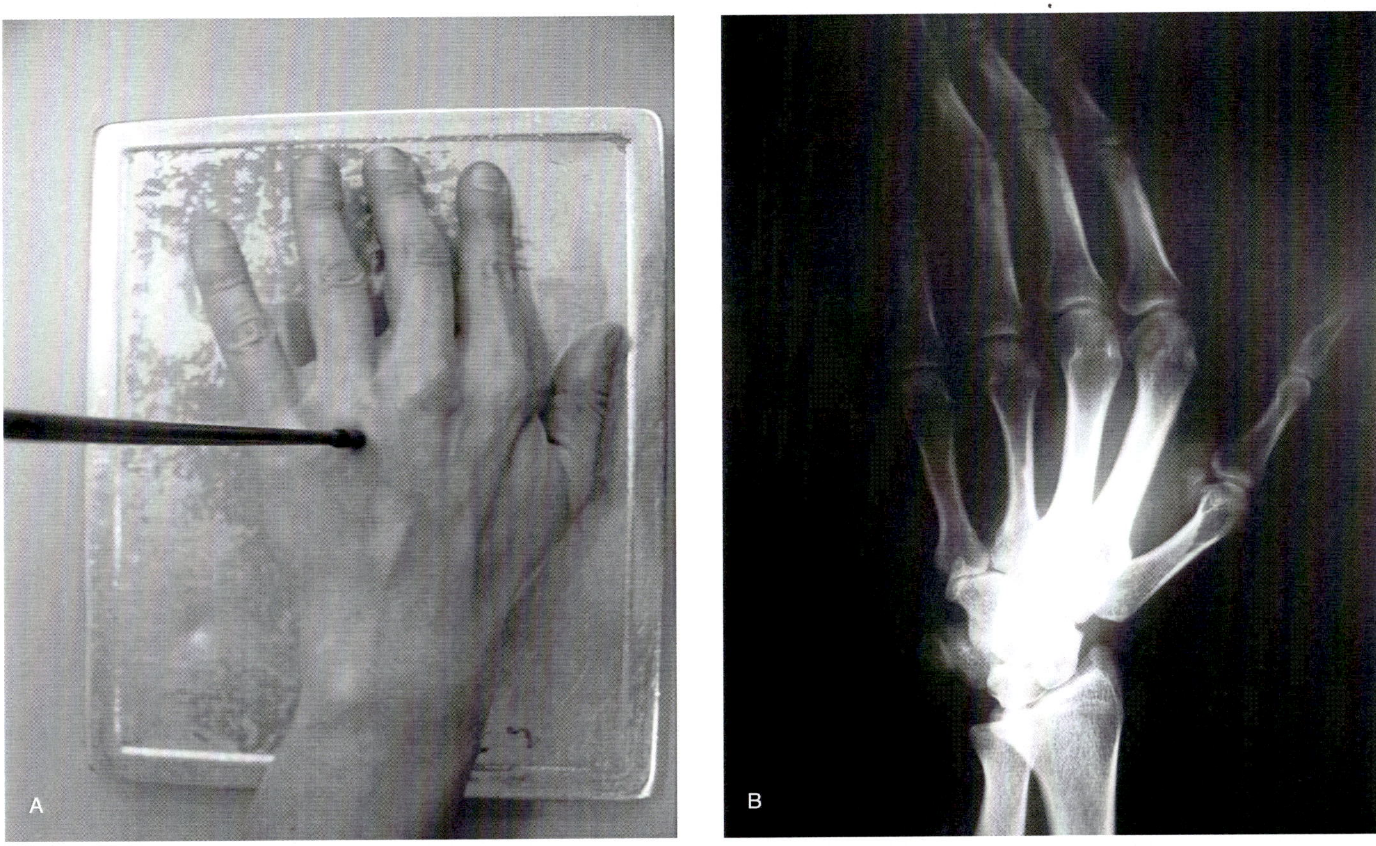

Figura 4.8A e **B.** Metacarpiano em PA oblíqua reversa ou hiperpronada oblíqua.

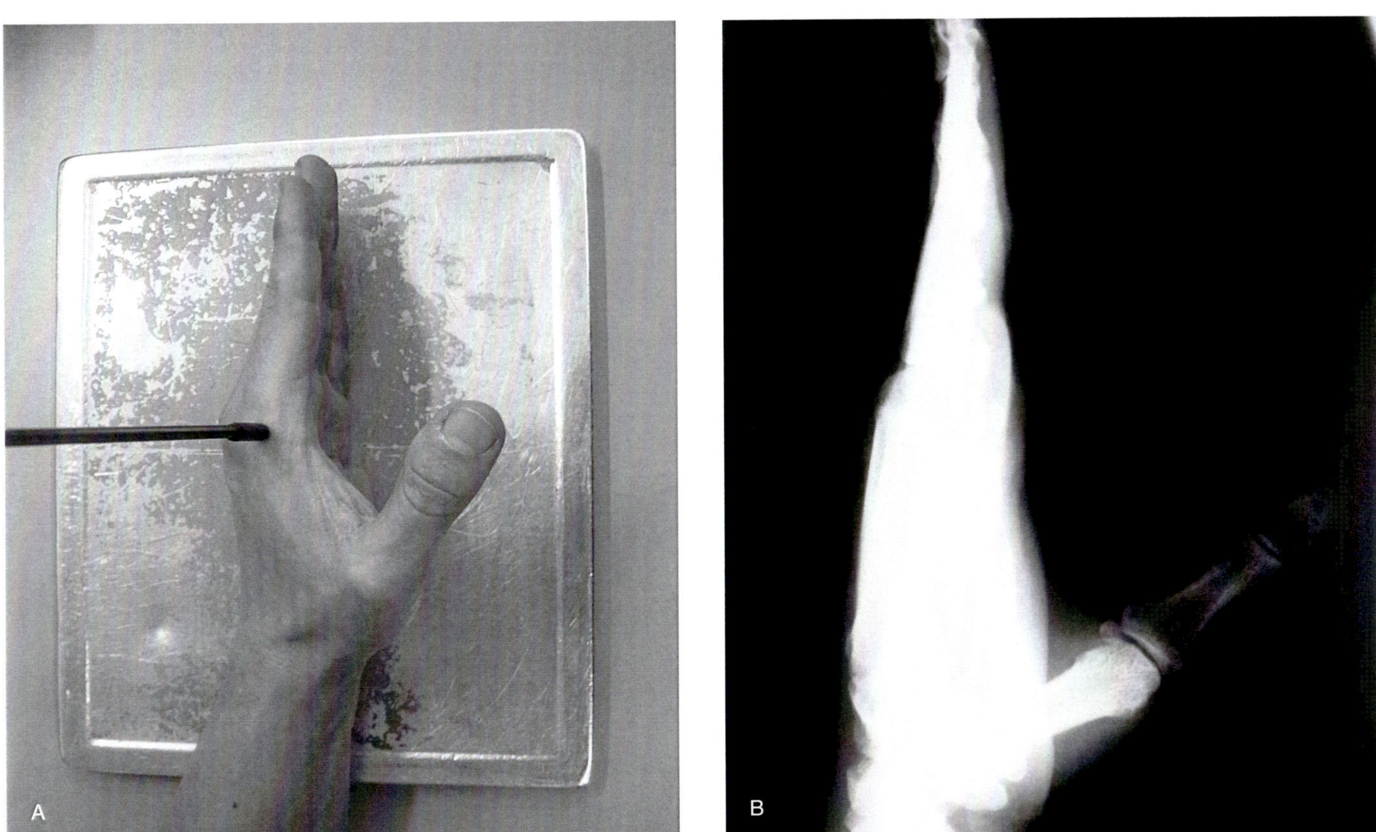

Figura 4.9A e **B.** Metacarpiano em lateral.

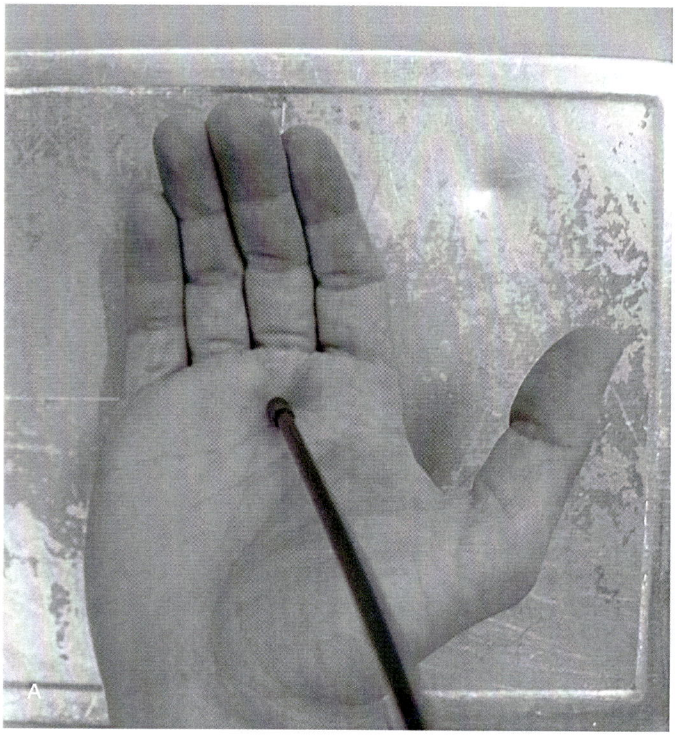

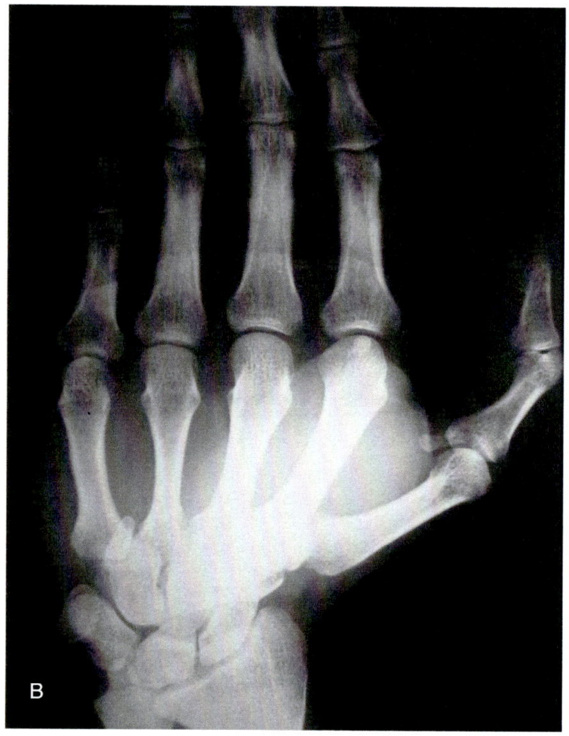

Figura 4.10A e **B.** Cabeça dos metacarpianos (incidência de Brewerton).

fraturas. O dorso dos dedos, estendidos, deve estar posicionado paralelo ao chassi radiográfico, com as articulações MF fletidas em aproximadamente 65 graus. O foco deve incidir de 15 a 20 graus de ulnar para radial (Figura 4.10*A* e *B*).

Polegar

Incidência PA

É realizada para demonstrar o primeiro metacarpiano e as falanges do polegar com mais detalhes. Para obtenção do PA verdadeiro do polegar, a região hipotenar deve ficar apoiada no chassi radiográfico e os dedos, estendidos. A polpa do polegar deve ficar paralela ao filme. O foco deve ser direcionado perpendicularmente ao chassi radiográfico e centrado na articulação MF ou interfalângica (IF), para detalhar o primeiro metacarpiano ou as falanges, respectivamente. Deve incluir todo o polegar e os ossos adjacentes (Figura 4.11*A* e *B*).

Incidência anteroposterior (AP)

É realizada para demonstrar o primeiro metacarpiano e as falanges do polegar com mais detalhes. Para obtê-la, a mão deve ser hiperpronada, fazendo-se com que a unha do polegar fique paralela e em contato com o chassi radiográfico. O foco deve ser direcionado perpendicularmente ao chassi radiográfico e centrado na articulação MF ou IF, para detalhar o primeiro metacarpiano ou as falanges, respectivamente (Figura 4.12*A* e *B*).

Incidência oblíqua

A mão é posicionada com a face palmar em contato com o chassi radiográfico, juntamente com o polegar. O foco é direcionado perpendicularmente ao chassi radiográfico e centrado sobre a articulação MF do polegar. Esta incidência permite a visualização das articulações metacarpocarpiana, MF ou alteração na IF (Figura 4.13*A* e *B*).

Incidência lateral

Novamente, é realizada para demonstrar o primeiro metacarpiano e as falanges do polegar. Para se obter a lateral verdadeira do polegar, ele deve estar abduzido e seu eixo longitudinal paralelo ao chassi radiográfico. Flexionam-se as MF até que a unha do polegar fique em 90 graus em relação ao chassi radiográfico. O foco deve ser perpendicular e centrado na articulação MF ou IF, para detalhar o primeiro metacarpiano e as falanges, respectivamente. Deve incluir todo o polegar, indo até o processo estilóide radial (Figura 4.14*A* e *B*).

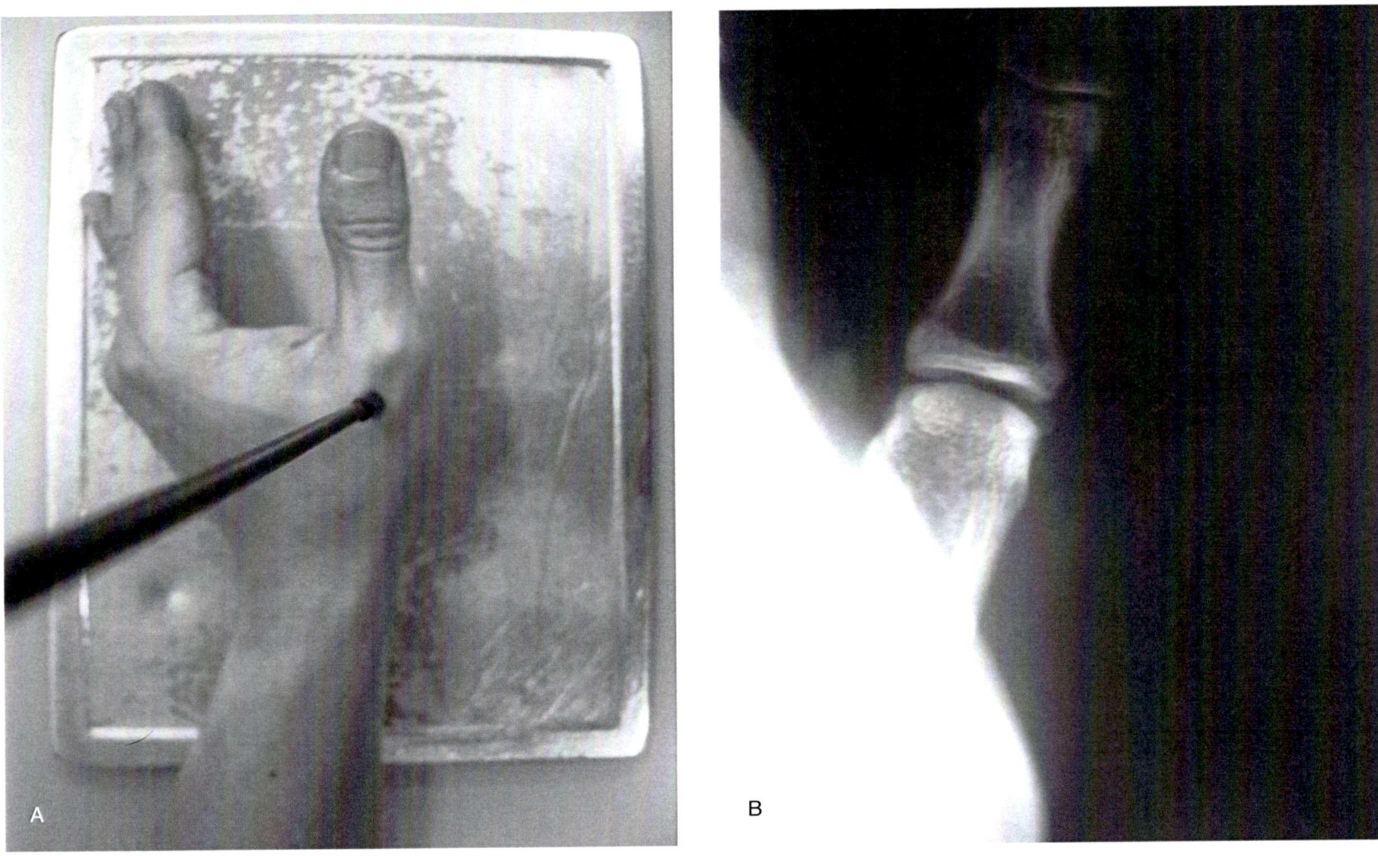

Figura 4.11A e **B.** Polegar em PA.

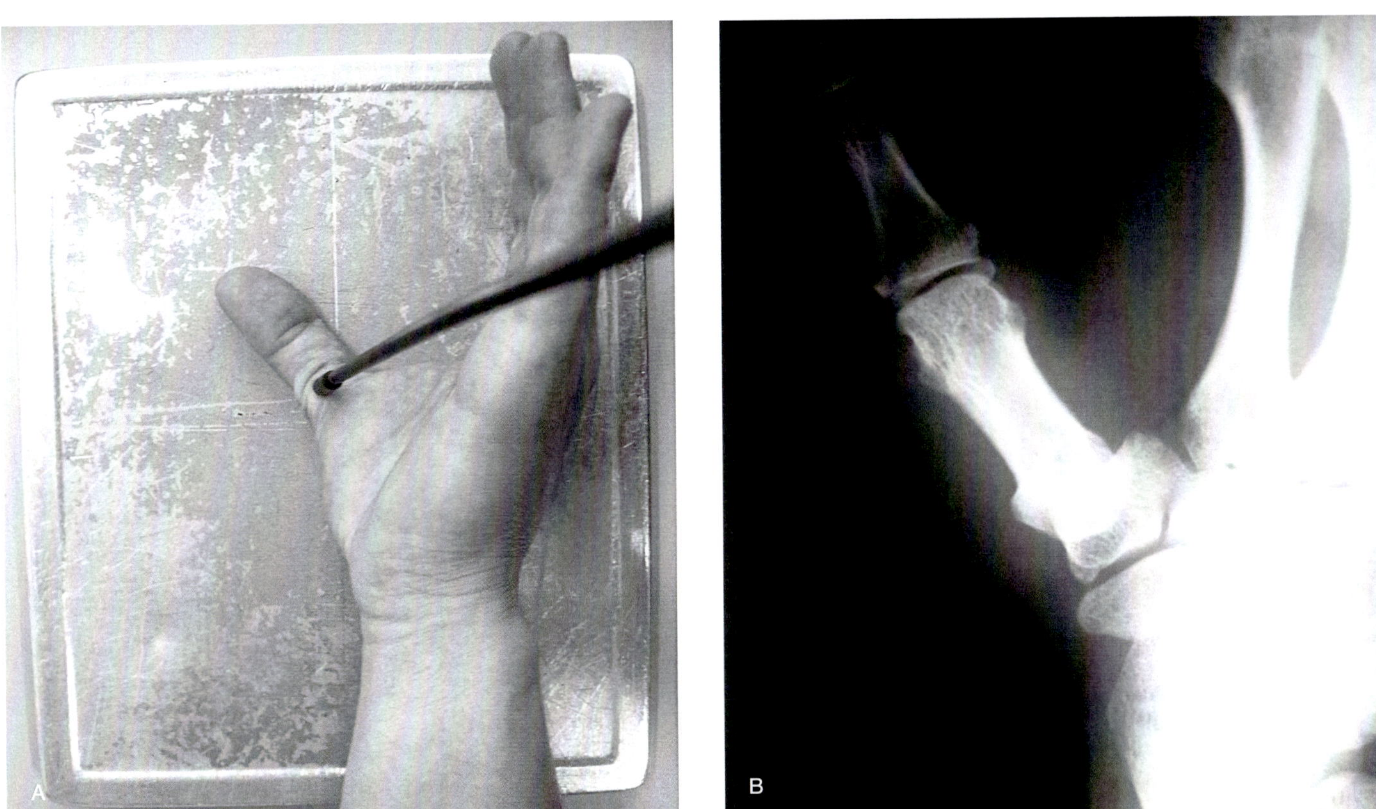

Figura 4.12A e **B.** Polegar em AP.

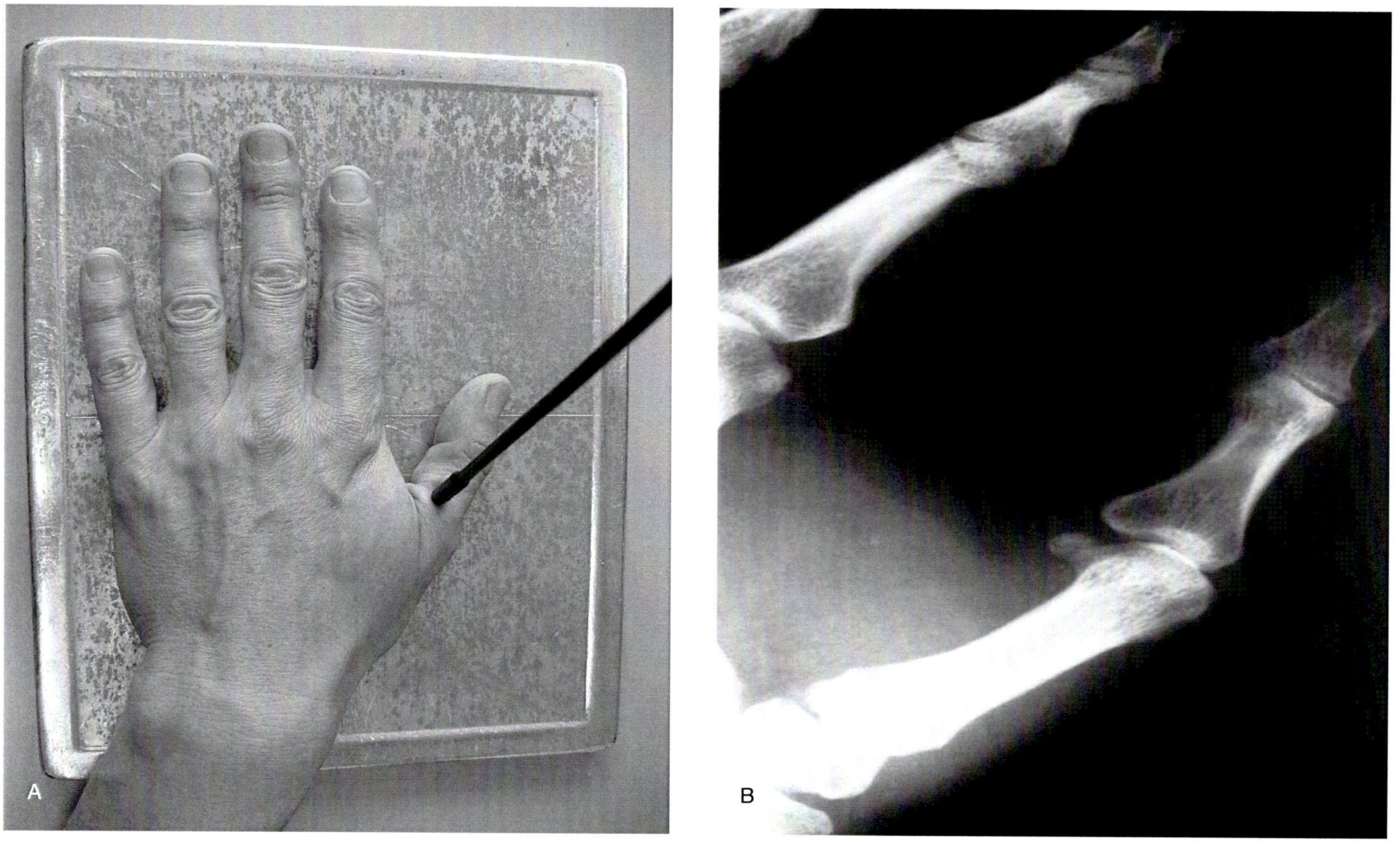

Figura 4.13A e **B.** Polegar em oblíqua.

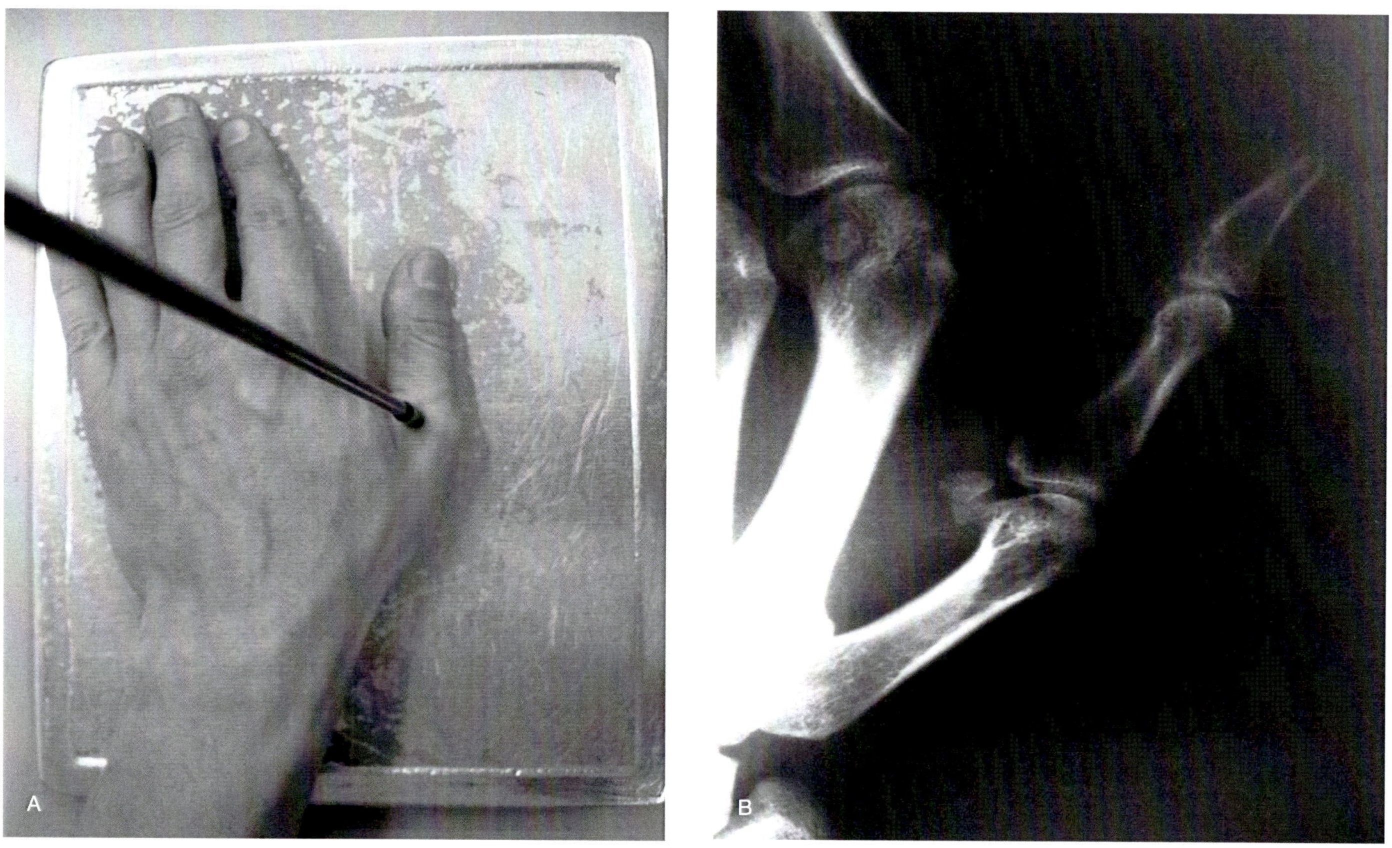

Figura 4.14A e **B.** Polegar em lateral.

Falanges ou dedos

Incidência PA

É realizada na investigação básica das falanges. O dedo a ser investigado deve ficar estendido com a superfície palmar em contato e paralela ao chassi radiográfico. O dedo deve ser posicionado sem rotação. O foco deve incidir perpendicularmente ao chassi radiográfico focado na articulação IF. Quando o antebraço não pode pronar completamente, a incidência em AP pode ser realizada (Figura 4.15*A* e *B*).

Incidência lateral

Utilizada na investigação básica das falanges, pode ser realizada de todos os dedos ou individualmente:

a. **Incidência de todos os dedos:** o lado ulnar da mão apóia-se no chassi radiográfico, e os dedos devem ficar estendidos e separados para que se evite sobreposição; o foco deve ser centrado na articulação IF do dedo médio (Figura 4.16*A* e *B*).
b. **Incidência do indicador e do médio:** os dedos são colocados na posição hiperpronada com o lado radial do indicador apoiando-se sobre o chassi radiográfico. Os outros dedos devem ser fletidos ao máximo, para evitar sobreposição, e o foco centrado na articulação IF do indicador. A incidência deve incluir a MF até a ponta do dedo (Figura 4.17*A* e *B*).

Incidência oblíqua PA

É uma incidência adicional para o diagnóstico de patologias em falanges. A mão deve hiperpronar 45 graus, e o dedo analisado mantém-se em extensão, apoiado sobre o chassi radiográfico. O foco deve ser na IF. Quando o paciente não pode pronar, é possível o uso da incidência oblíqua AP (Figura 4.18*A* e *B*).

Incidências com estresse

Usadas para se observar instabilidade articular causada por traumatismo direto agudo ou crônico, ou processo degenerativo, essas incidências são muito importantes e, geralmente, pouco lembradas na prática diária. Dentre elas, destacam-se:

1. **Polegar – estresse ulnar e radial para MF:** usadas para demonstrar instabilidade devido a lesão ligamentar nas articulações MF e IF do polegar.
   a. **Estresse colateral ulnar:** usadas para testar a integridade do ligamento colateral ulnar, que é lesado com maior freqüência (*game keeper thumb* ou *skier's thumb*), causando impotência funcional, quando não tratado apropriada-

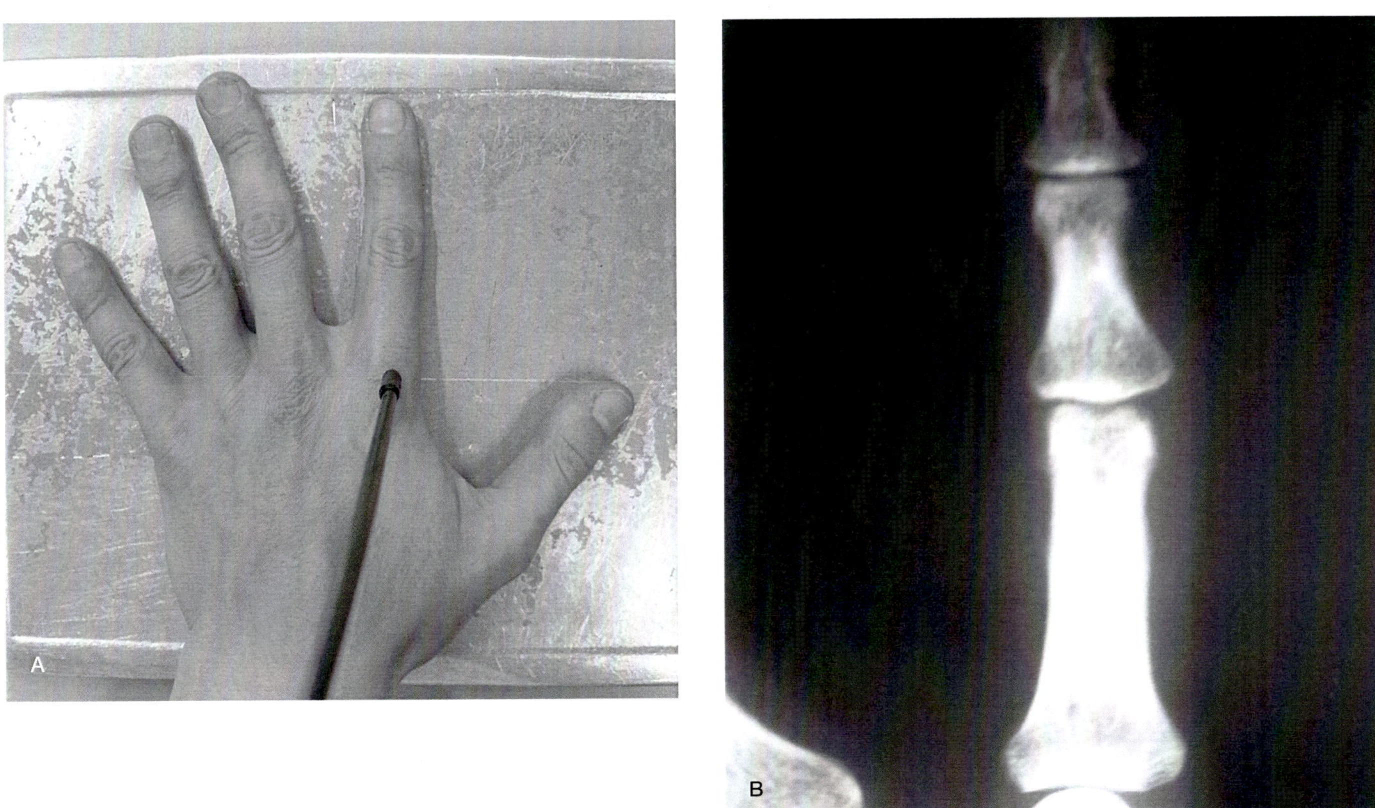

Figura 4.15A e **B.** Falanges ou dedos em PA.

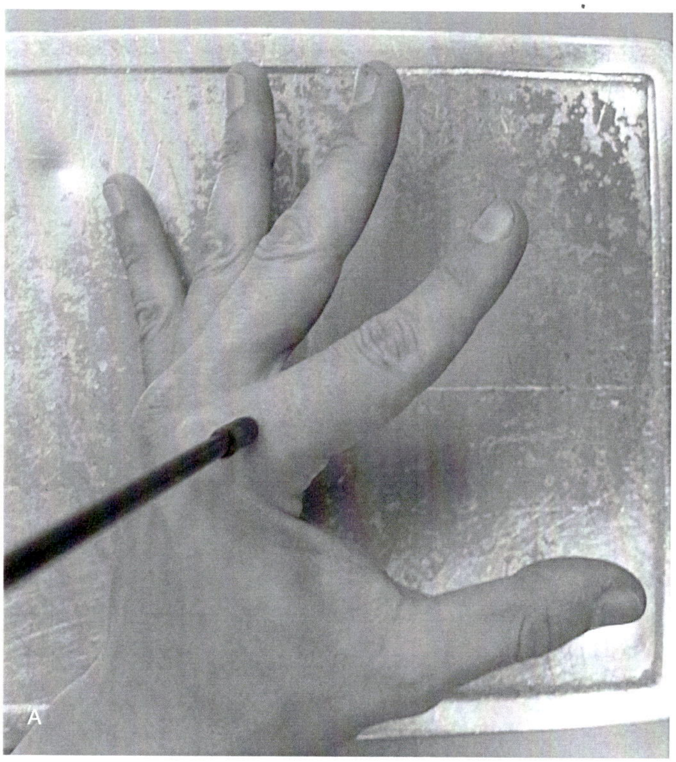

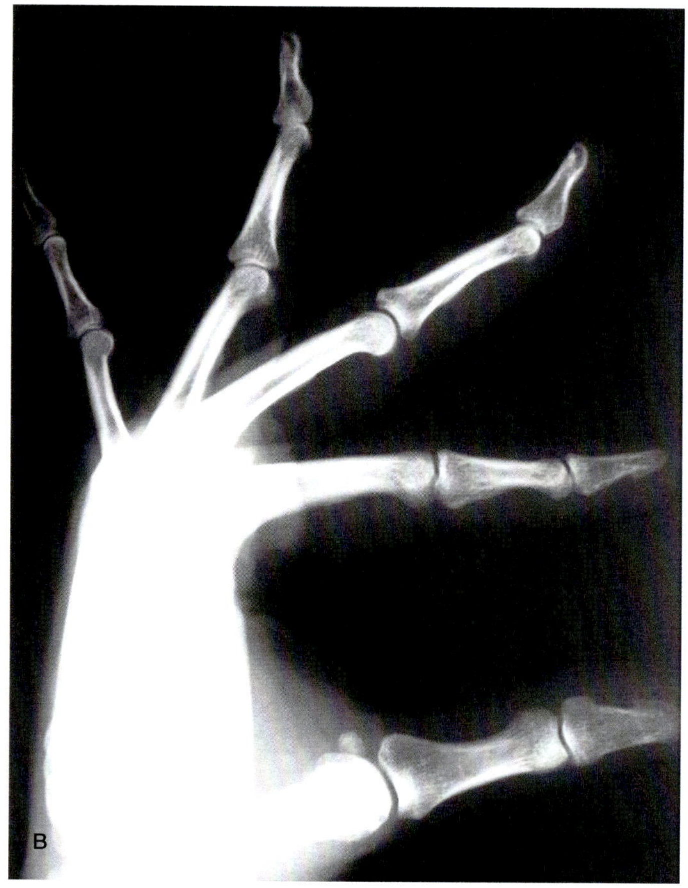

Figura 4.16A e **B.** Falanges em lateral – incidência de todos os dedos.

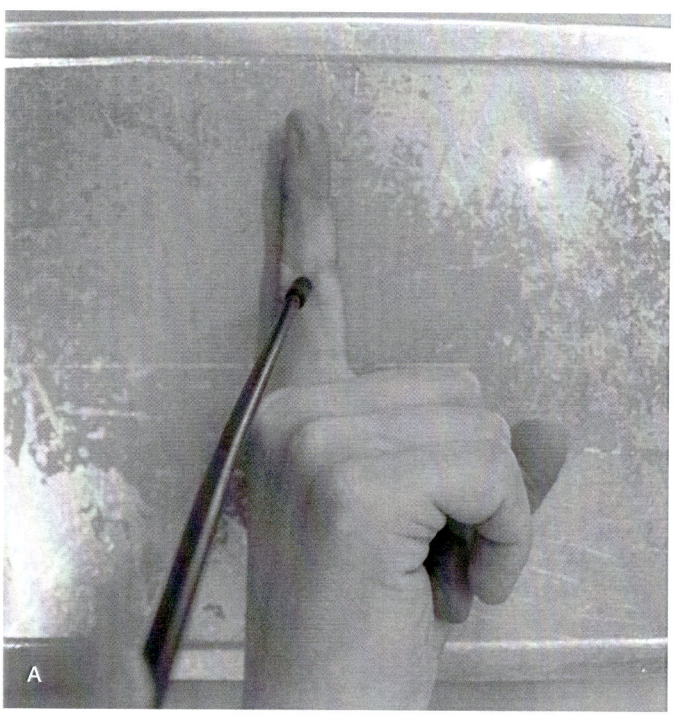

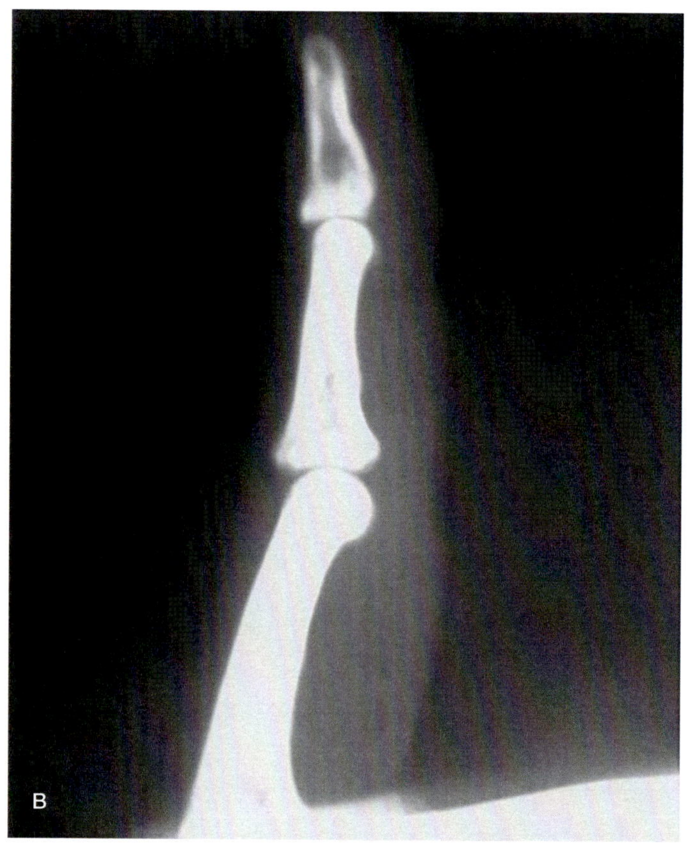

Figura 4.17A e **B.** Falanges em lateral – incidência dos dedos indicador e médio.

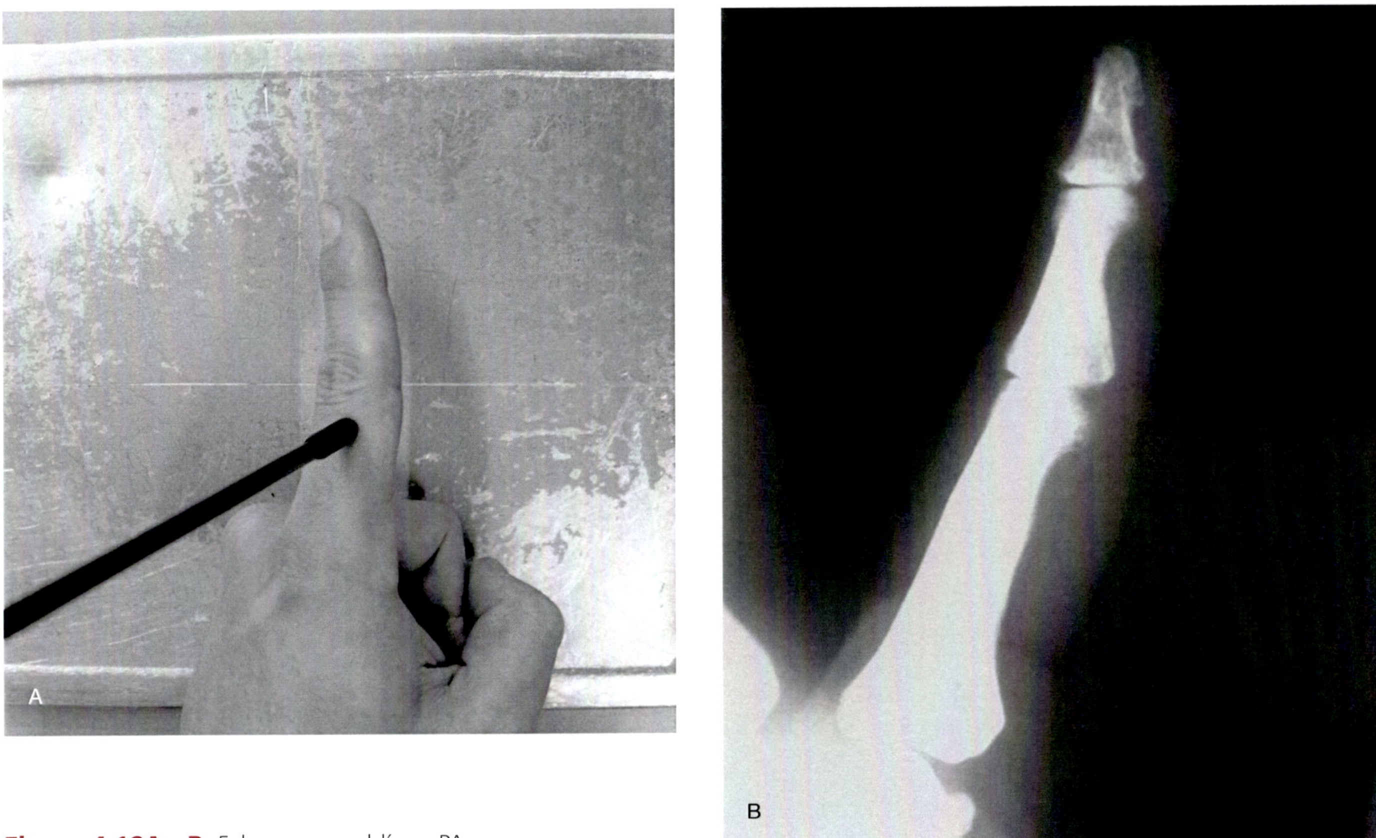

Figura 4.18A e **B.** Falanges em oblíqua PA.

mente. A mão segura o chassi radiográfico e a mesa com o polegar apoiado no chassi radiográfico na posição PA. A mão oposta, ou a de um examinador, estira o ligamento colateral ulnar, aplicando uma força de ulnar para radial com o polegar apoiado no lado radial da MF, mantendo-a em 20 graus de flexão (Figura 4.19*A* e *B*).

b. **Estresse colateral radial:** usadas para testar a integridade do ligamento colateral radial, que é lesado com menor freqüência. É realizado da mesma maneira que o teste do colateral ulnar, porém com uma força em direção oposta, de radial para ulnar; pode-se, ainda, utilizar a mão contralateral do próprio paciente (Figura 4.20*A* e *B*).

2. **Articulação trapeziometacarpiana:** usadas para verificar instabilidade desta articulação, seja por traumatismo direto (raro), seja por processo inicial de artrose. A região hipotenar de ambas as mãos deve estar apoiada no chassi radiográfico, e a ponta dos polegares deve estar paralela a este. O paciente é solicitado a pressionar ambos os lados radiais do polegar contra o lado oposto. O foco é perpendicular ao chassi radiográfico e centrado na articulação trapeziometacarpiana (Figura 4.21*A* e *B*).

Articulações carpometacarpianas (CM)

Locais de freqüentes patologias degenerativas ou luxações traumáticas, estas incidências são de fundamental importância para a elucidação diagnóstica pela radiologia simples. A principal incidência é a de Clements-Nakayama, que é utilizada para investigar alterações patológicas na articulação trapeziometacarpiana. A região hipotenar deve estar apoiada no chassi radiográfico, a mão é elevada em 45 graus e o punho desviado ulnarmente 20 graus. O foco é centrado na tabaqueira anatômica e dirigido 45 graus em direção à ponta dos dedos (Figura 4.22*A* e *B*).

Outra incidência, ainda utilizada para identificar a bossa carpal (apofisite e posterior degeneração que se forma no dorso da base do segundo ou terceiro metacarpianos devido à tração exercida pelos extensores radiais longo e curto do carpo, respectivamente), é realizada apoiando-se o lado ulnar da mão no chassi radiográfico com o punho em flexão máxima. O foco deve ser perpendicular ao chassi radiográfico e centrado no punho (Figura 4.23*A* e *B*).

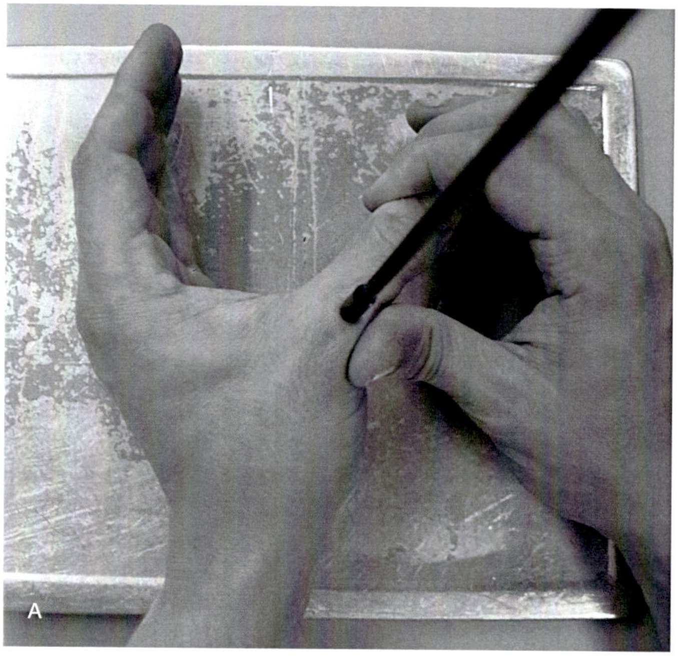

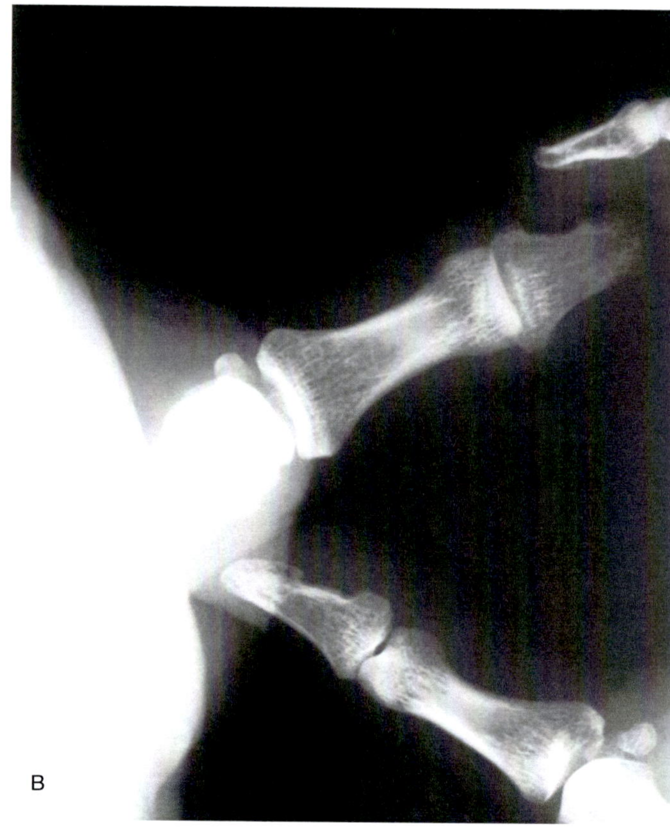

Figura 4.19A e **B.** Polegar – estresse do ligamento colateral ulnar.

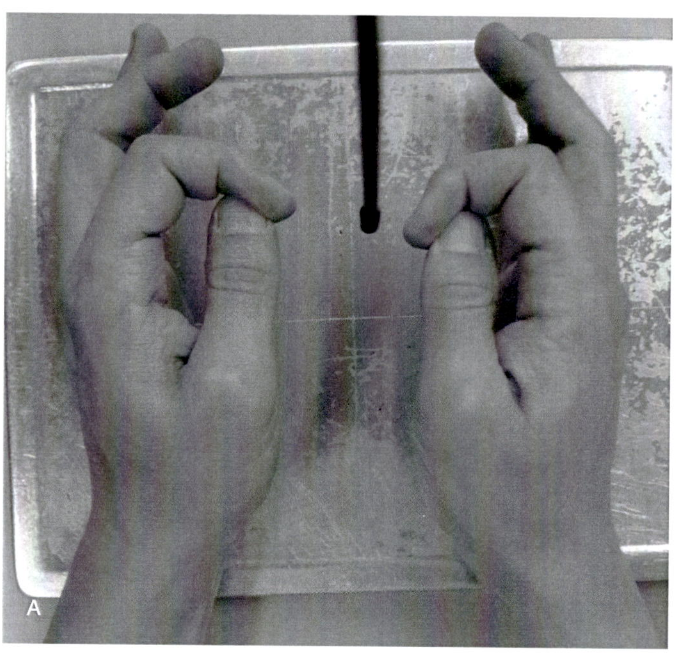

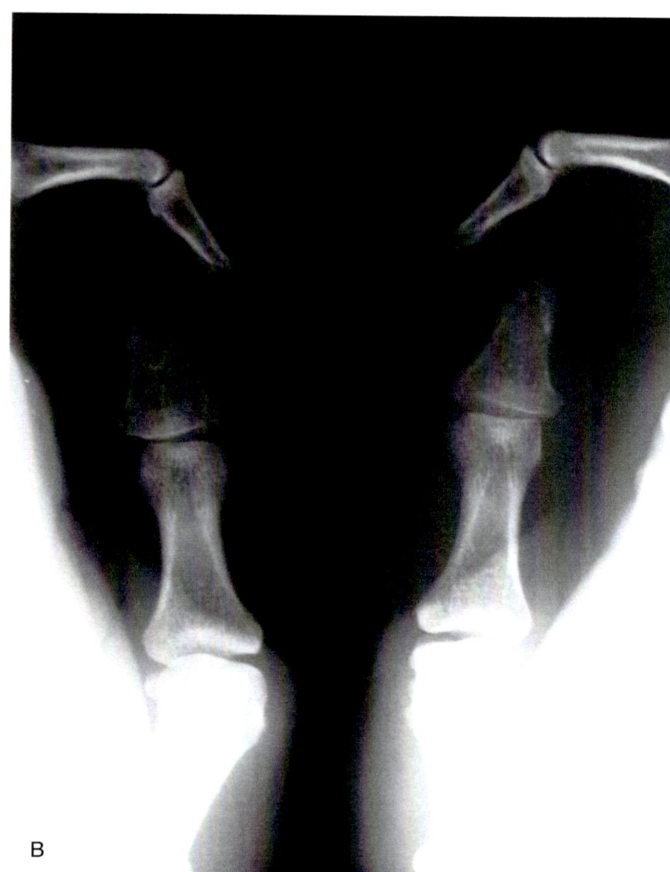

Figura 4.20A e **B.** Polegar (estresse do ligamento colateral radial bilateral).

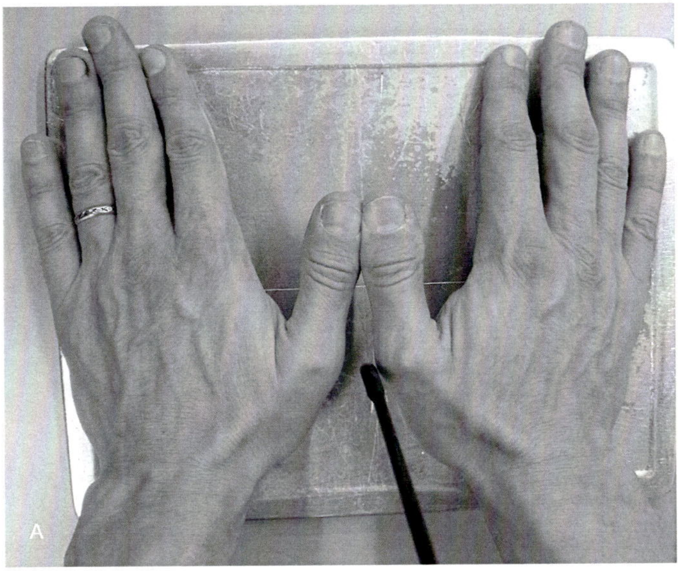

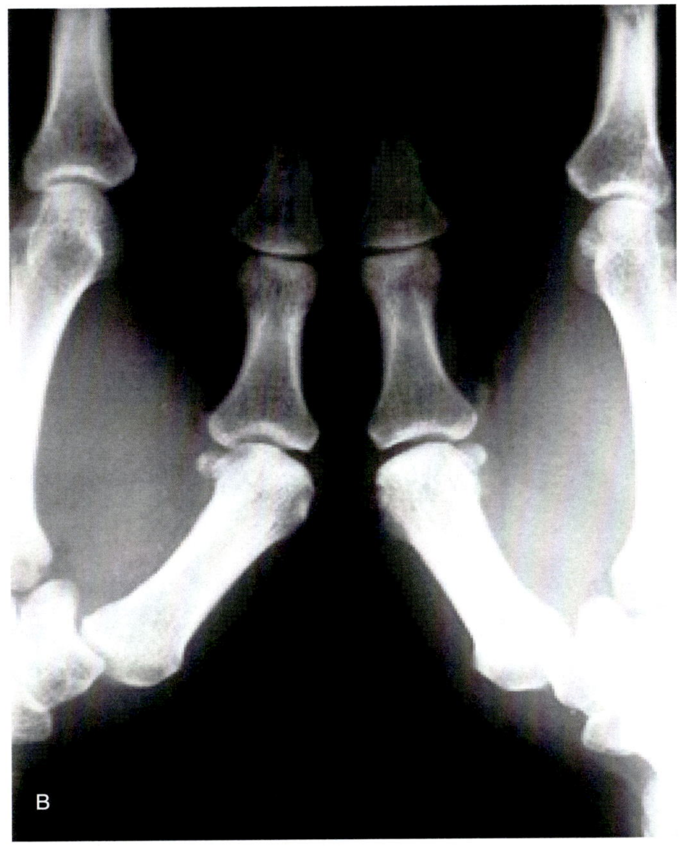

Figura 4.21A e **B.** Polegar – estresse da articulação trapeziometacarpiana.

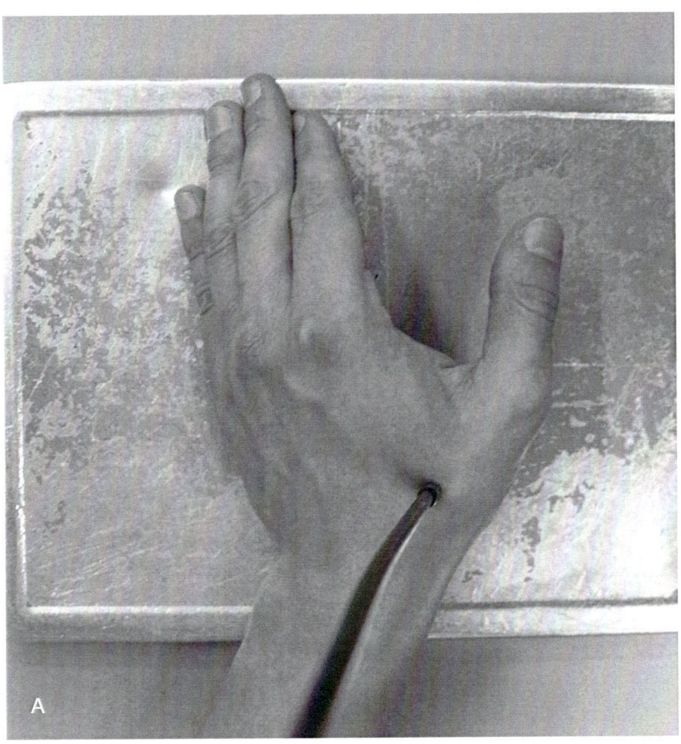

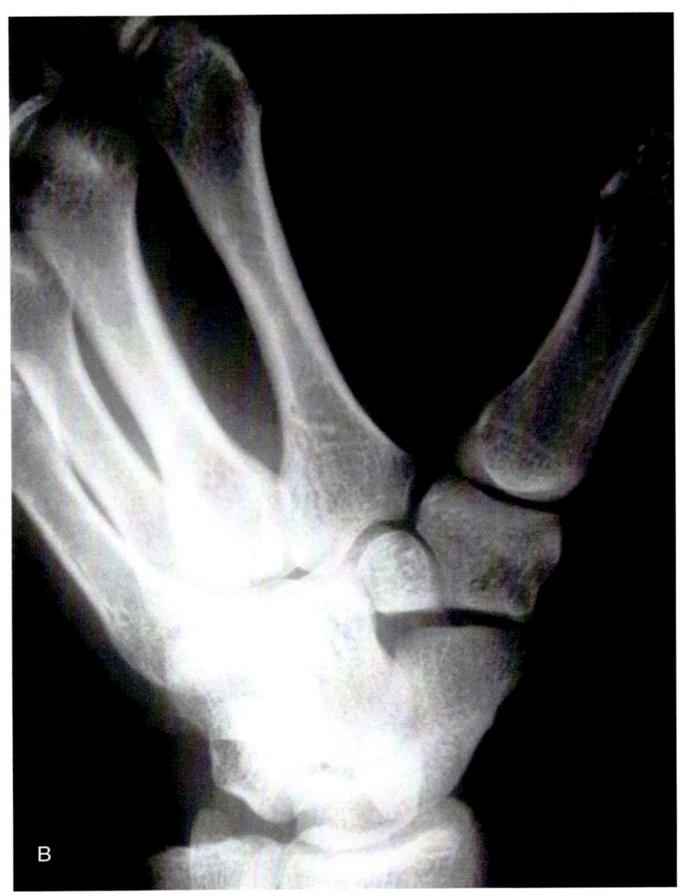

Figura 4.22A e **B.** Articulação basilar do polegar (Clements-Nakayama).

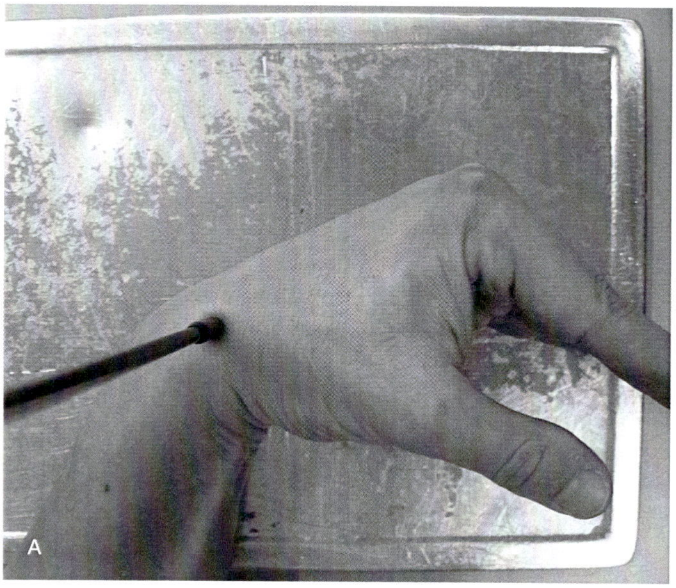

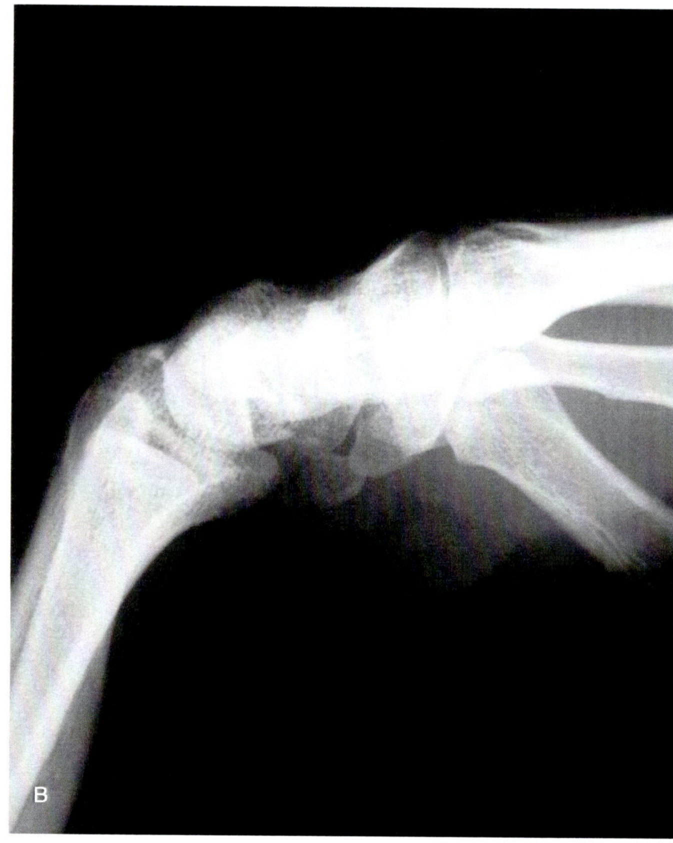

Figura 4.23A e **B.** Bossa carpal *(carpal boss).* Raio-X em perfil do punho com flexão máxima.

Punho

Incidência PA

Incidência usada na investigação básica do punho. É importante manter o cotovelo fletido em 90 graus e o ombro abduzido em 90 graus. A mão deve estar pronada e a palma da mão, sobre o chassi radiográfico; o punho deve permanecer em posição neutra, ou seja, sem extensão, flexão ou desvios, e os dedos estendidos. O foco deve estar perpendicular ao chassi radiográfico centrado no capitato. A incidência deve incluir 2cm proximal à articulação radioulnar distal, o carpo e parte proximal dos metacarpianos. Utiliza-se a incidência em AP do punho em pacientes com dificuldade de pronar adequadamente. Para verificar se a incidência está correta, observa-se se o túnel do extensor ulnar do carpo encontra-se radial à apófise estilóide ulnar (Figura 4.24*A* e *B*).

Incidência lateral

Esta é a incidência usada na investigação básica do punho. É importante manter o cotovelo fletido em 90 graus e aduzido contra o tronco. O lado ulnar da mão apóia-se no chassi radiográfico, e o punho deve manter-se neutro. O foco deve ser centrado na tabaqueira anatômica e perpendicular ao chassi radiográfico. Para confirmar que a incidência está correta, verifica-se a superfície volar do pisiforne, que deve estar no centro do intervalo entre a superfície palmar da tuberosidade do escafóide e a superfície volar do capitato (Figura 4.25*A* e *B*).

Incidência PA com desvio ulnar

Incidência utilizada na investigação básica do punho, está especialmente indicada para detecção de fraturas do escafóide. A palma da mão deve apoiar-se no chassi radiográfico com desvio ulnar máximo do punho sem flexão nem extensão. O foco deve ser centrado no capitato (Figura 4.26*A* e *B*).

Incidência PA com desvio radial

A mão é posicionada com a face palmar em contato com o chassi radiográfico e desviada radialmente. O foco é centralizado perpendicularmente sobre as pregas do punho e deve incluir 3 a 4cm do rádio distal e proximal da articulação MF. Esta incidência serve, principalmente, para visualizar as articulações lunopiramidal e hamatopiramidal (Figura 4.27*A* e *B*).

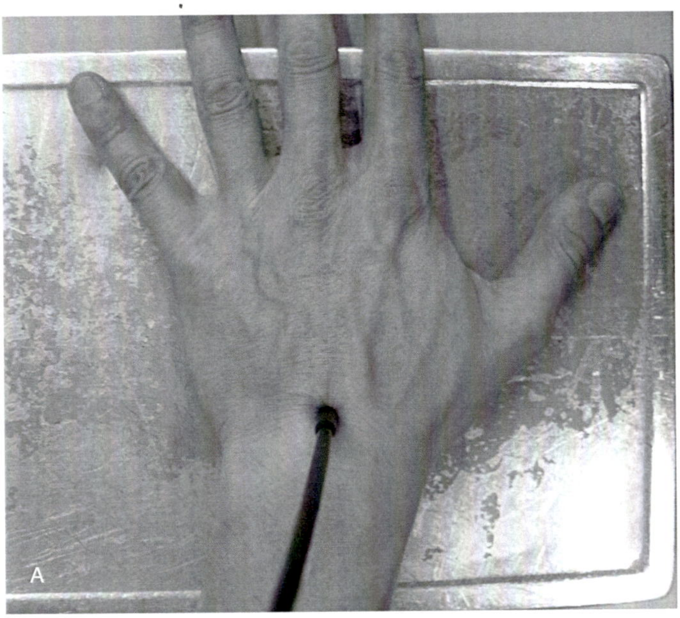

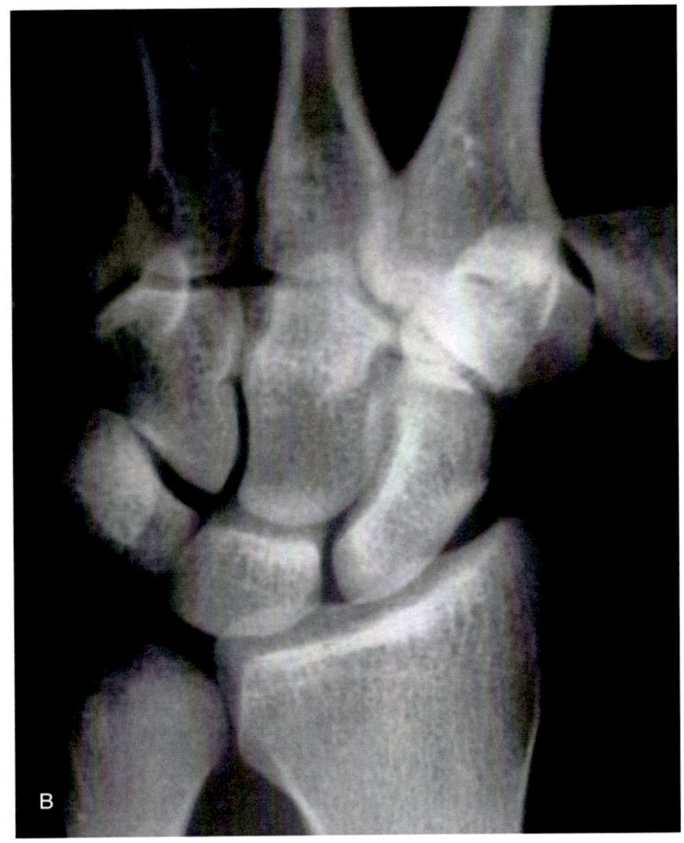

Figura 4.24A e **B.** Punho – PA.

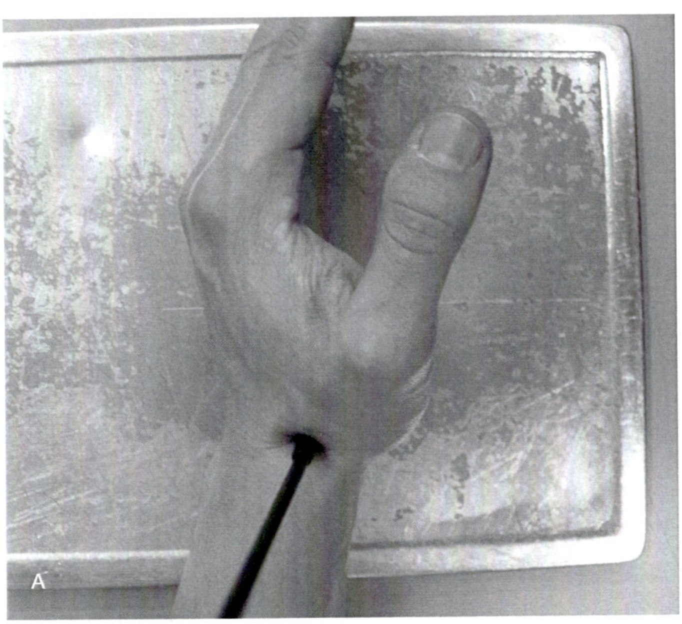

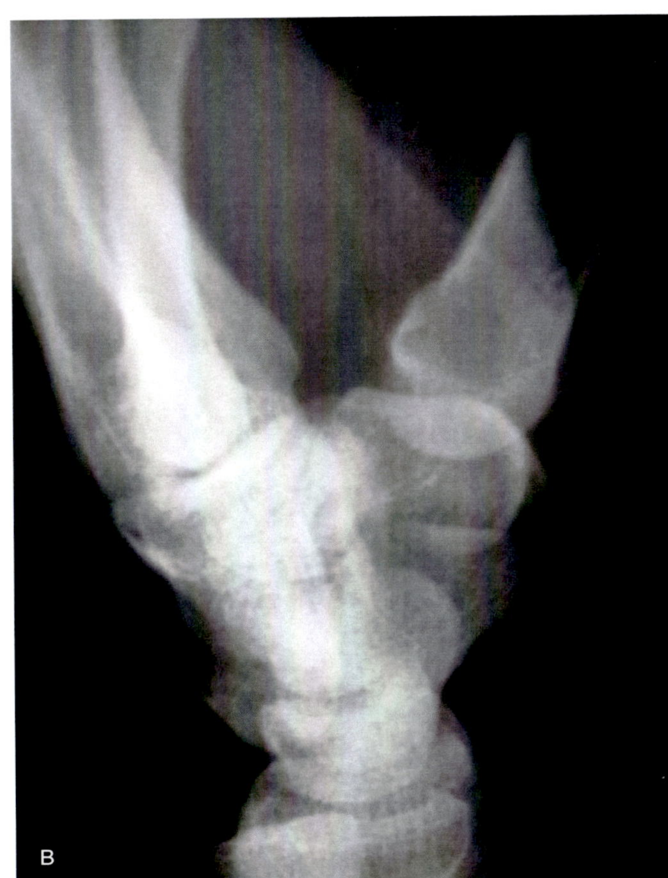

Figura 4.25A e **B.** Punho – lateral.

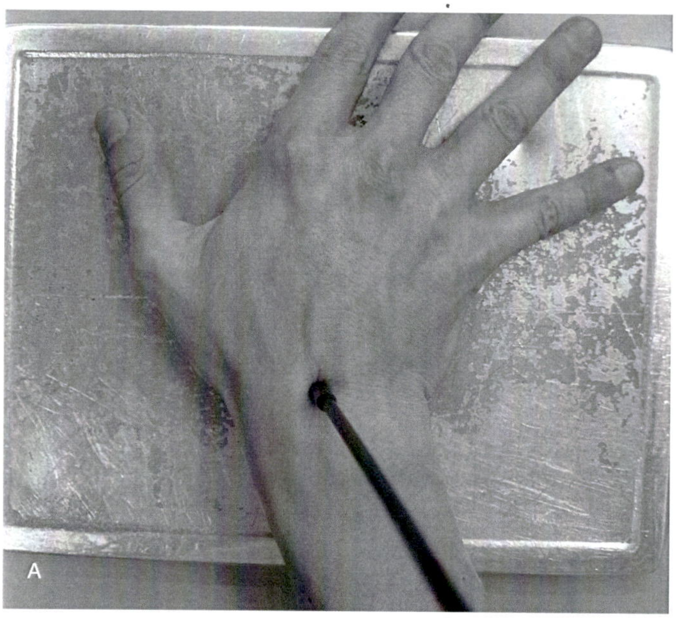

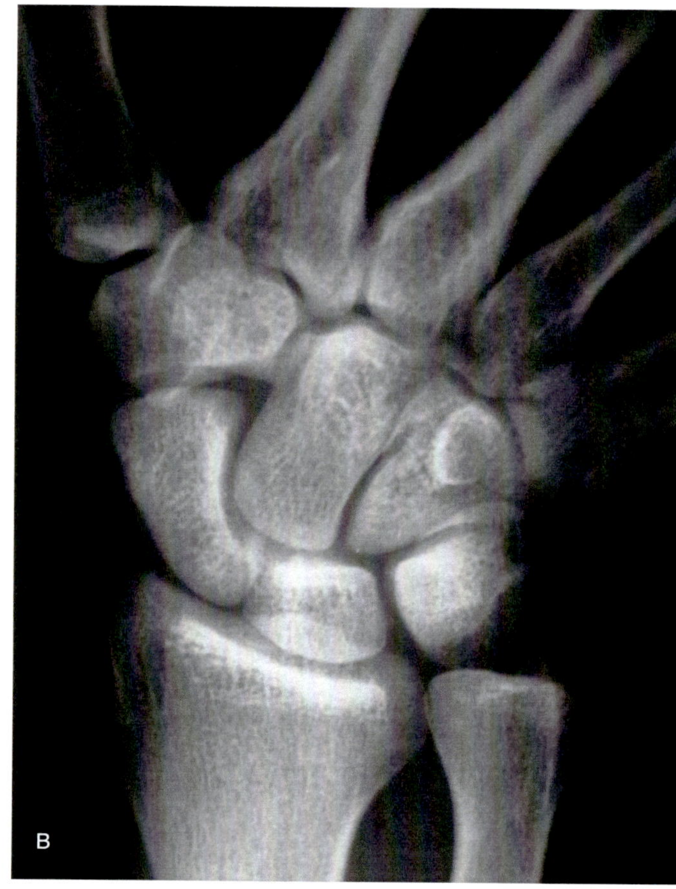

Figura 4.26A e **B.** Punho em PA com desvio ulnar.

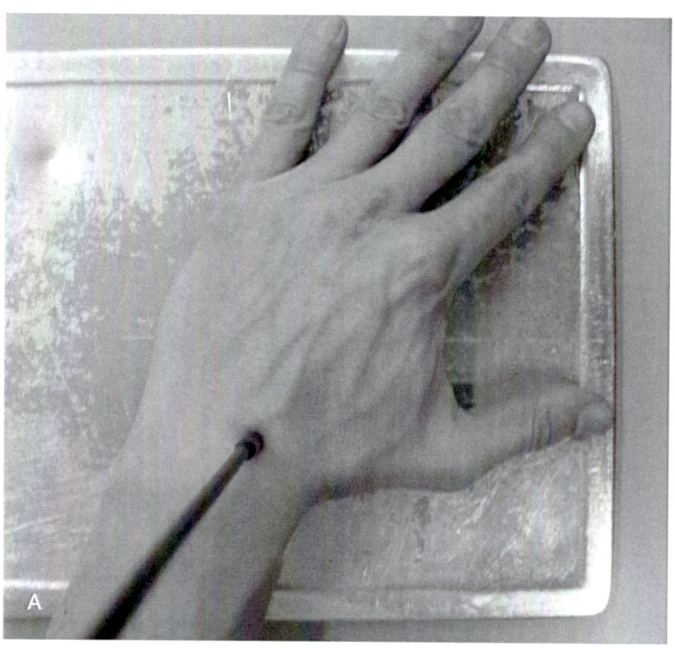

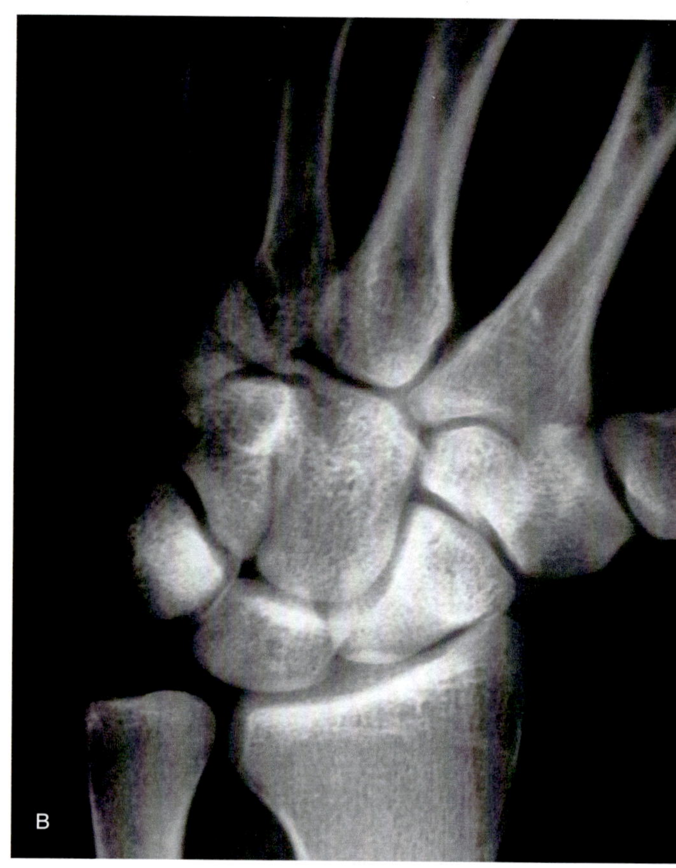

Figura 4.27A e **B.** Punho em PA com desvio radial.

Incidência PA oblíqua

A borda ulnar da mão é posicionada em contato com o chassi radiográfico. A mão é pronada em 45 graus. É realizado um desvio ulnar em aproximadamente 20 graus. O foco é centrado na tabaqueira anatômica ou no processo estilóide do rádio, perpendicular ao chassi radiográfico, e deve incluir 3 a 4cm distal do rádio e proximal das articulações MF. Esta incidência é ótima para a visualização do escafóide, semilunar, trapézio e trapezóide (Figura 4.28*A* e *B*).

Incidência do punho cerrado com desvio ulnar e radial

Esta incidência pode ser realizada em AP, quando o paciente tem dificuldade para pronar a mão. O foco é centralizado diretamente sobre as pregas do punho, e deve incluir 2 a 3cm distal do rádio e proximal das articulações MF. O paciente deve cerrar o punho e realizar o máximo de desvio ulnar e/ou desvio radial, estando o punho em posição neutra. Com esta incidência, visualiza-se a articulação escafossemilunar ou lunopiramidal (Figuras 4.29*A* e *B* e 4.30*A* e *B*).

Incidência PA semipronada oblíqua

Utilizada na investigação básica do punho, especialmente para avaliar a tuberosidade e o terço médio do escafóide, além das articulações escafotrapézio, trapeziotrapezóide e capitatossemilunar e primeira articulação carpometacarpiana. O lado ulnar da mão apóia-se no chassi radiográfico e o lado radial é elevado a 45 graus do mesmo, enquanto o punho é mantido em posição neutra. O foco é centrado na junção escafocapitato, ao nível do terço médio do escafóide (Figura 4.31*A* e *B*).

Obs.: Se o punho for desviado em sentido ulnar em vez de neutro, obtém-se a incidência escafóide semipronada oblíqua com desvio ulnar, visualizando-o mais alongado. Esta incidência é também usada para o estudo do trapézio.

Incidência AP semi-supinada oblíqua

Utilizada para melhor visualização do pisiforme, da articulação pisopiramidal e do aspecto palmar do piramidal. O lado ulnar da mão apóia-se no chassi radiográfico com supinação de 30 a 45 graus a partir da incidência lateral neutra (Figura 4.32*A* e *B*).

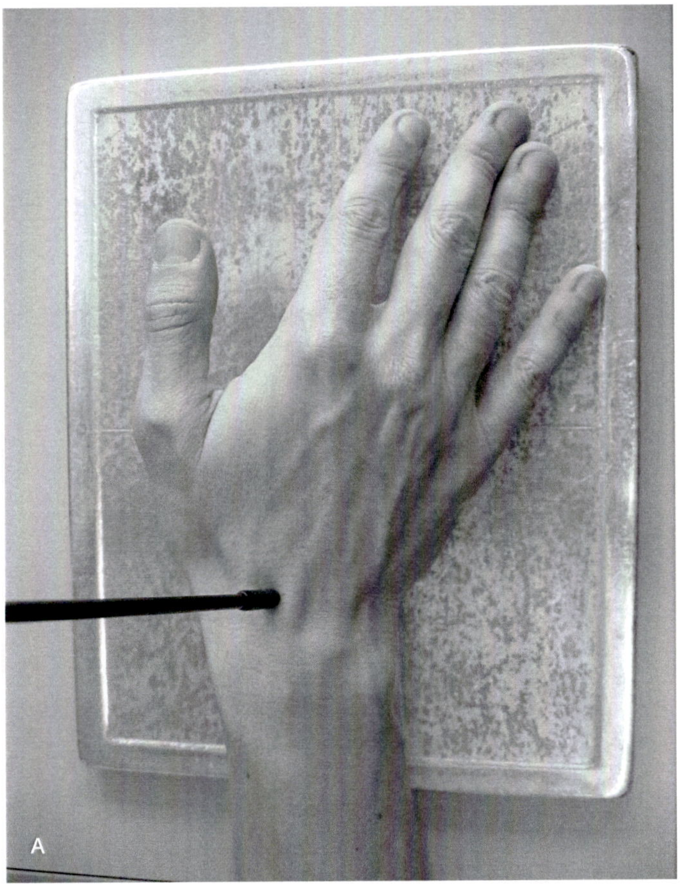

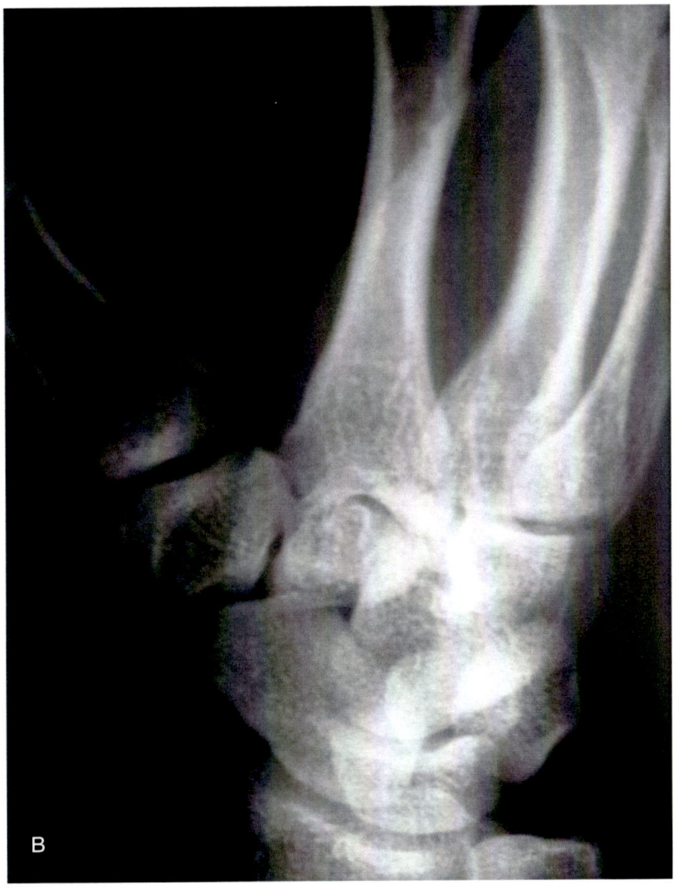

Figura 4.28A e **B.** Punho em oblíqua com desvio ulnar.

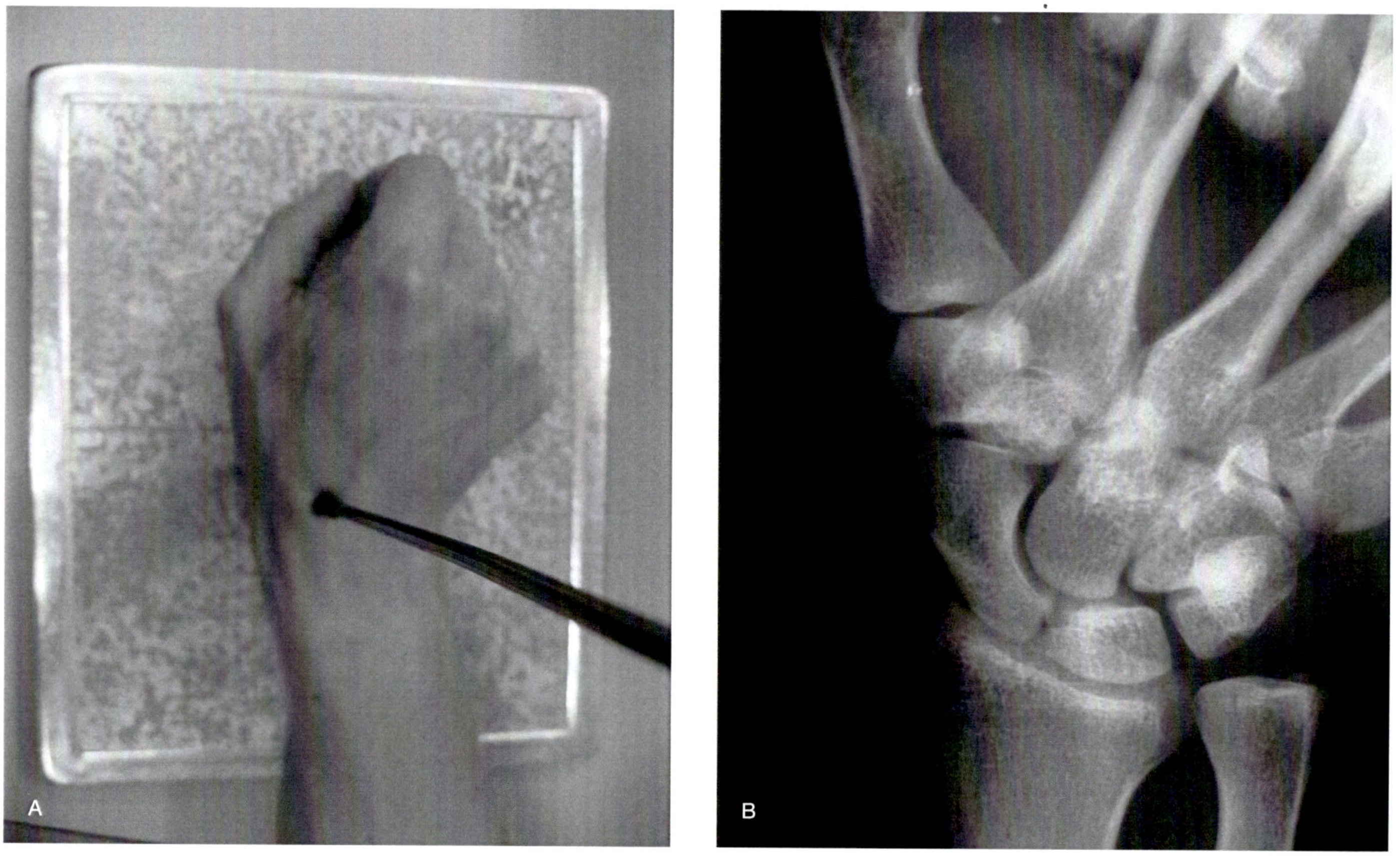

Figura 4.29A e **B.** Punho cerrado em PA com desvio ulnar.

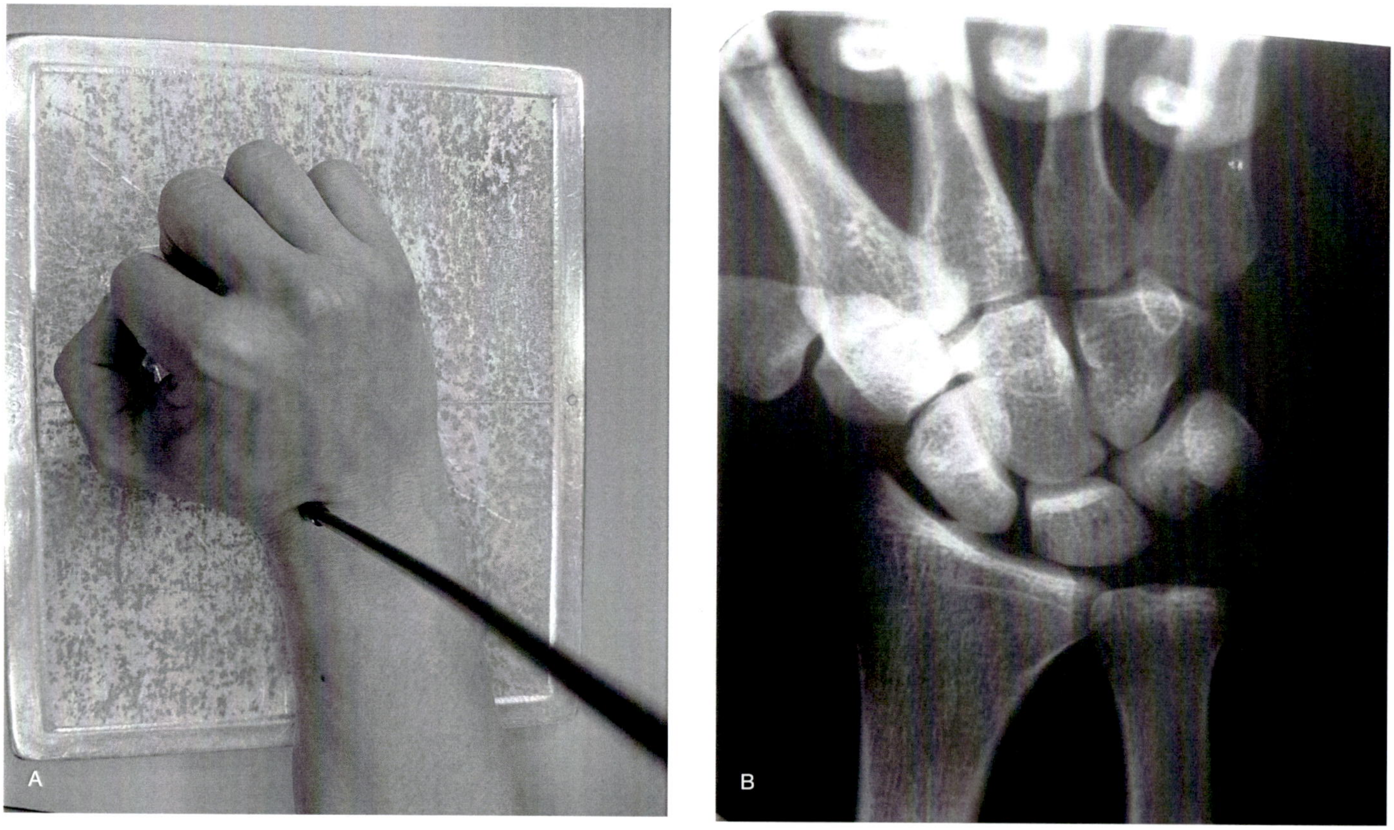

Figura 4.30A e **B.** Punho cerrado em PA com desvio radial.

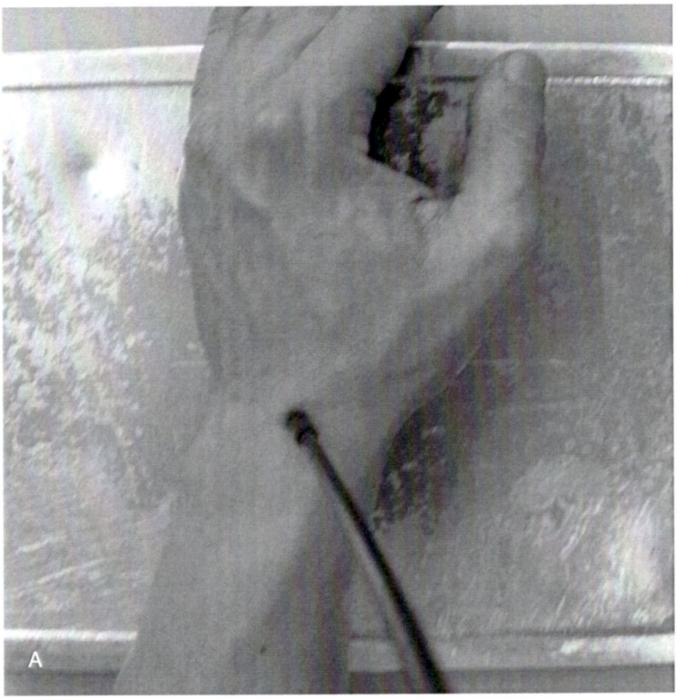

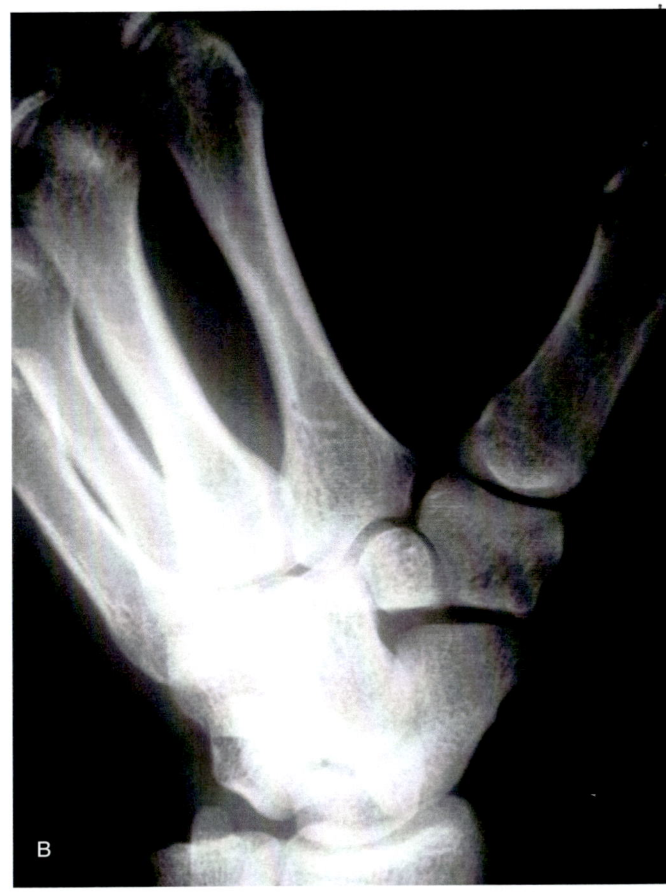

Figura 4.31A e **B.** Punho em PA semipronado oblíquo.

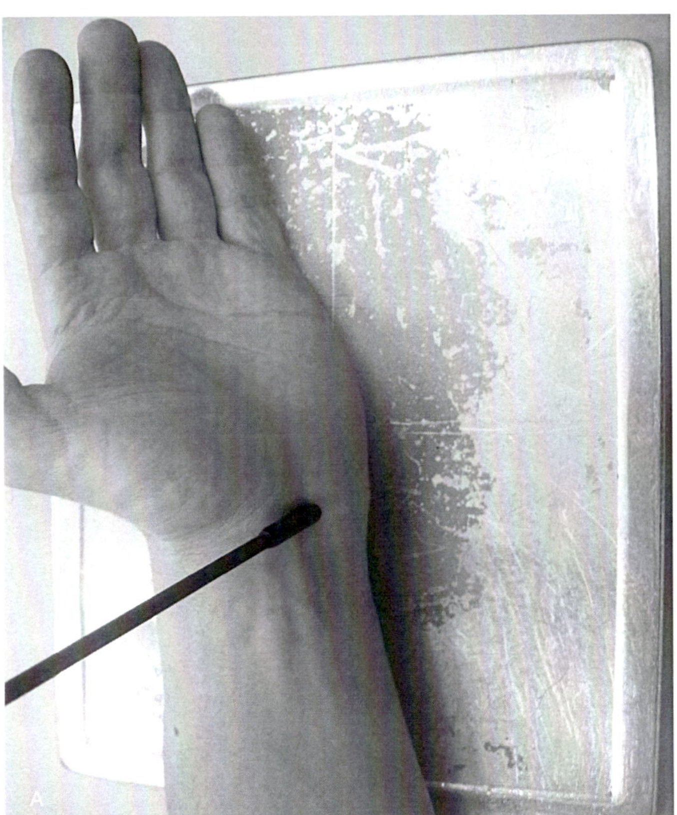

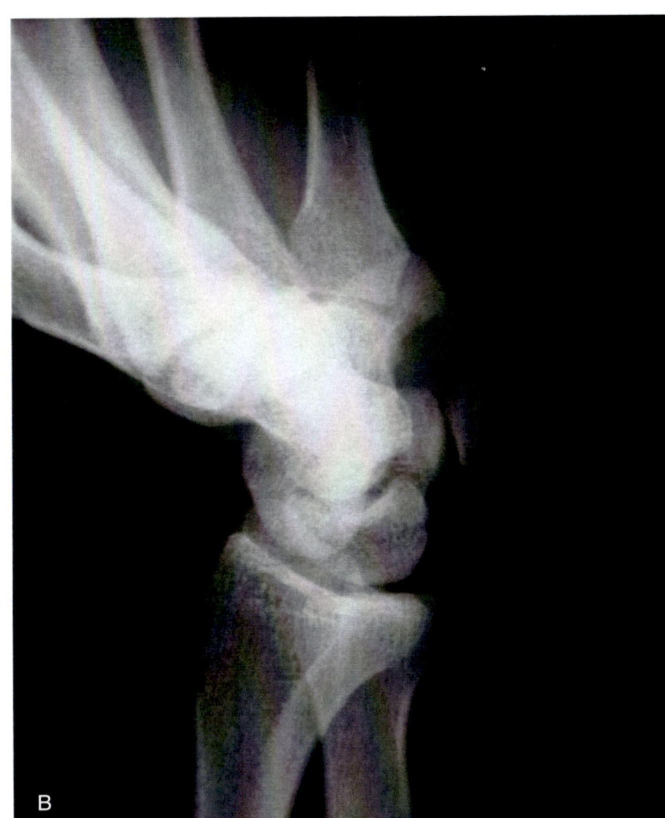

Figura 4.32A e **B.** Punho semi-supinado oblíquo.

Incidência PA para escafóide

A palma da mão é posicionada em contato com o chassi radiográfico. O foco é centrado em 90 graus sobre o carpo, incluindo 3 a 4cm distal do rádio e proximal da articulação MF (Figura 4.33*A* e *B*).

Incidência oblíqua para escafóide

A borda ulnar da mão é posicionada em contato com o chassi radiográfico e levemente pronada em 45 graus. O foco é centrado perpendicularmente na tabaqueira anatômica (Figura 4.34*A* e *B*).

Incidência PA alongada para escafóide (Bridgman)

Utilizada para avaliar suspeita de fratura do escafóide nos casos em que o raio-X simples do punho não tenha sido capaz de identificar com precisão. A palma da mão apóia-se no chassi radiográfico, realizando-se desvio ulnar. O foco é centrado no escafóide com 25 graus em direção ao antebraço (Figura 4.35*A* e *B*).

Incidência PA alongada para capitato

Utilizada para avaliar suspeita de fratura do capitato nos casos em que as radiografias simples do punho não tenham sido capazes de identificar com precisão. A palma da mão apóia-se no chassi radiográfico, sem desvio radial ou ulnar. O foco é centrado no capitato, com inclinação em torno de 30 graus, podendo ser realizado em direção distal aos dedos ou em direção proximal ao antebraço (Figura 4.36*A* e *B*).

Incidência lateral em extensão para o semilunar

A borda ulnar da mão é posicionada em contato com o chassi radiográfico com o punho em dorsiflexão máxima. O foco é centralizado perpendicularmente ao chassi radiográfico, sobre o processo estilóide do rádio. É uma incidência útil para visualizar bloqueio do semilunar com o rádio (Figura 4.37*A* e *B*).

Incidências para o estudo do túnel do carpo

O túnel do carpo pode ser avaliado com duas incidências, obtendo-se a mesma imagem radiográfica:

Incidência inferossuperior (Gaynor-Hart)

É utilizada para visualização do componente ósseo do túnel do carpo. São demonstrados o trapézio, a tuberosidade do escafóide, o capitato, o gancho do

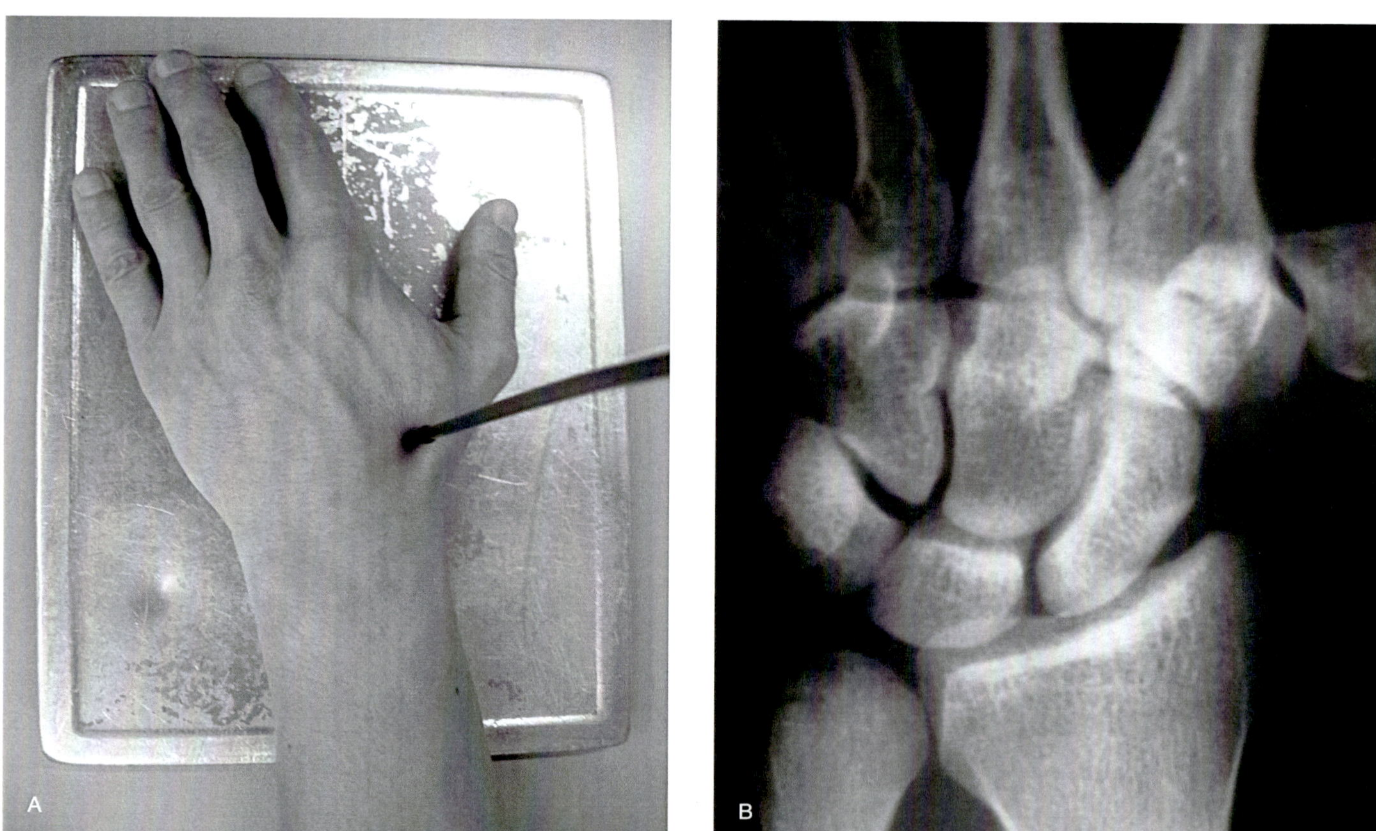

Figura 4.33A e **B.** Escafóide em PA.

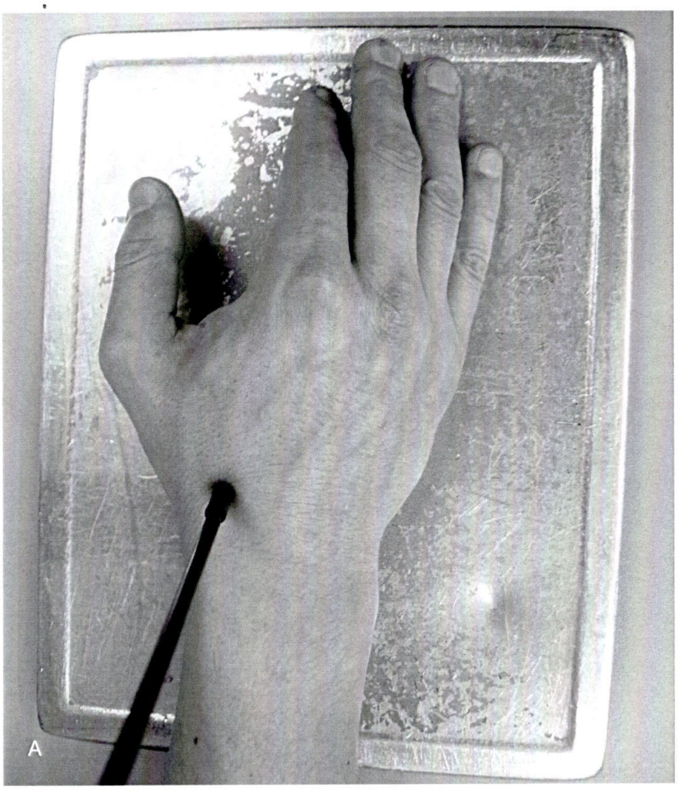

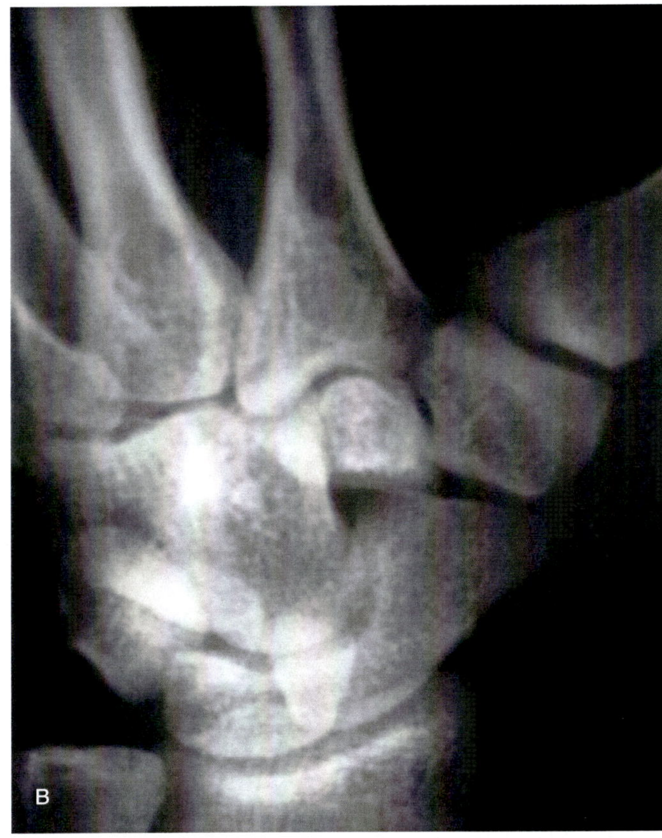

Figura 4.34A e **B.** Escafóide em oblíqua.

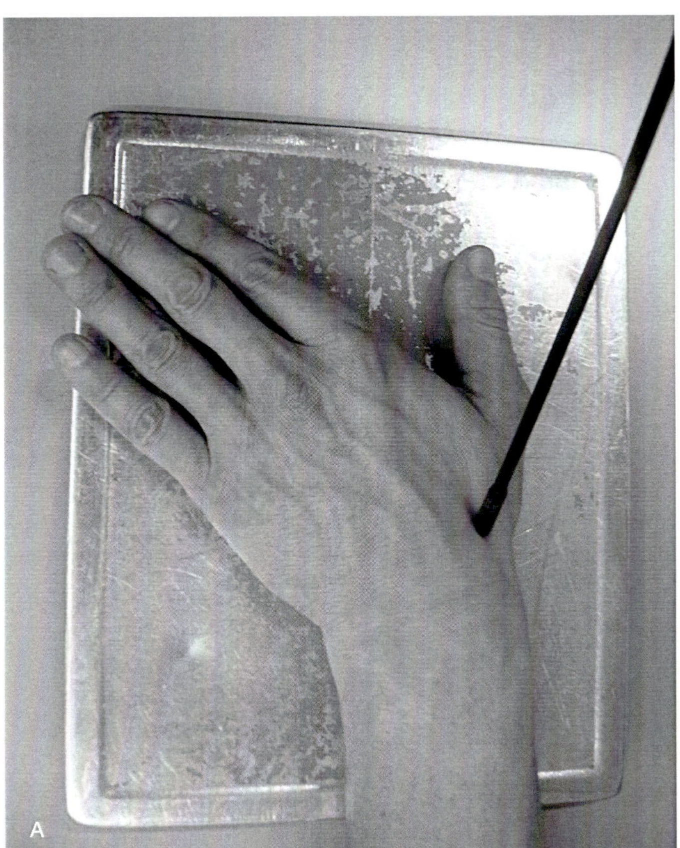

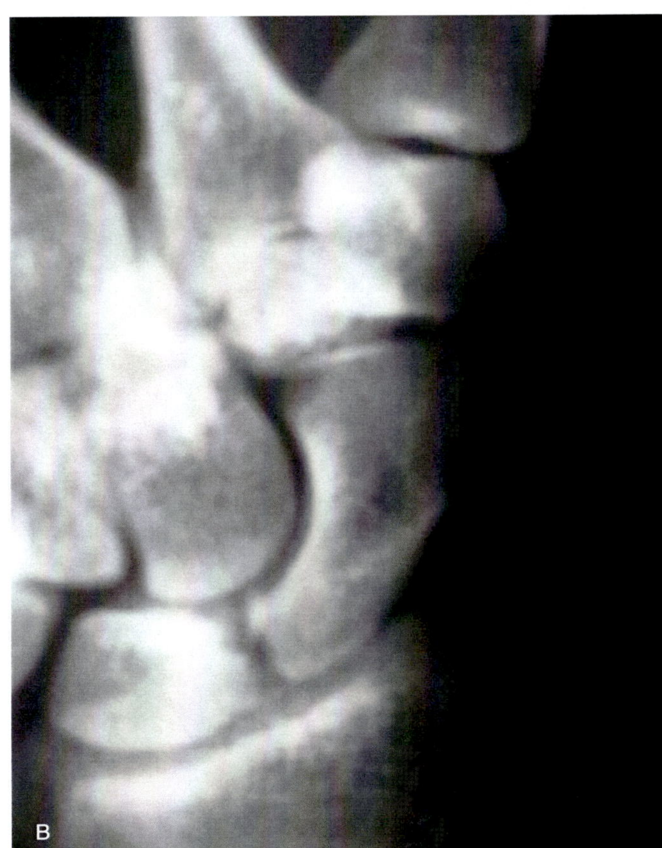

Figura 4.35A e **B.** Punho em PA alongada para escafóide.

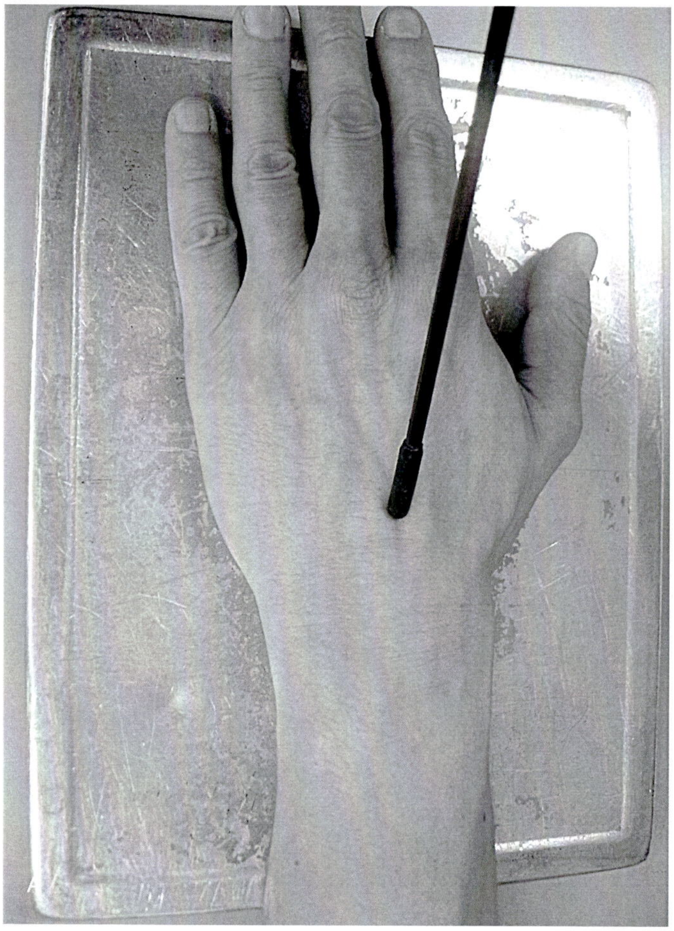

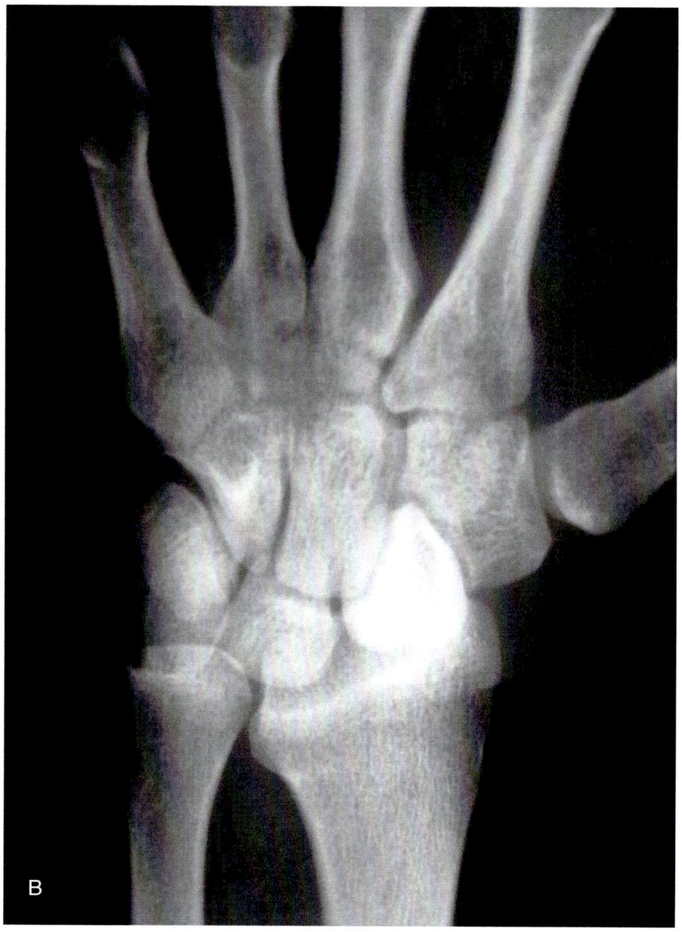

Figura 4.36A e **B.** Capitato em PA alongada.

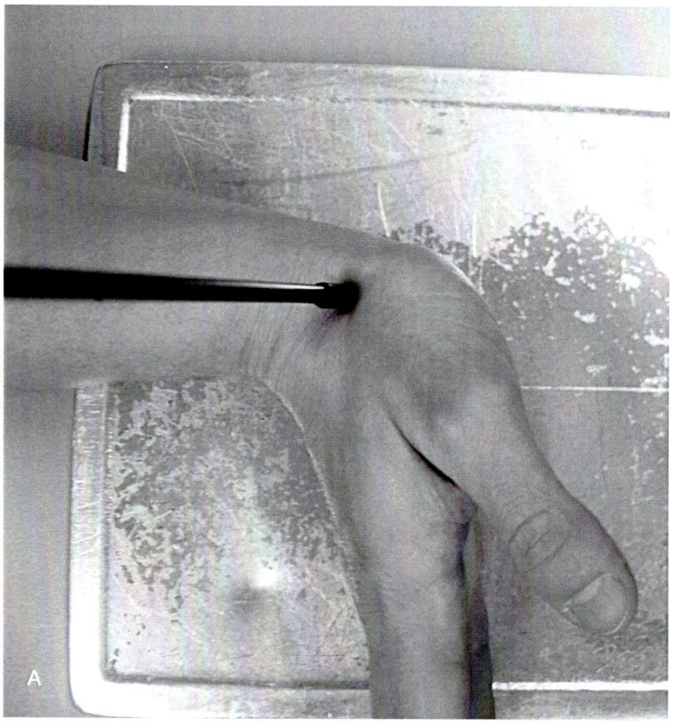

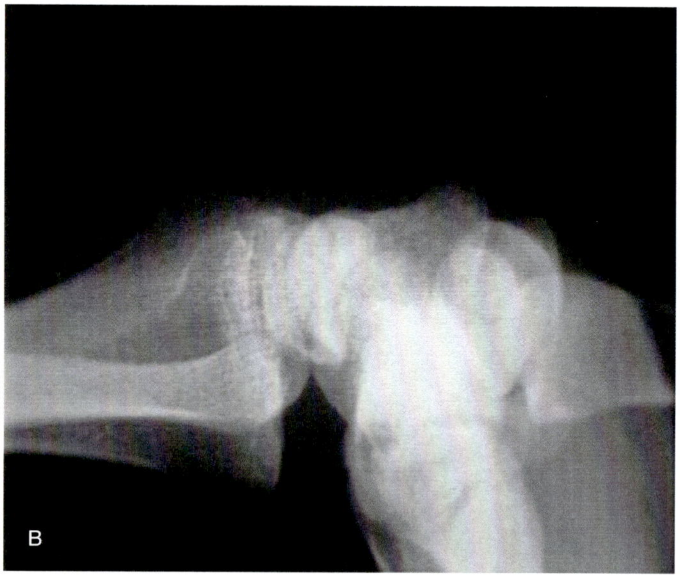

Figura 4.37A e **B.** Semilunar lateral em extensão.

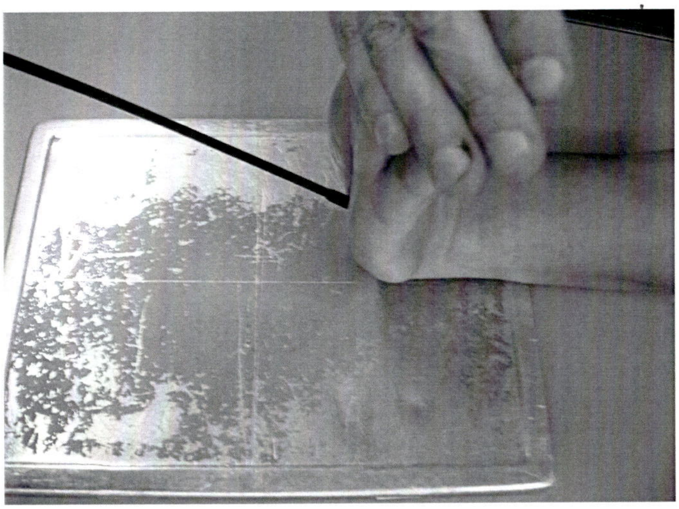

Figura 4.38 Incidência inferossuperior (Gaynor-Hart) para túnel do carpo.

hamato, o piramidal e o pisiforme. A face volar do punho deve apoiar-se sobre o chassi radiográfico. A mão oposta força o punho em dorsiflexão máxima. O foco é direcionado tangente à face palmar do punho com 25 a 30 graus em direção ao antebraço (Figura 4.38).

Incidência superoinferior

Mesma indicação da incidência inferossuperior. A palma da mão apóia-se no chassi radiográfico com dorsiflexão máxima. O foco é direcionado tangente ao centro da face palmar do punho, paralelo ao eixo longitudinal do túnel do carpo (Figura 4.39*A* e *B*).

SÉRIE INSTABILIDADE DO PUNHO

As técnicas de imagens disponíveis para avaliar as lesões ligamentares do punho devem fornecer ao cirurgião: (a) o local preciso da lesão; (b) a característica da lesão (perfuração ou avulsão) e sua gravidade ou extensão (lesão parcial ou total); e (c) o significado da lesão para a estabilidade da articulação (existe evidência de instabilidade?). Atualmente, a investigação radiográfica permanece como um método confiável para avaliação das lesões ligamentares do punho e é, até hoje, o único método, juntamente com a cinerradiografia (estudo dinâmico), apto a demonstrar a quantidade de instabilidade resultante dessas lesões ligamentares. Porém, essas imagens são incapazes de fornecer maiores informações sobre o ligamento propriamente dito. Atualmente, os estudos que fornecem o maior número de informações sobre as patologias ligamentares são a artrografia (já em desuso), a ressonância nuclear magnética (artrorressonância) e a artroscopia. A artroscopia é um método diagnóstico atual e, apesar de invasivo,

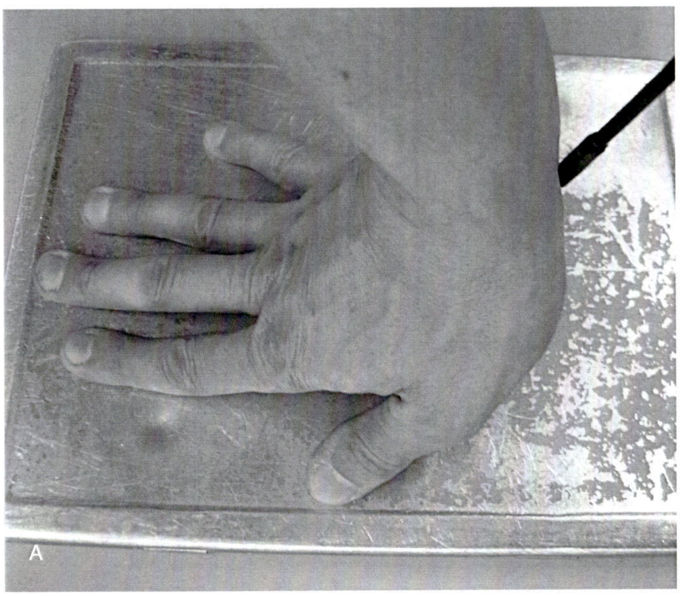

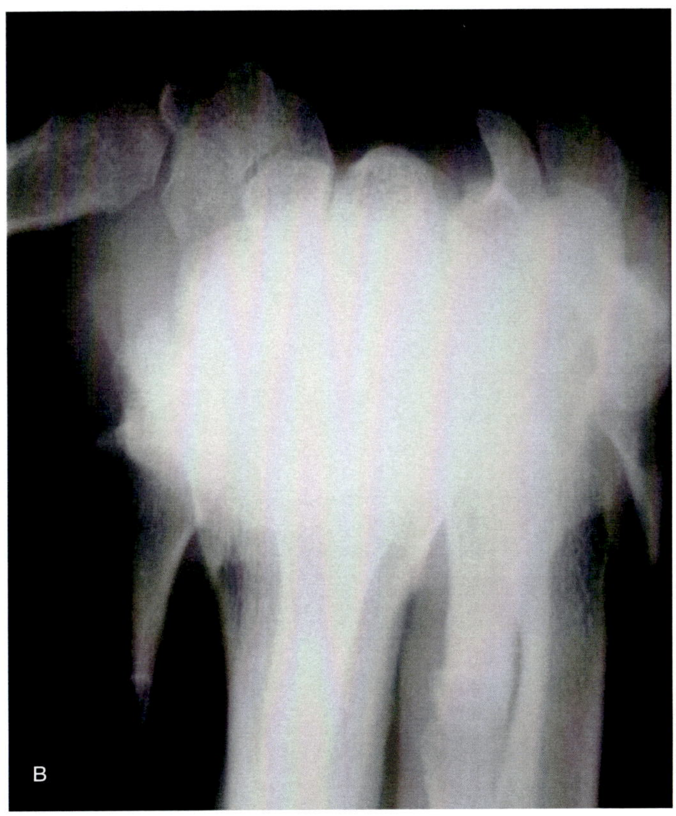

Figura 4.39A e **B.** Incidência superoinferior para o túnel do carpo.

oferece outros dados ao cirurgião, como a avaliação das lesões condrais, que são de difícil diagnóstico com os métodos tradicionais de imaginologia.

Em pacientes com suspeita de lesão ligamentar no punho, que apresentam a investigação básica negativa, radiografias dinâmicas ou **série instabilidade** podem ser solicitadas para identificar tais lesões. Adiciona-se uma incidência em PA com punho cerrado (dedos fortemente fletidos), que provoca uma força axial no punho, com desvio radial ou ulnar, tensionando o ligamento suspeito, principalmente o escafossemilunar ou o lunopiramidal.[5,6]

O espaço articular normal não se modifica significativamente em desvios radial e ulnar. Em desvio ulnar, o escafóide alonga-se devido à sua relativa dorsiflexão. O semilunar é mais trapezoidal e articula-se completamente com o rádio. Em desvio radial, o semilunar sofre uma translocação ulnar e articula-se parcialmente com o rádio distal. O escafóide flete-se em sentido palmar, encurtando-se.

Na dissociação escafossemilunar (DES) ocorre aumento do espaço normal entre o escafóide e o semilunar na incidência em PA. Este espaço aumenta mais de 3mm, produzindo o sinal de Terry Thomas. Este sinal, segundo Schemberg, é mais bem visualizado na incidência AP do que na PA. Outro sinal presente na DES é o **sinal do anel**, que resulta de uma projeção PA do pólo distal do escafóide que se apresenta fletido, produzindo a imagem de um verdadeiro anel ao redor do escafóide fletido. Na incidência lateral, o ângulo escafossemilunar é maior do que 60 graus (normal – 30 a 60 graus) e o semilunar encontra-se dorsifletido (padrão "DISI").

Na dissociação semilunar-piramidal (DSP) ocorre uma quebra dos arcos I e II de Gilula na região lunopiramidal.[7] Diferente da DES, na DSP não ocorre o aumento de espaço entre o semilunar e o piramidal. Na incidência lateral, o semilunar pode encontrar-se fletido (padrão "VISI").

SÉRIE INSTABILIDADE DA ARTICULAÇÃO RADIOULNAR DISTAL (ARUD)

O grupo Kleinert-Kutz e Associates, de Louisville, EUA, adotou recentemente a seguinte rotina radiográfica para avaliar as instabilidades da ARUD:[8]

a. **Incidência em perfil com o punho em posição neutra segurando peso de 2,5 a 5kg:** as imagens da ulna e do rádio se sobrepõem, independente de existir ou não instabilidade da ARUD; o processo estilóide da ulna em posição neutra é evidente (Figura 4.40*A* e *B*).
b. **Incidência em perfil com o punho em posição pronada segurando peso de 2,5 a 5kg:** novamente as imagens da ulna e do rádio se sobreporão se não houver instabilidade da ARUD; quando a instabilidade dorsal for evidente, ocorrerá uma separação das imagens (Figura 4.41*A* e *B*).
c. **Incidência AP em posição neutra segurando peso de 2,5 a 5kg:** as imagens da ulna e do rádio não se sobreporão e, caso haja instabilidade da ARUD, haverá um escalonamento da ulna em relação ao rádio. Isso ocorre, principalmente, quando a ulna foi submetida a uma cirurgia de Darrach, Bowers ou Sauvé-Kapandji, em que não houve estabilização da ulna (Figura 4.42*A* e *B*).

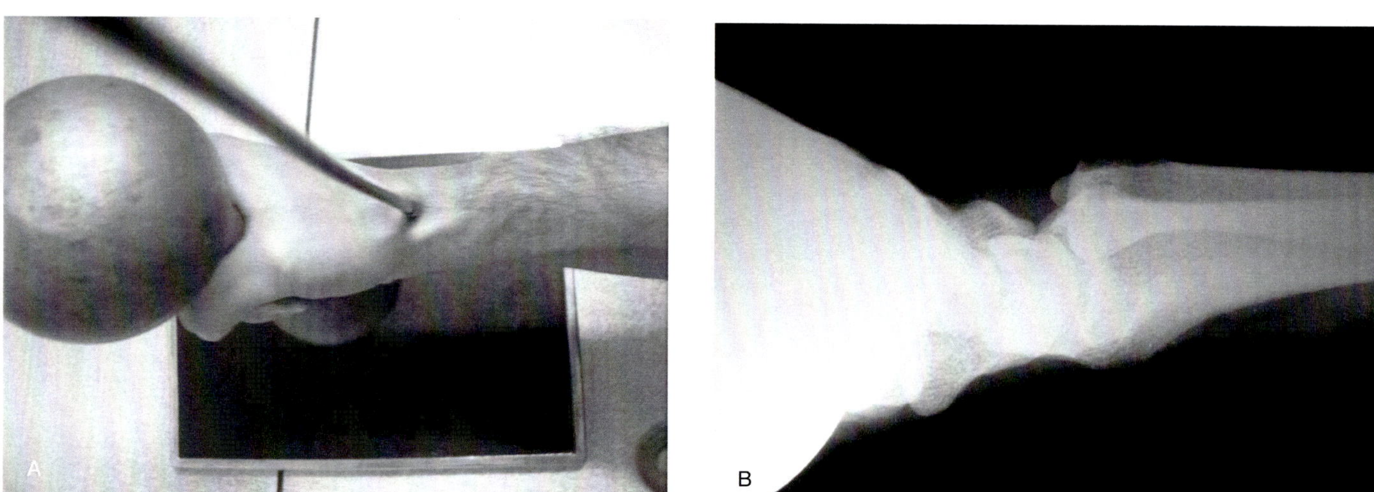

Figura 4.40A e **B.** Série instabilidade da ARUD em posição neutra – perfil. Punho normal.

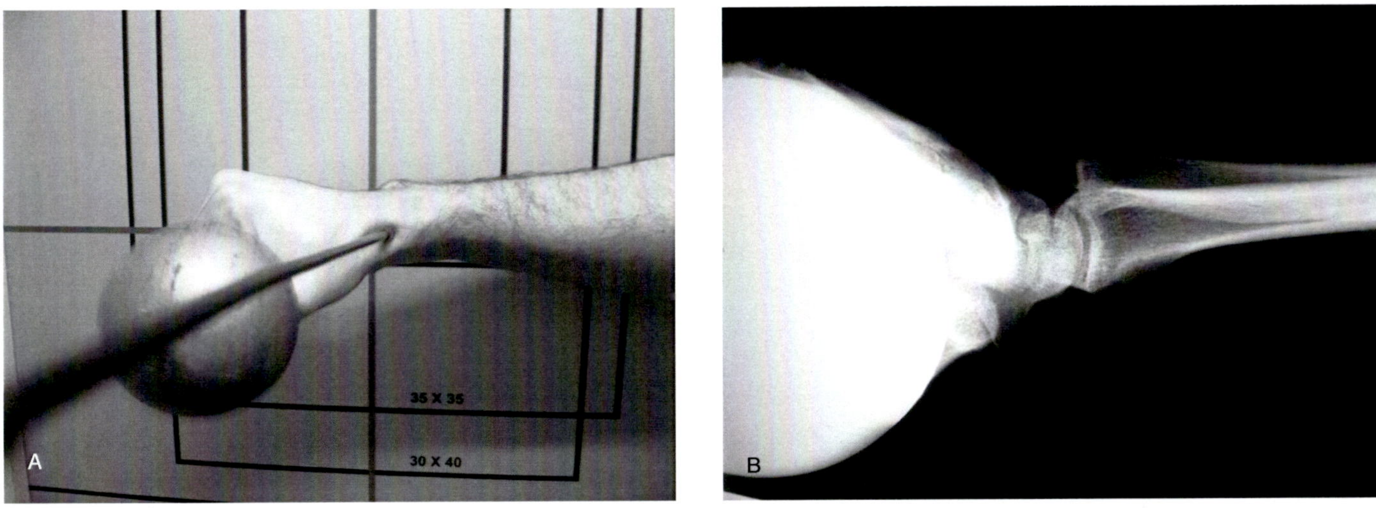

Figura 4.41A e **B.** Série instabilidade da ARUD em posição pronada. Punho normal.

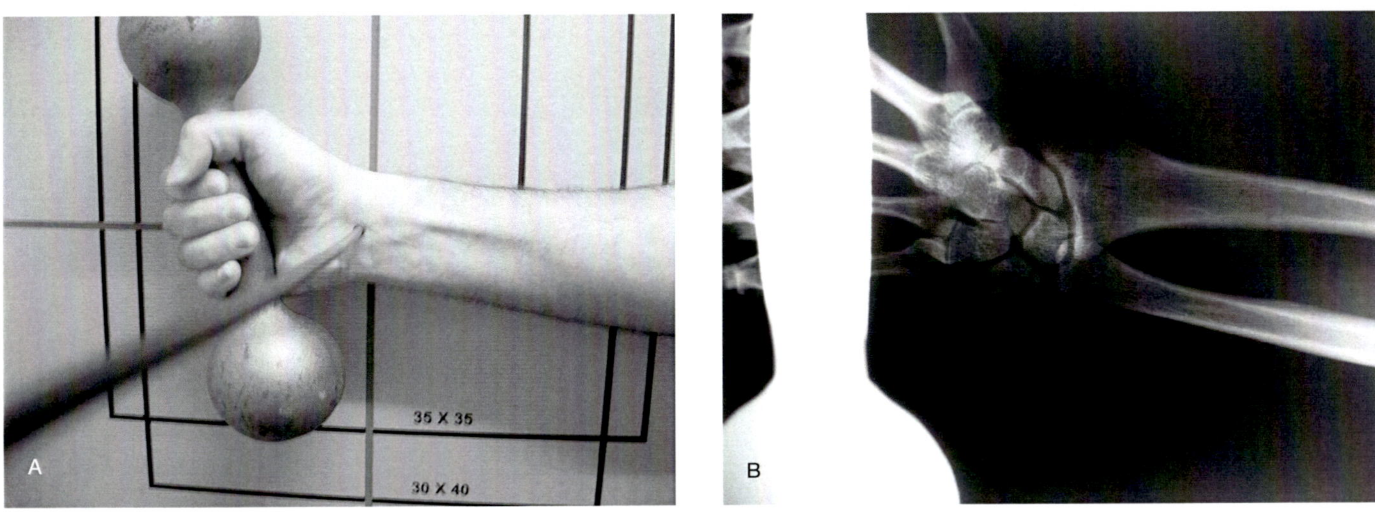

Figura 4.42A e **B.** Série instabilidade da ARUD em posição neutra – AP. Punho normal.

ARTROGRAFIA

A artrografia é útil, ainda hoje, na visualização de anormalidades nos ligamentos intercárpicos e também nas lesões da fibrocartilagem triangular. Apesar disso, vem sendo substituída pela artrorressonância magnética. A técnica consiste na visualização da integridade dos ligamentos intercárpicos e do complexo da fibrocartilagem triangular por meio da injeção de contraste radiopaco no punho, com o objetivo de determinar se o contraste penetra os compartimentos. O punho consiste em três compartimentos separados anatomicamente entre si; o mediocárpico, o radiocárpico e a radioulnar distal.[9] O contraste injetado em qualquer um destes compartimentos não deve comunicar-se com qualquer outro compartimento. A comunicação anormal entre as articulações radiocárpica e mediocárpica significa lesão do ligamento escafossemilunar ou semilunar-piramidal, e a comunicação entre a articulação radiocárpica e a radioulnar distal indica perfuração da fibrocartilagem triangular.

A artrografia identifica somente a existência de comunicação entre os compartimentos pelo extravasamento de contraste. Isto não indica se a comunicação é patológica e se está ocasionando os sintomas. Herbert demonstrou que as perfurações podem ser notadas bilateralmente e em pacientes sintomáticos e assintomáticos.[10] Estudos em cadáveres demonstraram uma grande incidência de lesões ligamentares intercárpicas, sendo a maioria assintomática durante a vida. Por isoo, estudos comparativos têm demonstrado a superioridade da artroscopia em relação à artrografia.[11,12]

CINTILOGRAFIA

A cintilografia óssea trifásica usando o tecnécio (TC-99m) pode ser bastante útil na identificação de patologias da mão e do punho (Figura 4.43). O exame trifásico segue a passagem do traçador ou contraste pelos vasos sanguíneos (fase 1), ao espaço extracelular extravascular (fase 2) e ao tecido ósseo (fase 3). Estas fases são chamadas, respectivamente, de: (a) intravascular; (b) tissular ou "*pool* vascular"; (c) tardia ou metabólica. A fase 1, ou intravascular, demonstra a perfusão a uma lesão. A fase 2, ou tissular, demonstra a relativa vascularização de uma lesão. A fase 3, ou tardia, demonstra a qualidade do metabolismo ósseo de uma determinada área.

Embora a sensibilidade da cintilografia óssea seja bastante alta, a especificidade é baixa, devendo ser sempre correlacionada com as radiografias e outras técnicas de imagem. A cintilografia óssea pode ser de grande valia em pacientes com dor persistente e com radiografias normais. Um resultado cintilográfico normal efetivamente elimina a possibilidade de uma lesão óssea ou articular significativa. Entretanto, um resultado positivo confirma e localiza uma anormalidade que, então, deve ser mais profundamente investigada.

Outras indicações para uso da cintilografia óssea são: investigação de problemas vasculares, doenças vasoespásticas, identificação de fraturas ocultas, demonstração de necrose avascular, diferenciação de processos infecciosos ósseos e articulares de celulite e investigação de tumores ósseos (metástases).[13]

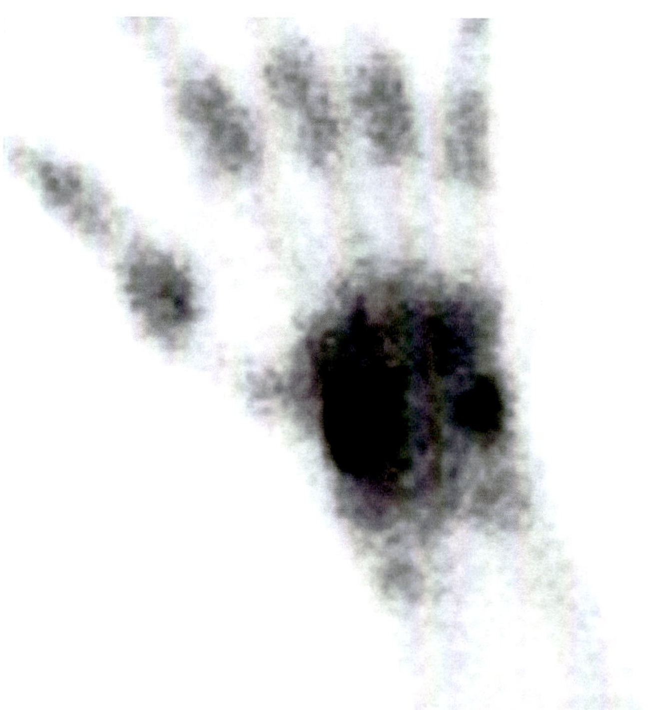

Figura 4.43 Cintilografia do punho demonstrando hipercaptação no escafóide.

ULTRA-SONOGRAFIA (ECOGRAFIA)

A ultra-sonografia diagnóstica é amplamente utilizada em diversas áreas da medicina. Na investigação de patologias da mão e do punho, é útil, embora venha sendo substituída pela ressonância nuclear magnética. A imagem ecográfica é descrita conforme a ecogenicidade do tecido. Esta ecogenicidade corresponde à quantidade de energia do feixe ultra-sônico que é refletida pelos diferentes tecidos (Figura 4.44). Não há quantificação numérica para a ecogenicidade. Dentre as inúmeras formas de indicação, a ecografia pode auxiliar a localização de corpos estranhos e definir com melhor critério os cistos sinoviais, além de outras tumorações, como lipomas, cisto epidermóide, tumores de nervos periféricos etc. Os tendões podem ser bem visualizados, identificando-se processos inflamatórios, infecciosos e rupturas, porém não é confiável no diagnóstico de certeza de tendinites ou tenossinovites, devido ao grande número de resultados falso-positivos ou falso-negativos.[14]

TOMOGRAFIA COMPUTADORIZADA (TC)

Tem sido amplamente usada em ortopedia. Está indicada para melhor definição diagnóstica em casos de alterações radiográficas de patologias na mão

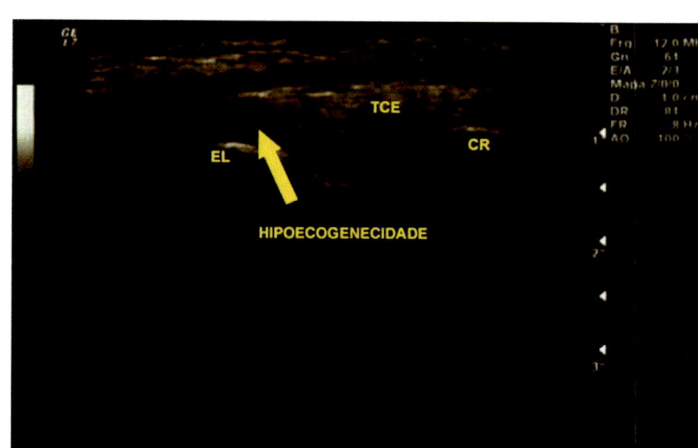

Figura 4.44 Epicondilite lateral do cotovelo.

e no punho. A TC é muito útil na definição de pseudo-artroses, melhor definição de fraturas articulares, controle de osteossínteses e artrodeses, cistos ou tumores ósseos e presença e localização de corpo estranho, sendo de pouco auxílio nas instabilidades do carpo. O plano de imagem pode ser axial, coronal, sagital ou qualquer outro específico para determinada estrutura.

Existem técnicas específicas para cada estrutura a ser investigada:

a. **Escafóide:** é o osso mais fraturado no carpo. Os melhores planos de imagem para investigá-lo são o do seu longo eixo, isto é, plano coronal direto, e o plano sagital, que em geral cruza perpendicularmente ao eixo mais comum de fratura e deve ser realizado com o punho em desvio ulnar[15,16] (Figura 4.45*A* e *B*).
b. **Fraturas do rádio distal:** o diagnóstico da maioria das fraturas do rádio distal não necessita de TC. Entretanto, nas fraturas intra-articulares, altamente cominutivas, ou quando se suspeita de fragmento intra-articular, a TC pode ser útil no planejamento cirúrgico. Os planos coronal e sagital são excelentes para delinear o tipo da fratura (Figura 4.46*A* e *B*).
c. **Fraturas e luxações da base dos metacarpianos:** a TC pode auxiliar o reconhecimento destas lesões, freqüentemente não-diagnosticadas ao raio-X simples. São mais bem identificadas nos planos coronal e sagital.[17]
d. **Articulação radioulnar distal (ARUD):** a TC é ideal para a avaliação de subluxação ou luxação da ARUD e de sua mobilidade rotacional, podendo identificar alterações pós-operatórias ou pós-traumáticas. A TC axial pode ser realizada em ambos os punhos simultaneamente, permitindo comparação com o punho contralateral; esta comparação bilateral pode determinar alterações sutis na ARUD. Na avaliação de subluxação da ARUD, alguns autores recomendam a obtenção de imagens axiais em três posições: supinação total, neutro e pronação total.[18]
e. **Outros:** também é útil na demonstração de fraturas do capitato, gancho do hamato, semilunar, intra-articular MF e IF, tumores, defeitos intra-ósseos e deformidades congênitas.

RESSONÂNCIA NUCLEAR MAGNÉTICA (RNM)

O advento da RNM tem a distinta vantagem da investigação sem o uso de radiação ionizante. De maneira rápida, as tecnologias de imagens têm melhorado nos últimos anos, permitindo a visualização de estruturas e suas patologias com maior fidedignidade. Paralelamente às melhorias, as indicações para a RNM igualmente aumentaram. Devido à anatomia especial da mão e do punho, a RNM encontrou inúmeras aplicações para uso nestas regiões.

Deve ser ressaltado o conflito de interesses entre a necessidade de uma imagem com maior resolução em estruturas anatômicas pequenas, como as da mão e do punho, e o alto custo do exame, que

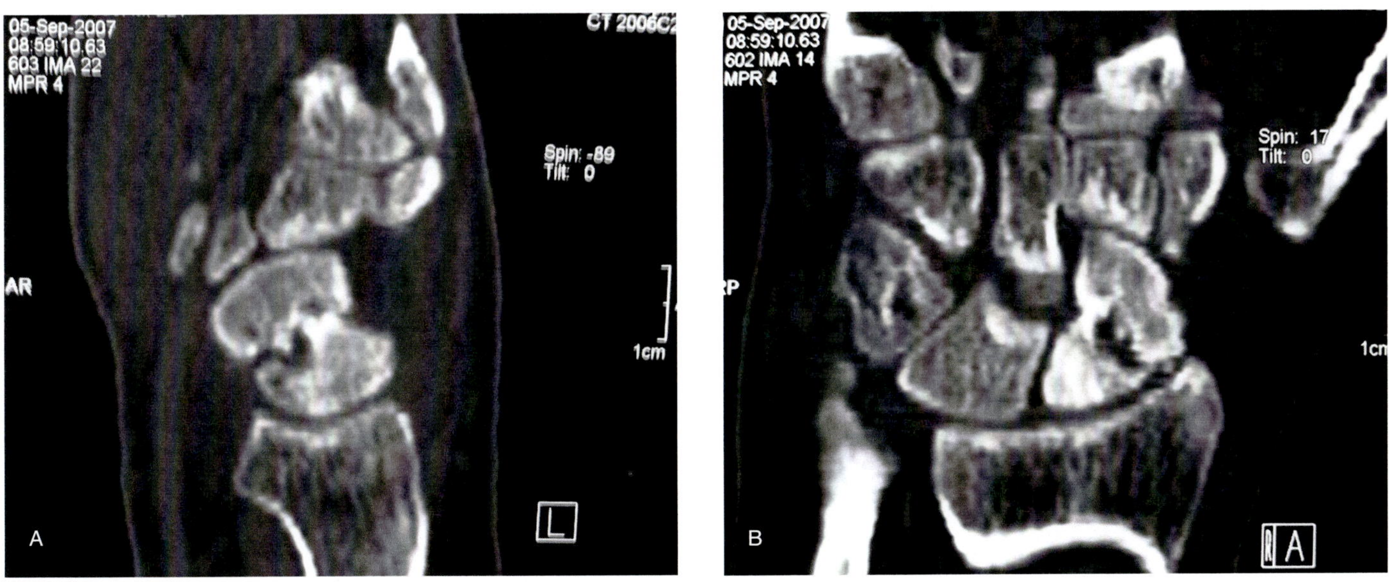

Figura 4.45A e **B.** Tomografia computadorizada do escafóide demonstrando pseudo-artrose.

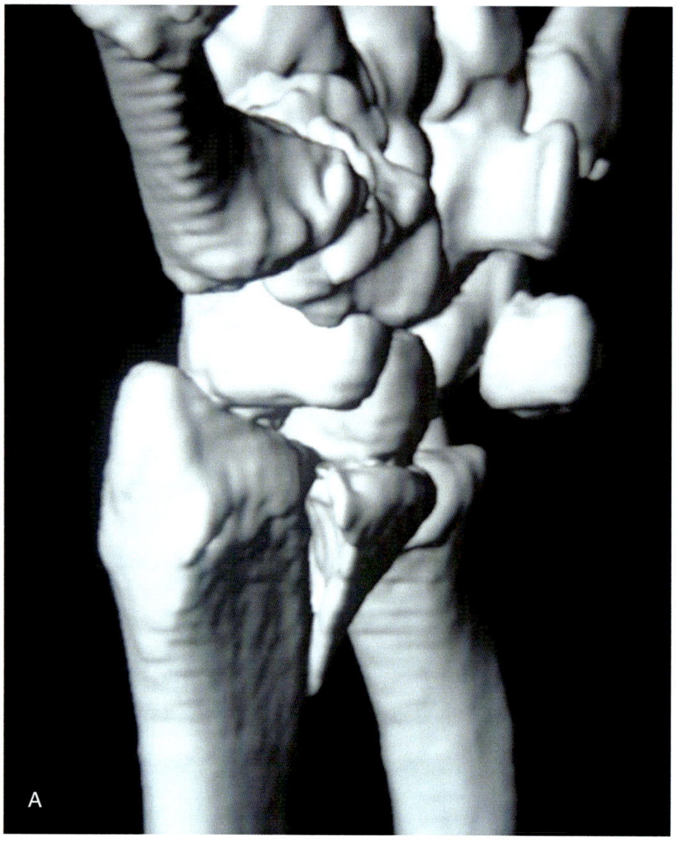

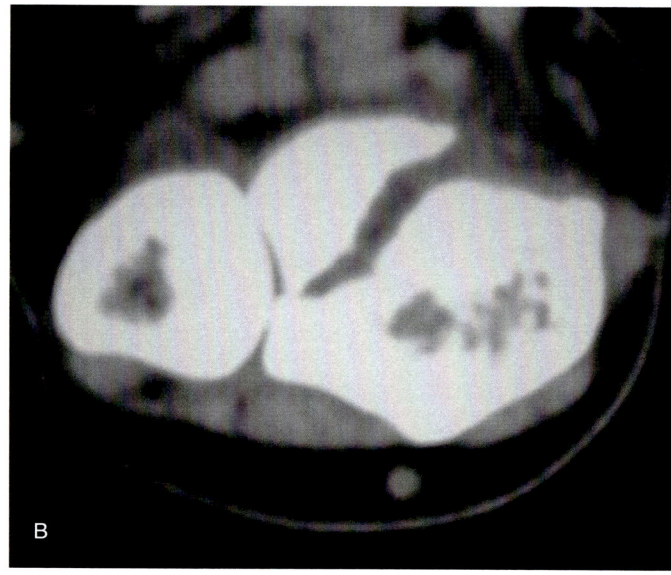

Figura 4.46A e **B.** Tomografia computadorizada do rádio distal fraturado.

geralmente não é pago pela maioria das administradoras de planos de saúde. Observa-se também o outro lado da questão, quando os profissionais abusam das indicações da RNM. Em alguns casos, esta indicação não tem respaldo na bibliografia, como na solicitação de RNM para avaliar casos de tendinite e da dor multilocalizada nos membros superiores.

A RNM é útil para definição de lesões ligamentares do punho, visualização do complexo da fibrocartilagem triangular[19-21] (Figura 4.47), detalhes anatômicos do túnel do carpo,[22] lesões e anomalias musculares[23] e tendinosas, fraturas,[24] necrose avascular do semilunar (doença de Kienböck[25]), e nas pseudoartroses do escafóide,[26] tumores ósseos e de partes moles, infecções etc. A RNM pode também auxiliar o diagnóstico das lesões traumáticas do plexo braquial.[27]

Para melhor avaliação da anatomia vascular, pode-se utilizar a RNM angiográfica (RNMA), que necessita de programas e processadores de sinais especiais. As principais vantagens da RNMA, comparadas às da arteriografia normal ou com subtração digital são: (a) a RNMA não é invasiva; (b) não usa radiação ionizante e, portanto, não há risco de alergia ao contraste iodado; e (c) tem menor chance de espasmo vascular associado ao uso do contraste. As principais desvantagens em relação à arteriografia incluem: (a) possibilidade de procedimentos intervencionistas durante a arteriografia; (b) maior precisão na avaliação do grau de estenose; e (c) melhor resolução nos ramos arteriais de pequeno calibre (Figura 4.48*A* e *B*).

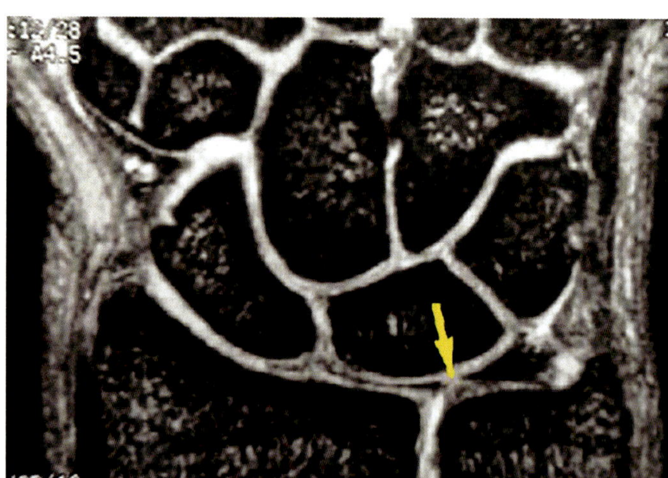

Figura 4.47 Ruptura central da fibrocartilagem triangular.

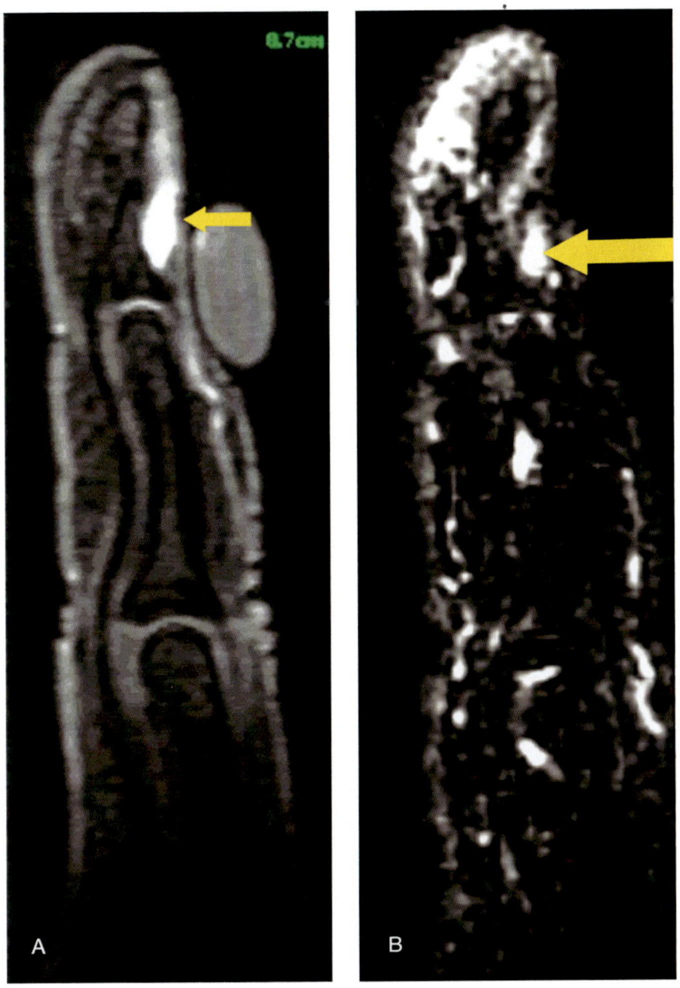

Figura 4.48A e **B.** Tumor glômico (RNMA).

ECOGRAFIA COM DOPPLER COLORIDO

Método desenvolvido inicialmente para avaliar as patologias das carótidas, tem rapidamente se tornado uma necessidade para a investigação vascular não-invasiva do membro superior. Devido à sua capacidade de demonstrar a presença de trombos ou êmbolos, tem-se tornado útil na investigação de trombose venosa profunda. Recentemente, seu uso tem-se expandido para investigar patologias vasculares do membro superior, dentre elas a síndrome do desfiladeiro torácico (Figura 4.49).

A ecografia com Doppler colorido é basicamente uma imagem de ultra-som que inclui informações de Doppler com mapeamento a cores. É extremamente útil na investigação de massas tumorais que comprometem vasos sanguíneos de maneira intrínseca ou extrínseca.

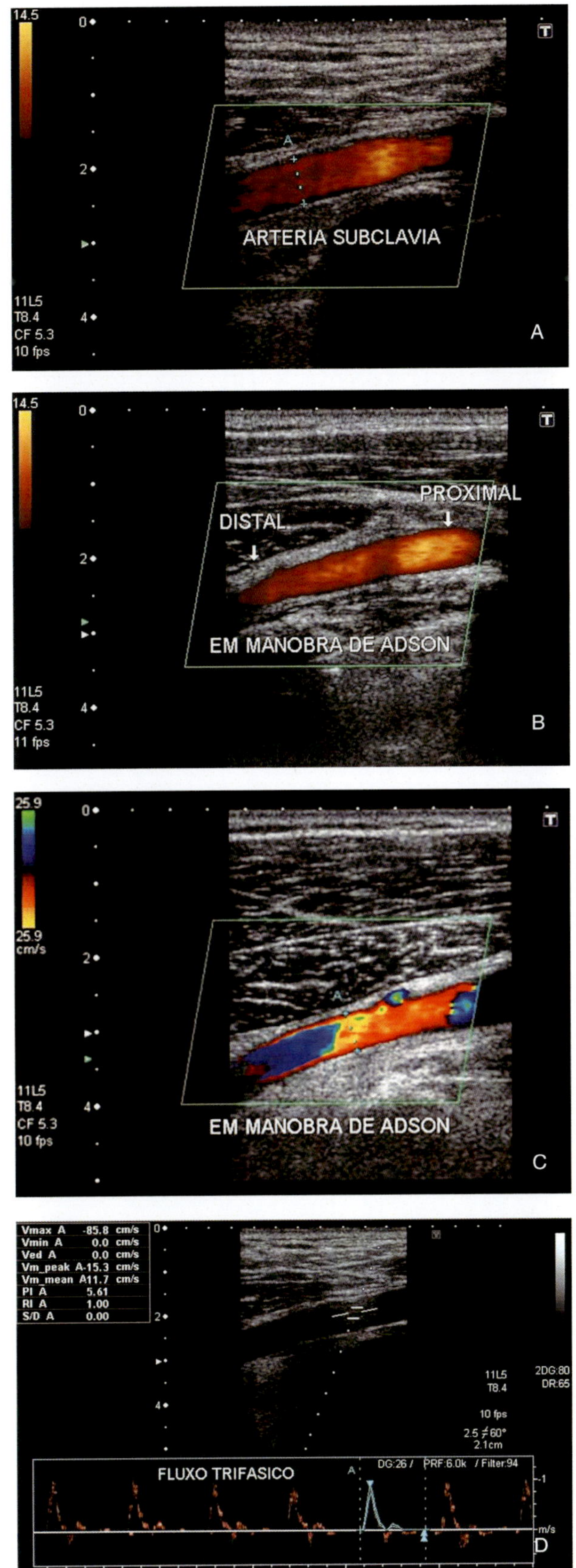

Figura 4.49A a **D.** Ecografia com Doppler colorido da artéria subclávia na pesquisa de compressão neurovascular na síndrome do desfiladeiro torácico. (Cortesia do cirurgião vascular Dr. Adolfo Lara Brkanitch.)

Dentre as patologias que podem ser mais bem investigadas com a ecografia com Doppler colorido, podemos citar os cistos sinoviais volares ao redor da artéria radial, pseudo-aneurismas e aneurismas, tumores etc. Outro uso bastante freqüente é para verificação de anormalidades de perfusão, como trombose da artéria ulnar, tromboses venosas, fístulas arteriovenosas, e como auxiliar nos casos de trauma vascular e deformidades congênitas.[25]

IMAGINOLOGIA EM MÃO E PUNHO

Todos os cirurgiões de mão envolvidos com atividade científica, seja em Faculdades de Medicina, Serviços de Residência Médica, Congressos etc., têm por rotina guardar os casos mais ilustrativos que observam na prática diária. Alguns mantêm este hábito de forma extremamente organizada, com auxílio do computador ou fichários; outros utilizam a clássica "gaveta" para armazenar tais "casos educacionais". A verdade é que **todos** gostam de acumular a experiência que cresce ao longo dos anos. Nas Figuras 4.50 a 4.91 encontram-se, sem qualquer ordenação, alguns exemplos destes "casos educacionais" selecionados.

Agradecimento

Agradecemos ao Médico Radiologista Dr. Nero Silva de Castro, da Clínica Kozma de Radiologia, e ao Técnico em Radiologia Luiz Felipi, do IOT de Passo Fundo, pelo trabalho realizado na obtenção das imagens radiológicas.

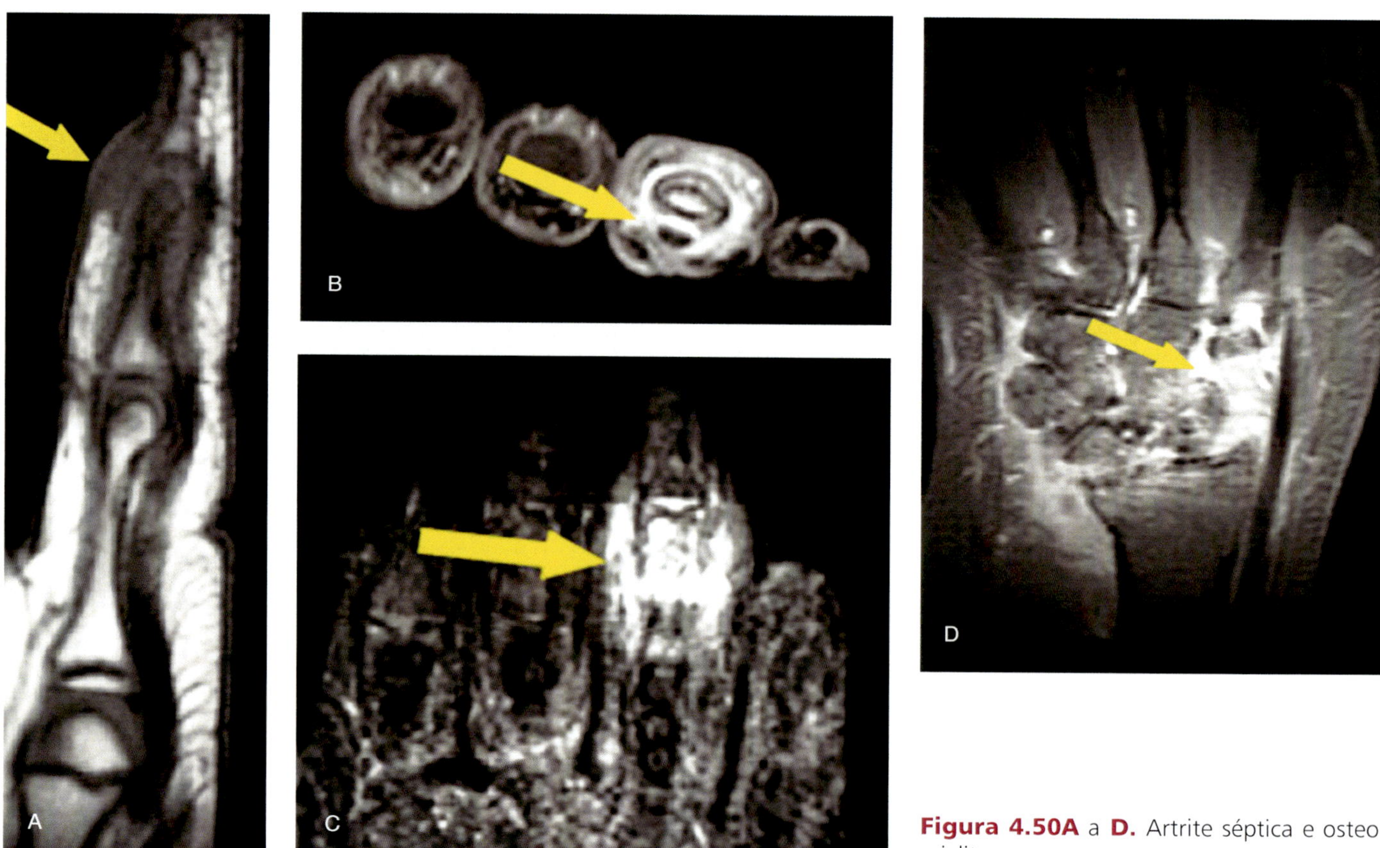

Figura 4.50A a **D.** Artrite séptica e osteomielite.

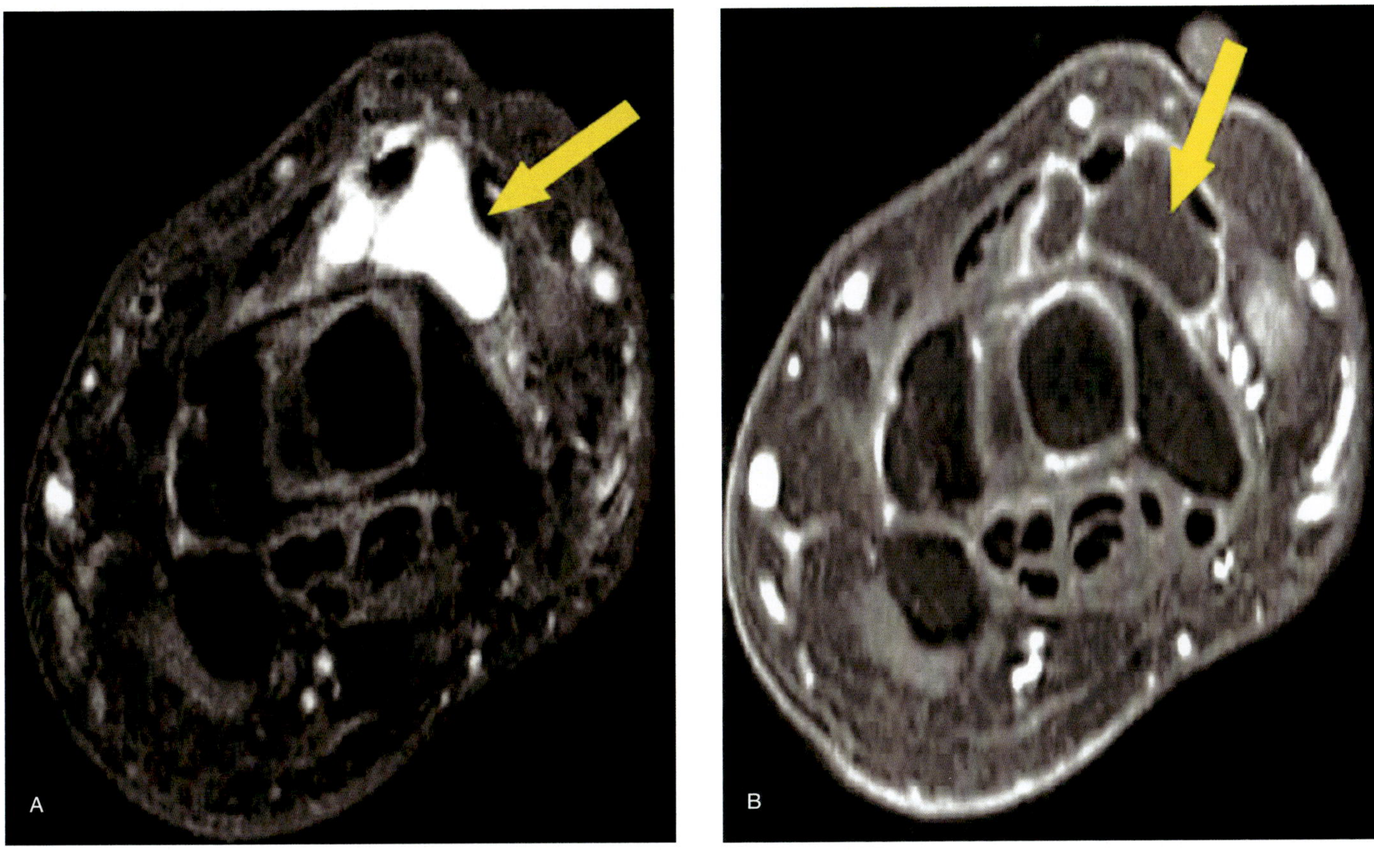

Figura 4.51A e **B.** Cisto gangliônico articular estendendo-se ao redor dos tendões.

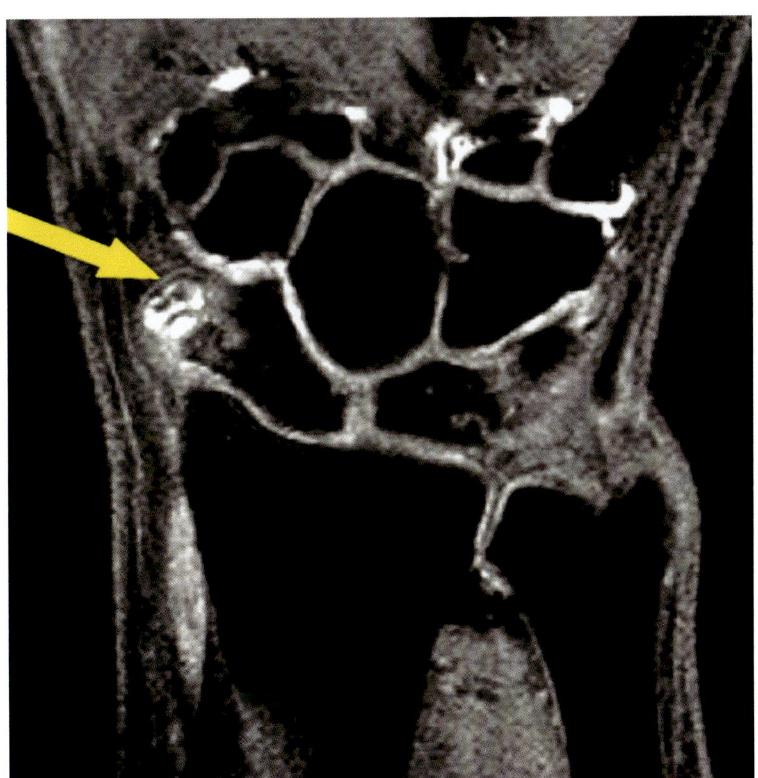

Figura 4.52 Cisto gangliônico articular volar.

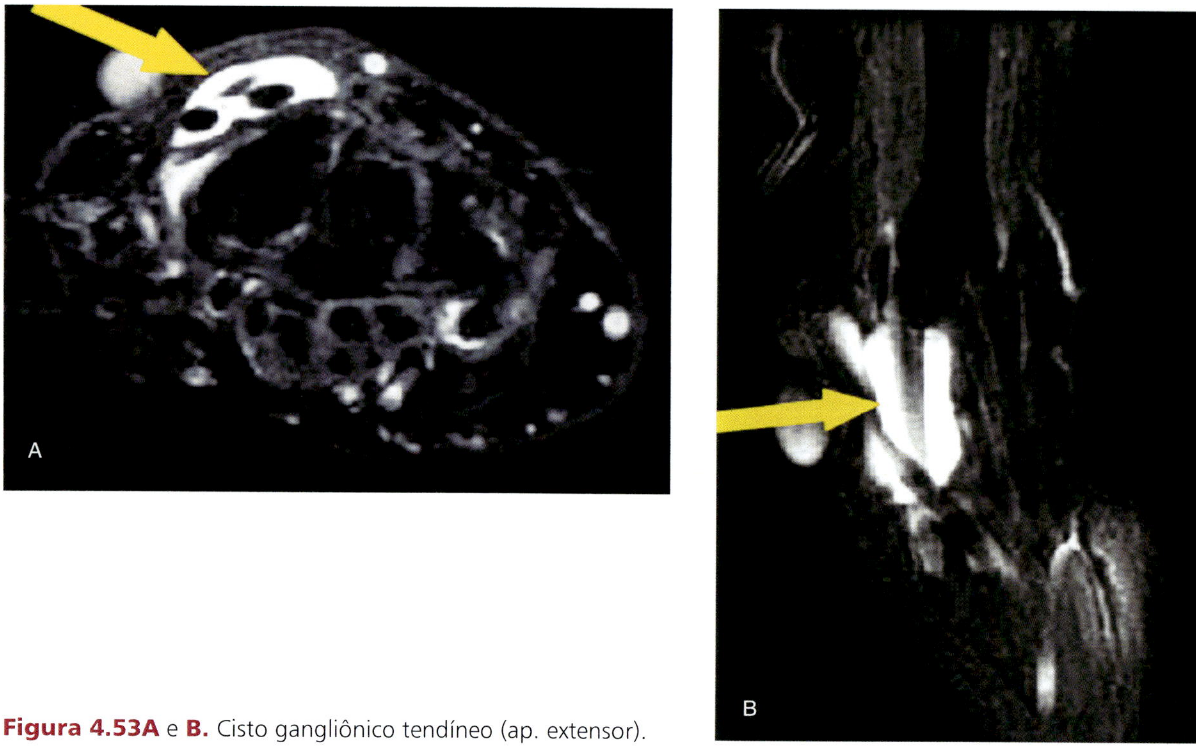

Figura 4.53A e **B.** Cisto gangliônico tendíneo (ap. extensor).

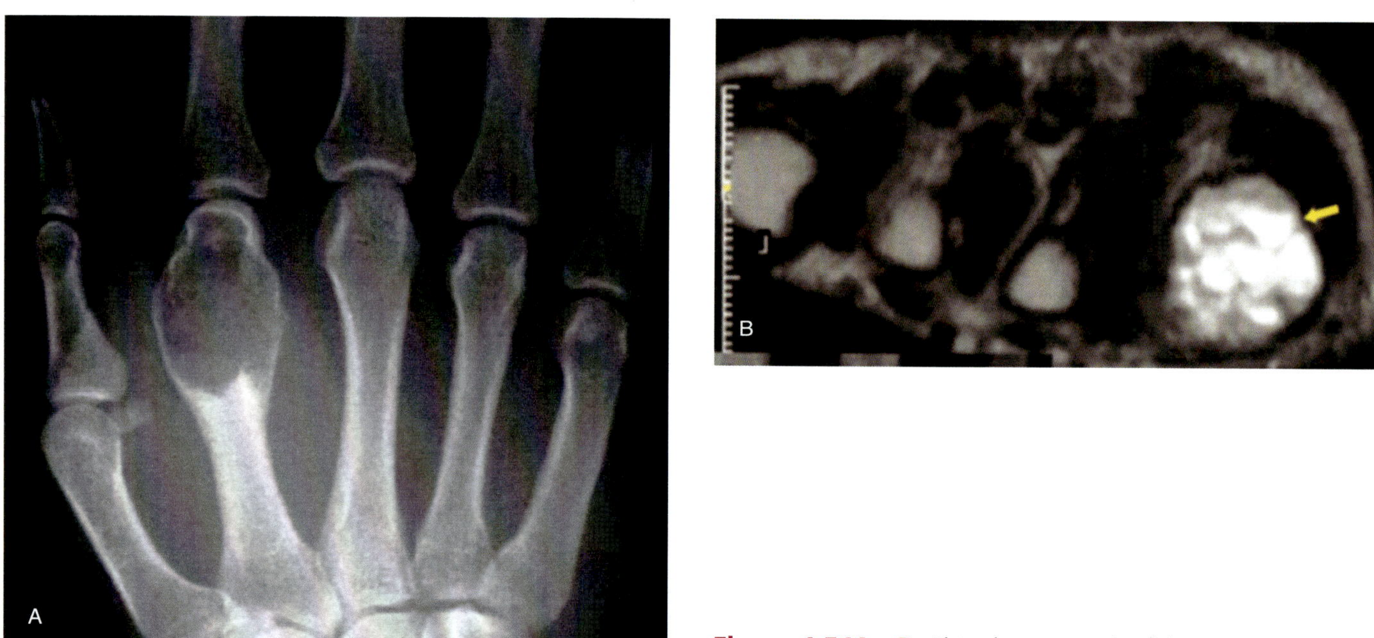

Figura 4.54A e **B.** Cisto ósseo aneurismático.

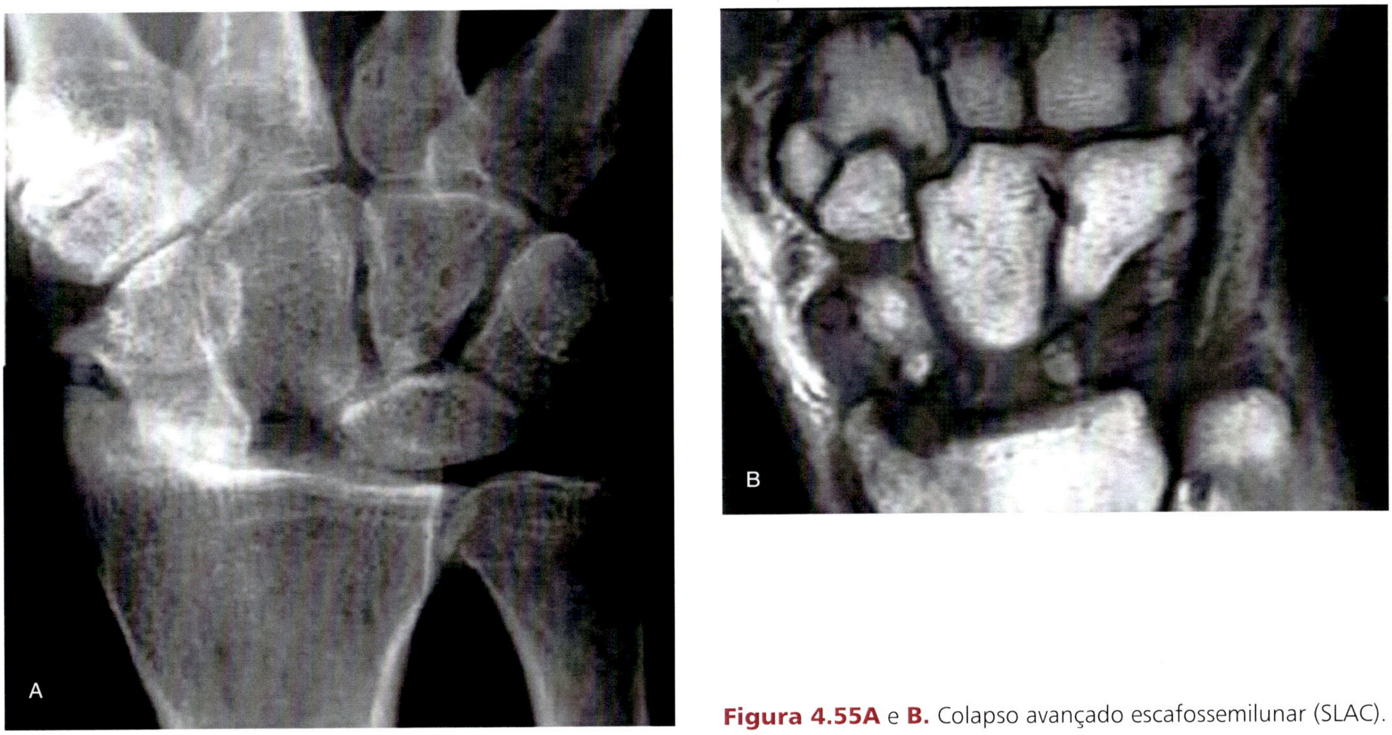

Figura 4.55A e **B.** Colapso avançado escafossemilunar (SLAC).

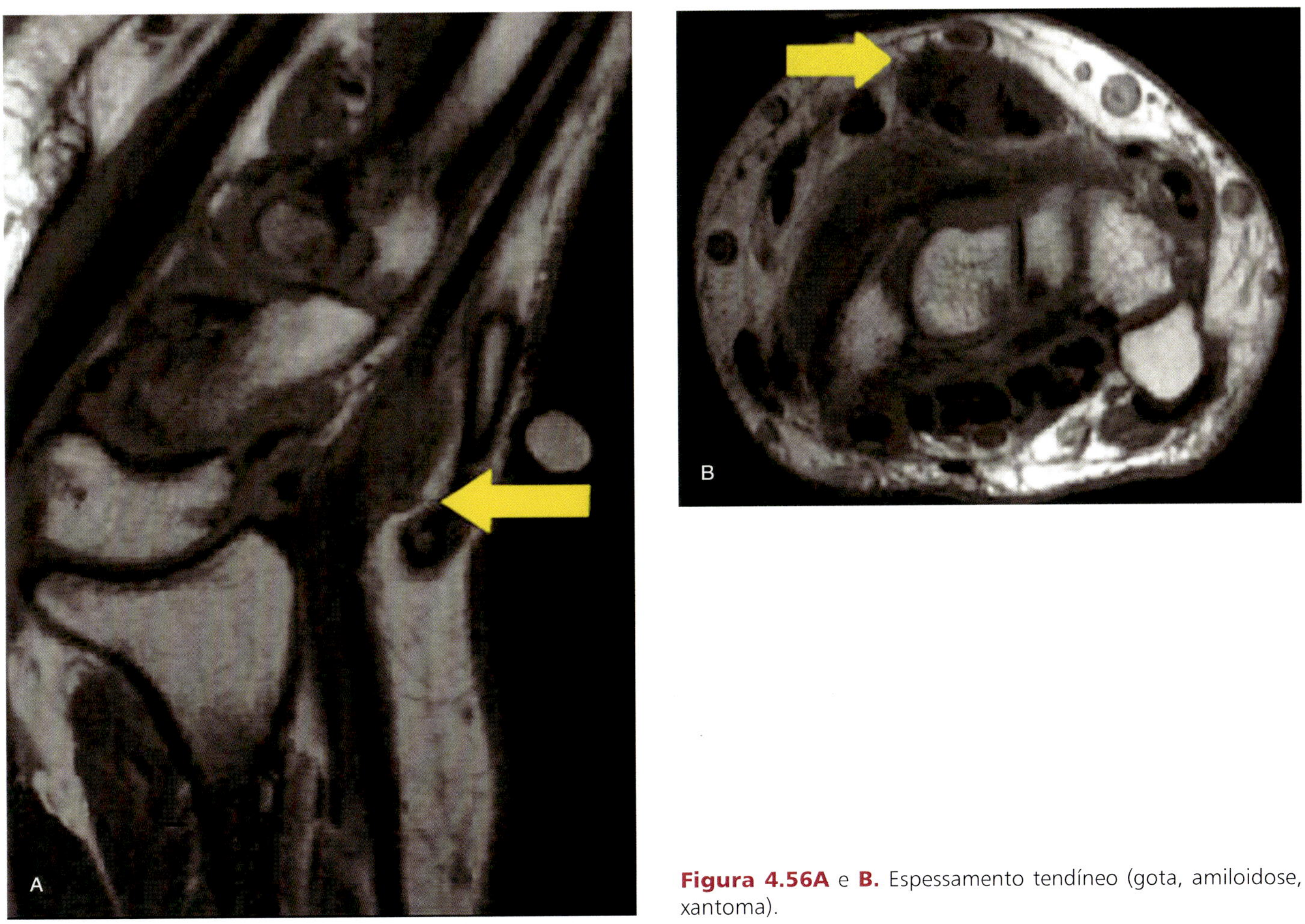

Figura 4.56A e **B.** Espessamento tendíneo (gota, amiloidose, xantoma).

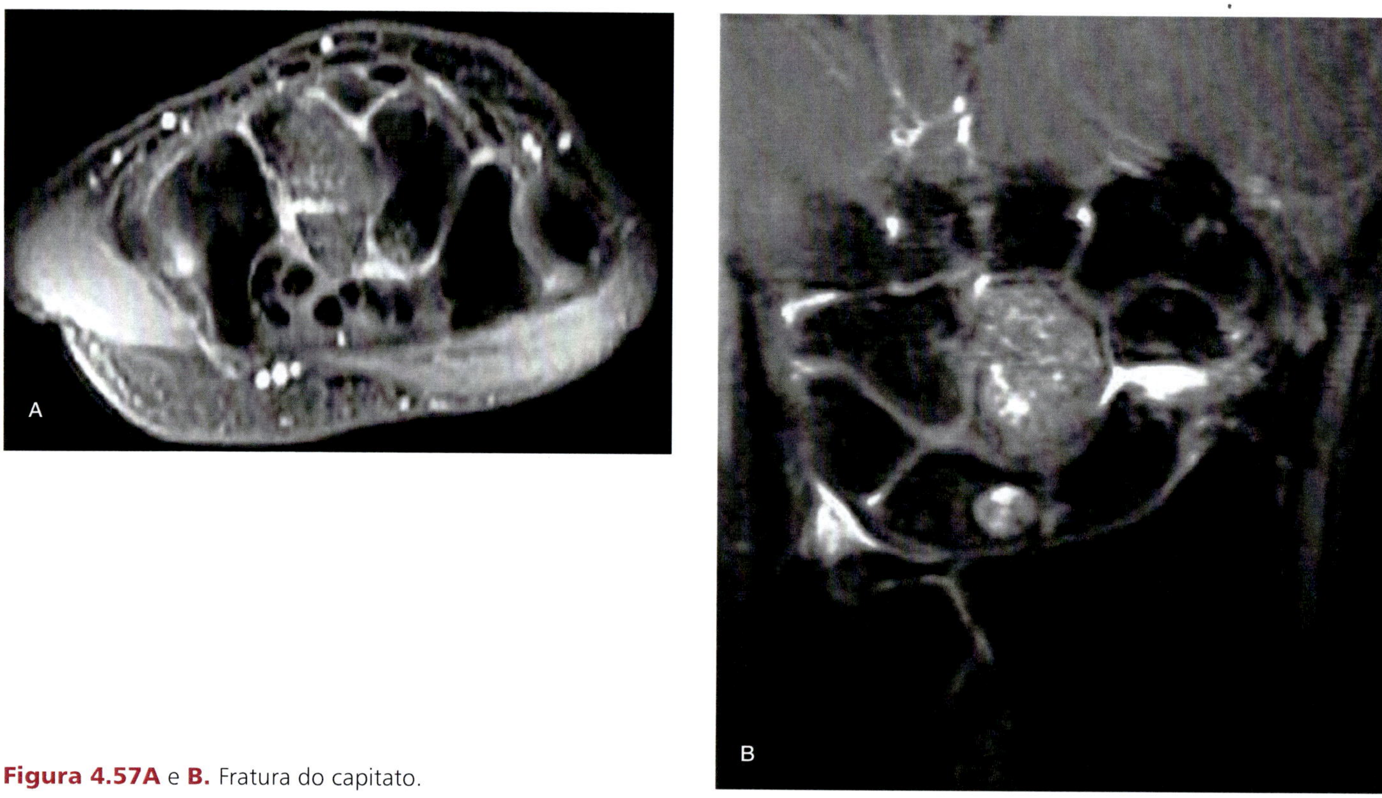

Figura 4.57A e B. Fratura do capitato.

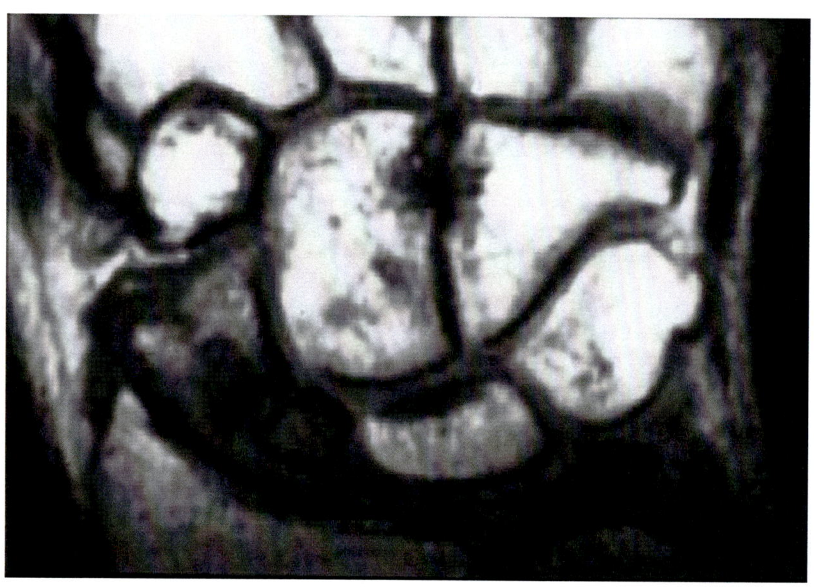

Figura 4.58 Fratura do escafóide com necrose avascular do pólo proximal.

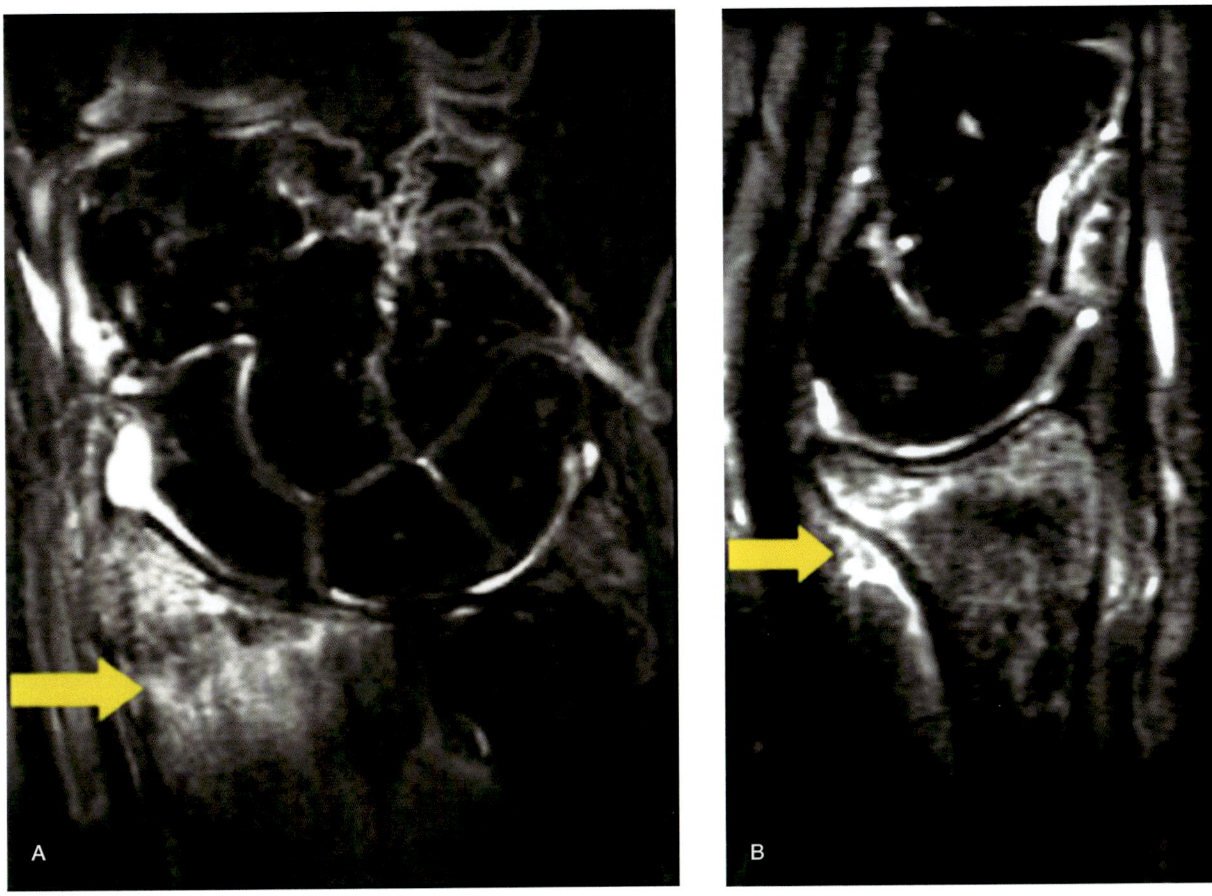

Figura 4.59A e **B.** Fratura do rádio distal.

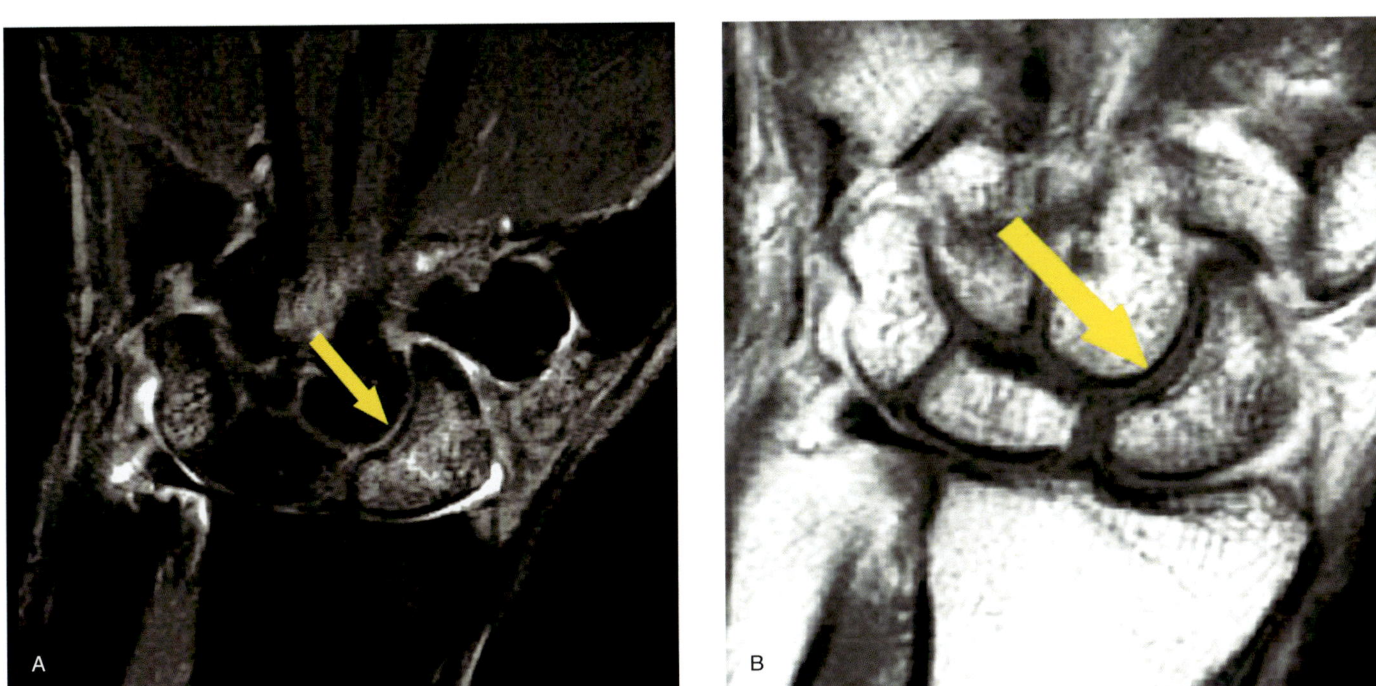

Figura 4.60A e **B.** Fratura oculta do escafóide.

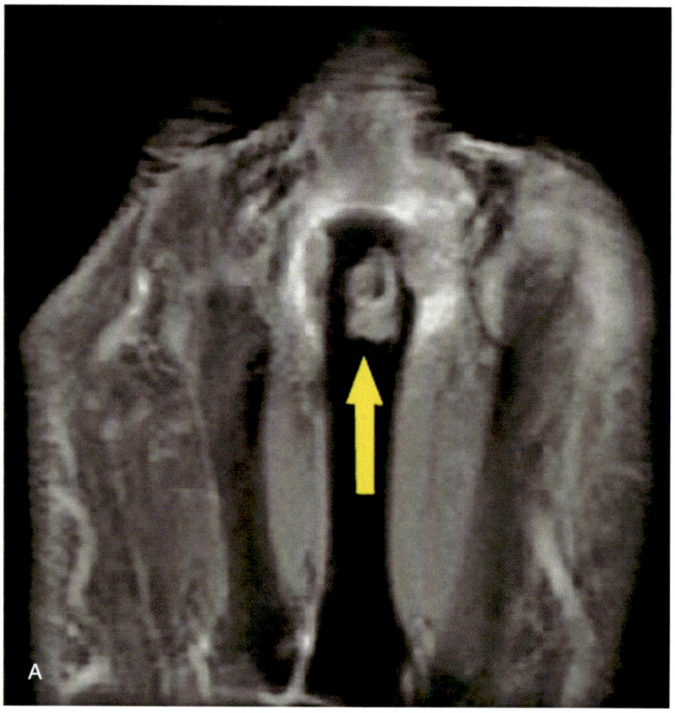

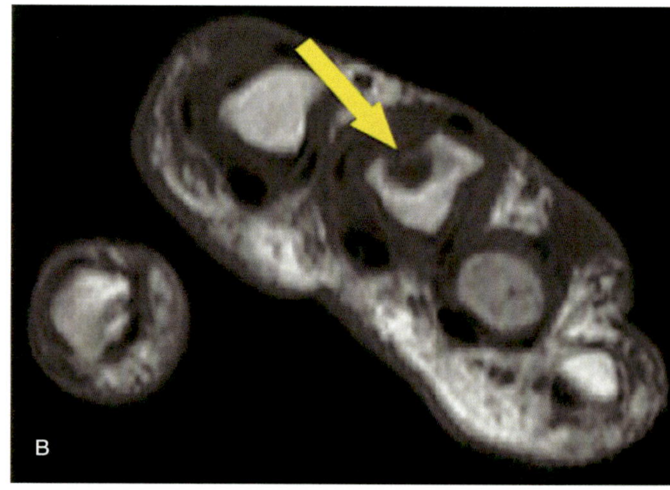

Figura 4.61A e **B.** Gota.

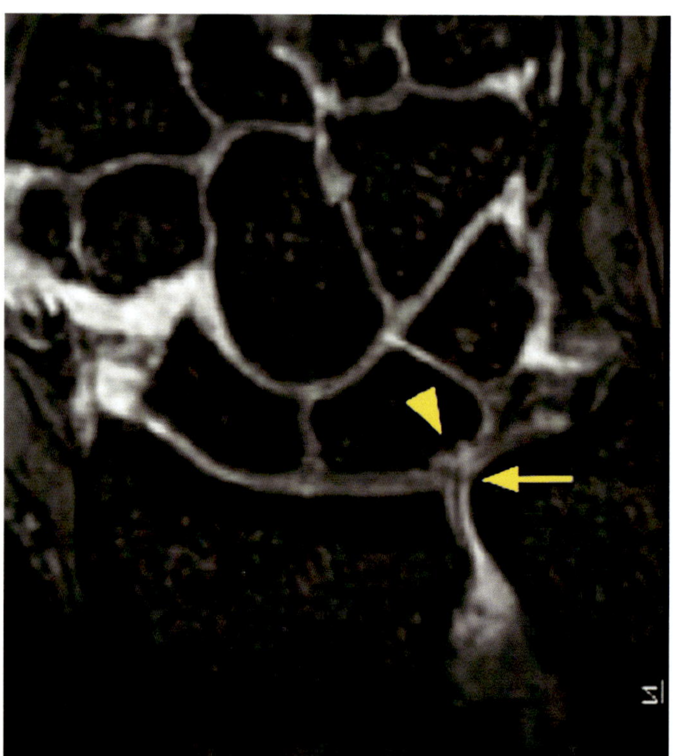

Figura 4.62 Impacto ulnocarpal.

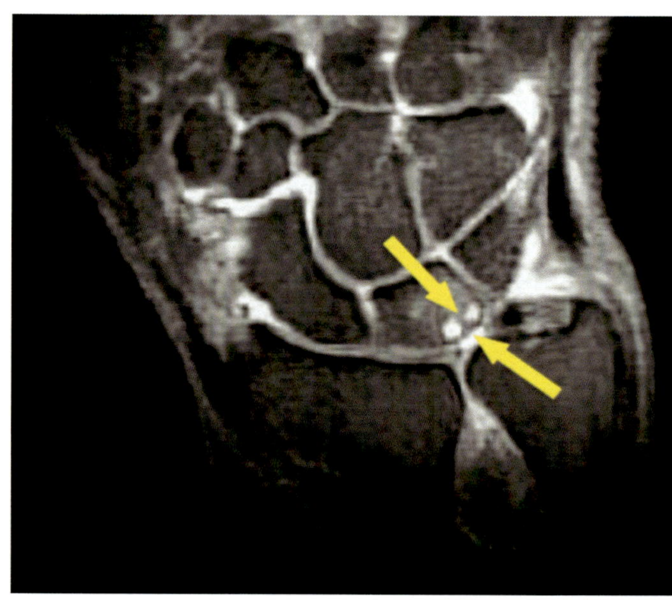

Figura 4.63 Impacto ulnocarpal com ruptura central da fibrocartilagem triangular (cistos no semilunar e variação ulnar).

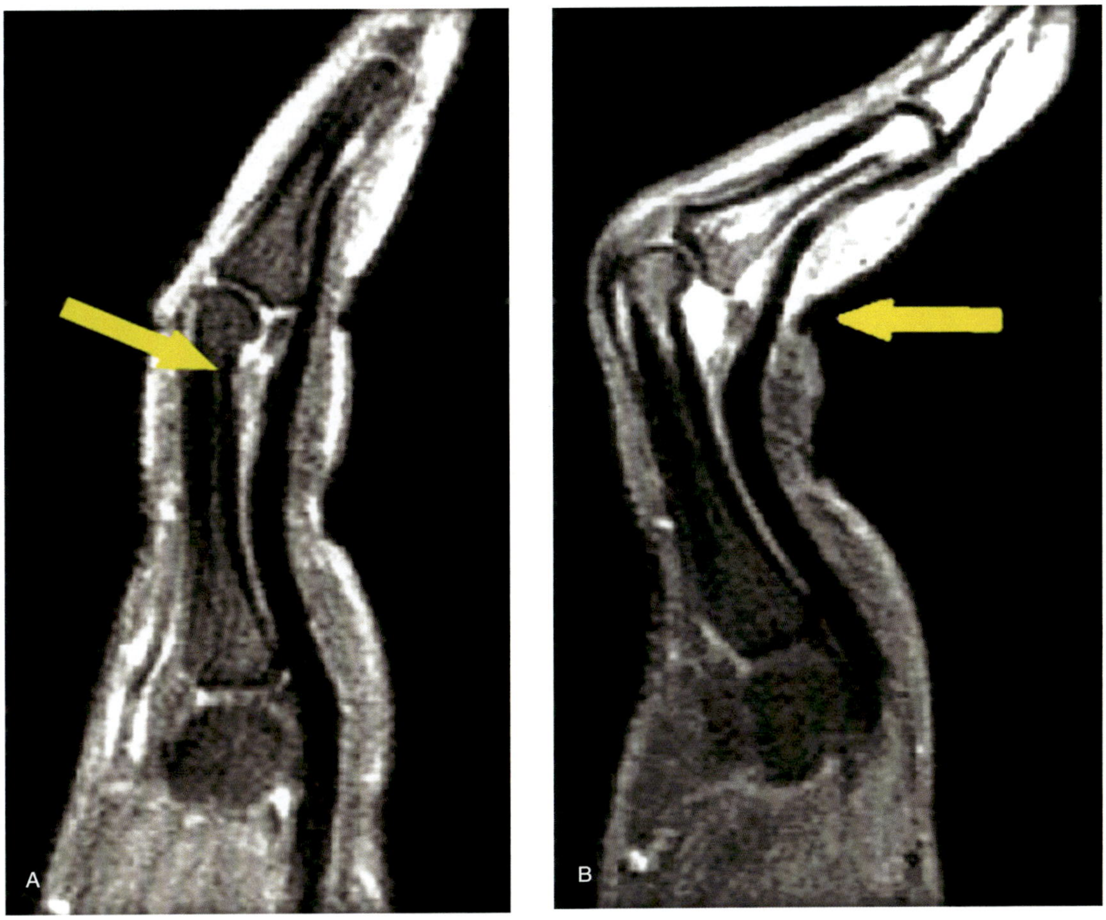

Figura 4.64A e **B.** Lesão de polia A3 – A4.

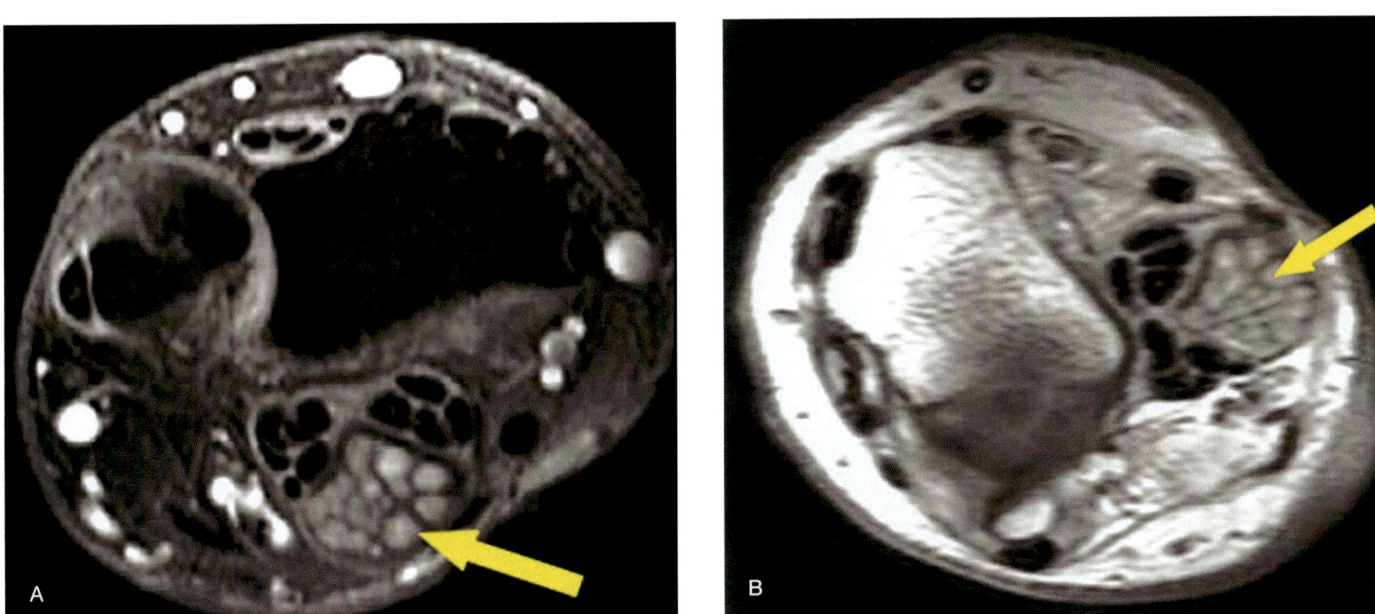

Figura 4.65A e **B.** Lesão lipofibromatosa ou hamartoma do nervo mediano.

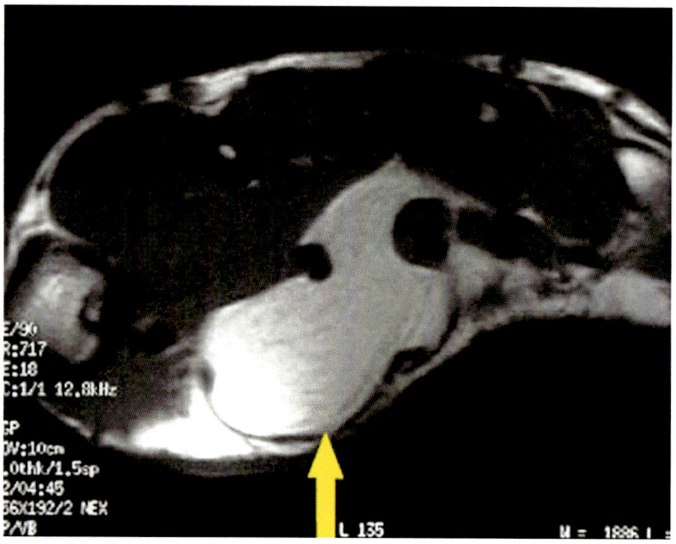

Figura 4.66 Lipoma volar (palma da mão).

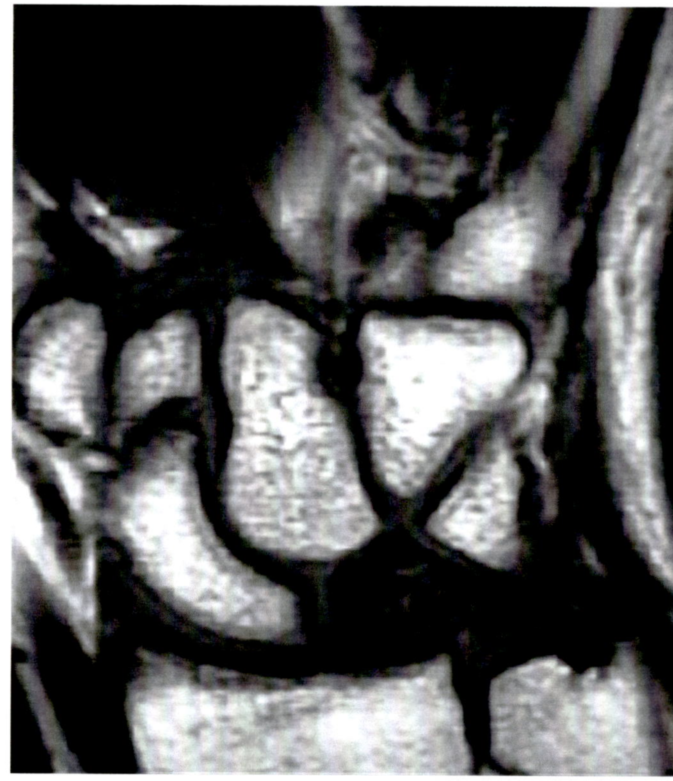

Figura 4.67 Necrose do semilunar (Kienböck).

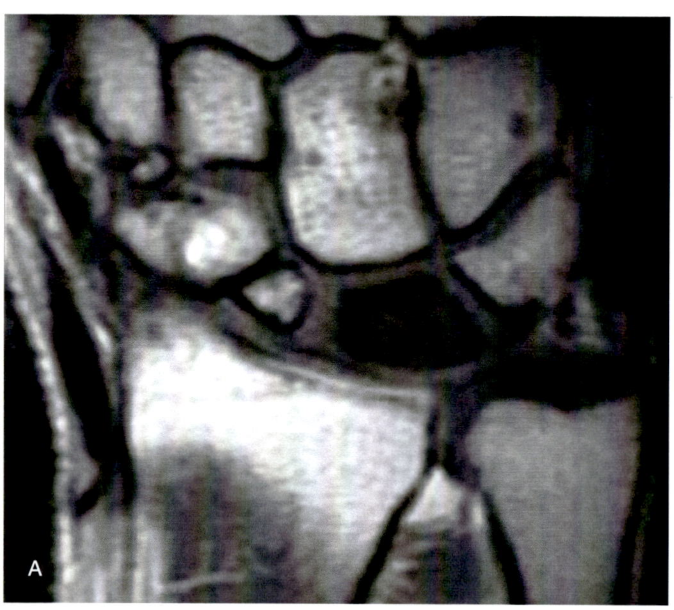

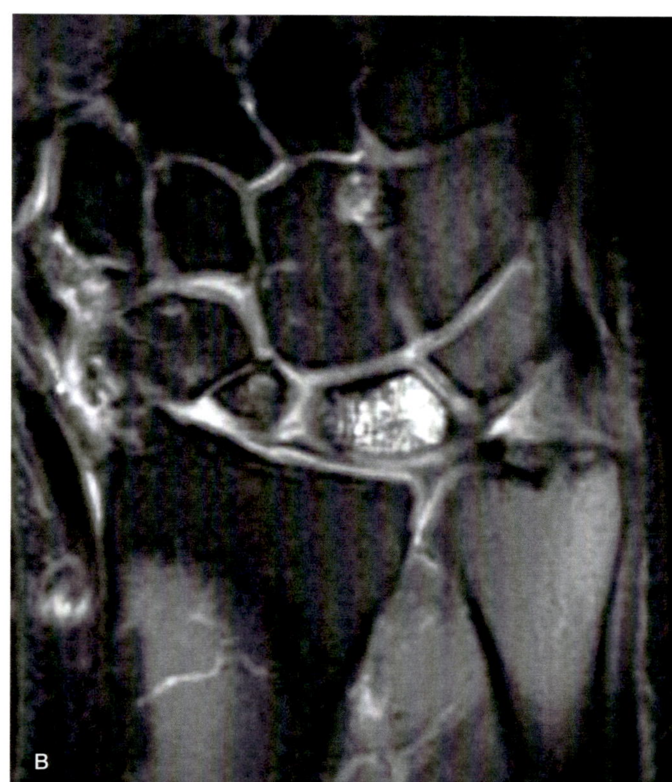

Figura 4.68A e **B.** Pseudo-artrose do escafóide e necrose do semilunar.

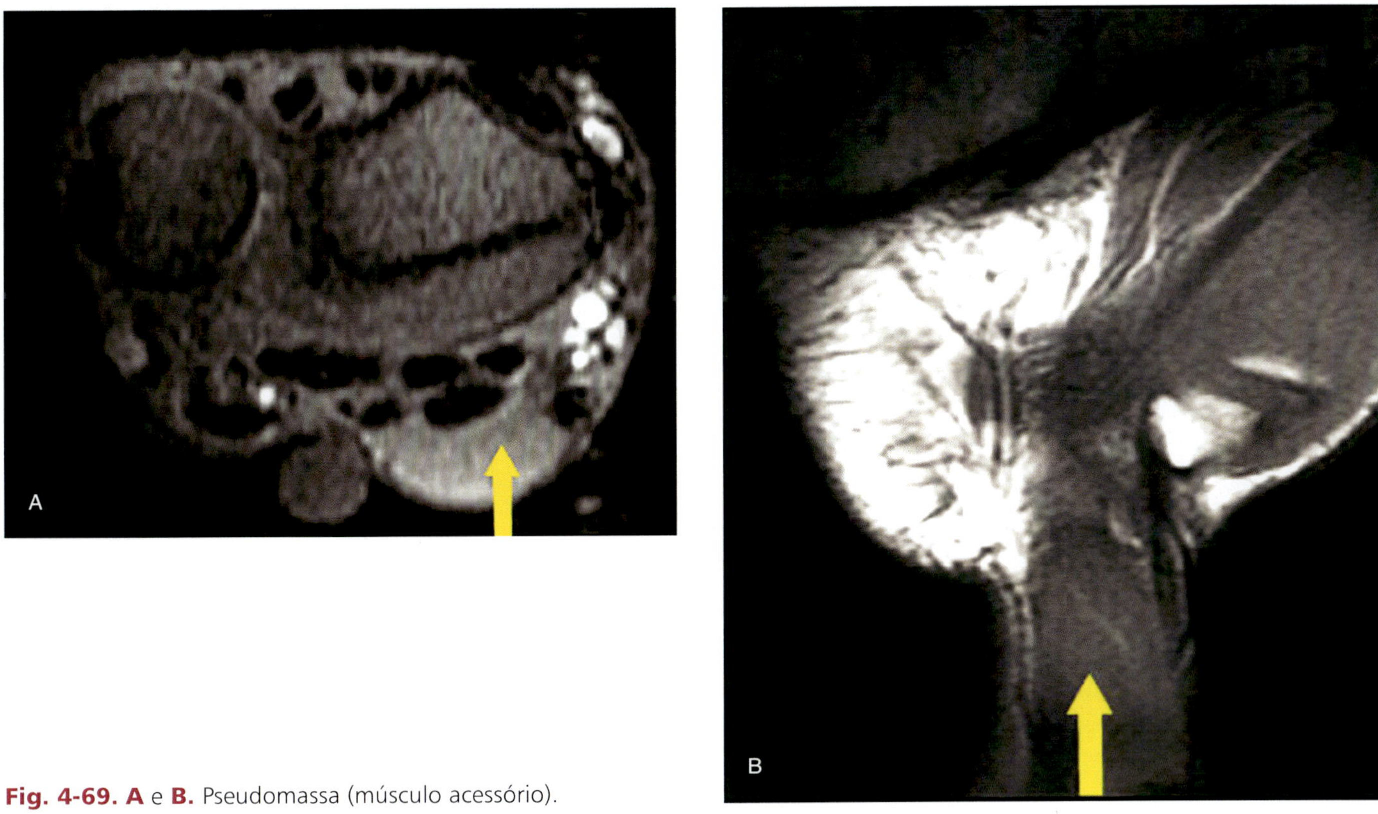

Fig. 4-69. A e **B.** Pseudomassa (músculo acessório).

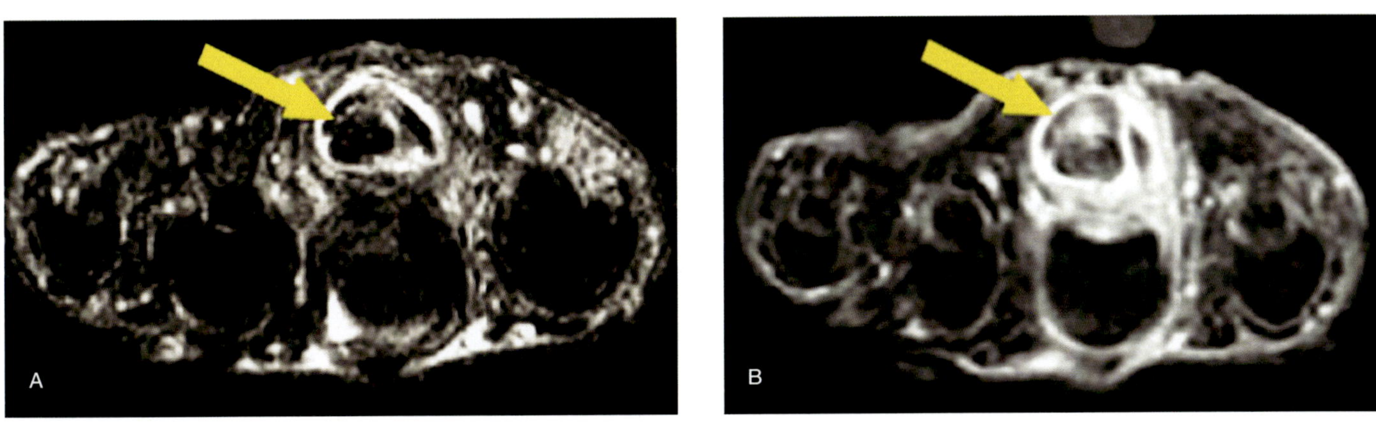

Figura 4.70A e **B.** Ruptura de tendões flexores.

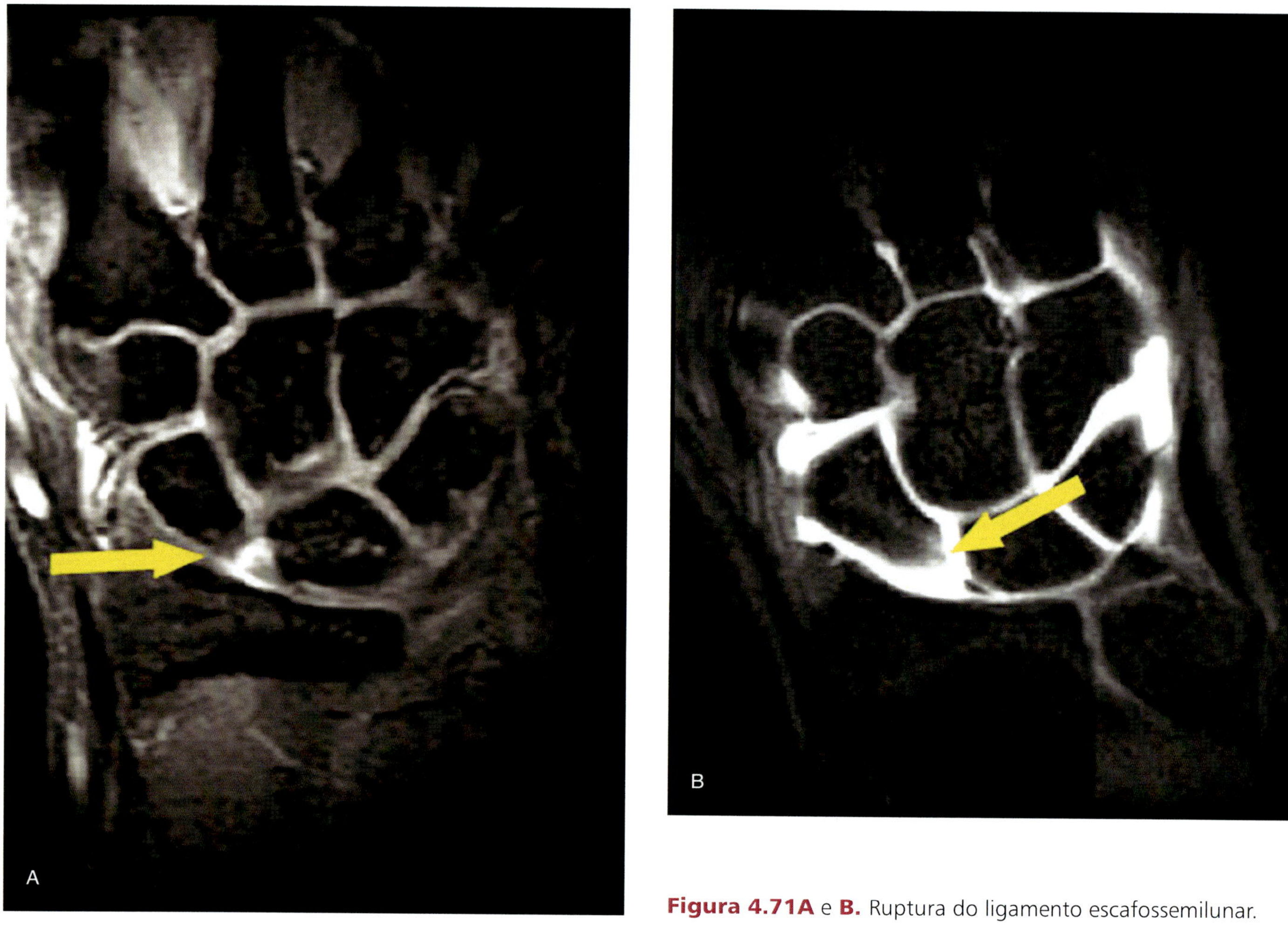

Figura 4.71A e **B.** Ruptura do ligamento escafossemilunar.

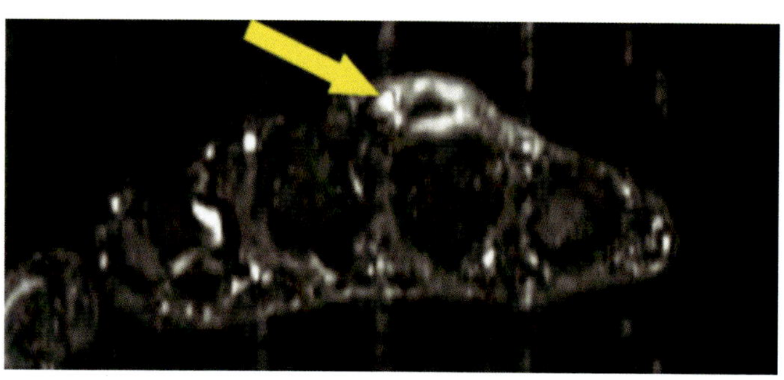

Figura 4.72 Ruptura do capuz extensor (lesão de boxeador).

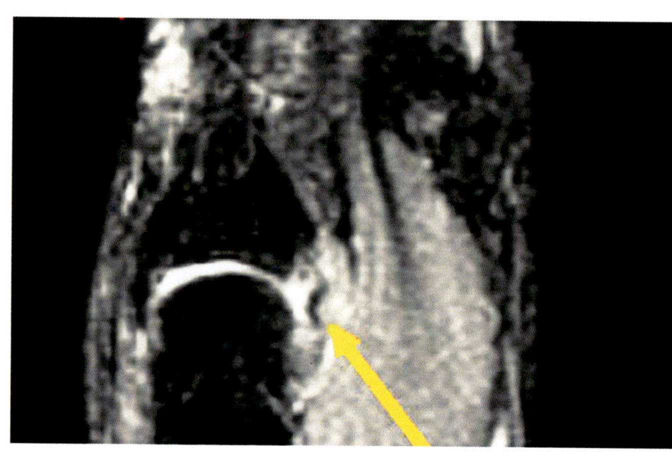

Figura 4.73 Ruptura do ligamento colateral ulnar do polegar.

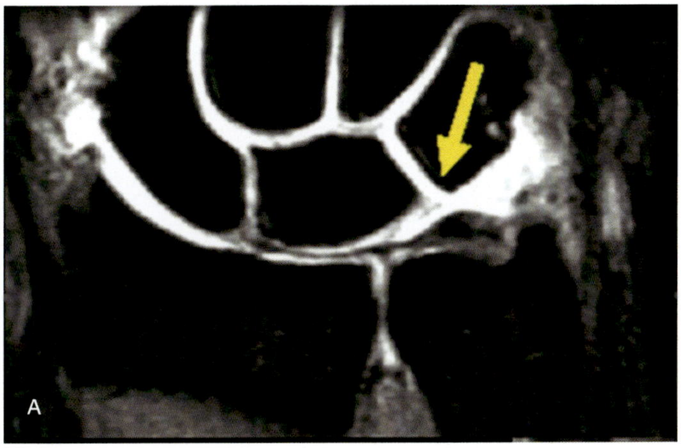

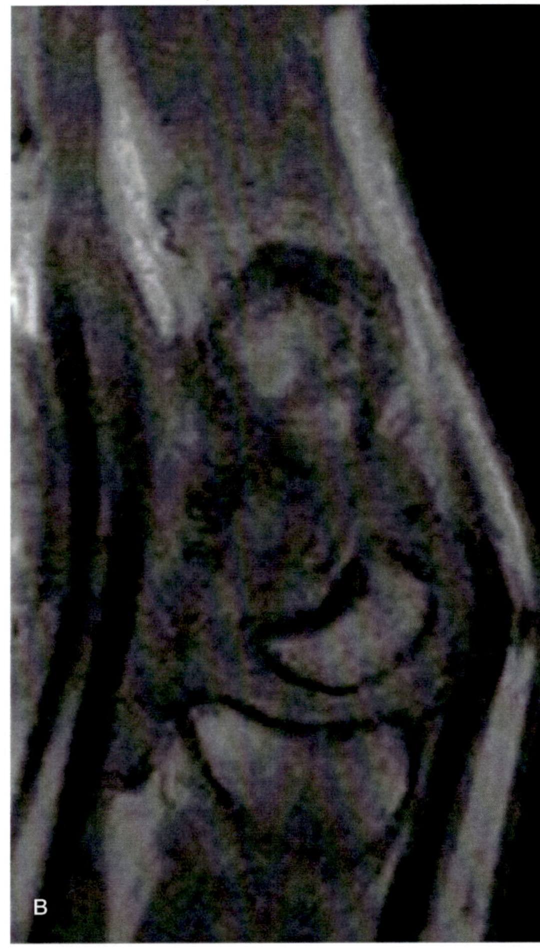

Figura 4.74 Ruptura do ligamento lunopiramidal.

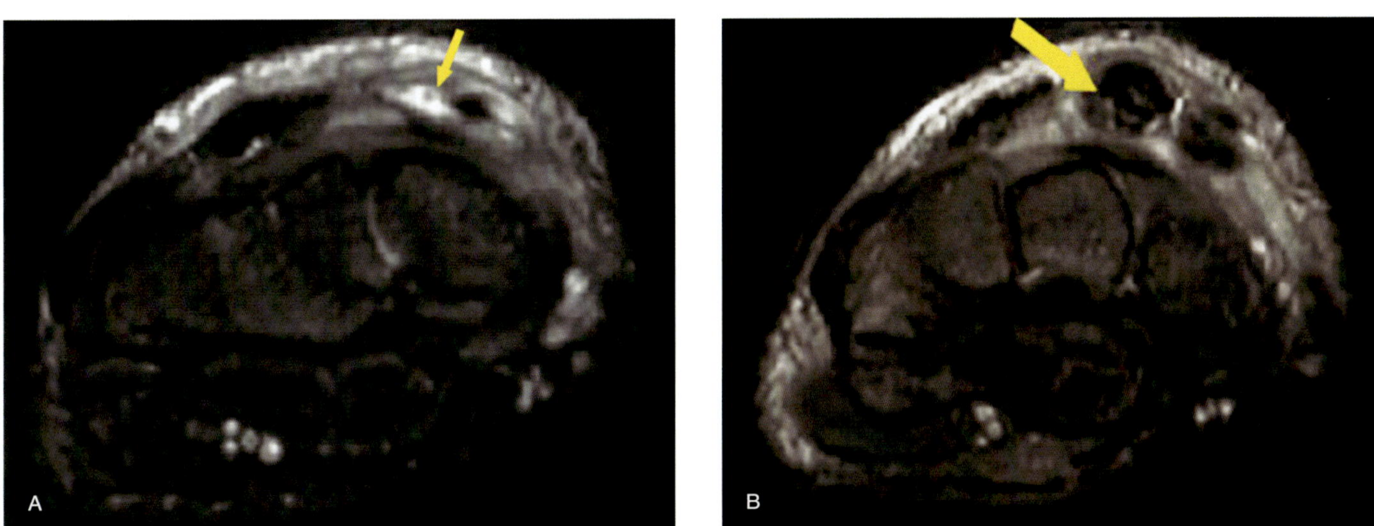

Figura 4.75A e **B.** Ruptura do tendão extensor.

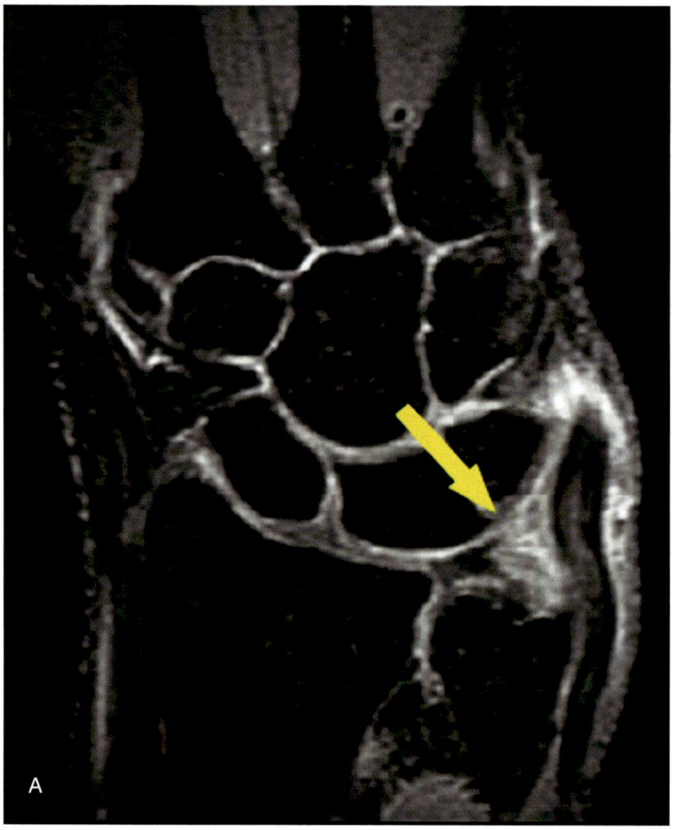

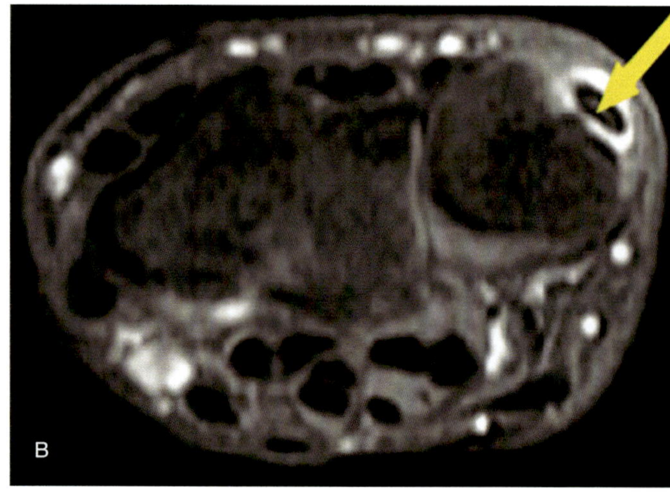

Figura 4.76A e **B.** Ruptura periférica da fibrocartilagem triangular e tenossinovite do EUC.

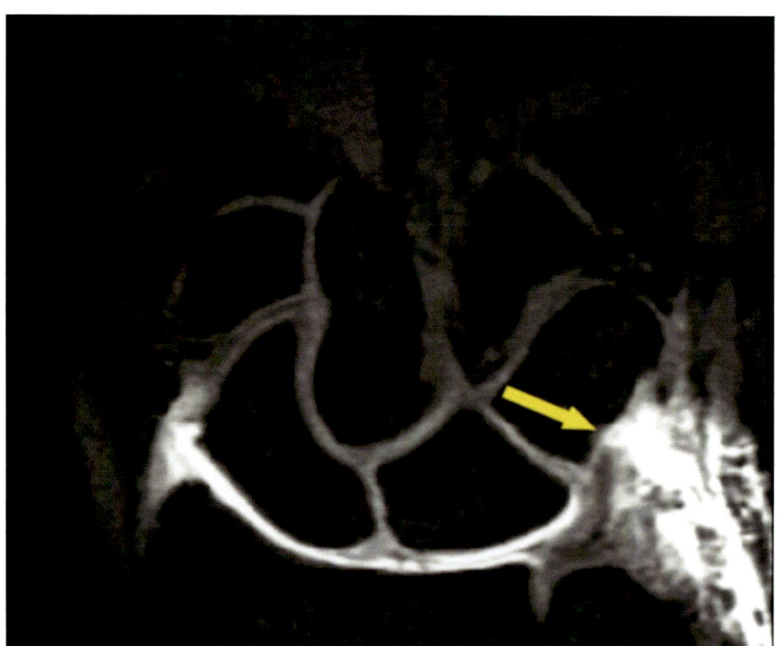

Figura 4.77 Ruptura periférica da fibrocartilagem triangular.

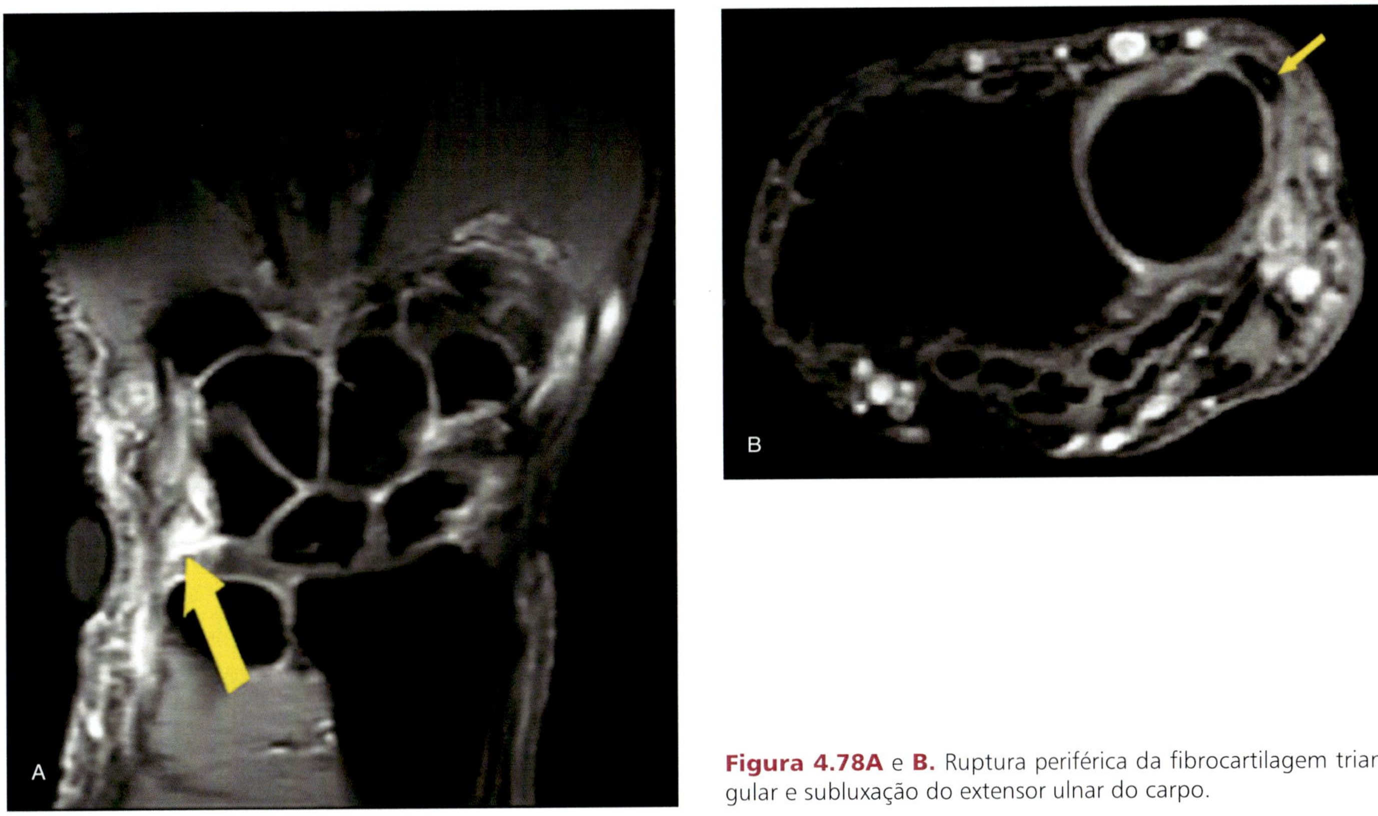

Figura 4.78A e **B.** Ruptura periférica da fibrocartilagem triangular e subluxação do extensor ulnar do carpo.

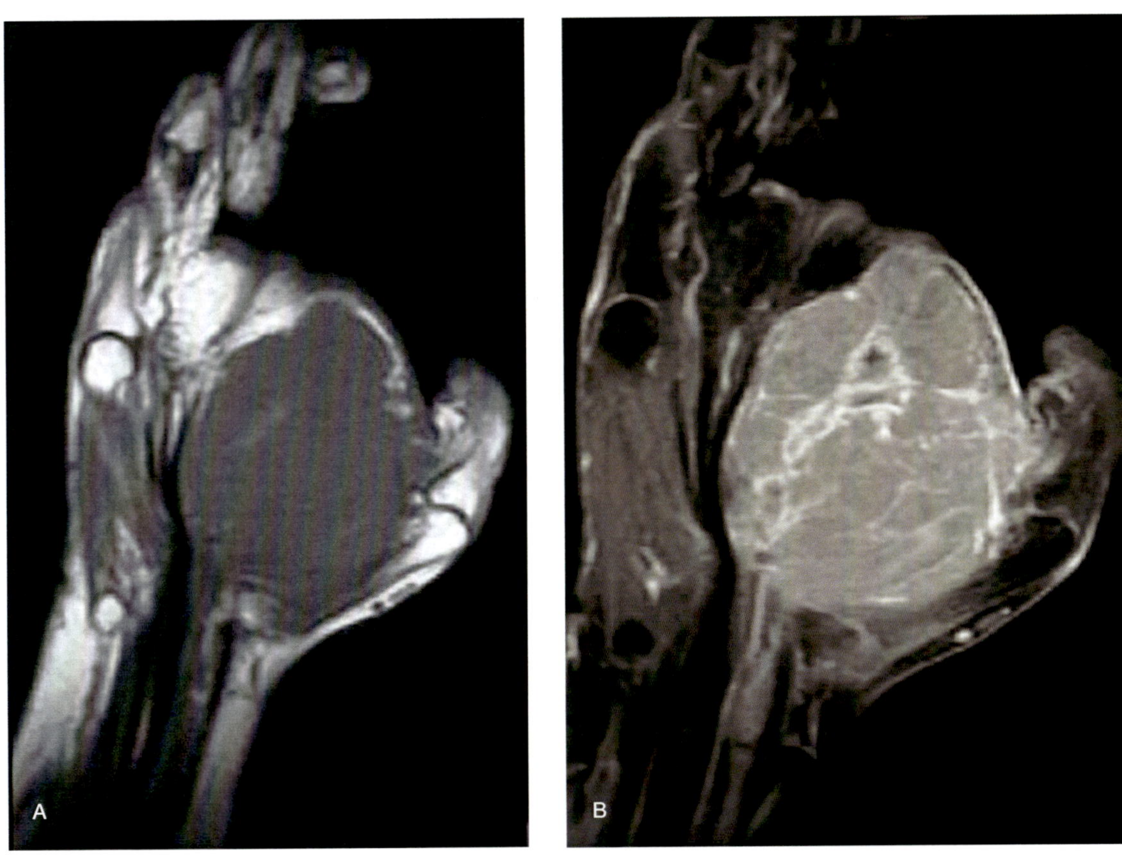

Figura 4.79A e **B.** Sarcoma sinovial.

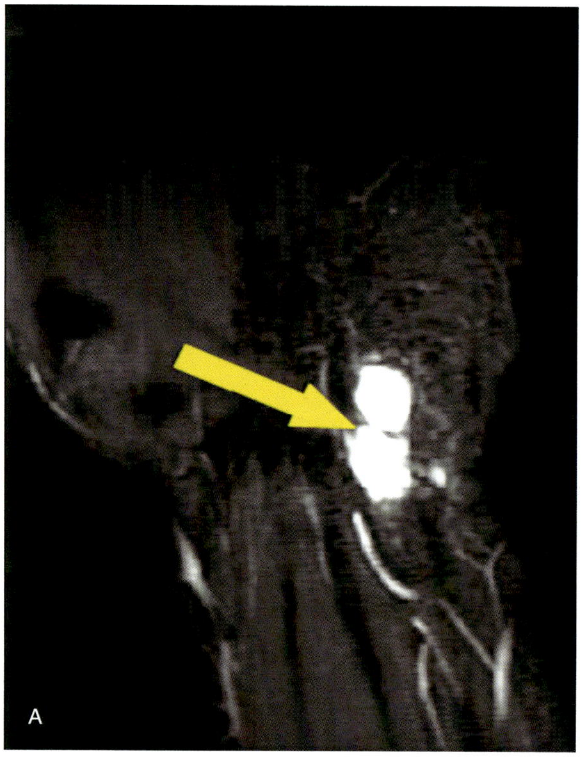

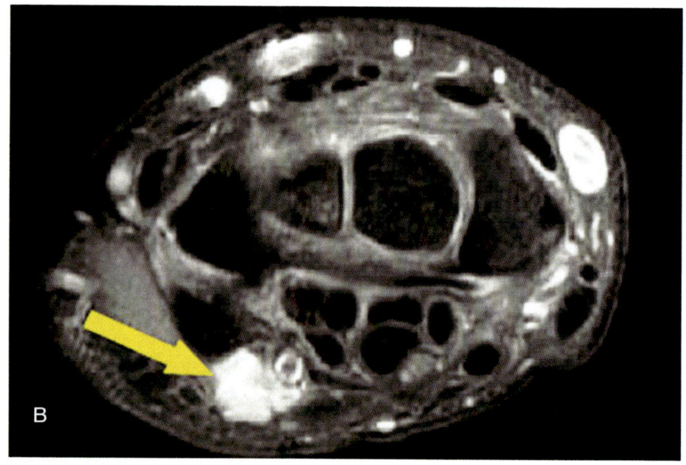

Figura 4.80A e **B.** Síndrome do canal de Guyon causada por cisto gangliônico.

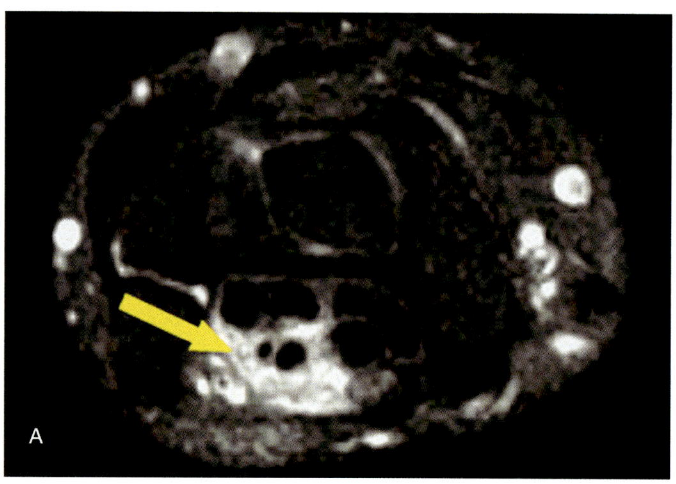

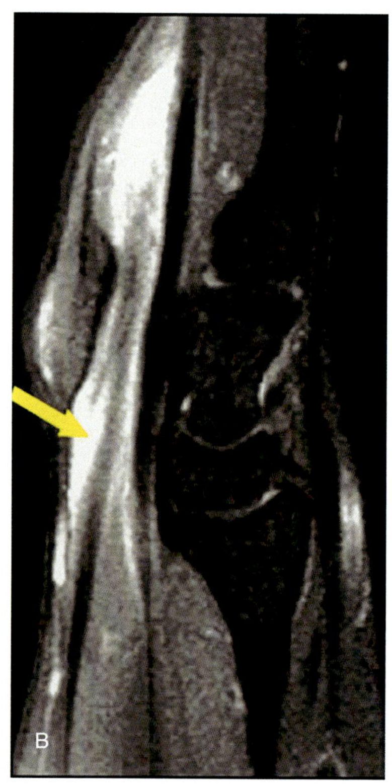

Figura 4.81A e **B.** Síndrome do túnel carpal (tenossinovite de flexores).

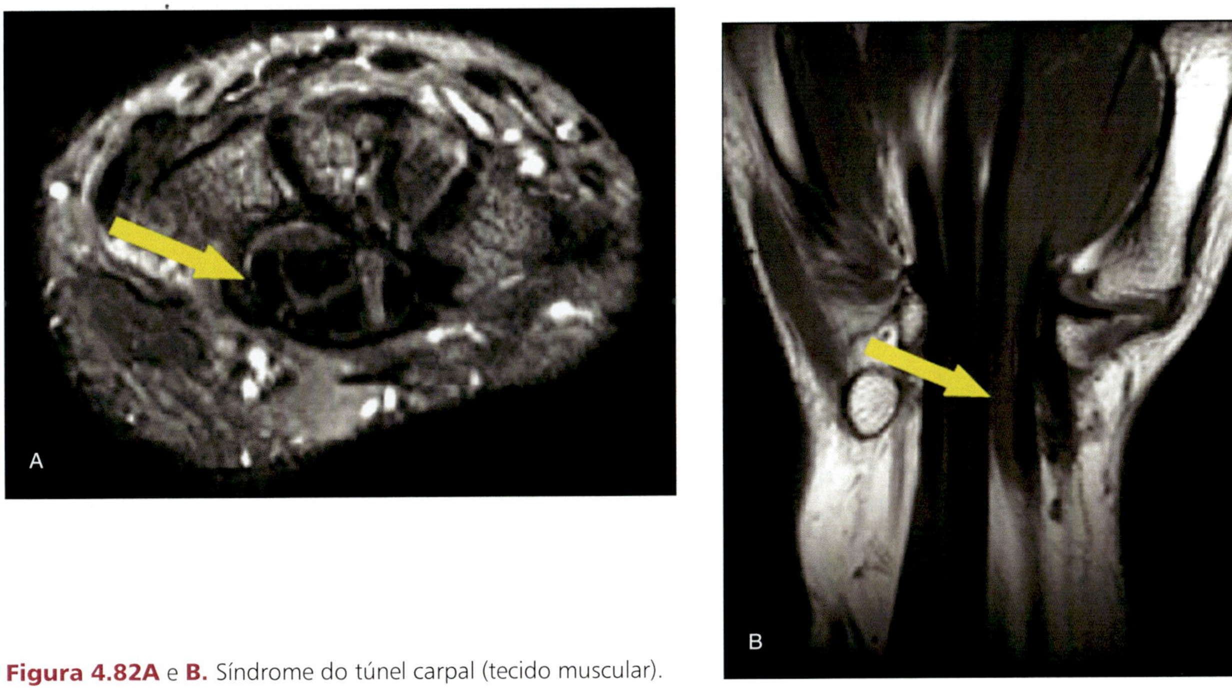

Figura 4.82A e **B.** Síndrome do túnel carpal (tecido muscular).

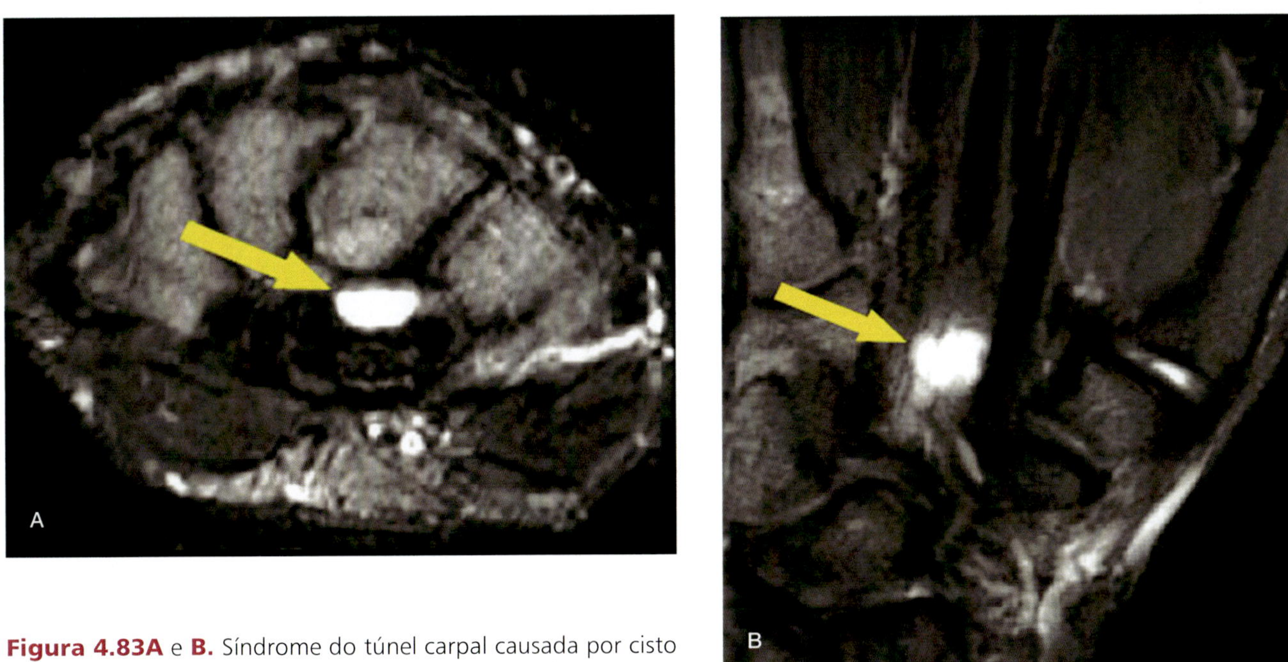

Figura 4.83A e **B.** Síndrome do túnel carpal causada por cisto gangliônico.

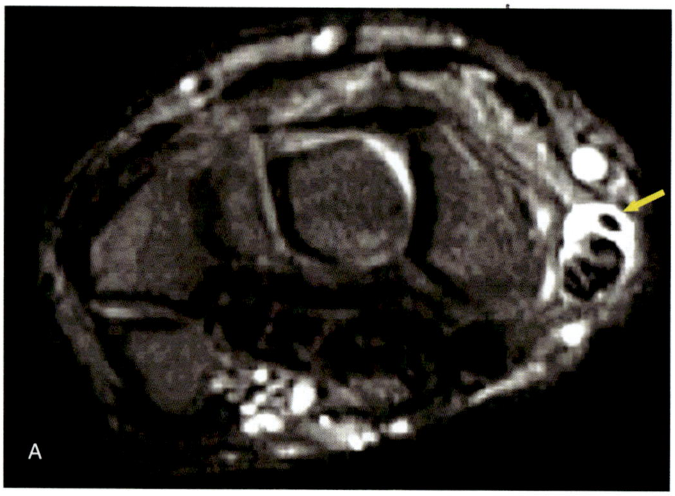

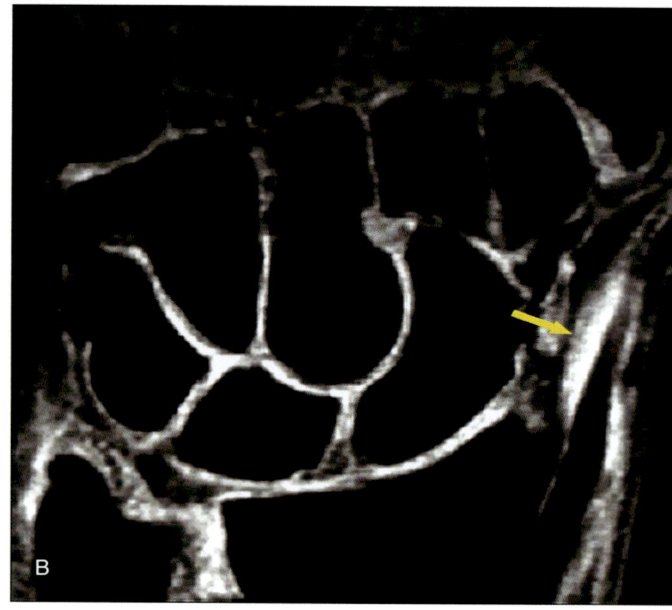

Figura 4.84A e **B.** Tenossinovite no primeiro compartimento dorsal (De Quervain).

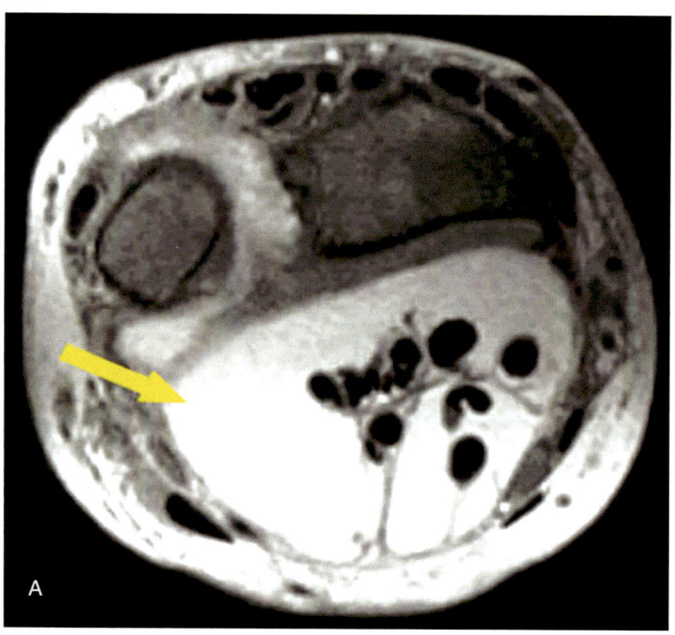

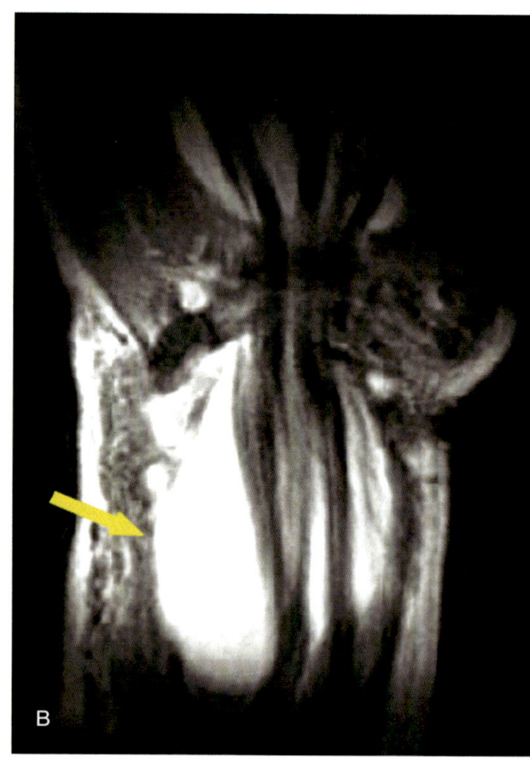

Figura 4.85A e **B.** Tenossinovite dos tendões flexores.

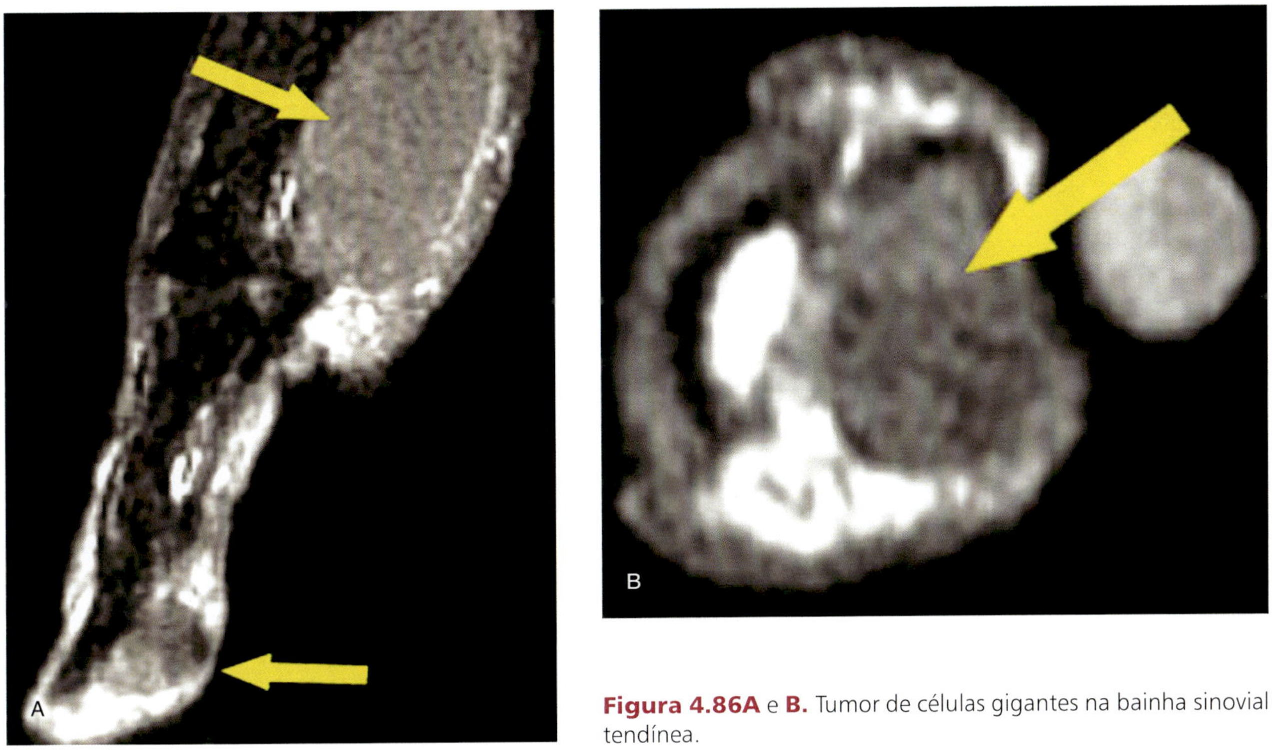

Figura 4.86A e **B.** Tumor de células gigantes na bainha sinovial tendínea.

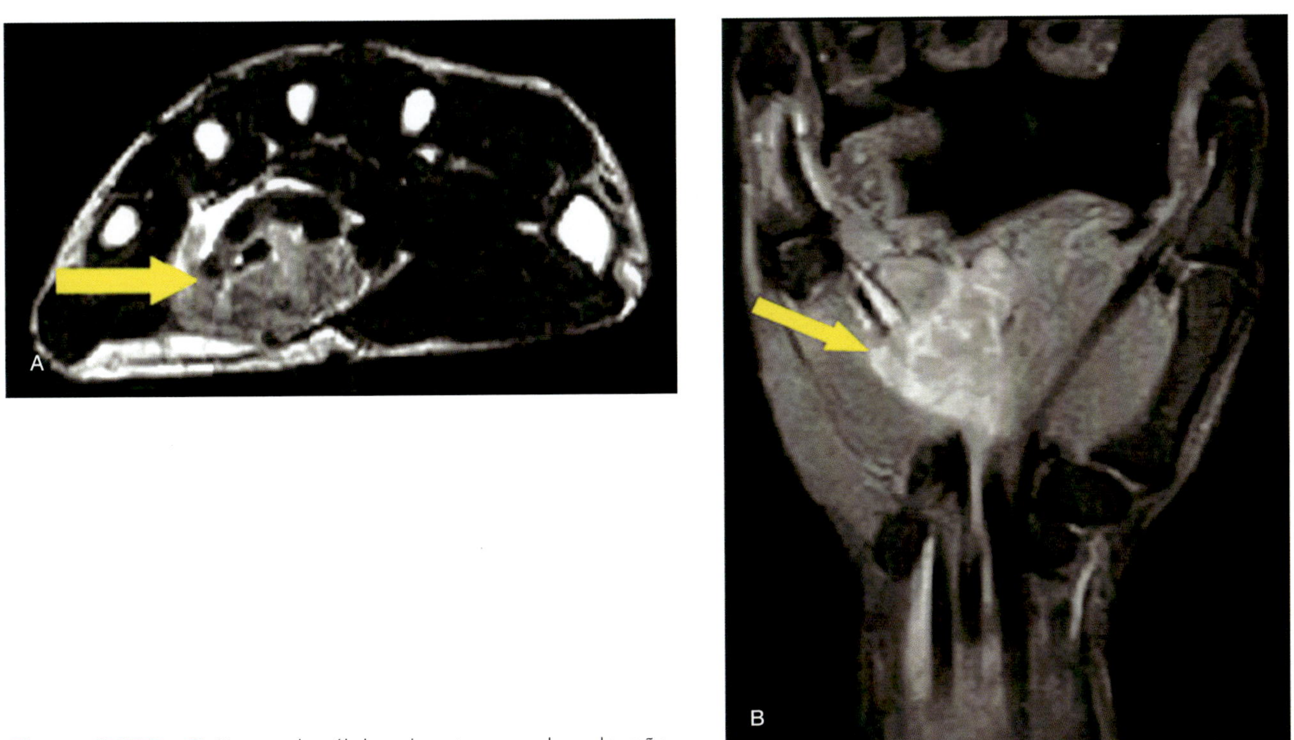

Figura 4.87A e **B.** Tumor de células gigantes na palma da mão.

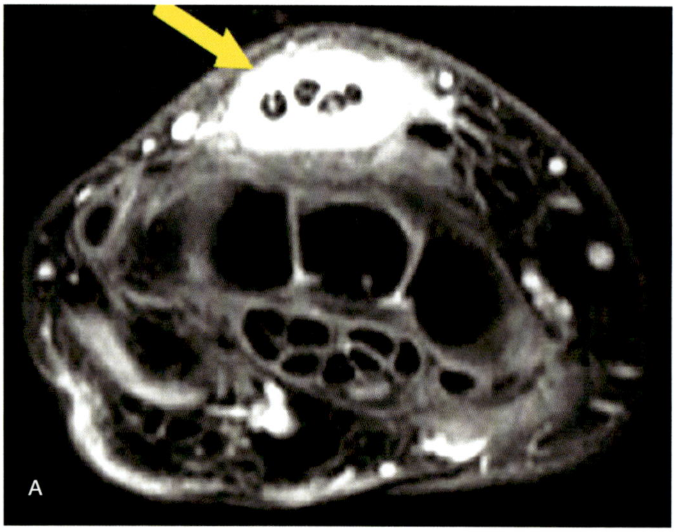

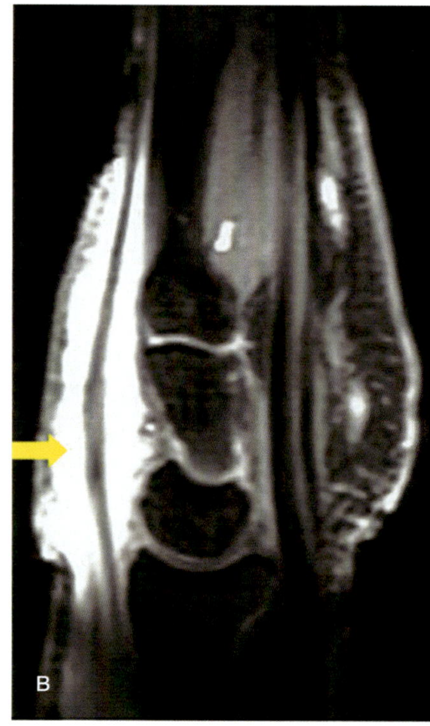

Figura 4.88A e **B.** Tenossinovites nos extensores.

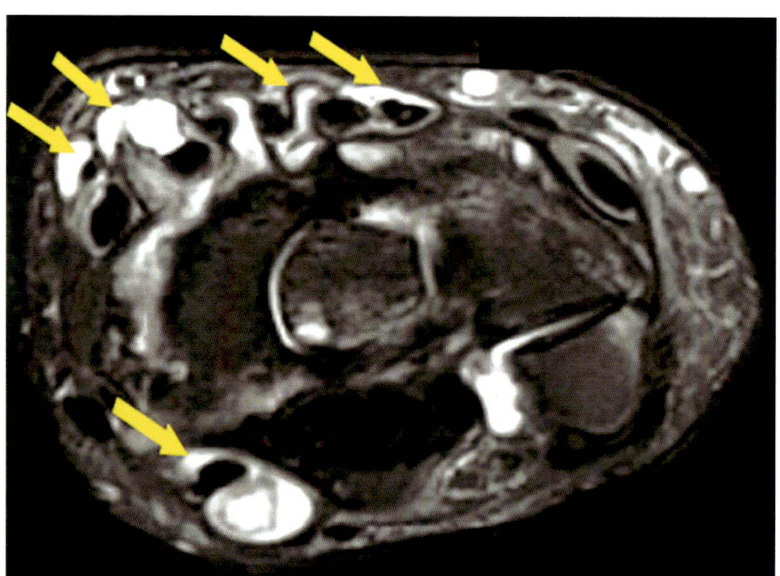

Figura 4.89 Tenossinovites múltiplas nas bainhas sinoviais (artrite reumatóide).

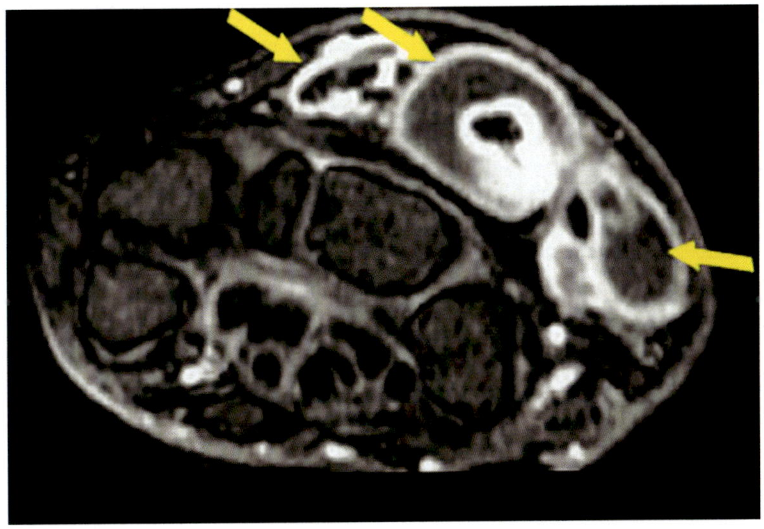

Figura 4.90 Tenossinovites com corpos em forma de grãos de arroz (artrite reumatóide).

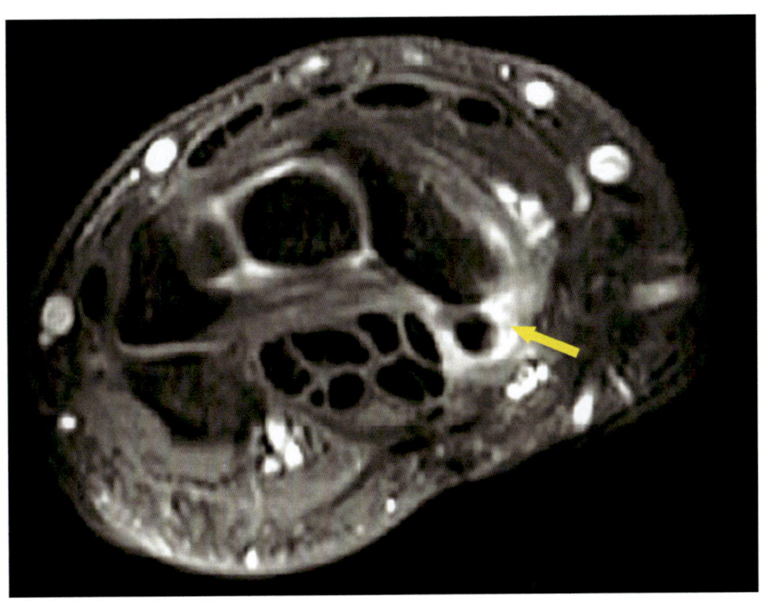

Figura 4.91 Tenossinovite do flexor radial do carpo.

REFERÊNCIAS

1. Lech O, Ruschel P, Severo A. Dianóstico por imagem dos traumatistmos da mão. *In:* Pardini A. *Traumatismos da mão*. Rio de Janeiro: MEDSI, 2000:79-107.
2. Howson MP, Kerrigan CL. *Handy* views *radiographic positioning of the hand and wrist*. Philadelphia: Lippincott Raven, 1998.
3. Gruber L. Practical approaches to obtaining hand radiographs and special techniques in hand radiology. *Hand Clin* 1991; 7:1-20.
4. Lech O, Severo A. Protocolo de avaliação radiológica do membro superior. Publicação interna do Instituto de Ortopedia e Traumatologia, Passo Fundo, RS, 1999.
5. Ruschel PH, Pignataro M, Folgerg C. Protocolo de instabilidades do punho. Serviço de Cirurgia da Mão do Departamento de Ortopedia e Traumatologia da Santa Casa de Misericórdia de Porto Alegre, 1995.
6. Schernberg E. Roentgenographic examination of the wrist: a systematic study of the normal, lax and traumatic wrist. Part two: stresss views. *J Hand Surg* 1990; *15*:220-8.
7. Gilula LA, Destouet JM, Weeks PM *et al.* Roentgenographic diagnosis of the painful wrist. *Clin Orthop* 1984; *187*:52-64.
8. Kleinert H, Kutz J *et al.* Protocolo de investigação radiológica das instabilidades do punho. Publicação interna. Louisville, EUA, 1997.
9. Hardy DC, Totty WG, Carnes KM *et al.* Arthrographic surface anatomy of the carpal triangular fibrocartilage complex. *J Hand Surg* 1988; *13*:823-9.
10. Herbert TJ, Faithfull RG, McCann DJ *et al.* Bilateral arthrography of the wrist. *J Hand Surg* 1990; *15*:233-5.
11. Cooney WP. Evaluation of chronic wrist pain by arthrography, arthroscopy, and arthrotomy. *J Hand Surg* 1993; *18*:815-22.
12. Schers TJ, Van Heudsen H. Evaluation of chronic wrist pain. Arthroscopy superior to arthrography: comparision in 39 patients. *Acta Orthop Scand 1995; 66*:540-2.
13. Maurer AH. Nuclear medicine in evaluation of the hand and wrist. *Hand Clin* 1991; 7:183-200.
14. Fornage BD, Rifkin MO. Ultrassound examination of tendons. *Radiol Clin North Am* 1988; *26*:87-107.
15. Memarsadeghi M, Breitenseher MJ, Prokop CS *et al.* Occult scaphoid fractures: comparason of multidetector CT and MR imaging – initial experience. *Radiology* 2006; *240*(1):169-76.
16. Groves AM, Kayani I, Syed R *et al.* An international survey of hospital practice in the imaging of acute scaphoid trauma. *J Hand Surg* 2006; *187*:1453-6.
17. Hindman BW, Kulik WJ, Lee G *et al.* Occult fractures of the carpal and metacarpal: demonstration by CT. *Am J Radiol* 1989; *153*:529-32.
18. King GJ, McMurty RY, Rubenstein JD *et al.* Computerized tomography of the distal radioulnar joint: correlation with ligamentous pathology in cadaveric model. *J Hand Surg 1986; 11*:711-7.
19. Rüegger C, Schmid MR, Pfirrmann CWA *et al.* Pheripheral tear of the triangular fibrocartilage: depiction with MR arthrography of the distal radioulnar joint. *Radiology* 2007; *188*:187-92.
20. Richman JA, Gelberman RH, Rydevik BL. Carpal tunnel volume determination by magnetic resonance imaging three-dimensional reconstruction. *J Hand Surg* 1987; *12*:712-7.
21. Moser T, Dosch JC, Moussaoui A, Dietemann JL. Wrist ligament tears: evalution of MRI and combined MDCT and MR arthrography. *Am J Radiol* 2006; *188*:1278-86.
22. Sanger JR, Krasniak CL, Matloub HS *et al.* Diagnosis of an anomalous superficialis muscle in the palm by magnetic resonance imaging. *J Hand Surg* 1991; *16*:98-101.
23. Imaeda T, Nakamura R, Miura T *et al.* Magnetic resonance imaging in scaphoid fractures. *J Hand Surg* 1992; *17*:20-7.
24. Reinus WR, Conway WF, Totty WG *et al.* Carpal avascular necrosis: MR imaging. *Radiology* 1986; *160*:689-93.
25. Trumble TE. Avascular necrosis after scaphoid fracture: A correlation of magnetic resonance imaging and histology. *J Hand Surg* 1990; *15*:557-64.
26. Ochi M, Ikuta Y, Watanabe M *et al.* The diagnostic value of MRI in traumatic brachial plexus injury. *J Hand Surg* 1994; *19*:55-9.
27. Trager S, Pignataro MP, Anderson J *et al.* Collor flow Doppler imaging the upper extremity. *J Hand Surg* 1993; *18*:621-5.

CAPÍTULO 5

Artroscopia nas Lesões Traumáticas do Punho

Afrânio Donato de Freitas

O diagnóstico e o tratamento de muitas lesões carpais continuam sendo um desafio para os cirurgiões de mão. Muitas vezes, a dor no punho torna-se um mistério para o paciente e seu médico, que não tem solução da queixa e não entende a origem da dor, o que leva, não raramente, a um final pouco plausível.

A artroscopia do punho trouxe uma luz ao entendimento e tratamento de muitas dessas patologias antes obscuras e, a partir do final da década de 1980, o progresso tecnológico, os diagnósticos estabelecidos e os vários procedimentos cirúrgicos vêm apresentando mudanças em uma crescente significativa, tornando a artroscopia uma arma importantíssima no arsenal terapêutico dos cirurgiões de mão.

A despeito do progresso alcançado com esse procedimento diagnóstico e de tratamento, não podemos esquecer que se trata de uma intervenção cirúrgica e, como tal, sujeita às complicações inerentes às cirurgias, devendo sua indicação ser considerada após esgotados os meios clínicos e as técnicas não-cirúrgicas de avaliação e propedêutica.

PRINCÍPIOS BÁSICOS E INSTRUMENTAL DA ARTROSCOPIA DO PUNHO

Para que se obtenha sucesso com artroscopia, além do instrumental adequado, é fundamental que sejam respeitados três princípios básicos: visão nítida da articulação, visualização e exploração de toda articulação e palpação de todas as estruturas.[1]

Embora ultimamente já se fale em artroscopia em meio seco,[2,3] até o presente momento as condições técnicas mais acessíveis exigem um meio com fluxo contínuo de soro, ajudando a manter a distração articular, removendo partículas de tecidos desbridados e sangue, além de outras substâncias que possam escurecer a visão do cirurgião.[1,3] Para se manter o fluxo contínuo de líquido pode ser usada a gravidade ou, preferencialmente, uma bomba que mantenha a pressão intra-articular constante, conservando a insuflação articular desejada.

A visualização de toda articulação é fundamental para o perfeito diagnóstico de uma possível lesão; todas as estruturas devem ser visualizadas e palpadas, e para tanto faz-se necessário o conhecimento anatômico das articulações. A fim de se ter uma visão completa de todas as estruturas dos lados ulnar e radial, é recomendável que se use o portal 3-4, e também o 4-5, para inspeção da articulação.[1,3,4]

Finalmente, completando os princípios básicos, todas as estruturas devem ser palpadas, e para tal faz-se uso do *probe* ou palpador, que funciona como uma extensão ou prolongamento do dedo do cirurgião. Numa articulação normal, a superfície articular é macia, mas firme, a fibrocartilagem é elástica e os ligamentos têm uma flexibilidade pouco maior do que a da estrutura anterior.[1]

O instrumental necessário para uma artroscopia do punho é semelhante ao utilizado em outras articulações sendo, no entanto, de dimensões diferentes (Figura 5.1). O material básico compreende o monitor de televisão, um aparelho de gravação, uma câmera de vídeo, uma fonte de luz e uma bomba. Pode ainda ser acrescentada uma torre para posicionamento e tração do punho, mas isto não é indispensável, pois a distração articular pode ser feita por meio de um

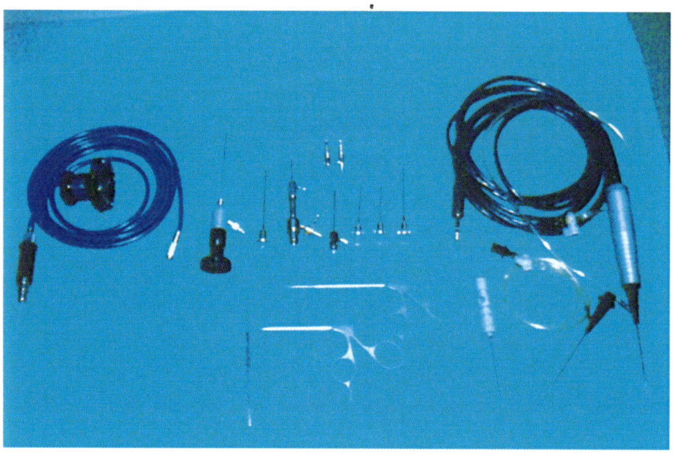

Figura 5.1 Instrumental básico utilizado na artroscopia do punho e que é semelhante ao utilizado em outras articulações, embora com dimensões reduzidas.

peso e malhas digitais apropriadas que não causam lesão às estruturas anatômicas dos dedos, utilizando-se, para tanto, 5 a 6kg.[1]

O artroscópio deve ter dimensão compatível com a articulação, sendo mais recomendado o de 2,7mm de diâmetro, com ângulo de 30 graus, que permite visualizar pontos onde não é possível chegar com a ponta do artroscópio.[1,4]

Embora a artroscopia já venha sendo realizada em meio seco,[2,3] a artroscopia clássica ainda é feita com distensão da cápsula e irrigação com soro fisiológico. O fluxo do soro é alimentado através de um portal separado e uma bomba de infusão, que é acionada automaticamente, à medida que diminui a pressão intra-articular, ou pode ser alimentado pelo mesmo portal do artroscópio. Isto facilita a visualização, pois a ponta do artroscópio estará sempre mostrando um campo irrigado.

O instrumental propriamente dito consiste num conjunto de peças que compreende uma sonda (*probe*), uma garra (*grasp*), um saca-bocado (*punch*) e um raspador (*shaver*). Acrescenta-se a estes um jogo para sutura de fibrocartilagem, o qual não é imprescindível, dependendo da técnica adotada para sutura desta estrutura. O raspador é um instrumento para desbridamento, e o diâmetro recomendado é de 3mm. Para desbridamento de partes moles são utilizadas lâminas, enquanto para estruturas duras utiliza-se um instrumento com ponta tipo carrapicho (*burr*).

ANATOMIA E PORTAIS

O conhecimento da anatomia de superfície do punho é fundamental para a determinação segura dos portais artroscópicos para esta articulação. No ato cirúrgico, a identificação do tubérculo de Lister, do espaço entre o tendão extensor longo do polegar e dos tendões extensores comuns dos dedos e destes últimos com o extensor ulnar do carpo, é a pedra fundamental para prevenir lesões de estruturas subjacentes à pele. Além disso, é também importante conhecer o trajeto do ramo sensitivo dorsal do nervo ulnar e dos ramos sensitivos do nervo radial. Quando o portal é volar, faz-se necessário reconhecer o tendão flexor radial do carpo, a tuberosidade do escafóide, o tendão flexor ulnar do carpo e as artérias radial e ulnar.[5-7]

Os portais artroscópicos do punho são divididos em radiocarpais, mediocarpais, volares e aqueles de uso ocasional (Figura 5.2).

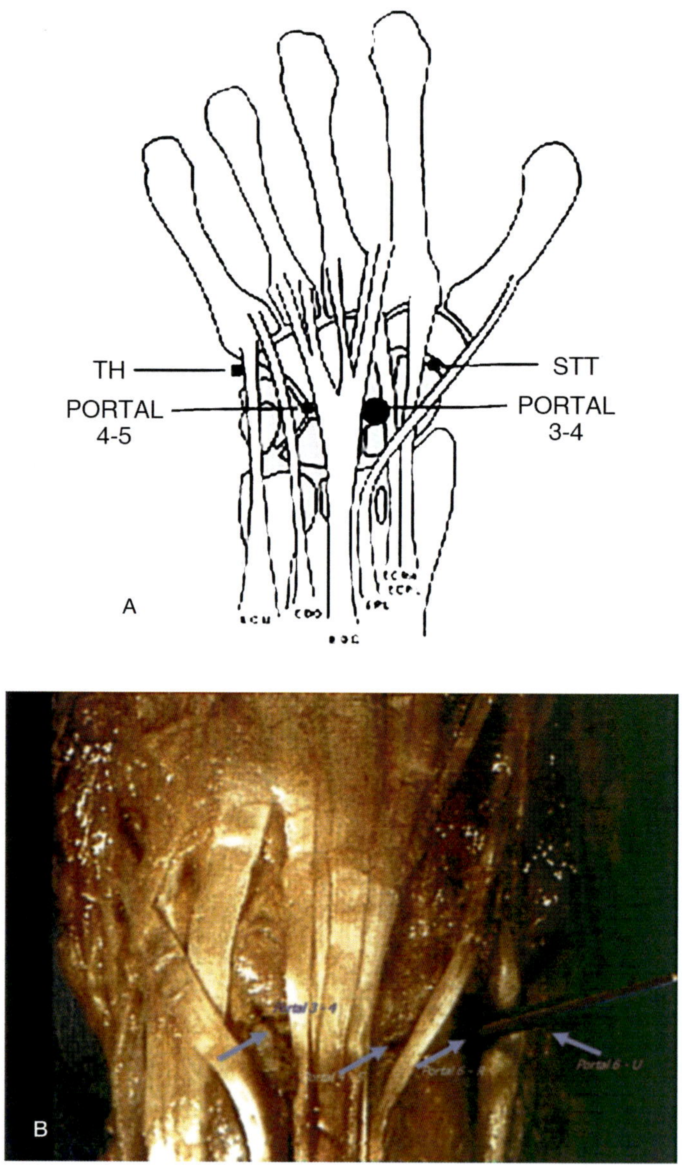

Figura 5.2A e **B.** Desenho esquemático e visão anatômica dos portais dorsais para artroscopia do punho.

Portais radiocarpais

O portal 3-4, normalmente o primeiro a ser determinado, está localizado entre a borda radial dos tendões extensores comuns dos dedos, a borda ulnar do tendão extensor longo do polegar e a borda dorsal da superfície articular do rádio, geralmente 1cm distal ao tubérculo de Lister, compreendendo uma área como se fosse um vale entre essas estruturas.[5]

Já o portal 4-5 está situado ulnarmente à borda dos tendões extensores comuns dos dedos, radialmente à borda do extensor próprio do dedo mínimo e distal à articulação radioulnar distal; de modo grosseiro, dista 1cm proximal e ulnar ao portal 3-4.[5,6]

Outro acesso dorsal é o portal 6R, assim denominado por ser localizado radialmente ao tendão extensor ulnar do carpo (sexto compartimento); devido à proximidade da fibrocartilagem triangular, recomenda-se a introdução de uma agulha, com controle visual artroscópico, para se ter certeza que a introdução de qualquer instrumento não causará danos à fibrocartilagem triangular. Este portal pode ser utilizado para a drenagem do soro, de modo a se obter um fluxo contínuo, ou pode também servir de entrada para o artroscópio nas abordagens do lado ulnar do punho.[5,6]

Por fim, o portal 6U, que se situa no lado ulnar do tendão extensor ulnar do carpo, e por isso é assim denominado, é utilizado para auxílio no reparo da fibrocartilagem triangular.[5,6]

Portais mediocarpais

Cerca de 1cm distal ao portal 3-4, lateralmente aos tendões extensores comuns dos dedos, situa-se o portal mediocarpal radial, enquanto ulnarmente aos mesmos tendões encontra-se o portal mediocarpal ulnar. Estes portais são utilizados para visualização e tratamento, quando necessário, de transtornos na articulação mediocárpica ou auxílio no tratamento das lesões da fileira proximal do carpo.[5,7]

Portais volares

Embora não seja tão comum a utilização dos portais volares do punho, como são os dorsais, eles têm sido cada vez mais utilizados. Com o objetivo de visualizar os ligamentos dorsais extrínsecos, bem como o aspecto volar dos ligamentos intrínsecos, lança-se mão do portal volar radial, situado entre o tendão flexor radial do carpo e a artéria radial, assim como o portal volar ulnar, localizado entre o tendão flexor ulnar do carpo e a artéria ulnar.[3,5]

Portais de uso ocasional

Localizados no aspecto dorsal, estão ainda o portal radiocarpal 1-2, raramente utilizado, situado entre o primeiro e o segundo túnel osteofibroso dorsal, local onde também se encontram várias estruturas anatômicas de importância, que podem ser lesadas, especialmente os ramos sensitivos do nervo radial,[5,6] e os portais para exploração da radioulnar distal, em número de dois, denominados proximal e distal, em relação ao sigmóide *notch*.[5,8]

Na verdade esses portais são bem definidos e, embora tenham esta ou aquela indicação de uso, o hábito e a facilidade do cirurgião com o uso de cada um dos portais é o que determina sua indicação.[3]

Anatomia artroscópica do punho

A visão artroscópica volar do punho, com utilização do portal 3-4, apresenta de radial para ulnar os ligamentos radioescafocapitato, radiossemilunar longo, radioescafossemilunar e o radiossemilunar curto. O ligamento radioescafossemilunar é coberto por um tofo de gordura que auxilia e é usado como referência para identificação das demais estruturas volares do carpo (Figura 5.3). Os ligamentos extrínsecos volares do lado ulnar do punho não são tão bem definidos, mas são, no mesmo sentido, o ligamento ulnossemilunar e o ulnopiramidal.[5,9]

Entre o escafóide e o semilunar, numa área mais flexível, encontra-se o ligamento escafossemilunar intrínseco, que apresenta três porções: a proximal, que é mais delgada, a dorsal, que é mais resistente e a maior responsável pela estabilidade entre os dois ossos, e a porção volar, com consistência semelhante à ante-

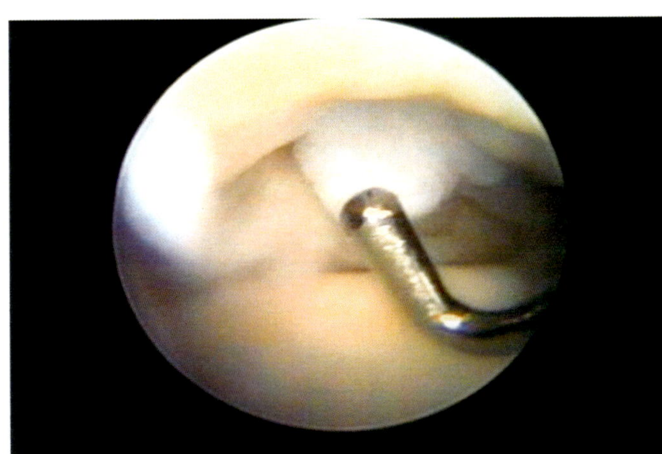

Figura 5.3 Imagem artroscópica do punho em que se observa um tofo gorduroso, constante, localizado na altura da articulação escafossemilunar e que auxilia a identificação desta articulação.

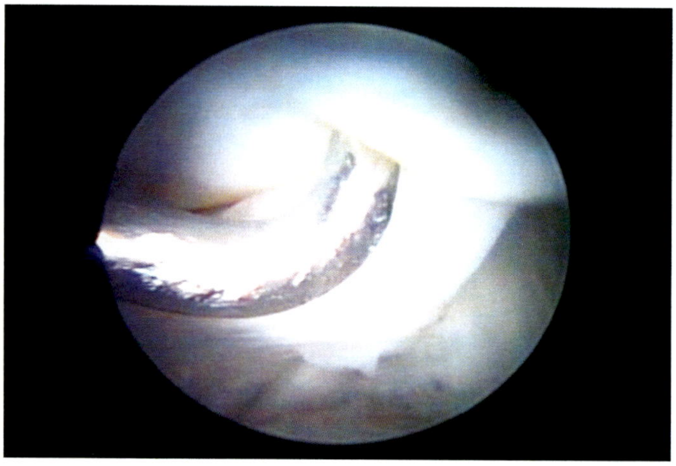

Figura 5.4 Outra imagem que ajuda a identificar a articulação escafossemilunar é uma depressão que aparece entre os dois ossos, dependendo do ângulo de visão.

rior, mas raramente vista por via dorsal. Ocasionalmente, dependendo da inclinação da óptica, pode-se observar uma depressão regular entre os dois ossos (Figura 5.4). Fazendo a conexão entre o semilunar e o piramidal encontra-se um ligamento com as mesmas características do ligamento entre o escafóide e o semilunar.[5,9]

Na superfície do rádio, lateralmente, visualizam-se o processo estilóide do rádio e, seguindo no sentido medial ou ulnar, a fossa do escafóide, a crista entre as fossas do escafóide e semilunar e a fossa do semilunar; em seguida, tem-se a borda radial da fibrocartilagem, a região central da fibrocartilagem identificada pela consistência flexível, cuja palpação com o *probe* provoca um rechaço, o denominado sinal do trampolim, a inserção ulnar da fibrocartilagem e, muitas vezes, o recesso ulnar (Figura 5.5), que não deve ser confundido com lesão por desinserção na borda ulnar da fibrocartilagem.[5,9]

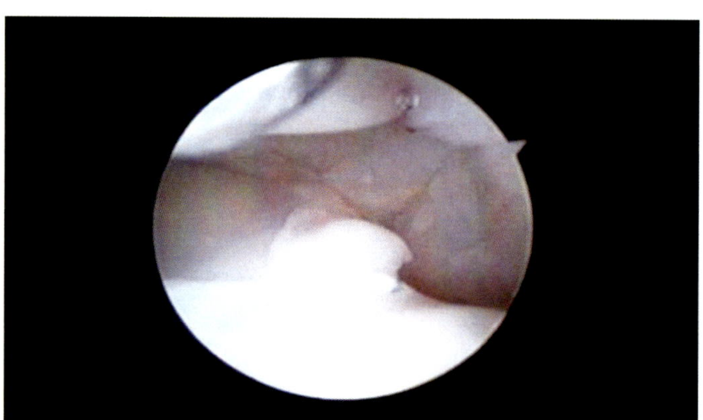

Figura 5.5 O recesso ulnar é, muitas vezes, confundido com lesão da fibrocartilagem.

AVALIAÇÃO CLÍNICA DO PUNHO

O entendimento e o perfeito diagnóstico de uma dor no punho não são uma tarefa fácil. O desenvolvimento da tecnologia tem favorecido o médico no desempenho deste desafio, seja com a ajuda dos exames por imagem, seja, agora, também com a artroscopia que, antes de ser um procedimento cirúrgico, é um método diagnóstico.

O acesso a esses recursos não pode, no entanto, relegar o raciocínio clínico a um segundo plano e, desse modo, todo paciente precisa ser submetido a uma avaliação perfeita, que começa com a coleta da história completa e é seguida do exame físico bem feito, o que pode, muitas vezes, sugerir fortemente o diagnóstico.

A inspecção e a palpação, definindo com exatidão a área do punho onde se encontra o edema, hematoma, deformidade e ponto mais doloroso, aliadas às manobras provocativas, são partes imprescindíveis no processo de determinação diagnóstica de um punho doloroso. Como manobras provocativas contamos com alguns testes, como o de Watson, para instabilidade escafossemilunar,[10] o teste de Watson, para dor dorsal do punho (DWS),[11] báscula semilunar-piramidal,[12] palpação do piramidal na sua face medial[13] e manobras para irritação da fibrocartilagem, que não são específicas nem patognomônicas.

LESÃO LIGAMENTAR ESCAFOSSEMILUNAR

A história natural de uma lesão ligamentar entre o escafóide e o semilunar, se não tratada, termina em desarranjo e artrose do carpo ou SLAC (*scapholunate advanced collapse*). Para o perfeito funcionamento do carpo, o escafóide e o semilunar devem funcionar harmonicamente, como unidades interligadas, para que não ocorra alteração da cinemática normal e conseqüente variação da descarga de peso e possível geração de artrose.

A extensão exata da lesão ligamentar necessária para desencadear uma quebra das relações entre os ossos escafóide e semilunar ainda não foi determinada; no entanto, uma lesão isolada do ligamento intrínseco pode evoluir gradualmente para um afrouxamento do ligamento extrínseco, o que permite uma dissociação escafossemilunar.[14] A lesão isolada do ligamento intrínseco, embora não seja suficiente para gerar rotação do escafóide e afastamento entre os dois ossos, é motivo de dor e, portanto, trata-se de uma instabilidade do carpo, desde que instabilidade do carpo é definida pelo comitê da Federação Internacional das Sociedades de Cirurgia de Mão como sendo qualquer situação clínica que exiba disfunção sintomática, incapacidade de suportar cargas e ausência de cinemática em qualquer momento do seu arco de movimento.[15]

A determinação de um diagnóstico perfeito da lesão ligamentar do carpo, na fase inicial muitas vezes não é uma tarefa fácil. Considerando que o período ideal para o tratamento é nas primeiras 6 semanas que se seguem ao traumatismo, ocasião em que a cicatrização ligamentar é mais efetiva[14,16] é importante que o diagnóstico seja feito dentro deste tempo, embora, segundo Whipple, as lesões tratadas até 3 meses após o traumatismo e com menos de 3mm de afastamento apresentem 85% de bons resultados em seguimento entre 2 e 7 anos.[16]

A avaliação clínica do paciente apresenta fortes sinais de uma lesão ligamentar escafossemilunar, e a suspeita é baseada no mecanismo do traumatismo, na palpação e nas manobras especiais. Em geral, o paciente apresenta uma história de queda com a mão espalmada, seguida de dor e, às vezes, edema no lado radial do punho; à palpação, há referência de dor na escafossemilunar, localizada distalmente ao tubérculo de Lister, enquanto os testes provocativos, descritos por Watson,[10,11] ocasionam dor e desconforto nos casos de lesões parciais, ao passo que, com lesão completa e comprometimento também dos ligamentos extrínsecos, ocorrerá uma subluxação durante a manobra descrita pelo referido autor.[16]

Uma confirmação da impressão clínica ou complementação diagnóstica é feita com auxílio dos exames complementares de imagem. A radiografia simples, estática ou dinâmica, oferece evidências de lesões ligamentares, desde que a lesão seja completa (Figura 5.6), mas nas lesões parciais não há alterações visíveis com este método de avaliação. A artrografia (Figura 5.7) é um exame barato, fácil e que tem sensibilidade

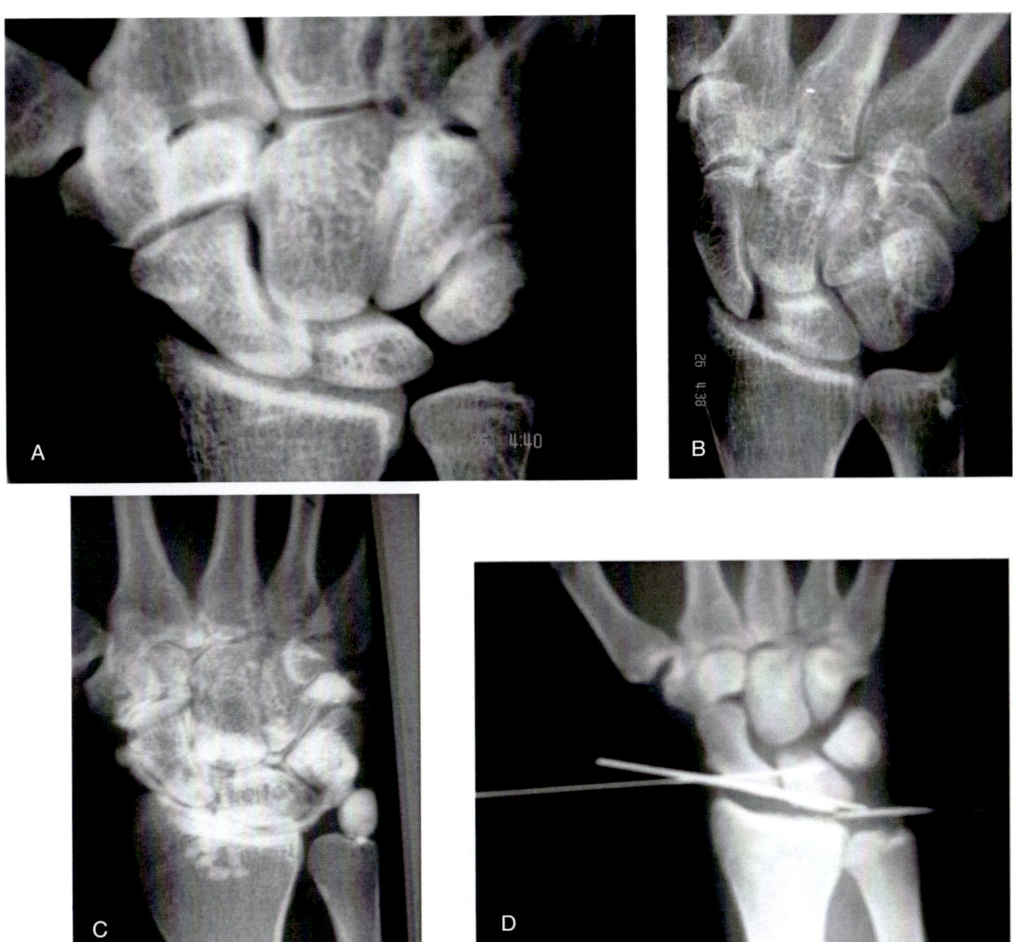

Figura 5.6 Em **A**, observa-se o raio-X convencional do punho sem sinal de instabilidade. Em **B**, raio-X do mesmo punho, com desvio ulnar, revelando aumento do espaço entre o escafóide e o semilunar. Em **C**, ainda o mesmo punho numa imagem radiológica artrográfica mostrando entrada do contraste entre os dois ossos. Na Figura 5.10C, nota-se a imagem artroscópica da lesão e, em **D**, raio-X após fixação.

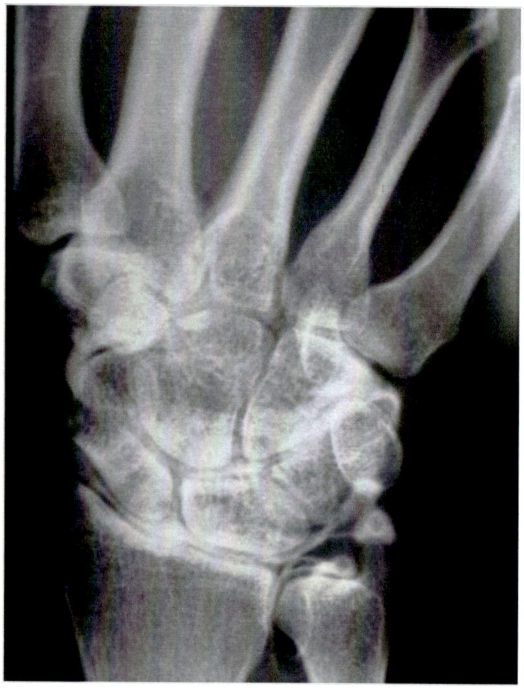

Figura 5.7 Imagem radiológica artrográfica da lesão do ligamento escafóide-semilunar.

elevada nas lesões ligamentares carpais,[14,17] enquanto a ressonância nuclear magnética (Figura 5.8), apesar de mais onerosa, oferece sensibilidade um pouco maior, desde que realizada e interpretada por um radiologista experiente,[17] mas, ainda assim, o diagnóstico não é preciso nas lesões parciais.[18,19]

O exame complementar padrão-ouro é realmente a artroscopia que, além do diagnóstico sob visão direta, permite o tratamento concomitante em alguns casos (Figura 5.9). Uma classificação[20] da lesão liga-

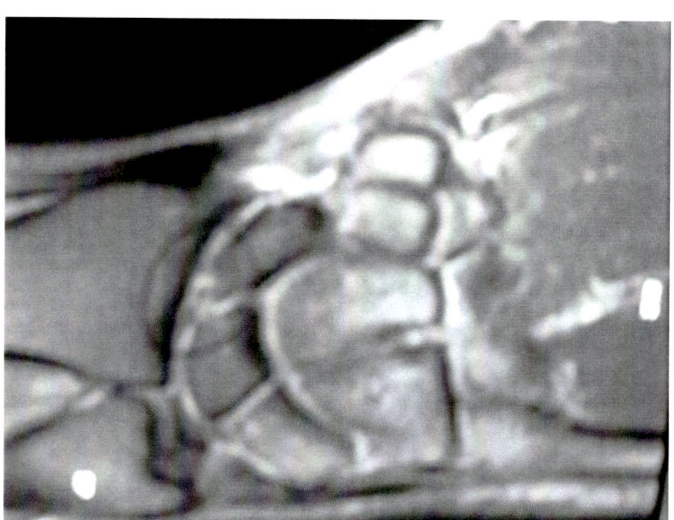

Figura 5.8 Artrorressonância nuclear magnética mostrando lesão do ligamento escafóide-semilunar.

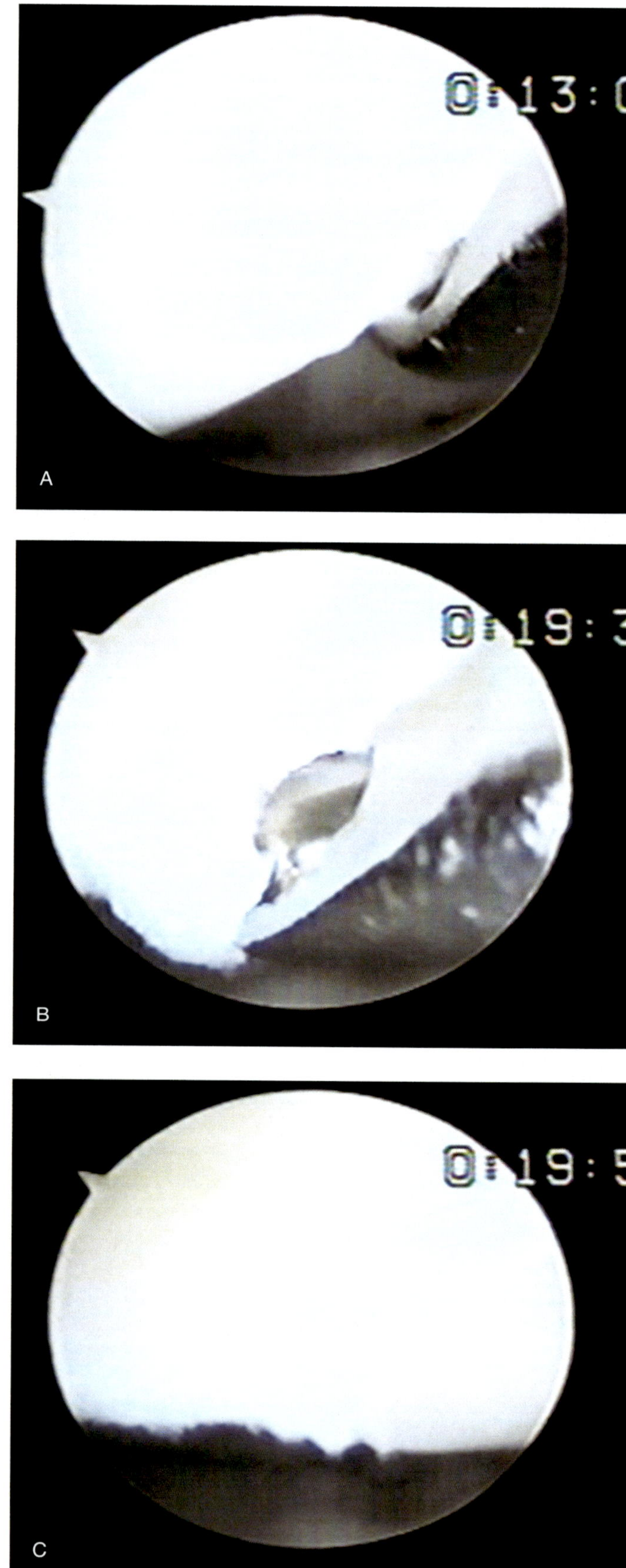

Figura 5.9A. Lesão ligamentar parcial do ligamento escafóide-semilunar. **B.** Desbridamento utilizando o *shaver*. **C.** Após desbridamento.

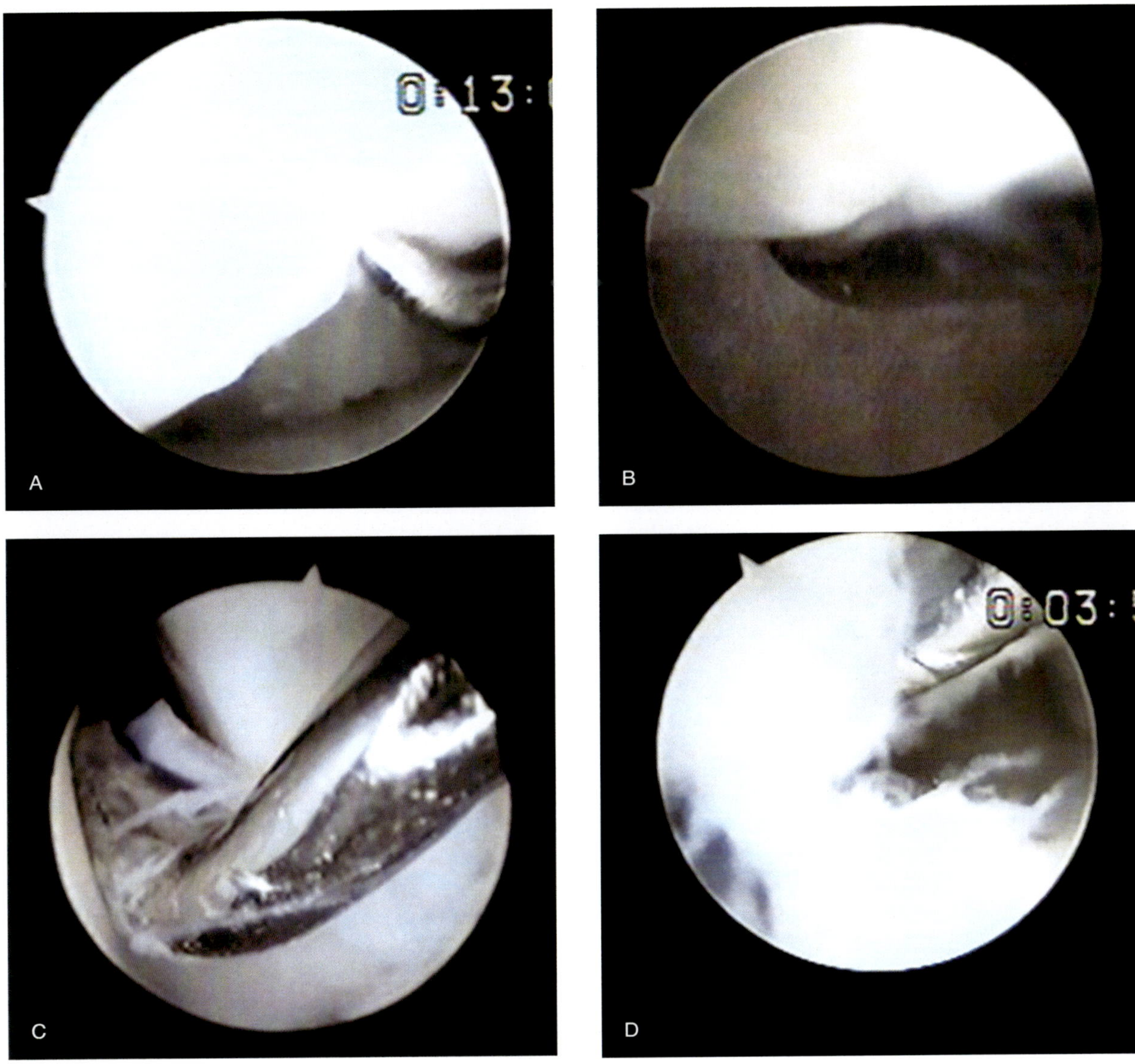

Figura 5.10A. Lesão grau I do ligamento escafóide-semilunar onde se tem apenas afrouxamento ligamentar. **B.** Lesão grau II com perfuração que é penetrada pela ponta do *probe*. **C.** Lesão grau III em que, além de penetrar a ponta do *probe*, é possível rodá-lo entre os dois ossos. **D.** Lesão grau IV, onde é possível penetrar com o artroscópio.

mentar intrínseca do carpo, baseada no grau de diástase entre o escafóide e o semilunar, divide a lesão em quatro graus, quais sejam: grau I – afrouxamento do ligamento (Figura 5.10*A*); grau II – perfuração do ligamento, o que permite a penetração da ponta do *probe* pelo orifício (Figura 5.10*B*); grau III – também uma lesão parcial por onde passa o *probe* e é possível girá-lo no espaço entre os dois ossos (Figura 5.10*C*); e o grau IV – a lesão com afastamento suficiente entre os ossos para penetração do artroscópio (Figura 5.10*D*).

Tratamento

Nas lesões grau I, nenhum procedimento especial faz-se necessário, ao passo que, na lesão grau II, um desbridamento com raspador e saca-bocado, introduzidos pelo portal 4-5, enquanto o artroscópio penetra pelo portal 3-4, é o procedimento recomendado. No grau III, em que pode ocorrer uma leve ou possível instabilidade, após desbridamento da lesão, é feita uma fixação com fios de Kirschner, de modo a manter o alinhamento e permitir cicatrização do ligamento. Por vezes, é recomendável um acesso pelo portal mediocarpal lateral, para melhor visualização e auxílio no desbridamento.[14,16] O tempo de imobilização é de 8 a 12 semanas[18] (Figura 5.6).

A justificativa para esse tipo de conduta, segundo Whipple,[16] é que imobilizações prolongadas levam a anquilose ou retração ligamentar e a colocação de fios articulares ocasiona aderência, que é capaz de restau-

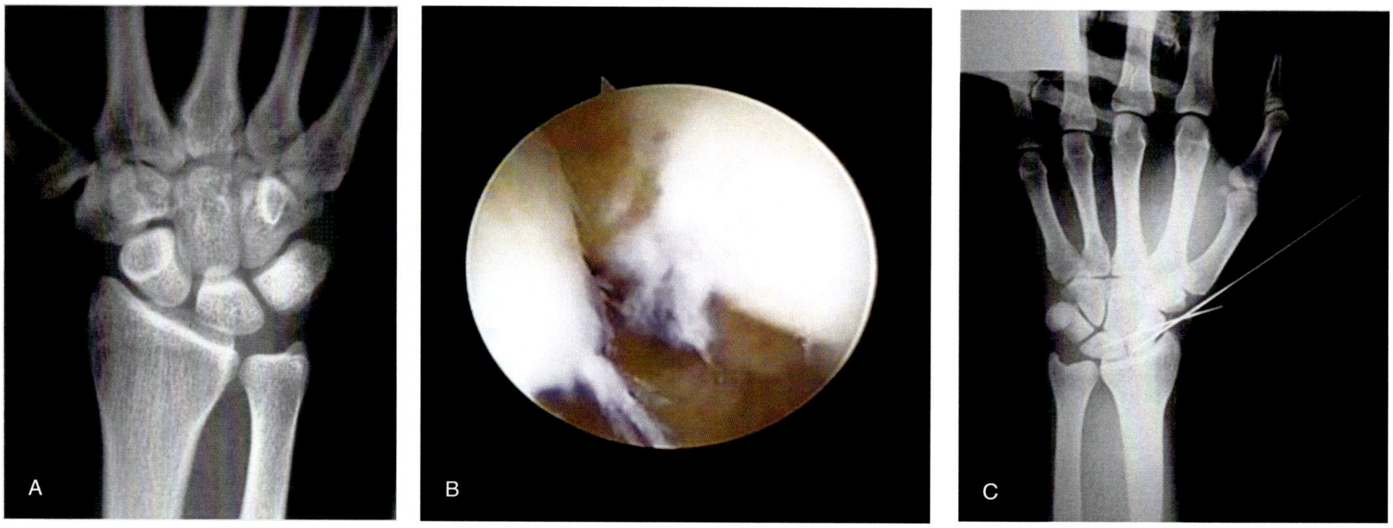

Figura 5.11A. Radiografia mostrando lesão grau IV do ligamento escafóide-semilunar. **B** e **C.** Tratamento artroscópico na fase aguda com desbridamento e fixação.

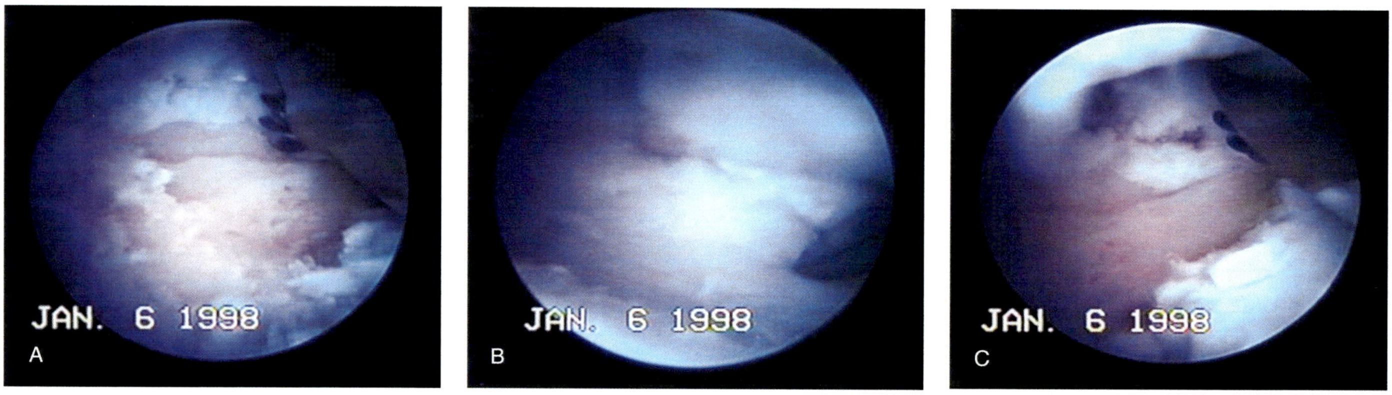

Figura 5.12A a **C.** Estiloidectomia artroscópica devido a artrose radioescafóide.

rar a estabilidade numa articulação com instabilidade não muito acentuada. O mesmo autor refere bons resultados em 85% dos pacientes com menos de 3 meses de lesão e diástase inferior a 3mm, em seguimento de 2 a 7 anos.

Na lesão completa, aguda, mas também com diástase entre os dois ossos, inferior a 3mm e sem DISI, devem ser feitos o desbridamento e a fixação com múltiplos fios de Kirschner, passados percutaneamente[14,16,18] e com base na justificativa anterior (Figura 5.11). Quando não se consegue redução do escafóide, a abordagem por via aberta é imperativa, e a reconstrução é feita com reinserção ligamentar com âncoras ou sutura transóssea, ou ainda com sutura ligamentar convencional[14,16,18] ou outros procedimentos (ver Capítulo 21). Na lesão tipo IV de Geissler,[20] alguns autores acreditam ser o melhor tratamento aquele realizado por via aberta.[18]

Nos casos de lesões crônicas em que se passaram mais de 3 meses do traumatismo, as técnicas abertas são recomendadas. Quando há presença de degeneração articular ou artrose, medidas paliativas artroscópicas podem proporcionar algum alívio, como é o caso da estiloidectomia do rádio (Figura 5.12), ou até procedimentos mais definitivos, como carpectomia proximal.

LESÃO DO LIGAMENTO SEMILUNAR-PIRAMIDAL

A lesão do ligamento semilunar-piramidal é uma das causas de dor do lado ulnar do punho, às vezes de difícil diagnóstico, podendo tratar-se de uma lesão isolada ou associada à lesão da fibrocartilagem triangular ou do seu complexo.[21]

Semelhante ao ligamento escafóide-semilunar, o ligamento semilunar-piramidal é constituído de três porções, sendo a parte central mais membranosa e menos resistente e as outras duas, a volar e a dorsal, mais fibrosas, grossas e resistentes, sabendo-se que a porção central pouco contribui para estabilidade semilunar-piramidal.[17,21] A localização da articulação dos dois ossos em foco é na linha da articulação radioulnar distal, que corresponde também ao trajeto do tendão extensor próprio do quinto dedo na região da radioulnar distal. Também semelhante ao ligamento escafossemilunar, para que ocorra uma dissociação entre o semilunar e o piramidal é preciso o acometimento concomitante dos ligamentos extrínsecos, neste caso do radiopiramidal e escafóide-piramidal.[17,21-23] Dependendo das estruturas lesadas, a instabilidade semilunar-piramidal pode ser apenas do ligamento intrínseco, parcialmente, permanecendo estável a articulação e correspondendo ao grau I de Viegas e cols.[24] O grau II compreende uma lesão também do ligamento semilunar piramidal volar, constituindo uma instabilidade dinâmica, enquanto o grau III é definido como instabilidade estática, em que os ligamentos radiocarpais dorsais estão envolvidos, levando à dissociação dos ossos. Outra classificação dessa lesão descreve três tipos: parcial, completa aguda e completa crônica.[25]

A lesão do ligamento semilunar-piramidal ocorre devido a um traumatismo do punho em extensão e pronação, ou pode dever-se ao impacto ulnocarpal, ou ainda a complicações da lesão do ligamento escafossemilunar e também da fibrocartilagem.[21] No diagnóstico diferencial, devem ser considerados lesão da fibrocartilagem, desarranjo da articulação radioulnar distal, instabilidade mediocarpal, subluxação do tendão extensor ulnar do carpo, impacto ulnocarpal, fraturas e artrose pisopiramidal.

O quadro clínico do paciente com lesão ligamentar semilunar-piramidal pode apresentar aumento de volume no lado ulnar do punho, dor à palpação da referida articulação, ressalto e estalido, flexão e extensão dolorosas do punho, dor ao movimento de báscula entre os dois ossos ou teste de Reagan, além de dor à palpação lateral do piramidal, conforme mencionado por Ambrose e Posner,[26] bem como com o teste de Watson para dor dorsal do punho.[17]

Os exames complementares por imagens começam com o raio-X que, nos casos de lesões isoladas, não apresenta alteração, mas quando há lesão associada dos ligamentos extrínsecos, a dissociação entre os dois ossos pode ser evidenciada no raio-X em perfil, no qual se visualiza um "VISI" (*volar intercalated segmentar instability*). Este exame serve também para afastar fraturas, artroses e impacto ulnocarpal. A artrografia e a ressonância magnética são exames úteis no diagnóstico dessa lesão, com a ressonância apresentando maiores sensibilidade, especificidade e acurácia, mas o exame padrão-ouro é a artroscopia[17,21] (Figura 5.13).

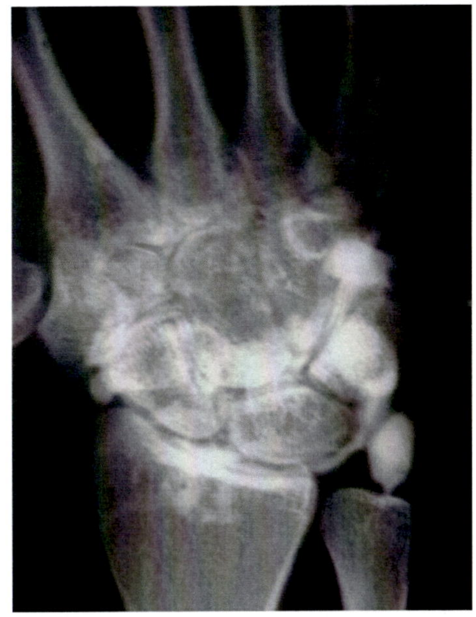

Figura 5.13 Imagem radiográfica artrográfica onde se percebe passagem do contraste entre o semilunar e o piramidal, caracterizando lesão do ligamento entre os dois ossos.

O tratamento artroscópico da lesão parcial do ligamento semilunar-piramidal, que não respondeu ao tratamento conservador, começa com uma investigação da articulação, sendo o artroscópio introduzido pelo portal 3-4; com um palpador (*probe*) através do portal 4-5, o ligamento é palpado na suas porções volar, dorsal e central, e assim é confirmada a extensão da lesão (Figura 5.14). Por meio de um

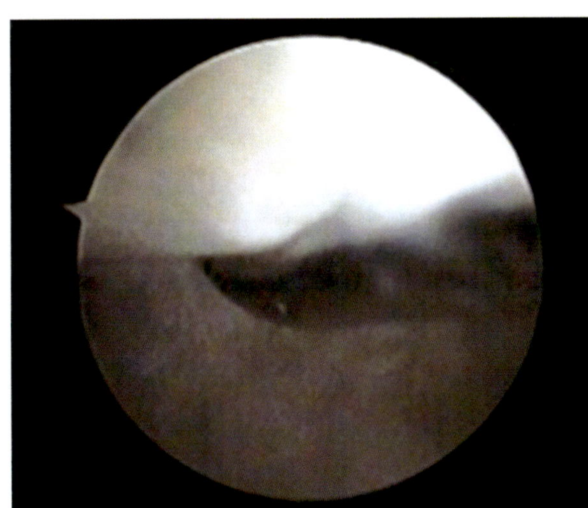

Figura 5.14 Visão artroscópica de uma lesão parcial semilunar-piramidal.

raspador (*shaver*), é feito o desbridamento da lesão na porção central.

Quando a lesão é completa, o resultado é obscuro, havendo quem refira bons e maus resultados com desbridamento puro[27,28] e quem advogue o desbridamento e a fixação,[17] porém, se há o diagnóstico de avulsão, recomenda-se reinserção do ligamento com âncoras ou suturas transósseas. Os casos crônicos, ou aqueles que não obtêm bom resultado com o tratamento conservador ou artroscópico, são candidatos a outras modalidades terapêuticas.

LESÃO DA FIBROCARTILAGEM TRIANGULAR

A fibrocartilagem triangular é uma estrutura fibrocartilaginosa que se estende da borda ulnar do rádio até o processo estilóide da ulna e que tem as margens mais grossas e o centro mais afinado. A região central e a borda radial são pouco vascularizadas, enquanto os vasos concentram-se nas bordas volar, dorsal e ulnar, penetrando de 10% a 40% do corpo da estrutura, o que explica a maior incidência de cicatrização das lesões quando localizadas no lado ulnar ou nas bordas volar e dorsal.[29,30]

A fibrocartilagem triangular faz parte de um complexo ligamentar juntamente com o ligamento ulnossemilunar, ulnopiramidal e o ligamento ulnar lateral. Os ligamentos radioulnar distal volar e dorsal estão situados nas bordas da fibrocartilagem triangular e são encarregados do controle da pronação e da supinação, além do movimento axial do rádio.[30] A fibrocartilagem triangular está situada entre a ulna e o carpo, e é por onde são transmitidos 20% da carga axial do carpo,[29-31] estando sujeita a uma pressão por impactação entre a ulna e o semilunar, pois funciona como um amortecedor entre estes ossos, o que pode ocasionar desgaste ou perfuração nos casos de *ulna plus* e *ulna zero*, fato que está presente em 73% das pessoas com estes tipos de variação da ulna.[32]

A lesão da fibrocartilagem triangular pode ocorrer devido a um traumatismo geralmente decorrente de uma extensão forçada do punho, com pronação do antebraço ou por estiramento do lado ulnar do punho,[29] ou ainda devido a um processo degenerativo. A classificação de Palmer[33] para lesão da fibrocartilagem triangular considera estes dois tipos de mecanismo lesional, sendo dividida em tipo I, ou traumática, e tipo II, ou degenerativa.

O tipo I de lesão, segundo Palmer,[33] é dividido em quatro classes ou subtipos, de acordo com a localização da lesão. Assim, o subtipo IA compreende as lesões localizadas na porção central da fibrocartilagem triangular, o IB engloba as avulsões na inserção ulnar, podendo inclusive apresentar fratura-avulsão do processo estilóide da ulna, o subtipo IC consiste nas lesões que ocorrem nos ligamentos ulnocarpais e, por último, o subtipo ID corresponde às avulsões na borda ulnar do rádio.

O tipo II, por seu turno, foi subdividido por Palmer em cinco subtipos:

- **Tipo IIA:** desgaste da fibrocartilagem triangular sem perfuração ou condromalacia.
- **Tipo IIB:** desgaste da fibrocartilagem triangular com condromalacia do semilunar ou da ulna.
- **Tipo IIC:** perfuração da fibrocartilagem triangular com condromalacia do semilunar.
- **Tipo IID:** perfuração da fibrocartilagem triangular, condromalacia da ulna e do semilunar, com perfuração do ligamento semilunar-piramidal, sem instabilidade padrão VISI.
- **Tipo IIE:** perfuração da fibrocartilagem triangular e artrose (Figura 5.15).

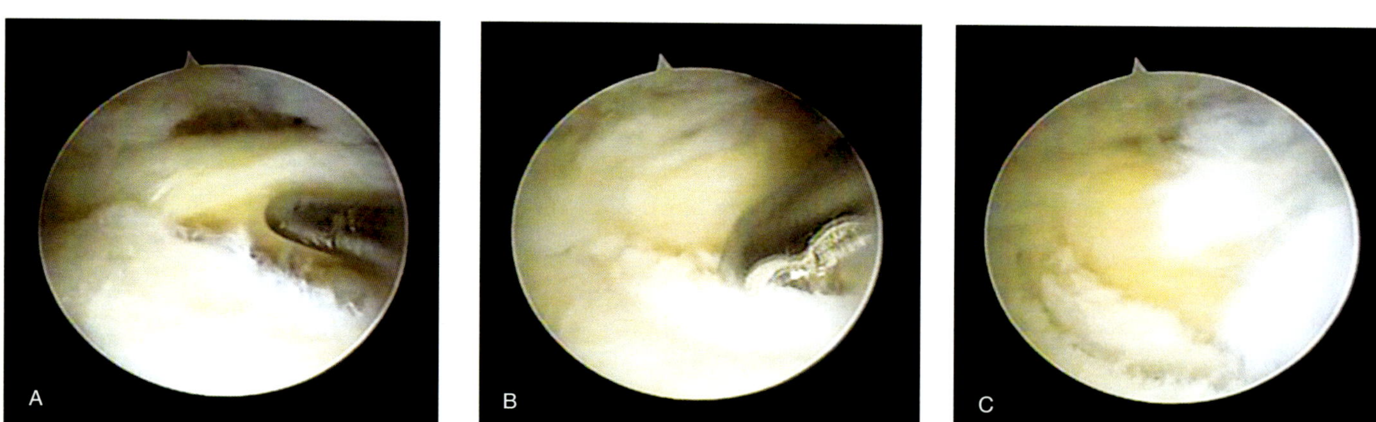

Figura 5.15A a **C.** Lesão degenerativa da fibrocartilagem triangular – imagem artroscópica.

O diagnóstico da lesão da fibrocartilagem triangular é difícil e constitui-se, muitas vezes, num desafio para o médico. De modo geral, o paciente apresenta história de queda sobre a mão espalmada com pronação ou torção do punho, muito embora a riqueza de detalhes do mecanismo da lesão seja rara. Pode-se observar edema no lado ulnar do punho e dor à palpação na região distal da ulna e próxima ao piramidal; nos casos em que se associa lesão do ligamento semilunar-piramidal, a dor pode estar presente à palpação sobre esta articulação. Ocasionalmente, pode haver um clique durante a pronossupinação, e a dor pode ser desencadeada com este movimento ou com desvio ulnar do punho e compressão da fibrocartilagem triangular.[29-31]

Quando há instabilidade, o que é o caso das lesões mais graves, encontra-se presente o sinal da tecla de piano, e pode ser notada uma proeminência da cabeça da ulna.[29,30]

Entre os diagnósticos diferenciais a serem considerados nos casos de dor do lado ulnar do punho, citam-se tendinite ou subluxação do tendão extensor ulnar do carpo, lesão do ligamento semilunar-piramidal, fraturas dos ossos da região, pseudo-artrose do processo estilóide da ulna, artrose na articulação pisiforme-piramidal, trombose da artéria ulnar e neuropatia do ramo sensitivo dorsal do nervo ulnar.

O exame radiológico do punho é o primeiro dos exames complementares a ser realizado, buscando visualizar fraturas ou quebra das relações dos ossos do carpo. A lesão da fibrocartilagem triangular não é visualizada nesse tipo de exame. A artrografia é um método diagnóstico eficiente, chegando a 95% de positividade nos casos de lesões centrais. Para que seja mais fidedigna, deve ser realizada com injeção de contraste na mediocarpial, radioulnar distal e radiocarpal em três tempos diferentes[29] (Figura 5.16).

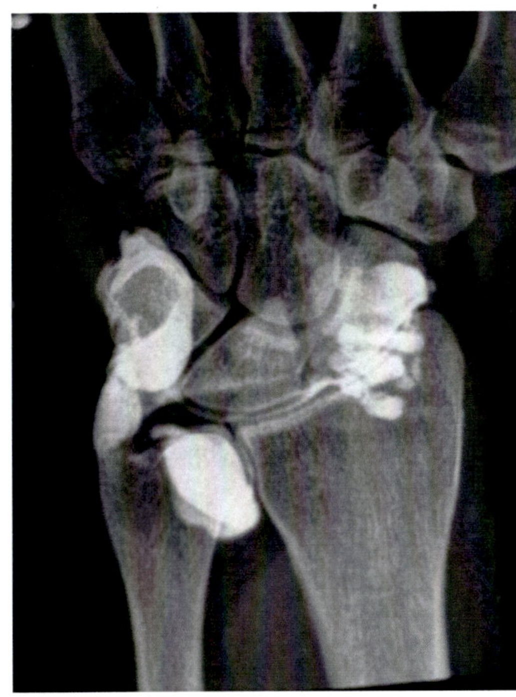

Figura 5.16 Lesão da fibrocartilagem triangular. Imagem artrográfica mostrando o contraste penetrando a articulação radioulnar distal.

A ressonância nuclear magnética tem sido muito utilizada para diagnóstico da lesão da fibrocartilagem triangular e apresenta alto índice de fidedignidade quando bem interpretada, chegando a 95% de acerto nos casos de lesões centrais e da borda ulnar do rádio, de acordo com Bednar e Osterman,[29] ou 79%, para Joshy e cols.,[34] porém Bille e cols. acreditam que o índice de acerto diagnóstico é mais baixo nas lesões periféricas[35] (Figura 5.17).

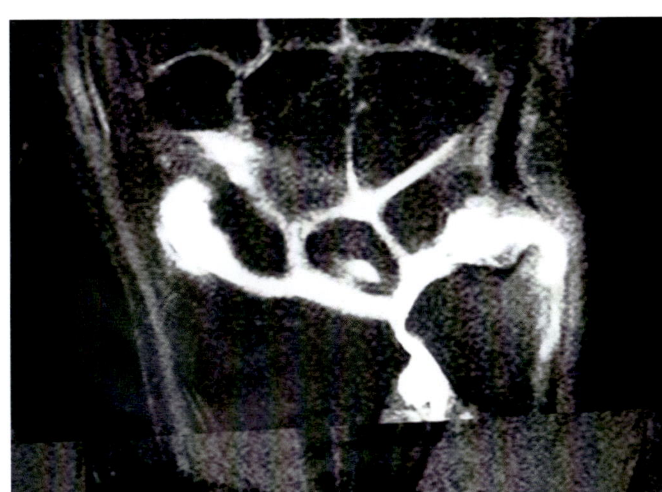

Figura 5.17 Imagem por artrorressonância magnética de uma lesão da fibrocartilagem triangular.

O tratamento das lesões da fibrocartilagem triangular deve, a princípio, ser conservador, e consiste em imobilização por um período de 4 semanas, prazo no qual geralmente evoluem para cicatrização, nos locais onde a vascularização é eficiente, ou se tornam assintomáticas.[29,30] Os pacientes que se apresentam com instabilidade dinâmica, implicando lesão ligamentar ou da fibrocartilagem triangular, devem ser operados por cirurgia aberta[29].

As lesões centrais que não evoluem com bom resultado após o tratamento conservador e que apresentam *ulna zero* ou *ulna minus* respondem bem ao desbridamento, desde que sejam respeitadas as bordas da fibrocartilagem triangular, e não apresentam repercussão clínica com a retirada da parte central (Figura 5.18).

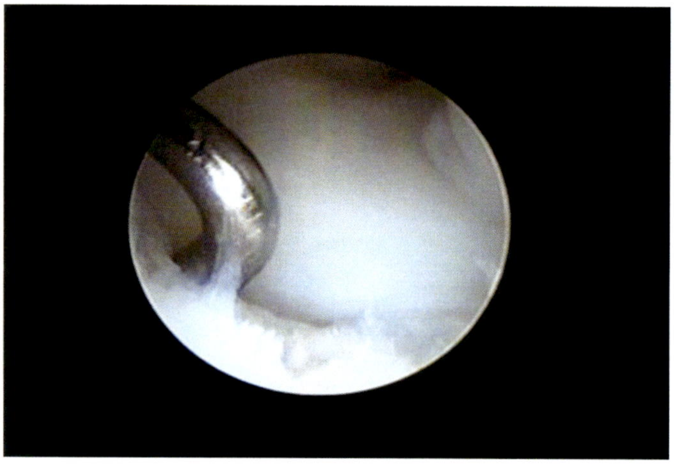

Figura 5.18 Imagem artroscópica do desbridamento de uma lesão tipo IB da fibrocartilagem.

Obviamente, o procedimento pode ser realizado por via aberta mas, desde que seja possível a utilização do equipamento artroscópico, este é a melhor opção no momento.[29,36,37] Para execução do ato artroscópico utiliza-se o portal 3-4 para introdução do artroscópio e visualização da lesão, enquanto pelo portal 4-5 ou 6R penetra-se com o raspador ou com o saca-bocado para realização do desbridamento.

As lesões localizadas na borda ulnar são suturadas, e para tanto podem ser utilizadas diversas técnicas. Nós utilizamos a de dentro para fora, fazendo um ponto em "U" que é amarrado como um *pull-out* (Figura 5.19); dependendo da extensão da lesão, pode ser dado mais de um ponto. Quando a lesão está localizada na borda radial, o mesmo procedimento é realizado, mas, neste caso, o *pull-out* é feito passando através do rádio; em ambas as lesões, após sutura, é feita imobilização com tala longa por 6 semanas. Nas lesões centrais, o procedimento realizado consiste em desbridamento, deixando as bordas da estrutura íntegras (Figura 5.18). Nos casos em que se tem *ulna plus* pode ocorrer, concomitantemente, condromalacia do semilunar, que deve também ser abordada, e a ulna deve ser submetida a encurtamento artroscópico ou aberto.

TRATAMENTO DA FRATURA INTRA-ARTICULAR DA EXTREMIDADE DISTAL DO RÁDIO

Desde a publicação de Knirk e Júpiter,[38] a importância da restauração da superfície articular distal do rádio foi enfatizada, não devendo ser aceito degrau articular superior a 2mm, dada a grande possibilidade de desenvolvimento de artrose. Deve-se ter como meta a restauração da superfície articular na sua plenitude ou, no máximo, aceitando os 2mm de degrau articular. Com o advento da técnica artroscópica, o conceito de congruência articular aceitável foi alterado e, hoje, sabe-se que degraus superiores a 1mm apresentam grande probabilidades de artrose futura.[39,40]

Outro aspecto que se tornou evidente com a introdução da artroscopia para o tratamento das fraturas articulares da extremidade distal do rádio refere-se à alta associação de lesões ligamentares intracarpais com estas fraturas, variando de 45% a 75% dos casos,[41-43] e ao mesmo tempo possibilitou o tratamento em tempo adequado.

Na verdade, o procedimento artroscópico para a fratura da extremidade distal do rádio é mais de assistência do que de tratamento propriamente dito, pois, além não realizar a redução dos fragmentos, mas ape-

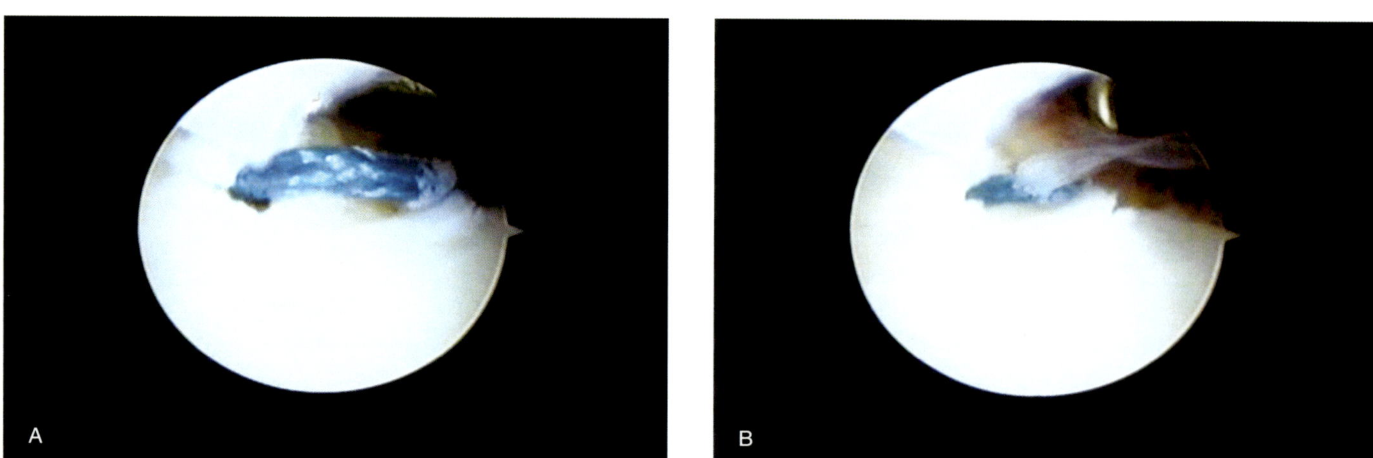

Figura 5.19A e **B.** Imagem artroscópica da sutura de uma lesão tipo IB da fibrocartilagem.

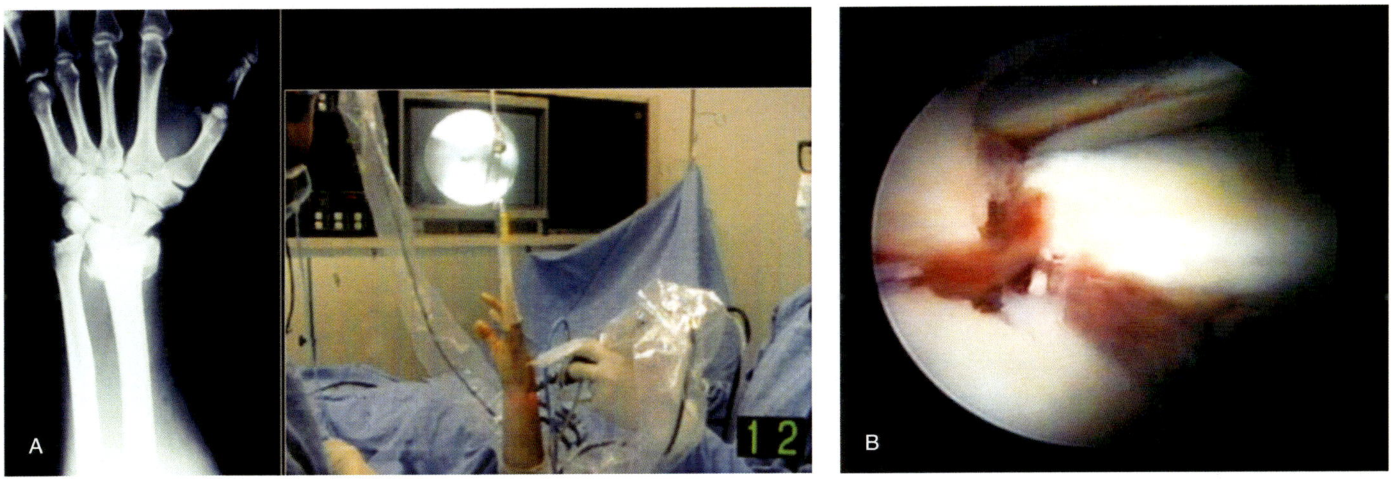

Figura 5.20A. Raio-X de uma fratura intra-articular do rádio, reduzida e fixada com ajuda do intensificador de imagens e artroscópio. **B.** Visão artroscópica.

nas, ocasionalmente, auxiliar a redução e proporcionar visão direta da condição da superfície articular, não dispensa o uso do intensificador de imagens ou mesmo do raio-X, no caso de não ser possível o uso do intensificador. As fraturas com maior indicação e chances de sucesso com esse tipo de tratamento são as fraturas do processo estilóide do rádio e as fraturas com um fragmento tipo *die-punch* dorsal associado a um fragmento do processo estilóide do rádio.[42] No entanto, como método de assistência, a artroscopia tem aplicação em todos os tipos de fraturas do segmento em foco (Figura 5.20).

Para realização do procedimento recomenda-se aguardar de 4 a 5 dias após o traumatismo, período em que se espera a diminuição do sangramento no foco de fratura.[42] Por outro lado, visando diminuir a infiltração de líquido nas partes moles, utilizam-se uma faixa compressiva e solução de Ringer lactato em lugar de soro fisiológico, já que a primeira é reabsorvida mais rapidamente que o segundo.[42]

O membro, posicionado com o braço apoiado na mesa auxiliar e o antebraço e a mão em zênite, é submetido a tração com malha chinesa, o que auxilia a redução. Procede-se ao controle com intensificador de imagens e à inspeção articular artroscópica e, se necessário, à manipulação do fragmento desviado, com auxílio de um fio de Kirschner, tal qual um *joystick*. Após conseguida a redução, o fragmento é fixado com um fio-guia e é introduzido um parafuso canulado, desde que a dimensão do fragmento o aceite. O fragmento da fossa do semilunar, denominado *die-punch*, é fixado com fios de Kirschner colocados de forma subcondral. Quando necessário, o enxerto ósseo pode ser colocado através de uma pequena incisão no quarto ou quinto compartimento dorsal.[42]

ESTILOIDECTOMIA, RESSECÇÃO DA PRIMEIRA FILEIRA DO CARPO E IMPACTO ULNOCARPAL

Quando o procedimento artroscópico envolve ressecção óssea, como é o caso da estiloidectomia do rádio, ressecção da primeira fileira do carpo e remoção parcial da cabeça da ulna, o instrumental necessário consiste no artroscópio, no palpador, no raspador, no carrapicho (*burr*) e num osteótomo pequeno.

A artrose entre o rádio e o escafóide é conseqüência de uma articulação inadequada entre estes dois ossos e pode desenvolver-se na presença de uma instabilidade do escafóide, uma pseudo-artrose do escafóide ou de uma fratura do rádio ou do escafóide consolidada viciosamente. Em qualquer das situações referidas, a estiloidectomia não é um procedimento resolutivo, mas, sim, uma medida complementar de alguma técnica cirúrgica, embora possa ser realizada também isoladamente com intuito paliativo.

O procedimento é realizado introduzindo-se o artroscópio pelo portal 3-4 e, após inventário da articulação e determinação do processo estilóide do rádio e dos ligamentos radiocarpais, fazendo-se uso do portal 1-2, penetra-se na articulação com o carrapicho (*burr*) ou um raspador e é feita a remoção do processo estilóide doente.[44] É possível utilizar também o portal 3-4 para introdução do raspador e o 4-5 para o artroscópio, porém com grau de dificuldade bem maior do que com o uso do portal 1-2.

A ressecção da primeira fileira do carpo é um procedimento já consagrado para complicações de fraturas e instabilidades do escafóide, assim como para o tratamento da doença de Kienböck, quando não é possível a preservação do osso necrosado.[45] Por via artroscópica, o procedimento foi proposto por Culp e cols.,[46] que recomendam primeiro remover os ligamentos escafóide-semilunar e semilunar-piramidal por meio de um raspador e um saca-bocado dos ossos por meio um carrapicho (*burr*) e osteótomo. Deve-se ter cuidado para que não haja lesão cartilaginosa do capitato e da fossa do semilunar, assim como dos ligamentos extrínsecos. O punho é imobilizado por 4 semanas, e em seguida é iniciada a reabilitação.[44]

Impacto ulnocarpal é uma entidade patológica que cursa com dor no lado ulnar do punho, principalmente no movimento de pronossupinação do antebraço, e é comum em pacientes com variante ulnar *plus*, embora esteja presente também nos portadores de variante ulnar neutra. Radiologicamente, além da ulna *plus* ou neutra, visualizam-se esclerose e cisto subcondral no semilunar ou na cabeça da ulna. Associadamente, ocorre degeneração da fibrocartilagem triangular.[44]

O tratamento do impacto ulnocarpal pode ser realizado com desbridamento da fibrocartilagem triangular e encurtamento da ulna por osteotomia diafisária ou hemi-ressecção da ulna distalmente.[30,48] Artroscopicamente, é realizado o desbridamento da fibrocartilagem e, por meio de um carrapicho (*burr*), passado através da parte central da fibrocartilagem triangular desbridada, remove-se por volta de 2mm da cabeça da ulna. Quando não há perfuração da fibrocartilagem triangular, o procedimento não é recomendado,[44] da mesma maneira que não deve ser feito quando há desarranjo da articulação radioulnar distal[46,47] e lesão do ligamento semilunar-piramidal.[49] O artroscópio é introduzido pelo portal 6R e os instrumentos, pelo portal 3-4.

MISCELÂNEA

Outros procedimentos cirúrgicos artroscópicos são descritos, como ressecção de cisto sinovial, tratamento de fratura do escafóide, sinovectomias, retirada de corpos livres (Figura 5.21) e artrólise em fibrose. Destes, talvez os dois últimos sejam os procedimentos com aplicação mais efetiva, enquanto a ressecção do cisto não mostrou vantagens sobre a técnica aberta e a sinovectomia não resolve o problema da sinovite na bainha tendinosa e, no tratamento da fratura do escafóide, seja apenas um método de assistência.

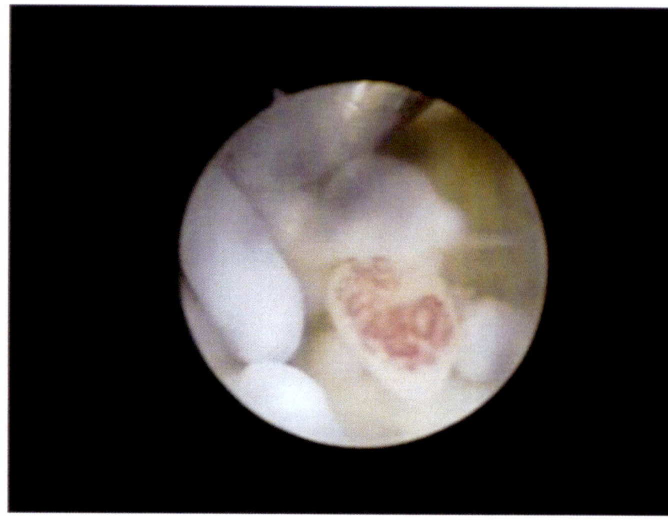

Figura 5.21 Presença de corpos livres intracarpais no punho de um paciente que apresentava dor crônica.

COMPLICAÇÕES

Embora a artroscopia apresente um baixo índice de complicações, por volta de 2%,[49,50] taxa ligeiramente superior à das complicações que incidem em outras articulações, é preciso manter-se atento a elas.[49-51] Segundo Roure e cols., as lesões podem ser maiores ou menores. As primeiras representam de 0,9% a 1,1% das complicações, enquanto as menores correspondem de 4,5% a 17%.[51]

As complicações relatadas na literatura são relativas à tração e ao posicionamento do membro, aos portais, a cada procedimento específico e a causas gerais.

Entre as complicações relativas à tração, citam-se lesão de pele, principalmente em idosos, lesão ligamentar nas articulações MF e lesão nervosa. As complicações decorrentes dos portais estão intimamente relacionadas aos aspectos anatômicos, sendo descritas lesões da cartilagem, dos tendões, dos nervos e dos vasos. Cada procedimento pode apresentar complicações peculiares, como é o caso de compartimento por infiltração nos casos de fraturas articulares do rádio, lesão do ramo cutâneo sensitivo dorsal do nervo ulnar,[42,43] e lesão dos vasos[51] com uso do portal 1-2.

Entre as complicações gerais da artroscopia, chamamos atenção para as infecções que, embora tenham registro quase insignificante na literatura, quando presentes, de modo geral, são provocadas por *Staphylococus epidermidis* e *aureus*.[51] No nosso meio, precisamos estar atentos às *Mycobacterium abcessus, chlonae* e *fortuitum*.

REFERÊNCIAS

1. Ekman EF, Poehling GG. Principles of arthroscopy and wrist arthroscopy equipment. *Hand clinics* 1994; *10*(4):557-66.
2. Pinal F, Garcia-Bernal FJ, Pisani D *et al*. Dry arthroscopy of the wrist: surgical technique. *J Hand Surg (Am)* 2007; *32*:119-23.
3. Atzei A, Lucletti R, Sgarbossa A *et al*. Installation, voies d'abord et exploration normale in arthroscopie du poignet. *Chir Main* 2006; *25*:S 131-S144.
4. Poehling GG, Ruch DS. Wrist arthroscopy: anatomy and diagnosis. *In:* Green DP, Hotchkiss RN, Pederson WC (eds.). *Green's operative hand surgery*. Philadelphia, 1999:192-9.
5. Haisman J, Bush M, Wolfe S. Wrist arthroscopy: standard portals and arthroscopic anatomy. *J Am Soc Surg Hand* 2005; *5*(3):175-81.
6. Buterbough GA. Radiocarpal arthroscopy portals and normal anatomy. *Hand Clin* 1994; *10*(4):567-76.
7. Viegas SF. Midcarpal arthroscopy: anatomy and portals. *Hand Clin* 1994; *10*(4):577-87.
8. Whipple TL. Arthroscopy of the distal radioulnar joint. *Hand Clin* 1994; *10*(4):589-92.
9. Berger RA. Arthroscopic anatomy of the wrist and distal radioulnar joint. *Hand Clin* 1999; *15*(3):393-414.
10. Watson HK. Examination of the scaphoid. *J Hand Surg* 1988; *13*(A):657.
11. Watson HK, Weinzweig. Intercarpal arthrodesis. *In:* Green DP, Hotchkiss RN, Pederson WC (eds.). *Green's operative hand surgery.* Philadelphia, 1999:108-30.
12. Reagan DS, Linscheid RL, Dobyns JH. Lunotriquetral sprains. *J Hand Surg* 1984; *9A*:502-14.
13. Terrill RQ. Use of arthroscopy in the evaluation and treatment of chronic wrist pain. *Hand Clin* 1994; *10*:593-603.
14. Kozin SH. The role of arthroscopy in scapholunate instability. *Hand Clin* 1999; *15*(3):435-44.
15. Garcia-Elias M. Carpal instabilities and dislocations. *In:* Green DP, Hotchkiss RN, Pederson WC (eds.). *Green's operative hand surgery.* Churchill-Livingstone. Philadelphia, 1999:865-928.
16. Whipple TL. The role of arthroscopy in the treatment of scapholunate instability. *Hand Clin* 1995; *11*(1):37-40.
17. Osterman AL, Seidman G. The role of arthroscopy in the treatment of lunotriquetral ligments injuries. *Hand Clin* 1999; *11*(1):41-50.
18. Geissler WB. Traitment arthroscopique des instabilités scapholunaires. *Chir Main* 2006; *25*:S187-S196.
19. Abi Y, Katsube K, Tsue K *et al*. Arthroscopic diagnosis of partial scapho-lunate ligarment tears as cause of radialsided wrist pain in patients with inconclusive X-ray and MRI findings. *J Hand Surg* 2006; *31B*:419-25.
20. Geissler WB, Freeland AE. Arthroscopically assisted reduction of intraarticular distal radius fractures. *Clin Orthop* 1996; *327*:125-34.
21. Ritter MR, Chang DS, Ruch DS. The role of arthroscopy in the treatmentof lunotriquetral ligment injuries. *Hand Clin* 1999; *15*(3):445-54.
22. Horii E, Garcia-Elias M, An KN *et al*. A kinematic study of lunotriquetral dissociation. *J Hand Surg* 1991; *16A*:355-62.
23. Ritt MJPF, Bishop AT, Berger RA *et al*. Lunotriquetral ligament properties: a comparison of three anatomic subregions. *J Hand Surg* 1998; *23A*:425-31.
24. Viegas SF, Patterson RM, Peterson PD *et al*. Ulnar sided perilunate instability: an anatomic and biomechanic study. *J Hand Surg* 1990; *15A*:268-78.
25. Rusch DS, Siegel D, Chaben SJ *et al*. Arthroscopic categorization of intercarpal ligamentous injuries of the wrist. *Orthopaedics* 1993; *16*:1051-6.
26. Ambrose L, Posner M. Lunate-triquetral and midcarpal joint instability. *Hand Clin* 1992; *8*:653-86.
27. Weiss AP, Sachar K, Glowacki KA. Arthroscopic debridment alone for intercarpal ligament tears. *J Hand Surg* 1997; *27*:344-9.
28. WestKaemper JG, Ritsionis G, Giannakopoulos PN *et al*. Wrist arthroscopy for treatment of ligament and triangular fibrocartilage complex injuries. *Arthroscopy* 1998; *14*:479-83.
29. Bednar JM, Osterman AL. The role of arthroscopy in the treatment of traumatic triangular fibrocartilage injuries. *Hand Clin* 1994; *10*(4):605-14.
30. Bednar JM. Arthroscopic treatment of triangular fibrocartilage tears. *Hand Clinics* 1999; *15*(3):479-88.
31. Bowers WH. The distal radioulnar joint. *In:* Green DP, Hotchkiss RN, Pederson WC (eds.). *Green's Operative hand surgery.* Philadelphia: Lippincott,1999:986-1032.
32. Nagle DJ. Arthroscopic treatment of degenerative tears of the triangular fibrocartilage. *Hand Clin* 1994; *10*(4):615-24.
33. Palmer AK. Triangular fibrocartilage complex lesions: a classification. *J Hand Surg* 1989; *14A*:594-606.
34. Joshy S, Ghossh S, Deshmukh S, Lee K. Accuracy of direct magnetic resonance arthrography in the diagnosis of triangular fibrocartilage complex tears of the wrist, 2007. *Int Orthop Pub Med – on line*.
35. Bille B, Harley B, Cohen H. A comparison of ct arthrography of the wrist to findings during wrist arthroscopy. *J Hand Surg* 2007; *32A*:834-41.
36. Estrella EP, Hung L, Ho P, Tse WL. Arthroscopic repair of triangular fibrocartilage complex tears. *Arthroscopy* 2007; *23*:729-37.
37. Pederzini LA, Tosi M, Prandini, Botticella. All-inside suture technique for palmer class 1B triangular fibrocartilage repair. *Arthroscopy* 2007 (*article in press*).
38. Knirk JL, Júpiter JB. Intraarticular fractures of the distal end of the radius in young adults. *J Bone Joint Surg* 1986; *68B*:647-59.
39. Geissler WB, Freeland AE. Arthroscopic management of intraarticular distal radius fractures. *Hand Clin* 1999; *15*(3):455-65.
40. Wolfe SW, Easterling KJ, Yoo HH. Arthroscopic assisted reduction of distal radius fractures. *Arthroscopy* 1995; *11*:706-14.
41. Fontes D, Lenoble E, De Somer B, Benoit J. Lesions ligamentaires associés aux fractures distales du radius. A propôs de cinquente-huit arthrographies per-operatories. *Ann Chir Main* 1992; *11*:119-25.
42. Geissler WB. Arthroscopically assisted reduction of intraarticular fractures of the distal radius. *Hand Clin* 1995; *11*:13-8.
43. Richards RS, Bennett JD, Roth JH *et al*. Arthroscopic diagnosis of intraarticular soft tissue injuries associated with distal radius fractures. *J Hand Surg* 1997; *22A*:772-6.
44. Atik TL, Baratz ME. The role of arthroscopy in wrist arthritis. *Hand Clin* 1999; *15*(3):489-94.

45. Tomaino MM, Delsignore J, Burton RL. Long-term results following proximal row carpectomy. *J Hand Surg* 1974; *19A*:694-703.
46. Culp RW, Osterman Al, Talsania JS. Arthroscopic proximal row carpectomy. *In: Techniques in hand and upper extremity surgery*. Philadelphia: Lippincott-Raven, 1997:116-9.
47. Bain GI, Roth JH. The role of arthroscopy in arthritis – "ectomy" procedures. *Hand Clin* 1995; *11*(1):51-8.
48. Palmer AK, Werner FW, Glisson RR *et al*. Partial excision of the triangular fibrocartilage complex. *J Hand Surg* 1988; *13A*:391-4.
49. Culp RW MD. Complications of wrist arthroscopy. *Hand Clin* 1999; *15*(3):529-35.
50. Warhold LG, Ruth RM. Complications of wrist arthroscopy and how to prevent them. *Hand Clin* 1995; *11*(1): 81-9.
51. Roure P, Fontes D. Complication et prévention de l'arthroscopie du membre superieur. *Chir Main* 2006; *25*:S274-S279.

ANESTESIA PARA O TRATAMENTO DOS TRAUMATISMOS DA MÃO

CAPÍTULO 6

Antonio Caminhas Fasciani
Edmar Gonçalves de Carvalho

A anestesia para o tratamento dos traumatismos da mão varia conforme o tipo de trauma, as condições do paciente, a experiência do anestesiologista e as condições técnicas e físicas do local de trabalho. Assim sendo, a anestesia pode ser local, bloqueio regional, bloqueio seletivo ou geral. A preferência será por aquela menos agressiva para o paciente e que ofereça à equipe médica condições e segurança para a realização do procedimento proposto.

ANESTESIA LOCAL

Em 1884, Carl Koller introduziu o primeiro anestésico local na prática cirúrgica, ao utilizar um colírio à base de cocaína, durante uma cirurgia oftalmológica. Hoje, temos uma grande variedade de agentes de baixa toxicidade, grande eficiência e previsibilidade, cujos efeitos anestésicos se adaptam a qualquer procedimento cirúrgico, garantindo alívio da dor, inclusive no pós-operatório.[33]

As substâncias com efeito anestésico local fundamentalmente pertencem ao grupo dos ésteres (cocaína, tetracaína e procaína) ou das amidas (lidocaína, bupivacaína, ropivacaína, prilocaína etc.). Não existe sensibilidade cruzada entre os grupos. Assim, os pacientes sabidamente alérgicos a anestésicos locais do tipo éster podem receber anestésicos do tipo amida.

Preparações comerciais

Os anestésicos locais são pouco solúveis em água e, portanto, são comercializados, geralmente, como sais cloridratos, dissolvidos em água ou solução fisiológica estéril. O pH ácido contribui para a estabilidade do anestésico local.

É importante o pH ácido da solução anestésica na presença de epinefrina, porque esta catecolamina é instável em pH alcalino.[34]

A adição de bicarbonato de sódio às soluções anestésicas locais, imediatamente antes da infiltração (p. ex., 1mEq de bicarbonato de sódio para cada 10mL de lidocaína a 1,5%), elevará o pH da solução anestésica e aumentará a concentração de base livre não-ionizada, produzindo início e disseminação significativamente mais rápidos do bloqueio sensitivo; além disso, reduz o desconforto no momento da injeção.[22]

Uso de vasoconstritores

A epinefrina (1:200 mil) pode ser acrescentada às soluções anestésicas locais para produzir vasoconstrição, limitando a absorção sistêmica e mantendo a concentração da droga na proximidade das fibras nervosas a serem anestesiadas, reduzindo a possibilidade de toxicidade sistêmica e prolongando a duração do bloqueio de condução em aproximadamente 50%.

Sempre que as soluções anestésicas contendo epinefrina são administradas na presença de anestésicos inalatórios, deve ser considerada a maior possibilidade de irritabilidade cardíaca. A absorção sistêmica da epinefrina pode, ainda, acentuar a hipertensão em pacientes vulneráveis.[34]

Mecanismo de ação

Os anestésicos locais impedem a transmissão de impulsos nervosos (bloqueio de condução), inibindo a passagem dos íons de sódio (Na^+) através dos canais de Na^+ íon-seletivos nas membranas nervosas.

Tipos de anestesia local

1. **Anestesia tópica:** é realizada através do contato da solução anestésica local com as membranas mucosas.
2. **Anestesia tópica cutânea:** uma mistura eutética de anestésicos locais (EMLA), que inclui lidocaína e prilocaína, produz anestesia tópica, quando aplicada como pomada à superfície intacta e depois coberta com um curativo compressivo. Em geral, 1a 2g de pomada EMLA são aplicados por $10cm^2$ de área cutânea. O início de ação pode demorar até 60 minutos para ocorrer.
3. **Infiltração local:** é a deposição extravascular de solução anestésica local, mais freqüentemente a lidocaína, no local a ser anestesiado. É a forma mais utilizada de anestesia local.[34]

Indicações

A anestesia por infiltração é indicada em todos os casos em que seja possível obter anestesia adequada com quantidade moderada de anestésico local. É usada, principalmente, em cirurgias com pequenas incisões, como:

- Extirpação de pequenos tumores.
- Retirada de corpos estranhos.
- Retirada de material de síntese.
- Suturas de feridas, tenólise etc.
- Associada à anestesia geral (menor consumo de drogas anestésicas gerais e analgesia pós-operatória).
- Complemento para falhas parciais em alguns casos de bloqueio regional.

Vantagens

- Dispensa jejum pré-operatório.
- As complicações são raras se comparadas com as da anestesia geral ou regional.
- Ideal para procedimentos ambulatoriais.

Contra-indicações

- Recusa do paciente.
- Casos de pacientes sabidamente alérgicos aos anestésicos locais.
- Soluções contendo epinefrina não devem ser injetadas intracutaneamente, ou em tecidos supridos por artérias terminais (dedos, ouvidos, nariz, pênis etc.).[34]
- Injeção em tecidos infectados: não é prática recomendada, segundo alguns autores; entretanto, outros acreditam que a infiltração, com agulha fina, de pequena quantidade de anestésico na parte superior do abscesso não é apenas inócua, mas a maneira mais fácil e eficaz de anestesia nesses casos. O hábito corrente de se infiltrar ao redor do abscesso provoca, possivelmente, maior disseminação bacteriana do que a ocasionada pela injeção de um botão anestésico, acima do mesmo.[15]

Técnica

1. Limpeza do local, a ser anestesiado, com solução asséptica e limitação com campos estéreis.
2. Para a extirpação de pequenas formações cutâneas, como tumores da pele ou subcutâneos, a solução anestésica é injetada em direção angulada, partindo de dois pontos, um acima e outro abaixo do tumor. A injeção deve ser feita lentamente, de maneira intermitente, à medida que se avança com a agulha, para se evitar injeção intravascular maciça.

Toxicidade

A toxicidade sistêmica aos anestésicos locais manifesta-se com sinais e sintomas ligados ao sistema nervoso central, que vão desde náusea, gosto metálico, desfalecimento, nistagmo, até convulsões tônico-clônicas, seguidos de depressão do sistema nervoso central, levando ao risco de aspiração pulmonar em pacientes de estômago cheio. As manifestações cardiovasculares, que vão desde hipotensão e bradicardia, até parada cardíaca, podem ocorrer imediatamente após as manifestações sobre o sistema nervoso central, ou mesmo simultaneamente a elas.

As reações alérgicas aos anestésicos locais são extremamente raras. Isto é particularmente verdadeiro se nos referirmos aos anestésicos locais do tipo amida (lidocaína, bupivacaína etc.), usados em larga escala em nosso meio. Pacientes sabidamente alérgicos às sulfas podem apresentar sensibilidade cruzada com alguns anestésicos locais devido à presença, nestes últimos, de uma substância conservante, o metilparabeno.[7,17,28,40]

Profilaxia

1. Respeitar as condições clínicas do paciente. Em geral, a anestesia locorregional é selecionada para o

paciente em mau estado geral, por ser equivocadamente considerada inócua.[7]

2. Aspirações intermitentes, no momento da injeção do anestésico local, afastam a possibilidade de injeção intravascular maciça.
3. Respeitar as doses máximas recomendadas: 10mg/kg de peso para a lidocaína e 3mg/kg para a bupivacaína.

Tratamento

1. Ventilação com oxigênio a 100%.
2. Anticonvulsivantes: as drogas de escolha são os benzodiazepínicos. Os barbitúricos são também utilizados com cautela, devido à sua ação depressora sobre o miocárdio e ao maior risco de depressão respiratória.[6]
3. Drogas vasopressoras e atropina, se necessário.

Participação do anestesiologista

A Comissão de Normas Técnicas da Sociedade Brasileira de Anestesiologia normatizou, em 1994, a participação do anestesiologista na sala de cirurgia, nos procedimentos realizados sob anestesia local em pacientes ambulatoriais (Jornal do Conselho Federal de Medicina, maio de 1994). A comissão recomenda que: a anestesia local para pequenos procedimentos cirúrgicos, em que a dose de anestésico local empregada não exceda 10% da dose total permitida, pode ser realizada em qualquer ambiente ambulatorial, sem restrições; a anestesia local para procedimentos de médio porte que impliquem a aplicação de dose maior do que 10% da dose recomendada de anestésico local, porém menor do que 50%, deve ser realizada em ambiente cirúrgico, com veia canulizada e paciente monitorado com monitor cardíaco e oxímetro de pulso; e a anestesia local para procedimentos de grande porte, que impliquem administração de uma dose maior do que 50% da dose recomendada, deve ser realizada em ambiente cirúrgico, com veia canalizada e monitoração (monitor cardíaco, oxímetro de pulso) sob supervisão e responsabilidade de um anestesiologista.[41]

BLOQUEIOS REGIONAIS

São os mais indicados para cirurgias ou reduções incruentas nos membros superiores, porém sua aplicação, muitas vezes, é limitada pelo ensino inconstante nos programas de treinamento em residência. Obviamente, os bloqueios não são aplicáveis a todo paciente ou procedimento, mas a familiaridade com as técnicas aqui descritas ampliará as alternativas de que dispomos para oferecer ao paciente.

Apresentam menor incidência de náuseas e vômitos, menor risco de aspiração pulmonar em pacientes com estômago cheio e melhor analgesia pós-operatória, quando comparados à anestesia geral.[25]

Os pacientes ambulatoriais têm sido particularmente beneficiados com estas técnicas.

As anestesias regionais dos membros superiores são de dois tipos.

a. Bloqueios do plexo braquial.
b. Anestesia regional endovenosa (Bier).

Bloqueios do plexo braquial

O conhecimento mais detalhado da anatomia do plexo braquial tem permitido o aparecimento de técnicas mais precisas e enorme queda na incidência de complicações, possibilitando o uso das técnicas de bloqueio braquial na maioria dos procedimentos nos membros superiores.[37,39,40]

Anatomia do plexo braquial

O plexo braquial é formado a partir das divisões anteriores das últimas quatro raízes cervicais e primeira torácica (C5, C6, C7, C8 e T1). Pode ainda, com freqüência, receber fibras de C4 e T2. As raízes passam por trás da artéria vertebral, dirigindo-se lateralmente, pelo sulco presente na superfície superior das apófises transversas das vértebras cervicais, até a primeira costela. Neste trajeto as raízes se fundem para formar os troncos do plexo braquial. As raízes de C5 e C6, e eventualmente C4, vão constituir o tronco superior. A raíz de C7 vai constituir o tronco médio. As raízes de C8 e T1, e eventualmente T2, vão constituir o tronco inferior. Por sua vez, cada tronco apresenta divisões anterior e posterior. As divisões anteriores dos troncos superior e médio se unem para formar o fascículo externo. A união das divisões posteriores dos três troncos vai formar o fascículo posterior. A divisão anterior do tronco inferior vai constituir o fascículo interno. O fascículo externo vai originar o nervo musculocutâneo. Uma subdivisão do fascículo externo associa-se a uma subdivisão do fascículo interno para formar o nervo mediano. O fascículo interno, além da subdivisão para o nervo mediano, vai dar origem ao nervo cubital. O fascículo posterior vai dar origem aos nervos circunflexo e radial. Resumindo, podemos considerar que o plexo braquial inicia-se com cinco grandes raízes que vão originar cinco grandes nervos terminais principais (Figura 6.1).[31,40]

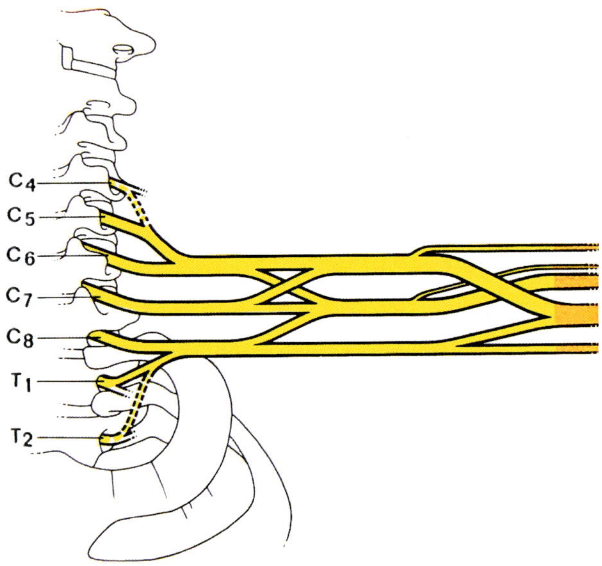

Figura 6.1 Formação do plexo braquial. Os troncos superior, médio e inferior são formados ao nível da primeira costela. As subdivisões destes troncos se reagrupam para formar os fascículos externo, posterior e interno que, por sua vez, vão finalmente originar os cinco ramos nervosos principais. De cima para baixo: nervo musculocutâneo, nervo circunflexo, nervo radial, nervo mediano e nervo cubital.[37]

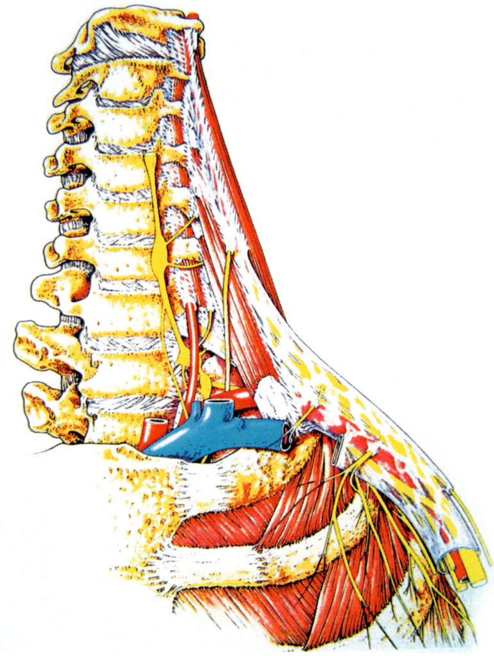

Figura 6.2 Plexo braquial envolto pela "bainha do plexo braquial" formada, acima da primeira costela, pela aponeurose dos músculos escalenos anterior e médio.[37]

Em seu trajeto, desde as apófises transversas cervicais até a primeira costela, o plexo, primeiro como raízes e depois como troncos, permanece entre os músculos escalenos anterior e médio envolto pela sua aponeurose (Figura 6.2).

Esta bainha aponeurótica continua abaixo da primeira costela até o terço médio do braço, agora formada pela aponeurose dos músculos que dela se avizinham, notadamente o coracobraquial, porção curta e porção longa do tríceps (Figura 6.3).

O reconhecimento deste espaço aponeurótico contínuo, fechado e virtualmente impermeável aos anestésicos locais revolucionou as técnicas de bloqueio do plexo braquial em diferentes níveis. É de grande importância clínica o fato de os nervos circunflexo e musculocutâneo não se encontrarem dentro da bainha, no nível em que são empregadas as técnicas axilares de bloqueio do plexo braquial, uma vez que abandonam o conjunto vasculonervoso na parte alta da axila. Além de abandonar precocemente a bainha, o nervo musculocutâneo penetra no músculo coracobraquial, permanecendo no seu interior em quase todo o trajeto.

O nervo acessório do braquial cutâneo interno é ramo colateral do fascículo interno e também abandona precocemente a bainha aponeurótica e inerva,

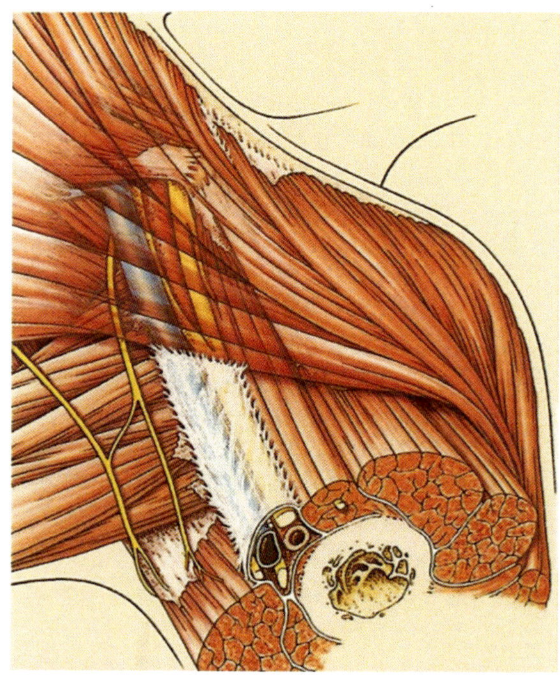

Figura 6.3 O plexo braquial permanece envolto pela bainha aponeurótica, abaixo da primeira costela, até o terço médio do braço.[37] O nervo musculocutâneo abandona precocemente a bainha aponeurótica, penetra no músculo coracobraquial e permanece em seu interior. Também fora da bainha e paralelos a ela, podemos observar o nervo acessório do braquial cutâneo interno e, mais inferiormente, o nervo intercostobraquial. Este último, apesar de não fazer parte do plexo braquial, vai, juntamente com o acessório do braquial cutâneo interno, inervar a parte interna do braço.[37]

juntamente com o intercostobraquial, a face interna do braço. O nervo intercostobraquial é um ramo cutâneo lateral do segundo nervo intercostal; fica paralelo à bainha aponeurótica e sempre externo a ela (Figura 6.3). Independentemente da técnica de bloqueio de plexo braquial utilizada, o nervo intercostobraquial deve ser anestesiado à parte, com infiltração de anestésico local no subcutâneo em ponto alto da axila, no trajeto da artéria, se está previsto o uso de torniquete ou incisão na parte medial do braço.

Visita e medicação pré-anestésica

A explicação detalhada aos pacientes da técnica a ser empregada é a melhor maneira de obtermos sua tranqüilidade e cooperação. A prescrição de medicação pré-anestésica tem como objetivo um paciente tranqüilo, com maior tolerância à dor. Os benzodiazepínicos, associados ou não a pequenas doses de morfinomiméticos, são as drogas de escolha pois, além de possuírem um bom efeito ansiolítico, atuam preventivamente contra as reações tóxicas dos anestésicos locais e não interferem significativamente na capacidade de cooperação do paciente.[30]

Doenças neurológicas preexistentes, particularmente déficits neurológicos, devem ser avaliadas e documentadas. A realização de um bloqueio num membro com déficit neurológico prévio poderia, potencialmente, associar o bloqueio ao déficit no pós-operatório. Doença desmielinizante é uma contra-indicação ao uso de anestésicos locais. Coagulopatias e anticoagulação terapêutica aumentam o risco do procedimento. Hipertensão e coronariopatia exigem maior cautela no uso de vasoconstritores, usualmente adicionados aos anestésicos locais. Doenças renal ou hepática podem alterar o metabolismo dos anestésicos locais e aumentar sua toxicidade sistêmica.

Jejum pré-operatório

Com a opção pelo bloqueio regional, o risco de aspiração pulmonar é minimizado, se comparado à anestesia geral. Porém, o tempo de jejum deve, sempre que possível, respeitar as rotinas clássicas: líquidos sem resíduos (água, café, sucos): 2 a 4 horas; sólidos: 6 a 8 horas. Alguns autores consideram o leite um alimento sólido e, neste caso, recomendam um tempo mínimo de 6 horas de jejum pré-operatório.[20]

À exceção dos neonatos, os bebês e as crianças toleram 6 a 8 horas de jejum, sem hipoglicemia; no entanto, um tempo de jejum além do recomendado não implica maior segurança.

No traumatismo grave, devemos considerar a possibilidade de intervenção de urgência, independente do tempo de jejum, avaliando riscos e benefícios. Lembrar sempre que, nestes casos, com o paciente sob estresse e dor, 6 a 8 horas de jejum não garantem estômago vazio. Sendo assim, em casos de traumatismo importante, o anestesiologista deve considerar o paciente de estômago cheio, independente do tempo de jejum, ficando obrigado a se cercar de todos os meios para minimizar os riscos de aspiração pulmonar.

Drogas e materiais

Os anestésicos locais de uso corrente em nosso meio são: lidocaína e bupivacaína. A ropivacaína e a levobupivacaína são alternativas atuais à bupivacaína, quando se deseja tempo maior de analgesia; apresentam características semelhantes, porém são mais seguras devido à sua menor cardiotoxicidade.[16]

As soluções com epinefrina na concentração de 1:200 mil minimizam o pico plasmático da droga, diminuindo, assim, o risco de toxicidade sistêmica e prolongando o efeito anestésico. As concentrações e os volumes variarão com as técnicas e o estado físico do paciente. As doses máximas de cada anestésico deverão ser respeitadas.

Todas as vezes que planejarmos a realização de um bloqueio locorregional, devemos respeitar algumas condições:

1. Domínio da técnica. Conhecimento de suas limitações, riscos e complicações.
2. Local adequado.
3. Fonte de oxigênio.
4. Aspirador.
5. Material de ventilação e intubação traqueal.
6. Material de assepsia.
7. Acesso venoso.
8. Monitoração da pressão arterial, saturação de oxigênio (oxímetro de pulso) e atividade elétrica do coração (cardioscópio).
9. Drogas de emergência.
10. Outros: Máscara laríngea, estimulador de nervo periférico etc.

Técnicas de bloqueio do plexo braquial

As técnicas atuais de bloqueio do plexo braquial valorizam os pontos de referências anatômicos, geralmente palpáveis, evitando parâmetros externos como referência.

"Não seria exagero afirmar que, no momento do procedimento, o operador transporta a sua visão até a ponta dos dedos exploradores que, por sua vez, têm na agulha a sua extensão."[40]

Técnicas perivasculares

Bloqueio interescalênico do plexo braquial (Winnie, 1970)

Bloqueio realizado ao nível das raízes nervosas C5-C6.

Referências anatômicas (Figuras 6.4 e 6.5)

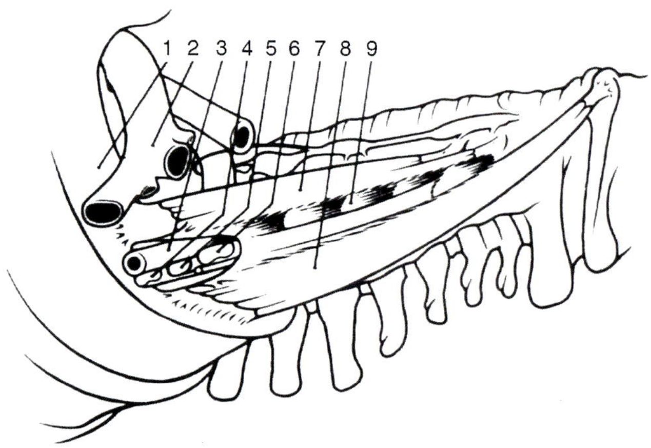

Figura 6.4 Primeira costela **(1)**; veia subclávia **(2)**; artéria subclávia **(3)**; tronco inferior **(4)**; tronco médio **(5)**; tronco superior **(6)**; músculo escaleno anterior **(7)**; músculo escaleno médio **(8)** e apófise transversa de C6 **(9)** (processo de Chassaignac).[27]

Indicações

Além das mencionadas na introdução deste capítulo, podemos citar :

1. Reduções incruentas e cirurgias de ombro, cotovelo e braço.[29,36]
2. Prevenção da dor pós-operatória em cirurgias do membro superior, principalmente ombro, realizadas sob anestesia geral.
3. Bloqueio simpático.
4. Artroscopias de ombro, cotovelo e punho.[1]

Técnica

Paciente em decúbito dorsal com a cabeça voltada para o lado oposto. O melhor ponto para identificação do sulco interescalênico é ao nível de C6, encontrado a partir de uma linha horizontal traçada ao nível da cartilagem cricóide, em direção à borda posterior do músculo esternocleidomastóideo, que é mais bem identificada solicitando ao paciente que levante ligeiramente a cabeça. Com os dedos indicador e médio neste ponto, ao nível de C6, pedimos ao paciente que relaxe a cabeça e, deslizando os dedos posteriormente encontramos o músculo escaleno anterior e, em seguida, o escaleno médio. Aprofundando os dedos no sulco interescalênico podemos palpar o processo transverso da sexta vértebra cervical (processo de Chassaignac). Outra referência interessante é que a veia jugular externa cruza o sulco interescalênico ao nível de C6 em aproximadamente 100% dos pacientes (Figura 6.6).[5,40]

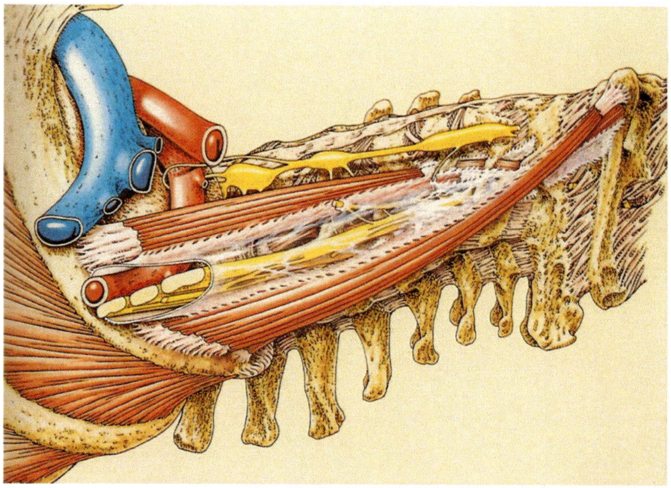

Figura 6.5 Vista lateral do plexo braquial, nitidamente mais próximo do escaleno médio e atrás da artéria subclávia. A veia subclávia só vai fazer parte do conjunto vasculonervoso abaixo da primeira costela. A cadeia simpática cervical é formada pelos gânglios cervicais superior, médio e inferior, sendo este último denominado "gânglio estrelado".

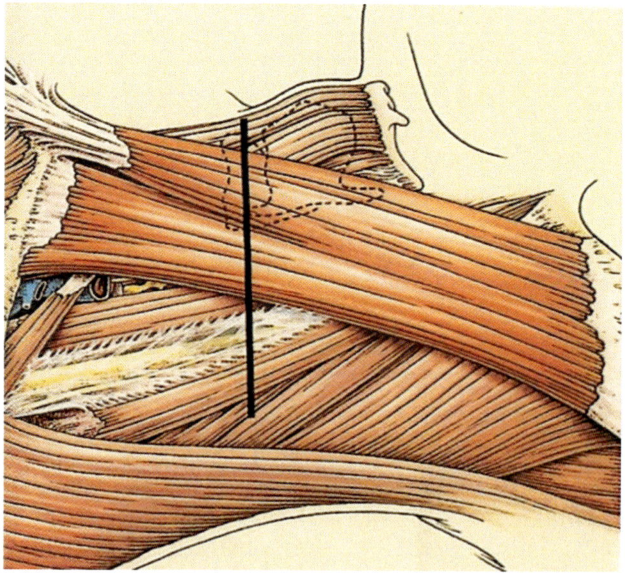

Figura 6.6 Linha traçada horizontalmente a partir da cartilagem cricóide, no sentido anteroposterior, vai coincidir com o processo transverso de C6. Ainda: ramo esternal (anterior) do esternocleidomastóideo, ramo clavicular (posterior) do esternocleidomastóideo, escaleno anterior, sulco interescalênico e escaleno médio.

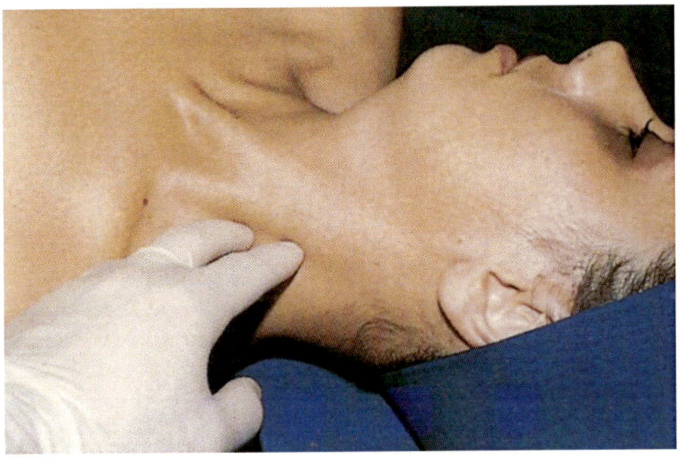

Figura 6.7 Dedos indicador e médio da mão esquerda palpando o sulco interescalênico atrás do ramo clavicular do esternocleidomastóideo, ao nível de C6.

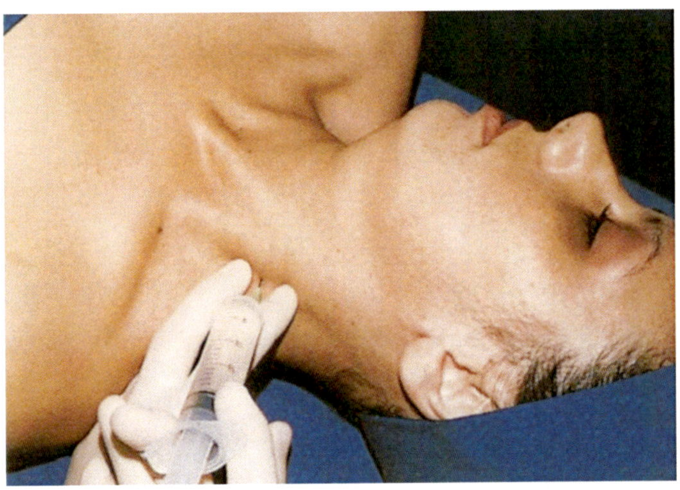

Figura 6.8 Introdução da agulha, entre os dedos indicador e médio, no sulco interescalênico perpendicular à pele, com ligeira inclinação caudal.

A agulha é introduzida, lentamente, entre os dois dedos, perpendicularmente à pele, com ligeira inclinação caudal, minimizando, assim, o risco de injeção de anestésico nos espaços peridural e subdural e na artéria vertebral (Figuras 6.7 e 6.8).

O espaço aponeurótico será identificado mediante percepção de perfuração da bainha aponeurótica (clique), parestesia, neuroestimulador ou mesmo visão direta por meio de ultra-som.[26,40]

Vantagens

1. Fácil execução, principalmente em crianças.
2. Permite anestesia completa do ombro (a articulação é inervada por C7 e a pele, por C4).
3. Não há necessidade de procurar parestesias.
4. Não causa pneumotórax.
5. Possibilidade de implantação de cateter (analgesia e fisioterapia pós-operatórias).

Desvantagens

1. Falha freqüente do bloqueio do tronco inferior (nervo ulnar, braquial cutâneo interno e acessório do braquial cutâneo interno).
2. Risco de injeção de anestésico local nos espaços peridural e subdural e na artéria vertebral.
3. Efeitos secundários não desejados, como rouquidão (bloqueio do nervo laríngeo recorrente), síndrome de Horner (bloqueio da cadeia simpática em mais de 50% dos casos) e paralisia diafragmática (bloqueio do nervo frênico, em praticamente 100% dos casos).[5]

Técnica perivascular subclávia (Winnie e Collins, 1964)

O bloqueio é realizado ao nível de troncos nervosos (Figuras 6.9 e 6.10).

Indicações

1. Cirurgias e reduções incruentas abaixo do ombro, inclusive mão.
2. Alternativa ao bloqueio axilar em casos de tumores, infecção, obesos etc.

Técnica

Paciente em decúbito dorsal com o pescoço voltado para o lado oposto. Palpar o sulco interescalênico, ao nível de C6, como descrito na técnica anterior. Deslizar o dedo indicador em direção caudal apoiado na borda do escaleno médio, tentando identificar os batimentos da artéria subclávia, o mais baixo possível, no sulco interescalênico. Introduzir a agulha de bisel curto ou estimulador de nervo periférico (ENP)

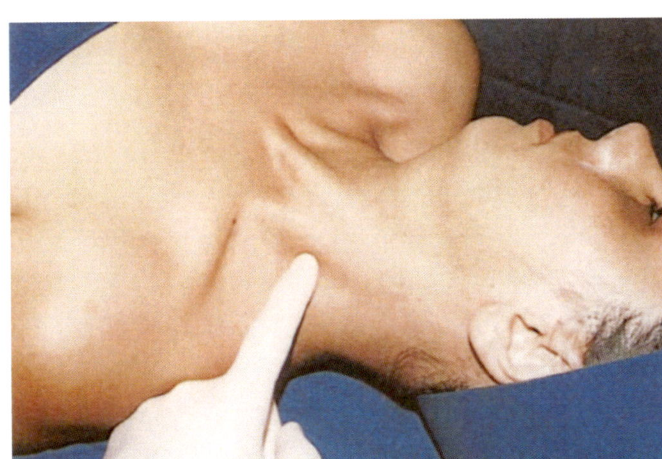

Figura 6.9 Técnica perivascular subclávia. Palpação do sulco interescalênico.

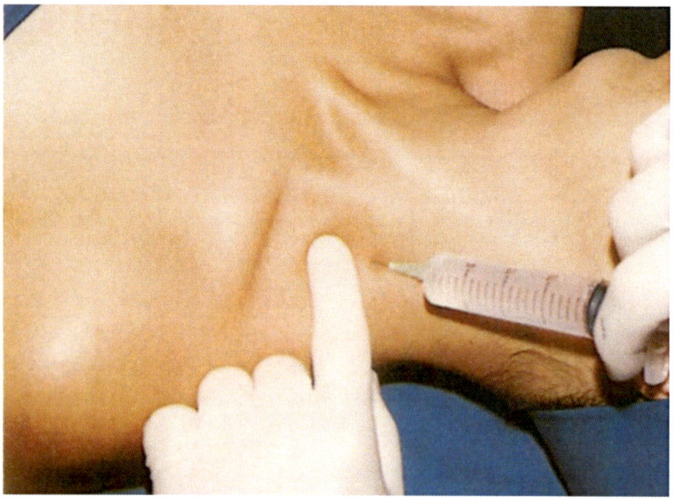

Figura 6.10 Técnica perivascular subclávia. Na seqüência, o dedo indicador é deslocado inferiormente, o mais baixo possível no sulco interescalênico, e ali mantido, servindo de referência para introdução da agulha, o mais paralelamente possível à pele, em direção à primeira costela, junto ao escaleno médio e atrás da artéria subclávia, geralmente palpável neste ponto.

acima do dedo que está palpando o sulco em direção caudal, o mais paralelo possível à direção dos escalenos (Figuras 6.11 e 6.12).[26] Avançar a agulha até a obtenção de uma resposta motora adequada ao ENP ou de parestesia numa região abaixo do ombro. Os componentes do plexo braquial estão mais próximos do músculo escaleno médio. A perfuração acidental da artéria subclávia indica proximidade com o músculo escaleno anterior. Recuar a agulha e reinseri-la

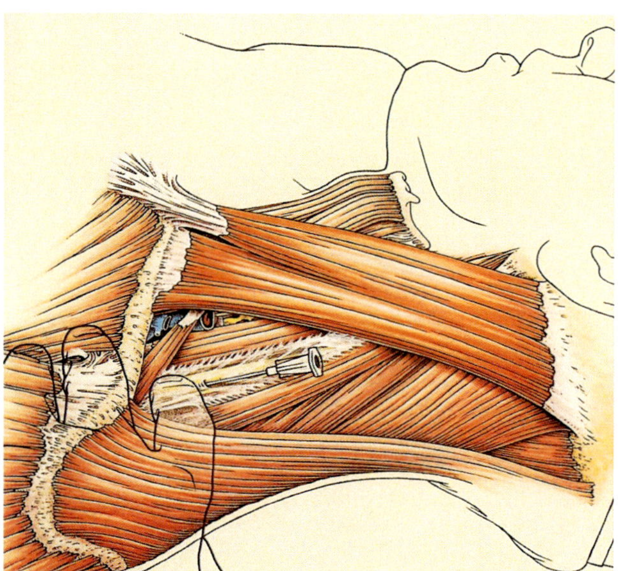

Figura 6.11 Esquema ilustrativo da técnica perivascular subclávia. Visão lateral.

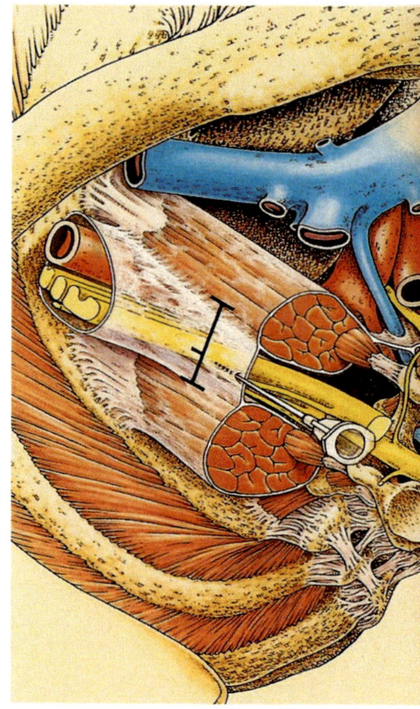

Figura 6.12 Esquema ilustrativo da técnica perivascular subclávia. Observar os troncos nervosos dispostos "em andares", mais próximos do escaleno médio e atrás da artéria subclávia (visto da posição do anestesista).

mais próximo ao músculo escaleno médio. A sensação de perfuração da bainha (clique) é mais difícil de ser sentida neste nível.

Evitar parestesias múltiplas e intensas. A agulha, preferencialmente de ponta romba, deve ser introduzida delicadamente, para evitar lesões nervosas. O tipo de parestesia pode indicar a localização da agulha dentro do espaço aponeurótico (p. ex., parestesia ao nível do quinto dedo indica estímulo do tronco inferior).

No momento da injeção do anestésico local a agulha, após parestesia, se ela ocorrer, deve ser recuada ligeiramente, para evitar injeção intraneural.

Somente aquelas parestesias abaixo do ombro são indicativas de bom posicionamento da agulha. As parestesias mais altas podem indicar, por exemplo, estímulos do nervo supra-escapular, cujas fibras abandonam precocemente a bainha.

Vantagens

1. Não há necessidade de abertura dos braços, quando comparada à técnica axilar, sendo bem indicada em traumatismos.
2. Consegue-se bloqueio completo do plexo braquial com pequenos volumes.
3. Menor incidência de bloqueio do nervo frênico, quando comparada à técnica interescalênica alta.

Desvantagens

1. Necessidade de obtenção de parestesias, na ausência do estimulador de nervo ou ultra-som.
2. Maior risco de pneumotórax.

Técnica perivascular axilar

O bloqueio ocorre ao nível dos nervos terminais: radial, mediano e ulnar.

Indicações

Intervenções abaixo do ombro, principalmente na mão.

Técnica

Paciente em decúbito dorsal, com o braço em abdução de 90 graus e o antebraço em flexão de 90 graus e rotação externa (Figura 6.13).

Apesar de aparentemente prático, devemos evitar que o paciente permaneça com a mão sob a cabeça, o que viria comprometer o resultado do bloqueio. Neste caso, a hiperabdução do braço faz desaparecer o pulso arterial em cerca de 80% dos casos, dificultando a palpação da artéria axilar. Pelo mesmo motivo, uma vez injetado o anestésico no interior da bainha, se o braço estiver em hiperabdução, haverá dificuldade de difusão cranial do anestésico, podendo ocasionar falha no bloqueio, notadamente áreas inervadas pelos nervos músculocutâneo e circunflexo, que abandonam precocemente a bainha aponeurótica.[40]

Palpar a artéria axilar com o dedo indicador, o mais alto possível na axila, e introduzir uma agulha por cima da ponta do dedo em direção à axila, formando um ângulo de 10 a 30 graus com a artéria (Figura 6.14). Introduzir a agulha vagarosamente até sentir um clique indicativo de perfuração da bainha; quando corretamente posicionada, a agulha pulsa junto com a artéria. A localização correta da agulha também pode ser confirmada com neuroestimulador, parestesia, transfixação da artéria,[11] ou mesmo ultra-som.[32]

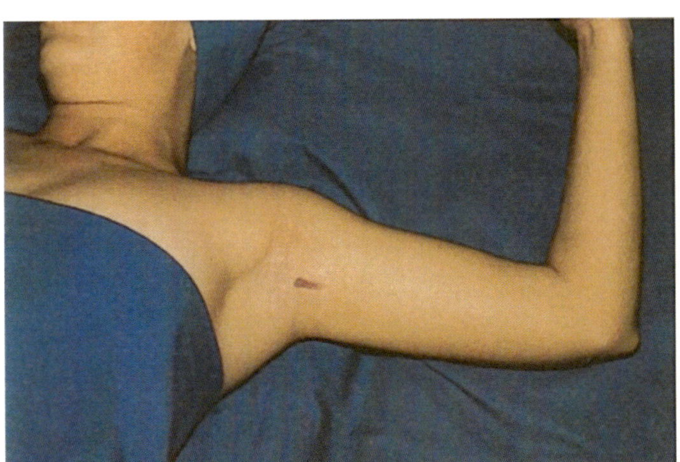

Figura 6.13 Técnica perivascular axilar. Posição correta. Evitar hiperabdução do braço.

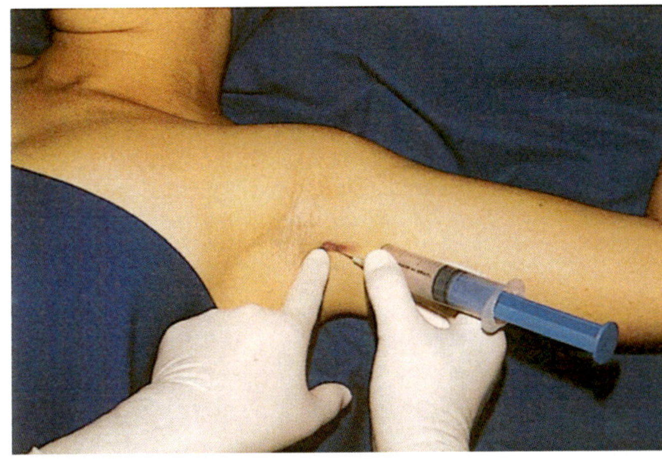

Figura 6.14 Técnica perivascular axilar. A agulha é introduzida o mais alto possível na axila, orientada pelo batimento arterial sob o dedo indicador da mão esquerda.

Injeta-se lentamente o anestésico, aspirando-se intermitentemente para evitar o risco de injeção vascular.

A compressão digital do feixe vasculonervoso, abaixo do ponto de inserção da agulha durante a injeção do anestésico e adução do membro bloqueado, facilita a dispersão cefálica do anestésico, possibilitando o bloqueio dos nervos musculocutâneo e circunflexo.

Se está previsto o uso de torniquete, ou incisão medial do braço, recuar a agulha até o subcutâneo e infiltrar 3mL de anestésico, no sentido caudal, para bloquear os nervos intercostobraquial e acessório do braquial cutâneo interno (Figura 6.15).

Vantagens

1. Não causa pneumotórax.
2. Não ha risco de bloquear o nervo frênico e o laríngeo recorrente, e dificilmente bloqueia o gânglio estrelado.
3. Não há necessidade de procurar parestesias.

Desvantagens

1. Impossibilidade de execução se a abdução do braço não é possível.
2. Necessidade de volumes altos para bloquear os nervos musculocutâneo e circunflexo.
3. Difícil execução nos obesos.
4. Maior latência, quando comparada às técnicas supraclaviculares.

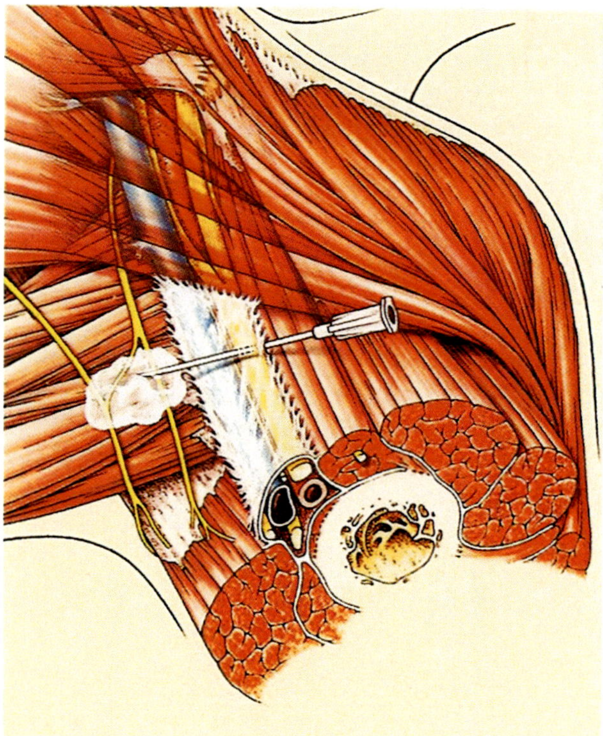

Figura 6.15 Técnica perivascular axilar. Após realização do bloqueio, a agulha é recuada até o subcutâneo para bloquear os nervos acessório do braquial cutâneo interno e intercostobraquial.

Contra-indicações

1. Recusa do paciente.
2. Adenopatia axilar.
3. Infecção no local da injeção.

Bloqueio combinado axilar-interescalênico

Esta técnica combina o bloqueio interescalênico com a técnica axilar.[35] No bloqueio interescalênico, habitualmente, não se atinge o nervo ulnar, mas consegue-se um excelente bloqueio dos nervos musculocutâneo e circunflexo. O bloqueio axilar, por sua vez, proporciona uma excelente anestesia do nervo cubital.

Vantagem

Permite bloqueio completo do plexo braquial, com menor incidência de falhas, sendo uma alternativa interessante ao bloqueio perivascular supraclavicular.[38]

Complicações próprias dos bloqueios do plexo braquial

Além das complicações inerentes aos anestésicos locais, os bloqueios do plexo braquial podem estar sujeitos a algumas complicações, como:

Pneumotórax

A complicação mais temida, geralmente se manifesta entre 2 e 6 horas ou, mais tardiamente, entre 12 e 24 horas. Sua maior incidência está relacionada às técnicas supraclaviculares, particularmente aquela descrita por Kulemkampf, hoje em desuso.

Na maioria das vezes, é assintomático. Tosse, dor torácica à inspiração profunda, ansiedade, dispnéia e enfisema subcutâneo podem ocorrer. Em caso de pneumotórax mais extenso (acima de 20%), pode haver redução ou abolição dos ruídos respiratórios e timpanismo.

O diagnóstico definitivo é feito por meio da radiografia do tórax em inspiração e expiração profundas para diagnóstico diferencial com paralisia diafragmática.

Apesar de descrito como de aparecimento lento, o pneumotórax pode evoluir para pneumotórax hipertensivo de aparecimento rápido nos casos de intubação traqueal com ventilação sob pressão positiva. Isto pode ocorrer sempre que se considerar a possibilidade de recorrer à anestesia geral depois de um bloqueio supraclavicular fracassado ou para tratar uma reação sistêmica grave aos anestésicos locais. De modo similar, a utilização do óxido nitroso na anestesia geral pode transformar rapidamente um pneumotórax pequeno em pneumotórax hipertensivo. Devido à sua elevada solubilidade, 34 vezes maior do que a do nitrogênio, o óxido nitroso pode fazer com que um volume de 300mL de ar no espaço pleural duplique em 10 minutos, triplique em 45 minutos ou quadruplique em 2 horas, se o ar inspirado contém de 68% a 78% deste anestésico.[40]

Tratamento

Recomenda-se repouso no leito a todo paciente sintomático, ou com sinais radiográficos de pneumotórax, controle radiográfico e medicação sintomática.

A drenagem com selo d'água fica reservada para o caso de pneumotórax extenso, maior do que 50% ou, obviamente, em caso de pneumotórax hipertensivo de aparecimento súbito.

Lesão nervosa

A identificação de uma lesão nervosa, evidente após um procedimento realizado sob bloqueio de plexo braquial, manifestada por aparecimento de dor, déficit sensitivo ou motor persistentes, pode estar associada a vários fatores:

1. **Lesão nervosa pela agulha:** felizmente é rara, estando associada às técnicas parestésicas mais

agressivas. Pode ser evitável utilizando-se agulhas curtas e pouco cortantes, introduzidas lenta e delicadamente. Em caso de parestesia, a agulha deve ser recuada ligeiramente para evitar injeção intraneural. Evitar a "técnica do esgrimista".[19]

Apesar de algumas vantagens, o *estimulador de nervo periférico* ENP apresenta limitações. Seu uso também exige conhecimento da anatomia e da técnica a ser empregada.

Pacientes muito idosos, pediátricos e inconscientes estão impossibilitados de referir dor à injeção intraneural do anestésico. Tanto nas técnicas tradicionais como com o ENP, o paciente, mesmo sedado, deve estar cooperativo ("sedação consciente").

A técnica ultra-sônica parece oferecer maior segurança, já que possibilita visualizar precocemente injeção intraneural de pequenos volumes de solução anestésica, alertando para a necessidade de recuo da agulha no momento do bloqueio.[35] Ainda é pouco utilizada em nosso meio, exigindo treinamento adequado, além de maior investimento.

2. **Lesão nervosa inerente à intervenção cirúrgica**.
3. **Lesão devida ao torniquete utilizado com fins hemostáticos:** na maioria dos casos, as lesões nervosas ocorrem no local da compressão. Devemos evitar sempre a utilização de tubos de borracha, faixa de Esmarch ou outras improvisações no momento do garroteamento, pois podem ocasionar pressões imprevisivelmente elevadas distribuídas numa faixa estreita do braço. O serviço deve contar com um material apropriado e um protocolo bem definido para utilização do torniquete, levando em conta as condições do paciente, o local da compressão, dessangramento, limites de pressão, tempo de garroteamento etc.[2,3]
4. **Lesão química provocada pelo anestésico local:** sem comprovação na prática.
5. **Mau posicionamento da extremidade anestesiada na mesa de operações ou no pós-operatório imediato:** hiperabdução do braço, acompanhada de tração e rotação externa, durante 45 minutos ou mais, pode acarretar lesão nervosa.

Bloqueio do gânglio estrelado

A expressão correta seria "bloqueio da cadeia simpática cervical", já que o gânglio estrelado representa a sua parte inferior ao nível de C7. O gânglio cervical superior encontra-se ao nível de C2 e C3 e o gânglio médio, ao nível de C6.[29]

Está associado a aproximadamente 70% dos bloqueios supraclaviculares. Manifesta-se por meio da síndrome de Horner, do mesmo lado do bloqueio: ptose palpebral, miose, anidrose, vasodilatação do membro superior, rubor facial e congestão nasal.[21]

O paciente deve sempre ser alertado para evitar ansiedade, principalmente no pós-operatório.

Paralisia hemidiafragmática

O nervo frênico está separado do plexo braquial apenas pelo músculo escaleno anterior e sua cobertura aponeurótica. A incidência de bloqueio do nervo frênico chega a quase 100% nos pacientes submetidos às técnicas interescalênicas.[5,28]

Manifestações clínicas: "sensação de falta de ar" que se acentua com a inspiração profunda. A ausculta pulmonar revela redução dos ruídos respiratórios daquele lado. Pode ser confundida com pneumotórax, apesar de não estar acompanhada de tosse ou dor torácica; além do mais, é de aparecimento geralmente precoce, ainda nas primeiras horas.

O diagnóstico definitivo é feito por meio da radiografia do tórax em inspiração e expiração forçadas. Com a superposição das duas radiografias, observa-se nitidamente a paralisia diafragmática do mesmo lado do bloqueio. Obviamente, o risco de bloqueio bilateral do nervo frênico é uma contra-indicação à realização de bloqueio bilateral supraclavicular do plexo braquial.

Rouquidão

Complicação rara, devida ao bloqueio do nervo laríngeo recorrente, ocorre em 2% a 6% das técnicas supraclaviculares e tem poucas conseqüências clínicas.

O nervo laríngeo recorrente direito nasce do nervo vago logo que este cruza a artéria subclávia, e o esquerdo nasce bem mais abaixo, no ponto em que a artéria carótida nasce da aorta. Isto talvez explique o fato de o bloqueio do laríngeo recorrente estar quase sempre associado às técnicas supraclaviculares de bloqueio do plexo braquial efetuadas do lado direito. Porém, a possibilidade, mesmo remota, de bloqueio bilateral do nervo recorrente é uma contra-indicação aos bloqueios bilaterais supraclaviculares, pois pode ocasionar adução das cordas vocais paralisadas e obstrução das vias aéreas.[40]

Bloqueio subdural ou peridural

Complicação raríssima, geralmente associada a defeito de técnica. Agulhas longas, introduzidas perpendicularmente à pele, podem atingir o espaço intervertebral, possibilitando esta complicação ("raque total"), principalmente nas técnicas interescalênicas altas.[9,13] Pode ocorrer nos casos de bloqueios para cirurgias de seqüelas de lesão por arrancamento de raiz, quando o anestésico pode ser injetado numa pseudomeningocele.

Tratamento

1. Oxigenação sob máscara, ou mesmo intubação traqueal, se a situação exigir.
2. Sedação, vasopressores, atropina etc.

Outras complicações

- **Enfisema subcutâneo e pneumomediastino:** geralmente associados ao pneumotórax.[40]
- **Hemopneumotórax:** complicação muito rara, porém grave, geralmente associada a pacientes portadores de coagulopatias ou em uso de anticoagulantes.
- **Hematoma:** se causar grande tumoração, pode dificultar e até mesmo impossibilitar a realização do bloqueio proposto. Pode ser minimizado ou mesmo evitado com o uso do ultra-som nas técnicas de bloqueio anestésico.[39]
- **Quilotórax.**[40]

Anestesia regional endovenosa

Desenvolvida por Bier, em 1908, a anestesia regional endovenosa consiste na administração de anestésico local em veia do membro superior ou inferior, isolados por torniquetes apropriados para produzir uma anestesia regional ampla.[24,27]

Técnica (Figura 6.16)

Paciente em decúbito dorsal, veia canalizada, monitorado e sedado, se necessário:

1. Uma agulha ou cateter é introduzido numa veia distal ao local da cirurgia, geralmente no dorso da mão.[27]
2. Para produção da isquemia, eleva-se a extremidade do membro durante 2 a 3 minutos. Posteriormente, usa-se faixa elástica para expulsar o sangue restante no sistema vascular.[24,27]

   O membro deve ser dessangrado só por gravidade, quando a faixa elástica é contra-indicada, como em fraturas, luxações, queimaduras ou abscessos.[24]
3. São colocados dois manguitos na parte proximal do membro, bem acima da região cirúrgica. Após a produção de isquemia do membro, o manguito superior ou proximal é inflado usando-se pressões de 70 a 100mmHg acima da pressão sistólica do paciente, enquanto o manguito inferior ou distal permanece desinflado.[24]

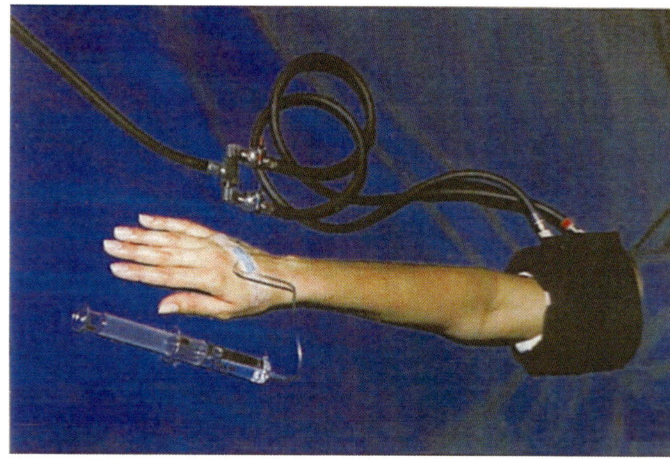

Figura 6.16 Técnica da anestesia regional endovenosa. Observar o cateter introduzido numa veia no dorso da mão e os dois manguitos do torniquete aplicados na raiz do braço.

4. Injeta-se lentamente a solução diluída de anestésico local por meio da agulha ou cateter. O volume empregado deve ser suficiente para uma boa difusão do anestésico local através dos tecidos e depende da idade, do desenvolvimento anatômico, da capacidade do leito vascular regional do paciente, do nível de garroteamento e da qualidade do dessangramento. Volumes inferiores aos indicados (Quadros 6.1 e 6.2) são, geralmente, insuficientes para produção de anestesia homogênea.[24,27]
5. Após a injeção da solução anestésica, deve-se aguardar de 5 a 10 minutos, inflar o manguito inferior e, depois, desinflar o manguito superior. Isto tem por finalidade estabelecer o segundo garroteamento em região previamente anestesiada.[24]

Desgarroteamento

Deve ser feito após o encerramento do ato cirúrgico, mas não antes de decorridos 15 ou 20 minutos a partir do momento da administração do anestésico, para permitir maior fixação da droga nos tecidos.[24,27]

Contra-indicações

1. **Absolutas:** recusa do paciente, falta de condições para reanimação cardiorrespiratória, presença de arteriopatia avançada e história de hipersensibilidade ao anestésico local.

Quadro 6.1 Doses médias de lidocaína e bupivacaína para anestesia regional endovenosa, de acordo com o nível do primeiro garroteamento. Os valores apresentados são em adultos de porte médio e com o membro dessangrado com faixa elástica[23]

Nível do primeiro garroteamento	Volume (mg)	Doses médias (mg)	
		Bupivacaína 0,15% a 0,25%	Lidocaína 0,5% a 1,0%
Antebraço (terço médio)	10 a 15	30	100
Antebraço (terço superior)	15 a 20	40	140
Braço (terço inferior)	20 a 30	50	180
Braço (terço médio)	30 a 35	60	220
Braço (terço superior)	35 a 40	70	240
Perna (terço médio)	30 a 35	60	220
Perna (terço superior)	40 a 45	80	260

Quadro 6.2 Anestesia regional endovenosa com lidocaína a 0,5% em pacientes pediátricos. Relação entre idade e volume de solução anestésica necessária para cirurgias de membro superior

Idade (anos)	Lidocaína – 0,5%	
	Volume (mL)	Dose (mg)
3 a 4	10 a 15	50 a 75
5 a 7	15 a 20	75 a 100
8 a 10	20 a 25	100 a 125
11 a 12	25 a 30	125 a 150

Modificado de Fitzgerald.[23]

2. **Relativas:** lacerações de tecidos moles, fraturas e luxações, miastenia grave, grandes abscessos e moléstias neurológicas periféricas.[24,27]

Vantagens

Tecnicamente, a anestesia regional endovenosa é um procedimento fácil, pode ser realizado bilateralmente e permite um retorno rápido da função motora, o que possibilita uma avaliação precoce dos resultados de determinados procedimentos cirúrgicos.[24,27]

Desvantagens

1. Não produz relaxamento muscular satisfatório.
2. Após o desgarroteamento, o tempo de analgesia é curto, variando de 5 a 10 minutos.
3. Lesões neuromusculares podem ocorrer por tempo prolongado de aplicação do torniquete, desrespeito à região anatômica e pressão excessiva sobre nervos periféricos, sendo o nervo radial o mais comumente afetado. A sintomatologia inclui fenômenos sensitivos e motores.
4. A soltura acidental do torniquete libera o anestésico na corrente circulatória, podendo desencadear reações tóxicas relacionadas às concentrações sanguíneas e teciduais máximas alcançadas pela droga, à velocidade com que estas são atingidas e ao tempo pelo qual concentrações plasmáticas são mantidas.[24]

BLOQUEIOS SELETIVOS DOS NERVOS PERIFÉRICOS DOS MEMBROS SUPERIORES

Os bloqueios dos nervos periféricos dos membros superiores são de grande importância como complemento de anestesias insuficientes do plexo braquial e em intervenções menores, dentro das regiões de distribuições dos nervos.

Bloqueios do nervo ulnar

Anatomia

Fibras das raízes de C8 e T1 combinam-se primeiro para formar um tronco inferior, a maior parte do qual se torna o fascículo interno do plexo braquial. O nervo ulnar que é ramo do fascículo interno desce medialmente à artéria axilar e emerge por debaixo da borda inferior do músculo peitoral menor. Desce do lado medial do braço, anterior ao tríceps e posterior

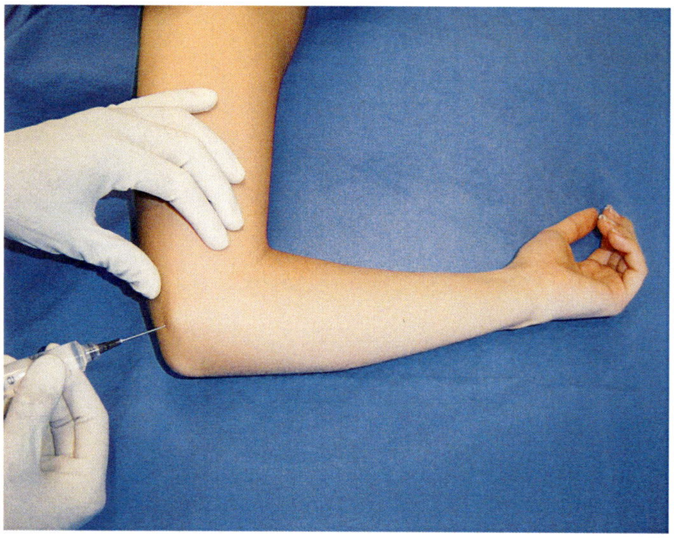

Figura 6.17 Bloqueio do nervo ulnar ao nível do cotovelo. A agulha é introduzida no sulco entre o epicôndilo e o olécrano.

ao bíceps, próximo ao septo intermuscular. Na parte média do braço, o nervo atravessa o septo medial e passa para o compartimento posterior, onde se situa anterior à porção medial do tríceps até o cotovelo. Aqui, continua sua descida num sulco entre o epicôndilo medial e o olécrano. Neste ponto, ele é subcutâneo, sendo facilmente palpável. Após passar entre as duas porções do flexor ulnar do carpo, o nervo ulnar penetra no antebraço e desce para o punho, situando-se entre o flexor ulnar do carpo e o flexor profundo dos dedos. Passa superficialmente ao ligamento transverso do carpo e medialmente à artéria ulnar em direção à palma da mão.[12,18]

Bloqueio do nervo ulnar ao nível do cotovelo

Técnica (Figura 6.17)

1. Com o cotovelo em flexão de 90 graus, palpa-se o nervo ulnar no sulco entre o epicôndilo medial do úmero e o olécrano.[12,14]
2. O nervo é imobilizado com o polegar e uma agulha 25 × 7 é introduzida em direção a ele.[14,23]
3. Após obter parestesia, que irradia até o dedo mínimo, injetam-se 3 a 5mL de solução anestésica com ou sem vasoconstritor.[12,14,23]

Bloqueio do nervo ulnar ao nível do punho

Ao nível do punho, o nervo ulnar é superficial e encontra-se entre a artéria ulnar, palpada lateralmente ao nervo, e o tendão do flexor ulnar do carpo.[8]

Técnica (Figura 6.18)

1. Palpa-se a artéria com a mão do paciente levemente fletida e, na altura do processo estilóide, introduz-se uma agulha 25 × 7 perpendicularmente à superfície da pele, entre a artéria e o tendão do flexor ulnar do carpo.[8,14]
2. Quando se obtêm parestesias, são injetados cerca de 5mL de solução anestésica com ou sem vasoconstritor.[12]
3. Se não forem obtidas parestesias, aumenta-se o volume da solução anestésica.[8]

Bloqueios do nervo mediano

Anatomia

Este nervo é derivado das raízes C6, C7, C8 e T1.

As fibras nervosas componentes percorrem os três troncos e penetram nos fascículos interno e externo. De cada um destes fascículos sai uma raiz, que se unem para formar o nervo mediano.

Na borda inferior do músculo peitoral menor, o nervo desce ao longo do lado medial do braço, em companhia dos vasos braquiais. No terço proximal do braço, o nervo é lateral à artéria, porém, no terço médio, ele passa para o seu lado medial.

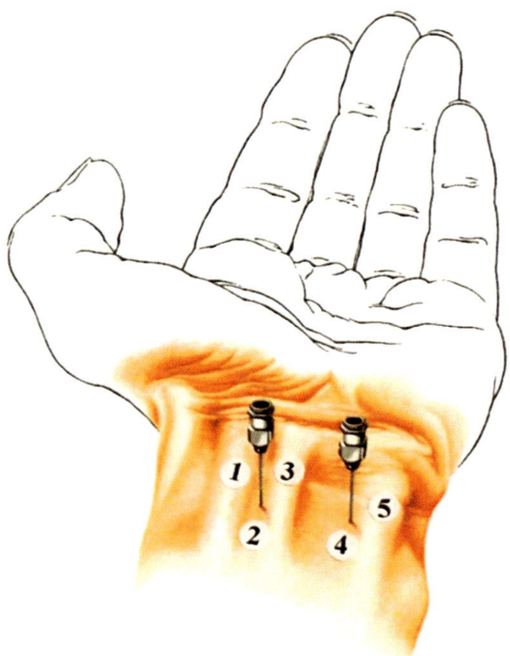

Figura 6.18 Tendão flexor radial do carpo **(1)**; nervo mediano **(2)**; tendão palmar longo **(3)**; nervo ulnar **(4)**; tendão flexor ulnar do carpo **(5)**.

No cotovelo, o nervo passa através da sua fossa anterior, posteriormente à aponeurose bicipital, entre o epicôndilo medial do úmero e o lado medial do bíceps. É separado da articulação do cotovelo pelo músculo braquial.

O nervo penetra no antebraço entre os dois fascículos do pronador redondo e então avança entre os flexores superficial e profundo dos dedos. No ligamento transverso do carpo, torna-se superficial e situa-se entre o flexor radial do carpo, o flexor superficial dos dedos e um pouco lateral e profundamente ao palmar longo. Passa posteriormente ao ligamento do carpo até penetrar na mão.[12,18]

Bloqueio do nervo mediano ao nível do cotovelo

Técnica (Figura 6.19)

1. Cerca de 3 a 4cm acima da fossa anterior do cotovelo, palpa-se a borda medial do tendão do bíceps.[12,23]
2. Num ponto médio entre o tendão e o epicôndilo medial do úmero, uma agulha 25 × 7 é colocada perpendicular à pele e introduzida suavemente até que seja sentida parestesia.[12]
3. Injetam-se 5mL de solução anestésica com ou sem vasoconstritor.[12,23]

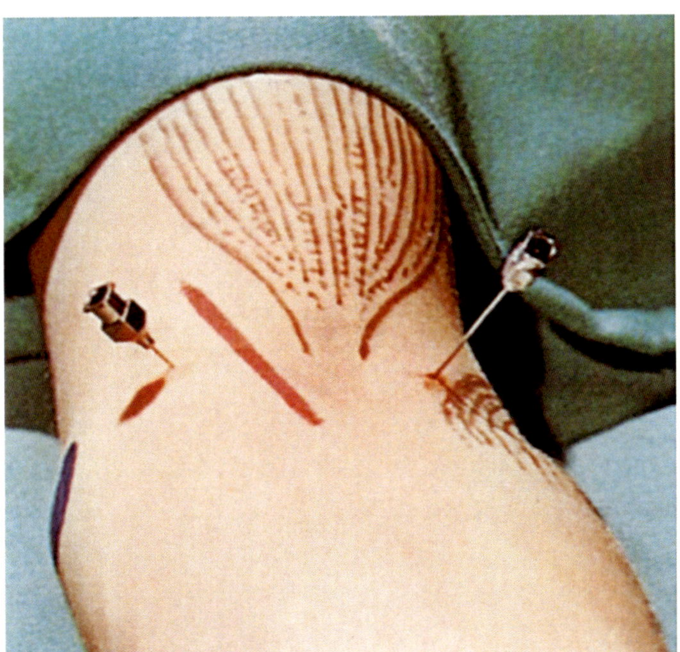

Figura 6.19 Esquema do bloqueio dos nervos musculocutâneo e radial pela agulha da direita, lateralmente ao tendão do bíceps. Pela agulha da esquerda, situada entre o epicôndilo medial do úmero e a margem interna do tendão do bíceps, faz-se o bloqueio do nervo mediano.

Bloqueio do nervo mediano ao nível do punho

Técnica (Figura 6.18)

1. Localizam-se os tendões do flexor radial do carpo e do palmar longo no terço médio da prega volar do punho. Estes tendões podem ser realçados, pedindo ao paciente que una as extremidades do polegar com o mínimo, fletindo o punho contra uma resistência.[8]
2. Entre aqueles tendões e sobre a linha do punho, uma agulha 25 × 7 é colocada perpendicular à pele e introduzida até que seja sentida parestesia.[12,14]
3. Recua-se um pouco a agulha e injetam-se 5mL de solução anestésica com ou sem vasoconstritor, evitando a injeção intraneural.[8,12,14]

Bloqueios do nervo radial

Anatomia

O nervo radial origina-se a partir de C5, C6, C7, C8 e T1. As fibras nervosas percorrem os três troncos e formam o fascículo posterior. O nervo radial, que é a continuação deste fascículo, desce com as artérias axilar e braquial; primeiro situa-se lateralmente à artéria, descendo posteriormente em torno do úmero, entre as porções medial e lateral do músculo tríceps, até um ponto acima do epicôndilo lateral do úmero, onde atravessa o septo intermuscular lateral até a face anterior do úmero e da articulação do cotovelo.

No antebraço, o nervo passa através da massa do músculo supinador e então faz uma curva em torno do rádio, indo situar-se nas camadas profundas dos músculos extensores do antebraço, tornando-se subcutâneo proximalmente ao processo estilóide do rádio, onde se divide em vários ramos que vão inervar a porção radial do dorso da mão.[12,18]

Bloqueio do nervo radial ao nível do cotovelo

No cotovelo, o nervo radial está localizado entre os músculos braquiorradial e braquial no sulco bicipital lateral.[12]

Técnica (Figura 6.19)

1. Delimita-se o tendão do bíceps na altura da prega do cotovelo.[12,14]
2. A 1cm da borda lateral do bíceps, introduz-se uma agulha 25 × 7 perpendicular à pele em direção ao côndilo lateral do úmero.[14,23]

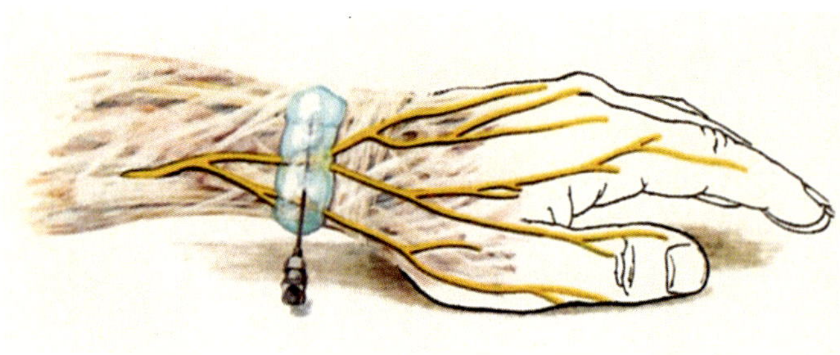

Figura 6.20 Bloqueio do nervo radial ao nível do punho. A infiltração ao nível do processo estilóide anestesia os ramos sensitivos do radial para o dorso da mão.

3. Se houver parestesia, injetam-se 5 a 10mL de solução anestésica com ou sem vasoconstritor.[12,14] Se a parestesia não for obtida até o contato ósseo, injeta-se o mesmo volume da solução, recuando lentamente a agulha até a pele.[23]

Bloqueio do nervo radial ao nível do punho

No punho, os ramos terminais do nervo radial podem ser atingidos na região da tabaqueira anatômica, ligeiramente dorsal ao processo estilóide do rádio.[8,12,14,23]

Técnica (Figura 6.20)

1. Ao nível do processo estilóide do rádio, faz-se uma infiltração subcutânea de 5 a 8mL de solução anestésica com ou sem vasoconstritor, que deve estender-se desde o tendão extensor curto do polegar dorsalmente até a apófise estilóide da ulna.[8,14]

Bloqueio do nervo musculocutâneo

Anatomia

Este nervo origina-se a partir de C5, C6 e C7. É ramo do fascículo externo. Na altura da axila, ele perfura o coracobraquial, desce então, entre o bíceps superficialmente e o braquial profundamente, e atinge a face lateral do braço. Depois de perfurar a fáscia braquial por fora do bíceps, na altura do cotovelo, divide-se em ramo anterior, que inerva a pele na região anterior do lado radial do antebraço até a eminência tenar, e em ramo posterior, que inerva a pele das faces lateral e posterolateral do antebraço até o punho.[12,18]

Técnica (Figura 6.19)

A infiltração é feita com 5 a 10mL de solução anestésica, com ou sem vasoconstritor, marginal à borda lateral do tendão do bíceps, proximalmente à prega do cotovelo, numa extensão de 2 a 4cm.[23]

O bloqueio também pode ser realizado usando-se o mesmo ponto de entrada para bloquear o nervo radial, porém a agulha é introduzida posteriormente ao tendão do bíceps e sobre o músculo braquiorradial.[12]

Anestesia digital através da bainha do tendão flexor

Anatomia

As bainhas envolvem os tendões flexores do segundo, terceiro e quarto dedos, desde a articulação interfalângica distal (IFD) até 1cm proximal à articulação metacarpofalângica (MF). No quinto dedo, a bainha estende-se até 4 a 5cm proximalmente ao retináculo flexor e abrange a palma e o túnel do carpo

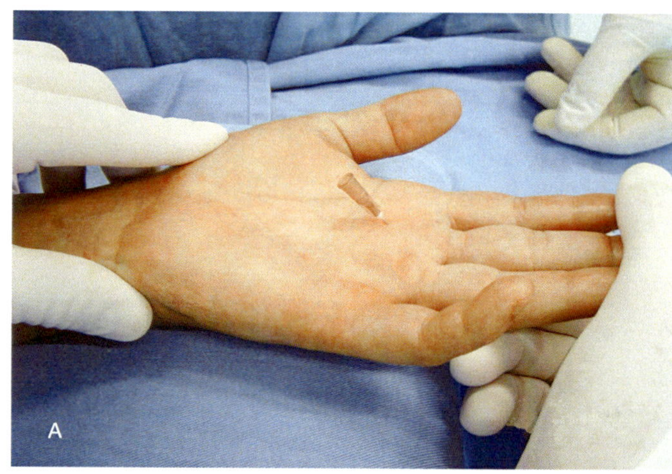

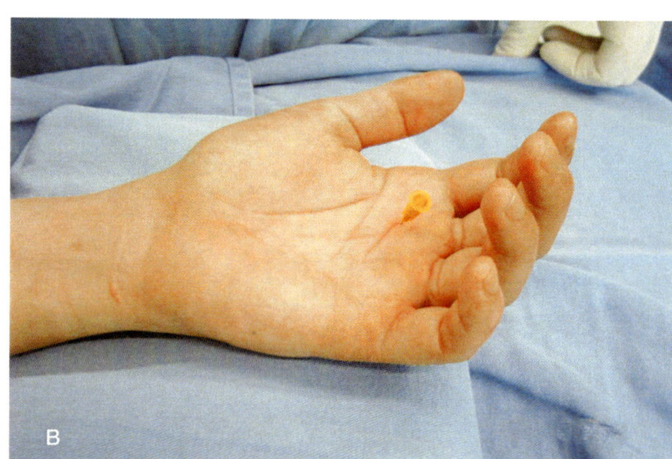

Figura 6.21 Anestesia digital através da bainha do tendão flexor. A agulha é introduzida perpendicularmente à pele, ao nível da cabeça do metacarpiano, até o tendão. À extensão **(A)**, a agulha se inclina proximalmente e, à flexão **(B)**, ela se inclina distalmente. Recuando-se lentamente a agulha, injeta-se o anestésico quando não se sente mais a resistência no êmbolo da seringa.

com extensões anteriores, posteriores e intertendinosas. No polegar, a bainha estende-se no comprimento do flexor longo do polegar. Feixes neurovasculares correm ao longo das bainhas dos tendões flexores, e a inervação digital é baseada em uma dupla estrutura: palmar e dorsal.[10,12,18,35]

Técnica

1. No nível da articulação MF na palma, uma agulha 13 × 45 é colocada perpendicularmente à pele em direção ao tendão flexor (Figura 6.21*A*).
2. O movimento do dedo, com conseqüente elevação da agulha, nos indica o posicionamento correto da mesma (Figura 6.21*B*).
3. Depositam-se neste ponto, 2 a 4mL de solução anestésica sem vasoconstritor.[10,35]

Se for encontrada resistência no momento da injeção, recua-se suavemente a agulha, mantendo a pressão sobre o êmbolo da seringa. A injeção da solução anestésica deverá ocorrer sem qualquer resistência, para evitar injeção intratendinosa, causa provável de quisto de tendão, como o ocorrido num caso no nosso serviço.

ANESTESIA GERAL

Indicações

1. Recusa do paciente ao bloqueio regional.
2. Falha parcial ou completa do bloqueio regional.
3. Quando o bloqueio regional está contra-indicado, como nas coagulopatias.
4. Pacientes psiquiátricos ou pouco cooperativos.
5. Cirurgias maiores etc.

Técnicas

1. Inalatória: pode ser administrada sob máscara para procedimentos curtos, principalmente em crianças, ou através de intubação traqueal, nos procedimentos mais complexos.
2. Venosa total.
3. Balanceada (inalatória + venosa).

REFERÊNCIAS

1. Alessio D, Rosemblum M *et al*. A retrospective comparision of interescalene block and general anesthesia for ambulatory surgery shoulder artroscopy. *Reg Anesth* 1995; *20*:62-8.
2. Association of Operating Room Nurses. Recommended practices for use of the pneumatic tourniquet. Standard Recomended Practices. Denver, 1995:227-31.
3. Barbosa JS. Lesão de nervo periférico nem sempre é complicação de anestesia regional. *Rev Bras Anestesiol* 1992; *42*(3):240.
4. Bigeleisen PE. Ultrasound-guided infraclavicular block in an anticoagulated and anesthetized patient. *Anesth Analg* 2007; *104*(5):1285-7.
5. Bollini CA. Taller de anestesia regional. Libro de Actas. V Congreso Sudamericano y XXVII Congreso Argentino de Anestesiologia. Iguazú. 1998:295-308.
6. Brull R, McCartney CJ, Chan VW, El-Beheiry HN. Neurological complications after regional anesthesia: contemporary estimates of risk. *Anesth Analg* 2007; *104*(4):965-74.
7. Carpenter RL, Mackey DC. Anestésicos locais. *In:* Barash PG (ed.). *Tratado de anestesiologia clínica* Vl. 1, 1 ed., São Paulo: Ed. Manole, 1993:468-71.
8. Castiglia YM. *Atlas de técnicas de bloqueios regionais. Rev Bras Anestesiol Socied Bras de Anestesiol* 1995; *45*(20):124-5.
9. Chevaleraud E, Ragot JM, Bounelle E *et al*. *Ann Fr Anesth Reánim* 1993; *12*:237-40.
10. Chiu DT. Transthecal digital block. *J Hand Surg* 1990; *15*:471-3.
11. Cocking E, Moore P, Lewis RC. Transarterial braquial plexus blockage. *Reg Anesth* 1987; *12*:50.
12. Collins VJ. *Princípios de anestesiologia*. 2 ed., Rio de Janeiro: Guanabara Koogan, 1978:687-95.
13. Dutton RP, Eckhardt WF, Sundar N. Total spinal anesthesia after interescalene block of the braquial plexus. *Anesthesiology* 1994; *80*:939-41.
14. Erikson E. *Manual ilustrado de anestesia local*. Koppenhagem: Sorensen, 1969:82-8.
15. Erikson E. Anestesia por infiltração – Conceitos gerais. *In: Manual ilustrado de anestesia local*. Rio de Janeiro: EPUME, 1987:13-4.
16. Ferreira LP, Lopes AC, Lima O. Estudo comparativo da ropivacaína com a bupivacaína no bloqueio do plexo braquial por via perivascular subclávia. *Rev Bras Anestesiol* 1998; *48*:23-9.
17. Forstot R, Braby D.B. Anestesia local. *In: Washington – Manual de Cirurgia*. Rio de Janeiro: Guanabara Koogan, 1997:71-80.
18. Gardner E, Gray DJ. *Anatomia*. 3 ed., Rio de Janeiro: Guanabara Koogan, 1971:173-9.
19. Gomes DL, Olivetti GT, Oliveira FS, Elias L. Lesão neurológica pós-bloqueio interescalênico do plexo braquial. *Rev Bras Anestesiol* 1997; *47;*(22):32.
20. Macuco MV. Jejum pré-operatório: validade de critérios. *Rev Bras Anestesiol* 1998; *48*:295-308.
21. Moore DC. *Regional block*. Illinois, 1981:123-39.
22. Mulroy MF. Bloqueio de nervos periféricos. *In: Tratado de anestesiologia clínica*. Vol. 1, 1 ed., São Paulo: Manole, 1993:447-85.
23. Oliva Filho AL. Atlas de técnicas de bloqueios regionais. *Rev Bras Anestesiol Socied Bras de Anestesiol* 1995; *45*(20):122-3.
24. Reis Jr. A. Atlas de técnicas de bloqueios regionais. *Rev Bras Anestesiol* 1995; *45*(20):126-33.
25. Ribeiro M, Mariah Rangel VH. Anestesia nas urgências ortopédicas. *In:* Moraes RP. *Anestesia no trauma*. 1 ed., Belo Horizonte: Sociedade Mineira de Anestesiologia, 2006:437-73.
26. Rodrigues GR, Nascimento Jr. PN, Sampaio PO, Koln A. Principais diferenças entre os bloqueios do plexo braquial por neuroestimulação e parestesias. *Rev Bras Anestesiol* 1997; *47*:22-9.

27. Ross S, Scarborough CFD. Total spinal anesthesia following brachial plexus block. *Anesthesiology* 1973; *39*:458.
28. Sampaio OP, Rodrigues GR, Nascimento Jr. P, Koln A. Incidência de falhas e morbidade nas técnicas perivasculares para bloqueio do plexo braquial. *Rev Bras Anestesiol* 1997; *47*(22):32.
29. Scott DB. *Técnicas de anestesia regional.* Madrid: Editorial Panamericana, 1990.
30. Silva JF, Silva LA, Rosa VN. Anestesia para o tratamento dos traumatismos da mão. *In:* Pardini AG. *Traumatismos da mão.* 2 ed., Rio de Janeiro: MEDSI, 1992:81-7.
31. Sobotta J. *Atlas de anatomia humana.* Vol. 2, Editorial Panamericana, 1994:381.
32. Sites BD, Brull R. Ultrasound guidance in peripheral regional anesthesia: philosophy, evidence-based medicine and techniques. *Cur Opin Anesthesiol* 2006; *19*:630-9.
33. Stoelting RK, Miller RD. *Sinopse de anestesia.* 2 ed., São Paulo: Revinter, 1993:84-92.
34. Stoelting RK. Manual de farmacologia e fisiologia na prática anestésica. Porto Alegre: Artes Médicas Sul, 1997:100-14.
35. Tardelli MA, Giraldes AL, Catelli CR, Albertoni W. Bloqueio digital, utilização da bainha do tendão flexor. *Rev Bras Anestesiol* 1996; *46*:21:8.
36. Teztlaff JE, Ioon HJ, Brems J. Interescalene brachial plexus block for shoulder surgery. *Reg Anesth* 1994; *19*:339-43.
37. Urmey WF. Braquial plexus block. Current Opinion in Anesthesiology. *Reg Anesth* 1992; *5*:666-71.
38. Urmey WF. Combined axillary – interescalene braquial plexus block for elbow surgery. *Regional Anesth* 1993; *18*(2s):88.
39. Vieira JL. Bloqueio do plexo braquial. *Rev Bras Anestesiol Atlas de Técnicas de Bloqueios Regionais* 1995; *45*(20):80-9.
40. Winnie AP. Anestesia de plexos. *In: Técnicas perivasculares de bloqueio do plexo braquial.* Barcelona: Salvat, 1986.
41. Yamashita AM. Anestesia ambulatorial. *In: Anestesiolgia – SAESP-SBA.* Ed. Atheneu. 1996:631-8.

Traumatismos Complexos da Mão – Princípios de Tratamento

CAPÍTULO 7

Gilberto Hiroshi Ohara

Com o aumento dos traumatismos complexos da mão resultantes de acidentes automobilísticos, de trabalho, por arma de fogo, em máquinas e outros, é fundamental que o atendimento inicial seja rápido e objetivo, pois diversas estruturas são lesadas ao mesmo tempo, e diferentes prioridades se fazem presentes. Quando a abordagem inicial dessas lesões for mal conduzida, poderá haver comprometimento dos resultados finais ou surgir dificuldades na realização das futuras reconstruções.[13] O planejamento dos múltiplos procedimentos a serem realizados constitui um dos aspectos mais difíceis e desafiantes em cirurgia da mão e exige um profissional consciente, com experiência e bom senso.[18]

POLITRAUMATIZADO

Pacientes politraumatizados exigem que os procedimentos a serem realizados sigam uma hierarquia. No primeiro momento, o fundamental é restabelecer e preservar a vida. Na presença de choque hemorrágico, todos os esforços e recursos devem ser empregados para restabelecer um volume sanguíneo adequado, sendo às vezes necessários 2 a 3L de sangue para a reposição das perdas.[14] Obtida a estabilização hemodinâmica, esses pacientes deverão ser novamente reavaliados, além de ser verificada a ordem de prioridades que deve ser seguida para otimizar esse atendimento. É fundamental que haja uma comunicação aberta entre os profissionais participantes das equipes que estão prestando socorro para que as ações sejam bem coordenadas.[7]

As cirurgias de urgência necessárias, como laparotomia exploradora, toracotomias, drenagens, craniotomias etc., devem ser imediatamente realizadas com o objetivo de tirar o paciente desse estado crítico.

Uma vez cumprida estas prioridades, ou muitas vezes concomitantemente, iniciam-se os cuidados com a mão traumatizada, lembrando que esses pacientes necessitam mais de um profissional competente com habilidades cirúrgicas do que apenas de um técnico habilidoso em cirurgias.[4]

LESÕES COMPLEXAS

As lesões complexas ou combinadas da mão são definidas como traumatismos que danificam dois ou mais sistemas estruturais funcionalmente relevantes numa localização específica.[5] Um ferimento por arma de fogo com desvascularização e lesões estruturais múltiplas, comprometendo ossos, músculos e pele, é um bom exemplo de lesão combinada da mão. O atendimento adequado exige um nível sofisticado de treinamento nas técnicas da especialidade, conhecimentos atualizados, habilidade técnica, bem como experiência em reconstrução óssea e de partes moles.[19]

Entin divide as lesões da mão nas seguintes categorias:[13]

1. **Curáveis:** quando todos os tecidos lesados podem ser reparados e com restabelecimento normal da função da mão.
2. **Reconstrutíveis:** quando uma ou mais operações serão necessárias para se obter uma mão útil ou quase normal.
3. **Salváveis:** quando, em lesões graves, um número razoável de cirurgias será necessário, podendo melhorar um pouco a função da mão.

4. **Não-salváveis:** quando as lesões são extremamente graves e mutilantes e as reconstruções da mão se tornam impraticáveis.

É preciso familiarizar-se com estas categorias, bem como reconhecer os recursos e as limitações dos procedimentos de reconstrução a serem empregados, para que sejam evitadas cirurgias desnecessárias ou aquelas cujo benefício será muito pequeno.[13]

Foi verificado, em acompanhamento no período de 10 anos, que o índice de complicações nas lesões simples da mão foi de 8%, ao passo que nas combinadas chegou a 17% e também apresentou a duração do tempo de incapacidade 4,7 vezes maior do que nos traumatismos simples.[19]

Nas lesões por esmagamento, uma força compressiva é transmitida para todos os tipos de tecidos no local da lesão, contundindo, tracionando, dividindo e desviando estes tecidos. As fraturas diafisárias, usualmente expostas, apresentam desvios importantes e são geralmente instáveis. Ao mesmo tempo, ocorrem lesões significativas das redes arterial e venosa, levando à isquemia importante ou até mesmo à desvascularização local ou à distância (Figura 7.1).

Outros padrões de lesões complexas da mão são as lesões volares combinadas, lesões dorsais combinadas e as lesões dorsais e volares combinadas.[19]

ANAMNESE

Uma anamnese rápida e precisa deve ser obtida, e informações de como, quando e onde ocorreu o acidente indicam o potencial de contaminação das feridas e estimam o tempo decorrido desde o acidente. Quando ocorreu há mais de 6 horas, o fechamento da pele torna-se perigoso e aumenta as chances de infecção.[8] Deve-se pesquisar, também, os antecedentes alérgicos, a profissão, os *hobbies* e o grau de utilização das mãos desses pacientes, para que se tenham mais subsídios e possa ser adotada a conduta mais adequada para cada caso.

EXAME FÍSICO

Com base nos acontecimentos do acidente, as lesões presentes devem ser examinadas antes de anestesiar ou de colocar o garrote, pesquisando e verificando a sua gravidade.[7] O cirurgião deve examinar cuidadosamente a mão e o punho, tendo o cuidado de avaliar a extensão da lesão[16] (Figura 7.2).

Nas lesões abertas, as barreiras cutâneas foram violadas, não somente a pele e seus componentes, e uma contaminação bacteriana foi introduzida, podendo interromper o processo normal de cicatrização.[8]

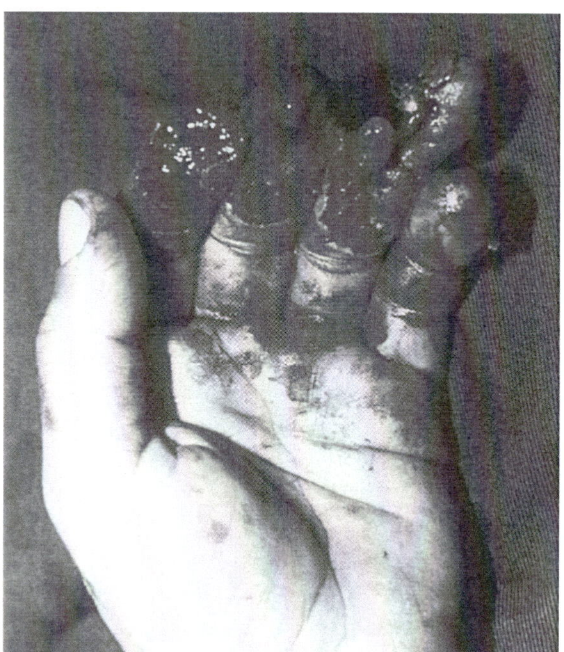

Figura 7.1 Lesão complexa originada por esmagamento em máquina industrial, atingindo os quatro dedos da mão. Presença de fraturas expostas e lesões tendinosas, vasculares e nervosas associadas.

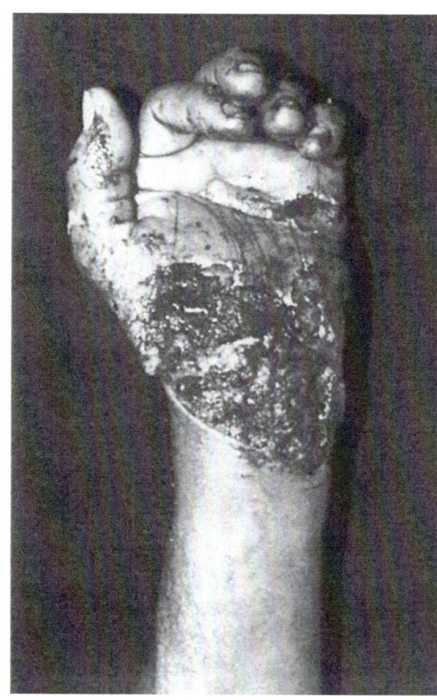

Figura 7.2 Lesão extensa do punho, comprometendo a cobertura cutânea, e lesão simultânea dos tendões flexores e do nervo mediano. Pesquisar sempre a presença da sensibilidade no segmento distal à lesão, assim como a mobilidade ativa dos dedos.

É muito importante avaliar com precisão o comprometimento da cobertura cutânea, verificando os segmentos lesados que ainda são viáveis e as possíveis maneiras de aproveitar estas estruturas.[10]

A restauração do fluxo sanguíneo é a mais alta prioridade no tratamento dessas lesões, e as artérias maiores sempre devem ser reparadas. Verificam-se as condições circulatórias mediante coloração dos tecidos, e o comprometimento arterial ou venoso pode ser resultado de contusão ou oclusão arterial, ou mesmo de dificuldade de retorno venoso por congestão.[7]

A suspeita de lesões osteoarticulares deve ser avaliada por inspeção e palpação das estruturas ósseas, e a confirmação é feita com raio-X, o qual deve ser de boa qualidade mesmo nessas situações de emergência. Para verificar a presença de fraturas e/ou luxações, as radiografias deverão ser tiradas em projeções adequadas.[36]

O comprometimento dos tendões flexores deve ser verificado pela posição de repouso dos dedos da mão e por meio de testes funcionais da motricidade voluntária. A ausência da flexão ativa dos dedos ou do polegar indica a presença de uma lesão do tendão flexor superficial e/ou profundo dos dedos ou do tendão longo do polegar.[43]

Nos pacientes inconscientes ou em crianças, a posição da mão "apontando" para a lesão indica a presença de uma lesão dos tendões flexores dos dedos[25] (Figura 7.3).

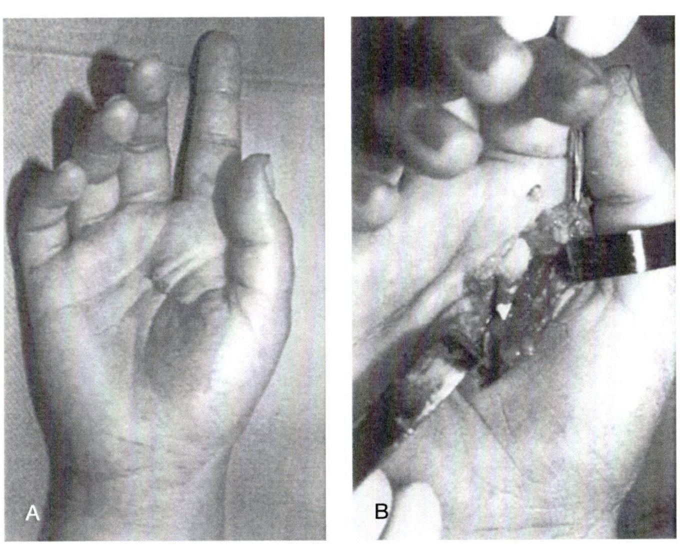

Figura 7.3A. Ferimento inciso no trajeto do dedo indicador, observando-se que este dedo "aponta" para frente, indicando a presença da lesão dos dois tendões flexores. **B.** A exploração cirúrgica confirma a presença da lesão dos tendões flexores do dedo indicador com detalhes.

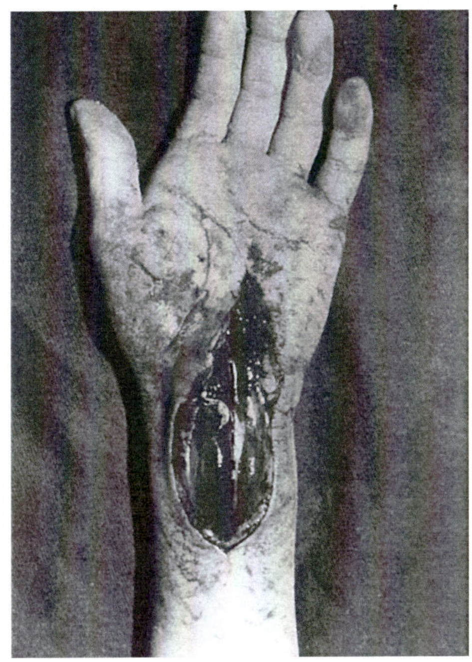

Figura 7.4 Ferimento corto-contuso na face volar do punho numa criança de 7 anos. O exame físico nem sempre é fácil, e a confirmação das estruturas lesadas deverá ser pesquisada *in loco* durante a realização do ato operatório.

A incapacidade de realizar a extensão ativa da articulação interfalângica proximal (IFP) indica lesão do tendão extensor mediano (bandeleta central), enquanto a incapacidade de realizar a extensão ativa da articulação interfalângica distal (IFD) indica lesão do tendão extensor terminal.[1]

A suspeita de lesões nervosas deve ser verificada por meio da pesquisa da sensibilidade discriminativa de dois pontos ou dolorosa da área distal ao ferimento, e cada nervo específico deve ser testado.[31]

Examinar crianças ou pacientes inconscientes com uma lesão complexa da mão nem sempre é fácil, uma vez que eles são muito incomodados pela dor e, muitas vezes, o nível de compreensão necessário para que eles realizem o que está sendo solicitado nem sempre é suficiente. Isto dificulta e prejudica o exame físico e, quando as informações obtidas não são satisfatórias ou induzem uma falsa avaliação, deve-se verificar *in loco*, durante o ato operatório, a verdadeira extensão das lesões[17] (Figura 7.4).

MEDIDAS PRELIMINARES

A primeira medida que deve ser tomada na Sala de Emergência é coibir o sangramento e proteger a ferida contra mais contaminações. Isto pode ser feito envolvendo-se todas as estruturas lesadas com uma

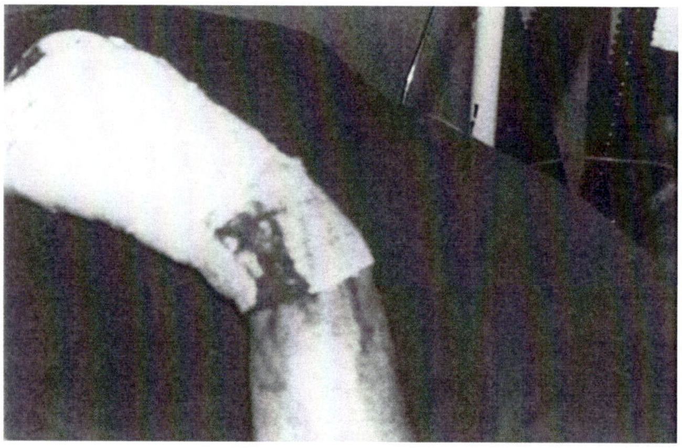

Figura 7.5 Envolver a mão lesionada com compressa ou gazes estéreis, fazer um enfaixamento levemente compressivo, e manter a mão elevada para diminuir o sangramento.

compressa estéril e cobrindo-se toda a lesão. Faz-se um enfaixamento levemente compressivo e, em seguida, eleva-se todo o membro superior até que o sangramento seja reduzido (Figura 7.5).

Uma veia periférica deve ser puncionada para a coleta de material para exames laboratoriais e tipagem sanguínea, além de servir para administrar soluções e recompor a volemia.

A administração de antibioticoterapia preventiva poderá não ser necessária, quando a irrigação e o desbridamento cirúrgico forem adequados e o fechamento primário da ferida for feito com segurança.[37]

Quando a profilaxia das infecções estiver indicada, ela deverá ser feita com antibióticos de largo espectro, como as cefalosporinas, a dicloxacilina e a eritromicina.[48] Levando em consideração o passado alérgico dos pacientes, a cefalotina endovenosa, na dosagem de 100mg/kg de peso para crianças e 1g a cada 6 horas para adultos, é uma boa opção terapêutica nas grandes mutilações; já na admissão deve ser administrado 1g de cefalotina endovenosa, repetindo esta dosagem durante a indução anestésica. Nos pacientes alérgicos a este medicamento, podem ser usadas as quinolonas, na dosagem de 400mg como dose inicial, repetida após 6 horas, mantendo-se depois um esquema posológico de 200mg a cada 12 horas.

Tomadas estas medidas, e tendo-se consciência da extensão e da gravidade das lesões, o paciente deve ser encaminhado ao Centro Cirúrgico, para prosseguir com as demais etapas do atendimento. Um pedido de cirurgia, constando todos os materiais que poderão ser utilizados, como implantes e instrumentais, bem como as previsões de sangue e hemoderivados e outros materiais especiais, deverá ser encaminhado para que as providências sejam tomadas para realização do ato cirúrgico. As partes amputadas ou mutiladas que foram trazidas devem ser devidamente acondicionadas em saco plástico com soro fisiológico, introduzidas em recipiente com gelo e encaminhadas ao Centro Cirúrgico, pois sempre existe a possibilidade de aproveitamento dessas estruturas[51] (Figura 7.6*A* e *B*).

PROCEDIMENTOS CIRÚRGICOS

Didaticamente, podemos dividir as várias etapas do atendimento, porém o tratamento é um processo dinâmico e com acontecimentos simultâneos, sendo

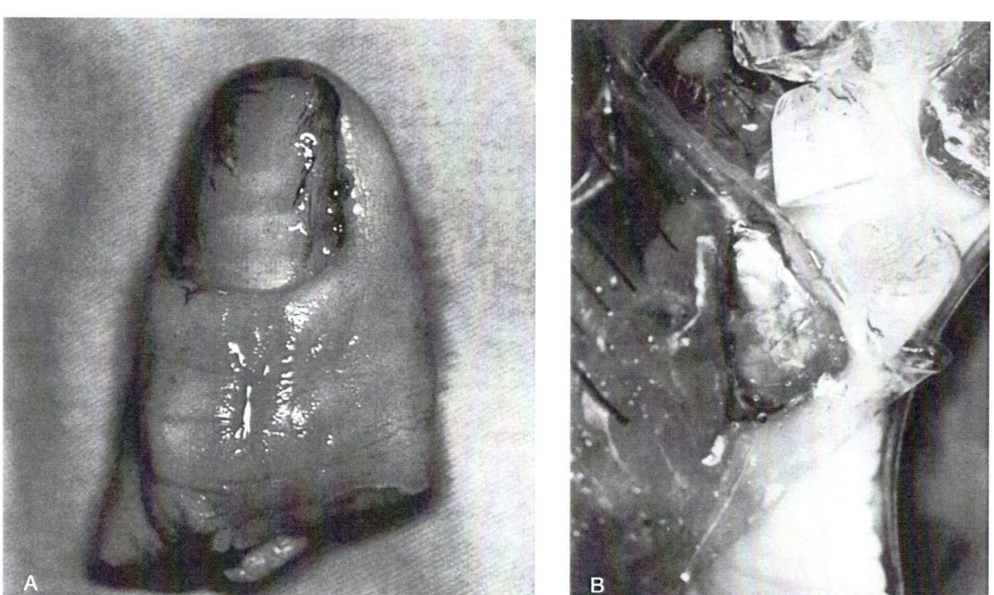

Figura 7.6A e **B.** Os segmentos amputados devem ser limpos, retirando-se todos os elementos contaminantes, os quais devem ser acondicionados em saco plástico contendo soro fisiológico, que por sua vez é colocado num recipiente com gelo.

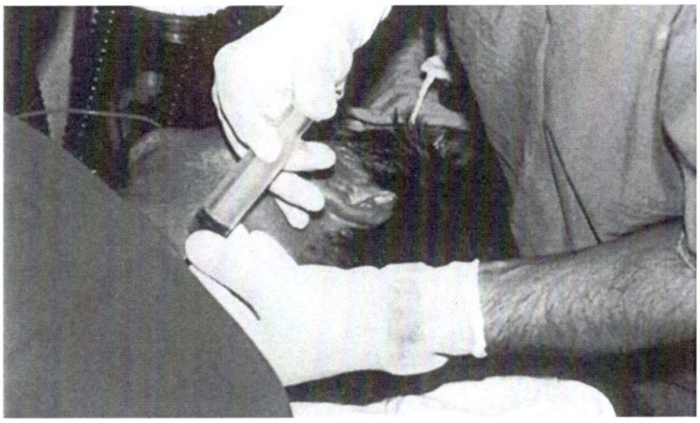

Figura 7.7 Bloqueio supraclavicular é o tipo de anestesia mais recomendado para a maioria dos procedimentos a serem realizados para o reparo das lesões dos membros superiores.

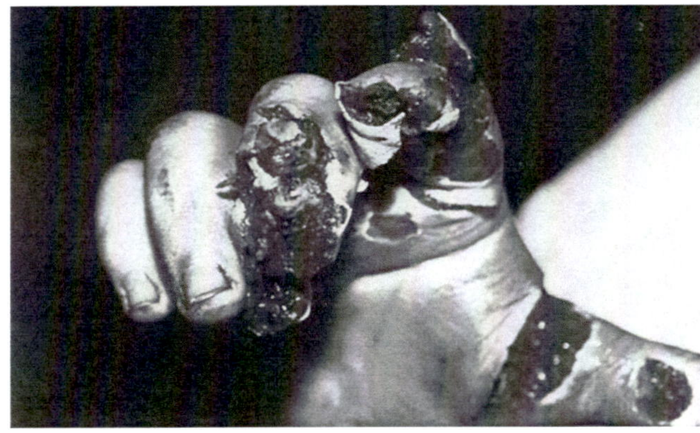

Figura 7.8 Traumatismo complexo da mão, resultante de lesão por explosivo, com comprometimento de diferentes estruturas ao mesmo tempo.

vital que cada etapa seja cumprida no menor tempo possível.

O tipo de anestesia fica a critério do Serviço de Anestesiologia, sendo o bloqueio do plexo braquial o mais recomendado, uma vez que apresenta a vantagem de poder ser realizado mesmo que o paciente tenha se alimentado há pouco tempo (Figura 7.7) (ver Capítulo 6).

Além disso, quando se utilizam anestésicos de longa duração, a analgesia pós-operatória pode durar mais tempo, diminuindo a necessidade de administração de mais medicamentos.[41]

DESCONTAMINAÇÃO

Em ambiente cirúrgico e com o paciente convenientemente anestesiado, procura-se acalmá-lo e reduzir o seu sofrimento e, em seguida, inicia-se a etapa cirúrgica. Inicialmente, é preciso identificar a extensão e o tipo de lesão presente, para selecionar os procedimentos que serão necessários (Figura 7.8).

Recomenda-se fazer de rotina uma documentação fotográfica das lesões, e as fotos devem ficar arquivadas no prontuário médico do paciente. Isto constitui uma importante prova documental do grau de comprometimento e gravidade das lesões, mostrando o estado da mão em conseqüência ao acidente, e é um dos melhores argumentos para a defesa contra futuras reclamações judiciais.

Inicia-se uma descontaminação prévia da ferida, que é feita para retirada de todos os detritos, substâncias e corpos estranhos existentes, principalmente naqueles casos que decorrem de acidentes em ambientes de trabalho.

Um dos anti-sépticos mais utilizados é a polivinilpirrolidona-iodo, ou pirolidine (PVPI), que tem um mínimo de reação tecidual e atua tanto contra gram-positivos como contra gram-negativos.[18] A ferida é protegida com uma compressa estéril e realiza-se uma limpeza completa, utilizando-se soro fisiológico e uma solução degermante do pirolidine a 10%, que é associada ao lauril éter sulfato de sódio a 27%, funcionando como um sabão líquido, o que facilita a retirada de gordura e outros detritos. Devem ser escovados apenas os locais em que a pele está íntegra, e a tricotomia deve ser feita apenas na área lesada. A contaminação por graxa ou tinta pode ser removida com benzina, éter sulfúrico ou qualquer outro solvente orgânico.

Em seguida, inicia-se a limpeza cirúrgica da ferida, utilizando-se gazes ou compressas estéreis e soro fisiológico. Lavam-se todos os tecidos, procurando retirar todas as contaminações presentes, mediante movimentos suaves e os menos traumáticos possíveis, evitando-se danificar ainda mais a vascularização dos tecidos lesados. Procede-se à irrigação abundante com soro fisiológico e a lavagens sucessivas com pirolidine degermante, até que se esteja seguro de que a ferida tornou-se limpa (Figuras 7.9 e 7.10). Nesta primeira etapa, nos locais que não dispõem desses produtos, pode-se realizar a limpeza apenas com água destilada ou soro fisiológico e sabão neutro. Seguindo os cuidados recomendados, os resultados da limpeza são bastante seguros e permitirão que as reconstruções complementares sejam realizadas posteriormente, dando continuidade ao atendimento.

DESBRIDAMENTO

Após limpeza prévia da ferida, inicia-se o procedimento cirúrgico propriamente dito. O desbridamento é realizado para diminuir a contaminação e cuidar

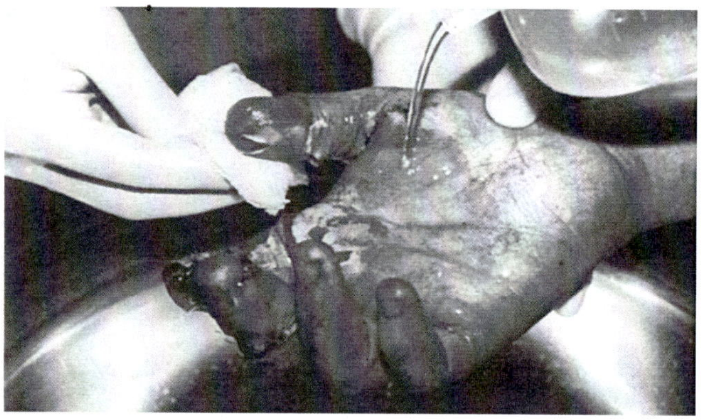

Figura 7.9 Irrigação abundante com soro fisiológico ou água destilada até obter uma boa limpeza local.

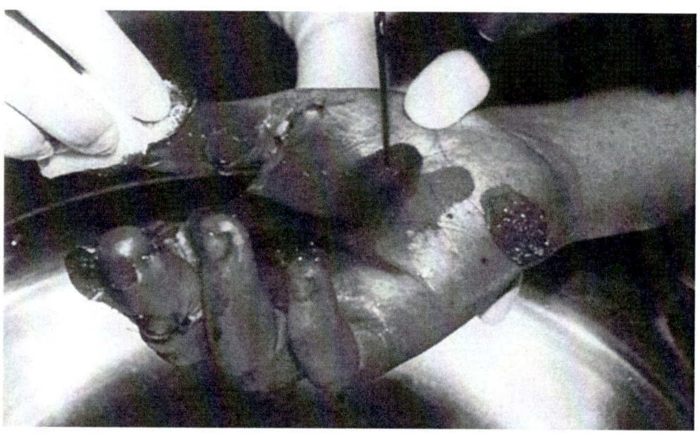

Figura 7.10 Descontaminação pela lavagem com pirolidine degermante, procurando remover a maioria dos detritos presentes.

da sobrevivência dos tecidos lesados. Uma limpeza com jato d'água pulsátil ou uma irrigação abundante com soro fisiológico aumenta a eficácia da limpeza. O objetivo é remover todos os detritos de modo a permitir a cicatrização de todos os tecidos que possam ser úteis nas futuras reconstruções.[8] Deve-se evitar a utilização de substâncias como água oxigenada, líquido de Dakin e álcool iodado dentro da ferida, pois eles aumentam a necrose tecidual.

A assepsia pode ser feita com o pirolidine tópico, que é uma solução aquosa a 10% do princípio ativo que provoca o mínimo de agressão aos tecidos das estruturas remanescentes. Uma nova limpeza deve ser repetida, utilizando-se soro fisiológico e pirolidine na forma degermante, para a retirada dos contaminantes que ainda estejam presentes, ressaltando-se que toda lavagem deve ser feita com manobras suaves, evitando-se realizar movimentos vigorosos para que não piore o comprometimento vascular das estruturas lesadas (Figura 7.11).

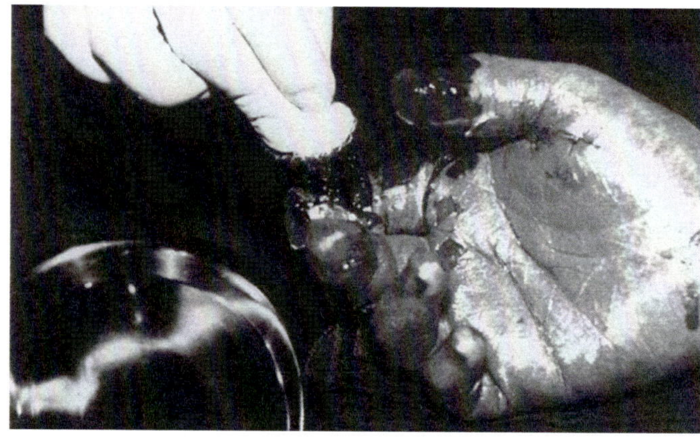

Figura 7.11 Utilizando-se gazes com pirolidine degermante e por meio de manobras menos traumáticas possíveis, para evitar a piora das condições circulatórias, procede-se à limpeza cirúrgica propriamente dita.

Uma ressecção cirúrgica bastante econômica deve ser realizada, retirando-se somente os tecidos muito isquêmicos e, portanto, inviáveis do ponto de vista circulatório. Os segmentos duvidosos devem ser preservados, evitando-se adotar um antigo conceito de "ir cortando até o local em que comece a sangrar".[15] Normalmente, ocorre uma vasoconstrição periférica reativa, que gera um déficit circulatório transitório como uma resposta do organismo ao traumatismo e que se restabelece prontamente com a melhora da volemia e a estabilização das condições cardiocirculatórias.

Nos segmentos em que houve lesão vascular importante, a revascularização deve ser feita com técnica microcirúrgica, utilizando-se instrumental adequado e microscópio e realizando-se sutura com náilon monofilamentado 8-0 a 10-0, dependendo do calibre dos vasos.

Nos ferimentos por arma de fogo, uma abordagem agressiva por meio de desbridamento adequado da lesão, a estabilização dos fragmentos ósseos, os reparos vasculares, quando indicados, e a cobertura cutânea precoce são os objetivos mais importantes do atendimento primário.[26]

OSTEOSSÍNTESE

É importante diagnosticar a presença das lesões osteoarticulares que possam passar despercebidas, principalmente as luxações em locais menos evidentes. As fraturas expostas necessitam de um cuidado redobrado na limpeza e desbridamento, para prevenir o aparecimento da osteomielite.

A redução dos fragmentos ósseos deve ser anatômica, tendo-se o cuidado de verificar a presença de desvio rotacional do dedo. Este é um cuidado que deve sempre ser tomado, verificando-se o plano formado pelas unhas, e quando uma linha curvilínea estiver desalinhada, ou quando os dedos não convergirem para o tubérculo do escafóide, a fratura estará com desvio rotacional que deverá ser convenientemente reduzido (Figuras 7.12 e 7.13).

A redução e a fixação das fraturas podem ser feitas utilizando-se fios de Kirschner, que geralmente estão à disposição na maioria dos serviços que atendem emergências e respondem às solicitações de estabilidade mínima nesta fase do atendimento.[34] Em cada situação específica, diferentes formas de fixação podem ser utilizadas, como fios de Kirschner cruzados, intramedulares, de interposição em baioneta, nos casos de perda de segmentos ósseos etc.

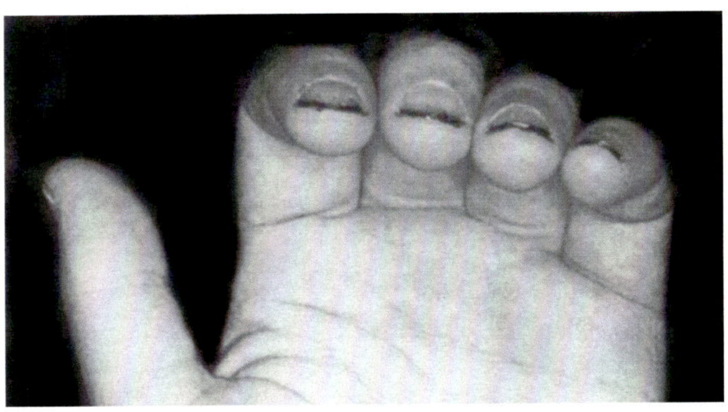

Figura 7.12 O alinhamento dos dedos deve ser sempre observado. O formato normal do plano das unhas deve ser discretamente curvilíneo.

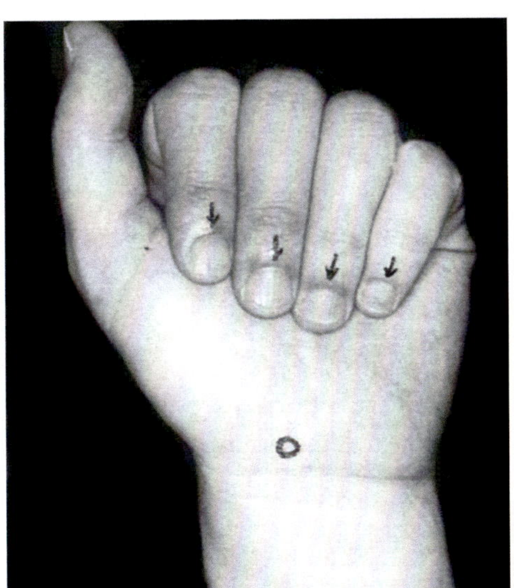

Figura 7.13 Ao fechar a mão, observar que os dedos convergem para um ponto comum localizado no tubérculo do escafóide.

As placas e os parafusos de minifragmentos apresentam grande estabilidade e a vantagem de permitirem o início da movimentação precoce, resultando em rápida recuperação da mobilidade articular[35] (Figuras 7.14 a 7.17).

Além disso, é preciso conhecer os princípios das osteossínteses estáveis e o domínio da técnica para a colocação correta dos implantes. Apresentam aspectos desfavoráveis, como o custo e o fato de nem sempre estarem disponíveis para a cirurgia.[32]

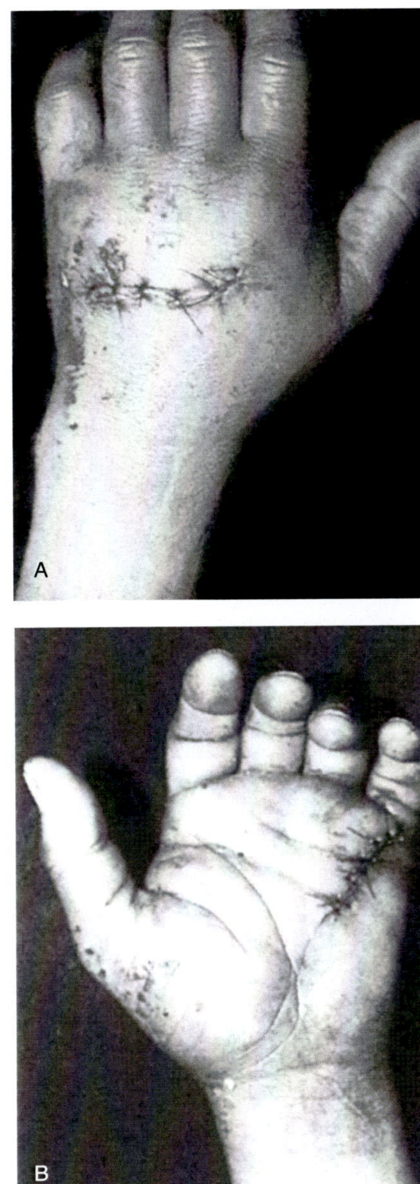

Figura 7.14A. Vista dorsal de uma mão com fraturas expostas dos quatro metacarpianos com comprometimento de tendão extensor. **B.** O paciente recebeu atendimento em caráter de emergência num pronto-socorro, onde foram realizados limpeza e desbridamento cirúrgico e a sutura.

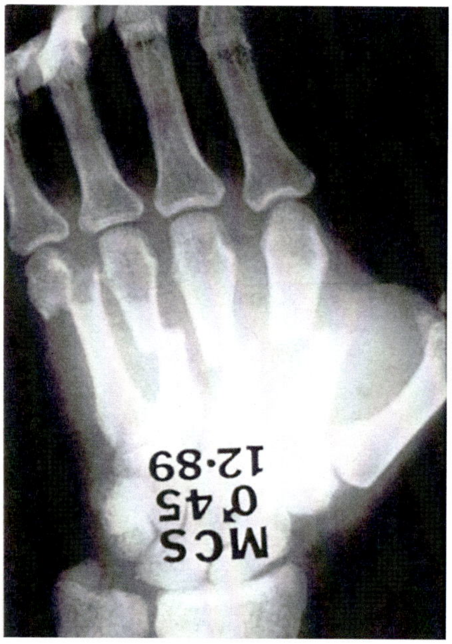

Figura 7.15 Raio-X mostrando a presença das quatro fraturas.

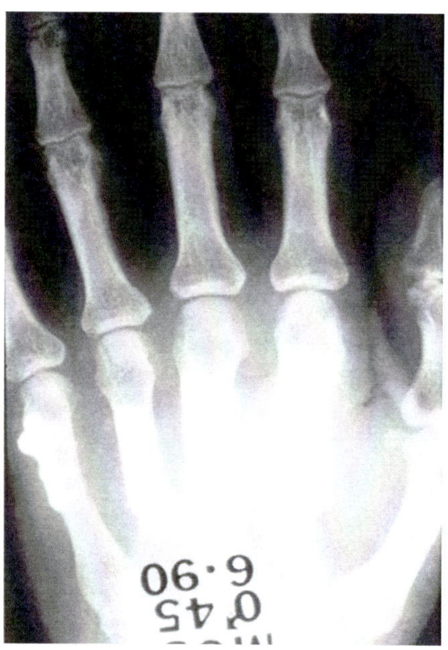

Figura 7.16 Osteossíntese com placas e parafusos de 2,0 e 2,7mm, mostrando a consolidação óssea 6 meses após a operação.

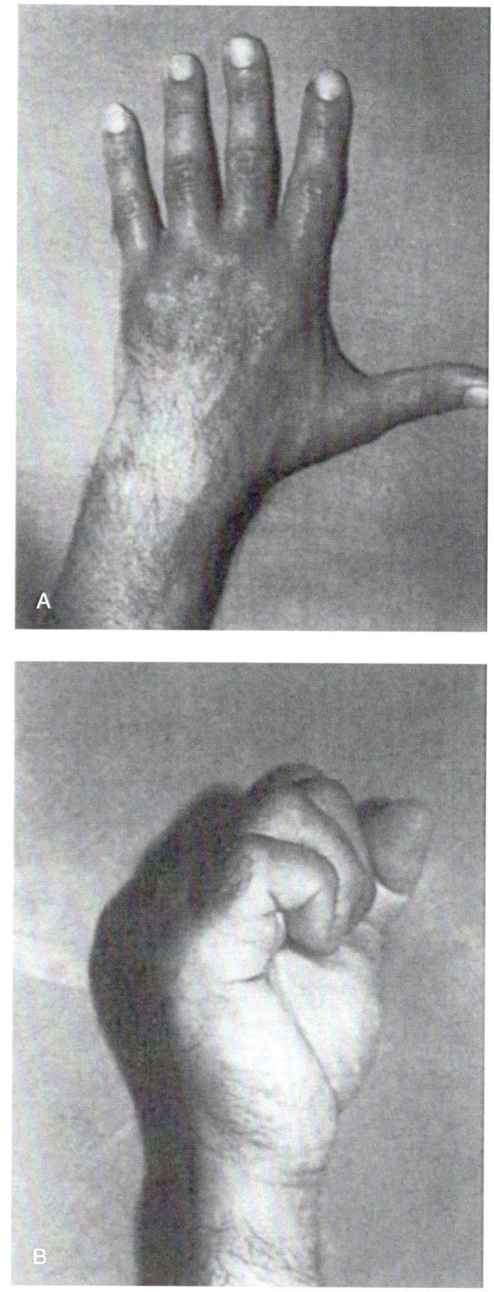

Figura 7.17A. Aspecto clínico da mobilidade articular após o paciente ter sido submetido a um programa de reabilitação com movimentação precoce durante cerca de 4 meses. **B.** Flexão ativa dos dedos, mostrando ainda um pouco de limitação da mobilidade articular, principalmente do quinto dedo.

Outro recurso possivelmente interessante é a utilização do fixador externo. Os minifixadores para mão foram desenvolvidos para as fraturas dos metacarpianos e das falanges e podem ser modificados para utilização em outros locais.[42] Os modelos e as facilidades para a colocação são bastante variados; para os ossos da mão, devem ser utilizados fios de Schanz de 1,5 ou 2,0mm[33] (Figuras 7.18 a 7.21). Os fixadores externos têm a função de estabilizar as fraturas e facilitar os cuidados com as partes moles nos casos de curativos, além de permitir a realização de outros procedimentos posteriormente.[2]

Quando não se dispõe de fixadores externos no momento da cirurgia, pode-se montar um sistema de fixação externa associando fios de Kirschner e cimento acrílico, obtendo-se uma montagem de fixação externa estável.[38]

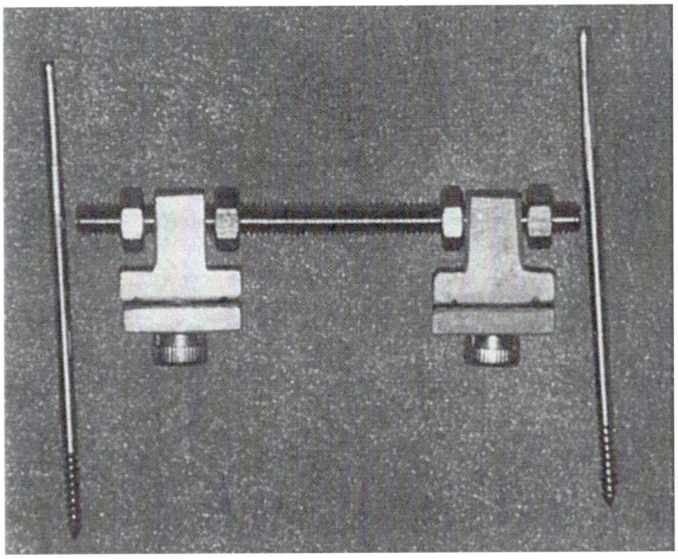

Figura 7.18 Fixador externo que utiliza fios de Schanz de 1,5mm e que permite fazer um pequeno movimento de distração no foco de fratura mediante a movimentação das presilhas dos fios.

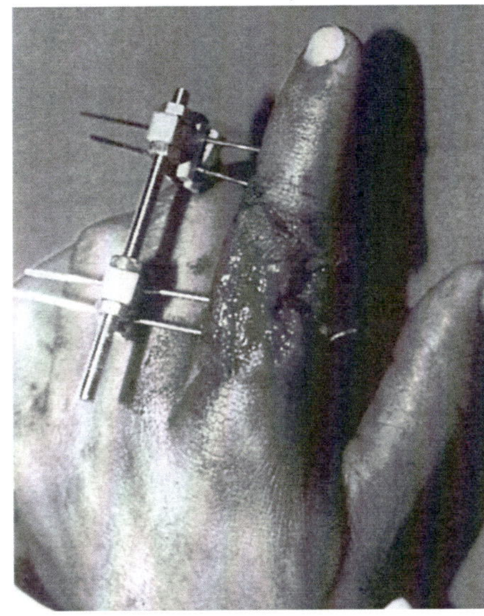

Figura 7.19 Utilização do fixador externo em lesão resultante de pistola de alta pressão com importante comprometimento da pele e do sistema extensor, além de uma fratura de falange média instável.

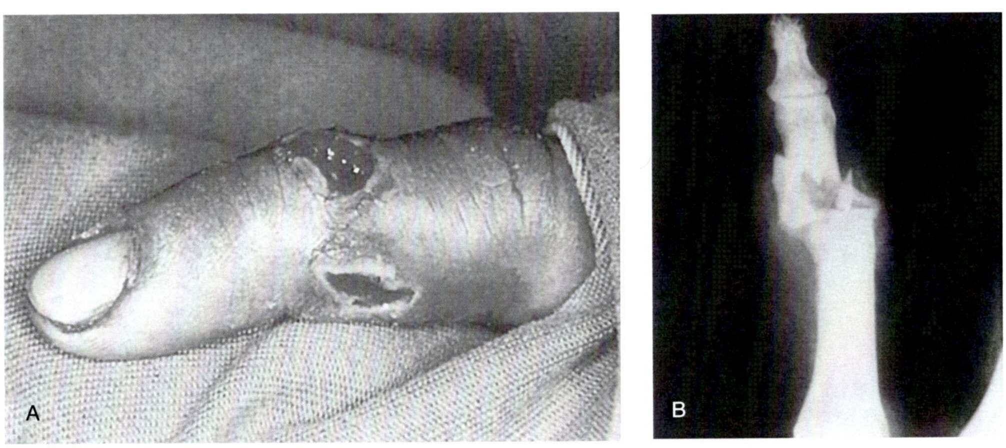

Figura 7.20A. Aspectos intraoperatórios dos orifícios de uma lesão por arma de fogo no dedo indicador. **B.** Aspectos radiográficos da fratura cominutiva intra-articular da articulação IFP.

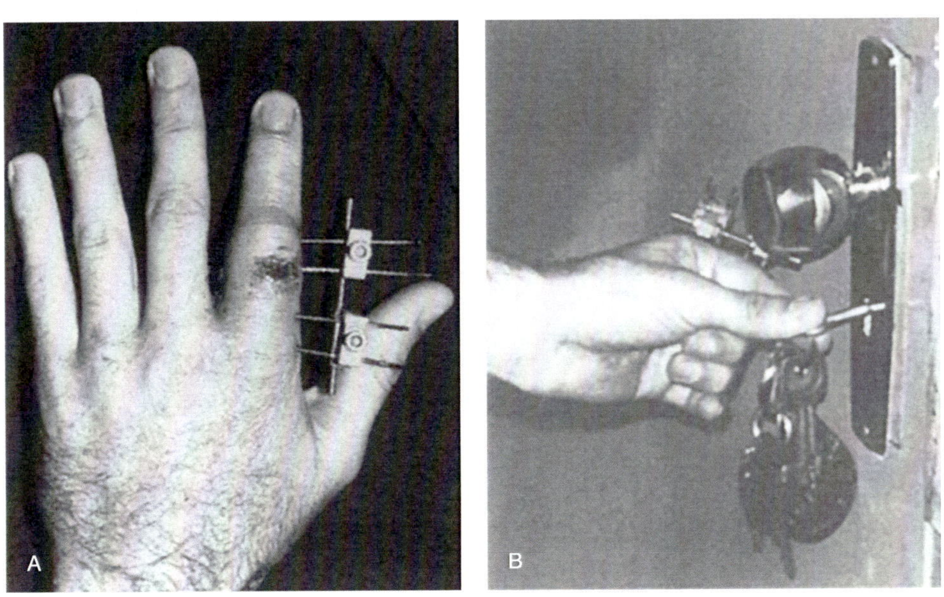

Figura 7.21A. Colocação do fixador externo. **B.** Início da reabilitação mediante movimentação ativa precoce.

REPAROS

Uma vez obtida a estabilização óssea deve-se, sempre que possível, realizar todos os reparos possíveis, levando-se em consideração fatores como o grau de contaminação e o tempo decorrido entre a lesão e o atendimento.

Em caso de lesões de múltiplos tecidos dos dedos ou da palma, ou quando a ferida for altamente contaminada de material exógeno, ou, ainda, quando houver perda importante de pele volar, a sutura primária imediata dos tendões flexores poderá estar contra-indicada.[43,44]

A presença de fraturas e lesões neurovasculares associadas não é necessariamente uma contra-indicação para o reparo imediato dos tendões, desde que a redução da fratura seja anatômica e fixada rigidamente. Uma vez obtida a estabilização óssea, é sempre melhor proceder à sutura dos tendões, bem como à dos vasos e nervos, mesmo que os resultados não sejam tão bons quanto nas lesões tendinosas sem fratura associada.[45-47]

Uma das técnicas mais utilizadas para o reparo dos tendões flexores é a de Kessler[20] associada à sutura periférica descrita por Mason;[27] no entanto, o reparo de quatro passadas, proposto por Lee,[23,24] começa a ser difundido por tratar-se de uma técnica que, experimentalmente, apresenta o dobro de resistência à tração que a anterior, diminuindo os riscos de rotura da tenorrafia.

As lesões nervosas devem ser reparadas, e as suturas epineurais com técnica microcirúrgica são as mais recomendadas; em caso de perdas de segmentos dos nervos maiores do que 1,5cm, está indicada a utilização de enxerto de nervo.[3]

Nos casos de pele dilacerada e fragmentada em vários pequenos retalhos, e o tendão com perda de substância, o mesmo acontecendo com o nervo e o esqueleto, as tentativas de reparo dos tendões e nervos pode ser problemática, e a reparação primária deve limitar-se à pele e ao esqueleto.[8]

Nos segmentos em que houve lesão vascular comprometedora, como nas amputações incompletas, em que a anastomose arterial é imprescindível, mas há algumas veias íntegras, o procedimento de revascularização deve ser realizado. Os enxertos de veia devem ser utilizados nos casos de perda de grandes segmentos arteriais.[51]

A única indicação absoluta de amputação primária é a perda total e irreversível do suprimento sanguíneo. Analisando-se os tecidos acometidos (pele, tendão, nervo, osso e articulação), e verificando-se se existe comprometimento grave de três ou mais estruturas, a amputação pode ser fortemente considerada. Em crianças, ela é raramente indicada; em pessoas com mais de 50 anos, em caso de lesão grave mas isolada de um só dedo, que não o polegar, e com os outros dedos íntegros, a amputação pode ser uma escolha acertada.[30]

Contudo, se todas estas condições forem favoráveis, e desde que se disponha de todos os materiais necessários, bem como de conhecimento técnico e das habilidades necessárias para realização das técnicas, todas as reparações poderão ser executadas nesse primeiro atendimento (Figuras 7.22 a 7.25).

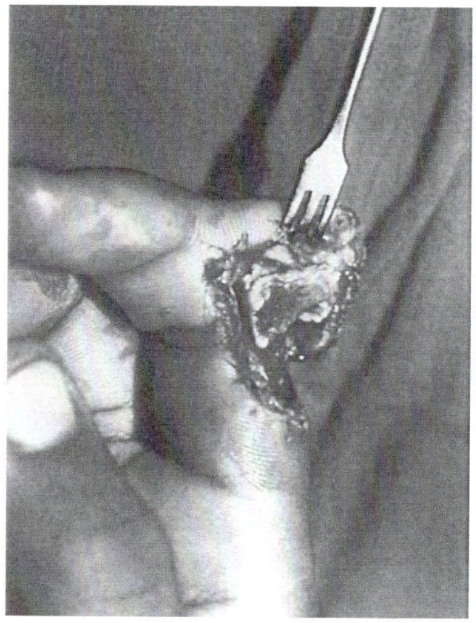

Figura 7.22 Ferimento lacerocontuso em adolescente de 15 anos, vítima de lesão com um facão, resultando em fratura exposta do dedo indicador com fratura exposta do côndilo da falange proximal e lesão do feixe vasculonervoso e do sistema extensor.

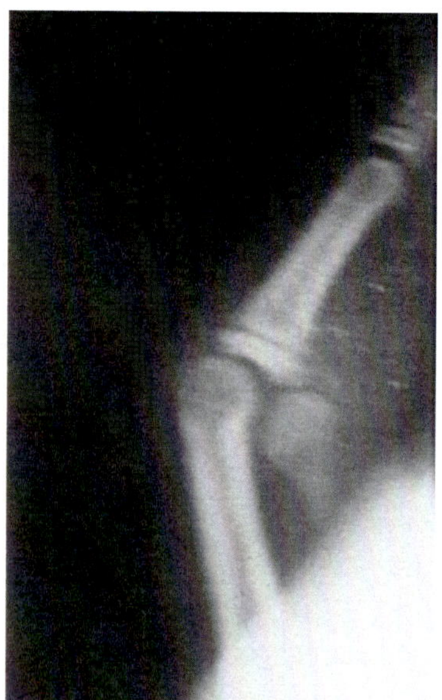

Figura 7.23 Raio-X do dedo mostrando o fragmento desviado.

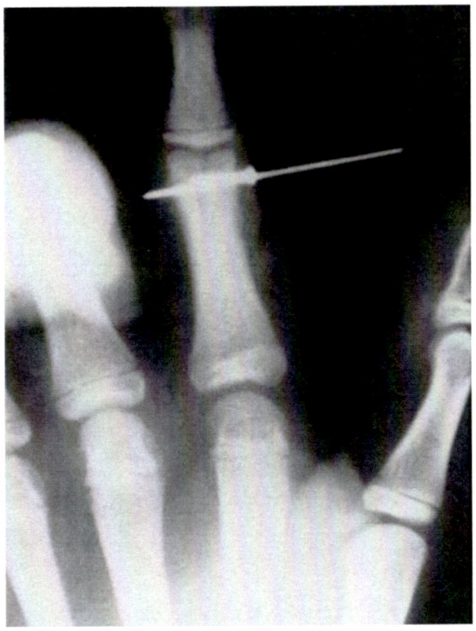

Figura 7.24 Controle radiográfico da osteossíntese realizada com parafusos de minifragmentos de 1,5mm e um fio de Kirschner para evitar a rotação do fragmento.

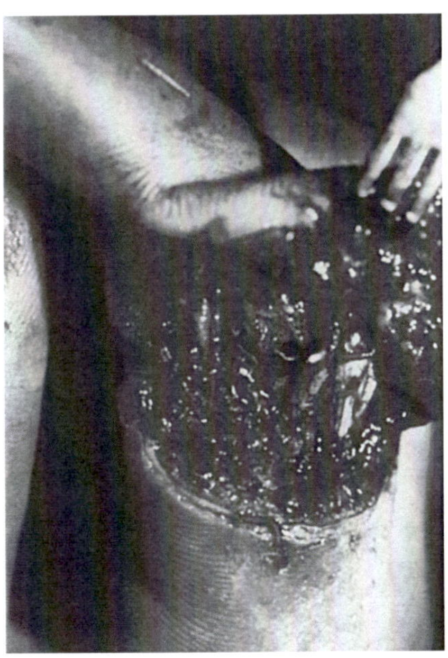

Figura 7.25 Todas as estruturas foram reparadas no atendimento primário imediato. Procedeu-se à osteossíntese, à microneurorrafia e à tenorrafia do tendão extensor.

Nos atendimentos de emergência, principalmente noturnos, em que a equipe cirúrgica não está completa ou há fadiga devido à jornada de trabalho diurna, ou o material completo não está à disposição, devem-se realizar apenas a limpeza e o desbridamento cirúrgico bem-feito e programar a realização dos procedimentos reconstrutivos para mais tarde.

O conceito de urgência **retardada**, proposto por Matev,[28] segundo o qual todos os reparos podem ser realizados num prazo de cerca de 15 dias, com total segurança, desde que o atendimento inicial tenha sido adequado, deve ser sempre lembrado. Isto permite que se realizem apenas os procedimentos mínimos necessários no primeiro atendimento, deixando-se o restante para um segundo tempo cirúrgico, sem que isto acarrete prejuízo para o paciente. Os resultados funcionais obtidos na reparação do atendimento primário imediato e do retardado são muito semelhantes, não justificando, portanto, a necessidade imperiosa de reparação de todas as estruturas na emergência.[28]

COBERTURA

A escolha do tipo de cobertura cutânea a ser realizada dependerá da extensão e do tipo de traumatismo que originou a lesão. A cobertura cutânea deve ser feita, com os recursos disponíveis, observando-se as condições da pele remanescente e o grau de comprometimento vascular.[39] Partes da pele de segmentos amputados que não têm indicação de reimplante podem ser utilizadas como fonte de enxerto de pele total, retirando-se todo o tecido celular subcutâneo.[39]

Outro recurso que pode ser utilizado para a cobertura de pele são os retalhos denominados "filés de dedo".[11] Nas lesões mais extensas da mão, em que a estrutura óssea foi totalmente danificada, mas nas quais parte da pele e o subcutâneo de um dedo estão viáveis , devem-se retirar todos os fragmentos ósseos, e pode-se utilizar a pele remanescente como um retalho local.[11]

Quando há grande perda de pele e não se consegue o fechamento primário da ferida, uma opção é a cobertura imediata, utilizando-se algum tipo de retalho. Diferentes opções de retalhos podem ser utilizadas, como os locais de rotação, os de deslizamento, ou os à distância, respeitando seu pedículo vascular, ou mesmo os retalhos livres (ver Capítulo 9).

O retalho da artéria interóssea posterior, descrito por Zancolli e Angrigiani,[51] retirado da região dorsal do antebraço, é muito útil para a cobertura de perdas de pele dorsal do punho e mão. Nas perdas maiores, o retalho nutrido pela artéria radial, descrito por Yang[50] e popularizado como "retalho chinês", é o mais indicado. Uma de suas principais características é ser um retalho fasciocutâneo e poder cobrir grandes perdas, tendo como fator limitante a necessidade de se ligar a artéria radial. Como já citado por outros autores neste livro, estes dois tipos de retalhos podem ser utilizados no momento do traumatismo, como exemplificado nas Figuras 7.26 a 7.29, e apresentam a grande vantagem de não necessitarem de anastomoses microcirúrgicas.

A utilização do enxerto de pele da região hipotenar está indicada para pequenas perdas de pele, principalmente da ponta dos dedos, por ter características e qualidade de pele totalmente semelhantes. Já as perdas pouco maiores, em que as estruturas nobres profundas, como tendões, nervos e vasos, estão expostas, pode-se empregar um enxerto de pele total retirado da prega do punho ou do cotovelo. A tentativa de se fazer a cobertura primária nas lesões por desluvamento total do dedo deve ser realizada mesmo que possam, mais tarde, ser necessárias cirurgias complementares, ou até mesmo uma amputação posterior.[49]

O fechamento da pele deve ser feito com pontos simples, que devem ser dados com uma certa "folga", para evitar tensão na borda da ferida e, conseqüentemente, sofrimento vascular e necrose das bordas. Nas

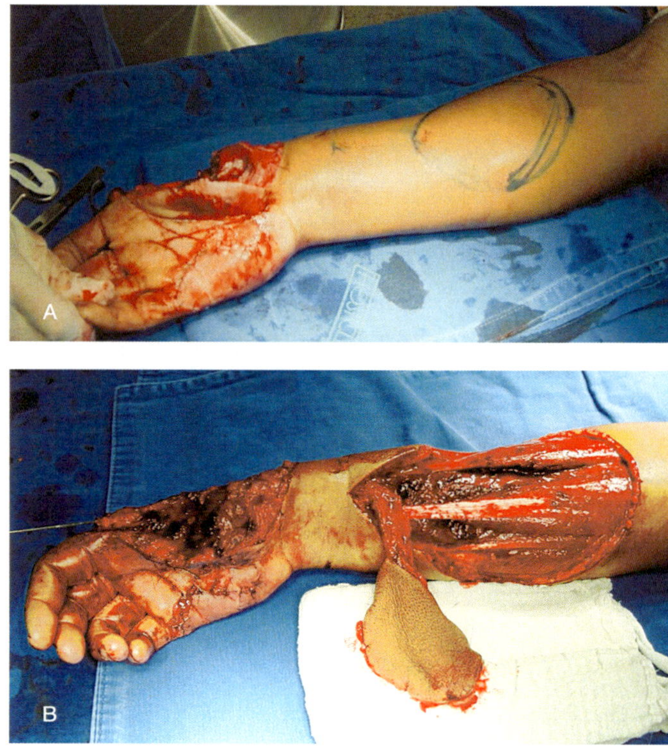

Figura 7.27A. Planejamento para utilização do retalho chinês. **B.** Liberação do retalho e isolamento de seu pedículo.

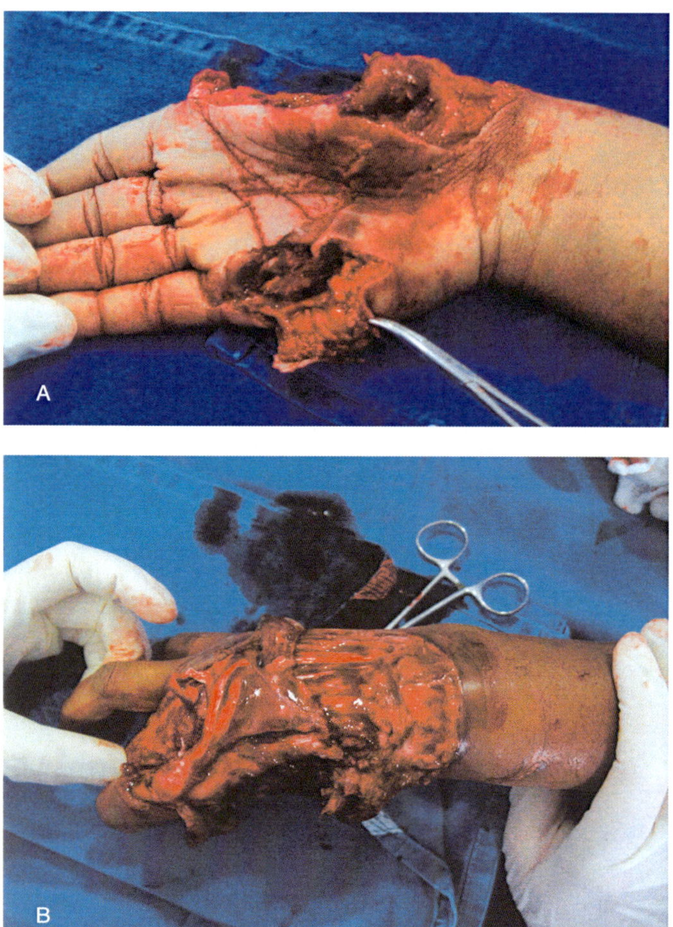

Figura 7.26 Lesão por avulsão de todo o polegar **(A)** e grande perda de pele dorsal **(B)**.

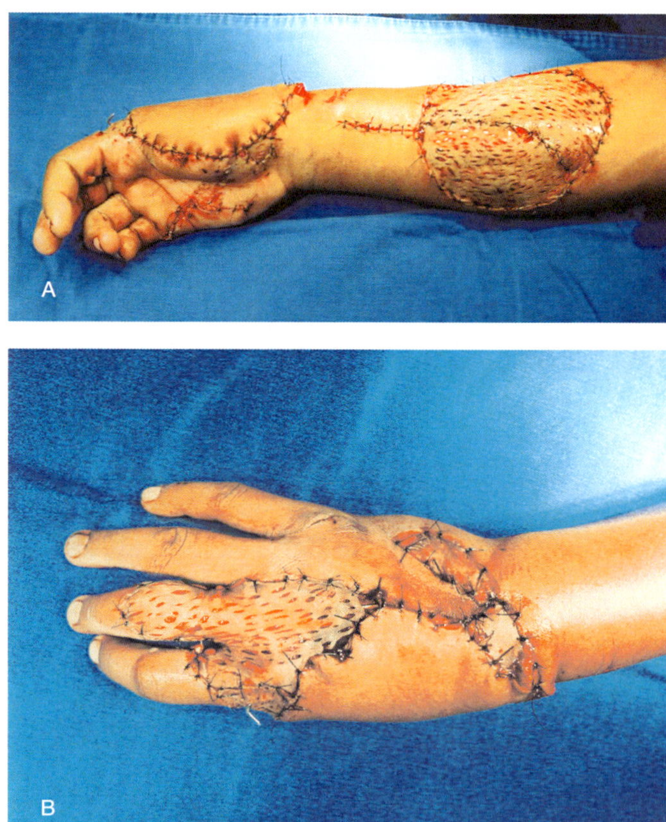

Figura 7.28A. Cobertura obtida e a utilização de enxerto de pele na área doadora. **B.** Aspecto da cobertura obtida.

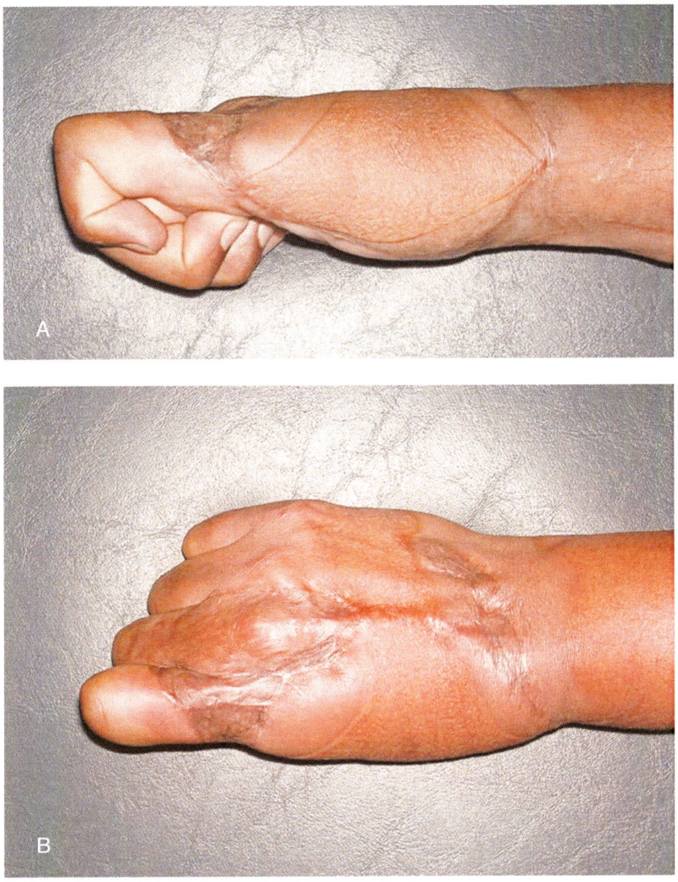

Figura 7.29A. Aspecto estético do retalho integrado. **B.** Resultado funcional da cobertura.

feridas em que se observa grande tensão na sutura, ou em caso de dúvidas se se deve suturar ou não, o melhor é manter apenas uma aproximação e deixar esta parte aberta.[6]

Quando se formarem grandes lojas após sutura da pele, é importante manter um dreno de Penrose ou mesmo um dreno aspirativo nas lesões maiores, para evitar a formação de hematomas.

CURATIVO

Terminada a cirurgia, realizamos a assepsia com pirolidine tópico em toda a ferida e a cobrimos com gazes vaselinadas, o que diminui a possibilidade de as gazes ficarem grudadas ao ferimento ao se realizar o curativo posteriormente.

Em seguida, cobre-se tudo com gazes de algodão, inclusive entre os dedos, com a finalidade de evitar a maceração da pele devido ao aparecimento de exsudatos na ferida.

É confeccionada uma goteira gessada, na maioria das vezes em posição funcional, para imobilizar fraturas ou apenas para evitar a mobilização dos tecidos reparados ou aumentar a formação de hematomas no local.

Em caso de comprometimento do polegar, deve-se manter uma imobilização em posição de oponência, para evitar a retração do primeiro espaço interdigital.

Quando os tendões flexores foram reparados, deve-se manter uma tala gessada com o punho em flexão de cerca de 45 graus, a articulação MF em flexão de 90 graus e as IF em ligeira flexão, seguindo os conceitos propostos por Kleinert[22] para iniciar a reabilitação precocemente através da movimentação passiva. Duran e Houser[12] introduziram modificações, mantendo a imobilização da articulação MF em flexão de 45 graus e permitindo maior mobilização passiva das articulações distais.

Em outras situações, pode ser necessária imobilização da mão e do punho em outras posições, como, por exemplo, para proteger suturas dos tendões extensores dos dedos ou melhorar as condições circulatórias de lesões dorsais da mão, para melhorar as condições circulatórias e a viabilidade de retalhos e enxertos que porventura se encontrem em sofrimento. Nestas situações, deve-se manter uma imobilização com extensão de 45 graus do punho e com todos os dedos em extensão total, exceto nas MF, que devem ser imobilizadas em semiflexão (30 graus).

PÓS-OPERATÓRIO

Terminada a cirurgia, é fundamental que se faça uma documentação minuciosa por escrito no prontuário do paciente, transcrevendo todas as etapas realizadas e, principalmente, que se faça um inventário preciso das estruturas que necessitarão ser reparadas posteriormente. A descrição cirúrgica é considerada parte integrante do procedimento cirúrgico, devendo ser completa e feita preferencialmente logo após a cirurgia ou, no máximo, no dia seguinte.[18] Com o aumento dos processos judiciais contra os atendimentos médicos, é o prontuário médico com descrição minuciosa e legível é um documento importante.

A perfusão periférica das extremidades que foram atingidas deve ser muito bem vigiada e, se for observado algum déficit importante, deve-se explorar imediatamente a lesão e verificar as anormalidades presentes, e corrigi-las. A posição do membro deve ser adequada conforme cada situação. O antebraço deve ser mantido um pouco mais elevado, para facilitar a drenagem venosa e, nos casos em que o componente arterial foi atingido, uma elevação de 20 a 30 graus em relação ao corpo facilita a chegada do sangue arterial até a extremidade.

Em algumas situações de déficit circulatório na época do frio, pode-se aquecer a região, mantendo-se um foco com uma lâmpada próxima da mão, o que melhora a vasoconstrição local.

A cobertura antibiótica deve ser mantida durante 5 a 7 dias, por via endovenosa nos primeiros 3 a 4 dias e posteriormente substituída pela via oral. Deve-se sempre atualizar a vacinação e a profilaxia do tétano mediante o reforço com o toxóide e, nos casos em que o acidente ocorreu em local altamente contaminado, recomenda-se a administração de 250U de imunoglobulina humana contra o tétano.[14]

Nos casos de revascularizações ou reimplantes, utilizam-se 5.000 unidades de heparina subcutânea a cada 8 horas durante cerca de 5 a 7 dias.[51]

Normalmente, realiza-se o primeiro curativo após 48 horas mas, excepcionalmente, o primeiro curativo poderá ser feito após 24 horas, nos casos em que a perfusão periférica foi muito comprometida e é necessário observar o grau de isquemia dos tecidos. Nos casos em que restaram grandes áreas cruentas, ou em pacientes com grandes amputações, recomenda-se realizar o primeiro curativo no Centro Cirúrgico, com o paciente sob narcose, para minimizar o sofrimento e a realização de alguns procedimentos necessários, como a ressecção dos tecidos francamente necrosados.

O dreno deve ser retirado após 2 dias, durante a realização do primeiro curativo.

Após 4 a 6 dias, as estruturas desvitalizadas são mais facilmente identificadas, e deve-se programar um novo desbridamento e planejar a realização de outros procedimentos reconstrutivos, para reparar as lesões dos tendões, nervos e ossos.

A cobertura definitiva da pele depende de fatores como a extensão do defeito, o local e as estruturas expostas. Podemos utilizar os enxertos livres e pediculados, retalhos locais e à distância, retalhos microcirúrgicos ou outros.

O programa de reabilitação deve ser adequado para cada tipo de reparação que foi realizada. Desde que a estabilidade osteoarticular permita e as condições circulatórias tenham evoluído favoravelmente, o programa de reabilitação deve ser iniciado cerca de 5 a 7 dias após as reparações. O início desta movimentação passiva deve ser aguardado até que o edema e a dor regridam parcialmente, pois, se ela for muito precoce, poderá acarretar aumento da dor e persistência do edema.[35]

As lesões dos tendões flexores são as que apresentam maiores dificuldades pelo fato de existirem dois tendões contíguos e que passam por um acidente anatômico estreito, que é a zona de polias correspondente à zona 2. A movimentação passiva assistida, conforme preconizada inicialmente por Kleinert,[22] é um método bastante utilizado para evitar a formação de aderências tendinosas durante o período de cicatrização. Ele mantém a mão imobilizada com uma órtese de material plástico, que tem uma barra acoplada na projeção da articulação do punho. Colocam-se dispositivos presos às unhas para acoplar elásticos que são tracionados e irão realizar a flexão passiva dos dedos. O paciente realiza a extensão ativa, e novamente o elástico realiza a movimentação passiva, que deve ser controlada.

Duran e Houser[12] modificaram a metodologia: a articulação MF é imobilizada em 45 graus de flexão e, em vez do elástico, um terapeuta realiza a movimentação passiva.

Já nas lesões dos tendões extensores, a imobilização em extensão deve ser mantida por um período de 4 semanas. No entanto, quando estas lesões ocorrem por esmagamento, necessitam ser submetidas a um programa de reabilitação mediante uma movimentação passiva controlada, para evitar a formação de aderências tendinosas e limitar a mobilidade articular. Uma órtese de material plástico com uma roldana e um dispositivo elástico deve ser confeccionada para realização das terapias (ver Capítulo 33).[9]

PROGNÓSTICO

O prognóstico depende da gravidade das lesões, bem como das condições de saúde do paciente, ou seja, da sua capacidade de recuperação física e mental. Os resultados funcionais dependem das condições em que foram reparadas, tanto de imediato como retardado, além da presença ou ausência de complicações posteriores.

As complicações podem aparecer posteriormente, e elas são mais freqüentes quando mais graves são as lesões. As necroses dos tecidos e as infecções são as mais comuns, sendo o *Staphylococcus aureus* a bactéria patogênica mais isolada nas feridas infectadas.[29] A maioria das infecções é causada pela penetração ativa através da pele e, portanto, a limpeza deve ser muito bem conduzida.[21]

É fundamental um programa de reabilitação, que deve ser iniciado o mais precocemente possível, dentro das condições e limitações das lesões, exigindo a participação plena do paciente.

REFERÊNCIAS

1. Albertoni WM, Leite VM. Lesões dos tendões extensores. *In:* Pardini Jr. AG (ed.). *Traumatismos da mão.* 2 ed., Rio de Janeiro: MEDSI, 1992:201-26.
2. Ashmed D, Rothkopt DM, Walton RL, Jupiter JB. Treatment of hand injuries by external fixation. *J Hand Surg* 1992; *17*A:956-64.
3. Azze RJ. Lesões dos nervos: *In:* Pardini Jr. AG (ed.). *Traumatismos da mão.* 2 ed., Rio de Janeiro: MEDSI, 1992:227-36.
4. Billmire DA, Neale HW, Stern PJ. Acute management of severe hand injuries. *Surg Clin North* Am 1975; *64*:683-97.
5. Bongard FS, Whie GH, Klein SR. Management strategy of complex extremity injuries. *Am J Surg* 1989; *158*:151-5.
6. Bragdon RW. Delayed excision in severely injured hand. *Orthop Trans* 1979; *3*(1):70-4:
7. Brown PW. Open injuries of the hand. *In:* Green D, Hotchkiss R, Pederson W (eds.). *Green's operative hand surgery.* 4 ed., Philadelphia: Churchill Livingstone, 1998:1.607-30.
8. Brown PW. Complication following wound care. *In:* Boswick Jr. JA (ed.). *Complication in hand surgery*. Philadelphia: WB Saunders, 1986.
9. Browne Jr. EZ, Ribik GA. Early dynamic splinting for tendon injuries. *J Hand Surg* 1989; *14*A:72-6.
10. Buchler U, Hastings HII. Combined injuries. *In:* Green, Hotchkiss & Pederson (eds.). *Green's operative hand surgery.* 4ed., Philadelphia; Churchill Livingstone, 1998:1.631-50.
11. Carneiro RS. Enxertos e retalhos na mão. *In:* Pardini Jr. AG (ed.). *Traumatismos da mão.* 2 ed., Rio de Janeiro: MEDSI, 1992:111-33.
12. Duran RJ, Houser RG. Controlled passive motion following flexor tendon repair in zone II and III. *In: MOS Symposyum on Tendon Surgery of the Hand*. St Louis: CV Mosby, 1975:105-14.
13. Entin MA. Crushing and avulsing injuries of the hand. *Surg Clin North Am* 1964; *44*:1009-18.
14. Evarts CM, Mayer PJ. Complications. *In:* Rockwood Jr. CA, Green DP (eds.). *Fractures.* Philadelphia: Lippincott, 1975:156-241.
15. Facker ML, Burkhalter WE. Hand and forearm injuries from penetrating projectiles. *J Hand Surg* 1995; *17*A:971-5.
16. Fetrow KO. Diagnosis and management of the severed flexor tendon in hand. *Surg Clin North* Am 1974; *54*:923-38.
17. Gama C. Diagnóstico das lesões da mão traumatizada. *In:* Pardini Jr. AG (ed.). *Traumatismos da mão.* 2 ed., Rio de Janeiro: MEDSI, 1992:63-79.
18. Green DP. General principies. *In:* Green D, Hotchkiss R, Pederson W (eds.). *Green's operative hand surgery.* 4 ed., Philadelphia: Churchill Livingstone, 1998:1-21.
19. Hasting HII, Ernest JMJ. Complex articular fractures of the base of the middle phalanx – Treatment by hinged external fixator. *J Hand Surg* 1988; *13*A:306-11.
20. Kessler I. The "grasping" technique for tendon repair. *Hand* 1973; *5*:253-5.
21. Kilgore ES. Hand infections. *J Hand Surg* 1983; *8*A:723-6.
22. Kleinert HE, Kutz JE, Atasoy E, Storno A. Primary repair of flexor tendons. *Orthop Clin North Am* 1973; *4*:865-76.
23. Lee H. Double loop locking suture: a technique of tendon repair for early active mobilization. Part I: evolution of technique and experimental study. *J Hand Surg* 1990; *15*A:945-52.
24. Lee H. Double loop locking suture: a technique of tendon repair for early active mobilization. Part II: clinical experience. *J Hand Surg* 1990; *15*A:9538.
25. Undsay WK. Hand injuries in children. *Clin Plast Surg* 1976; *3*:65-75.
26. Luce EA, Griffen WO. Shotgun injuries of the upper extremity. *J Trauma* 1978; *18*:487-92.
27. Mason ML. Primary and secondary tendon suture. A discussion of the significance of technique in tendon surgery. *Surg Gynecol Obstret* 1940; *70*:392-402.
28. Matev I, Karancheva S, Trichkova P, Tsekov P. Delayed primary suture of flexor tendon cut in the digital theca. *Hand* 1980; *12*:158-62.
29. McLain RF, Steyers C, Atoddard M. Infection in open fractures of the hand. *J Hand Surg* 1991; *16A*:108-12.
30. Milford L. The hand. *In:* Crenshaw AH. *Campbell's operative orthopaedics.* 7 ed., St. Louis: Mosby, 1980:111-241.
31. Milles W. Soft tissue trauma. *Hand Clin* 1986; *2*:33-43.
32. Ohara GH, Kojima KE, Targa WHC. Tratamento de 29 fraturas dos ossos da mão com material de minifragmentos AO. *Rev Bras Ortop* 1992; *27*(10):781-4.
33. Ohara GH, Kojima KE, Targa WHC. Tratamento de 17 fraturas complexas da mão resultantes de ferimentos por arma de fogo utilizando minifixador externo. *Rev Bras Ortop* 1994; *29*(1-2):51-4.
34. Ohara GH, Rossi JDMB, Leivas TP *et al.* Estudo experimental de cinco modelos de osteossínteses em ossos metacarpianos humanos. *Rev Bras Ortop* 1994; *29*(4):211-7.
35. Ohara GH, Albertoni WM, Faloppa F, Araujo PM. Movimentação passiva precoce na reabilitação das osteossínteses dos ossos da mão. *Rev Bras Ortop* 1996; *31*(4):337-40.
36. Ohara GH. Tratamento de fraturas diafisárias dos ossos da mão com fixação interna estável pelo método AO. Tese apresentada à Universidade Federal de São Paulo – Escola Paulista de Medicina para a obtenção do Título de Doutor. São Paulo, 1996 .
37. Peacok KK, Hanna DP, Kirkpatrick K *et al.* Efficacy of perioperative cephalexin in the primary outpatient treatment of open wounds of the hand. *J Hand Surg* 1988; *13*A:960-4.
38. Peimer CA, Smith RJ, Leffert RD. Distraction-fixation in the primary treatment of metacarpal bone loss. *J Hand Surg* 1981; *6A*:111-24.
39. Pshenisnov K, Minachenko V, Sidorov V, Hitrov A. The use of island and free flaps in Crush avulsion in degloving hand injuries. *J Hand Surg 1994; 19*A:1032-7.
40. Rabello FCE. Tratamento das feridas da mão. Generalidades. *In:* Pardini Jr. AG (ed.). *Traumatismos da mão.* 2 ed., Rio de Janeiro: MEDSI, 1992.
41. Ramamurth S, Hickey R. Anesthesia. *In:* Green D, Hotchkiss R, Pederson W (eds.). *Green's operative hand surgery.* 4 ed., Philadelphia: Churchill Livingstone, 1998:22-47.
42. Riggs JAJ, Cooney WP. External fixation of complex hand an wrist fractures. *J Trauma* 1983; *23*:332-6.
43. Strickland JW. The management of active flexor tendon injuries. *Orthop Clin Nort Am* 1982; *14*:827-49.
44. Strickland JW. Flexor tendon injuries. Part 2: flexor tendon repair. *Orthop Rev* 1986; *15*:701-21.
45. Strickland JW. Flexor tendon surgery. Part 1: primary flexor tendon repair. *J Hand Surg* 1989; *14*B:261-72.
46. Strickland JW, Wagner WE Recent advances in flexor tendon surgery. *Recent Adv Orthop Surg* 1992; 6:77-101.

47. Strickland JW. Flexor tendon injuries: foundations of treatment. *J Am Acad Orthop Surg* 1995; *3*:44-54.
48. Suprock MO, Hood JM, Lubahn JD. The role of antibiotic in open fractures of the fingers. *J Hand Surg* 1990; *15*A:761-4.
49. Tajima T. Treatment of crushing type of industrial injuries of the hand and forearm degloving, open circunferential heat-press and nail-bed injuries. *J Trauma* 1974; *14*:995-1011.
50. Yang G. Forearm free skin flap transplantation. *Nat Med J Clin* 1981; *61*:139.
51. Zancolli EZ, Angrigiani C. Posterior interosseous island forearm flap. *J Hand Surg* 1988; *138*:130-5.
52. Zumiotti AV, Ferreira ME. Reimplantes e revascularizações. *In:* Pardini Jr. AG (ed.). *Traumatismos da mão.* 2 ed., Rio de Janeiro: MEDSI, 1992:407-15.

CAPÍTULO 8

Lesões por Esforços Repetidos

Arlindo G. Pardini Jr.

Lesões por esforços repetidos, ou LER, são um tópico extremamente controvertido. Embora elas tenham sido designadas de várias maneiras (desordens por traumatismos cumulativos, desordens por movimentos repetidos, *over use syndrome* e, mais recentemente, como distúrbios osteomusculares relacionados ao trabalho, ou DORT), nenhuma denominação é científica, nem determina a patologia ou o órgão afetado. A expressão lesões por esforços repetidos, portanto, não deve ser usada para indicar uma doença ou uma patologia. Ela indica um mecanismo de uma lesão sobre um tecido do corpo, mas não informa qual lesão. Movimentos repetidos, desde que realizados em condições desfavoráveis (fatores de risco), ocasionam lesões específicas em tecidos específicos. Os tecidos afetados diretamente por este mecanismo são os musculoesqueléticos, isto é, músculos, ligamentos, tendões, cápsula articular e mesmo ossos (p. ex., as fraturas de marcha).[35] Sempre que um tecido exceder o limite de sua resistência, ocorrerá uma lesão com reação inflamatória e, conseqüentemente, dor, que varia com a intensidade da lesão e com o limiar de dor do indivíduo. Este tipo de lesão é muito freqüente nas atividades das pessoas. É muito raro haver um indivíduo que nunca tenha tido uma dor muscular ou periarticular ocasionada por esforço físico; no entanto, pouco se lembra dela, pois, em geral, os tecidos se recompõem após alguns dias e a inflamação e os sintomas desaparecem. Estes sintomas ocorrem independentemente da atividade, afetando donas de casa, trabalhadores das mais variadas áreas, atletas, estudantes etc. Algumas vezes é difícil relacionar os sintomas com o trabalho executado (relação causa/efeito), mas com uma anamnese detalhada, avaliando cuidadosamente o local do trabalho e o tipo de movimento executado, aliada a conhecimentos anatômicos, e após um exame clínico criterioso (e por isso extenso), é possível, na maioria das vezes, estabelecer aquele nexo. Um relatório do Comitê de Lesões Industriais da Sociedade Americana de Cirurgia da Mão, baseado numa revisão sistemática da literatura, concluiu que "não existe evidência suficiente na literatura médica para concluir que o trabalho seja a única causa do chamado trauma cumulativo (LER). Rotular mal as queixas de um paciente e erroneamente relacionar estas queixas ao trabalho é pernicioso".[8] Também, um grupo de trabalho da Associação Britânica de Ortopedia concluiu: "A terminologia usada nos trabalhos publicados sobre lesões por esforços repetitivos é muito insatisfatória e deve ser descartada. Nenhuma circunstância deve ser chamada de doença industrial a menos que ela possa ser definida sem ambigüidade, tanto clínica como patologicamente. Atualmente, as evidências conclusivas da causa ocupacional são insuficientes para se chamar quaisquer tipos de lesões por esforços repetitivos."[8]

Portanto, o conceito de uma lesão por esforço repetido deve ser o da patologia específica ocasionada pela lesão, como tendinite, tenossinovite, síndromes compressivas, fibrosites, miosite etc.

HISTÓRIA E EVOLUÇÃO

Há muitas décadas certos tipos de movimentos têm sido descritos como causadores de lesões no sistema musculoesquelético. O primeiro trabalho publicado sobre o assunto é atribuído a Ramazzini, que em 1731 escreveu sobre a "doença dos notários e escribas", relatando os mesmos sintomas das lesões por esforços repetidos atualmente queixados: "posição assentada prolongada, uso repetido da mão e esforço cerebral".[12] Em 1883, Bell descreveu a "câimbra do escrivão" como sendo de origem ocupacional e que ocasionava aqueles mesmos sintomas acrescidos de espasmo na mão. Hoje reconhece-se esta patologia como uma distonia focal[34] sem relação com o tipo de trabalho. Este mesmo problema foi também descrito no final do século XIX e atribuído à mudança do instrumento de escrita, a pena, pela caneta com ponta de aço. No início do século XX, estes mesmos sintomas foram chamados de "câimbra dos telegrafistas" e atribuídos à introdução da tecla do Código Morse, e ainda hoje se refere também à "câimbra dos músicos".[11] Ainda no início do século XX, um fenômeno semelhante ocorreu nas minas de carvão da Inglaterra, quando 50% dos mineiros foram afetados por nistagmo. Este problema coincidiu com a introdução das lâmpadas nos capacetes dos trabalhadores e das furadeiras pneumáticas. Estas inovações aumentaram muito a produção de carvão. Somente quando foi provado e aceito que o nistagmo não era uma causa física, o problema desapareceu.[12]

Nos anos de 1960, vários sintomas clínicos relacionados com a ocupação foram descritos, como desordem cervicobraquial no Japão, na Suíça e na Suécia (facilmente confundida com síndrome do desfiladeiro torácico). Naquela ocasião, no Brasil, as lombalgias, ditas de origem ocupacional, prevaleciam em alguns consultórios da Previdência Social. Porém, no início dos anos de 1980, na Austrália, e a seguir em várias partes do mundo, inclusive no Brasil, houve uma explosão de casos de dores nos membros superiores relacionados com o trabalho. Este fato gerou uma sobrecarga nos consultórios de cirurgia de mão, visto que, além do grande número de pacientes, na maioria das vezes o exame era extremamente demorado, pois as queixas não se enquadravam em qualquer entidade clínica conhecida e não respondiam ao tratamento. Talvez por isso, e porque a maior parte desses pacientes era atendida por médicos não especializados no sistema musculoesquelético, a "epidemia" grassou, gerando conceitos errados e condutas descabidas. Tentou-se atribuir este fenômeno ao advento do computador, como no fim do século XIX havia ocorrido com a caneta de ponta de aço. No entanto, este problema não foi relatado com o uso das antigas máquinas de escrever, que exigiam uma força de toque muito maior.

Assim como a incidência das lombalgias caiu no Brasil, também a das lesões por esforços repetidos caiu na Austrália. Neste país, isto ocorreu principalmente devido a uma campanha educativa coordenada e bem orquestrada pela Sociedade Australiana de Cirurgia de Mão e à atitude do poder judiciário, que não considerou o empregador culpado de negligência em casos submetidos à Suprema Corte.[12]

A divulgação leiga destes problemas médicos, aliada aos mal entendidos, aos casos mal conduzidos e, algumas vezes, a interesses escusos, tem feito aumentar muito o número de pacientes com queixas jocosas, como as de um digitador que se dizia vítima do "vírus do computador" ou da cozinheira que relatou ter "LER de panela". Ainda hoje, o número de pessoas com o diagnóstico de lesões por esforços repetidos tem evoluído de maneira assustadora, trazendo enormes problemas para a sociedade e um custo fantástico para a Previdência Social. A melhor forma de encarar este problema é por meio de campanhas de educação dirigidas não só à população, mas também aos médicos não-especialistas em medicina do aparelho locomotor (principalmente do membro superior). É por meio do diagnóstico preciso da lesão que se poderá compreendê-la e tratá-la.

FISIOPATOLOGIA

Esforços repetidos podem ser uma das causas de lesões em tecidos do sistema musculoesquelético, dependendo de uma série de outros fatores associados. As lesões principais se localizam nos tendões, nas suas bainhas, nos músculos e nos nervos. É muito importante o conhecimento de biomecânica e da fisiopatologia da lesão para seu diagnóstico e tratamento.

Mecanismo das tendinites

Tendões são estruturas de tecido conjuntivo denso que unem células contráteis (músculo) aos ossos. Neles, fibrilas colágenas se agrupam em fibras, estas em feixes, e estes em fascículos. Os fascículos são envolvidos por tecido conjuntivo frouxo, chamado endotênon (endotendão), e todo o tendão é envolvido pelo epitênon (epitendão).

Existem características especiais ou no local em que o tendão se insere no osso (entese) ou onde ele é comprimido contra outras estruturas. Na entese, as fibras do tendão se confundem com o periósteo e tornam-se incorporadas ao osso cortical. Devido a sua constituição histológica característica, as fibras tendinosas permitem um pequeno alongamento longitudinal sem provocar lesão.

Os tendões, assim como os ligamentos, são estruturas dinâmicas complexas que são importantes na estabilização e nos movimentos articulares. Por isso, eles estão expostos a muitos movimentos repetidos, principalmente nos membros superiores, e são freqüentemente lesados, resultando em inflamação (tendinite) ou degeneração (tendinose). No entanto, são estruturas vivas com potencial para se curar, hipertrofiar ou hipotrofiar.[38] Sobrecarga fisiológica mais forte pode levar a lesões microscópicas das fibras tendinosas. Este tipo de microlesão pode não atingir vasos, e o processo de reparação pode ficar limitado a um pequeno número de células, com pouca resposta proliferativa. Portanto, repetidas roturas de microfibrilas podem levar ao desenvolvimento de uma tendinite, se não houver tempo suficiente entre as roturas para que elas se curem. Por isso, deve-se ter em mente que, devido às suas características tissulares, o tendão é uma estrutura que suporta movimentos repetidos.

Quando a sobrecarga é maior do que sua resistência, podem ocorrer roturas das microfibrilas que, se repetidas, ocasionam inflamação, geralmente localizada nas enteses (daí o termo entesopatia). Os locais mais freqüentemente acometidos nos membros superiores são o cotovelo (epicondilites) e o ombro (tendinite do manguito rotador), embora qualquer ponto de inserção tendinosa possa ser afetado. A lesão é localizada e tem potencial de cura.

Mecanismo das tenossinovites

Alguns tendões mudam de direção no seu trajeto para executar determinado movimento. Para tal, eles devem manter-se junto ao osso, e isto é possível graças a estruturas fibrosas, chamadas retináculas ou polias. Nestes locais, o tendão sofre compressões ou atritos, que são amenizados pela disposição anatômica da membrana sinovial, que forma uma bainha, protegendo o deslizamento do tendão.

Esta bainha produz líquido sinovial que lubrifica o tendão, diminuindo o atrito. Quando este é intenso, como nos movimentos repetidos e forçados, há aumento do líquido sinovial e inflamação da bainha. Embora os tendões tenham, em geral, um bom suprimento vascular e nervoso, regiões do tendão sujeitas a fricção, compressão ou torção são avasculares ou hipovascularizadas, o que contribui para agravar a lesão nestas áreas.[3] Inflamações repetidas e crônicas levam a uma hipertrofia da retinácula, que se torna mais fibrocartilaginosa, ocasionando uma compressão do tendão sob ela. Exemplo típico é a tenossinovite estenosante de De Quervain no punho.

Mecanismo de lesão muscular

A lesão da fibra muscular por movimentos repetidos ou devido a contrações cíclicas pode ser de causa metabólica ou mecânica. É graças ao metabolismo da glicose na célula muscular, no seu citoplasma ou nas mitocôndrias, que há geração de energia para ela funcionar normalmente. Em outras palavras, glicose é a maior fonte de energia para a fibra muscular. Mediante complicadas reações químicas intermediadas por enzimas glicolíticas, a desintegração da glicose supre a necessidade energética da célula.

Sabe-se que existe um acúmulo de lactato na célula do músculo esquelético após atividade anaeróbica prolongada. No entanto, contrário à crença popular, não é este acúmulo de lactato que causa dor muscular ou lesão após os exercícios. Isto se deve, entre outras causas, ao fato de o lactato ser uma molécula ácida e seu acúmulo alterar o pH intracelular, modificando as atividades contrátil e metabólica da célula.[18]

Existem três fontes de glicose no organismo: a glicose do sangue, a intracelular e o glicogênio muscular. Glicogênio é um polímero grande, constituído de moléculas de glicose. Outra grande fonte de energia são os ácidos graxos (gorduras), que são metabolizados na mitocôndria da célula muscular, produzindo grande quantidade de ATP (trifosfato de adenosina), que é produto final do metabolismo também da glicose.

Dependendo das propriedades metabólicas, existem diferentes tipos de fibra muscular com diferentes concentrações de enzimas metabólicas. Assim, fibras de contração rápida, responsáveis por maior força, têm uma concentração muito maior de enzimas em seu citoplasma do que as fibras de contração lenta, que são responsáveis, entre outras atividades, pela maioria dos movimentos repetidos. Existem também três tipos diferentes de unidades motoras, definindo-se uma unidade motora como um neurônio do corno anterior da medula, seu axônio e tantas fibras musculares quantas ele inerva. Existem tipos de unidades motoras: um tipo constituído de axônios grossos que inervam muitas fibras musculares grandes; elas geram grande força, mas fadigam rapidamente. Outro tipo é constituído de axônios de tamanho moderado que inervam muitas fibras musculares de tamanho médio. Estas unidades geram uma força moderada e não se fadigam depressa. Finalmente, existe ainda um tipo de unidade motora constituída de axônios pequenos e que inervam poucas fibras musculares pequenas. Este tipo gera pequena força, mas não se fadiga facilmente e mantém a força por muito tempo.[19]

Estas últimas unidades motoras são ativadas na maioria dos movimentos repetitivos em que a força muscular é baixa e, portanto, não resulta em lesão.[18]

No entanto, se esta força pequena é concentrada em poucas fibras musculares, pode resultar em maior estresse para as fibras, o que pode ser lesivo ao tecido. No entanto, os músculos normalmente se regeneram completamente após este tipo de lesão, com tratamento e orientação adequados.

Mecanismo das compressões nervosas

Desde as suas origens nas raízes cervicais, os nervos dos membros superiores passam por estruturas anatômicas passíveis de comprimi-los. Os locais mais freqüentes são ao nível do pescoço (hérnia de disco, músculos escalenos, costela cervical), do cotovelo (nervos mediano, ulnar e radial) ou do punho (nervos mediano e ulnar), embora um traumatismo direto possa causar também uma compressão aguda em qualquer local do nervo. Movimentos repetidos podem provocar compressões nervosas. Neste caso, em geral, são de evolução crônica, que varia desde uma ligeira parestesia ou discreta diminuição da força muscular até perda da sensibilidade e paralisia. A compressão localizada pode induzir um bloqueio de condução metabólica devido à inibição da microcirculação intraneural. Este bloqueio é imediatamente reversível quando a compressão é removida. Se a compressão é prolongada, pode haver edema nos fascículos e um aumento da pressão do líquido endoneural, que pode comprometer seu fluxo capilar por algum tempo.[20] Estas compressões crônicas podem originar-se a partir de dois mecanismos: de uma compressão por estruturas musculares (síndromes do escaleno anterior, do pronador e do supinador) ou de estruturas tenossinoviais e aponeuróticas (síndromes do túnel do carpo, do túnel cubital ou do canal de Guyon). Nos locais em que o nervo passa sob túneis ou canais, deve-se ter em mente que o tronco nervoso é uma estrutura que se move ou desliza com o movimento articular. O edema do epineuro ou uma reação inflamatória e aderências podem comprometer tal deslizamento, levando a estiramentos crônicos da fibra nervosa.

No caso específico do túnel do carpo, sabe-se que ele é um compartimento inelástico e que o aumento da pressão em seu interior ocasiona uma compressão do nervo mediano, levando aos sintomas característicos de parestesias no seu território. Este aumento de pressão pode ser ocasionado pela inflamação da sinovial dos tendões flexores, ou pelo acúmulo de líquido nas extremidades (gravidez, mixedema) e desencadeado por exercícios repetidos em flexão do punho. Também o desenvolvimento da massa muscular associado com movimentos forçados e repetidos pode provocar compressão de nervos no seu trajeto pelo interior dos músculos. Exemplo disso são as síndromes do pronador e do supinador no terço proximal do antebraço, onde os nervos mediano e radial passam entre as cabeças dos músculos pronador e supinador, respectivamente. Nestes casos, os sintomas são muito bem definidos, e os testes específicos definem a patologia. Pode haver ainda compressão do mesmo nervo em dois níveis *(double crush syndrome)*. A compressão distal do nervo periférico pode contribuir para a neuropatia compressiva do mesmo nervo num nível mais proximal.[5] Algumas vezes, uma compressão distal pode produzir sintomas de uma radiculopatia cervical, mas estes sintomas geralmente desaparecem após uma descompressão distal. A explicação para isto seria a inibição do transporte axonal retrógrado da fibra nervosa.[20]

FATORES DE RISCO

Existem fatores que predispõem o indivíduo a desenvolver distúrbios musculoesqueléticos. É óbvio que o primeiro deles é relacionado à constituição física ou à vulnerabilidade individual. Não se contrata uma pessoa de físico franzino como estivador, do mesmo modo que normalmente não se escala um jogador de basquete profissional de estatura muito baixa. No entanto, certas condições adversas no trabalho podem gerar lesões ou sintomas.[31] Os médicos do trabalho definiram muito bem estes fatores de risco,[30] porém ainda não existe um consenso sobre o real efeito destes fatores sobre os tecidos. É também muito questionável o tempo durante o qual o indivíduo tem de estar exposto a estes fatores para sofrer suas conseqüências.[1] Existem autores que contestam a relação entre estes fatores de risco e os distúrbios musculoesqueléticos e reconhecem que não foram comprovados mecanismos fisiopatológicos definidos para sustentar esta relação.[8,29] Entretanto, certos fatores biomecânicos específicos podem provocar certos quadros clínicos também específicos que, associados a fatores psicossociais, se agravam e cronificam o problema.

Os principais fatores de risco na produção de lesões musculoesqueléticas são:

a. **Força:** esta é muito variável e necessária, não só para sustentar um objeto (força muscular estática), como também para movê-lo (força dinâmica, com variação de contrações musculares). Uma força que excede a capacidade média da fibra muscular pode levar à lesão do músculo que, como mostramos anteriormente, é reversível.
b. **Repetição:** a repetitividade de uma tarefa nem sempre é claramente definida. Movimentos com alta repetitividade, sem pausas, podem ocasionar inflamação das bainhas tendinosas pelo atrito, ou alterações na fibra muscular pela fadiga, mas estas lesões possuem critérios clínicos bem definidos para seu diagnóstico.
c. **Postura:** a posição de trabalho tem grande influência na produção das lesões musculoesqueléticas. Posturas inadequadas podem ter influência na vascularização de um segmento tendinoso ou muscular (como lesão do manguito rotador, quando o ombro permanece fortemente abduzido por muito tempo, provocando uma zona de isquemia no manguito), ou provocar atrito dos tendões nos túneis osteofibrosos (como a compressão do nervo mediano no túnel do carpo em guitarristas que tocam com o punho muito fletido).
d. **Vibração:** esta pode agir diretamente sobre o tecido, provocando lesão, ou pode afetar a força e a postura necessárias para se manusear a ferramenta.[1] Ela está mais relacionada com a síndrome do túnel do carpo, levando, portanto, a um quadro clínico bem definido.
e. **Temperatura:** o trabalho executado em temperaturas muito baixas provoca diminuição da destreza manual e perda da capacidade de se avaliar a força necessária para a execução de movimentos. Isto faz com que se utilize uma força acima da necessária para a execução das tarefas,[30] com as conseqüências relatadas anteriormente.

Além destes fatores biomecânicos, existem também indicações de que **fatores psicossociais** relacionados com o trabalho estejam envolvidos no agravamento das lesões musculoesqueléticas.[33] Dentre eles, são citadas insatisfação no trabalho, monotonia, falta de autonomia e falta de suporte por parte da organização, além da estrutura psicológica do indivíduo.

Ao contrário dos fatores biomecânicos, os psicossociais são mais imprecisos e abstratos, pois envolvem as situações de estresse dentro e fora do trabalho. Torna-se mais difícil ainda devido à inexistência de testes ou dados objetivos para mensuração do problema. No entanto, trata-se de situações ligadas à área da psicologia, fugindo ao contexto deste capítulo.

CAUSAS

Para a produção de uma lesão musculoesquelética por traumatismos de repetição, é necessária a combinação de três fatores: predisponentes, desencadeantes e agravantes.

Os **fatores predisponentes** mais comuns são: (a) variações anatômicas (p. ex., variações como a duplicação ou triplicação do número de tendões do longo abdutor do polegar ou septação do primeiro túnel osteofibroso são fatores predisponentes da tenossinovite de De Quervain;[2] a presença de uma costela extranumerária [costela cervical] predispõe à síndrome do desfiladeiro torácico); (b) diabetes, gravidez, hipotireoidismo e outros problemas sistêmicos predispõem às lesões musculotendinosas;[16,26] (c) deformidades adquiridas, como, por exemplo, um valgismo do cotovelo, seqüela de fratura supracondiliana, predispõe à síndrome do túnel cubital; uma fratura intra-articular predispõe a artrose etc.; (d) constituição física; (e) constituição psíquica.

Os **fatores desencadeantes** são, em geral, aqueles relacionados com os fatores de risco mencionados anteriormente: repetição, força, postura, vibração e temperatura. Em geral, é a associação destes fatores que pode levar à lesão.

Os **fatores agravantes** são vários: (a) fatores psicossociais, já mencionados; (b) a falta de tratamento e orientação adequados, causando confusões, revolta e insegurança; (c) traumatismos cumulativos, nos quais uma lesão se sobrepõe a outra antes que a primeira esteja devidamente curada; (d) litígios legais, seja por interesse, seja ignorância, prolongando um processo clínico em vez de combatê-lo objetivamente; (e) grupos de interesse, muito bem demonstrados por Ireland, que, consciente ou inconscientemente, contribuem para lançar mais celeuma ao problema, agravando-o. Estes grupos estariam localizados em setores da profissão médica, setores da "fraternidade legal", movimento sindical, profissões paramédicas, indústria farmacêutica e na mídia.[12]

CLASSIFICAÇÃO

Classificamos as lesões por esforços repetidos em típicas e atípicas:

a. **Lesões típicas** ("LER típica"): são aquelas em que os sintomas são localizados numa região ou numa estrutura anatômica específica (como no ombro, no cotovelo ou no punho). Neste caso, o exame e as queixas fornecem dados objetivos, como a reprodução dos sintomas com manobras especiais (testes de Jobe, Hawkins, Finkelstein, Phalen etc.), ou outros, como atrofias e hipertrofias, nódulos palpáveis, aumento de temperatura local etc. Algumas vezes, exames complementares também podem gerar informações objetivas, principalmente radiografias, eletroneuromiografia e provas sanguíneas. Estas lesões típicas, em geral, têm boa resposta ao tratamento, a curto ou longo prazo, seja ele clínico ou cirúrgico.
b. **Lesões atípicas** ("LER atípica"): nestes casos, os sintomas são vagos e imprecisos. O modo de início do problema é indefinido. Em geral, há ausência de dados objetivos e, na maioria das vezes, não existe um padrão anatômico ou fisiológico preciso. O paciente se queixa de dor em vários locais, com irradiações bizarras sem qualquer relação com estrutura muscular ou nervos. O exame objetivo é normal (como reflexos miotendinosos, manobras para pesquisa de síndromes compressivas ou de tendinites e tenossinovites) com respostas paradoxais. Por exemplo, durante a execução de manobras de estiramento de extensores para detectar epicondilite lateral, o paciente se queixa de dor no epicôndilo medial, ou no punho, ou mesmo no ombro. Os exames complementares são normais. Estes casos, em geral, têm má resposta ao tratamento. Mesmo afastados do trabalho, que supostamente seria a causa do problema, e submetidos a tratamentos fisioterápicos e medicamentosos, continuam se queixando de dores imprecisas e variáveis. Uma anamnese mais cuidadosa detecta, na maioria destes pacientes, fatores psicossociais relacionados com o quadro clínico. A maioria dos casos de "LER atípica" ocorre em mulheres que, com a mudança da estrutura social, entraram ativa e competitivamente no mercado de trabalho, ficando mais sobrecarregadas física e psicologicamente e gerando situações de estresse que agravam o problema. Apenas uma pequena proporção de pacientes simula sintomas para conseguir algum tipo de benefício.[22]

ENTIDADES CLÍNICAS

Como salientamos inicialmente, movimentos repetidos praticados em condições desfavoráveis podem ocasionar lesões específicas em tecidos ou locais específicos. Estas lesões são bem conhecidas dos ortopedistas e cirurgiões de mão, e por isso vamos apenas citá-las brevemente, podendo o interessado consultar a literatura específica sobre o assunto.

Coluna cervical

Cervicalgia ou cervicobraquialgia é uma queixa comum, caracterizada por dor, contratura muscular e limitação de movimentos da coluna cervical. O diagnóstico diferencial com hérnia de disco deve ser feito e, em geral, não é difícil. Fatores etiológicos importantes incluem postura viciosa, tensão mental e fatores ambientais e individuais. Para que seja considerada uma entidade clínica definida e objetiva, a contratura muscular e a rigidez têm de estar presentes.[10,21]

Síndrome do desfiladeiro torácico

O desfiladeiro torácico é uma área anatômica limitada pela primeira costela e os músculos escalenos anterior e médio. O estreitamento deste espaço pode comprimir o plexo braquial e a artéria braquial. Em muitos casos, o diagnóstico é controverso. A dor é localizada no ombro e na face interna do braço, relatada como em queimação e, geralmente, piora à noite. Os pacientes se queixam de parestesia ou dormência no território das raízes de C8 e TI. Há diminuição da sensibilidade no lado ulnar do antebraço e na mão e fraqueza da musculatura intrínseca. O diagnóstico é clínico, embora algumas vezes esteja presente uma costela cervical mostrada ao raio-X. A palpação e a percussão da fossa clavicular são dolorosas, com irradiação da dor até a mão. Os seguintes testes provocativos devem reproduzir os sintomas:

a. A manobra de Adson é feita com o braço ao lado do corpo, a cabeça inclinada para o lado oposto e o queixo virado para o lado examinado. O pulso radial torna-se ausente ou filiforme quando o teste é positivo.
b. A manobra de Wright assemelha-se à de Adson, porém o membro superior fica abduzido e rodado externamente. Apenas a diminuição ou abolição do pulso radial não significa que haja a síndrome

do desfiladeiro. É necessária a reprodução dos sintomas mencionados anteriormente.

c. O teste de Roos consiste na elevação do braço com exercícios de flexão e extensão dos dedos. Se existir compressão, os sintomas de fadiga e dormência no lado ulnar da mão ocorrerão em 30 segundos.

A tomografia e a ressonância magnética não são úteis no diagnóstico de síndrome do desfiladeiro torácico.[14] O diagnóstico diferencial deve ser feito, principalmente, com radioculopatia cervical, tumor de cúpula pulmonar, neuropatia ulnar e distrofia simpático-reflexa. O tratamento conservador leva a bom resultado, na maioria dos casos. Este se inicia pela correção da postura, em caso de o paciente ter de trabalhar com os braços elevados, acompanhada de um programa competente de fisioterapia para reforço do trapézio, do rombóide e dos elevadores da escápula. Na falha do tratamento conservador cuidadosamente supervisionado de reforço muscular e postura, ou no caso de dor intratável com déficit neurológico significativo, o tratamento cirúrgico pode ser indicado, devendo ser muito bem discutido com o paciente. Mesmo com uma seleção adequada de pacientes para cirurgia, somente alguns poucos ficarão totalmente curados de seus problemas.[15] Não existe um consenso universal quanto ao melhor procedimento cirúrgico. Este pode ser: escalenotomia, escalenectomia, ressecção da primeira costela, tenotomia do pequeno peitoral, claviculectomia ou a combinação destas técnicas.

Fibromiosite do trapézio e da musculatura interescapulovertebral

Dor e contratura do trapézio e da musculatura interescapulovertebral (principalmente do rombóide e do serrátil) podem ser causadas por postura viciosa, associada com esforço físico e tensão. A contração muscular ocasiona vasoconstrição em algumas áreas e pode produzir isquemia local com inflamação e dor.[4] Palpam-se, além da contratura muscular, nódulos miofasciais endurecidos e dolorosos *(trigger-points)*. O estresse agrava o problema, causando mais dor e mais contratura, estabelecendo um círculo vicioso. Na maioria dos casos, o tratamento leva a um bom resultado a curto prazo e consiste em fisioterapia bem orientada, relaxantes musculares e antiinflamatórios. Quanto aos nódulos miofasciais, se resistentes ao tratamento, podem ser resolvidos com infiltração de corticóides.

Síndrome do manguito rotador do ombro

É uma tendinite dos músculos que compõem o manguito rotador. Estes podem ser lesados pelo uso repetido e prolongado dos braços na posição elevada. Somente os traumatismos não são significativos para causar uma rotura do manguito, mas eles aceleram o processo degenerativo. A rotura ocorre comumente após os 40 anos de idade. A tendinite do manguito rotador é um processo reversível associado com um infiltrado inflamatório da bursa subacromial. O quadro clínico é bem definido, e as manobras clássicas para detecção das estruturas afetadas são descritas na literatura específica e fogem às finalidades deste capítulo.[6,13,17,24,32]

Síndrome do pronador

É a compressão do nervo mediano quando ele passa entre as duas cabeças do músculo redondo pronador, no terço proximal do antebraço. Neste nível, o nervo se divide, e o seu ramo interósseo anterior também pode ser comprimido pela arcada do flexor superficial dos dedos. Ela é comum (e mal diagnosticada) em pessoas cujo trabalho exija movimentos contínuos e forçados de pronação. Esta síndrome é caracterizada por dor insidiosa no terço proximal do antebraço, medial ao tendão do bíceps, e é agravada com movimentos forçados de pronação. O diagnóstico é clínico, principalmente por meio do teste provocativo, que se faz com cotovelo em extensão e pronação contra resistência. A resposta deve ser dor localizada na face anteromedial do terço proximal do antebraço. O tratamento inicial é conservador (repouso, fisioterapia, antiinflamatórios) e, em caso de fracasso, a cirurgia pode ser indicada. Para maiores detalhes, consultar a literatura específica.[28]

Síndrome do supinador ou do túnel radial

É a compressão do nervo radial entre as duas cabeças do músculo supinador, no lado externo do terço proximal do antebraço. Ela ocorre devido à compressão direta e prolongada sobre esta área, ou por movimentos repetidos e forçados de supinação. O quadro clínico é de dor difusa no terço proximal do antebraço, lado radial, agravada com a supinação forçada. O teste provocativo é feito com cotovelo em extensão e supinação do antebraço contra resistência. Assim como na síndrome do pronador, também na do supinador a eletroneuromiografia pouco ajuda no diagnóstico. O tratamento inicial é conservador. Nos casos rebeldes, a cirurgia poderá resolver o problema. Neste caso, a recuperação é lenta, podendo levar de 4 a 6 meses.[28]

Síndrome do túnel cubital

Na face medial do cotovelo, o nervo ulnar (ou cubital) passa atrás do epicôndilo medial, onde é contido pelo ligamento arqueado (ou epicôndilo-olecraniano), que delimita o chamado túnel cubital. Tipos de atividades que exijam trabalhar com o cotovelo em muita flexão fazem com que aumente a pressão dentro deste túnel, desencadeando sintomas de compressão alta do nervo ulnar. O contato prolongado devido a apoio do lado medial do cotovelo também pode provocar os sintomas. O quadro clínico caracteriza-se por dormência nos dedos mínimo e anular e no bordo ulnar da mão. Mais tarde, pode surgir fraqueza da musculatura intrínseca da mão. Ao contrário das outras síndromes compressivas no cotovelo, a síndrome do túnel cubital é geralmente detectada no exame eletroneuromiográfico. O tratamento segue os mesmos princípios dos anteriores, isto é, repouso (às vezes com tala gessada), fisioterapia e antiinflamatório. No fracasso deste tratamento, ou caso já existam alterações da musculatura intrínseca, o tratamento deverá ser cirúrgico.[26]

Epicondilites

São tendinites que ocorrem no local de origem dos tendões extensores (epicondilite lateral) ou flexores (epicondilite medial), na extremidade distal do úmero. A mais comum delas é a epicondilite lateral. Esta pode ser causada por traumatismos ou estiramentos (agudos ou crônicos) e por atividades ocupacionais ou esportivas (daí o nome de "cotovelo de tenista"). O quadro clínico é bem estabelecido: dor no epicôndilo ou ao seu redor, que se exacerba com os movimentos de preensão. Uma manobra provocativa clássica é a flexão simultânea do punho e dos dedos (ativa ou passiva) com antebraço em pronação e cotovelo em extensão. Se a dor referida com esta manobra não for localizada na região do epicôndilo lateral, então não poderá ser estabelecido o diagnóstico de epicondilite. O tratamento é conservador, e muitas vezes prolongado, constituído de repouso, fisioterapia especializada, antiinflamatório e infiltrações de corticóide (até duas, com intervalo mínimo de 15 dias). Acreditamos que a epicondilite é uma patologia auto-resolutiva que evolui espontaneamente para cura a longo prazo, porém, em casos muito raros, pode-se indicar cirurgia, para a qual existem variadas técnicas.[13]

Tenossinovite estenosante de De Quervain

É a mais freqüente e o exemplo mais clássico de tenossinovite. Consiste na inflamação da bainha dos tendões longo abdutor e curto extensor do polegar, dentro do primeiro túnel osteofibroso dorsorradial do punho. O fator desencadeante é o atrito dos tendões dentro deste túnel, devido a movimentos repetidos ou a traumatismo direto. Em geral, existe um fator predisponente, como a existência de tendões supranumerários ou septação do túnel.[2] Alguns acreditam na influência hormonal, pois é muito mais freqüente em mulheres. O quadro clínico é típico: dor localizada no processo estilóide do rádio, que se agrava com a manobra provocativa, que consiste em se fazer desvio ulnar do punho, mantendo o polegar aduzido (manobra de Finkelstein). Este teste só é positivo quando a dor é caracteristicamente referida sobre o processo estilóide do rádio. O tratamento nas fases iniciais é conservador, com uma infiltração de corticóide no primeiro túnel (evitando-se injetar na estrutura do tendão), repouso por meio de tala gessada e antiinflamatório. Casos com mais de 6 meses de duração ou resistentes ao tratamento conservador têm indicação cirúrgica.[7] O prognóstico é bom, e o tratamento é resolutivo.

Síndrome do túnel do carpo

Esta é uma das mais freqüentes patologias nos consultórios de cirurgia de mão. É o resultado da compressão do nervo mediano na face volar do carpo, sob o ligamento volar. Existem dezenas de causas desta síndrome, porém, na maioria das vezes, ela ocorre sem uma causa precisa, sendo mais freqüente em mulheres, a partir dos 40 anos de idade. O tipo de trabalho como fator de produção desta patologia é muito controvertido, e alguns estudos encontraram poucas evidências quanto à relação de causa e efeito.[9,23] Com exceção dos EUA, muito raramente considera-se que a síndrome do túnel do carpo esteja relacionada com o trabalho.[36] No entanto, acreditamos na existência de alguns fatores de risco que desencadeiam o problema, quais sejam, fatores intrínsecos, como características anatômicas individuais e alterações fisiológicas ou orgânicas, e fatores extrínsecos, relacionados com atividades laborais que exigem grande flexão do punho e movimentos forçados dos dedos. O quadro clínico típico é de dormência no território do nervo mediano (face volar dos dedos polegar, indicador e médio e metade radial do anular), caracteristicamente noturna, que pode evoluir para dor e fraqueza da musculatura tenar. Testes como o de Tinel (percussão do nervo na face anterior do punho) e Phalen (manter o punho fletido por 1 a 2 minutos) são positivos na maioria dos casos, e a eletroneuromiografia complementa o diagnóstico, embora possa haver casos falso-positivos e falso-negativos. Nas fases iniciais, o tratamento é conservador, conseguindo-se bons resultados com uma infiltração de corticóide no túnel do carpo (com cuidado para não injetar no interior do nervo), seguida de imobilização por 2 semanas e antiinflamatório, além da correção dos hábitos posturais para o uso da mão. Se o tratamento conservador fracassa, ou se já existe comprometimento muscular, a cirurgia de descompressão e neurólise do nervo mediano proporciona um resultado muito bom. Maiores detalhes quanto a diagnóstico, fisiopatologia e tratamento devem ser buscados em trabalhos específicos sobre o assunto.[37]

Síndrome do canal de Guyon

O canal de Guyon é um túnel osteofibroso situado na face anteroulnar do punho, na base da eminência hipotenar. Ele é formado pelo ligamento transverso do carpo por cima e pelos ossos hamato e pisiforme dos lados. Dentro do túnel passam apenas o nervo ulnar e a artéria ulnar. A compressão do nervo ulnar no canal de Guyon está comumente associada com um traumatismo ocupacional que usa a região hipotenar da mão como um martelo. Dependendo do local da compressão no túnel, os sintomas podem ser apenas sensitivos, apenas motores (fraqueza de intrínsecos) ou sensitivomotores. Pode estar associada a trombose da artéria ulnar.[25] A eletroneuromiografia, em geral, detecta o nível e a extensão da lesão. O tratamento, quando os sintomas são só sensitivos e encontram-se em fase inicial, pode ser conservador, porém, se este fracassa, ou se a lesão motora é evidente, a cirurgia deve ser indicada.

Tendinites

São mais raras do que as tenossinovites. Do ponto de vista da etiologia ocupacional, elas podem ocorrer nos seguintes tendões: flexor radial do carpo, na face anterior do punho, onde ele passa ao lado da tuberosidade do escafóide; flexor ulnar do carpo, na sua inserção no pisiforme; longo extensor do polegar, no seu trajeto por trás do tubérculo de Lister no terço distal do rádio; extensor comum dos dedos, sob a retinácula dos extensores, no quarto compartimento dorsal; e extensor ulnar do carpo, no dorso da extremidade distal da ulna. Todas estas tendinites têm como característica a dor localizada, e o tratamento é, em geral, conservador, apresentando bom resultado.

Quanto a outras entidades clínicas, como "dedo em gatilho" ou contratura de Dupuytren, não existem comprovações científicas de que elas sejam patologias ocasionadas por movimentos repetidos. Sabe-se que traumatismos, de repetição ou não, podem agravar a patologia de base, e principalmente o "dedo em gatilho", que ocorre com mais freqüência em donas de casa e aposentados.

CONSIDERAÇÕES FINAIS

Com base nos conhecimentos anatomopatológicos, os traumatismos por esforços repetidos podem lesar estruturas musculoesqueléticas, desde que haja uma associação de variados fatores físicos, psicológicos ou ambientais. Estas lesões originam patologias ortopédicas bem definidas e bem localizadas, dependendo do local e da estrutura agredidos. Quando o quadro clínico, isto é, o conjunto de queixas e o exame físico apurado, não combina e não apresenta relações objetivas, é sinal de que fatores não-físicos estão presentes. As maiores controvérsias surgem não só devido a estas divergências, mas também em decorrência da falta de um diagnóstico e de orientação por profissionais especializados em medicina do aparelho locomotor. Muito se tem a aprender com a experiência australiana, pois parece que a situação é idêntica em todo o mundo.[12] Naquele país, foi reconhecida a seriedade do problema, não só do ponto de vista médico-social, mas também econômico, devido ao alto custo que representa para a comunidade. As autoridades médicas australianas também concluíram que somente em poucos casos rotulados como LER havia uma base patológica, e que a maioria se originava de causas emocionais, ou de "neurose ocupacional". Além disso, sugeriram que a melhor denominação para a LER seria "síndrome da fadiga reversível".

No entanto, milhares e milhares de trabalhadores continuam aportando nos ambulatórios das indústrias e nos consultórios médicos com queixas de desconforto nos membros superiores e sendo rotulados e mesmo aposentados com diagnóstico de LER. Várias instituições leigas foram criadas, como a Associação dos Lesionados de LER, ajudando a difundir conceitos dúbios e não-científicos, e aumentando ainda mais a confusão. Milhares de processos legais contra empregadores se empilham nos arquivos da Justiça, confundindo juízes e emperrando processos. A mídia contribui, dando dimensões sensacionalistas assustadoras e divulgando o lado negativo destes pobres pacientes desorientados, desajustados e, muitas vezes, vítimas de um sistema social cruel que lhes destrói o ego e os desestimulam e incapacitam a participar da competição árdua da vida.

O problema "LER" existe e tem de ser abordado com seriedade e competência, e isto compete às sociedades médicas. Como vimos nas páginas precedentes, quando existe uma base patológica objetiva, o diagnóstico precoce e o tratamento especializado resolvem o problema com relativa facilidade. Quando o quadro clínico está enriquecido por fatores psicossociais ou de possibilidades de ganhos secundários, o caso extrapola a área ortopédica, exigindo outra abordagem. Por isso, na prevenção e tratamento de pacientes portadores de sintomas dolorosos nos membros superiores, é necessária uma equipe multidisciplinar constituída por profissionais de diversas áreas (Quadro 8.1), como:

a. **Medicina do trabalho:** o médico do trabalho, ao fazer o exame físico admissional, avalia, entre outras coisas, a capacidade física do indivíduo para exercer determinadas funções. São também de sua competência os aspectos ergonômicos dos postos de trabalho, no sentido de eliminar ou minimizar os fatores de risco, fazendo a prevenção dos traumatismos e das doenças ocupacionais. É o médico da empresa que, em geral, presta o primeiro atendimento ao trabalhador; portanto, ele deve fazer o diagnóstico precoce das lesões e encaminhá-lo para avaliação e eventual tratamento por especialistas na área musculoesquelética.
b. **Cirurgia de mão ou ortopedia:** o cirurgião de mão ou ortopedista com boa formação nas patologias do membro superior são os especialistas mais indicados para fazerem o correto diagnóstico das lesões musculoesqueléticas deste segmento. Estes especialistas têm formação e treinamento para executar manobras especiais que possibilitam chegar a uma conclusão acertada quanto à patologia provável. Por isso, com as informações fornecidas pelo paciente e pelo médico do trabalho, compete àqueles especialistas determinar a relação entre causa e efeito nas lesões ocupacionais dos membros superiores. Também o tratamento destas patologias, para que se alcance um êxito maior e mais rápido, deve ser realizado pelo cirurgião de mão ou ortopedista com formação em membro superior, visto que, quando os casos são orientados por eles, a recuperação é mais completa e o tempo de afastamento do trabalho é menor.[27]
c. **Fisioterapia:** especialmente o terapeuta da mão, com treinamento nas técnicas de reabilitação dos membros superiores, tem importância fundamental no tratamento de pacientes portadores de lesões por esforços repetidos. Além da competência, é necessária honestidade profissional muito grande, e que ele também conheça os limites da fisioterapia, pois na maioria dos casos não há justificativa para um número exagerado de aplicações das modalidades terapêuticas, nem para os famosos *splints* "preventivos da LER". É o terapeuta de mão, trabalhando com o cirurgião de mão, que melhor treina o paciente e o avalia para o retorno ao trabalho.
d. **Psicologia:** esta especialidade deve ser acionada nos casos das lesões por esforços repetidos classificadas como atípicas. Como dissemos, é nestes casos que os fatores psicossociais são mais relevantes; no entanto, não existem meios seguros para se quantificar o perfil psicológico do paciente, e a literatura médico-psicológica na área do sistema musculoesquelético é muito pobre sobre este assunto. Tem-se tentado, em alguns centros, realizar testes psicológicos do tipo inventário, como o MMPI (*Minnesota Multiphasic Personality Inventory*) (Núcleo de Qualificação e Desenvolvimento Humano, Coord. Sérgio Luiz Fonseca Dias e Luciana Rocha Sabino, Governador Valadares, MG). O teste inclui

Quadro 8.1 Especialidades envolvidas no traumatismo das "LER"

Medicina do trabalho	Admissão Ergonomia (local de trabalho) Detecção precoce Encaminhamento precoce
Cirurgia da mão	Diagnóstico Relação causa-efeito Tratamento
Fisioterapia	Tratamento Retorno ao trabalho
Psicologia	Avaliação psicológica Aconselhamento Tratamento

550 questões, cobrindo ampla área de assuntos, desde a condição física até as atitudes morais e sociais do indivíduo que está sendo examinado. O aconselhamento psicológico e, conforme o caso, o suporte e o tratamento podem trazer maior equilíbrio emocional e melhores condições para enfrentar a competição e as dificuldades da vida de relação.

Não são fáceis o tratamento e a orientação aos pacientes com diagnóstico de lesões por esforços repetidos nos membros superiores, porém eles são possíveis com uma abordagem objetiva, competente, honesta e humana.

REFERÊNCIAS

1. Armstrong TJ, Latro WA. Physical stressors: their characterization assessment, and relationship with physical work requirements. *In:* American Academy of Orthopaedic Surgeons. *Repetitive motion disorders of the upper extremity,* 1995:87-98.
2. Belluci SOB, Albertoni WM, Faloppa F, O'Hara GH. Estudo das variações anatômicas do primeiro compartimento dorsal do punho e suas relações topográficas. *Rev Bras Ortop* 1992; *27*:551-7.
3. Benjamim M, Ralphs JR. Functional and developmental anatomy of tendons and ligaments. *In:* American Academy of Orthopaedic Surgeons. *Repetitive motion disorders of upper extremity,* 1995:185-203.
4. Blair SJ. Cervicobrachial disorders. *In:* American Academy of Orthopaedic Surgeons. *Repetitive motion disorders of the upper extremity,* 1995:507-15.
5. Oahlin LB, Lundborg G. The neuron and its response to peripheral nerve compression. *J Hand Surg* 1990; *15B*:5-10.
6. Ferreira PM, Zoppi PA, Bolliger NR, Ferreira NM. Semiologia do ombro. *Rev Bras Ortop* 1988; *23*:93-8.
7. Froimson AI. Tenosynovitis and tennis elbow. *In:* Green OP. *Operative hand surgery.* 3 ed., Churchil Livingstone, 1993:2117-34.
8. Hadler NM. Repetitive upper extremity motions in the workplace are not hazardous. *J Hand Surg* 1997, *22A*:19-29.
9. Hadler NM. Illness in the workplace: the challenge of musculoskeletal symptoms. *J Hand Surg* 1985, *10A*:451-6.
10. Hagberg M. Neck and shoulder disorders. *In:* Rosenstock L, Cullen M. *Textbook of clinical occupational and environmental medicine.* Philadelphia-PA: WB Saunders, 1994:356-64.
11. Hochberg HF, Leffert RD, Heller MO, Marrinan L. Difficulties among musicians. *JAMA* 1983; *249*:1869-72.
12. Ireland OCR. Repetition strain injury: the Australian experience – 1992 Update. *J Hand Surg* 1995; *20A*(3-2):53-6.
13. Lech O, Severo A. Ombro e cotovelo. *In:* Sinizio H. *Ortopedia e traumatologia – Princípios e prática.* 2 ed., Artmed, 1998:124-54.
14. Leffert RD. Thoracic outlet syndrome. *J Am Acad Orthop* 1994; *2*:317-25.
15. Leffert RD. Thoracic outlet syndrome: orthopedic perspective on diagnosis and treatment. *Orthop Trans* 1988; *12*:190-2.
16. Lemos MM *et al.* Síndromes musculoesqueléticas no hipotireoidismo. *Rev Bras Reumat* 1992; *32*:132-6.
17. Levitz CL, Iannoti JP. Overuse injuries of the shoulder. *In:* American Academy of Orthopaedic Surgeons. *Repetitive motion disorders of the upper extremity*, 1995:493-506.
18. Lieber RL, Fridén J. Skeletal muscle metabolism, fatigue and injury: *In:* American Academy of Orthopaedic Surgeon. *Repetitive motion disorders of the upper extremity,* 1995:287-300.
19. Lieber RL. Skeletal muscle physiology. *In: Skeletal muscle structure and function: implications for rehabilitation and sports medicine.* Baltimore, MO: Williams e Wilkins, 1992.
20. Lundborg G, Oahlin LB. Pathophysiology of nerve compression. *In:* American Academy of Orthopaedic Surgeons. *Repetitive motion disorders of the upper extremity.* 1995:381-97.
21. Maeda K. Occupational cervicobrachial disorders and its causative factors. *J Humam Ergol* 1977; 6:193-202.
22. Millender LW, Conlon M. An approach to work related disorders of the upper extremity. *J Am Acad Orthop Surg* 1996; *4*:135-42.
23. Nathan PA, Meadows KD, Doyle LS. Occupation as a risk factor for impaired sensory conduction of the median nerve at the carpal tunnel. *J Hand Surg* 1988; *13B*:167-70.
24. Neer CS. Impingement lesions. *Clin Orthop* 1983; *173*:70-7.
25. Otsuka N. Lesões vasculares: isquemia da mão. *In:* Pardini Jr. AG (ed.). *Traumatismos da mão,* Rio de Janeiro: MEDSI, 1992:143-57.
26. Pardini Jr. AG, Freitas AO. Abordagem clínica das DORT. *In:* Rio RP. *LER, ciência* e *lei*. Ed. Health, 1998:167-92.
27. Pardini AG, Tavares KE, Fonseca Neto JA. Lesões de mão em acidentes do trabalho: análise de 1.000 casos. *Rev Bras Ortop* 1990; *25*:119-24.
28. Pires PR, Andrade RP. Síndromes compressivas de nervos periféricos. *In:* Pardini Jr. AG (ed.). *Cirurgia da mão – Lesões não-traumáticas.* Rio de Janeiro: MEDSI, 1990:337-59.
29. Ranney O. *Chronic musculoskeletal injures in the workplace.* Philadelphia, Pennsylvania: Saunders, 1997.
30. Rio RP. *Fatores* de risco *para* as *DORT. In: LER, ciência e lei.* Editora Health, 1998:103-42.
31. Rocha LEM, Paez EM, Sobania LC. Lesões por esforços de repetição: análise em 166 digitadores de um centro de computação de dados. *Rev Bras Ortop* 1986; *21*:115-9.
32. Rockwood Jr. CA, Matsen III FA. *The shoulder.* Philadelphia: WB Saunders, 1990.
33. Sauter SL, Swanson NG. The relationship between workplace psychosocial factors and musculoskeletal disorders in office work suggested mechanisms and evidence. *In:* American Academy of Orthopaedic Surgeons. *Repetitive motion disorders of the upper extremity*. 1995:65-76.
34. Sheehy MP, Marsden CD. Writer's Cramp – A focal dystonia. *Brain* 1982; *105*:461-80.
35. Shin AY, Gillingham BL. Fatigue fractures of the femoral neck in athletes. *J Am Acad Orthop Surg* 1997; *5*:293-302.
36. Szabo RM, Madison M. Carpal tunnel syndrome as a work related disorders. *In:* American Academy of Orthopaedic Surgeons. *Repetitive motion disorders of the upper extremity.* 1995:421-34.
37. Szabo RM, Madison M. Carpal tunnel syndrome. *Orthop Clin North Am* 1992; *23*:103-9.
38. Woo SL, Xerogeanes JW. The biomechanics of 50ft tissue: normal, injured and healed states. *In:* American Academy of Orthopaedic Surgeons. *Repetitive motion disorders of the upper extremity*, 1995:161-72.

Cobertura Cutânea do Membro Superior

Capítulo 9

Parte A

Enxertos e Retalhos na Mão

Ronaldo dos Santos Carneiro

Neste capítulo, abordaremos o importante tema do fechamento de pele. A pele é a nossa proteção contra o meio ambiente, e a sua reconstituição deve ser uma prioridade. Na mão, ela exerce não só a função protetora, como também, mediante sensibilidade tátil apurada, a de "olhos" do membro superior. Muitas informações são absorvidas através da pele, mas muitas são dadas ao médico atento, como:[13,35]

1. O excesso de suor nas palmas das mãos pode ser um sinal de nervosismo, mas também pode mostrar uma hiperatividade simpática.
2. A falta de suor demonstra uma lesão nervosa. A pele ficará também lisa e sem seus sulcos naturais.
3. O desaparecimento de pregas cutâneas nos mostra uma articulação sem atividade.
4. A pele fina e sem resistência indica o uso de corticóides numa paciente com doença crônica.
5. A temperatura da pele pode trair uma lesão vascular.

A pele é diferente nas diversas partes do corpo (mais fina nas pálpebras e mais grossa na sola dos pés). Na mão, há diferenças enormes entre o lado flexor (a **palma**) e o lado extensor (o **dorso**).

A pele da palma da mão é uma estrutura altamente diferenciada para as funções de sensibilidade e preensão. Ela é uma pele com terminações nervosas que servem para sensibilidade tátil, pressão e propriocepção. São os corpúsculos de Meissner, de Paccini e as terminações nervosas finas que chegam às papilas epiteliais na derme. Não há cabelos na palma das mãos, havendo, no entanto, uma quantidade muito grande de glândulas sudoríparas e conexões vasculares.

O lado dorsal da mão não é constituído de uma pele tão diferenciada. Possui pêlos e o tipo de sensibilidade que vem com eles, mais a sensibilidade comum, dada por terminações nervosas simples.

Além disso, existem diferenças fundamentais na textura da pele e na sua fixação às estruturas que estão abaixo dela:

1. Na palma da mão, a pele é mais grossa, com uma camada de queratina maior e sem células contendo melanina. Como a função de preensão será exercida sobre ela, a pele é fixa. Sua fixação se dá a uma aponeurose dura e fibrosa, que é a aponeurose palmar. Esta tem a função de não deixar a pele escorregar quando se quer firmeza para segurar um

objeto. Nos dedos, ela é substituída pelos ligamentos de Cleland e Grayson lateralmente, e por uma fixação firme aos túneis fibrosos em volta dos tendões flexores.

2. No dorso da mão, a pele é diferente. Esta diferença pode ser apreciada no bordo ulnar da mão, principalmente de negros. Ela passa a ter melanina e, como a sua função é permitir a flexão, será uma pele com um tecido subcutâneo frouxo, sem fixação e aponeuroses. Por haver necessidade de um ponto mais firme na ponta dos dedos para a preensão mais segura, no dorso da ponta dos dedos estão colocadas as unhas. Estas são compostas de um material queratínico mais espesso e colocadas sobre um leito ungueal fixo à falange distal firmemente.

INCISÕES NA MÃO

A consideração mais importante quando é feita uma incisão na mão é a sua conseqüência. Isto é: resultará esta incisão numa retração pós-operatória?

Por isso, temos de planejar a incisão. Aqui é importante lembrar um princípio básico de cirurgia plástica. O cirurgião deve sempre desenhar sua incisão antes de fazê-la. O desenho tem a vantagem de fazer o médico pensar na incisão pelo menos duas vezes. Além disso, apagar um desenho e fazê-lo de novo é muito mais fácil do que apagar uma incisão.

Como desenhar a incisão?

É um princípio básico que as contraturas da mão se dão no lado flexor, porque a força da flexão da mão é em torno de oito vezes maior do que a força de extensão. Esta força, aplicada a um tecido recém-cicatrizado, tende a esticar os fibroblastos que estão na zona extensora e a encolher os que estão na flexora. Assim, podemos fazer uma incisão em linha reta cruzando as pregas dos dedos no seu dorso e obter uma boa cicatriz. Na palma da mão, se isto for feito, teremos uma retração cicatricial da pior espécie.

Na palma da mão, as incisões têm de obedecer às pregas de flexão. Elas serão colocadas paralelamente às pregas ou, se tivermos de cruzá-las, será feito um ziguezague cujas pontas chegam à parte lateral das pregas flexoras. Uma boa maneira de se fazer isto no dedo é fletindo-o e colocando um ponto onde as pregas flexoras acabam.[7] Ao ser estendido, estes pontos serão a ponta dos retalhos triangulares que constituirão o ziguezague (Figuras 9.1 a 9.3).

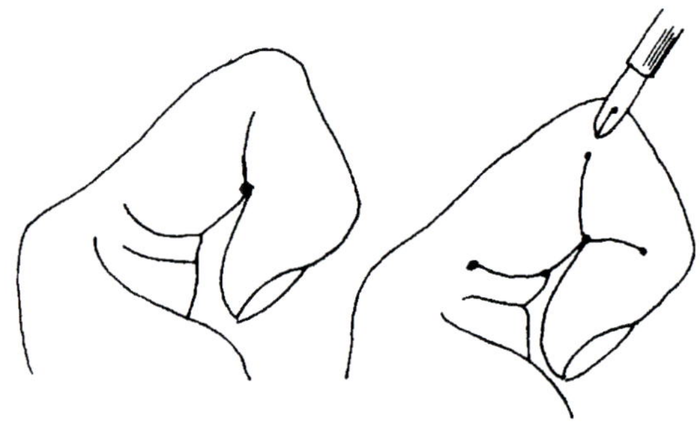

Figura 9.1 O dedo é fletido, e o fim das pregas flexoras é marcado com pontos.

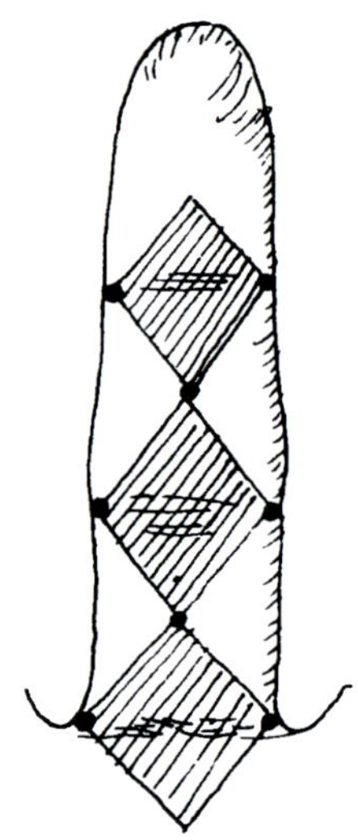

Figura 9.2 Os pontos desenhados são ligados por linhas oblíquas, formando ziguezague na face ventral dos dedos.

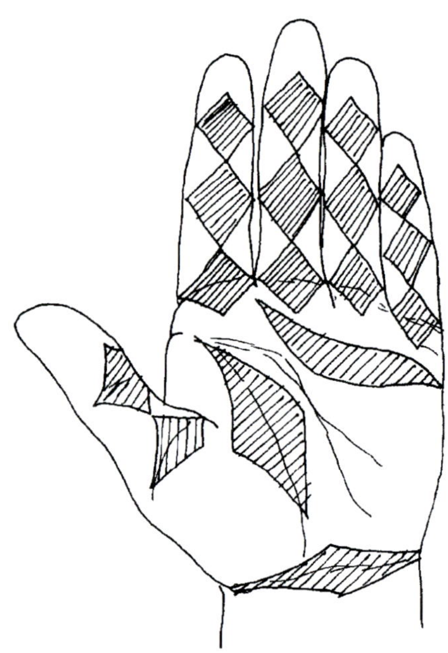

Figura 9.3 Exemplos de incisões na palma da mão, evitando cruzar as pregas de flexão. As áreas escuras não devem ser cortadas longitudinalmente. (Redesenhada a partir de Chase RA. *Atlas of hand surgery*, 1973:37.)

RETRAÇÃO CICATRICIAL

Esta é uma condição causada pelo mau planejamento de incisões ou pelo fechamento simples de um ferimento que seja contrário às linhas de força da mão. Pode ser evitado com a mudança da posição do ferimento em relação às pregas de flexão. Depois de estabelecido, será tratado com enxertos ou com a mudança secundária da posição da área retraída após ressecção. Como mudar a posição de um ferimento ou de uma retração?

A resposta está na Z-plastia. O que é a Z-plastia e como fazê-la é algo que deve estar na mente de qualquer cirurgião, pois este é um dos procedimentos mais úteis da cirurgia plástica.

TÁTICA CIRÚRGICA

O ponto básico da Z-plastia é seu desenho inicial. Este consiste em dois triângulos ruja base é o ferimento ou a retração cicatricial. Estes triângulos têm ângulos iguais e seus bordos têm a mesma extensão. O ideal é que sejam triângulos equiláteros, cujos ângulos serão, portanto, de 60 graus (mas não é obrigatório que sejam assim). A partir do desenho, teremos de escolher dois retalhos que serão "trocados" um com o outro. Os retalhos a serem "trocados" serão aqueles nos quais os lados "se olham" através de uma janela, que seria a incisão central (Figura 9.4).

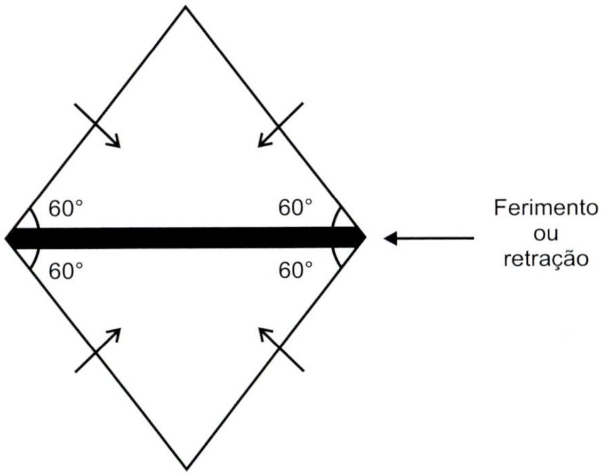

Figura 9.4 O desenho de uma Z-plastia. Os lados dos triângulos com setas da mesma espessura serão trocados um pelo outro.

1. A incisão inicial é feita na área de retração cicatricial, ou o ferimento será aproveitado.
2. A seguir, são feitas as incisões nos lados dos retalhos que estão de frente um para o outro.
3. Os retalhos são então levantados até sua base. A base do retalho é o que lhe dá nutrição, e deve ser **mais espessa** do que a ponta para incluir tecido subcutâneo com vasos de aporte e de retomo.
4. A seguir, sendo um caso secundário, é feita a ressecção ampla da cicatriz que está localizada abaixo da pele, até ser encontrado tecido normal.
5. Os retalhos são trocados um com o outro; a ponta de um será colocada no lugar onde está a base do outro. Assim, a cicatriz ou lesão inicial que estava colocada longitudinalmente ficará em posição transversal.
6. Ao final são feitas suturas finas, começando-se na ponta dos retalhos. Elas não devem ser constritivas nem apertadas (Figura 9.5).

CUIDADOS

1. Ao desenharmos o retalho, se tivermos dúvidas se ele alcançará ou não a base do outro retalho, pode ser feito um modelo com papel ou gazes e testado antes.

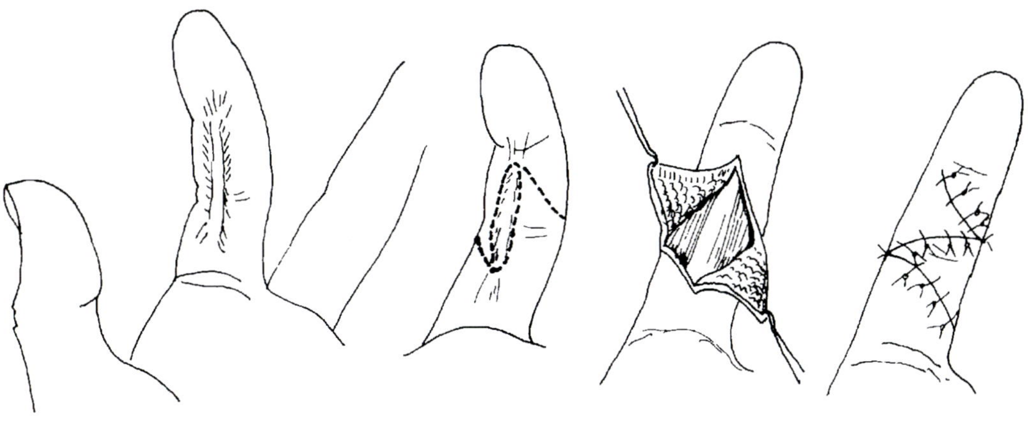

Figura 9.5 Z-plastia: uma vez escolhidos os lados do triângulo a serem usados, os outros são apagados e procede-se a levantamento, troca e sutura dos retalhos. (Redesenhada a partir de Chase RA. *Atlas of hand surgery,* 1973.)

2. As incisões podem ser aumentadas ou reduzidas após os retalhos terem sido descolados. O aumento é com incisão + descolamento. A redução será uma sutura que una a base do retalho outra vez. Esta é menos aconselhável.
3. Se não for retirada toda a fibrose, nos casos secundários, haverá correção parcial apenas, e não se aproveita o "Z".
4. Dissecção cuidadosa da base e boa hemostasia asseguram boa sobrevida do retalho.
5. Na mão, não é necessária a colocação de pontos no subcutâneo.

ENXERTOS

Os enxertos a serem colocados na mão são de duas modalidades: enxertos de pele total e enxertos de pele parcial.

Os enxertos de pele total são aqueles que aproveitam a pele em sua integridade: pele + derma. Os de pele parcial são os que não incluem o derma e são, portanto, mais finos[15,16] (Figura 9.6).

Enxertos de pele total

São retirados através de uma elipse na qual a pele e o derma são dissecados e levantados do subcutâneo com auxílio de um bisturi.

Vantagens

1. São enxertos mais grossos. Por isso, têm pouca tendência à retração.
2. São mais maleáveis do que os enxertos de pele parcial, após a cicatrização.
3. A textura da pele fica mais semelhante à pele normal.
4. As zonas doadoras podem ser fechadas por suturas simples.

Desvantagens

1. A quantidade de enxerto que pode ser retirada é relativamente pequena.
2. A "pega" do enxerto é mais difícil. Exige uma área receptora de boa qualidade.

Zonas doadoras

Para cobertura do dorso da mão, dos lados dos dedos, a melhor área doadora é a prega de flexão do punho, por ter pele da mesma qualidade, vir da mesma área anatômica (o cirurgião não tem de operar em duas áreas diferentes) e deixar uma cicatriz mínima.

Para a palma da mão, a melhor é o bordo ulnar da mão, pelas mesmas razões (qualidade, área anatômica e cicatriz).[32]

Nos casos em que seja necessária uma quantidade grande de pele total, as melhores áreas doadoras são as pregas inguinais. Destas, pode ser retirada uma quantidade apreciável de pele, podendo ser fechadas primariamente por intermédio de um descolamento, se necessário.

Para a palma da mão, pode ainda ser utilizada a planta dos pés, se preciso, pois o tipo de pele é o mesmo.

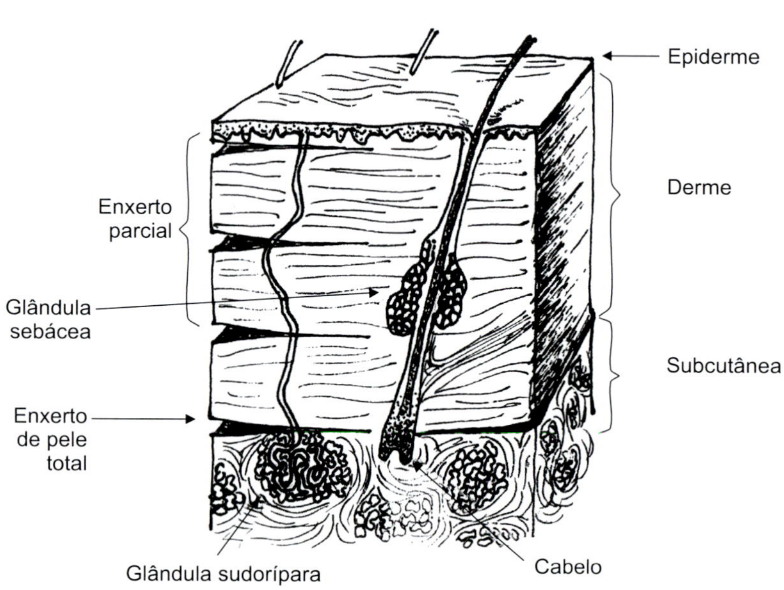

Figura 9.6 Os enxertos de pele parcial tiram a epiderme e parte do derma, proporcionando com isto a regeneração da área doadora. Os de pele total vão até o subcutâneo, não havendo possibilidade de regeneração. (Redesenhada a partir de Grabb WC, Smith JW. *Plastic surgery*, 1973:23.)

Cuidados

Deve ser dada atenção ao fato de que o paciente não pode terminar com **pêlos** na palma das mãos. Assim, **não devemos** fazer tricotomia na área doadora, para que possamos ver exatamente onde está a parte glabra da pele. Este é um problema nos enxertos retirados da área inguinal.

Antes da retirada do enxerto, temos de ter certeza de que poderemos fechar primariamente a área doadora, principalmente no punho e no bordo ulnar da mão e do pé. Não é permitido fechar a área doadora com outro enxerto. Sendo esta a situação, temos de mudar a área doadora (p. ex., prega inguinal).

Em negros, temos de dar atenção à cor da palma das mãos e, se possível, evitar colocar pele com melanina nesta área. Usa-se sempre o bordo ulnar da mão ou a sola dos pés.

Se a área doadora for a planta dos pés, deve-se ter cuidado para não colocar a cicatriz numa área de apoio; retira-se a pele do cavo do pé ou da face lateral.

Enxertos de pele parcial

Estes enxertos podem ser retirados de três maneiras: com uma lâmina grande de bisturi, colocada quase paralela à pele, com um dermátomo de faca ou com um dermátomo elétrico.

A lâmina do bisturi pode ser usada para tirar pequenos enxertos e cobrir defeitos mínimos nos dedos e na mão. Todo cirurgião deve saber como fazê-lo, porque mais cedo ou mais tarde ele poderá encontrar-se numa situação em que tenha de usá-los (urgência ou falta de material na hora etc.). Sua desvantagem é que, até que o cirurgião esteja bem treinado, diferentes áreas do enxerto terão espessuras diversas.

Nas áreas maiores, é necessária a utilização dos dermátomos de faca ou elétricos. Os elétricos, em princípio, tiram um enxerto mais regular e deixam a área doadora em melhores condições, mas os de faca são bem mais baratos e também tiram bons enxertos.

De maneira geral, faz-se um engorduramento da pele com vaselina ou outra substância deslizante. A seguir, um auxiliar "estica" a pele da área doadora com as duas mãos e o cirurgião tira o pedaço de pele que quer com o seu instrumento de escolha (Figura 9.7).

Vantagens

1. A "pega" do enxerto é mais fácil do que em caso de pele total, pois sua vascularização é produzida rapidamente. A área receptora não necessita de condições excelentes.

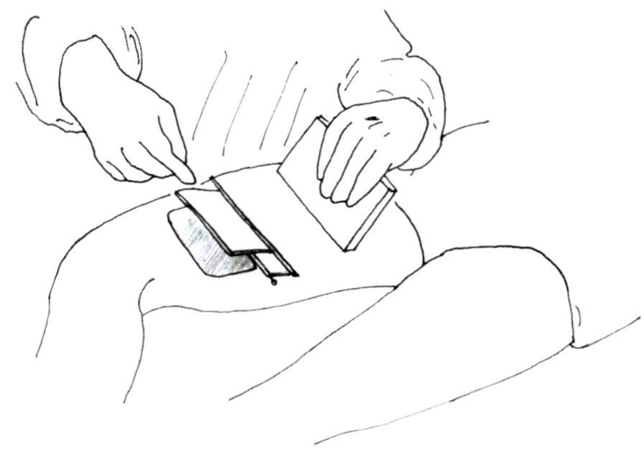

Figura 9.7 Retirada de enxerto de pele parcial com faca de enxerto. A área doadora é mantida tensa, e a faca é utilizada após lubrificação da pele a ser retirada com vaselina ou similar. A área demonstrada no desenho não é esteticamente boa. (Redesenhada a partir de Chase RA. *Atlas of hand surgery,* 1973:42.)

2. Podem cobrir uma área bem maior do que as cobertas com pele total.

Desvantagens

1. Têm mais tendência à retração.
2. A qualidade da pele que fica após a cicatrização é pior do que se for usado enxerto total.
3. As zonas doadoras fecham por segunda intenção, deixando áreas de descoloração permanente.
4. Em princípio, não devem ser usados na palma da mão, por terem tendência à quebra com a fricção existente nesta área.

Zonas doadoras

Em princípio, qualquer área do corpo pode ser usada como zona doadora de enxertos de pele parcial. Como haverá tendência à descoloração permanente da área de onde saiu o enxerto, prefere-se usar segmentos anatômicos que fiquem escondidos da visão habitual: nádegas e aspectos laterais das coxas, principalmente. Jamais se deve pensar em utilizar o aspecto ventral do antebraço, que é uma área bastante aparente, especialmente num país em que se anda de mangas curtas, como é o caso do Brasil.

Cuidados

A área doadora deve ser coberta com uma gaze com anti-séptico (gaze lubrificada), e esta será deixada secar ao ar livre ou com auxílio de um ventilador. Uma vez a gaze esteja seca, quando o epitélio novo crescer por baixo dela, ela será expulsa do leito doador, sem que tenhamos de trocá-la ou nos preocuparmos com ela. Isto se dará em 2 semanas, mais ou menos, dependendo da espessura do enxerto.

A espessura do enxerto, se for tirado em dermátomos com graduação, varia de 10 a 50 milésimos de polegada, sendo os mais utilizados os enxertos de espessura média (ao redor de 15 milésimos). Na mão, os enxertos mais finos dão muitas contraturas, e os mais grossos devem ser substituídos por enxertos de pele total.

As áreas que recebem estes enxertos devem ser cuidadosamente tratadas para evitar retrações.

Uso dos enxertos

- **São usados enxertos de pele total:**
  - Nas perdas de substância da palma da mão e ponta dos dedos que tenham bom leito recipiente (sem infecção e com boa vascularização).
  - Nas lesões do dorso da mão que estejam em boas condições, não sendo elas muito extensas.
- **São usados enxertos de pele parcial:**
  - Nas perdas de substâncias extensas no dorso da mão.
  - Em situações de emergência, quando serão depois substituídos por retalhos.
  - Em áreas receptoras que não tenham condições ideais para o uso de enxertos de pele total.
  - Em todas as outras situações de perdas cutâneas grandes, serão utilizados retalhos à distância ou locais, principalmente naqueles casos em que se necessita de pele sob a qual os tendões têm de deslizar.[21]

Cicatrização dos enxertos

Um enxerto para cicatrizar necessita: ser colocado numa área de boa vascularização, ter bom contato com a zona receptora e não infectar. Vamos examinar estas três condições.

Área de boa vascularização

O enxerto tem três fases distintas inicialmente:

1. Absorção de plasma.
2. Inosculação de vasos.
3. Crescimento de capilares.

Para que estas fases aconteçam, é necessário que a área receptora esteja bem vascularizada. O leito mais adequado é aquele que tem tecido de granulação, porque este tecido é nada mais do que um conjunto de estruturas vasculares produzidas pelo organismo em busca de algo que os cubra com pele. Entretanto, qualquer leito que tenha potencial para fazer tecido de granulação é adequado para o uso de enxertos.

Não se usará enxerto na mão: sobre osso sem periósteo, sobre tendão sem peritendão ou em áreas deixadas avasculares por causa de traumatismo.

A absorção de plasma se dá nas primeiras 48 horas. Ao ser colocado um enxerto, a sua manutenção inicial é feita de uma exsudação de plasma da área receptora que leva alimentação ao enxerto por intermédio de seu sistema capilar. Este fenômeno será obviamente transtornado no caso de haver um hematoma entre o leito e o enxerto, o que impedirá o exsudato de entrar em contato com a pele.

Em 48 horas já existe uma conexão vascular entre o enxerto e a área receptora: é a **inosculação**. Há então uma troca de sangue entre o leito e o enxerto, que leva nutrição mais segura ao mesmo. Estes vasos não estão definitivamente fixados ao enxerto, mas nesta época os novos capilares começam a crescer e ligar doador a receptor até que, aos 5 dias, a comunicação é completa.

Contato do enxerto

As três fases iniciais da cicatrização do enxerto só podem acontecer com bom contato do enxerto com a área receptora. Qualquer movimento de um ou de outro e qualquer coisa que se interponha entre os dois resultarão em falha da cirurgia. Assim, nas primeiras 48 horas, a mão enxertada deve ficar totalmente imóvel. Idealmente, isto deve acontecer até o quinto dia, no mínimo.

A atitude pós-enxerto deve, portanto, ser de espera. Uma boa hemostasia é feita durante a cirurgia. Um curativo compressivo + imobilização é colocado após a sutura do enxerto (quando possível, o curativo é amarrado ao enxerto), e depois de 7 dias é que se abre o curativo e começa-se a pensar em deixar a mão mais livre para movimentação, que só será totalmente liberada em 10 dias (Figuras 9.8 e 9.9).

Infecção

Não deve haver infecção ao se colocar um enxerto. Em caso de dúvidas, será utilizado um enxerto parcial fino, porque, se o perdermos, poderemos substituí-lo facilmente e teremos a vantagem de um **curativo biológico**. Isto é, um enxerto tem a propriedade de limpar uma área receptora com muitas vantagens sobre curativos comuns: melhora a vascularização, estimula o tecido de granulação limpo e regula as perdas

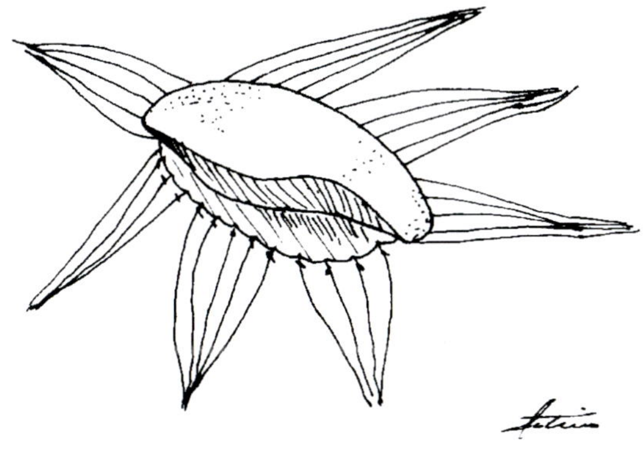

Figura 9.8 Após colocado o enxerto, ele é suturado, deixando-se as suturas longas. A seguir, usa-se um chumaço de algodão ou uma esponja envolta em gaze vaselinada em cima do enxerto. (Redesenhada a partir de Chase RA. *Atlas of hand surgery*, 1973: 55.)

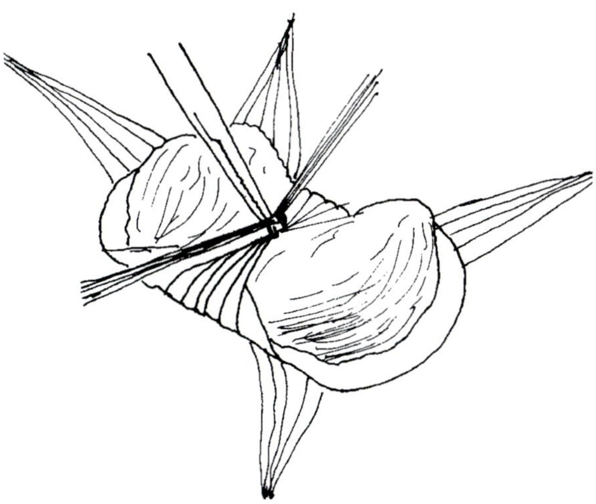

Figura 9.9 A seguir, as suturas são amarradas umas às outras, fazendo-se o curativo "amarrado", que assegura imobilidade do enxerto e pressão suave em sua superfície. (Redesenhada a partir de Chase RA. *Atlas of hand surgery*, 1973:55.)

superficiais em áreas grandes. Para a mesma função, pode ser usado o enxerto de outras pessoas (homólogo) ou de outros animais (heterólogo), em casos muito especiais, como queimaduras extensas envolvendo as mãos. Estes enxertos serão rejeitados em 3 a 4 semanas. Neste meio tempo funcionam como curativos biológicos temporários.

RETALHOS

Os retalhos são pedaços de pele com subcutâneo e/ou músculo transferidos de um lugar para outro, levando sua própria circulação ou desenvolvendo-a na área receptora.[20,33]

Os retalhos são usados para cobrir estruturas nobres e nas situações nas quais os enxertos não funcionam. São mais requisitados na área flexora do que na extensora, porque permitem deslizamento dos tendões e têm mais flexibilidade e resistência. Podem ser **retalhos livres**, quando são retirados da área doadora com microdissecção do seu pedículo neurovascular, o qual será reanastomosado na área receptora,[11,25-27] ou **retalhos pediculados**, quando a vascularização necessária para sua sobrevivência vem da área receptora através de anastomoses vasculares desenvolvidas espontaneamente. Estes retalhos pediculados são colocados no defeito após dissecção cuidadosa e deixados aí por 3 semanas, até que uma nova vascularização apareça, surgida de anastomoses entre a área receptora e a doadora. O "pedículo" então é cortado e o retalho se integra à área receptora, ficando totalmente livre da doadora.

Entre os retalhos pediculados temos a destacar o retalho apenas de gordura, ou seja, o *crane principle*, ou "princípio do guindaste". Este princípio consiste em levar apenas a gordura de um lugar para outro. Para a sobrevivência só da gordura, não serão necessárias 3 semanas de ligação entre doador e receptor, mas apenas ao redor de 10 dias. Desta maneira, a pele da área doadora pode voltar a seu lugar de origem, desengordurada, e a área receptora será reparada com um enxerto.

Na mão, contamos basicamente com dois tipos de retalhos pediculados: locais e à distância.

Retalhos locais

Estes são os retalhos retirados da própria mão que necessita de cobertura cutânea.[3] Podemos dividi-los em:

1. Retalho *cross-finger* ou de dedos adjacentes.[17,36]
2. Retalhos de deslizamento.[18-23]
3. Retalhos neurovasculares.
4. "Filé" de dedo.
5. Retalhos vasculares.
6. Retalhos para a ponta dos dedos (que serão vistos separadamente).[2]

Retalho cross-finger

Estes são retalhos que são retirados da área extensora de um dedo para a flexora do seu vizinho. Na reparação da área extensora que doa o retalho será colocado um enxerto.

Em casos especiais de perdas cutâneas extensas no dorso dos dedos, em que está indicada a colocação de retalhos com tecido subcutâneo, pode ser usado o chamado *reverse cross-finger*, que consiste em levar apenas tecido subcutâneo para o dedo necessitado, deixando a pele no doador. Este recurso é útil nas perdas justaungueais com exposição de tendão extensor.[1,22]

Tática cirúrgica

Desenho

O retalho *cross-finger* é um retalho cuja base é igual ao seu ápice, ou seja, é retangular. Para desenhá-lo, tira-se um modelo do defeito a ser corrigido, a perda cutânea flexora depois de desbridada. Isso é feito recortando-se uma gaze ou outro material flexível. A seguir, aplica-se o modelo no lado extensor, indo no máximo até a última prega extensora da articulação interfalângica distal (IFD) e partindo no máximo do dorso da falange proximal. A base do retalho está no lado para o qual ele é destinado (p. ex., um retalho de terceiro dedo para cobrir o lado flexor do quarto tem sua base no lado ulnar; um retalho do mesmo dedo para cobrir o segundo tem sua base no lado radial).

Depois do desenho, testa-se num modelo a mobilidade do retalho e sua capacidade de cobrir a área. O modelo pode ser um pedaço de Penrose largo ou uma gaze.

O retalho é então incisado através da pele, derme e subcutâneo elevados delicadamente, com dissecção por bisturi. O plano de elevação é bastante profundo, deixando, entretanto, uma camada de tecido conjuntivo fino em cima do tendão extensor para a melhor "pega" do enxerto.

A elevação se dá até a zona de transição entre a pele do dorso e a da palma do dedo doador.

A seguir, é aberto o garrote e verificado o sangramento das áreas doadoras e receptoras e a vascularização do retalho.

Fechado novamente o garrote, o retalho é suturado nos bordos da área receptora, sem tensão.

A área doadora é então fechada com um enxerto, tirado quando da abertura do garrote. Este é, de preferência, um enxerto de pele total retirado da área inguinal, mas pode ser de pele parcial, retirado da área do calção ou do biquíni.

Os dedos são fixados um ao outro por suturas de náilon 4-0 entre as partes de pele sadia, mantendo-se a flexão do dedo receptor, se esta for necessária. Pode ser passado, também, um fio de Kirschner entre as metáfises das duas falanges que estão lado a lado, para fixá-las temporariamente (Figura 9.10).

O retalho é mantido em seu lugar por 3 semanas. Decorrido este tempo, é feito um teste para ver se há boa vascularização no dedo receptor. O dedo doador é garroteado na sua base. Oclui-se com isto a circulação primária do retalho. Se não houver isquemia da pele transplantada, é sinal de que ela já pode ser separada da sua área de origem. Então, sob garrote pneumático, o retalho é separado do dedo doador por bisturi e seu bordo livre é suturado na área receptora. O bordo livre da área doadora é suturado ao enxerto que foi colocado no primeiro procedimento.[10]

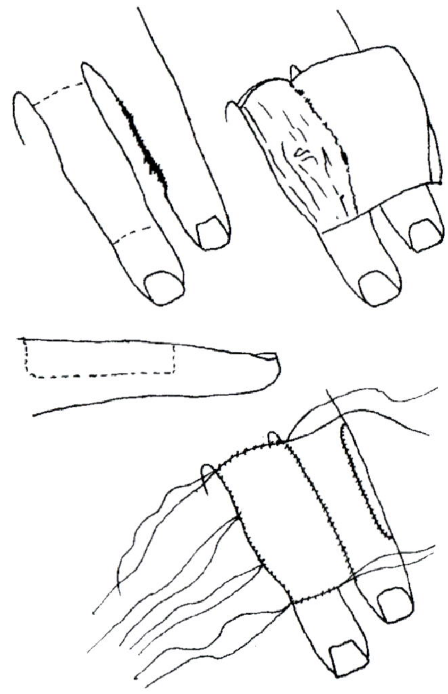

Figura 9.10 O retalho *cross-finger:* lesão ventral no dedo indicador. O desenho do retalho é mostrado acima, à esquerda, e no dedo doador visto de perfil. À direita, vê-se o retalho levantado do terceiro dedo e aberto como a página de um livro. Abaixo, o retalho é colocado na face ventral do dedo lesado e substituído por um enxerto de pele. (Redesenhada a partir de Curtis RM. Cross-finger pedicle flap in hand surgery, *Annals of surgery* 1957; 145[5]:650-5.)

Retalhos de deslizamento e rotação

Vamos considerar aqui dois tipos de retalhos: aqueles usados nos dedos e os usados na mão. Os usados nos dedos são os retalhos confeccionados com base em seu pedículo vasculonervoso. A pele ventral do dedo é avançada de proximal para distal, baseada na dissecção e identificação dos dois pedículos vasculonervosos, na base do dedo, onde eles são dissecados e liberados, construindo-se então um retalho "em ilha".

Os retalhos usados na mão são, em geral, dorsais e têm um deslizamento lateral após dissecção da pele + subcutâneo. São usados para cobrir áreas de perda ou de contraturas que necessitem de uma pele melhor do que um enxerto. O defeito deixado pela rotação do retalho é reparado com enxerto de pele. Um exemplo da utilização destes retalhos é a contratura do espaço entre o polegar e o segundo dedo, para a qual é usado um retalho dorsal da mão após ter sido aberto o primeiro espaço.[14,31]

Nos retalhos do dorso da mão, serão elevados pele + subcutâneo com as estruturas vasculares correspondentes, desde a borda radial do segundo metacarpiano até o quinto metacarpiano. É um retalho relativamente fino, com uma base bastante boa e de rotação fácil para o espaço entre o polegar e o segundo dedo (Figura 9.11).

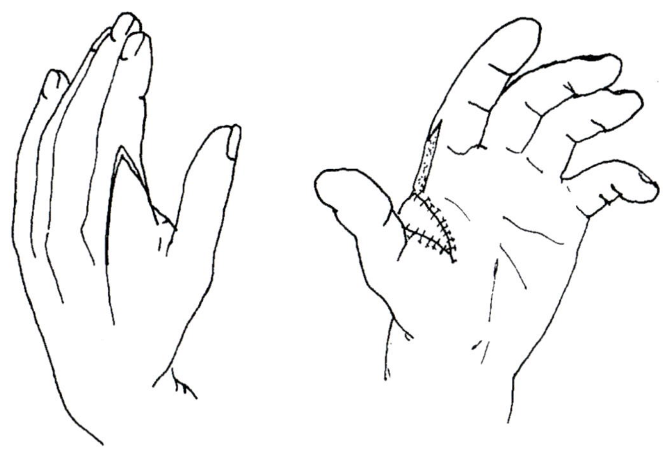

Figura 9.11 Retalho de rotação da pele dorsal para corrigir contratura do primeiro espaço. A área doadora no segundo dedo é coberta com enxerto. (Redesenhada a partir de Spinner M. Fashioned transpositional flap soft tissue adduction contracture of the thumb. *Plast Reconst Surg* 1969; *44*[4]:345-8.)

Retalhos neurovasculares

Os retalhos neurovasculares carregam consigo a inervação e a vascularização que lhes pertencem e são usados para substituir perdas de substância em lugares mais importantes. Por exemplo, se há uma área de falta de sensibilidade na ponta do polegar, podemos transferir um retalho neurovascular do terceiro ou quarto dedos e substituir a área insensível do polegar.[4] Eles são construídos no bordo radial ou ulnar do terceiro ou quarto dedos, desenhando-se uma ilha de pele e, a seguir, dissecando-se o pedículo vasculonervoso desta ilha até a palma da mão. A seguir, o retalho será passado por um túnel palmar, com todo o cuidado, para que o pedículo não sofra torções. É colocado então no dedo receptor e suturado nos bordos da ferida desbridada (Figura 9.12).

Este retalho tem a vantagem de levar sensibilidade para uma área que necessita dela, mas a desvantagem de haver uma dificuldade de adaptação do retalho à área receptora, ou seja, o paciente sente no retalho como se estivesse sentindo no dedo que o originou, e não como no dedo receptor, o que causa grandes transtornos para uma função adequada.

"Filé" de dedo

O chamado "filé" de dedo é um retalho para ser usado em condições muito graves, em que há comprometimento de um dedo sem que ocorra uma lesão muito destrutiva da pele e de seu pedículo neurovascular. Nestes casos, é feita a amputação do dedo e deixada a sua parte cutânea ventral ou dorsal, ba-

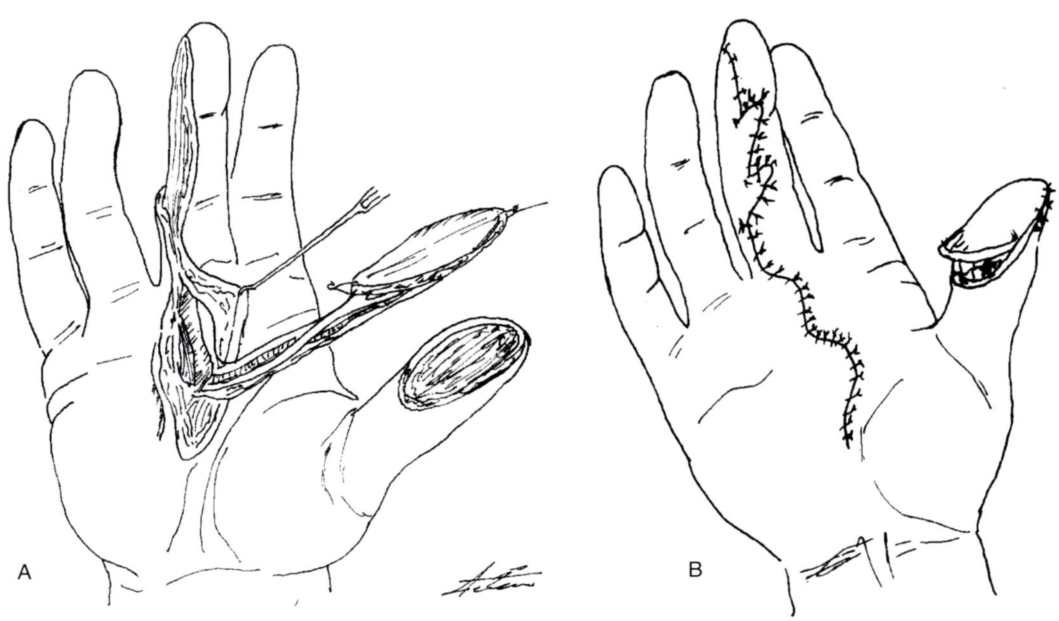

Figura 9.12A. Retalho neurovascular do bordo ulnar do terceiro dedo para cobrir defeito no polegar. A dissecção do retalho com seu feixe vasculonervoso. **B.** A colocação do retalho e o fechamento da área doadora com enxerto. (Redesenhada a partir de Chase RA. *Atlas of hand surgery*, 1973:79-80.)

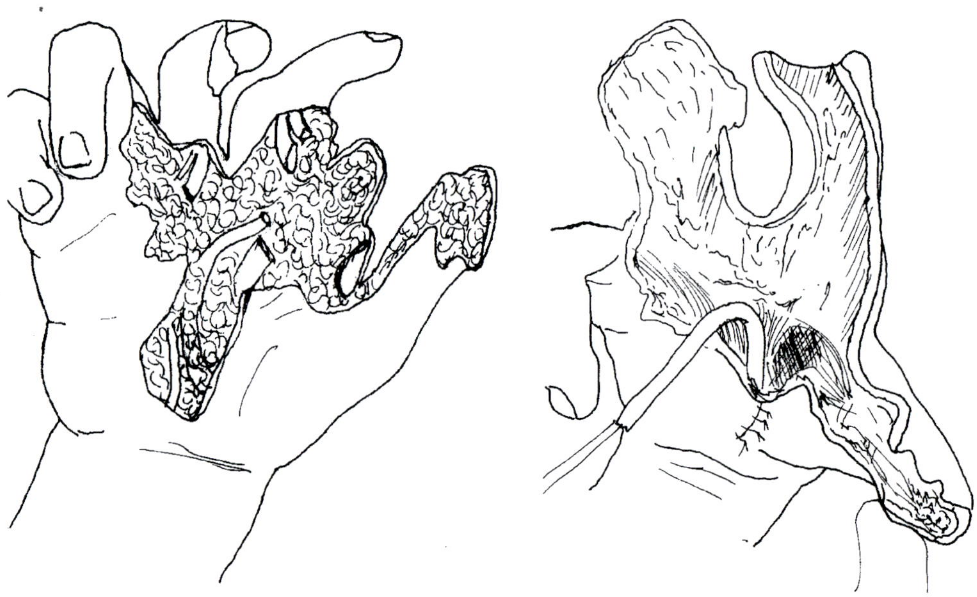

Figura 9.13 O "filé" de dedo em uma lesão grave (como a mostrada). O segundo e terceiro dedos podem ser "desossados" e sua pele servir de cobertura ao polegar e à palma da mão. (Redesenhada a partir de Chase RA. *Atlas of hand surgery*, 1973:113.)

seada no pedículo neurovascular. Esta pele bem vascularizada servirá de cobertura a um defeito na parte dorsal ou na parte ventral da mão que tenha sofrido um ferimento de grandes proporções, dando-lhe cobertura com boa inervação.[7]

É digno de nota o fato de que a pele do dedo sem o seu enchimento ósseo pode ser achatada e assim cobrir uma área bem maior do que se poderia pensar à primeira vista (Figura 9.13).

Retalhos musculares

Dentro da mão, é possível a cobertura de pequenos defeitos em áreas da palma com retalhos do músculo abdutor do quinto dedo. Estes são feitos pela rotação do músculo baseado em sua origem e rodado dentro de um arco limitado pelas suas vascularização e inervação. Este arco cobre a área hipotenar entre as pregas de flexão palmar e distal e no dorso, uma área limitada no dorso do quinto metacarpiano.

Os músculos da área tenar poderiam ser usados em casos especialíssimos, sempre levando-se em conta a perda funcional acarretada pela sua utilização.

Nota: além de todos estes retalhos, deve ser lembrado que as regras básicas para proteção de retalhos, ao acaso, também valem para os retalhos nas mãos. Isto é, qualquer retalho que tenha uma base adequada (2:1 comprimento-largura) pode ser utilizado na mão, sendo sua área doadora fechada por deslizamento ou por enxerto. Um retalho que deve ser lembrado aqui, e que é muito útil para o fechamento de pequenas lesões, é o retalho bilobado, no qual se faz uma rotação de um retalho, cujo defeito é fechado por um segundo retalho, o qual é reparado por um deslizamento da pele. No desenho deste método deve ser observado que o primeiro e segundo retalhos têm um mesmo ponto de rotação e que o ângulo formado entre seus eixos é de aproximadamente 90 graus. É um ótimo retalho a ser usado em ressecções de tumores de pele e situações semelhantes (Figura 9.14).

Retalhos à distância

Os retalhos à distância para o membro superior, como todos os retalhos, podem ser divididos em várias categorias:

Quanto à distribuição vascular

- **Retalhos axiais:** são os que têm uma distribuição vascular definida no eixo do retalho.

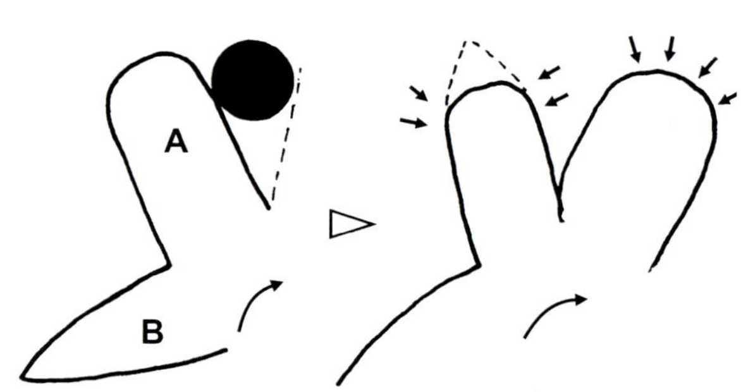

Figura 9.14 O retalho bilobado. O retalho **A** ocupará o lugar da lesão (em preto). O retalho **B**, mais estreito, ocupará o lugar de **A**. O defeito deixado por **B** será fechado por aproximação dos bordos. (Redesenhada a partir de Grabb WC, Myers MB. *Skin flaps,* 1975:290.)

- **Retalhos ao acaso:** são os retirados de qualquer área sem obediência ao padrão vascular.

Quanto à composição

- **Retalhos musculocutâneos e fasciocutâneos:** são aqueles elevados junto com músculo e/ou fáscia.
- **Retalhos de pele ou subcutâneo:** são os elevados sem músculo e/ou fáscia.

Quanto ao pedículo

- **Retalhos pediculados:** são os que permanecem presos ao seu lugar de origem até o desenvolvimento da circulação.
- **Retalhos livres:** são os transplantes com anastomoses vasculares microcirúrgicas.

A mão e o antebraço têm como característica uma grande mobilidade e são, por isso, fáceis de acomodar às zonas doadoras de retalhos. Por isso, são usados menos retalhos livres na mão do que no membro inferior. Por exemplo, o principal retalho para ser usado na cobertura do antebraço e da mão é o **retalho inguinal**, mas outros são bastante utilizados, como o retalho inframamário e o retalho abdominal ao acaso.

RETALHOS AXIAIS

Retalho inguinal

Este é um retalho ideal para ser usado no antebraço e na mão porque:

- é um retalho axial, tendo, portanto, uma circulação bem definida e bastante constante e confiável;
- pode ser elevado sem maturação;
- é confortável para o paciente;
- tem camada espessa de gordura na base. Pode, portanto, ser usada só a gordura, como o já enunciado *Crane principle;*
- a área doadora pode ser fechada primariamente;
- a parte do pedículo pode ser tubulada facilmente.

Examinemos, portanto, o retalho inguinal:

Distribuição vascular

O retalho inguinal tem como artéria axial a artéria circunflexa ilíaca superficial, a qual é um ramo da artéria femoral (ou da artéria epigástrica superficial) e se origina dela ao redor de 2cm distal ao ligamento inguinal. Ao chegar ao bordo medial do músculo sartório, esta artéria se superficializa, ficando num plano supra-aponeurótico até os seus últimos ramos, 3 a 4cm lateral à espinha ilíaca anterior (Figura 9.15).[29]

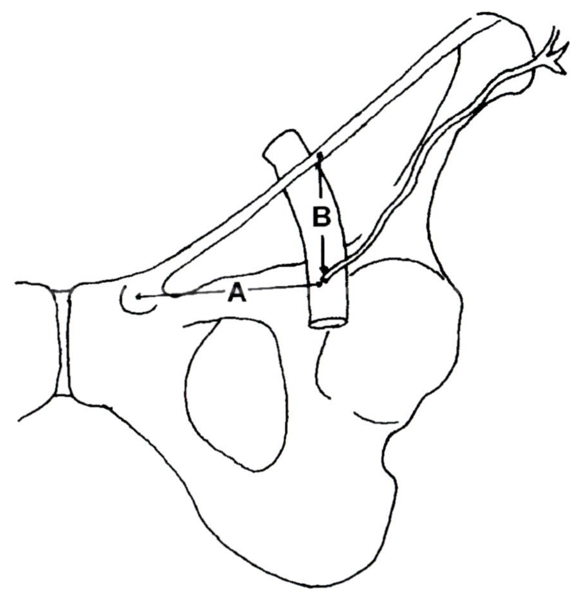

Figura 9.15 Distribuição arterial do retalho inguinal: artéria circunflexa ilíaca superficial saindo da artéria femoral e indo em direção à espinha ilíaca anterior B = ± 2cm. (Redesenhada a partir de Smith PJ, Foley B, McGregor IA, Jackson IT. The anatomical basis of the groin flap. *Plast Reconstr Surg 1972; 49*[1]:41-7.)

Planejamento do retalho

O retalho pode variar em seu tamanho, de acordo com a necessidade, o tamanho do paciente etc. Mas, em geral, suas dimensões podem ser de 10cm de largura por um comprimento que vai de 3cm lateral ao púbis até 5 a 6cm lateral à espinha ilíaca anterior. Se for necessário um retalho mais comprido, é preciso fazê-lo também mais largo. Uma largura ainda segura é a de 15cm, mas retalhos com até 20cm têm sido usados sem problemas (Figura 9.16).

Para o desenho, os nossos pontos de referência são a espinha ilíaca anterior superior e o púbis. Entre estas duas estruturas é traçado um risco. É então palpada a artéria femoral e, a 2,5cm do primeiro risco, é marcada a origem da artéria circunflexa ilíaca superficial. A partir deste ponto, faz-se um traço paralelo ao já feito. Ao redor deste é desenhado o retalho, tentando-se manter o traço referente à artéria na linha média do mesmo.

É marcado o bordo medial do músculo sartório, para assinalar onde a artéria se superficializa, dando ao cirurgião uma idéia de onde terminar a dissecção mais superficial. Não sendo o sartório palpável, estima-se esta distância em 2cm.

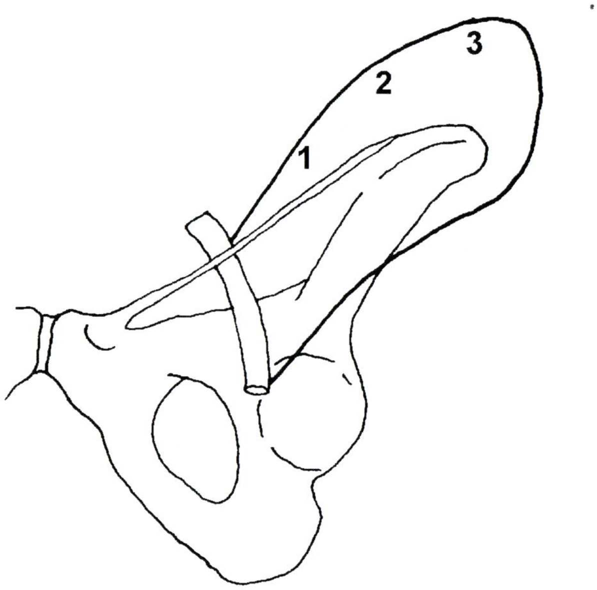

Figura 9.16 Desenho do retalho inguinal. A base é a artéria femoral, e o ápice pode ultrapassar a espinha ilíaca por alguns centímetros, sem necessidade de autonomização. (Redesenhada a partir de Smith PJ, Foley B, McGregor IA, Jackson IT. The anatomical basis of the groin flap. *Plast Reconst Surg 1972; 49*[1]:41-7.)

Elevação do retalho

Dois cuidados principais devem ser tomados ao ser elevado o retalho: não cortar a artéria que o nutre e manter a dissecção num plano que inclua esta artéria.

Para não cortar a artéria, o retalho é elevado de lateral para medial e, ao chegar à borda **lateral** do sartório, ele deve incluir a fáscia do sartório até chegar ao seu bordo **medial**. A dissecção pára aí, ou então a artéria é dissecada para constatar a sua mudança para o plano mais profundo.

Encontrar o plano de dissecção do retalho também é fácil: sabendo-se que a artéria epigástrica superficial (ES) e a artéria circunflexa ilíaca superficial (CIS) estão no mesmo plano, ao se fazer a incisão do bordo *superior* do retalho, chega-se numa certa altura à ES; esta tem de ser ligada. Sendo ligada, o plano que fica logo abaixo desta ligadura é ótimo para a dissecção, já que se tem certeza de incluir a CIS.

De maneira geral, a ponta do retalho pode ser muito mais fina do que sua base. A base pode ser tubulada com facilidade, evitando-se com isto a colocação de enxertos na superfície inferior do retalho. A área doadora é fechada primariamente com mobilizarão de pele + subcutâneo ao redor da prega inguinal. É muito raro que se tenha de usar enxertos para o fechamento da área doadora.

Manutenção da posição

A posição do braço em relação à área doadora é bastante confortável para o paciente. Sua manutenção é fácil, com esparadrapos largos e um acolchoamento entre o membro superior e o corpo. Dependendo do QI do paciente, estes esparadrapos podem ser dispensados pouco a pouco, até sua retirada completa em poucos dias (Figura 9.17).

Divisão do retalho

Em 3 semanas, considera-se que o retalho está apto a ser dividido. (Se estivermos usando o "princípio do guindaste", este período será de 10 dias.) Ao fim deste tempo, faz-se um teste de manutenção do retalho: com um clampe intestinal ou vascular, o pedículo é momentaneamente interrompido, vendo-se assim se a vascularização da área receptora é adequada. Se não houver falta de circulação no retalho, o pedículo é dividido e o retalho é suturado em seu lugar.

No caso de aproveitamento apenas da gordura, faz-se uma dissecção fina do retalho e deixa-se a gordura na área receptora, colocando-se então um enxerto de pele total ou parcial sobre a gordura. A parte cutânea será então devolvida a seu lugar de origem ou desprezada, se a área doadora tiver sido suturada primariamente.

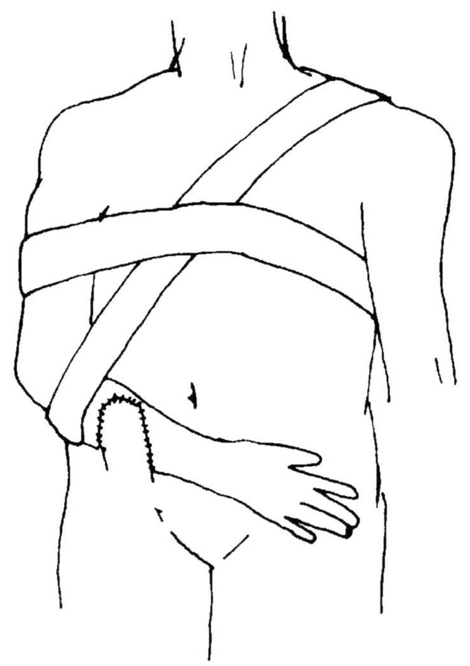

Figura 9.17 Manutenção do retalho inguinal aplicado ao antebraço.

RETALHOS AO ACASO

Nesta categoria, analisaremos dois tipos de retalhos que podem ser usados na mão e no antebraço: retalhos abdominais e retalhos torácicos.

Estes são retalhos que não têm uma distribuição vascular definida, como os axiais. Como tal, devem obedecer às leis que regem a elevação de retalhos em geral. O principal foco de atenção deve ser o que se relaciona com o pedículo e a relação largura × espessura × comprimento. Isto é: quanto mais largo é o pedículo, maior a chance de sobrevida de um retalho, de um modo geral. No abdome e no tórax, a boa relação deve ser de 2 × 1 (comprimento e largura), mas devemos também levar em conta a espessura do retalho e se esta inclui ou não os vasos necessários para a sua manutenção. Nem sempre é preciso elevar toda a gordura do abdome para conseguimos retalhos viáveis. Por outro lado, retalhos mais finos podem necrosar na ponta. A medida da espessura só é segura com a experiência do cirurgião.

Um outro princípio importante é o da maturação (ou autonomização). Os retalhos ao acaso ocasionalmente necessitarão de maturações: quando se quer usar um retalho maior do que o normal, este retalho é levado e deixado no seu leito para que "mature" (isto é, para que a dependência vascular fique maior no pedículo do que nos lados do retalho). Depois de 2 a 3 semanas, ele poderá então ser elevado novamente e, aí sim, colocado na área receptora.

Um outro ponto a ser observado é a vascularização da área **receptora**. Isto é, um retalho leva consigo sua vascularização, mas depois de 3 semanas ele terá de passar a depender da circulação que se desenvolverá a partir da área que ele pretende cobrir. Então, é necessário que esta área apresente condições de desenvolver esta circulação.

Retalhos abdominais

Os retalhos abdominais podem ter os mais variados desenhos, desde o retalho tubulado bipediculado até pequenos retalhos de 2 × 2cm, que podem ser usados para forrar os dedos em amputações múltiplas. De todos, os mais úteis para a mão são os descritos por White.[37] Eles consistem em retalhos relativamente curtos, com uma relação de largura-comprimento de 1 × 2 ou menos, e têm como característica um desenho desigual das duas pernas do retalho: a de cima ou a de baixo será maior, estendendo-se além da outra por uma distância igual à largura do retalho (Figura 9.18).

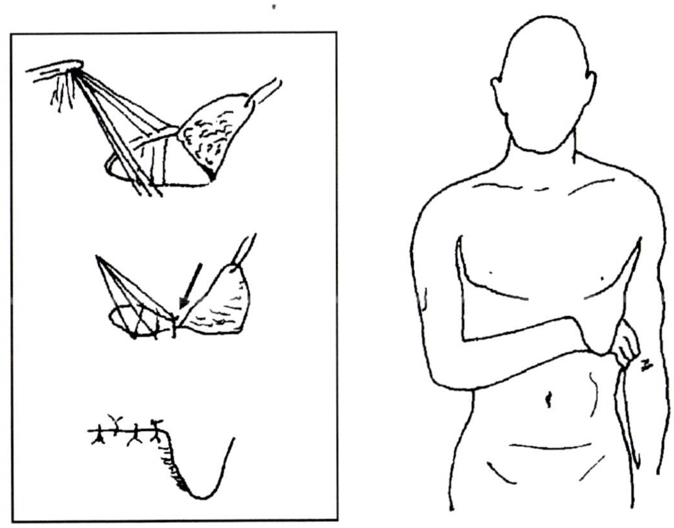

Figura 9.18 Retalho abdominal de White. Nota-se, nos detalhes inseridos à esquerda, que os dois lados do retalho são desiguais para facilitar o fechamento primário da área doadora. (Redesenhada a partir de White WL. Flap grafts to the upper extremity. *Surg Clin North Am* 1960; *40*:389-97.)

Assim, o retalho pode ser elevado, e o defeito poderá ser fechado primariamente, apenas mobilizando-se os bordos da área doadora. Este retalho é retirado, preferencialmente, da parte superior do abdome, perto do arco costal, entre o umbigo e o mamilo, sem cruzar a linha média (porque a circulação diminui bastante ao cruzar a linha média).

Este é um retalho confortável para o paciente, não necessita autonomização, tem boa mobilidade, e o fechamento primário da área doadora facilita o seu uso. Pode ser usado apenas parcialmente como no "princípio do guindaste".

Para defeitos maiores, no antebraço, podem ser usados retalhos baixos no abdome ou retalhos altos, sempre com uma relação comprimento-largura de 1 × 1 ou 1 × 2. Os retalhos baixos do abdome são retirados após uma incisão suprapúbica e a elevação do retalho até o umbigo, como se faria para uma plástica de abdome. O retalho alto é retirado entre os mamilos, com o pedículo originando-se no abdome ou no tórax, de acordo com o desejo do cirurgião. Estes dois, por atravessarem a linha média, são mais seguros se usados com maturação, mas, se tiverem uma relação 1 × 2, não necessitam desta manobra (Figura 9.19).

Nos defeitos grandes ao redor do cotovelo, podem ser usados os retalhos retirados do flanco, os quais serão elevados obliquamente, seguindo a linha inguinal e com pedículo anterior para a frente do cotovelo ou posterior para a parte de trás.

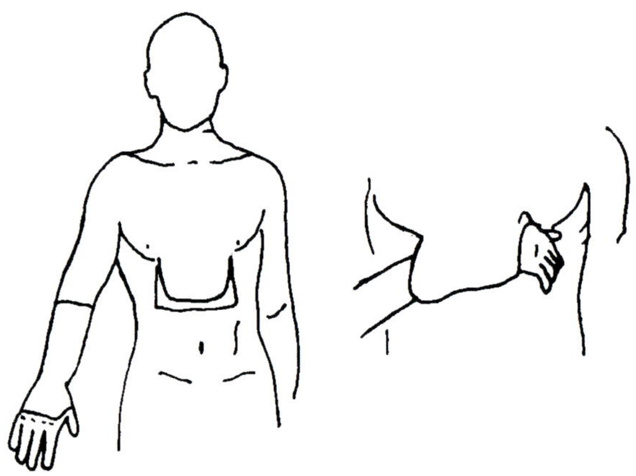

Figura 9.19 Retalho abdominal alto para grandes defeitos no membro superior. A desvantagem destes retalhos são os defeitos da área doadora, que ficam antiestéticos. (Redesenhada a partir de White WL. Flap grafts to the upper extremity. *Surg Clin North Am* 1960; *40*:389-97.)

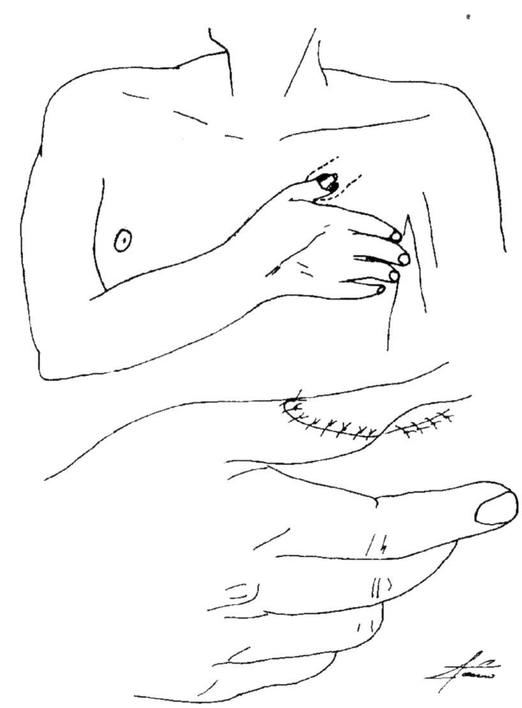

Figura 9.20 Retalho torácico para perda de substância no polegar. Notar a tubulação da base e o fechamento primário da área doadora. (Redesenhada a partir de Chase RA. *Atlas of hand surgery*, 1973:128.)

Retalhos torácicos

Os retalhos ao acaso torácicos mais úteis são os retirados da área subclavicular contralateral. Estes são usados para a reconstrução de dedos e do primeiro espaço interdigital, nas suas contraturas. São retalhos de ótima vascularização, que podem ser fechados primariamente, e são relativamente confortáveis para o paciente, que pode ser tubulado e ser afinado bastante na sua área distal, a ponto de não ficar muito volumoso para uso no dedo. Suas desvantagens são a pequena quantidade de pele que pode ser aproveitada e a cicatriz que fica visível na área doadora, especialmente em mulheres.

O retalho é desenhado tendo como eixo uma linha que vai da ponta da clavícula ao mamilo contralateral, e aí se faz um retalho de comprimento-largura 2 × 1, que será elevado no plano logo superior à aponeurose do músculo peitoral maior.[7] Depois de elevado, a metade distal pode ser desengordurada e o terço proximal fechado num tubo. A área doadora é suturada primariamente (Figura 9.20).

RETALHOS MUSCULOCUTÂNEOS

Os retalhos musculocutâneos pediculados têm sua principal aplicação na reconstrução dos defeitos proximais do membro superior. Nestes, os retalhos mais usados são os retalhos do grande dorsal e do peitoral maior *(latissimus dorsi* e *pectoralis major).*

Estes são retalhos formados de pele e subcutâneo e do músculo que fica abaixo da pele. Existem diversas vantagens, entre as quais o fato de os músculos terem uma circulação abundante que é transportada com eles e que dá irrigação ao retalho da pele. Com o músculo pode ser reconstruída uma função muscular perdida na ocasião da perda cutânea (bíceps ou tríceps). Além disso, o retalho pode ser levado de uma só vez para a área receptora, sem ter de depender de autonomizações.

Retalho de grande dorsal

O músculo grande dorsal pode ser levado inteiro para o braço, com sua cobertura cutânea ou sem ela. O grande dorsal origina-se das apófises espinhosas das seis últimas vértebras torácicas e lombares e da espinha ilíaca posterior e borda posterior do ilíaco. Insere-se no úmero, limitando posteriormente a axila. É inervado pelo nervo toracodorsal, que acompanha a artéria toracodorsal, entrando no músculo a 10cm de sua inserção.

O músculo pode, portanto, ser elevado das espinhas ilíacas e do ilíaco até a axila. Uma ilha de pele pode ir junto, a qual pode ser do tamanho necessário para fechar uma grande perda cutânea. A ilha será transportada para o braço diretamente ou através de um túnel. A precaução maior que se deve ter é com a proteção do feixe neurovascular após a sua dissecção e o cuidado extremo para mantê-lo sem torções após a transferência do retalho.

Em muitos defeitos do braço, existe arrancamento muscular além do cutâneo. Nestes casos, o retalho musculocutâneo de grande dorsal irá substituir não só a pele, como também a função muscular do tríceps ou do bíceps. Os cuidados que devemos ter quando queremos função muscular se relacionam com a transposição da inserção e a tensão do músculo transplantado.

A inserção do músculo deve sempre ser transposta para um local mais adequado, principalmente se estamos substituindo o bíceps. Recomenda-se a dissecção da inserção do grande dorsal no úmero e sua sutura na apófise coracóide da escápula, ou, se houver restos de bíceps perto, a sutura nestes.

A tensão a ser usada deve ser a máxima possível sem que haja comprometimento circulatório da ilha de pele, pois há uma certa tendência para distensão das fibras transplantadas, e se a tensão não for máxima, a transposição muscular fatalmente se tornará frouxa e a função estará perdida ou enfraquecida.

Quanto à ilha de pele, ela pode ser retirada transversa ou obliquamente. Será transversa se necessitarmos de pouca pele, já que assim poderemos fechar a zona doadora primariamente. A retirada oblíqua da pele é para casos mais graves, em que se necessita mais pele e o defeito da área doadora muitas vezes tem de ser fechado com enxerto (Figura 9.21).

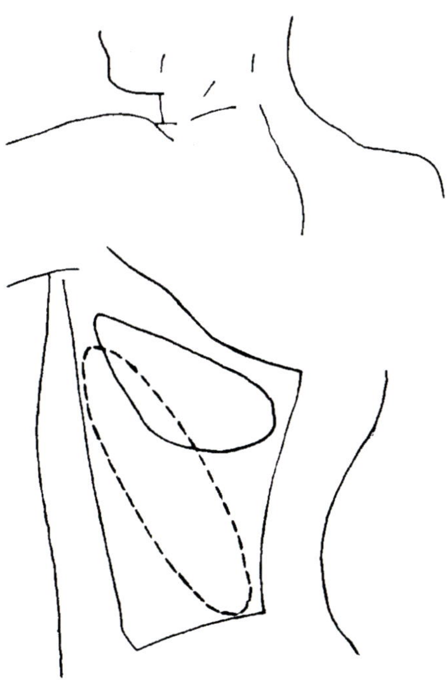

Figura 9.21 Retalho de grande dorsal. O desenho mostra o contorno do músculo e as ilhas de pele transversal (traçado cheio) e oblíqua (traçado pontilhado).

A quantidade de pele disponível num retalho desses é muito grande, não havendo uma medida certa. Porém, considera-se que sempre há pele suficiente para a cobertura de uma face inteira do braço, se for necessário.

Retalho de peitoral maior

O músculo peitoral maior também pode ser considerado para cobertura cutânea, principalmente da face anterior do braço. O bíceps pode facilmente ser substituído pelo peitoral maior, e uma ilha de pele será carregada junto, se necessário. As perdas cutâneas devem ser pequenas, se queremos usar o peitoral, já que o fechamento primário é mais problemático.

Em mulheres, levar pele e músculo torna-se um problema devido à presença da mama. Nestes casos, pode ser usado apenas o músculo, colocando-se em cima dele um enxerto de pele.

A transposição do peitoral, se buscamos função, deve ser feita incluindo a fáscia anterior do músculo reto do abdome, a qual servirá como um "tendão" que será ancorado na inserção do bíceps.

A inervação do peitoral maior se dá através dos nervos peitorais, os quais entram no músculo em sua face inferior, após terem passado pelo bordo lateral do músculo peitoral menor, no seu terço médio, onde podem ser vistos e dissecados, se necessário. A irrigação se dá através da artéria toracoacromial, ramo da artéria axilar, que penetra no músculo junto com os nervos.[19]

O músculo, em geral, é elevado a partir de sua inserção no reto do abdome, sendo então liberado de suas origens no esterno e na clavícula. A inserção umeral será também dissecada e transportada para restos proximais de bíceps ou para o acrômio. É feita então a rotação do músculo e sua sutura distal no tendão distal do bíceps ou na apófise bicipital do rádio (Figura 9.22).

RETALHOS FASCIOCUTÂNEOS

Nos últimos anos, vários retalhos fasciocutâneos foram descritos e utilizados com sucesso, diminuindo com isso a necessidade de retalhos livres em muitas situações. No membro superior, dois desses são particularmente úteis: o retalho da artéria radial (**retalho chinês**) e o retalho baseado no ramo dorsal da artéria interóssea. O que esses retalhos têm em comum é que são baseados em circulação retrógrada através de suas

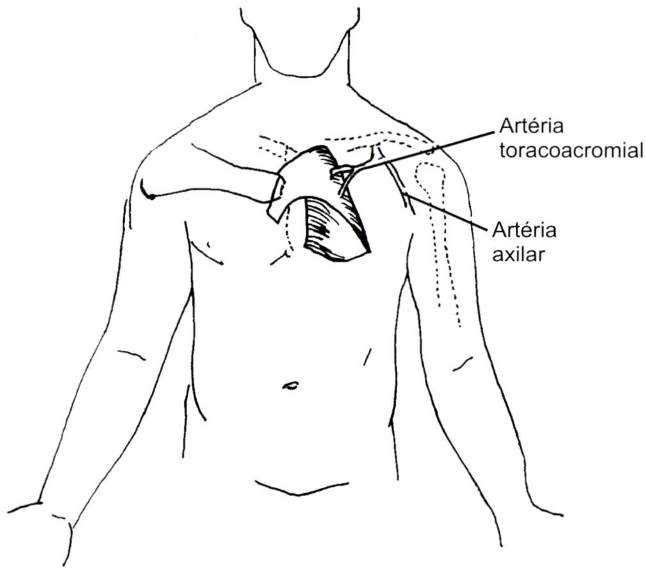

Figura 9.22 Retalho de peitoral maior. O músculo rebatido para a linha média mostra a distribuição arterial. (Redesenhada a partir de Mathes SJ, Nahai F. *Clinical atlas of muscle and musculocutaneous flaps*, 1979:319.)

respectivas artérias. O retorno venoso é proporcionado pelas veias comitantes, que conseguem drenar os retalhos mesmo contra as suas válvulas, devido a múltiplas anastomoses entre as duas veias que acompanham as artérias. Isto faz com que as válvulas sejam evitadas e a circulação se dê de forma retrógrada.

Retalho fasciocutâneo da artéria radial (retalho chinês)

Descrito pela primeira vez em 1981,[39] este retalho baseia-se na artéria radial que está colocada centralmente e envia ramos para fáscia, tecido celular subcutâneo e pele. A circulação, sendo retrógrada, baseia-se na comunicação distal entre a artéria ulnar e a radial. É, portanto, de primordial importância que se determine se a anastomose entre estas artérias está funcionando na altura da palma da mão. Para estabelecer este fato, o teste mais simples é o teste de Allen. Se há alguma dúvida quanto à comunicação, uma arteriografia deve ser o passo seguinte.[24]

A pele obtida com este método varia de tamanho, mas pode abranger até a maioria da face ventral do antebraço. A zona doadora será enxertada nos retalhos maiores. Para evitar o desfiguramento causado por estes enxertos na área doadora, o autor prefere a utilização dos retalhos de fáscia somente. Estes retalhos aceitam um enxerto de pele com facilidade e podem ser tão grandes em área quanto os retalhos com pele. Sua vantagem principal é o fechamento simples com uma sutura sinuosa da área doadora. Assim, o enxerto de pele fica na área receptora, que muitas vezes é o dorso ou a palma da mão, onde há vantagem em se obter uma cobertura não muito espessa.

Em perdas de tecidos múltiplos, este retalho é de grande valia, já que se podem fazer enxertos ósseos, de nervos ou de tendões, ao mesmo tempo que se faz a cobertura cutânea, não havendo atraso na recuperação funcional da mão afetada.

Tática cirúrgica

- O defeito a ser coberto é delineado e é medida a distância da borda proximal do defeito ao pivô de rotação do pedículo.
- O ponto de rotação do pedículo deve ser colocado ventralmente na prega de flexão do punho, preferencialmente na área da bifurcação da artéria radial em seus ramos superficial e profundo.
- Se vamos utilizar pele e fáscia, medimos a distância entre o pivô e o ponto mais distal da área doadora no antebraço. A partir daí se reproduz o defeito, desenhando-o na direção proximal, mantendo a artéria radial em seu eixo.
- Se vamos utilizar somente a fáscia, não há necessidade deste cálculo, já que geralmente dissecamos toda a fáscia do antebraço até o ponto de rotação e depois utilizamos somente o que nos é útil.
- A dissecção se faz no plano superficial aos músculos e tendões flexores do antebraço. Radialmente, o limite é o bordo radial do músculo braquiorradial, e ulnarmente, o bordo ulnar do flexor ulnar do carpo. Ao ser encontrado o tendão do palmar longo, este pode ser incluído no retalho para ser utilizado como um enxerto vascularizado de tendão (Figuras 9.23 e 9.24).
- Antes da ligadura da artéria radial proximalmente, colocam-se dois clampes vasculares (proximal ao retalho e no pivô de rotação distalmente), ocluindo a artéria. Abre-se o garrote para testar a circulação da mão através da artéria ulnar. Libera-se então o clampe distal para observar a circulação do retalho.
- Liga-se a artéria radial proximalmente e leva-se o retalho, com ou sem pele, para a área receptora. O cirurgião tem de prestar atenção ao pedículo para evitar torção e colabamentos da artéria e das veias. Pressão exterior sobre o pedículo também é prejudicial. Por isso, é preferível que o pedículo fique exposto e seja coberto com um enxerto de pele parcial em vez de apertado embaixo de um túnel estreito de pele.

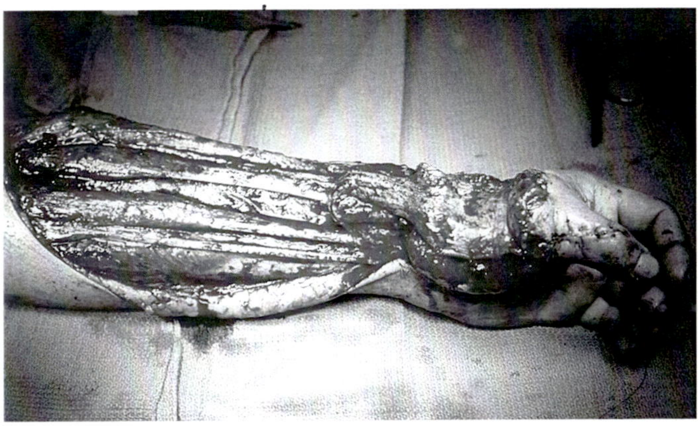

Figura 9.23 Retalho da artéria radial utilizando somente fáscia para cobrir um defeito na base do polegar. Nota-se o plano de dissecção.

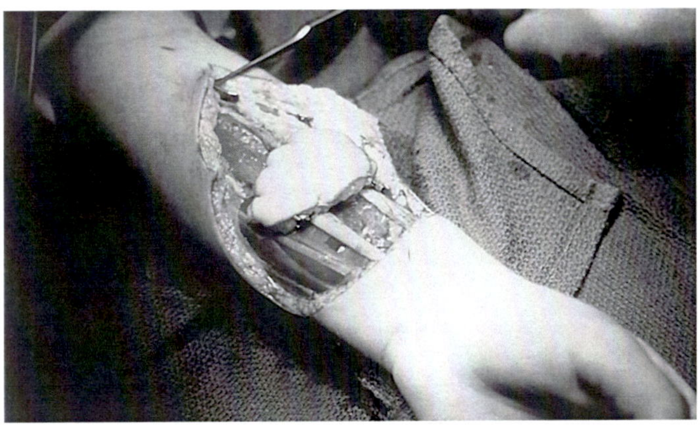

Figura 9.24 Retalho da artéria radial com pele e tecido subcutâneo.

- A área doadora será então fechada primariamente, aproximando-se as bordas em "S" levantadas na incisão, se o retalho foi somente de fáscia, e um enxerto de pele será utilizado na área receptora (Figura 9.25). Se o retalho foi levantado com pele, a área doadora será fechada com um enxerto de pele parcial.

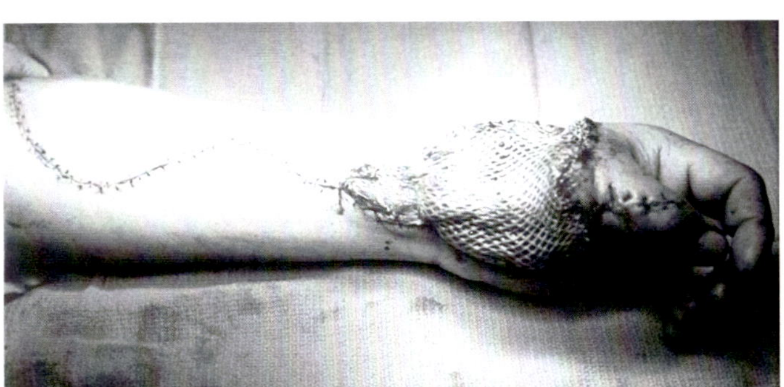

Figura 9.25 Fechamento simples da área doadora do retalho de fáscia. Um enxerto de pele parcial foi aplicado na fáscia para fechar o defeito na base do polegar.

Retalho em ilha da artéria interóssea posterior

Descrito por Zancolli em 1986,[40,41] este é um retalho extremamente útil para cobertura cutânea de defeitos na mão. É baseado num ramo perfurante da artéria interóssea posterior que está localizado entre os músculos extensor ulnar do carpo e extensor próprio do quinto dedo. A ilha de pele é obtida a 9cm do epicôndilo lateral do úmero, na face dorsolateral do antebraço, e pode ter um tamanho ao redor de 9 × 11cm. Este retalho pode ser utilizado com pele ou somente com fáscia ou com fáscia e tecido subcutâneo.[4,30]

Tática cirúrgica

- Antes de ser iniciado qualquer passo, a artéria na qual o retalho será baseado é delineada com um aparelho de Doppler. Uma vez estabelecidas sua presença e sua extensão, mede-se o tamanho do defeito a ser coberto. O pivô de rotação do retalho é então estabelecido. Está colocado a mais ou menos 2cm do pólo distal do cúbito.
- O defeito é então desenhado no antebraço, tendo a artéria interóssea posterior em seu eixo. O ponto mais proximal em que se pode basear o retalho encontra-se a 9cm do epicôndilo lateral (Figura 9.26).
- Faz-se uma incisão sinuosa entre a área doadora e o pivô distal. A fáscia do antebraço é então incisada, e a dissecção continua até isolarmos o septo entre o extensor ulnar do carpo e o extensor próprio do quinto dedo. A artéria é visualizada dentro do septo.
- A dissecção continua na direção proximal, ligando-se todos os ramos da artéria até o ramo mais proximal. Este será preservado para irrigação do retalho. Existem três situações possíveis neste momento:

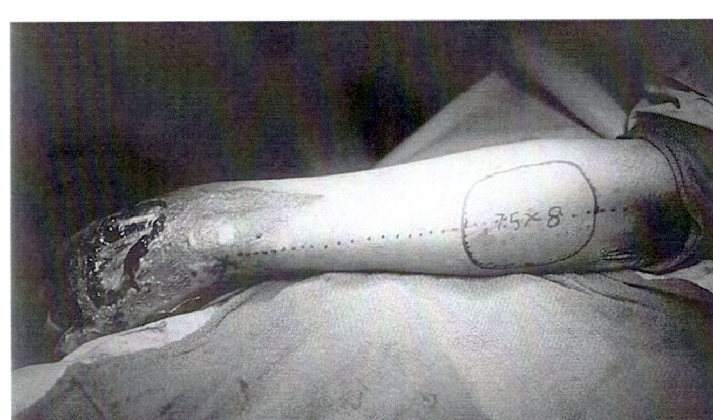

Figura 9.26 Retalho em ilha da artéria interóssea posterior desenhado no antebraço para cobrir defeito no dorso da mão.

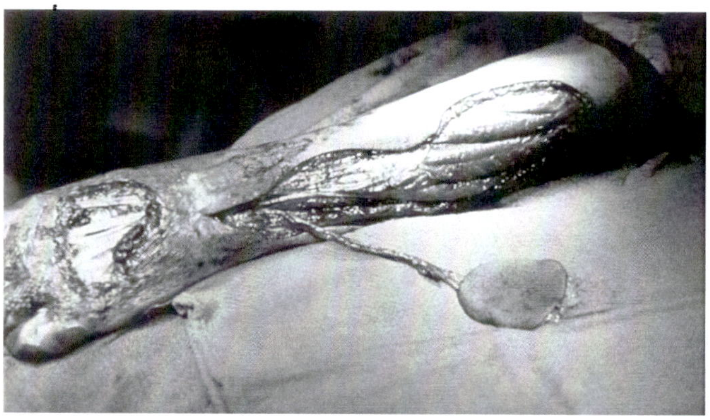

Figura 9.27 Retalho de interóssea isolado com seu pedículo e pronto para ser transportado para o dorso da mão.

1. A tributária mais proximal é superficial ao ramo nervoso que dá motricidade ao extensor ulnar do carpo (EUC). Neste caso, a dissecção é simples.
2. A tributária mais proximal está colocada ventralmente ao ramo motor do EUC, mas há um ramo distal que pode ser utilizado. Neste caso, faz-se a ligadura da artéria mais proximal, deixando bastante fáscia com a ilha de pele.
3. O ramo mais distal não existe, e o ramo motor do EUC está colocado entre a fáscia e o último ramo que pode ser usado. Neste caso, o ramo motor do EUC tem de ser cortado, a ilha de pele dissecada e o nervo ressuturado para regeneração futura da inervação.

- O retalho de pele é então elevado com sua fáscia e transportado para o defeito (Figura 9.27). Aqui cabe a recomendação de atenção para a possibilidade de torção do pedículo e também a de não se colocar os vasos embaixo de um túnel apertado. Preferimos, nessas situações, deixar o pedículo exposto e coberto por um enxerto de pele. Há uma grande tendência para congestão venosa nestes retalhos, mesmo em situações ideais.
- A área doadora pode ser fechada primariamente, no caso de retalhos pequenos, ou com enxertos de pele parcial, se não for possível o fechamento sem tensão.

Retalhos baseados na circulação digital

Nos últimos anos, a circulação digital e dorsal da mão tem sido estudada em detalhes,[32,34] e vários retalhos foram descritos com base nestes achados anatômicos: retalhos digitais anterógrados e retrógrados e retalhos das artérias intermetacarpianas.[5,8,12,28]

Estas ilhas de pele são extremamente úteis para a cobertura de pequenos defeitos traumáticos com perda de substância nos dedos e no polegar. Em algumas delas podem ser incluídos ramos nervosos sensitivos, resultando em sensibilidade de proteção nos retalhos transferidos.[12] Outras vantagens são: área doadora na própria mão afetada, facilidade de cicatrização e confiabilidade.

As artérias utilizadas foram: os ramos dorsais das artérias digitais,[5] as artérias intermetacarpianas dorsais do primeiro, segundo, terceiro e quarto espaços[12,28,32] e as artérias digitais de uma maneira retrógrada.[8] Dentre estas, a mais utilizada pelo autor é a primeira artéria metacarpiana dorsal, por ser uma artéria relativamente grande, constante e com bom arco de rotação.

Alguns artigos na literatura contêm indicações exageradas destes retalhos, e o cirurgião deve exercer seu julgamento na hora de escolher o método mais simples para obter fechamento do defeito com eficiência e rapidez. A grande utilidade destes retalhos é a cobertura de defeitos do polegar.

Tática cirúrgica

Analisaremos o retalho da primeira artéria metacarpiana dorsal:

- O mapeamento da artéria é feito com Doppler, sempre que possível. Uma incisão sinuosa é então desenhada, tendo no seu eixo a artéria mapeada. O defeito é medido, e a área doadora é desenhada no dorso do indicador, correspondendo ao defeito mais 10%, para descontar a retração que sempre ocorre no retalho depois de elevado. O eixo de rotação do pedículo é determinado, e outra incisão é planejada em direção ao defeito, para o caso de uma eventual abertura ser necessária (Figura 9.28).

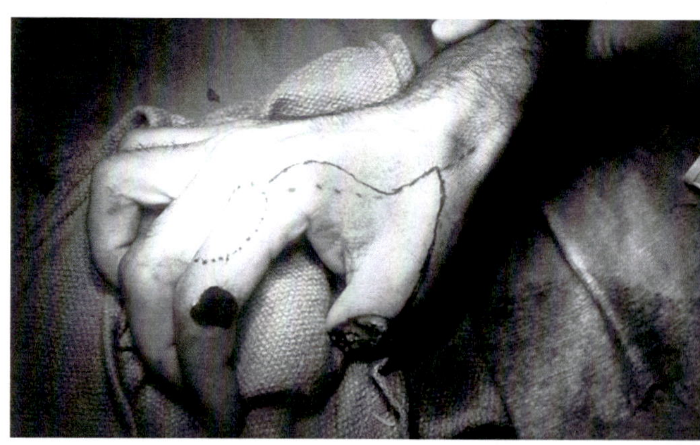

Figura 9.28 Planejamento do retalho para cobrir defeito distal do polegar. A incisão sinuosa está desenhada no dorso da mão, acompanhando a artéria previamente mapeada por Doppler (linha pontilhada).

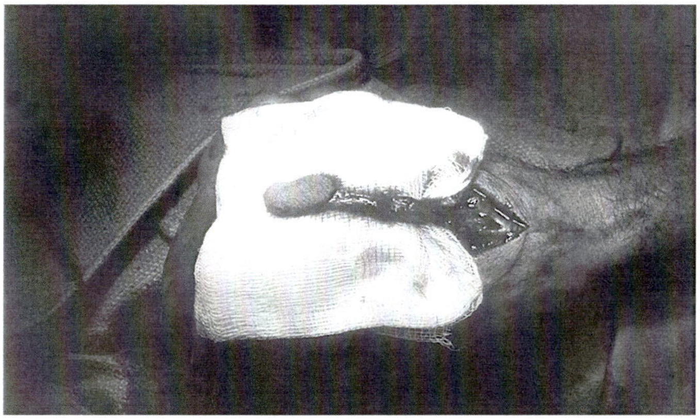

Figura 9.29 Retalho dissecado com seu pedículo neurovascular e um manguito de fáscia.

- A incisão sinuosa é feita, e dois retalhos de pele e subcutâneo são elevados para demonstrar o pedículo neurovascular. A fáscia dorsal da mão é incisada seguindo-se o pedículo, mas deixando-se um manguito de 0,5cm em cada lado da artéria. Isto serve para aumentar a segurança, incluir o nervo e aumentar o retorno venoso. A única desvantagem do manguito é deixar o pedículo mais volumoso.
- O retalho em ilha é incisado e elevado no mesmo nível de profundidade do pedículo, mas deixando uma camada de peritendão no dorso do tendão extensor para cicatrização do enxerto de pele que vai fechar a área doadora (Figura 9.29).
- Um túnel é dissecado entre o defeito e o pivô de rotação do retalho. Muitas vezes, este túnel é muito apertado, e o cirurgião não deve hesitar em abrir o túnel e colocar um enxerto de pele parcial no pedículo. O retalho é transportado para a área receptora e suturado sem tensão. Um enxerto de pele total é aplicado à área doadora (Figuras 9.30 e 9.31).

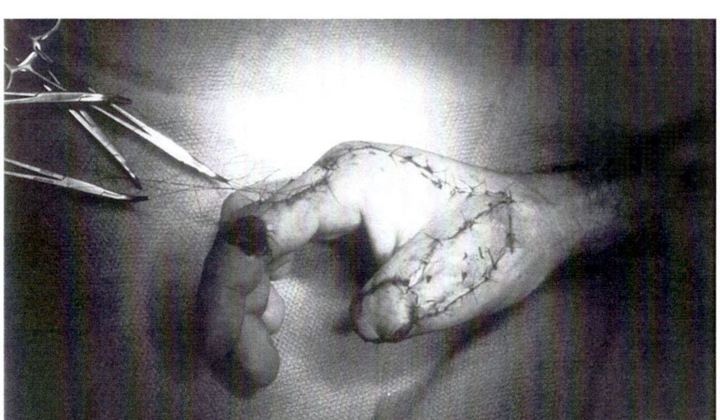

Figura 9.30 Aspecto no pós-operatório imediato. Notam-se enxerto de pele parcial sobre o pedículo e enxerto de pele total na área doadora.

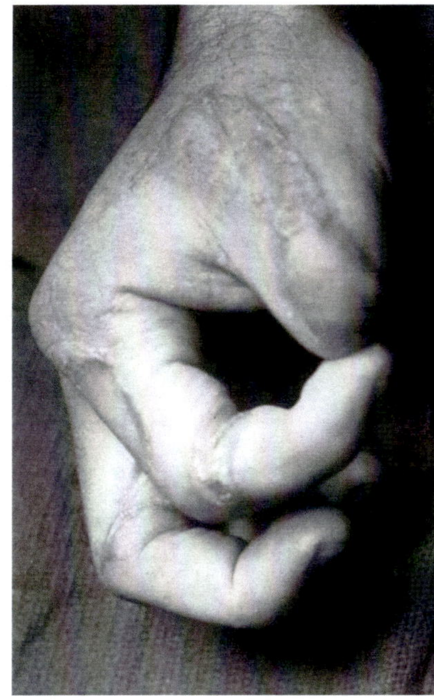

Figura 9.31 Dois meses após cirurgia com boa cobertura, mobilidade e sensibilidade de proteção. Nota-se que o enxerto sobre o pedículo retraiu, melhorando a aparência.

EXPANSORES

Expansores são bolsas de silicone infláveis que, colocadas embaixo da pele e do tecido subcutâneo, podem ser infladas com solução salina. Isto irá produzir um aumento de tensão nos tecidos frouxos, um adelgaçamento da derme e mitoses nas células da epiderme. O resultado final, depois de múltiplas expansões, é a produção de um retalho autonomizado que pode substituir com vantagem enxertos e retalhos no antebraço e na mão. Esta pele expandida tem características muito semelhantes às da pele vizinha ao local da expansão, inclusive quanto à aparência, inervação etc. O que muda é a espessura do subcutâneo e a cápsula que é produzida ao redor do silicone, semelhante às cápsulas ao redor dos implantes mamários.[6,9] Esta pele possibilita o deslizamento adequado de músculos e tendões, permitindo-lhes função adequada, o que não é possível embaixo de enxertos e cicatrizes hipertróficas (Figuras 9.32 a 9.35).

Há anos os expansores têm sido utilizados para reconstrução de mamas e de defeitos na face, no crânio etc. No membro superior, os expansores sempre tiveram um alto índice de complicações (50% em um dos estudos publicados).

Com isto em mente, o autor fez um estudo prospectivo no qual procurava estabelecer um protocolo para expansão de tecidos na extremidade superior.

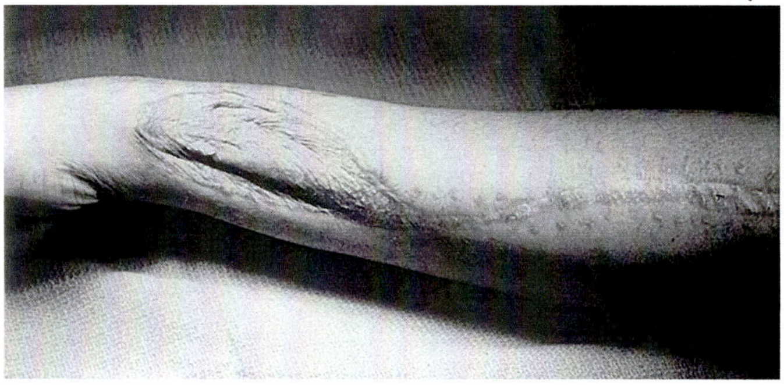

Figura 9.32 Área de enxerto no antebraço distal, com aderências de tendões extensores.

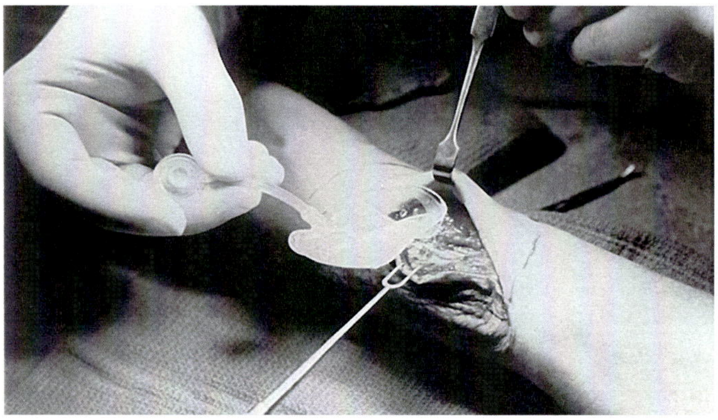

Figura 9.33 Expansor sendo colocado em espaço dissecado dorsalmente. Notam-se a bolsa de silicone e a válvula de injeção na mão do cirurgião.

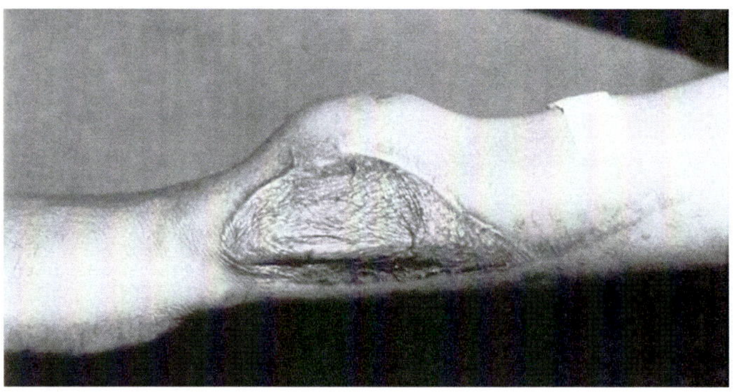

Figura 9.34 Aparência após diversas injeções. O curativo está indicando a posição da válvula de injeção.

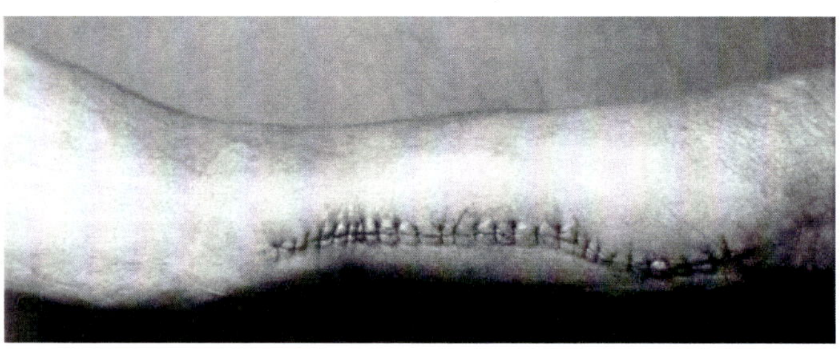

Figura 9.35 Resultado pós-operatório imediato após substituição do enxerto com pele expandida.

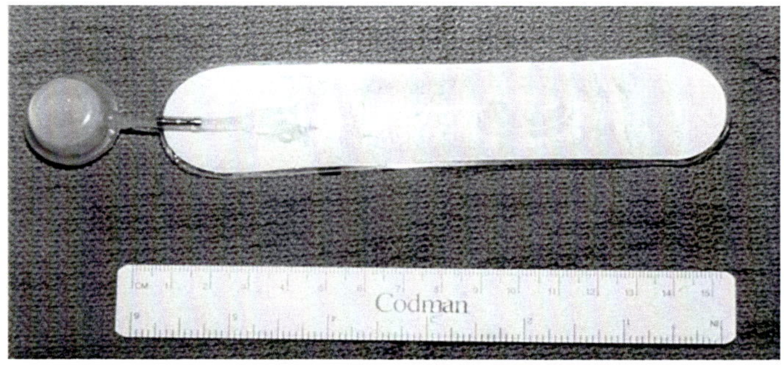

Figura 9.36 Modelo de expansor utilizado no membro superior. Notam-se a válvula de injeção, as dimensões (15cm x 3cm) e o baixo perfil.

Os casos nos quais os expansores foram utilizados eram de pacientes com seqüelas de queimaduras ou outros acidentes, nos quais havia enxertos no antebraço ou na mão com defeitos cosméticos e com aderências extensas. Estes enxertos e cicatrizes foram substituídos pela pele expandida em 12 pacientes sem nenhuma complicação permanente. Os pontos mais salientes de nossas recomendações são os seguintes:

1. Os defeitos não devem exceder 30% da circunferência do antebraço, para melhores resultados.
2. Devem ser usados expansores de perfil baixo, longos e com pouca largura (Figura 9.36).
3. Expansão a partir do décimo dia depois da introdução do expansor.
4. Expansão lenta por 8 a 10 semanas. Injetar no máximo 20cm^3 em cada sessão (normalmente 10cm^3). Parar a injeção se o paciente reclamar de pressão excessiva.

Com este protocolo, apenas quatro neuropatias transitórias foram produzidas, sem conseqüências permanentes. A substituição de enxertos de pele por pele expandida permite que se façam procedimentos, como tenólises e neurólises, ao mesmo tempo que o expansor é retirado e a nova pele reposicionada.

REFERÊNCIAS

1. Atasoy EJ. *Hand Surg* 1982; 7:481-3.
2. Atasoy E, Ioakimidis E, Kasdam ML et *al*. *J Bone Joint Surg* 1970; *52*:921-6.
3. Beasley RW. *Orth Clin North Am* 1970; *1*:219-24.
4. Buehler U, Frey HJ. *Hand Surg* 1991; *16A*:283-92.
5. Bertelli JA, Pagliela J. *J Hand Surg* 1994; *19A*:671-80.
6. Carneiro R, Oiehiara J. *J Hand Surg* 1991; *16A*:147-51.
7. Chase RA. *Atlas of hand surgery*. WB. Saunders Co., 1973.
8. Chung Shang LAI, Sin-Daw Un, Chih Cheng Tsai, Chin-Wei Tsak. *J Hand Surg* 1995; *20A:397-402*.

9. Costa H, Soutar O. *Brit J Plast Surg* 1988; *41*:221-7.
10. Curtis RM. *Ann Surg* 1957; *145*:650-65.
11. Daniel RK, Terzis JK. *Reconstrudive microsurgery.* Utlle, Brown Co., 1977.
12. Earley, MJ. *J Hand Surg* 1989; *14B*:434-40.
13. Rsher RH. *J Bone Joint Surg* 1967; *49A*:317-21.
14. Ratt AE. *The care of minor hand injuries.* St. Louis: The C.V Mosby Co., *1972.*
15. Grabb WC, Myers MB. *Skin flaps.* Uttle, Brown Co., 1975.
16. Grabb WC, Smith JW. *Plastic surgery.* Uttle, Brown Co., 2 ed., 1973.
17. Kleinert HE, McAlister G, MeDonald CJ, Kutz JE. *J Trauma* 1974; *14*:756-63.
18. Uster G. *Clin Plast Surg* 1981; *8*:115-27.
19. Mathes SJ, Nahal F. *Clinical Atlas of muscle and museulocutaneous flaps.* C.V Mosby Co., 1979.
20. MeGregor IA. *Surg Clin North Am* 1977; *57*:961-77.
21. Millard OR, Cooley SGE. *Plast Reconstr Surg* 1972; *49*:215-9.
22. Morris AM. *Brit J Plast Surg* 1981; *34*:194-6.
23. Rae PS, PHO RWH. *The hand* 1983; *15*:96-102.
24. Reyes F, Burkhalter W. *J Hand Surg* 1988; *13A*:432-7.
25. Rose EH, Buncke HJ. *J Hand Surg* 1981; 6:196-201.
26. Russell RC, Van Beek AL, Wavak P, Zook EG. *J Hand Surg* 1981; 6:399-405.
27. Shah KG, Garrett JC, Buneke HJ. *The hand 1979; 11*:315-20.
28. Sherif MM. *J Hand Surg* 1994; *19A*:26-31.
29. Smith PJ, Foley B, McGregor IA, Jaekson IT. *Plast Reconst Surg* 1972; *49*:41-7.
30. Song R, Gao Y, Song Y, Yu Y *Clin Plast Surg* 1982; *9*:21.
31. Spinner M. *Plast Reconstr Surg* 1969; *44*:345-8.
32. Straueh B, Moura W. *J Hand Surg* 1990; *15A*:148-54.
33. Thomas CV. *Plast Reconstr Surg* 1980; *65*:747-52.
34. Valenti P, Masquelet AC, Segue I. *Surg Radiol Anat* 1990; *12*:235-9.
35. Venkataswami R, Subramanian N. *Plast Reconstr Surg* 1980; *66*: 296-300.
36. Wexler MR, Neuman Z. *Brit J Plast Surg* 1975; *28*:216-8.
37. White DL. *Surg Clin North Am* 1960; *40:389-97.*
38. Worthen EE *Brit J Plast Surg* 1973; *26*:408-11.
39. Yang G. Forearm free skin flap transplantation. *Nat Med J Clin* 1981; *61*:139.
40. Zancolli EA, Angrigiani C. Colgajo dorsal (em ISLA) pediculo de vasos interóseos posteriores. *Rev As Arg Ort Traum* 1986; *51*:161-8.
41. Zancolli EA, Angrigiani C. Posterior interosseous island forearm flap. *J Hand Surg* 1988; *138*:130-5.

Parte B

Retalhos Microcirúrgicos

Marcelo Rosa de Rezende • Luciano Ruiz Torres

A história dos retalhos microcirúrgicos está diretamente ligada ao desenvolvimento da microcirurgia, que teve início na década de 1960, quando se iniciaram no mundo os primeiros trabalhos laboratoriais e clínicos. O primeiro grande desafio foi o de reimplantar membros, o que implicava a reparação óssea, muscular, nervosa e vascular, estas duas últimas necessitando técnica microcirúrgica, pois as tentativas até então estavam fadadas ao fracasso, dada a ausência de instrumentais que permitissem a manipulação destas estruturas sem danificá-las. Em 1960, Jacobson e Soares,[1] então cirurgiões vasculares, na tentativa de sutura de vasos de 2 a 3mm de diâmetro, foram estimulados a desenvolver instrumental que permitiu a manipulação adequada destes pequenos vasos, surgindo então o termo cirurgia microvascular. Naquela época, o fio mais fino disponível era o fio de seda 7-0, produzido pela Ethicon®. Em 1967, Jacobson, em contato com a Zeiss, conseguiu persuadi-los a desenvolver um microscópio binocular para duas pessoas. Estes primeiros passos foram complementados por Acland,[2] que desenvolveu uma linha comercial de agulhas e fios para sutura de vasos da ordem de 1mm.

Embora Malt[3] tenha realizado o primeiro reimplante clínico (braço) e Chen,[4] na China, o primeiro relato de reimplante de antebraço, o desenvolvimento de modelos experimentais em microcirurgia[5] culminou com Komatsu e Tamai,[6] que tiveram sucesso ao reimplantar polegar amputado completamente em 1965, cujo relato foi publicado em 1968.

A disponibilidade de instrumental para microcirurgia vascular despertou também o interesse na área de cirurgia de nervos periféricos, considerando que a menor agressão das estruturas neurais leva a um melhor resultado da regeneração nervosa. Smith,[7] em 1964, apresentou sua experiência com a utilização da microcirurgia no tratamento das lesões de nervos periféricos.

Considerando os relatos de reimplantes bem-sucedidos, vislumbrou-se a possibilidade da transposição de tecidos autólogos para áreas distantes, desde que fosse identificado um pedículo principal que pudesse ser anastomosado junto à área receptora, o que tornava a técnica microcirúrgica imprescindível. Outro aspecto importante seria a identificação de retalhos com pedículos bem definidos, que pudessem ser dissecados e fossem de dimensões compatíveis com a anastomose microcirúrgica. O retalho inguinal já vinha sendo utilizado no início da década de 1970, na forma pediculada; contudo, foram Daniel e Taylor,[8] em 1973, que realizaram o primeiro retalho livre, com a transferência do retalho inguinal para o pé. Nesse período, foi relatado o primeiro caso bem-sucedido de dedo do pé para a mão com cirurgia microvascular[9] e foram descritos inúmeros retalhos musculares, como o retalho do tensor da fáscia lata,[10] *gracilis*[11] e do músculo grande dorsal, este último, realizado em 1978, por Maxwell e cols.,[12] e dadas as suas características, como grande dimensão, pedículo constante e pequena morbidade, ainda hoje é utilizado nas grandes perdas cutâneas. Outro retalho que merece destaque é o da fíbula, utilizado na forma livre, inicialmente por Taylor e Miller,[13] por via posterior, cuja descrição foi aprimorada para retirada lateral por Gilbert.[14] O enxerto ósseo vascularizado da fíbula é aplicado nas reconstruções das grandes perdas ósseas, em especial do membro superior.

Na década de 1980, observamos a descrição de uma grande variedade de retalhos do tipo cutâneo, aumentando a diversidade do arsenal terapêutico e permitindo melhor adequação do tipo de retalho, com as características da área receptora e menor morbidade da área doadora. O retalho escapular[15] e o paraescapular,[16] descritos por autores brasileiros, foram de grande utilidade nas duas décadas seguintes, dada a possibilidade de se poder obter uma grande área cutânea e a presença de um pedículo de boas dimensões. O retalho antebraquial volar (chinês) também foi descrito nessa época, por Yang Guofan e Gao Yuzhi;[17] anos mais tarde, Song[18] descreveu o retalho lateral do braço, bem estudado e sistematizado por Schusterman e Katsaros,[19,20] o qual teve grande utilização, principalmente na sua forma livre, para perdas cutâneas de dimensões medianas. A possibilidade de fechamento primário da área doadora, pedículo constante e o uso do torniquete associado às características da pele mais fina fazem deste retalho ainda hoje um dos mais utilizados nas reconstruções cutâneas, em especial do membro superior.

Na década de 1990, houve maior difusão dos conceitos da reconstrução cutânea com retalhos microcirúrgicos, com inúmeras publicações que apresentaram grande casuística, sedimentando de forma definitiva as indicações e definindo refinamentos técnicos dos diversos tipos de retalhos disponíveis.

Um novo conceito foi descrito ainda na década de 1980, o de vasos perfurantes, provenientes de um pedículo principal, que perfuram um músculo e a fáscia, indo nutrir área cutânea suprajacente. Estes conceitos datam de 1984 e 1987, por Taylor,[21,22] e alguns trabalhos clínicos foram apresentados por Koshima e cols.[23,24] e Kroll e Rosenfield.[25] Contudo, a utilização de maneira mais efetiva dos retalhos livres de vasos perfurantes somente ganhou força neste século,[26,27] com a publicação de trabalhos com experiência clínica com retalho de perfurante das regiões abdominal e torácica e da coxa.

RETALHOS MICROCIRÚRGICOS PARA O MEMBRO SUPERIOR

Retalho cutâneo lateral do braço

- **Modelo vascular:** retalho fasciocutâneo do tipo septal (na visão dos autores, o septal é mais consistente, mais constante e de dissecção menos trabalhosa, por exemplo, do que o retalho da artéria interóssea posterior, que é considerado o retalho septal clássico[28]) (Figura 9.37).
- **Anatomia:** constante.
- **Pedículo:** artéria colateral radial posterior/artéria braquial profunda. Comprimento: até 8cm; diâmetro externo da artéria: 1mm (Figura 9.38).
- Possibilidades:
  - Sensitivo: nervo cutâneo posterior do braço (ramo sensitivo do nervo radial).
  - Cutâneo + tendão (tríceps).
  - Cutâneo + muscular (tríceps).

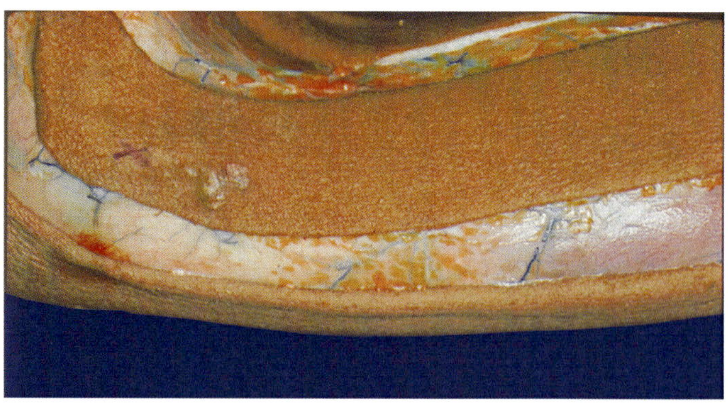

Figura 9.37 Dissecção do retalho lateral do braço, ainda sem abrir a fáscia muscular.

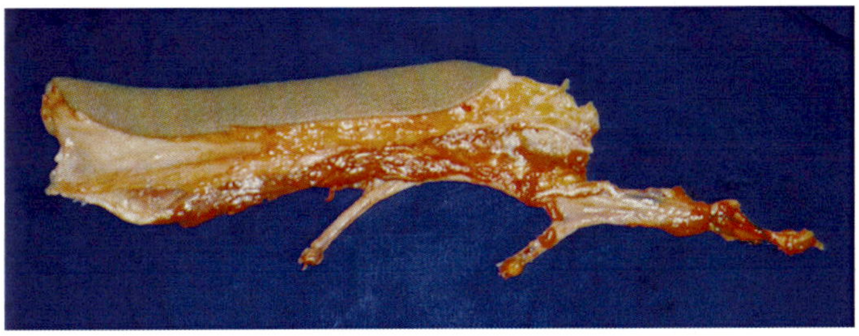

Figura 9.38 Retalho lateral do braço dissecado, mostrando seu pedículo vascular.

  - Cutâneo + ósseo (úmero).
  - Combinações entre eles.
- **Marcações:** eixo do acrômio ao epicôndilo lateral. Inserção do deltóide, com a braquial profunda entrando no septo intermuscular lateral; a partir desta marcação, é interessante posteriorizar o acesso para alongar o pedículo (Figuras 9.39 e 9.40).
- **Área doadora:** fechamento primário com 6cm de largura por até 9 a 11cm de comprimento. Incisão linear como dano estético somente. Mesmo perda de parte da cabeça lateral do tríceps não representa déficit funcional. Idealmente, este retalho é feito para fechamento primário. A necessidade de largura maior e enxertia da área doadora torna-o desfavorável em relação a outros retalhos cutâneos de maiores dimensões, como o paraescapular e o retalho anterolateral da coxa.
- **Vantagens:** versatilidade, anatomia constante, pele fina, muito semelhante à do membro superior, dano estético pequeno no fechamento primário. Pode ser retirado com isquemia. Pode-se utilizar a mesma extremidade da lesão sem acarretar maior agressividade.
- **Desvantagens:** calibre da artéria pequeno (1mm em geral); com certa freqüência, uma das duas veias comitantes tem calibre pouco razoável para microcirurgia.
- **Indicações principais no membro superior:** quando os retalhos pediculados (chinês, interóssea posterior, ulnar) não são seguros para transferências. Na visão dos autores, proporciona menor dano estético do que o retalho chinês reverso, a despeito da necessidade de microcirurgia, e evita a necessidade de ligadura da artéria radial.
- **Complicações:** apraxia nervosa pelo uso da faixa de Esmarch. Alguns doentes queixam-se da hipoestesia do antebraço dorsal.

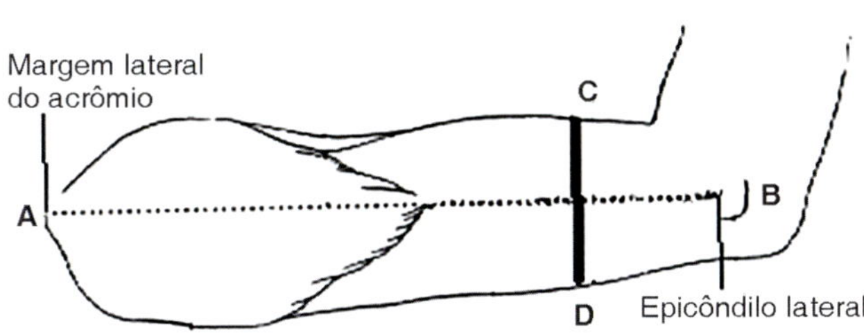

Figura 9.39 Linhas que norteiam o planejamento do retalho lateral do braço, traçadas no longo eixo entre a inserção do deltóide até o epicôndilo lateral e no eixo transverso entre os bordos superior e inferior.

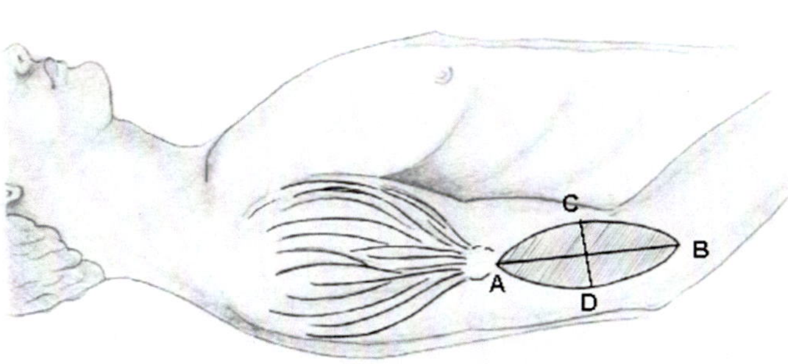

Figura 9.40 Demonstração do desenho do retalho lateral do braço, tendo como parâmetros as linhas longitudinal e transversa.

Recomendações

1. Não é o retalho ideal para se iniciar em microcirurgia. Procurar retalhos com pedículos mais calibrosos, como o muscular grande dorsal ou o cutâneo antebraquial volar (chinês micro).
2. Sempre iniciar o levantamento do retalho por seu bordo posterior.
3. Em pacientes idosos com excesso de pele, deslocar o desenho do retalho para posterior, pois com certa freqüência o septo está deslocado do seu eixo. Após encontrar o vaso, o desenho do corte anterior corrige a largura do retalho.
4. Para crianças, optar por retalhos com pedículo maior, como o paraescapular.
5. Durante o aprofundamento do pedículo, nota-se que a artéria cruza o nervo radial. A localização do nervo na borda anterior do retalho, na massa do braquiorradial, facilita esta dissecção quando o pedículo, que continua acompanhando o nervo radial anteriormente, deve ser ligado e a dissecção deve continuar proximalmente na braquial profunda.
6. Estendendo-se o retalho distalmente, ganha-se comprimento do pedículo. É bastante seguro levar pele abaixo do epicôndilo lateral, tornando-se a ilha de pele do retalho quase proximal no antebraço, além de lateral no braço.

Retalho anterolateral da coxa

- **Modelo vascular:** retalho do tipo pedículo perfurante (artéria do vasto lateral sem levar o músculo). Por definição, um retalho cutâneo puro, embora se possa levar toda a extensão da fáscia lata para facilitar sua dissecção (Figura 9.41).
- **Anatomia:** do vaso principal (onde será realizada a microcirurgia), constante; das perfurantes que atingem a pele, variável e por vezes muito trabalhosa.
- **Pedículo:** perfurantes do ramo descendente da artéria circunflexa lateral (ramo da artéria femoral profunda) (Figura 9.42).

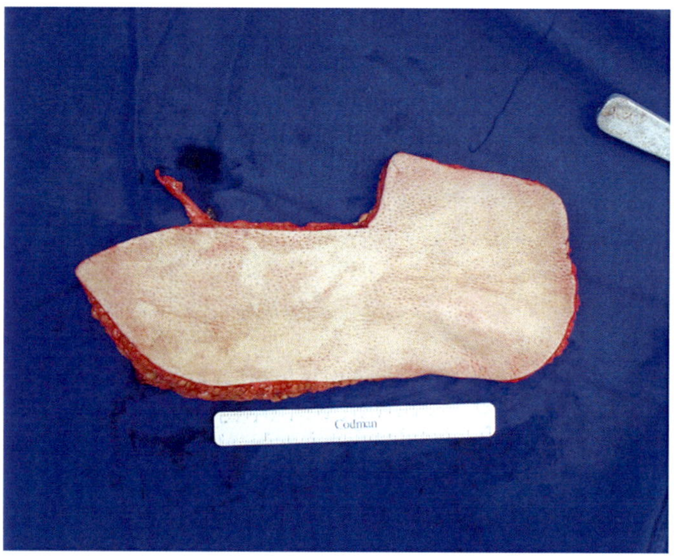

Figura 9.41 Face cutânea do retalho anterolateral da coxa.

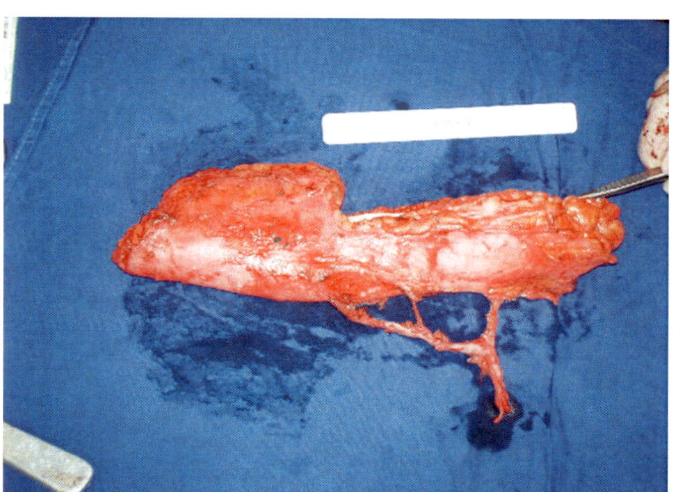

Figura 9.42 Face subfascial do retalho anterolateral da coxa, mostrando os três pedículos de perfurantes confluindo para um pedículo único da artéria descendente femoral.

- **Possibilidades:**
  - Sensitivo: associado ao nervo cutâneo femoral lateral.
  - Cutâneo puro.
  - Fasciocutâneo, levando-se a fáscia lata (dissecção mais fácil).
  - Quimérico com músculo (vasto lateral).
  - Quimérico com múltiplas ilhas cutâneas e/ou musculares.
  - Tipo *flow through*, levando-se grande extensão do ramo descendente da artéria circunflexa lateral.
  - Recentemente descrito com osso (fêmur) para osteonecrose femoral baseada na artéria circunflexa lateral.
- **Marcações:** da espinha ilíaca anterossuperior à borda superolateral da patela. Em torno de metade desta distância, desenha-se um círculo com 3cm de raio, que é dividido em quatro quadrantes. Teoricamente, a borda inferolateral[29,30] é o ponto em que há maior chance de se encontrar perfurantes e deve ser incluída no desenho da ilha de pele do retalho.
- **Área doadora:** dano variável. A ligadura do nervo motor do vasto lateral pode levar a déficit motor. Koshima[31] já diagnosticou necrose isquêmica do reto anterior, com dano à marcha. Na maior parte das vezes, a lesão promovida no vasto lateral para dissecção da perfurante é imperceptível.

  De modo geral, até 9cm de largura torna possível o fechamento primário, o que permite retalhos de grandes dimensões. Isto varia na dependência da idade, do sexo e do biótipo do doente. Quadríceps é bom leito receptor para enxerto, quando são necessárias dimensões muito extensas.
- **Vantagens:** trabalha-se com o paciente em decúbito dorsal. A experiência nacional com o retalho é bastante animadora.[30,32,33]
- **Desvantagens:** dissecção intramuscular da perfurante pode ser demorada e cansativa. Em mulheres, o retalho pode ter muita espessura de subcutâneo, e a área doadora pode ser considerada pouco estética.
- **Indicações no membro superior:** grandes defeitos; lesões que necessitem preferencialmente de retalho cutâneo (necessidade futura de reabordagem para osteossíntese, transferências tendinosas etc.), necessidade de pele e músculos e defeitos com cavidade, retalho associado a revascularização do membro, tipo *flow through*, utilizando o ramo descendente da artéria circunflexa lateral.

Recomendações

1. A dissecção intramuscular do pedículo perfurante torna necessária familiarização e curva de aprendizado. Excepcionalmente, o retalho será septal.
2. O uso do Doppler para detectar as perfurantes em retalhos pequenos facilita o seu desenho; todavia, mostra-se dispensável como rotina.
3. A dissecção pode iniciar-se de medial ou lateral ao eixo. As perfurantes mais importantes costumam estar mais próximas ao septo entre vasto e reto.
4. No caso de não se encontrarem perfurantes consistentes sobre o vasto lateral ou septo, há alternativas: se a dissecção foi iniciada medial ao eixo, pode-se levantar o retalho sobre o sistema anteromedial (que costuma ser bastante desenvolvido quando o lateral é falho); se a dissecção iniciou-se lateral ao eixo, pode-se levantar um retalho musculocutâneo do tensor da fáscia lata, enventualmente com a mesma ilha de pele já descolada do vasto.
5. A reexploração do retalho perfurante em caso de falha por trombose é muito difícil de reverter, quando esta se estende para dentro do vaso perfurante (intra-retalho), especialmente se houver trombose venosa. Para indicação de um segundo retalho microcirúrgico, deve-se cogitar um de pedículo axial não-perfurante.

Retalho grande dorsal

- **Modelo vascular:** retalho muscular tipo "V" segundo a classificação de Mathes e Nahai (um pedículo principal e múltiplos pedículos perfurantes); somente o pedículo principal proximal é indicado para microcirurgia.[34]
- **Anatomia:** constante e favorável.
- **Pedículo:** artéria toracodorsal/subescapular (ramo da artéria axilar em sua terceira porção) (Figura 9.43).
- **Possibilidades:**
  - Musculocutâneo: o ideal é que se consiga fechamento primário.
  - Osteomuscular, retirando-se a costela com pedículo ou borda lateral da escápula, também com pedículo específico.[35]
  - Pode ser levantado em conjunto com o retalho serrátil anterior e paraescapular no sistema da subescapular.
  - Pode ser utilizado com linfonodo vascularizado da axila para linfedema ou mesmo *gliding tissue* somente para dor crônica em plexite actínica.
  - Combinações dos anteriores.

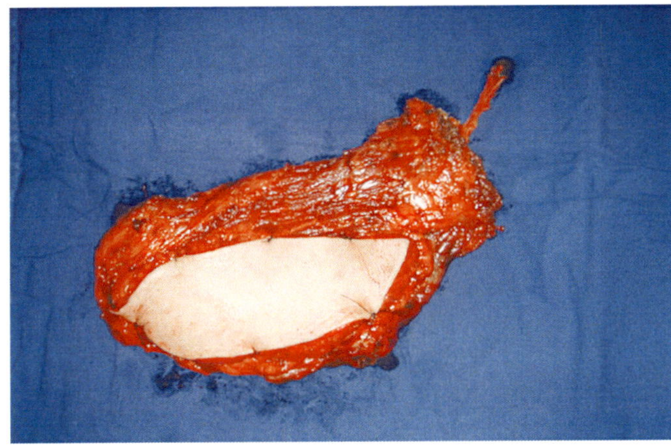

Figura 9.43 Retalho do músculo grande dorsal com um segmento cutâneo. Notar o pedículo superiormente.

- **Marcações:** com o paciente em decúbito lateral e braço abduzido, marcar o eixo da linha axilar posterior em direção à crista ilíaca posterior. Deixar o monitor de pele na borda posterior da pele incisada. Ilha de pele oblíqua para grandes ilhas cutâneas.
- **Área doadora:** dano funcional mínimo após retirada do músculo, cicatriz extensa, porém evolui com hipertrofia na região mais próxima à axila.
- **Vantagens:** seguro; vasos calibrosos; anatomia constante e fácil dissecção.
- **Desvantagens:** necessidade de enxertia de pele parcial subseqüente – nova área doadora.
- **Indicações para o membro superior:** quando grandes dimensões são necessárias. Vem sendo substituído gradualmente pelo anterolateral da coxa. Excepcionalmente, é indicado como retalho funcional, quando há problemas na utilização da transferência do *gracilis* ou gêmeo medial. Retalho ideal para segunda microcirurgia, quando o primeiro apresentou falha em sua segurança.
- **Complicações:** seroma na área doadora. Praxia do plexo. Mioglobinúria pós-operatória em tempo prolongado de isquemia antes da revascularização arterial (massa muscular abundante).

Recomendações

1. Retalho de eleição para se iniciar em microcirurgia. Experiência nacional favorável.[36-38]
2. Tomar cuidado na separação da fáscia do serrátil anterior da do grande dorsal na localização do pedículo vascular, pois ela é mais nítida quando mais próxima da axila.
3. Após elevação do retalho, fechar área doadora e retirar o braço da abdução para evitar praxias do

membro superior devido ao tempo prolongado nesta posição.

4. O descolamento da pele do dorso exige utilização de dreno de aspiração até débito zero. Retirada precoce ou entupimento costuma cursar com formação de seromas.
5. A ponta do retalho costuma cursar com algum grau de sofrimento; desprezar no levantamento ou evitar posicioná-la na área crítica de cobertura.
6. Os pedículos intercostais secundários na porção distal do músculo são calibrosos, e sua ligadura no levantamento evita sangramento intra-operatório e risco de seroma pós-operatório.

Retalho paraescapular

- **Modelo vascular:** retalho axial fasciocutâneo suprido pelo ramo cutâneo da artéria circunflexa da escápula que emerge entre os músculos redondos maior e menor (Figura 9.44).
- **Anatomia:** constante.
- **Pedículo:** artéria circunflexa da escápula/artéria subescapular.
- **Possibilidades:**
  - Retalho fasciocutâneo.
  - Combinações com músculo grande dorsal e/ou serrátil.
  - Associado à borda lateral da escápula.
  - Por ser axial, permite expansão prévia com expansor de pele, sendo, desse modo, possivelmente o retalho cutâneo de maior dimensão passível de ser retirado.
  - Combinações entre eles.
- **Marcações:** paciente em decúbito lateral com o braço abduzido, para localização do ponto exato de saída do pedículo. Palpar os tendões na axila, de anterior para posterior, com um dedo escorregando entre os espaços tendíneos. Após o grande dorsal, seguem-se o redondo menor e o redondo maior. O redondo maior faz o cavo posterior da axila. O ponto de saída do pedículo é entre o redondo maior e o menor. O eixo da ilha de pele a partir daí pode ser mais oblíquo em relação à coluna ou mais vertical, paralelo ao tronco, mais sobre a borda lateral da escápula. É mais fácil centrar o eixo do pedículo nos grandes retalhos do que em retalhos menores.
- **Área doadora:** fechamento primário deve ser sempre o objetivo. Sem déficits funcionais, contudo, seqüela estética com alargamento cicatricial de rotina.
- **Vantagem:** retalho cutâneo de grandes dimensões com pedículo confiável, longo e calibroso.
- **Desvantagens:** o paciente deve ficar em decúbito lateral com o braço abduzido. A dissecção do pedículo junto à escápula tem muitos ramos, é profunda e bastante cansativa.
- **Indicações para o membro superior:** com o advento do retalho perfurante, em especial o anterolateral da coxa, o emprego do retalho paraescapular diminuiu muito. A grande desvantagem é o decúbito, pois, se retiramos do membro superior acometido, torna-se necessário todo o reposicionamento do doente, até mesmo do membro superior contralateral. Dificulta o acesso, por exemplo, se a microanastomose for realizada no braço devido ao posicionamento.
- **Complicações:** seroma e cicatriz hipertrófica, em geral muito mais antiestética do que a do acesso do grande dorsal e serrátil anterior.

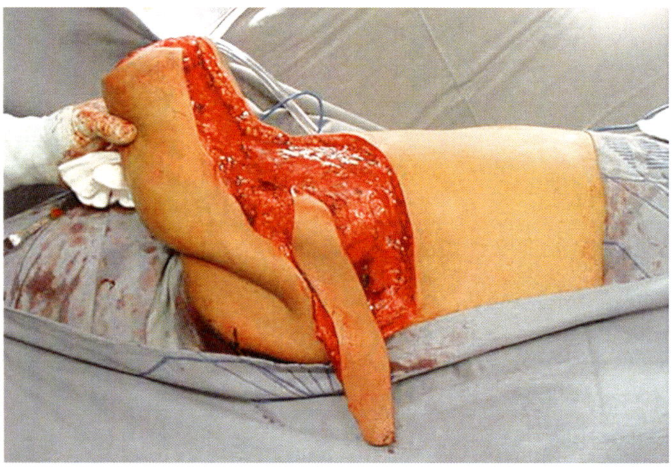

Figura 9.44 Retalho escapular dissecado na região posterior da cintura escapular.

Recomendações

1. Devido ao hábito de se levantar o retalho do músculo grande dorsal, por vezes a ilha de pele do retalho é desenhada muito anterior, dificultando a localização do pedículo no eixo central do retalho. Palpar os tendões na região posterior da axila e marcar o ponto de entrada do pedículo entre os redondos com um "X", desenhando a ilha de pele a partir deste ponto.
2. O uso de *mixter* delicado na ligadura dos múltiplos ramos periescapulares facilita o procedimento.
3. Após levantamento do retalho, realizar fechamento rápido do defeito dorsal e liberar o braço do doente para evitar praxias nervosas.

TAP

TAP é a sigla para *thoracodorsal artery perforator flap* (retalho perfurante da artéria toracodorsal), cujo uso já foi consagrado entre os cirurgiões, embora a Nômina já o tenha denominado TdAP ou LDAP (*latissimus dorsi artery perforator flap*), na tentativa de mencionar o pedículo ou o músculo regional.

- **Modelo vascular:** retalho de pedículos perfurantes (cutâneo puro – pele sobre o músculo grande dorsal no seu pedículo, sem levar o músculo).
- **Anatomia:** perfurantes de menor calibre são mais trabalhosos do que a dissecção do retalho anterolateral da coxa (Figura 9.45).
- **Pedículo:** perfurantes/regional: sistema da artéria toracodorsal (Figura 9.46).
- **Possibilidades:**
  - Cutâneo puro.
  - Associado a ilhas do grande dorsal, serrátil ou paraescapular.

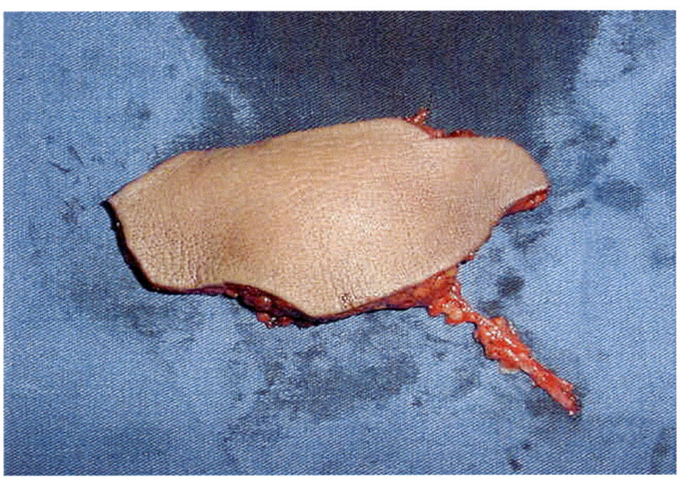

Figura 9.45 Retalho do tipo TAP, já dissecado, mostrando detalhe do pedículo vascular.

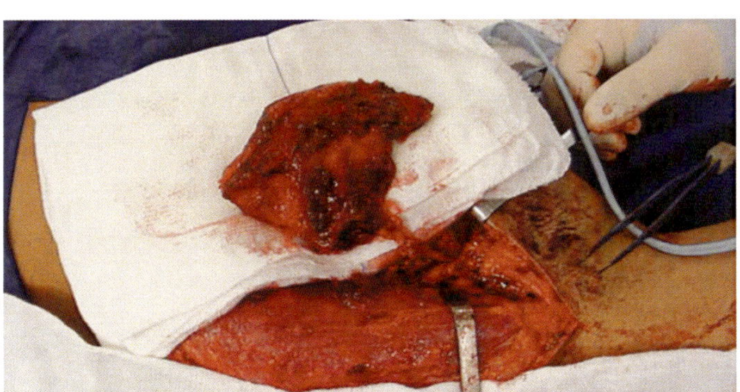

Figura 9.46 Retalho do tipo TAP ainda preso ao pedículo vascular na área doadora.

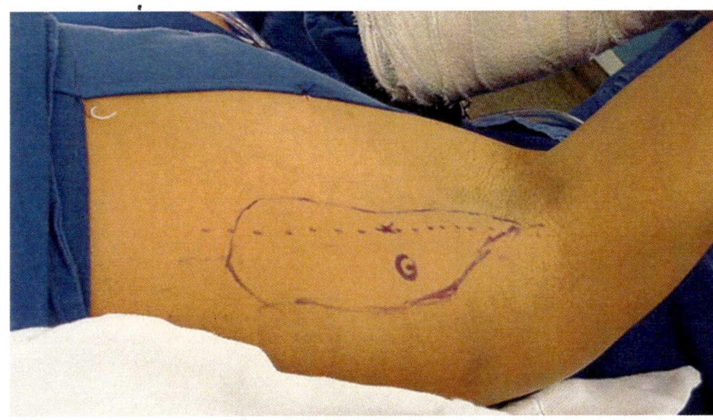

Figura 9.47 Planejamento do retalho do tipo TAP, na região torácica junto ao longo da linha axilar média.

- **Marcações:** inicia-se a dissecção com incisão mais anterior do que a do músculo grande dorsal (Figura 9.47).
- **Área doadora:** por ser mais anterior, a cicatriz é mais estética. Mínimo dano funcional, mesmo com alguma agressão ao músculo grande dorsal.
- **Vantagem:** pele mais fina do que a do paraescapular.
- **Desvantagens:** dificuldade técnica; perfurantes mais finas do que anterolateral da coxa.
- **Indicações para o membro superior:** bom para cobertura de antebraço e mão devido à espessura da pele; pode ser emagrecido primariamente como os demais retalhos perfurantes.
- **Complicações:** às vezes, é muito difícil encontrar perfurantes e insistir na elevação do retalho. Complicações semelhantes às do grande dorsal quanto ao posicionamento e ao descolamento.

Recomendações

1. Existe bastante controvérsia quanto à dificuldade ou não em sua dissecção. Os autores consideram o retalho mais difícil do que o anterolateral da coxa, embora seja um retalho de pele mais fina.
2. Em caso de dificuldade na localização de uma perfurante adequada, a alternativa é retirar uma pequena porção muscular do grande dorsal, o que garantirá a irrigação da ilha cutânea.

Retalho do músculo serrátil anterior

- **Modelo vascular:** retalho muscular classificado como tipo III da classificação de Mathes e Nahai[34,39] (tipo pedículos dominantes; os músculos deste grupo têm dois grandes pedículos com os quais cada um deles pode sustentar todo o músculo; exemplos clássicos são o reto abdominal, o glúteo máximo, o peitoral menor, o intercostal e o temporal). Deve ser lembrado que, do ponto de vista funcional, não se "pedicula" o músculo na artéria torácica lateral, mas somente na artéria toracodorsal, devido ao risco de escápula alada.

- **Anatomia:** constante e favorável.
- **Pedículo:** artéria toracodorsal para as últimas cinco ou seis endentações, as quais são passíveis de transferência microcirúrgica; as endentações proximais recebem aporte vascular da artéria torácica lateral (Figuras 9.48 e 9.49).
- **Possibilidades:**
  - Muscular puro.
  - Musculocutâneo.

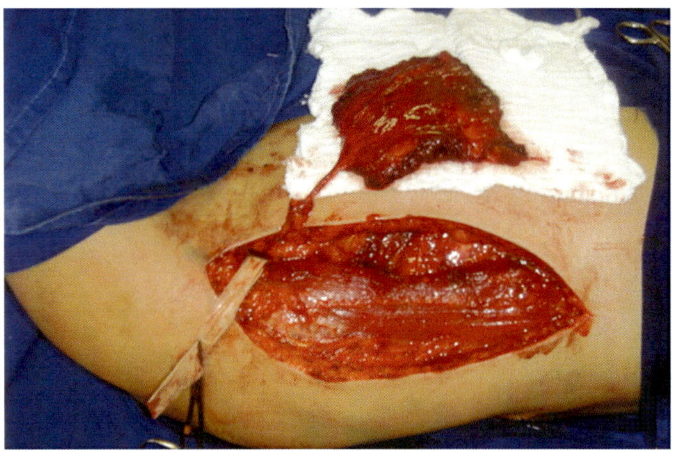

Figura 9.48 Retalho do músculo serrátil ainda preso ao pedículo vascular na área doadora.

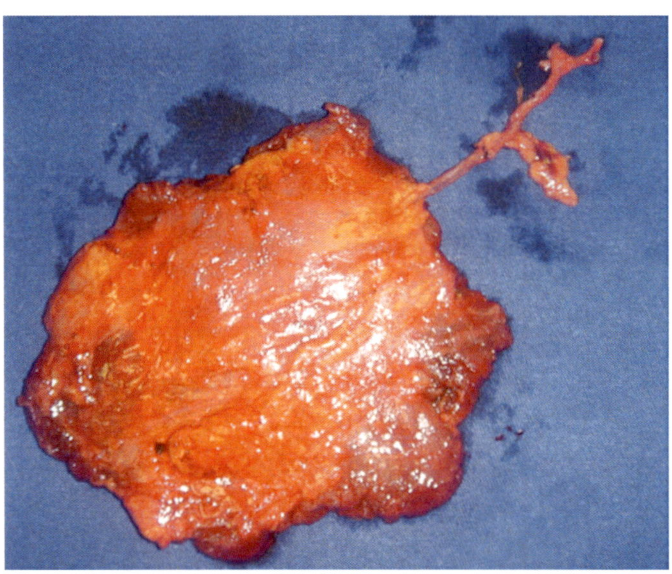

Figura 9.49 Retalho do músculo serrátil já dissecado, mostrando detalhe do pedículo vascular.

  - Osteomuscular associado a costela subjacente, sem a necessidade de dissecar um pedículo como o grande dorsal.
  - Funcional (menos utilizado atualmente do que o *gracilis*.
- **Marcações:** inicia-se a dissecção com o paciente em decúbito lateral. No nosso serviço, utilizamos a mesma incisão para o músculo grande dorsal, descolando desde o início mais para anterior.
- **Área doadora:** pequeno ou mínimo dano local, se respeitada a dissecção das últimas endentações, tendão e nervo.
- **Indicações para o membro superior:** dorso da mão, face palmar da mão, osteomielite crônica cavitária e transferência livre funcional.
- **Complicações:**
  - Escápula alada.
  - Cicatriz inestética no dorso.
  - Seroma no dorso.

Recomendações

1. Após levantamento do retalho para posicionamento do membro para microcirurgia de revestimento cutâneo, lembrar-se de inverter o posicionamento do músculo 180 graus no eixo do seu pedículo, de modo que o mesmo, que normalmente fica sobre o músculo, se torne profundo a ele, facilitando o fechamento do pedículo na área receptora.
2. Deve-se ter o cuidado de não lesar o nervo torácico longo, conhecido como Bell (C5, C6 e C7), pois sua complicação é a escápula alada.
3. Do mesmo modo, somente se retiram as últimas três ou quatro endentações do músculo, e evita-se avançar a dissecção por sobre seu tendão na ponta da escápula.
4. O retalho tem uma dimensão adequada para o dorso da mão; permite um emagrecimento primário antes da enxertia; o pedículo é longo e a experiência nacional, bastante favorável.[18,38,39]

Retalho do músculo *gracilis*

- **Modelo de vascularização:** retalho muscular tipo II de Mathes e Nahai[34] (um pedículo dominante proximal que está acompanhado pelo nervo motor [ramo do nervo obturatório] e por múltiplos pedículos segmentares, semelhantes aos do músculo solear).
- **Anatomia:** constante.
- **Pedículo:** artéria circunflexa medial (ramo da artéria femoral profunda).; nervo motor: ramo do

nervo obturatório para o *gracilis* (algumas vezes, em caso de dois nervos presentes, testar com o estimulador o mais efetivo para neurotização).

- **Possibilidades:**
  - Muscular puro para cobertura cutânea.
  - Musculocutâneo.
  - Funcional com nervo motor.
  - Foi descrito o retalho cutâneo puro do *gracilis* de pedículo perfurante, denominado medial da coxa por alguns autores. Consideramos as perfurantes do *gracilis* pouco ideais para este tipo de retalho.
- **Marcações:** o eixo do músculo corre na face medial da coxa em direção à "pata de ganso" (eventualmente, a tuberosidade anterior da tíbia é mais facilmente palpável com o joelho em suave flexão).

  O pedículo entra no músculo em torno de 10cm do púbis; o monitor cutâneo deve ser desenhado a partir desta distância.
- **Área doadora:** mínimo dano funcional: cicatriz linear discreta na face interna da coxa.
- **Vantagens:** retalho ideal para transferências funcionais; achatado, longo; nervo bem definido; pedículo constante; fácil dissecção; mínima morbidade funcional; cicatriz encoberta.
- **Desvantagens:** proximidade com o períneo; porção cutânea com muito panículo em mulheres nesta região; pedículo vascular não permite muito alongamento.
- **Indicações no membro superior:** mais bem indicado para transferências funcionais, como reconstrução da flexão do cotovelo na lesão total do plexo, na ausência de músculos locais para transferência. Na transferência para flexor profundo dos dedos como seqüela de contratura isquêmica de Volkmann grave.
- **Complicações:** infecção de área doadora (tratada com curativo e antibioticoterapia oral) e algumas perdas por trombose venosa. Por vezes, é trabalhoso o posicionamento do músculo perante o vaso receptor na transferência para o bíceps.

Recomendações

1. O *gracilis* costuma estar mais posteriorizado do que se imagina, e pode ser confundido com o sartório. Na sua porção mais proximal, o sartório dirige-se à espinha ilíaca anterossuperior e o *gracilis* vai inserir-se no púbis.
2. Para o desenho do monitor cutâneo, deve-se ter muita atenção no posicionamento proximal do músculo, pois a pele da face medial da coxa é muito frouxa. Palpar o músculo próximo à sua origem permite sentir seu reflexo tendíneo e posicionar o monitor idealmente. Para desenhá-lo em posição mais anterior do que o músculo, quanto maior o monitor, mais fácil sua dissecção junto ao músculo.
3. Para transferência livre, marcar distâncias com o músculo sem sua posição distendida de repouso, com joelho estendido e quadril aduzido.
4. Fixar adequadamente a porção proximal do músculo para tensioná-lo quando da transferência livre para o bíceps; lembrar que a grande excursão muscular ocorre junto à sua junção miotendínea. Em geral, fixamos após a confecção de anastomoses vasculares, que dá maior liberdade ao posicionamento dos vasos.
5. Solicitar afastadores profundos tipo Langenbeck para o momento de se alongar o pedículo do *gracilis* até a femoral profunda. O assistente deve fazer esforço para conter a musculatura adutora neste momento.
6. Evitar tempo prolongado de isquemia na transferência funcional livre. É fundamental a formação de duas equipes, muito mais do que nos casos de cobertura cutânea somente.

Enxerto ósseo vascularizado da fíbula

Embora descrito por Taylor,[13] em 1975, a descrição de Gilbert,[14] em 1979, apresentou uma forma mais fácil de levantar o retalho e popularizou o método:

- **Modelo vascular:** enxerto ósseo vascularizado de eleição. Artérias nutrícias, ramos da artéria fibular, entram especialmente no seu terço médio. Transferências com fise devem ser realizadas na artéria tibial anterior.
- **Anatomia:** constante. Algumas vezes, todavia, a artéria fibular pode estar ausente ou vestigial, com o fluxo do osso tributário da artéria tibial posterior. Não solicitamos de rotina arteriografia de região doadora. No entanto, quando a solicitamos para a receptora, pedimos de ambas as regiões.
- **Pedículos:**
  - Artéria fibular – diáfise.
  - Artéria tibial anterior – manutenção da irrigação fisária.
- **Marcações:** parte óssea: desenha-se o eixo da cabeça da fíbula ao maléolo lateral. O monitor normalmente é desenhado centrado na borda posterior do osso na transição do seu terço médio para distal.

- **Possibilidades:**
  - Retalho osteocutâneo (Figuras 9.50 e 9.51).
  - Retalho miocutâneo retirando-se face lateral do sóleo em pedículos da artéria fibular e/ou do flexor longo do hállux.
  - Retalho osteomiocutâneo.
  - Transferência da fise na artéria tibial anterior.
  - Reconstrução do fluxo do membro com retalho tipo *flow through*.
- **Área doadora:** acesso lateral descrito por Gilbert,[14,] de eleição. A maioria dos casos necessita de enxerto de pele para o fechamento sem tensão. Em crianças, confeccionar sinostose tibiofibular distal com enxerto.
- **Vantagens:** enxerto ósseo vascularizado de eleição, facilidade de manejo de osteotomias e de posicionamento; pedículo confiável e calibroso.

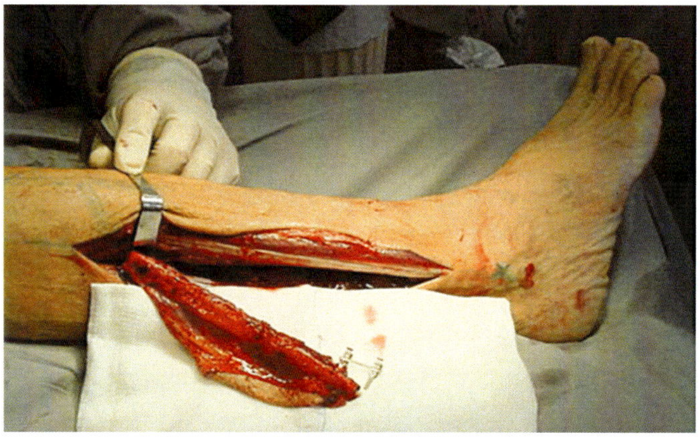

Figura 9.50 Retalho da fíbula com monitor de pele ainda preso ao pedículo vascular na área doadora.

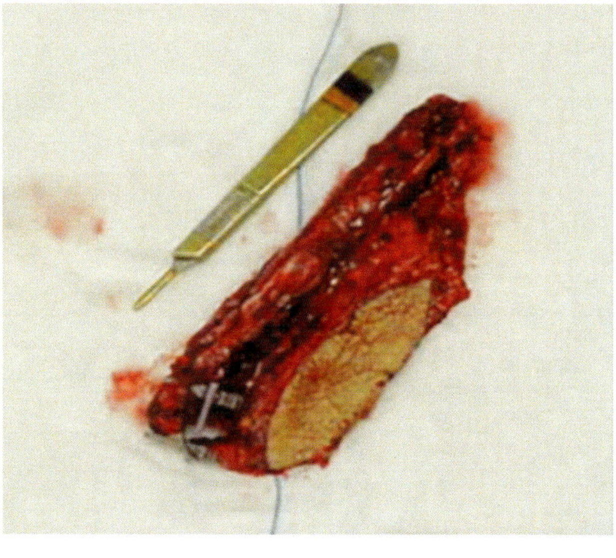

Figura 9.51 Retalho da fíbula já dissecado e preparado para colocação junto à área receptora.

- **Desvantagens:** no adulto, veias muito dilatadas e calibrosas, freqüentemente incompatíveis com as profundas do antebraço (as comitantes da artéria ulnar costumam ser incompatíveis), particularmente lesão em área doadora e possibilidade de alterações degenerativas do tornozelo doador a longo prazo, o que não foi observado na experiência dos autores.
- **Indicações:** grandes perdas ósseas do membro superior. Necessidade de reconstrução simultânea de falha óssea diafisária do antebraço e revestimento cutâneo. Falha de consolidação após enxertia óssea convencional. Infecções crônicas pós-traumáticas (pseudo-artroses infectadas) dos ossos do antebraço;[41] pseudo-artrose congênita do antebraço;[42,43] em reconstruções para tumor gigantocelular da metáfise distal do rádio e deformidades do antebraço pós-osteomielite, para reconstrução da diáfise umeral ou da cabeça e, recentemente, também para olécrano e úmero distal.
- **Complicações:** paresia do músculo flexor longo do hálux. Deformidade em valgo, quando a sinostose tibiofibular não se consolida em crianças. Paresia de dorsiflexão do tornozelo em caso de retirada baseada na artéria tibial anterior.

Recomendações

1. Iniciar o desenho do monitor cutâneo entre o terço médio e o distal a partir da borda posterior, separando o nervo sural da pele a ser transplantada. O monitor é bastante seguro para monitoramento, desde que se vejam, por transferência, perfurantes através da fáscia do septo.[44]
2. A dissecção da fíbula abre todos os compartimentos da perna; trata-se de um retalho de complexidade maior do que os retalhos musculares clássicos e os retalhos cutâneos axiais, com um posicionamento tridimensional do pedículo vascular que pode dificultar a dissecção. É bastante recomendável o treinamento da dissecção deste tipo de retalho em cadáver.
3. Para se completar a dissecção vascular, a osteotomia proximal e distal da porção óssea com descolamento periostal e proteção das partes moles facilita sobremaneira o procedimento.
4. Na reconstrução do antebraço com síntese na ulna proximal, uma boa alternativa é realizar as anastomoses na artéria braquial, efetuando o abaixamento de epitrocleanos como via de acesso.

Retalho da primeira comissura do pé

A mão sem sensibilidade é reduzida ao plano funcional de uma prótese. Seu uso deve ser controlado por observação direta. Deve ser continuamente protegido de traumatismos e não terá qualquer função no escuro.

A pele da polpa digital com sensibilidade é difícil de ser reconstruída por suas características particulares.

Pequenas áreas denervadas são facilmente adaptadas pelo paciente mas, para o polegar denervado ou para mão mutilada, alguma forma de reconstrução da reinervação sensitiva é obrigatória para garantir sua função.

Uma área sensitiva funcional a ser transposta deve apresentar, idealmente, tamanho suficiente, com contorno de polpa e suprimento sanguíneo adequado e livre de dor.

Quando pequenas áreas isoladas estão envolvidas, retalhos de avanço com o VY e ilha neurovascular oferecem uma recuperação sensitiva eficiente.

Em defeitos maiores, quando tecido heterodigital está disponível e a circulação o permite, sua transferência como o retalho de Littler é ideal.

Para defeitos grandes, o retalho neurovascular da primeira comissura do pé oferece a única reconstrução sensitiva disponível.[45-48] Na reconstrução específica do polegar, ele apresenta algumas vantagens sobre o retalho em ilha neurovascular heterodigital, dentre elas, a possibilidade de transferir a unha, área maior de tecido passível de transferência, polpa maior, defeito secundário pequeno em área doadora e ausência de problemas centrais de identificação e interpretação do dedo. Contudo, vale lembrar que a densidade de inervação sensitiva é mais pobre do que o normal:[49]

- **Modelo vascular:** retalho fasciocutâneo da face lateral do hálux (eventualmente, face medial do segundo dedo do pé) e da primeira comissura baseado no sistema dorsal (primeira metatársica dorsal) e nervo fibular profundo, definido a partir de somente um território cutâneo sensitivo da transferência completa do dedo do pé.
- **Anatomia:** constante; contudo, há pelo menos três classificações que demonstram uma porcentagem variável dos pacientes com variações, que vão desde o aprofundamento plantar muscular da primeira artéria metatársica dorsal no sentido dos interósseos até a ausência de um sistema dorsal íntegro que seja passível de transplante. A transferência baseada no sistema plantar deste retalho a partir da artéria digital que vai para a face lateral do hálux é muito trabalhosa e deve ser desaconselhada.
- **Pedículo:** artéria primeira metatársica dorsal/artéria *dorsalis pedis*/artéria tibial anterior.
  - Nervo fibular profundo.
  - Comprimento: o necessário conforme o diâmetro externo da artéria; dependente do nível retirado.
- **Possibilidades:**
  - Sensitivo: nervo fibular profundo.
  - Cutâneo da comissura + retalho *dorsalis pedis* para perdas combinadas de polpa e mão.
  - Cutâneo + segundo dedo do pé.
  - Cutâneo + articulação vascularizada (MF do segundo dedo).
  - Combinações entre eles.
- **Marcações:** desenhar o retalho necessário (face lateral do hálux e/ou comissura e/ou face medial do segundo dedo); dissecção do pedículo da artéria primeira metatársica dorsal e do nervo fibular profundo, que correm entre o hálux e o segundo pododáctilo, devendo ser marcada também veia cutânea calibrosa tributária da safena (Figura 9.52).
- **Área doadora:** fechamento primário difícil, normalmente com enxertia da área doadora sem grandes déficits locais, pois preserva toda a estrutura ligamentar e tendínea. Insensibilidade da primeira comissura.
- **Vantagens:** versatilidade, anatomia constante, pele glabra, septada, muito semelhante à da polpa digital, dano estético pequeno. Artéria calibrosa; pedículo longo.

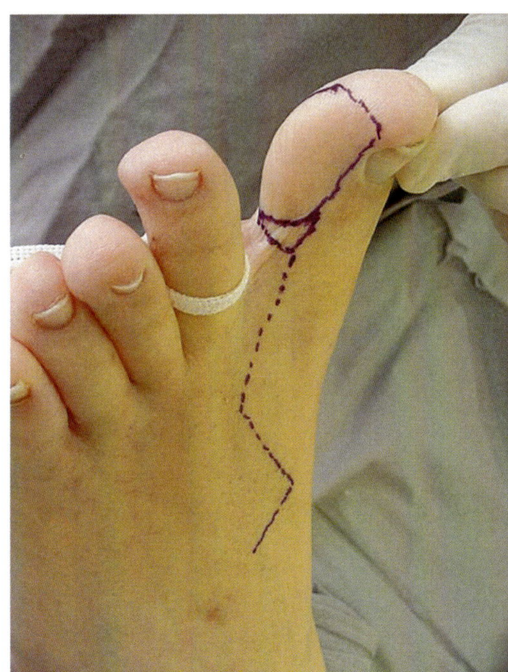

Figura 9.52 Planejamento do retalho da primeira comissura com extensão proximal para dissecção do pedículo da artéria primeira metatársica.

- **Desvantagens:** envolvimento de área doadora do pé prejudica a marcha até a cicatrização. Vascularização do membro inferior mais limítrofe do que superior; cuidado em diabéticos.
- **Indicações principais no membro superior:** ver texto.
- **Complicações:** alguns doentes têm fechamento da primeira metatársica dorsal ao nível do dorso do pé, possivelmente relacionado a traumatismo por futebol. Especial atenção deverá ser dada a cicatrizes locais quando um pedículo longo for necessário.

Recomendações

1. Após a dissecção, que normalmente é feita sob isquemia, desinsuflamos o garrote para perfundir o retalho antes de sua ligadura e transferência. Os retalhos do pé geralmente levam mais tempo para obter esta perfusão. Soro morno, papaverina no pedículo e expansão volumétrica do doente ajudam.

RELAÇÃO RETALHO × REGIÃO

Considerando o grande número de retalhos disponíveis no arsenal terapêutico, é pertinente uma reflexão sobre o tipo de retalho, levando em conta as características da região receptora:

- **Ombro:** raramente existe indicação do retalho microcirúrgico para cobertura desta região pois, devido à sua proximidade com a cintura escapular, pode-se recorrer a vários tipos de retalhos pediculados de vizinhança, como o do músculo grande dorsal, serrátil ou cutâneo, como o escapular e o paraescapular.
- **Braço:** os conceitos da região do ombro também valem para esta região, principalmente no que se refere à utilização do retalho do músculo grande dorsal que, uma vez rodado, pode atingir até o terço médio com o distal do braço.
- **Cotovelo:** nesta região, pode haver necessidade de cobertura, principalmente na região posterior, onde a estrutura óssea necessita de um coxim de proteção maior. As perdas menores podem ser resolvidas com retalhos de vizinhança, como o retalho chinês e o interósseo de fluxo anterógrado, ou lateral do braço de fluxo retrógrado; contudo, nas grandes perdas, pode-se utilizar um retalho do tipo muscular do grande dorsal ou cutâneo do tipo de perfurante, como o anterolateral da coxa.
- **Antebraço:** nas lesões de dimensões medianas, pode-se utilizar o retalho lateral do braço, do mesmo lado acometido, o que facilita a abordagem cirúrgica; nas lesões de maior dimensão, deve-se levar em conta o uso do músculo grande dorsal ou anterolateral da coxa. Apesar de o grande dorsal cumprir o papel de cobrir a área doadora, deve-se considerar, na sua escolha, a necessidade de enxerto *a posteriori*, o que representa um adicional de morbidade ao paciente. Outro aspecto desfavorável é o cosmético, além da maior dificuldade em abordar a região, já que teoricamente o retalho vai sempre depender do seu pedículo. Atualmente, a preferência é pelo retalho anterolateral da coxa, por proporcionar uma cobertura de melhor qualidade e a perspectiva de se poder intervir na região, se necessário. O retalho escapular também é uma opção de tratamento, apesar de seu uso cada vez menor em detrimento do retalho anterolateral da coxa.
- **Punho:** na impossibilidade de utilização de retalhos de vizinhança, como o do tipo chinês ou interósseo posterior, utiliza-se o retalho lateral do braço do mesmo lado, o que torna a abordagem cirúrgica mais fácil.
- **Região volar da mão:** não existe retalho ideal para esta área, devido às características da pele local; contudo, em situações excepcionais, utiliza-se o retalho lateral do braço como opção de cobertura local. A sensibilidade nesta região é um fator importante; portanto, podemos levar este retalho na forma neurovascular, o que proporcionará um potencial de retorno da sensibilidade local.
- **Polpa digital do polegar:** pode-se utilizar o retalho da primeira comissura do pé (*wrap around*) que, além de proporcionar uma pele de característica semelhante, tem grande potencial de retorno sensitivo, se realizada a neurotização de seus ramos sensitivos.
- **Primeira comissura:** a opção microcirúrgica para esta região é com o retalho do tipo lateral do braço, pelo fato de poder utilizar o mesmo membro como área doadora e pela facilidade na abordagem do feixe receptor, seja na tabaqueira anatômica, seja na região volar-radial do punho.
- **Dorso da mão:** quando é necessária a utilização de um retalho microcirúrgico, a preferência é pelo do tipo fascial lateral do braço adequado, posto que, após a enxertia da pele, ocorre um retalho fino que permite o deslizamento dos tendões subjacentes.

INDICAÇÕES DE RETALHOS

As principais indicações para o uso de retalhos são:

1. Exposição de estruturas neurovasculares.

2. Exposição óssea ou articular, em especial em áreas acometidas por fratura. O processo de consolidação óssea depende de um invólucro perifraturário com grande irrigação sanguínea e, portanto, uma cobertura cutânea adequada.
3. Em área de cobertura instável que deverá ser submetida a intervenção cirúrgica. Na osteomielite, a cobertura de boa qualidade é uma etapa imprescindível para o sucesso do tratamento.
4. Áreas de exposição tendínea: o funcionamento normal dos tendões exige uma cobertura cutânea que garanta o seu deslizamento (*gliding tissue*), o que não se pode obter com a simples enxertia, pois, por princípio, o enxerto tende a aderir aos planos profundos.
5. Opção cosmética. Em algumas situações, a obtenção de retalho à distância representa menor morbidade ao paciente e pode ser uma alternativa (p. ex., o retalho da primeira comissura do pé, que leva a pequena morbidade da área doadora e dá uma cobertura de ótima qualidade para a região volar do polegar).
6. Em caso de perdas ósseas extensas com cobertura instável na vigência ou não de infecção, devemos considerar como primeira etapa do tratamento a cobertura cutânea com retalho e, somente após sua integração local, é que se deve realizar a reconstrução óssea.

ESTRATÉGIA PARA O USO DE RETALHO MICROCIRÚRGICO

O princípio básico para cobertura cutânea é que ela deve ser realizada somente em feridas limpas, o que poderá implicar a necessidade de sucessivas limpezas e desbridamentos (Figuras 9.53 a 9.56), até que uma ferida contaminada possa tornar-se uma ferida limpa. Recentemente, temos utilizado de rotina a terapia a vácuo (VAC®), que permite a remoção do exsudato de áreas cruentas, evitando a formação de coleções que possam facilitar a manutenção do quadro infeccioso, além da característica observada de estimular a formação de tecido de granulação. O uso da terapia a vácuo não prescinde da necessidade de

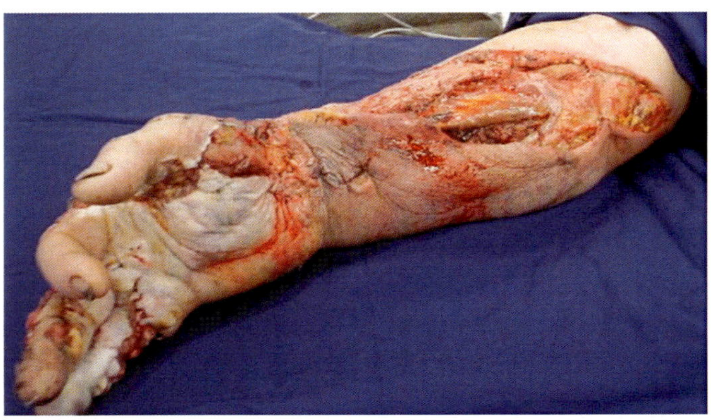

Figura 9.53 Vista anterior do antebraço e da mão antes do desbridamento. Observar presença de secreção e tecido desvitalizado.

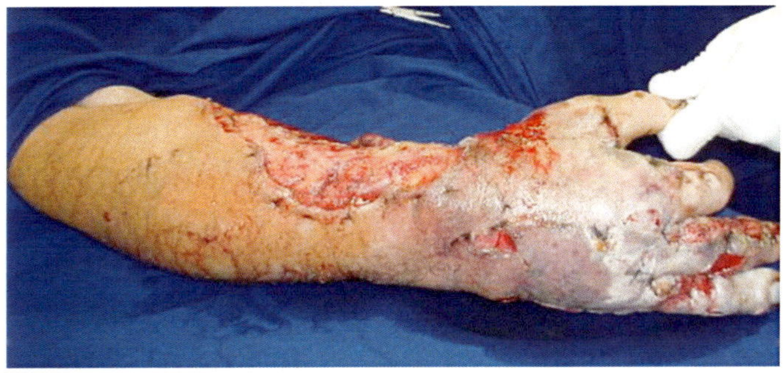

Figura 9.54 Vista posterior do antebraço e da mão antes do desbridamento. O fechamento hermético da ferida com tecido desvitalizado facilita a instalação de processo infeccioso.

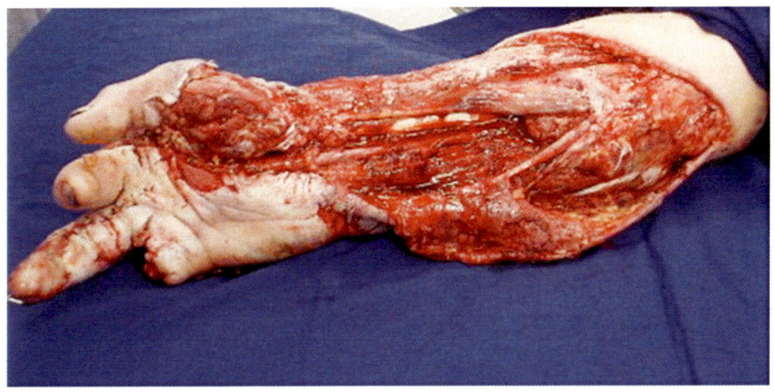

Figura 9.55 Vista anterior após limpeza cirúrgica com remoção completa do tecido desvitalizado.

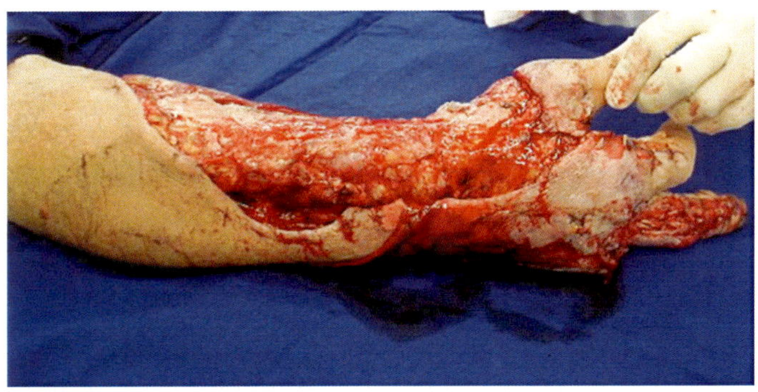

Figura 9.56 Vista posterior após desbridamento rigoroso, observando presença de tecido viável e preparando, assim, a ferida para o seu posterior fechamento.

remoção cirúrgica de tecido desvitalizado; o que ela proporciona é a garantia de boas condições entre um curativo e outro.

A utilização de retalhos microcirúrgicos implica a obtenção de condições adequadas para tal, como equipe especializada familiarizada com o procedimento. Isto inclui desde uma equipe anestésica que trabalhe na manutenção de parâmetros hemodinâmicos estáveis até a dinâmica da equipe de apoio, auxiliares e instrumentadora, que entendam a complexidade do procedimento e estejam em sintonia com os cuidados na manipulação da área cirúrgica e do instrumental utilizado. A checagem do microscópio antes do ato cirúrgico é fundamental, pois nada é mais frustrante do que a descoberta de que o microscópio está com problemas após a retirada do retalho.

A microcirurgia envolve procedimentos delicados, e qualquer manobra ou manipulação inadequada terá repercussões no seu sucesso. O resultado de uma cirurgia de retalho microcirúrgico só tem duas possibilidades: sucesso ou falha total. Portanto, todo cuidado no planejamento estratégico da cirurgia é de fundamental importância.

Como princípio básico nas cirurgias de retalhos microcirúrgicos, deve-se estar seguro da sua indicação, lembrando que procedimentos mais simples, como enxertia de pele e retalhos de vizinhança, devem ser considerados em primeiro lugar.

Qual seria o retalho ideal? Na verdade, o retalho a ser escolhido deve considerar as características da área receptora, sua extensão e a localização do feixe vascular receptor. Os retalhos cutâneos têm preferência pois, de maneira geral, garantem um aspecto estético mais favorável e, dependendo de suas dimensões, a área doadora poderá ser fechada primariamente, como ocorre com freqüência nos retalhos lateral do braço e anterolateral da coxa. O primeiro tem a possibilidade de restringir a área cirúrgica ao lado acometido, quando da cobertura de áreas do antebraço, do punho e da mão. O retalho muscular do grande dorsal tem aspectos favoráveis, como ser de grande dimensão e de fácil dissecção, e apresentar pequena morbidade junto à área doadora; contudo, a qualidade da cobertura junto à área receptora não é boa, principalmente no que se refere ao aspecto estético e à necessidade de enxertá-lo. Num passado recente foi bastante utilizado, mas sua indicação vem diminuindo com o uso cada vez mais freqüente do retalho de perfurante da região anterolateral da coxa.

O retorno sensitivo do retalho em algumas regiões é fundamental, como na região volar do polegar e no bordo radial dos dedos, em especial o indicador. Para estas áreas a preferência é pelo retalho da primeira comissura do pé, que tem como característica o tipo de tecido cutâneo com trabéculas que o torna menos móvel, além do potencial de retorno sensitivo, quando se realiza a neurotização com um ramo sensitivo da área receptora.

O planejamento das dimensões do retalho deverá levar em conta a área onde deverão ser feitas as anastomoses vasculares sem que haja qualquer tensão local. A identificação do pedículo vascular receptor é de grande importância para o sucesso do procedimento, e devem ser sempre localizados vasos que não tenham sofrido qualquer dano pelo traumatismo e que sejam, portanto, livres de fibrose e com turgor e elasticidade normais. Na preparação da área receptora, deve-se sempre observar o fluxo arterial após a arteriotomia, não se devendo aceitar nada menos do que um fluxo forte e pulsátil. Vasos de fluxo claudicante deverão ser descartados para a realização da microanastomose. A arteriografia não é um exame pré-operatório de rotina, junto à área receptora, mas realizada somente em casos excepcionais, quando existe uma área de lesão muito extensa, com traumatismo de grande energia envolvida e nos quais se anteveja dificuldade em localizar uma área receptora vascular favorárel.

CONTRA-INDICAÇÕES

Em se tratando de um procedimento mais complexo e, portanto, mais demorado, o paciente deverá encontrar-se em boas condições clínicas, principalmente quanto ao aspecto hemodinâmico, com hemoglobina de pelo menos 10. A idade do paciente não é uma contra-indicação absoluta, sendo mais importante a idade biológica. Pacientes portadores de doenças do tecido conjuntivo (artrite reumatóide, lúpus ou doença de Raynaud) poderão estar sujeitos a maior labilidade vascular, o que poderá representar um risco aumentado de insucesso. Diabetes melito em pacientes devidamente controlados não representa uma contra-indicação formal ao procedimento, apesar de exigir maiores cuidados com relação ao risco de infecção e possível comprometimento da microcirculação periférica. Pacientes portadores de arteriopatias periféricas com úlceras crônicas devem ser estudados quanto ao seu sistema arterial periférico, visando avaliar obstruções que possam contra-indicar o procedimento microcirúrgico.

RETALHO MICROCIRÚRGICO CONFORME A REGIÃO ACOMETIDA

A decisão sobre a utilização de um retalho microcirúrgico deverá levar em conta vários fatores. A seguir, encontram-se algumas situações clínicas e a forma como ponderar as possibilidades cirúrgicas até decidir-se pelo retalho microcirúrgico.

Caso 1 (Figuras 9.57 a 9.60)

- **História:** paciente do sexo masculino, 56 anos de idade, vítima de atropelamento que resultou em extenso ferimento na região posterior do extremo distal do braço e do cotovelo com extensão para a região da prega anterior do cotovelo. Na avaliação clínica, apresentava-se hígido, sem outras co-morbidades. Avaliação dos nervos periféricos normal, pulsos das artérias braquial, radial e ulnar presentes.
- **Escolha do retalho:** trata-se de uma área extensa em comprimento e largura. O único retalho de rotação que poderia ser considerado neste caso seria o do músculo grande dorsal; contudo, dificilmente o retalho atingiria até o terço proximal do antebraço, e se isto ocorresse, seria à custa de sua porção aponeurótica, que em muitos casos sofre processo de isquemia. Poderíamos optar por este retalho na sua forma livre; no entanto, se considerarmos o aspecto estético e a facilidade de dissecção, optamos pelo retalho anterolateral da coxa.
- **Estratégia:** notamos uma extensa área cruenta na face medial do braço; assim sendo, a anastomose arterial do tipo terminolateral deverá ser feita bem proximalmente, na artéria braquial, utilizando as veias comitantes ou até mesmo a veia cefálica.
- **Opção***:* retalho de perfurante anterolateral da coxa.

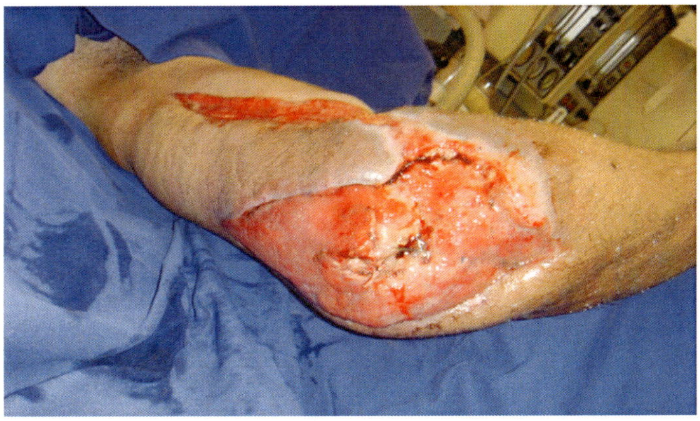

Figura 9.57 Vista posterior do cotovelo mostrando extensa área cruenta com exposição óssea na região do olécrano.

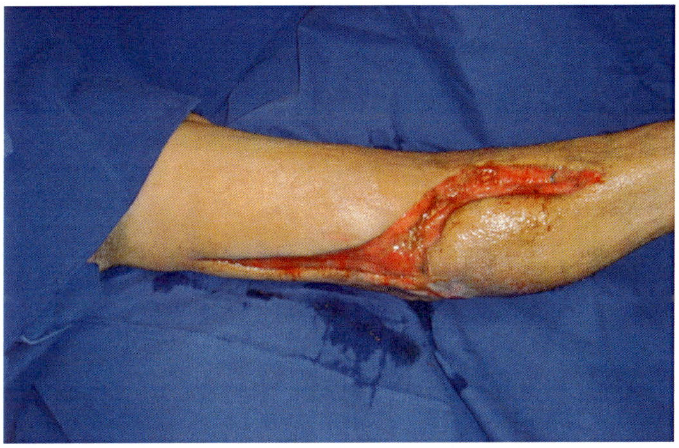

Figura 9.58 Vista anterior do cotovelo com presença de área cruenta em face medial do braço.

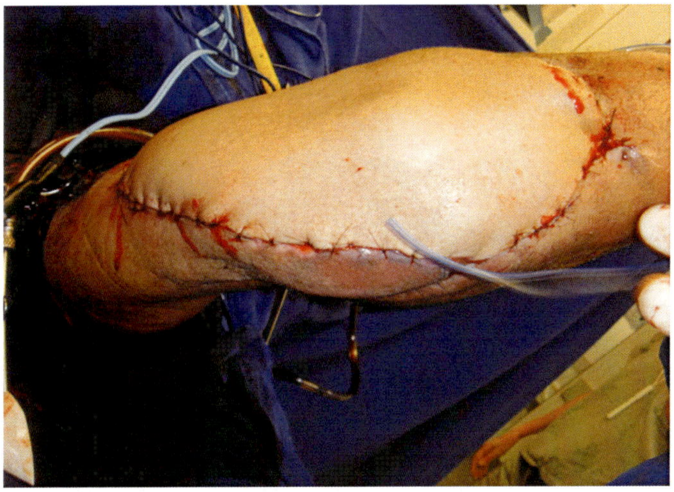

Figura 9.59 Pós-operatório imediato do retalho anterolateral da coxa.

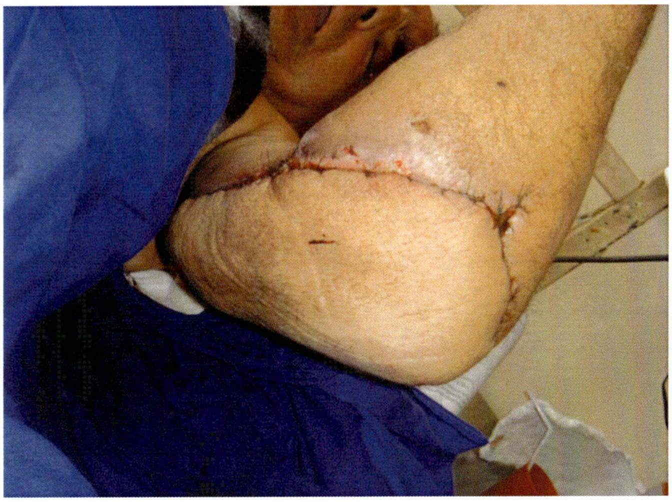

Figura 9.60 Pós-operatório tardio do retalho anterolateral da coxa.

Caso 2 (Figuras 9.61 a 9.67)

- **História:** paciente do sexo feminino, 32 anos, sofreu extenso desenluvamento circular após acidente motociclístico, atingindo os bordos anterior, ulnar e posterior do antebraço. Após sucessivas limpezas cirúrgicas, observamos exposição óssea no terço proximal do antebraço, tendínea na face anterior do punho, junto com extensa área de tecido de granulação. Paciente sem co-morbidades, não-fumante, apresentando pulso braquial normal, radial distal normal, ulnar distal ausente.
- **Escolha do retalho:** o retalho a ser escolhido deverá ser grande e com pedículo extenso, numa região não traumatizada (no caso, o segmento distal do braço). As opções ficariam entre retalho do músculo grande dorsal ou perfurante anterolateral da coxa. Optamos pelo primeiro porque, à época, a nossa experiência era maior com este tipo de retalho, embora atualmente optemos pelo segundo. Um dos fatores complicantes para realização do retalho de grande dorsal é o posicionamento da paciente em decúbito lateral, neste caso o retalho sendo retirado do lado contralateral, e ainda assim teríamos dificuldade devido à compressão da região axilar do lado a ser operado e à restrição do campo operatório.
- **Estratégia***:* para facilitar a cirurgia foi feita, num primeiro momento, a exploração do feixe vasculonervoso no segmento distal do braço, enquanto outra equipe retirava o retalho. Após a dissecção do retalho, a área doadora foi fechada e a paciente reposicionada em decúbito dorsal, o que facilitou sobremaneira a anastomose vascular terminolateral na artéria braquial e na veia comitante termino-terminal.

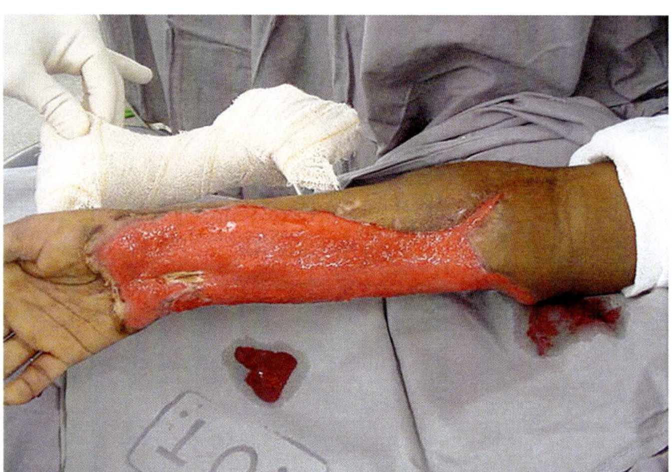

Figura 9.61 Aspecto anterior do antebraço mostrando desenluvamento completo, com exposição tendínea distal.

- **Opção***:* retalho grande dorsal, contudo, no caso de retalhos microcirúrgicos musculares, optamos pela realização da enxertia da pele somente após 1 semana, quando as chances de perda do retalho são praticamente desprezíveis.

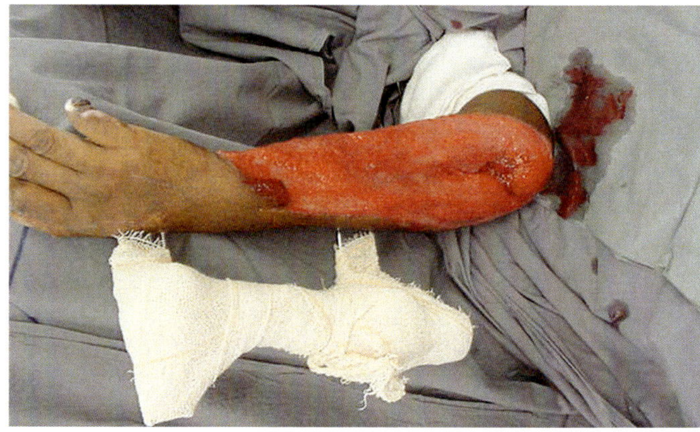

Figura 9.62 Aspecto posterior do antebraço com perda cutânea completa e exposição óssea proximal.

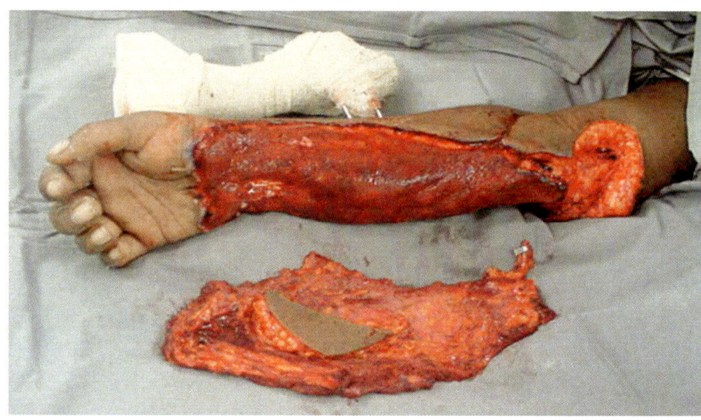

Figura 9.63 Retalho do músculo grande dorsal já dissecado no momento de se iniciarem as anastomoses vasculares na artéria braquial e nas veias comitantes.

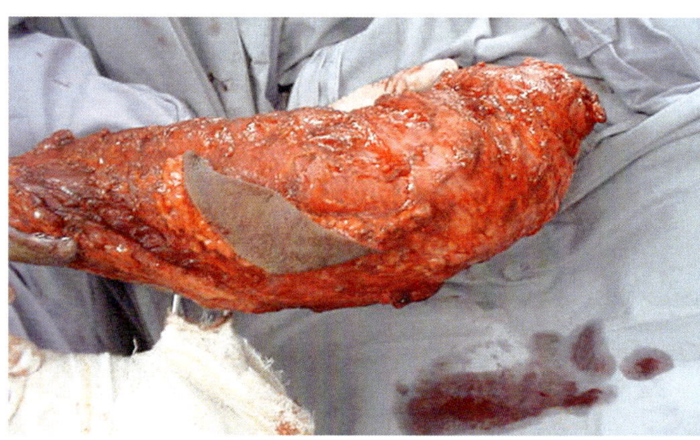

Figura 9.64 Pós-operatório imediato mostrando o aspecto do retalho após anastomoses vasculares. Observar monitor cutâneo do retalho para facilitar o controle da perfusão.

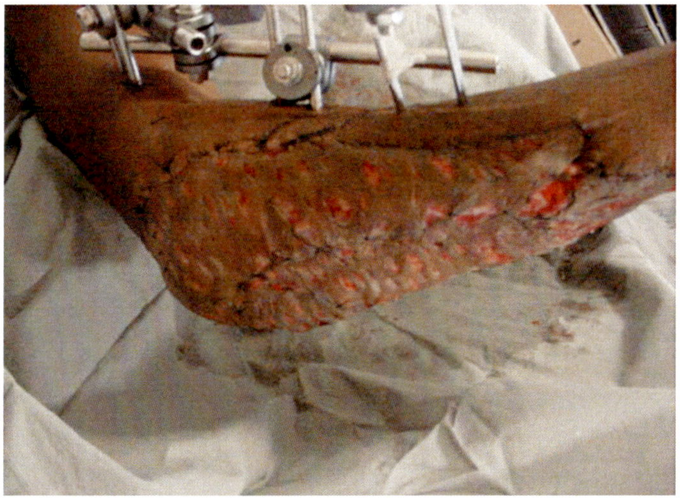

Figura 9.65 Aspecto do retalho após 1 semana, quando foi realizada a enxertia de pele.

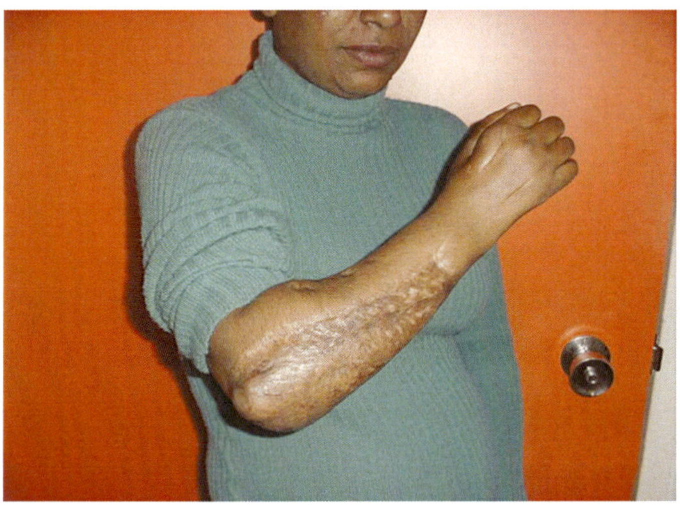

Figura 9.66 Aspecto final do retalho (vista dorsal).

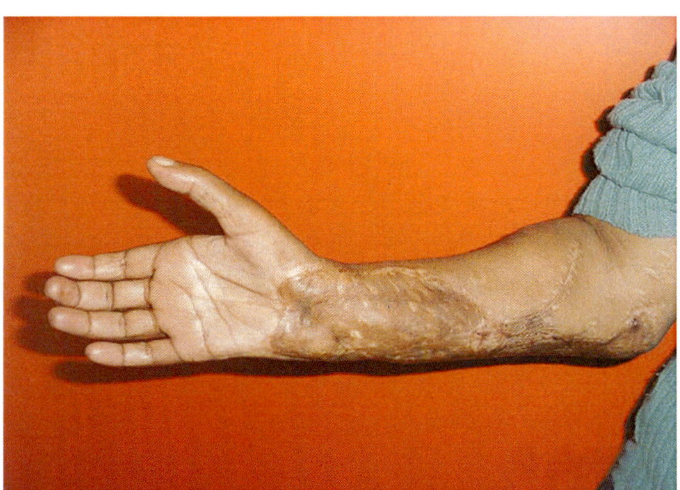

Figura 9.67 Aspecto final do retalho (vista volar).

Caso 3 (Figuras 9.68 a 9.75)

- **História:** paciente do sexo masculino, 52 anos, vítima de acidente automobilístico, apresentando extenso ferimento circular do tipo desenluvamento, com fratura de rádio associada. No atendimento inicial, em outro serviço, procedeu-se à limpeza cirúrgica e ao fechamento primário da lesão. Na avaliação inicial, observamos tecido cutâneo desvitalizado que, após remoção, revelou a presença de grande quantidade de secreção purulenta. Após duas limpezas, com colocação do sistema a vácuo, obtivemos uma ferida limpa, extensa em face flexora e bordo radial do antebraço.
- **Escolha do retalho:** o retalho deverá ser grande e de boa qualidade, se considerarmos que a fratura terá grande chance de ser abordada num segundo tempo e que o paciente estava preocupado com o aspecto estético da área receptora. O único retalho que pode preencher estas características é o retalho de perfurante anterolateral da coxa.
- **Estratégia:** por se tratar de uma ferida semicircular, devemos antever que o retalho deverá ser de grandes dimensões no comprimento e na largura. Esta última irá implicar uma maior morbidade junto à área doadora, que, com certeza, deverá ser enxertada. Uma das vantagens deste tipo de retalho é a possibilidade de trabalharmos com duas equipes, já que o decúbito dorsal favorece tanto a equipe da retirada do retalho como a que está preparando a área receptora. Anastomose vascular terminolateral na artéria braquial e veias comitantes termino-terminais.
- **Opção:** retalho de perfurante anterolateral da coxa.

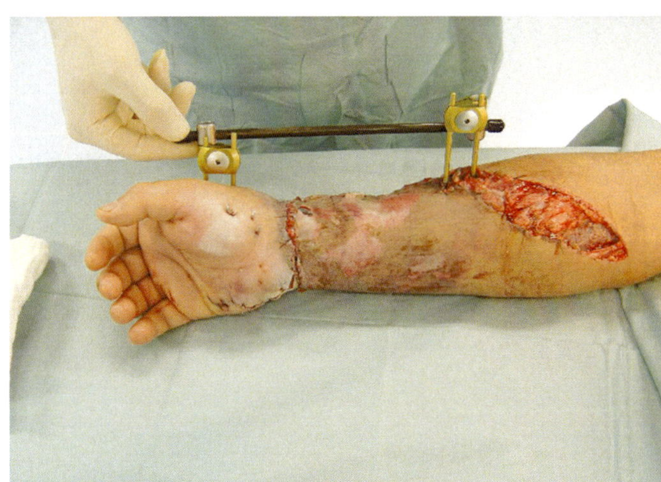

Figura 9.68 Aspecto na primeira avaliação do antebraço, com presença de tecido desvitalizado.

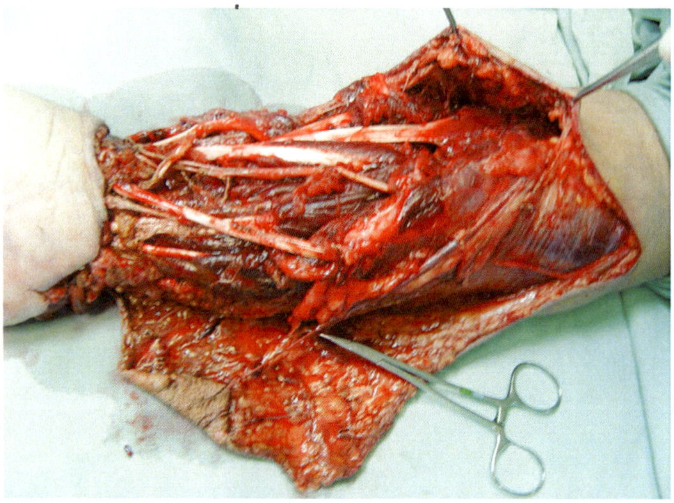

Figura 9.69 Aspecto após desbridamento de tecido necrótico, mostrando coleção purulenta na região flexora.

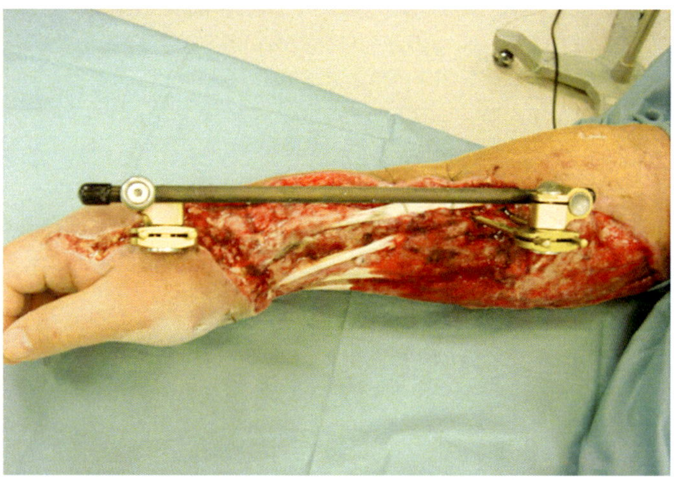

Figura 9.70 Aspecto após sucessivas limpezas, mostrando tecido viável, com exposição óssea e tendínea.

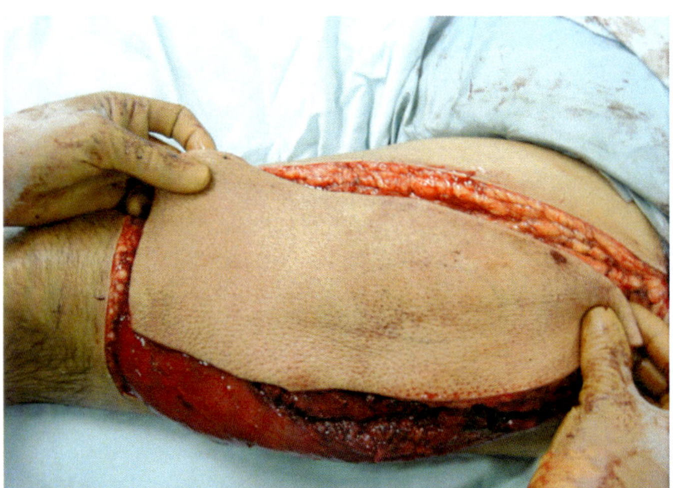

Figura 9.71 Dissecção de extenso retalho anterolateral na região da coxa.

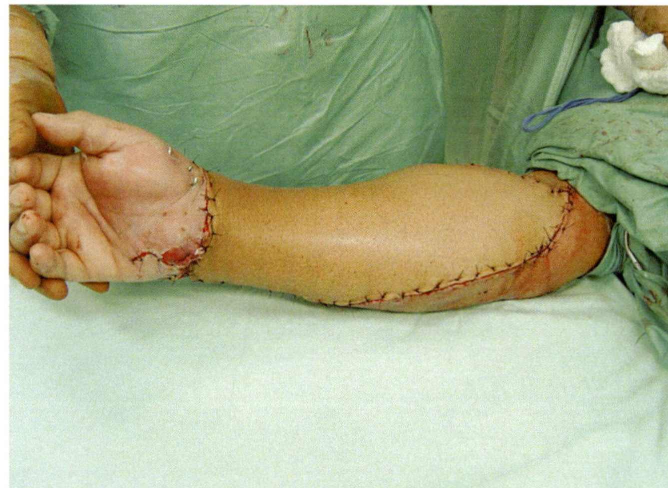

Figura 9.72 Pós-operatório imediato, após anastomoses vasculares e posicionamento do retalho junto à área receptora.

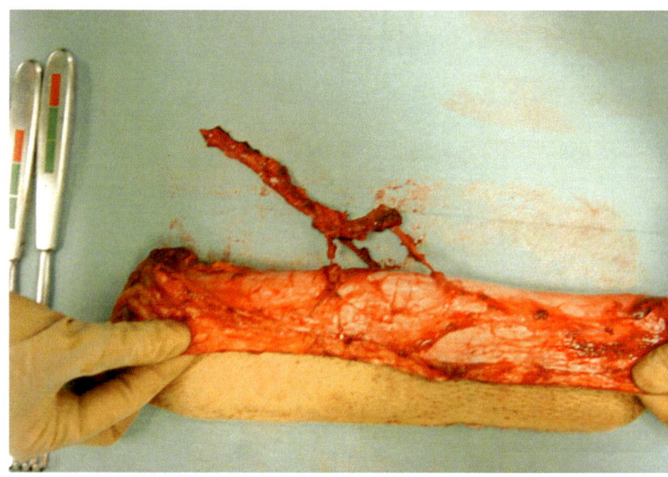

Figura 9.73 Aspecto do retalho após a sua dissecção. Observar o pedículo vascular com três perfurantes e um ramo principal.

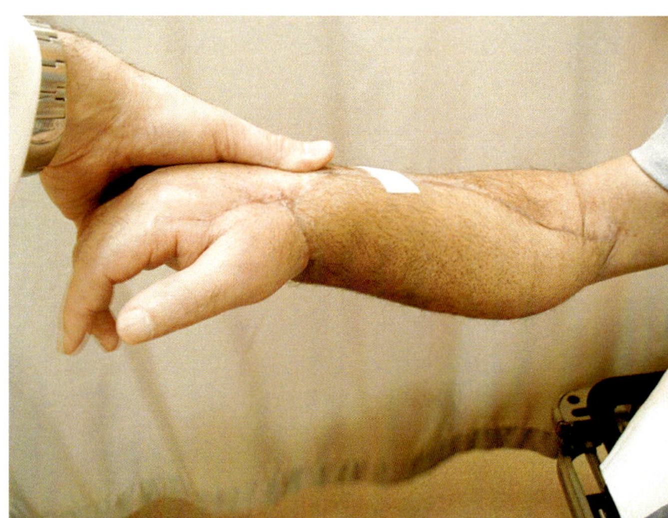

Figura 9.74 Aspecto final do antebraço.

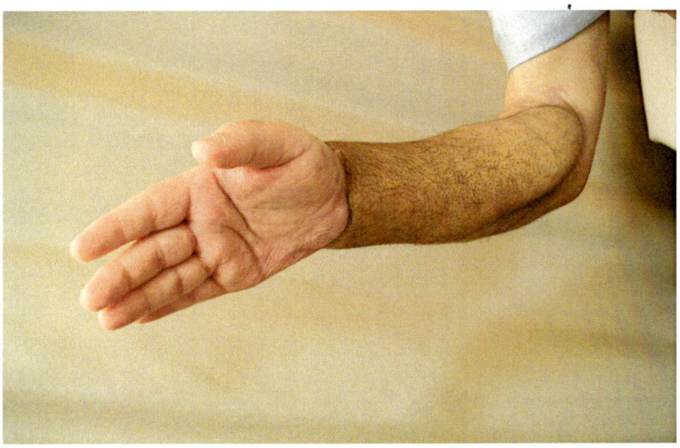

Figura 9.75 Aspecto final do antebraço.

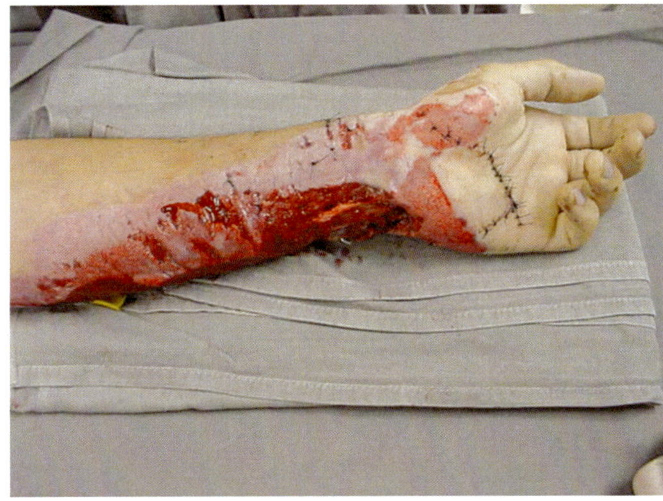

Figura 9.76 Aspecto anterior do antebraço, mostrando perda cutânea no bordo medial.

Caso 4 (Figuras 9.76 a 9.81)

- **História:** paciente do sexo masculino, 22 anos, vítima de acidente motociclístico, deu entrada com fratura da ulna distal e perda de substância nos segmentos médio e distal do lado ulnar do antebraço. Na urgência, procedeu-se ao desbridamento e à fixação da fratura com fio de Kirschner. Paciente ansioso, usuário de drogas, mas sem alterações clínicas ou laboratoriais. Pulso radial presente e ulnar ausente na altura do punho.
- **Escolha do retalho:** um aspecto importante a ser considerado neste caso é o fato de o paciente apresentar alterações psicológicas, com grande preocupação sobre a morbidade da área doadora. Acreditamos ser conveniente restringir o traumatismo ao membro acometido, o que foi possível com a utilização do retalho lateral do braço. Entretanto, se levássemos em conta a necessidade de fechamento da área doadora no sentido de diminuir a morbidade local, não seria possível a retirada do retalho com grandes dimensões. Assim, optamos pela retirada do retalho com dimensões compatíveis com o fechamento da área doadora e cobrindo somente as áreas vitais, como aquela onde havia a exposição de material de síntese e óssea. As áreas periféricas com tecido de granulação seriam enxertadas.
- **Estratégia:** procuramos retirar um retalho com grande comprimento e pedículo longo para que pudéssemos planejar a anastomose na artéria ulnar proximalmente. A viabilidade deste vaso deverá ser atestada pela presença de ramos viáveis, próximo à área da anastomose. Uma semana após a cirurgia do retalho, as áreas cruentas periféricas foram enxertadas.
- **Opção:** retalho de lateral do braço.

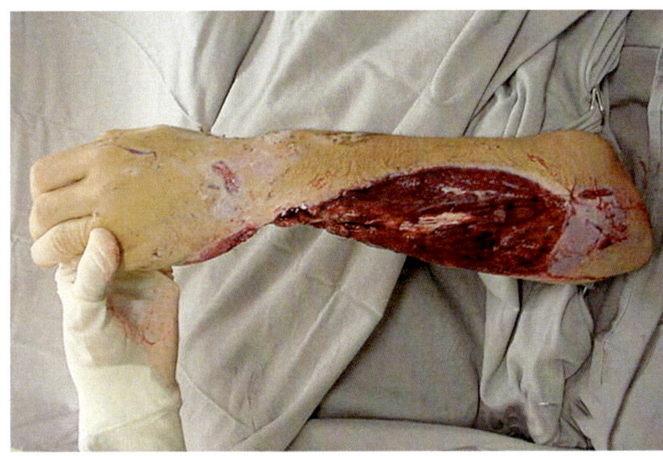

Figura 9.77 Aspecto medial do antebraço, mostrando extensa perda cutânea no bordo medial e dorsal do antebraço, com exposição da ulna distal e dos tendões extensores.

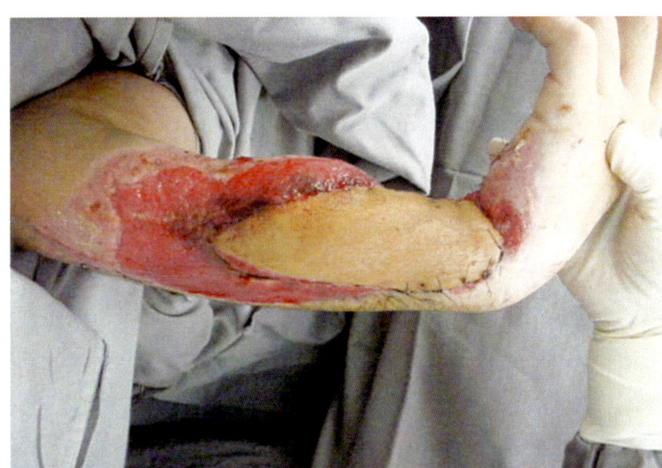

Figura 9.78 Pós-operatório imediato com a cobertura da área crítica no bordo ulnodorsal, com as áreas periféricas deixadas para enxertia num segundo tempo.

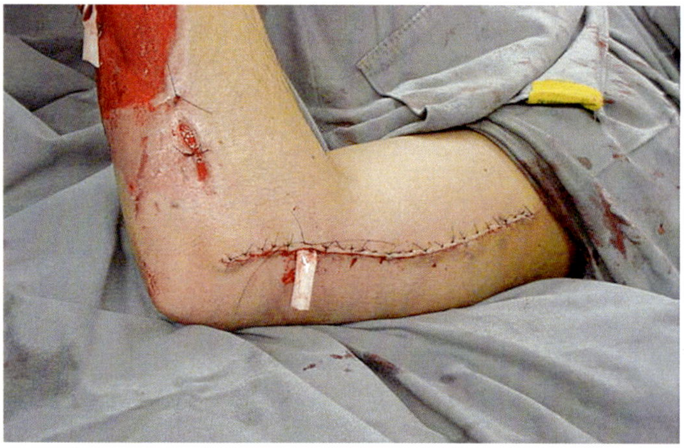

Figura 9.79 Vista da área doadora do retalho lateral do braço fechada primariamente.

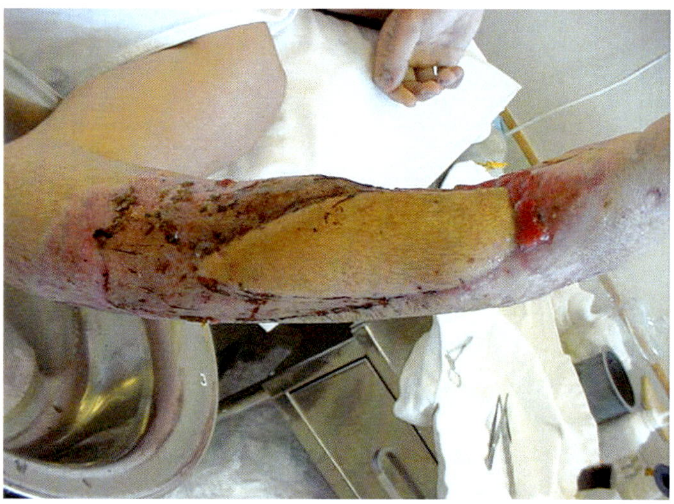

Figura 9.80 Após 1 semana, realizou-se enxertia das áreas periféricas.

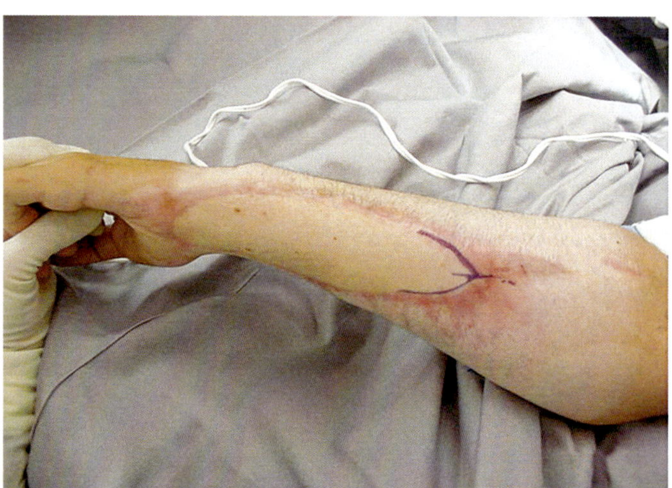

Figura 9.81 Aspecto final da cobertura do antebraço.

Caso 5 (Figuras 9.82 a 9.90)

- **História:** paciente do sexo masculino, 34 anos, vítima de acidente por prensa em região da mão esquerda, com fratura do terceiro e quarto metacarpianos. No atendimento de urgência foi feito desbridamento da ferida, com fixação com fios de Kirschner das fraturas. A mão apresentava área cruenta anterior, na região tenar, com exposição tendínea e, na região do dorso da mão, com exposição de tendões extensores.
- **Escolha do retalho:** existe aqui indicação para dois retalhos, considerando a exposição de estruturas tendíneas. Para a região dorsal é possível a utilização de um retalho de rotação. Como a área do punho estava preservada, pudemos recorrer ao retalho de fluxo retrógrado do tipo interóssea posterior. Para a região anterior a utilização de retalho pediculado de fluxo retrógrado estaria comprometida devido ao grande risco da lesão da comunicação do arco superficial com o profundo, portanto, a opção microcirúrgica nos pareceu a melhor, e foi feito retalho lateral do braço, retirado do mesmo lado.
- **Estratégia:** a idéia de resolver o problema da cobertura com retalhos do mesmo lado acometido nos pareceu muito atraente. A opção pelo retalho da artéria interóssea posterior foi possível graças à integridade vascular na região do punho. Do mesma modo, a região anterior e radial do punho apre-

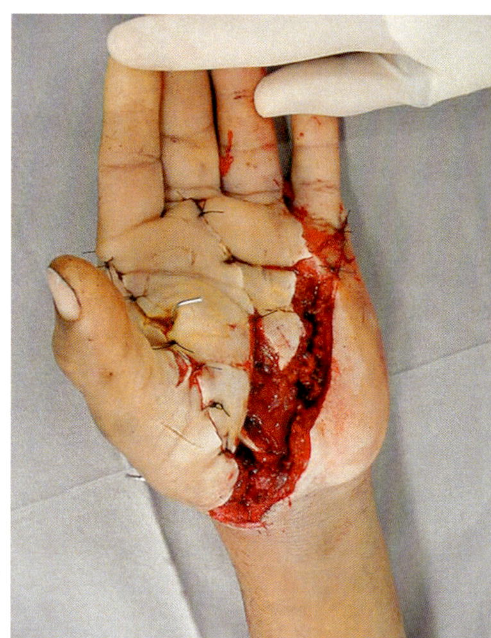

Figura 9.82 Vista volar da mão mostrando perda cutânea na região tenar com exposição tendínea.

sentava condições favoráveis para a realização das microanastomoses com a artéria radial e veias comitantes. As dimensões reduzidas da área cruenta permitiram a retirada de um retalho de pequenas dimensões, o que possibilitou o fechamento primário da área doadora.

- **Opção:** retalho lateral do braço.

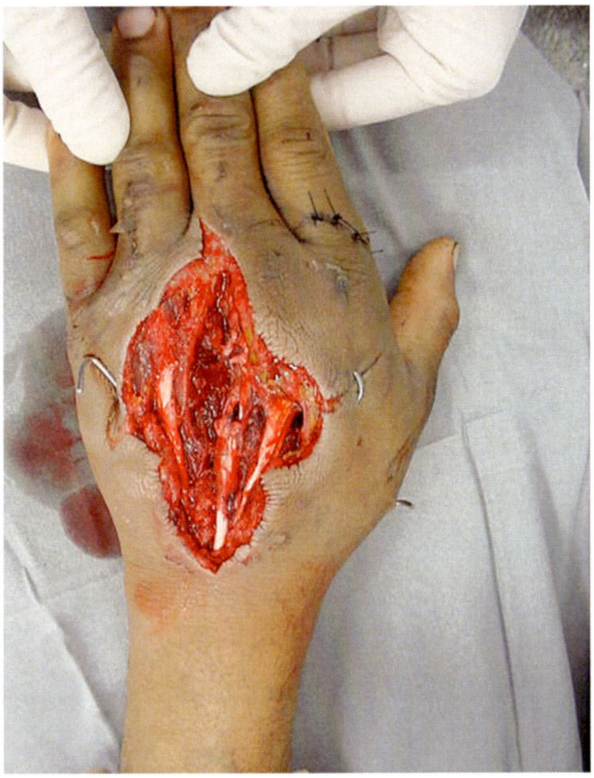

Figura 9.83 Vista dorsal da mão mostrando perda cutânea com exposição de tendões extensores.

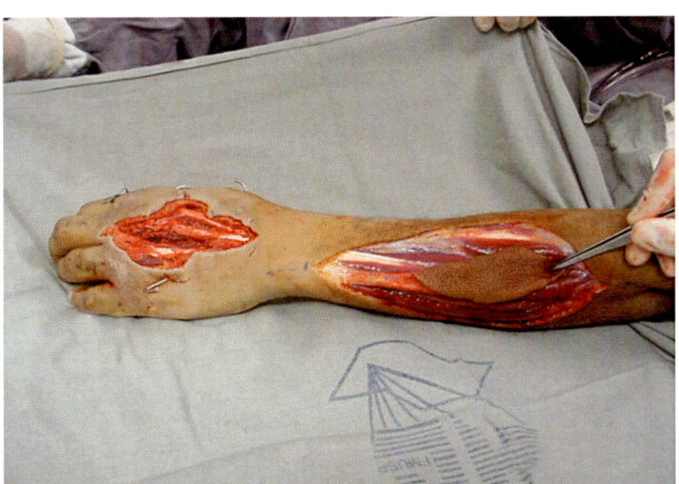

Figura 9.84 Retalho da artéria interóssea posterior de fluxo reverso já dissecado no momento de sua rotação para a área dorsal da mão.

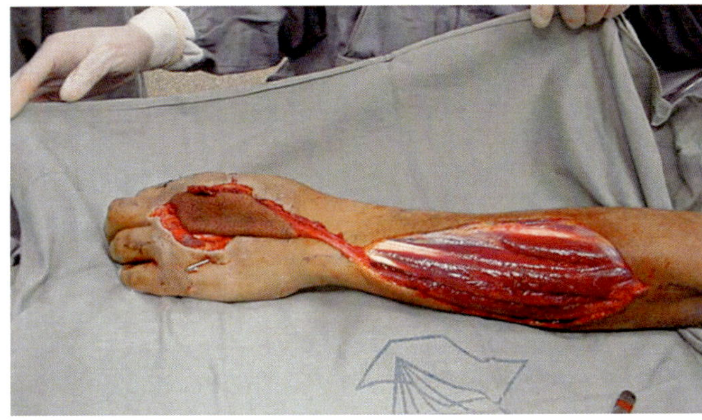

Figura 9.85 Retalhos de artéria interóssea posterior de fluxo reverso posicionados no dorso da mão.

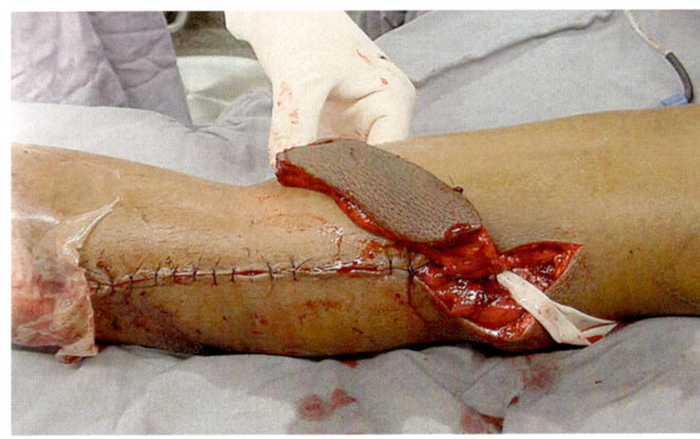

Figura 9.86 Vista da região lateral do braço com o retalho lateral do braço já dissecado, ainda pediculado proximalmente.

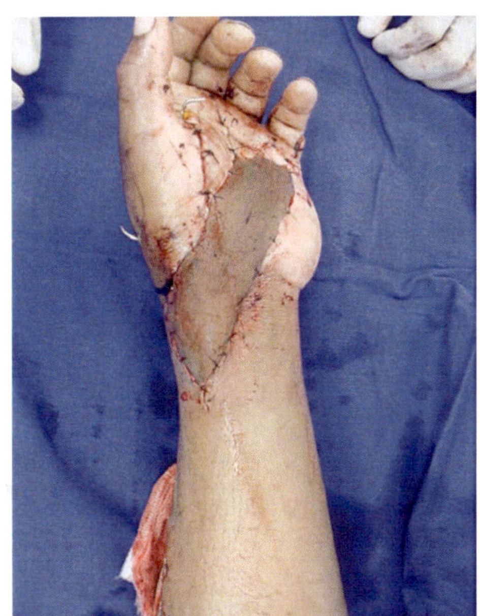

Figura 9.87 Retalho lateral do braço já posicionado junto à região volar da mão, já tendo sido feita as anastomoses vasculares na artéria radial e nas veias comitantes.

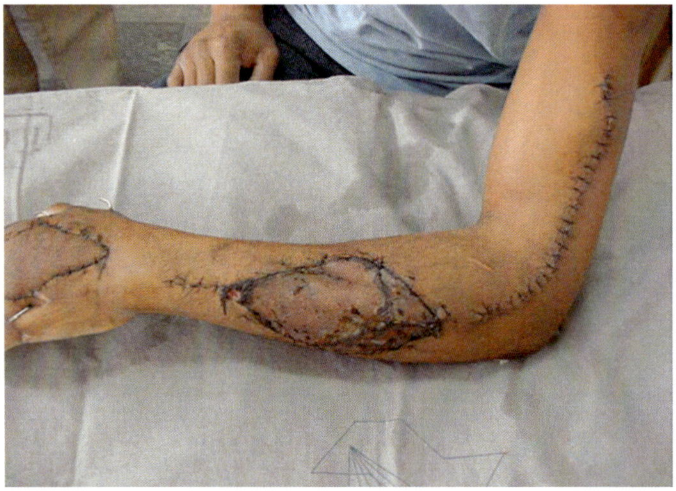

Figura 9.88 Aspecto da área doadora na região do antebraço, enxertada, e da região do braço, fechada primariamente.

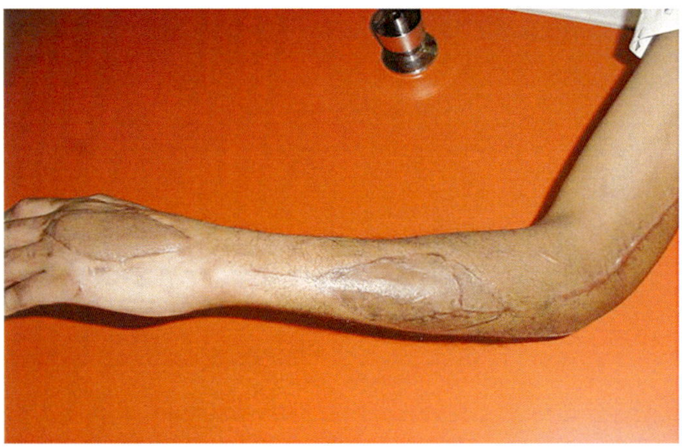

Figura 9.89 Aspecto estético final do retalho da artéria interóssea dorsal e das área doadoras do retalho.

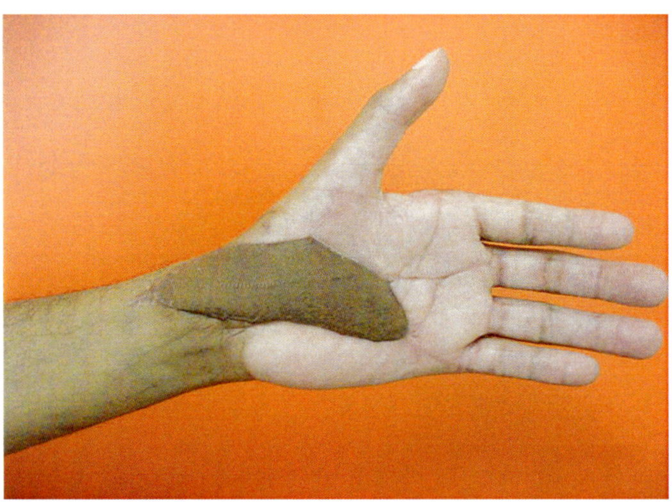

Figura 9.90 Aspecto estético final do retalho livre lateral do braço na região volar da mão.

Caso 6 (Figuras 9.91 a 9.98)

- **História:** paciente do sexo masculino, 43 anos, que sofreu acidente com máquina industrial, apresentava perda de substância no bordo radial do indicador da mão direita. Paciente hígido, sem alterações clínicas ou laboratoriais. Boa perfusão do segundo dedo, mas com déficit sensitivo no bordo radial da polpa digital.
- **Escolha do retalho:** poderíamos optar pelo retalho em ilha heterodigital, possivelmente do dedo longo, contudo o paciente estava muito preocupado com relação à morbidade da área doadora. Qualquer retalho para esta região deveria ter o potencial de retorno da sensibilidade. O retalho da primeira comissura do pé tem esta característica, além de levar a uma pequena morbidade junto à área doadora.
- **Estratégia:** a anastomose do retalho foi feita no feixe radial do dedo indicador, e a sutura do ramo sensitivo do retalho foi feita no nervo digital ulnar do mesmo dedo. A falha segmentar do nervo digital foi reconstruída com enxerto de nervo sural, no mesmo tempo da realização do retalho. Apesar de tratar-se de um procedimento mais complexo, acreditamos possibilitar uma boa reconstrução, com mínima morbidade junto à área doadora.
- **Opção:** retalho da primeira comissura do pé.

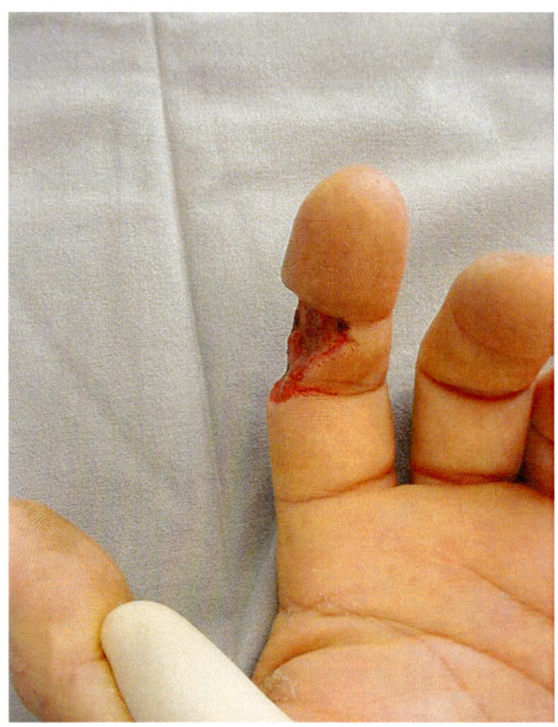

Figura 9.91 Vista anterior do dedo indicador, mostrando perda cutânea no bordo radial na altura da falange média.

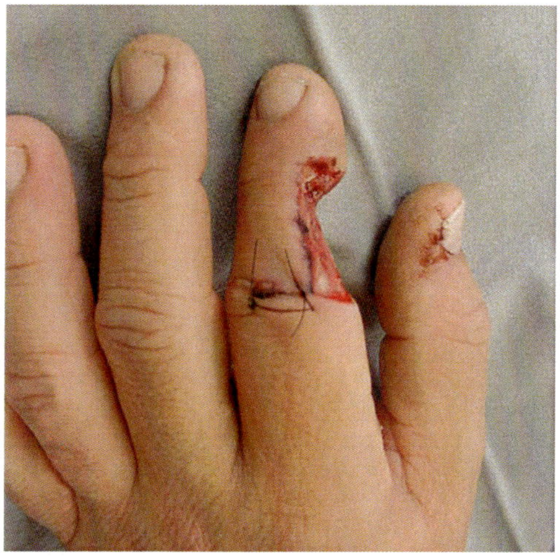

Figura 9.92 Vista posterior do dedo indicador, mostrando perda cutânea no bordo radial.

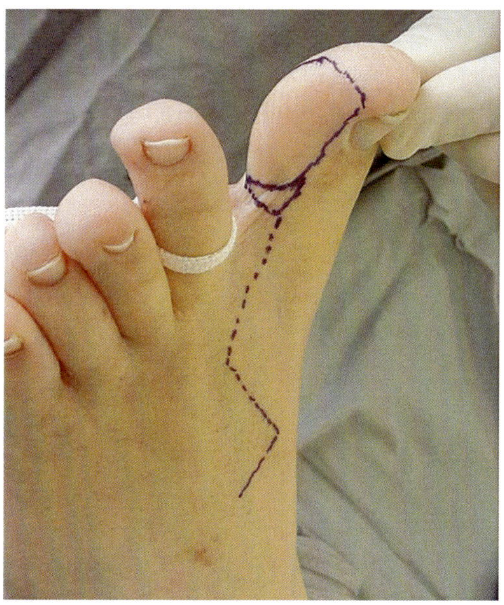

Figura 9.93 Planejamento do retalho da primeira comissura do pé, junto ao bordo lateral do hálux.

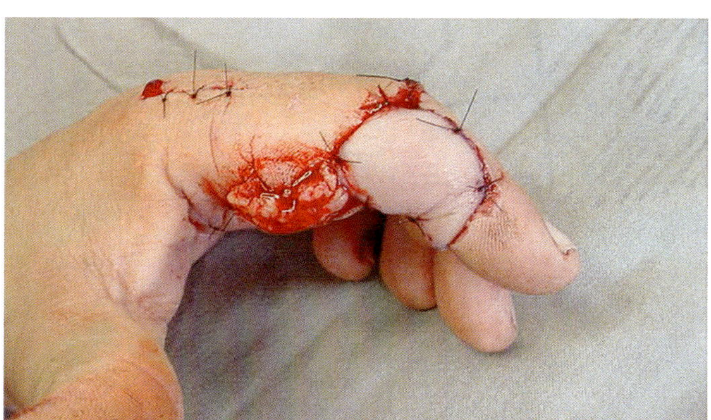

Figura 9.94 Retalho da primeira comissura do pé, já posicionado junto ao dedo indicador.

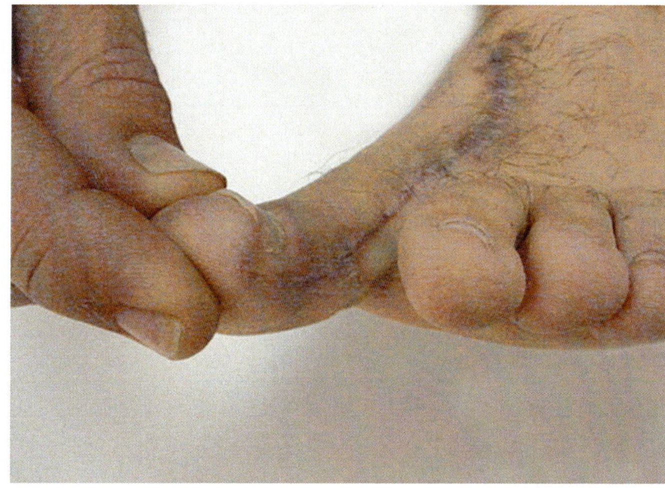

Figura 9.95 Aspecto final da área doadora do hálux.

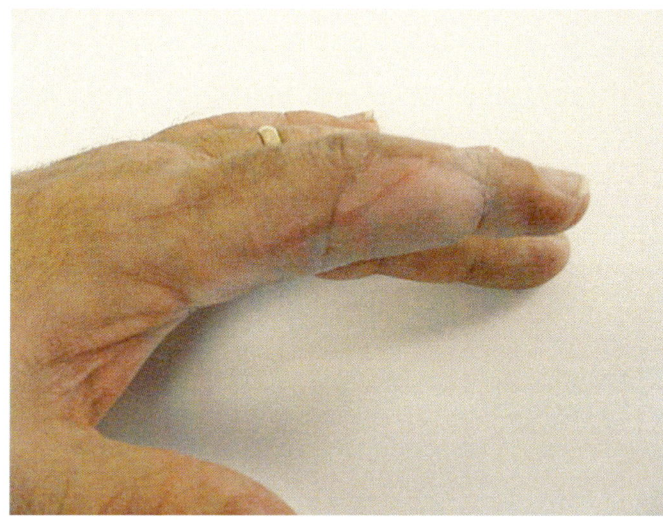

Figura 9.96 Vista lateral do aspecto final do retalho.

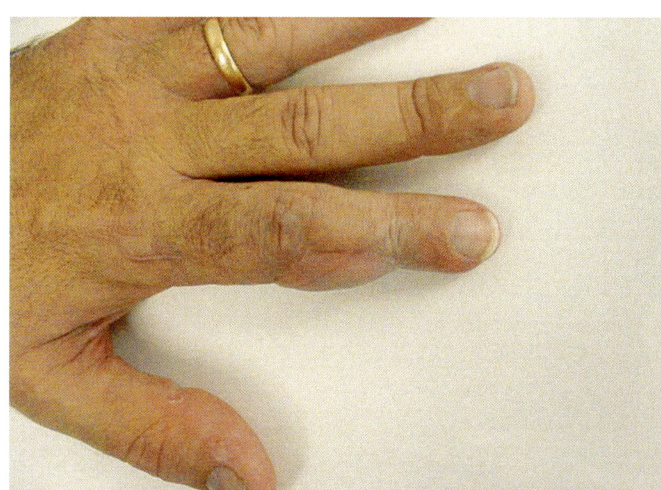

Figura 9.97 Vista anterior do aspecto final do retalho.

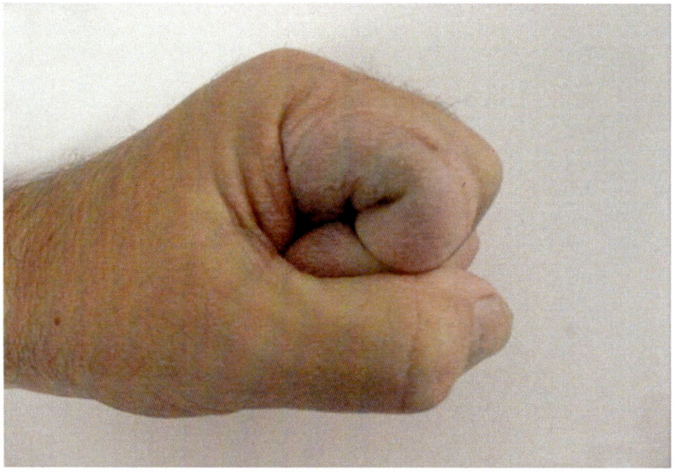

Figura 9.98 Aspecto final do dedo indicador, mostrando mobilidade total em flexão.

Caso 7 (Figuras 9.99 a 9.106)

- **História:** paciente do sexo feminino, 6 anos, que refere antecedente infeccioso em região do antebraço 2 anos antes, o qual foi tratado com sucessivas limpezas em outro serviço. Ao exame físico, apresentava angulação ulnar e encurtamento do antebraço, com proeminência do rádio proximalmente. Os movimentos da mão estavam preservados, mas com diminuição da força de preensão. O raio-X mostrava perda segmentar proximal da ulna, com hipotrofia dos cotos ósseos. Não havia sinais infecciosos atuais.
- **Escolha do retalho:** devido aos antecedentes infecciosos e à grande perda óssea, era necessária utilização de um retalho microcirúrgico de fíbula que garantisse maior chance de consolidação e maior resistência ao processo infeccioso.
- **Estratégia:** a anastomose vascular foi realizada na artéria braquial, antes de sua bifurcação em radial e ulnar, sendo do tipo terminolateral e veias do sistema comitante. Para facilitar a exposição desta área é recomendada a desinserção da musculatura flexopronadora na região do epicôndilo medial. Este procedimento facilita sobremaneira não somente a realização das anastomoses, como também a osteossíntese da fíbula junto aos cotos da ulna. Temos dado preferência à fixação com fio intramedular, por achá-la de fácil execução e por não agredir a vascularização periostal. Em crianças com fise de crescimento presente, devemos proceder à artrodese da articulação tíbiofibular, evitando evolução para deformidade em valgo do tornozelo.
- **Opção:** retalho microcirúrgico da fíbula.

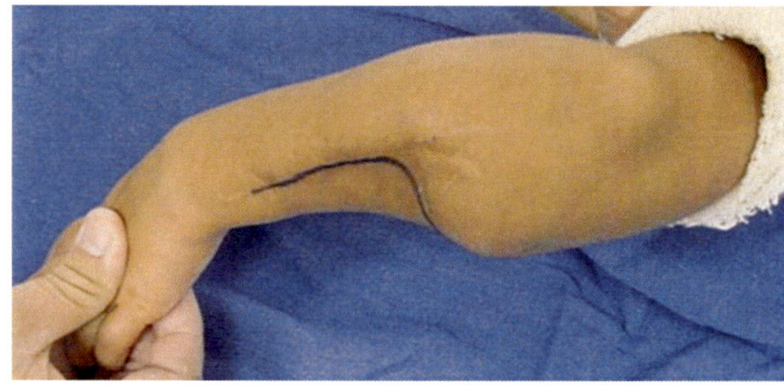

Figura 9.99 Vista medial do antebraço e do cotovelo mostrando desvio angular ulnar, encurtamento do antebraço e proeminência da cabeça do rádio.

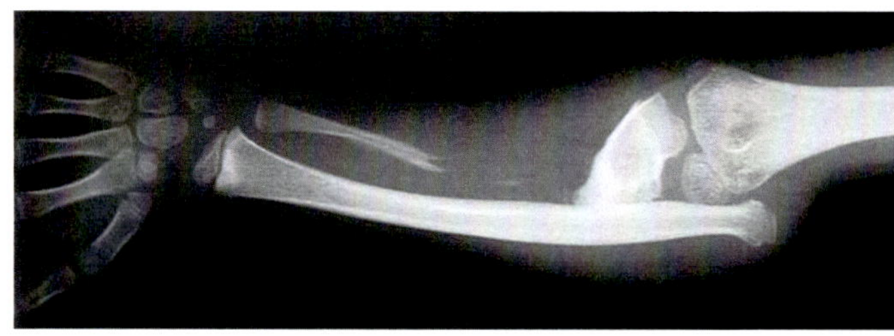

Figura 9.100 Vista radiográfica mostrando perda segmentar da ulna associada à deformidade angular do antebraço.

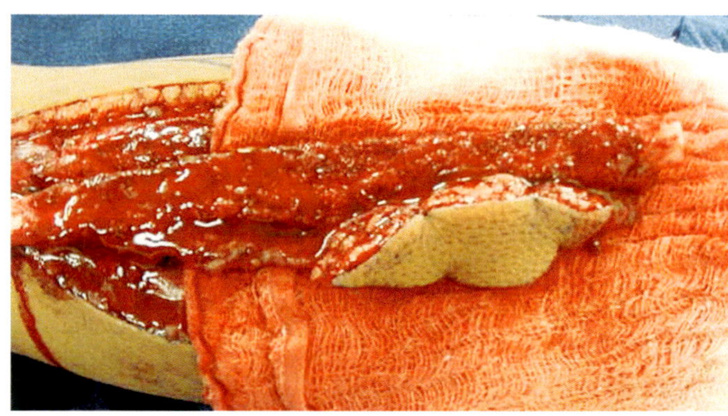

Figura 9.101 Retalho da fíbula vascularizado e dissecado com a presença de monitor de pele.

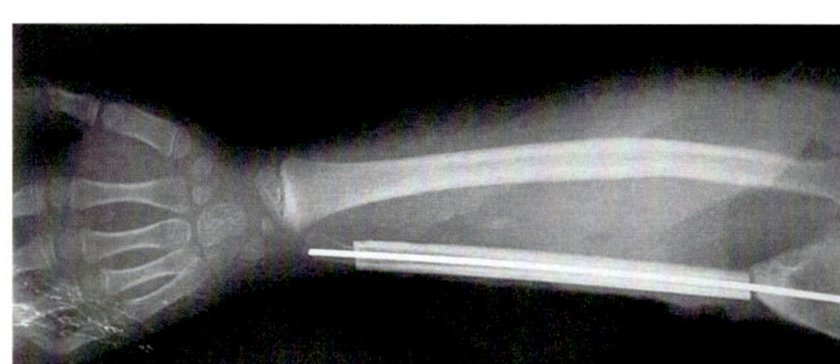

Figura 9.102 Aspecto radiográfico do pós-operatório imediato, em que observamos a colocação do retalho da fíbula para preenchimento da perda óssea, com fixação intramedular com fio de Kirschner.

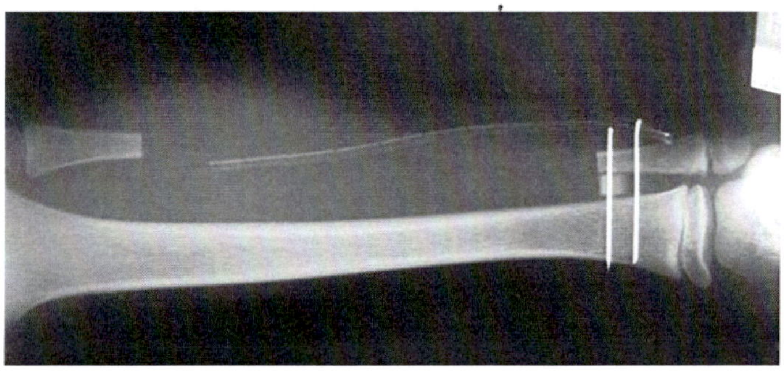

Figura 9.103 Aspecto radiográfico da área doadora com a realização da artrodese tibiofibular para evitar deformidade em valgo.

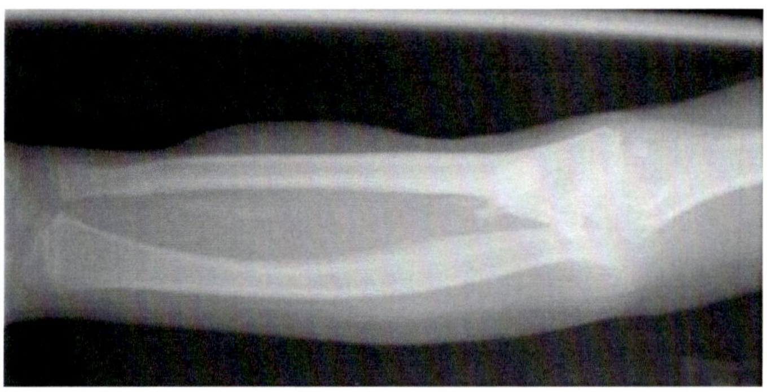

Figura 9.104 Aspecto radiográfico após 1 ano de evolução, mostrando integração completa e consolidação total.

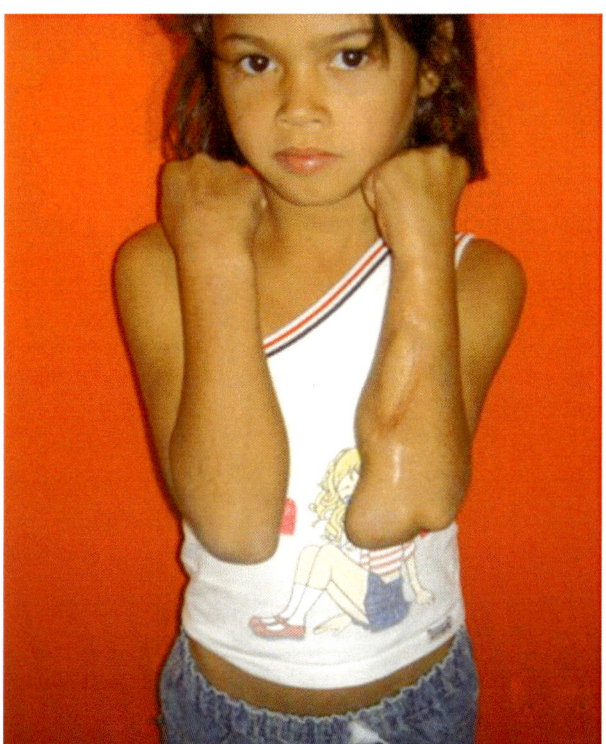

Figura 9.105 Aspecto final com bom alinhamento do antebraço e boa flexão do cotovelo.

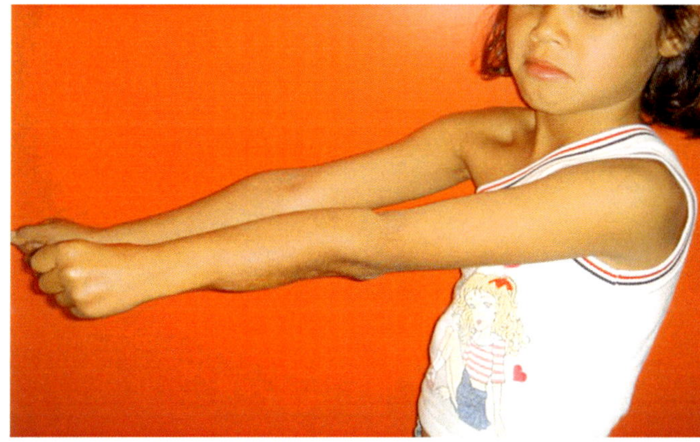

Figura 9.106 Aspecto final mostrando alinhamento do antebraço e boa extensão do cotovelo.

REFERÊNCIAS

1. Jacobson JH II, Suarez EL. Microsurgery in anastomosis of small vessels. *Surg Forum* 1960; *11*:243-5.
2. Acland R. New instruments for microvascular surgery. *Br J Surg* 1972; *59*:181-4.
3. Malt RA, McKhann CF. Replantation of severed arms. *JAMA* 1964; *189*:716.
4. Chen CW, Chien YC, Pan YS. Salvage of the forearm following complete amputation: report of a case. *Chin Med J* 1963; *82*:633-8.
5. Buncke HJ, Schulz WR. Experimental digital amputation and replantation. *Plast Reconstr Surg* 1965; *36*:62.
6. Komatsu S, Tamai S. Successful replantation of a completely cut off thumb. *Plast Reconstr Surg* 1968; *42*:374-7.
7. Smith JW. Microsurgery of peripheral nerves. *Plast Reconstr Surg* 1964; *33*:317-29.
8. Daniel RK, Taylor GI. Distant transfer of an island by microvascular anastomosis. *Plast Reconstr Surg* 1973; *52*:111-7.
9. Cobbett JR. Free digital transfer. Report of a case of transfer of a great toe to replace an amputated thumb. *J Bone Joint Surg* 1969; *51*:677-99.
10. Hill HL, Nahai F, Vasconez LB. The tensor fascia lata myocutaneous free flap. *Plast Reconstr Surg* 1978; *61*:517.
11. Harii K, Ohmori K, Torii S. Free gracilis muscle transplantation with microvascular anastomosis for the treatment of facial paralysis. *Plast Reconstr Surg* 1976; *57*:133.
12. Maxwell GR Stueber K, Hoopes JE. A free latissimus dorsi myocutaneous flap. Case report. *Plast Reconstr Surg* 1978; *62*:462-6.
13. Taylor GI, Miller GDH, Ham FJ. The free vascularized bone graft: a clinical extension of microvascular techniques. *Plast Reconstr Surg* 1975; *55*:533-44.
14. Gilbert A. Surgical technique: vascularized transfer of the fibular shaft. *Int J Microssurg* 1979; *1*:100.
15. Dos Santos LF. Retalho escapular: um novo retalho livre microcirúrgico. *Rev Bras Cir* 1980; *70*:133.
16. Nassif TM, Vidal L, Bovet JL, Baudet J. The parascapular flap – A new cutaneous microsurgical free flap. *Plast Reconstr Surg* 1982; *69*:591-600.

17. Yang Guofan, Chen B, Yuzhi Gao *et al*. Forearm free skin flap transplantation. *Nat Med J China* 1981; *61*:139.
18. Song Ruyao, Song Yeguang, Yu Yuseng, Song Yeliang. The upper arm free flap. *Clin Plast Surg* 1982; 9:27.
19. Schusterman M *et al*. The lateral arm flap, an experimental and clinical study. *In:* Willians HB (ed.). *Transactions of the VIII International Congress of Plastic Surgery* 1983:132.
20. Katsaros J, Schusterman M, Beppu M *et al*. The lateral upper arm flap: anatomy and clinical applications. *Ann Plast Surg* 1984; *12*:489-500.
21. Boyd JB, Taylor GI, Corlett R. The vascular territories of the superior epigastric and the deep inferior epigastric systems. *Plast Reconstr Surg* 1984; *73*(1):1-15.
22. Taylor GI, Palmer JH. The vascular territories (angiosomes) of the body: experimental study and clinical applications. *Br J Plast Surg* 1987; *40*:113.
23. Koshima I, Soeda S, Yamasaki M *et al*. The free or pedicled anteromedial thigh flap. *Ann Plast Surg* 1988; *21*:480-5.
24. Koshima I, Soeda S. Inferior epigastric artery skin flaps without rectus abdominus muscle. *Br J Plast Surg* 1989; *42*:645-8.
25. Kroll SS, Rosenfield L. Perforator-based flaps for low posterior midline defects. *Plast Reconstr Surg* 1988; *81*:561-6.
26. Geddes CR, Morris SF, Neligan PC. Perforator flaps: evolution, classification, and applications. *Ann Plast Surg* 2003; *50*(1).
27. Rezende MR, Rabelo NTA, Benabou JE *et al*. Retalhos das artérias perfurantes. Uma nova perspectiva na reparação do revestimento cutâneo da perna. *Folha de Ortopedia e Traumatologia – IOT* 2006:6-8.
28. Em Masquelet AC, Gilbert A. *An atlas of flaps in limb reconstruction*, 1995.
29. Zumiotti AV, Ohno PE, Guarnieri M. Emprego do retalho neurovascular do hálux nas reconstruções do polegar. *Rev Bras Ortop* 1994; *29*(4).
30. Costa AC. Retalho anterolateral da coxa – estudo anatômico em brasileiros. Dissertação (Doutorado). Faculdade de Ciências Médicas da Santa Casa. São Paulo, dezembro de 2006.
31. Koshima I. Personal communication on the 3rd Congress of the World Society for Reconstructive Microsurgery (WSRM). Buenos Aires, Argentina, 2005.
32. Ishida LH, Munhoz A, Montag E *et al*. Tensor fasciae latae perforator flap: minimizina donor site morbidity in the treatment of trochanteric pressure sores. *Plast Reconstr Surg* 2005; *116*:1346-52.
33. Zumiotti AV. The chimeric flaps in complex reconstruction of the lower Limbs. Lecture in 8th International Course On Perforator Flaps 5-7 September, São Paulo, 2004.
34. Mathes SJ, Nahai F, Cormack GC, Lamberty BGH. Classification of the vascular anatomy of muscles: experimental and clinical correlation. *Plast Reconst Surg* 1981; *67*:177.
35. Rost JR. Estudo anatômico do enxerto ósseo vascularizado da margem lateral da escápula. Dissertação (Mestrado). Faculdade de Medicina da USP, São Paulo, 2000.
36. Caetano EB, Nachiluk A, Brandi S *et al*. Restauração funcional do membro superior pela transferência do músculo grande dorsal. *Rev Bras Ortop* 1995; *30*(4):186-90.
37. Caetano EB, Nachiluck A, Brandi S, Sabongi Neto JJ. Retalho do músculo grande dorsal na reparação das perdas cutâneas extensas nos membros inferiores. *Rev Bras Ortop* 1988; *23*:87-92.
38. Caetano EB, Em Las Manos. *In:* Castañeda LDL (ed.). *Colgajos microquirúrgicos aplicados a la cirurgia de la mano.* Castañeda LDL. Santos Livraria Editora, Colômbia, 1977:269-77.
39. Mathes SJ, Levine J. Muscle flaps and their blood supply. *In:* Grabb and Smith's Plastic Surgery. 6 ed. Philadelphia: Wolters Cluver/Lippincott Williams & Wilkins, 2007:42-51.
40. Salles FA, Robka S, Dalapria R *et al*. Estudo anátomo-radiológico do retalho do músculo serrátil anterior. *Rev Bras Ortop* 1994; *29*(5):351-354.
41. Azze RJ, Mattar Jr. R, de Paula EJL. Uso do enxerto ósseo vascularizado de fíbula no tratamento de infecções ósseas graves no membro superior. *Rev Bras Ortop* 1993; *28*(3):133-8.
42. Mattar Jr. R, Azze RJ, Rezende MR. Congenital pseudarthrosis of the forearm. *In:* Gupta A, Kay SPJ, Scheker LR (eds.). *The growing hand: diagnosis and management of the upper extremity children*. Mosby, Toronto, 2000:1035.
43. Mattar Jr. R, Azze RJ, Paula EJL *et al*. Enxerto ósseo vascularizado de fíbula para tratamento de pseudartrose congênita dos ossos do antebraço. *Rev Bras Ortop* 1994; *29*:193-8.
44. Zumiotti AV, França Bisneto EN *et al*. Avaliação da eficácia do retalho cutâneo fibular para monitoração das microanastomoses em transferências microcirúrgicas da fíbula. *Acta Ortop Bras* 2004; *12*(3): 174-82.
45. Gilbert A, Morrison WA, Tubiana R. Transfer sur la main dún lambeau libre sensible. *Chirurgie* 1975; *101*:691.
46. Morrison WA *et al*. Neurovascular free flaps from the foot for innervation of the hand. *J Hand Surg* 1978; *3*:235-42.
47. Daniel RK, Terzis J. Neurovascular free flaps. *In:* Dannaler AE, Strauch B (eds.). *Symposiun on microsurgery*. St. Louis: CV Mosby Co, 1976:66.
48. Gilbert A. Composite tissue transfer from the foot: anatomical bases and surgical technique. *In:* Danaller AE, Strauch B (eds.). *Symposiun on microsurgery*. St Louis: CV Mosby Co, 1976.
49. May JW. Free neurovascular flap from the first web of the foot in hand reconstruction. *Am J Hand Surg* 1977; *2*:387-93.

CAPÍTULO 10

Queimaduras da Mão

Parte A

Tratamento na Fase Aguda*

Lenise Boni Gonçalves • Cleber Maurício Gonçalves

A importância do estudo das queimaduras dos membros superiores se deve à alta incidência deste tipo de traumatismo, às dificuldades que envolvem seu tratamento e à ocorrência freqüente de seqüelas funcionais que decorrem, geralmente, de condutas inadequadas.

Para que se compreenda a gravidade do problema de incidência das queimaduras, deve-se recorrer a alguns dados epidemiológicos. Calcula-se que, nos EUA, cerca de 2 milhões de pessoas (1% da população) sofram algum tipo de queimadura por ano. Na metade destes casos (1 milhão de pessoas) ocorre alguma restrição no trabalho ou na escola, e cerca de 500 mil procuram atendimento médico. Destes, em torno de 100 mil são hospitalizados e aproximadamente 6.000 morrem anualmente devido ao trauma térmico.[1]

Dentre as regiões do corpo mais atingidas pelos agentes térmicos, os membros superiores figuram em primeiro lugar, com incidência de 71%, segundo Wachtel.[1] O importante centro para tratamento de queimados do U.S. Army Institute of Surgical Research, Texas – EUA, refere que, dentre 568 pacientes hospitalizados, 89,4% sofreram queimaduras em pelo menos um dos membros superiores.[2] Em nosso meio, um estudo feito no centro de queimados do Hospital das Clínicas da USP, abrangendo o período de 1987 a 1992, sobre 891 pacientes hospitalizados, informa que em 57,1% dos casos houve queimaduras nos membros em geral. Cita, esse mesmo estudo, um autor holandês (Van Rijn, 1991) que refere mais alta incidência de queimaduras para os membros, cujos números variam de 74% a 83%.[3] A maioria dos casos de queimaduras elétricas (cerca de 81,5%), muitas vezes responsáveis por lesões graves e complexas nos membros superiores, decorrem de acidentes de trabalho em que redes elétricas de alta tensão são manuseadas por trabalhadores da área de energia.[4]

Esta elevada freqüência do acometimento dos membros superiores justifica, por si só, a importância do estudo deste tema.

ATENDIMENTO INICIAL AO PACIENTE QUEIMADO

Quando um paciente queimado chega ao setor de emergência de um hospital, ele deve ser submetido

*Este capítulo contou com a colaboração do doutorando Pedro Boni Gonçalves.

a um exame clínico rápido e objetivo para se determinar a gravidade da queimadura, pois, em função desta, a conduta com o paciente sofrerá as variações necessárias.

Alguns fatores são analisados, como a extensão e a profundidade da queimadura, o agente etiológico, a idade do paciente, o ambiente onde ocorreu a queimadura e a existência de traumatismos associados, visando à determinação da gravidade do trauma térmico.

Antes da abordagem das queimaduras restritas aos membros superiores e às mãos, é importante que se tenha uma noção geral e objetiva do atendimento ao paciente como um todo, considerando-se que a associação de queimaduras de outras áreas corporais é bastante freqüente e o dano térmico pode ser mais generalizado.

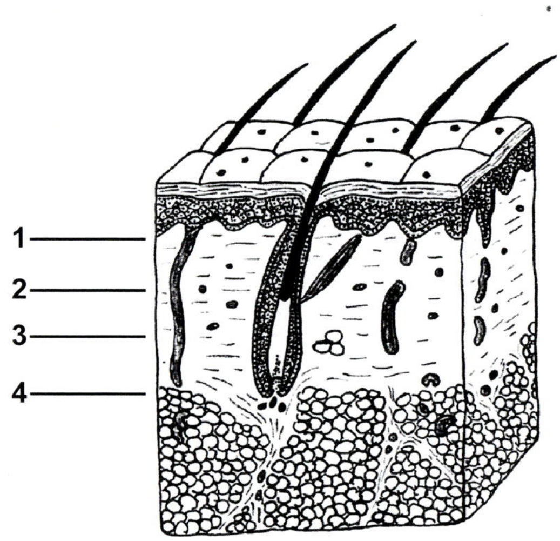

Figura 10.1 Corte de pele mostrando os níveis de profundidade das queimaduras: **(1)** I Grau = epiderme papilar; **(2)** II Grau superficial = camada da derme; **(3)** II Grau profundo = camada reticular da derme; **(4)** III Grau = limite da derme com o subcutâneo.

Profundidade

É interessante saber se a queimadura é de espessura parcial da pele (segundo grau) ou de espessura cutânea total (terceiro grau). Nos casos de queimaduras de espessura indeterminada, em que a derme exposta apresenta-se pálida, sem enchimento capilar, é melhor considerá-las, *a priori*, como de terceiro grau. A evolução destes casos evidenciará o nível de profundidade. Se a necrose dérmica, ao sofrer eliminação progressiva, propiciar a epitelização lenta da área, trata-se de um segundo grau profundo. Se não houver neoformação epitelial, após a remoção da necrose, e sim o surgimento do tecido de granulação, a queimadura é considerada de terceiro grau. O Quadro 10.1 orienta qauanto ao diagnóstico clínico da profundidade.[5]

Em resumo, as queimaduras, quanto à profundidade, podem ser classificadas como (Figura 10.1):

- **1º grau:** lesão apenas da epiderme, sem solução de continuidade na pele. Esta se apresenta avermelhada – **eritema.**
- **2º grau:** lesão da epiderme e de parte da derme. Dependendo da profundidade atingida na derme, o segundo grau pode ser dividido em **segundo grau superficial** e **segundo grau profundo**.
  - **2º grau superficial:** atinge a camada mais externa da derme (papilar) que se apresenta com **vesículas** (bolhas). Removida a epiderme, a derme mostra-se rosada, com enchimento capilar presente.
  - **2º grau profundo:** atinge a camada mais interna da derme (reticular). Esta se apresenta pálida com ausência de enchimento capilar devido à necrose parcial da pele. Confunde-se com alguns casos de terceiro grau.
- **3º grau:** lesão de toda a espessura da pele, podendo atingir o tecido subcutâneo e também estruturas profundas. A pele apresenta-se seca, de coloração pálida, acastanhada ou francamente escura (do

Quadro 10.1 Estimativa da profundidade da queimadura

Critérios	Segundo grau	Terceiro grau
Causa	Líquidos quentes	Imersão em líquidos quentes
Agente	Contato rápido com chamas (*flashes*)	Chamas, eletricidade, substâncias químicas
Cor	Rosada ou manchas avermelhadas	Pálida, castanha ou marrom-escura
Superfície	Vesículas ou exsudação dérmica	Lesão seca
Sensibilidade	Muita dor	Hipoestesia ou anestesia

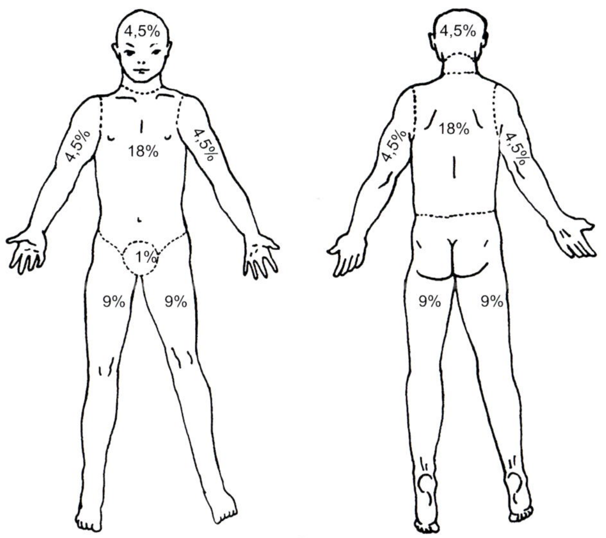

Figura 10.2 Regra dos Nove.

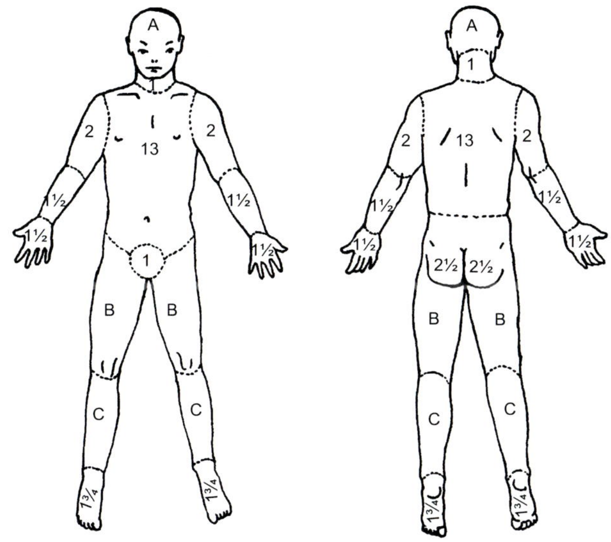

Figura 10.3 Esquema de Lund e Browder.

marrom ao preto). Há necrose total da espessura cutânea, ou **escara necrótica** da queimadura, característica clínica do terceiro grau.

Extensão

Pode ser calculada de forma não muito precisa pela **regra dos nove** (Figura 10.2).

Existe, porém, um esquema mais preciso e confiável, proposto por Lund e Browder, que é adotado, em geral, pelos centros de tratamento de queimados (Figura 10.3 e Quadro 10.2).

Agente

Os líquidos quentes causam, geralmente, queimaduras superficiais (segundo grau), ao passo que os líquidos inflamáveis – chamas – produzem lesões profundas (terceiro grau).

Idade

Os limites extremos de idade agravam o prognóstico da queimadura. Crianças e idosos reagem mal à mesma intensidade de um trauma térmico que um adulto jovem suportaria melhor.

Local

Queimaduras em ambientes fechados, como costuma ocorrer em incêndios, podem causas lesões inalatórias com graus variáveis de danos às vias aéreas, agravando assim o prognóstico.

Traumatismo associado

A ocorrência de traumatismos associados às queimaduras, como fraturas, lacerações, avulsões tegumentares, esmagamentos de partes moles, traumatismo abdominal, torácico, cranioencefálico e aspiração de calor e fumaça, também contribui para agravar sensivelmente o prognóstico do trauma térmico.

De posse destes dados, e conhecendo-se a profundidade e a extensão da área queimada, é possível propor uma classificação simplificada das queimaduras quanto à gravidade: leves, moderadas e graves[5] (Quadro 10.3).

Quadro 10.2 Porcentagem relativa das áreas afetadas conforme a idade

	Idade em anos					
	0 a 1	**2 a 4**	**5 a 9**	**10 a 14**	**15**	**Adulto**
A. Metade da cabeça	9 ½	8 ½	6 ½	5 ½	4 ½	3 ½
B. Metade de uma coxa	2 ¾	3 ¼	4	4 ¼	4 ½	4 ¾
C. Metade de uma perna	2 ½	2 ½	2 ¾	3	3 ¼	3 ½

Quadro 10.3 Queimaduras quanto à gravidade

	Leves	Moderadas	Graves
2º Grau	< 15%	de 15% a 25%	> 25%
3º Grau	< 2%	de 3% a 10%	> 10%

São também considerados graves os seguintes casos, independente da extensão da superfície corporal atingida:

- Terceiro grau das mãos, face, pés e genitália.
- Queimaduras associadas a inalação de calor, esmagamento ou avulsão de partes moles, fraturas e queimaduras elétricas que atingem massa muscular, independentemente da extensão acometida.

Esta classificação é prática e tem a finalidade de orientar a conduta no primeiro atendimento, ou seja, determinar se o paciente deve ser internado ou receber tratamento ambulatorial.

Os casos de queimaduras leves serão geralmente tratados no ambulatório. Os moderados e graves devem ser hospitalizados, porém a conduta em cada um destes dois grupos sofrerá variações. A abordagem clínica e cirúrgica será mais intensiva nos graves e menos nos moderados.

É importante lembrar alguns tópicos básicos:

- O exame das condições respiratórias do paciente.
- Estabilização hemodinâmica pela reposição volêmica inicial de Ringer lactato nos casos de mais de 20% de superfície corporal queimada (SCQ) em adultos e 10% SCQ em crianças.
- Analgesia.
- Profilaxia antitetânica.
- Controle rigoroso da diurese horária e outros parâmetros clínicos e laboratoriais.
- Limpeza cirúrgica associada a escarotomias e fasciotomias, quando necessárias.
- Curativo oclusivo inicial com agente tópico antimicrobiano.
- Suporte nutricional enteral, quando indicado.
- Balneoterapia + curativos diários.
- Planejamento cirúrgico para desbridamento e enxertia.
- Programa de reabilitação individualizado.

ATENDIMENTO INICIAL DA MÃO QUEIMADA

Os cuidados iniciais na fase aguda da queimadura nos membros superiores têm importância fundamental para a obtenção de um melhor resultado final. Pode-se dizer que três fatores principais influenciam este resultado: a profundidade da lesão, os cuidados na fase aguda e os procedimentos de reconstrução.

Nesta fase inicial do atendimento, três fatores de grande importância clínica e fisiopatológica acompanham o trauma térmico:[6] edema, inflamação e limitação de movimentos.

Estes fatores poderão evoluir rapidamente para um quadro de rigidez articular e aderências tendinosas, cuja característica clínica é representada pela "mão em posição de conforto", que, se não tratada desde o início, trará graves seqüelas para o paciente. Esta posição é caracterizada por: adução do polegar, flexão das articulações interfalângicas proximais (IFP), hiperextensão das articulações metacarpofalângicas (MF) e flexão do punho.

O tratamento deve ser conduzido no sentido de se neutralizar estes fatores por meio de curativos diários com agentes tópicos antibacterianos, curativo oclusivo em posição funcional, elevação do membro, exercícios diários e preparo rápido da ferida para enxertia cutânea, se necessário. A utilização de material termomoldável para confecção de férulas facilita bastante os cuidados com a ferida. É de fácil higienização e mantém a posição funcional, tanto em curativos oclusivos como na exposição das áreas queimadas para aplicação de cremes antibacterianos.[7]

Após a queimadura, ocorre uma alteração importante da permeabilidade capilar local que leva ao extravasamento de água, eletrólitos e proteínas plasmáticas para o interstício, originando o edema, que chega ao seu grau máximo por volta de 24 a 36 horas. Se este não ceder rapidamente, o exsudato se organiza e provoca aderências nas estruturas profundas móveis da mão. Para se promover a redução rápida do edema é importante que se estimulem a **movimentação precoce** e a **elevação da extremidade**. Um programa vigoroso de exercícios pode dosar a movimentação adequada e, quando o paciente estiver sentado, caminhando ou deitado, a mão deve estar elevada numa posição acima do nível do coração.

Cuidados locais iniciais

Como já salientado anteriormente, o paciente queimado deve ser examinado como um todo para que sejam tomadas medidas gerais de emergência, adequadas à gravidade do caso.

Paciente externo

Quando a queimadura é superficial e restrita a um ou a ambos os membros superiores, cuja SCQ seja inferior a 15% em adulto e a 10% em crianças, ela pode, em geral, ser tratada em nível ambulatorial. Nestes casos, a conduta deve ser a seguinte:

- Limpeza suave da lesão com sabão anti-séptico líquido e soro fisiológico. Os sabões líquidos usados devem ser à base de clorexidina ou iodopovidona. Antes da limpeza, é válido o uso de *spray* tópico de anestésico local para produzir um certo alívio da dor, que também poderá ser obtido com o uso de compressas geladas de água limpa.
- As vesículas maiores são rompidas e a epiderme removida; as menores permanecem íntegras, e as vesículas palmares deverão ser esvaziadas, porém é útil conservar a epiderme espessa desta área, para proteção do leito dérmico subjacente, que é muito sensível.
- Gazes vaselinadas estéreis de malha fina, preparadas com vaselina pastosa, são colocadas sobre a área queimada, protegendo-se os espaços interdigitais.
- Curativo oclusivo levemente compressivo é feito a seguir, usando-se chumaços de gaze com algodão hidrófilo, proteção entre os dedos, abertura do primeiro espaço e enfaixamento com atadura de crepom.
- Preparar calha gessada (férula ou *splint* com material termomoldável, se disponível), para manter a mão em posição funcional, ou seja, leve dorsiflexão do punho com as articulações MF em 80 graus de flexão e as IFP e IFD em extensão completa[8] (Figura 10.4).

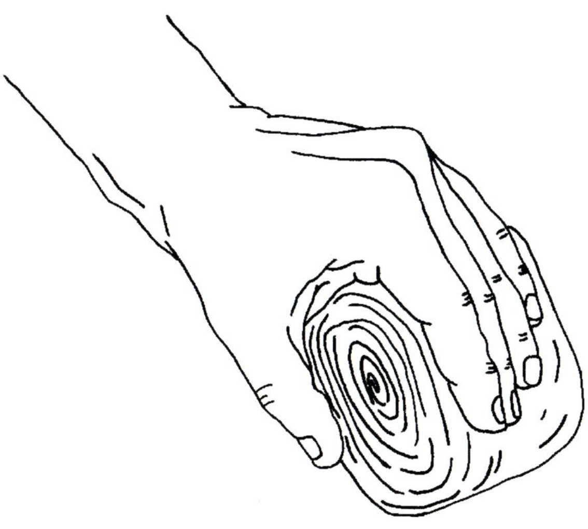

Figura 10.4 Posição funcional da mão.

É muito importante a manutenção desta posição nos curativos subseqüentes, até que se atinja a epitelização dos ferimentos e um programa mais intensivo de reabilitação possa ser iniciado. Desse modo, são evitadas as seqüelas graves funcionais decorrentes de uma posição viciosa e estática inaceitável.

- A troca dos curativos poderá ser efetuada em dias alternados, porém, se houver suspeita de infecção, será feita diariamente.
- O membro superior deve ser mantido elevado, apoiado sobre travesseiros, quando em repouso. O uso de tipóias é útil e confortável para que o paciente possa caminhar. Por quatro vezes ao dia, deve-se estimular a elevação ativa do membro mediante exercícios em séries de 10 a 20 repetições, a cada vez.
- Ao observar-se alguma área profunda no acompanhamento do paciente, este deve ser internado, por alguns dias, para desbridamento e enxertia cutânea.
- Havendo instalações adequadas em ambulatório especializado, o anestesista poderá estar presente em alguns casos programados, para que se possa proceder a curativos e desbridamentos, sob sedação.
- O uso local de agentes tópicos antimicrobianos não deve ser uma rotina no paciente externo, exceto quando houver suspeita clínica de infecção local. Nestes casos, os curativos serão feitos diariamente.
- A medicação sistêmica fica restrita a analgésicos e profilaxia antitetânica. Antibióticos e antiinflamatórios poderão ser indicados de acordo com a evolução de cada caso.

Paciente hospitalizado

Se a queimadura é moderada ou grave, impõe-se o internamento para que sejam tomadas as medidas terapêuticas necessárias. Em geral, há lesões associadas em outras regiões do corpo, além de um ou ambos os membros superiores.

Considerando-se a conduta relativa ao membro superior, alguns cuidados devem ser seguidos:

- A limpeza cirúrgica e o curativo oclusivo com imobilização em posição funcional são feitos da mesma forma como foi descrito no atendimento ambulatorial.
- O exame clínico meticuloso da queimadura poderá indicar a presença de lesões profundas e circunferenciais. Nestes casos, deve-se observar atentamente a coloração, o pulso e o enchimento capilar na extremidade. Sabe-se que a súbita desidratação

da pele pelo agente térmico leva a graus variados de constrição em queimaduras circunferenciais. Se for mais leve, apenas o retorno venoso ficará prejudicado, e haverá cianose de extremidade. Caso seja mais intensa, a constrição causará obstáculo ao aporte arterial e, conseqüentemente, isquemia, traduzida pela ausência do pulso e palidez de extremidade. Nesta situação, impõe-se uma conduta de emergência, que é a **escarotomia**, ou seja, a incisão da escara necrótica da queimadura, até o nível do tecido subcutâneo, para aliviar a tensão do tecido queimado, permitindo o aporte arterial ou favorecendo o retorno venoso. As incisões devem ser feitas nas bordas medial e lateral do braço, no antebraço, na mão e nos dedos, se necessário, obedecendo a critérios cirúrgicos predeterminados (Figura 10.5).

Nos casos em que a lesão térmica atinge grupos musculares, especialmente em queimaduras elétricas, a escarotomia por si só não resolverá o problema da circulação do membro. Deve-se então associar a **fasciotomia** em qualquer nível que seja necessário, particularmente nos compartimentos intrínsecos da mão.

Após tais procedimentos, deve-se certificar, pela observação clínica, se os mesmos foram eficientes quanto ao retorno da circulação sanguínea do membro. Em queimaduras muito graves, por sua destruição circular profunda, ocorre freqüentemente a mumificação das extremidades. Nestes casos, a amputação deve ser prontamente indicada para prevenir infecção secundária e o risco de comprometimento do estado geral do paciente.

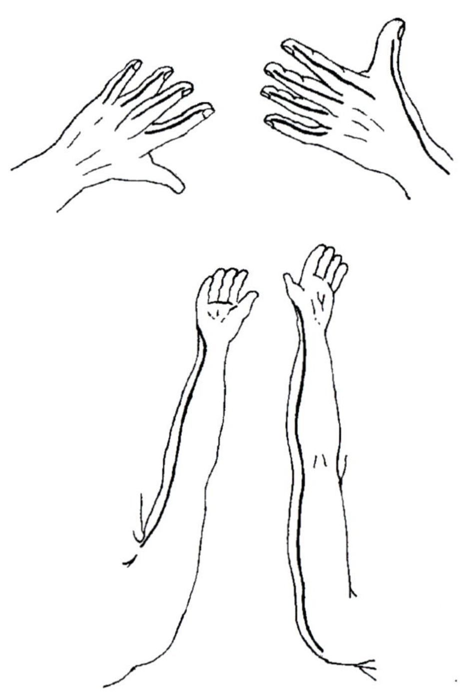

Figura 10.5 Localização das incisões em escarotomias.

CUIDADOS LOCAIS SUBSEQÜENTES

Devem ser conduzidos de modo que se obtenha a epitelização completa dos ferimentos das queimaduras superficiais e a cicatrização, por enxertia cutânea, nas lesões profundas, com o mínimo aceitável de restrições funcionais. As seqüelas estéticas, muitas vezes, são inevitáveis, mas também podem e devem ser minimizadas.

Hidroterapia e curativos

A **hidroterapia**, também chamada de **balneoterapia**, quando se submete o paciente ao banho em toda a extensão corpórea, é procedimento comum e rotineiro, aplicado ao paciente hospitalizado e mesmo ao paciente externo, em certos casos. Ela é efetuada da seguinte maneira:

- O paciente é colocado em uma espécie de maca própria para balneoterapia construída em fibra de vidro, que dispõe de instalações hidráulicas adequadas, com ducha de água corrente (quente e fria) e canaletas que conduzem a água ao esgoto. Esta maca é usada nos casos de queimaduras extensas em que o paciente necessita manter-se em decúbito durante o procedimento. Se a queimadura é menos grave, ou mesmo restrita apenas ao membro superior, pode-se manter o paciente assentado com o membro apoiado sobre a maca, onde o mesmo será lavado.
- Remove-se cuidadosamente o curativo e, a seguir, o ferimento é suavemente lavado com água corrente comum e sabão anti-séptico líquido (clorexidina ou iodopovidona). O pessoal de enfermagem, treinado para este procedimento, deve estar devidamente paramentado ou, pelo menos, usando luvas, para reduzir a contaminação.
- O sabão anti-séptico deve ser deixado sobre a área queimada por um período não inferior a 5 minutos, para que haja adequada ação antibacteriana do produto.
- A seguir, faz-se irrigação copiosa da área em tratamento com água corrente, visando à eliminação completa do sabão anti-séptico.

- Aplica-se camada de 4 a 5mm de agente tópico antimicrobiano. O melhor produto disponível no momento ainda é a sulfadiazina de prata – creme hidrossolúvel a 1%. Mais recentemente, surgiu a sulfadiazina de prata associada ao nitrato de cério, que teria maior eficiência antibacteriana. Atribui-se à prata iônica a propriedade antimicrobiana principal pela multiplicidade de locais de ação nos microorganismos.[9] Além da eficiente ação antibacteriana, a sulfadiazina de prata é indolor na aplicação e raramente causa alergia ou outros efeitos colaterais. É bom recordar que a terapia tópica antimicrobiana é feita rotineiramente em queimaduras com o objetivo de se promover a redução da população bacteriana do ferimento a níveis entre 10^4 e 10^3 germes por grama de tecido, reduzindo significativamente o índice de infecção.
- O curativo oclusivo e a imobilização seguem a rotina já descrita.
- A hidroterapia associada aos curativos diários com agentes antibacterianos permite a progressiva eliminação da necrose em áreas de segundo grau profundo e terceiro grau, bem como a epitelização em áreas superficiais. Este tratamento promove, de certa forma, um desbridamento conservador e progressivo da ferida de queimadura, preparando-a para enxertia cutânea (terceiro grau e alguns casos de segundo grau profundo) ou epitelização. Desta maneira, o enxerto cutâneo seria realizado em torno de 3 semanas. Alguns autores, como Salisbury,[10] advogam a eficiência desta conduta conservadora e defendem que não há diferenças significativas funcionais a longo prazo, comparativamente com métodos mais agressivos de excisão e enxertia precoce. O tema é polêmico e merece algumas considerações, pois há muitos outros autores de renome que indicam o desbridamento precoce e a enxertia imediata como recursos para apressar a recuperação.

Desbridamento

Constituem princípio básico no tratamento das queimaduras a necessidade da eliminação da necrose e a substituição da perda cutânea por enxerto de pele autógeno. Quanto mais rapidamente se promoverem a eliminação da necrose e a enxertia cutânea, menor será o tempo de recuperação do paciente. Embora tais conceitos sejam de aplicação relativamente recente, nos últimos 30 anos, a excisão e enxertia precoces de uma queimadura de porte pequeno foram descritas pela primeira vez por Lutsgarten, em 1891 (*apud* Heimbach).[11] Em 1942, após um grave incêndio nos EUA, o Dr. Oliver Cope sugeriu que o fechamento precoce da ferida contribuiria para melhor sobrevida dos pacientes. Em 1970, a cirurgiã plástica iugoslava Zora Janzekovic introduziu o conceito da excisão tangencial dos tecidos desvitalizados.[11] Didaticamente, podem-se considerar três formas de realização de desbridamento de uma queimadura:

- **Desbridamento conservador:** já referido anteriormente, por meio da hidroterapia, limpeza diária do ferimento e troca dos curativos com agentes antimicrobianos tópicos, obtém-se um desbridamento suave e progressivo do ferimento, de maneira conservadora. Desse modo, em torno de 3 semanas é possível preparar a área queimada para a enxertia cutânea. Esta conduta é especialmente indicada para as queimaduras mistas de segundo grau profundo e terceiro grau, nas quais um desbridamento cirúrgico agressivo poderia causar a remoção indesejável do tecido viável, que evoluiria espontaneamente para a epitelização.
- **Desbridamento total até a fáscia:** quando a queimadura de terceiro grau está bem caracterizada pela formação de uma escara necrótica espessa, de cor castanha ou marrom, a ressecção do tecido pode ser feita em bloco, incluindo pele e subcutâneo até a fáscia, onde há vascularização e tecido viável para enxertia. Esta excisão deve ser feita logo nos primeiros dias após o trauma térmico, nos casos em que a queimadura profunda está bem delimitada em seus contornos. O enxerto é feito imediatamente após a excisão, caso o leito se apresente viável.
- **Desbridamento tangencial ou seqüencial:** especialmente indicado para as queimaduras dérmicas profundas (segundo grau profundo) e queimaduras mistas de segundo e terceiro graus, nas quais as áreas profundas não se apresentam com aquela característica de escara necrótica espessa e bem definida. Em síntese, são áreas de profundidade indeterminada. Estes casos podem ser tratados conservadoramente, como já relatado, mas observou-se que a excisão precoce e a enxertia imediata permitiam recuperação funcional e melhor mais rápida, redução da dor e do tempo de hospitalização, bem como melhor aspecto estético e conseqüente diminuição do número de intervenções secundárias.

Este conceito, introduzido em 1970 por Janzekovic (*apud* Heimbach),[11] consiste em cortar, de forma seriada ou seqüencialmente, como se diz, finas camadas do tecido dérmico queimado até atingir um plano onde ocorre sangramento puntiforme de vários pequenos vasos. Considera-se que o leito é viável devido ao sangramento e à coloração natural do tecido. A enxertia cutânea deve ser feita imediatamente após a excisão tangencial do tecido desvitalizado, em geral em 5 a 7 dias após a ocorrência da queimadura. Usa-se faca milimetrada ou dermátomo elétrico para facilitar a remoção das várias camadas de tecido. Deve-se evitar a lesão do plexo venoso dorsal da mão, o que só acontecerá se a queimadura for muito profunda, para que se preserve a drenagem venosa.

Em grandes extensões queimadas, não se deve ultrapassar 20% de área da superfície corporal nos processos de excisão precoce. Em áreas delicadas, como os dedos, a excisão deve ser feita cuidadosamente com bisturi – como se o cirurgião estivesse "descascando" o tecido necrótico. A experiência do cirurgião é de grande valor para que o procedimento de excisão e enxertia precoce seja bem-sucedido. Burke[8] relatou melhor recuperação funcional e estética num grupo de 76 pacientes tratados por excisão precoce comparativamente com outro grupo, igualmente de 76 casos, tratado conservadoramente. No primeiro grupo, apenas 27 dos 76 casos exigiram cirurgias secundárias para correção de seqüelas. Em contrapartida, no segundo grupo, tratado de maneira conservadora, 74 dos 76 casos necessitaram de cirurgias secundárias para corrigir deformidades originárias da evolução do tratamento. Barret e Herndon[12] advogam a idéia de que as queimaduras de segundo grau profundo deveriam ser tratadas como de espessura total, ou terceiro grau, com excisão precoce e auto-enxertia cutânea. Consideram que a maioria das queimaduras se constitui de casos em que não há risco de vida, ou seja, são apenas de leve e moderada gravidade. Nestes, as zonas doadoras são abundantes e podem ser utilizadas com ainda poucos dias de queimadura, dentro da primeira semana após o trauma. Lâminas de enxertos de média espessura são utilizadas de imediato, após desbridamento tangencial, para cobertura cutânea de áreas profundas. Em geral, com apenas um procedimento cirúrgico, ou eventualmente dois, é possível obter-se precocemente o fechamento total da área queimada em tais situações.

Embora este tema envolva uma certa polêmica, do tipo "tratamento conservador *versus* excisão precoce", parece haver uma tendência universal, nos grandes centros de tratamento das queimaduras, para a utilização do método cirúrgico que se vem tornando cada vez mais freqüente. É válido, pois, que se procure criar a estrutura adequada e que se promova o treinamento de pessoal, visando à adoção desta conduta, sempre que possível.

Enxertia cutânea

A auto-enxertia cutânea das queimaduras profundas, especialmente nos membros superiores, é fundamental para a prevenção ou, pelo menos, para minimizar seqüelas funcionais e estéticas. Mãos tratadas de forma negligente ou abandonadas à própria sorte com áreas de queimadura profunda costumam evoluir com seqüelas devastadoras, que podem levar à incapacidade funcional total e permanente, transformando-se em grotescos apêndices, cuja forma em nada lembra a mão normal que já foi um dia.

Qualquer que seja o método adotado para o desbridamento do tecido desvitalizado, é muito importante que a ferida resultante esteja limpa, com viabilidade circulatória.

O desbridamento cirúrgico tecnicamente bem conduzido, seja tangencial, seja em bloco até a fáscia, permite a criação de leito viável que pode ser enxertado de imediato, na maioria dos casos.

O tratamento conservador, com lenta eliminação da necrose, vai produzir uma ferida com fina camada de tecido de granulação. É importante lembrar alguns aspectos que colaboram para melhor evolução desse tipo de tratamento:

- Pode-se apressar a eliminação da necrose por meio de algumas sessões de cuidadosa ressecção tangencial, sob anestesia, sem enxertia imediata. Esta seria feita 2 ou 3 dias após.
- Não se deve permitir a formação de tecido de granulação exuberante e espesso, pois a fibrose do leito da ferida seria igualmente intensa e levaria a retrações cicatriciais secundárias.
- O enxerto deve ser feito em tempo útil para minimizar seqüelas, ou seja, tão logo a ferida apresente condições, geralmente entre 15 e 20 dias pós-queimadura. Alongar demasiadamente o tempo para a cobertura da ferida seria danoso para a recuperação funcional da mão.

Técnica da enxertia e cuidados pós-operatórios

- Os enxertos mais utilizados, quanto à espessura, para mãos e/ou membros superiores são os de pele total e pele parcial espessos, ou seja, em torno de três quartos da espessura cutânea. As feridas da mão necessitam destes enxertos que levam mais derme em sua estrutura, permitindo menor índice de retração a longo prazo, maior proteção à área receptora e, conseqüentemente, melhor recuperação funcional.

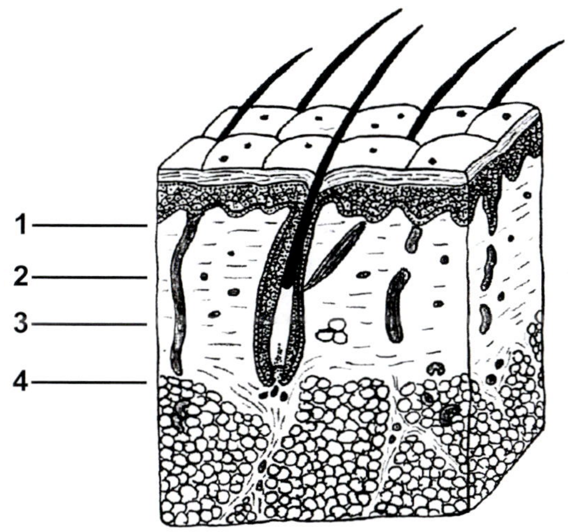

Figura 10.6 Corte da pele mostrando os níveis da espessura dos enxertos cutâneos: **(1)** enxerto fino: espessura parcial; **(2)** enxerto médio: espessura parcial; **(3)** enxerto espesso: espessura parcial; **(4)** enxerto de pele total: espessura total.

Na Figura 10.6, num corte de pele, estão demonstrados os níveis da espessura dos enxertos cutâneos: (1) enxerto fino (espessura parcial); (2) enxerto médio (espessura parcial); (3) enxerto espesso (espessura parcial), e (4) enxerto de pele total (espessura total).

- Tanto a faca milimetrada como o dermátomo elétrico podem ser usados para retirar os enxertos de pele parcial espessos cuja zona doadora de eleição é a coxa. Já os enxertos de pele total são geralmente removidos a bisturi, e a zona doadora é aproximada por sutura direta em dois planos, com náilon monofilamentar 5.0. As zonas doadoras mais freqüentemente utilizadas para fornecer enxertos de pele total são: prega anterior do punho, face interna do braço, regiões inguinais, abdome inferior e regiões supraclaviculares e retroauriculares (Figura 10.7).
- Os enxertos de pele parcial são utilizados para feridas mais extensas, reservando-se os de pele total para áreas menores e de grande importância funcional. Podem-se usar enxertos de pele parciais do cavo plantar para certos casos de lesões palmares e em pacientes da raça negra, para se evitar discromias.
- Sob anestesia, faz-se cuidadosa assepsia nas áreas doadoras e receptoras. Se houver fina camada de granulação na área receptora, ela deve ser levemente raspada para se obter melhor condição vascular do leito.
- Hemostasia é feita por compressas embebidas em soro fisiológico com adrenalina a 1:500 mil, colocadas sobre a ferida com enfaixamento.
- Enquanto aguarda a hemostasia, o cirurgião remove o enxerto parcial ou total na zona doadora previamente selecionada.
- Removem-se as compressas da área receptora e faz-se a sutura cuidadosa dos enxertos nos ferimentos com náilon 5.0 (usa-se categute 5.0 ou outro tipo de fio absorvível em crianças, para evitar a necessidade de retirada dos pontos).
- Curativo levemente compressivo com gaze vaselinada, gaze seca, algodão hidrófilo e enfaixamento com crepom.
- Imobilização com calha gessada (ou material termomoldável, se disponível) em posição funcional.
- Troca de curativos a cada 3 dias.
- Retirada de pontos em 9 a 10 dias e início de reabilitação cuidadosa, para não causar danos aos enxertos.
- A zona doadora de pele parcial é tratada com curativos à base de gaze vaselinada e pomada de óxido de zinco, vitaminas A e D, trocados a cada 3 dias. A epitelização ocorre até 15 dias, e recomenda-se creme hidratante com filtro solar para proteção. As zonas doadoras de pele total são suturadas e tratadas de forma convencional.

Casos complexos

Há lesões mais graves e, felizmente, menos freqüentes, que merecem citação sem abordar o trata-

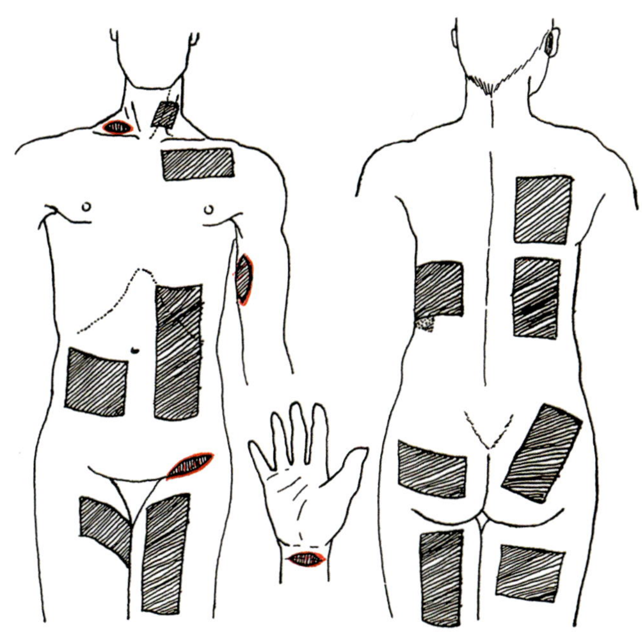

Figura 10.7 Principais zonas doadoras de pele parcial e pele total. As áreas doadoras de pele total são removidas em forma de fuso.

mento de cada tipo, devido à grande diversidade e à complexidade dos procedimentos, além do fato de fugirem ao objetivo deste capítulo. Trata-se, principalmente, dos casos de:

- **Queimaduras elétricas:** que causam freqüentemente lesões profundas em nível muscular, ósseo e de nervos periféricos, podendo até mesmo produzir amputações traumáticas. Estes casos exigem escarotomias e fasciotomias em caráter de urgência, desbridamentos freqüentes e progressivos, neurólises, procedimentos complexos de reconstrução e intenso programa de reabilitação.
- **Queimaduras associadas a traumatismo dos tecidos moles e fraturas:** a associação de lesões como esmagamentos e avulsões tegumentares, lesões nervosas e tendinosas, ou mesmo os casos com fraturas e luxações articulares agravam o prognóstico da reabilitação e exigem condutas diversas e complexos programas de forma individual.

APRESENTAÇÃO DE CASOS

Apresentaremos, a seguir, exemplos de várias situações conforme descrito no texto:

CASO 1

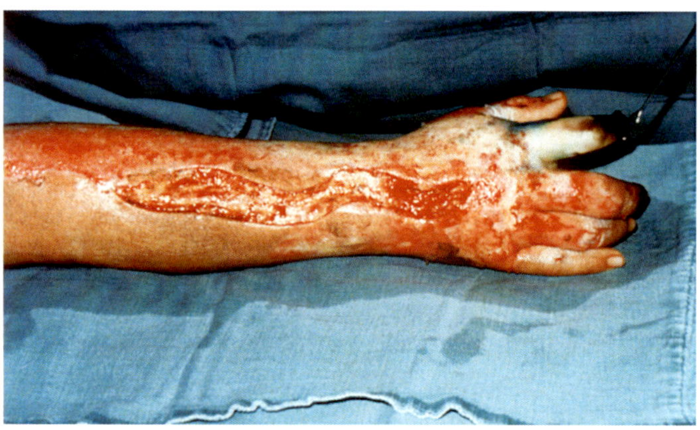

Foto 1 Paciente W.W.C., masculino, 41 anos – queimadura elétrica. Quarto dia pós-queimadura de segundo e terceiro graus, por alta voltagem, no MSD. Observa-se fasciotomia no dorso da mão, punho e antebraço direitos.

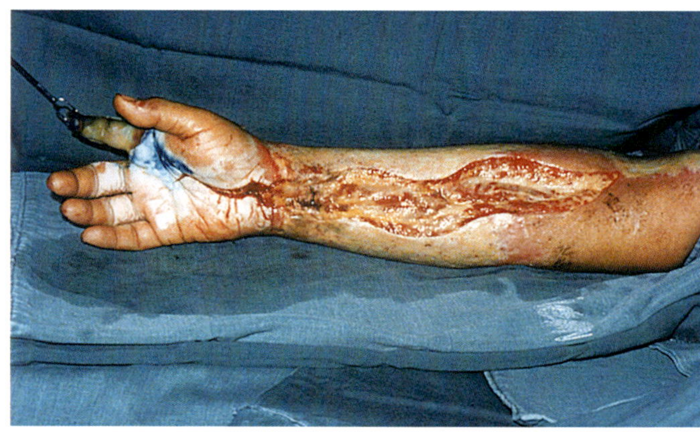

Foto 2 Vista palmar. Marcação com azul-de-metileno de amputação transmetacarpiana do segundo raio, liberação do túnel do carpo e fasciotomia no antebraço direito.

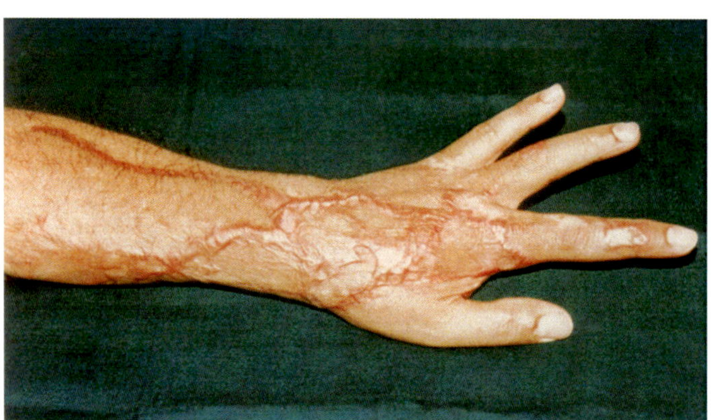

Foto 3 Vista dorsal dos retalhos. Enxertos de pele parcial com 1 ano de pós-operatório.

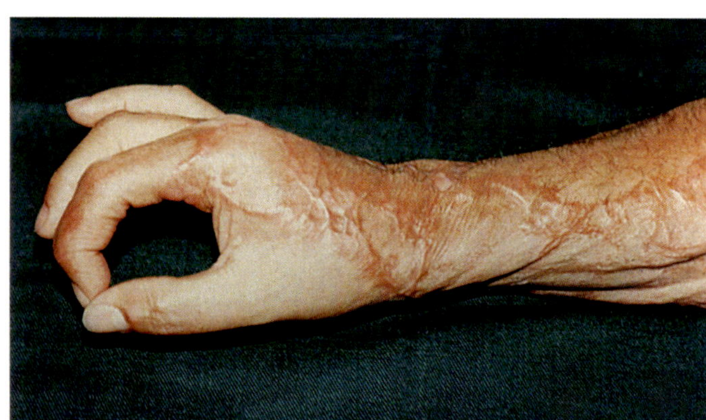

Foto 4 Função de pinça delicada do polegar com o dedo médio mantida.

Caso 2

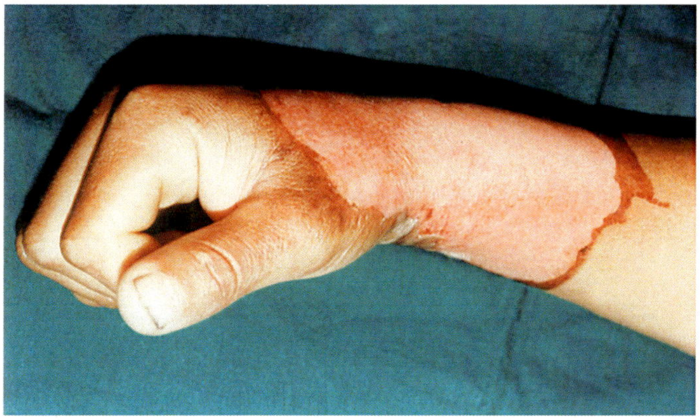

Foto 1 Paciente M.P.S., masculino, 22 anos. Queimadura de segundo grau superficial (por líquido aquecido) – segundo dia após queimadura.

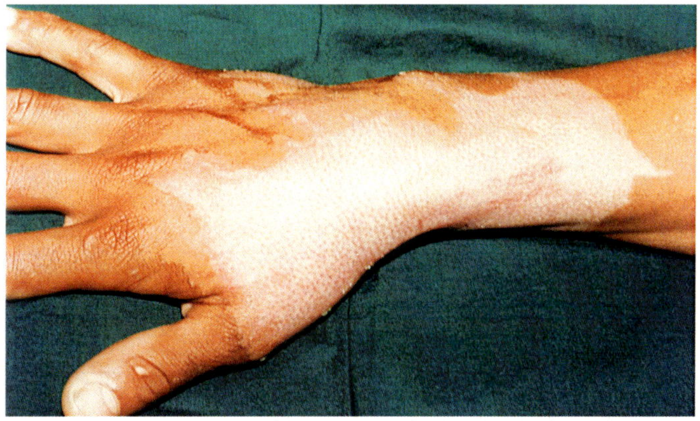

Foto 2 Quatorze dias após o acidente.

Caso 3

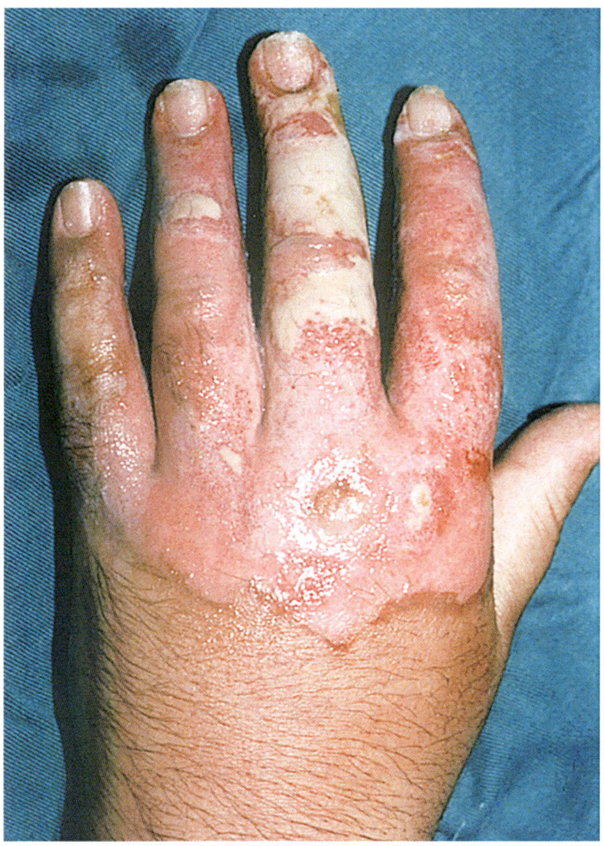

Foto 1 Paciente H.G.N., masculino, 26 anos. Queimadura de segundo grau superficial e profunda (por líquido aquecido) – 15 dias após queimadura.

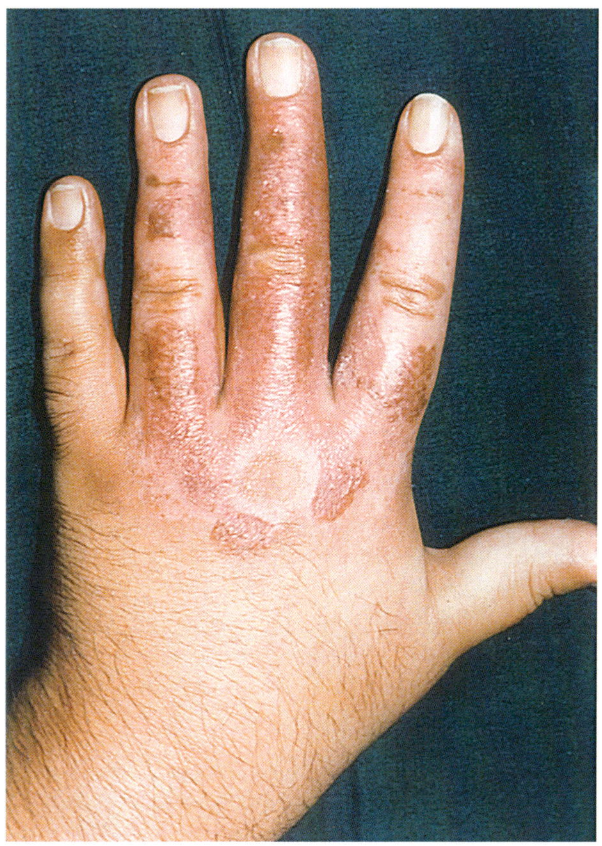

Foto 2 Quarenta e cinco dias após queimadura.

Caso 4

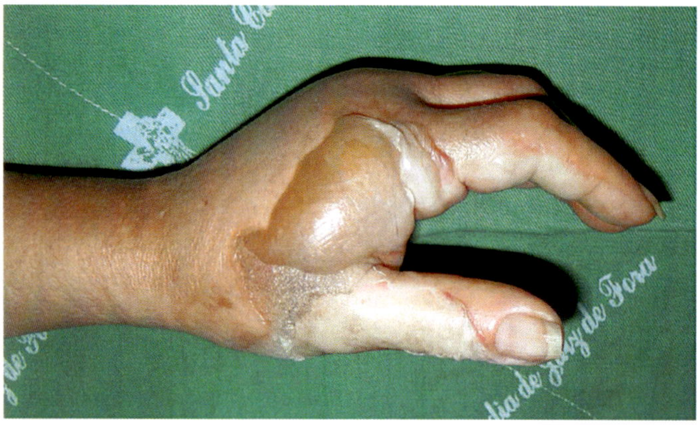

Foto 1 Paciente S.M.G.C., feminina, 53 anos. Queimaduras de segundo grau profundo e terceiro grau por contato com ferro de engomar doméstico, no primeiro dia após queimadura.

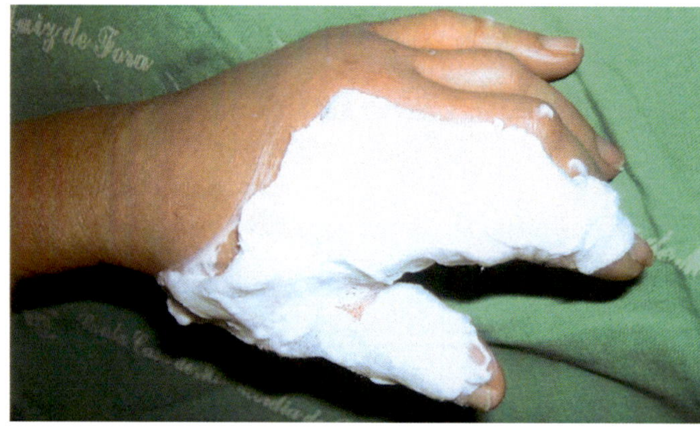

Foto 2 Curativo oclusivo com sulfadiazina de prata – creme a 1% – sobre as áreas comprometidas.

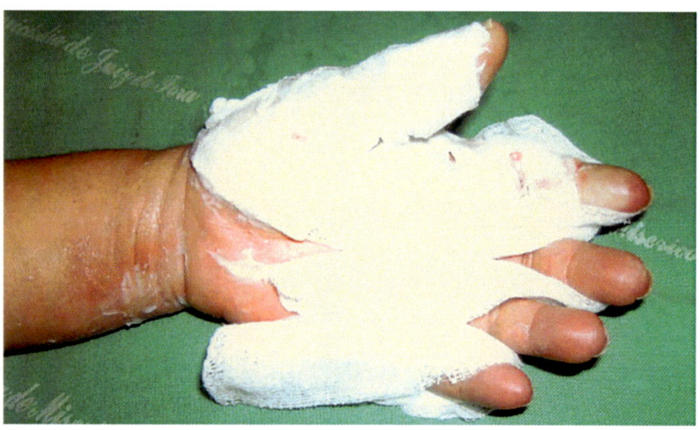

Foto 3 Detalhe da proteção dos espaços interdigitais com gaze.

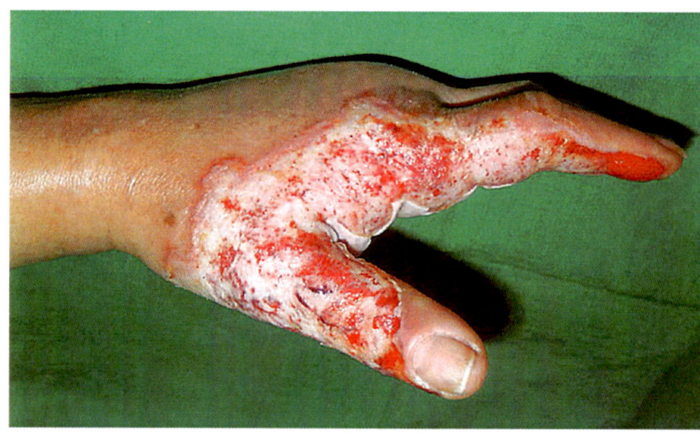

Foto 4 Aspecto das áreas queimadas no quinto dia após desbridamento cirúrgico.

REFERÊNCIAS

1. Wachtel TL. Epidemiology, classification, initial care and administrative considerations for critically burned patients. *Crit Care Clin* 1985; *1*(1).
2. Salisbury ER. Burns of the upper extremity. *In*: Artz CP *et al.* (eds.). *Burns – A team approach*. Philadelphia: W.B. Saunders Co., 1979: 320-9.
3. Fontana C, Domingos MM, Ferreira MC. Estudo epidemiológico das queimaduras. *Rev Soc Bras Cir Plást* 1994; *9*(2 e 3):51-6.
4. Crisóstomo MR, Serra MC, Gomes DR. Epidemiologia das queimaduras. *In*: Lima Jr. EM, Serra MC (eds.). *Tratado de queimaduras*. Rio de Janeiro: Atheneu, 2004: 31-5.
5. Moylan JA. First aid and transportation of burned patients. *In*: Artz CP *et al.* (eds.). *Burns – A team approach*. Philadelphia: W. B. Saunders Co., 1979: 151-68.
6. Levine NS, Buchanan RT. The care of burned extremities. *Clin Plast Surg* 1986; *13*(1)107-18.
7. Malick MH. Férulas dinámicas de la mano. *In*: Bendlin A, Linares HA, Benaim F (eds.). *Tratado de quemaduras*. México: Interamericana, 1993: 455-634.
8. Burke FF, Bondoc CC, Quinby WC, Remensnyder JP. Primary surgical management of the deeply burned hand. *J Trauma* 1976; *16*(8):593-8.
9. Monafo WW, Freedman B. Terapia tópica para queimaduras. *Clin Cir Am do Norte* 1987; *1*:143.
10. Salisbury ER, Wright P. Evaluation of early excision of dorsal burns of the hand. *Plast Reconstr Surg* 1982; *69*:670.
11. Heimbach DM. Excisão e enxertia precoce da queimadura. *Clin Cir Am do Norte*. 1987; *1*:103.
12. Barret JP. Surgical closure of the burn wound. *In*: Barret JP, Herndon DN (eds.). *Color atlas of burn care*. Philadelphia: W.B. Saunders, 2001: 83-107.

Parte B

Tratamento das Seqüelas

José de Gervais Cavalcanti Vieira Filho

As seqüelas mais comuns das queimaduras da mão são as cicatrizes e as contraturas que prejudicam a função e a aparência estética. Na maioria dos casos, a mão dominante é a mais afetada, prejudicando a vida econômica e social do paciente. O tratamento destas deformidades necessita um planejamento e é extremamente especializado.[1]

A classificação das deformidades pós-queimaduras foi proposta por Achauer:

A. Hiperextensão das metacarpofalângicas (MF) com flexão das interfalângicas (IF):
   1. Completa
   2. Incompleta
B. Contratura palmar
C. Deformidade das comissuras:
   1. Contratura do espaço da comissura
   2. Contratura em adução
   3. Sindactilia
D. Cicatriz hipertrófica e bandas contraturais
E. Amputação
F. Deformidade no leito ungueal
G. Cotovelo
   1. Contratura em flexão
   2. Queimadura profunda com perda extensa de tecido
   3. Ossificação heterotópica
H. Axila

O tratamento preventivo é a melhor terapia para evitar as contraturas. O tratamento adequado das feridas, órteses dinâmicas e terapia ocupacional ajudam a evitar as seqüelas incapacitantes. O uso prolongado e noturno de órteses reduz a necessidade de reintervenções.[2]

TRATAMENTO

A perda cutânea que cursa com a síndrome de pele curta adquirida representa a principal seqüela.

As contraturas são causadas, principalmente, pela cicatrização por segunda intenção e pelo uso indevido de enxerto com pele de fina espessura, o que ocorre mais nas situações graves e é menos pronunciado no tratamento eletivo.

As zetaplastias, enxertos de pele laminado ou de pele total, dependendo do caso, e as rotações de retalhos são as técnicas mais comumente empregadas para o tratamento das contraturas.[3]

O enxerto de pele total é importante para correção das seqüelas, porque a textura é similar e a resistência é melhor do que a do enxerto de pele laminado. A pigmentação vai depender da quantidade de tecido para cobertura e da área doadora. No enxerto de pele total, a integração é mais lenta, se comparado com o enxerto de pele fina. O enxerto de pele total tem menos tendência a retração.[4]

Algumas considerações devem ser feitas para o planejamento cirúrgico:

1. A limitação é apenas pela brida cutânea ou tem componentes articulares?
2. Qual o tipo de enxerto ou retalho é mais indicado?
3. Qual é a área doadora escolhida para retirada do enxerto ou do retalho?
4. Qual é a melhor área doadora e que tipo de vascularização é mais indicado para a abertura de uma articulação?

A opinião do paciente é muito importante para o planejamento da cirurgia, relacionado às deformidades estéticas e funcionais e em relação à morbidade e ao tempo de internação (Figuras 10.8*A* a *E*).

Deformidades ungueais

As cicatrizes dorsais da articulação interfalângica distal (IFD) na eponíquia necessitam, em alguns casos, enxertos cutâneos ou retalhos locais[1] (Figura 10.9*A* a *C*).

Deformidade em garra

Estas deformidades são muito difíceis de corrigir e, dependendo do caso, a proposta de amputação ou re-

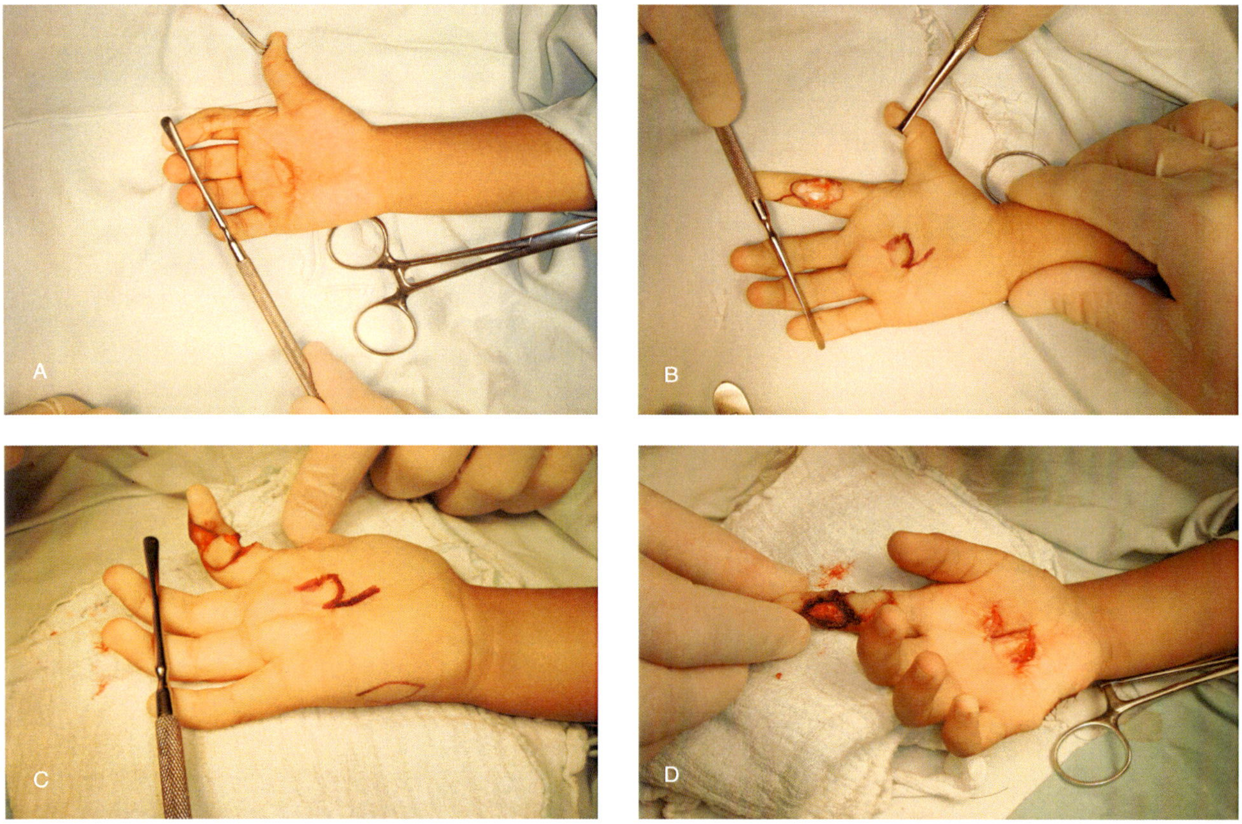

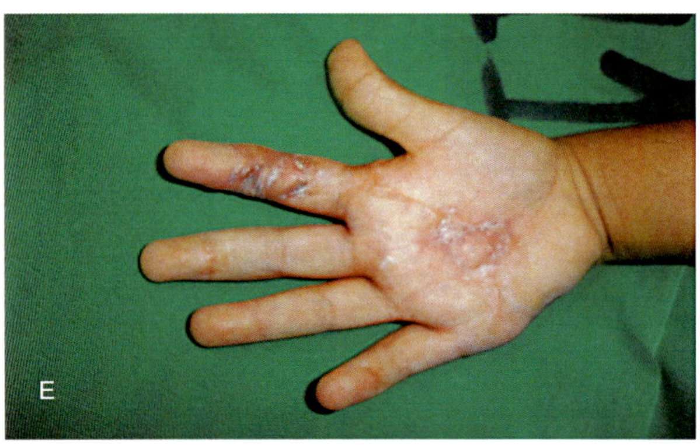

Figura 10.8A. Deformidade em flexão do indicador e brida circular volar, típica de queimadura por ferro de passar roupa. **B.** Incisão transversa sobre a brida e exposição tendinosa. Realizadas a tenólise dos flexores e a capsulotomia. **C.** Retalho rodado homodigital vascularizado e marcação da zetaplastia volar. **D.** Retalho transferido para o leito receptor e preservação do nervo digital. Zetaplastia já efetuada e retirada do enxerto de pele total da região hipotenar. **E.** Pós-operatório. Extensão total do dedo e correção do defeito volar.

gularização é a mais indicada. A garra consiste na hiperextensão da MF e na flexão das IF. Quando há componente articular, exige capsulotomia ou capsulectomia, tenólises e liberações ligamentares, além da retirada do tecido cutâneo retraído e que necessita de uma cobertura cutânea apropriada com retalhos vascularizados (p. ex., retalhos antebraquiais, inguinais ou microcirúrgicos). Quando não há articulação envolvida, a enxertia cutânea ou retalhos locais são suficientes.

Em alguns casos, procede-se à fixação com fios de Kirschner, quando há necessidade de abertura dos ligamentos e das articulações. Não é necessária fixação óssea, a qual pode ser cutânea. O importante é manter uma extensão das IF durante o tempo necessário para a integração do enxerto.

Comissuras e contraturas interdigitais

A sindactilia adquirida se deve a um processo cicatricial em segunda intenção, aguardando a granulação e a epitelização, finalizando com a união da comissura.

Com exceção do espaço adutor, as outras comissuras ocorrem, de preferência, nas regiões dorsais. Com relação ao tratamento, são mais indicados os retalhos locais associados com enxertias cutâneas e variações de zetaplastias. O importante é ter um resultado com aparência natural e funcional da pele dorsal (Figura 10.10*A* a *D*).

Os enxertos podem recidivar a sindactilia devido à retração cutânea. Quanto às zetaplastias, não há tanta recidiva, mas deve-se tomar cuidado com lesões dos feixes neurovasculares no espaço interdigital.

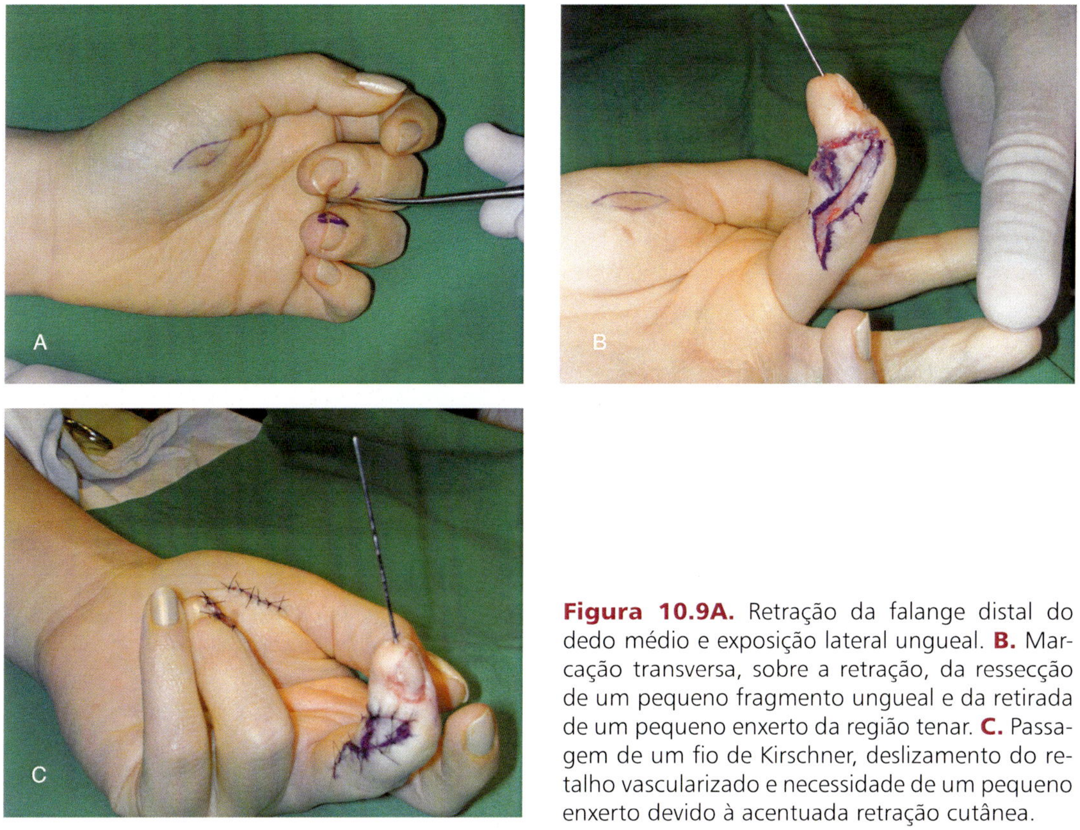

Figura 10.9A. Retração da falange distal do dedo médio e exposição lateral ungueal. **B.** Marcação transversa, sobre a retração, da ressecção de um pequeno fragmento ungueal e da retirada de um pequeno enxerto da região tenar. **C.** Passagem de um fio de Kirschner, deslizamento do retalho vascularizado e necessidade de um pequeno enxerto devido à acentuada retração cutânea.

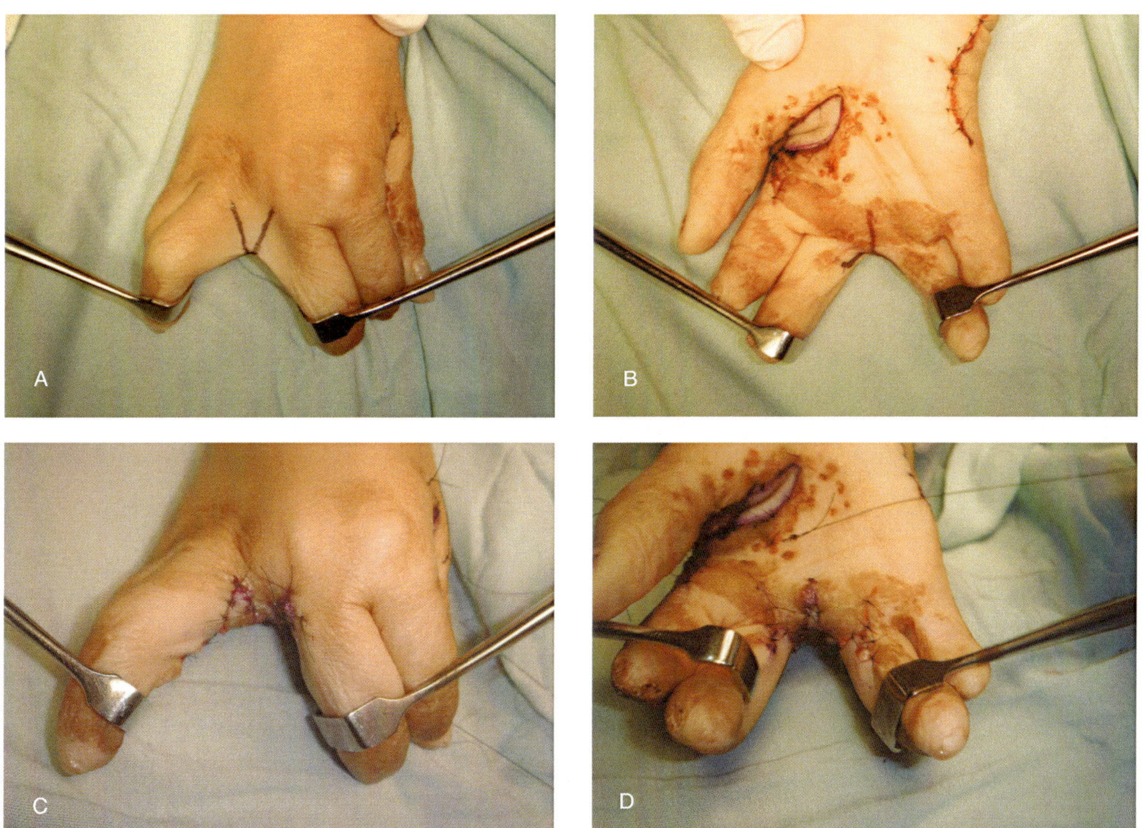

Figura 10.10A. Sindactilia parcial adquirida. Marcação do retalho dorsal. **B.** Marcação do retalho volar e enxerto hipotenar para a primeira comissura. **C.** Resultado dorsal. **D.** Resultado volar.

Contraturas do polegar

As contraturas neste espaço são causadas, principalmente, devido à falta de um bom atendimento na urgência, implicando cicatrizes hipertróficas, encurtamento cutâneo, contratura do músculo adutor e, eventualmente, do primeiro interósseo dorsal e da cápsula articular (Figura 10.11*A* a *D*).

Existem várias técnicas para tratar a abertura do primeiro espaço. Dependendo do grau da limitação, esta pode ser tratada com diversos tipos de retalhos, zetaplastias, four-flaps, retalhos locais associados a enxertos e, nos casos mais graves, existe a necessidade de retalhos vascularizados axiais ou microcirúrgicos. Como salientado anteriormente, esta deformidade se deve à pouca informação sobre o tratamento profilático na fase inicial da queimadura, em que é necessário manter uma órtese abrindo o espaço adutor, com as MF em 90 graus e as IF em extensão (Figura 10.12*A* a *G*).

Além da deformidade em adução, existem outros tipos de seqüelas. Contraturas em extensão devido a cicatrizes hipertróficas entre o rádio distal e o primeiro metacarpiano (Figura 10.13*A* a *C*), produzindo flexão da IF e da MF, necessitando cobertura cutânea com retalhos vascularizados pediculados ou microcirúrgicos (Figura 10.14*A* a *H*).

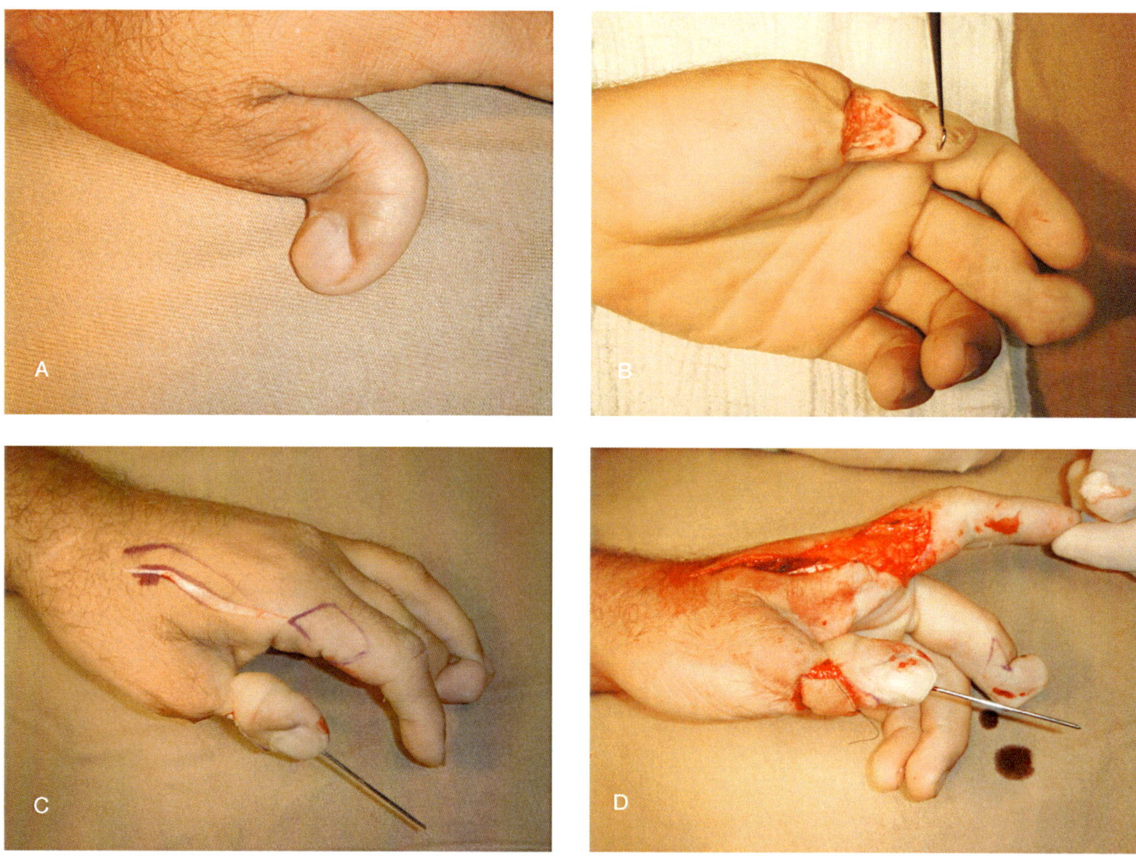

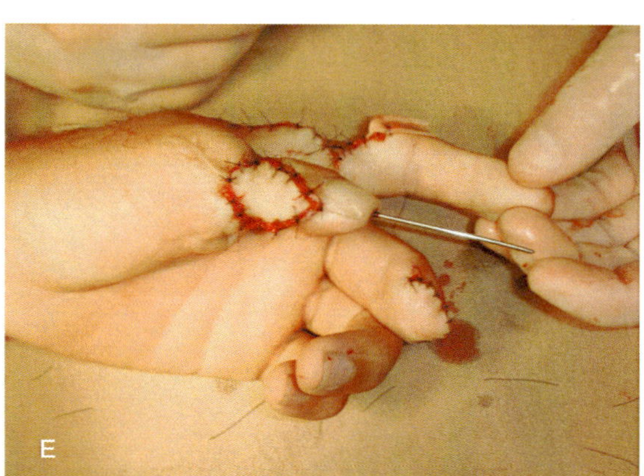

Figura 10.11A. Desvio acentuado da IF do polegar. **B.** Abertura completa da retração e exposição articular. **C.** Retalho da primeira artéria interóssea dorsal e passagem de um fio de Kirschner. **D.** Retalho tunelizado na área receptora. **E.** Aproximação cutânea do retalho (necessita-se apenas ancorar) e da área doadora. Notar o resultado de uma regularização no dedo médio.

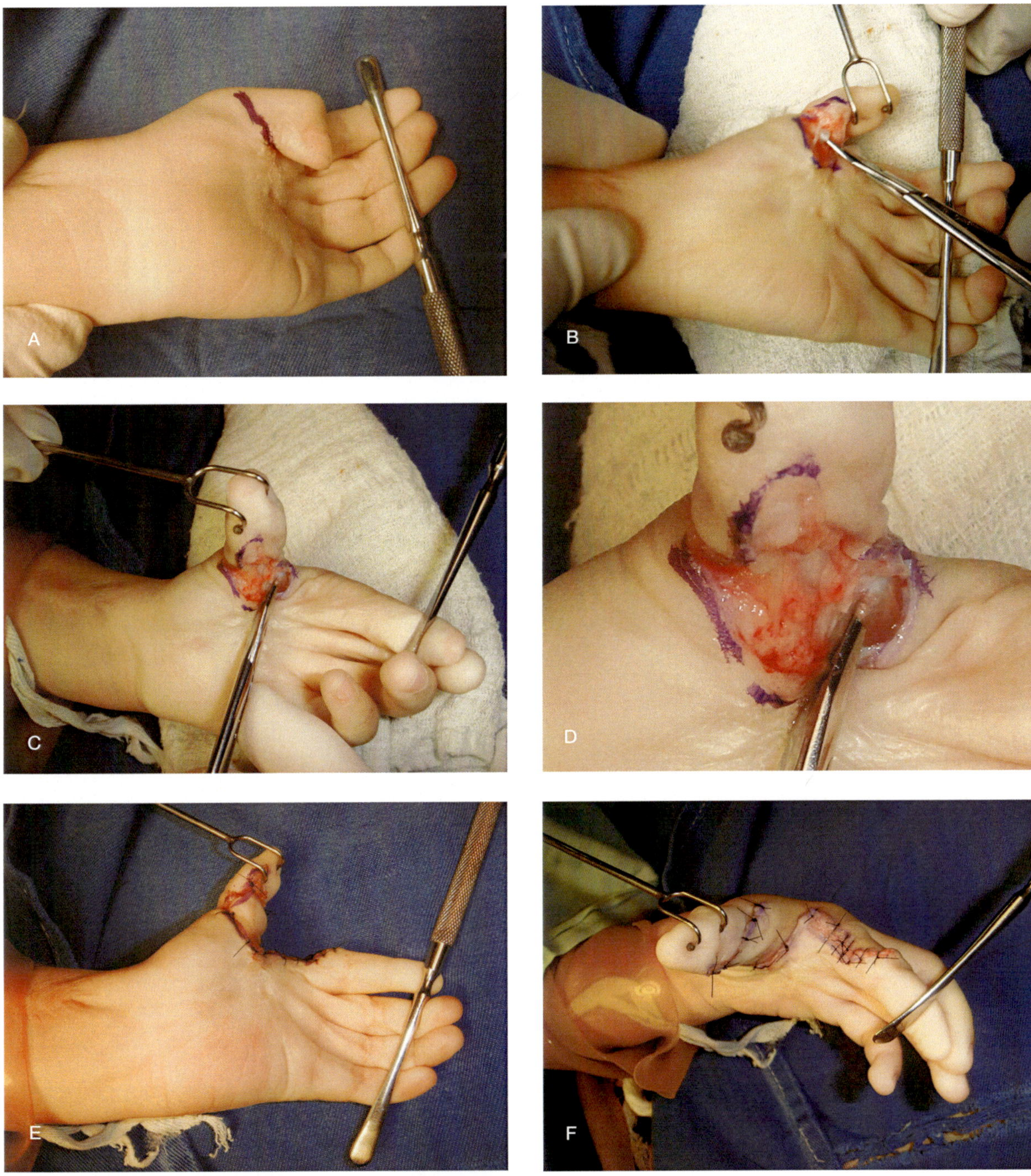

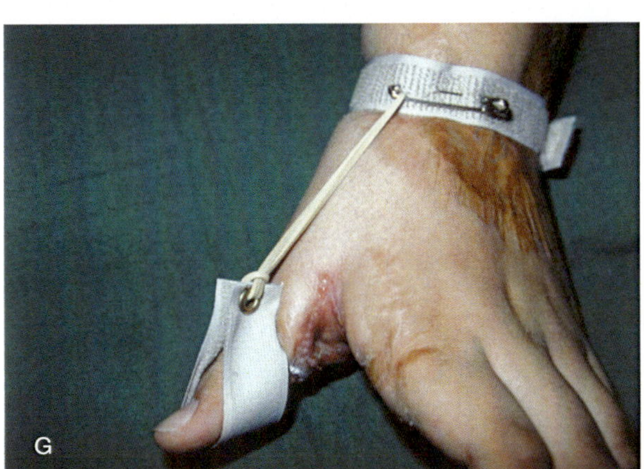

Figura 10.12A. Contratura do polegar e marcação transversa sobre a brida cutânea. **B.** Exposição de nervo colateral, efetuadas a tenólise e a capsulectomia. **C.** Liberação do músculo adutor. **D.** Tendão do primeiro interósseo. **E.** Vista volar do retalho de deslizamento vascularizado na primeira interóssea dorsal e aproximação da área doadora do retalho. **F.** Vista frontal. **G.** Órtese artesanal para ganhar abdução.

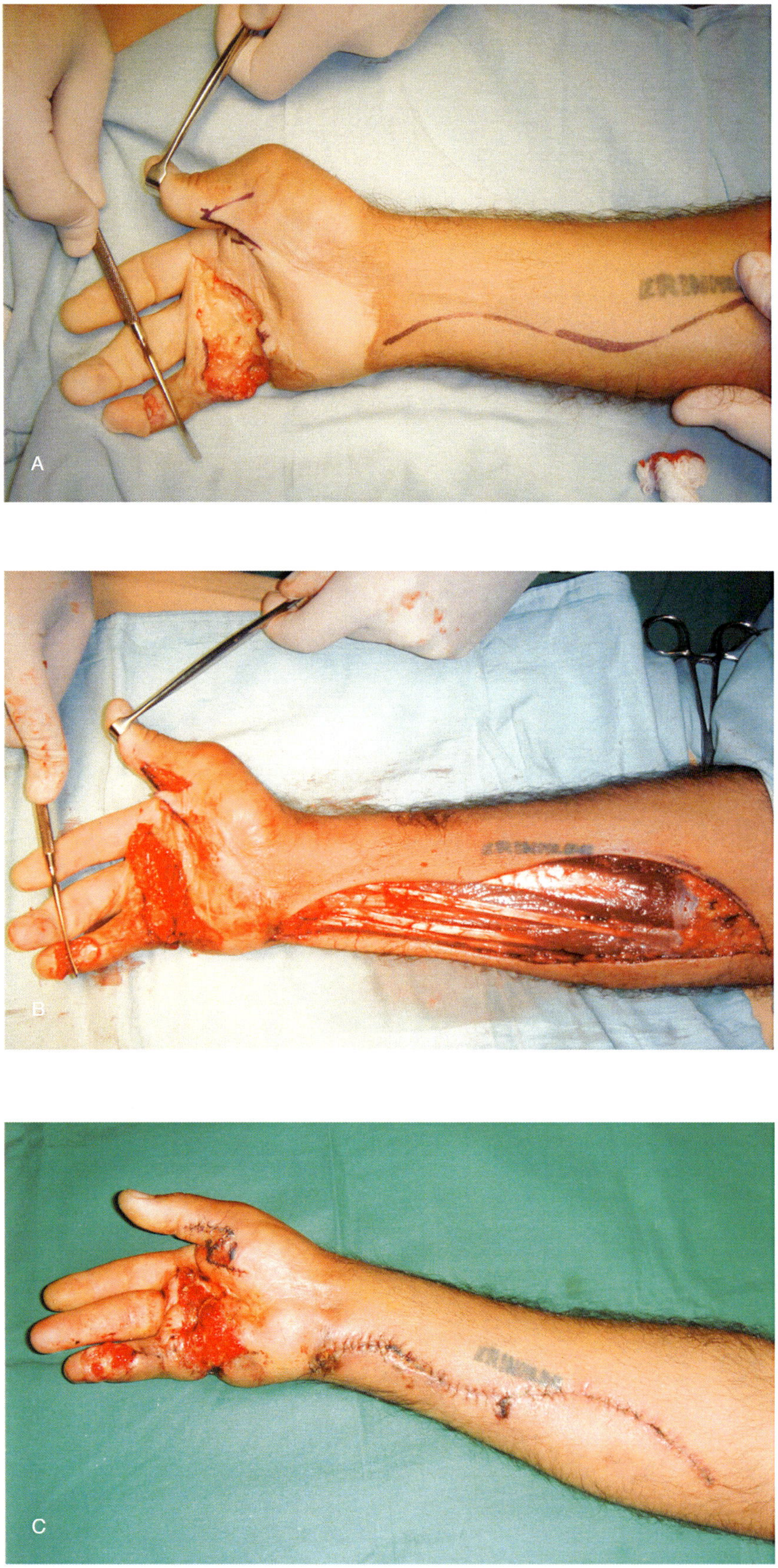

Figura 10.13A. Polegar em adução e dedos em flexão. **B.** Abertura da região palmar – zetaplastia ampla da primeira comissura e marcação do retalho fascial, interrompendo o fluxo da artéria ulnar. **C.** Retalho em fase de granulação pronto para receber o enxerto cutâneo e a aproximação direta, que é uma grande vantagem estética deste retalho.

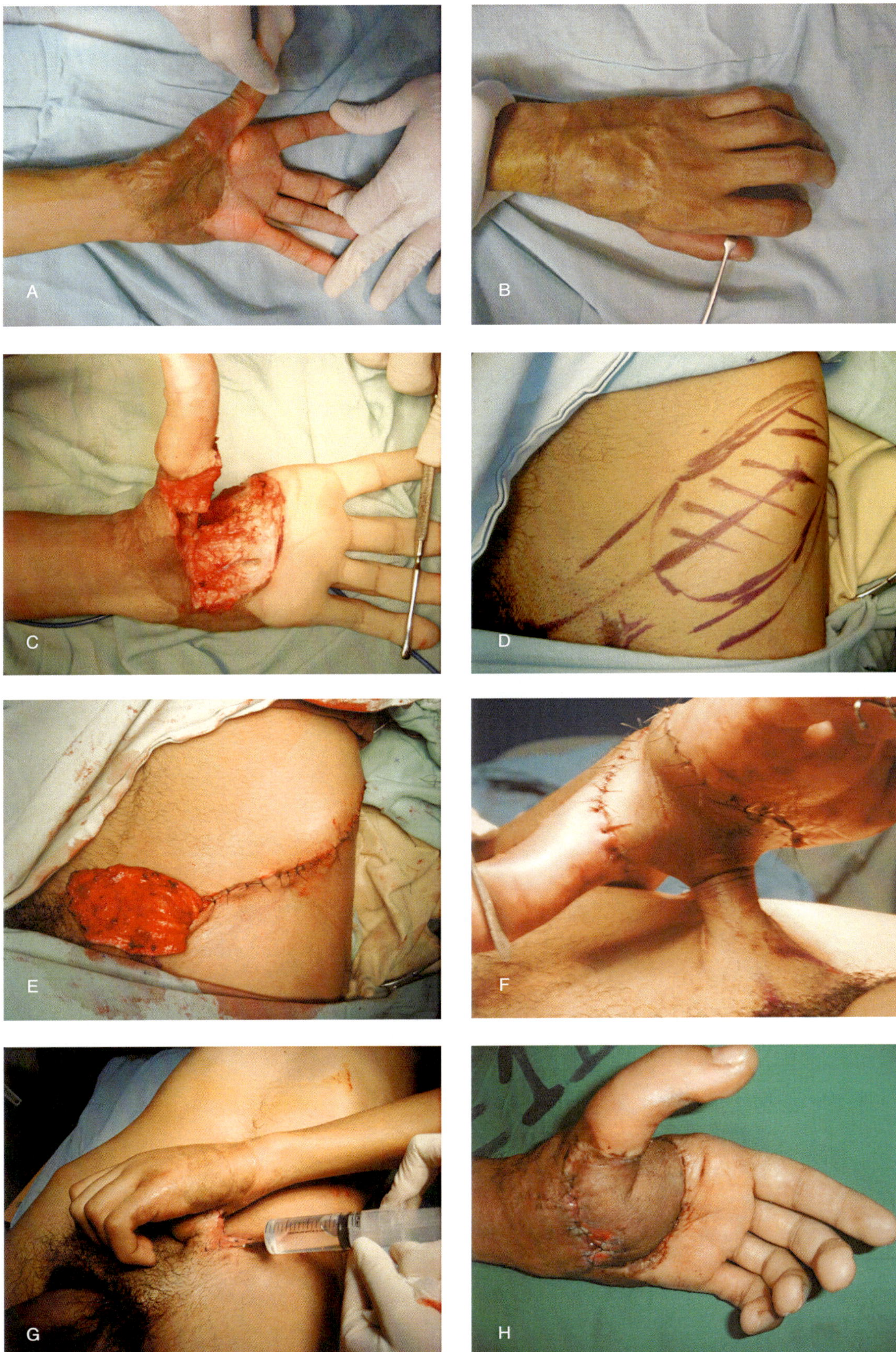

Figura 10.14A. Retração do polegar e da região tenar. Seqüela de queimadura elétrica. **B.** Região dorsal. **C.** Abertura do espaço adutor e remoção do enxerto retraído. **D.** Marcação do retalho inguinal. A escolha deste retalho deveu-se ao fraco pulso das artérias radial e ulnar. **E.** O retalho dissecado e a aproximação direta da área doadora. **F.** O retalho cobrindo a área receptora e a confecção do tubo. **G.** A autonomização do retalho com anestesia local. **H.** A boa integração do retalho e a abertura total da primeira comissura.

Contratura em flexão dos dedos

O tratamento da contratura em flexão dos dedos e da região volar é o procedimento mais comumente realizado. A região volar, a mais exposta funcionalmente, devido à pele grossa, sem elasticidade, não tem pêlos devido ao atrito, sendo mais utilizada para o trabalho diário (Figura 10.15*A* a *G*).

Alguns autores preconizam a pele plantar como uma boa área doadora de enxerto de pele, devido às mesmas particularidades. Tanabe e cols. descreveram a pele plantar como uma boa região de enxerto cutâneo. Não há pêlos, glândulas sebáceas nem melanócitos. Quando possível, pode-se usar a pele da região hipotenar da mão, por ter as mesmas características cutâneas (Figura 10.16*A* a *E*).

A hiperpigmentação e a recidiva da contratura são muito comuns no enxerto de pele palmar, porque a pele não é elástica. A seqüela em flexão dos dedos res-

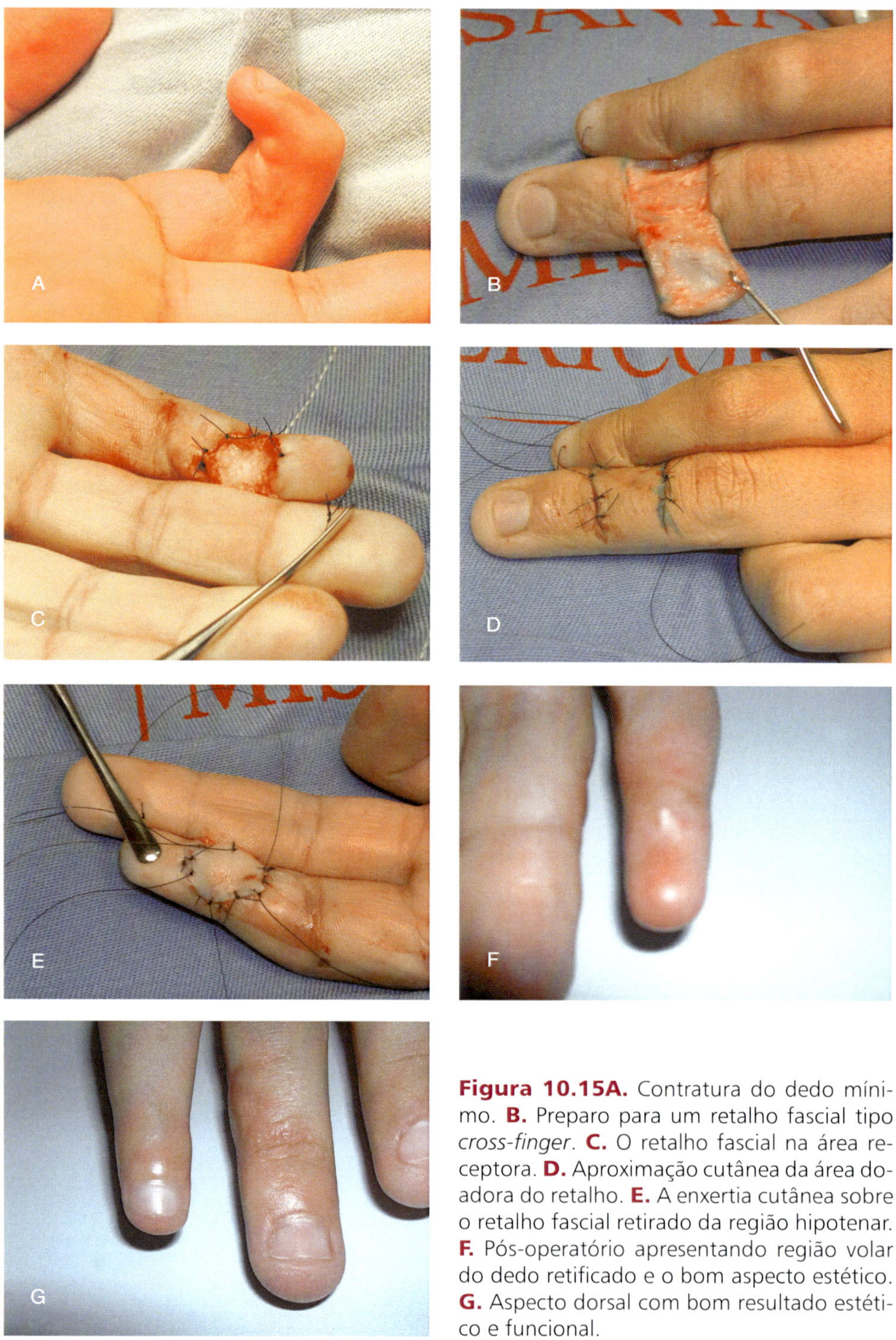

Figura 10.15A. Contratura do dedo mínimo. **B.** Preparo para um retalho fascial tipo *cross-finger*. **C.** O retalho fascial na área receptora. **D.** Aproximação cutânea da área doadora do retalho. **E.** A enxertia cutânea sobre o retalho fascial retirado da região hipotenar. **F.** Pós-operatório apresentando região volar do dedo retificado e o bom aspecto estético. **G.** Aspecto dorsal com bom resultado estético e funcional.

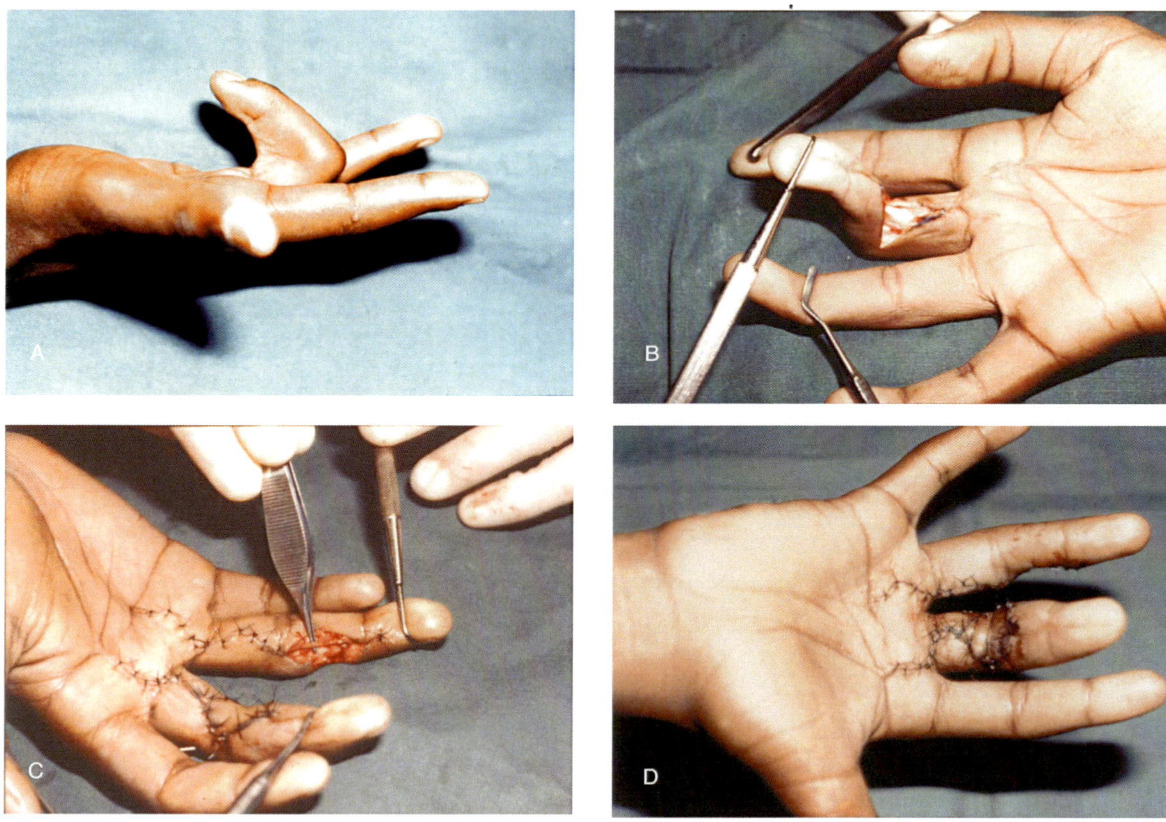

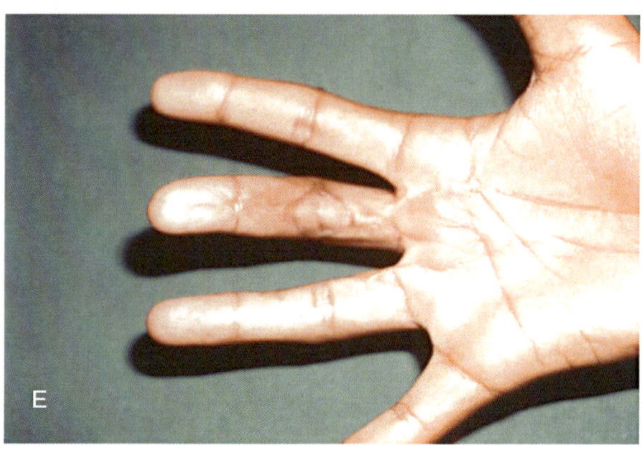

Figura 10.16A. Deformidade em flexão de 120 graus na IFP do dedo médio. **B.** Incisão transversa, transformada em losango. Efetuadas a tenólise e capsulectomia. **C.** Efetuado um retalho heterodigital vascularizado do dedo anular para o médio. O retalho já tunelizado e acoplado. A área doadora mostrando o nervo digital preservado. **D.** Pós-operatório após enxertia da área doadora. **E.** Resultado final, apresentando uma extensão do dedo.

tringe o uso da mão. As seqüelas das queimaduras dos dedos foram classificadas por Kurtzman e Stern em:

- **Tipo 1 – apenas pele:** com a MF em flexão passiva, a IFP pode ter extensão total.
- **Tipo 2 – comprometimento da cápsula palmar:** com a MF em flexão passiva, não é possível a extensão passiva da IFP.
- **Tipo 3 – partes moles, estruturas articulares:** a IFP fixa, não importa a posição da MF.

No tipo 1A, a pele curta na região digitopalmar e a prega cutânea distal da IF limitam a extensão da IFP. Esta deformidade pode ser corrigida com zetaplastias, associadas a enxerto cutâneo, quando só a zetaplastia não é suficiente.

O tipo 2 freqüentemente necessita capsulotomia, tenólise e retalhos vascularizados (Figura 10.17 *A* a *E*).

No tipo 3, das articulações com subluxações e destruição cartilaginosa, o tratamento consiste em artrodese e cobertura adequada. Em casos de seqüelas graves, atingindo todos os dedos e sem área doadora de retalhos locais, temos realizado o *open finger*, usando o conceito do *open palm*, que se baseia no tratamento para doença de Dupuytren, obtendo bons resultados (Figura 10.18*A* a *C*).

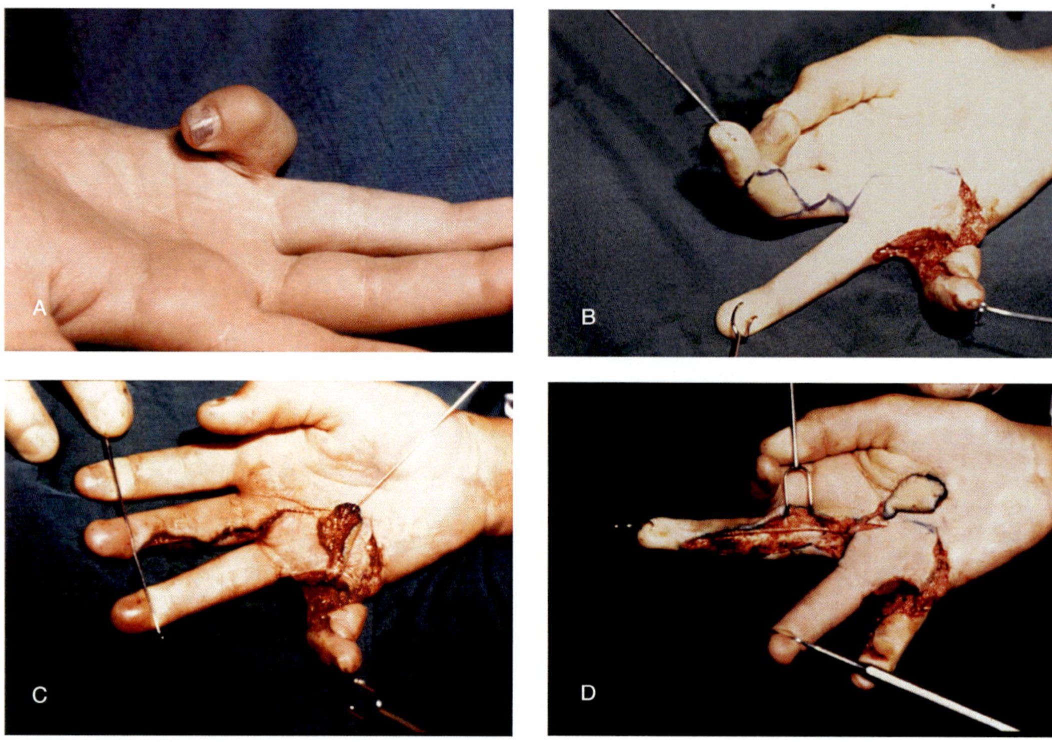

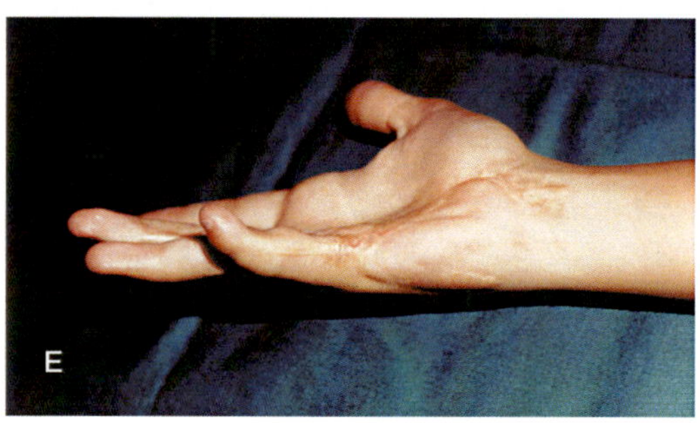

Figura 10.17A. Deformidade em flexão do dedo mínimo e submetida a outras intervenções. **B.** Marcação do retalho vascularizado do dedo médio devido à falta de vascularização do dedo anular. **C** e **D.** O retalho com seu pedículo e a preservação do feixe nervoso. **E.** Pós-operatório.

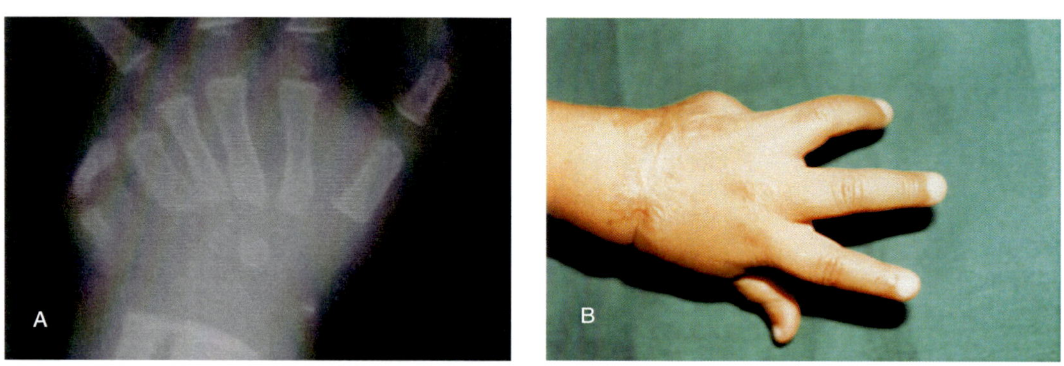

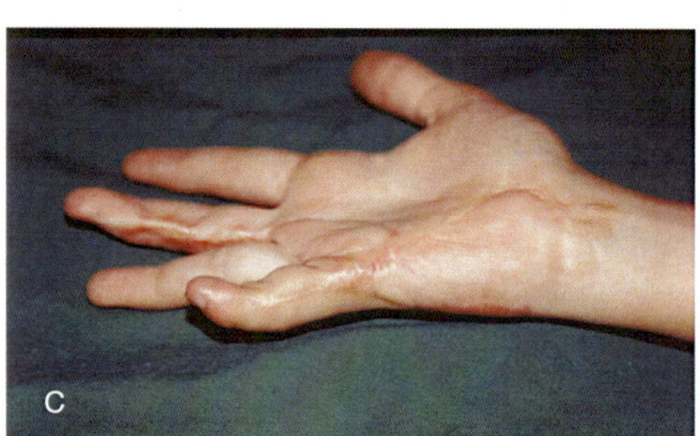

Figura 10.18A. Neste caso, o dedo mínimo totalmente luxado e cicatrizado dentro da região hipotenar. **B.** Aspecto dorsal. **C.** Resultado após confecção de retalho vascularizado do dedo médio e enxertia cutânea.

Deformidade em botoeira

A seqüela de queimadura com deformidade em botoeira é um problema de correção muito difícil. Além do trauma da bandeleta central e do mecanismo extensor, existe a aderência da pele ao tecido ósseo. A ausência da banda central resulta em hiperextensão IFD devido à queda das bandas laterais. O tratamento é complexo. Primeiramente, são confeccionadas órteses para aumentar a amplitude dos movimentos, associadas à fisioterapia. Quando é possível a reconstrução tendinosa, existem várias alternativas, por meio de enxertos e transposições tendinosas e *pull out*. No caso de artrodese, há encurtamento ósseo, não precisando de cobertura cutânea.

Contraturas do dorso da mão

As seqüelas de queimadura do dorso da mão são um problema muito comum. Podem ser devidas a cobertura inadequada, por enxertos de pele, cicatrização por segunda intenção, perda do enxerto, infecções, terapias e órteses mal orientadas, resultando numa complicação clássica: MF em hiperextensão e IF em flexão (Figura 10.19*A* a *F*).

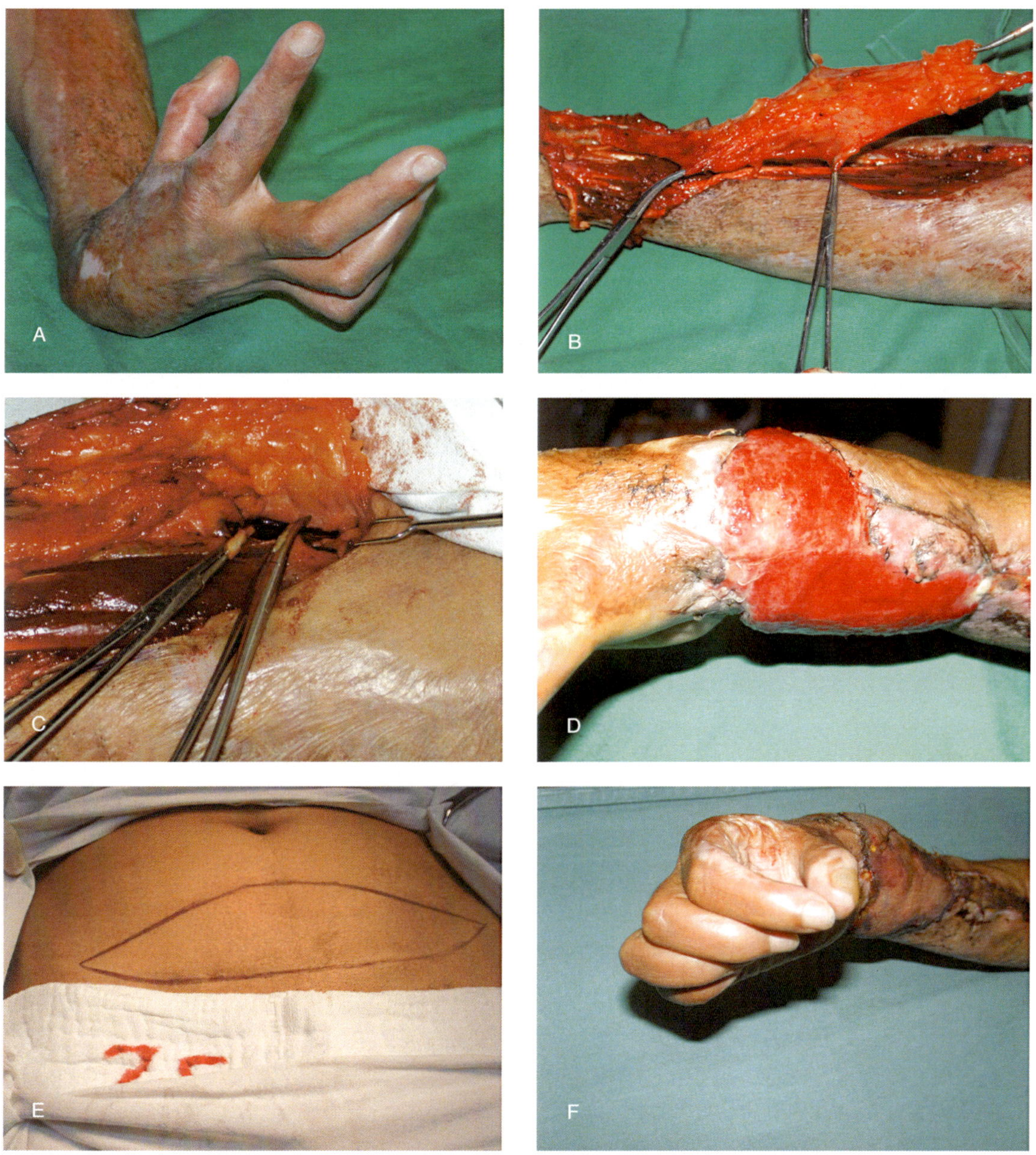

Figura 10.19A. Contratura em flexão do punho e hiperextensão das MF. **B.** Retalho fascial antebraquial de fluxo invertido dissecado com interrupção da artéria radial. **C.** Ligadura proximal da artéria radial. **D.** Aspecto do retalho em granulação. **E.** Foi retirado enxerto de pele total do abdome da paciente. **F.** Resultado pós-operatório: o punho, o espaço adutor e as MF em posição funcional.

O tratamento consiste em retirada total dos tecidos contraturados e mobilização das articulações. Dependendo do caso, pode-se utilizar enxerto de pele total ou retalhos finos vascularizados. Os retalhos fasciais antebraquiais são uma excelente indicação para o dorso da mão, pois são finos e podem cobrir enxertos tendinosos e articulações (Figura 10.20*A* a *F*).

Amputações

Quando há comprometimento vascular dos dedos, a escarotomia precoce preserva a musculatura intrínseca dos dedos; entretanto, às vezes, é necessária a amputação total ou parcial dos dedos, prejudicando a parte estética e, em alguns casos, a função com per-

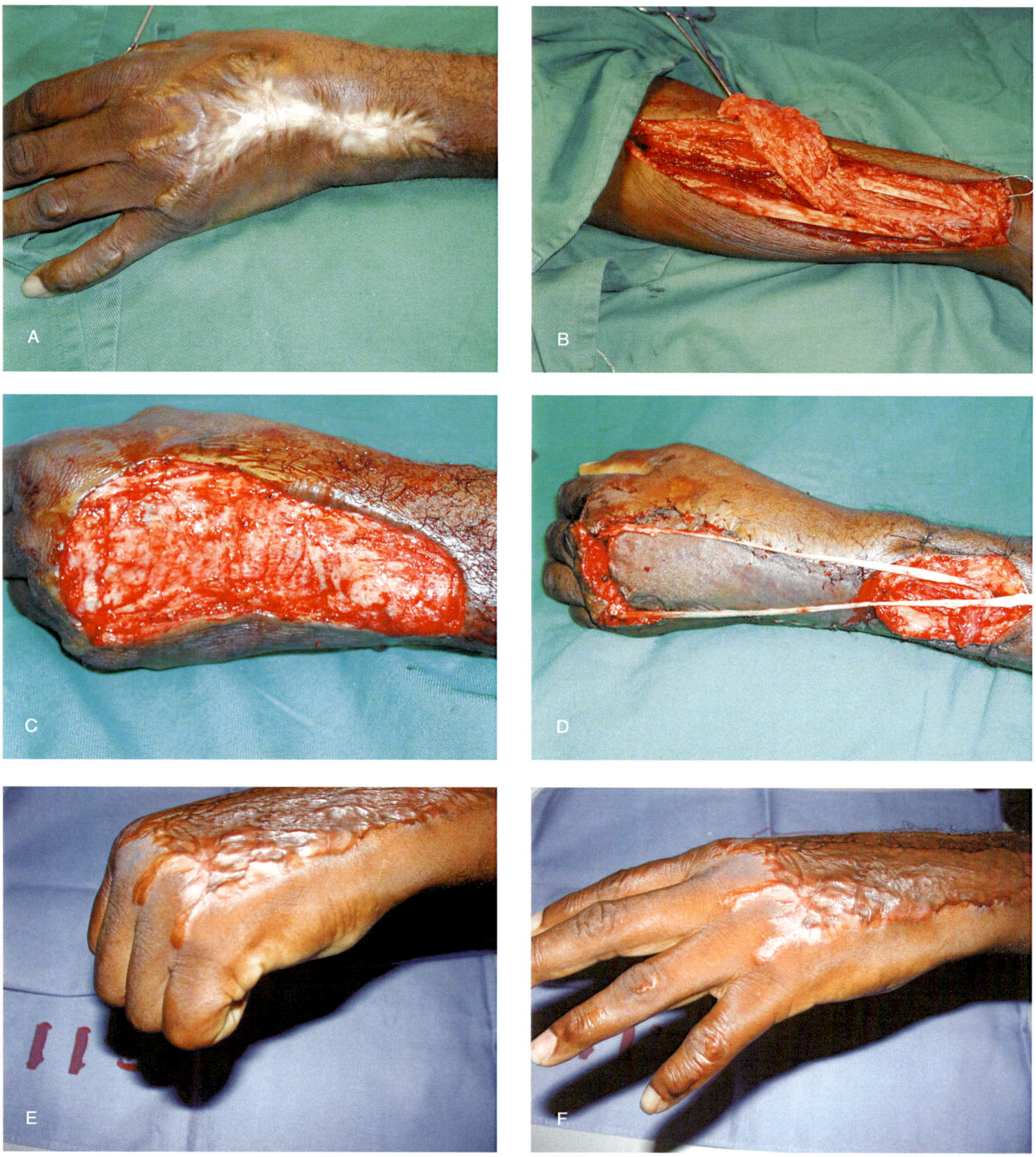

Figura 10.20A. Queimadura dorsal. Enxerto cutâneo aderido ao periósteo. **B.** Retalho fascial antebraquial interrompendo o fluxo arterial radial. **C.** Retalho rodado para região dorsal do punho. **D.** A enxertia cutânea realizada e os cabos tendinosos para extensão dos dedos. **E.** Flexão dos dedos. **F.** Extensão dos dedos.

da da força. No entanto, um dedo sem função prejudica o trabalho e a atividade social e, em alguns casos, pode ser trófico e doloroso (Figura 10.21*A* a *E*).

Um grande problema nas amputações são os neuromas, que causam dor e incapacidade funcional. Em relação ao tratamento, existem várias técnicas, com índices altos de recidiva.

A prioridade para a reconstrução é o polegar, responsável por 40% da função da mão, seguido pelo indicador e médio.

Reconstrução do polegar

A reconstrução do polegar necessita de uma boa cobertura e de uma abertura do espaço adutor, além de manter comprimento, função, estabilidade e sensibilidade, aliados ao resultado estético. A perda da falange distal do polegar pode manter uma boa função. Retalhos locais ou zetaplastias podem resolver o problema do primeiro espaço.

Quando há perda da falange proximal, podem ser realizadas policização, transferência parcial de dedos

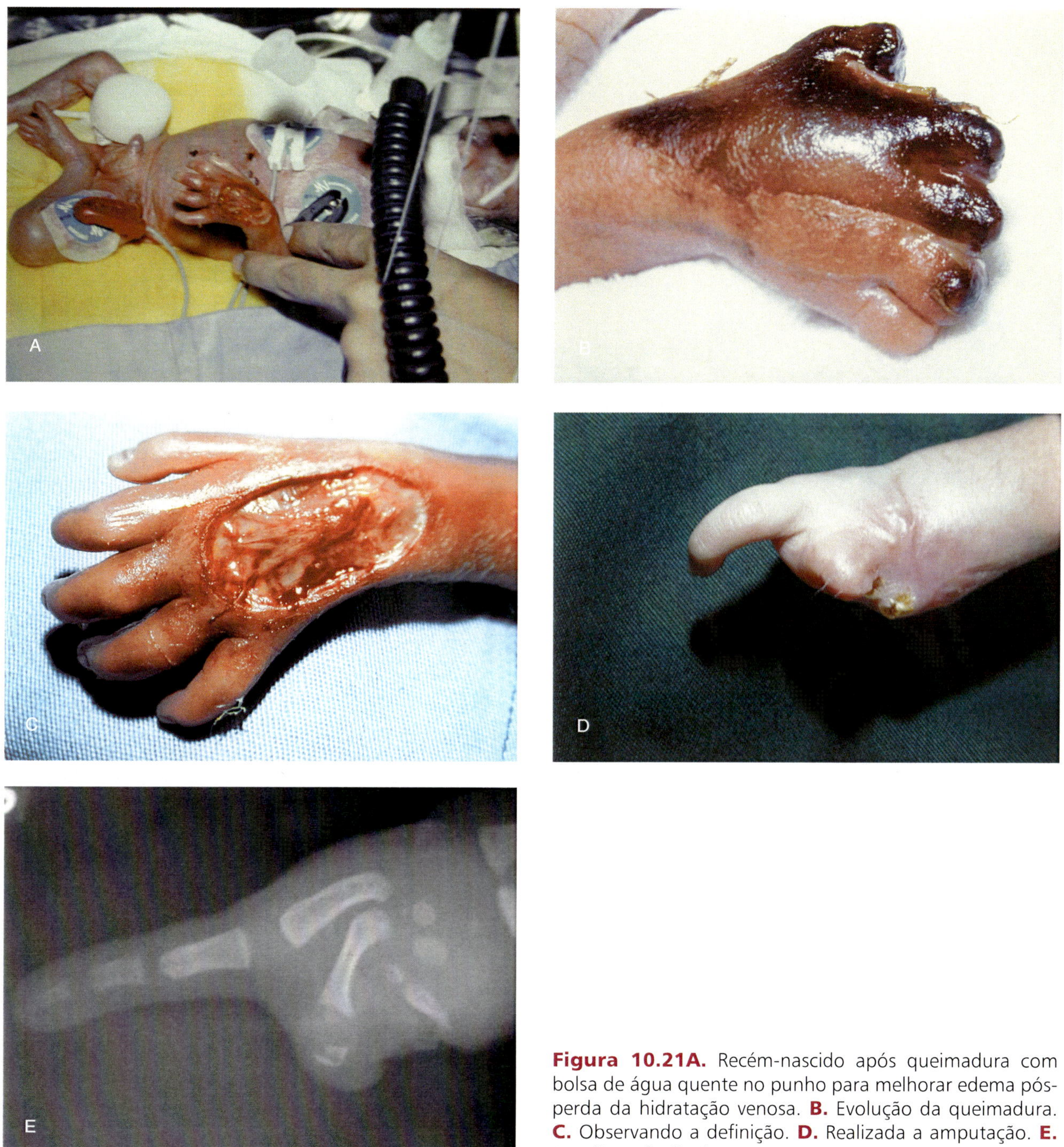

Figura 10.21A. Recém-nascido após queimadura com bolsa de água quente no punho para melhorar edema pós-perda da hidratação venosa. **B.** Evolução da queimadura. **C.** Observando a definição. **D.** Realizada a amputação. **E.** A radiografia final.

ou tranferências microcirúgicas. Littler preconizou a transferência do segundo metacarpiano vascularizado para o primeiro, criando uma boa função de oponência para o polegar.[5]

A transferência de artelho para o polegar é uma técnica microcirúrgica utilizada, especialmente, nos casos em que não há dedos para fazer a policização; nestes casos, a melhor indicação é a transposição artelho-polegar. Às vezes, a amputação é muito curta, praticamente no trapézio. Nestes casos, necessita-se primeiramente fazer uma coluna prévia para o primeiro metacarpiano ou para o primeiro espaço com um retalho inguinal (*groin flap*) ou retalho microcirúrgico, para poder receber o artelho transplantado.[6]

Contraturas do cotovelo

Este tipo de contratura divide-se em intra-articular e extra-articular. Os tecidos envolvidos são: pele, unidade musculotendinosa e cápsula articular. Na pele, normalmente usa-se a zetaplastia, associada ou não com enxertia cutânea. Em casos mais complexos, podem-se usar retalhos locais ou regionais vascularizados ou microcirúrgicos, dependendo da profundidade da exposição. Os *flaps* mais comumente usados são:

- Antebraquiais invertidos vascularizados.
- Interósseo posterior invertido.
- Retalho lateral do braço.
- Retalho escapular livre.
- Retalhos fasciais livres (temporoparietal e *serratus* anterior).

Inicia-se a fisioterapia assim que o retalho estiver seguramente acomodado, entre 2 a 3 semanas.

Contraturas axilares

As bandas retráteis axilares normalmente podem ser resolvidas com zetaplastia e suas variações, associadas ou não ao enxerto cutâneo. Quando é grande a limitação da abdução, ou pós-enxertia sem recesso, pode ser necessário a utilização de retalhos locais, tipo fasciais, escapulares, paraescapulares ou *latissimus*. Nos casos em que não existam estas opções, utilizam-se retalhos microcirúrgicos.

Queimaduras elétricas

As vítimas de queimaduras elétricas são normalmente jovens, saudáveis e adolescentes. O membro superior é envolvido em aproximadamente 80% de todos os casos. A amputação varia entre 40% e 70%, com média de mortalidade em torno de 10%. Cinco anos após o trauma, mais de 50% dos pacientes ainda sofrem de problemas neurológicos.

A história da queimadura elétrica teve início com a invenção da lâmpada incandescente por Thomas Edison, em 1879, e a morte de um trabalhador de teatro em Lyon na França nesse mesmo ano, devido a uma descarga de corrente alternada de 250 volts.

TRATAMENTO CIRÚRGICO

Estando o paciente estabilizado, o tratamento é direcionado para preservação da função, prevenção da infecção, desbridamento das áreas necróticas e preservação dos tecidos nobres, como artérias, nervos, tendões e osso. Escarotomia deve ser combinada com a fasciotomia. Todos os compartimentos devem ser descomprimidos – os dedos, o túnel do carpo e o canal de Guyon – e devem ser tratados dorsal e volarmente por 6 a 8 horas. São utilizados curativos biológicos com coberturas temporárias, até a definição do quadro, para que se possa decidir sobre o tratamento definitivo. Órteses em posições funcionais são imprescindíveis para evitar contraturas articulares e dor e para a manutenção da vascularização.

REFERÊNCIAS

1. *Green's operative hand surgery.* 5 ed., Philadelphia: Churchill Livingstone, 2005.
2. Germann and Philipp. the Burned hand. *In: Green's operative hand surgery.* Philadelphia: Churchill Linvigstone, 2005:1629-715.
3. Bunyan AR, Mathur BS. Medium thickness plantar skin graft for the management of digital and palmar flexion contractures. *Burns* 2000; *26*:575-80.
4. Hentz VR, Chase RA. The philosophy of salvage and repair for acute hand injuries. *In:* Wolfort FG (ed.). *Acute hand injuries: a multidisciplinary approach*. St. Louis: CV Mosby, 1979.
5. Khouri RK, Cooley BC, Kunselman AR *et al.* A prospective study of microvascular free flap surgery and outcome. *Plast Reconstr Surg* 1998; *102*:711-21.
6. Salisbury RE. Reconstruction of the burned hand. *Clin Plast Surg* 2000; *27*:65-9.

CAPÍTULO 11

Contratura Isquêmica de Volkmann

Antonio Carlos da Costa

A síndrome compartimental aguda é a condição em que a pressão dentro de um compartimento musculofascial fechado está elevada e reduz a perfusão sanguínea a níveis abaixo do necessário para manter a viabilidade tecidual. Se não tratada, leva a danos irreversíveis aos músculos e aos nervos. O tecido muscular isquêmico sofre processo de necrose, fibrose e contratura. Concomitantemente, a lesão do nervo periférico resulta em maior déficit motor, déficit sensitivo e, eventualmente, dor crônica. O resultado é um membro deformado, com perda funcional em graus variáveis, conhecido como contratura isquêmica de Volkmann.

A síndrome compartimental e a contratura isquêmica de Volkmann são entidades conhecidas há, aproximadamente, 150 anos. A segunda metade do século XIX foi um período de grandes descobertas na ciência e de grandes avanços na Medicina. Nessa época, Richard von Volkmann, na Alemanha, relatou alguns casos de contratura isquêmica, descrevendo o desenvolvimento de contraturas irreversíveis da musculatura após traumatismos contusos, fraturas, enfaixamentos e imobilizações. Relacionava a necrose muscular à isquemia e à conseqüente hipoxia muscular. Em 1881, publicou *Die Ischämischen Muskellähmungen una Kontrakturen* (as paralisias isquêmicas musculares e as contraturas).[58] Antes desta descrição, a contratura muscular era atribuída à lesão nervosa.

Entretanto, o conhecimento da fisiopatologia da síndrome compartimental e da contratura isquêmica de Volkmann foi gradualmente adquirido com o passar do tempo. No início, devido ao pouco conhecimento da patologia, o tratamento era focado na seqüela. Posteriormente, com a compreensão dos mecanismos envolvidos na fisiopatologia, o enfoque do tratamento passou a ser a prevenção das terríveis seqüelas.

Em 1884, Leser reproduziu a contratura muscular isquêmica em animais de laboratório por meio de bandagens apertadas.[30] Foi o primeiro a confirmar, cientificamente, a necrose muscular como parte do processo patológico. O trabalho de Leser foi tão importante que alguns autores denominaram a entidade "síndrome de Volkmann-Leser".

Nos anos seguintes, os autores estudaram, principalmente, a etiologia e a fisiopatologia da contratura muscular. Bernays (*apud* Tricé),[52] em 1900, estudou, detalhadamente, a fisiopatologia da síndrome de Volkmann e salientou os problemas legais a que os médicos estariam expostos.[52] Littlewood, também em 1900, recomendou atenção à perfusão do membro após lesão de partes moles, preocupado com o aumento da pressão intracompartimental. Thomas, em 1908, notou a alta incidência de lesão nervosa associada à contratura de Volkmann.

Até essa época, o tratamento na fase aguda resumia-se à retirada da imobilização e à intervenção cirúrgica na artéria lesada. Bardenhauer, em 1911, inovou o tratamento da síndrome compartimental na fase aguda.[2] Descreveu o procedimento batizado de aponeurectomia, que consistia na incisão da fáscia profunda do antebraço. Essa nova técnica melhorou a perspectiva de tratamento e, também, o entendimento da fisiopatologia da síndrome compartimental.

Rowlands, em 1905, e Murphy, em 1914, associaram o processo inflamatório, que ocorre após a isquemia e a necrose, ao aumento da pressão intracompartimental (*apud* Tricé).[52]

Nos anos de 1920, muitos trabalhos foram publicados, permitindo melhor compreensão do fenômeno. Brooks, em 1922, comparou a obstrução arterial com a obstrução venosa em animais e notou que a síndrome compartimental era mais facilmente reproduzida com a compressão venosa prolongada. Finochietto, em 1920, descreveu a fisiopatologia, o quadro clínico e o tratamento da contratura isquêmica da musculatura intrínseca da mão. Em 1928, Malonguet e Seneque associaram a síndrome compartimental com a formação de hematoma subfascial (*apud* Tricé).[52]

O conceito de aumento da pressão dentro do compartimento, inicialmente descrito por Volkmann, permaneceu no centro da opinião corrente. Entretanto, o conceito de lesão arterial com conseqüente isquemia do membro também teve os seus adeptos, provavelmente devido ao grande número de acidentes com lesão arterial durante a Primeira Guerra Mundial. Em 1940, durante a Segunda Guerra Mundial, Lloyd Griffiths concluiu, enfaticamente, que a contratura isquêmica de Volkmann era devida a lesão arterial com espasmo reflexo da circulação colateral.[19] Afirmava, também, que a oclusão venosa e o fenômeno de compressão eram, puramente, causas secundárias. Entretanto, a grande contribuição de Griffiths foi a conhecida descrição dos quatro "P": *pain during the extension, painful or painless onset, pallor, puffiness* (dor à extensão, início doloroso ou sem dor, palidez, edema). Posteriormente, em 1971, Moylan e cols. citaram os seis "P": *hight pressure, pain, paresthesia, paresis, pink skin color, pulse* (pressão elevada, dor, parestesia, paresia, pele rosada, pulso presente).[41]

Benjamin, em 1959, e Eichler e Lipscomb, em 1967, descreveram a técnica cirúrgica da fasciotomia, incluindo a incisão cutânea, no tecido celular subcutâneo e na fáscia.[11] Eaton e Green, em 1972, baseados na anatomia dos compartimentos, delinearam, ainda mais, as bases do tratamento cirúrgico.[9]

No Brasil, Graner e Sobania, em 1971, publicaram trabalho sobre a prevenção da paralisia isquêmica.[18]

Em 1975, Matsen e Clawson descreveram o "conceito unificado da síndrome compartimental", em que o aumento da pressão poderia ser causado pela diminuição do continente ou pelo aumento do conteúdo do compartimento.[33,34] O conceito de aumento da pressão permitiu que Whitesides e cols., em 1975, desenvolvessem método de mensuração da pressão intercompartimental.[61,62]

Em 1981, Gilbert relatou o uso de transferências musculares livres no tratamento das isquemias de Volkmann.[16] Posteriormente, Manktelow e Zuker, em 1989,[32] e também Chuang e cols., em 1992,[7] descreveram séries de pacientes com seqüela de isquemia de Volkmann tratados com músculos livres funcionais.

ANATOMIA DOS COMPARTIMENTOS DO MEMBRO SUPERIOR

A fáscia pode ser dividida em dois grupos: superficial, que separa a musculatura do tecido celular subcutâneo, e profunda, que reveste os grupos musculares. O compartimento anatômico, portanto, é definido como um compartimento fechado formado por fáscia ou uma combinação de fáscia e osso. No interior dele encontramos pelo menos um músculo, artérias, veias e nervos. A membrana interóssea, entre o rádio e a ulna, forma a base dos compartimentos anterior e posterior do antebraço. O mús-

Quadro 11.1 Compartimentos do membro superior com os respectivos músculos

Compartimento	Principais músculos
Deltóideo	deltóide
Anterior do braço	bíceps braquial braquial coracobraquial
Posterior do braço	tríceps
Lateral móvel do antebraço	braquiorradial extensor radial curto do carpo extensor radial longo do carpo
Volar do antebraço	pronador redondo flexor radial do carpo flexor ulnar do carpo flexor superficial dos dedos flexor profundo dos dedos flexor longo do polegar palmar longo
Dorsal do antebraço	extensor comum dos dedos extensor ulnar do carpo extensor do dedo mínimo extensor longo do polegar extensor curto do polegar abdutor longo do polegar
Túnel do carpo	tendões flexores extrínsecos dos dedos
Palmar central	tendões flexores extrínsecos lumbricais
Tenar	abdutor curto do polegar flexor curto do polegar oponente do polegar
Hipotenar	abdutor do dedo mínimo flexor do dedo mínimo oponente do dedo mínimo
Adutor	adutor do polegar
Interósseos da mão	interósseos dorsais (quatro) interósseos palmares (três)

culo é o primeiro "alvo" da isquemia e o nervo, o segundo.[59]

Os compartimentos dos membros superiores, com os seus respectivos músculos, estão listados no Quadro 11.1.

Os dedos não contêm tecido muscular, assim como o túnel do carpo, porém o feixe arteriovenoso está localizado entre estruturas inextensíveis, os ligamentos de Cleland e de Grayson, ao longo do dedo. Esses pseudocompartimentos têm grande importância na patogênese da síndrome compartimental dos dedos.

CAUSAS DA SÍNDROME COMPARTIMENTAL

Muitas são as causas da síndrome compartimental.[10,24,45,63] Matsen as dividiu em dois grandes grupos: as que reduzem ou restringem o tamanho do compartimento e as que aumentam o volume dentro do compartimento (Quadro 11.2).[39,40]

Posteriormente, Mubarak e Hargens modificaram a classificação de Matsen, adicionando mais detalhes e discutindo as várias causas (Quadro 11.3).[22,43]

Uma condição pouco freqüente é a síndrome compartimental neonatal (Figura 11.1), que está relacionada à compressão extrínseca do membro, mais comum em mães com ruptura prematura do saco amniótico, trabalho de parto prolongado, oligoidrâmnio, banda amniótica e estrangulamento pelo cordão umbilical.[38,47,48]

Quadro 11.2 Causas de síndrome compartimental, segundo Matsen

- I. Diminuição do tamanho do compartimento
  - A. Fechamento de defeito fascial
  - B. Enfaixamento, gesso ou curativo apertado
  - C. Pressão externa localizada
- II. Aumento do conteúdo do compartimento
  - A. Sangramento
    - 1. Lesão vascular maior
    - 2. Alteração da coagulação
  - B. Aumento da permeabilidade capilar
    - 1. Edema pós-isquemia
    - 2. Exercício, convulsão e eclâmpsia
    - 3. Traumatismo (outros além das lesões vasculares maiores)
    - 4. Queimadura
    - 5. Drogas intra-arteriais
    - 6. Cirurgia ortopédica
  - C. Aumento da pressão capilar
    - 1. Exercício
    - 2. Obstrução venosa
  - D. Hipertrofia muscular
  - E. Infiltração de infusão
  - F. Síndrome nefrótica

Quadro 11.3 Causas de síndrome compartimental, segundo Mubarak e Hargens

- Diminuição do tamanho do compartimento
  - 1. Curativos e gessos constritivos
  - 2. Fechamento de defeitos da fáscia
  - 3. Lesões térmicas
- Aumento do conteúdo do compartimento
  - Edema primário
    - 1. Edema pós-isquemia
      - a. Lesão arterial
      - b. Trombose arterial ou embolia
      - c. Cirurgia vascular reconstrutiva e *bypass*
      - d. Reimplante
      - e. Tempo prolongado de torniquete
      - f. Espasmo arterial
      - g. Cateterismo cardíaco e angiografia
      - h. Ingestão de ergotamina
    - 2. Imobilização prolongada com compressão do membro
      - a. *Overdose* de drogas com compressão prolongada do membro
      - b. Anestesia geral com a posição "joelho-peito"
    - 3. Lesão térmica
    - 4. Exercício
    - 5. Doença venosa
    - 6. Doença venosa por veneno de cobra
  - Hemorragia primária
    - 1. Hemofilia
    - 2. Terapia anticoagulante
    - 3. Laceração vascular
  - Combinação de edema e hemorragia
    - 1. Fraturas
      - a. Tíbia
      - b. Antebraço
      - c. Cotovelo
      - d. Fêmur
    - 2. Lesão de partes moles
    - 3. Osteotomias
  - Outros
    - 1. Infiltração endovenosa
    - 2. Cisto poplíteo
    - 3. Imobilização prolongada da perna

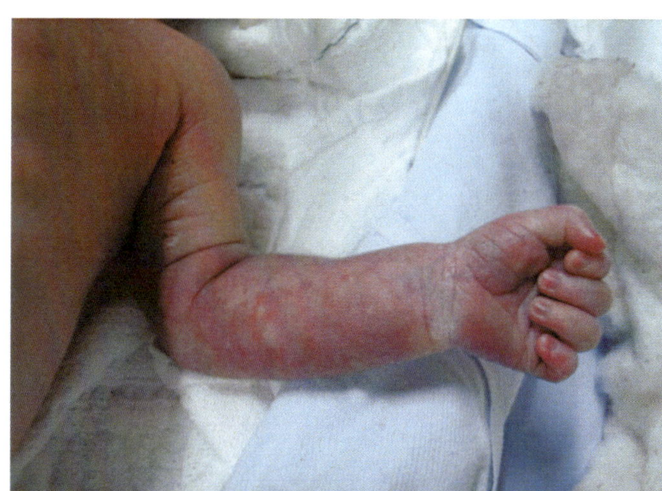

Figura 11.1 Síndrome compartimental neonatal. (Caso cedido pelo Dr. Jayme Bertelli.)

FISIOPATOLOGIA

Há duas formas de síndrome compartimental: aguda e crônica (provocada pelo exercício). A síndrome compartimental desenvolve-se quando a pressão intramuscular excede a pressão sanguínea capilar por tempo prolongado. Já a forma crônica, também chamada de síndrome compartimental recorrente, ocorre quando o exercício aumenta a pressão intramuscular o suficiente para causar isquemia, dor ou, em algumas situações, alterações neurológicas no membro.[51] Os sintomas, geralmente, desaparecem quando cessa a atividade e reaparecem na próxima atividade física.[4] Se o indivíduo não interromper a atividade, apesar da dor e das manifestações neurológicas, a síndrome compartimental crônica pode precipitar uma síndrome compartimental aguda, necessitando tratamento imediato.[13,17]

Para que a síndrome compartimental ocorra, é necessário, normalmente, que a fáscia esteja intacta ou que a pele e o tecido celular subcutâneo estejam constringindo o membro. Este envelope é pré-requisito para a instalação e manutenção da pressão intracompartimental elevada. A pressão do compartimento, com o músculo em repouso, é, geralmente, menor do que 8mmHg. Um evento inicial eleva a pressão tecidual através de edema ou hemorragia. O limite considerado suficiente para provocar a síndrome compartimental é de 30 a 50mmHg. Este aumento da pressão diminui o fluxo capilar e causa isquemia muscular localizada. Pode ser desencadeado de duas maneiras: pela diminuição do tamanho do compartimento ou pelo aumento de volume do conteúdo.[5,20,21]

A isquemia promove vasodilatação e aumenta a permeabilidade capilar, que resulta em edema intracompartimental adicional e continua a aumentar a pressão tecidual. A pressão intracompartimental, finalmente, impede a microcirculação e mantém a isquemia tecidual.[3,50]

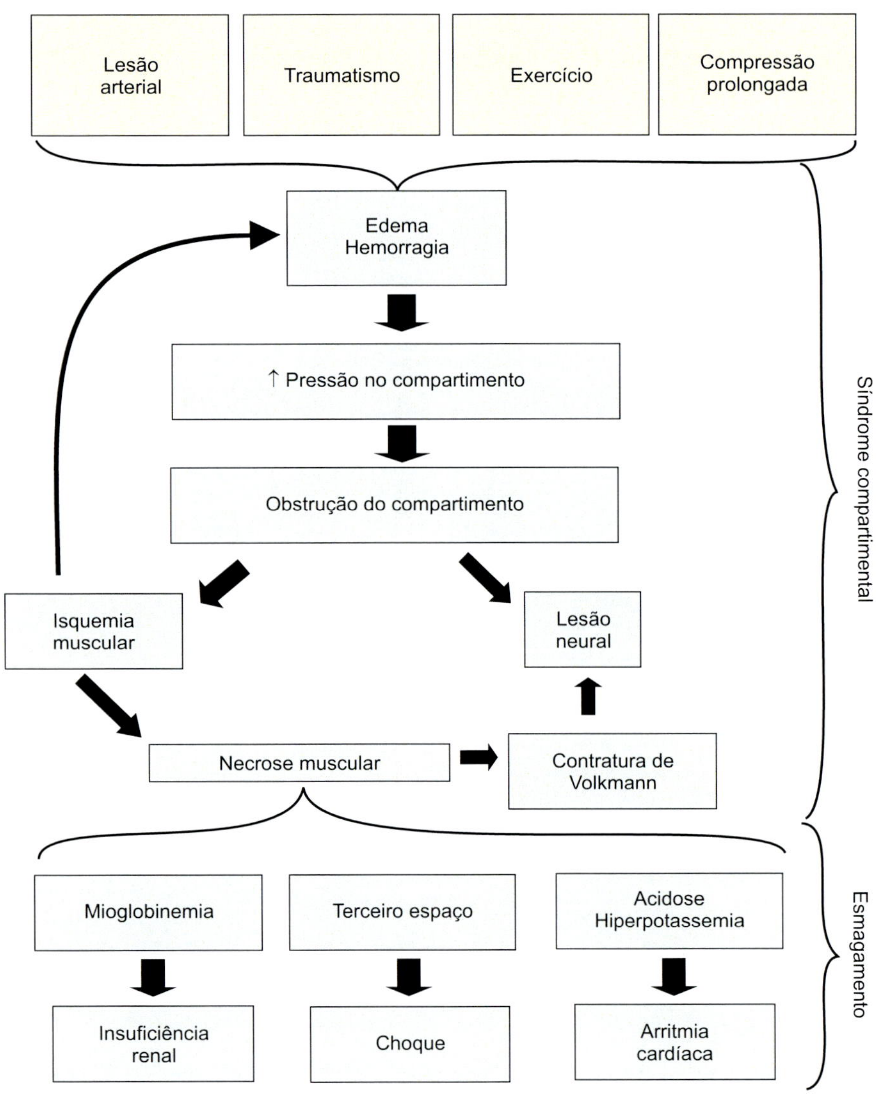

Figura 11.2 Fisiopatologia da síndrome compartimental.

Os músculos e os nervos são os tecidos mais vulneráveis à isquemia, e o grau de lesão tecidual é dependente da magnitude e do tempo de pressão. Após ultrapassar o limiar de pressão e de tempo, ocorre a necrose tecidual. A lesão muscular ocorre após 2 a 4 horas de isquemia, tornando-se irreversível após 4 a 12 horas.[56,57] A isquemia aguda, por si só, pode aumentar a permeabilidade capilar e produzir edema intersticial, aumentando a pressão intramuscular e perpetuando o ciclo da isquemia (Figura 11.2).

A vulnerabilidade do músculo, na lesão vascular, é determinada pelas anastomoses intramusculares e pela relação entre o volume do músculo e o calibre do vaso nutriente. No membro superior, a principal causa é a fratura supracondiliana, e o compartimento anterior do antebraço é o mais acometido. Os músculos flexor profundo dos dedos e flexor longo do polegar são supridos pela artéria interóssea anterior, e estão mais sujeitos à isquemia. Tipicamente, o paciente chega com os dedos fletidos. Além disso, o trajeto da artéria braquial a torna mais susceptível à lesão e à compressão em vários níveis. A ausência de pulso radial indica lesão da artéria braquial.

Por outro lado, os nervos mediano e ulnar encontram-se em íntimo contato com a musculatura flexora, e qualquer alteração na vascularização dos músculos poderá acometer a irrigação dos nervos.

DIAGNÓSTICO

Exame clínico

O diagnóstico da síndrome compartimental é feito clinicamente e, após, confirmado pela mensuração da pressão intracompartimental. Os achados clínicos incluem:

- Edema.
- Tensão aumentada no compartimento.
- Dor desproporcional à esperada pelo traumatismo.
- Déficit sensitivo.
- Fraqueza muscular ou paralisia.

A dor, geralmente, é acentuada pelo alongamento do grupo muscular acometido, mediante a manipulação passiva das articulações adjacentes. Representa o principal sinal no diagnóstico da síndrome compartimental. Entretanto, nem sempre é possível realizar essa manobra devido ao traumatismo inicial.

A paresia e a parestesia ocorrem distalmente ao compartimento e respeitam, obviamente, a musculatura e os territórios cutâneos supridos pelo nervo acometido. O déficit sensitivo, habitualmente, precede o déficit motor.[36]

O pulso permanece palpável na síndrome compartimental, já que os capilares são os mais acometidos. Entretanto, a manobra de palpação dos pulsos é mais difícil devido ao edema das partes moles ao redor do vaso. A coloração, a temperatura, o enchimento capilar dos dedos e o turgor podem estar normais. Se houver palidez, diminuição da temperatura e ausência de pulsos e do enchimento capilar, provavelmente a artéria estará ocluída ou seccionada.

Mensuração da pressão intracompartimental

A pressão intracompartimental pode ser avaliada por meio da técnica de infusão, desenvolvida por Whitesides e cols. em 1975 (Figura 11.3).[6] Mais recentemente, foi desenvolvido um aparelho portátil (Stryker Intracompartment Pressure System) para medição da pressão intracompartimental (Figura 11.4). Trata-se de um transdutor que é inserido na musculatura e mensura a pressão do compartimento.

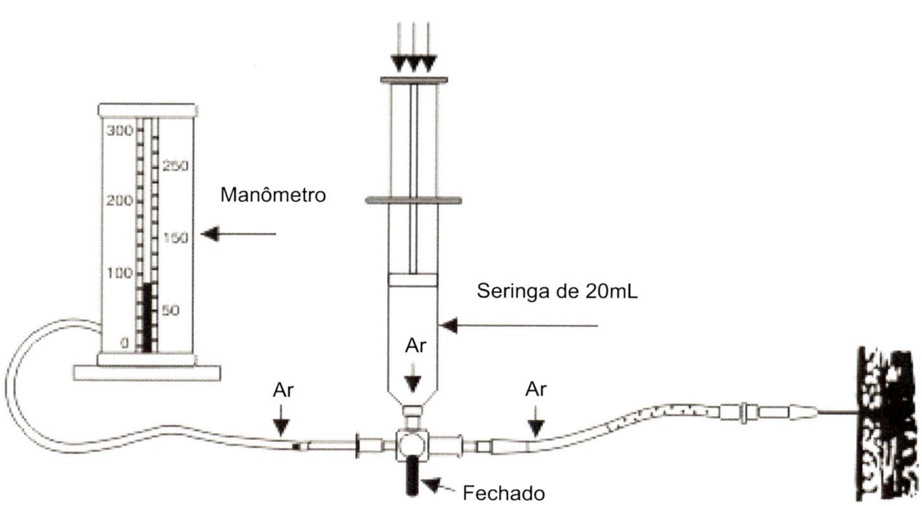

Figura 11.3 Método de Whitesides e cols. para mensuração da pressão intracompartimental.

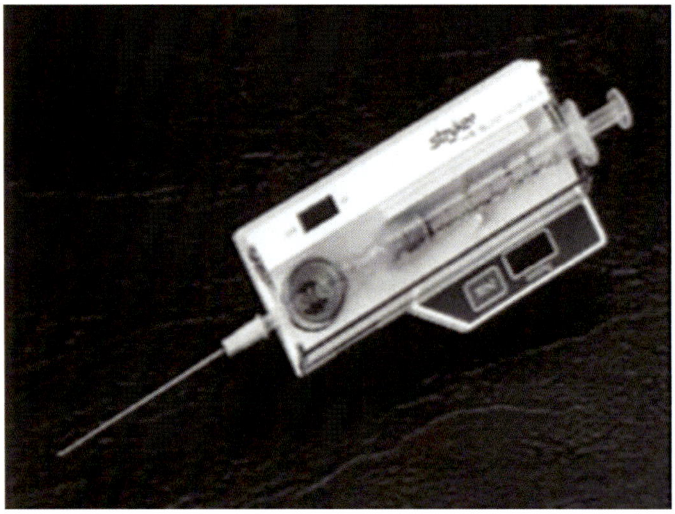

Figura 11.4 Aparelho Stryker para mensuração da pressão intracompartimental.

O limiar de pressão para considerarmos síndrome compartimental é de 45mmHg, segundo Whitesides e cols., de 20mmHg abaixo da pressão diastólica, segundo Matsen, e de 30mmHg, segundo Mubarak e Hargens.[37,43]

A arteriografia, o Doppler e a oximetria digital podem ajudar-nos no diagnóstico de lesão arterial, mas não no diagnóstico de síndrome compartimental.

Apesar dos avanços tecnológicos constantes, e da facilidade em utilizarmos os novos aparelhos, é importante salientar que esses instrumentos não são infalíveis, e o diagnóstico ainda é feito pelo exame clínico.

SÍNDROME DO ESMAGAMENTO

A síndrome do esmagamento é uma condição sistêmica, potencialmente fatal, muitas vezes associada com síndrome compartimental e que merece uma consideração especial. Foi descrita, inicialmente, por Larey (1812) em feridos de guerra. Devemos ter esta entidade em mente quando deparamos com pacientes que apresentam síndrome compartimental que acomete vários compartimentos ou com pacientes com história de compressão prolongada e com o diagnóstico tardio de síndrome compartimental. Caracteriza-se por mioglobinemia, mioglobinúria, acidose, hiperpotassemia, arritmia cardíaca, insuficiência renal e choque hipovolêmico.[60]

As principais descrições da síndrome do esmagamento ocorreram em época de guerra, em soldados vítimas de explosões, queimaduras ou esmagamentos dos membros. Encontramos, também, descrições de pacientes vítimas de terremoto. No nosso meio, entre as possíveis causas, estão os pacientes vítimas de acidentes automobilísticos, toxicômanos com compressão prolongada do membro, vítimas de espancamento ou de tortura, envenenamento por monóxido de carbono, pacientes submetidos à anestesia na posição joelho-peito ou na mesa ortopédica. Outras causas descritas são: doença muscular hereditária, exercícios prolongados, convulsão, hipotermia maligna e acidente ofídico. Fatores como drogas miotóxicas, imobilidade completa, hipoxemia, acidose e baixo fluxo sanguíneo podem contribuir com a rápida progressão da necrose muscular.

Fisiopatologia da síndrome do esmagamento

A mioglobina é uma proteína sintetizada pelo músculo para transporte e armazenamento do oxigênio. Quando há lesão muscular intensa, ocorre a mioglobinemia, que desencadeia o processo de insuficiência renal, arritmia cardíaca e choque. A compressão muscular é, provavelmente, a causa mais freqüente da síndrome do esmagamento. A compressão causa isquemia muscular, síndrome compartimental, miopatia e síndrome da reperfusão. Isso resulta na liberação de radicais livres e no acúmulo maciço de cálcio no músculo lesado. Microscopicamente, ocorrem desarranjo do sarcolema, lesão dos vasos endoteliais e infiltração de neutrófilos. O edema muscular provoca a perda de líquido para o terceiro espaço, com conseqüentes hipovolemia e choque.

Existe relação entre o grau de lesão muscular e o de insuficiência renal. A mioglobina precipita nos túbulos dos néfrons, especialmente em ambiente ácido, causando obstrução dos túbulos. Os radicais livres e a hipoxia do tecido renal contribuem para a nefrotoxicidade e para a insuficiência renal.

O músculo lesado libera potássio na circulação. A hiperpotassemia, portanto, é a principal responsável pela arritmia cardíaca. A acidose e as drogas também contribuem para a manutenção do quadro.

A pressão intracompartimental alcança média de 178mmHg quando o antebraço está sob o tórax, com o paciente em decúbito lateral e em superfície dura; média de 102mmHg com o antebraço sob a perna e de 55mmHg com o antebraço sob a cabeça. Essas pressões, por período prolongado, podem induzir o círculo vicioso da síndrome do compartimental que, por sua vez, pode induzir a síndrome do esmagamento.

Quadro clínico da síndrome do esmagamento

O paciente típico apresenta depressão neurológica, depressão respiratória, depressão cardíaca, hipovolemia, choque, arritmia cardíaca, insuficiência renal, anúria e alterações das extremidades, com edema, pele eritematosa e bolhas. O pulso periférico pode estar normal, diminuído ou ausente. A palpação pode ser dolorosa, e a dor pode ser intensificada ao alongamento do músculo. Normalmente, não apresenta movimento voluntário. O diagnóstico é dificultado quando o paciente encontra-se em níveis rebaixados de consciência.

Achados laboratoriais na síndrome do esmagamento

Devido à lesão muscular, os níveis de mioglobina, potássio, creatinina, fósforo e das enzimas musculares (ácido glutâmico oxalacético, desidrogenase lática e creatinofosfoquinase) estão aumentados na circulação. Encontramos proteinúria, porém sem glicosúria ou cetonúria.

Estadiamento da síndrome do esmagamento

Mubarak e Owen dividiram a síndrome do esmagamento em três estágios:[42]

- **Estágio I:**
  - um ou dois compartimentos acometidos;
  - CPK maior do que 10.000UI;
  - mioglobinúria.
- **Estágio II:**
  - vários compartimentos acometidos;
  - CPK maior do que 20.000UI;
  - ausência de oligúria;
  - mioglobinúria;
  - uréia e creatinina elevadas;
  - hipotensão.
- **Estágio III:**
  - múltiplos compartimentos acometidos;
  - choque;
  - oligúria;
  - acidose metabólica;
  - hiperpotassemia;
  - arritmia cardíaca;
  - insuficiência renal.

TRATAMENTO DA SÍNDROME COMPARTIMENTAL

Devido à gravidade das seqüelas e à rápida instalação do quadro, o tratamento deve ser instituído o mais rápido possível.[28,46,49]

A principal meta do tratamento da síndrome compartimental, na fase aguda, é restaurar a microcirculação dos músculos e dos nervos para minimizar as lesões permanentes e, conseqüentemente, evitar a contratura isquêmica de Volkmann.[23]

Obviamente, a primeira medida é a retirada de toda pressão externa existente. Quando houver fratura associada, serão necessários a redução da fratura, a elevação do membro e o alívio do enfaixamento ou do aparelho gessado. As articulações adjacentes deverão ficar em posição em que não ocorra obstrução dos vasos. Eventualmente, poderemos recorrer à fixação externa ou, até mesmo, à tração esquelética. Caso essas medidas não interrompam o curso da síndrome compartimental, o tratamento deverá ser cirúrgico, realizando a descompressão do compartimento por meio da fasciotomia. "Em caso de dúvida, intervenha." O procedimento cirúrgico deve ser realizado em regime de urgência. Se o paciente tiver ingerido alimentos, preconiza-se a cirurgia sob anestesia regional, já que a isquemia por 12 horas causa lesões irreversíveis. Realizamos a cirurgia, geralmente, sem torniquete, para não aumentar a isquemia e para monitorarmos a perfusão tecidual.

A incisão da pele deve ser ampla, incluindo todo o seguimento do compartimento acometido. Eaton & Green preconizam a incisão longitudinal, medial ao tendão do músculo bíceps, iniciando-se no terço médio do braço e estendendo-se distalmente pela superfície flexora do antebraço.[9] Já Gelberman e cols. preconizam incisão curvilínea na face anterior do antebraço, prolongando, se necessária, para a face medial do cotovelo, confeccionando um retalho que, após a fasciotomia, irá cobrir o nervo mediano e a artéria braquial. Em seguida, deve-se abrir toda a fáscia e o epimísio dos compartimentos superficiais e profundos.[14,15]

Se a circulação não for restabelecida, deve-se suspeitar de lesão vascular e explorar os vasos. Eventualmente, a artéria braquial pode estar comprimida abaixo do *lacertus fibrosus*, e toda a região anterior do cotovelo deve ser explorada, com a finalidade de descomprimir os vasos. Se houver necessidade, pode-se estender também distalmente, para explorar o túnel do carpo. Em situações graves, pouco freqüentes, o

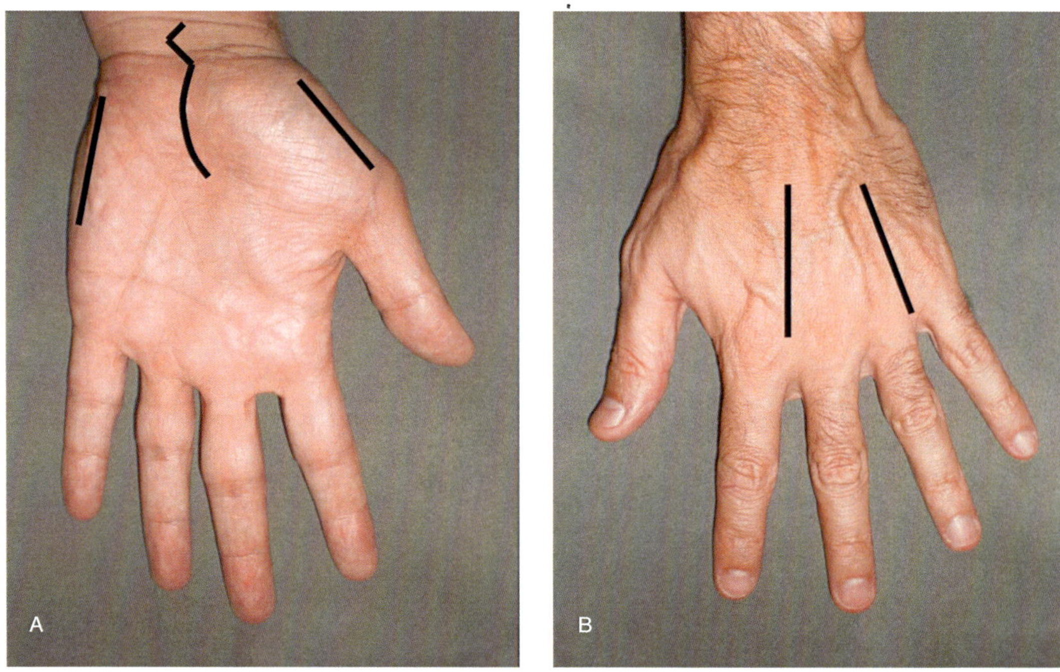

Figura 11.5 Incisões nas faces volar **(A)** e dorsal **(B)**.

compartimento extensor também necessita de fasciotomia.

A fasciotomia está indicada, também, em caso de revascularizações, reimplantes ou em transplantes dos membros, de maneira profilática, mesmo antes da instalação da síndrome compartimental, principalmente quando o membro ficou isquêmico por mais de 4 a 6 horas.[25]

Quando a mão está comprometida, devemos descomprimir os compartimentos interósseos dorsais, medial palmar, tenar, hipotenar e o túnel do carpo por meio de duas incisões dorsais e três volares (Figura 11.5). A descompressão dos dedos, quando necessária, deve ser feita por meio de incisão lateral, tomando como marca a transição entre a pele palmar e a pele dorsal.

Após a liberação, todo tecido muscular necrosado deve ser retirado para diminuir a incidência de infecção e fibrose. A fáscia não deve ser fechada. A pele pode ser aproximada, desde que não haja tensão. Eventualmente, com muito critério, podemos suturar a pele com sutura elástica (Figura 11.6), aproximando gradual e diariamente as bordas da ferida, à medida que o edema regride e o volume do músculo diminui. Em seguida, mantemos o membro elevado, com enfaixamento não-compressivo, e incentivamos a movimentação ativa e passiva. O fechamento da pele pode ser realizado após 5 a 10 dias, desde que não haja mais edema. Se não for possível a sutura direta, realiza-se enxerto de pele. Para prevenir a deformidade, podemos confeccionar ór-

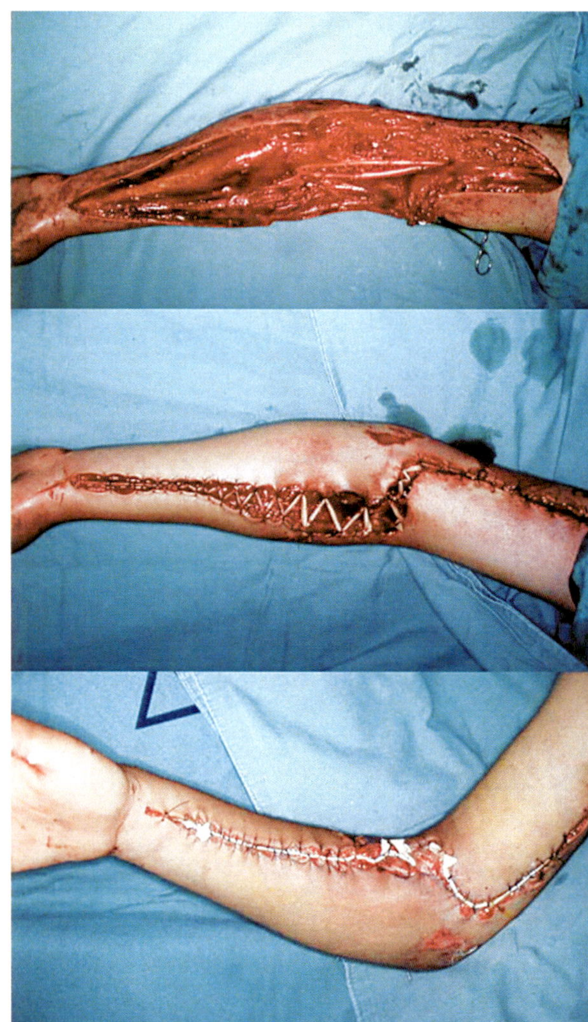

Figura 11.6 Sutura elástica, utilizando dreno elástico.

tese apropriada, porém sem causar compressão no membro.[1,6,31,65]

Nas situações de maior gravidade, realiza-se o controle da mioglobinúria e das provas de função renal, já que não é rara a incidência de insuficiência renal. Devemos hidratar adequadamente e administrar antibióticos. Pacientes vítimas de acidentes ofídicos necessitam tratamento específico, que inclui soro, antibiótico e profilaxia do tétano.

A terapia com oxigênio hiperbárico pode ser útil quando a vitalidade do músculo está em situação *borderline* e após a fasciotomia.

A terapia da mão deve ser iniciada o mais breve possível. Preconiza-se movimentação ativa e passiva, além das órteses de posicionamento, novamente com muito cuidado para não provocar compressões. Após a cicatrização, deve-se tratar a cicatriz e introduzir exercícios com cargas progressivas, dentro das limitações do paciente.

CONTRATURA ISQUÊMICA DE VOLKMANN

Após algumas horas de isquemia, o tecido muscular é substituído por fibrose e perde as características contráteis. Está, então, instalada a contratura isquêmica de Volkmann. O músculo necrosado adere às estruturas vizinhas, assumindo, assim, posturas fixas. Adere, também, a nervos periféricos, contribuindo com a deficiência nervosa, que já se encontrava presente devido à isquemia.

Classificação

Existem diversas classificações para a contratura isquêmica de Volkmann. Holden classificou-a em dois grupos principais, baseado na etiologia: contratura distal ou no local onde ocorreu a lesão.[26,27] Tsuge separou cada grupo em leve, moderado e grave.[53,54] Por meio desses dados, poderemos orientar o tratamento, levando também em consideração o grau de rigidez articular, com o grau de lesão nervosa, condição da cobertura cutânea, função dos músculos e nervos remanescentes e disponibilidade de outros músculos funcionais para a reconstrução.

No tipo Holden I, a lesão dos vasos e a estase venosa encontram-se proximais ao compartimento acometido:

- No tipo Holden I leve, a degeneração muscular ocorre somente no compartimento flexor profundo. O quadro clínico é caracterizado por contratura do músculo flexor profundo, principalmente do terceiro e quarto dedos. O músculo flexor longo do polegar e o músculo pronador quadrado estão menos acometidos, e o paciente assume posição de flexão dos dedos e do polegar e limitação da supinação. A sensibilidade pode estar pouco alterada, no território do nervo mediano. O efeito tenodese pode ser bem demonstrado por meio dos movimentos de flexão e de extensão do punho. Não há comprometimento da musculatura intrínseca, e as articulações, normalmente, estão móveis.
- No tipo Holden I moderado, também conhecido como clássico ou típico, a degeneração muscular ocorre no compartimento flexor profundo, acometendo os músculos flexor profundo dos dedos, flexor longo do polegar e pronador quadrado. Entretanto, pode haver comprometimento dos músculos flexores do punho e flexor superficial dos dedos. O punho encontra-se em posição de flexão e os dedos, em posição *intrinsic-minus* (hiperextensão das articulações MF e flexão das articulações IF proximais e distais). Há alterações de sensibilidade no território do nervo mediano e, eventualmente, no território do nervo ulnar.
- No tipo Holden I grave, a degeneração muscular acomete todos os músculos flexores e pronadores e, ocasionalmente, os músculos intrínsecos, com variados graus de contratura. O nervo mediano está sempre acometido e, em geral, o nervo ulnar também está gravemente afetado. A pele está tensa, mas normalmente encontra-se íntegra, já que o traumatismo foi proximal ao compartimento. A massa muscular do antebraço apresenta-se com consistência de madeira. As mãos apresentam-se na posição *intrinsic-minus*. Nas lesões antigas não tratadas, o antebraço encontra-se com comprimento menor do que o contralateral, não acometido.

No tipo Holden II, a lesão é causada por traumatismo direto, como, por exemplo, fraturas dos ossos do antebraço, imobilizações apertadas e esmagamentos:

- No tipo Holden II leve, a lesão muscular está limitada somente à área do traumatismo. Os músculos estão parcialmente fibrosados, e a extensão da necrose não está relacionada aos limites do compartimento. Dependendo do local da lesão, os dedos podem encontrar-se na posição *intrinsic-minus* (Figura 11.7).
- No tipo Holden II moderado, as partes moles no local do traumatismo estão geralmente substi-

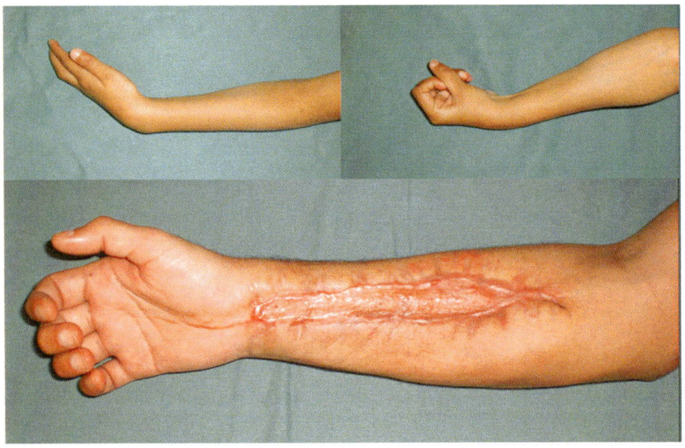

Figura 11.7 Contratura de Volkmann do tipo Holden II leve.

tuídas por tecido cicatricial e os músculos estão em contratura. Na região do traumatismo, todos os músculos, superficiais e profundos, estão acometidos. Nas lesões circunferentes, os extensores também estão comprometidos. A fibrose pode, potencialmente, envolver os nervos mediano e ulnar. As lesões nervosas localizadas, seja pelo traumatismo direto, seja pela compressão pela fibrose, provocam disestesias ou, eventualmente, alterações distróficas nos dedos. A paralisia da porção distal da musculatura pode manifestar-se clinicamente como uma deformidade *intrinsic-minus*. Novamente, a porção proximal está intacta (Figura 11.8).

- No tipo Holden II grave, do ponto da lesão até a extremidade distal, todo o membro está gravemente acometido, com atrofia e contratura intensa, e graves alterações nervosas. Os dedos se encontram em deformidade *intrinsic-minus* fixa. Nas lesões mais distais, com envolvimento dos músculos intrínsecos, a mão encontra-se em deformidade *intrinsic-plus*, com adução do polegar. Quando a lesão ocorre na infância, encontramos discrepância no comprimento dos membros superiores.

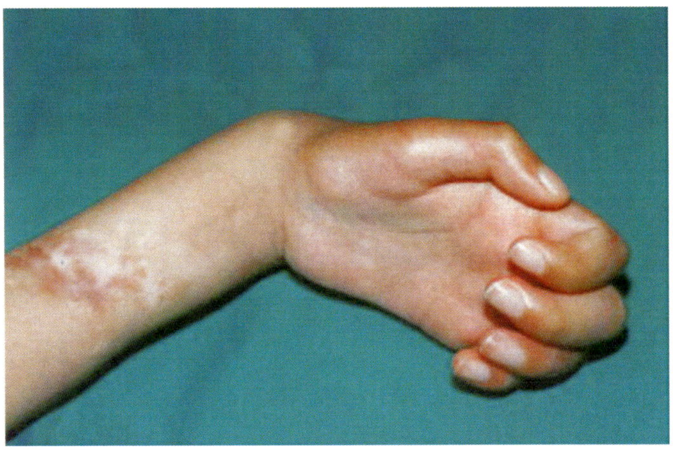

Figura 11.8 Contratura de Volkmann do tipo Holden II moderado.

Tratamento

As principais metas do tratamento da contratura de Volkmann são maximizar a função do membro, diminuir a dor associada e, se possível, melhorar a sensibilidade do membro. O tratamento não-cirúrgico pode ser empregado nas contraturas mais brandas, em que não há alteração da sensibilidade nem perda significativa da força dos músculos extrínsecos. No programa de terapia da mão, incluímos exercícios ativos e passivos, órteses estáticas de posicionamento ou seriadas para ganho progressivo de amplitude articular e órteses dinâmicas.

Quando o quadro clínico é mais grave ou não respondeu ao tratamento clínico, está indicado o tratamento cirúrgico. Normalmente, realizamos o tratamento cirúrgico das seqüelas 3 meses após o traumatismo. Baseamos o tratamento cirúrgico na classificação de Holden, modificada por Tsuge. É importante salientar que a classificação nos orienta, mas não determina fielmente a nossa decisão:

- **Tipo Holden I leve:** tenólise ou alongamento tendíneo em "Z" dos flexores profundos. Eventualmente, os flexores do punho e o flexor longo do polegar podem, também, ser alongados.
- **Tipo Holden I moderado:** muitas técnicas são descritas para este tipo de contratura. Quando há tecido contrátil suficiente para a flexão ativa, utiliza-se a técnica do deslizamento, com liberação de toda a musculatura flexora, desde a origem comum, no epicôndilo medial, até o terço médio dos ossos do antebraço. Entretanto, nos casos *borderline*, pode ser necessária transferência tendínea. Independente da técnica, exploram-se os nervos acometidos na zona isquêmica. As zonas principais de compressão do nervo mediano estão localizadas abaixo do arco dos flexores superficiais dos dedos, entre as duas cabeças do músculo pronador redondo, entre os flexores profundos e superficiais e no túnel do carpo. Já para o nervo ulnar, a principal zona de compressão está entre as duas cabeças do músculo flexor ulnar do carpo.
- **Tipo Holden I grave:** além da grande degeneração muscular de todos os músculos flexores profundos, os flexores superficiais, os extensores e, ocasionalmente, os músculos intrínsecos podem estar parcial ou totalmente comprometidos. Os nervos

ulnar e, principalmente, o mediano estão gravemente acometidos. Se, eventualmente, os nervos se apresentarem com muita fibrose e sem vascularização, deve-se ressecar o segmento fibrosado e substituí-lo por enxerto de nervo. Se não houver músculo disponível para a transferência no antebraço, especialmente quando há acometimento, também, dos extensores, está indicada a transferência de músculo funcional, por meio de microcirurgia. Em geral, o músculo grácil e o músculo grande dorsal são os mais utilizados. A artéria do músculo é anastomosada na artéria radial, ulnar, interóssea anterior ou braquial. O nervo motor do músculo é suturado no nervo interósseo anterior, que normalmente está normal[7,12,16,29,32] (ver Capítulos 9B e 31).

No tratamento das contraturas tipo Holden II, a incisão deve ser adaptada de acordo com a cicatriz anterior e com a área de contratura. O túnel do carpo é, geralmente, liberado:

- **Tipo Holden II leve:** a contratura é corrigida por meio da ressecção do tecido fibrótico e zetaplastias em diferentes níveis. Os nervos, novamente, devem ser explorados, quando acometidos. As transferências raramente estão indicadas.
- **Tipo Holden II moderado:** como o músculo proximal à lesão está íntegro, normalmente não há indicação de transferência muscular livre. Normalmente, necessita-se exploração dos nervos acometidos (Figura 11.9). Em geral, a técnica do deslizamento não está indicada, já que a porção proximal do músculo está íntegra e este procedimento enfraqueceria a musculatura. Nas ocasiões em que somente a metade distal está acometida, indicam-se alongamentos, enxertos ou transferências tendíneas para os flexores profundos dos dedos. Podem-se utilizar, para tal, os músculos mais superficiais (flexores superficiais dos dedos, flexores do punho ou extensores do punho).

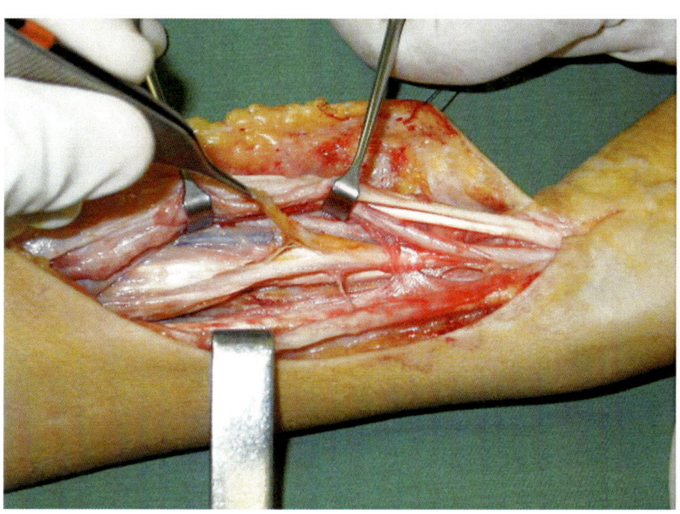

Figura 11.9 Aspecto intra-operatório, evidenciando fibrose e aderência das estruturas.

- **Tipo Holden II grave:** quando não há porção proximal muscular sã, está indicada a transferência de músculo funcional, combinada com longos enxertos de nervo para prover sensibilidade ao membro, desde que haja articulações móveis. Em casos tardios, com contraturas fixas, a simples liberação das contraturas pode ser útil para facilitar a higiene e a colocação de roupas.[55,64]

REFERÊNCIAS

1. Asgari MM, Spinelli HM. The vessel loop shoelace technique for closure of fasciotomy wounds. *Ann Plast Surg* 2000; *44*(2):225-9.
2. Bardenheuer L. Die entstehung und behandlung der ischaemisachen muskelkontractur und gangra. *Dtsch Z Chir* 1991; *108*:44.
3. Botte MJ. Compartment syndromes and ischemic contracture. *In:* Berger RA, Weiss APC (eds.). *Hand surgery*. 1 ed., Philadelphia: Lippincott Williams & Wilkins, 2004:1555-613.
4. Botte MJ, Fronek J, Pedowitz RA *et al.* Exertional compartment syndrome of the upper extremity. *Hand Clin* 1998; *14*(3):477-82.
5. Botte MJ, Keenan MA, Gelberman RH. Volkmann's ischemic contracture of the upper extremity. *Hand Clin* 1998; *14*(3):483-97.
6. Chiverton N, Redden JF. A new technique for delayed primary closure of fasciotomy wounds. *Injury* 2000; *31*(1):21-4.
7. Chuang DC, Chen HC, Wei FC, Noordhoff MS. Compound functioning free muscle flap transplantation (lateral half of soleus, fibula, and skin flap). *Plast Reconstr Surg* 1992; *89*(2):335-9.
8. Doyle JR. Anatomy of the upper extremity muscle compartments. *Hand Clin* 1998; *14*(3):343-64.
9. Eaton RG, Green WT. Epimysiotomy and fasciotomy in the treatment of Volkmann's ischemic contracture. *Orthop Clin North Am* 1972; *3*(1):175-86.
10. Edwards JJ, Samuels D, Fu ES. Forearm compartment syndrome from intravenous mannitol extravasation during general anesthesia. *Anesth Analg* 2003; *96*(1):245-6.
11. Eichler GR, Lipscomb PR. The changing treatment of Volkmann's ischemic contractures from 1955 to 1965 at the Mayo Clinic. *Clin Orthop Relat Res* 1967; *50*:215-23.
12. Ercetin O, Akinci M. Free muscle transfer in Volkmann's ischaemic contracture. *Ann Chir Main Memb Super* 1994; *13*(1):5-12.
13. Fronek J, Mubarak SJ, Hargens AR *et al.* Management of chronic exertional anterior compartment syndrome of the lower extremity. *Clin Orthop Relat Res* 1987; *220*:217-27.
14. Gelberman RH, Zakaib GS, Mubarak SJ *et al.* Decompression of forearm compartment syndromes. *Clin Orthop Relat Res* 1978; *134*:225-9.
15. Gelberman RH, Garfin SR, Hergenroeder PT *et al.* Compartment syndromes of the forearm: diagnosis and treatment. *Clin Orthop Relat Res* 1981; *161*:252-61.

16. Gilbert A. Free muscle transfer. *Int Surg* 1981; *66*(1):33-5.
17. Goubier JN, Saillant G. Chronic compartment syndrome of the forearm in competitive motor cyclists: a report of two cases. *Br J Sports Med* 2003; *37*(5):452-3; discussion 453-4.
18. Graner O. Prevenção do Volkmann. *Boletim Sul Americano de Cirurgia da Mão* (Br) 1971; *3*:49-55.
19. Griffiths DLL. Volkmann's ischemic contracture. *Br J Surg* 1940; *28*:239-60.
20. Gülgönen A. Invited review article: surgery for Volkmann's ischaemic contracture. *J Hand Surg* (Br) 2001; *26*(4):283-96.
21. Gülgönen A. Compartment syndrome. *In:* Green DP, Hotchkiss RN, Pederson WC, Wolfe SW (eds.). *Green's operative hand surgery*. 5 ed., Philadelphia: Elsevier Inc., 2005:1985-2013.
22. Hargens AR, Mubarak SJ. Current concepts in the pathophysiology, evaluation, and diagnosis of compartment syndrome. *Hand Clin* 1998; *14*(3):371-83.
23. Havig MT, Leversedge FJ, Seiler 3rd JG. Forearm compartment pressures: an in vitro analysis of open and endoscopic assisted fasciotomy. *J Hand Surg* (Am) 1999; *24*(6):1289-97.
24. Higgs D, Assunção R. Atraumatic forearm compartment syndrome: alert patients taking neuroleptics are at risk. *Injury* 2004; *35*(11):1200-1.
25. Hofmeister EP, Shin AY. The role of prophylactic fasciotomy and medical treatment in limb ischemia and revascularization. *Hand Clin* 1998; *14*(3):457-65.
26. Holden CE. Compartmental syndromes following trauma. *Clin Orthop Relat Res* 1975; *113*:95-102.
27. Holden CE. The pathology and prevention of Volkmann's ischaemic contracture. *J Bone Joint Surg* (Br) 1979; *61B*(3):296-300.
28. Hovius SE, Ultee J. Volkmann's ischemic contracture. Prevention and treatment. *Hand Clin* 2000; *16*(4):647-57.
29. Ikuta Y, Kubo T, Tsuge K. Free muscle transplantation by microsurgical technique to treat severe Volkmann's contracture. *Plast Reconstr Surg* 1976; *58*(4):407-11.
30. Leser E. Untersuchungen über ischämische muskellähumungen und muskelcontracturen. *Samml Klin Vorträge* 1884; *3*:2087.
31. McKenney MG, Nir I, Fee T *et al.* A simple device for closure of fasciotomy wounds. *Am J Surg* 1996; *172*(3):275-7.
32. Manktelow RT, Zuker RM. The principles of functioning muscle transplantation: applications to the upper arm. *Ann Plast Surg* 1989; *22*(4):275-82.
33. Matsen FA III. Compartmental syndrome. An unified concept. *Clin Orthop Relat Res* 1975; *113*:8-14.
34. Matsen FA III, Clawson DK. The deep posterior compartmental syndrome of the leg. *J Bone Joint Surg Am* 1975; *57*(1):34-9.
35. Matsen FA III, Mayo KA, Sheridan GW, Krugmire Jr. RB. Monitoring of intramuscular pressure. *Surgery* 1976; *79*(6):702-9.
36. Matsen FA III, Mayo KA, Krugmire Jr. RB *et al.* A model compartmental syndrome in man with particular reference to the quantification of nerve function. *J Bone Joint Surg Am* 1977; *59*(5):648-53.
37. Matsen FA III, Winquist RA, Krugmire Jr. RB. Diagnosis and management of compartmental syndromes. *J Bone Jont Surg* (Am) 1980; *62*(2):286-91.
38. Matsen III FA, Veith RG. Compartmental syndromes in children. *J Pediatr Orthop* 1981; *1*(1):33-41.
39. Matsen III FA. A practical approach to compartmental syndromes. Part I. Definition, theory, and pathogenesis. *Instr Course Lect* 1983; *32*:88-92.
40. Matsen III FA, Rorabeck CH. Compartment syndromes. *Instr Course Lect* 1989; *38*:463-72.
41. Moylan Jr. JA, Inge Jr. WW, Pruitt Jr. BA. Circulatory changes following circumferential extremity burns evaluated by the ultrasonic flowmeter: an analysis of 60 thermally injured limbs. *J Trauma* 1971; *11*(9):763-70.
42. Mubarak SJ, Owen CA Compartmental syndrome and its relation to the crush syndrome: a spectrum of disease. A review of eleven cases of prolonged limb compression. *Clin Orthop* 1975; *113*: 81-9.
43. Mubarak SJ, Hargens AR. Acute compartment syndromes. *Surg Clin North Am* 1983; *63*(3):539-65.
44. Mubarak SJ, Pedowitz RA, Hargens AR. Compartment syndromes. *Curr Orthop* 1989; *3*:36-40.
45. Newman MI, Kent KC, Clair DG, Nolan WB. Management strategy for compartment syndrome of the upper extremity arising during anticoagulation or thrombolytic therapy: an increasingly common surgical dilemma. *Ann Plast Surg* 2003; *51*(3):308-13.
46. Pardini Jr. AG, Pires PR. Contratura isquêmica de Volkmann. *In:* Pardini Jr. AG (ed.). *Traumatismos da mão*. 3 ed., Rio de Janeiro: MEDSI, 2000:275-91.
47. Paula EJL, Mattar Jr. R, Azze RJ. Contratura isquêmica de Volkmann neonatal: relato de caso. *Rev Bras Ortop* 2001; *36*(11/12):446-8.
48. Ragland 3[d] R, Moukoko D, Ezaki M, Carter PR, Mills J. Forearm compartment syndrome in the newborn: report of 24 cases. *J Hand Surg* (Am) 2005; *30*(5):997-1003.
49. Sheridan GW, Matsen III FA. Fasciotomy in the treatment of the acute compartment syndrome. *J Bone Joint Surg Am* 1976; *58*(1):112-5.
50. Sheridan GW, Matsen III FA, Krugmire Jr. RB. Further investigations on the pathophysiology of the compartmental syndrome. *Clin Orthop Relat Res* 1977; *123*:266-70.
51. Steinberg BD, Gelberman RH. Evaluation of limb compartment with suspected increased interstitial pressure. A noninvasive method for determining quantitative hardness. *Clin Orthop Relat Res* 1994; *300*:248-53.
52. Trice M, Colwell CW. A historical review of compartment syndrome and Volkmann's ischemic contracture. *Hand Clin* 1998; *14*(3):335-41.
53. Tsuge K. Treatment of established Volkmann's contracture of the forearm. *Nippon Seikeigeka Gakkai Zasshi* 1967; *40*(13):1569-84.
54. Tsuge K. Treatment of established Volkmann's contracture. *J Bone Joint Surg* (Am) 1975; *57*(7):925-9.
55. Ultee J, Hovius SE. Functional results after treatment of Volkmann's ischemic contracture: a long-term followup study. *Clin Orthop Relat Res* 2005; *431*:42-9.
56. Vaillancourt C, Shrier I, Falk M *et al.* Quantifying delays in the recognition and management of acute compartment syndrome. *CJEM* 2001; *3*(1):26-30.
57. Vaillancourt C, Shrier I, Vandal A *et al.* Acute compartment syndrome: how long before muscle necrosis occurs? *CJEM* 2004; *6*(3):147-54.
58. Volkmann R Von. Die ischaemischen Muskellahmungen und Kontrakturen. *Zbl Chir* 1881; *8*:801-3.
59. von Schroeder HP, Botte MJ. Definitions and terminology of compartment syndrome and Volkmann's ischemic contracture of the upper extremity. *Hand Clin* 1998; *14*(3):331-4.

60. von Schroeder HP, Botte MJ. Crush syndrome of the upper extremity. *Hand Clin* 1998; *14*(3):451-6.
61. Whitesides Jr. TE, Haney TC, Harada H *et al.* A simple method for tissue pressure determination. *Arch Surg* 1975; *110*(11): 1311-3.
62. Whitesides TE, Haney TC, Morimoto K, Harada H. Tissue pressure measurements as a determinant for the need of fasciotomy. *Clin Orthop Relat Res* 1975; *113*:43-51.
63. Yamaguchi S, Viegas SF. Causes of upper extremity compartment syndrome. *Hand Clin* 1998; *14*(3):365-70.
64. Zandi H, Bell S. Results of compartment decompression in chronic forearm compartment syndrome: six case presentations. *Br J Sports Med* 2005; *39*(9):e35.
65. Zorrilla P, Marín A, Gómez LA, Salido JA. Shoelace technique for gradual closure of fasciotomy wounds. *J Trauma* 2005; *59*(6):1515-7.

Distrofia Simpático-Reflexa e Causalgia

CAPÍTULO 12

Cláudio Henrique Barbieri
Nilton Mazzer

Os termos **causalgia**, utilizado pela primeira vez por Mitchell, Morehouse e Keen, em 1864,[118] e **distrofia simpático-reflexa** (DSR), introduzido por Evans, em 1946,[55,56] têm sido empregados indiscriminadamente para designar uma variedade de estados dolorosos de difícil entendimento. Estes incluem, de forma errônea, as síndromes miofasciais (acometimento muscular), dores de origem neuropática (acometimento do nervo) e até mesmo artralgias (articulações), todas com fisiopatologias distintas, sendo a antiga DSR correspondente ao distúrbio do sistema nervoso simpático do membro afetado.

Causalgia é um termo antigo, descrito em soldados feridos na Guerra Civil Americana, e significa apenas dor cáustica, ou em queimação, tendo sido associada, na descrição original de Mitchell e cols., à lesão concomitante do nervo mediano e da artéria braquial por projétil de arma de fogo. O emprego deste termo difundiu-se, depois, a todos os casos de dor em queimação associada às lesões dos nervos periféricos, mas, apesar disso, ela é uma moléstia restrita, em que existe acometimento neuropático e autonômico, com uma relação clara entre causa e efeito.[88,135,141,151,152] A DSR, para a qual há uma lista de sinônimos, que inclui algodistrofia e muitos outros, padece mesmo de um mau batismo, pois implica a existência de uma **distrofia**, que pode não estar presente, de uma ligação com o sistema nervoso **simpático**, que não está perfeitamente esclarecida, e de um **reflexo**, que nunca foi demonstrado. Estes três fenômenos não são achados constantes de todos os casos, podendo não estar manifestos ou manifestar-se em fases diferentes da sua evolução.[74,162] Em virtude da conceituação pouco clara e da aplicação inadequada a casos de dor neuropática, o diagnóstico de DSR acabou por tornar-se não-discriminatório.[17]

CONCEITOS E NOMENCLATURA

A confusão generalizada entre causalgia, DSR e outras síndromes dolorosas de difícil explicação levou a uma situação em que estes termos acabaram perdendo quase todo o significado clínico. O estabelecimento mais recente de novos conceitos sobre a fisiopatologia e apresentação clínica de cada processo propiciou uma nova e mais cuidadosa sistematização destas síndromes.[145,161] A nova sistematização, aberta a modificações conforme novos conhecimentos venham a ser gerados, teve o cuidado de não estabelecer ligações definitivas com o sistema nervoso simpático e veio acompanhada de uma nova nomenclatura. Ela abrange um espectro mais amplo de patologias, inclusive a causalgia e a DSR, todas com manifestações clínicas semelhantes e com a característica de produzirem dor e disfunção desmesuradas, em comparação com o que seria esperado da lesão inicial que as desencadeou e em contraponto à evolução normal desta lesão.[73] A nova nomenclatura adotada é a de síndromes dolorosas regionais complexas (SDRC), que são termos meramente descritivos. Desse modo, ficou estabelecido que a dor, em geral em queimação e sempre intensa, de ocorrência espontânea ou desencadeada por estímulos mecânicos ou térmicos, é o sintoma principal dessas síndromes. Ela tem a característica de ser regional, ou seja, afetar uma região, que pode ser apenas a extremidade de um membro ou todo ele, mas que é sempre mais ampla do que aquela envolvida na lesão inicial. Além das extremidades, o acometimento de outras áreas, como a face e o tronco, também é descrito.[8] A designação de **complexa** é uma referência à variada apresentação clínica dessa síndrome, que inclui fenômenos inflamatórios, autonômicos, motores e distróficos, cutâneos ou profundos, que são diferentes de uma pessoa para outra, assim como mudam de característica numa mesma pessoa, ao longo do tempo.

A SDRC pode ser de dois tipos distintos, sendo a diferença entre ambos a existência ou não de uma lesão definida de um nervo periférico. Nas SDRC do tipo I, que inclui a DSR, não há lesão nervosa, enquanto nas do tipo II, que inclui a causalgia, ela está necessariamente presente. Para que seja feito o diagnóstico da SDRC tipo I, é necessária a conjunção de quatro fatores, que são: (1) lesão inicial, que pode ser apenas um ferimento, ou uma operação, ou qualquer outro traumatismo, não necessariamente com lesão de um nervo periférico; (2) dor espontânea acometendo mais de um território nervoso, desmesurada em relação ao grau real de lesão tecidual inicial; (3) fenômenos vasomotores e sudomotores cutâneos anormais, acompanhados de mudanças da temperatura cutânea, todos ocorrendo difusamente desde a ocorrência da lesão inicial; e (4) exclusão de outras possíveis causas da dor e da disfunção. Já para o diagnóstico da SDRC tipo II, os fatores necessários são: (1) lesão nervosa; (2) dor espontânea intensa, em geral limitada ao território do nervo lesado, mas não necessariamente; (3) alterações vasomotoras, sudomotoras e da função motora, a partir da ocorrência da lesão nervosa; (4) exclusão de outras possíveis causas da dor e da disfunção.[116,145] Recentemente, foi sugerida a inclusão do tipo III, em que estariam presentes a osteopenia secundária à má perfusão óssea e ao desuso e sinais evidentes de disfunção motora e trófica.[20]

O envolvimento do sistema nervoso simpático não foi considerado como um dos fatores obrigatórios para o diagnóstico dos dois tipos da SDRC. Todavia, ficou reconhecido que o estado doloroso de um tipo ou do outro pode ser mantido pela atividade simpática (**dor mantida pelo simpático**, ou DMS), através da inervação simpática eferente, de catecolaminas circulantes ou da ação neuroquímica.[133] Este é o componente da síndrome que pode ser controlado pelo uso de bloqueios anestésicos regionais ou dos gânglios simpáticos que inervam a região dolorosa, ou por meio de medicamentos simpatolíticos sistêmicos, como os bloqueadores adrenérgicos ou depletivos de catecolaminas.[22] Por outro lado, a dor também pode ser mantida por fatores somáticos, independentemente da atividade do sistema nervoso simpático (**dor independente do simpático**, ou DIS), sendo ambos os modos de manutenção da dor inconstantes, variando com o tempo, alternando-se entre si e podendo até mesmo coexistir num mesmo indivíduo.[73]

A DMS pode ocorrer numa ampla variedade de estados dolorosos, que inclui as SDRC e as neuralgias, como a do trigêmeo; as neuropatias metabólicas, como a do diabetes; as infecções virais, como a herpes-zoster; os neuromas e a dor central, como é o caso da dor do membro fantasma. Entretanto, a DMS não é nem patognomônica nem um componente obrigatório de nenhum desses distúrbios, e DMS **não** é sinônimo de DSR.

Apesar da falta de uniformidade nos critérios adotados por diferentes autores,[17,49,63,159] o diagnóstico clínico das SDRC pode ser baseado em sintomas e sinais mais ou menos bem definidos, que são:

1. **Dor:** é o principal sintoma, variando em suas características, podendo ser em queimação, latejante ou surda, intermitente ou contínua, surgindo espontaneamente ou provocada por estímulos mecânicos ou térmicos, mas sempre desproporcional ao grau real de lesão tecidual ocasionado pela lesão inicial e sem paralelo com o curso esperado dessa lesão. Pode ser exacerbada por tensão física ou emocional e é sempre difusa. A região referida nunca corresponde à distribuição de um nervo periférico específico, mesmo que haja uma lesão nervosa, característica que permite distinguir a SDRC de uma neuropatia.
2. **Alterações sensitivas:** hiperalgesia/hiperestesia e alodínia, na região referida. As duas primeiras são observadas com qualquer tipo de estímulo e a segunda, a estímulos usualmente inócuos, como calor e/ou frio, toque leve, pressão profunda e movimentos articulares, sendo ambas totalmente subjetivas e variáveis.
3. **Disfunção simpática:** instabilidade vasomotora ou sudomotora, com flutuações temporais e alternância com períodos de aparente normalidade. O paciente refere alterações do tipo calor/rubor e frio/cianose, principalmente nos dedos, e sudorese excessiva, principalmente nas regiões palmar ou plantar. A instabilidade vasomotora é mais evidente nas extremidades do que nas raízes dos membros, onde o mais comum é a retração articular.
4. **Edema:** duro ou mole, intermitente ou permanente, ocorre em qualquer estágio do processo. Acentua-se com a posição pendente do membro, mas pode diminuir pela drenagem postural.

5. **Alterações tróficas:** de ocorrência mais tardia, manifestam-se por pele seca e vincada, aumento ou diminuição dos pêlos, que se tornam quebradiços, e hipertrofia ou atrofia das unhas.
6. **Alterações motoras:** são ocasionais, na forma de tremores, distonia, perda da força e da resistência dos músculos afetados, e rigidez articular, principalmente nos dedos.
7. **Alterações psicológicas:** embora relatadas com freqüência, não há um padrão que permita uma clara correlação com o diagnóstico de SDRC, muito menos o estabelecimento de uma relação causal.[19,29,74,120] Considera-se, atualmente, que a SDRC **não** é uma doença psicogênica, mas é reconhecido o fato de que ela pode induzir alterações psicológicas em mais da metade dos casos,[33] devido ao sofrimento prolongado, resultando em distúrbios da personalidade, que pode tornar-se passiva ou dependente, histriônica ou agressiva, do mesmo modo como é visto em ouros tipos de dor crônica.[29,74] A propósito, já foi demonstrado que, apesar de apresentarem menos dor do que os pacientes com DSR, os portadores de lombalgia e de cefaléia mostram maior tensão emocional.[33] Por outro lado, comportamentos inadequados, como a excessiva proteção da extremidade afetada, voluntariamente determinada, podem exacerbar, por exemplo, a atrofia e o edema.[29]
8. **Alterações radiográficas:** desmineralização periarticular, homogênea ou não, principalmente nas extremidades, que se torna evidente semanas ou meses depois do início do quadro, levando mais tempo para regredir do que os sinais externos e sendo substituída por espessamento do trabeculado. Não há diminuição do espaço articular[49] (Figura 12.1).

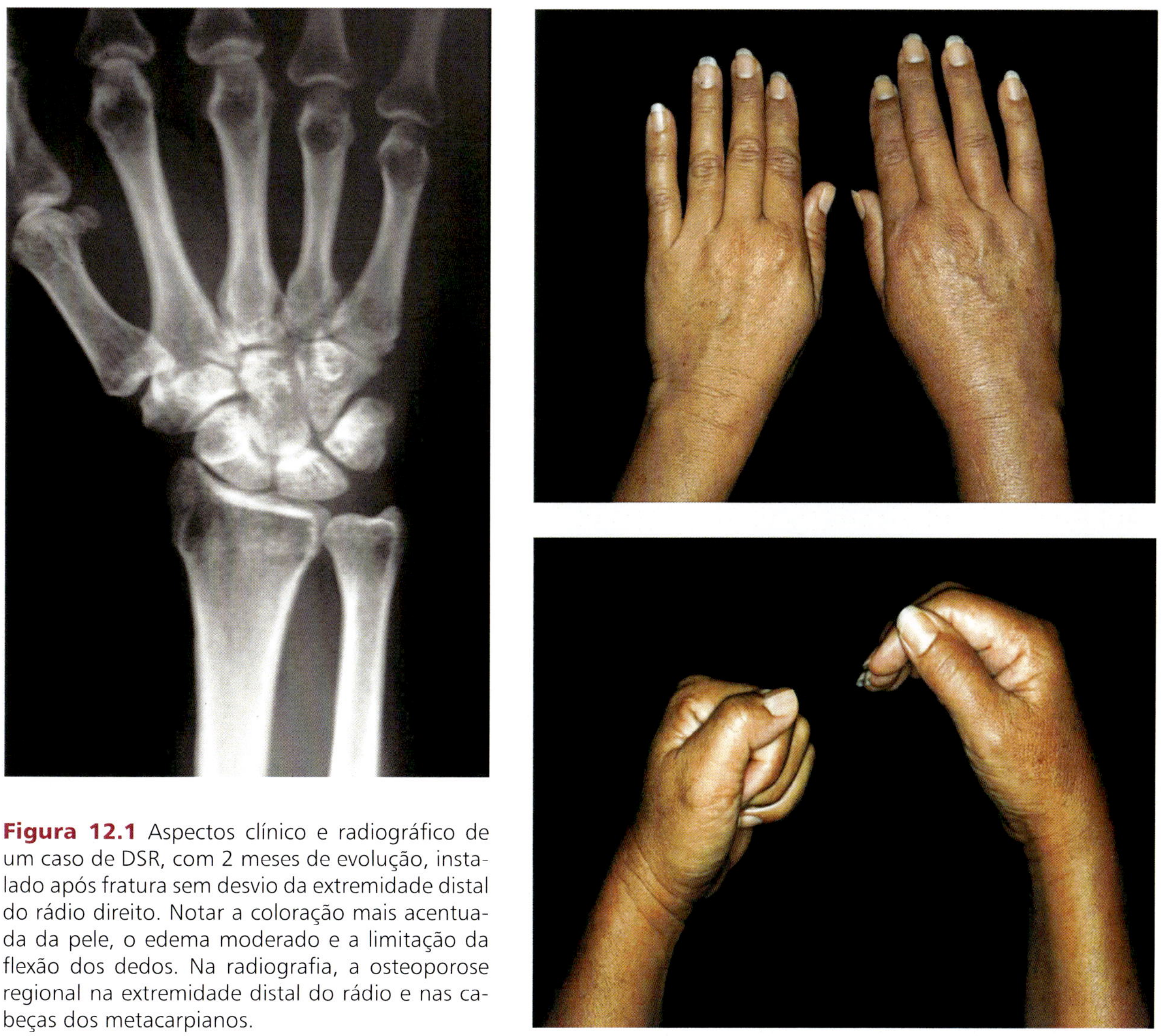

Figura 12.1 Aspectos clínico e radiográfico de um caso de DSR, com 2 meses de evolução, instalado após fratura sem desvio da extremidade distal do rádio direito. Notar a coloração mais acentuada da pele, o edema moderado e a limitação da flexão dos dedos. Na radiografia, a osteoporose regional na extremidade distal do rádio e nas cabeças dos metacarpianos.

DIAGNÓSTICO DIFERENCIAL

O diagnóstico diferencial da SDRC não é fácil, visto que sob esta nomenclatura está albergado um amplo espectro de estados dolorosos muito semelhantes, cujos sintomas e sinais podem ser comuns aos de outras patologias, como as neuropatias. É preciso levar em conta o modo de instalação, o tempo de evolução, a gravidade e a distribuição dos sintomas das SDRC, lembrando que eles usualmente começam de modo localizado e difundem-se para uma região maior. Por sua vez, as neuropatias são caracterizadas por algum tipo de lesão nervosa traumática ou adquirida, estando usualmente restritas ao território de um ou mais nervos periféricos, ao passo que as SDRC se estendem além dos limites dos territórios nervosos.

O estabelecimento dos novos conceitos e nomenclaturas das SDRC não invalida o emprego da antiga e consagrada terminologia, mesmo porque a DSR e a causalgia são dois tipos distintos de SDRC, de modo que essas nomenclaturas continuam a ser empregadas, com a diferença que, agora, elas são específicas e referem-se a patologias distintas. Entretanto, Soucacos e cols.[143] não fazem distinção entre DSR e SDRC, continuando a usar a antiga nomenclatura. Eles distinguem cinco tipos clínicos de DSR: causalgia menor, distrofia traumática menor, síndrome ombro-mão, distrofia traumática maior e causalgia maior, mencionando que o diagnóstico de causalgia é reservado aos casos de DSR precipitados por uma lesão de nervo periférico, ao passo que a DSR é causada por lesões das partes moles, articulações e ossos. A designação de **menor** para a causalgia refere-se a casos de lesão de nervos periféricos mais distais e nervos digitais, com sintomas menos pronunciados; já a designação de **maior** refere-se a casos de traumatismos de troncos nervosos maiores, como o mediano, que produzem sintomas mais graves. Igualmente, a DSR pode ser menor ou maior, também dependendo da menor ou maior gravidade do traumatismo das partes moles, articulações e ossos, bem como dos sintomas resultantes. Na experiência desses autores, costuma haver um equilíbrio na incidência da causalgia menor (28,7%) e das distrofias traumáticas menor (32,2%) e maior (28,7%), sendo muito menor a incidência da síndrome ombro-mão e da causalgia maior (6,9% e 3,5%, respectivamente). O tratamento deve variar conforme o tipo clínico, sendo mais na base de bloqueios somáticos (de nervos periféricos) nos casos menores, e do gânglio estrelado ou intravenoso com guanetidina, nos casos maiores.

Neste capítulo, serão discutidos em separado os aspectos clínicos dos dois tipos mais freqüentes, conhecidos e representativos das SDRC, que são a DSR (tipo I) e a causalgia (tipo II), sendo os aspectos referentes à investigação diagnóstica e ao tratamento de ambas discutidos em conjunto.

DISTROFIA SIMPÁTICO-REFLEXA, OU SÍNDROME DOLOROSA REGIONAL COMPLEXA TIPO I

A síndrome batizada com o nome de distrofia simpático-reflexa (DSR), por Evans,[55,56] já era conhecida desde o século XIX. No início do século XX, mereceu a atenção de Südeck[147,148] que, depois da descoberta dos raios-X, descreveu um quadro de dor pós-traumática acompanhada de desmineralização regional, por ele chamada de atrofia óssea inflamatória. Leriche[103] atribuiu a dor persistente em queimação e os fenômenos vasomotores que a acompanham à ação do sistema nervoso simpático. Apesar de a maioria dos autores considerar DSR uma denominação inadequada,[2,39,73,85,116] ela só ocasionalmente é substituída por um dos seus sinônimos (algodistrofia, algodistrofia simpática, neurodistrofia, osteoporose dolorosa pós-traumática, atrofia de Südeck, síndrome ombro-mão etc.), que somam 33.[91] Não tem havido propostas de mudança capazes de substituí-la com vantagens, mesmo porque está consagrada no meio médico, leigo e forense, nos quais é considerada uma "doença de 'entendimento médico', na ausência de inconfundíveis alterações fisiopatológicas".[121]

Incidência

A DSR atinge mais mulheres do que homens, na proporção de 3:1, com idades variando entre 30 e 55 anos, com possível tendência familiar ou genética, embora ainda não confirmada, e freqüentemente fumantes. Ela é desencadeada, na maior parte dos casos, pela fratura da extremidade distal do rádio ou da ulna, mas tem sido relatada após operações de liberação do túnel carpal com incidência relativamente elevada em centros de referência, após lesões iatrogênicas do nervo sensitivo radial e do ramo dorsal do nervo ulnar e após operações de ressecção da fáscia palmar, na moléstia de Dupuytren, situação em que é muito grave. Apesar do acometimento preferencial de adultos, crianças e adolescentes também podem desenvolver DSR.[49,90]

Apresentação clínica

Na atualidade, está claro que a DSR é uma doença com numerosas apresentações clínicas, as quais costumam ser designadas por um dos seus 33 sinônimos. Desse modo, as diversas apresentações clínicas não são entidades nosológicas distintas, mas sim cursos diferentes de uma mesma patologia, determinados por fatores genéticos, desenvolvimentais e ligados à idade.[49] A queixa principal da DSR, como para todas as SDRC, é a **dor** intensa, em geral descrita como em queimação, mas também latejante, em pressão, lancinante, em explosão ou surda. Praticamente todos os pacientes referem também **hiperalgesia**, que afeta tanto a área traumatizada na lesão inicial, quando é chamada de primária, como áreas não-traumatizadas, distantes da primeira, quando é designada de secundária. Na zona da hiperalgesia primária pode ser localizado um foco **nociceptivo** (dor a um estímulo nocivo, capaz de produzir dor em indivíduos normais), que é um ponto-gatilho da dor. **Alodínia** (dor a um estímulo não-nocivo e incapaz de produzir dor em condições normais) ocorre ao toque leve em dermátomos específicos ou áreas de inervação autônoma, caracterizando a DMS e, portanto, a participação da porção simpática do sistema nervoso autônomo no processo. **Hiperestesia** (sensibilidade excessiva) também é um achado na região referida.

Alterações tróficas, como a atrofia dos pêlos, unhas e pele, ou, ao contrário, hipertrofia da pele, são achados comuns, ocorrendo precocemente, ou seja, já no décimo dia do início do processo. Atrofia das polpas digitais pode instalar-se com o tempo, causando uma proeminência indevida das unhas. Na fase aguda do processo, a pele pode estar lisa e brilhante *(glossy skin)*, como resultado do edema rapidamente instalado e dos fenômenos vasomotores e sudomotores, mas ela pode tornar-se rapidamente seca (Figura 12.2). A temperatura cutânea pode apresentar variações para mais ou para menos, em comparação com a extremidade normal contralateral, na maioria dos pacientes, caracterizando desequilíbrio da termorregulação e da vasomotricidade, que variam conforme o estágio da doença. As alterações da vasomotricidade causam, ainda, mudanças na coloração da pele, que pode variar da vermelhidão à cianose, mais evidentes com o membro pendente. A função sudomotora também está alterada, produzindo desde sudorese excessiva até anidrose, com variações temporais num mesmo paciente.

Esquematicamente, a DSR evolui em três estágios, cada um podendo durar de uma a várias semanas, ou mesmo meses. No primeiro estágio, chamado **traumático**, e que se inicia logo após a lesão inicial e dura de 1 a 3 meses, são característicos a dor intensa espontânea ou provocada e o aspecto inflamatório das articulações, com hiperemia e edema, acompanhados de diminuição da mobilidade, de início pela dor e, mais tarde, pela deposição de proteínas nas estruturas capsulares. A desmineralização só aparece por volta da quinta semana. No segundo estágio, designado de **distrófico**, e que dura do terceiro ao 12º mês, a dor diminui ou desaparece, o edema é reabsorvido ou se toma duro e a pele fica pálida, fria e seca, devido ao vasospasmo, embora a hiperemia permaneça sobre as articulações. A retração do tecido subcutâneo leva à perda das pregas cutâneas e à pele lustrosa. A mobilidade piora, instalando-se a rigidez articular, que é variável, e a desmineralização óssea se torna mais acentuada. No terceiro estágio, chamado de **atrófico**, e que se inicia por volta do nono ao 12º mês, podendo estender-se por vários anos, ocorrem as atrofias e retrações das fáscias, cápsulas e tendões, com dor variável em intensidade e duração, principalmente após exercícios. A extremidade permanece pálida, fria, seca e brilhante, e o edema é substituído pela fibrose, mais acentuada nas regiões periarticulares. Embora esta divisão em estágios seja didática, na prática ela nem sempre ocorre.[49,143]

Além da apresentação na forma considerada clássica, a DSR pode manifestar-se no curso de várias outras condições ou moléstias, pormenorizadas a seguir:

Infância e adolescência

Podem ocorrer quadros sugestivos da DSR, embora com algumas particularidades. O envolvimento mais freqüente é do membro inferior (70%), cuja região mais acometida é a do quadril. As meninas são as vítimas mais freqüentes, na proporção de dois para um, com idade ao redor dos 10 anos. Acredita-se que sua real freqüência seja maior do que a referida na literatura, pois a condição é muito pouco diagnosticada, principalmente por conta dos casos leves, em geral confundidos com outra patologia. O achado clínico mais marcante da DSR nessa faixa etária é a hipotermia, presente em mais de 60% dos casos, desde a instalação da moléstia e durante todo o seu desenrolar. A investigação laboratorial mostra menor captação óssea de radioisótopo, também em mais de 60% dos casos.[46,48,90]

Gravidez e puerpério

Desde a descrição dos três primeiros casos de dor intensa associada à desmineralização do quadril, já se encontram relatados na literatura cerca de 90 casos rotulados de DSR atribuível à gravidez e ao período puerperal.[30] Embora o primeiro caso tenha ocorrido no primeiro trimestre da gravidez, o período de acometimento mais freqüente é o último trimestre, e, além do quadril, outras articulações ou regiões podem ser afetadas, como o joelho, a coluna, os pés e os ombros; a ocorrência de fraturas espontâneas, principalmente do colo do fêmur, é uma complicação comum da DSR no quadril. Segundo a experiência adquirida com esses 90 casos, o quadro se resolve espontaneamente alguns dias ou semanas depois do parto.[49]

Tumores malignos

Embora seja rara a associação da DSR com tumores malignos, a julgar pela descrição de apenas quatro casos na literatura,[47] ela pode ocorrer, sendo possível que muitos casos rotulados como síndrome paraneoplásica sejam, na realidade, DSR atípica. A fisiopatologia desse processo é obscura, e a sua resposta a qualquer tipo de tratamento é negativa, o quadro persistindo inalterado até o êxito letal do paciente pela malignidade do tumor. Considerando a gravidade da situação, é importante que se tenha em mente a possibilidade de esta associação estar ocorrendo nos casos em que um paciente se apresente com DSR em determinada articulação ou região, sem que já tenha um diagnóstico prévio de tumor maligno; neste caso, o diagnóstico da DSR pode conduzir ao diagnóstico do tumor. O raciocínio inverso também é plausível: a dor articular num paciente já com diagnóstico de carcinoma de mama, ovário etc. pode tanto ser devida a uma metástase como a uma DSR, esta de mais difícil diagnóstico.

Induzida por medicamentos

A associação da DSR com o uso continuado dos barbitúricos, principalmente em pacientes com doença convulsivante, e da isoniazida, em pacientes portadores de tuberculose,[36,101] já é conhecida há bastante tempo. Em ambos os casos, esse efeito decorre das altas doses e do emprego prolongado desses medicamentos. Entretanto, o período decorrido entre o início do tratamento e a instalação da DSR é, em geral, longo, da ordem de meses, ou mesmo anos. No caso dos barbitúricos, o acometimento, quase sempre bilateral, é mais freqüente nos membros superiores, embora possa acometer também os quadris. Nas mãos, inicia-se por inflamação, seguida de atrofia e retração dos dedos, que se assemelham aos dedos da esclerodermia, sendo comum o aparecimento de nódulos na fáscia palmar (doença de Dupuytren). Com a isoniazida, o acometimento mais freqüente é de ambos os ombros, produzindo a síndrome ombro-mão, mas pode haver também o envolvimento dos pés, que podem apresentar nódulos da fáscia plantar (doença de Ledderhose). Tanto no caso dos barbitúricos como no da isoniazida, a retirada do medicamento pode resultar em melhora ou cura do quadro, mas as contraturas e os nódulos palmares ou plantares podem permanecer e, no caso dos barbitúricos, sua manutenção não significa que não possa haver melhora espontânea.[49]

Diabetes melito

Parece ter um papel no favorecimento da instalação da DSR no membro superior, principalmente na forma de capsulite adesiva do ombro e da síndrome ombro-mão, mas pode causar o acometimento em mais de um local, simultaneamente, tendo também um caráter recidivante.[100]

Distúrbios do sistema nervoso central

Embora seja difícil de diagnosticar e caracterizar, estima-se que a DSR possa acometer de 40% a 70% dos pacientes portadores de hemiplegia de causa vascular ou traumática, manifestando-se principalmente na forma de síndrome ombro-mão ou ombro-cotovelo-mão, ou acometendo somente o ombro. Outras localizações, embora possíveis, são raras.[49]

No que concerne à topografia, a DSR pode envolver uma ou várias articulações ou regiões, mas tem algumas apresentações bem definidas. A mais conhecida é aquela que acomete a mão, com princípio ocasionado por um traumatismo, desenvolvendo o quadro característico já descrito. Segue-se o ombro, onde ocorre a condição conhecida como **capsulite adesiva**, a qual, segundo conceitos recentes, é apenas uma forma peculiar da DSR, na qual não há alterações radiograficamente detectáveis naquela articulação, com a possível exceção de leve desmineralização; já a cintilografia pode mostrar o aumento da captação do radioisótopo, e a artrografia pode evidenciar a retração capsular característica. O cotovelo está envolvido na síndrome ombro-cotovelo-mão, apresentando dor espontânea ou provocada pela palpação, limitação da extensão e da pronossupinação, acompanhada de dor, delimitando um quadro que regride espontaneamente sem seqüelas.[49]

O acometimento do quadril parece ser mais freqüente do que o diagnosticado, sendo caracterizado pela dor na região inguinocrural e, às vezes, referida no joelho. Embora a dor seja usualmente moderada, a mobilidade costuma estar muito diminuída, mas, apesar disso, o quadro quase sempre regride rápida e espontaneamente sem deixar seqüelas. Podem contribuir para o diagnóstico a cintilografia, que mostra aumento da captação do radioisótopo, e a ressonância nuclear magnética, que mostra edema da medula óssea, permitindo diferenciá-la da osteonecrose e da fratura por estresse.[102]

Há, ainda, outras localizações menos comuns da DSR, como a coluna vertebral, acometida mais freqüentemente no segmento torácico ou lombar, inclusive com desmineralização e achatamento de corpos vertebrais, e em geral em associação com outros focos periféricos, mas precipitada por traumatismos ou gravidez.[35,41] Outra localização pouco comum é a parede torácica, onde pode ocorrer como complicação da insuficiência coronária crônica ou infarto do miocárdio,[45] ou idiopaticamente, num quadro já descrito como síndrome da parede torácica anterior dolorosa.[125] Há, ainda, a síndrome de Tietze, que envolve as articulações condrocostais, e que apresenta características clínicas e laboratoriais de uma DSR, incluindo aumento da captação de radioisótopo nas articulações.[81]

Formas totalmente atípicas da DSR têm sido descritas mais recentemente, como as multifocais (mais de um local acometido, simultaneamente ou quase), as migratórias (áreas próximas de uma mesma região, sucessivamente afetadas),[44,131] as parciais radiais (somente um ou dois raios digitais) ou zonais (uma única zona de uma articulação),[100] e as parcelares (uma zona muito pequena, quase pontual).[42] Todas estas formas atípicas apresentam os sinais clínicos e, às vezes, laboratoriais da DSR, como o aumento da captação de radioisótopo, mas são de difícil diagnóstico inicial, levando em consideração outras possibilidades mais freqüentes, como infecções, inflamações agudas, osteonecroses e tumores.[49]

Patogenia

A DSR ainda é, certamente, uma doença desconhecida, no que concerne à etiopatogenia e à fisiopatologia, embora várias hipóteses tenham sido aventadas. Leriche[103,104] sugeriu a existência de um círculo vicioso de estímulos, segundo o qual a irritação de fibras vasomotoras no local da lesão produziria uma atividade excessiva das fibras simpáticas eferentes, que resultaria em vasospasmo, isquemia e dor, e esta aumentaria o vasospasmo, fechando o círculo. Südeck[148] sugeriu a possibilidade de que o mecanismo envol-

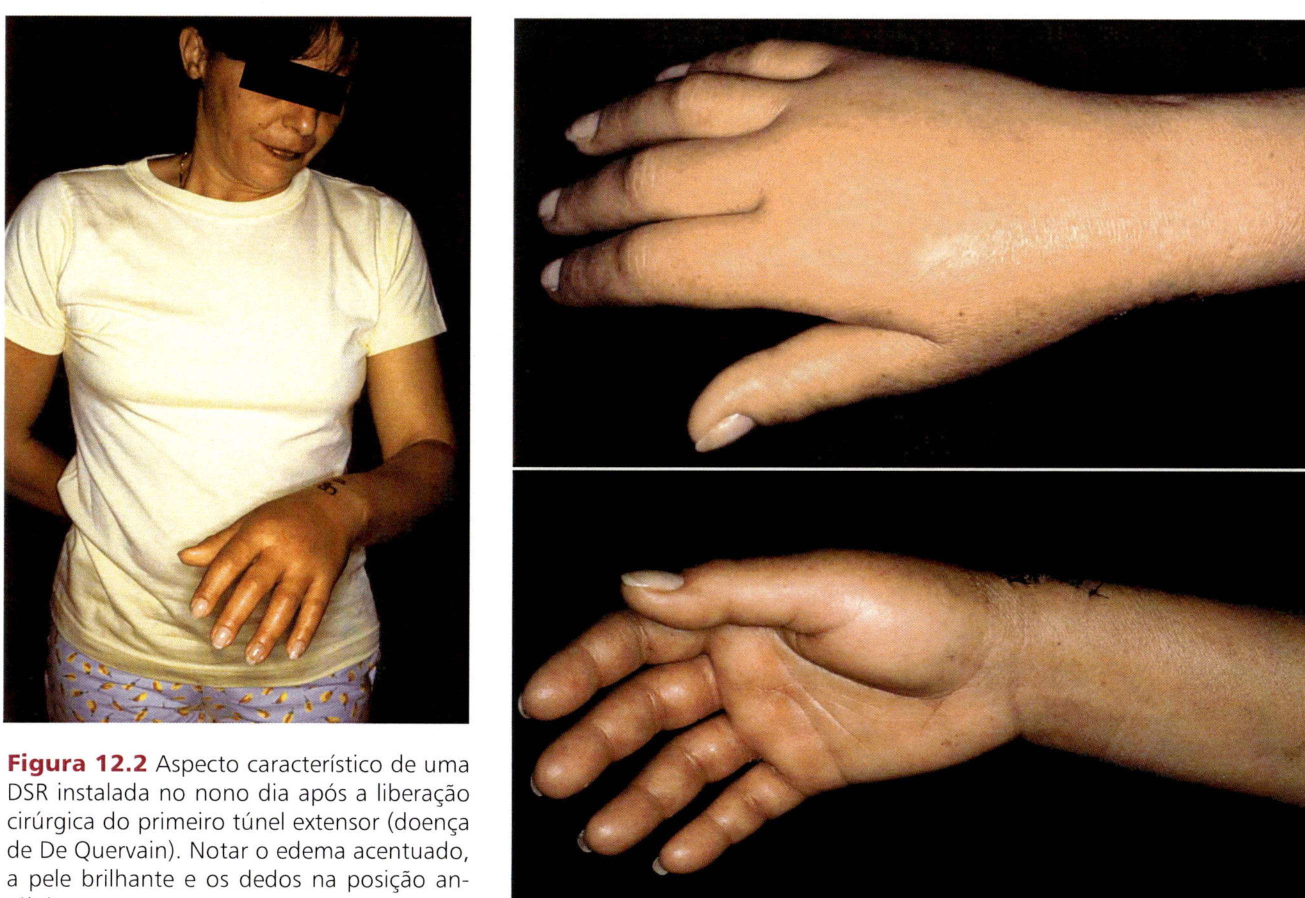

Figura 12.2 Aspecto característico de uma DSR instalada no nono dia após a liberação cirúrgica do primeiro túnel extensor (doença de De Quervain). Notar o edema acentuado, a pele brilhante e os dedos na posição antálgica.

vido na doença seria uma resposta inflamatória exagerada a um traumatismo ou operação, com base no fato de que o início da doença lembra, em tudo, um processo inflamatório, com edema, rubor e calor. Esta visão é embasada mais nos aspectos clínicos do que em exames laboratoriais. Assim, ao lado das formas chamadas clássicas, que evoluem segundo os estágios já comentados, sendo o primeiro dito "quente" e o terceiro "frio", com o estágio de instabilidade vasomotora intercalado entre eles, há casos que evoluem durante anos com hipertermia cutânea, enquanto outros apresentam hipotermia desde o início. São os casos chamados "primariamente quentes" e "primariamente frios", estes últimos tendo uma evolução menos favorável no que se refere à função, com maior índice de recidiva[148] e até com freqüentes indicações de amputação.[37]

O emprego bem-sucedido de terapia antiinflamatória, como, por exemplo, corticosteróides em altas doses (20 a 100mg/dia) e por longos períodos,[26,95] e de substâncias removedoras de radicais livres, como o dimetilsulfoxide,[66-68] é considerado como um dado a mais a favor da teoria inflamatória da DSR. Nesse campo, há ainda a suspeita de que mediadores neuroinflamatórios, como a bradicinina, a substância P (SP) e o peptídeo gene-relacionado da calcitonina (CGRP), todos sabidamente capazes de despertar uma reação inflamatória com hiperalgesia,[98,105] estejam relacionados com a DSR,[135,137] mesmo porque a análise sanguínea de pacientes portadores mostrou aumento significativo dos níveis sistêmicos da bradicinina e do CGRP.[13] Mais recentemente, foi demonstrado que o processo inflamatório por si é responsável pela indução da forma enzimática cicloxigenase-2 (cox-2) e pela produção local da substância P, a qual produz um extravasamento de proteínas, contribuindo para a formação do edema local, fato que aponta para a teoria inflamatória da DSR.[149]

Quanto à possível hiperatividade do sistema nervoso simpático, a maioria dos estudos que aponta nessa direção é retrospectiva e está baseada apenas na presença de sinais, como a hiperidrose, a instabilidade vasomotora na região afetada e a melhora dos sintomas, especialmente a dor, depois de uma simpatectomia.[18,25] Todavia, estudos duplo-cegos não mostraram diferença significativa entre o bloqueio simpático e o tratamento com placebo, não confirmando, portanto, a efetiva participação do sistema nervoso simpático na gênese da DSR.[84,129] Um outro ponto de dúvida refere-se ao local onde ocorreria a conexão entre os estímulos somáticos e autonômicos: para uns, seria no próprio local do traumatismo[40] e, para outros, no corno posterior da medula espinhal, onde há uma estreita proximidade entre fibras somáticas e autonômicas.[16,106,107,115,144] Por outro lado, já foi demonstrada a diminuição dos níveis de norepinefrina e do neuropeptídeo Y nas extremidades afetadas pela DSR,[51,52,77] em comparação com o lado são. Este fato fala contra a hiperatividade simpática e possibilitou o estabelecimento de uma nova teoria: a de que haveria uma sensibilidade exacerbada dos α-adrenorreceptores às catecolaminas circulantes.[4,51,96] Outros fatores envolvidos na fisiopatologia seriam: a ocorrência da reorganização cortical contralateral ao membro afetado;[138] a diminuição do metabolismo do fosfato de alta energia nos músculos afetados, resultado de provável hipoxia por comprometimento da habilidade de extração de O_2 (análise da saturação do oxigênio tissular e da concentração de lactato);[155] alteração dos níveis do fator de necrose tumoral e das interleucinas 2 e 8;[151] e a resposta neuroendócrina inadequada ao estresse.[88] Esses novos conhecimentos, e a introdução do conceito de etiologia auto-imune,[12] contribuíram para a mudança quase radical nos conceitos sobre a DSR em particular e as SDRC em geral, por desfazerem a anteriormente insofismável conexão com o sistema nervoso simpático.

CAUSALGIA OU SÍNDROME DOLOROSA REGIONAL COMPLEXA TIPO II

O termo causalgia costuma ser erroneamente empregado para designar quase que qualquer dor persistente desencadeada pela lesão de um nervo. Entretanto, a verdadeira causalgia é uma patologia relativamente rara, cuja característica é a dor de intensidade desmesurada e incompatível com o que é habitual na lesão de um nervo periférico, a qual, na descrição original de Mitchell e cols., era produzida por um projétil de alta velocidade.[118,139] Embora causalgia signifique "dor causticante ou em queimação", esta não é uma característica exclusiva das lesões dos nervos periféricos, podendo surgir no decorrer de outras patologias, como a eritromeralgia.[132] Por outro lado, a dor em queimação não é uma característica constante da verdadeira causalgia. Na realidade, a dor pode ser descrita pelos pacientes como latejante, explosiva, penetrante, constritiva ou dilacerante, dependendo, às vezes, do estado emocional do paciente. O relatório do British Medical Research Council sobre lesões dos nervos periféricos, de 1954, define a causalgia como "dor, seguindo-se a uma lesão de um tronco nervoso, com as seguintes características: (1) intensa, espontânea e persistente; (2) usualmente em queimação; (3) difusa, além do território do nervo lesado; (4) agravada por estímulos físicos e emocionais", acentuando que a característica "em queimação" é a menos importante.[113]

Incidência

A incidência da causalgia não é perfeitamente conhecida. Segundo Richards,[132] numa série de relatos médicos, ela variou de 1,8% a 13,8% das lesões dos nervos periféricos, e a causa desta variação tão grande é a também grande variação dos sintomas da causalgia num tempo relativamente curto, além do fato de que ela pode regredir espontaneamente.

Apresentação clínica

O diagnóstico da causalgia não costuma ser difícil, porque os sintomas costumam ser típicos. Como para a DSR, o sintoma principal é a dor persistente, que se manifesta nos segmentos mais distais, como as mãos e os pés, mas também profundamente no membro afetado, estendendo-se além do território do nervo lesado e sendo, às vezes, referida no membro contralateral. É usualmente muito intensa, além do que se reconhece como aceitável para uma lesão nervosa, levando "homens valentes a um estado de miséria patética", como refere Seddon.[139] Embora seja espontânea, a dor agrava-se com estímulos emocionais, às vezes banais, como um ruído súbito, o mesmo ocorrendo com estímulos mecânicos. Por outro lado, ela pode ser minorada com o uso de compressas frias ou, menos freqüentemente, quentes. A intensidade da dor pode levar o paciente a comportamentos estranhos na tentativa de proteger a extremidade afetada, o que pode levar o médico ao diagnóstico errôneo de desequilíbrio mental. A pele nem sempre exibe alterações tróficas, mas costuma estar cianótica ou ruborizada, fina e brilhante; as polpas digitais podem mostrar atrofia, tornando as unhas proeminentes, e os cabelos crescem exageradamente. A sudorese pode estar aumentada, mas às vezes diminui a ponto de tornar a pele seca. A sensibilidade é difícil de avaliar, pois os menores estímulos mecânicos podem despertar sensações disestésicas e dor (hiperestesia e alodínia). Quando a dor diminui, a diminuição da sensibilidade observada é usualmente compatível com a lesão do nervo envolvido. A motricidade também está comprometida, podendo ocorrer rápida atrofia muscular, em decorrência tanto da lesão do nervo como da falta de movimentação ativa. Rigidez articular manifesta-se rapidamente, em decorrência, principalmente, do desuso, pois a dor impede o paciente de movimentar o membro e dificulta a instituição de tratamento fisioterápico precoce. O exame radiográfico pode mostrar desmineralização, que é, todavia, incaracterística e compatível com a inatividade do membro.

Em cerca de um terço a metade dos casos, a dor da causalgia começa nas primeiras 24 horas depois do traumatismo; nos demais casos, pode levar até 45 dias, mas aqui é mais provável que se trate de uma DSR. Por outro lado, pode haver regressão espontânea dos sintomas, embora estes possam durar vários anos, motivo pelo qual todos os casos devem ser tratados desde o início. Além disso, deve ser levado em consideração que há uma grande variação na intensidade dos sintomas, havendo casos leves ou moderados em que o diagnóstico pode ser negligenciado, levando à demora na instituição do tratamento. Os nervos mais afetados são o mediano e o tibial, lesados em nível proximal ao cotovelo e ao joelho, respectivamente, e o tronco inferior do plexo braquial.[139]

Patogênese

Na sua descrição original, comprovada mais recentemente por uma série de observações de diversos autores, a causalgia estava mais relacionada às lesões dos nervos periféricos causadas por projétil de alta velocidade ou por estiramento, embora também existam casos precipitados por ferimentos cortantes.[132,139] O projétil de alta velocidade que não atinge o nervo, mas passa próximo a ele, produz uma súbita distensão, a qual lesa o estroma nervoso sem romper os axônios, fenômeno que também ocorre no estiramento. A rotura do estroma põe em contato direto as fibras nervosas com o envoltório mielínico pobre ou ausente, que são justamente as fibras que medeiam a dor e as fibras autonômicas.

O contato anatômico anormal entre as fibras autonômicas eferentes e as fibras sensitivas aferentes, demonstrado em estudos histológicos,[163] seria uma sinapse anômala (efapse), que causaria um curto-circuito nos impulsos de ambas as fibras,[40,139] o que foi demonstrado em estudos neurofisiológicos (Figura 12.3).[69] Inclusive, esta seria a razão pela qual os nervos mais afetados pela causalgia são o mediano e o tibial, na sua porção proximal, e o tronco inferior

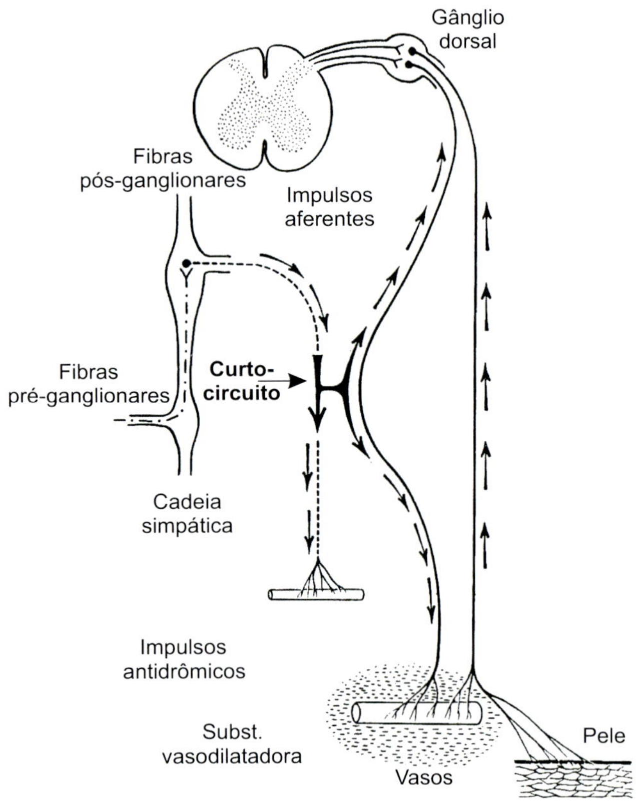

Figura 12.3 Esquema do funcionamento de uma efapse. O estímulo simpático pós-sináptico interfere com a fibra aferente que vai dos vasos ao gânglio dorsal e, aí, com os estímulos aferentes também da pele.

do plexo braquial, pois eles possuem o maior contingente de fibras simpáticas de todo o sistema nervoso periférico.[114] Entretanto, ainda hoje esta é apenas uma hipótese, demandando comprovação definitiva. Já os fenômenos periféricos resultantes da hiperatividade simpática provavelmente têm a mesma fisiopatologia da DSR, mesmo porque eles respondem da mesma forma às mesmas modalidades de tratamento, exceto o tratamento cirúrgico da lesão nervosa, exclusiva da causalgia.[133]

INVESTIGAÇÃO E DIAGNÓSTICO DAS SÍNDROMES DOLOROSAS REGIONAIS COMPLEXAS

Laboratorial

Os testes laboratoriais de inflamação, incluindo a velocidade de hemossedimentação, são consistentemente negativos, bem como o cálcio, o fósforo e a fosfatase alcalina, mas a hidroxiprolina urinária de 24 horas pode estar elevada.

Exames radiográficos

Os sinais radiográficos de desmineralização, que pode ser homogênea ou heterogênea e que costuma ser mais acentuada nas regiões subcondrais, não são constantes e podem levar semanas ou meses para aparecer. Por outro lado, levam mais tempo para regredir do que os sintomas e sinais externos, deixando seqüelas, na forma de espessamento do trabeculado ósseo. Não ocorre esclerose óssea em nenhum estágio do processo, nem diminuição do espaço articular nas grandes articulações. Embora haja controvérsias, na mão pode ocorrer diminuição do espaço articular, que pode ser difícil de mensurar, mas é um dos critérios diagnósticos de Doury.[49]

Ressonância nuclear magnética

A alteração mais precoce é o edema da medula óssea, que produz um sinal forte em T2 e fraco em TI, mas que não é um achado constante nem específico da DSR. Investigações recentes, ainda em nível experimental, empregaram a técnica da espectroscopia de ressonância nuclear magnética com fósforo-31 para avaliar a capacidade de os pacientes com DSR realizarem a contração e o trabalho muscular. Esta técnica é normalmente utilizada para avaliar as concentrações de substratos necessários para a atividade dos músculos esqueléticos, como a adenosina-trifosfato (ATP), a fosfocreatina (PCr) e o fosfato inorgânico produzido pela degradação (Pi), pois durante a contração muscular a PCr é consumida na ressíntese de ATP, enquanto a ressíntese da PCr, a partir do fosfato inorgânico e da creatina, é oxigênio-dependente. Os resultados mostraram que, nos casos mais graves da DSR, há uma queda acentuada da PCr muscular, evidenciada pelo aumento da relação Pi:PCr, o que significa que há menor disponibilidade de oxigênio tecidual. Dessa maneira, os pacientes ficam incapacitados para a atividade muscular, não sendo esta incapacidade um efeito meramente psicogênico.[79,152]

Cintilografia óssea

Os achados cintilográficos, obtidos com compostos fosfatados do tecnécio (Tc99m) como marcadores ósseos, podem mostrar alterações mais precoces do que as radiografias, mas esses achados não são constantes. A imagem mais freqüentemente encontrada é a de um aumento da captação do isótopo nas regiões periarticulares, mas pode ocorrer o oposto, principalmente em crianças. Para um diagnóstico mais preciso, que evidencie inclusive o aumento do fluxo sanguíneo para a extremidade afetada, já foi sugerida a cintilografia em três fases: com o emprego de um torniquete no braço ou antebraço imediatamente após a injeção endovenosa do marcador ósseo, uma imagem cintilográfica é obtida aos 3 minutos (fase 1) e outra aos 5 minutos (fase 2). A primeira imagem mostra o marcador ósseo ainda circulante e a segunda, o marcador já penetrado nos tecidos moles. Uma terceira imagem (fase 3) é o cintilograma ósseo de fato, obtido no tempo normalmente empregado, 2 a 3 horas depois da injeção. Com o estudo em três fases, uma imagem mais completa da situação seria obtida,[6,32] mas outros estudos dão conta de que o diagnóstico fiel pode ser dado apenas pela imagem da fase 3, não sendo necessárias as duas anteriores.[108,157] Já a cintilografia quantitativa pode ser útil, visto que ela fornece uma medida da perda óssea.[10,34,94]

Ainda no que se refere ao diagnóstico, parece promissor o emprego, ainda em investigação, de técnicas cintilográficas usualmente destinadas ao diagnóstico de infecções e inflamações em geral (como a da imunoglobulina G marcada com o índio-111), que se baseiam no acúmulo de imunoglobulinas de alto peso molecular na área inflamada, secundariamente ao aumento da permeabilidade vascular pela lesão endotelial causada pela inflamação. Assim, estudos utilizando essa técnica mostraram que há um acúmulo progressivo da imunoglobulina marcada na área afetada, independentemente do fluxo arterial, na fase aguda da DSR, enquanto na fase crônica esse fenômeno não ocorre, o que levou à conclusão de que há um processo inflamatório regional na fase aguda da doença. Esse teste pode ter valor para o diagnóstico da DSR.[123,149]

Avaliação do controle autonômico

Inclui a avaliação das funções vasomotora e sudomotora. A função vasomotora pode ser avaliada pela medida da perfusão microvascular, sabendo-se que, em condições normais, apenas 5% a 20% do fluxo arterial de um dedo são destinados à nutrição tecidual, o restante destinando-se à termorregulação.[91,124] O equilíbrio entre uma e outra destinação do fluxo arterial é regulado pelas anastomoses arteriovenosas, por sua vez governadas por fatores complexos. Existem evidências de que o controle dessas anastomoses está alterado na DSR, em particular, e nas SDRC, em geral, prova do que é a ação rápida dos tratamentos com medicações simpatolíticas e, inclusive, a demonstração de anastomoses anômalas no osso.[34,112] O desequilíbrio entre as duas destinações do fluxo microvascular causa as alterações da temperatura e da nutrição tecidual, por isquemia, esta sendo uma característica comum tanto dos casos "quentes" como dos "frios".

O fluxo microvascular de uma extremidade pode ser avaliado pela medida digital da temperatura, pela fluxometria através de um Doppler a *laser*[7,58,83] e pela capilaroscopia vital.[122] Os dois primeiros fornecem dados referentes ao fluxo digital total, enquanto o último provê informações sobre o fluxo nutricional. Com os três métodos pode-se avaliar tanto a disfunção como o efeito de um determinado tratamento, mas eles são muito refinados e estão disponíveis apenas em centros avançados de pesquisa.

Vários recursos têm sido propostos para a análise da função sudomotora, incluindo a resposta galvânica da pele,[93,94] a resposta reflexa potencial autonômica periférica (PASP) de superfície, combinada com a temperatura cutânea,[89] e a resposta simpática da pele evocada pela ativação das fibras não-mielinizadas simpáticas eferentes.[57,134] Estes são testes passíveis de realização através de estudos eletrofisiológicos, disponíveis em alguns centros, e os dados com eles obtidos, combinados com aqueles da função vasomotora, fornecem importantes informações relativas à disfunção autonômica do segmento e ao efeito do tratamento.

Bloqueios simpáticos com finalidade diagnóstica

Podem fornecer evidência de que o estado doloroso é mantido pelo sistema simpático (DMS), sempre que o uso de medicamentos simpatolíticos, seja por via oral, parenteral ou por bloqueios locorregionais, produza melhora dos sintomas e sinais.[127,128,146] É o caso, por exemplo, das injeções endovenosas de fentolamina (combinação de bloqueadores $\alpha 1$ e $\alpha 2$-adrenérgicos), que devem ser administradas apenas com finalidade diagnóstica, nunca terapêutica, e com cuidado, devido aos seus efeitos colaterais desagradáveis (hipotensão e cefaléia), e que devem sempre ser comparadas com injeções de placebo, para maior confiança. Bloqueios do gânglio estrelado, do espaço epidural, do plexo braquial ou de nervos periféricos, com anestésicos locais de curta duração, como a lidocaína, podem também fornecer importantes subsídios ao diagnóstico, desde que fique evidente sua ação simpatolítica, e não apenas anestésica. A ação simpatolítica fica evidenciada pela presença de síndrome de Horner, congestão nasal e anidrose facial, e pelo aumento da temperatura, congestão venosa e pele seca na mão. Entretanto, o bloqueio do gânglio estrelado só é efetivo em cerca de 75% dos casos, e a confiabilidade desse tipo de procedimento esbarra em alguns percalços, como a experiência de quem o realiza e em possíveis variações anatômicas do paciente, bem como na presença de tecido cicatricial ao redor do órgão-alvo.[111,146]

Exame histopatológico

É um exame controverso, pois a própria coleta de material pode desencadear o recrudescimento da doença, mas é relativamente seguro e tem sido estimulado nos casos já crônicos. A biópsia muscular pode mostrar, na microscopia de luz, acúmulo de lipofucsina, que é um produto da degeneração da membrana celular, normal no envelhecimento. A microscopia eletrônica revela edema e formação de vesículas no sarcolema e nas mitocôndrias, provavelmente provocadas por estresse oxidativo. Ocorrem, também, irregularidades na banda 2.[150]

Critérios diagnósticos

É importante ter em mente que nenhum recurso laboratorial provê informações definitivas sobre o diagnóstico, principalmente os recursos de imagem e, dentre eles, a cintilografia.[92,93,124] Os dados fornecidos por esses recursos quase nunca se correlacionam com o quadro clínico, não dão pistas quanto ao prognóstico nem sugerem qual recurso terapêutico deve ser utilizado. Por esse motivo, é importante que se criem critérios clínicos e de investigação laboratorial para que o diagnóstico seja o mais preciso possível, o que facilita vislumbrar o prognóstico e a tomada de condutas. Com essa finalidade, os principais sinais e sintomas das SDRC foram distribuídos em grupos, de modo a poder estabelecer um sistema de critérios para o diagnóstico mais preciso dessas lesões. Assim, os grupos são como se seguem:

- **A:** dor, hiperestesia cutânea, distúrbios vasomotores, alterações cutâneas e ungueais, hiperidrose, edema e contraturas capsulares e tendinosas.
- **B:** achados dos exames radiográficos, como as desmineralização e erosão ósseas ou a diminuição do espaço articular; dos exames cintilográficos, como o aumento ou diminuição da captação de radioisótopo; e da ressonância nuclear magnética, mais freqüentemente o "edema da medula óssea".
- **C:** testes laboratoriais de atividade inflamatória, que são usualmente normais, como a velocidade de hemossedimentação.
- **D:** achados de exames citológicos, que devem atestar a quase ausência de células inflamatórias no líquido sinovial, ou histológicos, seja da membrana sinovial, que pode apresentar congestão vascular e intenso infiltrado inflamatório, seja do osso, que pode ser normal ou mostrar rarefação trabecular e aumento das atividades osteoclástica e osteoblástica.
- **E:** dados referentes à resposta ao tratamento, particularmente os bloqueios simpáticos.

Para que o diagnóstico de uma SDRC seja firmado, é necessário que pelo menos um critério seja preenchido em cada grupo de um conjunto de três, as mais variadas combinações sendo possíveis, todas com a inclusão obrigatória do grupo A (p. ex., ABC, ACD, ACE, ADE ou ABE). Entretanto, paradoxalmente, o diagnóstico final só é dado pela cura da doença, sem seqüelas ou com seqüelas bem conhecidas, como as contraturas articulares e a dor aos esforços e o espessamento do trabeculado ósseo.[49]

TRATAMENTO DAS SÍNDROMES DOLOROSAS REGIONAIS COMPLEXAS

O tratamento da SDRC depende da aplicação de princípios baseados nas características clínicas e laboratoriais de cada tipo, mas aplicados a cada caso em particular. Não há uniformidade na eficácia de cada modalidade de tratamento, seja farmacológica, anestesiológica ou cirúrgica. Deve-se reconhecer que o tratamento é multidisciplinar, necessitando da participação do cirurgião, do especialista em tratamento clínico da dor, do psicólogo ou psiquiatra, do fisioterapeuta ou terapeuta da mão e até de um assistente social, que podem atuar tanto simultânea como seqüencialmente. Assim, o tratamento conduzido somente por um especialista, usualmente o cirurgião, está fadado ao insucesso. Obviamente, o cirurgião tem sua participação garantida, pois as SDRC são precipitadas quase sempre por um traumatismo ou pelo seu tratamento. No caso, por exemplo, de uma fratura da extremidade distal do rádio acompanhada de lesão do nervo mediano, ou de uma lesão múltipla de tendões flexores e do nervo ulnar ou mediano, o papel do cirurgião é realizar o tratamento dessas lesões e fazer o diagnóstico da SDRC o mais precocemente possível, instituindo as medidas terapêuticas iniciais adequadas. Já os casos avançados, com dor intensa, sinais de hiperatividade simpática e distrofia, são mais bem conduzidos pelo especialista em tratamento medicamentoso ou anestesiológico da dor. Na fase de seqüela, o profissional mais indicado para conduzir o tratamento é o especialista em reabilitação. O ideal é que todos acompanhem o paciente, mas a coordenação do tratamento pode mudar de um para outro especialista, o que dependerá do entrosamento entre ambos e das circunstâncias, sendo interessante que o profissional que iniciou o atendimento, usualmente o cirurgião, acompanhe o tratamento até a fase final, sempre no interesse maior do paciente.

O tratamento deve basear-se na constatação de que o quadro é de uma SDRC do tipo 1 ou do tipo 2, com dor mantida pelo sistema simpático (DMS) ou independente dele (DIS). O quadro da SDRC com DMS é clássico, sendo uma das suas características o alívio dos sintomas com o uso de drogas ou bloqueios simpatolíticos, de modo que o seu diagnóstico não costuma ser difícil. Já a SDRC com DIS pode ser já de início resistente às drogas ou bloqueios simpatolíticos, ou resultar de uma SDRC com DMS que se tornou resistente ao tratamento, constituindo os casos de pior prognóstico, com tendência à dor crônica e a seqüelas permanentes. Obviamente, nestes casos, o tratamento com drogas ou bloqueios simpatolíticos não apenas é inútil, como também é contra-indicado.

Como regra geral, toda lesão inicial que se configure num foco nociceptivo, desencadeando uma SDRC, deve ser tratada sem demora, como é o caso de lesões de pequenos nervos cutâneos ou mesmo de troncos nervosos maiores nas SDRC do tipo 2, ou de uma mera tendinite ou outro processo traumático, inflamatório ou infeccioso qualquer, nas SDRC do tipo 1.[87,93,94]

De modo geral, o tratamento da SDRC pode ser agrupado em quatro modalidades: (1) medicamentos sistêmicos; (2) bloqueios anestésicos locorregionais; (3) cirurgias, em casos muito específicos e na correção de deformidades; e (4) tratamento fisioterápico.[91]

Medicamentos sistêmicos

Praticamente todos os medicamentos empregados no tratamento medicamentoso das SDRC possuem não apenas efeitos benéficos potenciais, mas também efeitos colaterais, às vezes desagradáveis e perigosos. A prescrição desses medicamentos fica condicionada ao perfeito conhecimento desses efeitos, bem como das indicações exatas e das contra-indicações mais freqüentes. As drogas mais freqüentemente empregadas, com os respectivos nomes comerciais, mecanismo de ação e dosagem encontram-se no Quadro 12.1:

1. **Antidepressivos:** originalmente utilizados para combater a depressão pós-traumática, constatou-se depois que eles possuem um efeito analgésico e de modulação do sistema nervoso simpático.[31,59,110] Seu mecanismo de ação é a inibição do *re-uptake* da serotonina e da norepinefrina, havendo também os inibidores seletivos do *re-uptake* da serotonina, ambos causando um bloqueio da ação dessas aminas vasopressoras. Conforme sua constituição química, podem ser compostos tricíclicos, tetracíclicos e atípicos, como se seguem:
   - **Tricíclicos:** incluem a imipramina (Tofranil), a amitriptilina (Tryptanol), a doxepina (Sinequan), a desipramina (Norpramin), a nortriptilina (Pamelor), a protriptilina (Vivactil), entre outros. Todos apresentam variações individuais na resposta terapêutica, dependendo da sensibilidade dos receptores de cada paciente, e produzem efeitos colaterais anticolinérgicos e para o lado dos sistemas cardiovascular e nervoso central, podendo causar hipotensão ortostática, convulsões, distúrbios da condução de veículos e sedação, além de interagir e potencializar os efeitos de outras drogas. Por outro lado, o tratamento a longo prazo é bem tolerado, mas a retirada abrupta desses medicamentos deve ser evitada.[31]
   - **Tetracíclicos:** o único com propriedades terapêuticas é a maprotilina (Ludiomil), que é semelhante à imipramina, mas que bloqueia mais o *re-uptake* da norepinefrina do que o da serotonina, apresentando efeitos colaterais colinérgicos mais intensos, o que pode ser um obstáculo ao seu uso em alguns pacientes. Está comercialmente disponível no Brasil.
   - **Atípicos:** o trazodone (Desyrel) bloqueia preferencialmente o *re-uptake* da serotonina e os receptores α-adrenérgicos (1 e 2) e pode causar efeitos colaterais intoleráveis sobre os sistemas cardiovascular e nervoso central, como tremores, hipertensão, bradicardia, tontura e sedação. Não existe no Brasil.
   - **Inibidores seletivos do *re-uptake* da serotonina:** são os antidepressivos de segunda geração, que se ligam aos transportadores pré-sinápticos da serotonina no sistema nervoso central, bloqueando o *re-uptake*. Incluem a fluvoxamina (Luvox), a paroxetina (Aropax), a fluoxetina

Quadro 12.1 Drogas utilizadas no tratamento medicamentoso das SDRC

Droga	Categoria	Nome comercial	Mecanismo de ação	Dosagem diária
Imipramina	antidepressivo tricíclico	Tofranil	Bloqueio de serotonina e norepinefrina	50 a 75mg
Amitriptilina	antidepressivo tricíclico	Tryptanol	Bloqueio de serotonina e norepinefrina	25 a 75mg
Nortriptilina	antidepressivo tricíclico	Pamelor	Bloqueio de serotonina e norepinefrina	25 a 50mg
Maprotilina	antidepressivo tetracíclico	Ludiomil	Bloqueio de serotonina e norepinefrina	50 a 75mg
Fluoxetina	antidepressivo anti-serotonina	Prozac, Psiquial	Bloqueio de serotonina	20 a 80mg
Paroxetina	antidepressivo anti-serotonina	Aropax	Bloqueio de serotonina	20 a 50mg
Sertralina	antidepressivo anti-serotonina	Zoloft	Bloqueio de serotonina	50 a 100mg
Carbamazepina	anticonvulsivante	Tegretol	Bloqueio de Na+ membrana	100 a 120mg
Ácido valpróico	anticonvulsivante	Depakene	Estimula a produção de GABA	250 a 3.000mg
Mexiletina	anestésico local	Maxitil	Estabilidade da membrana	10mg/kg
Prazosina	agente adrenégico	Minipress SR	α2-antagonista sináptico	1 a 3mg
Terazosina	agente adrenégico	Hytrin	α2-antagonista pós-sináptico	1 a 4mg
Clonidina	agente adrenégico	Atensina	α2-antagonista pós-sináptico	1 a 3mg
Nifedipina	bloqueador do canal de cálcio	Adalat, Biocord	Bloqueio do canal cálcio musc. lisa	10 a 30mg
Anlodipina	bloqueador do canal de cálcio	Cordalene, Norvasc	Bloqueio do canal cálcio musc. lisa	2,5 a 5mg

(Prozac, Psiquial) e a sertralina (Zoloft), que podem ter efeitos colaterais intoleráveis. Seu efeito positivo no tratamento das SDRC ainda não está perfeitamente claro mas, como agem sinergicamente com os compostos tricíclicos, ambos são freqüentemente associados em doses baixas.[117,153] Estão disponíveis no Brasil o Aropax, o Prozac, o Psiquial e o Zoloft.

2. **Anticonvulsivantes:** seus prováveis efeitos são a estabilização de membranas nervosas excitáveis, a limitação da hiperexcitabilidade neuronal e a inibição dos impulsos neuronais transinápticos no sistema nervoso central. Os mais utilizados no tratamento das SDRC são a fenitoína (Dilantin), a carbamazepina (Tegretol), a oxicarbamazepina (Trileptal), o ácido valpróico (Depakene) e a gabapentina (Neurontin), que são freqüentemente associados com um antidepressivo.[24,114]
3. **Estabilizadores de membrana:** na realidade, são anestésicos locais que foram desenvolvidos para utilização por via oral, com base na observação de que a lidocaína, quando empregada por via endovenosa, produz um alívio da dor crônica. Existem, para emprego por via oral, a tocainida (Tonocard) e a mexiletina (Mexitil), sendo a primeira a que causa os efeitos colaterais mais freqüentes e adversos, alguns deles graves, como pneumonia intersticial, psicose, encefalopatia, neutropenia, agranulocitose, anemia, hepatite, síndrome lupiforme e convulsões. Alguns desses efeitos também ocorrem com a mexiletina, embora sejam menos freqüentes e com menor intensidade, além de outros exclusivos, como impotência sexual. Em vista disso, esses medicamentos ficam reservados para casos de SDRC grave e resistente a outras formas de tratamento.[78] Somente o Mexitil está disponível no mercado brasileiro.
4. **Compostos adrenérgicos:** basicamente, são os bloqueadores dos receptores adrenérgicos, podendo ser α1-antagonistas somente, α2-antagonistas somente, α1 e α2-antagonistas e α2-agonistas, cujos efeitos no tratamento das SDRC são muito variáveis e, às vezes, desagradáveis.[31,127,128] Estão disponíveis no mercado brasileiro apenas a prazosina (Minipress SR), a terazosina (Hytrin) e a clonidina (Atensina). A prazosina e a terazosina podem produzir alívio da alodínia e do vasospasmo, e a clonidina é eficiente nos casos com edema e hiperalgesia.

5. **Bloqueadores do canal de cálcio:** embora seu mecanismo de ação nas SDRC não esteja totalmente esclarecido, sabe-se que eles inibem a passagem de cálcio extracelular pelos canais L das membranas dos músculos lisos dos vasos, bloqueando os efeitos de agentes adrenérgicos e diminuindo a vasoconstrição. Com isso, podem causar melhora dos sintomas em alguns pacientes, pois aumentam o fluxo arterial nutricional e diminuem as anastomoses arteriovenosas anormais.[86,126] Os mais empregados são a nifedipina (Adalat, Biocord, Cardalin e outros) e a anlodipina (Cordalene, Norvasc), ambas disponíveis no Brasil.
6. **Corticosteróides:** também de mecanismo de ação não totalmente esclarecido, classicamente inibem as enzimas cicloxigenase cox-1 e cox-2, periféricas e centrais, e cox-3, localizada no gânglio dorsal, e a enzima lipoxigenase, além de modularem a expressão dos transportadores de glutamato na medula espinhal.[156] Além disso, modulam a função de receptores envolvidos no crescimento dos neurônios, na mielinização e na sinaptogênese do sistema nervoso central e apresentam propriedades neuroprotetoras, com papel no tratamento de neuropatologias, como demência, acidente vascular encefálico, epilepsia, lesão da medula espinhal, Alzheimer, Parkinson e Niemann-Pick tipo C.[160] Os corticosteróides costumam funcionar bem no tratamento das SDRC, tanto quando empregados em altas doses por um curto período como em doses baixas por períodos prolongados.[26,136] Todavia, são questionáveis devido aos efeitos colaterais, como a supressão adrenal e hipofisária, com sérias conseqüências para a homeostase, e quanto às complicações, como a necrose óssea avascular da cabeça femoral e outras.[64,65,71]
7. **Calcitonina:** é um hormônio indicado para o tratamento da osteoporose, devido às suas propriedades antiosteoclásticas, e cujo sucesso no tratamento das SDRC surpreendeu. A literatura especializada norte-americana a menciona apenas de passagem, de modo que o seu emprego parece restrito aos países europeus, o que já ocorre há mais de 20 anos.[43,54] Entretanto, seus efeitos benéficos, de melhora da dor e do edema já no início do tratamento, só aparecem com doses elevadas, sendo preferível a administração por via intramuscular, visto que a via nasal não produz os mesmos resultados. O tratamento deve prolongar-se por pelo menos 2 semanas, com injeções diárias.[3]

Bloqueios anestésicos locorregionais

Podem ser administrados tanto com finalidade diagnóstica como terapêutica, podendo ser endovenosos, locais ou epidurais:

1. **Bloqueios endovenosos:** são ministrados pela infusão endovenosa de medicamentos simpatolíticos, com garroteamento do membro logo após a flebóclise, como para um bloqueio de Bier. A droga inicialmente proposta foi a guanetidina,[50,61,76] tendo sido utilizada também a reserpina,[9] mas atualmente é mais empregado o tosilato de bretílio (Bretylol).[60,82] Embora tenha sido relatada melhora subjetiva dos sintomas com a guanetidina e a reserpina, ficou demonstrado, em estudo controlado, que elas não diferem do soro fisiológico na resposta a curto (30 minutos) e médio prazo (24 horas).[15] A melhora com esses medicamentos pode ocorrer com uma única dose, mas três a cinco bloqueios sucessivos, a intervalos semanais ou quinzenais, são provavelmente mais eficientes. Além do uso isolado das drogas simpatolíticas, elas podem ser ministradas em associações com anestésicos locais (p. ex., para a manipulação de articulações rígidas).[53] Das três drogas já utilizadas, apenas a reserpina está disponível no mercado brasileiro, e tanto ela como a guanetidina estão proscritas do mercado americano, tendo sido consideradas inadequadas para o tratamento das SDRC tipos I e II.[91] Além do uso terapêutico dessas drogas, a fentolamina (Regitina), um agente bloqueador α-adrenérgico não-disponível no Brasil, pode ser empregada para o diagnóstico da DMS, assim como a lidocaína, para avaliar a possível eficácia dos agentes estabilizadores de membrana por via oral. É também comentado o uso de medicações por via arterial, como a guanetidina e a reserpina, e epidural, como os corticosteróides e a clonidina, mas, apesar da melhora subjetiva da dor, não há comprovação de que os efeitos sejam duradouros. Já os corticosteróides, apesar de serem utilizados com certa freqüência para infusão endovenosa em bloqueios regionais, não são comprovadamente úteis para as SDRC.
2. **Bloqueios locais e epidurais:** os mais freqüentemente utilizados são os bloqueios do gânglio estrelado, do plexo braquial e de troncos nervosos isolados, e os epidurais, que produzem alívio dos sintomas quando aplicados em seqüência, a intervalos regulares, que podem variar de poucos dias a algumas semanas. Há indicação para o emprego dos bloqueios locais sempre que houver evidência de DMS ou de hiperatividade do simpático, o que pode ser

constatado pelos testes mencionados anteriormente, como o bloqueio endovenoso de fentolamina,[127,128] ou por meio de um primeiro bloqueio anestésico, com finalidade diagnóstica.[146] A droga mais freqüentemente usada é a lidocaína (Xylocaína) a 1% ou 2%, sem vasoconstritor, que é de ação rápida e curta duração (± 1 hora), mas a bupivacaína (Marcaína) a 0,25% ou 0,5%, sem vasoconstritor, de ação mais demorada, porém de longa duração, também pode ser empregada. Esses bloqueios são tecnicamente difíceis de realizar, pois, além dos possíveis efeitos colaterais das drogas, que podem exigir equipamentos de reanimação e ventilação, há necessidade de um posicionamento preciso da agulha de injeção, o que só é possível com a experiência, e se não houver variações anatômicas, nem cicatrizes no local.[162] Um resultado negativo de uma série de bloqueios pode induzir o diagnóstico de uma DIS, que é de pior prognóstico do que a DMS. Por isso, a eficiência do bloqueio deve ser constatada de modo objetivo, mediante observação de sinais clínicos periféricos, como aumento da temperatura cutânea ou da vascularização, ou por meio de testes armados, como aumento do fluxo arterial medido pelo Doppler, em vez de apenas confiar nas informações subjetivas do paciente. Desse modo, havendo melhora dos sintomas na presença dos sinais mencionados, o diagnóstico provável é de uma DMS, enquanto sintomas inalterados na presença dos mesmos sinais apontam para uma DIS. Já a melhora ou a persistência dos sintomas na ausência de sinais positivos da eficiência do bloqueio provavelmente indicam, respectivamente, apenas influência subjetiva do paciente ou ineficiência do bloqueio.[111] Os bloqueios contínuos do gânglio estrelado, do plexo braquial ou de um nervo periférico e os bloqueios epidurais são indicados quando não houver resposta adequada de uma série de bloqueios consecutivos.[27,80] Os bloqueios do plexo braquial podem ser indicados quando os bloqueios do gânglio estrelado falham e os bloqueios epidurais, quando os locais (gânglio estrelado, plexo braquial e nervo periférico) são ineficientes. Além do emprego de anestésicos locais, têm sido relatados bons resultados com o uso de corticosteróides e de clonidina nos bloqueios epidurais.[38,130]

Tratamento cirúrgico

Consiste, basicamente, em simpatectomia, ressecção de focos nociceptivos e correção das deformidades articulares:

1. **Simpatectomia:** a primeira versão foi proposta por Leriche, em 1916,[103] apenas como uma ressecção do plexo nervoso periarterial, com o que era obtido um aumento do fluxo arterial. Na atualidade, são recomendados dois métodos de realização da simpatectomia: química e cirúrgica. A simpatectomia química é conseguida pela injeção de uma solução alcoólica de fenol a 5% sobre um gânglio, cadeia simpática ou tronco nervoso, guiada pelo intensificador de imagem. O fenol causa uma lesão do gânglio ou do nervo, cujo efeito é a melhora dos sintomas por um período de cerca de 6 meses, depois dos quais ocorre a regeneração, com provável volta dos sintomas. Apesar disso, a vantagem da simpatectomia química é que ela não é definitiva e pode ser repetida. Já a simpatectomia cirúrgica consiste na ressecção de gânglios ou de toda uma cadeia simpática, estando indicada depois que o bloqueio anestésico tenha mostrado a participação do sistema simpático nos sintomas, principalmente a DMS. Como a simpatectomia cirúrgica apresenta resultados variáveis, ela deve ficar reservada a casos graves e renitentes de SDRC e, idealmente, deve ser precedida por ao menos um procedimento de simpatectomia química que permita prognosticar a eficiência do método. No membro superior, para que haja alguma garantia de maior eficiência, devem ser ressecados o gânglio estrelado e os gânglios torácicos T2 e T3.[21] Mesmo assim, os efeitos dessa ressecção duram no máximo 24 meses, havendo depois recidiva, a qual é atribuída ao desenvolvimento de uma hipersensibilidade dos receptores periféricos às catecolaminas circulantes ou endógenas. Todavia, alguns pacientes têm uma melhora mais duradoura dos sintomas, do mesmo modo que alguns poucos podem ter piora depois da simpatectomia. A tecnologia moderna permite que a simpatectomia torácica seja realizada por meio de uma toracoscopia[140] e que seja empregada radiofreqüência para ablação de gânglios cervicotorácicos.[16]
2. **Ressecção de focos nociceptivos:** focos nociceptivos, ou pontos-gatilho, ocorrem em menos da metade dos pacientes de SDRC, podendo ser mecânicos ou nervosos. Os focos mecânicos mais freqüentemente identificados são os desarranjos internos do punho, incluindo seqüelas de fraturas das articulações radiocárpica e radioulnar distal, lesões da fibrocartilagem triangular e lesões cartilaginosas das articulações carpometacárpicas, que devem ser corrigidos tão logo os sintomas da SDRC cedam ao tratamento não-operatório, que

deve sempre ser instituído previamente. Os focos nervosos mais freqüentes são os neuromas terminais das lesões completas, ou em continuidade, das lesões parciais de nervos periféricos, além das neuropatias compressivas.[28,70,92,94] Os neuromas ocorrem em cerca de 40% das lesões dos nervos periféricos e podem precipitar uma SDRC, e as neuropatias compressivas, como as síndromes do túnel do carpo, do túnel ulnar e do interósseo posterior, podem ser tanto a causa como o efeito da SDRC. A suspeita do envolvimento de um nervo periférico deve ser levantada em todos os casos de ferimento penetrante que evoluírem para uma SDRC. Do mesmo modo que para os focos mecânicos, o tratamento medicamentoso deve preceder o cirúrgico nos casos de focos nervosos. O tratamento cirúrgico das lesões nervosas deve ser o mais precoce possível e será conduzido de acordo com o diagnóstico: para as síndromes compressivas, liberação do nervo envolvido, eventualmente acompanhada de transposição e de proteção por retalhos gordurosos ou musculares; para os neuromas em continuidade, neurólise ou, eventualmente, ressecção parcial e enxerto de nervo; para os neuromas terminais, sua ressecção seguida de reconstrução do nervo lesado por meio de enxertos de nervo, eventualmente protegidos por enxertos de veia, quando o leito não for de boa qualidade, ou o nervo estiver muito superficial ou exposto a traumatismos externos.[109,119,134,141,142]

3. **Deformidades articulares:** as deformidades mais freqüentes na mão são a contratura em extensão das articulações MF e em flexão ou, às vezes, em extensão das IFP rígidas. O tratamento cirúrgico dessas deformidades deve ser precedido de tratamento fisioterápico, cujo objetivo é diminuir o grau de deformidade e de rigidez, e só deve ser realizado 6 meses depois que os sintomas da SDRC tenham regredido e quando a mobilidade articular tiver atingido um ponto em que não haja mais progresso com o tratamento fisioterápico.

Tratamento fisioterápico

Os principais objetivos desta modalidade de tratamento são a manutenção da mobilidade e a prevenção das contraturas das articulações, secundárias à fibrose periarticular. A fibrose periarticular acomete, principalmente, as articulações próximas à região traumatizada e as pequenas articulações da mão e, uma vez instalada, é de resolução muito difícil. É o que sucede, por exemplo, nas fraturas da extremidade distal do rádio que evoluem para uma SDRC, com rigidez não apenas da articulação radiocárpica, como também das MF e IFP. O tratamento fisioterápico, nesses casos, deve ser conduzido dentro de um protocolo adequado, enfatizando a carga de tensão (*stress loading*) e a mobilização ativa e passiva das articulações, mas pode ser útil, também, o emprego de técnicas de dessensibilização e de reeducação sensitiva, estimulação elétrica transcutânea (TENS), mobilização passiva contínua (MPC), banhos de contraste, pressão positiva intermitente com dispositivos pneumáticos e hidroterapia. Apesar de centrar-se nas articulações envolvidas, o tratamento fisioterápico deve ser estendido às demais articulações do membro afetado, como o cotovelo e o ombro, no caso de traumatismos do punho e da mão, e dessas regiões no caso de traumatismos do ombro e do cotovelo.[143]

Como modalidade de tratamento complementar ou opcional, são referidos ainda o uso de técnicas de auto-hipnose,[1,11,62] *biofeedback* [5,14,72] e acupuntura,[23,97] mas os resultados dessas técnicas são ainda duvidosos ou insatisfatórios.

Escolha do tratamento

Não há, na literatura, consenso quanto à modalidade de tratamento mais adequada ou mais indicada para um determinado tipo de SDRC, cada autor fazendo a sua sugestão com base na sua própria experiência. Entretanto, há concordância mais ou menos generalizada em alguns pontos. Em primeiro lugar, o tratamento fisioterápico, mesmo que a princípio seja difícil e penoso para o paciente, está sempre indicado, variando apenas quanto aos recursos empregados e à intensidade de aplicação, mas com maior tendência ao uso dos exercícios ativos, atividades de adaptação e TENS (estimulação elétrica transcutânea). No tratamento medicamentoso, costumam ser empregadas associações de drogas de diferentes classes, como, por exemplo, um antidepressivo e um bloqueador α-adrenérgico nos casos de DMS, ou um bloqueador de canal de cálcio e um inibidor do *re-uptake* da serotonina, nos casos de DIS. A esses medicamentos podem ser adicionados os analgésicos e antiinflamatórios e a calcitonina.

Os bloqueios regionais endovenosos podem ser empregados quando o quadro é grave e não responde ao tratamento medicamentoso, sendo a droga de escolha o tosilato de bretílio, lembrando que no Brasil só está comercialmente disponível a reserpina e, em alguns centros especializados, também a guanetidina. Todavia, os bloqueios autonômicos seriados ou contínuos são mais eficientes do que os regionais e devem ser preferidos. A simpatectomia é um recurso ulterior, que só deve ser empregado se houver a comprovação de que os bloqueios autonômicos são eficientes, mas fica reservada aos casos renitentes, em que os sintomas retomam poucos dias, ou mesmo horas, depois da aplicação do bloqueio.

O tratamento psicológico está indicado em todos os pacientes que demonstrem instabilidade emocional, sem preocupação quanto ao fato de que esta seja a causa ou um efeito da SDRC, podendo ser associadas aqui técnicas de auto-hipnose, *biofeedback* e acupuntura.

Qualquer que seja a modalidade de tratamento empregada, é importante lembrar que a avaliação da sua eficácia deve ser baseada em dados objetivos, como a mudança das condições circulatórias do membro e a supressão dos fenômenos simpáticos.

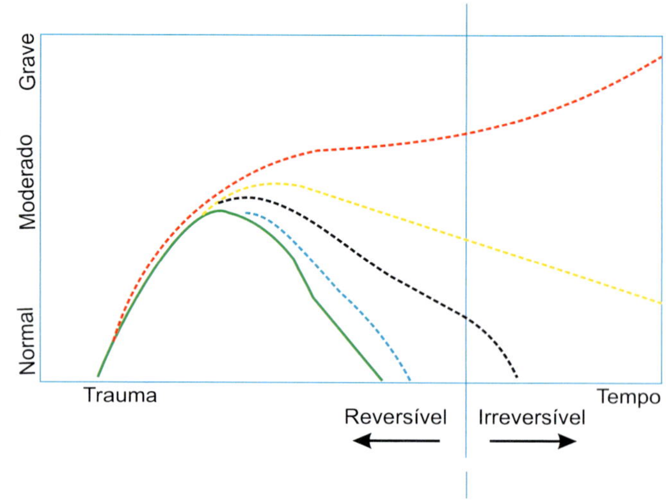

Figura 12.4 Gráfico mostrando o comportamento da dor como desencadeante da DSR, uma vez transposto o limite da reversibilidade. Um estímulo nociceptivo comum produz dor que desvanece antes do limite da reversibilidade. Estímulo intenso ou de longa duração ultrapassa esse limite.

Comentários finais

O diagnóstico da DSR ou da causalgia é relativamente fácil, desde que o cirurgião tenha em mente essa possibilidade, o que nem sempre ocorre. A incidência dessas doenças é, provavelmente, mais elevada do que aparece nos compêndios, ou do que muitos cirurgiões alegam, porque o diagnóstico é freqüentemente negligenciado, principalmente por conta dos casos mais leves, que se confundem com outras patologias, ou mesmo passam por evolução natural do traumatismo ou da patologia em tratamento. O estudo mais aprofundado da literatura pertinente mostra que qualquer caso de dor intensa e persistente, em queimação ou não, acompanhada de edema de rápida instalação e fenômenos vasomotores e sudomotores, mesmo que discretos ou moderados, pode ser uma DSR e deve ser tratado como tal, o mais precoce possível. O quadro clínico habitual permite inferir que, se permanecer por muito tempo (de semanas até meses), o estímulo doloroso agudo induz alterações nos neurônios aferentes e eferentes que o conduzem à medula, tornando-se eles os focos da dor, mesmo que a causa original seja sanada; há, portanto, um limite para a reversibilidade da dor (Figura 12.4), que deve ser buscado pelo diagnóstico e tratamento precoces. O tratamento inicial é, preferencialmente, medicamentoso, mas especialistas no tratamento da dor recomendam bloqueios simpáticos precoces, que produzem rápida melhora dos sintomas e possibilitam a manutenção com medicamentos.

Agradecimentos

Os autores agradecem à Profa. Dra. Gabriela Rocha Lauretti, da Disciplina de Anestesiologia do Departamento de Biomecânica, Medicina e Reabilitação do Aparelho Locomotor, pelos valiosos comentários e adições ao texto.

REFERÊNCIAS

1. Alioto JT. Behavioral treatment of reflex sympathetic dystrophy. *Psychosomatics* 1981; *22*:539-40.
2. Amadio PC, Mackinnon SE, Merritt WH *et al*. Reflex sympathetic dystrophy syndrome: consensus report of an ad hoc committee of the American Association for Hand Surgery on the definition of reflex sympathetic dystrophy syndrome. *Plast Reconstr Surg* 1991; *87*:371-5.
3. Arlet J, Mazières B. Medical treatment of reflex sympathetic dystrophy. *Hand Clin* 1997; *13*:477-83.
4. Arnold JM, Teasell RW, MacLeod AP *et al*. Increased venous alpha-adrenoceptor responsiveness in patients with reflex sympathetic dystrophy. *Ann Intern Med* 1993; *118*:619-21.
5. Barowsky EI, Zweig JB, Moskowitz J. Thermal biofeedback in the treatment of symptoms associated with reflex sympathetic dystrophy. *J Child Neurol* 1987; *2*:229-32.
6. Beckerman G, Genant HK, Hoffer PB *et al*. Radionuclide imaging of the bones and joints of the hand. *Radiology* 1976; *118*:653-9.
7. Bej MD, Schwartzman RJ. Abnormalities of cutaneous blood flow regulation in patients with reflex sympathetic dystrophy as measured by laser Doppler fluxometry. *Arch Neurol* 1991; *48*:912-5.
8. Bentley JB, Hameroff SR. Diffuse reflex sympathetic dystrophy. *Anaesthesiology* 1980; *53*:256-7.

9. Benzon HT, Chomka CM, Brunner EA. Treatment of reflex sympathetic dystrophy with regional intravenous reserpine. *Anesth Analg* 1980; *59*:500-2.
10. Bickerstaff DR, Charlesworth D, Kanis JA. Changes in cortical and trabecular bone in algodistrophy. *Br J Rheumatol* 1993; *32*:46-51.
11. Blacker H.M. Volitional sympathetic control. *Anesth Analg* 1980; *59*:785-8.
12. Blaes F, Tschernatsch M, Braeu ME *et al*. Autoimmunity in complex regional pain syndrome. *Ann N Y Acad Sci* 2007; *1107*:168-73.
13. Blair SJ. Role of the neuropeptides in the pathogenesis of reflex sympathetic dystrophy. *In: Programs and abstracts of reflex sympathetic dystrophy*. Brussels, 1996:18.
14. Blanchard EB. The use of temperature biofeedback in the treatment of chronic pain due to causalgia. *Biofeedback Self Regul* 1979; *4*:183-8.
15. Blanchard J, Ramamurthy S, Walsh N *et al*. Intravenous regional sympatholysis: a double-blind comparison of guanethidine, reserpine and normal saline. *J Pain Symptom Manage* 1990; *5*:357-61.
16. Bloomberg H, Janig W. Discharge pattern of afferent fibres from a neuroma. *Pain* 1984; *20*:335-53.
17. Boas RA. Complex regional pain syndromes: symptoms, signs, and differential diagnosis. *In:* Janig W, Stanton-Hicks M (eds.). *Reflex sympathetic dystrophy: a reappraisal. Progress in pain research and management*. Vol. 6. Seattle: IASP Press, 1996:79-91.
18. Bonica JJ. Causalgia and other reflex sympathetic dystrophies. In: Bonica JJ, Uebeskind JC, Albe-Fessard DG (eds.). *Advances in pain research and therapy*. New York: Raven Press, 1979:141-66.
19. Bruehl S, Carlson CR. Predisposing psychological factors in the development of reflex sympathetic dystrophy. *Clin J Pain* 1992; *8*:287-99.
20. Bruehl S, Harden RN, Galer BS *et al*. Complex regional pain syndrome: are there distinct subtypes and sequential stages of the syndrome? *Pain* 2002; *95*:119-24.
21. Campbell JN, Raja SN, Selig DK *et al*. Diagnosis and management of sympathetically maintained pain. *Prog Pain Res Manage* 1994; *1*:85-100.
22. Campbell JN. Complex regional pain syndrome and the sympathetic nervous system. Pain 1996 – an updated review. IASP Refresher Course on Pain Management held in conjunction with the 8th World Congress on Pain. Seattle: IASP Press, 1996:89-96.
23. Chan CS, Chow SP. Electroacupuncture in the treatment of post-traumatic sympathetic dystrophy (Südeck's atrophy). *Br J Anaesth* 1981; *53*:899-901.
24. Chaturvedi SK. Phenytoin in reflex sympathetic dystrophy. *Pain* 1989; *36*:379-80.
25. Chelimsky TC, Low PA, Naessens JM *et al*. Value of autonomic testing in reflex sympathetic dystrophy. *Mayo Clin Proc* 1995; *70*:1029-40.
26. Christensen K, Jensen EM, Noer I. The reflex dystrophy syndrome. Response to treatment with systemic corticosteroids. *Acta Chir Scand* 1982; *148*:653-5.
27. Cicala RS, Jones JW, WeStbrook LL. Causalgic pain responding to epidural but not to sympathetic nerve blockade. *Anesth Analg* 1990; *70*:218-9.
28. Collins ED, Novak CB, Mackinnon SE *et al*. Long-term follow-up evaluation of cold sensitivity following nerve injury. *J Hand Surg* 1996; *21A*:1078-85.
29. Covington EC. Psychological issues in reflex sympathetic dystrophy. *In:* Jänig W, Stanton-Hicks M (eds.). *Reflex sympathetic dystrophy: a reappraisal. progress in pain research and management*. Vol. 6. Seattle: IASP Press, 1996:191-215.
30. Curtiss PH, Kincaid WE. Transitory demineralization of the hip in pregnancy. A report of 3 cases. *J Bone Joint Surg* 1959; *41A*:1327-32.
31. Czop C, Smith TL, Rauek R et al. The pharmacologic approach to the painful hand. *Hand Clin* 1996; *12*:633-42.
32. Davidoff G, Werner R, Cremer S *et al*. Predictive value of the three phase technetium bone scan in diagnosis of reflex sympathetic dystrophy syndrome. *Arch Phys Med Rehabil* 1989; *70*:135-7.
33. DeGood DE, Cundiff GW, Adams LE *et al*. A psychosocial and behavioral comparison of reflex sympathetic dystrophy, low back pain and headache patients. *Pain* 1993; *54*:317-22.
34. Demangeat JL, Constantinesco A, Brunot B *et al*. Three-phase bone scanning in reflex sympathetic dystrophy of the hand. *J Nucl Med* 1988; *29*:26-32.
35. Dequeker J, Geusens P, Verstaeten A *et al*. Vertebral crush fracture syndrome and reflex sympathetic dystrophy. *Bone* 1986; 7:89-94.
36. Deshayes P, Houdent G, Morere P *et al*. Algodystrophie de Ia chimiothérapie anti-tuberculose. A propos de 22 observations. *Rev Rhum Ed Fr* 1969; *33*:3316-22.
37. Dieslissen PW, Claassen AT, Veldman PH *et al*. Amputation for reflex sympathetie dystrophy. *J Bone Joint Surg* 1995; *77B*:270-3.
38. Dirksen R, Rutgers MJ, Coolen JMW. Cervical epidural steroids in reflex sympathetic dystrophy. *Anesthesiology* 1987; *66*:71-3.
39. Dobyns JH. Pain dysfunction syndrome. *In:* Gelberman RH (ed.). *Operative nerve repair and reconstruction*. Philadelphia: J.B. Lippincott, 1991:1489-96.
40. Doupe J, Coolen CR, Chance GQ. Post-traumatic pain and the causalgic syndromes. *J Neurol Neurosurg Psychiatry* 1944; 7:33-48.
41. Doury P, Delahaye RP, Granier R *et al*. Fabresse FX. L'algodystrophie parcellaire. *Rev Rhum Ed Fr* 1979; *46*:37-44.
42. Doury P, Pattin S, Delahaye RP *et al*. La calcitonine dans I'algodystrophie sympathetique réflexe. *Nouv Presse Med* 1975; 7:3156.
43. Doury P, Pattin S, Eulry F *et al*. L'atteinte de Ia paroi thoracique au cours de I'algodystrophie. A propos d'une observation. *Semaine des Hôpitaux* 1983; *59*:757-61.
44. Doury P, Pattin S, Eulry F. L'algodystrophie des pieds localement migratrice. Intérêt de Ia scintigraphie osseuse. A propos de 2 observations. *Méd Chir Pied* 1984; *1*:59-63.
45. Doury P, Pattin S, Gaillard JE. L'algodystrophie de l'enfant. *Ann Pédiatrie* 1988; *35*:469-75.
46. Doury P, Wendling D, Pattin S *et al*. Algodystrophie séverês et extensives et tumeurs malignes. A propos de 4 observations. *Rev Rhum Ed Fr* 1987; *54*:621-6.
47. Doury P, Wendling D, Pattin S. L'hypofixation osseuse isotopique dans les algodystrophies. A propos de 16 observations. *Semaine des Hôpitaux* 1988; *64*:1288-92.
48. Doury P. L'algodystrophie du rachis. *Rev Rhum Ed Fr* 1989; *56*:697-701.
49. Doury PCC. Algodystrophy: a spectrum of disease, historical perspectives, criteria of diagnosis, and prin ciples of treatment. *Hand Clin* 1997; *13*:327-37.

50. Driessen JJ, Van de Werken C, Nicolai JPA *et al*. Clinical effects of regional intravenous guanethidine (Ismelin) in reflex sympathetic dystrophy. *Acta Anaesthesiol Scand* 1983; *27*:505-9.
51. Drummond PD, Finch PM, Edvinsson L *et al*. Plasma neuropeptide Y in the symptomatic limb of patients with causalgic pain. *Clin Auton Res* 1994; *4*:113-6.
52. Drummond PD, Finch PM, Smythe GA. Reflex sympathetic dystrophy: the significance of differing plasma catecholamine concentrations in affected and unaffected limbs. *Brain* 1991; *114*:2025-36.
53. Duncan KH, Lewis RC, Racz G *et al*. Treatment of upper extremity reflex sympathetic dystrophy with joint stiffness using sympatholytic Bier blocks and manipulation. *Orthopedics* 1988; *11*:883-6.
54. Eisinger J, Acquaviva P, d'Omezon Y *et al*. Traitement des algodystrophies par Ia calcitonine. Resultats préliminaires. *Marseille Médical* 1973; 110:373-6.
55. Evans JA. Reflex sympathetic dystrophy. *Surg Clin North Am* 1946; *26*:780-90.
56. Evans JA. Reflex sympathetic dystrophy; report on 57 cases. *Ann Intern Med* 1947; *26*:417-26.
57. Fagius J, Wallin BG. Sympathetic reflex Iatencies and conduction velocities in normal man. *J Neurol Sci* 1980; *47*:433-48.
58. Fagrell B. Microcirculatory methods for evaluating the effect of vasoactive drugs in clinical practice. *Acta Pharmacol Toxicol* 1986; *59*(suppl 6):103-7.
59. Feimann C. Pain relief by antidepressants: possible modes of action. *Pain* 1985; *23*:1-8.
60. Ford SR, Forrest Jr WH, Eltherington L. The treatment of reflex sympathetic dystrophy with intravenous regional bretylium. *Anesthesiology* 1988; *68*:137-40.
61. Fouch RA, Abram SE, Hogan QH. Neural blockade for upper-extremity pain. *Hand Clin* 1996; *12*:791-800.
62. Gainer MJ. Hypnotherapy for reflex sympathetic dystrophy. *Am J Clin Hypn* 1992; *34*:227-32.
63. Gibbons JJ, Wilson PR. RSO score: criteria for the diagnosis of reflex sympathetic dystrophy and causalgia. *Clin J Pain* 1992; *8*:260-3.
64. Glick EN, Helal B. Post-traumatic neurodystrophy. Treatment by corticosteroids. *Hand* 1976; *8*:45-7.
65. Glick EN. Reflex dystrophy (algoneurodystrophy): results of treatment by corticosteroids. *Rheum Rehabil* 1973; *12*:84-8.
66. Goris RJA, Dongen LM, Winters HA. Are toxic oxygen radicals involved in the pathogenesis of reflex sympathetic dystrophy? *Free Radic Res Commun* 1987; *3*:13-8.
67. Goris RJA, Reynen JAM, Veldman PHJM. Die posttraumatische dystrofie. *In:* van Mourik JB, Patka P (eds.). *Letsels van Enkel en Voet* 1990:435-46.
68. Goris RJA. Treatment of reflex sympathetic dystrophy with hydroxyl radical scavengers. *Unfallchirurg* 1985; *88*:330-2.
69. Granit R, Leksell L, Skoglund CR. Fibre interaction in injured or compressed region of nerve. *Brain* 1944;67:125-31.
70. Grundberg AS, Reagan OS. Compression syndromes in reflex sympathetic dystrophy. *J Hand Surg* 1991; *16A*:731-6.
71. Grundberg AS. Reflex sympathetic dystrophy: treatment with long-acting intramuscular corticosteroids. *J Hand Surg* 1996; *21A*:667-70.
72. Grunert BK, Devine CA, Sanger JR *et al*. Thermal self-regulation for pain control in reflex sympathetic dystrophy syndrome. *J Hand Surg* 1990; *15A*:615-8.
73. Haddox JD. A call for clarity. Pain 1996 – an update review. IASP Refresher Courses on Pain Management, 8th World Congress on Pain. Seattle, IASP Press, 1996:97-9.
74. Haddox JD. Psychological aspects of reflex sympathetic dystrophy. *In:* Stanton-Hicks M (ed.) *Pain and the sympathetic nervous system*. Boston: Kluwer Academic, 1990:207-24.
75. Hannington-Kiff JG. Intravenous regional sympathetic block with guanethidine. *Lancet* 1974; *1*:1019-20.
76. Hannington-Kiff JG. Relief of Südeck's atrophy by regional intravenous guanethidine. *Lancet* 1977; *1*:1132-3.
77. Harden RN, Duc TA, Williams TR *et al*. Norepinephrine and epinephrine levels in affected versus unaffected limbs in sympathetically maintained pain. *Clin J Pain* 1994; *10*:324-30.
78. Hardman JG, Umbird LE, Molinoff PB *et al*. (eds.). *Goodman & Gilman's the pharmacological basis of therapeutics*. 9 ed., New York: McGraw-Hill, 1996.
79. Heerschap A, den Hollander JA, Reynen R *et al*. Metabolic changes in reflex sympathetic dystrophy: a 31P NMR spectroscopy study. *Muscle Nerve* 1993; *16*:367-73.
80. Hobelmann CF, Dellon AL. Use of prolonged sympathetic blockade as an adjunct to surgery in patients with sympathetic maintained pain. *Microsurgery* 1989; *10*:151-3.
81. Honda N, Machida K, Mamiya T *et al*. Scintigraphic and CT findings of Tietze's syndrome: report of a case and review of the literature. *Clin Nucl Med* 1989; *14*:606-9.
82. Hord AH, Rooks MD, Stephens BO *et al*. Intravenous regional bretylium and lidocaine for treatment of reflex sympathetic dystrophy: a randomized, double-blind study. *Anesth Analg* 1992; *74*:818-21.
83. Irazuzta JE, Berde CB, Sethna NF. Laser doppler measurements of skin blood flow before, during, and after lumbar sympathetic blockade in children and young adults with reflex sympathetic dystrophy syndrome. *J Clin Monit* 1992; *8*:16-9.
84. Jadad AR, Carroll O, Glynn CJ *et al*. Intravenous regional sympathetic blockade for pain relief in reflex sympathetic dystrophy: a systematic review and a randomized, double-blind crossover study. *J Pain Symptom Manage* 1995; *10*:13-20.
85. Jänig W. The puzzle of "reflex sympathetic dystrophy": Mechanisms, hypotheses, open questions. *In:* Jänig W, Stanton-Hicks M (eds.). *Reflex sympathetic dystrophy: a reappraisal. Progress in pain research and management*. Vol. 6. Seattle: IASP Press, 1996:1-24.
86. Jensen NH. Accurate diagnosis and drug selection in chronic pain patients. *Postgrad Med J* 1991; *67*(suppl.):2-8.
87. Jupiter JB, Seiler III JG, Zienowicz R. Sympathetic maintained pain (causalgia) associated with a demonstrable peripheral-nerve lesion. *J Bone Joint Surg* 1994; *76A*:1376-84.
88. Kaufmann I, Eisner C, Richter P *et al*. Psychoneuroendocrine stress response may impair neutrophil function in complex regional pain syndrome. *Clin Immunol* 2007; *125*:103-11.
89. Knezevic W, Bajada S. Peripheral autonomic surface potential: a quantitative technique for recording autonomic neural function in man. *Clin Exp Neurol* 1996; *32*:201-10.
90. Koman LA, Barden A, Smith BP *et al*. Reflex sympathetic dystrophy in an adolescent. *Foot Ankle* 1993; *14*:273-7.
91. Koman LA, Poehling GG, Smith TL. Complex regional pain syndrome: reflex sympathetic dystrophy and causalgia. *In:* Green PD, Hotchkiss RN, Pederson WC (eds.). *Green's operative hand surgery*. 4 ed., New York: Churchill Livingstone, 1999:636-66.

92. Koman LA, Rush DS, Smith BP *et al*. Reflex sympathetic dystrophy after wrist surgery. *Probl Plast Reconstr Surg* 1992; *2*:300-22.
93. Koman LA, Smith TL, Smith BP *et al*. Reflex sympathetic and other dystrophies. *In:* Peimer CA (ed.). *Surgery of the hand and upper extremity*. New York: McGraw-Hill, 1996:2295-312.
94. Koman LA, Smith TL, Smith BP *et al*. The painful hand. *Hand Clin* 1996; *12*:757-64.
95. Kozin F, McCarty DJ, Sims J *et al*. The reflex sympathetic dystrophy syndrome. Clinical and histologic studies. Evidence for bilaterality, response to corticosteroids and articular involvement. *Am J Med* 1976; *60*:321-31.
96. Kurvers HA, Jacobs MJ, Beuk RJ *et al*. Reflex sympathetic dystrophy: evolution of microcirculatory disturbances in time. *Pain* 1995; *60*:333-40.
97. Lee MHM, Ernst M. The sympatholitic effect of acupunture as evidenced by thermography: a preliminary report. *Orthop Rev* 1983; *12*:67-72.
98. Legat FJ, Griesbache T, Lembeck F. Medication by bradykinin of rat paw oedema induced by collagenase from *Clostridium histolyticum*. *Br J Pharmacol* 1994; *112*:453-60.
99. Lequesne M, Dang N, Bensasson M *et al*. Increased association of diabetes mellitus with capsulitis of the shoulder and shoulder-hand syndrome. *Scand J Rheumatol* 1977; *6*:53-66.
100. Lequesne M, Kerboull M, Besansson M *et al*. Partial transient osteoporosis. *Skeletal Radiol* 1977; *2*:1-9.
101. Lequesne M, Mauger B. Cent algodystrophies de Ia hanche chez 74 malades. *Rev Rhum Ed Fr* 1982; *49*:787-92.
102. Lequesne M, Moghtader R. L'algodystrophie de I'isoniazide et de l'ethionamide. *Rev Rhum Ed Fr* 1966; *33*:727-34.
103. Leriche R. De Ia causalgie envisagée comme une névrite du sympathetique e de son traitrnent par Ia dénudation et I'excision des plexus nerveux périartériels. *Presse Med* 1916; *24*:178-80.
104. Leriche R. Sur les desequilibres vaso-moteurs posttraumatique primitifs des extremites. *Lyon Chirurgical* 1923; *20*:746-53.
105. Levine KD, Clark R, Devor M *et al*. Intraneuronal substance P contributes to the severity of experimental arthritis. *Science* 1984; *226*:547-9.
106. Livingston WK. *Pain mechanisms: a physiological Interpretation of causalgia and its related states*. New York: Plenum Press, 1976.
107. Livingston WK. Post-traumatic pain syndromes: an interpretation of the underlying pathological physiology. *West J Surg Obstet Gynec* 1938; *46*:341.
108. Mackinnon SE, Dellon AL, Hudson AR *et al*. Alteration of neuroma formation produced by manipulation of its microenvironment. *Plast Reconstr Surg* 1985; *76*:345-3.
109. Mackinnon SE, Holder LE. The use of three-phase radionuclide bone scanning in the diagnosis of reflex sympathetic dystrophy. *J Hand Surg* 1984; *9A*:556-63.
110. Magni G. The use of antidepressants in the treatment of chronic pain: a review of current evidence. *Drugs* 1991; *42*:730-48.
111. Malmqvist ELA, Bengtsson M, Sorensen J. Efficacy of stellate ganglion block: a clinical study with bupivacaine. *Reg Anesth* 1992; *17*:340-7.
112. Matsumura H, Jimbo Y, Watanabe K. Haemodynamic changes in early phase reflex sympathetic dystrophy. *Scand J Plast Reconstr Hand Surg* 1996; *30*:133-8.
113. Medical Research Council. Peripheral nerve injuries. *Spec Rep Ser Med Res Coun* No. 282, London, HMSO, 1954.
114. Mellick GA, Mellick LB, Mellick GB. Gabapentin in the management of reflex sympathetic dystrophy. *J Pain Sympt Manag* 1995; *10*:265-6.
115. Melzak R, Loeser JD. Phantom body pain in paraplegics: evidence for a central "pattern generating mechanism" for pain. *Pain* 1973; *4*:195-210.
116. Merskey H, Bogduk N. Classification of chronic pain. Descriptions of chronic pain syndromes and definitions of pain terms. *Prog Pain Res Manage* 1994; *1*:39-43.
117. Mitchell PB. Selective serotonin reuptake inhibitors: adverse effects, toxicity and interactions. *Adverse Drug React Toxicol Rev* 1994; *13*: 121-44.
118. Mitchell SW, Morehouse CR, Keen WW. *Gunshot wounds and other injuries of the nerves*. Philadelphia: JB Lippincott, 1864.
119. Nath RK, Mackinnon SE, Stelnicki E. Reflex sympathetic dystrophy. The controversy continues. *Clin Plast Surg* 1996; *23*:435-46.
120. Ochoa JL, Verdugo RJ. The mythology of reflex sympathetic dystrophy and sympathetically maintained pains. *Phys Med Rehab Clin North Am* 1993; *4*:151-63.
121. Ochoa JL. Reflex sympathetic dystrophy: a disease of medical understanding. *Clin J Pain* 1992; *8*:363-6.
122. Ostergren J, Rosén L, Fagrell B *et al*. Skin microvascular circulation in the sympathetic dystrophies evaluated by videophotometric capillaroscopy and laser Doppler fluxometry. *Int J Microcirc* 1988; 7:289.
123. Oyen WJ, Arntz IE, Claessens RM *et al*. Reflex sympathetic dystrophy of the hand: An excessive inflammatory response? *Pain* 1993; *55*:151-7.
124. Pollock Jr FE, Koman LA, Smith BP *et al*. Patterns of microvascular response associated with reflex sympathetic dystrophy of the hand and wrist. *J Hand Surg* 1993; *18A*:847-52.
125. Prinzmetal M, Massumi RA. The anterior chest wall syndrome. Chest pain resembling pain of cardiac origin. *JAMA* 1955; *159*:177-84.
126. Prough DS, McLeskey CH, Poehling GG *et al*. Efficacy of oral nifedipine in the treatment of reflex sympathetic dystrophy. *Anesthesiology* 1985; *62*:796-9.
127. Raja SN, Davis KD, Campbell JN. The adrenergic pharmacology of sympathetically-maintained pain. *J Reconstr Microsurg* 1992; *8*:63-9.
128. Raja SN, Treede RD, Davis KD *et al*. Systemic alphaadrenergic blockade with phentolamine: a diagnostic test for sympathetically maintained pain. *Anesthesiology* 1991; *74*:691-8.
129. Ramamurthy S, Hoffman J. Intravenous regional guanethidine in the treatment of reflex sympathetic dystrophy/causalgia: A randomized, double-blind study. Guanethidine Study Group. *Anesth Analg* 1995; *81*:718-23.
130. Rauck RL, Eisenach JC, Jackson K *et al*. Epidural clonidine treatment for refractory reflex sympathetic dystrophy. *Anesthesiology* 1993; *79*:1163-9.
131. Rénier JC, Basle M, Masson CH *et al*. Regional migratory osteoporosis complicated with stress fracture. *Rev Rhum Ed Fr* 1993; *60*:383-6.
132. Richards RL. Causalgia, a centennial review. *Arch Neurol* 1967; *16*:339-44.
133. Roberts WJ. A hypothesis on the physiological basis for causalgia and related pain. *Pain* 1986; *24*:297-311.
134. Sato J, Perl ER. Adrenergic excitation of cutaneous pain receptors induced by peripheral nerve injury. *Science* 1991; *251*:1608-10.

135. Schott GO. An unsympathetic view of pain. *Lancet* 1995; *345*:634-6.
136. Schutzer SF, Gossling HR. Current concepts review. The tre-atment of reflex sympathetic dystrophy syndrome. *J Bone Joint Surg* 1984; *66A*:625-9.
137. Schwartzman RJ, Kerrigan J. The movement disorder of reflex sympathetic dystrophy. *Neurology* 1990; *40*:57-61.
138. Schwenkreis P, Janssen F, Rommel O *et al.* Bilateral motor cortex disinhibition in complex regional pain syndrome (CRPS) type I of the hand. *Neurology* 2003; *61*:515-9.
139. Seddon H. Nerve injuries causing pain. *In: Surgical disorders of the peripheral nerves* 2 ed, Edinburgh: Churchill Livingstone, 1975:139-44.
140. Sharony R, Saute M, Uretzky G. Video assisted thoracic surgery: our experience with 102 patients. *J Cardiovasc Surg* 1994; *35*:173-6.
141. Sotereanos DG, Giannakoppoulous PN, Mitsionis GI *et al.* Vein-graft wrapping for the treatment of recurrent compression of the median nerve. *Microsurgery* 1995; *16*:752-6.
142. Sotereanos DG, Xu J. Vein wrapping for the treatment of recurrent carpal tunnel syndrome. *Tech Hand Up Extr Surg* 1997; *1*:35-40.
143. Soucacos PN, Diznitsas LA, Beris AE *et al.* Reflex sympathetic dystrophy of the upper extremity. Clinical features and response to multimodal management. *Hand Clin* 1997; *13*:339-54.
144. Stanton-Hicks M, Jänig W, Hassenbusch S *et al.* Reflex sympathetic dystrophy: Changing concepts and taxonomy. *Pain* 1995; *63*:127.33.
145. Stanton-Hicks M, Raj PP, Racz G. Use of regional anesthetics for diagnosis of reflex sympathetic dystrophy and sympathetically maintained pain: a critical evaluation. *In:* Janig W, Stanton-Hicks M (eds.). *Reflex sympathetic dystrophy: a reappraisal. Progress in pain research and management.* Vol. 6. Seattle: IASP Press, 1996:217-37.
146. Stanton-Hicks M. Upper and lower extremity. *In:* Raj PP (ed.). *Practical management of pain.* 2 ed., St. Louis: Mosby Year Book, 1992:312-28.
147. Südeck P. Die sogennante akute Knochenatrophie als Entzundungsvorgang. *Chirurg* 1942; *15*:449-58.
148. Südeck PHM. Über die acute entzundliche Knochenatrophie. *Arch Klin Chir* 1900; *62*:147-56.
149. Suresh S, Wheeler M, Patel A. Case series: IV – Regional anesthesia with ketorolac and lidocaine: is it effective for the management of complex regional pain syndrome in children and adolescents? *Anesth Analg* 2003; *96*:694-5.
150. Tilman PBJ, Stadhouders AM, Jap PHK *et al.* Histopathologic findings in skeletal muscle tissue of patients suffering from reflex sympathetic dystrophy. *Micron Microsc Acta* 1990; *21*:271-2.
151. Uçeyler N, Eberle T, Rolke R, Birklein F, Sommer C. Differential expression patterns of cytokines in complex regional pain syndrome. *Pain* 2007; *132*:195-205.
152. Van der Laan L, Goris RJA. Reflex sympathetic dystrophy. An exaggerated regional inflammatory response? *Hand Clin* 1997; *13*:373-85.
153. Van Harten J. Clinical pharmacokinetics of selective serotonin reuptake inhibitors. *Clin Pharmacokinet* 1993; *24*:203-20.
154. Veldman PHJM, Goris RJA. Multiple reflex sympathetic dystrophy: which patients are at risk for developing a recurrence of reflex sympathetic dystrophy in the same or another limb. *Pain* 1996; *64*:463-6.
155. Wasner G, Schattschneider J, Binder A, Baron R. Complex regional pain syndrome – Diagnosis, mechanisms, CNS involvement and therapy. *Spinal Cord* 2003; *41*:61-75.
156. Wen ZH, Wu GJ, Chang YC *et al.* Dexamethasone modulates the development of morphine tolerance and expression of glutamate transporters in rats. *Neuroscience* 2005; *133*:807-17.
157. Werner R, Davidoff G, Jackson D *et al.* Factor affecting the sensitivity and specificity of the three-phase technetium bone scan in the diagnosis of reflex sympathetic dystrophy syndrome in the upper extremity. *J Hand Surg* 1989; *14A*:520-3.
158. Wilkinson HA. Percutaneous radiofrequency upper thoracic sympathectomy: A new technique. *Neurosurgery* 1984; *15*:811-4.
159. Wilson PR *et al.* Diagnostic algorithm for complex regional pain syndromes. *In:* Jãnig W, Stanton-Hicks M (eds.). *Reflex sympathetic dystrophy: a reappraisal. Progress in pain research and management.* Vol. 6. Seattle: IASP Press, 1996:93-105.
160. Wojtal K, Trojnar MK, Czuczwar SJ. Endogenous neuroprotective factors: neurosteroids. *Pharmacol Rep* 2006; *58*:335-40.
161. Wong GY, Wilson PR. Classification of complex regional pain syndromes. *Hand Clin* 1997; *13*:319-25.
162. Yarzebski JL, Wilkinson HA. T2 and T3 sympathetic ganglia in the adult human: A cadaver and clinical-radiographic study and its clinical application. *Neurosurgery* 1987; *21*:339-42.
163. Young JZ. The functional repair of nervous tissue. *Physiol Rev* 1942; *22*:318-26.

CAPÍTULO 13

Lesões dos Tendões Flexores

Luiz Carlos Sobania
Roberto Luiz Sobania

Ao examinarmos o tendão na sua função, verificamos que ele apresenta características totalmente diferentes de outros componentes do corpo.

O tendão é um componente intermediário entre o músculo e o osso. É o tirante responsável pela execução do trabalho, tendo por finalidade propiciar a tração do esqueleto e provocar, com isso, o movimento articular. Funciona como um pistão, para o qual o importante é deslizar com o mínimo de atrito possível. Na verdade, o tendão desliza de zero milímetro, ao nível da inserção no osso, até uma distância que pode chegar a vários centímetros, ao nível da palma.

Em resguardo dessa ação ou propriedade de deslizamento específica, a cirurgia reparadora de tendão seccionado deverá ser precedida de oportuna e correta avaliação de todos os fatores adversos capazes de prejudicar a plena recuperação de tão importante função. Com efeito, tal cirurgia não se deve limitar exclusivamente a suturar elementos e justapô-los para efeito de religamento físico das partes seccionadas, mas tem como finalidade maior preservar o máximo possível a integridade funcional do tendão.

Segundo conceito desenvolvido por Peacock,[1] a ser lembrado, toda reparação resulta em "um ferimento, uma cicatriz", pelo que sempre existirão aderências ou seqüelas. Quanto menor a agressão, melhor o resultado, especialmente quando a sutura do tendão for realizada em contato com tecidos que também possam deslizar.

As reparações tendinosas, mesmo nas melhores circunstâncias, poderão ter prognósticos incertos, já que as reações dos pacientes variam de indivíduo para indivíduo.

Os dedos também apresentam as suas individualidades. O polegar, por exemplo, é de uso constante e funciona isoladamente, com independência dos demais dedos. A flexão de sua articulação interfalângica (IF) não constitui o seu principal movimento. Bem mais importante são a abdução, a adução, a oponência e a extensão. Assim, o resultado da cirurgia reparadora do respectivo tendão flexor, em geral, é satisfatório, mesmo que a flexão não venha a ser plenamente restabelecida.

O dedo indicador funciona igualmente de forma isolada, mas é um dedo que pode ser, e é com freqüência, funcionalmente excluído da mão, em virtude de ser substituído, facilmente, pelo dedo médio, fato este que pode prejudicar a sua recuperação. No exame deste dedo vemos, ainda, que a flexão da interfalângica proximal (IFP) é de maior importância do que a distal (IFD). Seu flexor superficial é igual ou mais importante do que o flexor profundo, pois não pode ser substituído facilmente, ao contrário do profundo, para o qual é aplicável à tenodese ou artrodese.

Os tendões dos demais dedos funcionam mais em conjunto. Por isso, na cinesioterapia, após a reparação, há aumento da possibilidade de recuperação do deslizamento, quando somente um dos dedos foi lesado, em especial o quinto dedo, por ser este dependente do anular.

Os tendões flexores representam um complexo diferente dos tendões extensores, por serem mais independentes. Na falta de um, o outro pode funcionar. Por outro lado, estaremos também frente a um complexo de várias articulações, que devem ser movidas por motores diferentes, muitas vezes ao mesmo tempo, mas, em geral, com diferenças mínimas de tempo

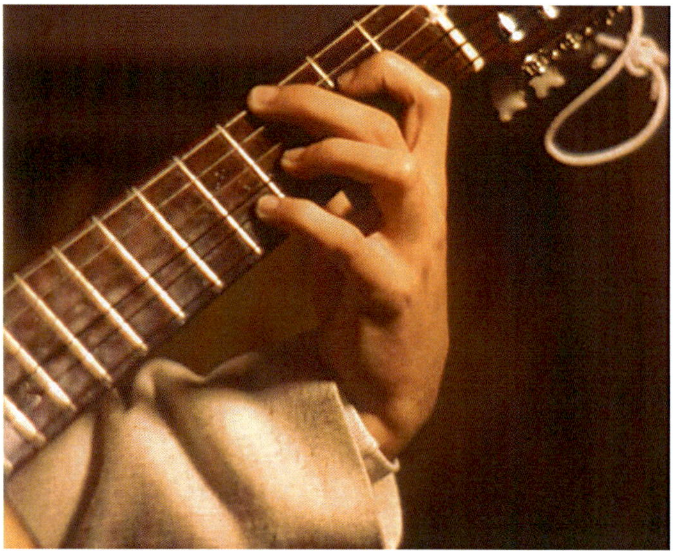

Figura 13.1 Fotografia de um violonista, no qual a ação dos flexores dos dedos está no seu máximo.

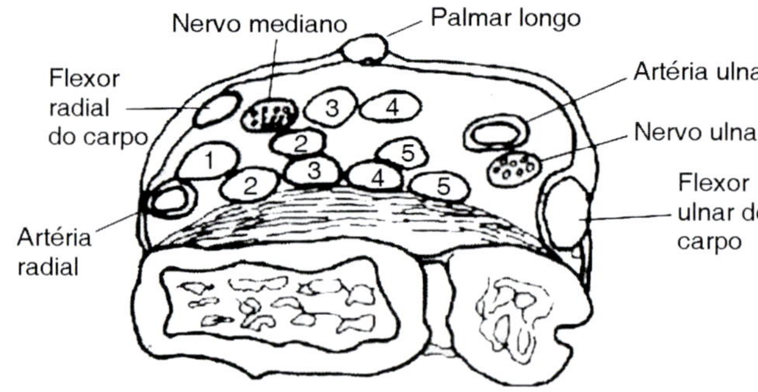

Figura 13.2 Disposição dos tendões flexores no punho.

entre o movimento de uma articulação e de outra. Nestes casos, a flexão da metacarpofalângica (MF) ocorre primeiro, sob a ação dos interósseos, sendo seguida, respectivamente, pelas flexões das IFP e IFD, por ação de dois músculos extrínsecos. Tudo funciona harmonicamente e, para que isso aconteça, o deslizamento tem de ser sempre perfeito, sob pena de ocorrer um atraso na execução do trabalho. Tal fato pode ser mais facilmente percebido em pacientes que profissionalmente necessitam de movimentos rápidos, variados e seguros, como os músicos (Figura 13.1).

Um conhecimento da anatomia e de seus aspectos peculiares, como a circulação, a sinovial, as polias e os elementos de vizinhança, terá de ser considerado por quem se propuser a reparar lesão dos tendões flexores. A propósito, cabe aqui uma afirmação de Verdan,[2] segundo a qual, na organização cirúrgica de vários países, a abstenção de uma cirurgia primária é questionada na maioria dos casos, unicamente porque as pessoas chamadas para dar este tipo de atendimento não são competentes. Constrange revelar que, muitas vezes, não temos coragem de admitir tal fato.

MACROANATOMIA

Os tendões flexores dos dedos se originam na musculatura do antebraço. Ao nível do punho e terço distal do antebraço, no primeiro plano passam o tendão flexor superficial do dedo médio – o mais grosso e cilíndrico – e o anular; mais radialmente, no mesmo nível, o nervo mediano; logo abaixo, o tendão achatado e forte do flexor superficial do indicador e o mínimo, guardando a relação 34/25 (médio e anular/indicador e mínimo); no último plano, seguem os flexores profundos e o tendão do longo flexor do polegar (Figura 13.2).

O flexor longo do polegar segue rumo ao dedo, correndo pelo lado externo, na parede da loja anterior, em direção ao túnel cárpico, para logo penetrar numa abertura na parede lateral deste túnel e inserir-se na falange distal. Este tendão tem uma bainha sinovial que o protege em toda sua extensão; no polegar, a bainha é reforçada por três polias, a saber: uma na MF, outra na IF e a terceira, oblíqua, situada entre as duas primeiras[3] (Figura 13.3).

Os flexores superficiais iniciam o seu percurso já individualizados, o que não acontece com os flexores profundos, que estão unidos em bloco. O único

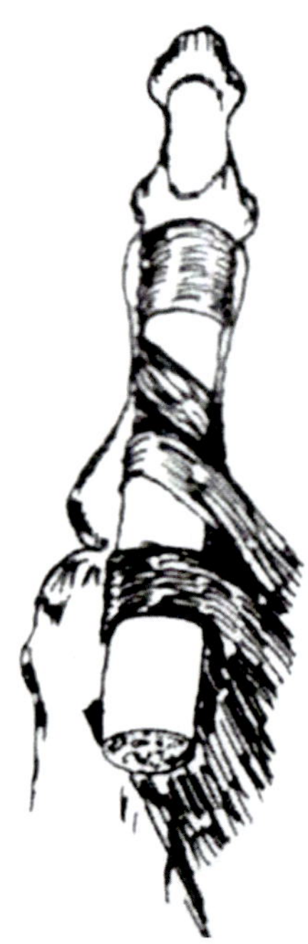

Figura 13.3 As três polias da bainha do flexor longo do polegar.

a tentar uma individualidade é o flexor profundo do indicador.

No túnel do carpo (osteofibroso) situa-se um aglomerado de tendões, além do nervo mediano. Temos, portanto, um verdadeiro congestionamento dentro de um túnel rígido, zona, sem dúvida, altamente crítica. O túnel se estende por 3cm. Nesta área, cada tendão é envolvido por uma bainha sinovial que produz líquido sinovial. As duas membranas da bainha, a parietal e a visceral, estão em continuidade com o punho e a parte da palma, formando um compartimento fechado. O pequeno espaço e os vários tendões são responsáveis – está claro – pelos prognósticos pouco otimistas nesta área, frente aos riscos de possíveis aderências.

Passando o túnel, os tendões seguem separadamente, dois a dois, um flexor profundo e um flexor superficial, como que acoplados, mas com deslizamento de um sobre o outro. Nesta altura, os lumbricais, em número de quatro, têm a sua origem nos flexores profundos, e sua tensão é dada pelo tendão flexor.

Aqui também os tendões estão envolvidos por um tecido areolar frouxo.

Na altura da MF, o flexor superficial se divide para a penetração do flexor profundo, e aí estaremos penetrando no segundo túnel osteofibroso até as devidas inserções nas falanges media e distal.

A bainha sinovial dos flexores do quinto dedo acompanha os tendões em toda a sua extensão é uma só e contínua. A sinovial do segundo, terceiro e quarto dedos permanece somente na continuidade da extensão do túnel osteofibroso destes dedos.

O túnel osteofibroso do dedo, discutido e analisado desde os trabalhos de Bunnell, apresenta características interessantes. O túnel serve para possibilitar a flexão de articulações vizinhas em curto espaço e é reforçado, em determinadas áreas, para que funcione como polia ou roldana, motivo pelo qual a flexão é obtida com menos esforço e mais firmeza. Doyle[3] definiu quatro polias anulares e três cruzadas; Kleinert[4] e Ochiai[5] citam cinco polias anulares e quatro cruzadas.

Manske[6] considera que as fibras fasciculares transversas e paratendinosas da aponeurose palmar, colocadas na margem proximal da bainha do flexor, formam um túnel ao redor do tendão flexor, que funciona também como uma polia de aponeurose. Doyle, em 1990,[7] confirmou isso, relatando que as fibras transversas da aponeurose palmar são ligadas, por um septo vertical, ao ligamento transverso metacarpiano e, assim, formam uma polia sobre o tendão flexor, que é constante e deve ser considerada parte do sistema de polias. Os trabalhos de Doyle, em 1988[8] e 1989,[9] fazem uma descrição pormenorizada do assunto. As polias formadas por tecido fibroso cobrem a bainha sinovial em determinado segmento e mantém os tendões flexores em constante relação com o eixo do movimento da articulação. A sinovial torna-se mais aparente no espaço entre estas polias (Figura 13.4). As polias anulares são as seguintes:

- **AP – aponeurose palmar:** largura: 9,3mm ao nível do colo do metacarpiano.
- **A1:** ao nível da MF, ligada à placa volar e ao ligamento intermetacarpiano; largura: 7,9mm.
- **A2 e A4:** mais largas e mais espessas na parte média das falanges proximal e média, prendem-se no periósteo; largura: 16,9mm e 6,7mm, respectivamente.
- **A3:** pequena, ao nível da IFP e ligada à placa volar; largura: 2,8mm.
- **A5:** na base da terceira falange; largura: 4,1mm.

As polias anulares fixam a bainha ao esqueleto, e entre elas encontramos as polias cruzadas, que são membranosas e mais flexíveis, expandem-se e contraem-se ao movimento.

As principais polias são a A2 e a A4, que são praticamente indispensáveis para o funcionamento e que devem ser reconstituídas se faltarem, por serem as mais espessas e as mais constantes na forma e na posição mecânica.

O túnel osteofibroso protege o tendão do contato mais direto e, ao mesmo tempo, fecha a bainha sinovial, o que possibilita melhor contenção do líquido sinovial aí existente.

Na parte distal da falange proximal, o flexor profundo torna-se superficial ao passar na abertura do flexor superficial. Na posição de flexão, o profundo torna-se superficial numa área que vem até a prega

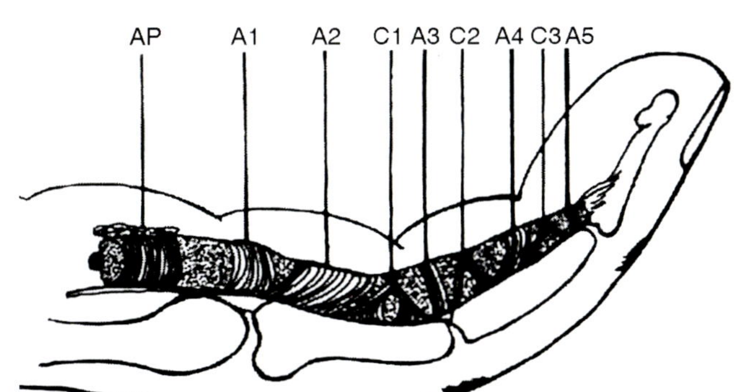

Figura 13.4 As cinco polias anulares e as quatro cruzadas dos tendões flexores no túnel osteofibroso acrescidas da aponeurose palmar.

palmar distal. A área, desde a reflexão da bainha sinovial na entrada do túnel até a porção terminal do flexor superficial, corresponde à zona crítica chamada por Bunnell de "terra de ninguém", entre a primeira e a quarta polia anular.

Outro fator importante na estabilidade da flexão e da extensão do dedo e, principalmente, na articulação IFP, é a sua cápsula volar, que é bem resistente e, portanto, impede a hiperextensão, sendo ajustada pela inserção do flexor superficial na segunda falange, um ligamento móvel. Se não existisse o flexor superficial, ou se ele fosse totalmente retirado, teríamos a formação de um dedo em colo de cisne. Do flexor superficial teria de existir pelo menos a sua porção que fica sobre a IFP, para que tivesse a ação de uma tenodese.

O flexor profundo insere-se fortemente na falange distal e, destas inserções, a mais fraca é a da junção do flexor com a falange distal do dedo anular, e é por isso que neste dedo são mais freqüentes as roturas.

É sabido que o flexor superficial do quinto dedo é funcionalmente deficiente em número significativo de indivíduos ou, mais precisamente, em cerca de 33,8% da população. Será necessário testá-lo sempre que existir lesão isolada do flexor profundo. Se fizermos o teste modificado para o flexor superficial, deixando o dedo anular solto, a deficiência do flexor superficial do dedo baixará para 16%.[10]

Ao analisarmos o trajeto dos tendões flexores, percorremos algumas áreas críticas, como o túnel cárpico, o túnel osteofibroso do polegar entre a MF e a primeira falange, e o túnel osteofibroso nos dedos. Nestas áreas, a reparação será evidentemente mais difícil.

No túnel osteofibroso dos dedos, o grau de dificuldade diminui à medida que nos aproximamos da IFD, por duas razões: em primeiro lugar, porque o deslizamento do tendão, pela contração muscular, vai de um máximo de 70 a 80mm na área do punho e do túnel cárpico; de 40 a 45mm na zona da palma; até 3 a 5mm na área da segunda falange, e, finalmente, até 0mm na inserção do flexor profundo;[1,5,6] em segundo, porque até a segunda falange existem dois tendões e, a partir daí, só o flexor profundo.

A maior excursão do tendão se faz, portanto, antes da MF, equivalente a 1,3mm para cada 10 graus de mobilidade articular para o dedo indicador, segundo McGrouther.[10]

Os tendões flexores, ao nível dos dedos, estão também presos ao leito por vínculas, em geral perto das inserções.

Depois do trabalho de Verdan,[11] que dividiu a mão em várias zonas, tornou-se fácil a indicação do que fazer durante o atendimento da reparação tendinosa. A propósito, a Federação Internacional das Sociedades de Cirurgia da Mão, em 1980, estabeleceu, de forma universal, a classificação a ser seguida.

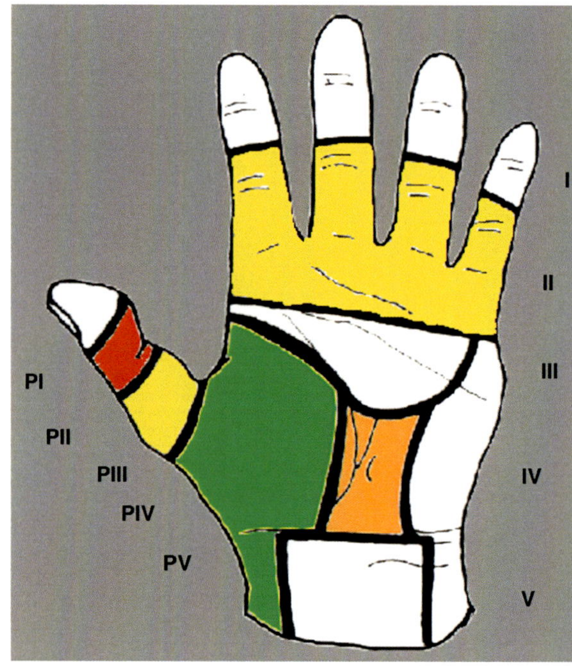

Figura 13.5 Divisão da mão em zonas de acordo com a Federação Internacional das Sociedades de Cirurgia da Mão.

As lesões dos tendões flexores são divididas em cinco zonas (Figura 13.5), a saber:

- **Dedos:**
  - **Zona 1:** da parte distal à IFP.
  - **Zona 2:** da primeira polia anular até a inserção do flexor superficial.
  - **Zona 3:** da parte distal do túnel cárpico até a primeira polia anular.
  - **Zona 4:** o túnel cárpico.
  - **Zona 5:** a zona proximal ao túnel cárpico.
- **Polegar:**
  - **Zona PI:** distal à IF.
  - **Zona PII:** zona da polia anular até a IF.
  - **Zona PIII:** região da eminência tenar.
  - **Zona PIV:** o túnel cárpico.
  - **Zona PV:** a zona proximal ao túnel cárpico.

MICROANATOMIA

Os tendões, no passado, foram considerados estruturas avasculares, mas atualmente está demonstrado que possuem um sistema vascular bem desenvolvido e de grande importância para a sua viabilidade.

Os tendões dos músculos flexores superficiais e profundos possuem cada um a sua própria suplência vascular. Na junção com o músculo, são penetrados por uma ou duas arteríolas vindas dos vasos dos músculos. Outro vaso vindo do carpo penetra na membrana sinovial e corre na base do mesotendão carpal. Na região dos metacarpianos e das MF, o tendão é vascularizado por ramos do arco palmar superficial e pelas artérias metacarpianas. As artérias digitais suprem o resto do tendão através dos ramos que estão nas vínculas, no mesotendão e no periósteo. As artérias dorsais dos tendões têm pequenos ramos que os rodeiam e ramos que penetram no seu interior. Cada artéria é acompanhada por duas veias e um nervo.

Nos dedos, os tendões são envolvidos pela bainha fibrosa e são totalmente separados das bainhas do carpo.[12]

A irrigação direta dos tendões flexores nos dedos vem por meio das víncula (Figuras 13.6 e 13.7). Cada tendão é suprido por duas vínculas:

a. **Víncula longa do superficial**, que se origina na base da primeira falange, passando ao redor do flexor profundo (*vinculum longus superficialis*).
b. **Víncula curta do superficial**, que se origina da parte membranosa da placa volar da IFP e fixa-se nas divisões do tendão flexor superficial (*vinculum brevis superficialis*).

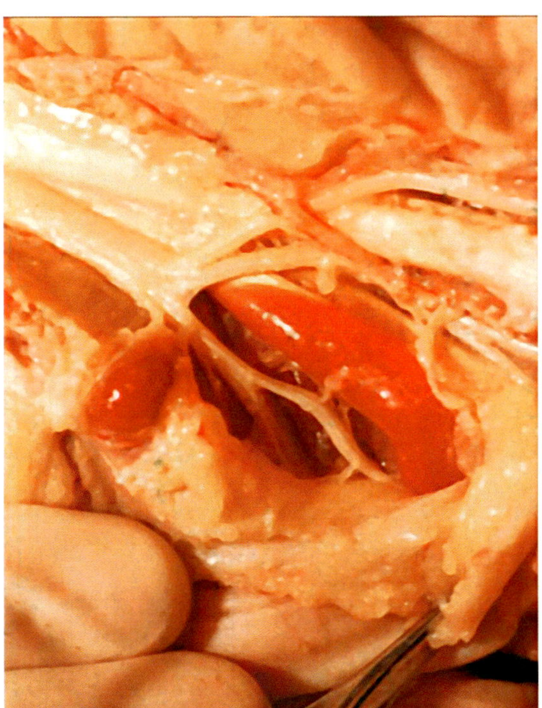

Figura 13.6 A delicadeza da víncula longa do flexor profundo.

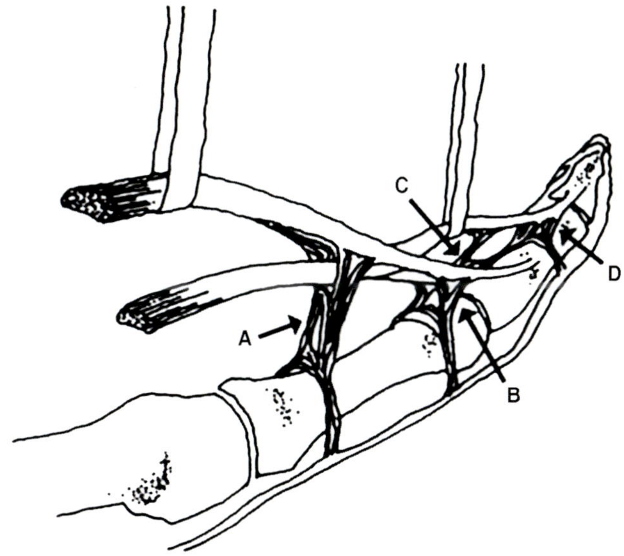

Figura 13.7 Desenho esquemático das vínculas. Ver texto.

c. **Víncula longa do profundo**, que é um prolongamento da víncula curta do superficial (*vinculum longus profundus*).
d. **Víncula curta do profundo**, que se origina dos dois terços distais da falange média (*vinculum brevis profundus*).

Nem sempre todas estão presentes, são bastante delicadas e deve-se evitar lesá-las.[5,13]

Na entrada do túnel existe um fundo de saco que é a reflexão da bainha sinovial por onde também penetram vasos.

Em 1916, Leo Mayer, citado por Smith,[14] descreveu a microcirculação dos tendões, descrição esta confirmada, depois, como consistindo em ramos vasculares que provinham de ramos musculares, vasos que correm no paratendão, no mesotendão e nas vínculas, e, ainda, no osso e em seu periósteo ao nível das inserções tendinosas. Smith[14] mostrou os sistemas vasculares separados com pouca comunicação entre si.

O flexor superficial tem, pois, dois sistemas vasculares, um proximal, originado dos vasos longitudinais, em continuação com a palma e com a prega sinovial, na reflexão da bainha na entrada do túnel fibroso e que termina na altura em que o tendão se divide em duas cintas; e um sistema distal, originado da víncula curta na sua inserção tendinosa.

O flexor profundo tem três sistemas bem definidos: (a) o proximal, originado dos vasos longitudinais que vêm da palma e daqueles da reflexão da sinovial da bainha; (b) o intermediário, dos vasos que vêm da víncula longa ao nível da IFP; (c) o distal, que está presente na víncula curta junto à sua inserção.

O trabalho de Lundborg, em 1977,[15] mostra que existem zonas de vascularização diminuída entre os dois sistemas e que a face volar dos dois tendões é mais desprovida de vasos, o que vem evidenciando a existência de outro fator de nutrição, que seria representado pelo líquido sinovial, sinal de que a bainha deve ser preservada o mais possível.[16]

Na inserção do flexor longo do polegar há, normalmente, a presença de uma víncula (*vinculum brevis*), que pode estender-se até a metade da primeira falange. Ela tem uma estrutura forte, com boa inserção no osso, tanto na primeira como na segunda falange, e transmite alguma flexão após a laceração do tendão na IF. Noventa por cento das pessoas possuem esta víncula. O mesotendão encontra-se na parte volar da bainha sinovial na altura da MF, segundo Lundborg.[17]

Existe uma vascularização sem interrupção no tendão, e os vasos não são submetidos a atrito, o que evidencia melhor circulação.

O mecanismo exato de nutrição dos tendões flexores ao nível da bainha fibrosa ainda não está completamente esclarecido, mas vários fatores nos levam a admitir que tanto os vasos intrínsecos como o líquido sinovial são cooperativos e indispensáveis para nutrir o tendão dentro do canal.

Todos encontramos dificuldades em reparar o tendão na zona do túnel, principalmente na "terra de ninguém", de Bunnell.

Nesta área, as vínculas e seus vasos são freqüentemente lesados, e este é o fator responsável pelos maus resultados na reparação desta região.

Os estudos têm demonstrado que a vascularização é rica e sugerem também que, se o mesotendão e a víncula estão intactos, a secção pura do tendão, em geral, não afeta a sua nutrição.

Portanto, teremos como princípio básico respeitar a circulação presente e que deverá ser seguida também na colocação de nossa sutura, que deve estar situada sempre na face mais volar do tendão, principalmente dentro do túnel osteofibroso. Dalapria,[18] em estudo mais recente, contraria em parte este último conceito, por achar que o vaso principal penetra pela superfície volar do tendão.

CICATRIZAÇÃO

O processo completo da cicatrização de qualquer tecido no homem apresenta sempre algumas dúvidas, uma vez que não é possível ter toda a evolução histológica de um caso. Em 1850, Kolliker caracterizou os tendões como estruturas avasculares, os quais assim permaneceram até que, em 1905, com Wollemberg, e em 1907, com Aria, ficou demonstrada a presença de vasos nos tendões.[19] Em 1916, Mayer,[20] após experiência, sugeriu que, para evitar aderências e ter uma cicatrização adequada, seria necessário preservar lisa a superfície do deslizamento e, no caso de transposição, o tendão deveria ser passado por ela, tanto o paratendão como a bainha tendinosa. Ademais, deveria existir uma mobilização precoce do tendão.

Com efeito, ao se fazer isto, os resultados melhoram. Bunnell citava que um dos maiores problemas da cirurgia restauradora da função de um dedo que tinha seus tendões lesados provinha da formação de aderências, que causavam maus resultados.

Não basta o tendão cicatrizar, ele tem de deslizar. Entendido o processo de cicatrização, poderemos utilizá-lo a nosso favor, para melhorar os resultados.

Historicamente, a biologia da cicatrização tendinosa é dominada por duas teorias: a primeira, extrínseca, afirma que os tendões cicatrizam pela formação de tecido de granulação,[21,22] a partir de fibroblastos da bainha e células inflamatórias. A segunda teoria considera que o tendão tem processo intrínseco de cicatrização. Lundborg[15] e Gelberman[23] apresentam em detalhes as fases da cicatrização, as quais se iniciam logo após o traumatismo e se dividem em:

a. **Fase inflamatória** (1 semana após o traumatismo): fibroblastos e macrófagos migram para o local da lesão. O primeiro evento inclui a fagocitose do coágulo e tecidos necróticos e deposição da matriz.
b. **Fase fibroblástica** (3 semanas após a lesão): há a proliferação de fibroblastos. O primeiro evento consiste em deposição de colágeno e revascularização.
c. **Fase remodeladora** (8 semanas após o traumatismo): as fibras colágenas se organizam linearmente no sentido do eixo do tendão. A aderência entre o tendão e a bainha torna-se mais pronunciada.

Manske e cols.,[24] Mass e Tuel,[25] e Gelberman e cols.,[26] baseados em trabalhos experimentais, sugerem que as células da bainha tendinosa e do epitendão produziriam colágeno necessário para a união dos cotos tendinosos.

Beredjiklian,[13] na discussão sobre a cicatrização tendinosa, menciona várias citoquinas envolvidas no processo cicatricial e que são, na verdade, fatores do crescimento. A sutura ajuda por afrontar os cabos, mas também pode perturbar no sentido de prejudicar a circulação.

São mencionadas as citoquinas que produzem angiogênese, divisão celular, síntese da matriz extracelular, diferenciação, ação antiinflamatória e síntese protéica.

Tudo leva a crer, do ponto de vista fisiológico, que os tendões suturados devem ter mobilidade precoce, para que a função seja preservada.

TRATAMENTO

Pelo estudo, verificamos que a lesão do tendão flexor exige um atendimento de urgência e que deve ocorrer na primeira semana. O local do ferimento, a gravidade das lesões associadas, a idade e a ocupação do paciente têm implicação quanto ao tratamento que será adotado.

As lesões mais comuns são decorrentes de acidentes com objetos cortantes, como faca e vidro. Quem examina um ferimento que atinge os tendões flexores deve ficar preocupado com as lesões associadas, como as de nervos e artérias digitais (Figura 13.8).

Em geral, o diagnóstico é fácil, pois o paciente apresenta uma modificação na postura do dedo, em relação aos outros dedos, e perda da capacidade de fleti-lo. As Figuras 13.9 e 13.10 identificam a ausência ou presença do flexor superficial ou profundo.

No atendimento de urgência, além dos cuidados gerais de limpeza, que devem ser efetuados com toda delicadeza possível, para não danificar estruturas íntegras, devemos seguir as rotinas da cirurgia eletiva na ampliação da ferida para melhor visualização.

Acesso cirúrgico

Após a preparação da pele, e depois de instalado o garrote pneumático, temos de decidir sobre a incisão a ser empregada.

Classicamente, as incisões sugeridas por Bunnell e Boyes são aquelas que evitam a retração, devendo, por isso, ser realizadas sobre as pregas de flexão ou paralelamente a elas. Se as pregas tiverem de ser cortadas, o serão obliquamente.

Bruner[27] afirma que o acesso direto, com boa exposição e visão clara das estruturas a serem operadas, é um princípio básico de uma boa cirurgia. Para o reparo do tendão flexor, sugeriu o acesso volar em ziguezague (Figura 13.11).

No acesso em ziguezague, os ângulos são colocados nas pregas de flexão do dedo e deverão ser de 90 graus ou mais, para não haver sofrimento vascular. O acesso não perturba os vasos e pode ser estendido pela palma até o punho, ou mesmo além deste.

Tenorrafia

A sutura tendinosa deverá seguir os seguintes princípios biológicos:

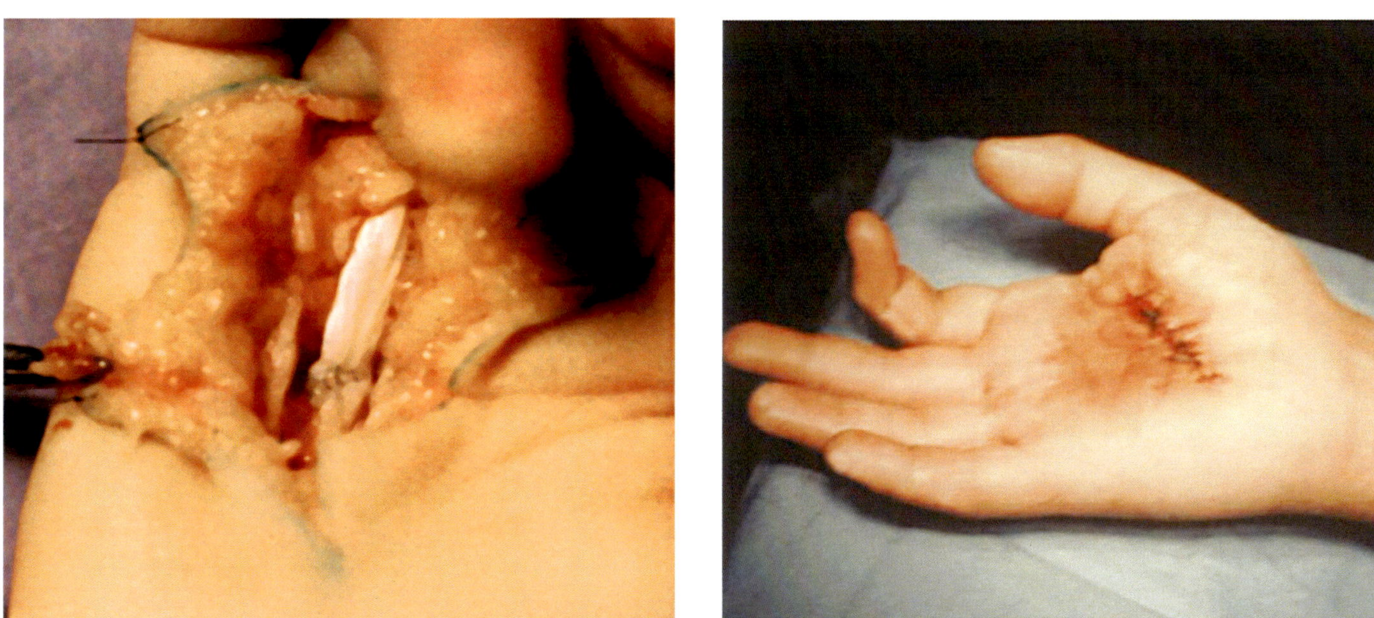

Figura 13.8 Lesão tendinosa e nervosa associada.

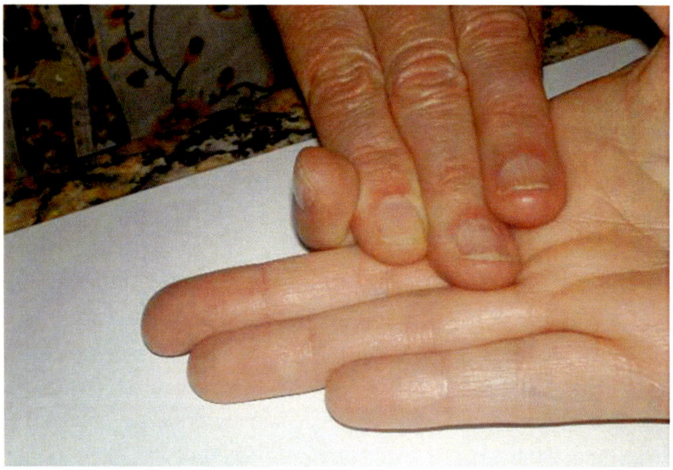

Figura 13.9 Teste para um flexor profundo: enquanto se bloqueia a IFP, o paciente é solicitado a fletir a IFD.

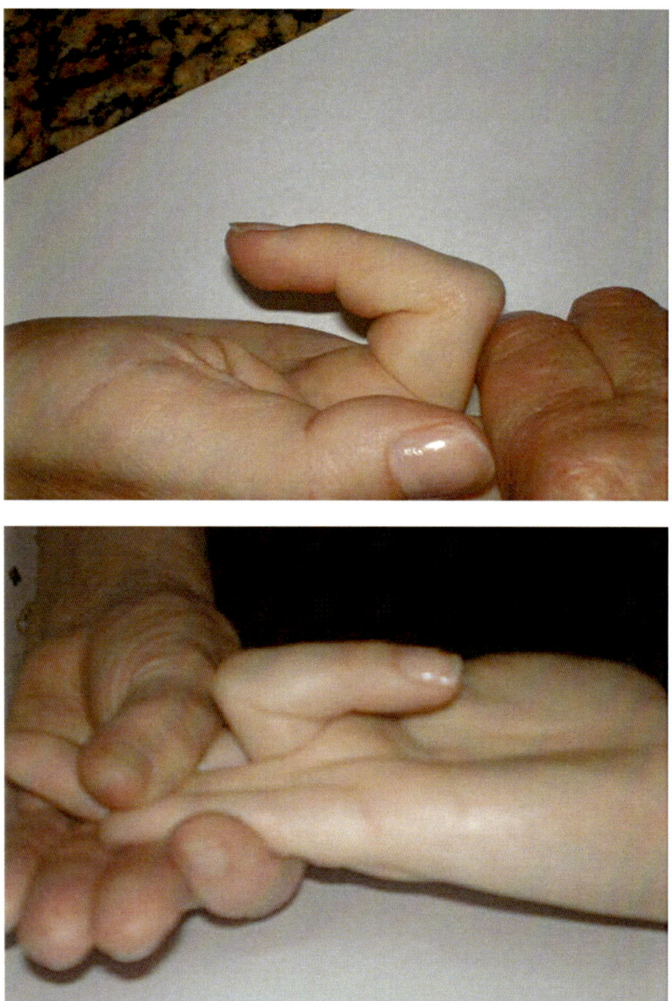

Figura 13.10 Teste para verificar a presença do flexor superficial. Solicita-se ao paciente que flexione o dedo testado, enquanto os outros dedos permanecem em extensão completa. O dedo então flexiona só a IFP.

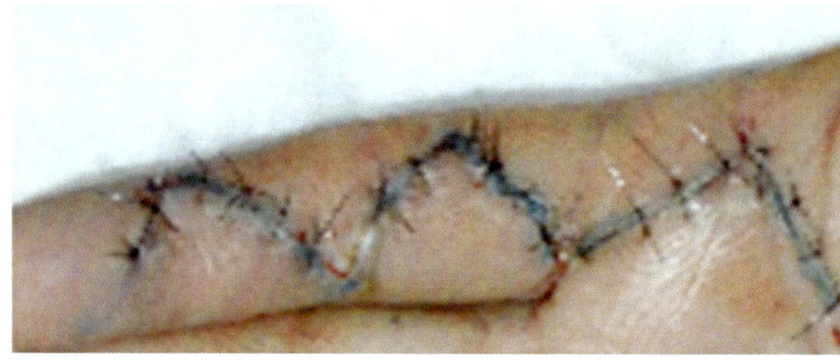

Figura 13.11 Incisão em ziguezague de Bruner.

a. Ser suficientemente forte para permitir a mobilização passiva e também ativa, como preferem alguns.
b. Preservar a vascularização.
c. Manter a superfície de deslizamento lisa.
d. Conservar íntegras as estruturas, a bainha e as polias.
e. Utilizar a técnica atraumática.
f. Usar material não irritante.

O fio mais utilizado é o monofilamento de náilon número 4-0 com agulha atraumática, e para complementação da sutura, visando regularizá-la, usa-se o monofilamento de náilon 6-0.

Taras e cols.[28] fizeram a avaliação do calibre do fio de sutura no reparo do tendão flexor e demonstraram que a resistência da reparação aumenta com o aumento do calibre do fio.

Uma sutura com fio 4-0 é 66% mais forte do que com fio 5-0, uma sutura com fio 3-0 é 52% mais forte do que com fio 4-0, e um fio 2-0 é 51% mais forte do que um fio 3-0.

As técnicas são várias, cada uma delas oferecendo certas vantagens. A mais clássica é a de Bunnell, que é uma sutura em ziguezague múltiplo (Figura 13.12), a qual foi utilizada por mais de meio século, mas recebeu críticas por seu efeito estrangulante, que provoca lesão tecidual por privação da circulação local. Por isso, não seria uma sutura a ser utilizada no corpo dos tendões, mas nada a contra-indica na inserção no osso, ou mesmo na junção miotendinosa, onde os seus resultados têm sido constantemente bons.

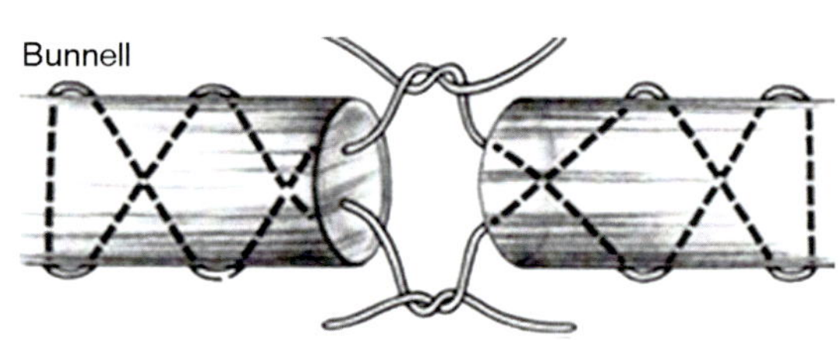

Figura 13.12 Sutura tendinosa descrita por Bunnell.

Em 1973, Kessler[29] propôs uma sutura, mais resistente e mais biológica, para possibilitar uma movimentação precoce. A sutura se inicia a 1cm das extremidades dos cotos tendinosos. Esta sutura foi modificada por Mason e Allen, tornando-se mais prática com a utilização de um só fio (Figura 13.13).

Em 1975, Tsuge,[30] baseado na circulação do tendão que se situa na sua face dorsal, propôs nova técnica, que ele mesmo modificou em 1977[31] (Figura 13.14).

Lister e Kleinert, em 1977,[32] divulgaram as suturas que, por certo, são as mais utilizadas. Citaram a de Kessler-Mason-Allen, já comentadas, e a de Bunnell, modificada por Kleinert, em que existe somente um ziguezague de cada lado, sendo depois completada com uma sutura contínua na borda da secção (Figura 13.15).

Como a tendência tem sido a de mobilizar o tendão, sempre passivamente, Becker, em 1978,[34] propôs uma sutura em bisel suficientemente forte que possibilitaria uma mobilização ativa sem lesar a nutrição, resistindo a uma tensão de 4kg, utilizando o fio Prolene 6 a 7-0 (Figura 13.16).

Nos últimos anos, surgiram sugestões de novas suturas, reforçadas mecanicamente, de modo a permitir a mobilização passiva ou ativa precoce, e os primeiros resultados começam a ser publicados.

Nas últimas décadas, os estudos começaram a valorizar a realização da sutura do epitendão, mas desde 1936 uma sutura referida a Marc Iselin já caracterizava a importância da sutura epitendinosa (Figura 13.17).

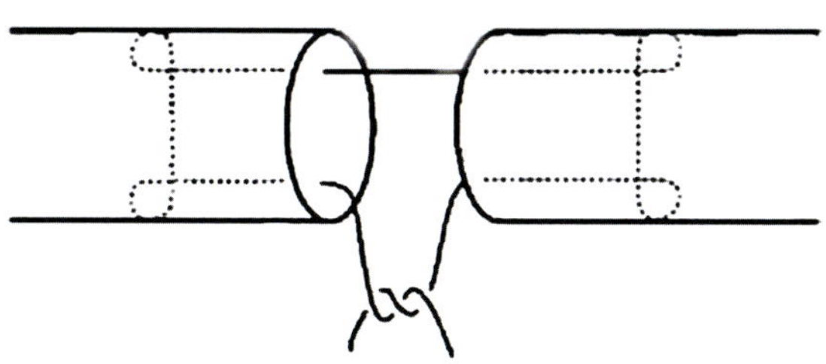

Figura13.13 Sutura proposta por Kessler e depois modificada por Mason e Allen.

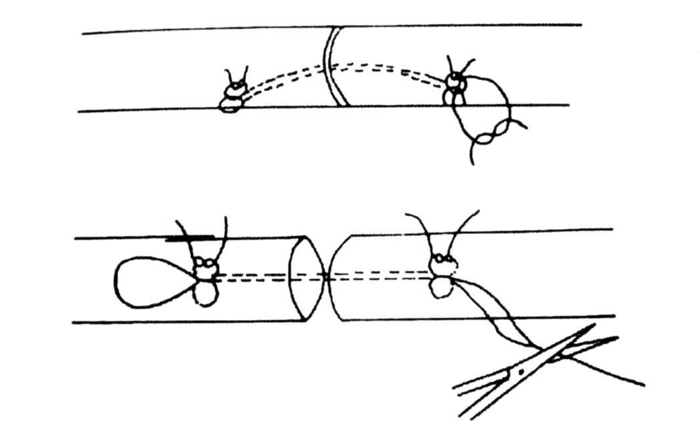

Figura 13.14 Proposição da sutura de Tsuge.

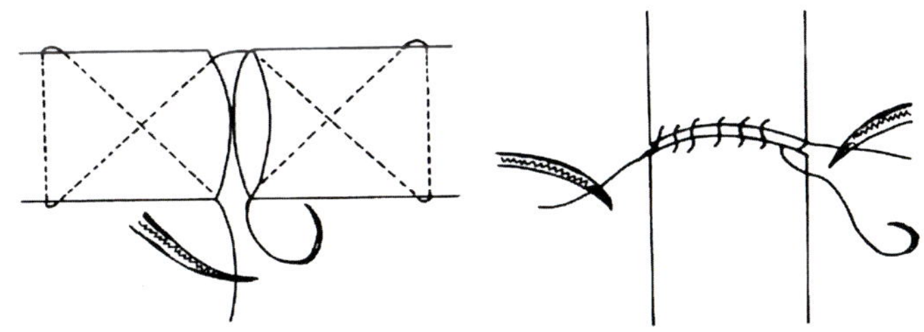

Figura 13.15 Simplificação da sutura de Bunnell sugerida por Lister e Kleinert associada a uma sutura epitendinosa.

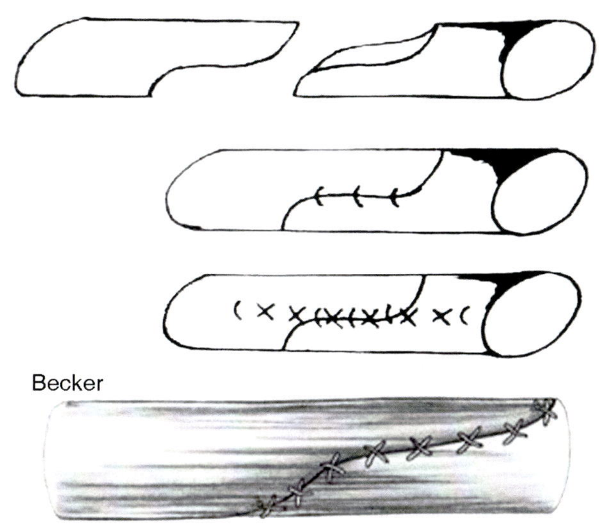

Figura 13.16 Sutura em bisel de Becker.

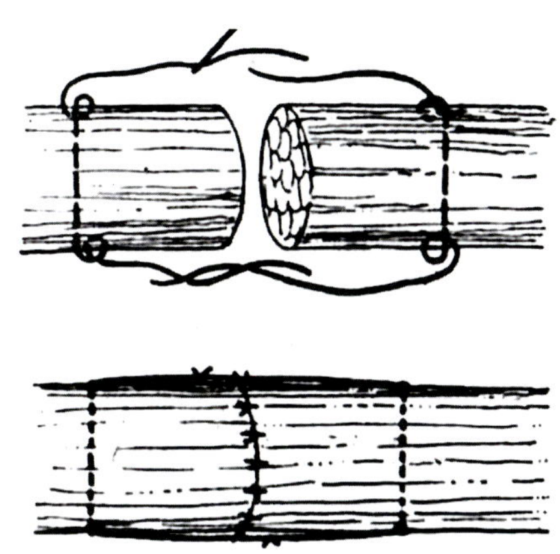

Figura 13.17 Sutura periférica referida a Marc Iselin.

Em 1993, Silverskiöld e cols.[34] avaliaram dois métodos de suturas em tendões de ovelhas. Utilizaram um ponto de contenção à Kessler modificado e reforçado por sutura do epitendão circunferencial convencional e o mesmo ponto de contensão e ponto cruzado (*cross-stich*). Perceberam que esta segunda técnica de sutura foi 117% mais forte do que a outra (Figura 13.18).

O método clássico de sutura empregava apenas duas passadas no foco da lesão, mas, devido à necessidade de mobilização, as suturas passaram a ser feitas com quatro e até oito passadas, o que foi a grande modificação que estamos presenciando.

Em 1977, Zatiti e cols.[35] realizaram estudo experimental comparativo da resistência à tração de seis técnicas de sutura, chegando à conclusão de que a mais eficiente foi a associação da de Kessler com a epitendínea de Halsted (Figura 13.19).

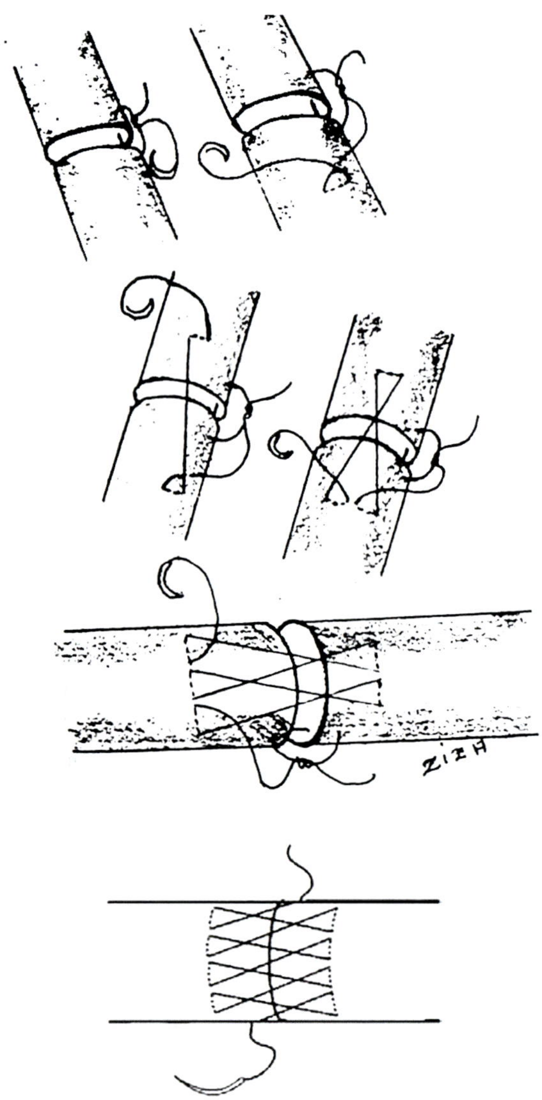

Figura 13.18 Esquema da técnica de Silverskiöld (*cross-stich*).

Em análise comparativa com uma sutura de seis passadas e outras três técnicas, em tendões de cadáveres, Gill e cols., em 1999,[36] encontraram diferenças estatísticas entre os grupos e, no final, demonstraram que a técnica com seis passadas teve o maior grau de resistência à tensão, podendo com esta técnica proceder a processos mais agressivos de reabilitação.

Choueka e cols., em 2000,[37] utilizaram as técnicas de Kessler, Strickland e Becker modificado, todas com sutura epitendinosa na zona II em 12 cadáveres recentes. O resultado desse estudo mostrou que as três técnicas se mostraram eficazes como técnicas de mobilização passiva, mas somente o método de Becker modificado mostrou-se suficientemente resistente para mobilização ativa, durante o processo de cicatrização do tendão (Figura 13.20).

Tang e cols., em 2001,[38] fizeram uma avaliação biomecânica das técnicas de sutura das lesões dos tendões flexores, utilizando as seguintes suturas: Kessler associada à sutura periférica, Kessler associada à Silver-

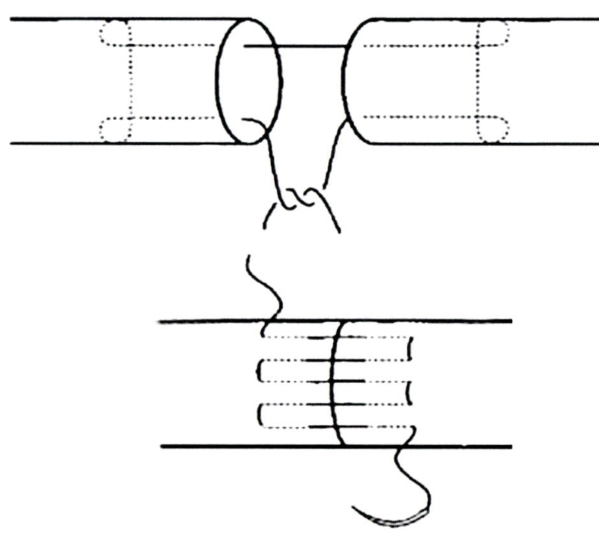

Figura 13.19 Associação da sutura de Kessler com a de Halsted, modificando a sutura epitendinosa.

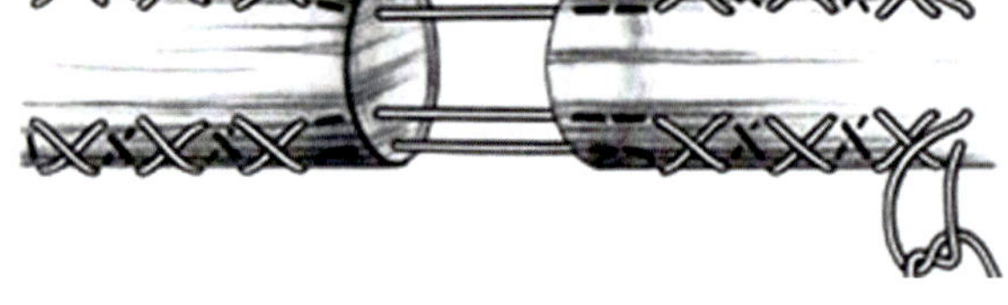

Figura 13.20 Sutura de Becker modificada.

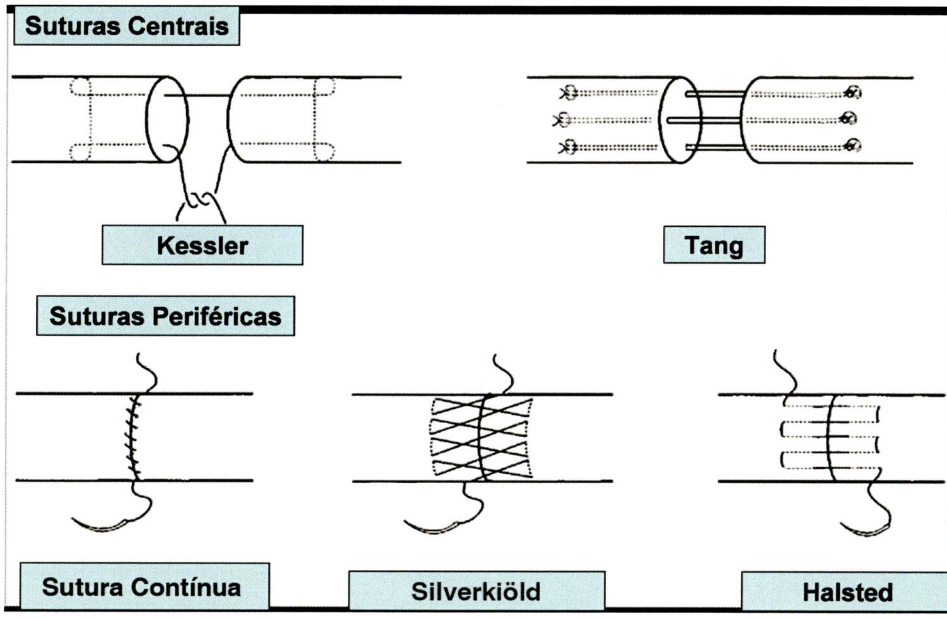

Figura 13.21 Suturas centrais e periféricas associadas.

skiöld e Kessler associada à sutura de Halsted, e Kessler associada à sutura do próprio Tang (Figura 13.21).

A avaliação de seis métodos de reparo para mobilização ativa pós-operatória revelou que a mobilização ativa dos tendões reparados exige uma sutura resistente. Esse estudo foi efetuado para investigar quatro métodos ou técnicas que utilizaram mobilização ativa no pós-operatório. Foi concluído que existe diferença significativa nas propriedades mecânicas entre os métodos. Entre os métodos testados, a sutura tipo Tang e o método cruzado foram os melhores candidatos para o reparo dos tendões flexores na mão com um pós-operatório de mobilização ativa.

Baer e cols., em 2003,[39] baseados em seus resultados, consideram que a técnica de Mantero é uma boa alternativa em relação a outras formas de sutura na zona I e na parte distal da zona II. Esta técnica inclui a possibilidade de mobilização pós-operatória ativa pela segurança da sutura, mesmo que o coto distal seja curto.

Dovan e col., em 2003,[40] apresentaram a técnica de sutura com fios centrais para reparação das lesões dos tendões flexores.

A melhora da técnica de reparação, combinada com um protocolo pós-operatório adequado, tem diminuído a incidência de roturas, aderências e contraturas articulares. Atualmente, as lesões podem ser reparadas dentro dos primeiros 10 ou 14 dias do acidente com uma técnica de sutura multifilamentar que resista à formação de um espaço na linha de sutura e a rotura durante as primeiras 3 semanas de pós-operatório. O autor é favorável a oito passagens na reparação na zona II e prefere um protocolo de movimentação sinérgica do punho com flexão passiva e extensão ativa dos dedos, mas sugere, também, que a sutura pode ser modificada para quatro passagens, o que nos parece até melhor (Figura 13.22).

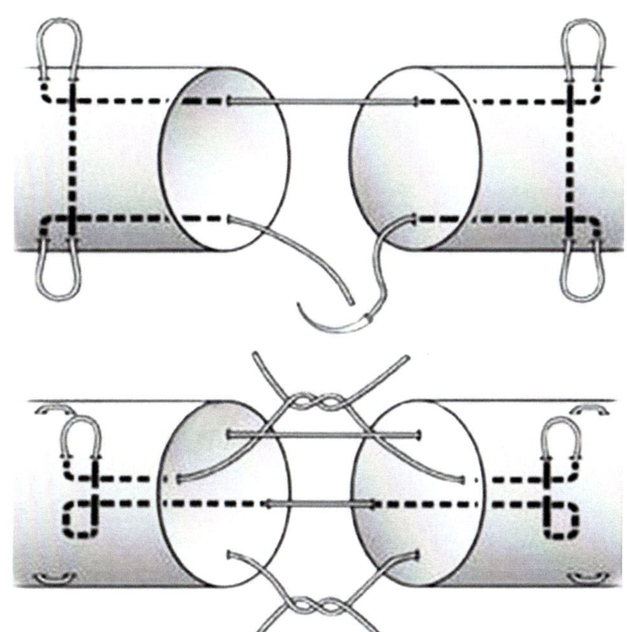

Figura 13.22 Sutura de quatro passadas: os dois pontos tipo Kessler modificado, ortogonais, associados à sutura epitendinosa com fio 6-0.

Em 2005, Su e cols.[41] apresentaram uma técnica nova para sutura tendinosa, utilizando um material de síntese mesclado de fio e material metálico para fixação da sutura, que chamaram de Teno Fix, e realizaram um plano de tratamento para as lesões tendinosas para a zona II: um estudo multicêntrico, randomizado e duplo-cego. O propósito desse trabalho foi comparar esta técnica com outros tipos de sutura. Sessenta e sete pacientes com traumatismo isolado na zona II foram randomizados e tratados com esta técnica de fixação e pela técnica de quatro cabos cruzados. Dos 85 dedos lesados, 34 foram tratados pelo método de Teno Fix, e 51 serviram de controle. Os autores chegaram à conclusão de que o Teno Fix é um método efetivo e seguro para reparação do flexor, se o tamanho do tendão e a exposição forem suficientes. A reparação com este método oferece menor porcentagem de rotura e resultados similares, quando comparado com os métodos convencionais, particularmente em pacientes que não obedecem a um protocolo de reabilitação.

Matheson e cols., em 2005,[42] compararam a sutura tipo Kessler modificada com sutura epitendinosa corrida com outra cruzada e de tipo Savage com epitendinosa corrida com quatro passadas. O método de reparação tipo Savage mostrou-se superior aos outros (Figura 13.23).

Além das suturas descritas, temos ainda que considerar a de Pulvertaft, nos casos de discrepância de diâmetro entre os cabos, que sempre acontece na utilização dos enxertos (Figura 13.24).

Finalmente, deve ser lembrada a sutura de fixação distal na falange, no caso de reinserção ou enxerto, também descrita inicialmente por Bunnell, no próprio cabo distal ou através da falange e fixo na unha (Figura 13.25).

Mais recentemente, suturas ósseas com âncoras têm sido utilizadas, inclusive, para a reinserção do flexor profundo na falange distal. Brustein e cols. em 2001,[43] realizaram um trabalho em que compararam sutura óssea com âncora e *pull out* com botão para a reinserção do flexor profundo em cadáveres. O resultado encontrado demonstra maior resistência com o uso da sutura com âncora.

No *site* da Sociedade Brasileira da Mão há um curso para educação continuada, apresentado por Rames Mattar Jr., que revela sua conduta: "atualmente, temos dado preferência às suturas mais resistentes com quatro passagens de fio 4-0, associadas à sutura contínua do epitendão com fio 6-0, o que permite uma movimentação ativa mais precoce. A sutura com quatro passagens de fio 4-0 proporciona quase o dobro de resistência mecânica em relação à sutura com duas passagens tipo Kessler modificada."

A nossa preferência tem sido por duas suturas tipo Kessler modificadas ortogonais (quatro passadas), para poder executar um esquema de mobiliza-

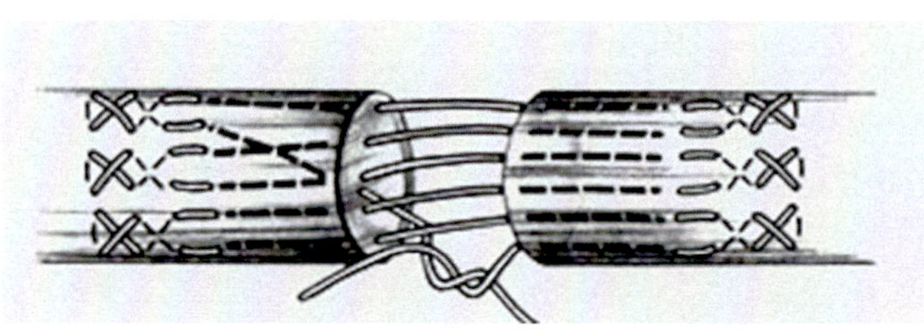

Figura 13.23 Técnica de Savage.

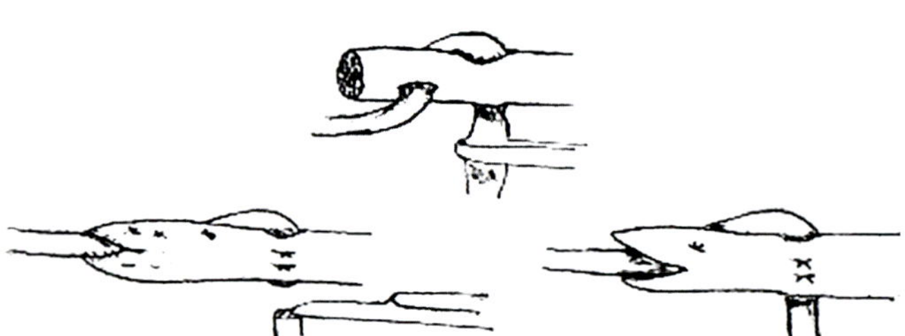

Figura 13.24 Seqüência da técnica de Pulvertaft para suturas de tendões de diâmetros diferentes.

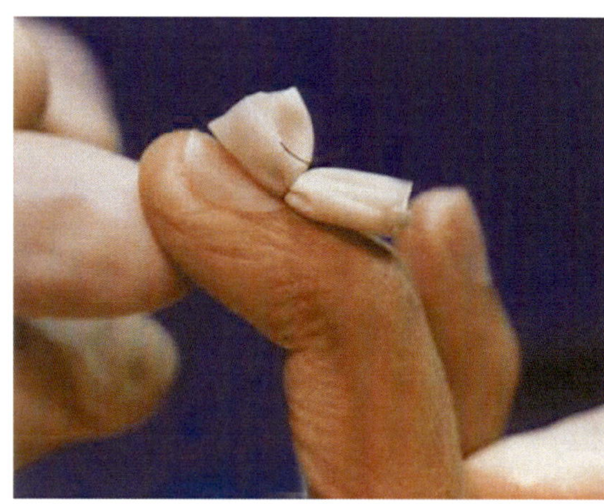

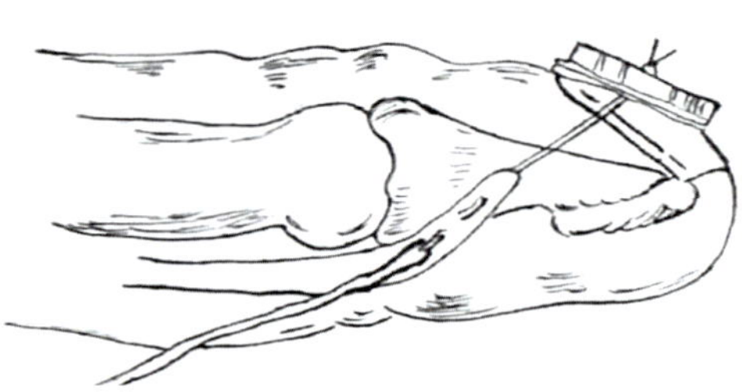

Figura 13.25 Sutura distal do flexor na falange.

ção passiva pós-operatória. Seria a sutura de Dovan[40] simplificada, associada a uma sutura epitendínea.

MOBILIZAÇÃO PÓS-OPERATÓRIA

Lister e Kleinert, em 1977,[32] baseados em experiências realizadas em animais, nas quais conseguiram evitar aderências mediante a mobilização passiva, desenvolveram o seguinte método para realizar esta mobilização: colocar o punho em 30 graus de flexão, a MF em 20 graus e a IFP em 10 graus. Esta posição é mantida por uma tala dorsal, com o dedo operado mantido em mais flexão através de um elástico preso à unha e fixado no antebraço distal. A seguir, o paciente é encorajado a mover a mão, porque a contração à resistência de um grupo de músculos resulta em relaxamento simétrico de seus antagonistas. Slattery,[44] Lopez,[45] Phillips,[46] Strickland[47] e Mclean[48] sugeriram algumas modificações neste método.

Percival, em 1989,[49] demonstrou que, com a mobilização dinâmica controlada na reparação na zona II, houve 62% de bons e excelentes resultados, comparados com 33% tratados por imobilização contínua.

Deve ser ressaltado, também, o método de Duran-Houser, de 1975,[50] que consiste na realização de flexão passiva dos dedos, usando-se a mão contralateral, e extensão ativa até a tala dorsal, que mantém o punho em 40 graus de flexão e as MF em 70 graus, o qual tem sido utilizado por muitos devido à facilidade de aplicação.

Nos últimos tempos, tem havido grande entusiasmo com a mobilização ativa controlada, e Strickland[51] tem utilizado um método segundo o qual o punho é mantido em flexão de 20 graus e as MF em flexão de 50 graus, por meio de tala dorsal.

O punho é então estendido a 30 graus e as MF são fletidas a 60 graus, e nesta posição os dedos são fletidos passivamente. O paciente é orientado a manter os dedos em flexão máxima, mas sem grande força, contar até 5, e depois relaxar, deixando o punho fletir passivamente. Isto é repetido 25 vezes por hora.

Outro método interessante de mobilização precoce tem sido usado no Christine M. Kleinert Institute (Louisville-USA), onde o punho fica em 30 graus de flexão e as MF em 90 graus, com tala dorsal. Os dedos são fletidos passivamente (primeiro as IFP por cinco vezes e depois as IFD, também por cinco vezes), após o que todos os dedos são totalmente fletidos passivamente e mantidos nesta posição até se contar 5. Isto deve ser repetido 20 vezes por hora.

Sirotakova, em 2004,[52] utilizando uma técnica dupla central tipo Kessler associada à técnica de Silverskiöld no reparo primário do flexor longo do polegar e fazendo mobilização ativa, não registrou nenhuma rotura em conseqüência da mobilização ativa precoce.

Fernandes e cols., em 1996,[53] mostraram os resultados das tenorrafias dos flexores na zona II e submetidos à movimentação precoce passiva assistida. Com as extremidades tendinosas afrontadas, eram realizadas tenorrafia pela técnica de Kessler modificada e sutura epitendinosa. A movimentação precoce passiva assistida não apresentou complicações e mostrou-se um método seguro, nesse estudo, em que foi aplicada exclusivamente por terapeutas da mão. Já Braga-Silva e cols.,[54,55] fizeram um estudo prospectivo randomizado da mobilização ativa precoce após reparo dos tendões flexores em zona II e verificaram que a ruptura é a maior complicação individual do regime de flexão ativa precoce. O receio de rotura precoce é a maior razão pelas quais esses regimes não estão amplamente aceitos por cirurgiões de mão. Nossa taxa, de 13,5%, é considerada alta. Nesse estudo, constatou-se que a mobilização ativa pode alcançar resultados funcionais muito bons, quando usados os critérios de Strickland e da International Federation of the Societies of Surgery of the Hand (IFSSH) para avaliação.

Cetin e cols., em 2001,[56] estudaram a reabilitação das lesões dos tendões flexores com o uso de um método combinado do protocolo pela técnica de Duran e pela técnica de Kleinert e chegaram à conclusão de que esta maneira de conduzir o pós-operatório provê um efetivo caminho para a obtenção de um resultado satisfatório.

A adição da assistência do paciente na extensão passiva das IF no sistema tipo Kleinert reduz o desenvolvimento da contratura em flexão, sem a necessidade diária da supervisão médica.

Kleinert utiliza uma tala com polia palmar, possibilitando uma extensão ativa contra a tensão da polia, bem como uma flexão passiva das IF e MF.

Thien e cols., em 2004,[57] fizeram uma revisão da literatura sobre a reabilitação após a cirurgia de reparo dos tendões flexores na mão. A reabilitação dos tendões flexores consiste num período curto de imobilização, enquanto a dor e o edema diminuem, seguidos de mobilização progressiva dos dedos. Alterando o tempo de imobilização e a maneira de mobilização, diferentes protocolos foram criados. Em estudos baseados em evidência médica de 1982 até outubro de 2002, os autores citados chegaram à conclusão de que diferentes protocolos foram empregados na reabilitação dos tendões reparados. Esta revisão não encontrou evidência suficiente para definir a melhor estratégia de mobilização.

Nem sempre, na prática, tem sido possível seguir à risca esta orientação, que, à luz das experiências atuais, é lógica e válida. Como sugerem os autores, o que parece importante é a mobilização passiva do tendão dentro do seu túnel ou de sua área de deslizamento. Portanto, a mesma mobilização poderá ser conseguida no pós-operatório, retirando-se a tala de imobilização e passivamente, com delicadeza, fletindo e estendendo os dedos várias vezes dentro dos limites de segurança, repetindo esses movimentos todos os dias, em dias alternados ou até semanalmente, caso seja possível o retorno do paciente ao ambulatório. É aqui que realmente se consolidou a necessidade de o terapeuta da mão trabalhar em conjunto, no mesmo ambiente em que o cirurgião (Figura 13.26).

Às vezes, mantemos a imobilização por 3 semanas, sem mobilização diária, e até continuamente, devido às dificuldades sociais dos pacientes. Nestes, a partir da terceira semana, encorajamos as mobilizações ativa e passiva da flexão, sem forçar a extensão passiva até a sexta semana, quando o paciente é então liberado para fazer este movimento.

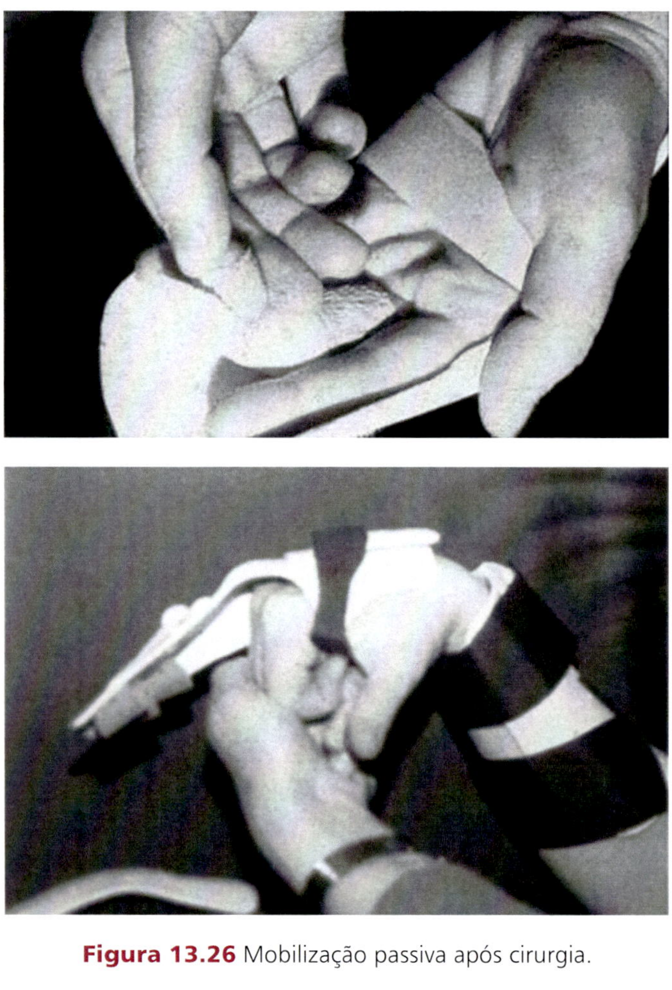

Figura 13.26 Mobilização passiva após cirurgia.

Quando o paciente está livre da imobilização, o orientamos a mobilizar a IFP bloqueando as outras articulações, e depois a distal, da mesma maneira.

TRAUMATISMO

Por ser a mão um instrumento de trabalho, tornase freqüente sua lesão e, com isso, a lesão tendinosa flexora, por ser estrutura relativamente superficial. Segundo Buta, em 1962,[58] do total de lesões traumáticas, 19,1% ocorrem na mão, sendo 4,2% de lesões tendinosas e, destas, 3,4% nos tendões extensores e as demais ao nível dos tendões flexores. Rocha,[59] em seu levantamento de freqüência dos traumatismos da mão em um pronto-socorro de Curitiba, relatou que os traumatismos da mão ocorrem em 16,3% dos atendimentos cirúrgicos, correspondendo a lesão dos tendões flexores a 1,69%. Em complemento a esses dados, é oportuno referir que 50% das lesões dos tendões flexores estão associadas à lesão dos nervos, o que vem complicar a recuperação, pois, por estarem comprometidos fascículos sensitivos, com conseqüente falta de sensibilidade, mais difícil se torna a mobilização.

Os agentes variam bastante, assim como os tipos de acidentes. Conseqüentemente, as lesões serão diferentes: uma lesão pura, lisa, cortante, isolada do tendão, não será a rotina e, portanto, vários serão os fatores em jogo, como a localização, o tipo, a associação de lesões, o número de tendões lesados, o tempo decorrido desde o acidente, a idade, a própria motivação do paciente e, finalmente, a capacitação do cirurgião. Por isso, não existe uma técnica universal que possa ser aplicada a todas as situações.

Quanto às possibilidades de reparação do tendão, teremos de considerar as suturas primárias, ou seja, no momento da lesão, que seria o ideal, ou urgência retardada, isto é, quando aguardamos apenas o tempo necessário, até 1 semana, para verificar se houve ou não complicação no pós-operatório imediato da ferida (Figura 13.27).

Quando fazemos uma sutura secundária, ela pode ser secundária precoce, isto é, até a terceira ou quarta semana, com a eventual possibilidade de uma sutura secundária tardia. Na impossibilidade de uma sutura em boas condições, a solução deverá ser o enxerto, com ou sem a colocação de um bastão de silicone prévio para reconstrução do túnel osteofibroso.

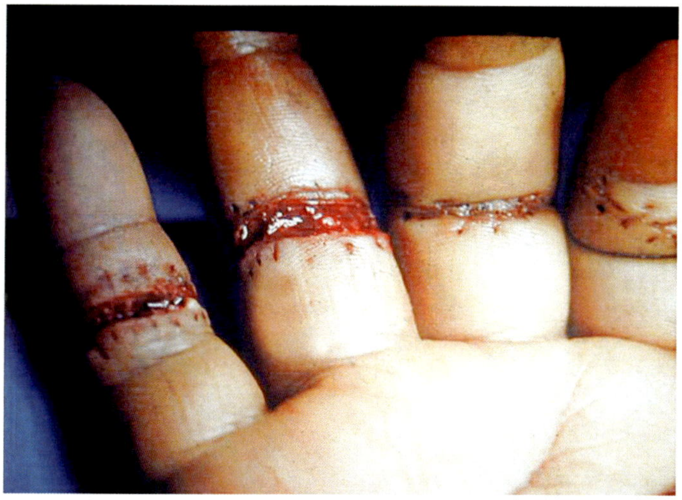

Figura 13.27 Exposição realizada em apenas 4 dias após a lesão.

Quanto à associação de lesões, poderemos ter:

1. Lesões apenas com o tendão seccionado.
2. Lesões com tendão e nervo seccionados.
3. Lesões do tendão, do osso ou da articulação.
4. Lesões do tendão, do nervo, do osso e da pele.
5. Lesões de todos os elementos, inclusive o vascular (reimplantes).

O reparo primário tem lugar nos tipos 1 e 2, poucas possibilidades no tipo 3, e é praticamente afastado no tipo 4, a não ser que outras condições o permitam, como uma equipe capacitada para o atendimento, assim como uma boa estrutura de centro cirúrgico. No caso do reimplante, a experiência tem mostrado que os melhores resultados funcionais são obtidos naqueles casos em que todos os elementos foram reparados. Um exemplo é o que vemos no nosso meio: o ferimento provocado por uma serra circular que vai dilacerando os tecidos e atingindo vários elementos.

Em alguns casos, encontramos a pele dilacerada e fragmentada em vários pequenos retalhos e o tendão com perda de substância, o mesmo acontecendo com o nervo e o próprio esqueleto. Nessas condições, torna-se impossível suturar. O tendão está lesionado ao longo de sua estrutura, bainha e polias. Igual dificuldade apresenta o nervo. Aqui, qualquer tentativa de reparo primário destes dois elementos – tendão e nervo – será infrutífera, já que coexiste, também, a lesão circulatória deles. A reparação primária terá de se limitar ao esqueleto e à pele, enquanto o tendão e o nervo ficarão entregues a um reparo secundário, provavelmente com o uso de enxerto.

A teoria da reparação primária ou secundária, que durante certa época gerou grande polêmica, hoje em dia, graças à experiência adquirida tanto no campo biológico como no prático, é de aceitação pacífica, dependente da seleção dos diferentes casos. Nessa parte, isto é, na correta definição e na adequada seleção dos casos, é que sobressai a competência do cirurgião.

TRATAMENTO POR ÁREA ESPECÍFICA

Descrevemos aqui a conduta a ser observada a partir da divisão da mão em zonas, como aconselha a Federação Internacional das Sociedades de Cirurgia da Mão, baseada na classificação de Verdan.

As lesões dos tendões terão seus problemas adequadamente encarados e minorados, se seguirmos os seguintes princípios: (1) anestesia; (2) limpeza cirúrgica; (3) se houver evidências de infecção, retardar a reparação; (4) uso do garrote pneumático; (5) mínimo traumatismo cirúrgico; (6) técnica de sutura; (7) fios finos e não irritantes; (8) hemostasia; (9) evitar tensão; (10) exercícios.

Polegar – zonas PI, PII e PIII

O tendão do flexor longo do polegar, pelas razões já referidas ao tratarmos de sua anatomia, por ser um único tendão e contar apenas com uma IF, ao ser reparado, terá melhores perspectivas de sucesso do que as reparações dos outros dedos. Isto também facilita a indicação de reparação primária nos três níveis. A secção ao nível de PI e PII, em geral, não provoca retração, devido ao mesotendão. Porém, ao nível de PIII, pode haver retração e obrigar à exploração ao nível do canal do carpo. O tendão, ao nível da região tenar, pode ser exposto por prolongamento proximal da incisão em ziguezague de Bruner.[27] Nos casos de reparação secundária, em que existe pequena retração, é possível solucioná-la com alongamento do tendão na união musculotendinosa, que evita, muitas vezes, o uso do enxerto. Urbaniak[60] considera que, para as reparações distais à MF, o avanço do tendão por alongamento ao nível do punho é o tratamento preferido.

Nos casos de lesão irreparável, o enxerto de tendão poderá ser efetuado secundariamente, com colocação prévia do cordão de silicone, quando for necessária a reconstrução da polia. Outra solução seria a transposição do flexor superficial do quarto dedo, uma alternativa ao enxerto.

Uchida,[61] num caso de ausência congênita do flexor do polegar, usou com bom resultado a transposição do flexor superficial do anular.

Dedos – zona I

A zona I, que vai desde a inserção do flexor superficial na falange média até a IFD, compreende um só tendão e as polias A4, A5 e C3.

A conduta será de sutura ou reinserção e, quando atendida secundariamente, poder-se-á proceder a um alongamento ao nível da junção miotendinosa. Isto nos casos de pouca retração, ao redor de 1cm, confirmado pelo trabalho de Malerich.[62] Se isso não for possível, a indicação secundária será de enxerto, que oferecerá alguma dificuldade por ter de passar ao lado de um flexor superficial íntegro.

Abreu, em 1959,[63] e Kleinert, em 1973,[64] lembraram ainda a possibilidade da artrodese ou tenodese da IFD, já que existe um flexor superficial íntegro, e esta decisão está colocada *versus* o enxerto.

Abreu sugere esta indicação, principalmente, para pacientes não-colaboradores ou com lesão múltipla dos dedos, enquanto Kleinert acha que a tenodese é melhor do que a artrodese.

Na zona I, devemos considerar também um traumatismo não muito freqüente, representado pelas roturas fechadas do flexor profundo, que aí se localizam e são mais comuns, sendo 75% dos casos no dedo anular. Ocorre, geralmente, em pessoas jovens, na prática de esportes. Leddy, em 1977,[65] classificou esta lesão em três tipos, baseado na ausência ou na presença do fragmento ósseo, no nível de retração e na circulação do tendão:

- **Tipo I:** o tendão retrai na palma; ambas as vínculas estão rotas; há perda substancial da circulação, devendo ser reparado, no máximo, em 7 dias. É grande a possibilidade de se ter de fazer o enxerto devido à necrose.
- **Tipo II:** retrai só até a IFP; a víncula longa está intacta; pode ser reparada até alguns meses após a lesão, com a reinserção.
- **Tipo III:** existe grande fragmento ósseo; não retrai, por não passar pelo túnel osteofibroso; fica ao nível da falange média. A reinserção precoce dá bom resultado. Este é o tipo mais raro.

Para os casos antigos, resta a possibilidade de estabilização da IFD ou do enxerto.

Área crítica – zona II

Como tal, entende-se a área que vai da prega palmar distal – início do túnel osteofibroso – até a base da segunda falange (ponto de inserção do flexor superficial), região caracterizada pela existência de dois tendões dentro de um túnel.

Toda a discussão sobre a cirurgia tendinosa flexora se faz em torno desta área, e toda a problemática apresentada da nutrição tendinosa está implicitamente ligada à bainha dos tendões flexores ao nível do dedo.

O que falta é definir a conduta prática a ser tomada. A zona II, "terra de ninguém", de Bunnell constituiu, por excelência, até mais ou menos 1959, zona do enxerto tendinoso, que era indicação quase absoluta, quando Kelly[64,66] apresentou seus resultados de sutura primária. Por esta época, em 1964,[11] Verdan não aceitou a sutura de pele e o enxerto secundário para o flexor nesta área, propondo uma sutura com aposição dos cabos, como se fosse um nervo, somente do profundo, com resultados superiores aos do enxerto. Mais tarde, referia que, com a bainha íntegra, nenhum enxerto é melhor do que o próprio tendão do flexor profundo. Para evitar a tensão, bloqueava a sutura.

Com estas afirmações, lentamente, a zona de indicação de enxerto passou a ser também área de sutura, e isto se deveu, também, à formação de melhores profissionais para o atendimento de urgência. O ato de suturar primariamente aumentou a responsabilidade, uma vez que dizer que, se a sutura não der resultado, pode-se passar para o enxerto, não é a mesma coisa, pois os resultados são piores nesta situação. Formou-se então o campo de peritos – "terra de alguns" – que deve definir como separar os casos para sutura dos casos para enxerto. A sutura primária nesta área foi orientada, registrada e estudada por vários autores.

Lister[67] no ato de sutura, conservou a bainha, fazendo as aberturas somente necessárias, passando o tendão por dentro e procurando expô-lo ao mínimo.

O diagnóstico da lesão tendinosa é fácil devido à falta de mobilidade das IF, mas a localização pode variar, pois nem sempre o ferimento corresponde ao local da lesão, dependendo da posição de flexão. Ao estender-se o dedo, o nível da lesão será mais distal, o que levara à maior exposição. Na reparação, a zona do ferimento é ampliada pelas incisões oblíquas do ziguezague.

Algumas situações podem ocorrer, como:

- Ferimento recente, cortante, limpo, com secção dos dois flexores e um ou dois nervos: a conduta a ser observada após a limpeza cirúrgica consiste na ampliação, se necessário, do acesso e na exposição dos tendões e nervos.

  Examina-se a integridade das polias. A lesão de A1 não está associada significativamente à perda de função. A A2 é a mais importante. Entretanto, a A2 e a A4 devem estar presentes, para podermos esperar um resultado perto do normal; e se também a víncula longa estiver preservada, teremos a situação ideal para a sutura. Utilizamos a técnica de Kessler-Mason-Allen com quatro passadas, associada à sutura epitendinosa corrida, embora outros procedimentos possam ser implementados.

  A discussão reside na opção entre a sutura dos dois tendões ou só do profundo. Ejeskar[68] e Kleinert[64] acreditam que se devam reparar todos os elementos, pois os resultados são melhores, o que ainda é um ponto de polêmica. A tendência está na reconstituição anatômica completa. A nosso ver, fica na dependência da lesão: se tiver condições ideais, reparar os dois; se ressecar o superficial, conservar a víncula longa.

  Nesta área, a reparação primária é melhor do que a secundária.

  O líquido sinovial, como sabemos, tem importância nutritiva para a cicatrização do tendão, e, por isso, o fechamento da bainha é recomendado após o reparo do tendão, para facilitar o trabalho Peterson[69] verificou, em macacos, que a ressecção parcial da bainha entre A2 e A4 não alterava a nutrição, comparada com a bainha íntegra ou reparada, não havendo necessidade do fechamento da bainha, pois algumas vezes isto é difícil. Gelberman,[70] em experiência com cães, examinando a reconstrução ou excisão da bainha e fazendo mobilização precoce, não encontrou diferença significativa entre as duas.
- Lesão por compressão ou ferimento dilacerante, existindo perda de substância do tendão: proceder simplesmente à limpeza da ferida e à sutura de pele. A reparação será secundária, com possível uso de enxerto.

  Entre a primeira e a segunda hipótese existe uma área indefinida, e só a experiência poderá servir para orientação quanto à opção pela sutura direta ou não.
- Lesão dos tendões com fratura associada: se a redução óssea for anatômica e o leito tendinoso for preservado, o tendão poderá ser suturado. Caso contrário, a reparação será secundária.
- O ferimento apresenta lesão de pele, do osso ou da articulação, dos tendões e nervos – lesão complexa: no primeiro atendimento, procurar resolver a parte osteoarticular e da pele. Secundariamente, reparar os nervos e a colocação de um cordão de silicone, pois nestas situações a bainha e as polias estão lesadas, sendo possível então reconstituí-las (ver uso do cordão de silicone e o enxerto) e, no terceiro tempo, efetuar o enxerto de tendão.
- Muitas vezes, não é possível reparar os tendões flexores no primeiro atendimento. Nesses casos, a reparação poderá ser secundária, de preferência dentro da primeira semana, período em que os resultados serão melhores. Alguns autores têm preferência por esta ação secundária: seria a urgência retardada e a cirurgia realizada logo após ser verificado que não houve complicação com a ferida, 4 dias após a lesão.
- Outra situação possível é a lesão pura do flexor profundo a partir da passagem através do superficial, correspondendo à prega da primeira falange. Nesta situação, a sutura primária está indicada. A reconstrução secundária vai depender do tempo e das condições locais.
- Nas lesões parciais dos tendões flexores, Schlenker[71] e Weeks[72] reparam primariamente por aposição, como se fosse um nervo; nas lesões cicatrizadas, que algumas vezes provocam bloqueio, eles procedem à exploração e, se estiver biselada, ressecam o bisel. Wray[73] e Conney[74] consideram a reparação dispensável, mesmo com secção quase total. Verdan[75] aconselha, ainda, o fechamento da bainha sinovial e a mobilização precoce, sendo esta a conduta adotada pelo autor.

Nesta zona II, a mobilização precoce está mais indicada. Becker,[76] Strickland[51] e outros acreditam que a sugestão de Kleinert é a que deve ser utilizada: mobilização passiva a partir do quinto dia, com as eventuais restrições que o meio propicia.

Sabe-se que a mobilização precoce passiva e controlada após a sutura tendinosa restaura a superfície de deslizamento do tendão e a cicatrização é mais rápida. Assim, tende-se cada vez mais a fazer suturas mais fortes e mobilizar no pós-operatório imediato.

Zona III

Esta zona corresponde à palma, área da origem do músculo lumbrical no flexor profundo, onde os dois tendões estão juntos. Os tendões deslizam em meio a tecido areolar, mesmo existindo alguma aderência.

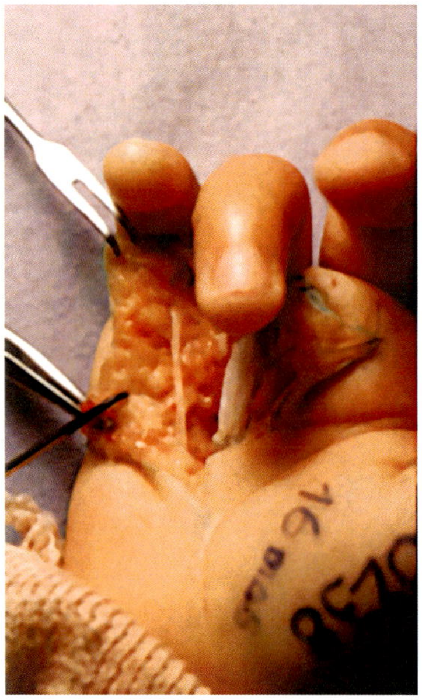

Figura 13.28 Lesão do nervo digital e do tendão flexor profundo reparada.

Os tecidos vizinhos podem deslizar com o tendão reparado, o que aumenta a possibilidade de melhores resultados. Nesta área, nunca se discutiu a indicação da sutura, que deve ser realizada sempre que possível. Questionável seria apenas sua extensão, que pode ser de um ou dois flexores. A tendência é suturar os dois flexores, na dependência das condições locais. Se existir lesão do músculo lumbrical, o melhor é liberá-lo do flexor profundo.

Caso ocorra perda de substância, parece melhor colocar um enxerto desde a polpa, e não só num pequeno segmento. Devemos lembrar que, nesta área, já que é freqüente e comum a associação com secção dos nervos colaterais digitais, raramente ocorre uma lesão tendinosa pura (Figura 13.28).

Zona IV – zona do túnel carpiano

Consideramos esta zona uma área crítica, devido à presença de um grande túnel osteofibroso, formado pelo leito ósseo do carpo e pelo ligamento anular anterior do carpo, ou seja, um verdadeiro desfiladeiro, por onde passam apertados nove tendões e o nervo mediano. Pequenos ferimentos, às vezes de 1cm, mas profundos, seccionam vários elementos, quando não todos.

Cabe a indicação da tenorrafia em lesão grave dentro do túnel, em condições favoráveis. Dificilmente escapa a necessidade de neurorrafia do nervo mediano, cuja situação anatômica é mais superficial. É freqüente a presença de aderências. A recuperação é também retardada pela falta de sensibilidade na área do mediano. Nesta zona, prefere-se suturar apenas os flexores profundos, exceto o indicador, que tem os dois tendões reparados.

Em caso de perda de substâncias, faz-se o enxerto do tendão de modo que as suturas proximal e distal fiquem fora do túnel, no nível do antebraço e na região palmar. Caso o leito não seja normal, devem-se utilizar os bastões de silicone.

Zona V

Área do punho, zona dos tendões flexores dos dedos, dos tendões flexores do punho, do nervo mediano, da artéria radial e também do nervo e artéria ulnares.

As lesões, como em outras áreas, podem atingir parcial ou totalmente os elementos. A presença das bainhas sinoviais, com mesotendões frouxos e longos, permite, como na área III, mais deslizamento, caso haja aderências.

São elementos essenciais para a reparação: os tendões flexores profundos, o flexor longo do polegar, o flexor superficial do dedo indicador, o nervo mediano, o nervo ulnar e uma das artérias. Caso as duas artérias estejam seccionadas, mesmo que exista circulação pelas colaterais ou pela artéria interóssea, deve-se proporcionar a melhor circulação possível, pois está evidenciado que a ausência de alguma circulação leva mais facilmente à rigidez articular. A sutura será primária ou secundária na dependência das condições locais.

Nas perdas de substâncias, utilizamos como enxerto segmentos de flexores superficiais e/ou o palmar longo (Figura 13.29).

LESÕES EM CRIANÇAS

As lesões tendinosas em crianças diferem das dos adultos quanto ao diagnóstico e aos princípios atuais de reabilitação pós-operatória, que consiste em mobilização passiva ou ativa, pois elas podem não ser cooperativas, o que dependerá da idade e do grau de entendimento, que é também bastante variável.

No entanto, o acesso cirúrgico e as técnicas de reparação são iguais.

A imobilização pós-operatória por 3 a 4 semanas é mais utilizada do que um protocolo de movimentação precoce.

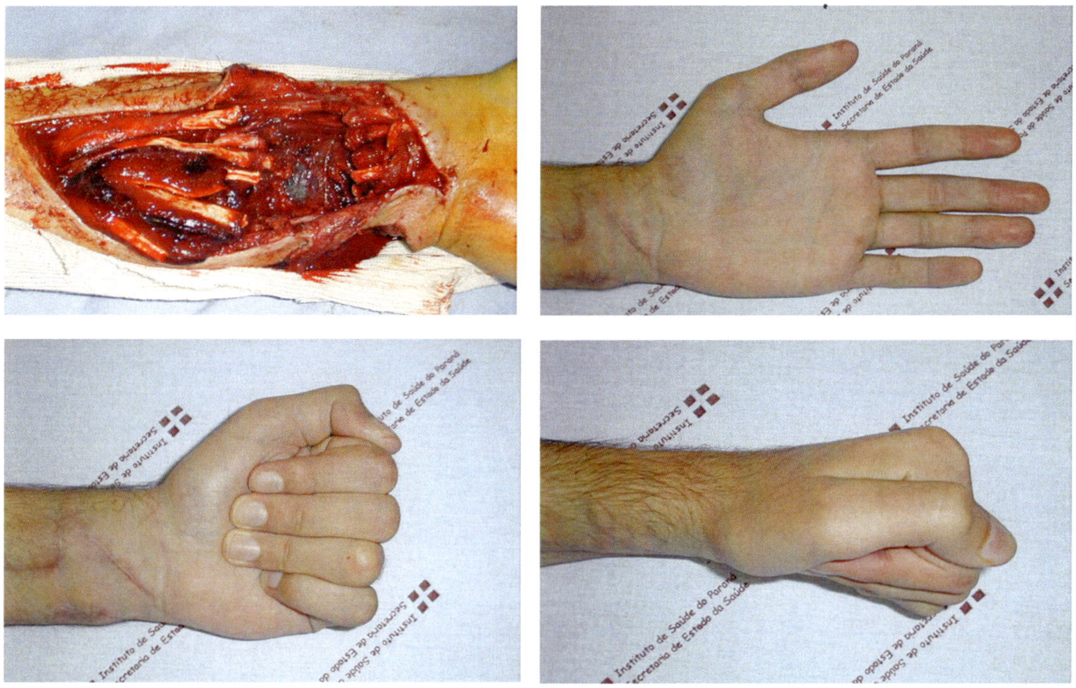

Figura 13.29 Lesão dos tendões flexores na zona V e resultado da reparação.

A demora no diagnóstico é mais comum na população infantil, assim como o reconhecimento e o manuseio das complicações pós-operatórias, porque a criança, com algumas exceções, costuma ser inábil em cooperar ou ajudar com o tratamento.[77]

Tuzuner e cols., em 2004,[78] apresentaram um trabalho de reparação de tendões flexores em crianças com menos de 6 anos, nas quais administraram a toxina botulínica tipo A durante a cirurgia, para induzir relaxamento da musculatura flexora e, com isso, melhorar a cooperação na fase de reabilitação. No pós-operatório, empregaram um regime de movimentação passiva, quando da reparação dos tendões flexores na zona II. Todas as sete crianças estudadas tiveram bons e excelentes resultados com base nos critérios de Strickland. Como complicação pós-operatória, um caso teve saliência do tendão em arco e outro, pouca sensibilidade no dedo e uma contratura da pele na primeira comissura, que exigiu zetaplastia.

Os autores acreditam que a administração da toxina pode ser uma forma efetiva de terapia, servindo como alternativa à reabilitação convencional nessas crianças.

Analisando os nossos resultados, desde que a cirurgia tenha sido precoce, ou seja, primária ou realizada na primeira semana, principalmente em crianças com menos de 6 anos, não registramos maus resultados, com a imobilização por 3 semanas, incluindo o cotovelo, para que a imobilização não caia.

Nossa preferência, quando possível e em crianças maiores de 8 anos, tem sido imobilizar por 4 semanas, com o punho em flexão de 30 graus, permitindo flexão passiva dos dedos, que é feita várias vezes por dia, pela mãe ou pela própria criança, quando com mais de 10 anos e bastante colaborativa.

ENXERTO DE TENDÃO

A primeira série de enxertos de que se tem notícia é atribuída a Lexer, em 1912, que já enfatizava a necessidade de evitar aderências, realizando uma boa sutura e pregando a mobilização precoce ao redor do sexto dia de pós-operatório. Mayer,[79] em 1916, estabeleceu as bases, enquanto Bunnell orientou o uso adequado do enxerto, principalmente na "terra de ninguém", para afastar a sutura de dentro da bainha fibrosa.

Quando iniciamos o nosso estudo de cirurgia da mão com o Professor Lauro Barros de Abreu,[80,81] aprendemos que, em caso de ferimento na "terra de ninguém", área II ou zona crítica, a conduta adotada consistia, sempre, em proceder, num primeiro atendimento, à limpeza cirúrgica, seguida de simples sutura da pele. Procurava-se poupar os tendões, e somente na fase secundária efetuava-se o enxerto tendinoso. Naquela época (1963), Kelly[66] e Verdan[2] já apresentavam alguns bons resultados de sutura primária, os quais se juntaram a trabalhos de outros autores, até o estabelecimento da conduta atual.

Não obstante, sempre que as condições locais são desfavoráveis, o enxerto continua sendo uma solução.

Indicações

As indicações para o enxerto de tendão podem ser:

Absolutas

a. Nas perdas de substância ou grandes retrações, em qualquer área.
b. Nas lesões circulatórias graves do tendão, em que o melhor será colocar outro mais fino, mais facilmente revascularizável. O exemplo mais freqüente é a rotura do tendão flexor profundo na sua inserção, que acaba retraindo a palma.

Relativas

Nas áreas críticas, já conhecidas, por falha das suturas primárias. Área clássica do enxerto.

Quando fazer

Quando tivermos mobilidade passiva normal ou perto do normal. Para tanto, é importante que os tecidos estejam em ordem e não se apresentem edemaciados. Peacock, em 1970,[82] elaborou um teste para verificar estas condições: a pele apertada no dorso do dedo, ao ser solta, permanece apertada em caso de edema.

O tempo de lesão não interfere com os resultados. O caso mais antigo referido é o de Boyes,[83] 24 anos, com resultado polpa-palma de 2,3cm. Pulvertaft, em 1960,[84] cita também casos com mais de 10 anos de evolução com bons resultados, o mesmo comentado por Millar, em 1972,[85] que teve sete casos com 13 anos, em média. Na nossa experiência, o mais importante é a mobilidade passiva pré-operatória.

Nos casos recentes, os tempos mínimos requeridos são de 2 a 4 semanas para Abreu, de 2 a 3 meses para Tubiana[86] e Peacock[82] e de 6 meses para Pulvertaft.[89]

Técnica

Durante muito tempo o acesso escolhido era o mediolateral, mas, depois da descrição de Bruner, o acesso em ziguezague passou a ser considerado o melhor. Dá maior exposição e mais proteção aos feixes vasculonervosos laterais. Não temos observado aderência nem interferência com o ligamento retinacular ao nível da IFP.

Com relação à bainha fibrosa, dependendo do tipo de lesão, ressecamos o menos possível, procurando não agredir os tecidos íntegros e conservando a circulação.

As polias nem sempre estão bem, e se estiverem ausentes as A2 e A4, que são indispensáveis funcionalmente, teremos de reconstituí-las. Usamos para isso fragmentos ressecados de tendão, como, por exemplo, uma das lingüetas do flexor superficial passada através do osso, como Michon[88] (Figura 13.30), ou, como sugeriu Kleinert,[89] utilizando o tendão do palmar longo, passado várias vezes através de orifícios na base do túnel osteofibroso.

Primeiramente, reparamos o tendão do enxerto no dedo, e depois passamos para a palma, onde examinamos a situação dos cabos dos flexores e fazemos a escolha do motor: o flexor profundo ou o flexor superficial. Em caso de alguma alteração na palma, como cicatriz ou lesão do lumbrical, é preferível escolher o flexor superficial como motor, porque é mais independente e não irá interferir na função dos dedos vizinhos. É importante examinarmos o lumbrical e, se a lesão ocorreu neste nível, ressecá-lo para evitar a sua retração, que produz a hiperextensão da IFP.

A síndrome de Parkes, que corresponde à retração do músculo lumbrical (*lumbrical plus*), é devida, também, ao enxerto longo. Há uma ação por tração, primeiro no lumbrical e depois no flexor. Por isso, quando o paciente é solicitado a fletir o dedo, ele o estende ao nível da IFP (efeito paradoxal). No quarto e quinto dedos, o lumbrical nasce dos dois flexores profundos, e isto limita a retração e evita o *lumbrical plus*, sendo mais comum, no segundo e terceiro dedos.

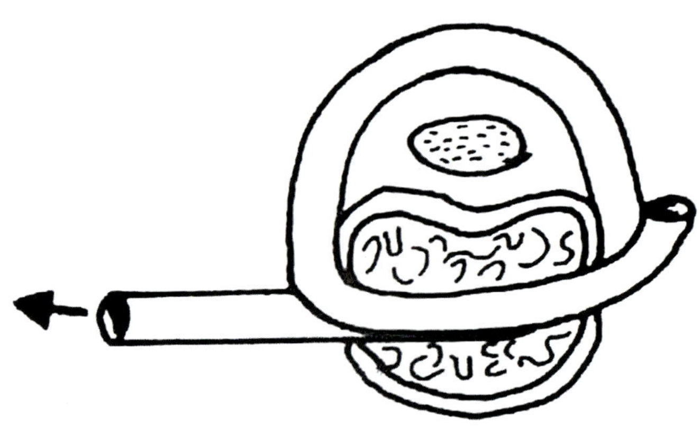

Figura 13.30 Reconstrução da polia anular segundo Michon.

A simples secção do lumbrical restaura a flexão. Alguns acreditam que é melhor ressecar o músculo no momento do enxerto.

Fontes do enxerto

Pela ordem de utilização, temos o palmar longo, o plantar delgado, os extensores dos dedos do pé e o flexor superficial. Também é citado, como bom enxerto, o extensor próprio do quinto dedo.

O palmar longo não é encontrado em 20,9% dos casos, e o plantar delgado, em 18,2%. Não existe relação de um com o outro.

Suturas

A primeira sutura que fazemos é a distal, apesar de existirem diferenças de opinião. Alguns autores preferem fazer primeiro a proximal, justificando que seria mais fácil graduar a tensão, mas há dificuldade na sutura da pele, que é mais trabalhosa. Continuamos preferindo a sutura distal como primeiro ato. A sutura pode ser feita no coto do flexor profundo, mas não é muito segura. Pode ser no coto, associada a ponto de segurança através da polpa, ou pode ser feita através da falange, quando será afixada na unha.

Passa-se o tendão através das polias e, como o enxerto é geralmente mais fino, a sutura na palma deverá ser do tipo Pulvertaft ou uma variante desta.

Na palma, Peacock, em 1965, aconselhou a ressecar a fáscia palmar correspondente à zona operatória, por possuir células reativas que produzem colágeno em grande quantidade.

O difícil é graduar a tensão. Temos deixado um pouco mais de flexão do que a normal, lembrando que na posição de repouso a flexão vai crescendo do indicador ao mínimo. Terminada a sutura, o dedo deverá poder ser estendido completamente, e será um teste de controle da tensão.

A imobilização é feita no sentido de reduzir a ação ativa do flexor, isto é, o punho é colocado em 20 graus de flexão, as MF em flexão de 70 a 80 graus e as IF em extensão.

O tempo de imobilização é de 3 semanas. Há algum tempo, os autores têm procurado melhorar os resultados com mobilizações passivas, a partir da primeira semana, o que tem de ser feito sob supervisão médica constante ou do terapeuta da mão, o que nem sempre é possível, pelo menos em algumas regiões do país, onde, na maioria dos casos, geralmente em decorrência de acidentes de trabalho, os pacientes não residem no mesmo município no qual são tratados. Não obstante, é algo a ser incentivado.

A cinesioterapia deverá ser constante e vai depender mais do paciente. O segredo principal, para provocar o deslizamento é o exercício ativo, bloqueando a MF.

Com freqüência, há concomitância de lesão nervosa, que deve ser reparada ao mesmo tempo ou previamente, se for bilateral, pois, devido à falta de sensibilidade provocada, o dedo é fisiologicamente amputado, o que dificulta a reabilitação.

O enxerto do tendão poderá ser utilizado, também, na lesão pura do flexor profundo. Neste caso, aconselha-se passá-lo ao redor do superficial, quando a passagem pela bifurcação não estiver bem definida. Existe uma tendência de se limitar esta cirurgia aos pacientes com menos de 40 anos de idade.

Holevitch, em 1965,[90] procurando melhorar os resultados dos enxertos, idealizou um método de tenoplastia em dois estágios: o primeiro consiste na sutura, ao nível dos lumbricais na palma, do flexor superficial ao flexor profundo após secção linear, formando uma alça. Após 30 dias da primeira cirurgia é feito o segundo tempo, retirando-se tanto os cotos tendíneos como o tendão flexor superficial em direção ao dedo e fixando-o na falange distal. Cinco dias após, inicia-se a mobilização.

O segundo estágio corresponde a uma transposição tendinosa, com condições mais favoráveis de mobilização precoce. No caso do polegar, a alça poderá ser efetuada com o palmar longo, que se transforma no enxerto pediculado.

Arakaki,[91] e Pernet,[92,93] no nosso meio, foram favoráveis a essa técnica. Nós, quando a executamos, encontramos dificuldades na passagem do flexor superficial mais grosso dentro das polias.

Se nos reportarmos à história, veremos que, em 1936, Mayer e Ransohoff[83] introduziram o conceito da criação de pseudobainhas. Usaram a celoidina como implante. Milgran, em 1954,[83] usou o aço. A idéia era boa, mas os modelos eram rígidos e levaram à rigidez articular. Somente em 1958, quando Carroll e Bassett[83] utilizaram uma borracha siliconizada, que era flexível, formou-se uma boa bainha. Isto estimulou Hunter,[94] em 1965, a estudar a formação de pseudobainhas no laboratório, onde observou que elas tinham a capacidade de nutrir o enxerto e eram lisas para possibilitar bem o deslizamento. Foi dada ampla divulgação a esta técnica, que é feita em dois estágios.[95] Comprovou-se, então, a excelente tolerância humana.

Existem quatro tamanhos de cordão de silicone: 3, 4, 5 e 6mm de espessura por 23cm de comprimento.

A experiência tem mostrado que se deve usar o mais espesso possível, pois sempre ocorre certa retração da bainha.

Ela está indicada quando houver lesão do sistema de deslizamento dos tendões nos dedos. Normalmente, todos os pacientes que necessitam de enxerto de tendão são candidatos em potencial a este processo, pois só na cirurgia se pode analisar a lesão do leito tendinoso.

As indicações são viáveis nas seguintes situações:

1. Nos casos não considerados bons para o enxerto direto.
2. Quando for necessária reparação múltipla, como retalho de pele, reparação nervosa e reparação óssea.

Quem tratar de lesões tendinosas terá de contar com cordões de silicone em seu material. Em 1983, Azze, na tentativa de minorar os custos, sugeriu e usou um tubo de polietileno.

O primeiro estágio, na verdade, representa a cirurgia de preparo para o enxerto tendinoso. Deve-se fazer o exame das polias e a sua reconstrução, se necessário. Em virtude da alteração do leito, colocou-se o cordão de silicone como espaçador. A sua parte distal é suturada no coto do flexor profundo, passando o cordão pelas polias e deixando-o livre na palma ou no punho. Na descrição original, o silicone ia até o punho, mas aqui a experiência demonstrou que deve ficar em zona de tecido areolar frouxo. Neste particular, tanto a zona 3 como a 5 têm características semelhantes, o importante é que estejam íntegras. Para o polegar, o silicone deve terminar na zona P5.

Após a colocação, verifica-se que ocorre deslizamento ao fletir-se e estender o dedo.

Ulson[96] e Brug[97] sugerem que se faça também o primeiro tempo da técnica de Paneva-Holevitch, isto é, a alça entre o flexor superficial e o profundo. Sugerem que no punho, a alça seja localizada entre o flexor profundo e o palmar longo, face às dificuldades encontradas na passagem do enxerto pediculado, como já foi citado.

Forgon[98] sugere que o silicone seja colocado dentro de um enxerto de veia, onde a resposta tecidual seria melhor.

No primeiro estágio realiza-se, também, a reconstituição dos nervos, por sutura ou, em geral, por enxertos (Figura 13.31).

Hunter,[99] utilizando a técnica em primatas, constatou que a pseudobainha formada apresentava três camadas – íntima, média e a adventícia – que se tornavam maduras e estáveis em, no mínimo, 8 semanas. As células da íntima continham substâncias com capacidade secretora. As da camada média continham colágeno, que proviam um suporte vascular e estrutural, e a adventícia era altamente vascularizada. Parecem ter as características necessárias para prover um bom leito para o enxerto.

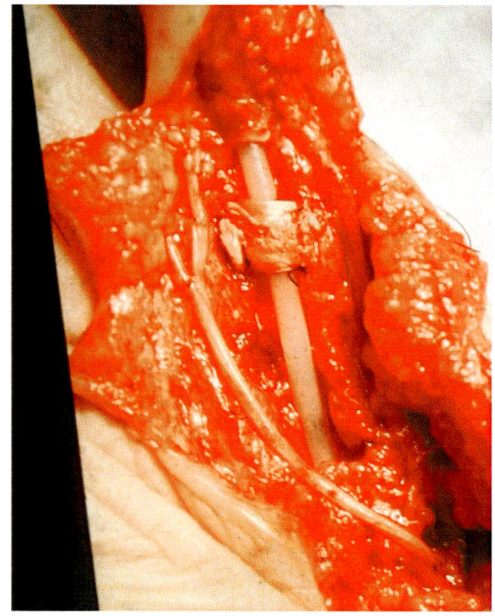

Figura 13.31 Reconstrução do nervo com enxerto e colocação do espaçador.

O segundo estágio deve ser realizado após 2 a 6 meses, tempo este que, além das razões biológicas, será utilizado para ganhar a mobilidade passiva das articulações, pois muitos dos casos são de lesões graves, em que o componente ósseo ou articular muitas vezes está envolvido. A fonte de enxertos será a mesma, na dependência do tamanho.

No segundo tempo, o acesso se restringe à região da IFD e da palma ou do punho. Localizam-se o cabo distal e o proximal. O enxerto de tendão é colocado no canal, prendendo-o ao silicone, que lhe serve de guia. Procede-se às suturas pelas técnicas habituais (Figura 13.32).

No pós-operatório, a indicação de mobilização passiva, a partir do quinto ou sexto dia, é estimulada, quando possível.

Em 1983, La Salle[100] observou que 47% dos seus casos necessitaram tenólise, sugerindo que este seria o terceiro estágio.

Em 1988, Hunter[101] voltou a estudar o seu implante, abordando o aspecto de que, ligado à unidade motora, ele se tornaria ativo entre o primeiro e o segundo estágio, o que seria ideal, pois prepararia melhor a função da musculatura, além de possibilitar o estudo do período da troca em pacientes idosos, onde funcionaria como uma prótese, retornando aos estu-

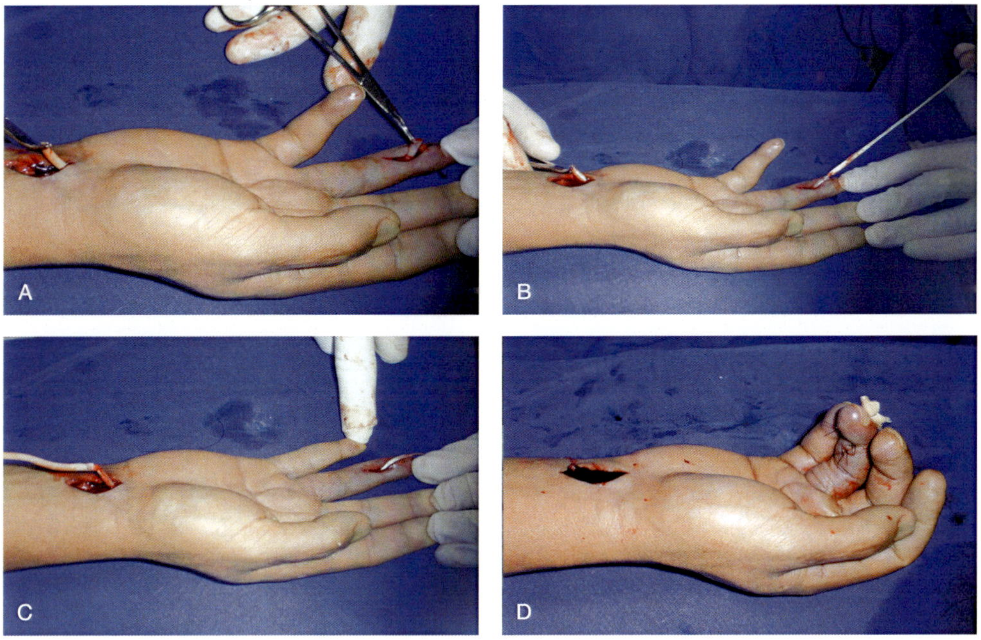

Figura 13.32A. Acesso proximal e distal. **B.** Sutura do enxerto no espaçador. **C.** Passagem do enxerto de tendão. **D.** Enxerto suturado.

dos que havia iniciado em 1960 e abandonado devido à alta incidência de roturas. Atualmente, ele usa um cordão de silicone em cuja parte distal é fixado um dispositivo de metal, através do qual se pode realizar fixação com parafuso na falange distal, enquanto na parte proximal forma-se uma alça para unir a unidade motora. Os resultados iniciais têm incentivado estas pesquisas.

Singer, em 1989,[102] fez um estudo comparativo entre enxertos vascularizados e enxertos não-vascularizados e obteve melhores resultados com os primeiros. Apesar de serem poucos os casos, ele acredita que possa ser vantajoso em leitos com grande área de fibrose.

O prazo considerado pelos autores para que uma aderência seja considerada definitiva, isto é, que o processo de cicatrização termine, é de 6 meses, principalmente quando a cirurgia anterior tiver sido de enxerto. O prazo poderá ser um pouco menor, de 4 meses, quando for secundário a um reparo primário (tenorrafia). Após estes prazos, já há diferenciação total dos tecidos.

Os principais fatores que levarão à necessidade de uma tenólise, no entanto, já são conhecidos e, portanto, a cirurgia secundária pode ser prevista. O paciente poderá ser avisado de que sua cirurgia tendinosa eventualmente será realizada em dois tempos: um de reparação e outro de liberação.

TENÓLISE

Tema muitas vezes esquecido, quando tratamos da cirurgia da mão. A tenólise deve fazer parte da rotina da cirurgia tendinosa. Como já vimos, para seu funcionamento completo, o tendão necessita do deslizamento. Para que isto aconteça, é necessário que cicatrize sem espessamentos e sem aderências aos tecidos vizinhos, que não têm capacidade de deslizar ao mesmo tempo, como acontece com o tecido areolar frouxo do punho e da palma. Esta área, na maioria das vezes, corresponde ao túnel osteofibroso dos dedos, mas também ao nível do túnel cárpico (Figura 13.33).

Sempre existe alguma aderência, mas, durante a evolução do processo de cicatrização, muitas delas se desfazem.

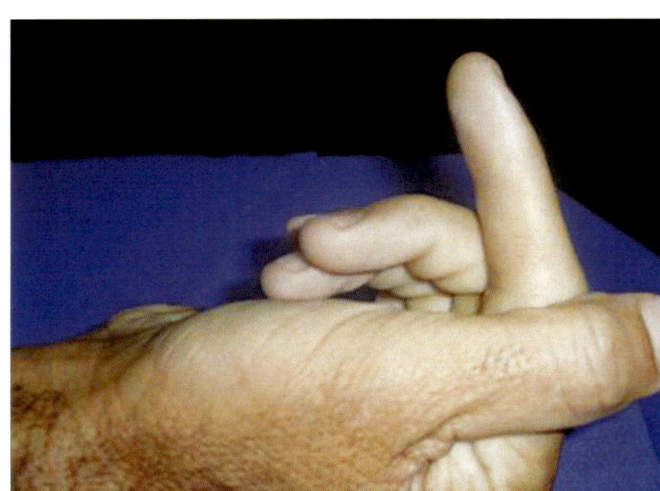

Figura 13.33 Tendão flexor na zona II com aderência acentuada, limitando a flexão.

Os fatores prognósticos são os seguintes:

1. Tipo do ferimento: o agente pode ser contuso ou dilacerante.
2. Lesões associadas: lesão do tendão no túnel osteofibroso; associação com fratura, que representa o leito do tendão; associação com secção, também, dos nervos.
3. Quando a tenorrafia é secundária, serão realizadas duas cirurgias.
4. Quando há necessidade de reconstrução de polias.
5. Quando a indicação é de enxerto tendinoso: a exposição é maior.

A indicação estará intimamente relacionada com a mobilidade passiva, que deverá sempre ultrapassar a ativa, e será feita para os pacientes cooperativos que queiram realmente ganhar mais mobilidade.

A princípio, deve-se liberar o tendão, lesando o mínimo possível a circulação. Deve-se considerar sempre que se trata de processo grande e complexo, durante o qual há o risco de ter de começar tudo novamente, inclusive de reconstituir o tendão, o que deve ser discutido previamente com o paciente.

Técnica da tenólise

A liberação é efetuada por acesso em ziguezague de Bruner. Ela poderá ser parcial, numa só zona ou, às vezes, até mais ampla, em todo o trajeto, principalmente em se tratando de enxerto. Algumas vezes, o tendão fica sem polias após a liberação e, como será fundamental mobilizá-lo precocemente, teremos de reconstruir polias fortes, como a descrita por Kleinert, utilizando o palmar longo (Figura 13.34). Podemos usar fragmentos de outros tendões como o flexor superficial do dedo descartado na liberação.

Outra forma seria segundo a sugestão de Lister,[103] que utilizava uma faixa do retináculo extensor, de 6 a 8cm de comprimento e 8mm de largura, colocada ao redor da falange. A reconstrução do túnel osteofibroso permanece difícil, principalmente nos casos mais sérios de lesões agressivas, em que a reconstrução se torna necessária, e continua sendo um problema de ordem intelectual criativa e de exercício técnico.

O cirurgião da mão deve estar familiarizado com cada uma das técnicas e seus princípios. Com esta base, ele estará hábil para proceder à reconstrução anatômica para cada situação clínica. Grandes avanços foram efetuados nos últimos 50 anos, mas novas pesquisas clínicas são necessárias para determinar a melhor técnica.[104]

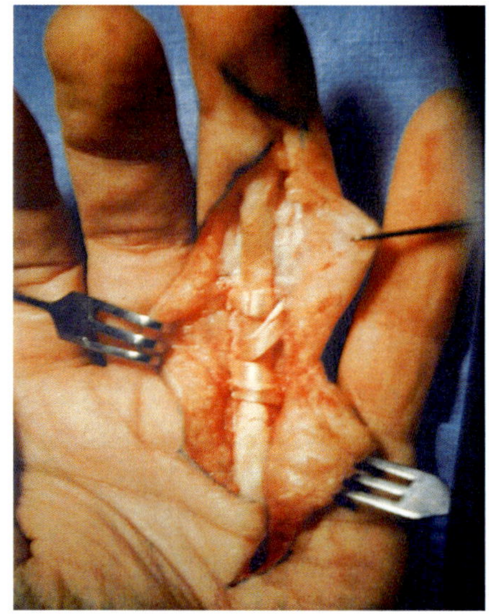

Figura 13.34 Técnica de Kleinert, utilizando o tendão do palmar longo através da base do túnel.

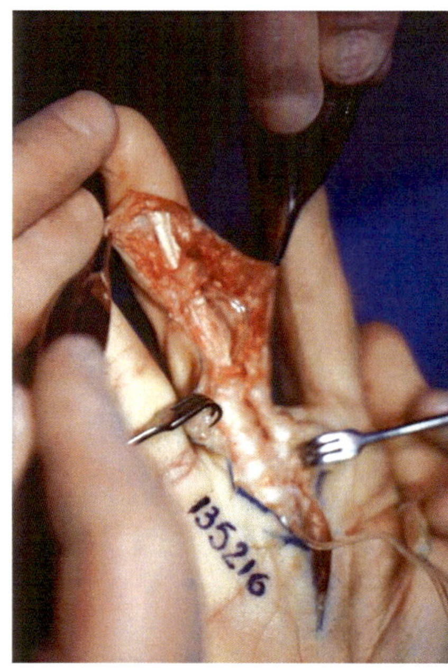

Figura 13.35 Liberação do tendão de todas as suas aderências e colocação de uma sonda perfurada para anestesia pós-operatória.

Como a mobilização é importante para evitar novas aderências, a sua realização torna-se difícil devido à dor causada ao paciente. Os resultados, por isso, nem sempre agradam, mas, a nosso ver, a solução dada por Hunter e Besser contorna esta dificuldade. Esses autores indicam a colocação de um cateter de polietileno fino, com perfurações no seu comprimento, as quais são feitas com a ponta de uma agulha. O cateter fica colocado ao lado do tendão, em toda a sua extensão, com saída na palma, sendo verificado o deslizamento do tendão e do cateter (Figura 13.35).

Após o fechamento da ferida operatória, faz-se um enfaixamento grande, envolvendo toda a mão.

Passadas 48 horas, o paciente é levado ao centro cirúrgico, e com toda a anti-sepsia de uma cirurgia, o curativo é aberto e injetam-se 2 a 5mL de uma solução de lidocaína a 1%, sem epinefrina (20 a 50mg).

Após a anestesia, o paciente realiza os movimentos e o tendão excursiona com facilidade. Os movimentos são realizados por 5 minutos; em seguida, o paciente é reenfaixado e só voltará a fazer movimentos ativamente no dia seguinte. As sessões são realizadas de três a quatro vezes. Por volta da terceira sessão, pede-se ao paciente que execute o movimento antes da anestesia (Figura 13.36).

Sendo pequena a queixa dolorosa, retira-se a sonda e prosseguem-se os movimentos sem anestesia. Dificilmente a sonda persiste por mais de quatro sessões.

Esta tem sido a nossa rotina quanto às tenólises. Não tivemos, até o momento, nenhum caso de infecção, que seria a única limitação do método.

Whitaker, em 1977,[105] observou 2,6% de infecção; no entanto, após a tenólise, realizava a instilação de corticóide, cuja indicação ainda é controversa.

Nós revisamos 20 tenólises, em que foi utilizada anestesia, e verificamos que o ganho médio da mobilidade foi de 47,2%, considerando só a IFP.

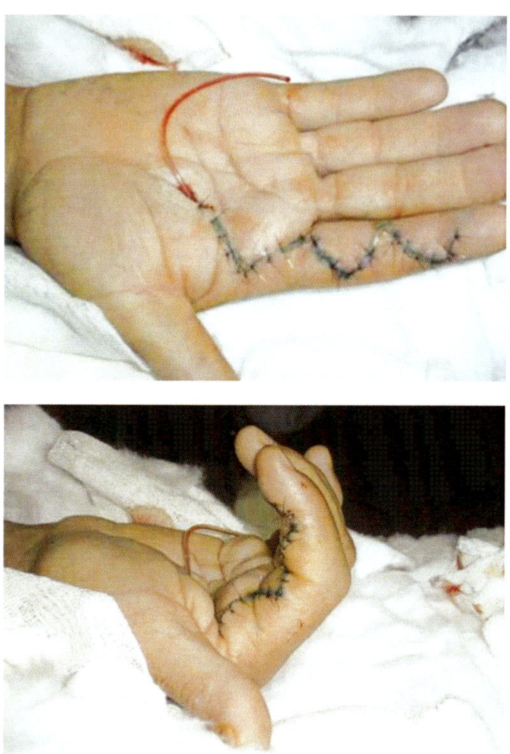

Figura 13.36 Mobilização pós-operatória de uma tenólise.

Júpiter, em 1985,[106] mostrou que os seus resultados com a tenólise melhoraram de 43% a 70%, e que seus maus resultados ocorreram em lesões por esmagamento, avulsão e naqueles que necessitaram de capsulotomia; 13% de seus pacientes necessitaram de tenólise.

A freqüência da indicação de tenólise varia bastante. Lasalle, em 1983,[100] realizou-a em 43% dos procedimentos que necessitaram do cordão de silicone prévio, considerado um terceiro estágio regular. Já nos outros tipos de lesão, a freqüência diminuiu; segundo Kleinert,[64] 18% das tenorrafias, Entin,[107] de 15% a 35%, e Schneider,[108] ao redor de 20% de tenólise.

Zumiotti, em 1993,[109] relatou o emprego de tenólise em reimplantes de dedos, mostrando também resultados compensadores com utilização da mesma técnica empregada em tendões lesados isoladamente.

A tenólise pode proporcionar melhores resultados na cirurgia ingrata dos tendões, principalmente nas lesões graves, cujas condições não são ideais.

A tenólise é um processo desafiante de valor clínico importante na restituição de uma função digital no paciente apropriado. Na ausência de complicações, é esperada a melhora da mobilidade digital.

Azari[110] afirma que: "Os requisitos para o sucesso são um cirurgião hábil e motivado, um paciente bem-informado e um programa de terapia da mão bem organizado."

AVALIAÇÃO DOS RESULTADOS

Após a reparação dos tendões flexores, a avaliação dos resultados deve constituir-se numa necessidade constante, para podermos saber se a conduta adotada está dentro dos padrões normais. Muito se tem discutido sobre qual seria o melhor modo. Boyes, Stark e White[111] foram os que praticamente definiram os melhores métodos (Figura 13.37).

O método de Boyes e Stark é simplificado e considera resultados bons e maus:

- **Bons:** a distância da polpa do dedo à palma, na linha da prega palmar distal, vai de 0 a 2,5cm, e a perda da extensão é de, no máximo, 40 graus.
- **Maus:** a distância polpa-palma maior do que 2,5cm e perda da extensão maior do que 40 graus para os dedos indicador e médio e maior do que 60 graus para o anular e o mínimo.

White criou um método considerando também o grau de mobilidade e o subdividiu em grupos, classificando-os em:

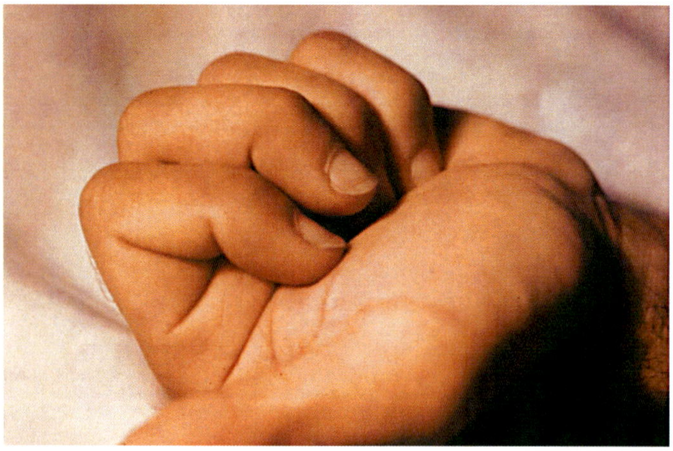

Figura 13.37 Resultado considerado bom com extensão completa e flexão com 1,5cm polpa-palma.

- **Excelente:** ter a habilidade de estender completamente o dedo e a somatória da flexão da MF + IFP + IFD chegar a 200 graus. A distância da polpa deverá ser de, no máximo, 1,3cm.
- **Bom:** Limitação da extensão em não mais de 30 graus e a flexão chegando a 180 graus, no mínimo, com distância da polpa à palma de, no máximo, 2,5cm.
- **Regular:** limitação da extensão em 40 graus e a flexão de 150 graus, com distância polpa-palma de 3,8cm.
- **Mau:** o que estiver além dessas medidas.

Podemos ainda utilizar a classificação de resultados recomendada pela Federação Internacional das Sociedades de Cirurgia da Mão, que leva em consideração a porcentagem da mobilidade passiva total (TPM). Assim, a fórmula a seguir calcula as condições clínicas do(s) dedo(s) acometido(s):

$$CF = \frac{TAM \times 100}{TPM}$$

Onde CF é a capacidade funcional e TAM é mobilidade ativa total.

Os resultados são assim classificados:

- Excelentes: 75% a 100% da TPM.
- Bons: 50% a 74% da TPM.
- Deficientes: 25% a 49% da TPM.
- Maus: 0% a 24% da TPM.

Contudo, existe também a avaliação sugerida por Buck-Gramcko, em 2001,[112] como mostra o Quadro 13.1

Quadro 13.1 Classificação de Buck-Gramcko

		Escore
Distância entre a polpa e a prega palmar	0 a 2,5/+200	6
Distal (cm)/flexão total em graus	2,5 a 4/+180	4
	4 a 6/+150	2
	+6/–150	0
Diminuição da extensão em graus	0 a 30	3
	31 a 50	2
	51 a 70	1
	+70	0
Composição da flexão diminuindo	+160	6
Grau de perda da extensão	+140	4
	+120	2
	–120	0
Avaliação	Excelente	14-15
	Bom	7-10
	Regular	11-13
	Mau	0-6

O que importa é que tenhamos um método de avaliação para que os resultados que obtivermos sejam semelhantes aos encontrados na literatura.

Ao examinarmos as estatísticas publicadas veremos, por exemplo, na zona II, a mais controversa, os seguintes resultados:

- Kleinert (1977)[113] – sutura primária – 75% de excelentes e bons.
- Tsuge (1979)[30] – sutura primária – 79% de excelentes e bons.
- Earley (1981)[114] – sutura primária – 49% de excelentes e bons.
- Belusa (1984)[115] – sutura primária – 92% de excelentes e bons.
- Strickland (1985)[116] – em condições ideais – 96% de excelentes e bons.
- Gault (1987)[117] – sutura primária – 92% de excelentes e bons.
- Amadio (1985)[118] – mostra que os resultados, quando a víncula está intacta, chegam a 222 graus e a 176 graus, quando há alguma perturbação circulatória.
- Fernandes (1996)[119] – sutura primária com mobilização passiva – 72 % de excelentes e bons.
- Mattar Jr. (1997)[120] – sutura primária com mobilização ativa – 92,8% de bons resultados.
- Silva (2003)[54] – sutura secundária com imobilização – 70,2% de excelentes e bons.
- Silva (2003)[54] – sutura secundária com mobilização ativa – 97,2% de excelentes e bons.

- Sirotakova (2004)[121] – sutura primária com mobilização ativa – 73/77% de excelentes e bons.

Vemos os resultados variam de acordo com a lesão anatômica, e esta será a variável permanente que enfrentaremos.

A cirurgia dos tendões flexores, por certo, ainda merecerá maiores estudos, principalmente no campo da nutrição, dos transplantes e das próteses biológicas.

CONSIDERAÇÕES FINAIS

A medicina sempre evolui, e novas técnicas acabam surgindo. Entretanto, de tudo que encontramos em centenas de trabalhos, a que mais nos convence no momento atual, e que colocamos em prática, é a sutura tipo Kessler modificada com quatro passagens e com sutura epitendinosa a 2mm do extremo, o que nos parece um meio termo e mais biológico do que seis a oito passadas, principalmente com base em evidências de que as técnicas de mobilização passiva têm demonstrado resultados semelhantes aos das técnicas de mobilização ativa e são mais seguras, apresentando menor taxa de ruptura. Contudo, deve ser lembrado que é terapeuta-dependente.

REFERÊNCIAS

1. Peacock JREE, Vanwinkle W. *Surgery and biology of wound repair*. Philadelphia, London, Toronto: W.B. Saunders Company, 1970:331-424.
2. Verdan C. Pratical considerations for primary and secondary repair in flexor tendon injuries. *Surg Clin North Am* 1964; *44*:951-70.
3. Doyle JR, Blythe WF. Anatomy of the flexor tendon sheath and pulleys ofthe thumb. *J Hand Surg* 1977; *2*:149-51.
4. Kleinert HE, Meares A. In quest of solution to severed flexor tendons. *Clin Orthop Rel Res* 1974; *104*:23-9.
5. Ochiai N, Mitsui T, Miyaji N *et al*. Vascular anatomy of flexor tendons I. Vincular system and blood supply of the profundus tendon in the digital sheath. *J Hand Surg* 1979; *4*:321-30.
6. Manske PR, Lesker PA. Strength of human pulleys. *Hand* 1977; 9:147.
7. Doyle JR. Anatomy and function of the palmar aponeurosis pulley. *J Hand Surg* 1990; *15A*:78-82.
8. Doyle JR. Anatomy of the finger flexor tendon sheath and pulley system. *J Hand Surg* 1988; *13*(4):473-84.
9. Doyle JR. Anatomy of the flexor tendon sheath and pulley system: a current review. *J Hand Surg* 1989; *14*:349-51.
10. McGrouther DA, Ahmed MR. Flexor tendon excurtions in No-Man's land. *Hand* 1981; *13*:129-41.
11. Verdan C. Pratical considerations for primary and secondary repair in flexor tendon injuries. *Surg Clin North Am* 1964; *44*:951-70.
12. Zbrodowski A, Gajisin S, Grodecki J. Mesotendons of digital flexor muscles and their vasculature. *Hand* 1981; *13*:231-8.
13. Beredjiklian PK. Biologic aspects of flexor tendon laceration and repair. *J Bone Joint Surg Am* 2003; *85*:539-50.
14. Smith JW. Blood supply of tendon. *J Surg* 1968; *109*:272-6.
15. Lundborg G, Myrhaje R, Rydevik B. The Vascularization of human flexor tendons within the synovial sheath region-strutural and functional aspects. *J Hand Surg* 1977; *2*:417-27.
16. Manske PR, Lesker PA. Nutrient pathways of flexor tendons in primates. *J Hand Surg* 1982; 7:436-44.
17. Lundborg G. The vascularization of the human flexor longus tendons. *Hand* 1979; *11*:28-33.
18. Dalapria R, Ribak S, Batista AD *et al*. Vascularização dos tendões flexores dos dedos da mão: estudo experimental em cadáveres. *Rev Bras Ortop* 1991; *26*:115-8.
19. Manske PR, Gelberman RN, Lesker PA. Flexor tendon healing. *Hand Clin* 1985; *1*(1):25-34.
20. Mayer L. The suture or tendon graft? *J Bone Joint Surg* 1971; *53*:1-2.
21. Boyes JH, Stark HHJ. Flexor tendon grafts in the fingers and thumb. A study of factors influencing results in 1000 cases. *Bone Joint Surg* 1971; 53:1.332-42.
22. Potenza AD. Tendon healing within the flexor digital sheath in the dog. *J Bone Joint Surg* 1962; *44*:49-64.
23. Gelberman RH, Berg JS, Lunborg GN, Akeson WH. Flexor tendon healing and restoration of the gliding surface. *J Bone Joint Surg* 1983; *65*:70-80.
24. Manske PR, Lesker PA. Biochemical evidence of flexor tendon participation in the repair processes in vitro study. *J Hand Surg* 1984; 9:117-20.
25. Mass DP, Tuel R. Human flexor tendon participation in the "in vitro" repair process. *J Hand Surg* 1989; *14*:64-71.
26. Gelberman RH, Amiel D, Harwood F. Genetic expression for type I procollagen in the early stages of flexoe tendon healing. *J Hand Surg* 1992; *17*:551.
27. Bruner JM. The zig-zag volar-digital incison for flexor tendon surgery. *Plast Reconstr Surg* 1967; *40*:571-4.
28. Taras JS, Raphael JS, Marczyk SC, Bauerle WB. Evaluation of suture caliber in flexor tendon repair. *J Hand Surg* 2001; *26*:1100-4.
29. Kessler I. The gastring technique for tendon repair. *Hand* 1973; *5*:253-5.
30. Tsuge K, Ikuta Y, Matsuishi Y. Intra tendinous tendon suture in the hand, a new technique. *Hand* 1975; 7:255-80.
31. Tsuge K, Ikuta Y, Matsuishi Y. Repair of flexor tendons by intratendinous tendon suture. *J Hand Surg* 1977; *2*:436-40.
32. Lister GD, Kleinert HE, Kutz JE. Primary flexor tendon repair followed by inmediate controlled mobilization. *J Hand Surg* 1977; 6:441-51.
33. Becker H. Primary repair of flexor tendons in the hand without immobility preliminary. *Hand* 1978; *10*:37-47.
34. Silverskiöld KL, Andersson CH. Two new methods of tendon repair: anin vivo evaluation of tensile strength and gap formation. *J Hand Surg* 1993; *18*:58-65.
35. Zatiti SAC, Mazzer N, Barbieri CH. Estudo experimental comparativo da resistência à tração de seis técnicas de sutura tendinosa. *Rev Bras Ortop* 1997; *32*:555-60.

36. Gill RS, Lim BH, Shatford RA *et al.* Comparative analysis of the six-strand double-loop flexor tendon repair and three other techniques: a human cadaveric study. *J Hand Surg* 1999; *24*(6):1315-22.
37. Choueka J, Heminger H, Mass DP. Cyclical testing of zone II flexor tendon repairs. *J Hand Surg* 2000; *25*:1127-34.
38. Tang JB, Wang B, Chen F, Pan CZ, Xie RG. Biomechanical evaluation of flexor tendon repair techniques. *Clin Orthop Relat Res* 2001; *386*:252-9.
39. Baer W, Jungwirth N, Wulle C, Schaller P. The Mantero technique for flexor tendon repair – an alternative? *Handchir Mikrochir Plast Chir* 2003; *35*(6):363-7.
40. Dovan TT, Ditsios KT, Boyer MI. Eight-strand core suture technique for repair of intrasynovial flexor tendon lacerations. *Techniques in Hand & Upper Extremity Surgery* 2003; 7:70-4.
41. Su BW, Solomons M, Barrow A *et al.* Device for zone-II flexor tendon repair. A multicenter, randomized, blinded, clinical trial. Multicenter study. Randomized controlled trial. *J Bone Joint Surg* 2005; *87*:923-35.
42. Matheson G, Nicklin S, Gianoutsous MP, Walsh WR. Comparison of zone II flexor tendon repairs using an in vitro linear cyclic testing protocol. *Clin Biomech* (Bristol, Avon) 2005; *20*:718-22.
43. Brustein M, Pellegrini J, Choueka J, Heminger H, Mass D. Bone suture anchors versus the pullout button for repair of distal profundus tendon injuries: a comparison of strength in human cadaveric hands. *J Hand Surg* 2001; *26*:489-96.
44. Slaterry PG, McGrouther DA. A modified Kleinert controlled mobilization splint following flexor tendon repair. *J Hand Surg* 1984; *9*:217-8.
45. Lopez MS, Manley KL. Splint modification for flexor tendon repairs. *Am J Occup Ther* 1984; *38*:398-403.
46. Phillips GF, McGrouther DR, Andrews BI. Finger mobility following flexor tendon repair. *J Hand Surg* 1985; *10*(3):337-9.
47. Strickland JW. Flexor tenolysis. *Hand Clin* 1985; *1*:121-32.
48. McLean NR. Some observations on controled mobilisation following flexor tendon injury. *J Hand Surg* 1982; *12*:101-4.
49. Percival NJ, Syes PJ. Flexor pollicis longus tendon repair: a comparison between dynamic and static splintage. *J Hand Surg* 1989;*14*:412-5.
50. Duran RE, Houser RG. Controlled passive motion following flexor tendon repair in zones two and three. *In: The American Academy of Orthopaedic Surgeons.* Symposium on tendon surgery in the hand. St. Louis: Mosby, 1975.
51. Strickland JW. Digital junctoris following flexor tendon repair in zone II. A comparison of imobilization and controlled passive motion technique. *J Hand Surg* 1980; *5*:537-43.
52. Sirotakova M, Elliot D. Early active mobilization of primary repairs of the flexor pollicis longus tendon with two Kessler two-strand core sutures and a strengthened circumferential suture. *Hand Surg* 2004; *29*:531-5.
53. Fernandes CH, Matsumoto MH, Gomes dos Santos JB *et al.* Resultados das tenorrafias em flexores dos dedos da mão, na zona II, submetidos a movimentação precoce passiva assistida. *Rev Bras Ort* 1996; *6*:497-501.
54. Braga-Silva J, Calcagnoto G, Oliveira CG, Fisher H. Estudo prospectivo randomizado da mobilização ativa precoce após reparo dos tendões flexores em zona 2. *Rev Bras Ortop* 2003; *10*:581-8.
55. Braga-Silva J, Kuyven CR, Braga-Silva J, Kuyven CRM. Early active mobilization after flexor tendon repairs in zone two. *Chirurgie de la Main* 2005; *24*:165-8.
56. Çetin A MD, Dinçer, FMD; Keçik, AMD; Çetin, M. Rehabiliation of flexor tendon injuries by use of a combined regimen of modified kleinert and modified duran techniques. *Am J Phys Med Rehabil* 2001; *80*:1721-8.
57. Thien TB, Becker JH, Theis JC. Reabilitação após a cirurgia de reparo dos tendões flexores na mão. *Cochrane Database Syst Rev* 2004; *18*:CD003979.
58. Buta S, Grujic M. Lesresultats des reparations primaires des plaies des tendons flechisseurs des doigts de la main. *Rev Chir Orthop* 1962; *3*:246-50.
59. Rocha CRG, Sobania LC, Giostri GS. *Comunicação pessoal.* Curitiba, 1984.
60. Urbaniak JR. Repair of the flexor pollicis longus. *Hand Clin* 1985; *1*:69-76.
61. Uchida M, Kojima T, Sakurai N. Congenital absence of flexor pollicis longus without hypoplasia of thenar muscles. *Plast Reconstr Surg* 1985; *5*:413-6.
62. Malerich MM, Band RA, McMaster W, Erickson JM. Permissible limits of flexor digitorum profundus tendon advancement; an anatomic study. *J Hand Surg* 1987; *12*:20-3.
63. Abreu LB. Indicações da tenodese e da artrodese no tratamento das lesões dos tendões dos dedos. *Rev Hosp Clin* 1959; *14*:167-9.
64. Kleinert HE, Kutz JE, Atasoy E, Storno A. Primary repair of flexor tendons. *Orthop Clin North Am* 1973; *4*;865-76.
65. Leddy JP, Packer JW. Avulsion of the profundus tendon insertion in athletes. *J Hand Surg* 1977; *2*:66-9.
66. Kelly AP. Primary tendon repair Study of 789 consecutive tendon severance. *J Bone and Joint Surg* 1959; *41*:581-98.
67. Lister GD. Incision and closure of theflexor sheath during primary tendon repair. *Hand* 1983; *15*:123-35.
68. Ejeskar A. Flexor tendon repair in no man's land: results of primary repair with controlled mobilization. *J Hand Surg* 1984; *9*:171-7.
69. Petterson WW, Maske PR, McCarthy JA. Effect of pulley excisionon flexor tendon biomechanics. *J Orthop Rev* 1986; *4*:96-101.
70. Gelberman RH, Woo S L, Horibe S, Lee D. Influences of flexor sheath continuity and early motion on tendon healing in dogs. *J Hand Surg* 1990; *15*:69-77.
71. Schlenker JD, Lister GD, Kleinert HE. Three complications of contrated partial laceration of flexor tendon – Entrapment, rupture and triggering. *J Hand Surg* 1981; *6*:392-6.
72. Weeks PM. Invited comment on the complications of untreated parcial laceration of flexor tendon-entrapment, rupture, and triggering. *J Hand Surg* 1981; *6*:396-8.
73. Wray RC, Holtmann B, Weeks PM. Clinical treatment of partial tendon laceration without suturing na dwith early motion. *Plast Reconstr Surg* 1977; *59*:231-4.
74. Cooney WP, Weidman K, Malo D, Wood MB. Management os acute flexor tendon injury in the hand. *Instr Cour Lect* 1985; *34P*:373-81.
75. Verdan C. Historial development of surgery of the flexor tendons. *Hand Chirurgie* 1981; *13*:181-5.
76. Becker H, Orak F, Duponselle E. Early active motion following a beveled technique of flexor tendon repair: Report on fifty cases. *J Hand Surg* 1979; *4*:454-60.
77. Havenhill TG, Birnie R. Pediatric flexor tendon injuries. *Hand Clin* 2005; *21*:253-6.
78. Tuzuner S, Balci N, Ozkaynak, S. Results of zone II flexor tendon repair in children younger than age 6 years: botulinum toxin type A administration eased cooperation during the rehabilitation and improved outcome. *J Ped Orthop* 2004; *24*:629-33.

79. Mayer L. The suture or tendon graft? *J Bone Joint Surg* 1971; *53*:1-2.
80. Abreu LB. Reparação secundária, por enxerto tendinoso, das lesões traumáticas dos tendões flexores dos dedos dentro da bainha fibrosa (Experiência de 100 casos operados): Tese de Livre-Docência, Faculdade de Medicina da Universidade de São Paulo, 1959.
81. Abreu LB. Nova técnica para a fixação distal do enxerto do tendão flexor dos dedos. *Rev Hosp Clin* 1958; *13*:304-8.
82. Peacock Jr. EE. Some technical aspects and results oftendon repair. *Surgery* 1965:330-42.
83. Boyes JH. *Bunnell's surgery of the hand.* 4 ed., Philadelphia and Montreal: JB Lippincott Company, 1964:404.
84. Pulvertaft RG. The immediate repair of flexor tendons, injuries in finger and thumbs afterlong delay. *Bull Hosp Joint Dis* 1960; *21*:317-21.
85. Millar R, Dickie WR, Colville J. The results of long-delayed flexor tendon grafting. *Hand* 1972; *4*:261-2.
86. Tubiana R. Results and complications of flexor tendon grafting. *Orthop Clin North Am* 1973; *4*:877-83.
87. Pulvertaft RG. The grafts. *J Bone Joint Surg* 1961; *43*:421-2.
88. Michon J, Merle M. Confection d'une poullie artificielle pour our flechissuer. *Ann Chir* 1977; *31*(4):358.
89. Kleinert HE, Bennett JB. Digital pulley reconstruction employing the always present rim of the previus pulley. *J Hand Surg* 1978; *3*:298-8.
90. Holevitch EP. Two stage plasty in flexor tendon injuries of fingers with digital synovial sheath. *Acta Chir Plast* 1965; 7:112-24.
91. Arakaki T. Tenoplastia em dois estágios nas secções traumáticas dos tendões flexores dos dedos da mão, dentro da bainha fibrosa (Estudo sobre 19 casos). Tese de Doutoramento, Faculdade de Medicina da Universidade de São Paulo.
92. Pernet A, Campos WA, Gama CC. Comentários sobre a enxertia tendinosa pela técnica de Paneva-Holevich. *Boletim Sul-Americano de Cirurgia de Mão* – Fasc B – Tomo 2:3-13, 1970.
93. Pernet A. Lesões tendinosas dos flexores, tratamento imediato. *Boletim Sul-Americano de Cirurgia de Mão.* Fasc B – Tomo 4:10-22, 1973.
94. Hunter JM. Artificial tendons. Early development and application. *Am J Surg* 1965; *109*:325-38.
95. Hunter JM, Salisbury RE. Flexor tendon reconstruction in severely damaged hands. A two-stage procedureusing a silicone-dacron reinforced gliding prosthesis prior to tendon grafting. *J Bone Joint Surg* 1971; *53*:829-58.
96. Ulson HJR, Lopes EI. Nova técnica para a reconstrução do aparelho flexor. *Boletim Sul-Americano de Cirurgia da Mão.* Fasc B – Tomo 4:208-209, 1973.
97. Brug E, Stedtefeld HW. Experience on a two stage pedicled flexor tendon graft. *Hand* 1979; *11*:198-205.
98. Forgon M, Biro V. Reconstruction of the digital tendons sheath in no man's and with autologous transplanted vein graft. *Hand* 1978; *10*:28-35.
99. Hunter JM, Jaeger SH, Matsui T, Miyasi N. The pseudosynovial sheath-Its characteristics in a primate model. *J Hand Surg* 1983; *8*:461-70.
100. Lasalle WB, Strickland JW. An evaluation of the two-stage flexor tendon reconstruction technique. *J Hand Surg* 1983; *8*:263-7.
101. Hunter JM, Singer DJ, Jaeger SH, Mackin EJ. Active tendon implants in flexor tendon reconstruction. *J Hand Surg* 1988; *13*:849-59.
102. Singer DJ, Morrison WA, Guinley GJ *et al.* Comparative study of vascularized and non vascularized tendon garfts for reconstruction of flexor tendon in zone 2, an experimental study in primates. *J Hand Surg* 1989; *14*:55-63.
103. Lister GD. Reconstruction of pulleys employing extensor retinaculum. *J Hand Surg* 1979; *4*:461-4.
104. Mehta V, Phillips CS. Flexor tendon pulley reconstruction. *Hand Clinics* 2005; *21*:249-51.
105. Whitaker JH, Strickland JW, Ellis RK. The role of flexor tenolysis in the palm and digits. *J Hand Surg* 1977; *2*:462-70.
106. Jupiter JB, Pess GM, Born CJ. Results of flexor tendon tenolysis after replantation in the hand. *J Hand Surg* 1985; *14*:35-44.
107. Entin MA. Philosophy of tendon repair. *Orthop Clin North Am* 1973; *14*:859-64.
108. Schneider LH, Hunter JM, Morris TR. Delayed flexor tendon repair in no man's land. *J Hand Surg* 1977; *2*:452-5.
109. Zumiotti AV, Ohno PE, Guarnieri MV *et al.* O emprego da tenólise em reimplantes de dedos. *Rev Bras Ortop* 1993;*28*(10):737-42.
110. Azari KK, Meals RA. Flexor tenolysis. *Hand Clin* 2005; *21*:211-7.
111. Boyes JH, Stark HHJ. Flexor tendon grafts in the fingers and thumb A study of factors influencing results in 1000 cases. *Bone Joint Surg* 1971; *53*:1332-42.
112. Buck-Gramcko D. A new method for evaluation of results in flexor tendon repair. *Handchirurgie* 1976; *8*:65-9.
113. Kleinert HE, Schepel S, Gill T. Flexor tendon injuries. *Orthop Clin North Am* 1981; *2*:267-86.
114. Earley MJ, Milward TM. The primary repair of digital flexor tendons. *Br J Plast Surg* 1982; *35*:133-9.
115. Belusa M. History of flexor tendon surgery. *Zentrals Chir* 1985; *110*:1224-9.
116. Strickland JW. Flexortendon repair. *Hand Clin* 1985; *1*:55-68.
117. Gault DT. Review of repaired flexor tendons. *J Hand Surg* 1987; *12*:321-5.
118. Amadio PC, Hunter JM, Jaeger SM *et al.* The effect of vincular injury on the results of flexor tendon surgery in zone II. *J Hand Surg* 1985; *10*:626-32.
119. Fernandes CH, Matsumoto MH, Gomes dos Santos JB *et al.* Resultados das tenorrafias em flexores dos dedos da mão, na zona II, submetidos a movimentação precoce passiva assistida. *Rev Bras Ort* 1996; *31*:497-501.
120. Mattar Jr. R, Azze RJ, Okane SY *et al.* Reconstrução dos tendões flexores com o método de Indiana. *Rev Bra Ortop* 1997; *32*:310-4.
121. Sirotakova M, Elliot D. Early active mobilization of primary repairs of the flexor pollicis longus tendon with two Kessler two-strand core sutures and a strengthened circumferential suture. *J Hand Surg* 2004; *29*:531-5.

CAPÍTULO 14

Lesões dos Tendões Extensores

Giana Silveira Giostri
João Batista Gomes dos Santos

Os tendões extensores dos dedos são estruturas superficiais, susceptíveis a lesões mesmo em ferimentos considerados pequenos e pouco profundos. Essas lesões podem ser subestimadas com freqüência, por aparentarem menor complexidade quanto à técnica cirúrgica e à reabilitação, se comparadas com as lesões dos tendões flexores. Os tendões extensores são mais finos e com menos substância para receber suturas. Em muitas áreas, como na articulação interfalângica distal (IFD), são tão finos que podem sofrer rupturas fechadas diante de um traumatismo direto. Sua secção transversal no punho e no antebraço é mais parecida com a dos tendões flexores, tornando possíveis as mesmas técnicas de sutura. Muitas das lesões tendinosas ocorrem nas áreas de articulações por traumatismos abertos. O comprometimento articular e o grau de contaminação devem ser considerados para a definição do tratamento.[1]

No mecanismo extensor existem contribuições do mecanismo flexor que aumentam sua complexidade. A extensão do dedo é um ato integrado e complexo. Seu mecanismo é composto por sistemas independentes, os tendões extensores extrínsecos e o aparelho extensor intrínseco. Devido a essa integração, a extensão ativa das articulações IF é possível mesmo diante de uma secção do tendão extensor comum dos dedos no dorso da mão. Portanto, o tratamento das lesões e a reconstituição do complexo mecanismo extensor devem ficar a cargo de um cirurgião com experiência e conhecimento completo da anatomia e da fisiologia dos tendões extensores.

ANATOMIA

Os tendões extensores transmitem força de cada músculo originário no antebraço para a sua inserção óssea, resultando no movimento das articulações do punho e dos dedos. Funcionalmente, seu mecanismo é composto por dois sistemas independentes: os tendões extensores extrínsecos, inervados pelo nervo radial (ou por seu ramo motor, o nervo interósseo posterior), e o aparelho extensor intrínseco, com os músculos inervados pelos nervos mediano e ulnar. Os tendões extrínsecos são divididos em três grupos: os que estendem o punho (extensor ulnar do carpo e extensores radiais curto e longo do carpo), os que fazem a extensão das metacarpofalângicas (MF) dos dedos (extensor comum dos dedos e extensores próprios do indicador e do mínimo) e os que realizam abdução e extensão do polegar (abdutor longo, extensor longo e extensor curto do polegar). Os músculos intrínsecos, lumbricais e interósseos, determinam a extensão nas IF, a adução e abdução nos dedos e auxiliam a flexão das MF. Os músculos lumbricais têm origem nos flexores profundos e inserção nas bandas laterais do aparelho extensor, integrando os movimentos de extensão dos dedos e flexão das MF. Os interósseos encontram-se entre os metacarpianos e têm inserção mais proximal no capuz extensor; são inervados pelo nervo ulnar e responsáveis pelo movimento de adução e abdução dos dedos.[2,3]

Todos os extensores extrínsecos têm origem na região próxima ao cotovelo, descem pelo antebraço e passam por uma polia na região do punho, o retináculo dos extensores, que age como um fulcro para a extensão do punho e dos dedos e a abdução do polegar, impedindo a formação da "corda de arco". Este retináculo define seis túneis osteofibrosos: o primeiro túnel contém os tendões dos músculos abdutor longo do polegar e extensor curto do polegar; no segundo túnel encontram-se os extensores radiais longo e curto do carpo; no terceiro túnel, o extensor longo do polegar; o quarto contém o extensor próprio do indicador e os extensores comuns dos dedos; no quinto está o extensor próprio do mínimo; e o sexto túnel contém o tendão extensor ulnar do carpo. No dorso da mão, os tendões do músculo extensor comum dos dedos possuem interligações, chamadas de junturas tendinosas, *juncturae* ou quiasmas intertendíneos. Essas ligações tendinosas unem os tendões e dificultam sua retração proximal em caso de traumatismo dessa região[4,5] (Figura 14.1).

Variações da anatomia dos túneis podem ser encontradas, como duplicações e ausências de alguns tendões. O padrão anatômico mais observado para os extensores dos dedos é a presença de um único extensor próprio do indicador, ulnar ao extensor comum do mesmo dedo, tendões únicos para o extensor comum do indicador e do dedo médio, duplicação do extensor comum do dedo anular, ausência do extensor comum do dedo mínimo e duplicação do extensor próprio do mínimo. O primeiro túnel apresenta grande incidência de variações anatômicas. O abdutor longo do polegar pode estar duplicado em mais de 50% da população, e o extensor curto do polegar pode apresentar túnel, isolando-o do abdutor longo em cerca de um terço dos casos. Esses detalhes podem explicar a alta freqüência da tenossinovite neste túnel (tenossinovite de De Quervain) e o insucesso do tratamento conservador em algumas ocasiões.[1]

A partir da articulação MF, o tendão extensor dos dedos recebe contribuições de várias estruturas, formando assim o complexo aparelho extensor dos dedos. O tendão extensor dos dedos emite fibras que se inserem na base da falange proximal e fibras que se dirigem ao dorso da falange proximal. Neste nível, recebe contribuições de fibras originadas dos músculos interósseos e lumbricais e separa-se em três cintas, uma central e duas laterais. O tendão extensor central continua para fixar-se no dorso da base da falange média. As duas cintas, ou bandas laterais, unem-se no dorso da falange média e inserem-se no dorso da base na falange distal, formando o tendão extensor terminal. Além dos interósseos, o capuz extensor recebe contribuições de várias estruturas. O ligamento de Cleland solidariza a pele com as estruturas profundas. O ligamento retinacular, descrito por Landsmeer e Weitbrecht, possui duas porções: a transversa e a longitudinal. As fibras longitudinais (ligamento retinacular oblíquo espiral) têm origem óssea na falange proximal e no túnel osteofibroso dos flexores e inse-

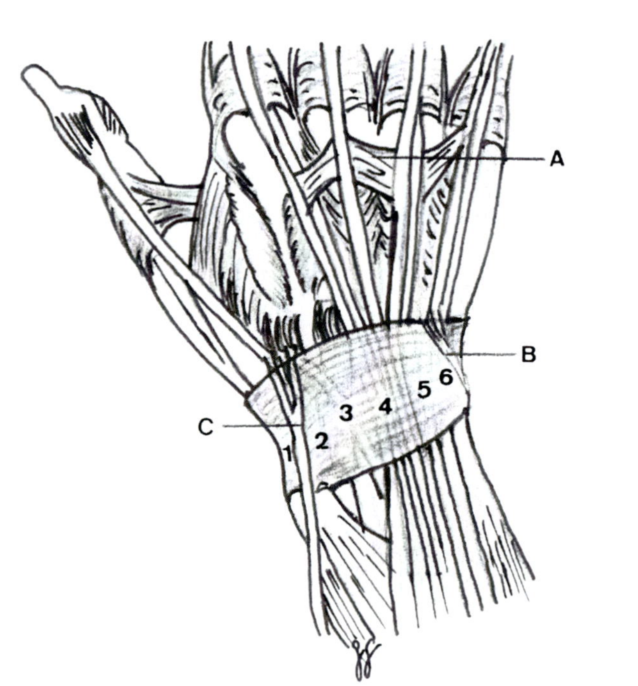

Figura 14.1 Desenho esquemático da anatomia dos tendões extensores: retináculo dos extensores com os seis túneis **(1** a **6)**; junturas tendinosas **(A)**; ramo sensitivo do nervo ulnar **(B)**; ramo sensitivo do nervo radial **(C)**.

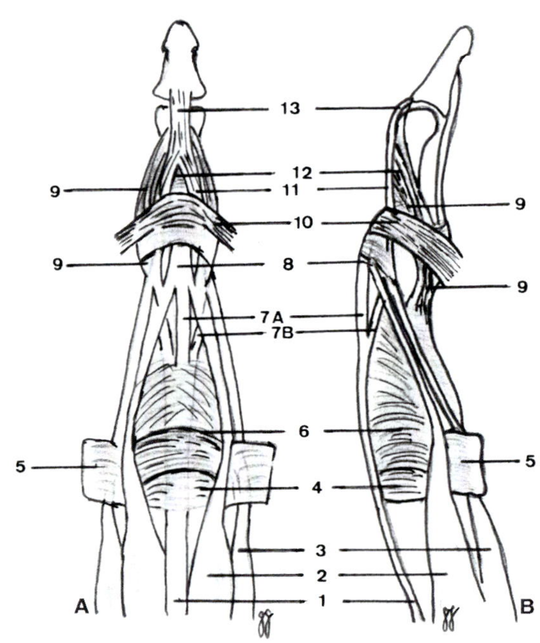

Figura 14.2 Anatomia do aparelho extensor dos dedos longos. **A.** Desenho de frente. **B.** Desenho de perfil. Tendão extensor comum **(1)**. Músculo interósseo **(2)**. Músculo lumbrical **(3)**. Banda sagital **(4)**. Ligamento intermetacarpal **(5)**. Capuz extensor da articulação MF **(6)**. Cinta central do tendão extensor **(7A)**. Cinta lateral do tendão extensor **(7B)**. Tendão extensor central – banda central **(8)**. Ligamento retinacular oblíquo espiral **(9)**. Ligamento retinacular transverso **(10)**. Bandas laterais **(11)**. Ligamento triangular **(12)**. Tendão extensor terminal **(13)**.

rem-se no tendão extensor terminal, por um trajeto que passa ventral ao eixo da articulação IFP e dorsal ao eixo da IFD. As fibras transversas (ligamento retinacular transverso) originam-se nas polias flexoras e dirigem-se às bandas laterais, mantendo-as no sentido palmar. O ligamento triangular tensiona as bandas laterais entre si, impedindo a sua migração palmar[2-5] (Figura 14.2).

ZONAS DE LESÃO

Os tendões extensores podem ser lesados em qualquer nível, entre o antebraço proximal e a articulação IFD. Cada um dos sítios anatômicos da mão e do punho possui características anatômicas próprias, implicando diferentes abordagens terapêuticas. Devemos ter em mente essas particularidades para evitar a negligência no diagnóstico das lesões. O movimento de flexão do punho leva os dedos passivamente à extensão. Este efeito tenodese é útil na identificação de uma secção tendinosa no dorso da mão, por exemplo. O paciente deve ser capaz de realizar a extensão das MF ativamente, demonstrando a integridade do tendão extensor comum dos dedos (Figura 14.3). Nos casos de desinserção do tendão terminal na falange distal, é importante a radiografia em perfil do dedo acometido para o diagnóstico de possível arrancamento ósseo.

Assim como nos tendões flexores, um sistema de classificação por zonas de lesão dos tendões extensores é adotado pela Federação Internacional das Sociedades de Cirurgia da Mão (Figura 14.4 e Quadro 14.1).

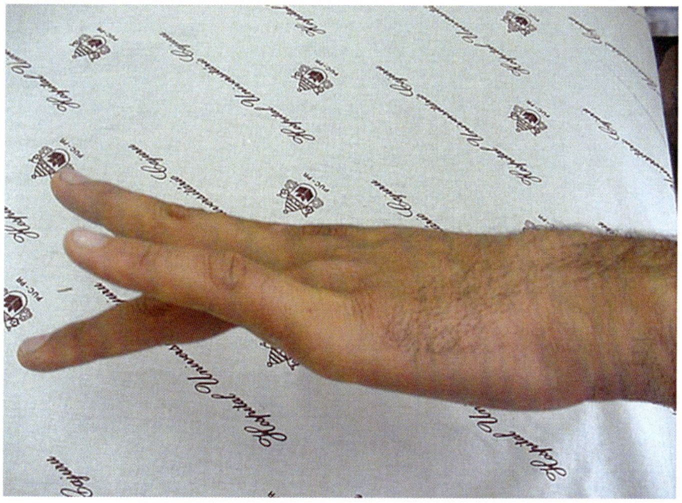

Figura 14.3 Fotografia de paciente com lesão do tendão extensor comum do dedo anular.

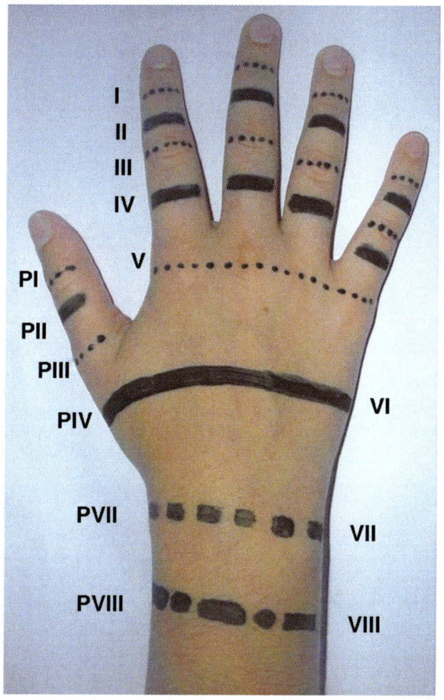

Figura 14.4 Zonas de lesão dos tendões extensores. **I** a **VIII**: zonas I a VIII para os dedos longos. **PI** a **PVIII**: zonas I a VIII para o polegar.

Quadro 14.1 Zonas anatômicas dos tendões

Zonas	Dedos	Polegar
I	articulação IFD	articulação IF
II	falange média	falange proximal
III	articulação IFP	articulação MF
IV	falange proximal	metacarpiano
V	articulação MF	
VI	dorso da mão	
VII	retináculo dorsal	retináculo dorsal
VIII	antebraço distal	antebraço distal

CONSIDERAÇÕES GERAIS SOBRE O TRATAMENTO DAS LESÕES DOS TENDÕES EXTENSORES

O objetivo geral do reparo das lesões dos tendões extensores é conferir força à sutura escolhida sem encurtamento do tendão, transferindo a tensão do local da secção enquanto ocorre a cicatrização. O tipo de sutura será escolhido de acordo com a espessura do tendão, que pode variar de 0,55mm na falange média (zona II) a 1,7mm no dorso da mão (zona VI). Nos locais de menor espessura, pontos simples, como o chuleio ou ponto de colchoeiro, ou ainda o ponto em forma de "U", podem ser utilizados. O ponto em rolo, que é ancorado na pele e inclui um chuleio contínuo da pele e do tendão, foi idealizado para as regiões articulares dos dedos, principalmente na IFD, onde os pontos feitos no tendão podem ser retirados totalmente para que não fiquem salientes sob a pele. Nas zonas onde os tendões são mais espessos, recomenda-se a sutura de aproximação com duas ou quatro passadas e adição de sutura contínua epitendinosa, à semelhança do utilizado para os tendões flexores. O fio deve ser não-absorvível e a agulha, cilíndrica, para causar menor traumatismo ao tendão. A espessura do fio também dependerá da espessura do tendão. Em geral, são escolhidos fios 3.0 ou 4.0 para as suturas de aproximação e 5.0 ou 6.0 para as suturas epitendinosas.[6]

No pós-operatório, os dedos devem ser mantidos passivamente em extensão com discreta flexão MF e o punho em extensão de aproximadamente 45 graus por 3 a 4 semanas. A flexão ativa dos dedos deve ser estimulada, desde que utilizada órtese apropriada para manter os dedos continuamente em extensão.[7] A extensão ativa é permitida 4 semanas após da sutura tendinosa e a extensão contra resistência, após 7 semanas (Figura 14.5). No caso de desinserções do aparelho extensor nas IFP ("dedo em botoeira") e IFD ("dedo em martelo") dos dedos, o tempo de imobilização é ampliado para 6 semanas. Nessas situações, podem-se utilizar pinos de Kirschner transarticulares, mantendo as articulações em extensão durante o período de cicatrização tendinosa.[1,6]

As principais complicações do tratamento referem-se à aderência do tendão na pele ou no osso, limitando a flexão das articulações. Caso não haja resolução 6 meses após a sutura tendinosa, com reabilitação assistida e adequada, estará indicada tenólise, muitas vezes acompanhada de capsulotomia dorsal. A secção da cápsula dorsal das articulações dos dedos, principalmente das MF, é recomendada quando

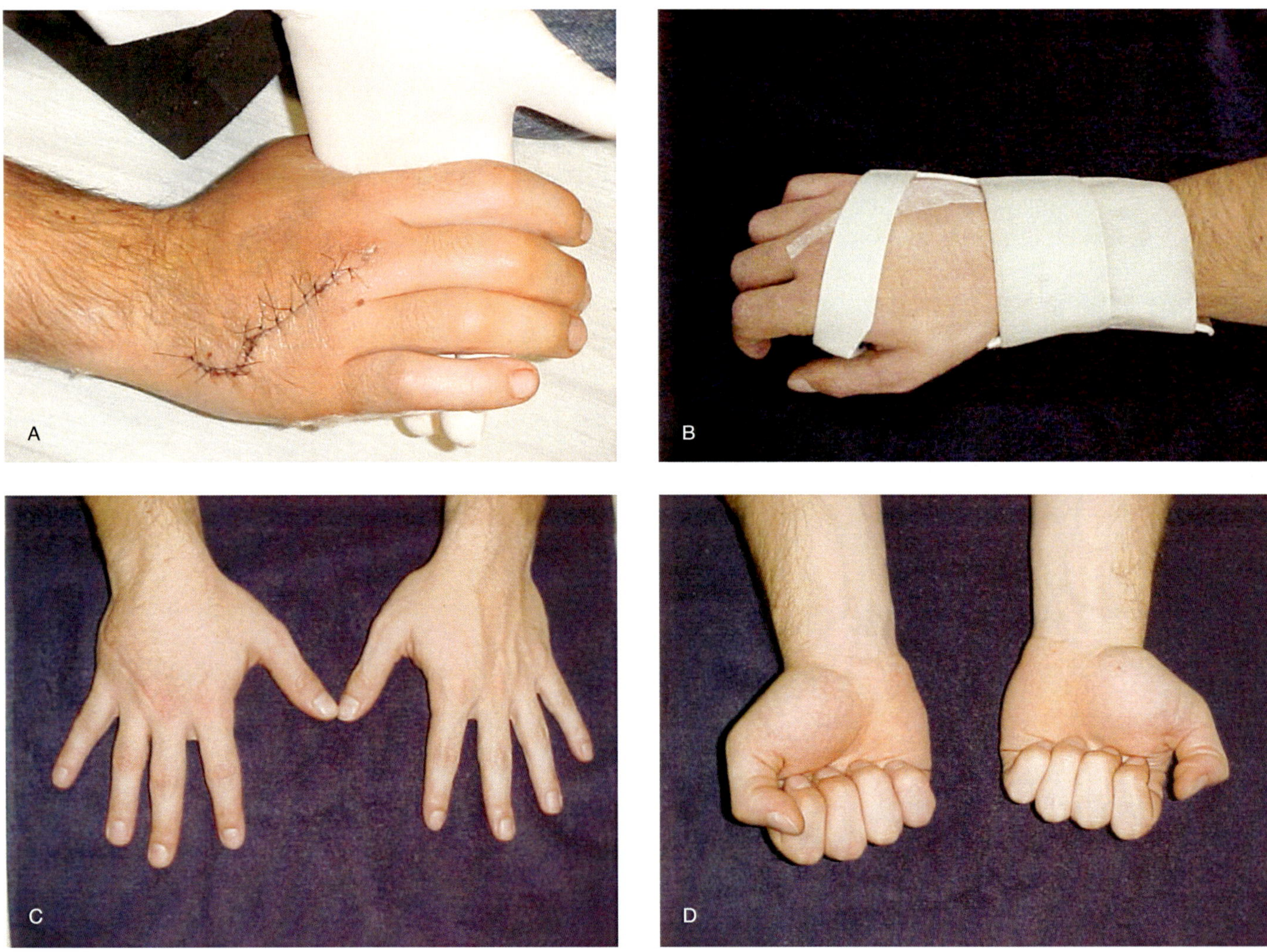

Figura 14.5A. Paciente com 1 semana após reparo das lesões de tendões extensores comuns dos dedos anular e mínimo e extensor próprio do mínimo. **B.** Órtese de proteção para uso 4 semanas após a lesão. **C** e **D.** Flexão e extensão máximas com 4 meses de pós-operatório.

existe limitação da flexão articular mesmo que a articulação proximal, neste caso a do punho, seja levada para extensão máxima.[1,8]

Cada zona tem sua particularidade quanto a anatomia, diagnóstico, tratamento e reabilitação, como veremos a seguir.

ZONA I

A lesão do aparelho extensor na zona I leva a uma flexão da articulação IFD, devido à ruptura do tendão extensor terminal. O paciente não realiza a extensão ativa da articulação distal. Esta deformidade é conhecida como "dedo em martelo" (Figura 14.6). A desinserção tendinosa pode levar um fragmento ósseo da base dorsal da falange distal. Em crianças, pode haver uma lesão ao longo de toda fise da falange distal com a tração do tendão terminal. A maioria dos dedos em martelo é causada por rupturas fechadas do mecanismo extensor, embora essas lesões possam ser decorrentes de um ferimento. São mais freqüentes no sexo masculino e em pacientes jovens, principalmente por traumatismos em esportes com bola ou traumatismos diretos contra a extremidade dos dedos. A incidência é maior nos dedos mínimo e anular.[8] A maior parte das lesões na zona I é de tratamento conservador. Uma tala de alumínio para imobilização em leve hiperextensão da IFD por 6 semanas é suficiente para obter consolidação da lesão. Em geral, são lesões de prognóstico favorável com resultados satisfatórios na maioria dos casos.

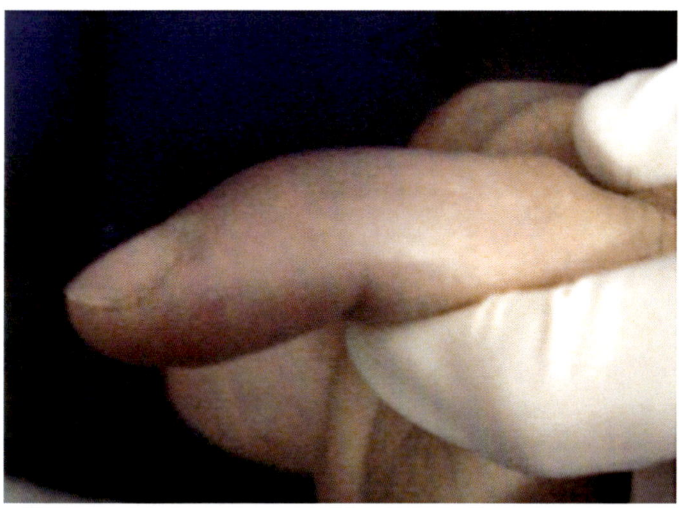

Figura 14.6 Fotografia demonstrando a incapacidade de extensão ativa da IFD (dedo em martelo).

Albertoni[9,10] classificou o dedo em martelo, sugerindo que as lesões com queda maior de 30 graus em flexão apresentam também maior desinserção das estruturas distais: tendão extensor terminal na sua totalidade, ligamento retinacular oblíquo espiral e mesmo estruturas capsulares, piorando o prognóstico dessas lesões, classificadas como A2 e B2 (Figura 14.7). Indica, nestes casos, a fixação em extensão da articulação IFD com um pino de Kirschner 1,0mm transarticular.[8] A articulação é protegida com tala metálica ou órtese por 6 semanas. A radiografia em perfil do dedo ava-

Quadro 14.2 Classificação do dedo em martelo segundo Albertoni

A1	lesão tendinosa pura com queda da FD < 30 graus
A2	lesão tendinosa pura com queda da FD ≥ 30 graus
B1	lesão com arrancamento ósseo e queda da FD < 30 graus
B2	lesão com arrancamento ósseo e queda da FD ≥ 30 graus
C1	lesão com fratura da base da FD com IFD estável
C2	lesão com fratura da base da FD com IFD instável
D1	deslocamento epifisário da FD
D2	fratura-deslocamento epifisário da FD

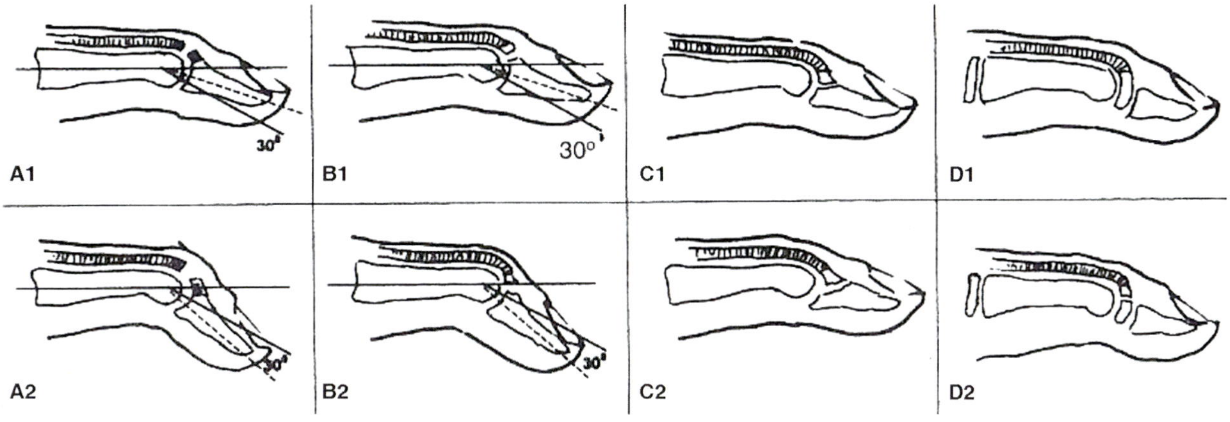

Figura 14.7 Classificação de Albertoni para o "dedo em martelo" (ver texto).

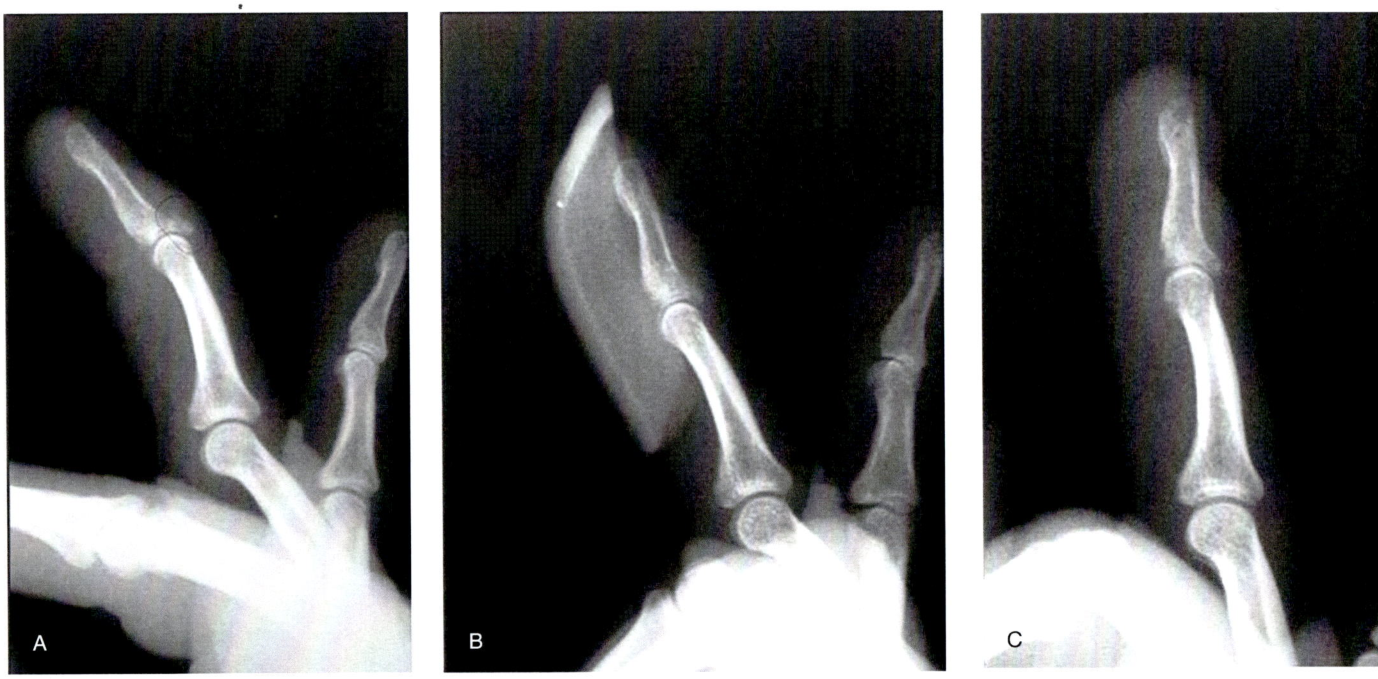

Figura 14.8A. Radiografia em perfil demonstrando dedo em martelo com menos de 30 graus (B1). **B.** Tratamento conservador com tala de alumínio (radiografia de controle). **C,** Radiografia em perfil 2 meses após a lesão.

lia o grau de queda e o possível arrancamento ósseo (Quadro 14.2).

As lesões com menos de 30 graus de queda da IFD, classificadas como A1 e B1, são tratadas com tala metálica ou órtese que mantenha a articulação em leve hiperextensão, por 6 semanas (Figura 14.8).

As lesões do tipo C1 apresentam fratura na base da falange distal, compreendendo um terço ou mais da superfície articular, porém sem instabilidade ou subluxação da falange (Figura 14.9). Podem ser tratadas com redução incruenta e imobilização com tala metálica. Cuidado deve ser tomado para não fazer hiperextensão da articulação, de modo a evitar subluxação e piora do prognóstico. As lesões do tipo C2, em que existe subluxação da falange distal, são mais bem tratadas por cirurgia. Existem diversos métodos descritos na lituratura.[1,6,11,12] Citamos a redução aberta e fixação dos fragmentos da fratura diretamente com pinos de Kirschner, a redução aberta e fixação do fragmento com sutura tipo *pull-out* e fixação percutânea bloqueando dorsalmente o fragmento, sugerida por Ishiguro.[13]

Resumo da técnica de fixação percutânea com bloqueio dorsal

Com a articulação IFD no máximo da flexão, introduz-se um pino de Kirschner 1.0 na cabeça da falange média, no plano de 45 graus com a linha longitudinal do dedo. Bloqueia-se, dessa forma, a migração proximal do tendão e do fragmento ósseo. A articulação IFD é então levada a zero grau, corrigindo a subluxação palmar. Outro pino de Kirschner é passado transarticular, finalizando a estabilização (Figura 14.10).

Os deslocamentos epifisários na base da falange distal (tipo D1) em crianças são facilmente reduzidos de forma incruenta e devem ser mantidos com tala metálica por 4 semanas. As fraturas da epífise da falange distal (tipo D2) são lesões articulares em crianças, Salter-Harris

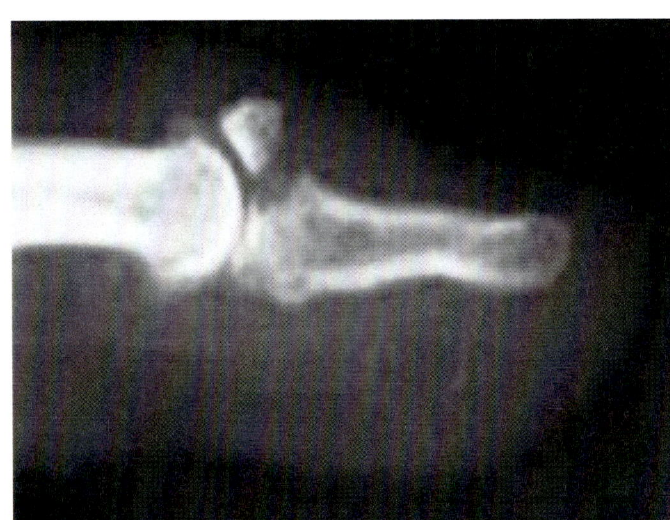

Figura 14.9 Dedo em martelo tipo C1 de Albertoni.

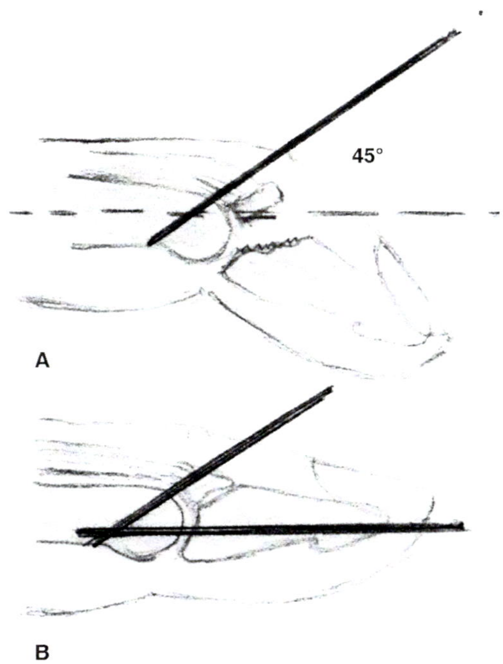

Figura 14.10 Técnica de bloqueio dorsal para tratamento do dedo em martelo tipo C2. **A.** Flexão da IFD e introdução de pino de Kirschner em direção à cabeça da falange média num ângulo de 45 graus. **B.** Após a redução em extensão da falange distal, outro pino é passado transarticular.

tipo III, e devem ser reduzidas adequadamente, quando necessário, fixadas com pinos de Kirschner.[1]

O dedo em martelo é considerado recente até 15 dias de evolução do traumatismo, e o seu tratamento será instituído conforme cada tipo de lesão, como referido anteriormente. Consideram-se lesões tardias os casos com mais de 15 dias ou aqueles em que o tratamento realizado não obteve resultado satisfatório.[8] Podem ser corrigidas por cirurgia para evitar o conseqüente dedo em pescoço de cisne: hiperextensão da IFP devido à queda da IFD. Diversas técnicas são descritas na literatura para correção do dedo em martelo crônico; damos preferência à cirurgia de Brooks-Graner.

Resumo da técnica de Brooks-Graner

Tomando como base as pregas dorsais da articulação IFD, desenham-se duas curvas elípticas, uma proximal e outra distal com aproximadamente 0,5cm de distância entre elas. Resseca-se uma cunha, incluindo a pele, o tecido subcutâneo e o tecido cicatricial do tendão extensor terminal. Realiza-se então a sutura em bloco desses tecidos com fio de náilon 3.0 ou 4.0. A articulação é fixada com um pino de Kirschner 1.0, por 6 semanas (Figura 14.11).

Comentários sobre o tratamento na zona I

- Em geral, o tratamento do dedo em martelo é conservador, com tala metálica ou órtese, mantendo a articulação IFD em leve hiperextensão por 6 semanas. O período pode ser aumentado em mais 2 a 6 semanas para uso noturno e para atividades que exijam esforço com a mão.
- Deve-se checar o ajuste da tala metálica e a posição da órtese semanalmente. A troca do esparadrapo ou a mudança da tala para o dorso da IFD podem auxiliar os casos de fragilidade da pele.
- A maior parte dos dedos em martelo é de lesões benignas, com prognóstico favorável e resultados satisfatórios, ou seja, a maioria dos casos apresen-

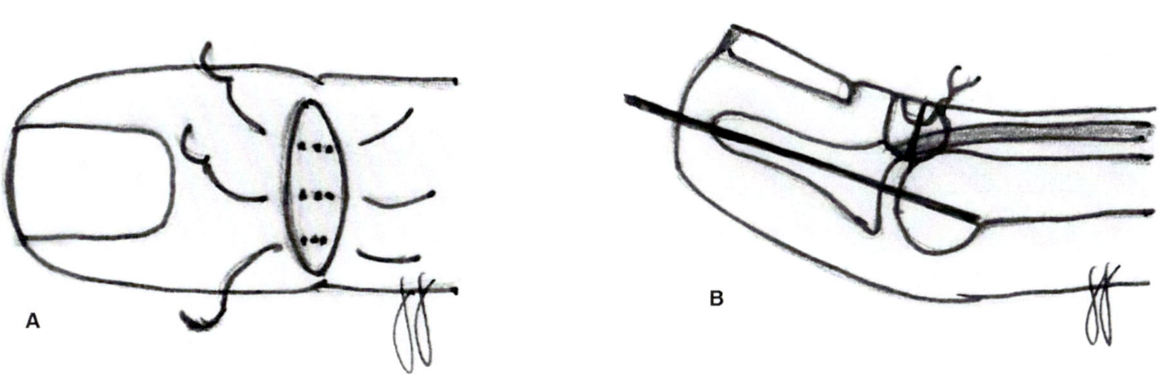

Figura 14.11 Técnica de Brooks-Graner para tratamento do dedo em martelo crônico. **A.** Demonstração dos três pontos em pele, subcutâneo e tendão, pré-fixação. **B.** Vista de perfil demonstrando a profundidade dos pontos e a fixação percutânea com pino de Kirschner.

tará menos de 10 graus de queda da IFD verificada 30 dias após a retirada da imobilização. Esta queda se deve ao enfraquecimento residual do tendão.[6]

- As lesões de pele no dorso da articulação distal dificultam o tratamento conservador com tala metálica, assim como o de pessoas que não têm capacidade de entender o tratamento proposto. Nesses casos, é recomendada a fixação da IFD com pino de Kirschner.
- Quando se observa uma tendência à hiperextensão da IFP (dedo em pescoço de cisne) no dedo acometido ou nos outros dedos, deve-se incluir a articulação IFP na tala metálica, mantendo-a imobilizada por 6 semanas em leve flexão (Figura 14.12). Nesses casos, é maior a possibilidade de mau resultado.[6]
- Mesmo as fraturas com fragmentos maiores ou com subluxação podem ser tratadas conservadoramente, porém têm maior chance de evoluir para uma artrose dolorosa da IFD, necessitando, eventualmente, de artrodese na evolução.[1,6]
- Quando existe lesão aberta, deve-se proceder à sutura do tendão com fio não-absorvível, 4.0 ou 5.0, e à fixação da articulação com um pino de Kirschner.
- A posição em hiperextensão durante a fixação da IFD deve ser evitada, pois poderá causar necrose da pele do dorso, encurtamento do tendão terminal e conseqüente limitação da flexão articular.[14]
- A distância média entre o final do aparelho extensor e o início da matriz da unha é de 1,06mm. Caso optemos pela redução aberta, devemos ter bastante cuidado com a manipulação dos fragmentos, para evitar lesões na matriz ungueal.[15]

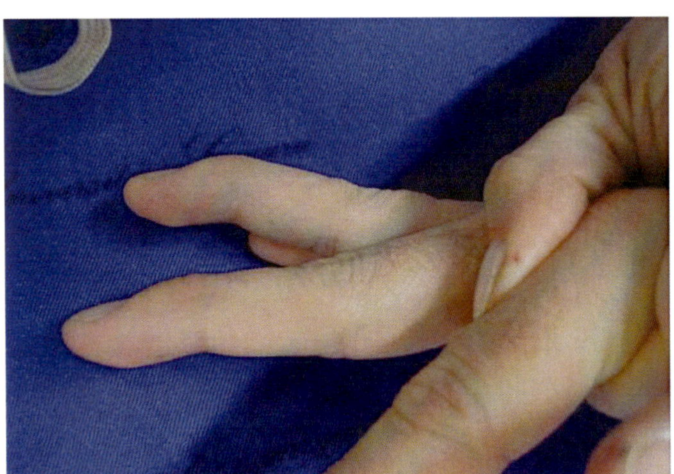

Figura 14.12 Dedo anular em martelo com tendência à hiperextensão da IFP confirmada no dedo médio não lesado.

ZONA II

A maioria das lesões ao nível de falange média é decorrente de traumatismos abertos, como lesões por serra e esmagamentos. Devem ser tratadas com reparação do aparelho extensor de forma primária ou primária retardada, pois nessa zona não há grande retração tendinosa. A sutura do tendão extensor pode ser protegida com a fixação por pino de Kirschner ou com a imobilização por tala metálica da IFD em extensão, por 6 semanas. Nessa região, são comuns as aderências tendinosas que, muitas vezes, necessitam de tenólise secundária.[8]

ZONA III

A lesão da banda central ou cinta central do aparelho extensor na articulação IFP leva à deformidade em flexão desta articulação. A ruptura associada do ligamento triangular favorece o deslocamento palmar das bandas laterais do aparelho extensor e a conseqüente exposição da parte dorsal da cabeça da falange média, assemelhando-se à casa de um botão, do francês *bouttonière*, ou seja, botoeira. Esta deformidade, quando não tratada, tende a se agravar devido à retração dos ligamentos retinaculares e da placa volar.[5,6] O ligamento retinacular transverso acaba sofrendo retração e aumenta a tensão palmar sobre as bandas laterais livres pela ruptura do ligamento triangular. Estas passam a agir abaixo do eixo de flexão da IFP, assim como do ligamento retinacular oblíquo espiral, levando a articulação distal em hiperextensão.[1] Com o passar do tempo, a placa volar da articulação IFP encurta-se e limita a extensão passiva. Estabelece-se a botoeira crônica que é então facilmente diagnosticada (Figura 14.13). Na fase aguda, infelizmente,

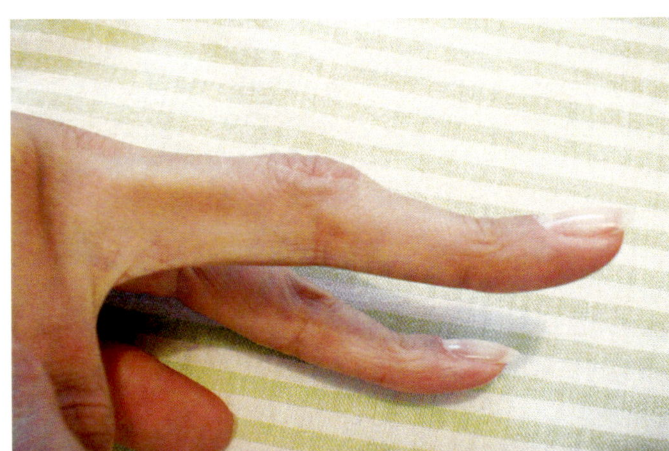

Figura 14.13 Deformidade em botoeira.

essas lesões são negligenciadas com facilidade, pois são confundidas com uma contusão ou entorse simples da articulação proximal. A maior parte ocorre por traumatismos fechados, devido à flexão aguda forçada da articulação IFP. As bandas laterais ainda não migraram no sentido palmar, sendo possível a extensão ativa da articulação proximal mesmo com a banda central lesada. O edema periarticular existente dificulta ainda mais o diagnóstico nos primeiros dias. Portanto, nos casos em que há dúvida, recomendamos a imobilização em extensão da articulação IFP e uma nova avaliação em até 15 dias, a fim de confirmar ou afastar o diagnóstico definitivamente.[6]

O tratamento da lesão aguda pode ser conservador, com o uso de órtese ou tala metálica, mantendo a articulação IFP em extensão por 6 semanas (Figura 14.14). Alguns autores incluem a articulação distal passivamente em flexão na tala. Porém, a articulação distal mantida livre para realizar flexão ativa estimula a migração dorsal das bandas laterais.[5] Outros autores recomendam a fixação com um pino de Kirschner da articulação IFP por 4 a 6 semanas. No entanto, quando se estabelece o diagnóstico nos primeiros dias após a lesão, a melhor opção parece ser o tratamento cirúrgico. Recomendamos exploração da lesão, reparação de todas as estruturas lesadas e estabilização da articulação com tala metálica ou órtese durante 6 semanas. As avulsões de fragmentos ósseos que possam ocorrer também devem ser reparadas cirurgicamente, com reinserção dos fragmentos grandes e excisão dos pequenos. Cuidado deve ser tomado na reinserção da banda central. Quando percebemos que após a sutura existe impossibilidade de flexão passiva das articulações do dedo lesado, devemos avançar ou inverter parte da banda central para reinserção na base da falange média, evitando, dessa forma, o encurtamento tendinoso que limita a flexão.

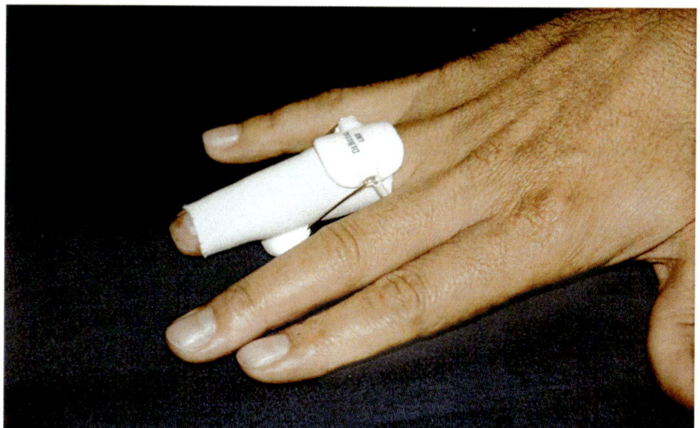

Figura 14.14 Tratamento conservador do dedo em botoeira com órtese.

As lesões tardias são de diagnóstico fácil, porém de tratamento difícil. Alguns autores indicam o tratamento conservador para a deformidade em botoeira crônica, utilizando uma tala ou órtese por longo período, mesmo para aquelas com mais de 8 semanas de evolução.[1,6] Recomendamos o tratamento cirúrgico, pois acreditamos que a correção e, principalmente, a manutenção da correção são dificilmente obtidas no tratamento conservador de uma lesão crônica estabelecida.[12]

Podemos dividir as lesões crônicas em três estágios:

- **Estágio 1:** quando a deformidade em botoeira pode ser corrigida passivamente e ainda não existem encurtamento e retração dos ligamentos retinaculares ou das estruturas capsulares (Figura 14.15). São possíveis técnicas de reinserção, como o avanço e a inversão de retalho central do aparelho extensor.
- **Estágio 2:** a deformidade não é passível de correção, e as bandas laterais estão encurtadas, luxadas no sentido palmar e mantidas pela retração do ligamento retinacular transverso. Pode haver retração da cápsula volar, porém não existe alteração degenerativa visível na radiografia da articulação IFP. Nesse caso, devemos recuperar a extensão passiva completa da IFP antes de elegermos uma das várias técnicas para reconstrução da banda central do aparelho extensor. A atitude em flexão da IFP até 30 graus pode ser tratada com a utilização de órteses dinâmicas para uso contínuo e exercícios supervisionados para melhorar o arco de movimento passivo da articulação.[1] As deformidades com mais flexão podem necessitar a liberação capsuloligamentar cirúrgica, antes da reconstrução tendinosa. Diversas técnicas cirúrgicas têm sido utilizadas para a reconstrução da banda central do aparelho extensor, porém nenhuma parece satisfazer plenamente. A técnica descrita por Snow recomenda o tombamento de um retalho central, permitindo que a parte proximal do retalho alcance a base da falange média após a sua inversão e, então, procede-se à sutura nos restos de tecidos do local. As técnicas recomendadas por Littler e Aiche utilizam, para a reconstrução tendinosa, as próprias bandas laterais que foram liberadas da posição palmar, com o cuidado de manter as fibras mais laterais e evitar a lesão do ligamento retinacular oblíquo e das fibras originárias dos músculos lumbricais. A técnica difundida por Matev recons-

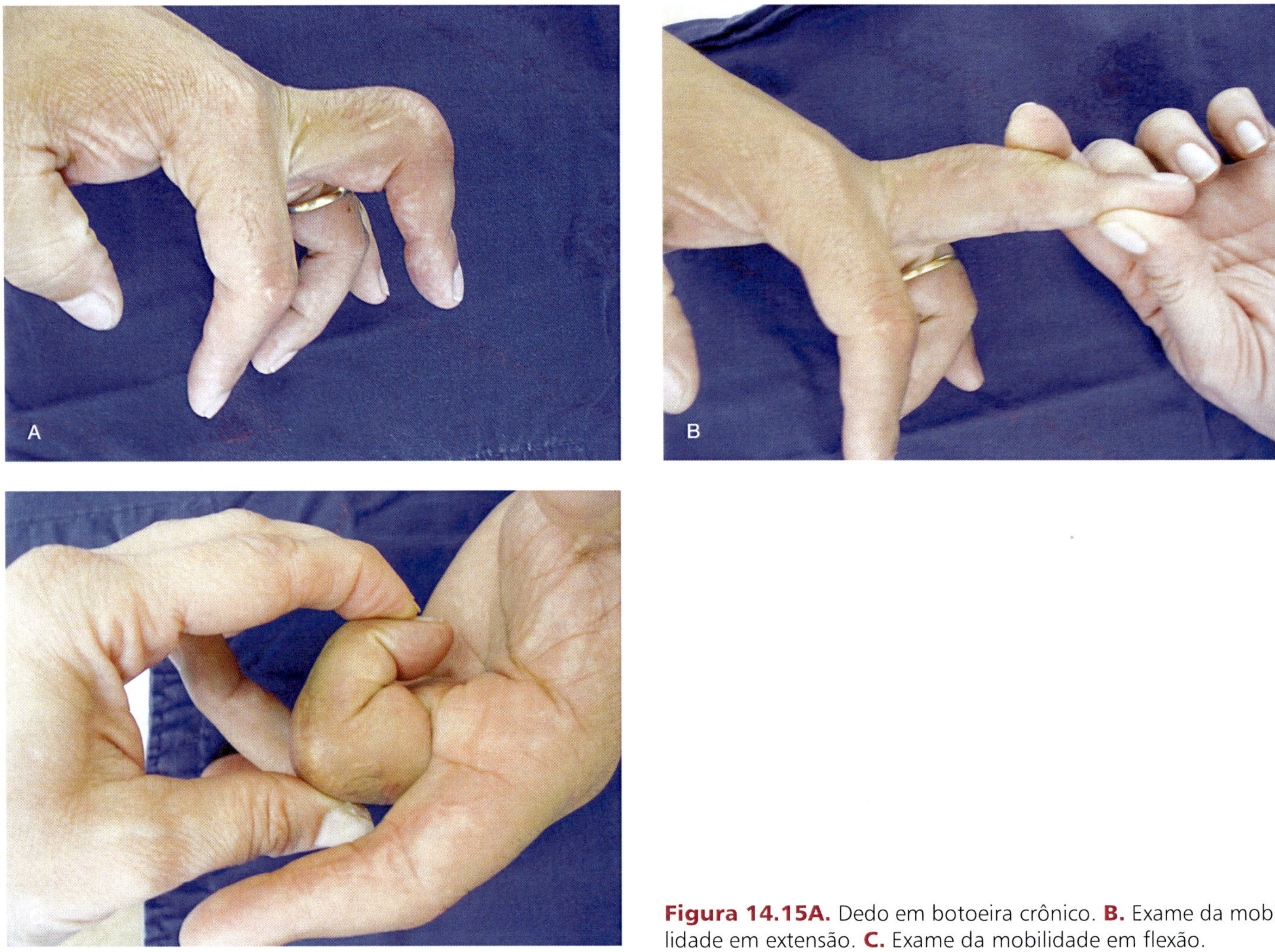

Figura 14.15A. Dedo em botoeira crônico. **B.** Exame da mobilidade em extensão. **C.** Exame da mobilidade em flexão.

trói a banda central com uma das bandas laterais, enquanto a outra parte é suturada para reconstituir o tendão terminal. Outra opção utiliza enxerto de tendão passado por orifício feito na base da falange média e suturado em forma de 8 nas partes laterais de cada lado do aparelho extensor. A tenotomia do aparelho extensor terminal também é descrita para alguns casos de botoeira crônica. A secção mais distal das bandas laterais, procurando manter o ligamento retinacular oblíquo, com o intuito de relaxar o aparelho extensor similarmente ao dedo em martelo, pode ser uma boa opção, principalmente em pacientes de mais idade e pouco colaborativos[1,6,8,12] (Figura 14.16).

Em resumo, recomendamos, sempre que possível, atuar sobre o tendão extensor mediano, ressecando o tecido fibroso interposto entre os seus cotos e avançando o cabo proximal. Devemos reparar o ligamento triangular e, se necessário, realinhar as bandas laterais. Quando essa reparação não é possível, damos preferência à técnica descrita por Matev para reconstrução da banda central do aparelho extensor (Figura 14.16).

Resumo da técnica de Matev

Desenha-se uma figura curva ou em forma de "S" alongado sobre todo dorso do dedo. As bandas laterais são liberadas e seccionadas em níveis diferentes na região da falange média. Uma mais próxima da IFP e outra mais perto da IFD. A parte proximal da banda lateral radial liberada no sentido dorsal reconstrói a banda central. A parte distal da banda lateral ulnar, que foi seccionada em nível diferente da radial, é suturada no coto distal da banda lateral radial equilibrando o tendão terminal.

- **Estágio 3:** é o estágio da botoeira crônica. Engloba os casos que apresentam rigidez e alteração da superfície articular. Infelizmente, restam poucas alternativas descritas, que incluem as técnicas de artroplastia com prótese de silicone ou de artrode-

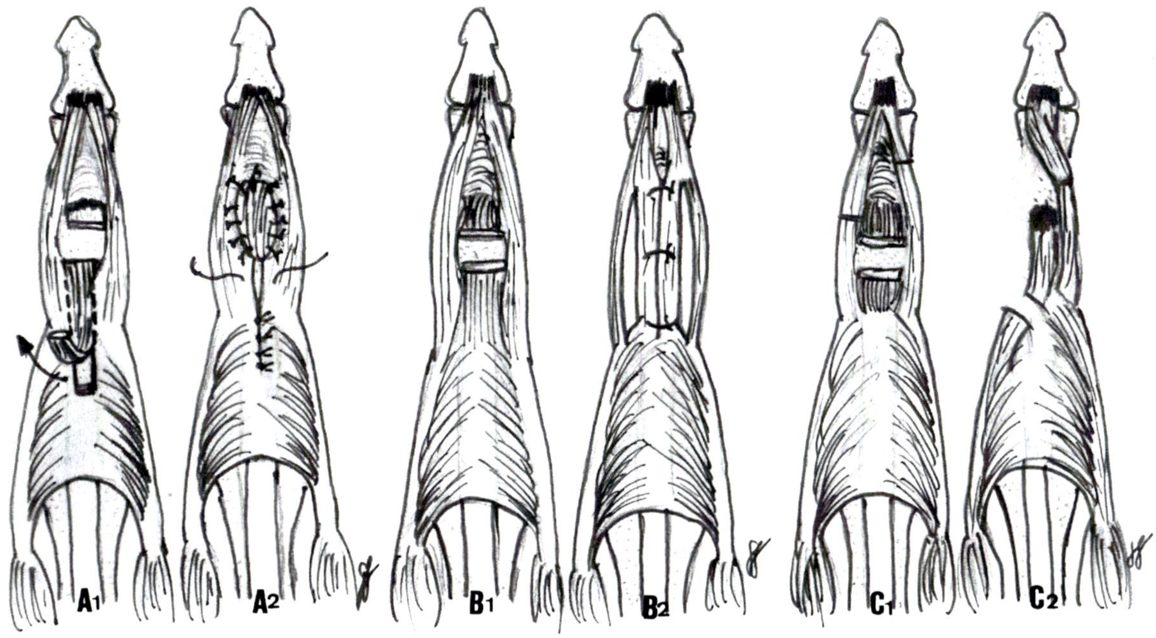

Figura 14.16 Desenhos esquemáticos de técnicas para reconstrução do tendão central no dedo em botoeira **(A_1 e A_2)**. Técnica de inversão do tendão central descrita por Snow **(B_1 e B_2)**. Técnica descrita por Aiche, utilizando parte das bandas laterais, **(C_1 e C_2)**. Técnica de Matev.

se da articulação IFP. Caso haja ainda um pouco de movimento articular, principalmente em pacientes idosos, a tenotomia próxima à IFD, descrita anteriormente, pode ser realizada.

ZONA IV

As lesões no dorso da falange proximal são, geralmente, abertas com laceração do aparelho extensor. O diagnóstico é facilmente feito pela inspeção do ferimento, e as estruturas lesadas devem ser reparadas. A sutura nesta zona, onde o tendão tem pouca espessura, pode ser realizada com pontos simples, como o chuleio e o ponto em forma de "U", feitos com fios não-absorvíveis e com agulha cilíndrica. Alguns autores recomendam o tratamento conservador nessa zona para as lesões parciais em até 40% do tendão, com a imobilização do dedo em extensão.[6] As fraturas da falange podem estar associadas, e devem ser tratadas antes da sutura tendinosa. Nesses casos, e da mesma forma que na zona II, as aderências são comuns e, muitas vezes, necessitam de uma tenólise secundária.

ZONA V

Nesta zona, o tendão extensor está seguro pelas bandas sagitais e pelo capuz extensor das articulações MF. É importante lembrar, na anatomia da região, da presença do tendão extensor próprio para os dedos indicador e mínimo. Apesar de existir pouca migração proximal do tendão nessa zona, após a secção evidencia-se clinicamente a queda em flexão da falange proximal. Todas as estruturas anatômicas deverão ser reparadas. Nessa região, o tendão é mais espesso e admite a sutura de aproximação com duas ou mais passadas, ou em forma de "U", com fio 3.0 ou 4.0, e as suturas tipo chuleio para as estruturas do capuz e das bandas sagitais com fios de menor espessura, 5.0 ou 6.0.

As lesões das cintas sagitais podem provocar desde pequenas instabilidades do tendão nos movimentos de flexão e extensão até a luxação dos tendões extensores para o vale intermetacarpiano. Elas podem ocorrer mesmo em traumatismos fechados com a flexão súbita da articulação MF. As lesões que envolvem mais de dois terços da banda sagital levam à subluxação do tendão extensor ou à perda da extensão articular e deverão ser reparadas cirurgicamente.[6]

Na zona V são comuns os traumatismos diretos por agressão de encontro à boca, ocasionando uma ferida que pode chegar até a articulação. Nesses casos, a articulação MF está fletida no momento do traumatismo, tornando o tendão e a articulação mais expostos à lesão. Quando inspecionamos a ferida, que em geral tem pequena extensão, podemos não identificar o ponto de secção do tendão e da cápsula articular, pois se localizam em níveis diferentes, o que dificulta o diagnóstico. Devemos lembrar que são lesões com alto grau de contaminação pela flora bucal. Apresentam mais de 40 tipos diferentes de bactérias, gram-positivas, gram-negativas, estreptococos, estafilococos e germes anaeróbios, como a *Eikenella corrodens*, que é comumente encontrada na flora bucal e que piora o prognóstico dessas lesões.[1] A conduta, nesses casos, consiste na limpeza exaustiva da ferida, mantendo-a aberta ou com poucos pontos de aproximação da pele, e em antibioticoterapia. Muitas vezes, a lesão tendinosa é parcial e pode cicatrizar sem a necessidade de novo procedimento cirúrgico. Quando é completa, a sutura tendinosa pode ser postergada para 7 a 10 dias, pois neste nível os tendões não costumam retrair muito e a reparação primária retardada não oferece dificuldades. A imobilização pós-operatória é mantida por 4 semanas, com o punho em extensão de 45 graus, MF em flexão de 20 graus e as IF em extensão.[7]

ZONA VI

Nesta região, o tendão extensor comum dos dedos e os próprios do indicador e mínimo realizam a extensão das MF e têm comunicações entre si, as junturas tendinosas, fazendo com que lesões de um dos extensores comuns dos dedos possam não ser percebidas (Figura 14.17). As lesões ocorrem por traumatismos abertos, e pequenas feridas podem atrapalhar ainda mais o diagnóstico. Portanto, quando há perda da hiperextensão ativa das MF ou perda da extensão contra resistência de um dedo, recomenda-se que as feridas nesta região sejam aumentadas, exploradas e reparadas cirurgicamente.

Muitas vezes, as lesões tendinosas desta região estão associadas a perdas extensas de partes moles quando, além da resolução da cobertura cutânea, é necessária a reparação da perda tendinosa. Perdas de parte de um tendão podem ser resolvidas com a transposição de um dos extensores próprios do indicador ou do mínimo. Como outra opção, pode-se suturar o cabo distal do tendão lesado ao seu vizinho ou, ainda, utilizar enxerto de tendão do palmar longo ou do plantar delgado para reparar a perda diretamente, se houver boa cobertura cutânea, ou com a colocação prévia de um espaçador de silicone.[8]

As lesões nesta zona não afetam diretamente as articulações, porém pequenos encurtamentos tendinosos causam diminuição no grau de flexão da articulação MF correspondente, podendo vir a necessitar tenólise e capsulotomia articular nos casos crônicos.

ZONA VII

Esta é a zona do retináculo dos extensores com seus seis túneis independentes. O conhecimento da anatomia de cada túnel é imprescindível para o reparo correto da lesão de múltiplos tendões que retraem facilmente para o antebraço. Os tendões têm boa espessura para receber uma sutura de aproximação com fios 3.0 ou 4.0 e a sutura epitendinosa com fios 5.0 ou 6.0, semelhante ao tratamento feito para a lesão dos tendões flexores. A sutura do retináculo após a tenorrafia é controversa. Pode-se deixá-lo sem reparo, desde que não haja formação de corda de arco no punho. Deve-se atentar para que o ponto de reparação tendinosa não fique distal ao retináculo dos extensores ou logo abaixo dele, pois poderá bloquear a excursão do tendão durante a extensão digital.[6,8]

Nesta região também são comuns as rupturas pós-traumáticas ou espontâneas, como a que ocorre no terceiro túnel. O tendão do extensor longo do po-

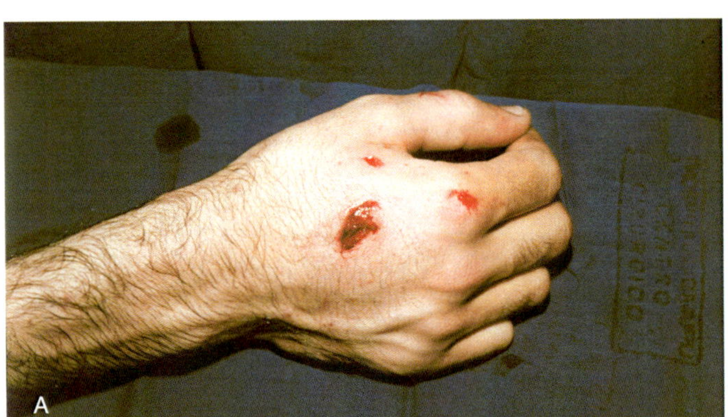

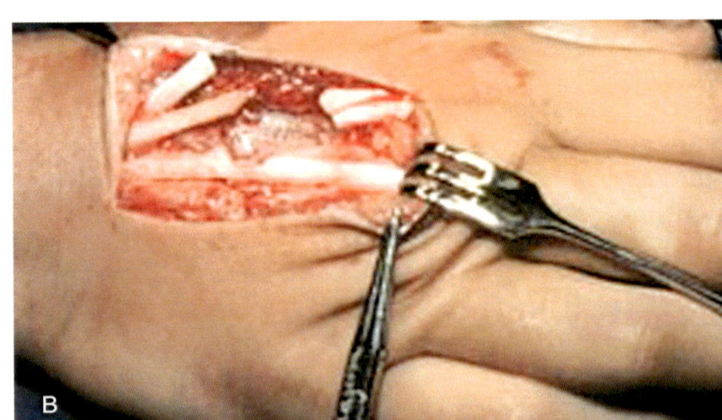

Figura 14.17A. Ferimento na zona VI (pré-operatório). **B.** Lesão completa dos tendões extensores próprio e comum do indicador e lesão parcial do extensor comum do dedo médio (peroperatório).

legar pode ser rompido com perda súbita da extensão do polegar entre 3 semanas e 3 meses após uma fratura no terço distal do rádio, mesmo que sem desvio. Estas lesões podem ser tratadas com a transferência do extensor próprio do indicador, ou ainda com enxerto de tendão.[1]

ZONA VIII

No antebraço, as lesões dos extensores ocorrem nos tendões ou na junção musculotendínea, geralmente por ferimentos cortantes ou lacerantes. Pode haver associação com lesão nervosa, do nervo sensitivo do radial ou do nervo interósseo posterior. A reparação primária de todas as lesões é a solução ideal. Os tendões neste nível são calibrosos e permitem as suturas de aproximação associadas às epitendinosas, como nos tendões flexores. Quando a lesão ocorre na junção musculotendínea, os tendões podem ser facilmente suturados. A fáscia antebraquial não precisa ser reparada, para evitar aderências do tendão.[8] Nas lesões crônicas e nas perdas de substância, podem ser necessários tratamentos com enxerto tendinoso ou com transposições tendinosas, utilizando-se os tendões flexores superficiais dos dedos médio e anular, através da membrana interóssea do antebraço.

POLEGAR

O polegar, por apresentar características anatômicas distintas dos dedos longos, é estudado separadamente, ressaltando as particularidades do tratamento. Os tendões extrínsecos que atuam no polegar são o extensor longo, que estende a articulação IF, o extensor curto, que estende a MF, e o abdutor longo do polegar. Na articulação MF, os extensores recebem contribuições das aponeuroses dos tendões adutor e abdutor curto do polegar, músculos tenares intrínsecos (Figura 14.18).

Nas zonas I e II, a condução do tratamento é semelhante àquela para os dedos longos. Em geral, são lesões abertas por ferimentos cortantes ou lacerantes. As lesões fechadas tipo martelo dos dedos longos é rara.[6] Algumas fraturas na base da primeira falange do polegar podem assemelhar-se ao dedo em martelo e, muitas vezes, exigem a fixação da articulação IF.

Na zona III, no dorso da articulação MF do polegar, pode haver lesão do tendão extensor curto, do extensor longo ou mesmo de ambos. A lesão isolada do tendão extensor curto do polegar pode passar despercebida devido à ação do extensor longo, estabelecendo um aspecto em botoeira da articulação na evolução. A lesão fechada nesta região é rara. Nas lesões abertas, o cabo proximal do extensor longo e o extensor curto próximo à sua inserção não costumam sofrer migração proximal, e a reparação primária ou primária retardada não oferece dificuldade. Se a cápsula articular estiver envolvida, também deverá ser reparada. No pós-operatório, mantemos imobilização gessada, tipo calha, incluindo o punho com o polegar em extensão por 4 semanas.

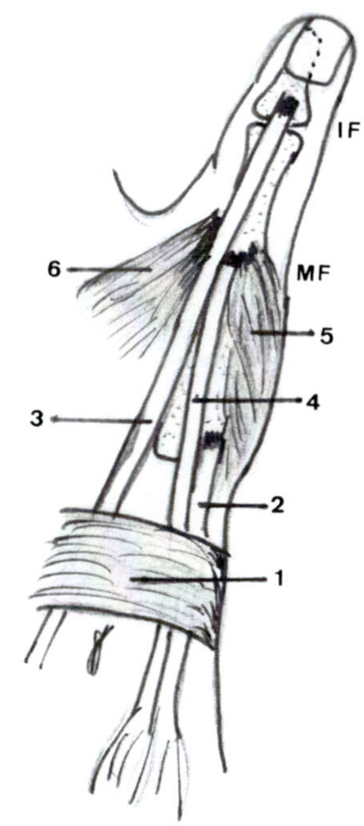

Figura 14.18 Desenho esquemático da anatomia do aparelho extensor do polegar: retináculo dos extensores **(1)**; tendão do abdutor longo do polegar **(2)**; tendão do extensor longo do polegar **(3)**; tendão do extensor curto do polegar **(4)**; abdutor curto do polegar **(5)** e adutor do polegar **(6)**.

Na região do primeiro metacarpiano, zona IV, os tendões extensores do polegar são facilmente distinguíveis, e a reparação primária é a ideal. Neste nível, o tendão extensor longo do polegar pode migrar proximalmente para o antebraço distal, necessitando, muitas vezes, de uma incisão auxiliar para a sua localização.[8] O pós-operatório é semelhante ao da zona III. Nos casos crônicos, ou quando a reparação não é possível, podemos utilizar um enxerto tendinoso ou a transferência do extensor próprio do indicador para o tendão extensor longo do polegar.

No primeiro túnel extensor do retináculo, zona VII do polegar, os tendões podem sofrer grande retração proximal, e a sutura tendinosa primária é a preferência. O túnel não deve ser reparado, para evitar bloqueios e aderências.

Nas lesões da zona VIII do polegar, pode coexistir lesão do nervo sensitivo do radial e do músculo supinador, que devem ser reparados.

LESÕES DOS TENDÕES EXTENSORES EM CRIANÇAS

A criança está constantemente explorando o mundo, e a principal ferramenta para este trabalho são as mãos, o que as torna alvo direto para as lesões. Os agentes causadores são os mais diversos e dependentes da idade. Em crianças de baixa idade, são freqüentes os traumatismos por pedaços de vidro de copos ou garrafas quebrados que estavam sendo carregados antes de uma queda inadvertida. Traumatismos diretos por gavetas, portas e ferimentos por objetos cortantes são comuns. Crianças de mais idade e adolescentes são mais susceptíveis a traumatismos nos esportes, nos quais a bola pode ocasionar lesões por avulsões dos tendões.[11]

Devemos ter em mente que a criança é diferente do adulto desde a admissão no pronto atendimento. A insegurança ocasionada pelo desconhecimento vai aumentando progressivamente após o traumatismo e dificulta o exame clínico para o diagnóstico. São necessárias técnicas que incluam paciência e bom humor para deixar a criança mais confortável e cooperativa. A maior parte das lesões tendinosas é decorrente de traumatismos abertos e, muitas vezes, a melhor opção é a avaliação da lesão na sala cirúrgica com anestesia apropriada.

O tratamento nas diversas zonas de lesão segue a mesma linha geral do recomendado para os adultos. Difere na delicadeza ainda maior na manipulação tendinosa e na espessura dos fios utilizados para a sutura. Pode-se utilizar fixação com pinos de Kirschner, principalmente nas lesões das zonas I e III em crianças não colaborativas, nas quais as órteses são inadequadas, de difícil adaptação, e as talas metálicas soltam com facilidade.[11]

A reabilitação de crianças, principalmente das de pouca idade, é um desafio a ser superado. A imobilização após a sutura deve ser mantida por 4 semanas de uso contínuo para a maior parte das lesões. Nas zonas I e III, onde há desinserção tendinosa, sem fratura, o tempo deverá ser aumentado para 6 semanas. Após este período, a movimentação ativa deve ser estimulada. A participação dos pais ou cuidadores é imprescindível. Devem ser orientados pelo cirurgião e pelo terapeuta da mão para realizarem a manipulação articular diária, visando ao ganho de movimento e de função. Raramente a tenólise será necessária. Nos poucos casos indicados, ela deverá ser realizada quando a criança tiver condições de colaborar com o tratamento.[11]

REFERÊNCIAS

1. Wright II PE. Lesão dos tendões flexores e extensores. *In:* Canale ST. *Cirurgia ortopédica de Campbell*. Barueri: Manole, 2007:3467-77.
2. Caetano EB. Anatomia funcional da mão. *In:* Pardini AG. *Traumatismos da mão.* 3 ed., Rio de Janeiro: MEDSI, 2000:7-59.
3. Novak EM. Mão. *In:* Silvini TF. *Movimento articular: aspectos morfológicos e funcionais.* Barueri: Manole, 2005:275-313.
4. Testut L, Latarjet A (eds.). *Tratado de anatomia humana.* Barcelona: Salvat Editores, 1981:550-635, 997-1095.
5. Zancolli EA. *Cirurgia da mão. Bases dinâmicas e estruturais*. São Paulo: Roca, 1983:1-106.
6. Baratz ME, Schmidt CC, Hughes TB. Extensor tendon Injuries. *In:* Green DP, Hotchkiss RN, Pederson WC. *Green's operative hand surgery*. 5 ed., Philadelphia: Churchill Livingstone, 2005:187-217.
7. Favetto JM, Rosenthal AI, Shatford RA, Kleinert HE. Tendon injuries in children. *In:* Gupta A, Kay SPJ, Scheker LR. *The growing hand.* Philadelphia: Mosby, 2000:609-25.
8. Albertoni WM, Leite VM. Lesões dos tendões extensores. *In:* Pardini Jr AG. *Traumatismos da Mão*. 3 ed., Rio de Janeiro: MEDSI, 2000:351-80.
9. Albertoni WM. *In:* Tubiana R. *The Hand.* 1 ed., W.B. Saunders, 1988:97-100.
10. Albertoni WM. *Revista do Hospital São Paulo – Escola Paulista de Medicina. 1990; 1*(3):133-6.
11. Freitas PP. Princípios gerais da reabilitação da mão traumatizada. *In:* Pardini AG. *Traumatismos da mão.* 3 ed., Rio de Janeiro: MEDSI, 2000:647-56.
12. Mattar Jr. R. Lesão do aparelho extensor. *In:* Silva JB. *Cirurgia da mão – trauma.* Rio de Janeiro: Revinter, 2003:149-63.
13. Pegoli L, Toh S, Nishikawa S, Vallejo IG. The Ishiguro extension block technique for the treatment of mallet finger fracture: indications and clinical results. *J Hand Surg* (Br) 2003; *28*(1):15-7.
14. Schweitzer TP, Rayan GM. The terminal tendon of the digital extensor mechanism. Part II, kinematic study. *J Hand Surg* (Am) 2004; *29*(5):903-8.
15. Giostri GS, Novak EM, Tanaka MT, Barausse AF. Relação anatômica entre a inserção do tendão extensor e a matriz ungueal: estudo anatômico em cadáveres. *Rev Bras Ortop* 2006; *41*(11/12):483-6.

Lesões dos Nervos Periféricos

CAPÍTULO 15

Rames Mattar Junior

Os nervos periféricos são extensões do sistema nervoso central e responsáveis pela integração das atividades das extremidades, em suas funções sensitiva e motora. São susceptíveis aos mesmos tipos de traumatismos que afetam outros tecidos: contusão, compressão, esmagamento, estiramento, avulsão e laceração. Assim sendo, a interrupção de continuidade da estrutura do nervo, por algum tipo de traumatismo, resulta na parada de transmissão dos impulsos nervosos e na desorganização de suas atividades funcionais.

HISTÓRICO – A EVOLUÇÃO DO TRATAMENTO DAS LESÕES DOS NERVOS PERIFÉRICOS

Até o século XIX sabia-se que, após a reparação de um nervo periférico, poder-se-ia obter a recuperação funcional das estruturas por ele inervadas, mas desconhecia-se o mecanismo pelo qual isto ocorria. Vários relatos de insucesso fizeram com que as reconstruções caíssem em descrédito. É surpreendente que a primeira publicação otimista em relação à lesão de nervo periférico date de 1393, na qual seu autor, Chauliac, relatou suas observações sobre reparações de nervos periféricos e tendões que restabeleciam completamente a função.

O conceito da reconstrução do nervo periférico, por meio de sua sutura, não foi aceito até 1850. Paget (1847) descreveu um paciente com 11 anos de idade, com lesão do nervo mediano, que teve recuperação total em 1 mês após o reparo. Marie Jean Pierre Florens (1828) reportou o sucesso obtido com a transposição de nervos motores dos músculos flexores para extensores das asas de aves.

Em 1850, Augustus Waller apresentou seu clássico trabalho sobre a degeneração nervosa após uma lesão. Trabalhando no laboratório de sua casa, descreveu a degeneração nervosa. O estudo de Waller nos nervos hipoglosso e glossofaríngeo de sapos demonstrou não apenas a degeneração do axônio distal, mas também o processo de regeneração nervosa, quando se mantém o cilindro-eixo intacto. Ele notou que a progressão da regeneração é mais rápida nos jovens e que a estimulação elétrica galvânica não altera a velocidade de regeneração. A importância de Augustus Waller pode ser expressa pela denominação degeneração walleriana dada ao conjunto de fenômenos que ocorrem no axônio distal após uma lesão.

Em seus trabalhos, publicados em 1914 e 1928, Ramon y Cajal demonstrou definitivamente que fibras nervosas viáveis, num nervo periférico degenerado, originam-se e crescem a partir do coto proximal, e não mediante auto-regeneração da porção distal degenerada. Seu tratado de histologia e patologia revolucionou os conceitos sobre nervos periféricos, de modo que autores modernos consideram-no responsável pelo início da era moderna nas pesquisas sobre regeneração nervosa.

No século XX, nomes como Tinel, Seddon, Moberg, Sunderland e outros se associaram com os grandes avanços nos estudos das lesões, diagnóstico e tratamento em nervos periféricos.

Os conflitos e as guerras, apesar dos malefícios que sempre trazem, proporcionaram avanços à custa do sofrimento humano. Durante a Guerra Civil Americana, Weir Mitchell relatou suas observações sobre lesões de nervos periféricos por armas de fogo. Seu artigo, publicado em 1864, incluiu a primeira descrição sobre causalgia. Em 1872, o mesmo autor publicou seu clássico trabalho "Lesões de nervos periféricos e suas conseqüências".

Durante a Primeira Guerra Mundial, Tinel, na França, e Hoffman, na Alemanha, estudaram a regeneração de nervos reparados. Em 1915, Tinel publicou seu trabalho sobre regeneração de nervos, descrevendo a dor como sinal de irritação e mau prognóstico e o "choque" como sinal de reinervação.

Seddon (1948) classificou os diversos tipos de lesão de nervos periféricos como neuropraxia, axoniotmese e neurotmese. Seus conceitos de reparo de nervos periféricos e enxertos de nervo são obedecidos até hoje.

Sunderland (1945), na Austrália, estudou com detalhes a anatomia topográfica interna dos nervos periféricos. Seu trabalho deu suporte à teoria moderna de reparo interfascicular. Classificou as lesões de nervos periféricos em cinco graus, segundo o comprometimento anatômico.

Mais tarde (1980), Jabaley descreveu a topografia fascicular de nervos periféricos por meio de métodos microcirúrgicos. Relatou que, com a utilização do microscópio, consegue-se o mapeamento fascicular com maior precisão. Discorda de Sunderland, referindo que o nervo possui, em sua maior extensão, um padrão uniforme e homogêneo de fascículos paralelos.

Moberg (1981) estudou com detalhes a sensibilidade e propôs métodos de avaliação, como a discriminação entre dois pontos.

Um grande avanço nas cirurgias do nervo periférico foi alcançado com Smith (1964), que introduziu as técnicas microcirúrgicas, iniciando com isso uma nova era que trouxe avanços extraordinários no tratamento destas lesões.

Millesi e cols. (1967) utilizaram técnicas microcirúrgicas e demonstraram ser possível realizar enxertos interfasciculares com nervos cutâneos autólogos, obedecendo ao mapeamento fascicular.

Matras (1973) relatou sua experiência com a utilização do adesivo de fibrina nas reparações de nervos periféricos.

Taylor e Ham (1977) realizaram o transplante de nervo autólogo vascularizado por meio de microanastomoses vasculares.

Mattar e cols., em nosso meio, estudaram o uso do adesivo de fibrina humana (1990), do enxerto de membrana basal (1990) e do enxerto de nervo vascularizado (1992) nas lesões de nervos periféricos.

NERVO – ANATOMIA

A unidade funcional do nervo periférico é o neurônio, constituído por um corpo celular, localizado na medula ou no gânglio espinhal, e sua expansão, a fibra nervosa, formada pelo axônio e a bainha conjuntiva que o envolve, o endoneuro.

A fibra nervosa possui cerca de 2 a 2,5μ e é impossível de ser abordada cirurgicamente. O corpo celular possui prolongamentos, denominados dendritos, a substância de Nissl, que nada mais é do que o retículo endoplasmático rugoso da célula condensado, e núcleo com nucléolo. Existem neurônios envoltos por uma camada de mielina, produzida pelas células de Schwann, e neurônios não-mielinizados. Nos mielinizados existem estreitamentos, denominados nódulos de Ranvier, onde ocorrem as trocas iônicas na condução saltatória do estímulo nervoso. O número de neurônios é sempre o mesmo, desde o nascimento, e não há reposição de células nervosas após sua destruição. No aparelho locomotor, o orgão efetor é a fibra muscular, ou os corpúsculos de sensibilidade (Figura 15.1*A* e *B*).

O nervo periférico consiste num feixe ou feixes de fibras nervosas. As fibras motoras se originam da coluna anterior da medula espinhal, as sensitivas, da coluna e do gânglio posterior, e as fibras simpáticas, dos axônios das células no gânglio simpático do sistema nervoso autônomo.

O traumatismo pode provocar lesão de fibras nervosas (axônios e bainhas conjuntivas), porém, na maioria das vezes, o corpo celular do neurônio envolvido permanece viável.

Cada fibra é completamente envolvida por uma bainha protetora ou envoltório de tecido conjuntivo, chamado endoneuro. Este é elástico e resistente, protegendo as fibras de traumatismos mecânicos.

Várias fibras nervosas, de diferentes tamanhos, são agrupadas, e esta união forma os fascículos nervosos.

Cada fascículo é envolvido por um tecido conjuntivo denso e forte que o protege de traumatismos e compressões externas, chamado perineuro. O perineuro tem como funções: manter a pressão intrafascicular; auxiliar a manutenção do fluxo axoplasmático, proteger as fibras nervosas e formar uma barreira entre as fibras nervosas e outros tecidos. O perineuro tem cerca de 1,3 a 100μ de espessura, sendo mais espesso em regiões de articulações, onde pode ser mais facilmente submetido à sutura cirúrgica.

Na maioria das vezes, os fascículos caminham de forma relativamente organizada dentro do nervo periférico, envoltos por tecido conjuntivo denominado epineuro interno. Mais externamente, este tecido conjuntivo se espessa e forma o epineuro externo, que engloba todos estes fascículos (Figura 15.2).

Tanto o perineuro como o epineuro externo são mais espessos ao nível das articulações, protegendo os nervos periféricos durante os movimentos.

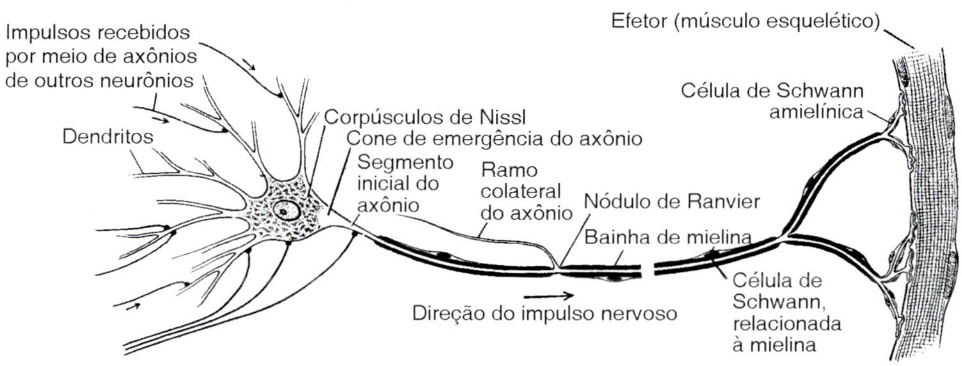

Figura 15.1A. Desenho esquemático do neurônio desde o corpo celular até o órgão efetor. (Bailey e cols., 1973.)

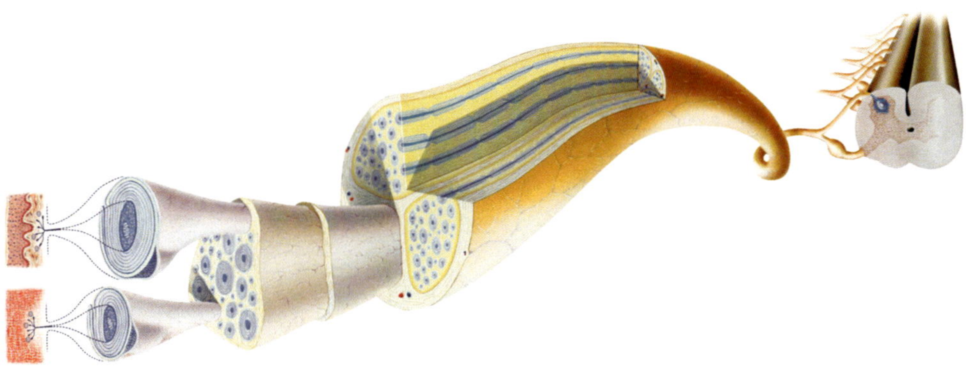

Figura 15.1B. Desenho esquemático da microanatomia do nervo periférico desde a medula.

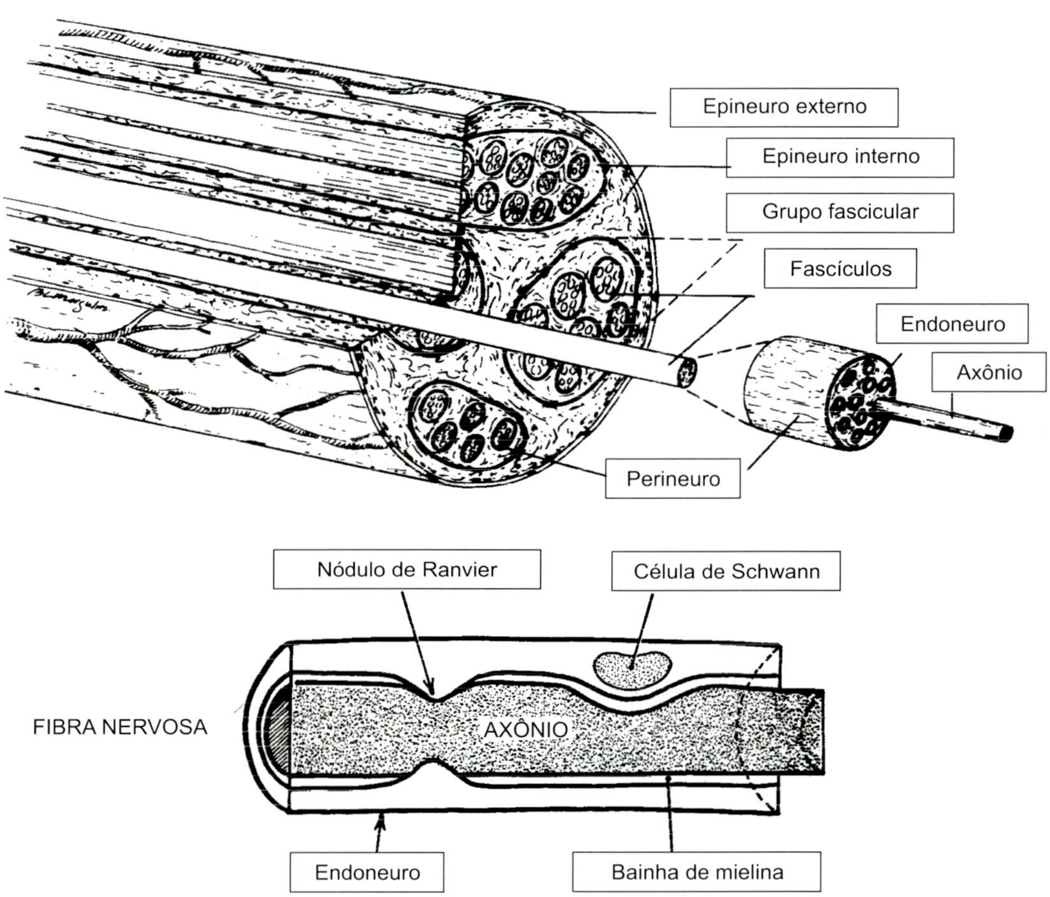

Figura 15.2 Desenho esquemático da anatomia topográfica interna do nervo periférico.

DEGENERAÇÃO NERVOSA

Após uma lesão nervosa, ocorre um processo degenerativo no segmento distal, que é chamado degeneração walleriana ou centrífuga, e no segmento proximal, conhecido como degeneração axônica ou centrípeta.

A degeneração walleriana é um processo de degradação de todas as estruturas do axônio distal à lesão, que perde sua continuidade com o corpo celular do neurônio. A degeneração axônica ocorre em alguns milímetros ou centímetros proximalmente à lesão, e sua extensão varia de acordo com a intensidade do traumatismo. Nos processos de degeneração walleriana e axônica, há fagocitose das estruturas degradadas por macrófagos e células de Schwann, que deixam o tubo endoneural vazio e preparado para receber o axoplasma produzido pelo corpo celular durante o processo de regeneração nervosa (Figura 15.3).

REGENERAÇÃO NERVOSA

Após a lesão nervosa, ocorre uma série de alterações no corpo celular do neurônio, conhecida como cromatólise. Neste processo, o retículo endoplasmático condensado, conhecido como substância de Nissl, se dispersa pelo citoplasma da célula, o núcleo e o nucléolo aumentam de tamanho e se dirigem para a periferia da célula, aumenta a quantidade de DNA e RNA, e a célula se prepara para um processo de metabolismo intenso, produzindo o axoplasma que irá invadir o tubo endoneural distal. A velocidade de produção do axoplasma permite uma regeneração nervosa, em humanos, de cerca de 1 a 2mm por dia (Figura 15.4).

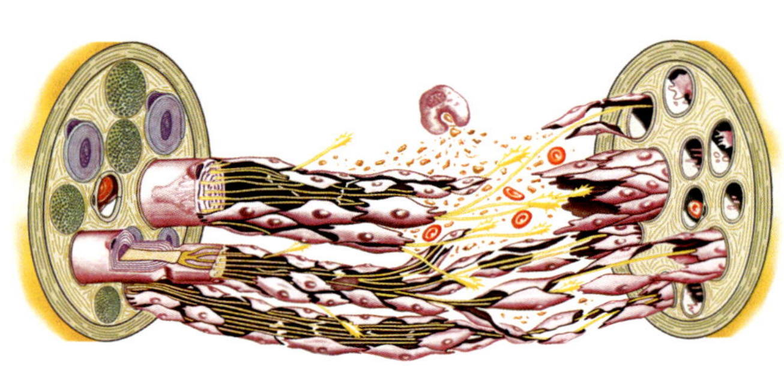

Figura 15.3 Processo de regeneração de fibras nervosas com o axoplasma invadindo o tubo endoneural vazio do segmento distal. As células de Schwann se dividem e formam a imagem de um "colar de pérolas", denominado bandas de Büngner. Estas células guiam as fibras em regeneração

Grupos de fibras nervosas, em diferentes níveis, podem ser lesados por traumatismo mecânico, térmico, químico ou por isquemia, e o prognóstico da lesão depende tanto do mecanismo do traumatismo como do nível em que a estrutura nervosa foi lesada.

Dependendo do tipo de traumatismo e de lesão, há variação na conduta a ser tomada.

Os ferimentos causados por traumatismo mecânico com elemento cortante são de diagnóstico mais simples e devem ser tratados com reconstrução cirúrgica. Classicamente, os causados por arma de fogo de pequeno calibre são tratados, inicialmente,

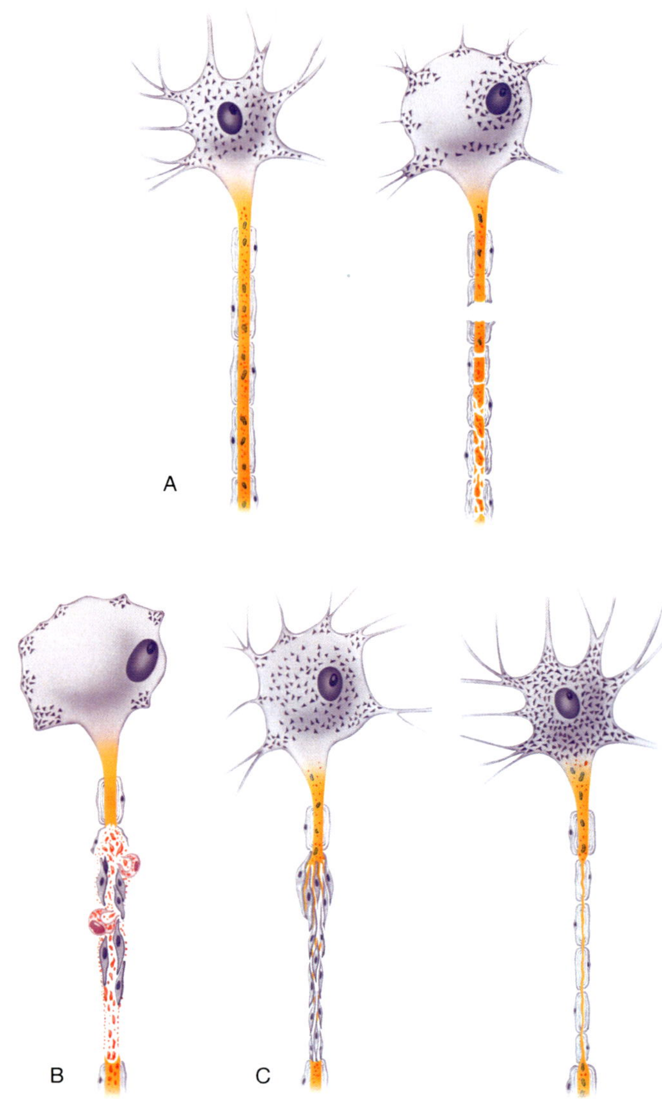

Figura 15.4A. Após a lesão de um nervo, ocorrem a degeneração do segmento distal e o processo de cromatólise no corpo celular. **B.** Células de Schwann guiam as fibras em regeneração. **C.** Após a regeneração nervosa, o corpo celular volta ao seu formato inicial.

não cirurgicamente, por cerca de 60 dias, antes de se estabelecer a conduta definitiva, dependendo de sua evolução. As lesões nervosas graves causadas por frio são raras em nosso país. Ocasionalmente, ocorrem neuropraxias a frio após uso excessivo de bolsas de gelo por esportistas, por exemplo. As ocasionadas pelo calor e por substâncias químicas também são raras. As causadas por compressão são de maior ou menor gravidade, dependendo do tempo de isquemia. Elas podem ser provocadas por tumores, hematomas, saliências ósseas, ou por pressão de torniquete, faixa de Esmarch e mesmo uma imobilização provisória.

Cada um desses agentes pode causar alterações anatomopatológicas diferentes, de acordo com o nível de acometimento da fibra nervosa.

TIPOS DE LESÃO

As lesões são classificadas em três graus, segundo Seddon, ou cinco graus, segundo Sunderland.

No primeiro grau de lesão (neuropraxia de Seddon ou grau I de Sunderland), a estrutura do nervo permanece intacta, porém a condução axonal está interrompida. Há perda temporária da função motora do nervo com disfunção da propriocepção, estímulo vibratório, tato, dor e sudorese. Não há degeneração walleriana.

Na axoniotmese de Seddon, ocorre a interrupção do axônio, mas as bainhas conectivas permanecem intactas. Surge a degeneração walleriana, causando paralisia motora, sensitiva e autonômica, porém a recuperação pode ser de bom prognóstico, com tempo variável de acordo com o nível da lesão. Sunderland subdividiu esta lesão em três grupos: grau II – lesão do axônio; grau III – lesão da fibra nervosa (axônio + endoneuro); e grau IV – lesão do fascículo (axônio + endoneuro + perineuro). A lesão grau IV tem pior prognóstico do que a III, e esta pior do que a II, devido ao risco de uma regeneração imperfeita (inervação cruzada), causando déficits motor e sensitivo residuais e possível necessidade de reeducação sensitiva. No grau IV, a lesão pode ser tratada com reparação cirúrgica, por envolver até o perineuro. Nervos com este tipo de lesão podem evoluir com a formação de neuromas em continuidade e grave comprometimento da função. Na axoniotmese, o epineuro sempre se encontra preservado.

Na neurotmese de Seddon (lesão grau V de Sunderland), todo o nervo e suas estruturas estão lesados. Não há integridade do epineuro. A reparação é sempre cirúrgica. A regeneração e a reinervação nunca são completas e, geralmente, os pacientes evoluem com alguma deficiência residual quanto às funções motora e sensitiva (Quadro 15.1).

O quadro clínico, caracterizado pelas paralisias motora e sensitiva, dependerá do nervo acometido. No membro superior, os mais freqüentemente acometidos são o mediano, o ulnar e o radial.

Nervo mediano

A lesão do nervo mediano provoca paralisia e hipotrofia de alguns músculos da eminência tenar e perda da sensibilidade ao nível de polegar, dos dedos indicador e médio e das metades radial e volar do anular. Os músculos afetados em lesões ao nível do punho são o abdutor curto do polegar, a porção superficial do flexor curto, o oponente do polegar e o primeiro e segundo lumbricais. Neste nível, há perda da oponência do polegar e uma tendência a deformidade em hiperextensão das metacarpofalângicas (MF) dos dedos indicador e médio.

Quando as lesões ocorrem em nível mais proximal (braço, cotovelo ou cervical), os músculos extrínsecos são também comprometidos (flexor longo do polegar, porção radial do flexor profundo dos dedos, flexor superficial dos dedos, pronadores, flexor radial do carpo e palmar longo). Ocorre perda do controle da flexão da falange distal dos dedos indicador e médio, perda da função dos flexores superficiais, deficiência da pronação e tendência a desvio ulnar do punho.

Estas alterações musculares provocam dificuldade em manipular pequenos objetos (também prejudicada pela perda sensitiva) e deficiência de força de

Quadro 15.1 Classificações das lesões do nervo periférico

Seddon	Sunderland	Lesão
Neuropraxia	Grau I	Disfunção (ausência de lesão)
Axoniotmese	Grau II	Lesão do axônio
Axoniotmese	Grau III	Lesão do axônio + endoneuro (fibra)
Axoniotmese	Grau IV	Lesão do axônio + endoneuro + perineuro (fascículo)
Neurotmese	Grau V	Lesão do axônio + endoneuro + perineuro + epineuro (nervo)

preensão palmar, dificultando a preensão de objetos maiores.

Nervo ulnar

As lesões do nervo ulnar provocam paralisia e hipotrofia da maioria dos músculos intrínsecos da mão (interósseos palmares, interósseos dorsais, lumbricais dos dedos mínimo e anular, músculos da eminência hipotenar, adutor do polegar e porção profunda do flexor curto do polegar), acarretando deformidade em garra da mão, caracterizada por hiperextensão da articulação MF e flexão das interfalângicas (IF), principalmente dos dedos mínimo e anular. Devido à paralisia dos interósseos, há perda da capacidade de adução e abdução dos dedos. Os músculos da eminência hipotenar (abdutor, flexor curto e oponente do dedo mínimo) encontram-se paralisados e hipotróficos. O dedo mínimo encontra-se abduzido devido à prevalência do extensor comum dos dedos e do extensor do dedo mínimo em relação à ação da musculatura lumbrical e adutora deste. O adutor do polegar e a porção profunda do flexor curto paralisados comprometem a função de adução do polegar.

A perda sensitiva ocorre, em geral, no dedo mínimo e nas metades ulnar e volar do dedo anular.

Nas lesões mais altas, os músculos flexor ulnar do carpo e flexor profundo do quarto e quinto dedos são afetados.

A principal dificuldade dos pacientes com lesão do nervo ulnar é a diminuição, em média, de 50% da força de preensão. Esta é, principalmente, atribuída à incapacidade de abdução dos dedos, prejudicando a circundução de um objeto no ato de preensão.

A ineficiência da ação da musculatura adutora do polegar dificulta, também, a execução de pinçamentos com o indicador.

Nervo radial

A lesão do nervo radial é reconhecida pela postura em flexão devido à paralisia da musculatura extensora do punho, dos dedos e do polegar: abdutor longo do polegar, extensor curto do polegar, extensor longo do polegar, extensores radiais curto e longo do punho, extensor comum de dedos, extensor próprio dos dedos indicador e mínimo e extensor ulnar do carpo.

Funcionalmente, esta lesão acarreta grande dificuldade em realizar a preensão de um objeto, pois o paciente não consegue posicionar a mão para segurá-lo. Sendo assim, a mão não estabilizada é pouco utilizada nas atividades pessoais.

A sensibilidade promovida pelo nervo radial pode corresponder à face dorsal do polegar, ao indicador, ao terceiro dedo e à porção radial do quarto dedo.

PRINCÍPIOS BÁSICOS DE TRATAMENTO

Como sabemos, as lesões dos nervos periféricos, no aparelho locomotor, serão traduzidas por:

- **Alterações motoras:** a paralisia é observada claramente logo após a lesão. A hipotrofia muscular é progressiva, sendo evidente após cerca de 4 a 6 semanas. Os músculos tornam-se degenerados e fibróticos, caso a reinervação não ocorra até cerca de 2 anos.
- **Alterações sensitivas:** todas as modalidades de sensações (dor, tato, temperatura, estereognosia e discriminação de dois pontos) podem ser perdidas, exceto a propriocepção do movimento articular e a sensação cinético-postural.
- **Alterações vasomotoras:** a desnervação promove diminuição na circulação. Esta, associada ao desuso, pode provocar alterações tróficas da pele e da unha. Estas alterações são graduais e se caracterizam, principalmente, pela mudança na textura e na cor da pele.

Quanto mais precoce for a reparação do nervo, melhor o prognóstico. As fibras musculares estriadas, após cerca de 2 anos de desnervação, sofrem processo de degeneração irreversível, e sua reinervação não é acompanhada por retorno de sua função. Do mesmo modo, o retorno da função dos receptores de sensibilidade dependerá da precocidade de sua reinervação.

Outro dado importante refere-se ao comportamento dos cotos de um nervo periférico lesado. Quando há solução de continuidade completa, os cotos do nervo retraem progressivamente, tornando sua reconstrução mais complexa e, às vezes, dependente de enxertos.

Sendo assim, é importante classificar as lesões em recentes ou tardias, dependendo do tempo entre o traumatismo e o atendimento prestado: até 3 semanas, são consideradas recentes e, após este período, tardias. O reparo primário, até 5 a 7 dias da lesão, é indicado quando a lesão do nervo periférico é limpa, incisa, sem componentes de esmagamento, não há lesão associada, a cobertura cutânea é adequada, a contaminação é mínima e a equipe e o instrumental cirúrgico são apropriados.

As vantagens, quando a sutura do nervo é realizada no tempo correto, implicam menores manipulação e desbridamento do coto nervoso, pouco tecido cicatricial formado, sutura sem tensão e redução do tempo de desnervação. Nas reparações secundárias, deve-se buscar um leito vascular adequado na área da reparação.

TÉCNICA CIRÚRGICA

O nervo periférico pode ser tratado através de neurólise, reconstrução por suturas, enxertos e outras formas. A neurólise é o procedimento cirúrgico de liberação e descompressão de um nervo periférico submetido a compressão que pode causar lesão mecânica ou isquêmica. A neurólise pode ser externa (sem a abertura do epineuro externo), nos quadros compressivos extrínsecos causados, por exemplo, por tumores (Figura 15.5) ou interna (com abertura do epineuro interno), quando a fibrose peri ou intraneural causa compressão mecânica dos fascículos e dos vasos sanguíneos que nutrem o nervo, como nos neuromas em continuidade (Figura 15.6).

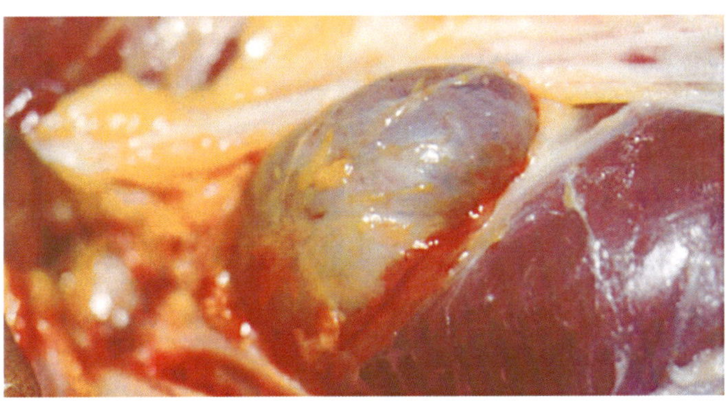

Figura 15.5 Neurólise externa em nervo submetido à compressão extrínseca por tumor cístico.

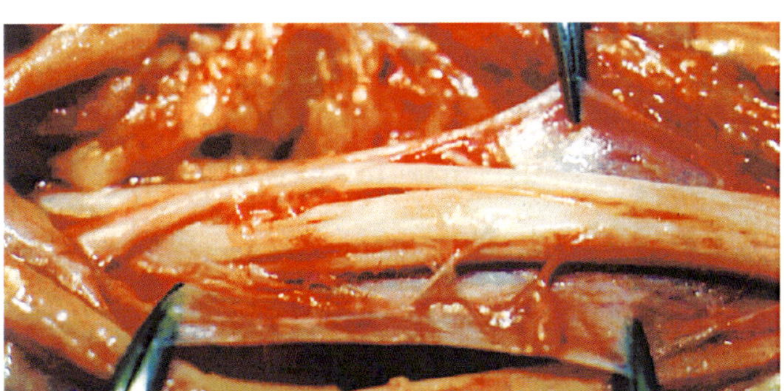

Figura 15.6 Neurólise interna em nervo com neuroma em continuidade. Notar a abertura do epineuro externo e a integridade dos grupos fasciculares.

A técnica de sutura do nervo é um dos fatores que interferem no retorno de sua função, devendo ser um item a ser relacionado ao coletarmos dados sobre a história do paciente e da lesão. As reconstruções podem ser realizadas mediante suturas perineurais, epiperineurais e epineurais internas e externas. Além disso, é possível utilizar enxertos de nervo interfasciculares. O enxerto de nervo utilizado com maior freqüência é o do nervo sural:

- **Sutura epineural externa:** utilizada para nervos mono ou oligofasciculares puramente sensitivos ou motores (Figuras 15.7 e 15.8).

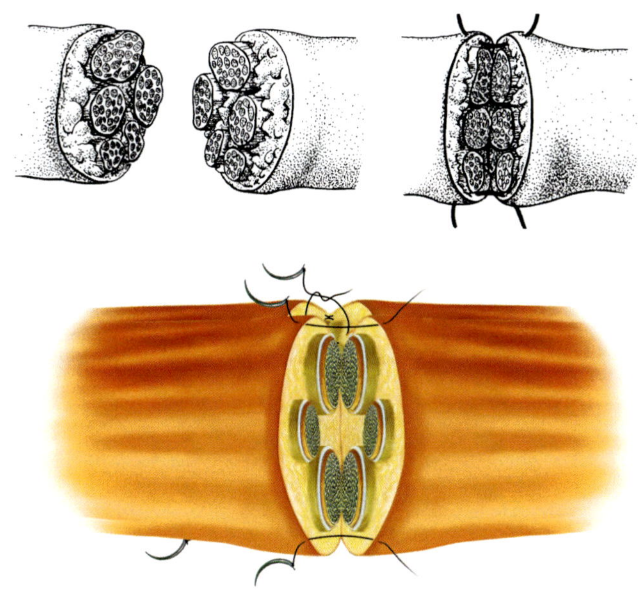

Figura 15.7 Esquema da sutura epineural externa em nervo digital (oligofascicular e puramente sensitivo).

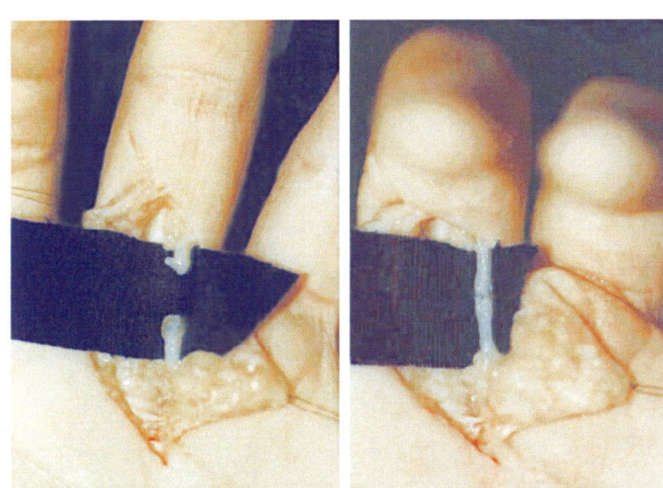

Figura 15.8 Caso clínico de sutura epineural externa em nervo digital (oligofascicular e puramente sensitivo).

- **Sutura epineural interna** (grupos fasciculares): utilizada, preferencialmente, para os nervos polifasculares (Figura 15.9) ou aqueles que possuem uma estrutura organizada de grupos fasciculares. A dissecção e sutura ao nível do epineuro interno proporcionam maior precisão no afrontamento fascicular (Figura 15.10).

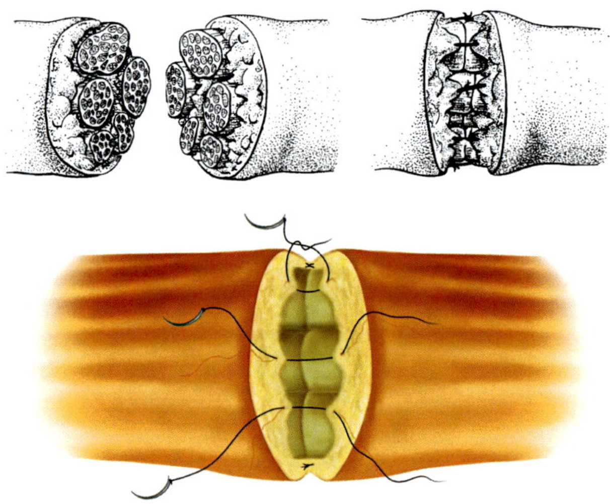

Figura 15.9 Esquema da sutura epineural interna em nervos mistos com estrutura fascicular organizada (p. ex., nervo ulnar na região do punho [oligofascicular, sensitivomotor de estrutura organizada]).

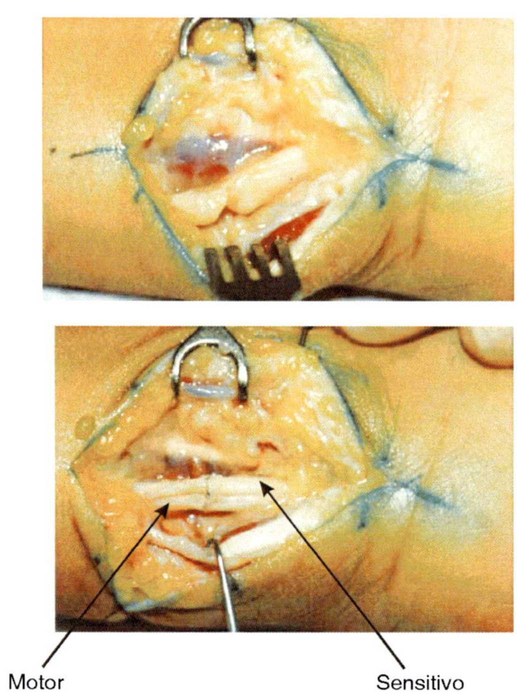

Figura 15.10 Sutura epineural interna do nervo ulnar ao nível do punho (nervo com fascículos organizados em grupos fasciculares bem definidos). Observar a sutura de dois conjuntos de grupo fasciculares, um mais radial e ventral (sensitivo) e outro ulnar e dorsal (motor).

- **Sutura epineural interna e externa:** pode ser utilizada concomitantemente em situações de tensão na zona de sutura (Figuras 15.11 e 15.12).
- **Sutura perineural:** pode ser considerada perigosa, pois pode causar lesão da fibra. É utilizada, principalmente, quando o perineuro é espesso (zonas articulares) em lesões parciais de nervos periféricos e enxertos nervosos (Figuras 15.13 a 15.15).

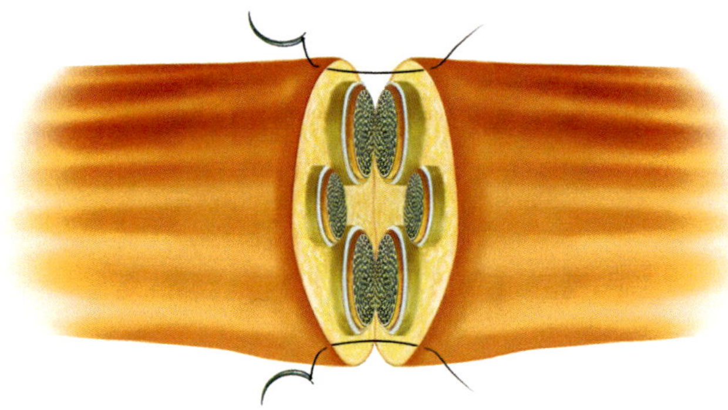

Figura 15.11 Esquema de sutura epineural interna e externa para promover o melhor afrontamento fascicular quando há alguma tensão.

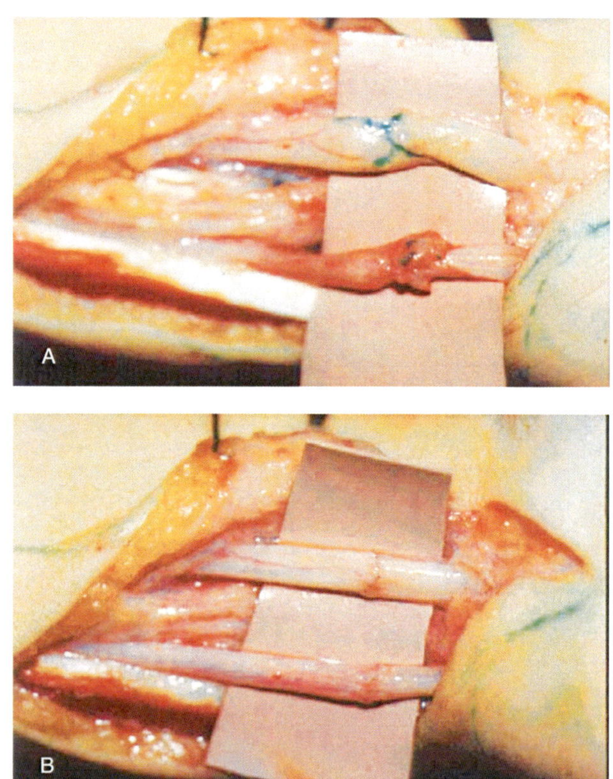

Figura 15.12A. Suturas dos nervos mediano e ulnar realizadas de forma inadequada. **B.** Sutura epineural interna e externa para promover o afrontamento fascicular e maior resistência mecânica.

- **Sutura epiperineural:** também pode ser utilizada em situações de maior tensão e quando o perineuro é espesso.

Os enxertos nervosos são realizados obedecendo à distribuição dos grupos fasciculares (enxertos interfasciculares – Figuras 15.16 e 15.17).

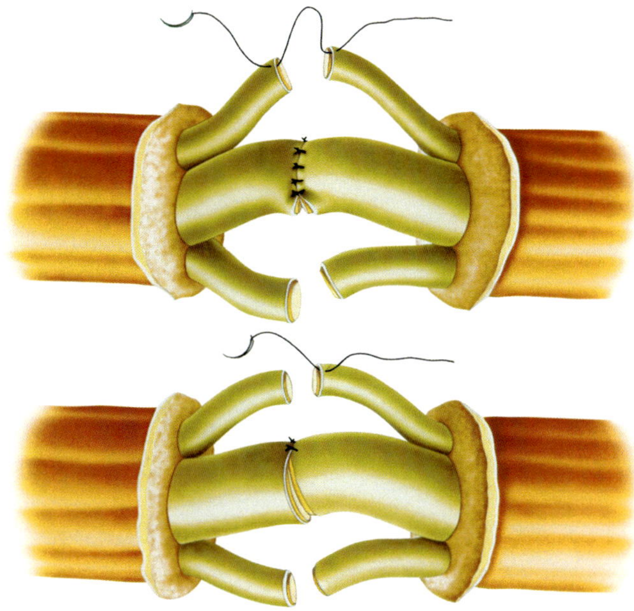

Figura 15.13 Esquema de técnica de sutura perineural.

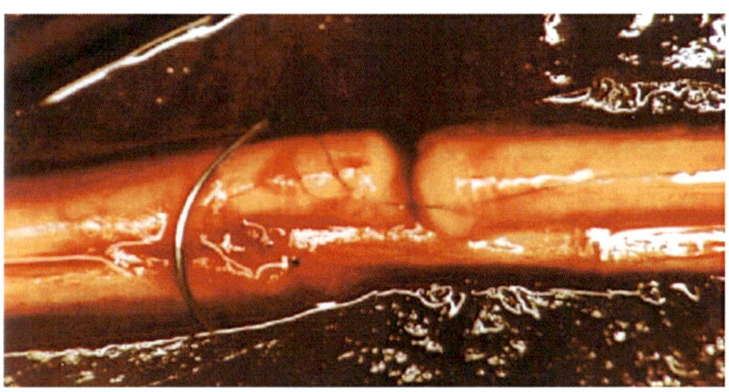

Figura 15.14 Sutura perineural em lesão parcial de nervo (zona de divisão em ramos próximos à articulação).

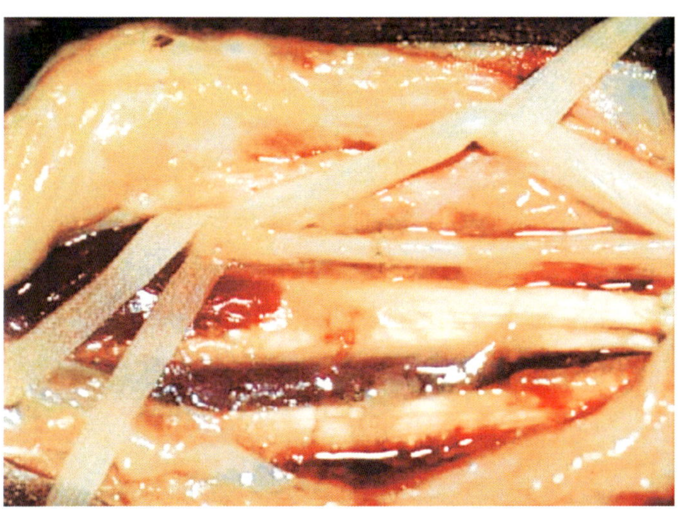

Figura 15.15 Sutura perineural em lesão parcial de nervo periférico.

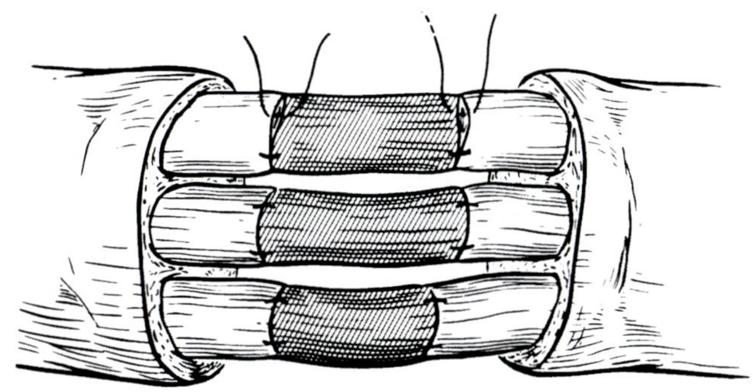

Figura 15.16 Esquema de reconstrução com enxertos de nervo interfasciculares.

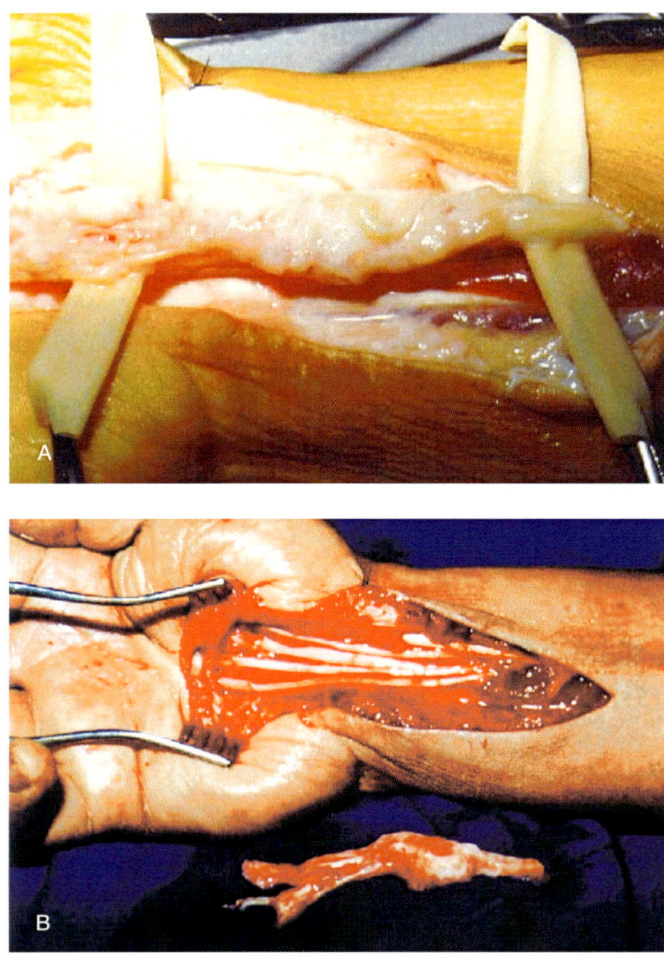

Figura 15.17A. Lesão do nervo mediano no punho em grande extensão. **B.** Ressecção da lesão e reconstrução do nervo mediano com enxerto de nervo sural.

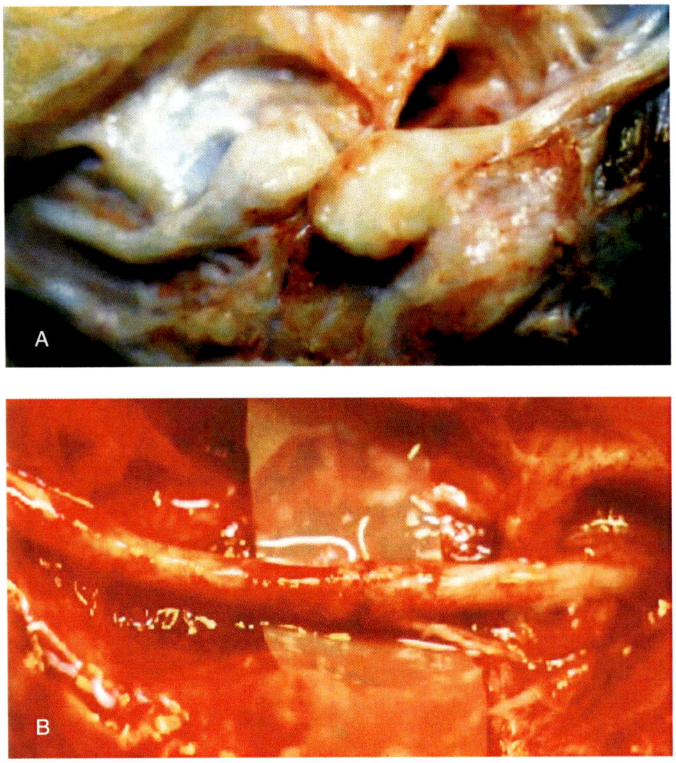

Figura 15.18 Lesão do nervo ulnar ao nível do cotovelo. Notar os neuromas em **A.** Após a ressecção dos neuromas, a transposição dos cotos permitiu a sutura sem tensão, evitando a utilização de enxerto **(B)**.

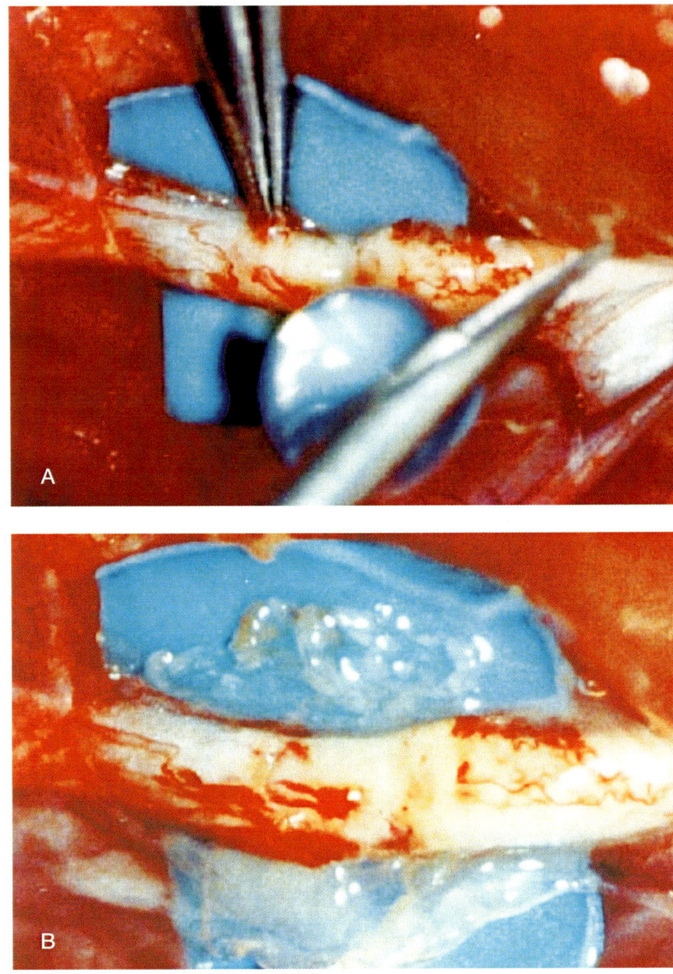

Figura 15.19 Nervo periférico reconstruído com adesivo de fibrina humana. **A.** Observar o bisel da agulha adicionando uma gota de fibrinogênio no local da reconstrução. **B.** Observar a rede de fibrina estável, mantendo o afrontamento do nervo.

Existem outras técnicas para tratar as perdas segmentares, algumas antigas, como a transposição de nervos, e outras modernas, como os neurotubos (tubos inabsorvíveis de silicone ou absorvíveis de ácido poliglicocólico, colágeno etc.) (Figura 15.18). Do mesmo modo, estudam-se fatores de crescimento de nervo (NGF – *nerve growth factor*) e outras substâncias que favorecem o processo de regeneração nervosa. Algumas substâncias, como gangliosídeos e neurocinas, já vêm sendo utilizadas com finalidade terapêutica.

O adesivo de fibrina pode ser utilizado com vantagens nas reconstruções complexas, quando se utilizam enxertos nervosos. Ao colarmos um enxerto no outro (vários cabos unidos pelo adesivo), diminuímos a quantidade de pontos necessários para o bom afrontamento fascicular e, conseqüentemente, a agressão da manipulação da sutura, mesmo que realizada com técnica e material microcirúrgico. Da mesma maneira, a utilização do adesivo de fibrina diminui o tempo cirúrgico (Figura 15.19).

É possível utilizar um adesivo de fibrina para reconstrução do nervo periférico baseando-se na reação:

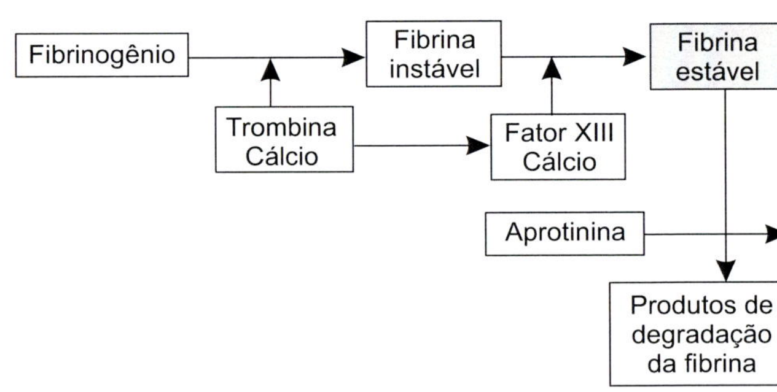

REABILITAÇÃO

Na reabilitação das lesões de nervos periféricos lesados, deve-se levar em consideração: idade do paciente, dominância da mão, profissão, desempenho nas atividades de vida diária, atividades de interesse, nível e natureza da lesão, tipo de reparo e componentes de função afetados (motor, sensitivo e simpático).

Após a avaliação, será possível adequar o tratamento de acordo com a necessidade real do paciente.

A reabilitação deve, preferencialmente, ser iniciada na fase pré-operatória, com o objetivo de manter a mobilidade articular, promover boa condição de pele, reduzir as aderências e orientar o paciente sobre o processo de reabilitação e reeducação, ao qual será submetido até sua recuperação funcional.

É preciso ressaltar ao paciente o cuidado que deve ser tomado com a manipulação de objetos cortantes, aquecidos ou com saliências pontiagudas, pois, com a alteração da sensibilidade protetora, são maiores os riscos de novos ferimentos. O paciente com alteração sensitiva deve compensar sua perda com o auxílio da visão, devendo ser orientado para isto.

PÓS-OPERATÓRIO

Após a reconstrução do nervo periférico, é preciso aguardar sua cicatrização, que ocorre em 3 a 4 semanas. Até este período, o local da reconstrução deve ser protegido de ação mecânica por meio de imobilização com aparelho gessado ou órtese. O paciente deve ser encaminhado para reabilitação, e a regeneração deve ser avaliada periodicamente pela evolução do sinal de Tinel (o choque à percussão deverá caminhar numa velocidade de cerca de 1mm por dia). A presença de dor e choque no mesmo local, sem progressão para região distal à reconstrução, indica mau prognóstico.

A utilização de imobilizações intermitentes, com órteses, tem por objetivo a prevenção das deformidades provocadas pela paralisia e da perda do equilíbrio muscular nas diversas formas de lesão dos nervos periféricos. Nenhuma órtese estática consegue restaurar a dinâmica funcional normal. Além disso, a perda da sensibilidade pode prejudicar a função motora e aumentar as chances de ferimentos cutâneos. Tais dificuldades tornam o emprego e a adaptação da órtese um desafio para o terapeuta.

Os propósitos e princípios da utilização de órteses em lesão de nervos periféricos são:

- Evitar o estiramento constante dos músculos paralisados provocado pela ação dos antagonistas.
- Prevenir deformidades articulares.
- Prevenir o desenvolvimento de padrões de substituição de função.
- Maximizar a função do membro.

As órteses podem ser utilizadas assim que houver condições adequadas de cobertura cutânea. As órteses devem ser leves, não provocar áreas de hiperpressão e estar associadas aos outros recursos de reabilitação e a um bom programa de exercícios.

Lesão distal do nervo ulnar

- **Paralisias:** todos os músculos da eminência hipotenar (flexor, abdutor e oponente do dedo mínimo), interósseos dorsais, interósseos palmares, lumbricais para os dedos mínimo e anular, adutor do polegar, porção profunda do flexor curto do polegar.
- **Perda sensitiva volar:** dedo mínimo e metade ulnar do dedo anular; dorsal: dedos mínimo e anular.
- **Deformidades:** deformidade em garra dos dedos mínimo e anular; perda do arco transverso da mão.
- **Principal perda funcional:** incapacidade de abrir a mão para preensão de objetos.
- **Objetivo da órtese:** evitar a distensão dos músculos intrínsecos paralisados dos dedos anular e mínimo mediante bloqueio da hiperextensão da MF. Com a manutenção da articulação MF destes dedos em flexão, os extensores extrínsecos serão capazes de estender as interfalângicas (IF). A órtese deve deixar a maior parte da região palmar livre e não impedir a flexão dos dedos nem a movimentação do punho.

Lesão proximal do nervo ulnar

- **Paralisias:** todos os músculos referidos na lesão distal em associação com o flexor profundo do dedo mínimo e do anular, além do flexor ulnar do carpo.
- **Perda sensitiva:** volar: dedo mínimo e metade ulnar do dedo anular; dorsal: dedos mínimo e anular.
- **Deformidades:** a deformidade em garra não é tão nítida. Após reinervação, a deformidade em garra torna-se cada vez mais intensa e o uso de órtese, nesta situação, é obrigatório.
- **Objetivo da órtese:** semelhante ao da lesão distal. A manutenção da flexão passiva total dos dedos anular e mínimo é fundamental.

Lesão distal do nervo mediano

- **Paralisias:** músculos oponente, curto abdutor e porção superficial do flexor do polegar, e músculos lumbricais para dedos indicador e médio.
- **Perda sensitiva:** volar: polegar, dedos indicador e médio e metade radial do dedo anular; dorsal: polegar e dedos indicador e médio.
- **Deformidades:** adução do polegar.

- **Objetivos da órtese:** impedir a contratura da primeira comissura e evitar o estiramento dos músculos oponente e abdutor do polegar.

Lesão proximal do nervo mediano

- **Paralisias:** todos os músculos da lesão distal em associação com pronador redondo, pronador quadrado, flexor superficial dos dedos, flexor profundo dos dedos indicador e médio, flexor longo do polegar, flexor radial do carpo e palmar longo.
- **Perda sensitiva:** volar: polegar, dedos indicador e médio e metade radial do dedo anular; dorsal: polegar e dedos indicador e médio.
- **Deformidades:** supinação do antebraço e extensão do polegar, do indicador e do médio.
- **Objetivos da órtese:** impedir a contratura da primeira comissura, evitar o estiramento dos músculos oponente e abdutor do polegar e manter a mobilidade dos dedos indicador e médio.

Lesão proximal do nervo radial

- **Paralisias:** supinador, extensores radiais longo e curto do carpo, extensor comum dos dedos, extensor próprio do indicador e do dedo mínimo, extensor longo e curto do polegar, abdutor longo do polegar e extensor ulnar do carpo.
- **Perda sensitiva:** tabaqueira anatômica, dorso do polegar (sem importância clínica).
- **Deformidades:** "mão caída" – incapacidade de realizar a extensão do punho, dos dedos e do polegar.
- **Objetivos da órtese:** impedir o estiramento dos extensores do punho, dos dedos e do polegar, estabilizar o punho e permitir a extensão passiva dos dedos e do polegar.

SENSIBILIDADE

Pacientes portadores de lesões nervosas devem ser submetidos a uma criteriosa avaliação da sensibilidade. Esta poderá elucidar dados como a presença de uma lesão parcial, acompanhar a evolução da reinervação e determinar a necessidade de reeducação sensorial.

O exame clínico pode revelar alterações do trofismo, alteração da função vasomotora, perda da sudorese, atrofia da polpa dos dedos, alterações ungueais, crescimento e queda de pêlos, susceptibilidade a lesões, lentidão na cicatrização etc.

Após a lesão de um nervo periférico, a área autonômica torna-se anestesiada e áreas vizinhas de regiões com sensibilidade preservada encontram-se com hipoestesia. Testes cuidadosos podem definir a área real do comprometimento sensitivo. Com o decorrer do tempo, as áreas de hipoestesia apresentam melhora da sensibilidade. A regeneração nervosa em humanos ocorre numa velocidade de 1 a 2mm por dia. O acompanhamento do sinal de Tinel (percussão no trajeto do nervo de distal para proximal em busca de choque, que traduz a regeneração nervosa) auxilia a interpretação da recuperação da sensibilidade em áreas anestésicas.

Testes de sensibilidade

A utilização dos testes de sensibilidade nos pode fornecer dados mais objetivos de evolução sobre as sensações subjetivas descritas pelo paciente. Contudo, para sua aplicação, é necessário considerar algumas variáveis que podem alterar a resposta aos testes, causando uma interpretação errônea:

- Ambiente adequado: deve ser silencioso, livre de distrações.
- O paciente deve estar relaxado e com capacidade de concentração.
- Deve conhecer os instrumentos utilizados nos testes.
- Posicionamento adequado do membro a ser avaliado.
- O mesmo examinador deve realizar os diferentes testes no mesmo paciente.

Os testes de sensibilidade podem ser divididos em:

1. **Determinação do limiar de sensibilidade:**
    - **Tato/monofilamentos de Semmes-Weinstein (teste de Von Frey):** consta de um conjunto de monofilamentos de náilon, com diâmetros diferentes, capazes de promover uma pressão de força crescente, quando tocados, perpendicularmente, na pele, até o início de sua curvatura. O paciente deve referir se sentiu ou não o toque, sem o auxílio da visão.
    - **Teste vibratório (diapasão):** o teste consiste na aproximação de um diapasão de 30cps (ciclos por segundo), para corpúsculos de Meissner (tato), ou de 256cps, para os corpúsculos de Pacini (pressão), em vibração, com o paciente de olhos fechados.
    - **Temperatura – calor/frio:** determinada com o auxílio de dois tubos de ensaio no interior dos quais se colocam água fria e água morna (aproximadamente entre 4°C e 40°C), sendo o pa-

ciente capaz de identificar, de olhos fechados, os estímulos térmicos de calor e frio. Nas lesões nervosas, a sensação de frio geralmente retorna antes da do calor.
- **Dor:** sem o auxílio da visão, com um pequeno alfinete, realiza-se um leve toque na superfície a ser examinada. A dor é uma das primeiras sensações recuperadas com a regeneração nervosa.

2. **Testes funcionais:**
   - **Teste de Dellon (modificação do *pickup test* de Moberg):** o paciente deve retirar, de uma caixa, 10 pequenos objetos metálicos conhecidos (clipe de papel, parafuso, porca, chave etc.), em dado tempo, nomeando-os com e sem o auxílio da visão. É considerado normal se o tempo utilizado, sem o auxílio da visão, é inferior ao dobro do tempo utilizado com este auxílio. Este teste avalia a estereognosia e a destreza manual.
   - **Discriminação entre dois pontos estática e móvel:** a discriminação de dois pontos estática de Weber-Moberg consiste no estímulo da polpa digital com duas pontas separadas a uma distância conhecida, alternando, aleatoriamente, ora uma ponta, ora as duas pontas. O paciente deverá referir, com os olhos fechados, se sentiu apenas uma ou as duas pontas. Na polpa digital, a sensibilidade é considerada normal se a distância entre os dois pontos encontra-se até cerca de 5mm, entre 5 e 10mm, a sensibilidade tátil está diminuída e, acima de 10mm, existirá apenas sensibilidade protetora. A discriminação móvel entre dois pontos, descrita por Dellon, consiste na realização do mesmo teste descrito, porém com o uso de um estímulo móvel, roçado de proximal para distal, com uma distância de aproximadamente 10mm. O teste é considerado normal até 3mm e alterado se a distância for maior do que 3mm entre os dois pontos.
3. **Testes objetivos que não necessitam da informação do paciente:**
   - **Velocidade de condução nervosa – estudos elétricos – eletroneuromiografia.**
   - **Teste da ninidrina:** realizado com a palma da mão limpa e colocada sob a luz, por 15 a 20 minutos, para facilitar a sudorese. Num papel poroso com ninidrina, são comprimidas as impressões digitais, produzindo uma cor arroxeada na região da sudorese, após 12 horas de secagem. Onde não houver inervação, não há coloração. Este teste é pouco utilizado atualmente.
   - **Teste de enrugamento:** este teste é muito utilizado em crianças devido à sua facilidade. É observado o enrugamento da pele após imersão na água por 15 a 20 minutos. Onde não ocorrer o enrugamento da pele, não há inervação. Este teste também é pouco utilizado atualmente.

Reeducação da sensibilidade

Os pacientes que necessitam de reeducação da sensibilidade são aqueles que apresentam perda grave da sensibilidade protetora ou da sensibilidade discriminativa.

O paciente com perda da sensibilidade protetora deve ser educado e instruído quanto aos métodos de compensação:

1. Evitar a exposição da área comprometida a calor, frio e objetos pontiagudos.
2. Não aplicar maior força do que a necessária para manipular um objeto ou instrumento.
3. Criar a consciência de que, quanto menor a área de apoio, maior a pressão e maior o risco de lesão. Utilizar objetos e utensílios que permitam apoio em grande área.
4. Evitar tarefas que impliquem a utilização de uma mesma ferramenta por longo período de tempo.
5. Examinar freqüentemente as áreas cutâneas comprometidas para surpreender hiperemia, sofrimento e lesões.
6. Cuidar da pele diariamente com hidratantes.
7. Tratar dos ferimentos com precocidade.

Os pacientes com perda da sensibilidade discriminativa são submetidos à reeducação com o objetivo de aprender a interpretar com maior eficiência as mensagens sensoriais enviadas ao cérebro. Os melhores candidatos são aqueles que apresentam sensibilidade protetora e sensibilidade tátil na polpa digital, medidas pelos monofilamentos de Semmes-Weinstein, menores do que 4,0g.

AVALIAÇÃO DA MOTRICIDADE

Após a lesão de um nervo periférico, o quadro motor caracteriza-se por paralisia completa dos músculos por ele inervado. Com a regeneração nervosa, há retorno gradativo da capacidade motora, o que pode ser avaliado pelo desaparecimento das deformidades e a recuperação dos movimentos e da força. A força pode ser medida pela graduação dos movimentos de acordo com a sensibilidade do examinador ou por meio de instrumentos (dinamômetros de pinça ou de preensão). Com relação ao examinador, normalmente é dada uma nota ao músculo:

- **0** – músculo paralisado.
- **1** – músculo com contração, mas incapaz de realizar movimentos.
- **2** – músculo capaz de realizar movimentos sem ação da gravidade.
- **3** – músculos capazes de vencer a força da gravidade.
- **4** – músculos capazes de vencer uma resistência.
- **5** – músculo normal.

Com os instrumentos, normalmente são realizadas, no mínimo, três medidas com dinamômetros para pinça digital lateral, pinça digital polpa-polpa, preensão com JAMAR e outros tipos de dinamômetros.

PROTOCOLO DE REABILITAÇÃO

Descreveremos um protocolo básico de reabilitação das lesões nervosas, o qual deve ser modificado em caso de intercorrências no intra-operatório, durante o pós-operatório imediato ou, ainda, em presença de outros fatores complicadores, como idade do paciente, patologias associadas etc. Estes protocolos não podem ser considerados como regra absoluta, e devem ser modificados de acordo com a necessidade e até com a filosofia de tratamento do serviço. A apresentação de um modelo básico de reabilitação objetiva orientar quanto às necessidades básicas no tratamento das lesões dos nervos periféricos, podendo, ou devendo, ser modificada de acordo com as necessidades de cada paciente.

Nas reconstruções do nervo ulnar, ou mediano, isoladas ou em conjunto, ao nível do punho, a reabilitação segue, basicamente, o protocolo descrito a seguir:

- Até o **sexto dia** após o reparo do nervo, o membro é mantido em repouso com curativo e goteira gessada, mantendo o punho em até 30 graus de flexão.
- Após o **sétimo dia**, pode ser confeccionada uma órtese estática, em substituição à tala gessada, com bloqueio dorsal do punho, sem causar estresse na região do reparo. Quando a lesão ocorre na região proximal do antebraço, a órtese deve manter o cotovelo também em flexão. Nas lesões do nervo mediano, pode-se incluir uma barra em "C" na órtese, com o objetivo de proteger e prevenir uma contratura em adução do polegar.
- Com **2 semanas** de reparo, após a retirada dos pontos, iniciamos o tratamento da cicatriz, já descrito anteriormente, e é intensificada a movimentação de flexão e extensão ativa e passiva das articulações IF e MF, mantendo-se o punho em flexão.
- Após a **terceira semana**, o punho atinge gradativamente a posição neutra e o massageamento cicatricial, além de combater a formação de aderências, auxilia o processo de dessensibilização da região da sutura.
- Na **quarta semana**, é iniciada a mobilização ativa do punho. A órtese é mantida para repouso e uso noturno e retirada para realização de exercícios de punho e dedos.
- Na **quinta semana**, a órtese é mantida apenas durante a noite. No caso de crianças, optamos por manter a órtese constante por mais 1 semana. Nesta fase, avaliamos a função motora da mão e indicamos o uso de órteses específicas para cada tipo de lesão, como as já descritas. A órtese irá suprir e compensar o déficit motor, prevenindo as contraturas musculares e a formação de deformidades devido ao uso desequilibrado da mão. Nas lesões do nervo mediano, o mais importante é o uso de órtese estática para manter a abdução do polegar, facilitando o treino dos movimentos de pinça. Nas lesões do nervo ulnar, poderemos utilizar órtese de bloqueio dorsal do quarto e quinto dedos, evitando sua postura em garra. Nas lesões simultâneas dos nervos mediano e ulnar, utilizamos o bloqueio dorsal de MF do segundo ao quinto dedos, acoplado ao abdutor do polegar, impedindo, desse modo, as duas deformidades. O uso destas órteses é diurno, para facilitar a realização das atividades de vida diária do paciente, ao manter a mão numa postura mais funcional.
- A partir da **sexta semana**, são realizados exercícios de extensão de punho e dedos, associados, e iniciado o programa de reeducação sensitiva, quando indicado. Quando há rigidez articular, são indicados exercícios ativos e o uso das órteses dinâmicas, prevenindo as deformidades e favorecendo o ganho e a amplitude de movimento. Progressivamente, os exercícios de alongamento e fortalecimento da musculatura vão sendo introduzidos, de acordo com cada caso, além de exercícios específicos para cada grupo muscular comprometido. O processo de reequilíbrio muscular é gradativo e segue o tempo de reinervação. Cada vez mais a coordenação e

a destreza manual se aprimoram para a realização das atividades mais apuradas e, por conseqüência, as órteses vão sendo gradativamente retiradas até o restabelecimento da função total da mão.

Nas reconstruções do nervo radial, o protocolo básico inclui:

- Até o **sexto dia** pós-reparo, mantemos o membro em repouso com o punho em extensão em imobilização gessada.
- Após a **primeira semana**, é confeccionada uma órtese dinâmica, mantendo o punho em extensão estática, e os dedos e o polegar em extensão dinâmica. Nas lesões mais proximais, o cotovelo deve ser imobilizado.
- Na **segunda semana**, após remoção das suturas, iniciamos o tratamento cicatricial com massageamento e uso de silicone para a remodelagem cicatricial. São iniciadas, também, movimentação ativa e passiva de flexão e extensão das articulações IF, mantendo a extensão das articulações MF e do punho.
- Após a **quarta semana**, realizamos a mobilização do punho, e a órtese é remodelada para permitir a movimentação ativa do punho durante seu uso.
- Na **sétima semana**, exercícios de fortalecimento da musculatura extensora são gradativamente incluídos, e diferentes atividades ocupacionais podem ser utilizadas para estimular o uso da mão e seu treino funcional de coordenação.

A habilidade funcional da mão implica a interação desta com o meio ambiente e a exploração de seus objetos, dependendo, diretamente, do retorno da sensibilidade. Assim, salientamos que, na reabilitação das lesões de nervos periféricos, é fundamental o emprego de um programa completo da função da mão.

ESTIMULAÇÃO ELÉTRICA

Após a lesão de um nervo periférico, a resposta esperada é a de atrofia das fibras musculares e substituição progressiva por tecido conjuntivo fibroso. Este processo dura cerca de 30 a 36 meses após a desnervação. Muitos têm indicado o uso de estimulação elétrica para evitar ou retardar este fenômeno. Alguns estudos sugerem o uso de estimulação elétrica diária por, no mínimo, 30 minutos. Por outro lado, existem relatos sobre efeitos deletérios da estimulação elétrica em músculos desnervados. Se houver expectativa de retorno da função muscular em 15 a 18 meses, a estimulação elétrica parece não proporcionar qualquer benefício. Alguns estudos demonstraram que a recuperação de músculos desnervados não submetidos à estimulação elétrica é igual à verificada naqueles submetidos. No paciente cuja expectativa de reinervação muscular é maior do que 2 a 3 anos, o uso de estimulação elétrica é questionável, e há necessidade de maiores estudos sobre estímulos que imitem a fisiologia muscular para estabelecer seu real benefício.

BIBLIOGRAFIA RECOMENDADA

1. Anthony MS. Sensory evalution. *In:* Clark GL, Shaw Wilgis EF, Aiello B *et al. Hand rehabilitation – approach guide.* 1 ed., New York: Churchill Livingstone, 1993:55-72.
2. Anthony MS. Sensory re-education. *In:* Clark GL, Shaw Wilgis EF, Aiello B *et al.* Hand rehabilitation-approach guide. 1 ed., New York: Churchill Livingstone, 1993:81-8.
3. Azze RJ, Mattar Júnior R, Ferreira MC *et al.* Extraplexual neurotization of brachial plexus. *Microsurgery* 1994; *15*:28-32.
4. Boscheinen-Morrin J, Davey V, Conolly WB. Peripheral nerve injuries. *In: The hand : fundamentals of therapy.* 1 ed., Sydney: Butterworth & Co Ltd, 1985:53-78.
5. Burkhalter WE. Median nerve palsy. *In:* Green DP. *Operative hand surgery.* 2 ed., New York: Churchill Livingstone, 1988:1499.
6. Burton RI. *The hand: examination and diagnosis* 3 ed., American Society for Surgery of the Hand, 1990.
7. Cannon NM. Nerve involvement/repairs. *In: The diagnosis and treatment manual for physicians and therapists.* 3 ed., Indiana, 1994:150-7.
8. Clark GL, Shaw Wilgis EF, Aiello B *et al.* Nerve repair. *In: Hand rehabilitation – approach guide.* 1 ed., New York: Churchill Livingstone, 1993:47-54.
9. Dellon V. *Evaluation of sensibility and re-education of sensation of the hand.* Baltimore: Williams and Wilkins, 1981:169.
10. Dellon AV. The moving two point discrimination test: clinical evaluation of the quicckly adapting fiber receptor system. *Hand Surgery* 1978; *3*:474.
11. Fess EE, Philips CA. Exercise and splinting for specific problems. *In: Hand splinting principles and methods.* 2 ed., Missouri: The C.V. Mosby Company, 1987:325-69.
12. Green DP. Radial nerve palsy. *In:* Green DP. *Operative hand surgery.* 2 ed., New York: Churchill Livingstone, 1988:1479.
13. Hunter JM, Schneider LH, Mackin EJ, Callahan AD. Sensibility testing: clinical methods. *In: Rehabilitation of the hand: surgery and therapy.* 3 ed., Missouri: The C.V. Mosby Company, 1990:594-610.
14. Jabaley ME. Peripheral nerve injuries. *In:* Evarts CM. *Surgery of the musculoskeletal system.* Edimburg: Churchill Livongstone, 1983:107-44.
15. Jewett DL, McCaroll HD. *Nerve repair and regeneration: its clinical and experimental basis.* St. Louis: C.V. Mosby, 1980.
16. Kimura LK, Rodrigues CJ, Rodrigues Junior AJ *et al.* Mapeamento fascicular de nervos periféricos por método histoquímico da acetil-colinesterase. *Rev Bras Ortop* 1996; *31*(3).

17. Kutz JE, Shealy G, Lubbers L. Interfascicular nerve repair. *Orthop Clin North Am.* 1981; *12*:277.
18. Malick MH, Kasch MC. Nerve injuries in the upper extremity. *In:* Callahan AD. *Manual on management of specific hand problems*. 1 ed., Pittsburgh: Aren Publications, 1984:2-30.
19. Matras H, Dinges HP, Lassmann H, Mamoli B. Non-sutured nerve transplantation. *J Max Fac Surg* 1973; *1*:37-40.
20. Matras H, Vbraun F, Lassmann H *et al.* Plasma clot welding of nerves (experimental report). *J Max Fac Surg* 1973; *1*:236-47.
21. Mattar Jr. R. Reparação microcirúrgica de nervos periféricos – Estudo comparativo entre a sutura epineural e o adesivo de fibrina. Dissertação de Mestrado apresentada à FMUSP, 1989.
22. Mattar Jr. R, Azze RJ, Ferreira MC, Zumiotti AV. Fibrin glue versus conventional epineural suture for peripheral nerve repair. *Rev Soc Bras Cir Plast* 1990; *5*:34-9.
23. Mattar Jr. R, Starck R, Guarnieri MV *et al.* Utilização de enxerto de membrana basal de fibra muscular estriada para reparação de lesões de nervos periféricos. *Rev Bras Ortop* 1990; *25*:287-92.
24. Mattar Jr. R, Azze RJ, Starck R *et al.* Enxerto de nervo vascularizado – Estudo anatômico em cadáveres. *Rev Bras Ortop* 1992; *27*:801-5.
25. Mattar Jr. R, Azze RJ, Starck R *et al.* Enxerto de nervo vascularizado – Estudo experimental em ratos. *Rev Bras Ortop* 1992; *27*:806-10.
26. Mattar Jr. R, Azze RJ. Tratamento cirúrgico das lesões dos nervos periféricos. *In:* Goffi FS. *Técnica cirúrgica – Bases anatômicas, fisiopatológicas e técnicas de cirurgia*. 4 ed., São Paulo: Editora Atheneu 1997:253-7.
27. Millesi H. Nerve grafting. *Clin Plast Surg* 1984; *11*:105.
28. Moberg E. Traumatic injuries of the brachial plexus. *Surg Clin North Am* 1981; *61*:341-51.
29. Moneim MS. Interfascicular nerve grafting. *Clin Orthop* 1982; *163*:65.
30. Omer Jr. GE. Ulnar nerve palsy. *In:* Green DP. *Operative hand surgery.* 2 ed., New York: Churchill Livingstone, 1988:1535.
31. Omer Jr. GE. Combined nerve palsies. *In:* Green DP. *Operative hand surgery.* 2 ed., New York: Churchill Livingstone, 1988:1555.
32. Omer GE Jr, Spinner M. *Management of peripheral nerve problems*. Philadelphia: W.B. Saunders, 1980.
33. Omer GE. Nerve response to injury and repair. *In:* Hunter JM, Schneider LH, Mackin EJ, Callahan AD. *Rehabilitation of the hand: surgery and therapy*. 3 ed., Missouri: The C.V. Mosby Company, 1990:515-22.
34. Orgel MG. Epineural versus perineurial repair of peripheral nerves. *Clin Plast Surg* 1984; *11*:101.
35. Seddon HJ. *Surgical disorders of the peripheral nerves*. Baltimore: Williams and Wilkins, 1972.
36. Selzer ME. Regeneration of peripheral nerve. *In:* Sumner. *The physiology of peripheral nerve disease*. Philadelphia: W.B. Saunders Company, 1980.
37. Spinner M. *Injuries to the major branches of peripheral nerves of the forearm*. 2 ed., Philadelphia: W.B. Saunders, 1978.
38. Spinner M. Nerve lesions in continuity. *In:* Hunter JM, Schneider LH, Mackin EJ, Callahan AD. *Rehabilitation of the hand: surgery and therapy*. 3 ed., Missouri: The C.V. Mosby Company, 1990:523-9.
39. Sunderland S. *Nerves and nerve injuries*. 2 ed., New York: Churchill Livingstone, 1978.
40. Urbaniak JR. Fascicular nerve suture. *Clin Orthop* 1982; *163*:57.
41. Wilgis EFS. Nerve repair and grafting. *In:* Green DP. *Operative hand surgery.* 2 ed., New York: Churchill Livingstone, 1988:1373.

CAPÍTULO 16

Lesões Traumáticas do Plexo Braquial

Jayme Augusto Bertelli
Marcos Flávio Ghizoni

As lesões traumáticas do plexo braquial, desde a Antigüidade, despertam interesse, visto serem devastadoras emocionalmente e mutilantes no que concerne às funções socioambientais e funcionais dos pacientes acometidos. Apesar da gravidade e da incapacidade funcional decorrentes desses eventos, persiste a idéia pessimista da diminuta possibilidade de restituição dos movimentos ausentes. Esta opinião teve uma maior expressão com Ambroise Paré, que em 1560 afirmou ser impossível tratar uma paralisia resultante da lesão de um nervo periférico.

Recentemente, num congresso realizado em Paris, um grupo de cirurgiões de plexo braquial chegou à conclusão de que essas lesões não deveriam ser operadas. Ressaltamos que, a despeito disto, diversos cirurgiões persistiram em suas averiguações e, após duas décadas, concluíram que tais pacientes necessitariam de procedimentos reconstrutivos, visando ao restabelecimento de suas funções ausentes.[1]

A maioria dos pacientes com lesão do plexo braquial é de jovens motociclistas do sexo masculino. Em cerca de 97% dos casos, as lesões são fechadas e acontecem por estiramento do plexo braquial. Além da paralisia, muitos pacientes também apresentam dores importantes no membro acometido. Estima-se que, no Brasil, a prevalência das lesões do plexo braquial seja de 1,75/100 mil/ano.[2]

Inicialmente, a tática e a técnica cirúrgicas eram traçadas durante o ato operatório, dependendo das lesões encontradas. As reconstruções programadas do plexo braquial tornaram-se possíveis quando os sinais neurológicos indicativos de avulsões radiculares, com a presença de raízes enxertáveis, confirmados pela tomomielografia, eram valorizados no pré-operatório. Posteriormente, novas vias de abordagem emergiram, bem como o uso de novas neurotizações.

QUADRO CLÍNICO

As paralisias do plexo braquial podem categorizar-se em lesões supraclaviculares, infraclaviculares ou mistas. Se o nervo supra-escapular está ativo e a porção clavicular do músculo peitoral contrai, a lesão é denominada infraclavicular. Lesões deste tipo são pouco freqüentes. A seguir, nos ocuparemos unicamente das paralisias supraclaviculares.

No exame físico do paciente, é fundamental a distinção das diversas formas de paralisia supraclavicular, a saber: paralisias completas e incompletas. Isto traduz essencialmente o tipo de acometimento radicular do plexo braquial. Por exemplo, quando todas as raízes são atingidas, temos uma paralisia completa de todo o membro superior. Nas lesões das raízes de C5 e C6, temos uma paralisia da abdução e rotação externa do ombro e da flexão do cotovelo. Quando a raiz de C7 também está envolvida, observamos uma paralisia da extensão do punho e dos dedos, associada ao quadro precedente. Nas lesões parciais baixas, do tipo C8-T1, os movimentos de ombro e cotovelo estão preservados, mas a flexão dos dedos está prejudicada. Devido às variações anatômicas do plexo braquial, parece-nos prudente também documentar o tipo de paralisia, pois isto influenciará o tratamento cirúrgico:

Paralisias incompletas altas

a. Paralisia da abdução e rotação externa do ombro e da flexão do cotovelo. Típica paralisia de C5 e C6.
b. Paralisia da abdução e rotação externa do ombro, da flexão do cotovelo e da extensão do punho e dos dedos. A extensão do cotovelo está preservada. Típica paralisia de C5-C7, onde o tríceps, sobretudo a porção longa, recebe inervação de C8.
c. Paralisia da abdução e rotação externa do ombro e da flexão e extensão do cotovelo. A extensão dos dedos e do punho está preservada. Paralisia de C5-C7, onde o tríceps não recebe inervação de C8, que por sua vez participa na inervação dos extensores dos dedos e do punho.
d. Paralisia da abdução e rotação externa do ombro, da flexão e extensão do cotovelo e da extensão do punho e dos dedos. Somente intrínsecos e flexores dos dedos funcionam. Paralisia completa com preservação de T1, ou presença de um plexo pós-fixado, ou seja, uma contribuição evidente de T2. Muito raramente, poder-se-ia tratar de uma variação onde C8-T1 não entrariam na formação do fascículo posterior. Em estudo recente, identificou-se a freqüência desta variação anatômica na casa dos 10%.[3]

Nos subtipos a-b-c, a variação da paralisia é uma função do maior ou menor envolvimento dos músculos inervados pelo nervo radial. Isto se dá porque, em alguns pacientes, tanto os extensores dos dedos e do punho como a porção longa do tríceps recebem inervação de C8. No subtipo d, existe uma paralisia completa, porém a flexão dos dedos está mantida. Isto seria a tradução de um plexo pós-fixado ou a preservação da raiz de T1.

Além das diferenças anatômicas, a maior ou menor lesão de um tronco nervoso poderá ser também responsável pelas variações no quadro clínico.

Nestas paralisias altas, o déficit sensorial acontece no lado radial do antebraço e da mão (Figura 16.1*A* e *B*).

Paralisias incompletas baixas

a. Paralisia dos músculos intrínsecos dos dedos, dos flexores extrínsecos dos dedos e da abdução do polegar. A extensão do punho e dos dedos e os movimentos do ombro e do cotovelo estão preservados. Típica paralisia C8-T1.
b. Paralisia dos músculos intrínsecos dos dedos, dos flexores extrínsecos dos dedos e da abdução do polegar, com paralisia associada dos extensores dos dedos. Em algumas situações, somente o extensor radial longo do carpo está ativo (ou seja, na extensão do punho existe um desvio radial). O ombro e o cotovelo estão normais. Existe diminuição importante da força de extensão do punho. Típica paralisia C7-T1.
c. Paralisias dos intrínsecos da mão com paralisia parcial dos flexores dos dedos. Existe uma síndrome do tipo interósseo anterior, ou seja, ausência de flexão do primeiro e segundo dedos, com flexão preservada do quarto e quinto dedos. Entretanto, a força de flexão do quarto e quinto dedos é mínima. Ombro e cotovelo apresentam força e sensibilidade normais. Neste caso, os flexores dos dedos podem receber inervação da raiz de C6.

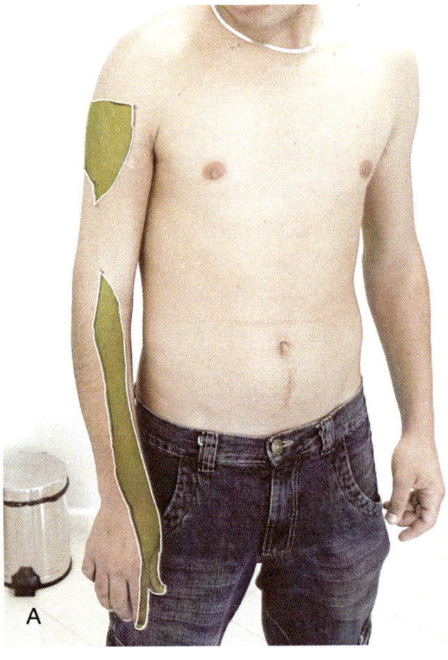

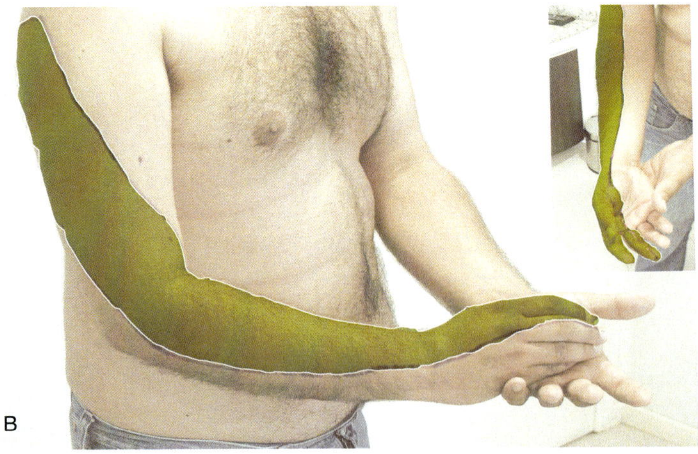

Figura 16.1 Em **A**, em verde, mostramos a zona de déficit sensorial numa paralisia do plexo braquial envolvendo as raízes de C5 e C6. Em **B**, a zona de deficit sensorial, que é mais ampla do que a exposta em **A**, corresponde a uma lesão C5, C6 e C7.

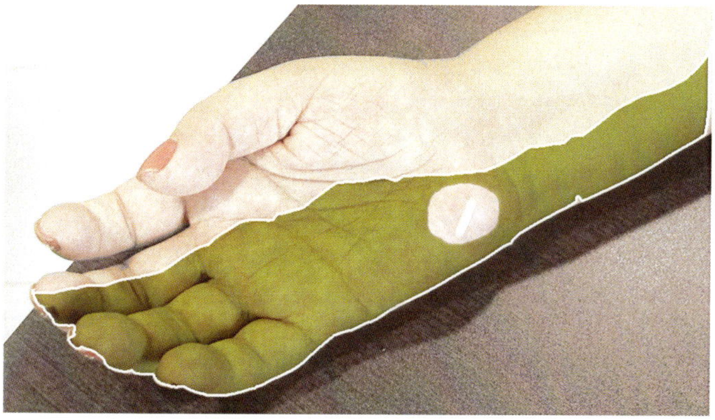

Figura 16.2 Em verde, notamos o déficit sensorial de uma paralisia baixa, em que as raízes C7, C8 e T1 estão envolvidas. No centro da área verde, uma lesão cutânea produzida por queimadura devido à anestesia desta zona.

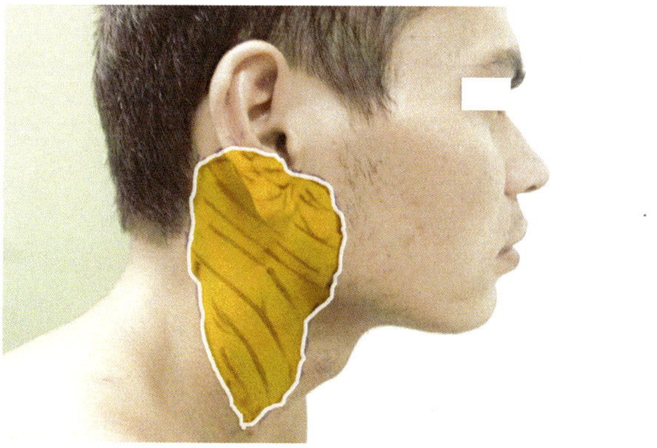

Figura 16.3 Em amarelo, zona de distúrbio sensorial após acometimento do nervo auricular magno, que é ramo do plexo cervical. Este paciente era portador de uma paralisia completa do plexo braquial. Este acometimento do plexo cervical pode sugerir uma paralisia do nervo frênico.

Nessas paralisias, o déficit sensorial ocorre na borda ulnar da mão e do antebraço (Figura 16.2).

Paralisias completas

a. Paralisias completas. Perda dos movimentos do ombro, do cotovelo, do punho e da mão, com anestesia completa do membro. Em geral, a sensibilidade na face medial do braço está preservada por ser esta veiculada pelo nervo intercostobraquial.
b. Paralisias completas com lesão do plexo cervical, o que acarreta paralisia da musculatura cervical e do diafragma e parestesias no dermátomo do nervo auricular magno (Figura 16.3).

Nestes pacientes com lesão grave do plexo cervical, a cabeça se inclina para o lado contralateral em virtude da tração da musculatura cervical contralateral (Figura 16.4).

Se, concomitantemente à lesão do plexo braquial, o plexo cervical estiver acometido, certamente o nervo frênico estará paralisado (Figura 16.5).

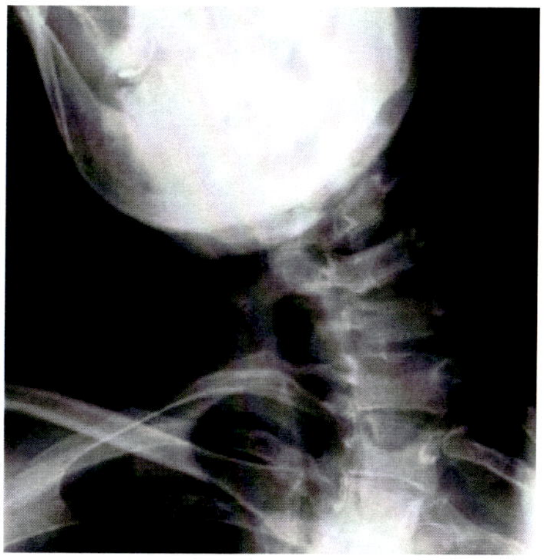

Figura 16.4 Radiografia da coluna cervical de um paciente com paralisia completa do plexo braquial esquerdo com acometimento do plexo cervical. Notar o desvio da coluna por tração da musculatura cervical contralateral.

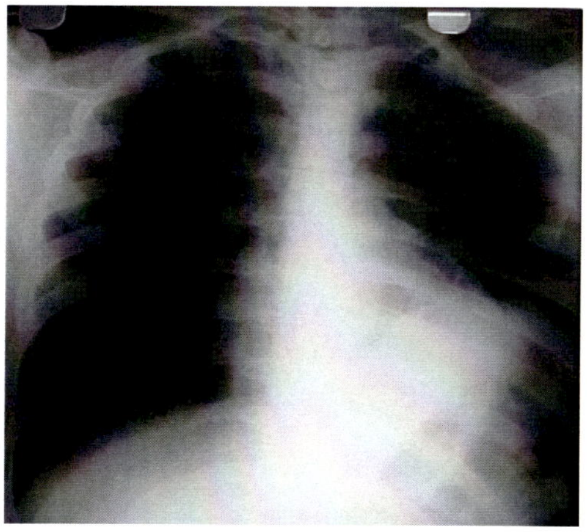

Figura 16.5 Radiografia de tórax de um paciente com paralisia completa do plexo braquial esquerdo com lesão do nervo frênico. Notar a elevação da cúpula diafragmática esquerda.

Paralisias com outras lesões neurológicas associadas com repercussão no membro afetado

a. Paralisias completas ou incompletas com lesão do nervo acessório (Figura 16.6).
b. Paralisias completas com sinais de piramidalismo, sugerindo uma lesão medular.

No último ano, 46% dos nossos casos foram representados por paralisias completas do plexo braquial,

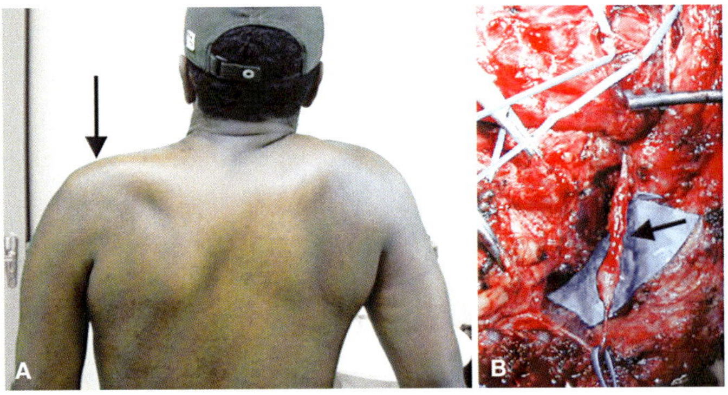

Figura 16.6 Paciente com paralisia do plexo braquial esquerdo com lesão concomitante do nervo acessório. Em **A**, notar a atrofia do trapézio esquerdo e a incapacidade de encostar o ombro na orelha. Em **B**, aspecto transoperatório, evidenciando um neuroma do nervo acessório (seta).

Quadro 16.1 Avaliação da força muscular segundo o British Medical Research Council

Grau 0 (M0) – paralisia
Grau 1 (M1) – contrações sem movimento
Grau 2 (M2) – presença de contrações ativas, o arco de movimento não é completo. A força muscular não vence a gravidade
Grau 3 (M3) – Arco de movimento completo que vence a força da gravidade apenas
Grau 4 (M4) – Arco de movimento completo contra resistência
Grau 5 (M5) – Normal

Esta tabela de avaliação é importante tanto no pré quanto no pós-operatório. Após reparação do plexo braquial, M4 corresponde, no máximo, a 30% a 40% do normal quando a força é objetivamente medida com dinamômetros. Muitos músculos com 10% da força são classificados como M4. M5 não pode ser conseguido após uma reparação nervosa.

42% por paralisias altas em que a flexão dos dedos estava preservada e 12% por paralisia do tipo baixo, com ombro e cotovelo normais e mão inoperante.

AVALIAÇÃO CLÍNICA

Na avaliação clínica, o objetivo primeiro é caracterizar o grau de paralisia e, em seguida, o tipo de lesão no que se refere à necessidade de reparação cirúrgica ou não; mais precisamente, diferenciar uma lesão do tipo neuropráxica ou axonotmética de uma neurotmese que necessitará reparação cirúrgica, identificando as raízes acometidas. Diferenciar se a zona de lesão é intradural, supra ou infraclavicular. Nas lesões intradurais, nos referimos às avulsões radiculares. A raiz é arrancada da medula espinhal.

Exame motor

Todos os músculos do membro superior devem ser testados e classificados de acordo com o Medical Research Council (0-5).[4] Estes dados deverão ser anotados no prontuário do paciente para serem comparados com avaliações futuras (Quadro 16.1).

Testes específicos para identificar a presença de raiz enxertável ou avulsão radicular

Teste da protração do ombro

O movimento anterior da cintura escapular em torno da parede torácica é definido como protração do ombro. Ramos saindo diretamente da raiz C5 pelo nervo torácico longo inervam as digitações superiores do serrátil anterior, responsável pelo movimento de protração.[5]

O paciente, em decúbito dorsal, é solicitado a movimentar os ombros em direção anterior, elevando a escápula do leito. O examinador pode opor resistência, colocando a mão no ombro em sua face anterior, podendo comparar com o lado oposto e graduar a força de acordo com a clássica escala do Medical Research Council (Quadro 16.1). Cuidado deve ser tomado para instruir o doente a não elevar os ombros, não somando assim à ação do trapézio. Este teste é mais útil nas lesões totais em que os músculos peitorais estão paralisados (Figura 16.7).

Sinal de Tinel

A digitopercussão na região supraclavicular pode desencadear parestesias dolorosas que se irradiam para um dermátomo radicular definido, podendo indicar a presença de uma raiz potencialmente enxertável, o que é interpretado como sinal de Tinel positivo.[6] A percussão deve começar na borda do músculo esternocleidomastóideo, e deve ser delicada. Um sinal de Tinel com irradiação para o ombro e a face late-

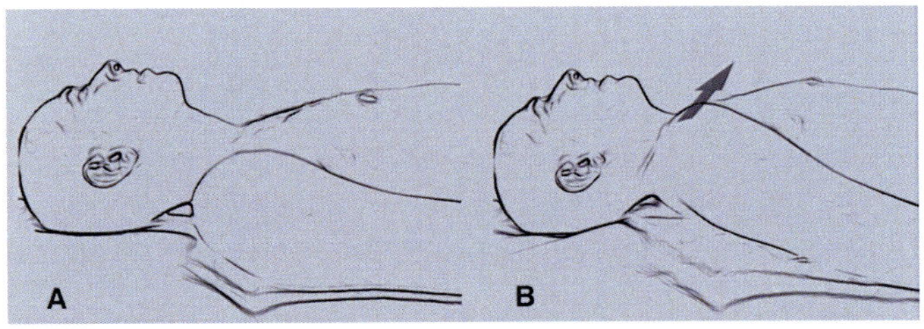

Figura 16.7 Teste da protração. O paciente é instruído a descolar a escápula do leito, evitando a ativação do trapézio.

ral do antebraço indica uma ruptura de C5. Um sinal de Tinel com irradiação para a mão indica que a raiz de C6 está lesada na região percussionada. As raízes de C7 a T1 não podem ser testadas devido à sua posição anatômica.

Teste da retração escapular

Sinal da posição de sentido militar. Este teste identifica a funcionalidade da porção inferior do músculo trapézio e dos músculos rombóides.[4] O interesse deste teste seria a identificação da paralisia dos músculos rombóides, o que é difícil de caracterizar. Uma paralisia dos rombóides indica uma lesão proximal na raiz de C5, provável avulsão, já que os ramos que inervam os rombóides saem juntos com o do levantador da escápula no nível do limite externo do forame intervertebral. Entretanto, não raramente os músculos rombóides são inervados também pela raiz de C4.[7]

Sinal de Claude-Bernard-Horner

A presença desta síndrome, associada à lesão do plexo braquial, com grande freqüência é observada em avulsões radiculares baixas, em geral de C8-T1. Os sinais que compõem a síndrome são ptose palpebral, que pode desaparecer, miose e enoftalmia (Figuras 16.8 e 16.9). Outros sinais menos evidentes são a anidrose na hemiface e a perda do rubor facial. Isto ocorre devido à lesão do sistema simpático na altura do gânglio estrelado. Patologias tumorais intramedulares também podem ocasionar a síndrome de Claude-Bernard-Horner, bem como lesões intracranianas.[8]

Curiosamente, quando as lesões são intracranianas, a anidrose e a ruborização facial não estão abolidas. Além disso, vale lembrar que a síndrome de Claude-Bernard-Horner pode ser congênita, mas, nestes casos, uma hipocromia da íris é observada.

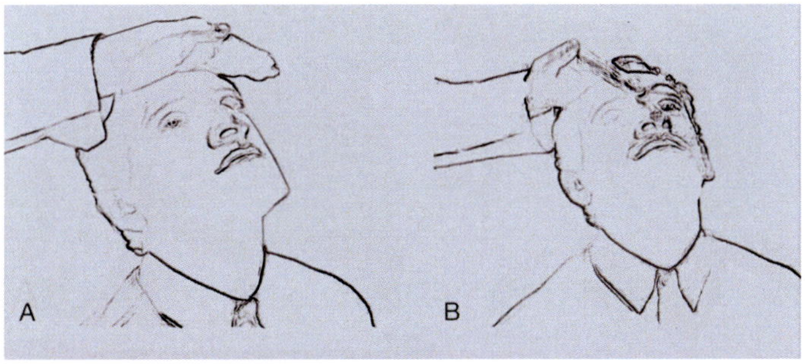

Figura 16.8 Exame dos olhos em pesquisa do sinal de Claude-Bernard-Horner. Em pacientes com íris clara, a miose é de fácil visualização. **A.** Em pacientes com íris escura, o exame do paciente com os olhos voltados para cima e parcialmente cobertos da luz ajuda a evidenciar a anisocoria. **B.** Na síndrome de Claude-Bernard-Horner, o reflexo consensual está preservado, porém é mais lento.

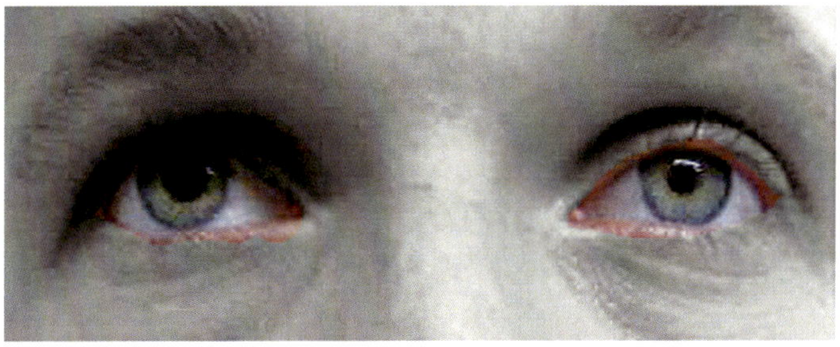

Figura 16.9 Sinal de Claude-Bernard-Horner num paciente com íris clara. A miose no olho esquerdo é percebida facilmente. O mesmo não se pode afirmar da ptose palpebral, que tende a desaparecer com o tempo.

EXAME DA SENSIBILIDADE

A sensibilidade tátil e dolorosa do membro afetado deve ser testada. Caso exista preservação da sensibilidade, esta deverá ser aferida mais precisamente. Para isso, utilizamos o teste monofilamentar de Von-Frey. Mesmo nas lesões completas, a sensibilidade na face medial do braço é assegurada pelo nervo intercostobraquial, o que é importante na reconstrução de uma pinça toracobraquial.

A preservação da sensibilidade na vigência de uma paralisia de pouca duração (dias ou semanas), indica uma provável lesão por neuropraxia com grandes chances de recuperação espontânea. É importante testar a sensibilidade dolorosa do membro inferior contralateral na investigação de uma lesão medular do tipo Brown-Séquard. Ausência de motricidade com presença de sensibilidade indicaria, na opinião de alguns autores, lesão somente das raízes motoras. Isto, segundo nossa experiência, não existe no traumatismo do plexo e deve chamar atenção para uma lesão medular.

EXAME DO SISTEMA VASCULAR

Muitos pacientes com lesão do plexo braquial têm uma trombose da artéria axilar ou subclávia que se traduz pela ausência do pulso radial. Estes pacientes não necessitam reparo vascular, mas a identificação desta lesão indica que a artéria cervical transversa deve ser preservada durante a cirurgia exploratória do plexo. Também nestes casos, a transposição vascularizada do nervo ulnar não poderá ser executada,

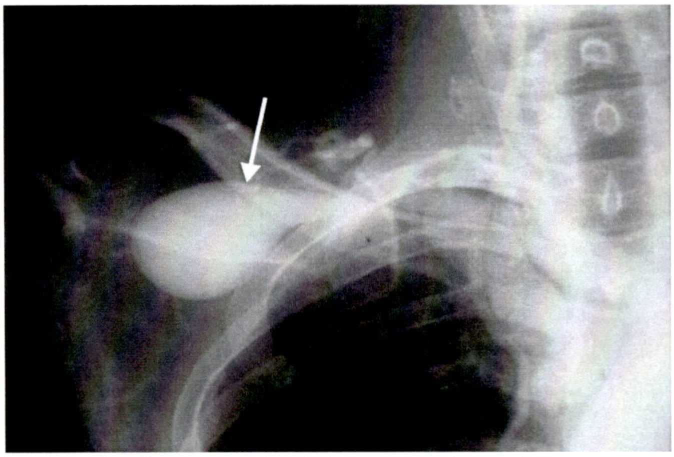

Figura 16.10 Paciente com paralisia completa do plexo braquial e fístula arteriovenosa (*seta*) identificada nesta arteriografia.

assim como o uso de transplantes musculares microcirúrgicos. A região supraclavicular deverá ser explorada na busca de frêmitos ou sopros vasculares que indicam alguma estenose vascular ou uma fístula arteriovenosa (Figura 16.10).

AVALIAÇÃO DOS NERVOS DOADORES PARA TRANSFERÊNCIAS NERVOSAS

Como na cirurgia do plexo braquial muitas reparações são feitas com auxílio de transferências nervosas ou neurotizações, os possíveis doadores devem ser investigados quanto à integridade funcional.

Nervo acessório

O paciente é solicitado a encostar o ombro na orelha, e o examinador aplica resistência contra este movimento de elevação do ombro. O nervo acessório, se completamente paralisado, deverá ser reconstruído. As lesões do acessório podem ocorrer distais ou proximais ao esternocleidomastóideo. Neste caso, este músculo também estará paralisado (Figura 16.11). O esternocleidomastóideo é testado solicitando-se ao paciente que flexione o pescoço ou que mobilize rotacionalmente a cabeça para o lado contrário à lesão, em oposição à resistência da mão do examinador.

Platisma

A função do músculo platisma é avaliada solicitando-se ao paciente que deprima o lábio inferior, contraindo a pele do pescoço (Figura 16.12).

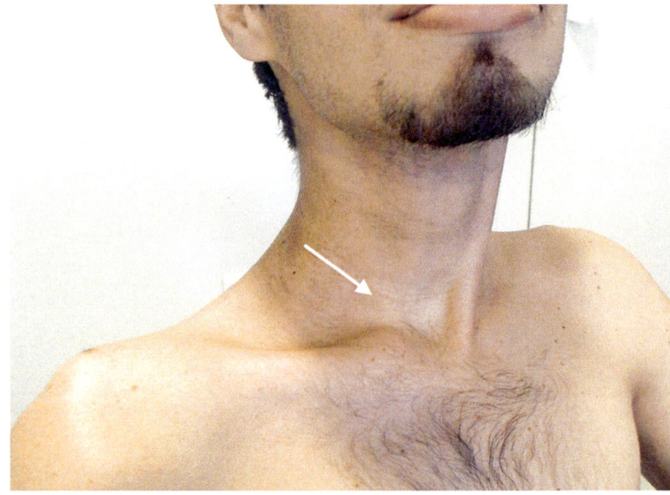

Figura 16.11 Paciente com paralisia completa do plexo braquial associada a paralisia do nervo acessório com lesão deste proximal ao músculo esternocleidomastóideo. Notar a atrofia do músculo esternocleidomastóideo direito (*seta*).

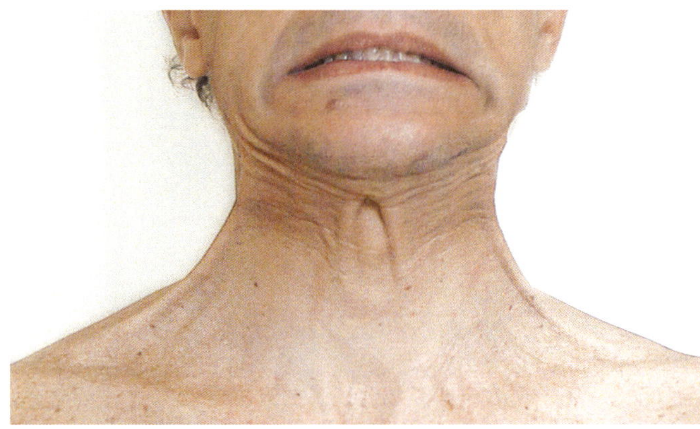

Figura 16.12 Exame funcional do músculo platisma.

Hipoglosso

O nervo hipoglosso raramente é utilizado como doador e, quando o fazemos, usamos somente a metade do nervo. Para testá-lo, solicita-se ao paciente que coloque a língua para fora e a movimente de um lado para o outro. O paciente reposiciona a língua para dentro da boca e exerce pressão na bochecha. O examinador resiste ao movimento, colocando sua mão pelo lado externo da bochecha do paciente. Já no momento da inspeção da língua, observa-se se existe enrugamento ou atrofia da mesma.

Nervos respiratórios

Tanto o nervo frênico como os nervos intercostais podem ser utilizados como doadores. A função do nervo frênico é investigada radiologicamente. Os nervos intercostais não podem ser testados clinicamente. O uso destes últimos nervos deve ser evitado nas síndromes de Brown-Séquard. O nervo frênico é um potente neurotizador para as funções do ombro e do cotovelo mas, devido à sua função vital, seu uso foi abandonado. A crítica pertinente é que, 20 anos após a cirurgia, os pacientes terão envelhecido, e não sabemos a verdadeira restrição funcional ao desnervarmos um hemidiafragma em idade mais avançada. Isto talvez fosse justificável se o sacrifício do nervo frênico recuperasse as funções da mão paralisada, o que não costuma ocorrer.

Os nervos intercostais podem ser utilizados para reconstrução da flexão e extensão do cotovelo. Consegue-se um resultado no nível motor de M3 em apenas 50% dos casos. A transferência dos intercostais para o nervo mediano produz resultados desfavoráveis.[9] É importante salientar que estas transferências nervosas de nervos respiratórios são de difícil reeducação e raramente as utilizamos.

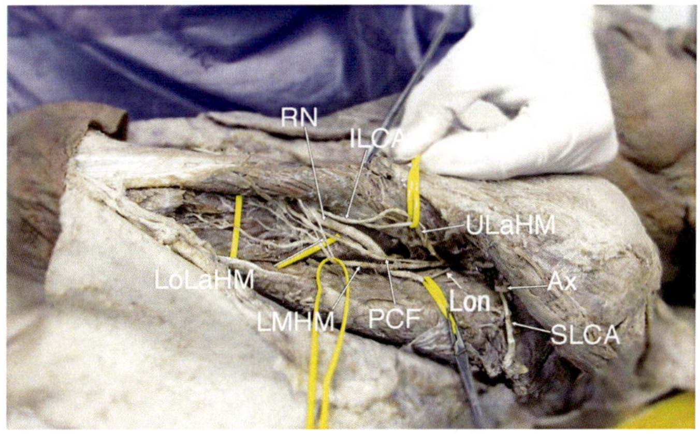

Figura 16.13 Dissecção anatômica dos ramos motores do tríceps na região posterior do braço. Nervo radial **(RN)**, nervo axilar **(Ax)** e seu ramo cutâneo **(SLCA)**, nervo cutâneo posterior do antebraço **(PCF)**, ramo da cabeça longa **(Lon)** ramo superior da cabeça lateral **(ULaHM)** e seu ramo cutâneo **(ILCA)**, ramo inferior da cabeça lateral **(LoLaHM)** e ramo inferior da cabeça medial **(LMHH)**. A cabeça longa é inervada por um único ramo, enquanto as cabeças medial e lateral são duplamente inervadas.

Força de preensão palmar e de pinça

A força de preensão palmar e de pinça deve ser imperativamente medida com uso de dinamômetros específicos. Quando a força de preensão palmar é superior a 10kg, tanto fascículos do nervo mediano como do nervo ulnar podem ser utilizados como neurotizadores.

Inervação do músculo tríceps

Um dos ramos motores do tríceps pode ser utilizado para reinervar o nervo axilar.[10,11] Para que não desnervemos completamente o tríceps, deveremos nos certificar se todas as suas porções anatômicas estão funcionantes. Não raramente, a única porção funcionante é a longa. A força do tríceps deve ser aferida com um dinamômetro e, se estiver normal ou próxima da normalidade, todas as cabeças estão inervadas, e qualquer ramo motor do tríceps poderá ser utilizado como neurotizador (Figura 16.13).

Função do membro contralateral

As raízes de C5, C6 e C7 contralaterais podem ser utilizadas como doadoras. Entretanto, devido ao fato de ter uma posição intermediária, a raiz de C7 é a escolhida por apresentar a maior superposição territorial, com menor risco de restrições permanentes. Há algum tempo utilizamos a raiz de C7 integral para reconstrução do nervo mediano sem resultados úteis, o que também foi observado por outros autores.[36] Atualmente, utilizamos apenas alguns fascículos da raiz de C7 contralateral para reinervar o nervo supra-escapular ou o nervo musculocutâneo. Para se assegurar da normalidade do membro contralateral, a força de preensão palmar e de pinça digital deve ser aferida com um dinamômetro (Figura 16.14).

ESTUDOS ELETROFISIOLÓGICOS

Têm-se mostrado de pouca utilidade na avaliação das lesões do plexo braquial. O exame de eletroneuromiografia (EMG) é realizado em repouso ou solicitando-se o movimento ativo do paciente. No exame em repouso, observa-se sobretudo a presença de fibrilações que indicam desnervação muscular. Isto indica uma lesão axonal. No exame com contração voluntária, observaremos sinais de reinervação e seu progresso.[12] Um ponto importante a ser salientado é que uma maior atividade elétrica não se correlaciona diretamente com melhor função ou força de contração. O exame de EMG apresenta muitos resultados falso-positivos e falso-negativos, não apresentando valor preditivo.[13] Alguns autores apontam o exame de EMG da musculatura paracervical como recurso diagnóstico válido para se detectar uma avulsão de raiz, já que a musculatura paracervical é inervada pela divisão posterior da raiz acometida.[14] Devido

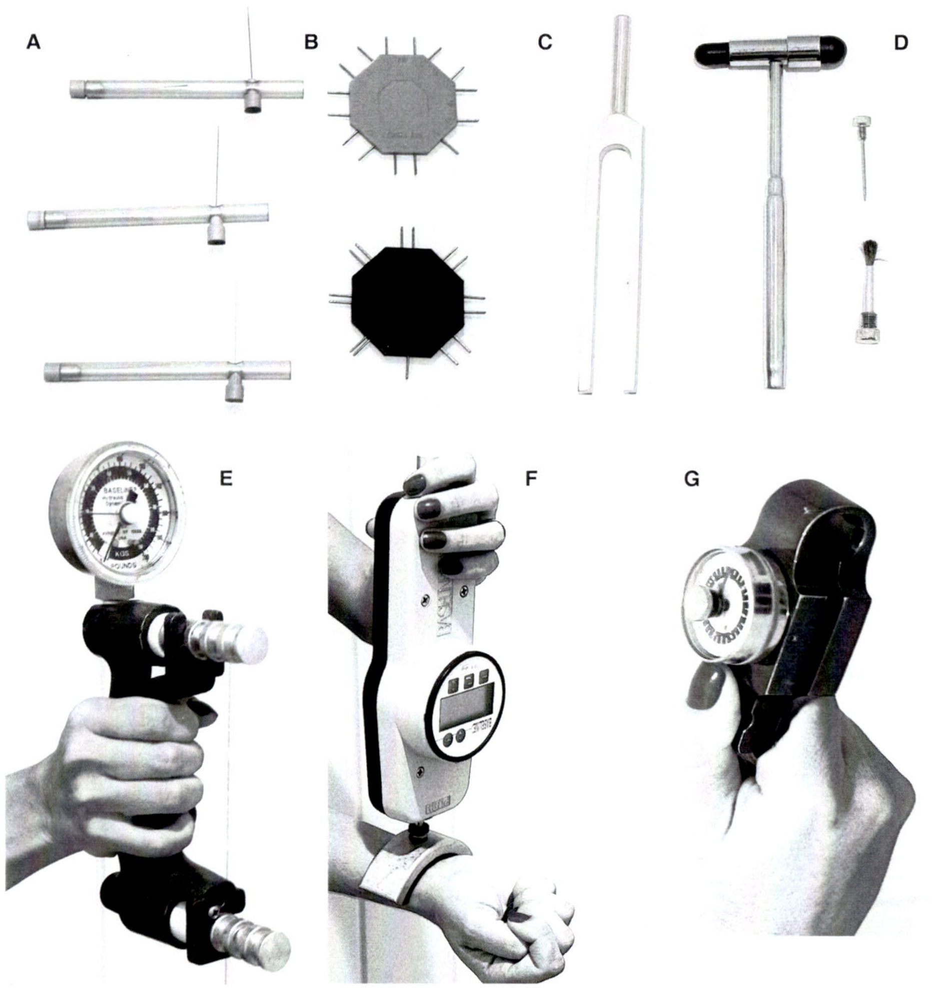

Figura 16.14 Arsenal de aparelhos utilizados para o exame do paciente com traumatismo de plexo braquial. **A.** Aparelho para testar a sensibilidade discrimativa de dois pontos. **B.** Monofilamentos de Von-Frey para testar a sensibilidade tátil. **C.** Diapasão para testar a sensibilidade vibratória. **D.** Martelo neurológico para testar os reflexos do membro acometido e dos membros inferiores. Acoplados ao martelo, existem um alfinete, que possibilita o teste da sensibilidade dolorosa, e um pincel, que testa grosseiramente a sensibilidade tátil. **E.** Dinamômetro para medir a força de preensão palmar. **F.** Dinamômetro puxa-empurra, útil para testar a força do bíceps e do tríceps, bem como dos extensores do punho. **G.** Dinamômetro para testar a força de pinça digital tipo chave.

à enorme superposição de territórios nervosos nesta região anatômica, a interpretação dos resultados é imprecisa. De todas as maneiras, nos casos de lesões completas, o exame de EMG da musculatura paracervical, que é doloroso e extremamente invasivo, porque as agulhas devem ser inseridas até o contato com a coluna vertebral, pode somar-se ao armamentário diagnóstico.

A segunda parte dos estudos eletrofisiológicos baseia-se no exame da condução nervosa. A preservação da condução nervosa com desnervação muscular indica uma lesão pré-ganglionar ou avulsão radicular. Este estudo é viável no tocante à raiz C8-T1, onde podemos testar a condução nervosa nos nervos ulnar e cutâneo medial do braço e antebraço.[15] O estudo da condução nervosa no território das raízes C5 e C6 é mais complicado. Alternativamente, muitos autores estudam a velocidade de condução do nervo mediano, que também recebe contribuição nas raízes baixas, o que invariavelmente altera os resultados.[12] O nervo cutâneo lateral do antebraço estaria mais indicado nesta situação, mas seu estudo eletrofisiológico é de difícil realização. A identificação da topografia da lesão é essencialmente decorrente da análise do exame clínico e não deve ser relegada ao resultado de estudos eletrofisiológicos. Na vigência de uma paralisia sem sinais de lesão axonal, ou seja, sem fibrilações, e com a velocidade de condução mantida, a hipótese de um bloqueio da condução deve ser considerada. Neste caso, existe uma desmielinização focal. Não existe, evidentemente, necessidade de intervenção cirúrgica, pois com a remielinização ocorrerá a recuperação da paralisia. Bloqueios de condução, entretanto, ocorrem preferencialmente nas paralisias do plexo braquial obstétrico, quando comparados às lesões traumáticas dos pacientes adultos.

Se estudos eletrofisiológicos forem solicitados, estes deverão ser realizados após a terceira semana do acidente, tempo necessário para ocorrer a degeneração walleriana e promover as alterações eletrofisiológicas descritas anteriormente.[15]

EXAMES DE IMAGEM

Raio-X de tórax

Deverá ser solicitada avaliação radiológica em PA, em expiração e inspiração, na busca de uma paralisia do nervo frênico, o que indica uma avulsão radicular de C4 e C5. A elevação da cúpula diafragmática em mais de dois arcos costais, em comparação com o lado contralateral, é sinal de paralisia. Na radiografia de tórax, também conseguimos observar a presença de fratura da clavícula ou da escápula. Caso haja irregularidades, solicitamos radiografias do ombro, nas quais avaliaremos a presença de luxação acromioclavicular ou de traço de fratura passando na incisura da escápula. Ambos os achados sugerem a possibilidade de dupla lesão do nervo supra-escapular, que deverá ser amplamento dissecado no transoperatório (Figura 16.15*A* e *B*).

Ultra-sonografia

Embora não a solicitemos de rotina, pode ser útil para o estudo de rupturas do manguito rotador concomitantemente com as lesões do plexo braquial. A freqüência das lesões do manguito rotador nas paralisias completas do plexo braquial ainda não foi determinada.

Ressonância nuclear magnética

Devido à baixa resolução intradural, a ressonância nuclear magnética do plexo braquial tem valor bastante limitado. A acurácia deste exame é em torno de apenas 50%.[16,17] Ela estaria indicada na suspeita de lesão do manguito rotador ou patologia medular, não radicular.

Tomomielografia

Este é o exame de escolha para avaliação intradural das raízes nervosas acometidas. A presença de pseudomeningoceles indica avulsão radicular. Muito raramente, uma raiz normal pode ser encontrada dentro de uma pseudomeningocele. Mais importante é detectar a sombra radicular, que indica que a raiz está em continuidade com a medula espinhal e que a lesão foi extradural (Figura 16.16).

No Quadro 16.2, observa-se o desempenho dos diversos testes na identificação das lesões radiculares.[18] Resumidamente, as raízes de C5, C6, C8 e T1 podem ser avaliadas clinicamente, enquanto a raiz de C7 necessita da tomomielografia para ser avaliada.

Do ponto de vista prático, qualquer perda funcional motora com preservação da sensibilidade indica uma lesão com provável recuperação espontânea. Todas as lesões que não necessitam de cirurgia dão sinais de recuperação nos primeiros 3 meses após o traumatismo.

QUE LESÕES OPERAR?

A cirurgia está indicada nas seguintes situações:

a. **Lesões completas com sinais sugestivos de lesão por avulsão:** nas lesões completas, a chance de in-

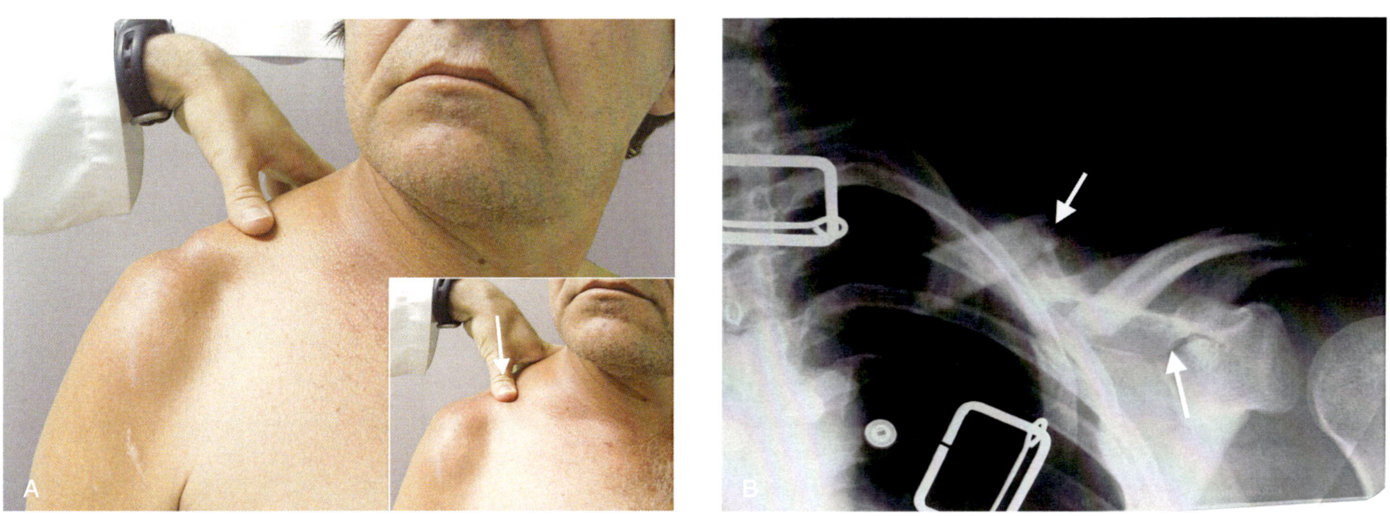

Figura 16.15A. Paciente com traumatismo de plexo braquial e luxação acromioclavicular. No quadro menor, nota-se a redução da luxação da clavícula pelo dedo do examinador – sinal da tecla de piano. **B.** Radiografia de ombro de um paciente com paralisia do plexo braquial e fratura de clavícula e da escápula. Estes pacientes podem apresentar dupla lesão do nervo supra-escapular.

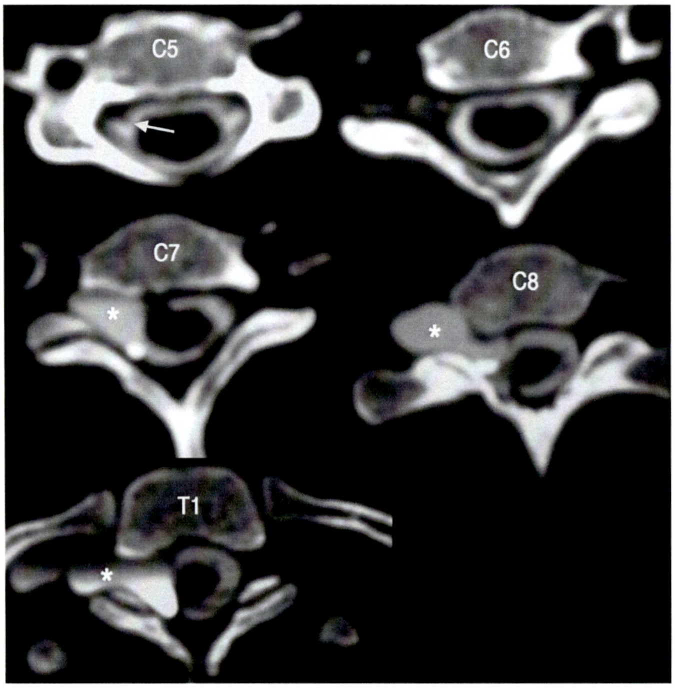

Figura 16.16 Tomomielografia com cortes axiais de um paciente com lesão completa do plexo braquial. Notar, em C5, a sombra radicular (*seta*), que indica a preservação da raiz. Em C7-T1, notar a presença de pseudomeningoceles (*asterisco*), que sugere avulsão radicular.

tervenção cirúrgica por ausência de recuperação espontânea é maior do que 95%. De maneira geral, a não recuperação do bíceps no nível motor de M2 até o terceiro mês do acidente indica a necessidade de exploração cirúrgica.

b. **Lesões que iniciaram a recuperação, mas com alguns grupos musculares continuando paralisados após o sexto mês:** isto pode ocorrer com o nervo axilar e o musculocutâneo.

QUANDO OPERAR?

Todas as lesões completas com sinais sugestivos de avulsão devem ser operadas a qualquer momento após a estabilização clínica do paciente.

As lesões parciais ou completas em que, aos 3 meses, o paciente não recuperou o bíceps no nível motor de M2 também têm indicação de cirurgia.

Preferencialmente, todos os reparos devem ser feitos antes do sexto mês.

Lesões baixas devem ser operadas entre o sexto e o décimo mês após o acidente.

Nas lesões parciais altas, ainda podemos operar os pacientes até 9 meses depois do acidente. Nas lesões completas em que existe necessidade de enxertos longos, 7 a 8 meses seriam o máximo de tempo postergável para o reparo. A idade do paciente deve ser também um fator decisivo. Quanto mais jovem o paciente, maior a chance de recuperação, mesmo escoado o tempo ideal de reparo. Nestes casos, devemos considerar o abandono dos enxertos em favor de neurotizações bem próximas dos músculos efetores.

TIPOS DE CIRURGIA EM LESÕES DO PLEXO BRAQUIAL

Neurólise

Consiste na dissecção dos nervos com intuito de liberá-los dos tecidos adjacentes. Isto é importante para a identificação das lesões. As neurólises intraneurais, dos fascículos nervosos, só são executadas quando o objetivo é a realização de uma transferência fascicular. Submeter um paciente com lesão do plexo braquial com intuito, unicamente, de neurolisá-lo, é

Quadro 16.2 Desempenho diagnóstico dos diversos testes na identificação de uma avulsão radicular. Notar que o valor preditivo positivo é maior do que o negativo. Vale dizer que o teste tem mais importância se for positivo

Teste	Sensibilidade	Especificidade	Valor preditivo positivo	Valor preditivo negativo	Acurácia
Tinel C-5	84,6	66,6	91,6	50	81,2
Tinel C-6	50	81	72	61	65,6
Protração	96,2	80	96,2	80	93,7
Dor na mão	85,7	75	96	42,8	87,5
Sinal de Horner	92,8	75	96	60	90,6
Tomomielografia	85,1	60	92	42,8	81,2

uma cirurgia a ser proscrita. Em 300 casos de cirurgias de reconstrução de plexo braquial, em indivíduos adultos que sofreram lesões traumáticas operados por nossa equipe, somente em duas situações submetemos os pacientes a procedimento cirúrgico de neurólise. Numa delas, 9 meses após o acidente, o paciente apresentava-se com paralisia persistente e completa do membro afetado. Apesar da tomomielografia normal, decidimos submeter o paciente ao procedimento cirúrgico. O plexo braquial estava praticamente normal e respondia à estimulação elétrica. No dia seguinte ao da cirurgia, o paciente havia recuperado alguns movimentos. Semanas após, a paralisia agravou. Acreditamos tratar-se de uma apraxia motora cortical, sobretudo porque o paciente apresentava déficit cognitivo.

Enxertia nervosa

A enxertia nervosa consiste na ressecção dos segmentos de nervo danificados e em sua substituição por enxertos nervosos. Os enxertos nervosos são do tipo cabos fasciculares (clássica enxertia do nervo sural) ou troncos nervosos (nervo ulnar vascularizado).

São doadores para enxertos de nervos fasciculares: os dois nervos surais, o nervo fibular superficial, caso o nervo sural daquela perna não tenha sido utilizado, o nervo cutâneo medial do antebraço e o nervo radial superficial.

Os enxertos de tronco vascularizado são representados pelos enxertos do nervo ulnar. Empregamos unicamente o nervo ulnar vascularizado pediculado na artéria colateral ulnar superior. Ainda não se sabe se esta técnica produz melhores resultados do que os enxertos nervosos convencionais. A necessidade de se transplantar um tronco nervoso vascularizado baseia-se na premissa de que os troncos nervosos sem vascularização, quando transplantados, sofrem necrose central.

Existe o paradigma de que enxertos nervosos longos, com mais de 10cm, produzem piores resultados.[19] Esta não é a nossa impressão atual. Para a diminuição dos erros de agulhagem, enxertos nervosos longos devem ser conectados diretamente ao ramo motor.[20] Por exemplo, os resultados clínicos da transferência do nervo acessório com enxerto nervoso curto para o musculocutâneo ou do longo para o ramo motor do bíceps são semelhantes.[21] A decisão de usar enxertos nervosos longos ou curtos é baseada nos achados transoperatórios. O importante é estar seguro de que se está conectando uma raiz sã com um nervo são.

Transferências nervosas

Numa transferência nervosa, ou neurotização, seccionamos um nervo motor com uma função não fundamental e o conectamos com um nervo motor de função mais importante. A secção do nervo doador poderá ser compensada mediante a sobreposição dos territórios nervosos, como acontece nas transferências radiculares, ou por meio de um brotamento nervoso intramuscular de ramos não seccionados que passam a reinervar unidades motoras órfãs. Este último exemplo acontece quando seccionamos ramos do nervo ulnar para utilizarmos como doador.

Podem ser intraplexuais, como, por exemplo, transferindo a raiz de C7 homolateral para as raízes de C5 e C6 avulsionadas (cirurgia que não realizamos), ou ainda transferindo o nervo toracodorsal para o axilar etc., ou extraplexuais, como, por exemplo, o uso do nervo acessório, do nervo hipoglosso ou da raiz de C7 contralateral.

Recentemente, cunhamos o termo transferências nervosas fasciculares para descrevermos o uso de fascículos de um tronco nervoso para reparar a função de um nervo específico.[22] A transferência de fascículos do nervo ulnar para o ramo motor do bíceps, como descreveu Oberlin,[23] é um exemplo deste tipo de transferência nervosa.

Na seqüência, expomos mais detalhadamente o uso destas neurotizações ou transferências nervosas.

Neurorrafias terminolaterais e entubilizações

No passado, as neurorrafias terminolaterais eram empregadas e, devido ao fracasso, foram abandonadas.[24] Recentemente, as neurorrafias terminolaterais foram redescobertas.[25] A literatura atual é bastante controversa. As duas séries clínicas mais importantes, oriundas do mesmo país, mostram resultados diferentes. Numa série de 56 casos, as neurorrafias terminolaterais mostraram-se efetivas,[26] já em 20 outros pacientes o resultado foi nulo em todos os casos.[27] Mais recentemente, o primeiro grupo falhou em reproduzir experimentalmente em macacos seu sucesso nos casos clínicos.[28] Acreditamos que, nos casos de neurorrafia terminolateral que esboçam recuperação, isto ocorreu em virtude da lesão do nervo doador no momento da coaptação. A simples abertura do perineuro já é um fator que causa lesão das fibras do nervo. Nos nossos estudos experimentais e clínicos,[22,29] não observamos resultados positivos com o uso das neurorrafias terminolaterais e não recomendamos seu uso na prática clínica.

O uso de condutos nervosos na reparação de perdas de substância nervosa também é algo do século passado. Naquela época, os cirurgiões acreditavam que uma simples sutura-guia, unindo os extremos nervosos, chamada *suture à distance*, produzia melhores resultados dos que as entubulizações. Nestes reparos à distância, as fibras cresciam tendo o fio cirúrgico como substrato. A recuperação de uma perda de 5cm do nervo radial foi observada.[24] O uso de tubos de colágeno foi recentemente divulgado na reconstrução de cinco casos de paralisia obstétrica.[30] Os resultados desse estudo não são conclusivos, porque não ficou evidente que a recuperação foi intermediada pela regeneração nos tubos. Quando se compara o resultado de reparações com tubos e enxerto de nervo, observa-se uma recuperação muito inferior com as entubulizações.[31] A reconstrução do plexo braquial já é complicada com o uso do melhor material de que dispomos, enxertos de nervo, e não recomendamos na prática clínica experimentações neste sentido.

Ainda neste campo especulatório, cabe alguma consideração sobre o uso de células-tronco. Após um traumatismo ou cirurgia, a quantidade de células-tronco encontrada no sangue periférico é maior do que na medula óssea, daí não conseguirmos imaginar a necessidade do transplante destas células-tronco adultas para o interior de uma lesão que apresente suprimento vascular mantido.[32]

OUTRAS ABORDAGENS PARA RECONSTRUÇÃO PRIMÁRIA DO PLEXO BRAQUIAL

A abordagem da reparação primária do plexo braquial é feita, conforme descrevemos anteriormente, pela clássica exploração do plexo braquial com a associação de enxertos de nervos e transferências nervosas. Entretanto, outras modalidades associadas são empregadas:

Transferências nervosas unicamente

Muitos cirurgiões orientais não exploram o plexo braquial e partem diretamente para reconstrução com transferências nervosas com o uso dos nervos intercostais.[33] Evidentemente, isto é um desperdício de doadores intraplexuais. O resultado do uso dos nervos intercostais nestas séries é bastante variável. Recentemente, Moiyadi e cols.[9] relataram que apenas 31% de 36 pacientes recuperaram a flexão do cotovelo nos níveis motores M3 ou M4. Nós não empregamos rotineiramente os nervos intercostais, sobretudo por não acreditarmos na sua integração funcional.

Reimplantes radiculares

Carlstedt documentou recentemente a recuperação de pacientes com lesões do plexo braquial submetidos a reimplantações radiculares na medula espinhal, inclusive das funções da mão. Quanto à série de Carlstedt, cabe a crítica de terem sido lesões parciais que podem ter-se recuperado espontaneamente. Com relação à mão, Carlstedt observou que a recuperação se deu pelo crescimento de neurônios respiratórios.[34] Aqui também cabe uma dúvida, porque sabe-se que num traumatismo de plexo braquial pode ocorrer a reinervação espontânea da mão pelos nervos intercostais.[35]

Operamos uma série de 10 casos por meio de implantações medulares e controlamos oito deles (Figura 16.17). Observamos recuperação funcional na musculatura de ombro e cotovelo, o mesmo não ocorrendo na mão.[36] Já que este tipo de recuperação pode ser conseguido com transferências nervosas clássicas, acreditamos que o verdadeiro papel dos reimplantes radiculares na reconstrução do plexo ainda necessita mais estudos.

De todas as maneiras, esta é uma técnica promissora que, com progressos na neurobiologia, poderá desempenhar papel decisivo na reparação do plexo braquial.

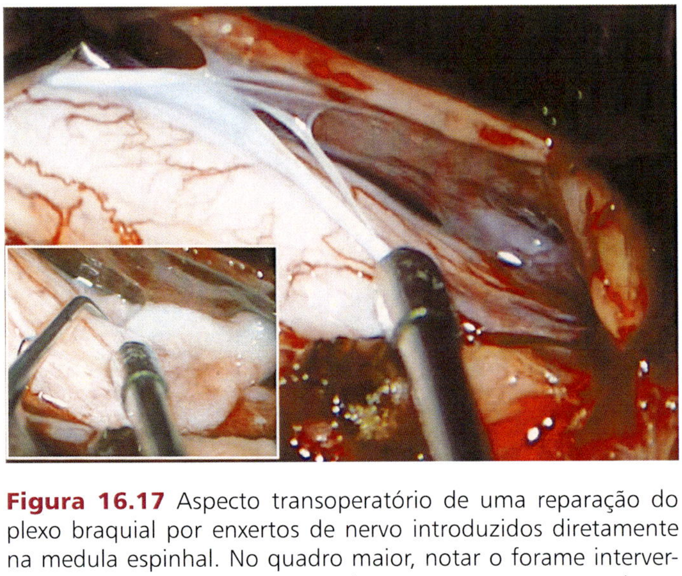

Figura 16.17 Aspecto transoperatório de uma reparação do plexo braquial por enxertos de nervo introduzidos diretamente na medula espinhal. No quadro maior, notar o forame intervertebral vazio. No quadro menor, observa-se um enxerto sural passado por dentro no forame e implantado na medula espinhal profundamente à pia-máter.

Duplo transplante microcirúrgico do músculo grácil na fase aguda

Esta técnica foi idealizada por Doi, no Japão.[37] Este autor não promove a exploração do plexo braquial nem sua enxertia. Diretamente, numa primeira fase, retira o músculo grácil, que é transplantado para a região peitoral. A reinervação do músculo transplantado é assegurada pelo nervo acessório. O tendão distal é reinserido nos extensores dos dedos. O objetivo desta intervenção é a reconstrução da extensão dos dedos. Num segundo tempo, o músculo grácil da coxa contralateral é retirado e transplantado para a região peitoral, sendo a reinervação assegurada através dos nervos intercostais. O tendão do músculo grácil é suturado aos músculos flexores dos dedos. O objetivo desta segunda intervenção é a reconstrução da flexão do cotovelo e dos dedos. Com uma ligeira variante desta técnica, que consistiu na sutura do primeiro músculo grácil no músculo extensor radial curto do carpo, em vez do músculo extensor comum dos dedos, um grupo de cirurgiões da Clínica Mayo conseguiu 40% de resultados motores a M3 ou superiores em 29 casos.[38] Dentre os oito pacientes que tiveram o procedimento completo (ou seja, duplo transplante), somente em um paciente foi obtida atividade útil da mão (Figura 16.18). Estes últimos autores não lograram reproduzir os resultados de Doi e cols.,[37] que indicam que 60% dos pacientes adquirem preensão da mão. Particularmente, acreditamos que o transplante do músculo grácil só deva ser empregado em lesões crônicas do plexo braquial. Compartilhamos a opinião de Millesi de que a não-enxertia do plexo braquial representa um desperdício de doadores.[39] Acreditamos, também, que a reconstrução do ombro, não almejada por Doi,[37] seja de primordial importância. Além do mais, como veremos adiante, a não exploração e reparo do plexo braquial pode constituir-se num fator que perpetue o quadro álgico que geralmente acomete estes pacientes.

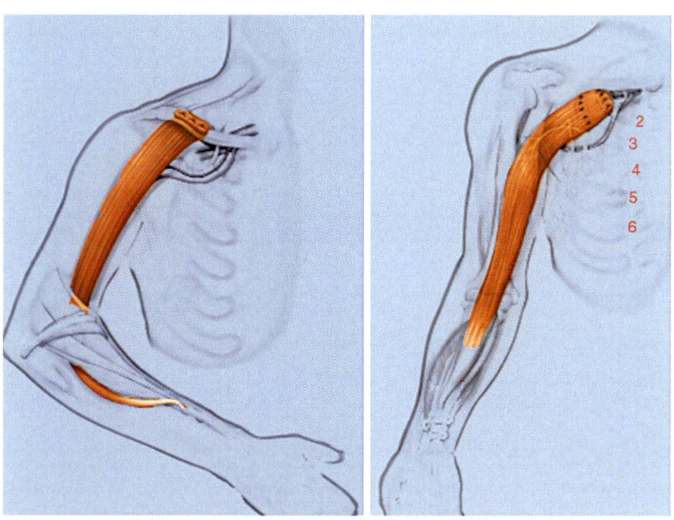

Figura 16.18 Representação esquemática de um duplo transplante do músculo grácil microcirúrgico para reconstruir, na fase aguda, uma lesão do plexo braquial. Este procediento foi idealizado por Doi e cols.[37] Na figura em questão, mostramos a modificação feita na Clínica Mayo, onde o primeiro grácil transplantado tem seu tendão suturado nos extensores do punho, e não como previamente proposto, nos extensores dos dedos. No segundo transplante, o tendão do grácil é suturado nos flexores dos dedos com o objetivo, concomitantemente, de restaurar a flexão do cotovelo e dos dedos. A reinervação dos transplantes é feita pelo nervo acessório e pelos intercostais.

RECONSTRUÇÃO NAS LESÕES COMPLETAS

É importante salientar que as lesões completas com avulsão de todas as raízes são raras e acometem, em geral, 20% dos casos (Quadro 16.3). O objetivo cirúrgico é obter algum grau de controle do ombro e de abdução para permitir o funcionamento de uma pinça braquiotorácica. O fechamento da pinça braquiotorácica se dá com a reinervação do peitoral maior. A

Quadro 16.3 Porcentagem de diagnóstico correto da preservação de cada raiz. Clinicamente, a presença de C5 enxertável pode ser identificada corretamente em 90% dos casos. O mesmo vale para avulsão de C8-T1. A tomomielografia tem importância fundamental na análise de C6 e, sobretudo, de C7

	Casos corretamente classificados (%)	p
C-5		
Tinel	84,3	p = 0,0001
Protração	90,6	p = 0,0007
Tomomielo	93,7	p = 0,0001
Prot+Tinel	93,7	p = 0,0004
Prot+Tinel+Tomo	96,8	p = 0,0002
C-6		
Tinel	59	p = 0,26
Tomomielo	84,3	p < 0,0001
Tinel+Tomo	84,3	p < 0.0001
C-7		
Tomomielo	96,8	p < 0,0001
C-8+T-1		
Pain	87,5	p = 0,0224
Horner	90,6	p = 0,0030
Tomomielo	100	p < 0,0001
Dor+Horner	93,7	p = 0,0006
Dor+Horner+Tomo	100	p < 0,0001

reconstrução da flexão do cotovelo é prioridade, porque a reinervação do bíceps contribui também para a estabilização do ombro e permite uma pinça antebraquio-abdominal e o uso do cotovelo flexionado como suporte para objetos. Na seqüência, a próxima função prioritária é a reconstrução da extensão do cotovelo, seguida de extensão do punho, flexão dos dedos e extensão dos dedos e intrínsecos.[40,41]

Devido ao problema da regeneração nervosa, outras funções mais distais, como a extensão do punho e a flexão dos dedos, raramente derivam da cirurgia neurológica. Alguns pacientes recuperam a flexão dos dedos por regeneração espontânea, sobretudo se forem portadores de um plexo braquial pós-fixado. Embora algum grau de contração dos flexores dos dedos possa ser conseguido com enxertia nervosa, em casos raros, esta função é útil aos pacientes devido à incapacidade de preensão. Uma mão útil é uma mão com os flexores a M4.[42-45]

Na estratégia da reparação, a melhor raiz é destinada à reconstrução da flexão do cotovelo por enxertia na divisão anterior do tronco superior ou diretamente do nervo musculocutâneo. Caso uma segunda raiz esteja viável, ela é destinada à enxertia da divisão posterior do tronco superior ou do nervo radial. Caso uma terceira raiz esteja presente, ela será destinada à reparação da divisão posterior do tronco médio. Poderemos agregar a reconstrução do tríceps por transferência do ramo do elevador da escápula para o ramo motor da porção longa e do ramo motor do platisma para o peitoral medial. O nervo supra-escapular é sempre reconstruído pela transferência do nervo acessório. Nos pacientes com avulsão completa, utilizamos parcialmente a raiz de C7 contralateral para reconstruir o nervo supra-escapular e conectamos o nervo acessório com o musculocutâneo e o ramo motor do platisma com o nervo peitoral medial.[46] Na Figura 16.19, observamos estratégias de reparação na presença de lesões completas do plexo braquial.

RECONSTRUÇÃO DAS LESÕES PARCIAIS ALTAS

Caso as raízes C5 e C6 sejam enxertáveis, procede-se à reconstrução anatômica do plexo braquial. O nervo acessório é transferido para o nervo supra-escapular, e dois fascículos do nervo ulnar são conectados ao ramo motor do bíceps.[10,23] Alternativamente, conectamos a raiz C5 com a divisão anterior do tronco superior, e a raiz C6 é enxertada diretamente no nervo axilar. Concomitantemente, o nervo acessório é transferido ao nervo supra-escapular e fascículos motores do nervo ulnar são transferidos ao ramo motor do bíceps. A conexão da raiz C5 com a divisão anterior do tronco superior visa à reinervação do músculo braquial anterior. A conexão da raiz C6 diretamente com o nervo axilar visa evitar o aparecimento de contrações simultâneas (ou seja, co-contrações) entre os músculos deltóide, grande dorsal e redondo maior, fortes adutores.

Quando as raízes de C5 e C6 estão avulsionadas e o músculo tríceps está preservado, realiza-se a transferência do nervo acessório para o nervo supra-escapular, um ramo motor do tríceps para o ramo anterior do axilar, que inerva os deltóides anterior e médio, e para o ramo motor do redondo menor. Fascículos do nervo ulnar são transferidos para o ramo motor do bíceps. Se, além desta paralisia de ombro e cotovelo, a extensão do punho e dos dedos estiver afetada, programamos para um segundo tempo a transferência do flexor ulnar do carpo para os extensores de dedos e polegar. Nestes casos, é importante que a realização da transferência de fascículos do nervo ulnar para o bíceps não sacrifique a inervação do flexor ulnar do carpo. Ainda diante destas paralisias altas mais graves com paralisia do músculo tríceps, optamos por reconstruir o músculo bíceps através de ramo motor do nervo mediano e transferimos dois fascículos do nervo ulnar destinados aos intrínsecos e flexores do quarto e quinto dedos para o ramo motor da porção longa do tríceps.

As neurotizações tríceps-axilar podem ser feitas por incisão posterior no braço entre o deltóide e a porção longa do tríceps[10] ou, o que atualmente preconizamos, uma via axilar.[47] A vantagem da via axilar é que realizamos a transferência nervosa ulnar-bíceps pela mesma incisão. Qualquer ramo motor do tríceps pode ser empregado. Pelo acesso cirúrgico da via axilar, devido à disposição anatômica, utilizamos o ramo da cabeça longa ou o ramo superior da cabeça medial do tríceps (Figuras 16.20 e 16.21).

Para a reconstrução da flexão do cotovelo, alguns autores propõem uma dupla transferência para reinervar não somente o bíceps, mas também o braquial. Foram utilizados o nervo toracodorsal, o peitoral medial, os intercostais e os fascículos do nervo mediano.[48] Não cremos que a dupla transferência seja adequada. O uso do nervo toracodorsal desnerva o músculo grande dorsal, que poderá ser útil, sobretudo em se tratando de uma paralisia C5-C6, numa cirurgia paliativa para o cotovelo ou o ombro. O uso do nervo peitoral medial desnervará o músculo peitoral,

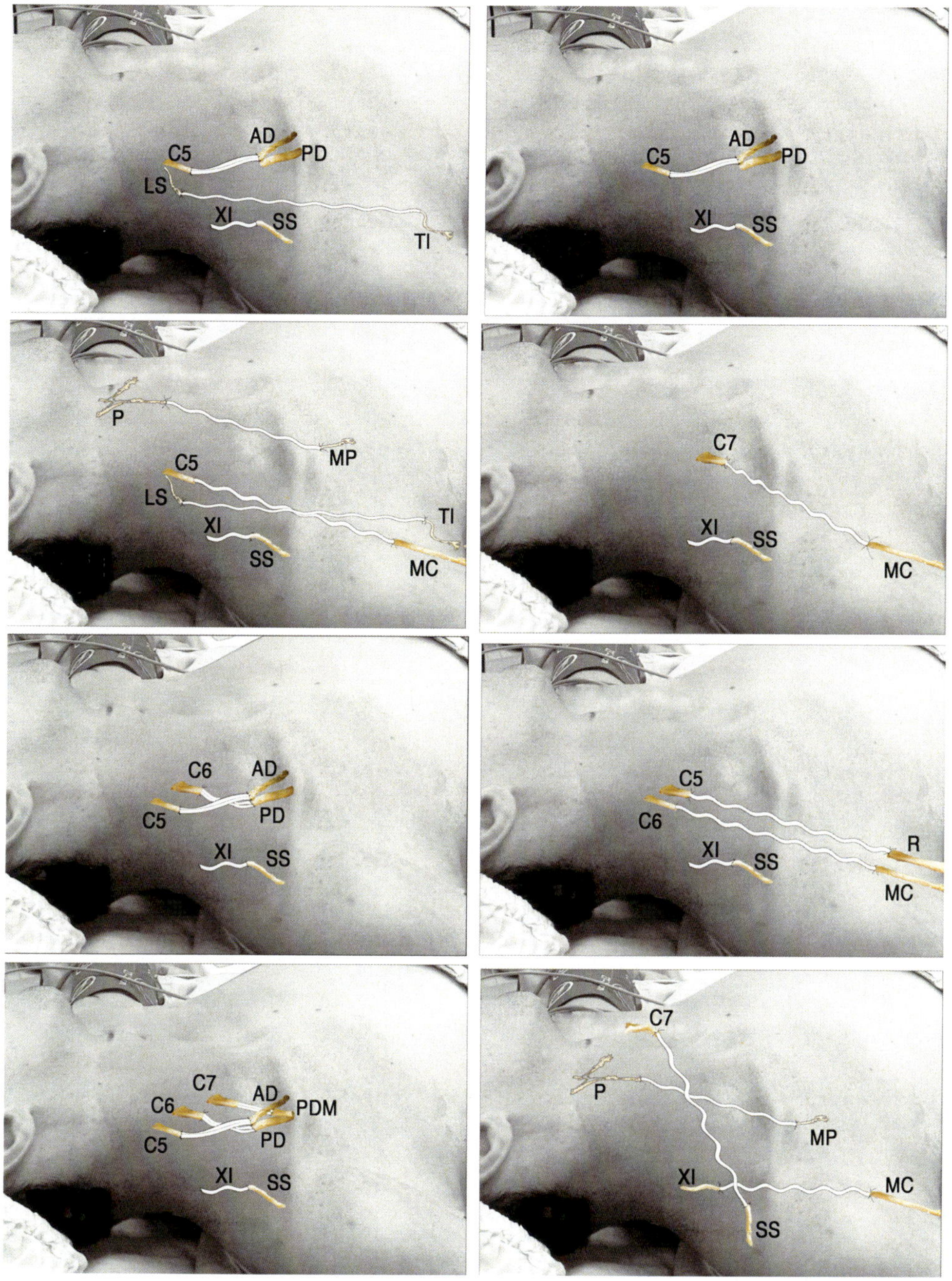

Figura 16.19 Nesta figura, representamos esquematicamente a reconstrução feita numa série clínica prospectiva de 50 casos de lesões completas. A maneira da reconstrução empregada dependeu do achado cirúrgico. Na estratégia da reparação das lesões completas do plexo braquial, a melhor raiz é destinada à reconstrução da flexão do cotovelo por enxertia na divisão anterior do tronco superior **(AD)** ou diretamente no nervo musculocutâneo **(MC)**. Caso uma segunda raiz esteja viável, ela é destinada à enxertia da divisão posterior do tronco superior **(PD)** ou do nervo radial **(R)**. Caso uma terceria raiz esteja presente, ela será destinada à reparação da divisão posterior do tronco médio **(PDM)**. Poderemos agregar a reconstrução do tríceps por transferência do ramo do levantador da escápula **(LS)** para o ramo motor da porção longa **(TL)** e do ramo motor do platisma **(P)** para o peitoral medial **(PM)**. O nervo supra-escapular **(SS)** é sempre reconstruído pela transferência do nervo acessório **(XI)**. Nos pacientes com avulsão completa, utilizamos parcialmente a raiz de C7 contralateral para reconstruir o nervo supra-escapular **(SS)** e conectamos o nervo acessório **(XI)** com o musculocutâneo **(MC)** e o ramo motor do platisma **(P)** com o nervo peitoral medial **(PM)**.

já que o ramo lateral está paralisado em virtude da lesão do plexo. Os nervos intercostais são de difícil reeducação e a cirurgia é delicada. O uso de fascículos do nervo mediano, que também está afetado pela lesão do plexo, poderá acarretar um déficit funcional na mão. Oberlin (comunicação pessoal) observou a perda da função do flexor longo do polegar após esta dupla transferência, assim como nós percebemos o mesmo déficit quando utilizamos um fascículo do mediano para reinervar os extensores do punho. Finalmente, nos casos em que a cirurgia de Oberlin (ou seja, transferência de fascículos do nervo ulnar para o ramo motor do bíceps) fracassar, um fascículo do nervo mediano poderá ser usado para reinervar um transplante microcirúrgico do grácil.

RECONSTRUÇÃO NAS LESÕES PARCIAIS BAIXAS

Nestes casos, não realizamos a exploração do plexo braquial. O músculo braquial anterior é transferido para músculos flexores dos dedos e do polegar[49] (Figura 16.22). Uma estabilização metacarpofalângica (MF) é conseguida após ressecção de elipse cutânea na prega palmar distal e sutura da polia A1 com a derme da

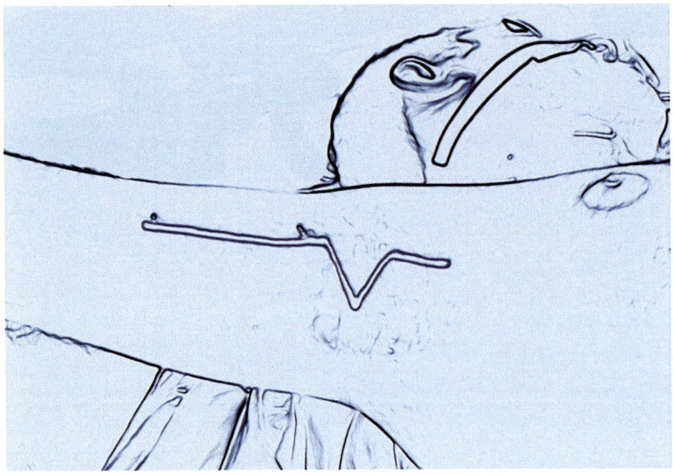

Figura 16.20 Representação esquemática da incisão para neurotização, por via axilar, do nervo axilar por ramos do tríceps e para transferência de fascículos do nervo ulnar para o ramo motor do bíceps.

borda proximal da elipse cutânea excisada. A articulação interfalângica (IF) do polegar é estabilizada pela transferência de uma porção do flexor longo do polegar para o extensor longo do polegar[50] (Figura 16.23). A abdução do polegar é reconstruída pela transferência do extensor próprio do indicador. A sensibilidade da borda ulnar da mão é restaurada pela transferência de fascículos do nervo mediano na palma da mão para o ramo colateral medial do quinto dedo (Figura 16.24) ou pela transferência do ramo cutâneo palmar do mediano para o ramo dorsal do nervo ulnar.

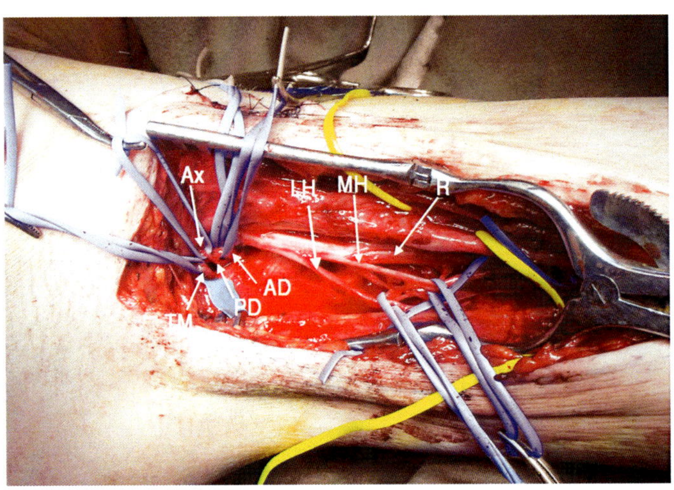

Figura 16.21 Aspecto intra-operatório de uma transferência de ramos motores do tríceps para ramos do nervo axilar **(Ax)**. Ramo motor da cabeça longa do tríceps **(LH)**, ramo motor da cabeça medial **(MH)**, nervo radial **(R)**. Observar que por esta via é possível individualizar os ramos terminais do nervo axilar para o redondo menor **(RM)**, para o deltóide posterior **(DP)** e para o nervo cutâneo superior do braço, e para os deltóides anterior e médio **(DA)**.

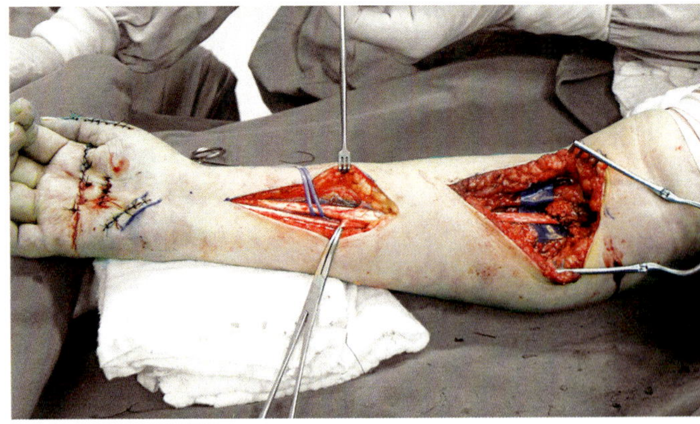

Figura 16.22 Transferência do músculo braquial para o flexor profundo dos dedos e o longo do polegar por intermédio de um enxerto tendinoso. Na mão, realizaram-se também uma neurotização sensitiva e estabilizações MF dos dedos longos e IF do polegar.

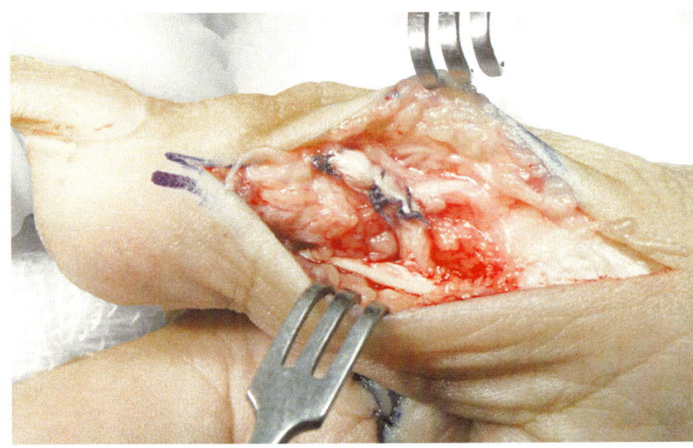

Figura 16.23 Hemitransferência do flexor longo do polegar para o extensor longo do polegar para estabilização da articulação IF – procedimento de Mohammed.

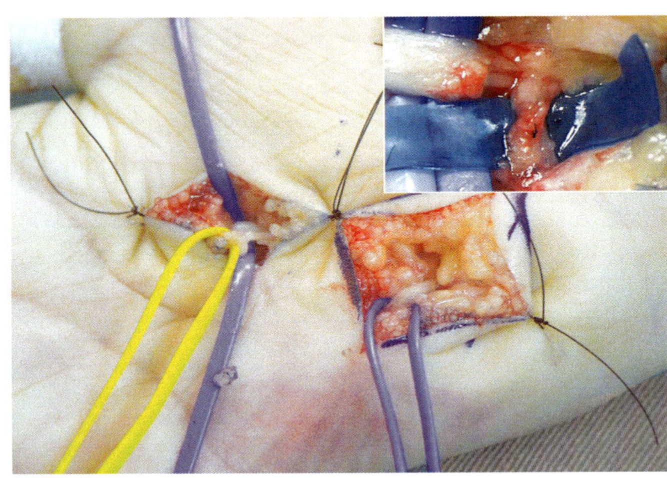

Figura 16.24 Transferência de ramos cutâneos palmares do nervo mediano para o nervo colateral do dedo mínimo para restaurar a sensibilidade no lado ulnar da mão. No quadro menor, vemos o procedimento após a coaptação microcirúrgica dos nervos doador e receptor.

TÉCNICA CIRÚRGICA PARA EXPLORAÇÃO DO PLEXO BRAQUIAL

Inicialmente, a abordagem era executada mediante uma incisão em "Z" com o ramo superior ao longo do bordo posterior do esternocleidomastóideo, a porção horizontal supraclavicular e a inferior cruzando a clavícula, estendendo-se para a porção superior do braço no sulco deltopeitoral, com exposição ampla de todo o plexo braquial que, muitas vezes, além de extenuante, tornava inerentes os riscos nos casos de lesões vasculares associadas a extensas fibroses. Visando a melhores resultados e à segurança dos pacientes, observou-se que, apesar da extensa exposição cirúrgica dos elementos neurais, atuava-se em compartimentos restritos.

Uma nova visão da anatomia e a programação prévia da cirurgia permitiram o acesso cirúrgico por meio de incisões menores e independentes sobre determinados compartimentos.

A exploração das raízes e dos troncos se faz por meio de uma incisão vertical ao longo da margem posterior do esternocleidomastóideo. O tubérculo de Chassaignac e as cartilagens tireóide e cricóide são utilizados como pontos de reparo anatômico. Incisam-se a pele, o tecido celular subcutâneo e a camada superficial da fáscia cervical profunda. A dissecção por planos facilita a identificação dos músculos escalenos, que são envoltos pela camada profunda da fáscia cervical, formando o assoalho do triângulo posterior do pescoço. Sobre o escaleno anterior identificamos e isolamos o nervo frênico. A seguir, os músculos escalenos anterior e médio são isolados e os tubérculos anterior e posterior dos processos transversos cervicais são expostos com visualização do sulco intertubercular, onde rotineiramente se localiza a raiz não avulsionada. Exploramos, desta forma, as raízes de C5 a C7. Não exploramos rotineiramente as raízes inferiores do plexo braquial. Alguns autores recomendam que, devido ao risco cirúrgico, não se proceda às dissecções medialmente ao nervo frênico. Discordamos desta afirmação porque, com conhecimento e técnica, isto pode ser realizado de maneira segura nos níveis superiores do plexo braquial. Cabe salientar que 40% das raízes preservadas nas paralisias completas do plexo braquial apresentam o coto radicular situado medialmente ao nervo frênico.[18]

Uma nova incisão vertical distalmente à região supraclavicular permite a realização da neurotização acessório-supra-escapular e eventual enxertia dos troncos do plexo braquial. O plexo braquial é palpado, e o seu cruzamento com a clavícula, demarcado. Deste ponto a um outro ponto sobre o músculo trapézio, situado entre 3 e 4cm cranialmente à clavícula, delineamos a incisão. É possível a abordagem do tronco superior com sua divisão anterior e posterior, bem como do nervo supra-escapular. Nos casos em que o plexo é deslocado inferiormente em sua totalidade, o que ocorre em fraturas de clavícula, luxação acromioclavicular ou fratura da incisura da escápula, necessitamos realizar uma exploração

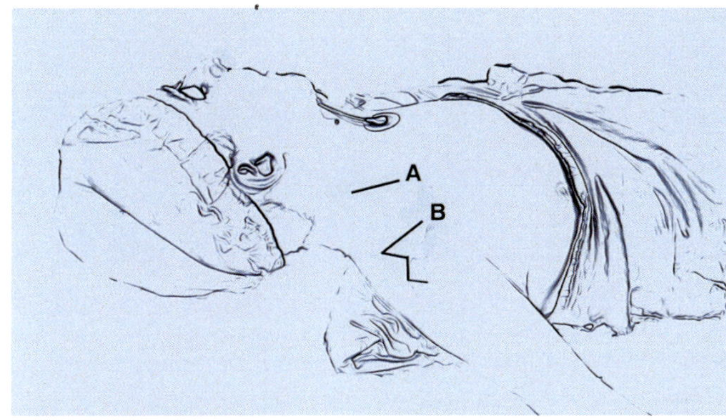

Figura 16.25 Múltiplas incisões para exploração e reconstrução do plexo braquial. A incisão **A** é utilizada para explorar as raízes do plexo e está centrada no tubérculo carotídeo da sexta vértebra cervical. A incisão **B** é usada para explorar as divisões do tronco superior e realizar a neurotização acessório-supra-escapular. Em alguns casos, em que a localização do nervo supra-escapular é difícil, prolongamos a incisão e desinserimos o trapézio da clavícula para buscar o nervo supra-escapular na incisura da escápula ou na fossa supraclavicular.

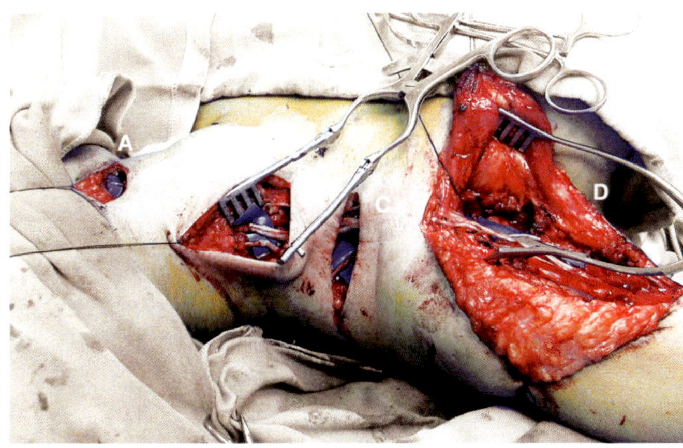

Figura 16.26 Aspecto transoperatório num paciente com lesão completa do plexo braquial direito. Em **A**, o ramo motor do platisma foi dissecado e conectado ao peitoral medial; este último identificado pelo acesso **D**. Em **B**, disseccão e enxertia da raiz de C5 ao nervo musculocutâneo. O ramo do levantador da escápula também foi dissecado por esta incisão e foi enxertado no ramo da porção longa do tríceps, que por sua vez foi localizado na incisão **D**. Em **C**, observamos a passagem dos enxertos de nervo sural e a neurotização acessório-supra-escapular. Em **D**, expusemos os elementos do plexo braquial infraclavicular após desinserção do peitoral maior.

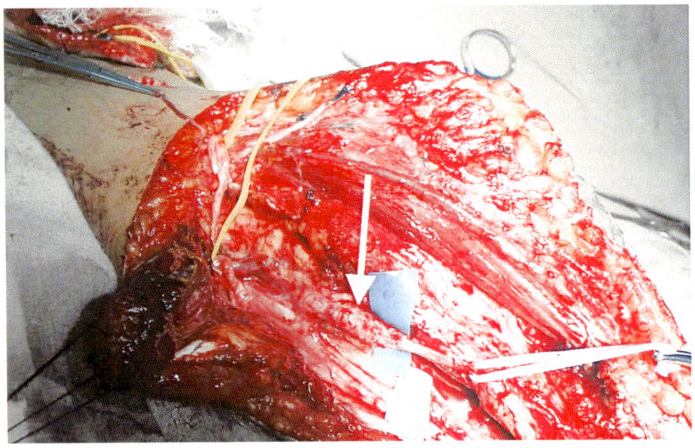

Figura 16.27 Aspecto intra-operatório de uma paralisia completa do plexo braquial. Além da lesão do plexo na região supraclavicular, este paciente apresentava também uma segunda lesão no nervo musculocutâneo (*seta*). A falha na identificação desta lesão poderia levar ao fracasso da reconstrução do plexo supraclavicular.

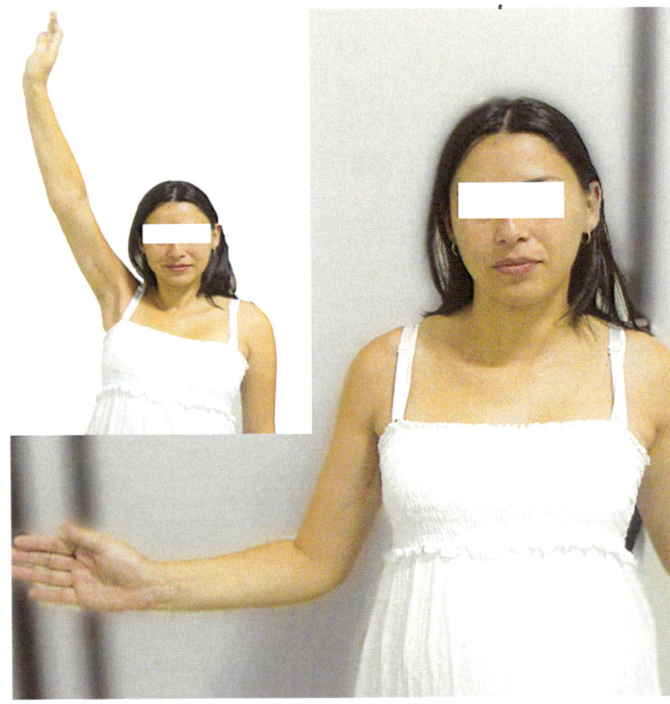

Figura 16.28 Resultado aos 28 meses da reparação de uma lesão C5-C6 do plexo braquial direito. O tronco superior foi reconstruído por enxertia, e o nervo supra-escapular foi neurotizado pelo nervo acessório e por um ramo do nervo torácico longo. O músculo bíceps braquial foi inervado por fascículos do nervo ulnar.

mais criteriosa do nervo supra-escapular. A incisão prévia é prolongada em ziguezague sobre o músculo trapézio, até a altura do acrômio. Para exposição adequada do nervo supra-escapular na incisura da escápula é necessária a desinserção do músculo trapézio da clavícula. Ao mesmo tempo, identifica-se o nervo acessório na fascia do trapézio, reparando-o para posterior neurotização. Uma terceira incisão é feita ao longo do sulco deltopeitoral e da borda interna do bíceps, para dissecção do plexo infraclavicular e dos nervos no braço. Na maioria das vezes, desinserimos o músculo peitoral maior do úmero e, eventualmente, o peitoral menor do coracóide (Figuras 16.25 e 16.26). É importante salientar que dupla lesão nos nervos pode ser encontrada nos nervos supra-escapular e musculocutâneo (Figura 16.27).

RESULTADOS

Paralisias parciais

Nas lesões parciais altas, podemos esperar a recuperação da flexão do cotovelo em 98% dos casos. Destes, 15% recuperam o cotovelo no nível motor M3 e 85% recuperam uma flexão do cotovelo no nível motor M4. Uma recuperação no nível motor M4 está longe de ser considerada normal. Um nível motor M4 significa um máximo de 30% da força de flexão do lado contralateral, que corresponde a uma força de 1 a 6kg. A recuperação da flexão do cotovelo é maior em pacientes com lesões de raízes C5 e C6 do que em lesões de raízes C5-C7. Resultados mais favoráveis também são obtidos quando da enxertia de lesões do tronco superior, permitindo a reinervação do músculo braquial, já que o músculo bíceps é rotineiramente reinervado pela transferência do nervo ulnar. Seqüelas, como diminuição de força após a utilização do nervo ulnar como doador, não foram evidenciadas. Com relação ao ombro, poderemos esperar uma recuperação média de 105 graus de abdução e rotação externa. Se considerarmos somente os pacientes com lesões do tipo C5-C6, estes valores aumentam para 122 e 118 graus, respectivamente[51] (Figura 16.28).

Nos casos com lesões de raízes C5-C7 com perda da extensão do punho e dos dedos, os resultados das transferências tendinosas são piores do que aqueles envolvendo somente a lesão do nervo radial. O uso do palmar longo ou do pronador redondo como doadores traz resultados imprevisíveis, devido à sua paresia em virtude da lesão do plexo braquial, sobretudo pelo acometimento da raiz de C6. A extensão do punho com abertura dos dedos com o punho na posição neutra pode ser conseguida em 80% dos pacientes que apresentam um flexor ulnar do carpo normal no pré-operatório. A sensibilidade da borda radial da

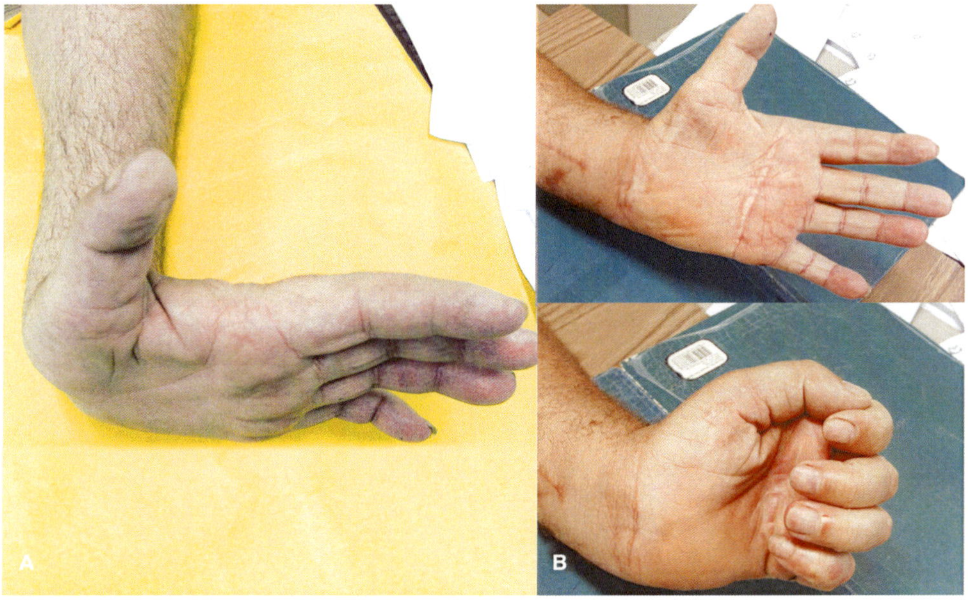

Figura 16.29 Caso de uma lesão baixa do plexo braquial do tipo C8-T1. Em **A**, no pré-operatório – mesmo com a extensão completa do punho, não se conseguia qualquer grau de flexão dos dedos. Em **B**, resultado 12 meses após a transferência do braquial para o flexor profundo dos dedos e o longo do polegar, associado à estabilização MF dos dedos longos e oponentoplastia.

mão tende a melhorar. Alguns pacientes manifestam algum déficit sensorial que não impede suas atividades de trabalho ou lazer.

Nas lesões parciais baixas, a transferência do músculo braquial para os flexores dos dedos assegura a possibilidade de preensão. A força de preensão varia entre 1 e 10kg. O resultado é melhor quando a raiz de C7 não está envolvida, ou seja, quando a extensão dos dedos está preservada. Isto permite um melhor controle da flexão independente dos dedos por co-ativação dos músculo extensores dos dedos. A reconstrução da abdução do polegar é favorável quando o extensor próprio do indicador é normal no pré-operatorio. A reconstrução da abdução do polegar por tenodese apresenta um resultado limitado. Aparentemente, a tenodese do extensor curto do polegar no dorso do polegar e no rádio distal oferece um resultado melhor do que a clássica tenodese do abdutor longo do polegar no rádio distal. Num paciente, utilizamos uma tenodese do extensor curto do polegar no flexor ulnar do carpo. De todos os procedimentos de reanimação estáticos, esta última tenodese parece manter o polegar mais abduzido em relação à palma da mão. A estabilização das articulações MF pelo método de polia-dermodese é efetiva em 80% dos casos. Em caso de falha deste procedimento, nossos pacientes foram reoperados e a estabilização MF foi conseguida pela transferência do extensor radial longo do carpo, prolongado por enxerto tendinoso, ao tendão dos interósseos. A estabilização da articulação IF do polegar pela tenodese com o flexor longo do polegar foi efetiva em todos os casos. As reconstruções sensitivas foram eficazes em todos os casos. Num paciente operado 2 anos e meio após o evento traumático, apenas a sensibilidade a estímulos dolorosos foi recuperada. Acreditamos que o uso do nervo mediano na palma da mão ofereça uma melhor recuperação no tocante à sensibilidade discriminativa em comparação com o ramo cutâneo palmar do nervo mediano, talvez porque o nervo neurotizado foi um nervo colateral. Nas neurotizações do ramo cutâneo palmar do mediano para ramo dorsal do nervo ulnar, uma sensibilidade protetora foi conseguida no lado ulnar da mão, mas a ponta do dedo mínimo continuou anestesiada. Efetivamente, todos os pacientes submetidos à neurotização sensitiva deixaram de sofrer lesões pela falta da sensibilidade (Figura 16.29).

Paralisias completas

Em nossa experiência, houve recuperação de 45 graus de abdução do ombro com a neurotização do nervo acessório para nervo supra-escapular.[51] A recuperação da rotação externa é bastante rara. Em 90% dos pacientes, conseguimos uma recuperação do peitoral maior e da flexão do cotovelo no nível motor M3. Todos os pacientes avaliados em período pós-operatório utilizam o membro submetido à reconstrução cirúrgica nas atividades da vida diária. Todos os pacientes que tiveram o ramo da porção longa do tríceps neurotizada recuperaram um tríceps no nível motor M3 (Figura 16.30).

Em todos os casos nos quais, no ato cirúrgico, consideramos a raiz preservada viável para reconstrução, observamos uma evidente recuperação funcional. Isto significa que a nossa avaliação quanto ao estado

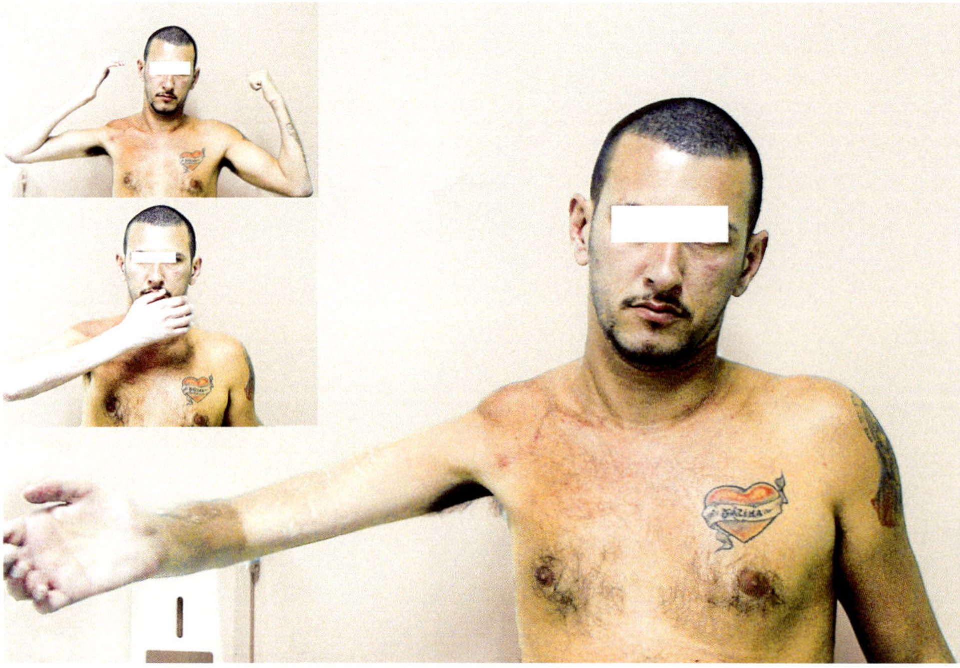

Figura 16.30 Resultado 32 meses após a reconstrução de uma paralisia completa por enxertia de C5 e múltiplas transferências nervosas, como preconizado pelos autores. O paciente recuperou a abdução-adução do ombro e a flexoextensão do cotovelo. Este mesmo paciente era portador de uma lesão medular, que recuperou parcialmente. O paciente deambula com dificuldade e, evidentemente, as funções do membro superior reconstruído são-lhe de grande valia.

funcional da raiz foi adequada. Quanto a isto, alguns autores sugeriram o uso de potenciais evocados e estudos histológicos no transoperatório.[18] Atualmente, a experiência do cirurgião para julgar a qualidade da raiz ainda não foi suplantada por outros métodos como os supracitados.

O receio concernente à utilização de enxertos longos parece não se justificar em nossos resultados. Reinervações de boa qualidade foram observadas em enxertos com mais de 25cm de comprimento. Neurotizações de troncos fracassaram na sua maioria, como ao utilizar-se o nervo acessório ou frênico na divisão anterior ou posterior do tronco superior.

O resultado da reparação do plexo braquial deve ser avaliado, no mínimo, 2 anos após a cirurgia. Os pacientes evoluem favoravelmente até 5 anos após a operação. Uma função que reaparece somente após o segundo ano, como, por exemplo, flexão dos dedos ou extensão do punho, nunca será útil. Quanto mais precocemente o músculo alcançar o nível motor M2, melhor será o resultado final.

Após a reconstrução de troncos do plexo braquial, pode ser percebido o aparecimento de co-contrações, ou seja, dois ou mais músculos contraindo simultaneamente sob o mesmo impulso voluntário. Caso isto ocorra com o bíceps e o tríceps, o movimento de flexão do cotovelo não acontecerá, ou estará prejudicado. Co-contrações entre o grande dorsal e o redondo maior e o deltóide podem também estar presentes com prejuízo da abdução e rotação externas. Co-contrações entre o bíceps e os peitorais são freqüentes, mas o prejuízo funcional é menor, desde que algum grau de abdução tenha sido recuperado, permitindo que o antebraço não se choque contra o abdome durante a flexão do cotovelo.

Em geral, o manuseio das co-contrações é muito complexo. Alguns pacientes melhoram com o passar do tempo e fisioterapia, sobretudo do tipo *biofeedback*. Em adultos, o uso da toxina botulínica parece ter efeito menor do que nos casos de paralisia obstétrica. Transferências musculares podem ser tentadas. Em casos planejados, principalmente de paralisias parciais, uma nova transferência nervosa pode ser uma alternativa viável. Obtivemos bons resultados quando existia uma co-contração do deltóide e do peitoral maior com tríceps funcionante. Tratava-se de uma lesão por arma branca do tronco superior que foi reparada por enxertia nervosa na região supraclavicular ou de traumatismo com recuperação espontânea. Três a 4 anos após a reparação primária, o nervo axilar foi neurotizado pelo ramo da porção longa do tríceps. O músculo deltóide permaneceu eutrófico, já que o mesmo se mantivera reinervado por axônios motores dos músculos peitorais.

COMPLICAÇÕES DA CIRURGIA DO PLEXO BRAQUIAL

Em nossa experiência com 300 casos, não tivemos qualquer complicação importante. A artéria supra-escapular foi lesada em um paciente. Em dois pacientes, o plexo venoso paraverterbral foi lesado, e em um deles houve a necessidade de rafia venosa. Uma pseudomeningocele foi perfurada no momento da dissecção do plexo. Esta pseudomeningocele foi suturada e evolui sem complicações. Um paciente com traumatismo torácico bilateral e paralisia completa do plexo braquial e do nervo frênico, no qual realizamos uma transferência da raiz de C5 contralateral, necessitou de ventilação assistida no primeiro dia pós-operatório. Registramos um caso de infecção superficial, um caso de hematoma no plexo, detectado na sala de recuperação e que foi drenado imediatamente, e dois hematomas não drenados que evoluíram sem complicações: um hematoma no local de retirada dos nervos intercostais e necrose parcial da pele na região do braço em outro caso.

Nenhum paciente desenvolveu dor neuropática ou ficou impossibilitado de deambular em virtude da retirada do nervo sural.

DOR

A dor no traumatismo do plexo braquial é considerada uma dor por deaferentação. O conceito que se propôs é que a lesão dos aferentes sensitivos da medula espinhal provocaria uma descarga espontânea dos neurônios das lâminas dorsais do corno posterior da medula, que seriam os responsáveis pela dor.[52]

A dor do plexo traumático é mais evidente nas lesões completas do que nas lesões parciais. Ela pode aparecer imediatamente após o acidente, mas na maioria dos casos surge alguns dias após. A dor intensa tem sido relacionada à avulsão completa das raízes nervosas.[53] Nossas pesquisas mais recentes indicam uma explanação diversa. A dor do plexo braquial não é originada nas raízes avulsionadas, mas sim num coto de uma raiz rota na região cervical. A cirurgia com enxerto desta raiz promove melhora imediata da dor em 40% dos casos. Na terceira semana, 70% dos pacientes referem melhora. Aos 2 anos, somente 8% dos pacientes apresentam dores intensas (Figura 16.31). Inicialmente, a dor do plexo pode ser no ombro, no cotovelo ou na mão. As dores renitentes tendem a se concentrar na mão. A melhora da dor ocorre antes do processo de reinervação muscular.[53] Nesse trabalho,[53] acompanhamos 36 pacientes por 2 anos. Ao final da avaliação, somente dois pacientes remanescentes ainda evidenciavam dor importante na mão. Recentemente, reavaliamos estes pacientes 3 anos após a cirurgia, e eles referiam as mesmas queixas e demonstravam sinal de Tinel positivo no antebraço. Quando o manguito pneumático foi inflado no braço acima da pressão arterial por 60 segundos, as dores diminuíram 80%. Neste caso, promovemos um bloqueio da condução nervosa por isquemia. Isto nos fez pensar que a dor residual desses pacientes, evidentemente, não ocorria por deaferentação, mas era induzida pelo processo de regeneração nervosa, provavelmente num meio hostil (talvez, dentro de um nervo desnervado por muito tempo).

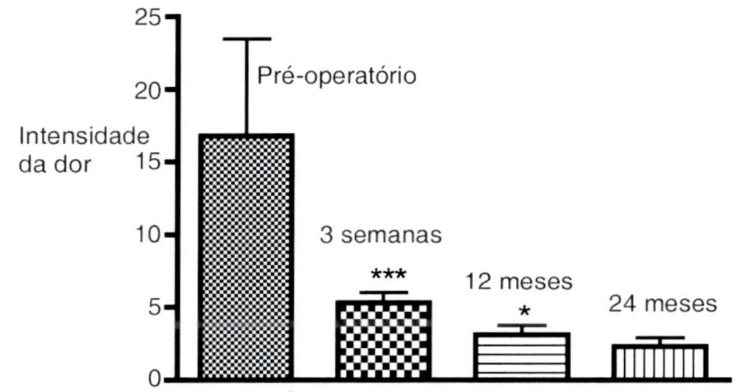

Figura 16.31 Curso da dor gerada pela lesão do plexo braquial após reparação cirúrgica. A cirurgia com enxerto das raízes não-avulsionadas promove melhora imediata da dor em 40% dos casos. Na terceira semana, 70% dos pacientes referem melhora da dor. Após 2 anos, somente 8% dos pacientes apresentam dores intensas. Os asteriscos indicam que a diminuição da dor foi estatisticamente significativa.

Na gênese da dor do plexo braquial estão envolvidos cininas inflamatórias, como o TNF-α, e fatores neurotróficos.[55-57] Nossa hipótese é que os fatores neurotróficos e inflamatórios secretados para promover o crescimento axonal reduzam o limiar neuronal para estímulos dolorosos. Como o coto nervoso está num ambiente cicatricial, o contato dos axônios regeneradores com este meio hostil desencadeia dor.

É importante observar que mesmo pacientes com lesões crônicas completas têm sua dor reduzida ou eliminada quando bloqueamos a raiz não avulsionada com anéstesicos locais.

Tratamento da dor

Se o quadro é agudo e a dor não melhora com opióides, instalamos um bloqueio contínuo do plexo braquial, que permanecerá por 10 dias. Já neste momento iniciamos com gabapentina ou carbamazepina e amitriptilina por via oral. Estas medicações levam até 10 dias para produzir seu efeito máximo.[58] Neste intervalo de tempo, os pacientes costumam apresentar melhora de 40% na intensidade da dor. Os pacientes que respondem bem à medicação têm bom prognóstico quanto à resolução do quadro álgico.

Em todos os casos de paralisia completa, é importante instalar a medicação analgésica citada precocemente, mesmo que inicialmente não haja dor. Haverá sempre a necessidade de ajustar a medicação quanto à dosagem e às associações medicamentosas. Caso a dor se mostre refratária a esses medicamentos, opióides orais e antiinflamatórios poderão ser tentados. O paciente deverá ser submetido à reconstrução do plexo braquial, e a medicação para dor deverá ser mantida.

Nos casos de dor crônica, com mais de 2 anos de evolução, a situação é mais adversa. Solicitamos uma tomomielografia e verificamos se existe raiz não-avulsionada. Neste momento, realizamos um bloqueio anestésico da raiz não-avulsionada e, se houver melhora da dor, procedemos à enxertia do plexo braquial e, concomitantemente, efetuamos um transplante microcirúrgico do músculo grácil para reanimar a flexão do cotovelo. Medicações orais são mantidas.

Nos casos refratários, a indicação consiste numa drezotomia. Realizamos uma hemilaminectomia e coagulamos, com auxílio do eletrocautério bipolar, a zona de entrada da raiz dorsal na medula espinhal. Na realidade, produzimos uma lesão térmica das zonas I e II da substância cinzenta da medula espinhal.[59] Esta lesão também poderá ser promovida pela terapia de radiofreqüência ou *laser*. Preferimos a coagulação bipolar por acreditarmos que assim controlamos mais adequadamente a magnitude da lesão. As complicações deste procedimento são freqüentes, e ocorrem em 50% dos casos. As mais importantes são déficit funcional nos membros inferiores e hiperalgesia e alodínia do dorso. Submetemos 10 pacientes a esta terapia, e observamos melhora ou remissão completa da dor em seis casos. Na literatura, os resultados desta intervenção são semelhantes, indicando, em geral, melhora em 50% dos casos[60] (Figura 16.32).

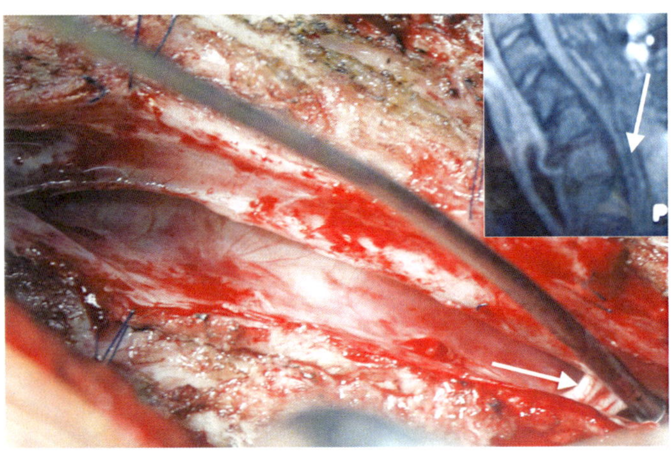

Figura 16.32 Imagem do transoperatório de uma laminectomia num paciente com seqüela de dor após lesão do plexo braquial. Este paciente sofreu duas intervenções medulares para tratamento da dor. Em outro centro, realizou-se uma drezotomia por radiofreqüência. Não houve melhora da dor mas, imediatamente após a cirurgia, houve uma paresia em membros inferiores. Este paciente foi operado novamente, e realizamos uma sulcotomia posterolateral com coagulação bipolar da entrada das raízes dorsais na medula. Houve melhora da dor em 70%. Dois anos após este procedimento, o paciente observou diminuição da força da mão contralateral e, na ressonância magnética, havia imagens sugestivas de uma siringomielia (quadro menor). O paciente foi reoperado. Procedemos à liberação das aderências medulares e ao fechamento do sulco posterolateral previamente aberto por nós. Observamos que as raízes de C5 e C6 (*seta*) estavam em continuidade com a medula e procedemos à sua secção. Aos 4 meses de pós-operatório, o paciente encontrava-se sem dor e com melhora de 30% da força da mão contralateral.

LESÕES CRÔNICAS

Lesões crônicas completas

Pacientes portadores de dor são submetidos à exploração das raízes altas e a enxertias nervosas. O músculo grácil é transferido microcirurgicamente para restabelecer a flexão do cotovelo. O músculo é suturado na clavícula, seu ramo motor é anastomosado com o nervo acessório, e a artéria e a veia são anastomosadas aos vasos toracoacromiais no sulco deltopeitoral. Operamos 10 pacientes nestas circunstâncias e, em oito, obtivemos um bíceps M3; entretanto, o grau de flexão do cotovelo foi incompleto. O uso do músculo grácil permitiu uma estabilização adequada do ombro.

Lesões crônicas parciais altas

No passado, a cirurgia de Steindler, que consiste na transferência proximal da musculatura epicondiliana, era nossa primeira opção para reconstrução da flexão do cotovelo em lesões crônicas. Dos nossos 10 casos operados, todos recuperaram a flexão do cotovelo. Entretanto, a força de flexão é bastante débil, não passando de 2kg, e o arco de movimento não é completo. A cirurgia de Steindler permite uma flexão ativa do cotovelo, mas não tem influência no ombro. Em dois pacientes, realizamos a cirurgia de Steindler concomitantemente a um transplante do peitoral menor. Nos dois casos, recuperamos uma flexão do cotovelo com força motora M3 (Figura 16.33).

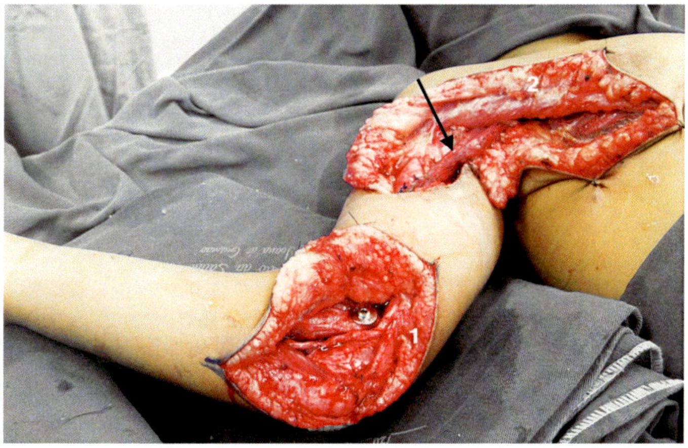

Figura 16.33. Transferência combinada do peitoral menor (*seta*) **(1)**. Cirurgia de Steindler numa lesão crônica do plexo braquial **(2)**.

Atualmente, a opção preferida é a transferência invertida microcirúrgica do músculo grácil. Dizemos invertida porque o tendão do grácil é suturado ao acrômio, enquanto o corpo muscular é suturado ao tendão do bíceps. Os vasos do grácil são anastomosados terminolateralmente aos vasos braquiais ou terminoterminalmente aos vasos colaterais ulnares inferiores. O ramo motor é suturado num fascículo motor do nervo ulnar ou mediano. Num segundo tempo, realizamos a transferência do trapézio superior para o úmero e do trapézio inferior para o infra-espinhoso. Submetemos cinco pacientes a este procedimento cirúrgico, e em todos eles conseguimos recuperar a flexão do cotovelo e algum grau de abdução e rotação externa do ombro. Um bíceps funcionante nos estimula a um transplante do trapézio para o úmero (Figuras 16.34 e 16.35).

Em dois casos, optamos pelo uso do grande dorsal para a reconstrução da flexão do cotovelo. O resultado foi ruim. Num caso, o músculo grande dorsal mostrava-se extremamente débil. Como havia uma perda óssea importante, reconstruímos o úmero com uma fíbula vascularizada e optamos pela reconstrução do bíceps com o grande dorsal pediculado. No outro paciente, havia co-contração do grande dorsal com o tríceps, e o paciente necessitou quase 2 anos para fletir o cotovelo ativamente. Isto só foi possível porque reintervimos no caso e acrescentamos a cirurgia de Steindler.

Em três pacientes, reconstruímos exclusivamente a função do tríceps paralisado. Num deles, o deltóide estava ativo e transferimos o deltóide posterior para o tríceps, com ajuda de um enxerto do palmar longo (Figura 16.36). Nos outros dois pacientes, transferimos inteiramente a porção inferior do trapézio para o tríceps. Conseguimos a extensão ativa do cotovelo nos três pacientes (Figura 16.37).

Com relação ao ombro, realizamos em cinco pacientes uma osteotomia desrotatória do úmero. Um paciente apresentava uma lesão parcial do plexo, mas foi operado quase 1 ano após o acidente, obtendo recuperação funcional de 40 graus de abdução. Os outros pacientes apresentavam lesão completa. Todos foram submetidos à fixação interna do úmero mediante uso de placas e parafusos. Dois pacientes sofreram queda durante a fase pós-operatória imediata com perda da fixação óssea. Um paciente foi tratado conservadoramente e outro, com fixador externo. Os dois pacientes evoluíram para consolidação. É importante salientar que o número de

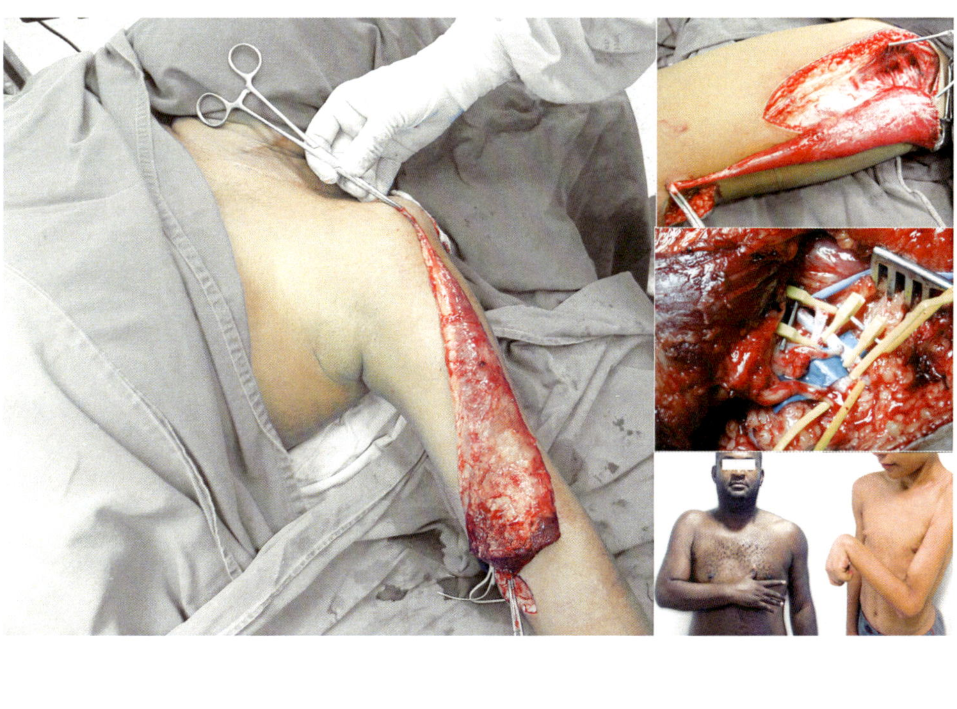

Figura 16.34 Reconstrução da flexão do cotovelo pelo transplante microcirúrgico invertido do grácil. À esquerda, o músculo já retirado da perna sobre o braço. Notar que o tendão está em posição cranial, ou seja, invertido. No quadro menor superior, observamos a face interna da coxa com o grácil já dissecado. No quadro menor do meio, observamos as anastomoses vasculares realizadas terminolateralmente nos vasos braquiais. O ramo motor foi anastomosado num fascículo motor do nervo ulnar. No quadro menor inferior, notamos o resultado após 12 meses em dois pacientes.

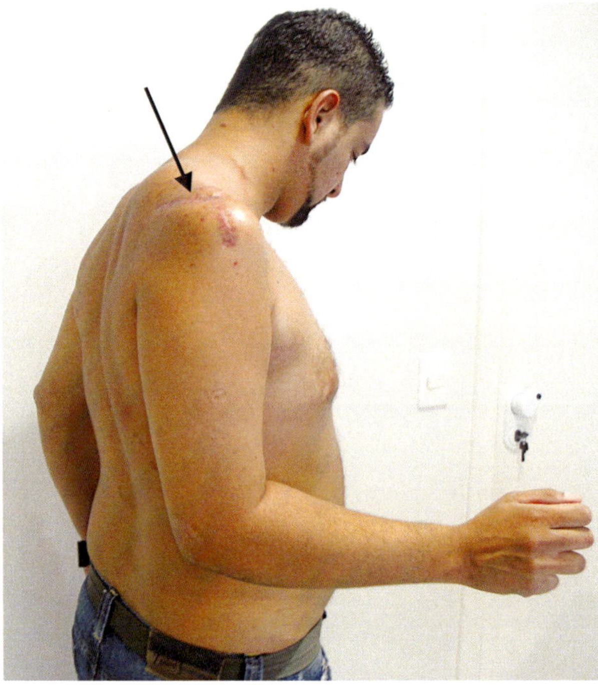

Figura 16.35 Notar a incisão (*seta*) para transferência do músculo trapézio, tanto da porção superior sobre o úmero como da porção inferior para o infra-espinhoso. Notar que conseguimos obter alguns graus importantes de rotação externa.

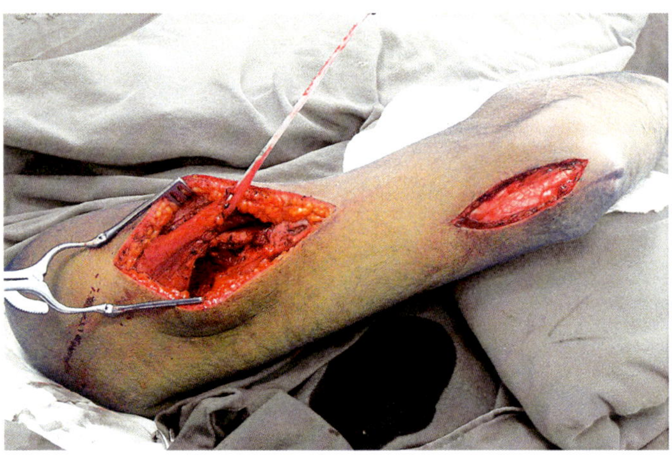

Figura 16.36 Transoperatório da transferência do deltóide posterior através de um enxerto tendinoso para o tríceps com a finalidade de reconstruir a extensão do cotovelo.

osteotomias de úmero por nós realizadas é restrito. Desde que asseguramos alguns graus de recuperação da abdução do ombro nas paralisias completas, passamos a observar menos a necessidade desta intervenção.

Finalmente, em dois pacientes, objetivamos melhorar a função do ombro com a transferência da porção longa do tríceps para o acrômio – a cirurgia de Sloman.[61] O resultado foi limitado porque, para conseguir 30 graus de abdução, o paciente necessitava flexionar o cotovelo (Figura 16.38). Possivelmente, esta cirurgia funcione melhor em lesões isoladas do nervo axilar.

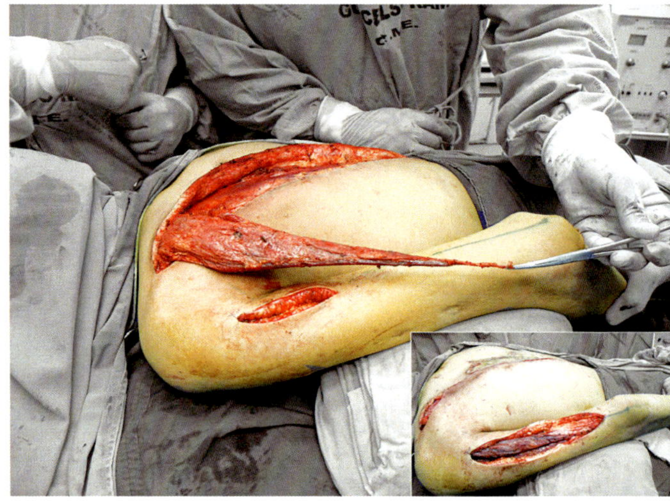

Figura 16.37 Transoperatório da transferência da porção inferior do trapézio para o tríceps com o intuito de reconstruir a extensão do cotovelo num paciente que tinha, também, paralisia do deltóide posterior.

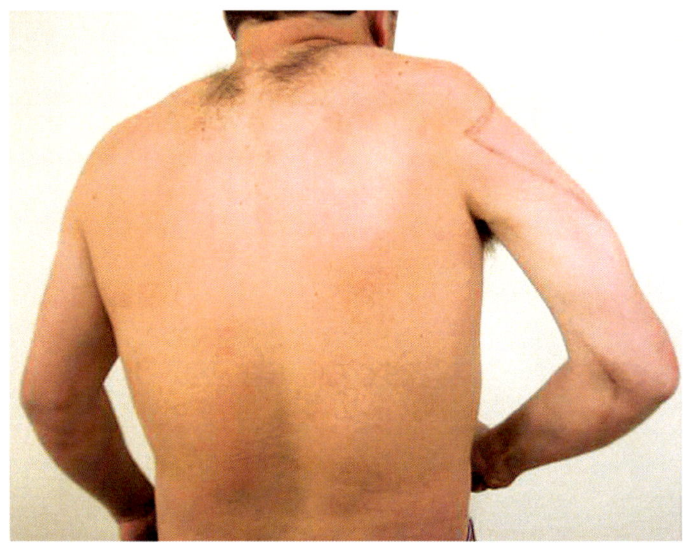

Figura 16.38 Pós-operatório com 24 meses de cirurgia em que se transferiu a cabeça longa do tríceps para o acrômio, para melhorar a abdução do braço. Para conseguir alguns graus de abdução, o paciente tinha de fletir o cotovelo. Neste mesmo paciente, também realizamos uma cirurgia de Steindler.

TRAUMATISMO DO PLEXO BRAQUIAL E DA MEDULA ESPINHAL

Narakas encontrou, em 500 casos de traumatismo do plexo braquial, cinco casos de lesão medular associada.[62] Em quatro deles, a lesão era incompleta, e tratava-se de uma síndrome de Brown-Séquard. Grundy e Silver[63] revisaram 31 casos de paraplegia e traumatismo de plexo braquial, e Akita e cols.[64] reviram os achados em outros 11 pacientes. Foi notória a demora do diagnóstico do traumatismo do plexo braquial em todos estes casos. Estima-se que 12% dos pacientes com trauma do plexo braquial apresentem algum comprometimento medular.[65] Dentre os nossos 300 casos, observamos quatro de síndrome de Brown-Séquard, num dos quais ocorreram tardiamente sinais de piramidalismo no plexo braquial reconstruído. Em dois casos, o trauma do plexo braquial esteve associado a uma paraplegia e, curiosamente, em três casos o membro superior contralateral estava envolvido. Nestes três casos, observamos uma paralisia mediano-ulnar com diminuição importante da força, não obstante a sensibilidade permanecer preservada. Dentre estes três pacientes, dois apresentavam lesões do plexo braquial completa e um, uma lesão incompleta predominantemente alta do membro contralateral (Figura 16.39). Todos os pacientes foram submetidos à reconstrução microcirúrgica do plexo braquial em tempo hábil.

No traumatismo do plexo braquial, o acometimento medular pode acontecer cronicamente (p. ex., no caso da herniação através de uma pseudomeningocele da medula espinhal). Embora seja raro o aparecimento tardio da síndrome de Brown-Séquard ou de mielopatia com tetraplegia em paciente com traumatismo prévio do plexo braquial, deve-se aventar a possibilidade de hérnia medular. O tratamento é cirúrgico e visa reduzir a medula herniada e fechar o hiato na dura-máter.[66,67]

Outra complicação crônica do traumatismo do plexo braquial é a siderose superficial.[68] Nestes casos, existe deposição de hemossiderina nas leptomeninges e no espaço subpial da medula espinhal e do cérebro. A doença é progressiva e fatal, e pode decorrer de um sangramento crônico contínuo de uma lesão do plexo braquial associada a pseudomeningoceles. Esta entidade cursa com ataxia, perda auditiva, paraparesia espástica, déficit cognitivo e distúrbios sensoriais, podendo manifestar-se décadas após o evento traumático. O diagnóstico é confirmado pela ressonância nuclear magnética, e o tratamento cirúrgico visa coibir a fonte de sangramento.

Plexo traumático da criança

Operamos 23 crianças com menos de 12 anos vítimas de traumatismo do plexo braquial. Somente duas outras séries na literatura, incluindo 11[69] e 25[70] pacientes, foram encontradas. Em nossa casuística, 18 casos apresentavam-se com lesão completa, quatro com lesões altas e um com lesão baixa unicamente. Dos 18 casos de paralisia completa, somente em dois foi observada avulsão de todas as raízes. A cirurgia consiste, como nos adultos, na cooptação de enxertos e em neurotizações.

Nas lesões parciais altas, a função do ombro foi parcialmente recuperada em todos os pacientes, com recuperação mínima de 90 graus de abdução e rotação externa (Figura 16.40*A* e *B*). Um paciente não

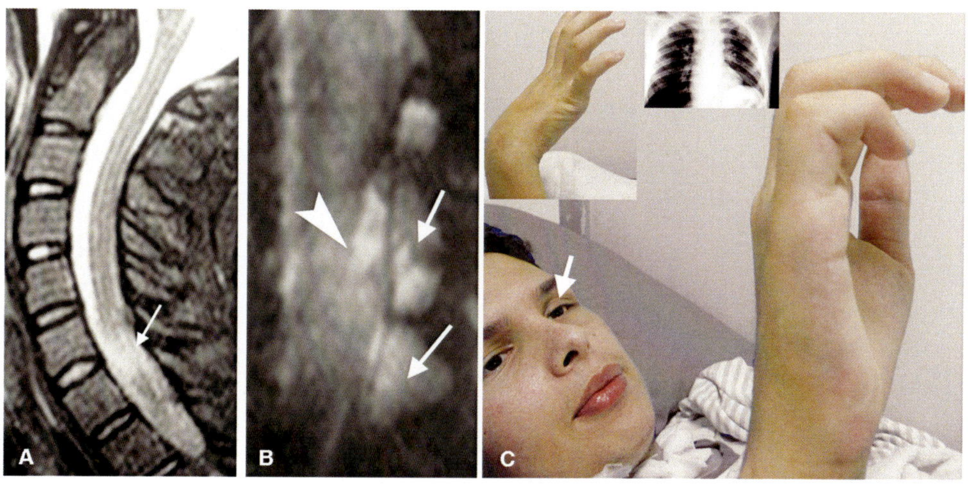

Figura 16.39 Paciente com traumatismo de plexo braquial com paralisia completa à direita e parcial à esquerda. À esquerda, a paralisia era do tipo baixa; entretanto, não havia perda da sensibilidade, o que sugere lesão medular, que era visível na ressonância magnética **(A)**. Em **B**, nesta mesma ressonância, foi possível observar pseudomeningoceles na topografia de C7-T1. No quadro menor, observa-se uma radiografia de tórax, demonstrando a elevação da cúpula diafragmática esquerda, que indica uma paralisia do nervo frênico. No quadro menor, notar também a incapacidade de flexão da mão contralateral. Em **C**, no mesmo paciente, a seta indica uma ptose palpebral compatível com síndrome de Claude-Bernard-Horner.

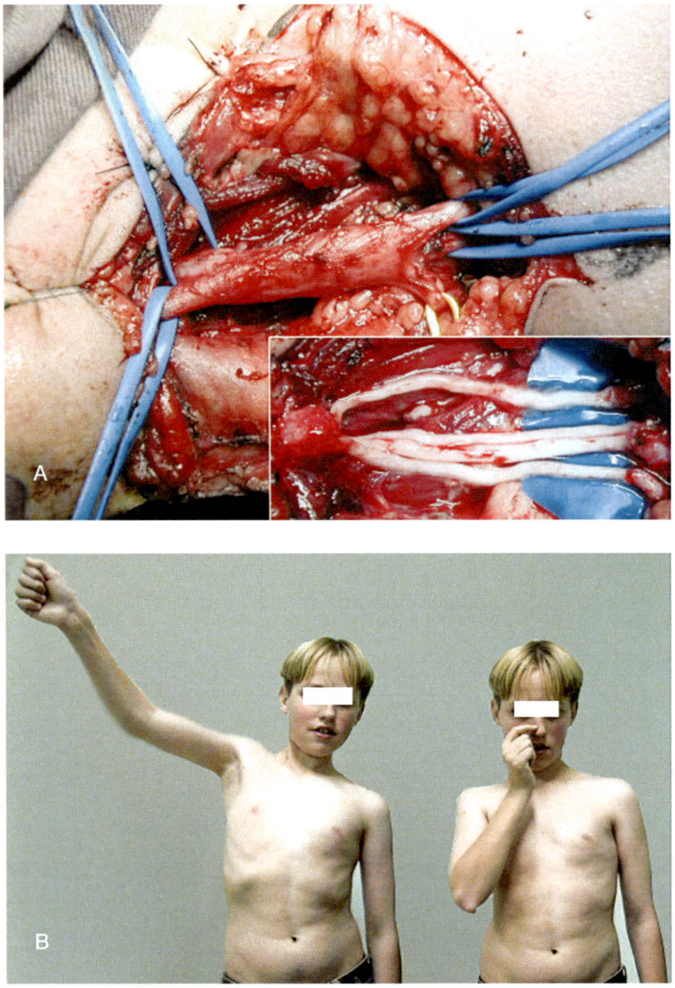

Figura 16.40 Paciente com 8 anos de idade portador de lesão parcial alta do plexo braquial. Em **A**, transoperatório mostrando o neuroma do tronco superior, que foi ressecado e enxertado, como exposto no quadro menor. Em **B**, resultado 26 meses após a cirurgia.

recuperou a flexão do cotovelo e foi posteriormente submetido à reintervenção cirúrgica, na qual foi realizado um transplante microcirúrgico do grácil invertido. Posteriormente, este paciente recuperou a flexão do cotovelo com força motora M4.

Nas lesões completas, o controle do ombro e da flexão do cotovelo foi restaurado em todos os pacientes. Em comparação com adultos, o resultado da neurotização acessório-supra-escapular é melhor nestas lesões completas (Figura 16.41). Conseguimos uma média de 80 graus de abdução contra os 45 graus de abdução dos adultos. Algumas neurotizações conseguiram reinervar músculos do antebraço, como o frênico para o radial, mas não foi obtido o controle independente. Nos pacientes em que conseguimos alguma função dos flexores dos dedos, a força reconstruída foi limitada, e a mão reconstruída obteve pouca utilidade funcional. Acreditamos que o planejamento da cirurgia nas lesões traumáticas das crianças deve obedecer aos paradigmas dos adultos e não aos casos de paralisia obstétrica, em que pode ocorrer a reinervação da mão. O controle muito bom do cotovelo e do ombro faz com que estas crianças incorporem este membro superior nas suas atividades da vida diária. É importante salientar que a dor, comum nos adultos, não se faz presente em crianças.[69]

Lesões isoladas de alguns ramos do plexo braquial e do nervo acessório

Nervo musculocutâneo

As lesões isoladas do nervo musculocutâneo são excepcionais. Em nossos pacientes, nos quatro casos

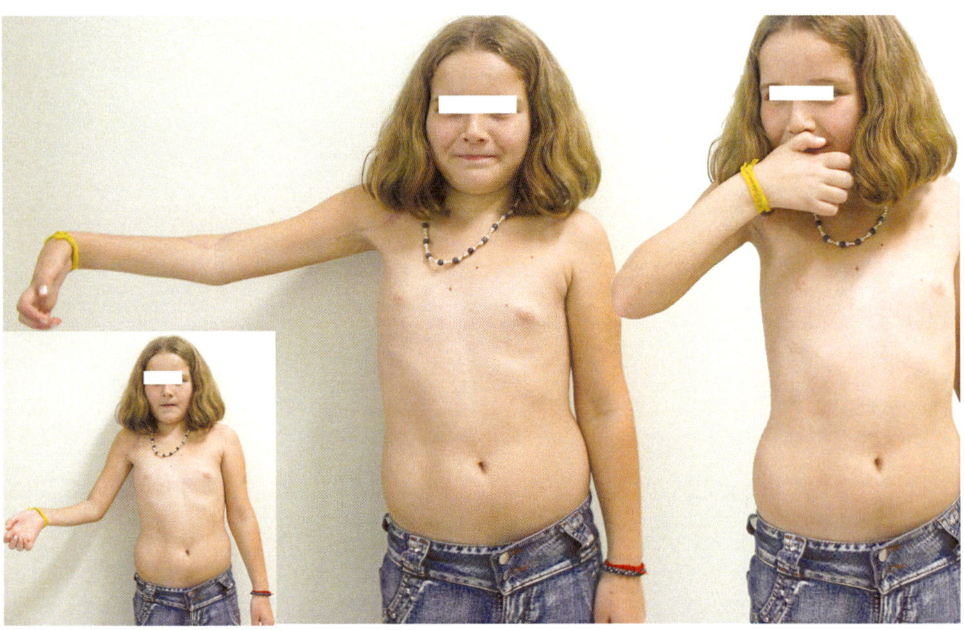

Figura 16.41 Resultado, 14 meses após a cirurgia, de uma lesão completa do plexo braquial reparada por enxertia da raiz de C5 e transferência do acessório, do platisma e do levantador da escápula. A paciente recuperou a flexoextensão do cotovelo, a abdução-adução do ombro e a rotação externa.

avaliados, as lesões foram decorrentes de ferimento por arma branca ou arma de fogo. Todos foram submetidos a reconstrução cirúrgica e enxertia nervosa. Os resultados foram excelentes, com praticamente, total normalização da força de flexão do cotovelo.

Em seis casos, observamos uma lesão alta do plexo braquial que evoluiu para recuperação do ombro com persistência da incapacidade de fletir o cotovelo. Os pacientes foram operados 7 ou 8 meses após o acidente, e observamos que em dois casos o ramo motor do bíceps originava-se do nervo mediano. Em todos os casos, fascículos do nervo ulnar foram transferidos para o ramo motor do bíceps, e o tronco do nervo musculocutâneo foi enxertado para reconstruir o ramo motor do músculo braquial. Os resultados deste tipo de intervenção também são muito favoráveis.

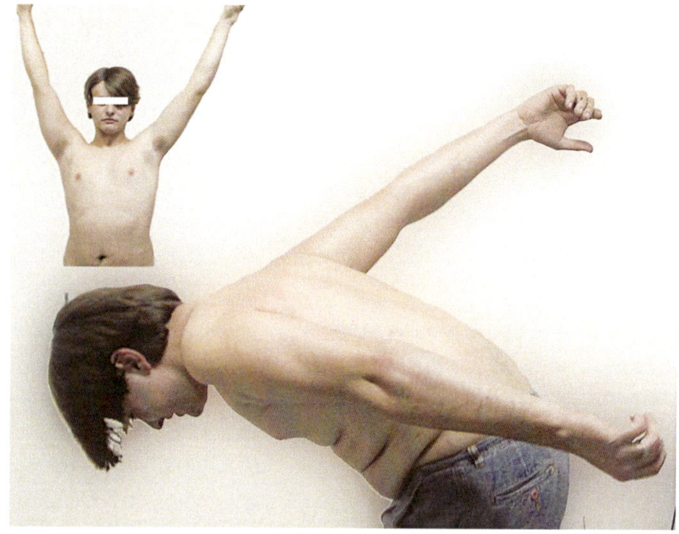

Figura 16.42 Paciente com lesão isolada do nervo axilar com 9 meses de evolução. Apesar de ser capaz de abduzir completamente o braço, o paciente não é capaz de estender o ombro. Sinal da rabo da gaivota.

Nervo axilar

A lesão isolada do nervo axilar pode resultar de luxação posterior do ombro ou de traumatismo do plexo braquial. Neste último, geralmente, trata-se de uma paralisia alta do plexo braquial com recuperação espontânea. Entretanto, a lesão do nervo axilar persiste sem melhora. Inicialmente, os pacientes não conseguem realizar a abdução completa do ombro. Com o passar dos meses, isto ocorrerá por hipertrofia do supra-espinhoso sinergizado pelo bíceps e o peitoral. Entretanto, a força de abdução e rotação externa estará restrita em 50%. Os pacientes referem dor no ombro com fadiga excessiva. Existe uma zona de hipoestesia sobre a face lateral do terço superior do úmero, referente à zona de sensibilidade autônoma do músculo deltóide. A delimitação desta zona de hipoestesia regride com o tempo. Como não existe nenhum outro músculo capaz de compensar a atividade do deltóide posterior, o teste do rabo da gaivota é extremamente útil para detectar a lesão (Figura 16.42).[71,72]

Em geral, o diagnóstico da lesão do nervo axilar é tardio. Se percebido antes dos 6 meses, a melhor tática é a enxertia do nervo, que é abordado por uma incisão deltopeitoral e uma outra incisão posterior no úmero. Mesmo com enxertos longos, conseguimos a reinervação do deltóide. Se o paciente é submetido a cirurgia após 6 meses, optamos por transferências nervosas. A primeira opção é a transferência do ramo da porção medial do tríceps, que também vai ao ancôneo, para o ramo do deltóide médio e anterior. Utilizamos este ramo do tríceps por ser o mais longo e permitir uma conexão bem próxima do deltóide. A via de acesso é posterior entre o deltóide e a cabeça longa do tríceps. Os pacientes melhoraram a força em 30%, permitindo, desse modo, eliminar a dor e diminuir a fadiga.[47]

É importante salientar que não existe cirurgia paliativa para dirimir a paralisia do deltóide. Desse modo, o diagnóstico da lesão do nervo axilar deve ser precoce para permitir a reconstrução neurológica.

Nervo supra-escapular

As lesões isoladas do nervo supra-escapular são extremamente raras (tivemos apenas dois casos). Não tão raramente, existe a lesão isolada do nervo supra-escapular combinada com o axilar. Nesta dupla lesão, em geral, o supra-escapular regenera espontaneamente e a paralisia do axilar persiste. Entretanto, em nossa casuística, em cinco casos a dupla paralisia persistiu e os pacientes foram operados. Se observados antes dos primeiros 6 meses, a conduta deve ser a enxertia dos dois nervos. Em pacientes com paralisias mais antigas, procedeu-se à neurotização supra-escapular-acessório e tríceps-axilar.

Os resultados dos dois tipos de intervenção, enxertia ou transferência nervosa, são bons. Nosso número de pacientes não permite a diferenciação dos resultados obtidos. Permanece a impressão de que a enxertia possibilita maior resistência à fadiga. Em outras palavras, quando solicitamos aos pacientes que levantem o membro afetado acima da horizontal e permaneçam assim até que se sintam exaustos, os pacientes com dupla enxertia, quando cronometrados, permanecem com o membro abduzido por uma fração significativamente maior de tempo.

Escápula alata

O descolamento da escápula da parede torácica recebe o nome de escápula *alata*. A escápula *alata* pode resultar de lesões neurológicas no corno anterior medular ou de miopatias. Entretanto, com mais freqüência, ela resulta de lesões isoladas do nervo acessório ou torácico longo. Nas lesões do nervo torácico longo, a escápula *alata* é mais evidente do que nas lesões do nervo acessório. O apoio dos braços contra a parede aumenta a magnitude do descolamento da escápula. Na abdução lateral, os músculos rombóides e as porções média e inferior do trapézio tracionam a borda medial da escápula em direção à coluna vertebral, já que o serrátil anterior, que está paralisado, não se opõe a este movimento. Na flexão do ombro, o descolamento da escápula só é aparente na lesão do nervo torácico longo. Nas lesões do nervo acessório, na abdução lateral, existe um descolamento do ângulo superomedial da escápula enquanto sua ponta se desvia anteriormente. O bordo medial da escápula se distancia da coluna vertebral pela ação não resistida no músculo serrátil anterior. A rotação externa aumenta a magnitude do descolamento da escápula nas lesões do acessório (Figura 16.43).

Nervo torácico longo

As lesões do nervo torácico longo com paralisia do músculo serrátil anterior podem resultar de traumatismo, iatrogenia ou neurite.[73] Existe queixa de dor no ombro, sobretudo na região da escápula, com diminuição da força dos movimentos. O movimento de rotação externa é bastante doloroso. Há, inclusive, diminuição da força da flexão do cotovelo em alguns casos.

A estabilização da escápula com a mão do examinador comprova o alívio dos sintomas e torna possível uma realização mais fácil dos movimentos.

A neurite do plexo braquial, conhecida como síndrome de Parsonage-Turner, ou neuralgia amiotrófica, ocasiona a paralisia do nervo torácico longo em 70% dos casos. Em 70% dos casos, o músculo infra-espinhoso também é atingido.[74] O que caracteriza esta patologia é a presença de um episódio de dor intensa, geralmente escapular, durante a noite. Em geral, a paralisia se estabelece até 2 semanas depois do início da dor. A paralisia tende a acometer os músculos do membro superior de forma salteada. As dores musculares e nas inserções e origem dos músculos podem persistir por meses. O quadro não é tão benigno como se previa, pois 70% dos pacientes podem apresentar seqüelas. Acredita-se que a doença tenha caráter inflamatório auto-imune, mas ela pode estar relacionada a um ataque viral, podendo ser recidivante. O emprego de corticóides parece ajudar na diminuição das seqüelas.[74]

As lesões traumáticas estão relacionadas a estiramento ou compressão do nervo. Isto pode ocorrer após submeterem-se os ombros a sobrecarga excessiva de peso ou após exercício físico intenso. Recentemente, foi publicada uma série clínica com tratamento favorável após exploração e neurólise da divisão superior deste nervo, incluindo pacientes com lesões com mais de 2 anos de evolução.[75] Entretanto, o nervo torácico longo tem múltiplas origens nas raízes de C5, C6 e C7. O ramo de C7 aborda o tronco principal quase na axila e, se preservado, como nas avulsões C5 e C6, a escápula mantém-se estabilizada.[5] Não nos

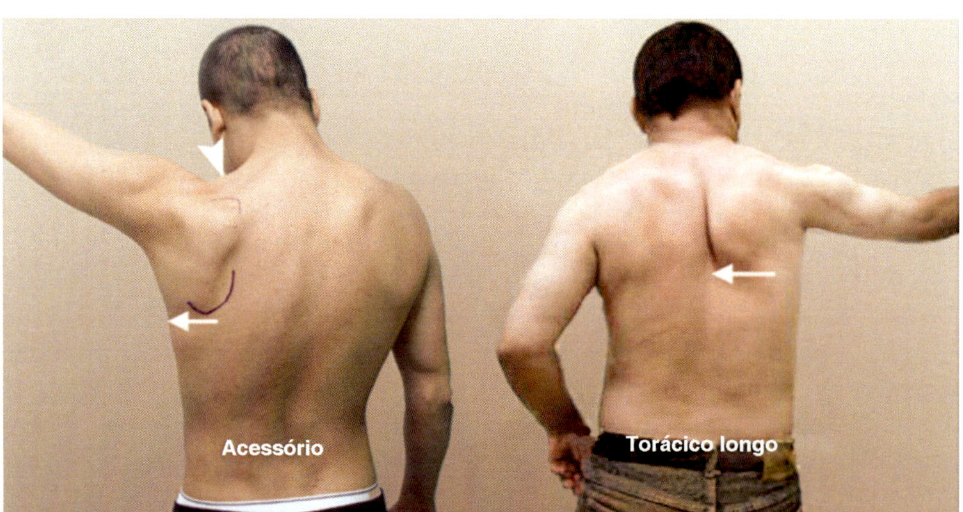

Figura 16.43 Escápula *alata*. Notar que na lesão do acessório, na abdução lateral, a escápula desvia-se anteriormente. Ao contrário, na lesão do nervo torácico longo, a escápula desvia-se na direção da coluna vertebral.

parece clara a natureza desta intervenção cirúrgica sobre o nervo torácico longo.

Casos isolados de reconstrução do nervo torácico longo por transferências nervosas dos nervos peitoral medial e toracodorsal foram relatados.[76,77] Em nossos dois pacientes, a evolução não foi favorável com a transferência do nervo toracodorsal.

Nos casos crônicos sintomáticos, optamos por transferir o tendão do músculo peitoral maior com um fragmento ósseo do úmero para a borda inferior da escápula. Os resultados desta intervenção são bons.

Nervo acessório

As lesões do nervo acessório são, em sua maioria, iatrogênicas, decorrentes de cirurgia para biópsia ganglionar ou ressecção tumoral.[78,79] Tempos atrás, nas cirurgias oncológicas da cabeça e pescoço era proposto o esvaziamento radical da região cervical, que não preservava o nervo acessório. Apesar da sobrevida dos doentes, a qualidade de vida era inadequada. Os pacientes apresentavam dores excruciantes e diminuição na amplitude e na força de abdução do ombro devido à paralisia do músculo trapézio por lesão do nervo acessório.[80] Atualmente, a cirurgia de esvaziamento cervical prima pela preservação do nervo acessório.

No exame desses pacientes, é importante observar se existe também uma paralisia do músculo esternocleidomastóideo, o que pode indicar uma lesão mais proximal do nervo acessório, embora este músculo possa também estar inervado por ramos do plexo cervical. Além da dor no ombro, pode haver diminuição na amplitude da abdução, que tem a força diminuída em 50%.

Na cirurgia neurológica, a identificação dos cotos nervosos é muito complicada. Isto se deve à fácil confusão do nervo acessório com os ramos do plexo cervical. Nesta situação, como o nervo está seccionado, a estimulação elétrica não auxilia a elucidação diagnóstica no ato cirúrgico. O coto proximal é identificado entre as cabeças clavicular e esternal do esternocleidomastóideo na altura da cartilagem tireóide. O coto distal é identificado na região supraclavicular, abaixo da fáscia cervical profunda, em contato com o músculo trapézio.[81] Em sete casos, enxertamos o nervo acessório e houve pelo menos uma melhora de 70% da sintomatologia ao final de 2 anos. Isto ocorreu a despeito de a paciente ter sido submetida ao procedimento cirúrgico transcorridos 12 meses de lesão. Em dois casos, o coto proximal não estava disponível devido à natureza da cirurgia previamente realizada. O coto distal foi conectado à divisão posterior do tronco superior. Nestas duas ocasiões, mantivemos controle de 1 ano de pós-operatório (Figuras 16.44 e 16.45). Os pacientes relataram melhora de 50% nos sintomas álgicos com amplitude ainda reduzida da abdução (Figura 16.46).

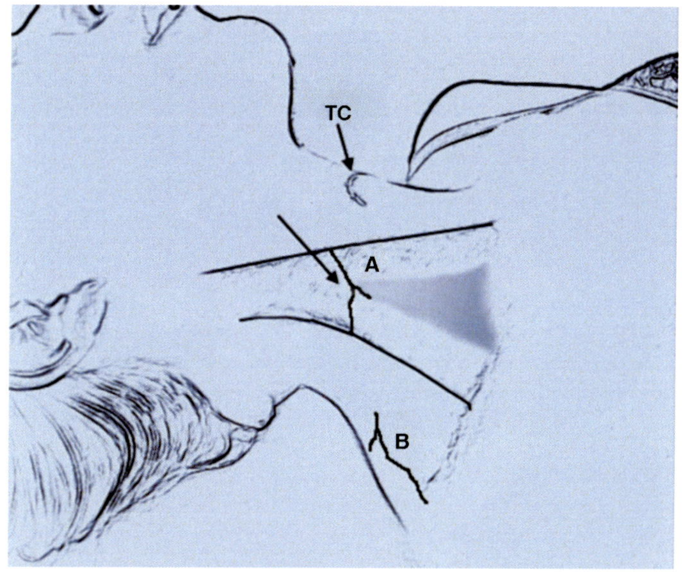

Figura 16.44 Representação esquemática dos pontos de reparo anatômicos para dissecção do nervo acessório. O coto proximal **(A)** é dissecado no ponto de convergência de uma linha, prolongando o "V" da fossa supraclavicular menor, que tem as cabeças do esternocleidomastóideo como limite, e outra linha passando sobre a cartilagem tireóide. O coto distal **(B)** é dissecado sob o trapézio 3 a 4cm cranialmente à clavícula.

Nos casos crônicos, a estabilização da escápula é feita por avanço lateral do músculo levantador da escápula e dos músculos rombóides – a cirurgia de Eden-Lange. Teboul e cols.[82] encontraram bons resultados com esta cirurgia em quatro de sete pacientes e sugeriram que a cirurgia neurológica deveria ser efetivada até 20 meses após a lesão do acessório. Em pacientes com mais de 50 anos com lesões crônicas, esses autores acreditam que a fisioterapia seja a melhor opção, sobretudo se a lesão do acessório for decorrente de procedimento cirúrgico de esvaziamento cervical. Romero e Gerber[83] observaram que a cirurgia de Eden-Lange foi efetiva em nove de 12 pacientes operados. A fisioterapia não melhorou a função do membro em quatro casos que não foram operados, mas a dor desapareceu em dois deles. Bigliani e cols.[84] encontraram bons resultados com a cirurgia de Eden-Lange em 19 de 22 pacientes. Esses autores observaram que uma paralisia secundária do nervo torácico longo pode originar-se da lesão do nervo acessório devido à instabilidade escapular.

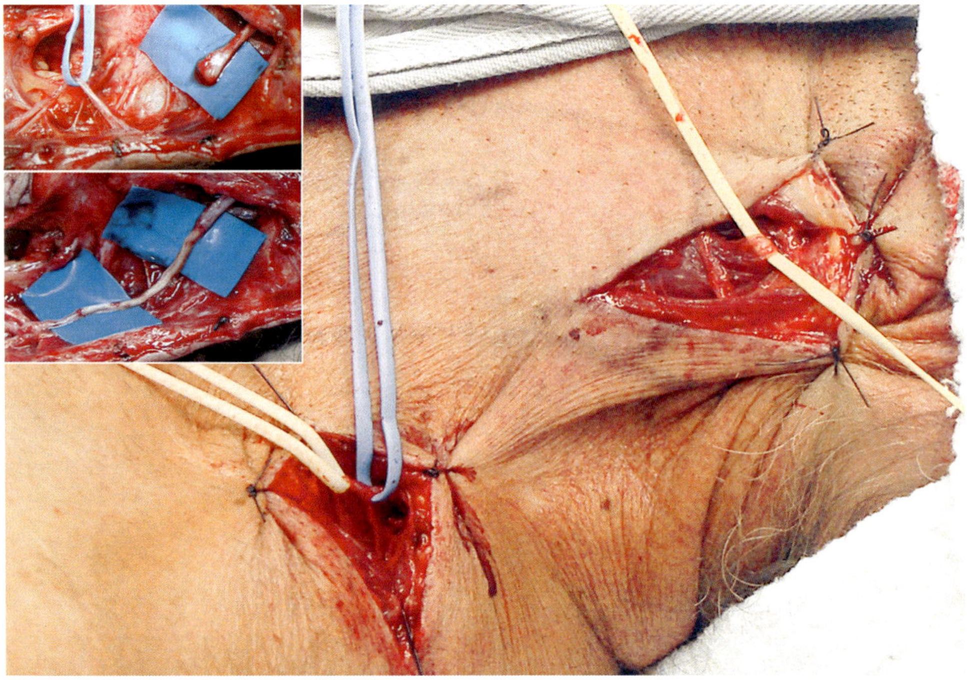

Figura 16.45 Aspecto intra-operatório da exploração do nervo supra-escapular lesionado após biópsia ganglionar. No quadro maior, vemos as dissecções do coto proximal e distal. O ramo para o estercleidomastóideo confirma a identidade do acessório no coto proximal. Já no coto distal, a visualização de ramos entrando no trapézio confirma a identificação do nervo. No quadro menor superior, observa-se a lesão do nervo com o neuroma do coto proximal. No quadro menor inferior, o nervo acessório foi enxertado.

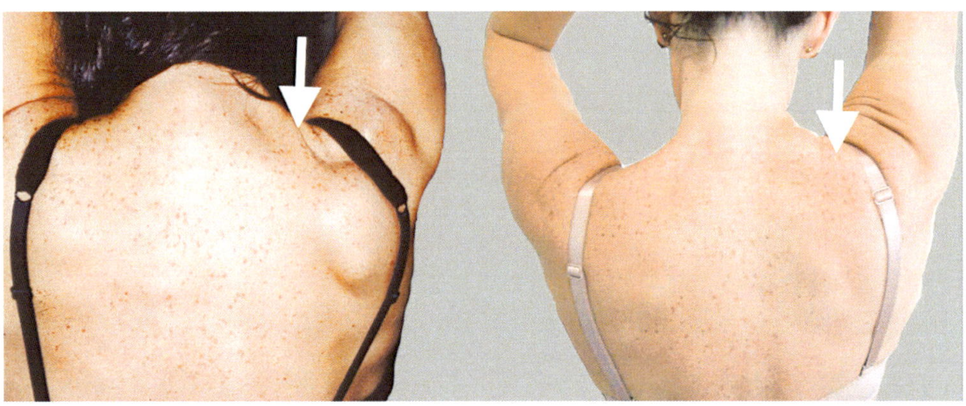

Figura 16.46 Paciente com 12 meses de lesão do nervo acessório após biópsia ganglionar. À esquerda, notar a atrofia do trapézio. À direita, notar a recuperação da massa muscular 36 meses após a enxertia do nervo acessório.

FUTURO DA CIRURGIA DO PLEXO BRAQUIAL

O futuro da cirurgia do plexo braquial depende diretamente dos avanços da neurobiologia. A reconstrução das funções da mão ainda é um sonho, não somente nas lesões do plexo braquial, como também nas lesões altas do nervo ulnar. Os reimplantes radiculares poderão ser mais preconizados; entretanto, as avulsões radiculares causam, também, lesões medulares importantes. Novas drogas deverão precluir a necrose e a apoptose neuronal medular. As lesões por estiramento do plexo não acarretam lesões isoladas da porção intradural, mas de toda a sua extensão. O transplante de todo o plexo com reimplante radicular poderá ser uma alternativa viável, já que transplantes são hoje uma realidade na cirurgia do membro superior. Ademais, porque não pensar no transplante da unidade motora, ou seja, do *pool* neuronal medular com os axônios e cabos de nervo e as unidades musculares.

Quadro 16.4 Freqüência de avulsão completa em diversas séries clínicas. É importante salientar que, em pelo menos 80% dos casos de paralisia completa do plexo braquial, existe uma raiz enxertável

Cirurgião	Freqüência de avulsão completa do plexo braquial
Birch *et al.* (39)	35%
Rosson (40)	20%
Bentolila *et al.* (41)	18%
Alnot (42)	24%
Narakas (43)	24%
Bertelli e Ghizoni (17)	16%
Do Carmo *et al.* (44)	23%

Finalmente, na era cibernética, *chips* implantados nos músculos poderiam receber impulsos cerebrais sem conexões por cabos, abandonaríamos os nervos, e as conexões se dariam de uma forma *wireless*.

CONSIDERAÇÕES FINAIS

Na última década, observamos um grande progresso na cirurgia de reconstrução do plexo braquial graças ao uso planejado de enxertos de nervo e das transferências nervosas. A cirurgia exige um conhecimento vasto da anatomia do plexo braquial, bem como dos nervos doadores. Além de a anatomia da região ser complexa, o traumatismo contribui para embaralhar este quebra-cabeças. A etapa da microcirurgia exige um treinamento de laboratório intenso para que as neurorrafias sejam realizadas com rapidez e não se constituam no procedimento principal. Não se pode adentrar na cirurgia do plexo braquial sem passar horas no laboratório de dissecção anatômica e de microcirurgia experimental.

Ao redor de 90% dos pacientes se beneficiam da cirurgia reconstrutiva do plexo braquial. Padrões fora disto são distorções inerentes à deficiência técnica do cirurgião assistente.

Não existe, atualmente, o que se chamava de cirurgia exploratória do plexo braquial. Em 90% dos nossos casos, a estratégia a ser executada já foi delineada previamente ao procedimento cirúrgico reconstrutivo.

Por outro lado, o diagnóstico da lesão do plexo braquial ou de seus ramos terminais é clínico, e é prioridade na atenção diagnóstica do cirurgião da mão.

Agradecimentos

Estamos em débito com os Drs. Marcos A. Santos, Paulo R. Kechele e Enrico Ghizoni pela ajuda em vários procedimentos cirúrgicos. Gostaríamos de agradecer em especial ao Dr. Paulo R. Kechele pela revisão deste capítulo. Também gostaríamos de agradecer aos Drs. Jan R. Rost e Cristiano P. Tacca, colegas do grupo de mão do Hospital Governador Celso Ramos, pelo apoio dado. Nossos agradecimentos são extensivos aos colegas e residentes do serviço de Ortopedia do Hospital Governador Celso Ramos, em Florianópolis, pelo suporte assegurado em todos estes anos de dedicação à cirurgia do plexo braquial.

Finalmente, agradecemos à Irmã Enedita Sacheti, por nos ter permitido realizar nossas cirurgias em pacientes carentes, provenientes do nosso e de outros estados, no Hospital Nossa Senhora da Conceição em Tubarão.

REFERÊNCIAS

1. Robotti E, Longhi P, Verna G, Bocchiotti G. Brachial plexus surgery. An historical perspective. *Hand Clin* 1995; *4*:517-33.
2. Flores LP. Estudo epidemiológico das lesões traumáticas do plexo braquial em adultos. *Arq Neuropsiquiatr* 2006; *64*:88-94.
3. Fazan VPS, Amadeu AS, Caleffi AL, Rodrigues Filho OA. Brachial plexus variations in its formation and main branches. *Acta Cir Bras* 2003; *18*:14-8.
4. Kline DG, Hudson AR (eds.). *Nerve injuries: operative results for major nerve injuries, entrapments, and tumors*. Philadelphia: WB Saunders, 1995.
5. Bertelli JA, Ghizoni MF. Long thoracic nerve: anatomy and functional assessment. *J Bone Joint Surg* 2005; *87A*:993-8.
6. Moldaver J. Tinel's sign. *J Bone Joint Surg* 1978; *60*(A):412-4.
7. Malessy MJA, Thomeer RTWM, Marani E. The dorsoscapular nerve in traumatic brachial plexus lesions. *Clin Neurol Neurosurg* 1993; *95*:S17-S23.
8. Greenberg MS (ed.). *Handbook of neurosurgery*. New York: Thieme, 2001:578.
9. Moiyadi AV, Devi BI, Nair PS. Brachial plexus injuries: outcome following neurotization with intercostal nerve. *J Neurosurg* 2007; *107*:308-13.
10. Bertelli JA, Ghizoni MF. Reconstruction of C5-C6 brachial plexus avulsion injury by multiple nerve transfers: XI to suprascapular, ulnar fascicles to biceps branch, and triceps long or lateral head branch to axillary nerve. *J Hand Surg* 2004; *29A*:131-9.
11. Bertelli JA, Santos MA, Kechele PR *et al*. Triceps motor nerve branches as a donor or receiver in nerve transfers. *Neurosurgery* (in press).
12. Weiss L, Silver JK, Weiss J (eds.). *Easy EMG*. London: Butterworth Heinemann, 2004.
13. Heise CO, Siqueira MG, Martins RS, Gherpelli JLD. Clinical-electromyography correlation in infants with obstetric brachial plexopathy. *J Hand Surg* 2007; *32A*:999-1004.
14. Balakrishnan G, Kadadi BK. Clinical examination versus routine and paraspinal electromyographic studies in predicting the site of lesion in brachial plexus injury. *J Hand Surg* 2004; *29A*:140-3.
15. Bisinella GL, Birch R, Smith SJM. Neurophysiological prediction of outcome in obstetric lesions of the brachial plexus. *J Hand Surg* 2003; *28B*:148-52.
16. Carvalho GA, Nikkhah G, Matthis C *et al*. Diagnosis of root avulsions in traumatic brachial plexus injuries. Value of computerized tomography, myelography, and magnetic resonance imaging. *J Neurosurg* 1997; *86*:69-76.
17. Limeira ACB, Minguetti B, Seixas R. Ressonância magnética na avaliação da plexopatia braquial pós-traumática. *Rev Bras Ortop* 2001; *36*:71-8.
18. Bertelli JA, Ghizoni MF. Use of clinical signs and CT-myelography findings in detecting and excluding nerve root avulsion in complete brachial plexus palsy. *J Neurosurg* 2006; *105*:835-42.

19. Frykmann GK, Gramyk K. Results of nerve grafting. *In:* Gelberman RH (ed.). *Operative nerve repair and reconstruction*. Philadelphia: Lippincott, 1991:525-43.
20. Bertelli JA, Taleb M, Mira JC, Ghizoni MF. Variation in nerve autograft length increases fibre misdirection and decreases pruning effectiveness. An experimental study in the rat median nerve. *Neurol Res* 2005; *27*:657-65.
21. Bertelli JA, Ghizoni MF. Contralateral motor rootlets and ipsilateral nerve transfers in brachial plexus reconstruction. *J Neurosurg* 2004; *101*:770-8.
22. Bertelli JA, Ghizoni MF. Nerve repair by end-to-side coaptation or fascicular transfer: a clinical study. *J Reconstr Microsurg* 2003; *19*:313-8.
23. Oberlin C, Béal D, Leechavengvongs S *et al.* Nerve transfer to biceps muscle using part of ulnar nerve for C5-C6 avulsion of the brachial plexus: anatomical study and report of four cases. *J Hand Surg* 1994; *19A*:232-7.
24. Cunéo B (ed.) *Maladies des nerfs*. Paris: Librarie JB Baillière et Fils, 1911.
25. Viterbo F, Trindade JC, Hoshino K, Mazzoni A. End-to-side neurorraphy with removal of the epineurial sheath: an experimental study in rats. *Plast Reconstr Surg* 1994; *94*:1038-47.
26. Mennen U. End-to-side nerve suture in clinical practice. *Hand Surg* 2003; *8*:33-42.
27. Piennar C, Swan MC, Jager W, Solomons M. Clinical experience with end-to-side nerve transfer. *J Hand Surg* 2005; *29B*:438-43.
28. Kelly EJ, Jacoby C, Terenghi G *et al.* End-to-side nerve coaptation: a qualitative and quantitative assessment in the primate. *J Plast Reconstr Aesthet Surg* 2007; *60*:1-12.
29. Bertelli JA, dos Santos ARS, Calixto JB. Is axonal sprouting able to traverse the conjunctival layers of the peripheral nerve? A behavioral, motor, and sensory study of end-to-side nerve anastomosis. *J Reconstr Microsurg* 1996; *12*:559-63.
30. Asheley WW, Weatherly T, Park TS. Collagen nerve guides for surgical repair of brachial plexus birth injury. *J Neurosurg* (6 Suppl Pediatrics) 2006; *105*:452-6.
31. Kechele PR. Tese de Mestrado da Universidade Federal de Santa Catarina. Avaliação funcional da coaptação do nervo mediano. Estudo em ratos Wistar, 2005.
32. Zago MA, Covas DT (eds.). *Células-tronco. A nova fronteira da medicina*. São Paulo: Atheneu, 2006.
33. Ogino T, Naito T. Intercostal nerve crossing to restore elbow flexion and sensibility of the hand for a root avulsion type of brachial plexus surgery. *Microsurgery* 1995; *16*:571.
34. Carlstedt T (ed.). Central nerve plexus injury. London: Imperial College Press, 2007:137-66.
35. Friedenberg SM, Hermann RC. The breathing hand: obstetric brachial plexopathy reinnervation from thoracic roots? *J Neurol Neurosurg Psychiat* 2004; *75*;158-60.
36. Bertelli JA, Ghizoni MF. Brachial plexus avulsion injury repairs with nerve transfers and nerve grafts directly implanted into the spinal cord yield partial recovery of shoulder and elbow movements. *Neurosurgery* 2003; *52*:1385-90.
37. Doi K, Sakai K, Kuwata N *et al.* Reconstruction of finger and elbow function after complete avulsion of the brachial plexus. *J Hand Surg* 1991; *16A*:796-803.
38. Barrie KA, Steinmann SP, Shin AY *et al.* Gracilis free muscle transfer for restoration of function after complete brachial plexus avulsion. *Neurosurg Focus* 2004; *16*:1-8.
39. Millesi H. Brachial plexus injuries. *In:* Chapman MW. *Chapman's orthopaedic surgery.* Lippincott Williams & Wilkins, 2001:1703-21.
40. Birch R, Bonney G, Wynn Parry CB (eds.). *Surgical disorders of the peripheral nerves*. London: Churchill Livingstone, 1998:183.
41. Rosson JW. Disability following closed traction lesion of the brachial plexus sustained in motor cycle accidents. *J Hand Surg* 1987; *12*(B):353-5.
42. Bentolila V, Nizard R, Bizot P, Sedel L. Complete traumatic brachial plexus palsy. *J Bone Joint Surg* 1999; *81A*:20-8.
43. Alnot JY. Traumatic brachial plexus lesions in the adult. *Hand Clin* 1995; *4*:623-31.
44. Narakas AO. Lesions found when operating traction injuries of the brachial plexus. *Clin Neurol Neurosurg* 1993; *95*:S56-S64.
45. Carmo JMM, Murillo JEV, Costa JRC. Lesões do plexo braquial: análise do tratamento cirúrgico em 50 casos. *Rev Bras Ortop* 1996; *31*:326-36.
46. Bertelli, JA. Platysma motor branch transfer in brachial plexus repair: report of the first case. *J Brach Plex Peripher Nerve Inj* 2007; *2*:1-5.
47. Bertelli JA, Kechele PR, Santos MA *et al.* Axillary nerve repair by triceps motor branch transfer through an axillary access: anatomical basis and clinical results. *J Neurosurg* 2007; *107*:370-7.
48. Wood MB, Murray PM. Heterotopic nerve transfers: recent trends with expanding indication. *J Hand Surg* 2007; *32A*:397-408.
49. Bertelli JA, Ghizoni MF. Brachialis muscle transfer to reconstruct finger flexion or wrist extension in brachial plexus palsy. *J Hand Surg* 2006; *31A*:190-6.
50. Mohammed KD, Rothwell AG, Sinclair SW *et al.* Upper-limb surgery for tetraplegia. *J Bone Joint Surg Br* 1992; *74*:873-9.
51. Bertelli JA, Ghizoni MF. Transfer of the accessory nerve to the suprascapular nerve in brachial plexus reconstruction. *J Hand Surg* 2007; *32A*:989-98.
52. Wynn Parry CB. Les lésions du plexus brachial réducation, syndrome douloureux et appareillage fonctionnel. *In:* Alnot JY, Narakas A (eds.). *Les paralysies du plexus brachial*. Paris: Expansion Scientifique Française, 1995:259-65.
53. Narakas AO. Pain syndromes in brachial plexus injuries. *In:* Brunelli G (ed.). *Textbook of microsurgery*. Milan, Masson, 1988:809-16.
54. Bertelli JA, Ghizoni MF. Pain after avulsion injuries and complete palsy of the brachial plexus: the possible role of non-avulsed roots in pain generation. *Neurosurgery* (in press).
55. Quintão NL, Santos AR, Campos MM, Calixto JB. The role of neurotrophic factors in genesis and maintenance of mechanical hypernociception after brachial plexus avulsion in mice. *Pain* (in press).
56. Quintão NLM, Balz D, Santos ARS *et al.* Long-lasting neuropathic pain induced by brachial plexus injury in mice: role triggered by the pro-inflammatory cytokine, tumour necrosis factor. *Neuro Pharmacol* 2006; *50*:614-20.
57. Tracey DJ, Walker JS. Pain due to nerve damage. Are inflammatory mediators involved? *Inflamm Res* 1995; *44*:407-11.
58. McCleane G. Pharmacological management of neuropathic pain. *CNS Drugs* 2003; *17*:1031-43.
59. Richter HP, Schachenmayr W. Is the substantia gelatinosa the target in dorsal root entry zone lesions? An autopsy report. *Neurosurgery* 1984; *15*:913-6.

60. Friedmann AH, Nashold JRB, Nashold Jr. BS. DREZ lesions for treatment of pain. *In:* North RB, Levy RM (eds.). *Neurosurgical management of pain*. New York: Springer, 1997:176-91.
61. Oberlin C (ed.). *Manuel de chirurgie du membre superior*. Paris: Elsevier, 2000:250-1.
62. Narakas AO. Injuries of the brachial plexus and neighboring peripheral nerves in vertebral fractures and other trauma of the cervical spine. *Orthopade* 1987; *16*:81-6.
63. Grundy DJ, Silver JR. Combined brachial plexus and spinal cord trauma. *Injury* 1983; *15*:57-61.
64. Akita S, Wada E, Kawai H. Combined injuries of the brachial plexus and spinal cord. *J Bone Joint Surg* 2006; *88B*:637-41.
65. Webb JC, Munshi P, Saifuddin A, Birch R. The prevalence of spinal trauma associated with brachial plexus injuries. *Injury* 2002; *33*:587-90.
66. DaSilva VR, Al-Gahtany M, Midha R *et al.* Upper thoracic spinal cord herniation after traumatic nerve root avulsion. Case report and review of the literature. *J Neurosurg* 2003; *99*:306-9.
67. Tanaka M, Ikuma H, Nakanishi K *et al.* Spinal cord herniation into pseudomeningocele after traumatic nerve root avulsion: case report and review of the literature. *Eur Spine J* 2007 (in press).
68. Cohen-Gadol AA, Krauss WE, Spinner RJ. Delayed central nervous system superficial siderosis following brachial plexus avulsion injury. *Neurosurg Focus* 2004, *16*(5): article 10.
69. El-Gammal TA, El-Sayed A, Kotb MM. Surgical treatment of brachial plexus traction injuries in children, excluding obstetric palsy. *Microsurgery* 2003; *23*:14-7.
70. Dumontier C, Gilbert A. Traumatic brachial plexus palsy in children. *Ann Chir Main Memb Super* 1990; *9*:351-7.
71. Narakas AO. Paralytic disorders of the shoulder girdle. *Hand Clin* 1988; *4*:619-32.
72. Nishijima N, Yamamuro T, Fujio K, Ohba M. The swallow-tail sign: a test of deltoid function. *J Bone Joint Surg Br* 1995; *77*:152-3.
73. Kauppila LI, Vastamaki M. Iatrogenic serratus anterior paralysis: long-term outcome in 26 patients. *Chest* 1996; *109*:31-4.
74. Alfen NV, Engelen BGM. The clinical spectrum of neuralgic amyotrophy in 246 cases. *Brain* 2006; *129*:438-50.
75. Nath RK, Lyons AB, Bietz G. Microneurolysis and decompression of long thoracic nerve injury are effective in reversing scapular winging: long-term results in 50 cases. *BMC Musculoskeletal Disorders* 2007; *8*:25.
76. Tomaino MM. Neurophysiologic and clinical outcome following medial pectoral to long thoracic nerve transfer for scapular winging: a case report. *Microsurgery* 2002; *22*:254-7.
77. Novak CB, Mackinnon SE. Surgical treatment of a long thoracic nerve palsy. *Ann Thorac Surg* 2002; *73*:1643-5.
78. Matz PG, Barbaro NM. Diagnosis and treatment of iatrogenic spinal accessory nerve injury. *Am Surg* 1996; *62*:682-5.
79. Kim DH, Cho YJ, Tiel RL, Kline DG. Surgical outcomes of 111 spinal accessory nerve injuries. *Neurosurgery* 2003; *53*:1106-13.
80. Cham PK, Hems TE. Clinical signs of accessory nerve palsy. *J Trauma* 2006; *60*:1142-4.
81. Bertelli JA, Ghizoni MF. Refinements in the technique for repair of the accessory nerve. *J Hand Surg* 2006; *31A*:1401-6.
82. Teboul F, Bizot P, Kakkar R, Sedel L. Surgical management of trapezius palsy. *J Bone Joint Surg* 2004; *86A*:1886-90.
83. Romero J, Gerber C. Levator scapulae and rhomboid transfer for paralysis of trapezius. The Eden-Lange procedure. *J Bone Joint Surg* 2003; *85B*:1141-5.
84. Bigliani LU, Compito CA, Duralde XA, Wolfe IN. Transfer of the levator scapulae, rhomboid major, and rhomboid minor for paralysis of the trapezius. *J Bone Joint Surg* 1996; *78A*:1534-40.

Fraturas da Extremidade Distal do Rádio e da Ulna

CAPÍTULO 17

Parte A

Generalidades e Tratamento Conservador

Fábio Augusto Caporrino
João Carlos Belotti

A fratura da extremidade distal do rádio é uma das fraturas mais freqüentes nos pacientes adultos da raça branca, após a quarta década da vida, perfazendo cerca de 10% a 20% de todas as fraturas atendidas na emergência. No Reino Unido, em recente publicação,[1] estimou-se que na população acima de 35 anos há uma incidência anual da fratura do rádio distal de 9/10 mil homens e de 37/10 mil nas mulheres. A maioria dessas fraturas ocorre por traumatismos de baixa energia, como as quedas em ambiente doméstico, o que demonstra a relação entre esse tipo de fratura e a perda de densidade óssea (osteoporose). Nos pacientes jovens, essas fraturas são freqüentemente causadas por traumatismos de alta energia, como as que ocorrem nos acidentes de trânsito.

Embora tenham sido inicialmente descritas por Abraham Colles em 1814, ainda encontramos um grande número de publicações[2-5] sobre as diversas formas e métodos de tratamento dessas fraturas, o que demonstra a dificuldade de estabelecermos um único padrão para o seu tratamento, bem como suas complicações e lesões associadas.

ANATOMIA

Osteologia

A ossificação da extremidade distal do rádio inicia-se no final do primeiro ano de vida, e sua fusão ocorre por volta dos 19 anos de idade. Na idade adulta, quando observamos a secção coronal do rádio, notamos que na transição entre a região diafisária e a metafisária distal há uma nítida diminuição da espessura do osso cortical, que passa a ser uma delgada camada envolvendo o osso esponjoso metafisário, tornando esta região mais susceptível a fraturas (Figura 17.1).

A extremidade distal do rádio tem o formato achatado, apresentando distalmente uma superfície articular côncava, com inclinação volar de cerca de 11 graus no plano sagital (perfil) e de cerca de 22 graus no plano coronal (posteroanterior) (Figura 17.2), que é dividida por uma crista suave em duas superfícies articulares: uma maior e triangular, lateralmente para o escafóide, e uma menor, quadrangular, medialmente para o semilunar (Figura 17.3). O valor médio do

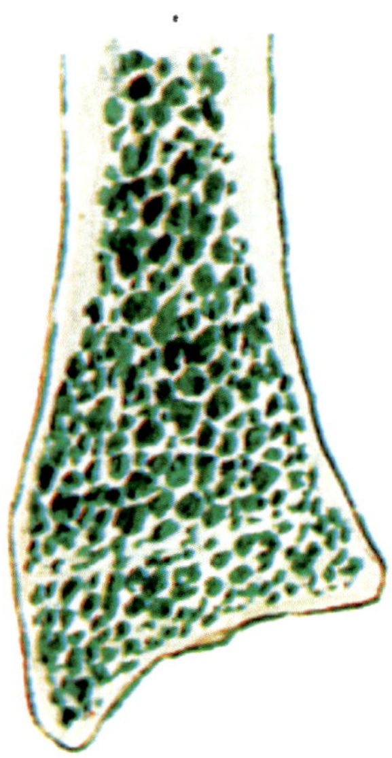

Figura 17.1 Corte coronal da extremidade distal do rádio. Demonstra a diminuição progressiva da espessura do osso cortical do rádio, desde sua diáfise até a região metafisária, onde há somente uma delgada camada de osso cortical envolvendo o osso esponjoso.

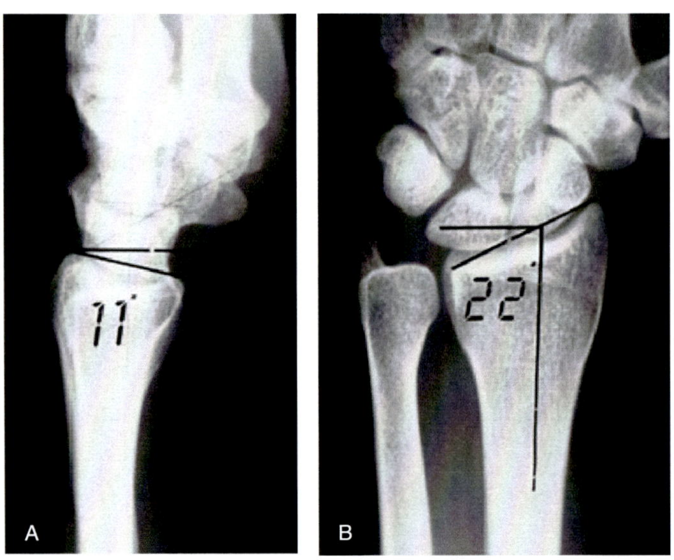

Figura 17.2 Radiografias demonstrando, em perfil (plano sagital), a inclinação volar do rádio **(A)**. Na posição posteroanterior (plano coronal) o rádio tem inclinação de aproximadamente 22° **(B)**.

comprimento radial é de 9mm (8 a 14mm), medido em relação à superfície da cabeça da ulna.

Medialmente, a extremidade distal do rádio apresenta, também, uma superfície articular côncava – a incisura ulnar do rádio – para articulação com a cabeça da ulna. Lateral e distalmente, o rádio apresenta uma proeminência chamada processo estilóide. Dorsalmente, o rádio tem formato convexo, apresenta uma proeminência (tubérculo de Lister) e é marcado

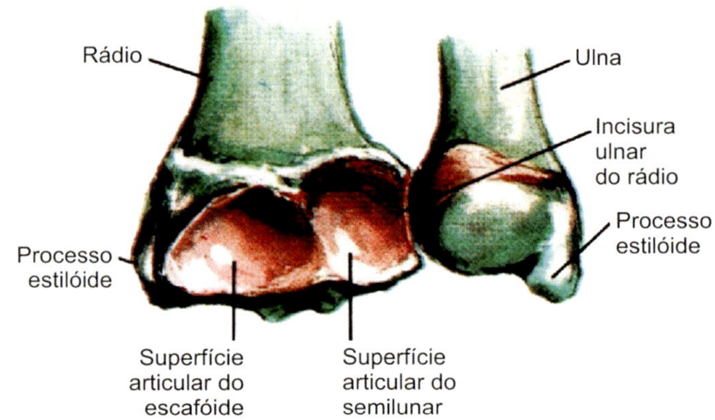

Figura 17.3 Superfície articular distal do rádio e da ulna e articulação radioulnar distal.

por sulcos que servem de leito para a passagem dos tendões extensores que, junto com o retináculo extensor, formam quatro dos seis compartimentos extensores (Figura 17.4). Sua face volar tem formato plano, apresentando íntima relação com o músculo pronador quadrado e proximidade com a artéria radial, o nervo mediano e os tendões flexores – especialmente os tendões flexores profundos dos dedos e o tendão flexor longo do polegar (Figura 17.5).

A extremidade distal da ulna tem formato esférico e é conhecida como cabeça da ulna. Apresenta uma proeminência no seu bordo posterior, chamada processo estilóide da ulna, que, dorsalmente, associa-se ao retináculo extensor, formando os dois últimos compartimentos extensores. Na sua face distal, insere a fibrocartilagem triangular, e sua circunferência articula-se com a incisura ulnar do rádio (Figura 17.6).

Articulações

O rádio distal participa na formação de duas articulações: a articulação radiocárpica e a radioulnar distal.

A articulação radiocárpica (Figura 17.6) apresenta uma superfície côncava, formada pela superfície articular distal do rádio e a fibrocartilagem triangular, e uma estrutura de formato convexo, condilar ou elipsoidal, formada pelos ossos escafóides, semilunar e piramidal. Esta articulação é envolvida por uma cápsula articular, que apresenta espessamentos, denominados ligamentos, com origem e direção variadas. Possui também ligamentos colaterais radial e ulnar que se originam, principalmente, do processo estilóide do osso correspondente, inserindo-se na margem

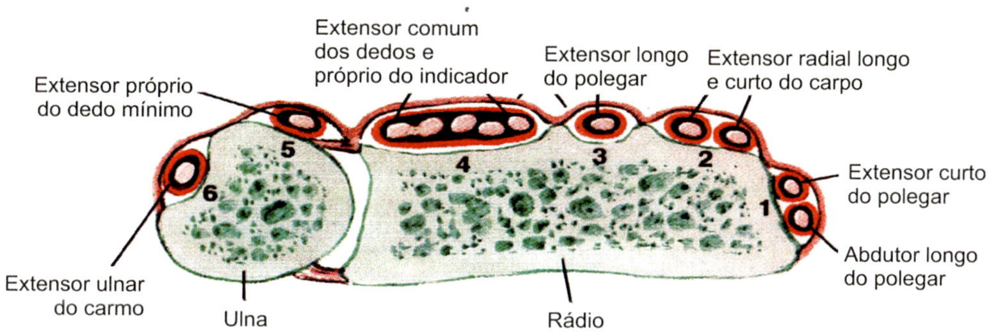

Figura 17.4 Secção transversal do punho, aspecto dorsal, ao nível do retináculo dos extensores. Relação anatômica da extremidade distal do rádio e da ulna com as estruturas intra-articulares dorsais e a formação dos seis túneis extensores.

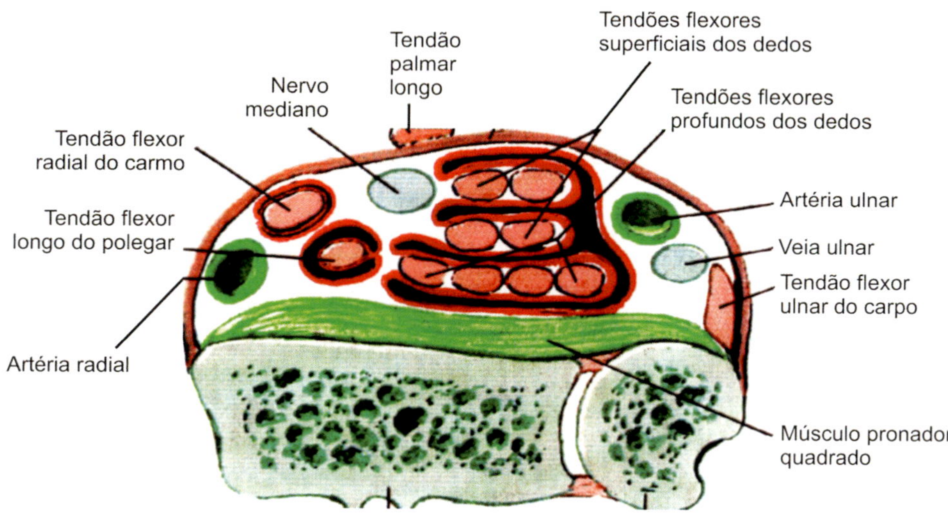

Figura 17.5 Secção transversal do punho, aspecto volar, ao nível do retináculo dos flexores.

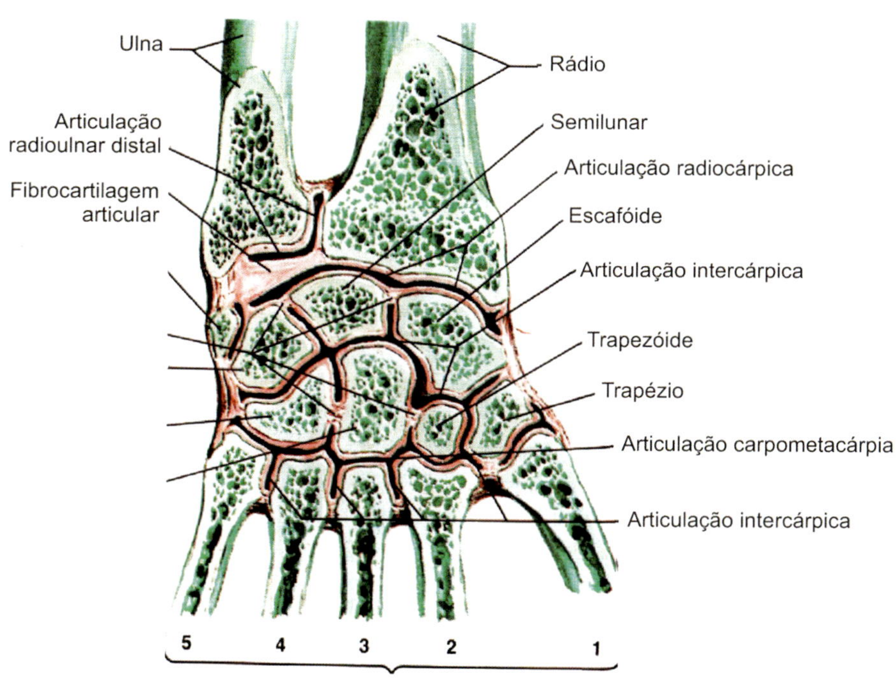

Figura 17.6 Secção coronal. Aspecto anatômico das articulações radiocárpica e radioulnar distal e da fibrocartilagem articular.

carpal de cada lado. A articulação radiocárpica realiza todos os tipos de movimento, com exceção do movimento de rotação.

A nutrição arterial desta articulação é feita por ramos dorsais e palmares do arco carpal e ela é inervada pelos nervos interósseos anterior e posterior e ramos dos nervos ulnar e radial.

A articulação radioulnar distal (Figura 17.6) é formada pela incisura ulnar do rádio e a superfície articular da cabeça da ulna, tendo como teto a fibrocartilagem triangular, que se insere lateralmente na margem articular do rádio e medialmente no processo estilóide da ulna. Realiza movimentos de pronação e supinação do antebraço, com o eixo longitudinal deste movimento passando proximalmente pelo centro da cabeça do rádio e distalmente pelo centro da fibrocartigem triangular e pelo eixo do quarto dedo da mão. Durante os movimentos de pronação e supinação, a ulna permanece relativamente estacionária devido à sua ligação com o úmero proximalmente, o que leva o rádio a mover-se ao seu redor, já que esta permanece fixa. Esta articulação recebe suprimento arterial das artérias interósseas posterior e anterior e ramos dorsais e volares do arco carpiano arterial. A inervação é feita pelos nervos interósseos posterior e anterior.

CLASSIFICAÇÃO

Embora vários sistemas de classificação contemporâneos tenham sido descritos para as fraturas da extremidade distal do rádio, ainda hoje alguns tipos de fratura são conhecidos universalmente segundo seus epônimos, os quais descreveremos a seguir:

- **Fratura de Colles** (Abraham Colles, 1814): é a fratura da extremidade distal do rádio que apresenta a deformidade clínica típica de desvio angular dorsal, acompanhada de cominuição dorsal e encurtamento radial (Figura 17.7).
- **Fratura de Barton** (John R. Barton, 1838): é a fratura da extremidade distal do rádio, que apresenta traço intra-articular com subluxação do carpo acompanhando o desvio do fragmento articular, que pode ser volar ou dorsal (Figura 17.8).
- **Fratura de Smith** (Robert W. Smith, 1847): é a fratura da extremidade distal do rádio com desvio volar do fragmento distal da fratura, conhecida também como fratura de Colles reversa. Thomas, em 1957, propôs a classificação das fraturas de Smith em três tipos, como mostra a Figura 17.8.
- **Fratura tipo *die-punch*** (Scheck, 1962): é a fratura intra-articular impactada, com depressão dorsal da fossa semilunar do rádio (Figura 17.9*B*).
- **Fratura do *chauffeur*** (Harold C. Edwards, 1910): é a fratura da extremidade distal do rádio com traço oblíquo intra-articular, formando um fragmento triangular com o processo estilóide destacado do rádio (Figura 17.9*A*).

Classificações contemporâneas

Embora encontremos na literatura vários sistemas de classificação para as fraturas do rádio distal, elegemos três sistemas de classificação que consideramos mais adequados para elaborar o plano terapêutico das fraturas: a classificação AO/ASIF, a de Fernandez e a classificação universal, as quais serão descritas a seguir:

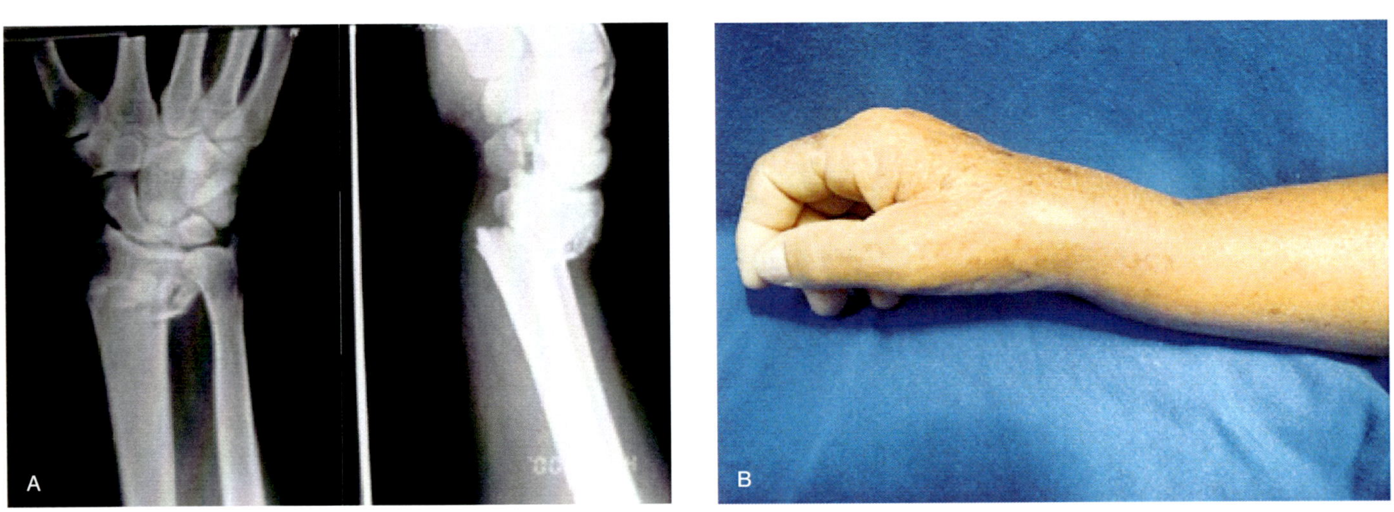

Figura 17.7 Aspectos radiográficos **(A)** e clínico – "dorso de garfo" **(B)**.

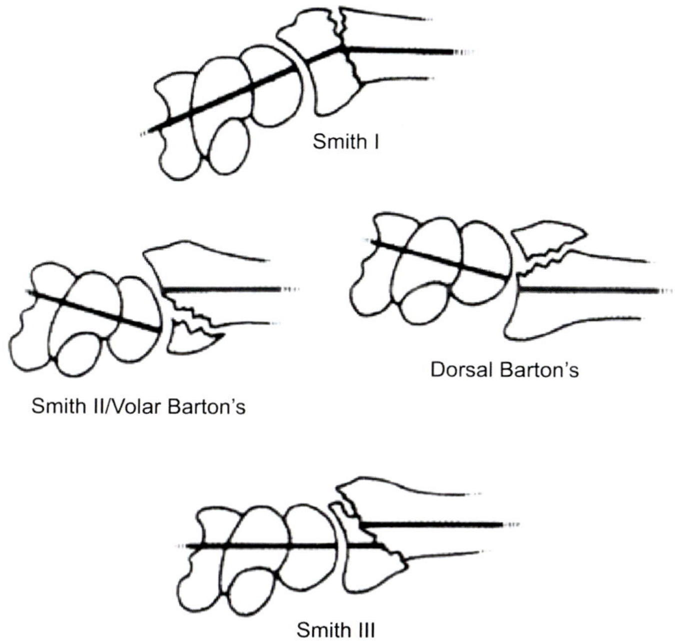

Figura 17.8 Classificação de Thomas para as fraturas de Smith. Inclui a descrição com a fratura de Barton volar e a comparação com a fratura de Barton dorsal.

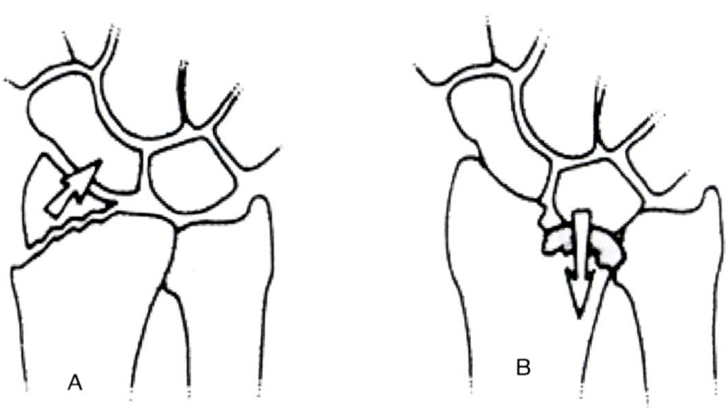

Figura 17.9A. Fratura do *chauffeur*. **B.** Fratura *die-punch*.

- **Classificação universal (Rayhack):**[7] este sistema classifica as fraturas do rádio distal em quatro grupos principais, considerando-se a presença ou não de traço articular e de desvio da fratura. As fraturas extra ou intra-articulares com desvio (tipos II e IV) são subdivididas em outros três subtipos, segundo os critérios de redutibilidade e estabilidade das fraturas (Figura 17.10).
- **Classificação de AO/ASIF:**[5] este sistema de classificação utiliza-se de três grupos principais de classificação, segundo o acometimento articular: extra-articulares (tipo A), articular parcial (tipo B) e ambas as superfícies articulares acometidas (tipo C). Estes grupos principais são divididos em outros grupos e subgrupos, tendo-se como parâmetro de gravidade e de prognóstico o grau de acometimento articular e metafisário da fratura (Figura 17.11).

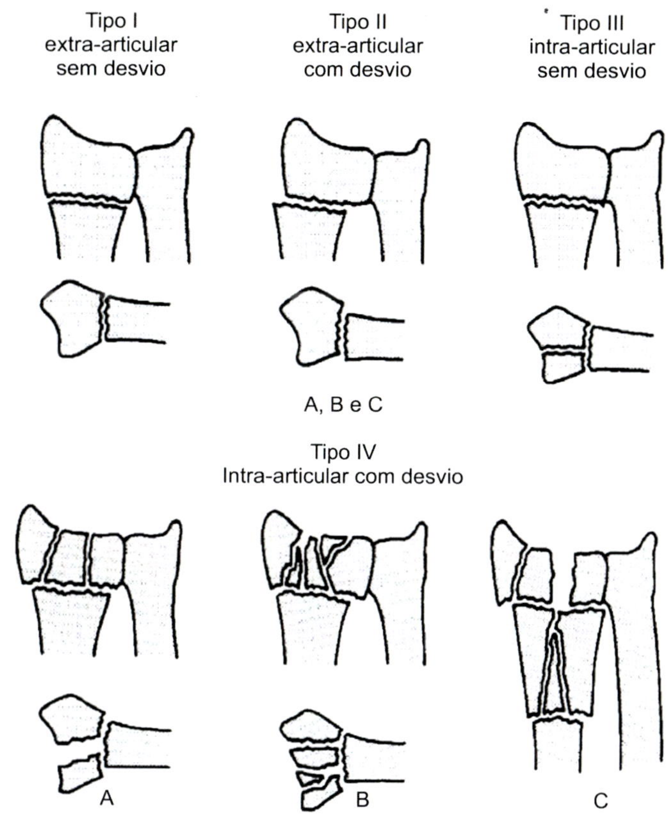

Figura 17.10. Classificação universal para as fraturas da extremidade distal do rádio. As fraturas com desvio extra ou intra-articulares (tipos II e IV) são subdivididas em três subtipos: **(A)** redutíveis estáveis; **(B)** redutíveis instáveis; **(C)** irredutíveis.

- **Classificação de Fernandez/Palmer:**[6] este sistema de classificação, baseado no mecanismo de trauma da fratura, enumera as fraturas da extremidade distal do rádio em cinco tipos: (I) angulação, (II) cisalhamento, (III) compressão, (IV) avulsão e (V) fraturas combinadas. Estes cinco tipos de fratura são relacionados à suas características de estabilidade, padrão de desvio, número de fragmentos, lesões associadas, fraturas equivalentes na criança e conduta terapêutica.

  Classifica ainda as lesões da articulação radioulnar distal em três tipos, segundo dois parâmetros: (A) presença ou não de luxação ou subluxação da articulação radioulnar distal ou da lesão de fibrocartilagem triangular e (B) grau de envolvimento das superfícies articulares (Figura 17.12).

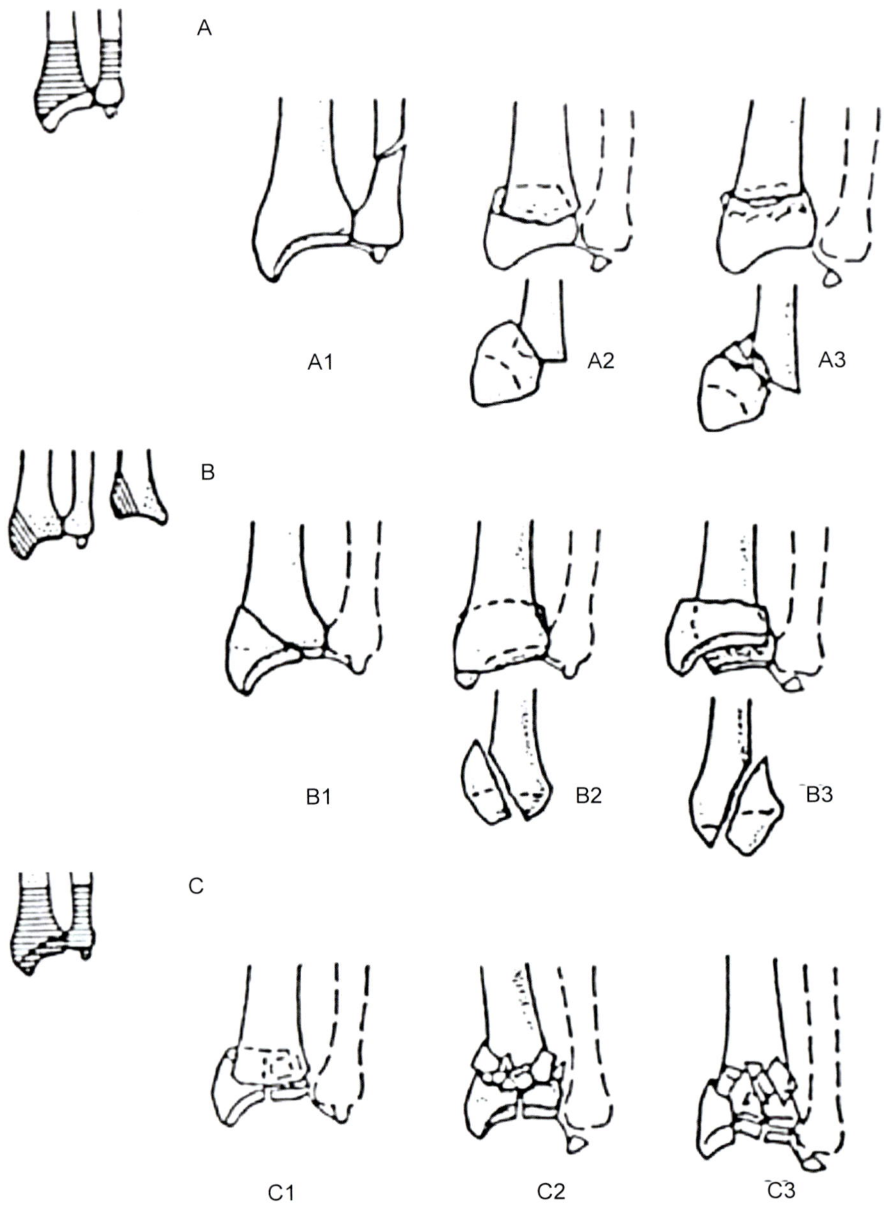

Figura 17.11 Classificação AO/ASIF para as fraturas da extremidade distal do rádio: **(A)** fraturas extra-articulares; **(B)** fraturas intra-articulares parciais e **(C)** fraturas com comprometimento de ambas as superfícies articulares.

TRATAMENTO

As fraturas da extremidade distal do rádio estão entre as lesões ortopédicas mais freqüentes. Muitas destas fraturas são realmente simples e podem ser tratadas conservadoramente com redução incruenta e imobilização gessada. Entretanto, as fraturas que são instáveis ou que acometem a superfície articular podem colocar em risco a congruência das articulações do punho e sua função; assim, o foco principal do tratamento ortopédico destas fraturas deve ser a restauração de sua anatomia funcional e a utilização de meios de estabilização cirúrgica para sua manutenção adequada. Nos últimos 20 anos, temos assistido a um grande avanço nos estudos de novas técnicas de fixação externa e interna. Os novos conceitos de fixação percutânea, dos fixadores externos, de placas para fixação interna, de redução auxiliada pela artroscopia e novos materiais de substituição de perdas ósseas têm proporcionado uma melhora considerável em nosso arsenal terapêutico, particularmente para as fraturas instáveis do rádio distal.

Aliados ao avanço tecnológico, devemos considerar a idade biológica, o nível de atividade do paciente e os critérios de instabilidade da fratura, e seguirmos um método de classificação que nos permita traçar o plano terapêutico mais adequado a cada tipo de fratura.

Tratamento conservador

Na revisão sistemática sobre os tipos de tratamento conservador para as fraturas do rádio distal,[9] foram analisados 36 trabalhos randomizados e 4.114 pacien-

Tipos de fratura segundo o mecansimo de trauma	Fratura em criança	Estabilidade	Padrão do desvio	Número de fragmentos	Lesões associadas	Tratamento proposto
Tipo I Fratura da metáfise por angulação. 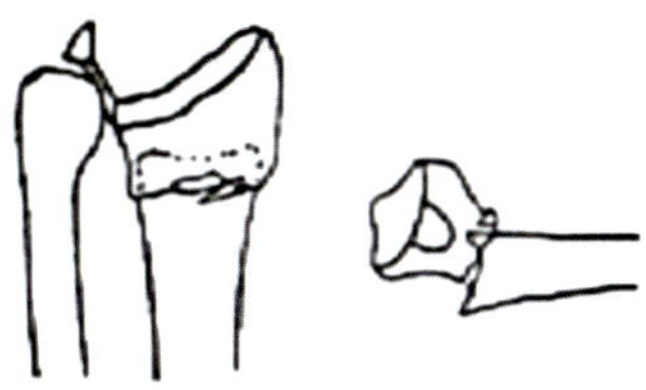 Estável/Instável	Salter-Harris Tipo II	Estável/ instável	Sem desvio Colles Smith	Freqüente Dois fragmentos principais	Incomuns	Conservador – estáveis Fixador externo/ pinagem percutânea
Tipo II Fratura por cisalhamento da superfície articular. 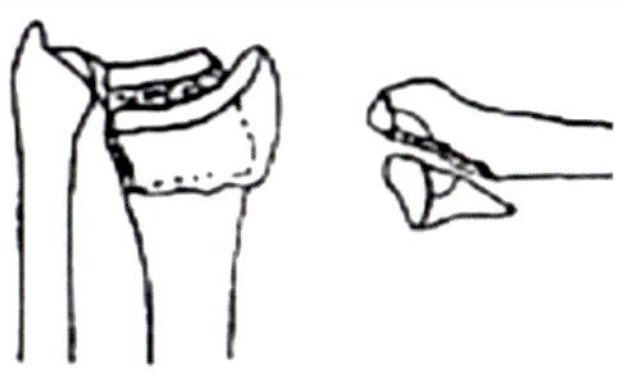 Instável	Salter-Harris Tipo IV	Instável	Barton Volar e dorsal – *chauffeur*	Duas partes Três partes Cominutiva	Menos incomuns	Redução aberta – placa e parafusos
Tipo III Fratura por compressão da superfície articular. 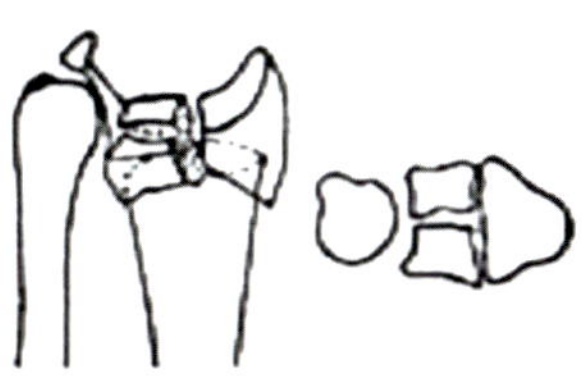 Estável/Instável	Salter-Harris III, IV ou V	Estável/instável	Sem desvio/ desvios combinados	Sem padrão definido	Comuns	Conservador Pinos percutâneos Fixador externo Placa/enxerto Artroscópico
Tipo IV Fratura por avulsão/fratura luxação radiocarpal. 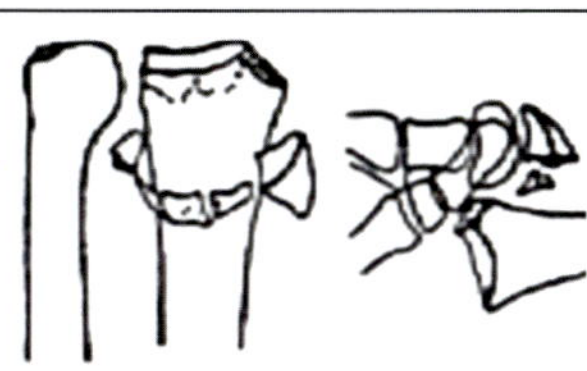 Instável	Muito rara	Instável	Dorsal/volar Radial Proximal Combinados	Duas ou três partes combinadas	Freqüentes	Redução aberta/ fechada Pino/ parafuso Banda de tensão
Tipo V Fratura por traumatismo de alta energia cinética 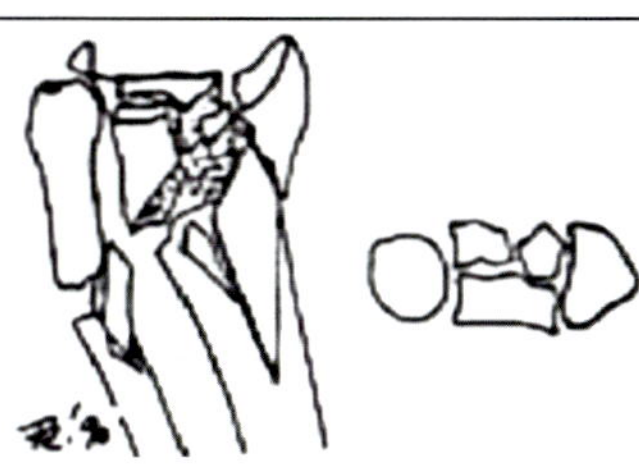 Instável	Muito rara	Instável	Dorsal/volar Radial Proximal Combinados	Cominutiva com perda óssea	Muito freqüentes	Métodos combinados

Figura 17.12 Classificação de Fernandez/Palmer para as fraturas da extremidade distal do rádio. Esta classificação divide as fraturas do rádio em cinco tipos, segundo os critérios do mecanismo do trauma e configuração do traço de fratura. Inclui ainda as lesões associadas da articulação radioulnar distal, descritas nas lesões associadas.

tes, não se encontrando evidências definitivas sobre o melhor método e a posição ideal de imobilização destas fraturas. Entretanto, em nossa experiência, as fraturas sem desvio ou aquelas com desvio, redutíveis e estáveis, podem ser tratadas com imobilização gessada sem necessidade de estabilização cirúrgica. Descreveremos a seguir os principais parâmetros para o tratamento conservador:

Critérios de instabilidade

Consideramos instáveis aquelas fraturas desviadas que, mesmo após sofrerem redução incruenta e imobilização gessada, não conservam a redução obtida, necessitando estabilização cirúrgica.

As fraturas desviadas, provocadas por mecanismo de cisalhamento (fraturas de Barton), de avulsão ou as extremamente cominutivas, resultantes de traumatismos de grande energia cinética, são consensualmente instáveis e necessitam estabilização cirúrgica.

As fraturas produzidas por mecanismos de impactação e/ou angulação (fratura de Colles e fratura de Smith) geralmente são causadas por traumatismos de baixa energia cinética (queda acidental), podendo ser estáveis ou instáveis. Alguns fatores, como a idade

Quadro 17.2 Critérios de instabilidade das fraturas da extremidade distal do rádio. A presença de três ou mais critérios indica a instabilidade da fratura

1. Desvio dorsal maior do que 20 graus 2. Cominuição dorsal 3. Acometimento da articulação radiocárpica 4. Fratura associada da ulna 5. Fratura cominutiva 6. Idade maior do que 60 anos	Intensidade do encurtamento radial
Lafontaine, 1989[9]	Altissimi, 1994[1]

do paciente e, conseqüentemente, a possibilidade de perda de massa óssea, o grau de acometimento articular, desvio angular da fratura e a intensidade do encurtamento radial, são de fundamental importância para predizermos a instabilidade destes tipos de fratura. Um estudo com 100 pacientes com fraturas de Colles submetidos a redução incruenta e imobilização gessada demonstrou que a gravidade do encurtamento radial é o fator mais indicativo de instabilidade da fratura.[2]

Lafontaine,[9] em 1989, em estudo de 167 fraturas do rádio distal, encontrou estreita relação entre alguns achados radiográficos, a faixa etária dos pacientes e o risco de perda da redução da fratura.

Segundo ele, a presença de três ou mais fatores radiográficos são altamente indicativos de instabilidade, necessitando estabilização cirúrgica (Quadro 17.2).

Consideramos como principal fator de instabilidade a magnitude do encurtamento radial inicial, seguido pelo grau de cominuição e de acometimento articular da fratura, a idade biológica, e a conseqüente osteoporose do paciente, e a cominuição dorsal da fratura.

Necessidade de redução

Como salientamos anteriormente, o rádio distal participa das articulações radiocárpica e radioulnar distal, e por isso é de fundamental importância para a função da articulação do punho a manutenção de sua arquitetura anatômica. Vários autores, em estudos clínicos[11-13] e biomecânicos,[14,15] têm demonstrado que a consolidação viciosa do rádio está associada à diminuição de mobilidade e dor no punho, subluxação da articulação radioulnar distal, instabilidade mediocárpica e artrite pós-traumática. Alguns autores[16-18] demonstraram que a deformidade articular com degrau maior do que 2mm resulta em artrite pós-traumática em mais de 90% dos pacientes. Assim, o ponto fundamental para o sucesso do tratamento está baseado na redução anatômica da fratura.

Quadro 17.3 Parâmetros de redução da fratura com boa qualidade

Encurtamento radial < 3mm Degrau articular < 2mm Perda da inclinação volar < 15 graus

As fraturas sem desvio, que não necessitam de redução, são aquelas que apresentem encurtamento radial de até 3mm, degrau articular de até 2mm e perda da inclinação volar além de 15 graus. As fraturas com alteração radiográfica superiores a estes parâmetros necessitam de redução (Quadro 17.3).

Métodos de redução

Classicamente, são duas as técnicas de redução das fraturas do rádio distal: a redução por manipulação da fratura com tração e contratração e a redução por tração com "malha chinesa" (Figura 17.13). Handoll, em 2002, publicou revisão sistemática sobre os métodos de redução incruenta para o tratamento das fraturas do rádio distal, concluindo não haver evidência científica suficiente para decidirmos sobre a melhor forma de redução destas fraturas.[8]

Tipo de anestesia

Handoll, em 2003, publicou revisão sistemática, onde demonstrou que o tipo de anestesia utilizado pode influenciar o resultado da redução incruenta.[17] Analisando 18 estudos randomizados, envolvendo cerca de 1.200 pacientes, nos quais foram comparados anestesia local (bloqueio do hematoma), anestesia geral, bloqueio do plexo braquial e anestesia venosa regional (Bier), não demonstrou evidência definitiva sobre o tipo de anestesia mais eficaz e segura para o tratamento das fraturas; entretanto, houve indicação de que a anestesia local (bloqueio do hematoma) produz pior analgesia do que o bloqueio venoso regional (Bier), podendo comprometer a redução da fratura. Em nossa experiência, notamos que a anestesia local (bloqueio do hematoma) pode ser utilizada nas fraturas agudas que não apresentam grandes desvios ou edema local; entretanto, nas fraturas com mais de 12 horas de evolução ou com edema e desvio importante, optamos por realizar a redução incruenta com anestesia por bloqueio do plexo braquial, o que proporciona melhor analgesia e relaxamento muscular e facilita a redução da fratura.

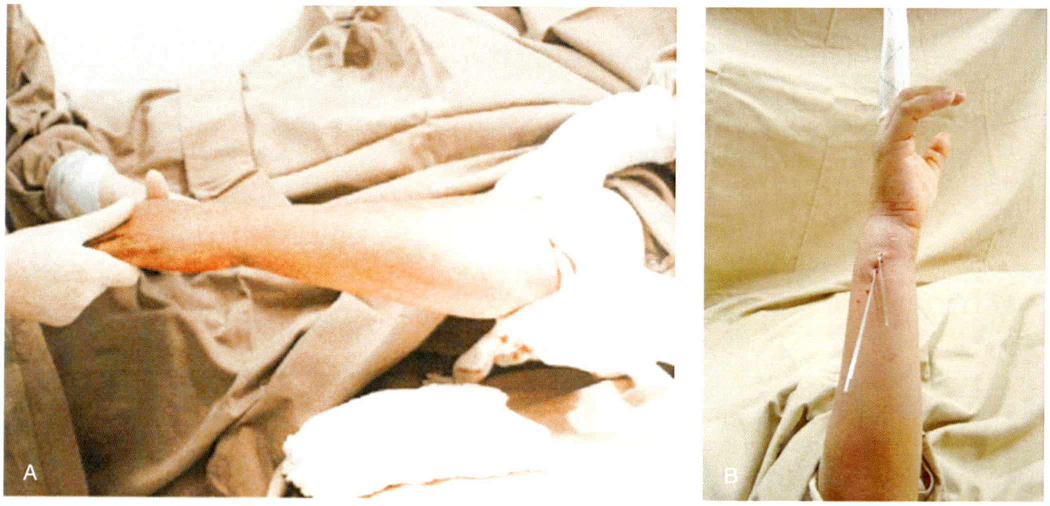

Figura 17.13 Métodos de redução incruenta. **A.** Método de redução por manipulação com tração e contratração. **B.** Método de redução mecânica com tração cutânea com "malha chinesa".

Imobilização

Nas fraturas de Colles, utilizamos a posição de leve flexão palmar, desvio ulnar e pronossupinação neutra. Nas fraturas de Smith em que há um componente de pronação do fragmento distal, utilizamos a posição de extensão do punho e supinação, neutralizando o desvio inicial da fratura.

- **Tipos e tempo de imobilização:**
  - Para as fraturas sem desvio, utilizamos o gesso radial axilopalmar durante 3 semanas e gesso radial antebraquiopalmar por mais 3 semanas.
  - Nas fraturas com desvio, redutíveis e estáveis, utilizamos o gesso radial axilopalmar por 4 semanas e gesso radial antebraquiopalmar por mais 2 semanas.
  - Para avaliação do tempo de imobilização da fratura, devemos considerar a idade biológica e as condições psicossociais dos pacientes, adotando sempre os períodos médios de imobilização.

REFERÊNCIAS

1. Altissimi M, Mancini GB, Azzara A, Ciaffoloni E. Early and late displacement of fractures of distal radius. The prediction of instability. *Intern Orthop* 1994; *18*(2):61-5.
2. Cooney WP, Dobyns JH, Linscheid RL. Complications of Colles' fractures. *J Bone Joint Surg* 1980; *62*:613-9.
3. Cummings SR, Kelsely JL, Nevit MC, O'Dowd KJ. Epidemiology of osteoporosis and osteoporotic fractures. *Epidemio Reviews* 1985; 7:178-208.
4. De Palma, AF. Comminuted fractures of distal end of the radius treated by ulnar pinning. *J Bone Joint Surg* 1952; *34*:651-62.
5. Müller ME, Nazarian S, Koch P, Schatzker J. *The comprehensive classification of fractures of long bones.* New York: Springer-Verlag, 1990.
6. Fernandez DL, Palmer AK. Fractures of the distal radius. *In:* Green DP, Hotchkiss RN, Pederson WC (eds.). *Green's operative hand surgery.* 4 ed., New York: Churchill Livingstone, 1999:929-85.
7. Rayhack JM. Translunar pinning of displaced radial articular fractures: an update. Presented at the American Academy of Orthopedic Surgeons 57th Annual Meeting, New Orleans, February 1990.
8. Handoll HHG, Madhok R. Conservative interventions for treating distal radial fractures in adults. (Cochrane Review). *In:* The Cochrane Library. Issue 4, 2002.
9. Lafontaine M, Hardy D, Delince P. Stability assessment of distal radius fractures. *Injury* 1989; *20*:208-10.
10. Petersen MS, Adams BD. Biomechanical evaluation of distal radioulnar reconstructions. *J Hand Surg* 1993; *18*:328-34.
11. Watson HK, Gabuzda GM. Matched distal ulna resection for posttraumatic disorders of the distal radioulnar joint. *J Hand Surg* 1992; *17*:724-30.
12. Frykman G. Fracture of the distal radius including sequelae – shoulder-hand-finger syndrome, disturbance in the distal radioulnar joint and impairment of nerve function: a clinical and experimental study. *Acta Orthop Scand* 1967; *108*:3.
13. Yang Z, Mann FA, Gilula LA *et al.* Scaphopisocapitale alignment: criterion to establish a neutral lateral view of the wrist. *Radiology* 1997; *205*:865-9.
14. Baratz ME, Des Jardins JD, Anderson DD, Imbriglia JE. Displaced intra-articular fractures of the distal radius: the effect of fracture displacement on contact stresses in a cadaver model. *J Hand Surg* 1996; *21*:183-8.
15. Wagner Jr. WF, Tencer AF, Kiser P, Trumble TE. Effects of intra-articular distal radius depression on wrist joint contact characteristics. *J Hand Surg* 1996; *21*:554.
16. Knirk J, Jupiter JB. Late results of intra-articular distal radius fractures in young adults. *Orthop Trans* 1985; *9*:456-7.
17. Kapoor H, Agarwal A, Dhaon BK. Displaced intra-articular fractures of distal radius: a comparative evaluation on results following closed reduction, external fixation and open reduction with internal fixation. *Injury* 2000; *31*(2):73-9.

17. Handoll HHG, Madhok R. Anaesthesia for treating distal radial fractures in adults. (Cochrane Review). *In:* The Cochrane Library, Issue 4, 2002. Oxford: Update Software.

Parte B

Tratamento por Fixações Minimamente Invasivas

Heitor José Rizzardo Ulson

Luiz Francisco Queluz Toledo

As fraturas da extremidade distal do rádio continuam sendo um tema polêmico entre os traumatologistas, sobretudo quando são fraturas instáveis, cominutivas ou intra-articulares, e mais ainda quando estes componentes aparecem combinados. A maioria destas fraturas pode ser reduzida por meio de tração contínua, porém a manutenção desta redução é muito difícil, e sua falência é responsável pelo número elevado de seqüelas. O método tradicional de estabilização da redução por meio de aparelhos gessados tem-se mostrado insuficiente e, quando aplicado em posições forçadas, leva a complicações do tipo compressão e isquemia. Este método pode provocar dor, edema e rigidez articular, levando a quadros de distrofia.

Na procura por novas alternativas para o problema, várias técnicas foram propostas nas últimas décadas e podemos agrupá-las em:

1. **Ligamentotaxia:**
   a. Fixação bipolar + gesso.
   b. Fixador externo.
2. **Fixação percutânea:**
   a. Intramedular elástica.
   b. Rígida:
      - Restrita ao rádio.
      - Apoiada na ulna distal íntegra.
3. **Fixação interna:**
   a. Placas-parafusos-fios de Kirschner.
   b. Associada à fixação externa.

Abordaremos os aspectos das formas de fixação percutânea, que seriam mais bem denominadas técnicas minimamente invasivas, devido ao habitual cuidado de serem os materiais de síntese introduzidos através de pequenas incisões de pele e subcutâneo e da separação romba dos possíveis vasos e nervos da região.

De modo geral, todas as técnicas que descreveremos a seguir devem ser executadas em sala de operação com os devidos cuidados de anti-sepsia e assepsia. A anestesia escolhida é o bloqueio do plexo braquial, que oferece segurança e a possibilidade de tratamento ambulatorial, embora a anestesia geral seja outra boa opção. A redução incruenta deve ser realizada manualmente ou por meio de aparelhos, sendo sempre confirmada radiologicamente antes da fixação. As radiografias do punho contralateral servirão como parâmetro comparativo. A utilização do aparelho gessado associado à fixação percutânea, assim como seu tipo e tempo de imobilização, varia entre as diversas técnicas e os vários cirurgiões que delas se utilizam. De qualquer modo, sabemos que o tempo necessário para a consolidação da fratura é em torno de 6 semanas, e é por este período que deve permanecer a fixação, com ou sem aparelho gessado associado. O controle radiográfico semanal é aconselhável para surpreender uma eventual perda da redução.

FIXAÇÃO PERCUTÂNEA INTRAMEDULAR ELÁSTICA

A técnica consiste na fixação intramedular com um fio de Kirschner de 2mm (ou pino de Rush), introduzido pelo processo estilóide do rádio após a redução da fratura, fazendo apoio intramedular na cortical medial ao nível do terço proximal e na cortical lateral ao nível do terço médio/proximal do rádio (Figura 17.14).[1]

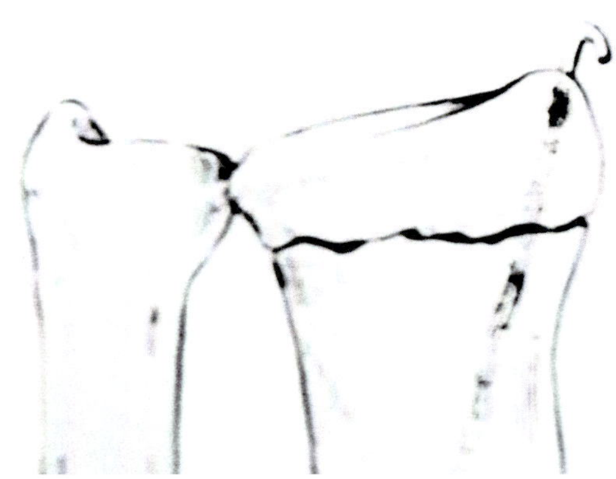

Figura 17.14 Fixação intramedular com um fio de Kirschner introduzido pelo estilóide do rádio, fazendo apoio intramedular na cortical medial ao nível do terço proximal e na cortical lateral ao nível do terço médio/proximal do rádio. Produz-se uma força no sentido ulnar, mantendo o comprimento e o ângulo de inclinação ulnar radiais.

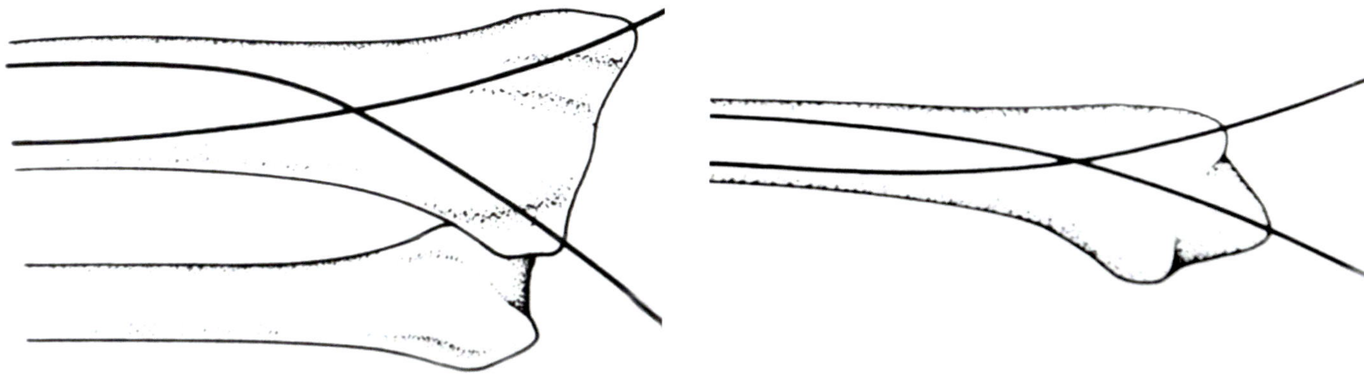

Figura 17.15 Associação de um segundo fio na cortical dorsomedial com apoio na cortical lateral distal e medial médio/proximal do rádio. Produz-se a estabilização medial da fratura.

Em seguida, alguns autores preconizam a utilização de aparelho gessado por 5 a 6 semanas,[2,3] ou ainda de tala por apenas 3 semanas.[4,5] Há os que não usam nenhuma imobilização, orientando o paciente ao exercício precoce até a consolidação da fratura, quando então retiram o fio. Embora os resultados apresentados por diversos autores mostrem um grande índice de casos satisfatórios, fica difícil a estabilização dos componentes mediais da fratura e portanto, nestes casos, não parece ser uma boa indicação do método. Como alternativa, é interessante complementar a técnica com um segundo fio, introduzido de maneira oposta ao primeiro, pela cortical dorsomedial, fazendo apoio na cortical intramedular lateral do terço distal e na cortical medial do terço médio/proximal do rádio (Figura 17.15).

Um autor que recomenda esta técnica (Desmanet, 1989),[6] inicialmente proposta por Rush (1949),[1] também dispensa outras imobilizações e orienta o paciente a usar a mão assim que possível, mostrando excelentes resultados. A migração proximal dos fios com conseqüente encurtamento ósseo é a crítica principal para este método.[7]

Ulson idealizou a fixação combinada intramedular elástica com a fixação externa, unindo os dois fios e formando um triângulo isósceles. O método permite a movimentação precoce dos dedos e do punho por não cruzar suas articulações (Figura 17.16).

Utiliza instrumental e aparelho específicos, permitindo maior estabilidade, impedindo a migração proximal e a movimentação independente dos fios, diminuindo, assim, a ação das forças rotacionais do antebraço sobre o foco da fratura. O paciente, após a fixação, é imobilizado com uma tala antebraquial volar e ulnar, com pronossupinação livre, até a consolidação, em 5 a 6 semanas. Desse modo, o autor obteve 88,5% de resultados anatômicos e 94,3% de resultados funcionais satisfatórios (excelentes e bons).[7]

Devemos observar que estas técnicas, embora eficientes, não fixam os fragmentos volares, o que é necessário, principalmente nas fraturas cominutivas

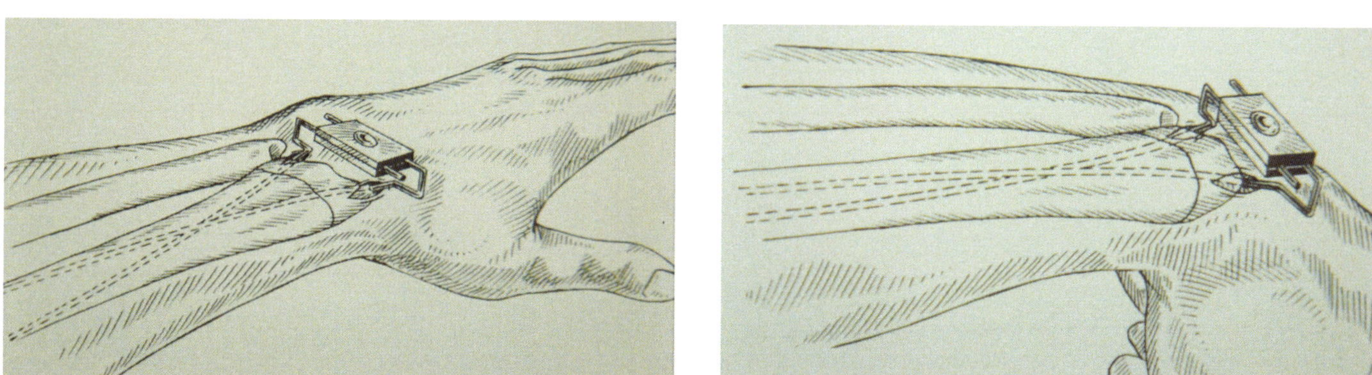

Figura 17.16 Fixação combinada intramedular com fixação externa (Ulson).

com fragmento volar-medial, que pedem alguma complementação nestas situações.[8]

FIXAÇÃO PERCUTÂNEA RESTRITA AO RÁDIO

Esta técnica consiste na fixação percutânea estática da fratura por um ou mais fios de Kirschner, transfixando-se os fragmentos da fratura e apoiando-se na cortical oposta íntegra.[9-11] A utilização do aparelho gessado é quase obrigatória para a eficiência dos métodos, principalmente naquelas fraturas muito cominutivas, com fragmentos articulares. Em geral, o cotovelo também é imobilizado em torno de 4 semanas e depois substituído por um gesso antebraquial, até se completarem de 6 a 8 semanas. Os fios, que podem ficar com uma extremidade no subcutâneo ou com pequena exposição (externa) rente à pele, são retirados ao mesmo tempo que o aparelho gessado. Os pacientes são incentivados a movimentar as articulações livres do membro em tratamento. Após a redução da fratura, alguns autores indicam o uso de apenas um fio introduzido com um perfurador elétrico, entrando através da cortical do processo estilóide do rádio e ancorando-se na cortical medial oposta.[12] Dessa maneira, não se consegue obter fixação dos fragmentos mediais, além de não se impedir a migração proximal do fragmento do estilóide, pois a cortical foi perfurada na passagem do fio (Figura 17.17).

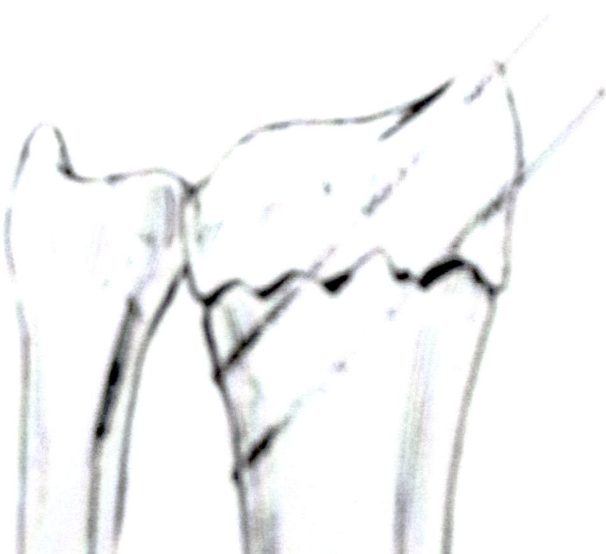

Figura 17.17 A fixação com apenas um fio não fixa outros fragmentos mediais, dorsais e volares, ficando dependente do aparelho gessado, além de permitir a migração proximal do fragmento estiloidal nas fraturas cominutivas. A opção é colocar outro fio paralelo.

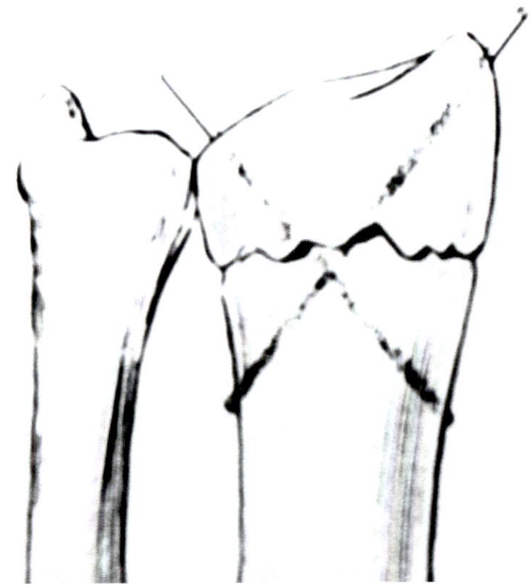

Figura 17.18 Fixação com dois fios cruzados, um pelo estilóide e outro pela cortical dorsomedial, ancorados nas corticais radiais opostas.

Na tentativa de solucionar este problema, podemos fazer uma segunda fixação com um fio paralelo, penetrando pelo estilóde radial, ou cruzado, entrando pelo fragmento dorsomedial[11] e indo apoiar-se na cortical lateral oposta (Figura 17.18).

Mesmo assim, em caso de falha na fixação dos fragmentos volares, pode-se recorrer a uma fixação múltipla, direcionada para os diferentes tipos de fragmentos da fratura (Figura 17.19). Embora isso seja difícil tecnicamente, parece ser uma solução mais viável dentro destes modelos de fixação.

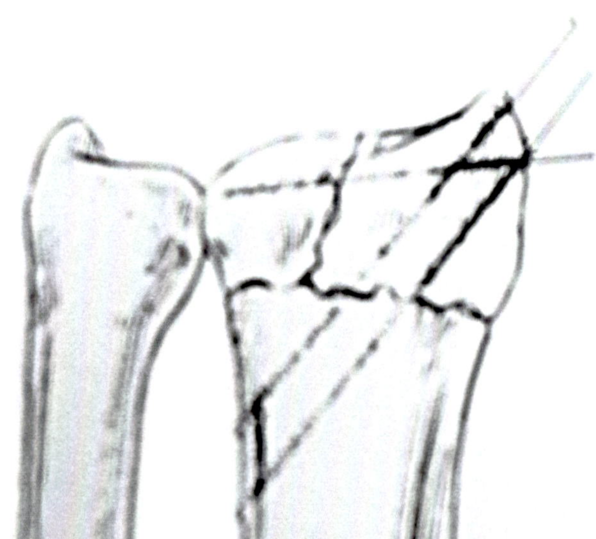

Figura 17.19 Fixação múltipla direcionada para os vários fragmentos.

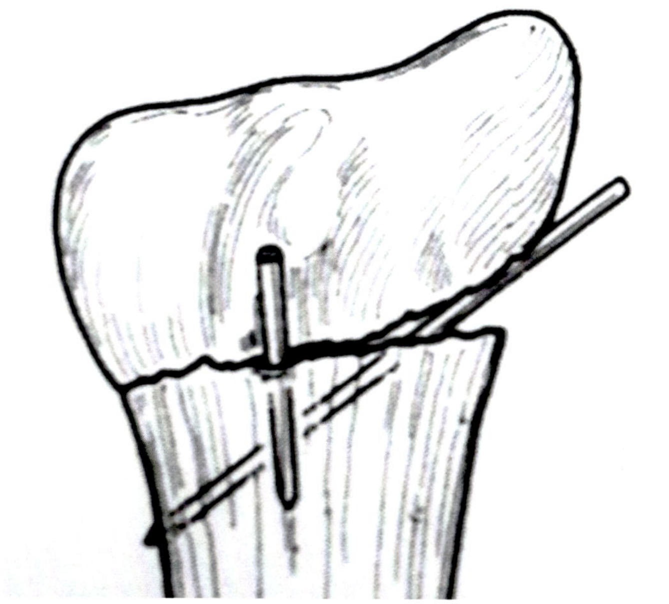

Figura 17.20 Kapandji – sistema de pinagem intrafocal.

Kapandji[13,14] desenvolveu o sistema de pinagem intrafocal (dupla ou tripla), em que o fio de Kirschner é introduzido no foco, servindo tanto para redução como para estabilização da fratura. Está entre as técnicas percutâneas mais utilizadas atualmente, inclusive em nosso meio, por autores experientes (Figura 17.20).[15]

FIXAÇÃO PERCUTÂNEA APOIADA NA ULNA DISTAL ÍNTEGRA

O objetivo desta técnica é apoiar os fragmentos reduzidos da fratura radial, na extremidade distal da ulna íntegra, por meio de fios de Kirschner. Estes fios, únicos ou múltiplos, são introduzidos por perfurador motorizado, indo da ulna para o rádio sem, contudo, ultrapassar a cortical distal íntegra dos fragmentos. A primeira descrição deste método cabe a DePalma,[16] que indicava a redução fechada tracionada pelo aparelho de Weinberg (Figura 17.21).

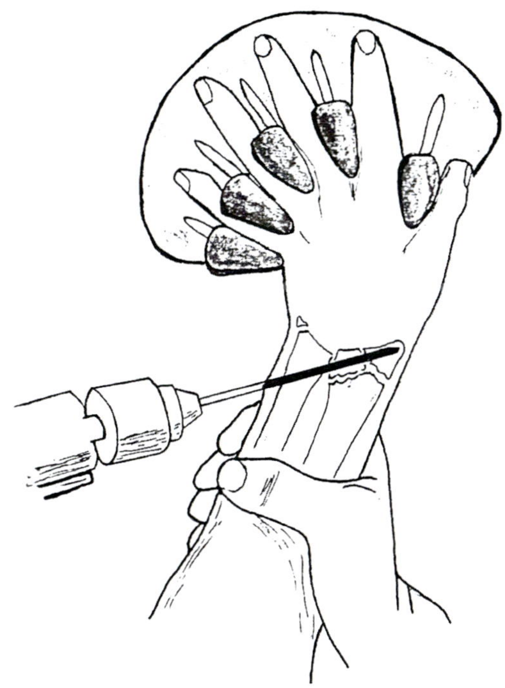

Figura 17.21 Fixação transulnar-estilorradial (DePalma) sem ultrapassar a cortical distal. Em seu trajeto, o fio deve fixar fragmentos mediais.

A seguir, introduz-se um fio de Kirschner rosqueado transulnar-estilorradial, que no seu trajeto fixa também o fragmento medial. Um aparelho gessado antebraquial, confeccionado ainda sob tração, permite a liberdade do cotovelo e a pronossupinação. Em certas fraturas (extra-articulares de um só fragmento) usa-se apenas uma tala gessada. Entretanto, esta liberdade do cotovelo permite que o fio faça uma alavanca nos fragmentos distais ao foco durante a pronossupinação, contribuindo para a perda da redução da fratura. Imobilizando-se o cotovelo, os resultados são melhores. A dificuldade na fixação dos fragmentos volares também ocorre com esta técnica, além da difícil manutenção do ângulo de inclinação volar. Com a colocação de fios transulnares auxiliares dirigindo-se para o tubérculo de Lister, impede-se o desvio dorsal dos fragmentos mediais. Do mesmo modo, ao transfixarem o carpo (semilunar e escafóide), os fios agem como uma ligamentotaxia, impedindo o desvio dos fragmentos volares (Figura 17.22).

A redução ocorre por tração manual contínua e deve permanecer aplicada até o final da confecção do aparelho gessado. O controle intra-operatório é realizado por meio de radiografias. A imobilização inclui o cotovelo a 90 graus, por 4 semanas, seguida de gesso antebraquial por mais 2 semanas, quando então se retiram os fios de 1,5mm, que permanecem expostos, por fora da pele. Desse modo, Toledo[17,19] obteve 93,4% de resultados anatômicos e 83,4% de resultados funcionais satisfatórios.

Descrição da técnica de DePalma modificada (Toledo, 1989)

O procedimento é realizado em sala de operações com todos os cuidados inerentes às cirurgias orto-

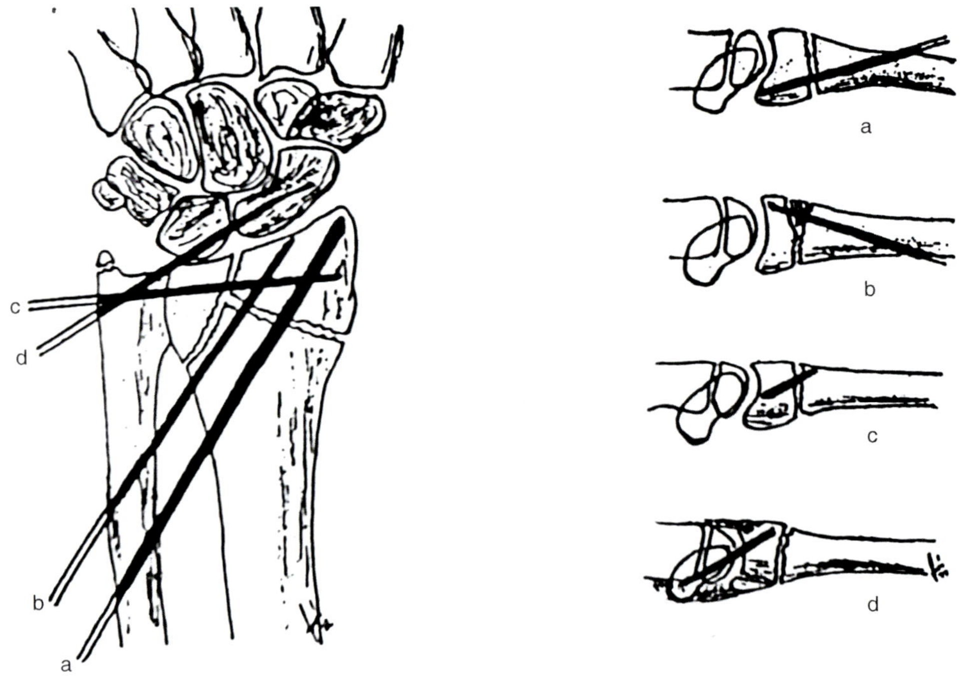

Figura 17.22 Modificação da técnica de DePalma por Toledo. **a.** Fio na direção dorso-volar-estilorradial, para manter a redução do comprimento radial; **b.** Fio na direção dorsorradial (tubérculo de Lister) para manter a redução do ângulo de inclinação volar; **c.** Fio para manter a redução do fragmento medial, entrando perpendicularmente à articulação radioulnar distal; **d.** Fio transcárpico entrando no colo da ulna e transfixando o semilunar e o escafóide, estando o fio direcionado para o trapézio. Em todos os casos, o fio não pode ultrapassar a cortical distal.

pédicas. Na anestesia, damos preferência a um bloqueio axilar ou à anestesia geral inalatória. O membro superior é submetido à tração manual contínua por dois assistentes (ou em mesa de tração) até a redução da fratura controlada radiográfica ou radioscopicamente. São então introduzidos os fios de Kirschner de 1,5mm, sempre com perfurador de baixa rotação, podendo ser em número de um a quatro fios, dependendo do número de fragmentos importantes da fratura. O primeiro fio é sempre introduzido na ulna distal, 2cm proximais ao estilóide ulnar, e direcionado ao estilóide radial (inclinação dorsal/anterior), sem ultrapassar a cortical distal, mantendo, desta forma, o comprimento radial. O segundo fio deve ser introduzido distalmente ao primeiro, indo desde a ulna até o tubérculo de Lister e de lateral para dorsal, sempre tomando o cuidado de não ultrapassar a cortical distal, para manter a redução da inclinação radial. O terceiro fio é passado paralelamente à articulação radioulnar distal (laterolateral), distal ao segundo fio, para impedir a migração proximal do fragmento dorsomedial do rádio. Em caso da existência de fragmentos volares, podemos associar um quarto fio transulnar-semilunar-escafóide (com ponto de entrada 0,5cm proximal ao terceiro fio), procedimento denominado "ligamentotaxia intracárpica". Com isso, procuramos impedir o deslocamento desses fragmentos. Após o controle radiográfico final, as dobraduras das extremidades proximais dos fios são deixadas no subcutâneo ou externamente, rente à pele. Originalmente, confeccionávamos um aparelho gessado circular axilopalmar que era mantido por 3 semanas, sendo então trocado por um aparelho antebraquial, com o cotovelo livre, quando fazemos o primeiro curativo. Neste período, o paciente era estimulado a exercitar os dedos, o ombro e, quando liberado, o cotovelo. Atualmente, testamos sob radioscopia a estabilidade da fixação com movimentos passivos do punho. Em geral, dispensamos a imobilização do cotovelo e, na maioria das vezes, utilizamos apenas uma tala gessada antebraquial. Após a consolidação (em torno de 6 semanas), são retirados ambulatorialmente o aparelho gessado e os fios de Kirschner, e o paciente é encaminhado para tratamento de reabilitação especializado.

INSTABILIDADE DAS FRATURAS DA EXTREMIDADE DISTAL DO RÁDIO DO TIPO EXTENSÃO-COMPRESSÃO

Nestas fraturas, desde que haja algum desvio dorsal do fragmento distal, podemos pressupor um componente de interpenetração da estrutura óssea esponjosa, com maior ou menor compactação inelástica, resultando em perda de substância.[20] Nos grupos etários mais avançados, devido à menor resistência óssea, a perda será maior. Nos adultos jovens, devido à maior energia cinética, esta perda, não raramente, associa-se às fraturas cominutivas intra-articulares com desvios importantes.[21] É por ocasião do exame radiográfico de controle intra-operatório que se observa melhor a perda de substância corticoesponjosa, nas radiografias anteroposterior e em perfil, sempre que a redução tenha sido realizada na sua plenitude em relação à restauração do comprimento radial. Este aspecto particular da redução somente será obtido com tração longitudinal eficaz e prolongada.[7,22,23]

Poderá ocorrer maior dificuldade em se manter a redução obtida com os métodos incruentos usuais, isto é, com talas, órteses ou aparelhos gessados, acima ou abaixo do cotovelo. Esta difícil manutenção da redução obtida deve-se, principalmente, à perda de substância óssea corticoesponjosa dorsal, que irá provocar novo desvio dentro das próximas 2 ou 3 semanas. A reabsorção do edema regional e a ação longitudinal dos músculos extensores e flexores que cruzam o punho são fatores de desestabilização adicionais dessas fraturas que, quando consolidadas, acabam com um desvio igual ou maior do que o original.[24,25]

MÉTODO DA OSTEOSSÍNTESE INTRAMEDULAR PERCUTÂNEA E FIXAÇÃO EXTERNA (ULSON, 1981)

Este método de estabilização das fraturas de Pouteau-Colles deriva de dois métodos consagrados pelo uso em traumatologia, que são:

1. A osteossíntese intramedular elástica de Rush, proposta por este autor no tratamento da maioria dos ossos longos fraturados, inclusive para o rádio distal, onde se usa uma haste única introduzida pelo estilóide radial.[2,4,5]
2. A fixação externa do esqueleto por meio de sistemas rígidos e derivada do método de Hoffmann-Vidal.[26] Basicamente, há a estabilização do osso fraturado usando-se um dispositivo que fixa externamente as hastes, que se exteriorizam na pele uma vez firmemente cravadas nos fragmentos ósseos.

É, portanto, um método que combina osteossíntese, valendo-se de forças isoelásticas dadas por dois fios de Kirschner ou de Steinmann (2mm), que são unidos no dorso do punho por um minifixador externo especial (Figura 17.23).

Ambos os fios são intramedulares e introduzidos através de pequenas incisões na pele. O método descrito e proposto é o de nossa preferência para as fraturas de Pouteau-Colles, isto é, aquelas produzidas com extensão e compressão da zona metafisária, geralmente desviadas com grau variado de cominuição e, portanto, inerentemente instáveis.[27]

Indicações e contra-indicações

Este método está indicado para as fraturas desviadas do tipo extensão e compressão (*dorsal bending*), que exijam redução e subseqüente estabilização, bem como para as fraturas cominutivas que, embora não desviadas, devem ser entendidas como instáveis. O método é especialmente útil para: fraturas bilaterais; fraturas + lesões de partes moles; fraturas + compressão neurovascular; fraturas + politraumatismo; fraturas + queimaduras; fraturas expostas puntiformes.[28]

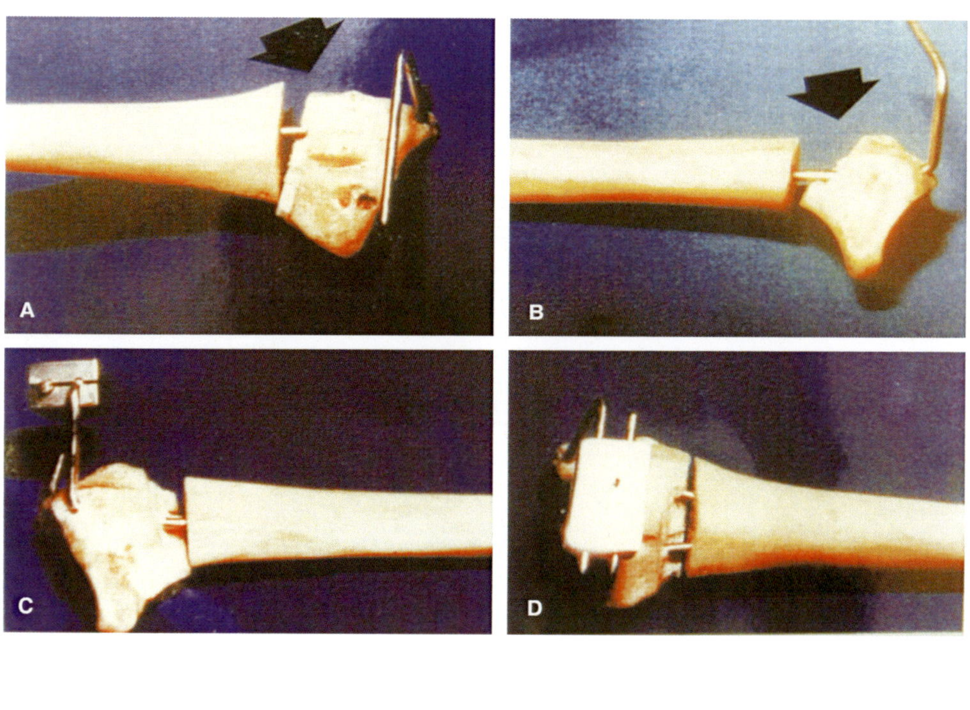

Figura 17.23 Em **A**, o fio dorsorradial corrige elasticamente o desvio, enquanto que, em **B**, a angulação dorsomedial é corrigida pelo fio dorsoulnar. A boa redução das corticais volares é muito importante **(C)**. A conexão de ambos os fios pelo fixador os impede de migrar isoladamente em direção à linha média em casos muito cominutivos **(D)**.

Entretanto, nem sempre reconhecido, um sinal importante de instabilidade dessas fraturas é o traço simples que ocorre em zona de osso esponjoso em mulheres na perimenopausa. São fraturas que tendem a ser relegadas a tratamentos conservadores mais simples, ocorrendo, não raro, surpreendentes deformidades finais com encurtamentos, alargamentos do punho e desvios dorsorradiais de repercussão funcional e estética. Se bem compreendidas, estas fraturas, ditas menores ou inocentes, necessitam também de estabilização minimamente invasiva, pelo potencial de perda da posição inicial.

Há contra-indicação nas fraturas expostas com contaminação franca e nas de pacientes psicologicamente instáveis, como etilistas, depressivos e psicóticos.[8,28] Além disso, pacientes inativos, muito idosos, podem não responder bem a quaisquer tratamentos invasivos.

Bases biomecânicas do método

A observação da anatomia da superfície da extremidade distal do rádio nos mostra três áreas de forma piramidal, onde o encontro de três corticais as reforça, de modo a torná-las bem mais resistentes do que as demais áreas da epífise ou da metáfise radial (Figura 17.24).

São estas áreas, respectivamente, a da apófise estilóide, a da região da incisura ulnar volar e a da incisura ulnar dorsal, limitando as articulações radioulnar e radiocárpica. Estas três áreas de forma piramidal são mais resistentes devido à sua própria forma geométrica e à presença das corticais. Nas fraturas da extremidade distal do rádio, com freqüência separam-se fragmentos piramidais correspondentes e, mesmo nas fraturas bastante cominutivas, pelo menos os ápices destes fragmentos estão sempre presentes. Assim, servirão de apoio para os fios de Kirschner que, introduzidos de maneira minimamente invasiva, vão transfixar os fragmentos do estilóide radial e da região dorsoulnar da incisura ulnar do rádio. Para simplificação da nomenclatura, adotaremos o termo fragmento radial para o do estilóide e o de fio radial, o que irá fixá-lo. Da mesma maneira, chamaremos de fio dorsal aquele que fixará o fragmento piramidal dorsoulnar (*die-punch fragment*).[29]

Visto que mesmo nas fraturas cominutivas estes fragmentos principais estão preservados, o presente método de fixação das fraturas de Colles também pode, e deve, ser aplicado a elas. Inicialmente, pela introdução do fio radial até o terço proximal da cavidade medular, haverá uma força resultante de maior ação na porção distal ou epifisária transfixada pelo fio de Kirschner. Esta força, gerada pela própria elasticidade do arame, levará em direção ulnar e palmar o fragmento radial transfixado, mantendo assim a correção obtida no plano frontal e impedindo um novo desvio radial da fratura.

A introdução de um segundo fio que, sendo dorsal, da mesma forma despertará uma força elástica, tendendo a manter o fragmento dorsal em desvio volar ou palmar (Figura 17.25).[6,28,30,31]

Ambos os fios intramedulares devem configurar um triângulo isósceles de base virtual e distal. Os lados deste triângulo serão tanto mais linhas parabólicas, em vez de lados retos, quanto mais perpendicularmente eles forem introduzidos em relação ao eixo longitudinal do osso. A base real do triângulo isósceles será representada pelo fixador externo, que unirá os dois fios de maneira semi-rígida, após terem sido convenientemente posicionados. Desse modo, haverá um sistema de fios convergentes que, solidários entre si pela base, determinam um plano de forma trian-

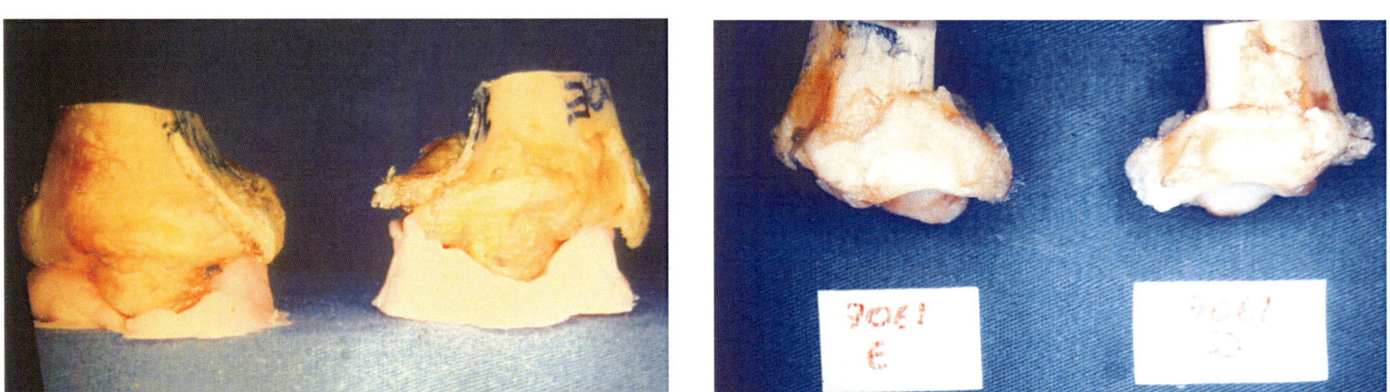

Figura 17.24 Testes de compressão axial em máquina Kratos, do Laboratório de Biomecânica I.O.T. – USP. Espécimes de rádio distal esquerdo e direito. Três fragmentos piramidais preservados: estilóide radial, dorsoulnar e volar-ulnar.

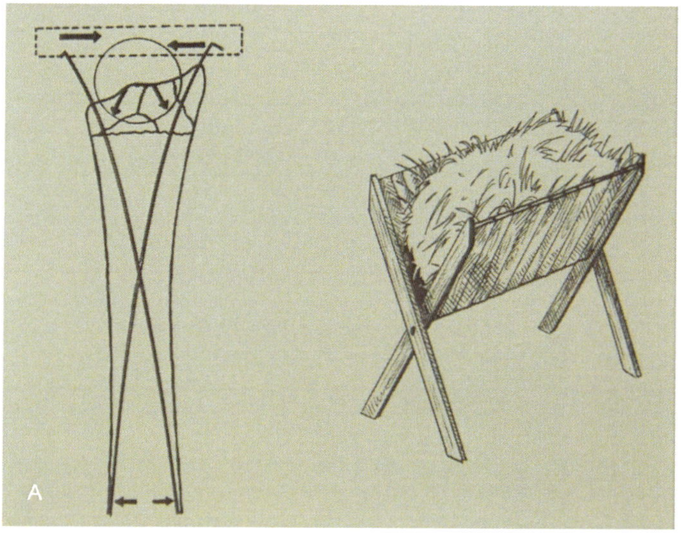

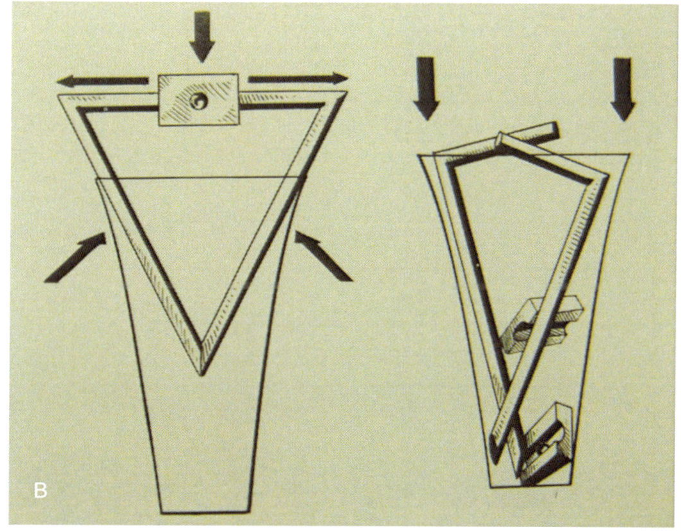

Figura 17.25A. O feno na manjedoura é suspenso e, como os fragmentos distais do rádio, é mantido pela presilha formada pelos fios elásticos interligados pelo fixador. **B.** A estrutura triangular mantém-se engastada no funil, dividindo as cargas aplicadas em suas bordas internas.

gular, semi-elástico. Este triângulo está introduzido numa estrutura tubular rígida e afunilada.

Tais características mecânicas previnem a migração proximal do triângulo de lados levemente parabólicos, fixado por engastamento no terço distal do rádio, cuja forma interna é afunilada e de secção transversal elíptica ou ovóide. O canal medular com esta forma favorecerá a estabilização rotacional do triângulo semi-elástico aí introduzido. Na altura dos terços médio e proximal, o canal medular mais estreito dispõe, na vasta maioria dos ossos, de um diâmetro suficiente para a passagem de dois fios de Kirschner de 2mm.

A interpenetração dos fragmentos da fratura da extremidade distal do rádio é consideravelmente impedida pelos fios de Kirschner que cruzam o foco da fratura de maneira oblíqua e convergente, indo fixar-se sob pressão no canal medular, na altura do terço médio. Esta interpenetração indesejável dos fragmentos, se maior do que 3mm, resulta sempre em encurtamento da extremidade distal do rádio, gerando incongruência na articulação radioulnar distal e repercutindo na radiocárpica.[22,25]

Um sistema de fixação externa destes dois fios, representado pelo minifixador, é necessário, pois:

1. Formará a base da fixação externa que se engastará na medular do rádio.
2. Impedirá a movimentação independente dos fios de Kirschner.
3. Diminuirá ou neutralizará a ação das forças rotacionais do antebraço sobre o foco da fratura.
4. Permitirá a aplicação de moderada ação laterolateral (no plano frontal) sobre os fragmentos distais fixados.
5. Sendo de baixo perfil, o minifixador proporciona menor volume ao sistema de imobilização da extremidade, não interferindo muito no uso da mão e propiciando a reabilitação precoce, fator importante na prevenção de síndromes distróficas. Além disso, permite o uso de vestuário adequado, o que é importante em climas mais frios.

O fio radial leva o fragmento distal em direção ulnar, mantendo a correção inicial obtida. Os fios intramedulares irão prender-se firmemente na altura do terço médio com o terço distal do rádio, onde o canal medular é mais estreito, e suportarão "em balanço" a porção distal fraturada e o peso da mão.

As forças aplicadas na flexoextensão do punho são parcial e elasticamente neutralizadas pelos fios intramedulares. Ocorrerá, na prática, um mínimo grau de movimento latente no foco da fratura, sendo pois um método semi-rígido de osteossíntese. Isto, entretanto, poderá ser benéfico para uma consolidação primária da fratura, porque esta semi-rigidez aproxima-se mais do módulo de elasticidade do próprio rádio, se comparada à de outros métodos de osteossíntese rígida ou à da ligamentotaxia de Hoffmann-Vidal,[26] ou ainda às fixações estáticas por fios múltiplos cruzando as duas corticais.[10,13,21,32-34]

As estruturas capsuloligamentares e o sistema tenorretinacular do punho auxiliam a contenção dos fragmentos das fraturas da extremidade distal do rá-

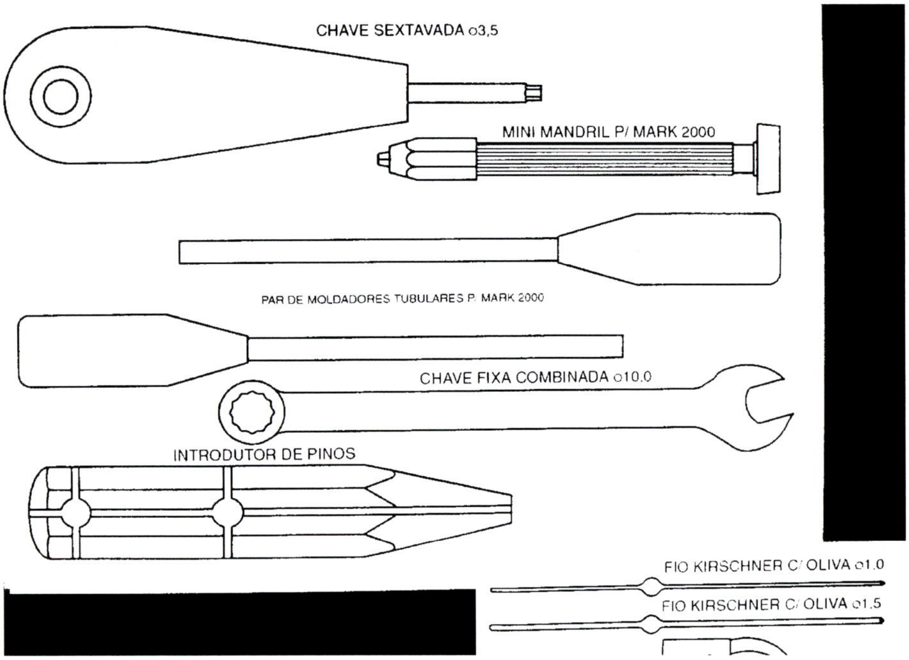

Figura 17.26 Instrumental básico Método Ulson™. Empunhadeira introdutora e extratora. Chave sextavada. Par de moldadores tubulares. (Patente Nacional nº MU 6200124 e The Ulson™ Fixator System, USA Pat nº 5,571,103.)

dio.[16,29] Estas estruturas multisseptadas são transfixadas obliquamente pelos fios de Kirschner, que também as suportarão, principalmente, pelas angulações proximais subjacentes ao subcutâneo e onde não deverão exercer pressões indevidas.

Uma vez introduzidos os fios no canal medular, as suas porções externas tendem a se cruzar pelas forças elásticas e, quando tensionadas em paralelo ao serem encaixadas nas ranhuras do fixador, despertam-se forças divergentes na porção intramedular dos fios, que se aplicam contra o endósteo com maior força (efeito de "barra-de-torção", ver Figuras 17.32 e 17.33.

Técnica operatória

Este método pressupõe uma fase conduzida sob estritas condições assépticas, em centro cirúrgico, seguida de uma outra, usando-se tala gessada simples ou, ainda, órtese de material plástico.

Instrumental especializado

Um dos autores deste capítulo[7,8] idealizou um conjunto de instrumentos e implantes específicos, que constitui o sistema de minifixação combinada externo e interno, compreendendo um fixador e um par de fios ou hastes específicas pré-moldadas e os seguintes instrumentais: empunhadeira, uma chave de parafusos sextavada e chaves moldadoras. São empregados fios de Kirschner pré-moldados de 2mm de diâmetro com 20cm de comprimento para a porção intramedular (Figura 17.26). É necessário que o comprimento do fio, a partir da extremidade cônica da empunhadeira, se mantenha alongado, pois assim terá flexibilidade

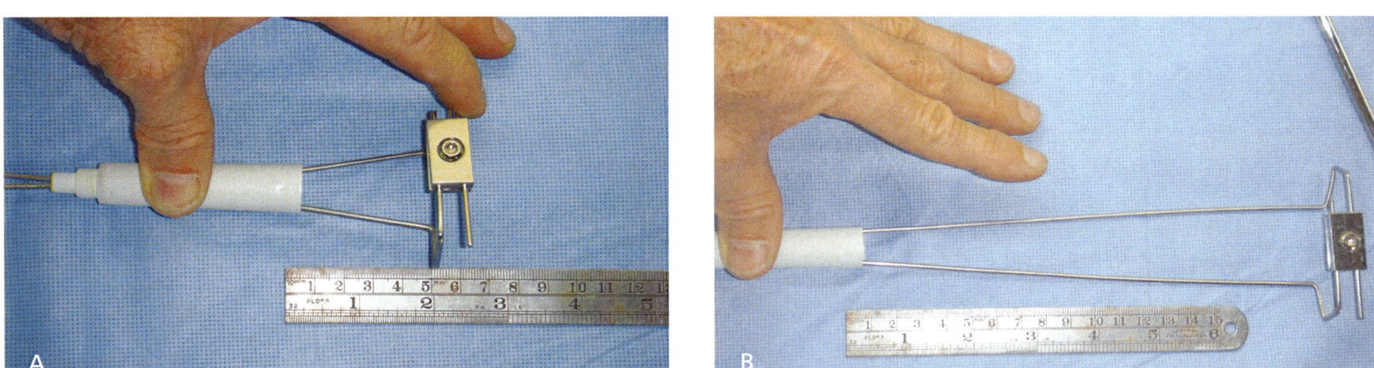

Figura 17.27A. A montagem de carga divergente tende a expulsar distalmente o sistema intramedular, que transfixa o bloco epifisometafisário, além de manter o comprimento do rádio. **B.** Sistema sob pressão no tubo afunilado. Quando a pressão é aliviada, a expulsão elástica se manifesta.

suficiente tanto para transfixação dos fragmentos piramidais maiores e mais firmes da fratura como para introdução por deslizamento e "tateamento flexível" no canal medular, à custa da extremidade em bisel curto (Figura 17.27).

Os instrumentos utilizados são mostrados na Figura 17.26: a empunhadeira, os fios pré-moldados, o minifixador e um par de moldadores tensionadores tubulares para fios de Kirschner.

Fase asséptica

Desenvolve-se no centro cirúrgico, dispondo de controle radiográfico intra-operatório e de garrote pneumático. Não é essencial, mas desejável, um intensificador de imagem fluoroscópica de baixa intensidade monitorado. A anestesia regional por bloqueio de condução, ou a endovenosa de Bier modificada, ou a geral, terá preferência em relação à anestesia local, quase nunca empregada por não proporcionar suficiente relaxamento muscular de todo o membro. Uma vez anestesiado o paciente, o seu membro afetado é paramentado desde a axila. A redução por tração manual prolongada é executada ao longo do eixo longitudinal do antebraço, tomando-se os dedos do eixo central e o polegar. O cirurgião auxiliar aplica contratração sobre o cotovelo fletido (Figura 17.28).

A correção do encurtamento radial é essencial, assim como a redução da cortical volar do rádio, constituindo o fulcro para a redução da perda de substância dorsal. A correção da angulação dorsal é conseguida com manobras suaves de moldagem e flexão moderada do punho após a tração longitudinal suficiente. Nesta fase, o controle radiográfico fornecerá a informação precisa, além de mostrar em sua plenitude o tipo da fratura segundo a classificação adotada.[27,35]

Enquanto o antebraço é mantido pelo auxiliar sobre uma almofada de campos cirúrgicos, o cirurgião mantém reduzida a fratura e, por palpação, a extremidade da estilóide radial é identificada, no espaço delimitado pelos tendões extensor longo do polegar, abdutor longo e extensor curto. Através de pequena incisão no local delimitado, o tecido celular subcutâneo e os ramos sensitivos do nervo radial são afastados por dissecção romba com pinça de Kelly curva (Figura 17.29).[15,35]

A identificação do fio radial que é imagem especular do fio dorsal é necessária para a sua montagem correta na empunhadeira.

O primeiro fio a ser introduzido é, pois, o da estilóide radial, mediante manobras suaves de rotação de 60 a 80 graus nos sentidos horário e anti-horário alternados, mantendo-o com ângulo de ataque de 70 a 80 graus em relação à superfície da estilóide radial (Figura 17.28*B* e *C*).

Controlando-se pela empunhadeira, o fio é então direcionado para o canal medular e, com as manobras rotacionais mencionadas acima, lentas e precisas, exercendo pressão suave e constante, sentiremos o fio deslizar, progredindo mais rapidamente, com crepitação fina, provocada pelo deslizamento do fio ao longo do canal medular do rádio, à custa de uma ponta em bisel curto, conforme já descrito (Figura 17.30).

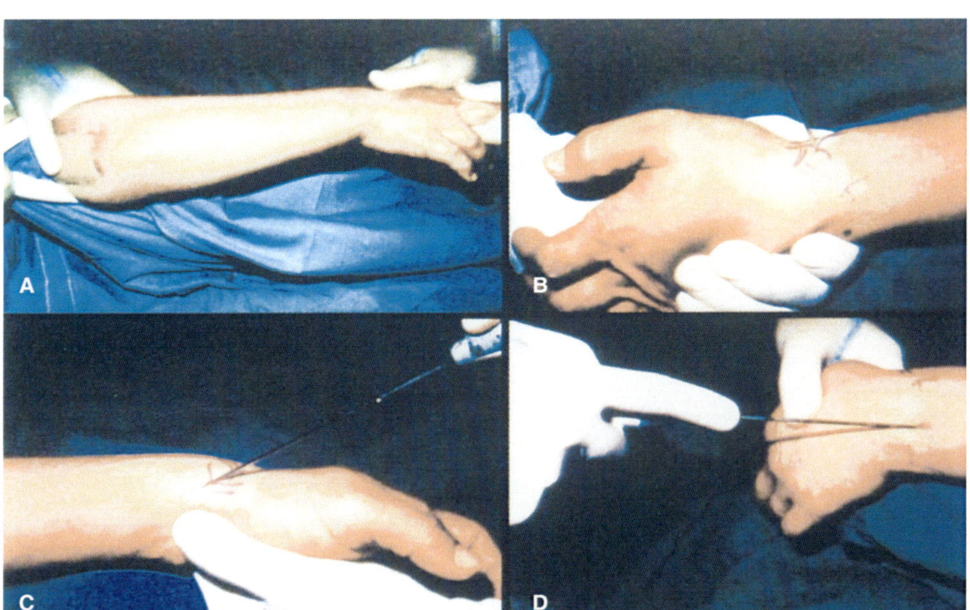

Figura 17.28A. Em condições de assepsia e anestesia completa, o membro superior é tracionado até a correta restauração do comprimento radial. Manobras de moldagem complementam a redução da inclinação palmar ou sagital. Os pontos de penetração são marcados e incisados em 1cm. Em **B** e **C**, o fio radial é introduzido primeiro a 90 graus em relação ao eixo longitudinal do osso para, em seguida, ser levado a 50 graus, até atingir o canal medular. Em **D**, o ponto de penetração do fio dorsal.

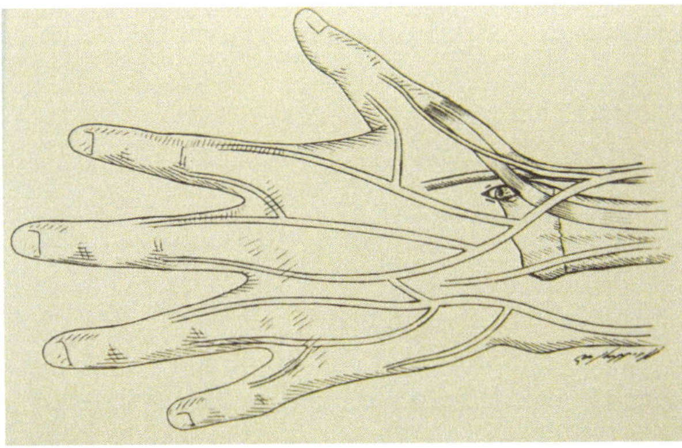

Figura 17.29 Por palpação, a extremidade dorsal do estilóide radial tem o ponto de penetração confirmado sob controle fluoroscópico. Após a incisão da pele, o subcutâneo é delicadamente dissecado com pinça Kelly curva, para afastamento dos ramos do nervo radial sensitivo.

O intensificador de imagem radioscópica é muito útil nesta fase, comprovando a posição intramedular do fio. A introdução se dá até que a extremidade da empunhadeira toque a pele, sendo então retirada. O restante do fio é, a seguir, introduzido manualmente até a sua dobra proximal, ficando exteriorizado o segmento pré-moldado transversal. Esta dobra não deverá migrar internamente na epífise transfixada.

Nesta altura, um controle radiográfico ou radioscópico será tomado. Eventuais correções da redução obtida podem ser ainda efetuadas mediante manobras apropriadas. A seguir, procede-se à introdução do fio dorsoulnar. O seu ponto de penetração será tão ulnar e justarticular quanto possível. Inicia-se também perpendicularmente ao dorso do punho (Figura 17.31).

Assim que a camada cortical dorsoulnar é atravessada, a empunhadeira é inclinada em direção à mão do paciente, para que o fio possa ser dirigido ao canal medular na porção volar e lateral, onde fará a reflexão.

Da mesma maneira, quando a empunhadeira tocar a pele, o fio será retirado. O restante é introduzido manualmente até a primeira angulação. Uma vez comprovadas as posições, os fios intramedulares formarão entre si os lados de um triângulo isósceles (lembrando a silhueta da Torre Eiffel).[31]

Antes da conexão dos fios pelo fixador externo, é realizada a tensão das suas porções externas, preferencialmente conduzidas na direção distal, pelos moldadores tubulares. Seguem-se a aplicação e o aparafusamento da placa ranhurada superior que, ao fixar em paralelo as porções transversais dos fios, desenvolve tensões divergentes ao longo das suas porções intramedulares (Figuras 17.32 e 17.33).

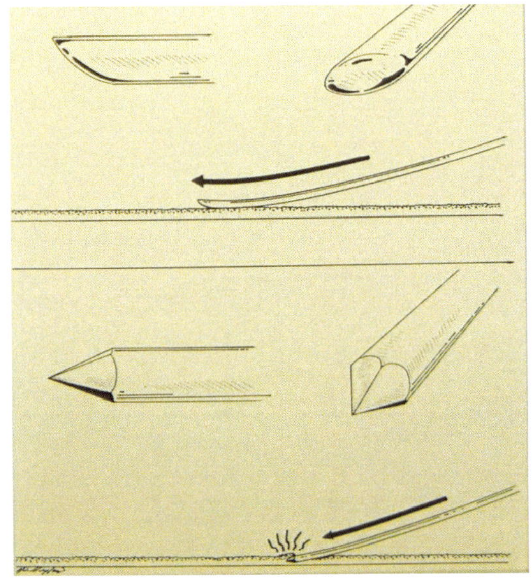

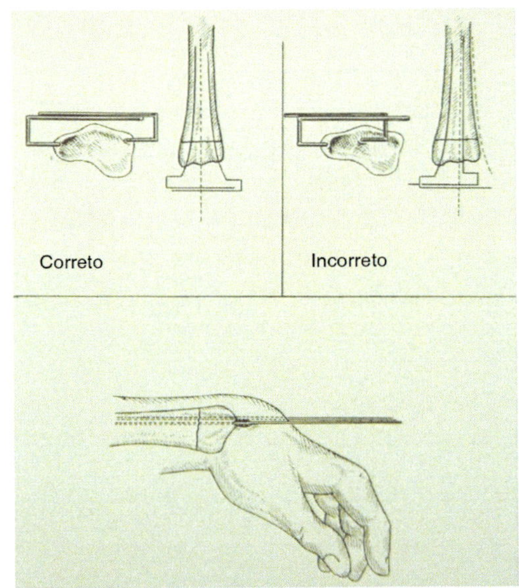

Figura 17.30 À direita, cortes transversais e projeções dorsais mostrando os pontos ideais de penetração dos fios. À esquerda, "ponta em esqui" (bisel curto), e não "em diamante", evita encravamento e perfuração endocortical. Manobras de rotação alternada horária e anti-horária, imprimidas na empunhadeira, facilitam a progressão.

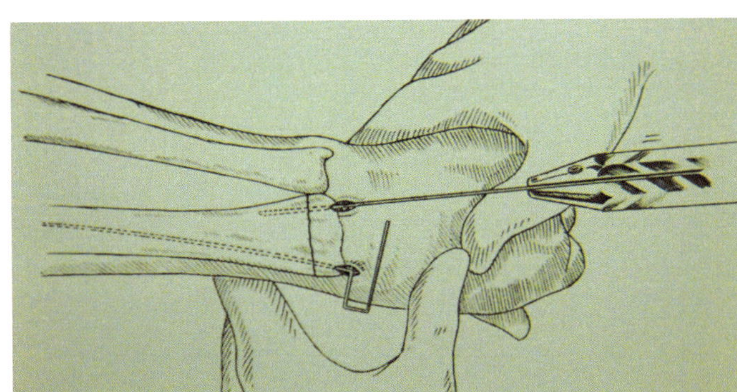

Figura 17.31 Por palpação e controle fluoroscópico, o segundo fio é introduzido pela prévia incisão longitudinal na projeção dorsoulnar do rádio e entre o quarto e o quinto compartimento extensor.

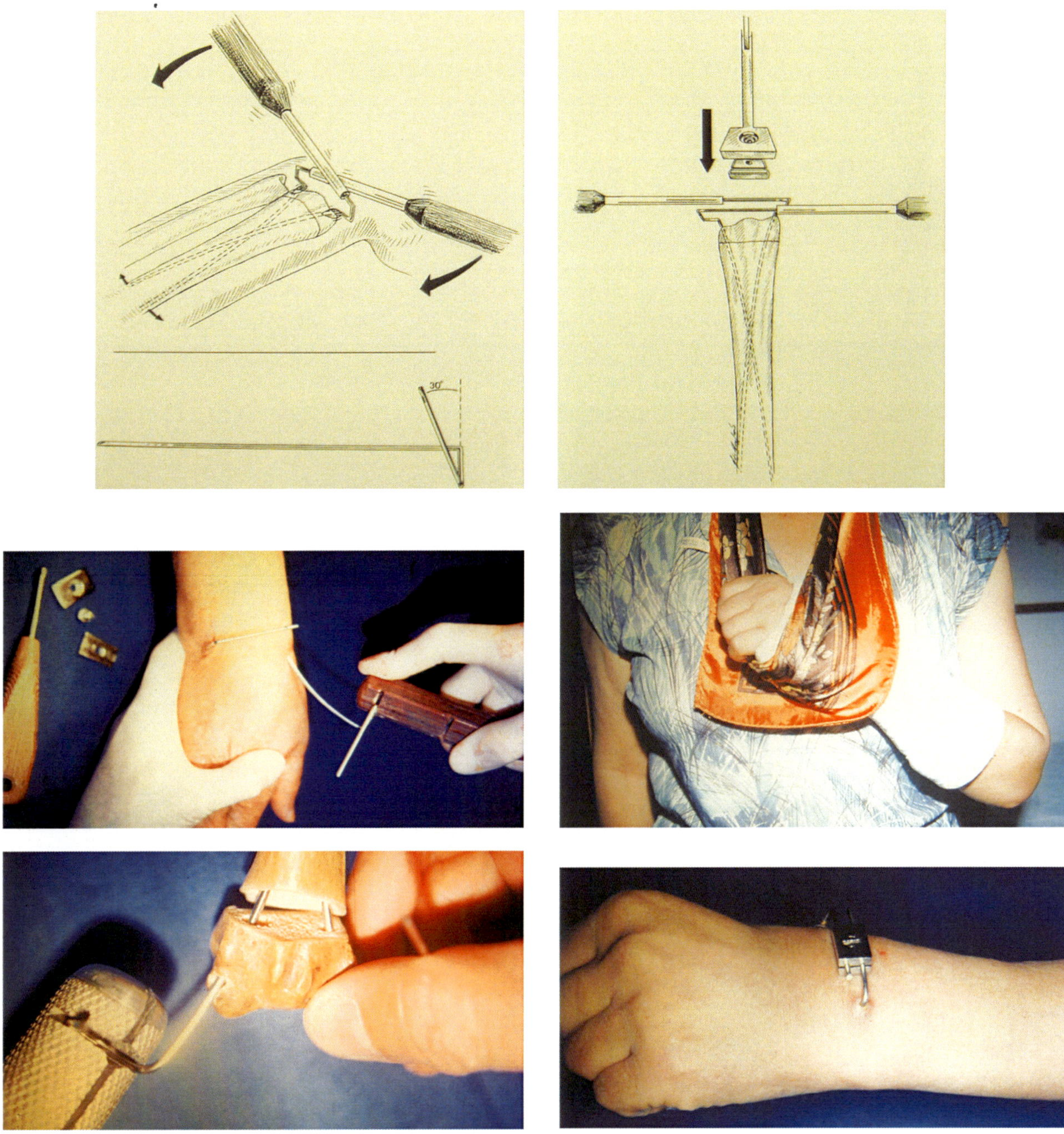

Figura 17.32 Técnica cirúrgica: os moldadores tubulados ajudam tanto na montagem em paralelo do fixador sobre os segmentos transversais como a dar maior carga elástica pela ação da alavanca. Se estes segmentos forem angulados em direção distal, as suas porções intramedulares divergirão entre si, ao serem forçados e mantidos em paralelo pelo fixador (efeito de mola por barra de torção).

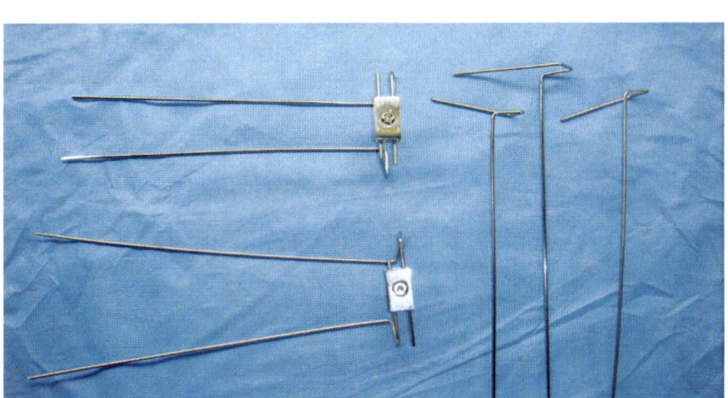

Figura 17.33 Acima e à esquerda, fixador sem carga. Abaixo, à esquerda, idem, com carga divergente. Ao centro, à direita, fios pré-moldados com segmento externo ou transversal a 90 graus e, à sua esquerda, a 120 graus, para carga divergente; à sua direita, a 60 graus para carga convergente ou cruzada (efeito de mola tipo barra de torção).

Constatando-se as áreas de pressão da pele circundante dos locais de penetração dos fios, deve-se proceder imediatamente a incisões de alívio adequadas, minimizando-se, assim, a possibilidade de ocorrência de síndromes distróficas. Nestes locais, aplicamos um curativo com gaze, embebido em PVP iodado. Aplica-se por último uma tala antebraquiopalmar bem acolchoada e que não interfira na flexão das metacarpofalângicas (MF) IV e V.

Cuidados pós-operatórios

Para os primeiros dois ou três curativos semanais, levantamos apenas as ataduras e a malha tubular, sem retirar completamente a tala, mas tão-somente afastando as bandagens de crepe, para inspecionar o local de penetração da pele e substituir as gazes com PVP iodado (Figura 17.34).

Outros curativos serão feitos semanalmente, ocasião em que poderemos controlar a reabilitação funcional, encorajando o uso progressivo da extremidade (Figura 17.35).

Os exercícios do cotovelo e do ombro são revistos. A partir da segunda semana, o uso de tipóia é proibido, pois pode induzir rigidez do ombro. Os controles radiográficos não serão necessários, uma vez a fixação tenha sido realizada a contento. As fraturas com intensa cominuição são mantidas fixadas por 6 semanas, sendo suficientes 5 semanas para as demais fraturas. Os fios serão removidos sob anestesia local bem conduzida. Na retirada dos fios, já cortados, convém deprimir a pele em torno dos mesmos, para expor a primeira angulação que tende a se aprofundar mais. Traciona-se, então, dorsal e distalmente, de maneira que esta angulação do fio não vá de encontro à pele e às fibras transversas do retináculo extensor. Os fios são removidos na seguinte ordem: o fio radial primeiro e, a seguir, o dorsal.

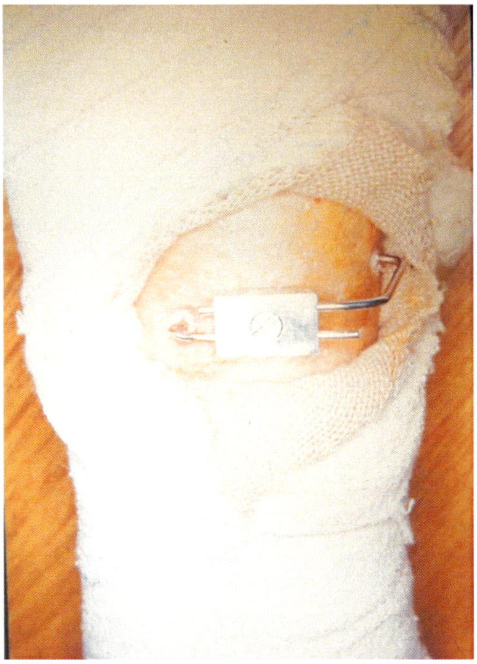

Figura 17.34 Acesso fácil à pele em curativos semanais.

Complicações

As mais freqüentes decorrem da aplicação inadequada do método, como, por exemplo:

1. Fixação da fratura incompletamente reduzida.
2. Fixação dos fragmentos em local errado ou, ainda, a penetração pelo foco da fratura em casos cominutivos, sem a necessária fixação dos fragmentos piramidais mais fortes.
3. A infecção do local de penetração cutânea é infreqüente, podendo, contudo, observar-se a formação de secreção serosa ou lipólise nos obesos.
4. O desenvolvimento de síndromes distróficas reflexas em suas variantes tem sido observado em in-

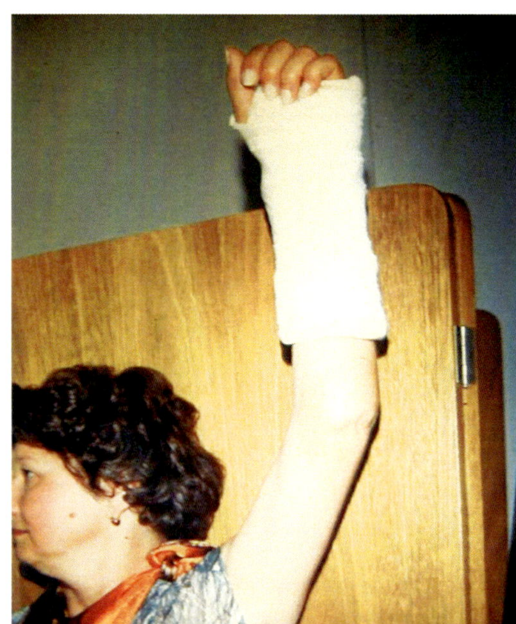

Figura 17.35 Uso da tipóia simples: 1 semana. Tala de apoio: dedos livres para exercícios digitais e de elevação do ombro. Curativos semanais. Vigilância de síndromes dolorosas: prevenção de distrofia. A flexoextensão do punho e dos dedos é possível e estimulada.

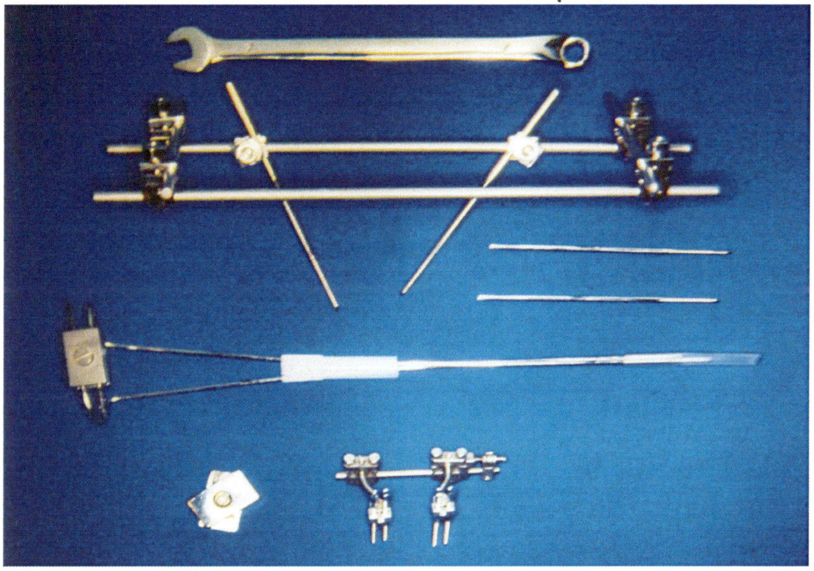

Figura 17.36 Dispositivos de estabilização minimamente invasiva comumente utilizados nas fraturas do rádio distal: fixador externo JAKOB-AO pequeno, com quatro pinos rosqueados, CROWE-Point, fixador método Ulson™ e minifixador Jaquet.

divíduos propensos, tensos ou deprimidos, que se recusam a fazer qualquer programa de exercícios.

5. Deformidades estéticas, como alargamento do punho ou maior proeminência da cabeça da ulna, são menos freqüentes no presente método do que nos tradicionais, já que a freqüência da reconstituição da anatomia do esqueleto é assegurada com a fixação combinada proposta. Os poucos casos de compressão do nervo mediano observados foram imputados ao traumatismo inicial ou à imobilização gessada prévia à aplicação do método descrito.

Experiência dos autores

Numa série prospectiva e consecutiva,[7] 120 pacientes foram avaliados quanto aos resultados anatômicos, estéticos e funcionais.

Os pacientes com "deformidade ausente ou insignificante" e "deformidade discreta" representaram mais de 90% dos casos, segundo os critérios de Lidstrom[27] e Frykman[20] para resultados anatômicos.

Na avaliação dos resultados estéticos, 51% dos casos tratados tinham aparência normal e em 46% havia proeminência da cabeça da ulna com 3% de desvio radial leve e sem nenhum caso de deformidade em "dorso-de-garfo".

Pelo método de Gartland e Werley,[25] de avaliação funcional, os resultados foram: satisfatórios em 82,5%, sendo 29,5% dos casos excelentes e 53% bons. Foram insatisfatórios 17,5% dos casos, com apenas 5,7% destes sendo considerados ruins.

Outras séries independentes do mesmo autor[30] e de outros[36,37] têm demonstrado resultados satisfatórios bem próximos entre si, confirmando também os baixos índices de complicações e de maus resultados.

Comentários finais sobre os métodos descritos

Nas fraturas da extremidade distal do rádio do tipo extensão-compressão, é freqüente a perda de substância corticoesponjosa no dorso do rádio. A instabilidade ocasionada por esta perda de substância faz com que a redução obtida inicialmente seja de difícil manutenção pelos métodos gessados habituais de tratamento. É consenso atual que as imobilizações clássicas com aparelhos gessados variados podem ser uma forma inadequada de tratamento para estas fraturas, preferindo-se os métodos minimamente invasivos (Figura 17.36).

O desafio da manutenção da redução por um período adequado e necessário suscitou o desenvolvimento de vários sistemas válidos de fixação. Seria desejável que as diferentes alternativas de fixação fossem de fácil aplicabilidade, de custo moderado, procurando atender a necessidade premente de redução dos custos dos tratamentos médicos, de maior relevância onde os recursos econômicos são limitados.

Alguns exemplos de aplicação dos métodos são ilustrados nos casos clínicos mostrados a seguir:

CASOS CLÍNICOS

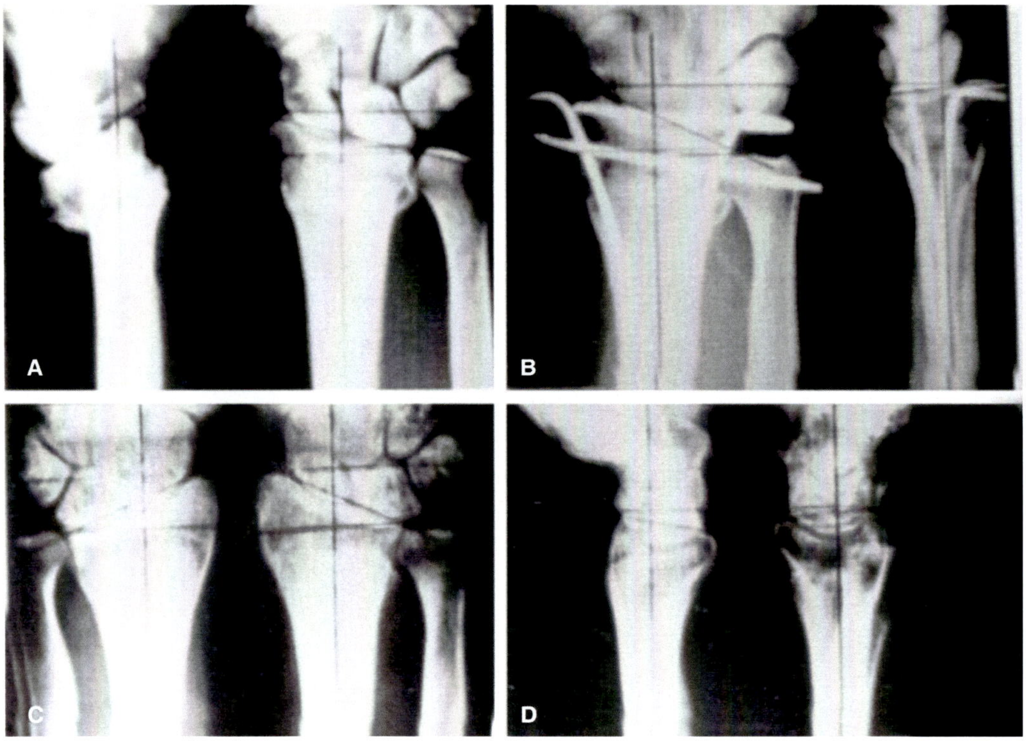

Caso 1A a D. Fratura típica em extensão-compressão comprometendo a radioulnar distal. Controles radiográficos da fixação e da avaliação final (sexto mês pós-operatório).

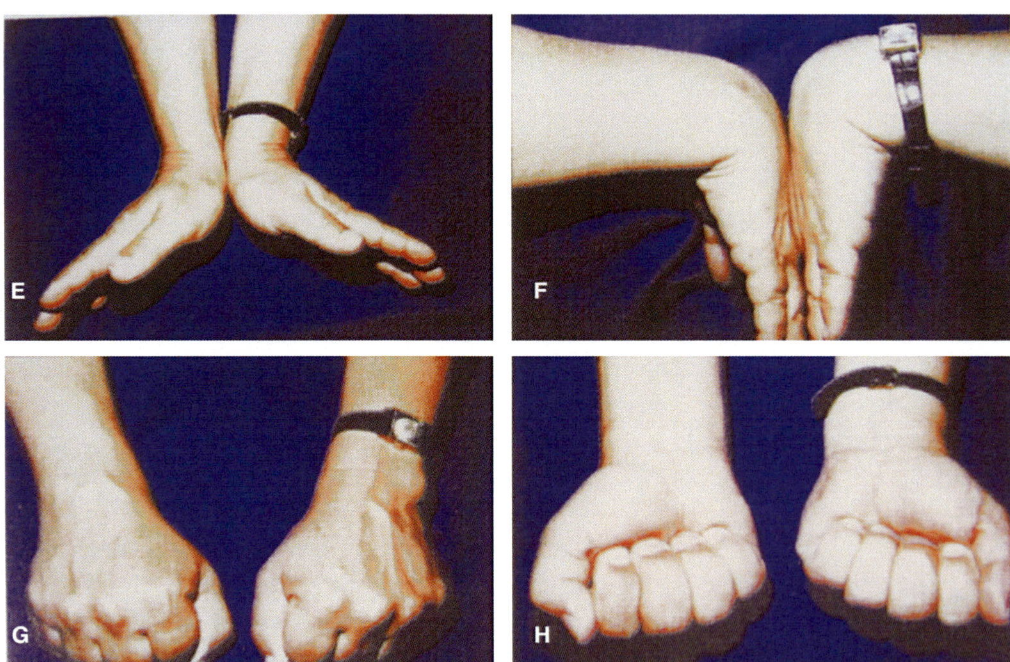

Caso 1E a H. Resultados funcionais no sexto mês pós-operatório.

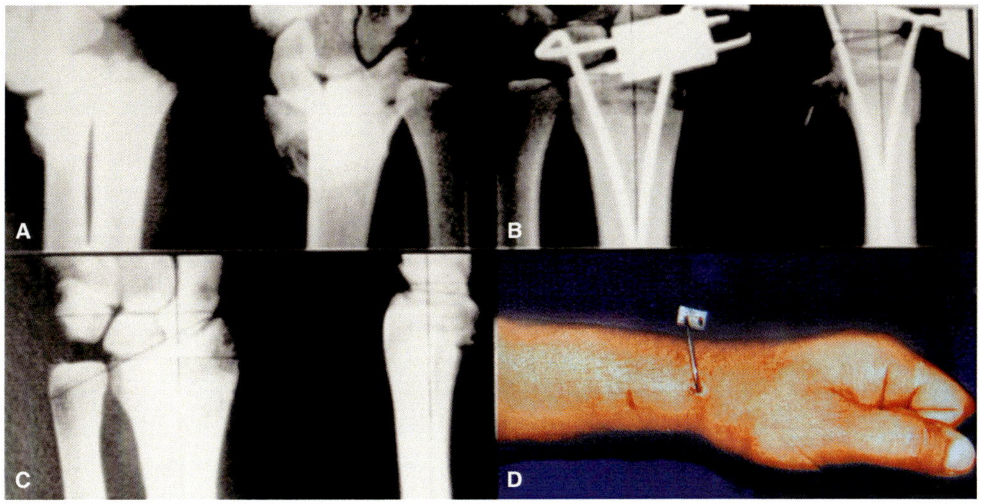

Caso 2. Pré e pós-operatório imediato **(A** e **B)**; consolidação **(C)**; função digital antes da retirada da síntese **(D)**.

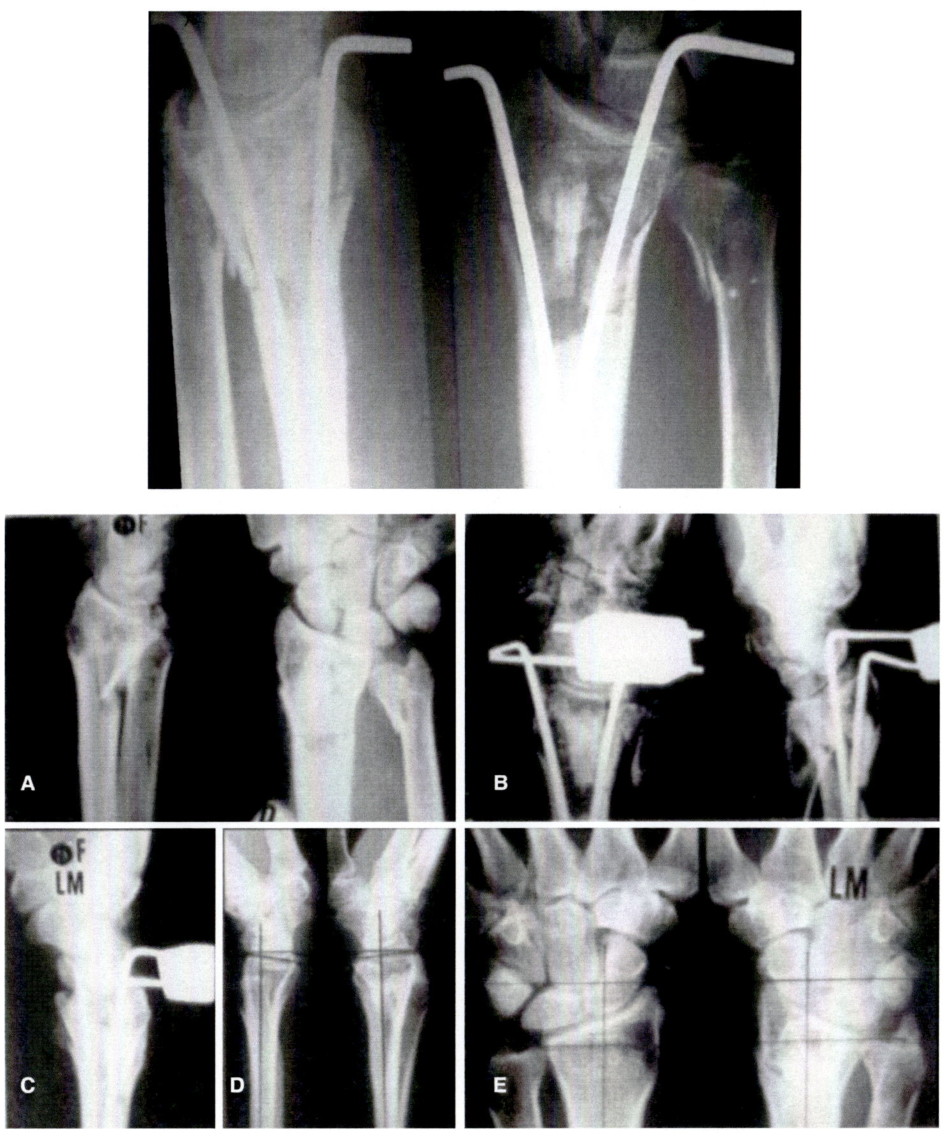

Caso 3 Indicação atípica para o método: fratura cominutiva Frykman VIII, lado direito. Queda de altura. Redução incruenta imediata e gesso axilopalmar. Fixação combinada e consolidação ilustradas. Esta paciente, médica-cirurgiã, retornou às atividades no terceiro mês pós-operatório.

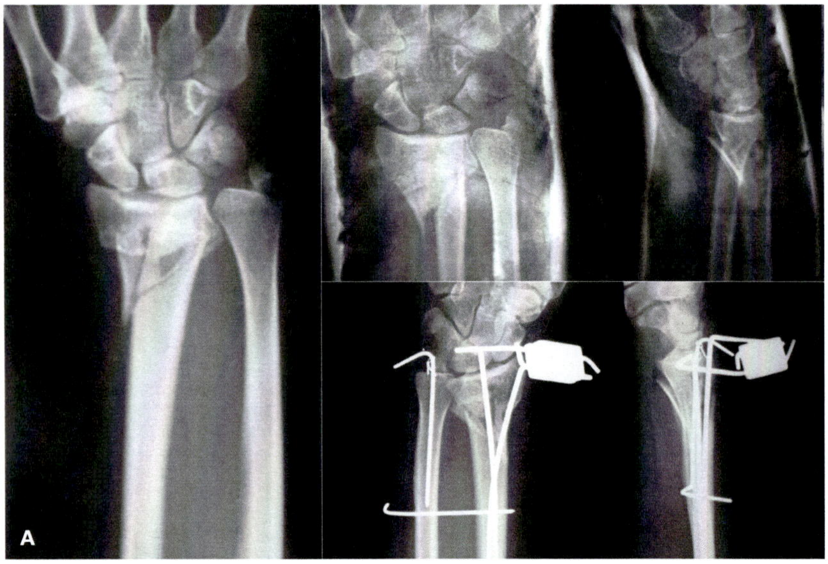

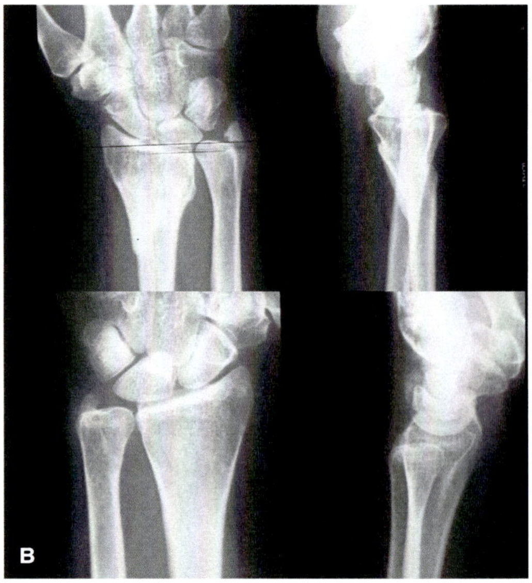

Caso 4A. Indicação excepcional para o método. Fratura intra-articular radioulnar e radiocárpica com fratura-avulsão basilar do estilóide ulnar. A fragmentação das corticais dorsal, volar e lateral do rádio torna atípica a indicação do método. No perfil, a cortical volar em espícula exige atenção extra, devido à falta de fulcro para a manutenção do comprimento radial. As incidências oblíqua e perfil mostram o alojamento dos fios intramedulares e do transversal interósseo para bloqueio da pronossupinação. **B.** Resultado radiográfico no oitavo mês pós-operatório: consolidação do rádio a níveis próximos da anatomia radiográfica contralateral. *Ulna plus* (2mm) e pseudo-artrose do estilóide ulnar. Articulação radioulnar estável.

FRATURAS DA ULNA DISTAL: TÉCNICAS MINIMAMENTE INVASIVAS

Embora as fraturas da ulna distal e as lesões das estruturas capsuloligamentares da radioulnar distal não tenham recebido maior atenção quando se associam a fraturas do rádio, constituem, segundo Frykman,[20] um fator de mau prognóstico funcional, merecendo destaque na sua classificação das fraturas do rádio distal. Concordamos com outros trabalhos[23,38,39] nos quais as lesões da radioulnar freqüentemente levam a uma incapacidade prolongada.

Apesar de comum, a fratura do estilóide ulnar é considerada de importância secundária, principalmente quando está associada a outras fraturas da extremidade distal do rádio, como as de Colles, Smith e Galleazzi.

Nestas fraturas, devido aos maiores ou menores colapsos do rádio, as forças de tração aplicadas sobre o estilóide ulnar transmitem-se via fibrocartilagem triangular e ligamento colateral medial.[14,22] A simples redução da fratura radial pode não atender suficientemente às lesões produzidas do lado ulnar, por arrancamento osteoperiostal ou por fraturas-avulsões da base do estilóide, estas mais evidentes radiograficamente. Por outro lado, a estabilização destas mesmas lesões também atuaria de modo benéfico sobre o lado radial, porque a incisura radial é firmemente aplicada contra a superfície cônico-convexa da ulna, que assim funcionaria como molde para o rádio.

Em indivíduos que desempenham tarefas pesadas, ou determinadas modalidades desportivas, a instabilidade provocada por lesões capsuloligamentares associadas a fraturas do estilóide pode representar um problema considerável. Estas fraturas não são facilmente identificáveis no exame radiográfico e constituem um importante sinal de lesão capsuloligamentar subjacente, envolvendo a fibrocartilagem triangular, que assim se afrouxa ao nível da fratura do estilóide. Daí a importância da imobilização prolongada – por 5 a 6 semanas – nas lesões recentes por meio de luva gessada, com moderado desvio ulnar do punho.

O tratamento cirúrgico da fratura isolada do estilóide ulnar está indicado quando é demonstrada frouxidão considerável na articulação radioulnar. Testa-se sob anestesia local, segundo manobras passivas no sentido anteroposterior aplicadas sobre a cabeça da ulna e em pronossupinação neutra do antebraço fletido a 90 graus. A exploração e a reinserção capsuloligamentar complementarão a osteossíntese do estilóide, sendo ambas o objetivo da indicação. Esta conduta permitirá uma reabilitação mais precoce, iniciando-se os movimentos ativos na terceira ou quarta semana.

Por outro lado, quando associada a fraturas do rádio distal, em alguns casos especiais, procuramos estabilizar o lado ulnar do punho por meio da ostessíntese do estilóide ulnar, com amarria transóssea ou tirante de tensão em "8" ancorada a um ou dois fios de Kirschner paralelos. Esta técnica de osteossíntese, aparentemente pouco invasiva, exige visão direta do foco da fratura, não devendo, a rigor, ser considerada minimamente invasiva. Com freqüência, aparece dor relacionada ao material de síntese que retarda a reabilitação.

As fraturas cominutivas da cabeça da ulna não são freqüentes, porém as do colo associam-se às fraturas do rádio distal. Ocorrem, sobretudo, em indivíduos mais idosos e podem exibir desvio no mesmo sentido que o do rádio fraturado. Aqui, devido à presença de duas fraturas num mesmo nível, a instabilidade acentua-se, exigindo a fixação obrigatória da fratura radial. Preferimos o método de fixação combinada interna e externa para o rádio que, entretanto, deve ser complementado por uma tala gessada braquiopalmar, bloqueando a pronossupinação na posição intermediária. Nestes casos de fratura do colo da ulna, devido à integridade das estruturas capsuloligamentares, a estabilidade do rádio se transmitirá à ulna distal, que permanecerá reduzida. Em condições de instabilidade maior, o bloqueio dos ossos do antebraço por um ou dois fios de Kirschner transfixantes e paralelos poderá ser feito, proximalmente ao nível das fraturas, ou ainda como utilizado no método de De Palma-Toledo,[16] descrito anteriormente.

REFERÊNCIAS

1. Rush LV, Rush HL. Longitudinal intramedullar fixation in Colles's fractures. *South Surg* 1949; *15*:679.
2. Edwards P. Internal fracture fixation with Rush's pin: experiences of a series of 116 cases. *Acta Chir Scand* 1959; *117*:480-93.
3. Lucas GL, Sachtjen KM. An analysis of hand function in patients with Colles' fracture treated by Rush rod fixation. *Clin Orthop Rel Res* 1981; *155*:172-8.
4. Rush LV. Closed medullary pinning of Colles' fracture. *Clin Orthop Rel Res* 1954; *3*:152-62.
5. Clancey GJ. Percutaneous Kirschner-wire fixation of Colles' fractures. *Am J Bone Joint Surg* 1984; 66:1008-14.
6. Desmanet E. Osteossynthesis of the radius by double elastic spring-pinning functional treatment of the distal end fractures of the radius. A study of 130 cases. *Ann Chir Main* 1989; *8*(3) 3:193-206.
7. Ulson HJR. Fraturas da extremidade distal do rádio e da ulna. *In:* Pardini Jr. AG. *Traumatismo da Mão* (ed.). Guanabara, MEDSI, 1985:199-246.
8. Ulson HJR. Colles's fracture combined internal and external fixation. *In:* Barton NJ (ed.). *Fractures of the hand and wrist*. London: Churchill-Livingstone 1988:276-89.
9. Lambronici AL, Lambronici PC, D'Angelo D. Fratura de Colles: fixação com dois fios de Steinmann. *Rev Bras Ortop* 1991: *26*:413-9.
10. Lech O, Campos E, Borges J. Fratura de Colles – Tratamento pela técnica de fixação percutânea. *Rev Bras Ortop* 1991; *26*:413-9.
11. Stein Jr HS, Katz SF. Stabilization of comminuted fractures of the distal inch of the radius: percutaneous pinning. *Clin Orthop Rel Res* 1975; *108*:174-81.
12. Fallopa F, Belloti JC. Fratura de Colles – Redução incruenta e fixação percutanea. *In:* Pardini & G de Souza, eds. *Clínica ortopédica: controvérsias no tratamento das fraturas e luxações dos membros superiores*. Rio de Janeiro: MEDSI, 2004, Vol. 5, 12: 435-45.
13. Kapandji A. L'ostéosynthèse par double embrochage intrafocal. Traitement fonctionel des fractures nonarticulares du radius. *Ann Chir* 1976; *30*:903-8.
14. Kapandji A. Treatment of articular distal radial fractures by intrafocal pinning with arum pins. *In:* Saffar P, Cooney III W (eds.). *Fractures of the distal radius*. London: Martin Dunitz Ltd., 1995:160-6.
15. Ruschel PH, Albertoni WM, Bortoli J. Tratamento das fraturas instáveis da extremidade distal do radio pelo método intrafocal de Kapandji modificado. *Rev Bras Ortop* 2005; 40:645-54.
16. De Palma AF. Comminuted fractures of the distal end of the radius treated by ulnar pinning. *Am J Bone Joint Surg* 1952; *34*: 651-62.
17. Toledo LFQ. Fraturas da extremidade distal do rádio. São Paulo, 1989. (Tese de Mestrado – Escola Paulista de Medicina).
18. Jupiter JB, Williams CS. Management of comminuted distal radial fractures. *In:* Saffar P, Cooney III W (eds.). *Fractures of the distal radius*. London: Martin Dunitz Ltd, 1995:167-83.
19. Toledo LFQ, Albertoni WM, Faloppa F. Tratamento das fraturas do rádio distal pela técnica de DePalma modificada. *Rev Iberoamer Cirurg Mano* (Madrid) 2000; *27*(58):22-8.
20. Lidstrom A. Fractures of the distal end of the radius: a clinical and statistical study of end results. *Acta Orthop Scand* 1959; *33A*:895-907. (suppl):118.
21. Knirk JL, Jupiter JB. Intra-articular fractures of the distal end of the radius in young adults. *Am J Bone Joint Surg* 1986; *68*:647-59.
22. Castaing J. Les fractures récentes de l'extrémité du radius chez l'adulte. *Rev Chir Orthop* 1964; *5*:584-696.
23. Pires PR. Fraturas do rádio distal. *In:* Reis FB (ed.). *Traumatologia ortopédica*. Rio de Janeiro: Revinter, 2004:139-49.
24. Cassebaum WH. Colles' fracture: a study of end results. *JAMA* 1950; 143:963-5.
25. Gartland Jr. JJ, Werley CW. Evaluation of healed Colles' fractures. *J Bone Joint Surg* 1951; *33A*:895-907.
26. Vidal J, Buscayret C, Connes H. *In:* Brooker AH, Edwards CC (eds.). *External fixation: current state of the art*. Baltimore: Williams & Wilkins Co, 1978.
27. Frykman G. Fracture of the distal radius including sequellae – shoulder-hand-finger syndrome, disturbance in the distal radio-ulnar joint and impairment of nerve function. *Acta Orthop Scand* 1967; (suppl) 118.
28. Ulson HJR. Fraturas da extremidade distal do rádio e da ulna. *In:* Pardini Jr AG (ed.) *Traumatismos da mão*. Rio de Janeiro: MEDSI, 2000:419-56.
29. Scheck M. Long-term follow-up of treatment of comminutive fractures of the distal end of the radius by transfixation with K. wires and cast. *J Bone J Surg* 1962; *44A*:337-51.
30. Lotart-Jacob A, Frank A, Debonduwe A, Beaufils P. Le brochage en Y dans le traitement des fractures á déplacement posté-

rieur de l'éxtrémité inférieure du radius. *Acta Orth Belg* 1987; *48*:936-46.
31. Zinghi GF, Lanfranchi R. Osteosynthesis with Rush's double nail by the "Eiffel Tower" method in pseudarthrosis impacted in good position and retarded union. *Ital J Orthop Traumat* 1980; *VI*(1):8.595.
32. Mazer N, Barbieri CH, Lemos FGP, Moya SP. Correlação anátomo-funcional dos resultados finais das fraturas da extremidade distal do rádio. *Rev Bras Ortop* 1994; *29*:759-66.
33. Munson GO, Gainor BJ. Percutaneous pinning of distal radius fractures. *J Trauma* 1981; *21*:1032-5.
34. Ring D, Jupiter JB. Percutaneous and limited open fixation of fractures of the distal radius. *Clin Orthop Rel Res* 2000; *375*: 2000:105-15.
35. Chakkour, I. Tratamento com redução fechada e fixação com fios múltiplos. *In:* Pardini Jr. AG, G de Souza, Albertoni WM. (eds.). *Clínica ortopédica: lesões traumáticas do punho*. Rio de Janeiro: MEDSI, 2001: Vol. 2/3: 612-9.
36. Rosati M, Bertagnini S, Digrandi G. Percutaneous pinning for fractures of the distal radius. *Acta Orthop Belg* 2006; *72*(2):138-46.
37. Severo AL, Mentz L, Bussetto MA *et al*. Fraturas da extremidade distal do rádio tratadas pela técnica de Ulson. *Rev Bras Ortop* 2004; *38*(8):437-45.
38. Carmo JMM, Vasquez EF. Fraturas da extremidade distal da ulna. *In:* Pardini Jr. AG, G de Souza, Albertoni WM (eds.). *Clínica ortopédica: lesões traumáticas do punho*. Rio de Janeiro: MEDSI, 2001: Vol. 2/3: 719-25.
39. Kopp P, Heicht. Stabilizaton of the distal comminuted fractures of the radius and fractures of the ulna with Kirschner wires. *Gdr Beitr Orthop Traumat* 1976; *23*:681-3.
40. Saffar P. Current trends in treatment and classification of distal radius fractures. *In:* Saffar P, Cooney III W (eds.). *Fractures of the distal radius*. London: Martin Dunitz Ltd., 1995:12-8.
41. Sanjiv HN, Capo JT, Moulton M *et al*. Percutaneous pinning of distal radius fractures: a biomechanical study. *J Hand Surg* 1997; *22a*:252-7.
42. Sasaki S. Modified Desmanet's intramedullary pinning for fractures of the distal radius. *J Orthop Sci* 2002; 7(2):172-81.
43. Shiota E. Intra-focal fixation for treating distal radius fracture: results of 104 cases. *J Orthop Sci* 1999; *4*:106-14.
44. Toledo LFQ, Fernandes CH, Belloti JC. Fratura de Colles. *In: Manual de Ortopedia*. (E.P.M.) 1992; *3*:42-7.

Parte C

Tratamento Cruento

Fernando Baldy dos Reis
Jean Klay Santos Machado

Embora a abordagem incruenta continue sendo a mais usada no tratamento das fraturas distais do rádio, as técnicas cruentas têm sofrido um incremento muito grande em função da evolução dos materiais de síntese, especialmente das placas, uma vez que estas vêm apresentando várias mudanças nos seus desenhos, aplicabilidade e princípios utilizados. Todavia, a grande vantagem da utilização destes métodos reside no fato de se conseguir redução anatômica com fixação estável, possibilitando destarte mobilização precoce.[1,2]

INDICAÇÕES

A abordagem cruenta pode ser feita basicamente em todas as fraturas passíveis de tratamento cirúrgico; no entanto, sua principal contribuição está nas fraturas marginais com subluxação do tipo Barton, nas cominutivas, em especial com instabilidade volar (Figura 17.37), nas articulares com afundamento da superfície articular e nos pacientes com pouco estoque ósseo.[1,2]

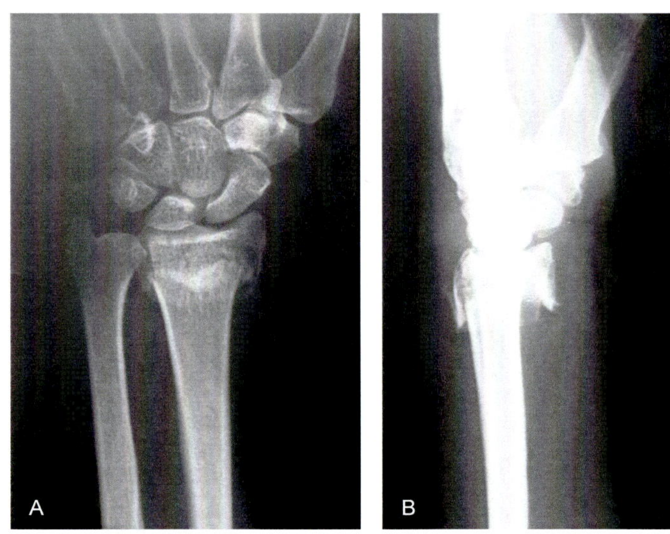

Figura 17.37 Radiografias do punho em anteroposterior **(A)** e lateral **(B)** mostrando fratura da extremidade distal do rádio com instabilidade volar.

TIPOS DE PLACAS

Dividimos as placas, quanto ao tipo de fixação, em não-bloqueadas e bloqueadas:

a. **Não-bloqueadas:** as mais comuns são placas volares em forma de "T" (Figura 17.38), que podem ou não ter inclinação no plano frontal, sendo, desta forma, específicas para os lados direito e esquerdo. Sua principal indicação consiste nas fraturas articulares marginais com traço no plano frontal do tipo Barton invertido (volar). No entanto, estas placas, quando bem aplicadas, podem ser utilizadas em algumas fraturas dos tipos II e IV da classificação universal em pacientes com bom estoque ósseo, desde que não haja cominuição dorsal. As placas dorsais por muito tempo foram evitadas em função do alto índice de complicações, sobretudo envolvendo os tendões extensores (tenossinovites, rupturas etc.). Em função disto, novos desenhos foram desenvolvidos, priorizando a diminuição do perfil das placas, com o propósito de diminuir tais problemas. Ultimamente, alguns autores têm mostrado certa tendência na utilização de tais placas que, por serem de perfil mais baixo, minimizam suas complicações, usando como principal argumento o fato de as mesmas controlarem melhor o desvio dorsal que, como sabemos, é o mais encontrado.[1,2]

b. **Bloqueadas:** estes implantes, usados desde o final da década de 1990, têm a vantagem de proporcionar estabilidade angular, agindo como fixadores internos e melhorando a fixação, sobretudo das fraturas cominutivas, haja vista que este sistema transfere as cargas diretamente da superfície articular para a diáfise do rádio, poupando a região metafisária, que na maioria das vezes está cominuída e com osso de má qualidade. Na maioria dos casos, sua aplicação é volar e, pelo fato de serem de ângulo fixo, possibilitam a manutenção de redução, inclusive da cominuição dos fragmentos dorsais. Estas placas podem ser apenas com orifícios rosqueados ou em associação com orifícios não-rosqueados. A inclinação distal dos parafusos neutraliza as forças que predispõem ao desvio dorsal. Algumas placas possuem uma segunda fileira de parafusos distais, cujas principais vantagens são promover suporte adicional para as porções central e volar do osso subcondral, prevenir a rotação dorsal do fragmento anteromedial e prevenir rotação volar de fragmento instável com osteoporose grave (Figura 17.39). A disposição dos parafusos distais varia de acordo com a placa, de modo que eles podem ser convergentes, divergentes, com inclinação diferenciada para o processo estilóide do rádio ou, ainda, com liberdade de movimento que gira em torno de 25 a 30 graus e possibilita ao cirurgião determinar a melhor posição para cada tipo de fratura, sistema este bastante valoroso, sobretudo nos casos com cominuição articular. Outra variante nestes implantes está relacionada ao tipo de parafuso distal, de modo que estes podem ser lisos ou rosqueados. Os rosqueados são úteis para estabilizar a fratura no plano frontal, bem como prevenir diástase.[3-5]

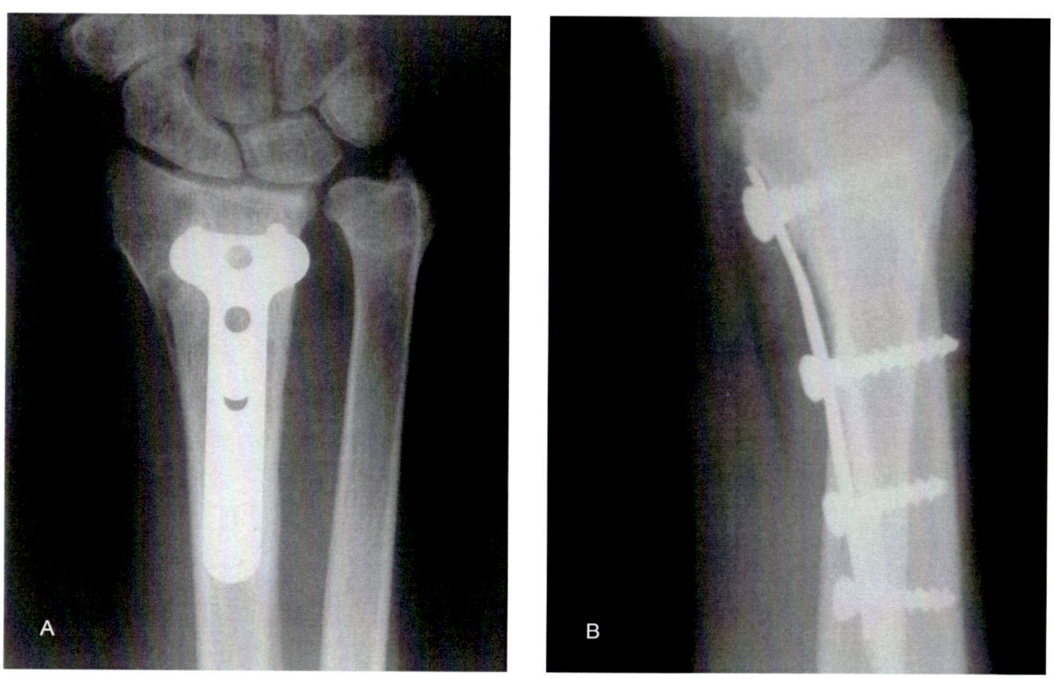

Figura 17.38 Radiografias do punho em anteroposterior **(A)** e lateral **(B)** mostrando fratura da extremidade distal do rádio fixada com placa volar em "T" não-bloqueada.

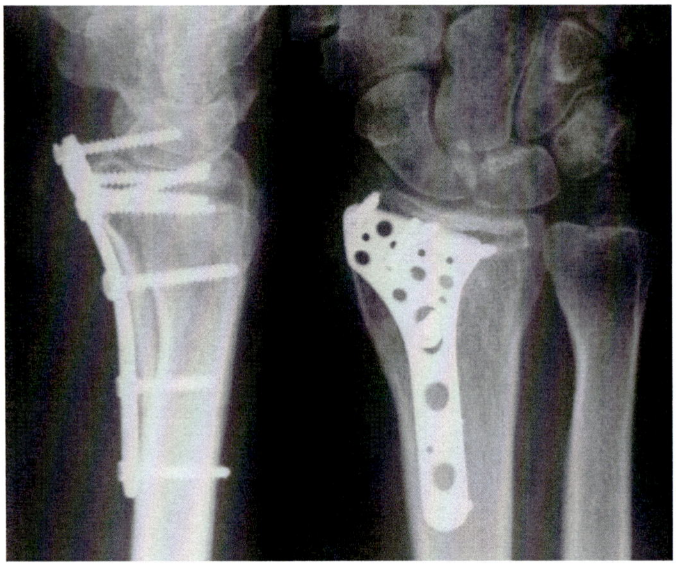

Figura 17.39 Radiografias do punho em lateral **(A)** e anteroposterior **(B)** mostrando fratura da extremidade distal do rádio fixada com placa volar bloqueada com presença de segunda fileira distal.

LOCALIZAÇÃO DA PLACA

a. **Volar:** com o advento dos parafusos rosqueados, estas placas aplicam-se à maioria das fraturas e, portanto, constituem a aplicação mais utilizada na atualidade. Este tipo de abordagem preserva a principal irrigação do fragmento distal, uma vez que os vasos retinaculares dorsais preservados não sofrem agressão adicional. Quanto à posição, podem ser:

- **Justarticulares:** quando são posicionadas ao nível ou imediatamente proximal da chamada "linha d'água" (Figura 17.40), que consiste no limite distal do rádio em sua face volar, localizando-se a cerca de 2mm da superfície articular em seu aspecto ulnar e aproximadamente 10 a 15mm no radial, e cuja importância consiste em lembrar que exatamente nesta região existe contato dos tendões flexores com a face volar do rádio (Figuras 17.41). Cirurgicamente, esta linha é facilmente encontrada, sobretudo na sua borda mais ulnar, por constituir-se numa proeminência óssea adjacente a um tecido fibroso, haja vista que os ligamentos radiocárpicos volares, bem como a cápsula volar, inserem-se distal a esta.[6]
- **Extra-articulares:** quando posicionadas na fossa do pronador, porém sem contato com a "linha d'água", bem como com os tendões flexores (Figura 17.42). Esta localização minimiza sobremaneira as complicações relacionadas ao atrito com os referidos tendões, sendo, por este motivo, atualmente as mais usadas, mesmo porque estudos biomecânicos, comparando as duas placas de ângulo fixo (justarticular × extra-articular) em modelo de fratura distal do rádio com instabilidade dorsal, mostraram não haver diferenças quanto à estabilidade obtida.[5,6]

b. **Dorsal:** tem o seu uso restrito a alguns autores, com o argumento de que, preferencialmente, o dispositivo de fixação deva ser colocado no lado em que o fragmento está desviado e, uma vez que

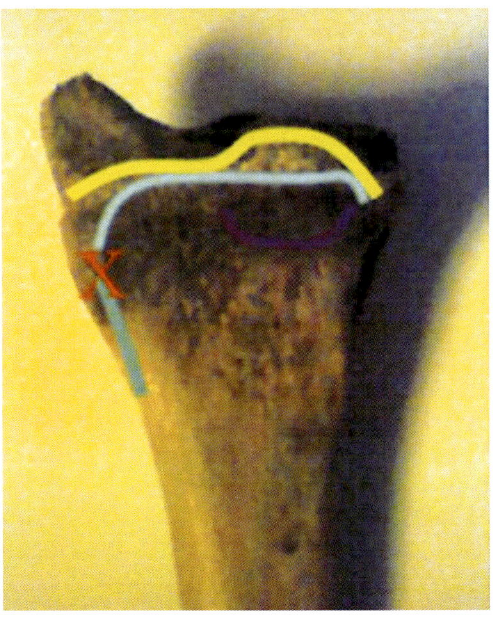

Figura 17.40 Fotografia da extremidade distal do rádio em sua face volar mostrando a chamada "linha d'água".

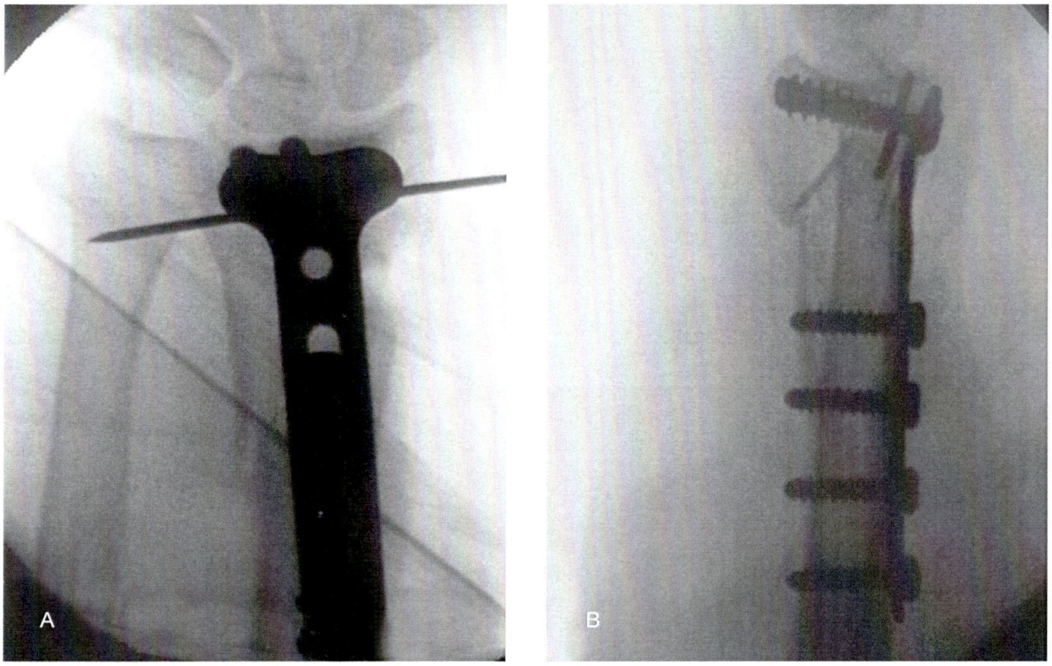

Figura 17.41 Radiografias do punho em anteroposterior **(A)** e lateral **(B)** mostrando fratura da extremidade distal do rádio tratada com placa volar justarticular.

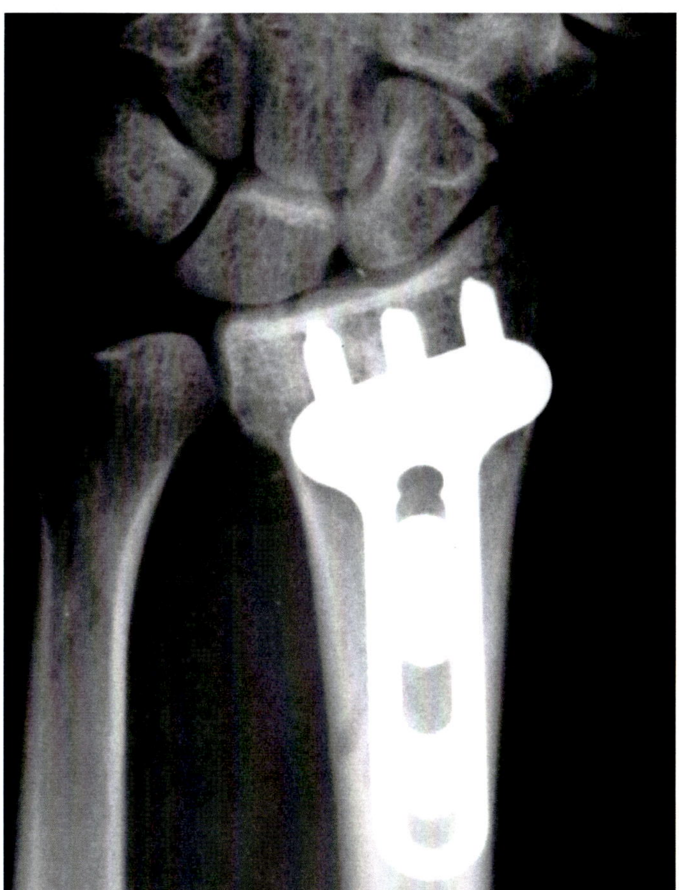

Figura 17.42 Radiografia do punho em anteroposterior mostrando a presença de uma placa volar bloqueada extra-articular.

o desvio dorsal é o mais comum, este representa o principal argumento para utilização desta placa. A tendência atual é que estas sejam de perfil baixo, a fim de minimizar as complicações com os tendões extensores. Blythe e cols. realizaram estudo biomecânico, comparando placas de ângulo fixo dorsais e volares, combinadas ou não a placa no estilóide radial, e demonstraram que todas as montagens eram estáveis o suficiente para suportar as cargas fisiológicas; todavia, aquelas que usavam placas dorsais apresentaram maior rigidez.

c. **Lateral:** sua utilização teve maior divulgação por ocasião do conceito da fixação específica por fragmentos, desenvolvido e popularizado por Medoff e Kopylov em 1999, que se baseia na teoria das colunas proposta por Rikli e Regazzoni (1996), que dividem o rádio distal em três colunas – medial, central e lateral – de modo que seria necessária a fixação das colunas separadamente para maior estabilidade. Para isso, deve-se aplicar duas ou mais placas. O ângulo formado entre estas placas pode ser bastante variado; no entanto, estudos biomecânicos concluem que, quanto mais próximo de 90 graus, maior a estabilidade obtida (Figura 17.43). Vários autores obtiveram cerca de 80% ou mais de resultados bons e excelentes com esta técnica.[7-10]

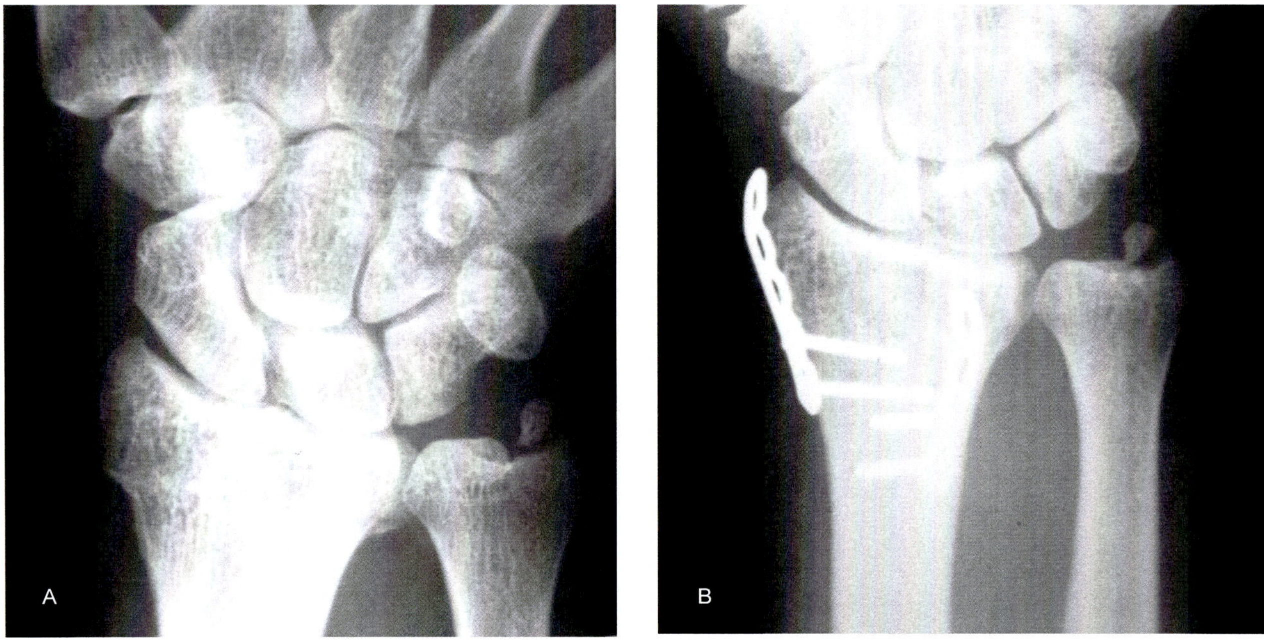

Figuras 17.43 Radiografias do punho em anteroposterior mostrando fratura da extremidade distal do rádio com instabilidade volar antes e após osteossíntese com duas placas ortogonais.

FIXAÇÃO DA ULNA

Permanece um tema bastante controverso na literatura, ainda não havendo evidências de que a fixação proporcione resultado clínico final superior aos casos em que esta não foi realizada. Todavia, considera-se que as fraturas da base do estilóide implicam maior instabilidade ulnocarpal, uma vez que se associam à desinserção da fibrocartilagem triangular, constituindo-se, portanto, numa das indicações para sua fixação. Outra situação é a das fraturas da ulna associadas a fraturas cominutivas do rádio em pacientes jovens.

A fixação pode ser feita com banda de tensão através de um ou dois fios de Kirschner 1.0, associados a um fio de aço ou um fio de sutura multifilamentar absorvível ou inabsorvível em "8" (Figura 17.44). Outra opção, sobretudo nos casos com fragmentos menores, consiste na reinserção com âncora intra-óssea.

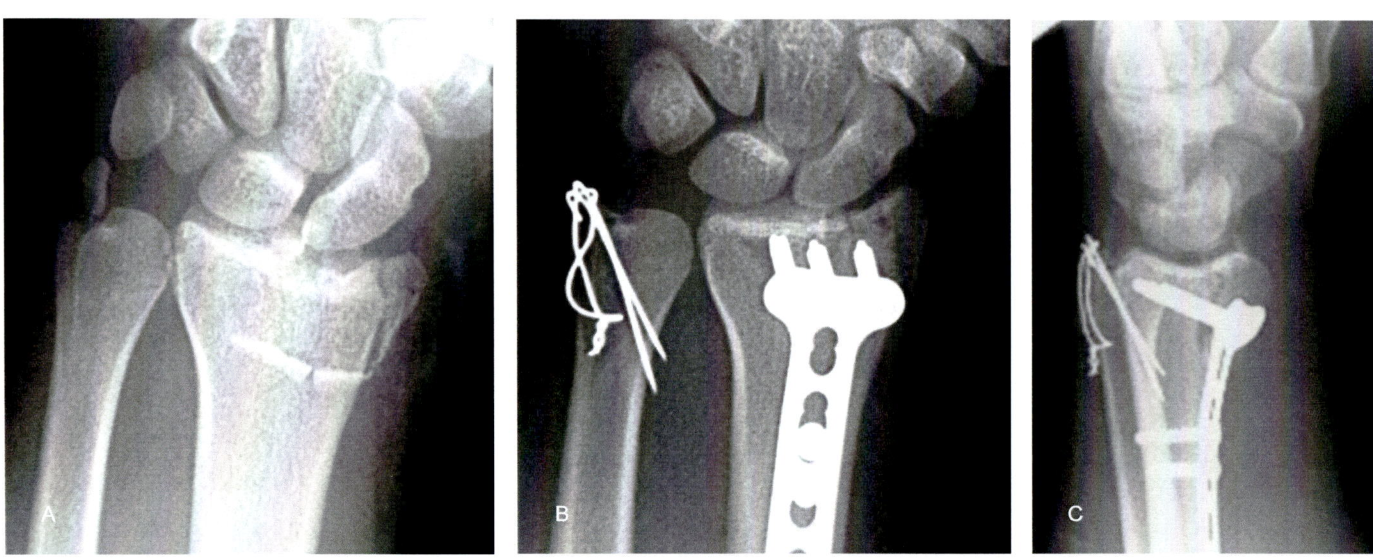

Figura 17.44 Radiografias do punho em anteroposterior (pré e pós-operatório) **(A** e **B)** e lateral (pós-operatório) **(C)**, mostrando fratura da extremidade distal do rádio e da ulna tratada com placa volar bloqueada no rádio e osteossíntese da ulna com banda de tensão.

VIAS DE ACESSO

A via de acesso à extremidade distal da ulna é feita ao longo de sua borda ulnar, entre os músculos extensor e flexor ulnar do carpo, com extensão até a articulação ulnocarpal. O principal risco é com o ramo dorsal do nervo ulnar, que deve ser protegido.

O acesso ao rádio é feito pela via dorsolateral de Thompson, cujo ponto de referência é uma linha traçada da face anterior do epicôndilo lateral ao tubérculo de Lister. A dissecção é feita entre o extensor radial curto do carpo e o extensor longo do polegar. Em seguida, o retináculo extensor é incisado normalmente ao nível do segundo, terceiro ou quarto túneis, variando de acordo com o tipo de fratura. Caso seja necessária visualização da articulação, devemos proceder à abertura da cápsula articular.

Para uma abordagem volar, a via de Henry é a mais utilizada. Seus parâmetros são o tendão do músculo bíceps braquial (proximal) e o estilóide radial (distal). A dissecção superficial é feita entre o braquiorradial e o flexor radial do carpo distalmente, enquanto que a profunda localiza-se entre o flexor longo do polegar, e a partir daí promove-se abertura do pronador quadrado, geralmente em sua borda lateral, que deve ser rebatido ulnarmente e, quando se deseja a visualização da superfície articular, a cápsula é incisada. A principal preocupação é com a artéria radial, que se localiza sob o braquiorradial e cuja identificação, sobretudo em membros garroteados, nem sempre é fácil. É importante ressaltar que a principal irrigação do fragmento proximal vem através dos ramos da artéria interóssea anterior, que, portanto, deve ser preservada (Figura 17.45).

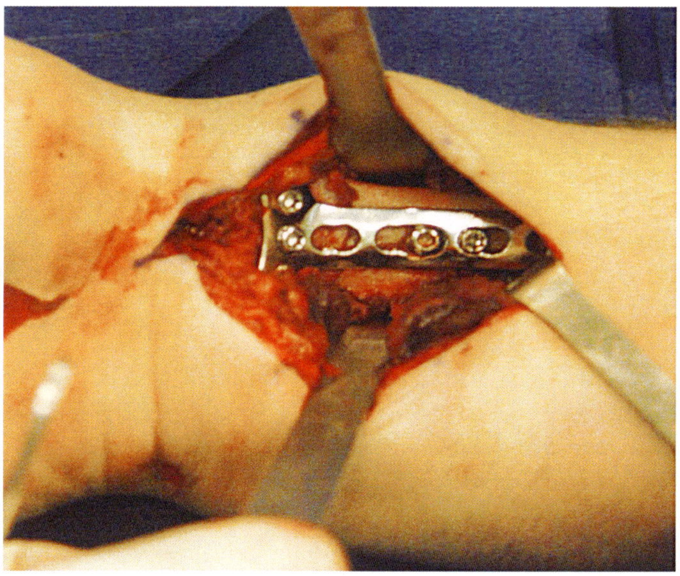

Figura 17.45 Fotografia do punho mostrando acesso volar para colocação de placa em "T".

A via de acesso lateral, descrita por Orengo e Wetvoet, segue uma linha que vai do epicôndilo lateral do úmero ao processo estilóide do rádio, com dissecção entre os músculos braquiorradial e extensores radiais longo e curto do carpo, e também apresenta-se como uma opção de abordagem ao rádio, sobretudo quando da colocação de placas no estilóide. O principal cuidado é com o nervo sensitivo radial, que se localiza sob esta via.[11]

COMPLICAÇÕES

Com o aumento do uso das placas, muitas vezes de forma desordenada, sem que haja tempo suficiente para avaliação da real eficácia destes novos implantes, sobretudo das placas bloqueadas, houve um aumento considerável na incidência das complicações, que atualmente variam entre 25% e 30% de todos os casos operados com esta técnica. Dentre estas, as mais comuns são:

a. **Tenossinovites:** é a complicação mais comum, constituindo mais da metade tanto dos flexores como dos extensores. Nos flexores, ocorre quando da utilização de placas volares justarticulares, de modo que o contato do implante com os tendões flexores ao nível da já citada linha d'água gera um processo inflamatório e, conseqüentemente, dor quando da utilização destes. As tenossinovites dos extensores ocorrem com freqüência nos casos em que as placas são posicionadas na região dorsal, mas também naqueles em que são utilizadas placas volares bloqueadas, quando inadvertidamente são colocados parafusos maiores do que a extremidade distal do rádio, que destarte ultrapassam a cortical dorsal e, portanto, desencadeiam processos irritativos nos tendões suprajacentes. O tratamento consiste na retirada do implante, que pode ser parcial, ou seja, apenas dos parafusos envolvidos no processo inflamatório nos casos em que a fratura não estiver totalmente consolidada, ou total, quando a consolidação estiver completa.
b. **Ruptura tendínea:** é mais comum sua ocorrência no flexor e no extensor longo do polegar, devido a atrito, sobretudo com os parafusos. A lesão sempre é precedida por uma tenossinovite, de modo que a retirada do implante constitui a principal medida para evitar tal complicação.

c. **Síndrome do túnel do carpo:** é mais comum nas placas volares justarticulares, uma vez que sua colocação mais distal pode gerar aumento da pressão intracanal e, conseqüentemente, desencadear a patologia. A abertura do ligamento carpal transverso no momento da osteossíntese pode evitar esta complicação que, uma vez instalada, normalmente é tratada com liberação do túnel e retirada do implante.
d. **Retardo de consolidação:** sua incidência gira em torno de 3%, estando freqüentemente associada às fraturas muito cominutivas, muitas vezes com perda óssea local, e nas expostas. Pode ser evitado com a colocação de enxerto ósseo no momento da síntese, sendo este também o tratamento escolhido na maioria dos casos com retardo da consolidação.
e. **Soltura do implante:** ocorre com maior freqüência nos pacientes com má qualidade óssea e nas fraturas cominutivas. Pode ser com ou sem comprometimento da estabilidade, que é evidenciado pela perda ou não da redução. Aqueles casos que implicam comprometimento da estabilidade são mais comuns quando foram usadas placas não-bloqueadas, e o tratamento consiste em revisar a síntese. As outras ocorrem freqüentemente quando da utilização de placas bloqueadas, uma vez que cada parafuso rosqueado representa uma unidade de fixação isolada, e seu tratamento compreende desde uma simples retirada até a troca do parafuso solto (Figura 17.46).
f. **Consolidação viciosa:** esta complicação ocorre por má redução inicial da fratura ou por perda desta no decorrer do tratamento. É mais comum nos pacientes com má qualidade óssea e cominuição intensa. Seu tratamento depende basicamente da quantidade de perda, de modo que pequenos desvios podem ser simplesmente acompanhados ambulatorialmente, e desvios maiores podem ser tratados com revisão imediata da síntese ou com osteotomia corretiva pós-consolidação da fratura (Figura 17.47).
g. **Parafuso intra-articular:** ocorre por erro de técnica, normalmente devido à colocação de placa subarticular em posição justarticular, de modo que a angulação maior dos parafusos daquelas implica penetração dos parafusos dentro da articulação.[12]

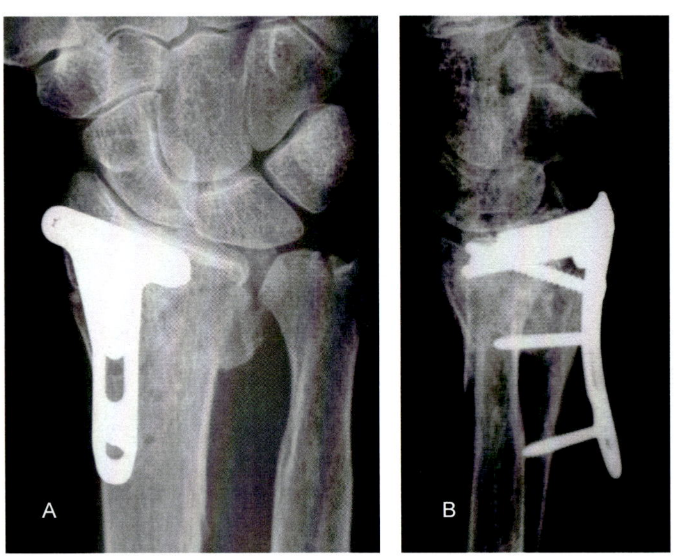

Figura 17.46 Radiografias do punho em anteroposterior **(A)** e lateral **(B)** mostrando soltura dos parafusos proximais de placa volar bloqueada.

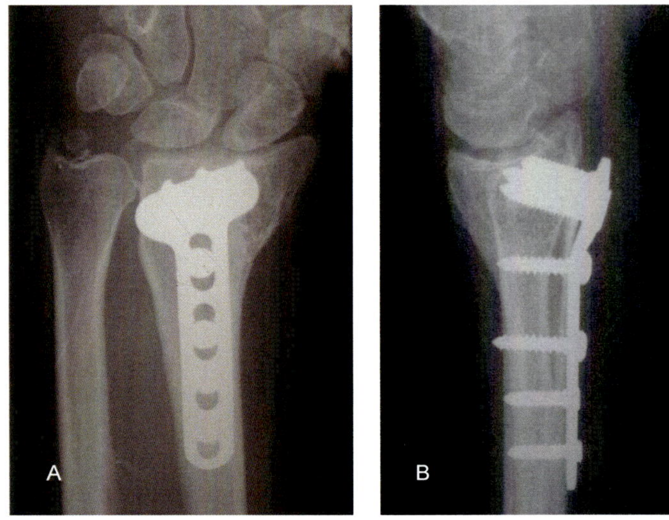

Figura 17.47 Radiografias do punho em anteroposterior **(A)** e lateral **(B)** mostrando consolidação viciosa de fratura da extremidade distal do rádio tratada com placa volar bloqueada.

EVIDÊNCIAS

Margaliot e cols., após metanálise que comparou os resultados do tratamento das fraturas distais do rádio com fixador externo e placas, concluíram que não houve diferença estatística no que se refere à força, ao arco de movimento, ao alinhamento radiográfico e à dor. Todavia, os pacientes tratados com fixador externo apresentaram maiores taxas de infecção, falha de síntese e neurites, enquanto que no outro grupo houve maior incidência de complicações tendíneas e necessidade de remoção precoce do implante.[13]

Ruch e Papadonikolakis, em estudo clínico comparativo, observaram que os pacientes vítimas de fraturas distais do rádio tratados com placas volares apresentaram melhores resultados do que aqueles em que foram utilizadas placas dorsais, sobretudo no que se refere à incidência de colapso volar e complicações tardias.[14]

Handoll e cols. realizaram metanálise das fraturas distais do rádio com desvio dorsal, avaliando os resultados do tratamento não-cirúrgico e com o uso de fixadores externos, e verificaram que este proporcionou melhores resultados anatômicos e menor índice de complicações, inclusive perda de redução. Também foram avaliados os pacientes tratados com fixação percutânea, revelando altas taxas de complicações com o método de Kapandji e nos casos com a utilização de pinos bioabsorvíveis.[15]

Wolf e cols. realizaram estudo biomecânico em que analisaram a estabilidade obtida entre fixador externo e placa de ângulo fixo volar, concluindo que estas proporcionam maior estabilidade do que os fixadores externos.[16]

Taylor e cols. realizaram avaliação biomecânica de fraturas distais intra-articulares do rádio fixadas com placas de ângulo fixo e com placas ortogonais, usando o princípio da fixação por fragmento específico, e revelaram que ambas proporcionaram estabilidade semelhante, porém as ortogonais apresentam vantagens no que diz respeito à fixação de pequenos fragmentos no lado ulnar.[7]

REFERÊNCIAS

1. Ulson HJR. Fraturas da extremidade distal do radio e ulna. *In:* Pardini Jr. AG. *Traumatismos da mão*. Rio de Janeiro: MEDSI, 2000:419-56.
2. Reis FB, Faloppa F. Fraturas distais do radio. *In:* Reis FB. *Fraturas*. São Paulo: Atheneu, 2005:261-72.
3. Blythe M, Stoffel K, Jarrett P, Kuster M. Volar versus dorsal locking plates with and without radial styloid locking plates for the fixation or dorsally comminuted distal radius fractures: A biomechanical study in cadaveres. *J Hand Surg* 2006; *21A*:1587-93.
4. Murakami K, Abe Y, Takahashi K. Surgical treatment of unstable distal radius fractures with volar locking plate. *J Orthop Sci* 2007; *12*:134-40.
5. Liporace FA, Kubiak EN, Jeong GK *et al*. A Biomechanical comparison of two volar locked plates in a dorsally unstable distal fracture model. *J Trauma* 2006; *61*(3):668-72.
6. Orbay JL, Touhami A. Current concepts in volar fixed-angle fixation of unstable distal radius fractures. *Clin Orthop Relat Res* 2006; *445*:58-67.
7. Taylor KF, Parks BG, Segalman KA. Biomechanical stability of a fixed-angle volar plate versus fragment-specific fixation system: cyclic testing in a C2-type distal radius cadaver fracture model. *J Hand Surg* 2006; *31*(3):358-62.
8. Schnall SB, Kim BJ, Abramo A, Kopylov P. Fixation of distal radius fractures using a fragment-especific system. *Clin Orthop Relat Res* 2006; *445*:58-67.
9. Lin CL, Lin YH, Chen ACY. Buttressing angle of the double-plating fixation of a distal radius fracture: a finite element study. *Med Bio Eng Comput* 2006; *44*:665-73.
10. Gerostathopoulos N, Kalliakmanis A, Fandridis E, Georgoulis S. Trimed fixation system for displaced fractures of the distal radius. *J Trauma* 2007; *62*(4):913-8.
11. Reis FB, Machado JKS, Faloppa F. Fratura dos ossos do antebraço. *In:* Faloppa F, Albertoni WM (eds.). *Ortopedia e traumatologia*. São Paulo: Manole, 2007:513-21.
12. Arora R, Lutz M, Hennerbichler A *et al*. Complications following internal fixation of unstable distal radius fracture with a palmar locking-plate. *J Orthop Trauma* 2007; *21*(5):316-22.
13. Margaliot Z, Haase SC, Kotsis SV *et al*. A meta-analysis of outcomes of external fixation versus plate ostesynthesis for unstable distal radius fractures. *J Hand Surg* 2005; *30*(6):1185.e1-1185.e17.
14. Ruch DS, Papadonikolakis A. Volar versus dorsal plating in the management of intra-articular distal radius fractures. *J Hand Surg* 2006; *31*(1):9-16.
15. Handoll HHG, Madhok R. Surgical interventions for treating distal radial fractures in adults. The Cochrane Library 2007.
16. Wolf JC, Weil WM, Hanel DP, Tumble TE. A biomechanical comparison of an internal radiocarpal-spanning 2.4-mm locking plate and external fixation in a modelo of distal radius fractures. *J Hand Surg* 2006; *31*(10):1578-86.

Tratamento das Complicações das Fraturas da Extremidade Distal do Rádio

CAPÍTULO 18

Paulo Randal Pires
Carlos Guilherme Menezes Garrido

As fraturas do rádio distal estão entre as fraturas mais comuns do corpo humano, sendo a fratura mais comum do membro superior. O significado desta fratura mudou muito desde as primeiras descrições feitas por Pouteau, em 1783, e Colles, em 1814. No início, pensava-se que estas fraturas pertenciam a um grupo homogêneo e apresentavam um bom prognóstico. Atualmente, sabe-se que elas são muito diferentes entre si, e que algumas delas são complexas, causando seqüelas funcionais.

A incidência de complicações das fraturas da extremidade distal do rádio são muito variáveis na literatura, assim como os resultados funcionais após o seu tratamento. Isto se deve, em parte, à falta de protocolos estabelecidos entre os diferentes grupos de estudos. A avaliação e o tratamento das fraturas do rádio distal vêm evoluindo e se modificando com o tempo, diminuindo também a incidência das suas complicações.

Existe uma diferença entre lesão associada e complicações após fraturas do rádio distal. As lesões associadas a estas fraturas ocorrem precocemente, e são lesões de partes moles causadas pelo mesmo evento traumático que ocasionou a fratura. As complicações após estas fraturas ocorrem mais tardiamente e podem ser provenientes do tratamento instituído. As mais freqüentes são:

a. Consolidação viciosa do rádio distal.
b. Síndrome dolorosa regional complexa.
c. Complicações em fraturas pediátricas.
d. Pseudo-artrose do rádio distal.
e. Ruptura tendinosa tardia.

ANATOMIA

A epífise distal do rádio é uma "plataforma" altamente especializada que possibilita a execução de vários movimentos complexos exigidos por diferentes atividades manuais cotidianas. Ela possui duas superfícies articulares, a articulação radiocarpal e a articulação radioulnar distal. Esta epífise possui um osso cortical dorsal fino e um córtex ósseo volar mais espesso, apresentando também uma cavidade medular rica em osso trabecular.[1]

A borda articular do rádio distal é o ponto de origem de vários ligamentos radiocarpais que promovem estabilidade, transmissão de força e regulação dos movimentos dos ossos do carpo.[2-5]

A fossa sigmóide do rádio e a cabeça da ulna formam a articulação radioulnar distal (ARUD). Mecanicamente, esta não pode ser separada da articulação radioulnar proximal (ARUP).[6-9] A cabeça da ulna é um sustentáculo em torno do qual o rádio distal gira na pronossupinação, recebendo apoio e estabilidade do mesmo. Não há um único eixo de pronossupinação, pois quando o rádio gira em torno da cabeça da ulna, esta realiza um movimento de translação, seguindo uma linha com a forma de um pequeno arco. Dentro deste arco de movimento, a cabeça da ulna encontra-se volar na supinação e dorsal na pronação.[10]

Ocorre, porém, que a área de contato da ARUD é relativamente pequena e possui pouca estabilidade intrínseca proveniente da sua estrutura óssea. Necessita, assim, de estabilidade adicional dos ligamentos e das partes moles adjacentes.[11,12]

CONSOLIDAÇÃO VICIOSA DO RÁDIO DISTAL

A consolidação viciosa do rádio distal é uma complicação comum após fraturas neste local, promovendo prejuízo da função através da dor, da limitação dos movimentos e da diminuição da força de preensão.[13] É importante lembrar que a prevenção é sempre a melhor opção. Desse modo, devemos abordar com cuidado as fraturas instáveis, pois estas são as principais responsáveis por esta complicação.

Para a correta abordagem da consolidação viciosa, é preciso ter conhecimento das indicações de correção cirúrgica, das técnicas de reconstrução, das complicações potenciais do tratamento, dos procedimentos de salvamento e da reabilitação pós-operatória. As indicações de tratamento cirúrgico incluem critérios objetivos e subjetivos, sendo as queixas do paciente levadas em consideração.[14,15]

Os elementos que compõem uma reconstrução bem-sucedida são o restabelecimento da geometria óssea normal e da congruência articular e o correto alinhamento da ARUD. Para que isto seja obtido deve haver uma abordagem criteriosa de cada caso.[14,15]

O prognóstico depende de vários fatores, incluindo aqueles relacionados ao paciente, a sua confiança e aderência ao tratamento, a gravidade da lesão e a experiência do cirurgião. Se todas estas variáveis forem favoráveis, pode-se esperar uma melhora satisfatória da função do membro.[16]

Avaliação radiológica

Existem varias medições radiográficas e características radiológicas da fratura usadas na avaliação das deformidades pós-traumáticas do rádio distal. As seguintes características de uma fratura devem ser observadas nas radiografias: a sua localização, a qualidade da redução, a congruência articular e o alinhamento e as condições da cabeça da ulna. As seguintes medições radiográficas são usadas: variação radioulnar distal, comprimento radial relativo, angulação radial, angulação volar, desvio radial e desvio dorsal.[17-24]

Variação radioulnar distal

Medida nas radiografias em anteroposterior. Desenham-se o eixo longitudinal do rádio e uma linha perpendicular a esta através da porção mais lateral do rádio, ao nível da fossa semilunar, imediatamente adjacente ao espaço articular da superfície radial. A variação radioulnar distal é a distância entre esta segunda linha e o ponto mais distal da cabeça da ulna (não se considera o processo estilóide) (Figura 18.1*A*).

Comprimento radial relativo

Medido nas radiografias em anteroposterior. Desenham-se o eixo longitudinal do rádio e uma linha perpendicular a esta, tangenciando a parte mais distal do rádio, ao nível do processo estilóide. O comprimento radial relativo é a distância entre esta segunda linha e o ponto mais distal da cabeça da ulna (não se considera o processo estilóide) (Figura 18.1*B*).

Angulação radial

Medida nas radiografias em anteroposterior. Desenha-se uma linha ao longo da superfície articular distal do rádio. É o ângulo medido entre esta linha e a linha perpendicular ao eixo longitudinal do rádio (Figura 18.1*C*).

Angulação volar

Medida nas radiografias em perfil. Desenha-se uma linha ao longo da superfície articular distal do rádio. É o ângulo medido entre esta linha e a linha perpendicular ao eixo longitudinal do rádio (Figura 18.1*D*).

Desvio dorsal

Medido nas radiografias em perfil. É a distância entre o eixo do rádio e uma linha paralela a esta, tangencial à parte mais posterior do rádio distal (Figura 18.1*E*).

Desvio radial

Medido nas radiografias em anteroposterior. É a distância entre o eixo longitudinal do rádio em seu centro e a porção mais lateral do rádio ao nível do processo estilóide (Figura 18.1*F*).

Epidemiologia

As fraturas instáveis do rádio distal são as grandes causadoras das consolidações viciosas deste local. Os principais critérios de instabilidade são descritos no Quadro 18.1.

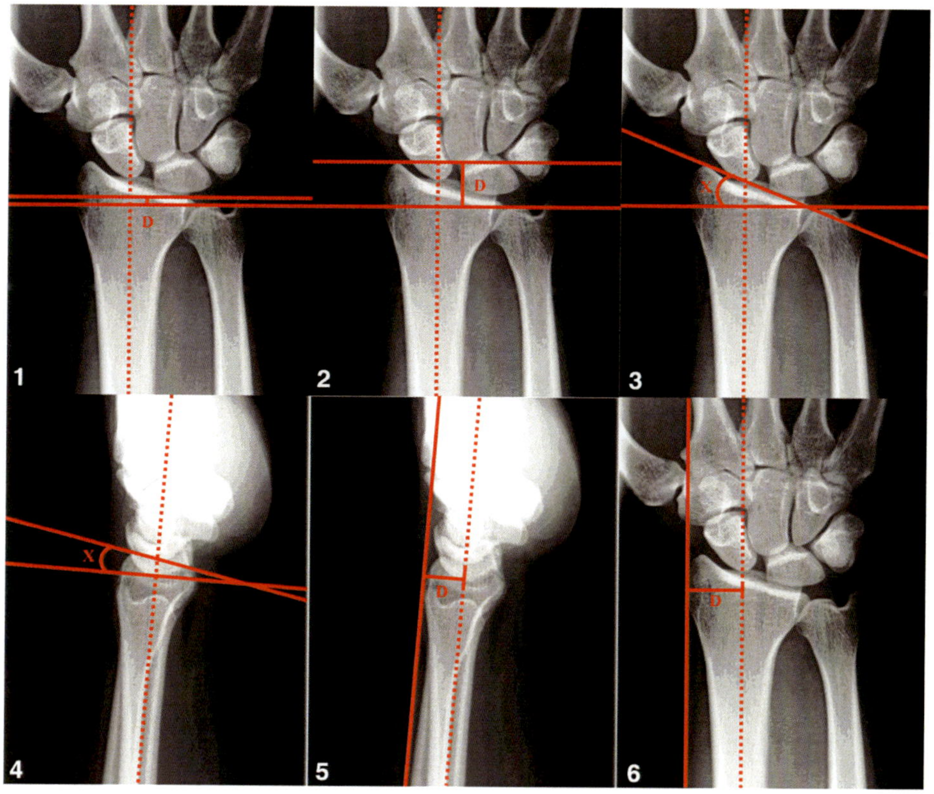

Figura 18.1 Medições radiológicas do rádio distal: variação radioulnar distal **(A)**, comprimento radial relativo **(B)**, angulação radial **(C)**, angulação volar **(D)**, desvio dorsal **(E)** e desvio radial **(F)**. (Linha descontínua: eixo do rádio, **X**: ângulo medido em graus, **D**: distância medida em mm.)

Quadro 18.1 Critérios de instabilidade nas fraturas do rádio distal

Cooney e cols.[25,26]
Avaliação inicial da fratura: Angulação volar < –20 graus Cominuição, principalmente dorsal Encurtamento do rádio > 10mm Fraturas articulares Fratura com grandes desvios iniciais Fratura que não pode ser facilmente reduzida com tração longitudinal Deformidade residual apos redução, principalmente: Angulação volar de –10 graus ou menor Encurtamento do rádio > 5mm Perda da redução após imobilização gessada (precoce ou tardia)
Leone e cols.[27]
Angulação volar < –15 graus Angulação volar > 20 graus Variação radioulnar distal > +4mm Angulação radial < 10 graus Idade > 65 anos Cominuição dorsal
Lafontaine e cols.[28]
Angulação volar < –20 graus Fratura cominutiva (principalmente dorsal) Fratura intra-articular (radiocárpica) Fratura associada da ulna Idade > 65 anos A soma de dois ou mais fatores acima citados aumenta muito o risco estatístico de desvio secundário da fratura

Mackenney e McQueen[29] alegam que não existe nenhum método atual confiável que identifique uma fratura instável a tempo de iniciar o tratamento. Porém, existe uma correlação estatística da instabilidade com idade avançada, cominuição metafisária e alteração da variação radioulnar distal. Isto não foi encontrado com relação à angulação volar. Li e Gong[30] alegam que a classificação de Cooney é um bom parâmetro para a avaliação da instabilidade da fratura do rádio distal e dão ênfase à importância do controle periódico do tratamento conservador com imobilização com gesso. Zyluk, Janowski e Puchalski[31] relatam que existem diversos fatores que indicam instabilidade nas fraturas do rádio distal, e que a presença de apenas um destes fatores pode causar perda da redução dos fragmentos. Nesbitt e Failla[32] afirmam que apenas a idade do paciente é um fator preditivo de instabilidade estatisticamente significativo. Leone e cols.[27] relatam que um terço das fraturas do rádio distal submetidas a redução incruenta e imobilização perde esta redução antes da consolidação óssea. Lafontaine e cols.[28] alegam que a perda da redução pode ocorrer até nas fraturas que apresentam uma boa redução inicial.

Conceito de consolidação viciosa

Uma fratura que se consolida com desvio não significa necessariamente uma "má consolidação". Exis-

Quadro 18.2 Critérios radiológicos para avaliação de desvios aceitáveis após fraturas do rádio distal

Graham e Hastings[33]	
Variação radioulnar distal	Menor do que 5mm ao nível da ARUD, comparado com o lado contralateral
Angulação radial	Ângulo maior do que 15 graus no raio-X em AP
Angulação volar	Inclinação entre 20 graus volar e 15 graus dorsal
Congruência articular	Incongruência articular menor do que 2mm ao nível da articulação radiocárpica

Quadro 18.3 Critérios radiológicos para avaliação de desvios inaceitáveis após fraturas do rádio distal

Fernandez[34]	Fourrier[35]
Alteração da angulação volar maior do que 25 graus em pacientes normais e maior do que 10 a 15 graus em pacientes com frouxidão ligamentar	Perda da angulação volar maior do que 10 a 20 graus Perda da angulação radial maior do que 20 a 30 graus

tem vários casos descritos em que pequenas deformidades não alteram o desempenho do punho e da mão, e por isso não necessitam de tratamento. Assim, surge uma indagação: quando uma fratura que se consolida com desvio promove prejuízo da função? Não há uma resposta simples e objetiva para esta pergunta, e não há consenso na literatura com relação a este assunto (Quadros 18.2 e 18.3). A aceitação da consolidação viciosa varia muito entre os pacientes, sendo mais bem tolerada em idosos ou em pessoas com baixa demanda funcional.

Biomecânica

Existe um conceito básico, compartilhado por vários autores, de que uma mudança na arquitetura óssea do rádio distal promove uma alteração na anatomia dinâmica ou biomecânica do punho. Várias alterações podem surgir nas duas articulações do rádio distal.[36-38]

Articulação radiocárpica

A principal deformidade descrita envolvendo esta articulação é a angulação dorsal do rádio distal, promovendo a diminuição da angulação volar, comumente vista na fratura de Colles. Isto promove o deslocamento da carga axial para a porção dorsal e ulnar da superfície articular, diminuindo a área de contato articular. Esta deformidade pode causar, também, o colapso do carpo de maneira semelhante à instabilidade segmentar intercalada dorsal, porém sem lesão ligamentar ou instabilidade na articulação mediocárpica.[38-43]

Articulação radioulnar distal

As maiores alterações na biomecânica deste local são provenientes do encurtamento do rádio. A diminuição da angulação radial e da angulação volar tem efeito moderado. A alteração do desvio dorsal tem pouco efeito. O encurtamento do rádio causa estiramento da fibrocartilagem articular e dos ligamentos radioulnares dorsal e volar, em grau maior do que quaisquer outros tipos de deformidade local. Foi observado que, quando a fibrocartilagem articular está intacta na consolidação viciosa do rádio distal, a cabeça da ulna não luxa.[44-47]

Apresentação clínica

A tríade clássica dos sintomas relacionados com a consolidação viciosa do rádio distal são: dor, perda da amplitude dos movimentos e perda da força de preensão. Isto, obviamente, acompanhado de deformidade local[48] (Figura 18.2).

A dor pode ser proveniente de várias causas, já que outras complicações que também acompanham a fratura do rádio distal comumente cursam com este sintoma. Assim, deve-se ter em mente que a dor pode ser causada por mais de uma afecção, como sinovi-

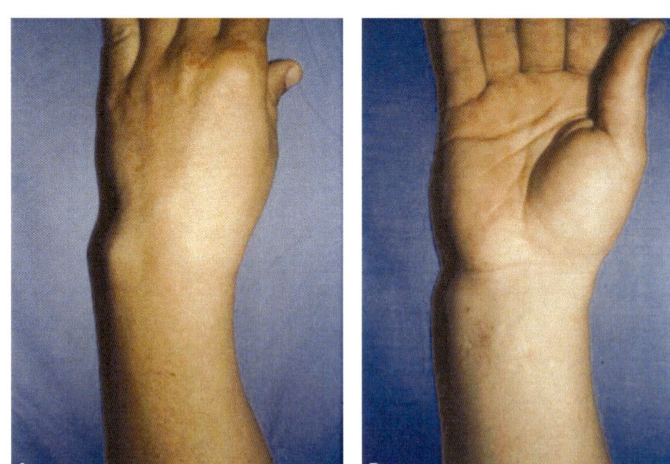

Figura 18.2A e **B.** Deformidade do punho decorrente de consolidação viciosa do rádio distal.

te pós-traumática, lesão traumática ou degenerativa da cartilagem articular, o impacto ulnocarpal, lesão ligamentar ou da fibrocartilagem articular, síndrome dolorosa regional complexa etc. Desse modo, a localização da dor é variável, e cada uma delas sugere uma patologia diferente.[49,50]

A perda da amplitude dos movimentos pode ser causada pela deformidade óssea ou pela distrofia local proveniente, principalmente, da síndrome dolorosa regional complexa. A perda da amplitude dos movimentos da articulação radiocárpica ocorre, geralmente, no sentido contrário à deformidade. Classicamente, um desvio angular dorsal do rádio distal promove uma perda da flexão do punho. O contato da ulna com o carpo também diminui a capacidade de movimentação do mesmo.[41]

A perda da amplitude dos movimentos da ARUD ocorre, principalmente, com a perda da supinação, sendo a pronação geralmente acometida em menor extensão. A perda da força de preensão pode ser causada pela deformidade e pela dor. Na maioria dos casos, é difícil a diferenciação clínica entre as duas.[45]

Indicações cirúrgicas

Nem todas as consolidações viciosas do rádio distal se beneficiam com o tratamento cirúrgico. A decisão de realizar uma correção cirúrgica da deformidade deve basear-se num conjunto de fatores. Os achados clínicos como a dor e a perda da função são os fatores mais importantes a serem considerados e, associados aos achados radiológicos e ao perfil do paciente, indicam o tipo de tratamento mais apropriado a cada caso.[13,15]

Tempo da cirurgia

A melhor ocasião para a correção cirúrgica da fratura não está bem estabelecida na literatura. Existem duas opções: cirurgia precoce (de 4 a 8 semanas após a fratura) ou o adiamento até a melhora dos movimentos, da osteopenia e dos distúrbios distróficos.[51]

Contra-indicações

Os pacientes com osteoartrose articular não se beneficiam da cirurgia, pois eles persistem com dor mesmo após a correção da deformidade. A osteopenia-osteoporose dificulta bastante o procedimento cirúrgico, principalmente a osteossíntese. Os pacientes com síndrome dolorosa regional complexa apresentam pior resultado após o tratamento cirúrgico, pois o estímulo doloroso proveniente da cirurgia aumenta a intensidade desta afecção. Alguns autores preferem adiar a cirurgia até o final do tratamento da síndrome.[16]

Planejamento pré-operatório

O planejamento pré-operatório consiste basicamente na seleção dos pacientes que possivelmente irão beneficiar-se com a cirurgia, do ponto de vista ortopédico e psicológico, e na escolha da técnica cirúrgica adequada. Os exames pré-operatórios de rotina são as radiografias do punho em anteroposterior e perfil e, ocasionalmente, oblíquas interna e externa. Deve-se fazer também o estudo radiológico do antebraço e do cotovelo.[52]

Outros exames são descritos na literatura sem, no entanto, fazer parte da rotina médica. A tomografia computadorizada propicia uma visão tridimensional do punho, complementando as imagens radiográficas.[53] A artroscopia do punho é considerada o padrão-ouro na avaliação da superfície articular radiocárpica.[54,55] A digitalização das imagens tomográficas associada a cálculos trigonométricos é uma ferramenta nova, e ainda não se sabe o seu real valor no planejamento pré-operatório.[56-58]

Graham e Hastings alegam que a osteotomia corretiva do rádio é a primeira opção de tratamento. Se a variação radioulnar distal próxima a zero não puder ser alcançada com este procedimento isoladamente, a osteotomia para o encurtamento da ulna pode ser feita no mesmo tempo cirúrgico. Caso não haja congruência na ARUD, a cirurgia de Sauvé-Kapandji ou Darrach é realizada, em vez do encurtamento da ulna.[33]

Técnicas cirúrgicas: princípios básicos

As vias de acesso descritas na literatura variam.[59] Existem autores que escolhem a via de acesso de acordo com o sentido do desvio do fragmento distal do rádio, pois a osteossíntese é feita com placa tipo escora. Estes alegam que esta escolha facilita a inserção do enxerto com formato de cunha, já que a inserção da porção mais larga deste ocorre após a entrada da porção menor.[60] Alguns autores preferem a via de acesso dorsal e outros, a volar, mas existe também o acesso radial.

A escolha da incisão varia de acordo com a experiência e a preferência de cada cirurgião. No acesso dorsal, o retináculo do quarto compartimento dorsal deve ser reconstruído antes do final da cirurgia. A desvantagem desta via é o possível atrito dos tendões extensores com a placa, podendo ocasionar ruptura tendinosa. A possibilidade de atrito é minimizada com o uso de placas de baixo perfil. O acesso volar tem a vantagem da melhor cobertura da placa, evitando atritos dos tendões flexores. A via de acesso lateral tem como principal vantagem a possibilidade de visualização dorsal e volar, assim como a colocação de material de síntese e de enxerto ósseo através destes locais. Existe também a possibilidade de sutura do pronador quadrado, caso ele tenha sido seccionado durante a cirurgia. A sua principal desvantagem é a dificuldade na visualização ARUD (Figura 18.3).

Consolidação viciosa extra-articular

A osteotomia é realizada 2cm proximal à ARUD. Antes de realizá-la, é prudente fazer um estudo radiológico intra-operatório, de preferência com intensificador de imagens.[61] A redução pode ser realizada por meio de fixador externo provisório e/ou com pinça redutora especial, desenhada especificamente para este tipo de cirurgia.[62-64]

O enxerto ósseo preferido é o da crista ilíaca, porque este local fornece grandes quantidades de osso corticoesponjoso.[65] O fragmento deve ser moldado de acordo com o planejamento pré-operatório e com a falha óssea do radio distal promovida pela osteotomia e pela redução dos fragmentos durante a cirurgia. O uso de réguas e de outros instrumentos utilizados para medir esta falha óssea facilita a correta osteotomia da crista ilíaca, propiciando um fragmento ósseo com formato mais próximo ao desejado.[66]

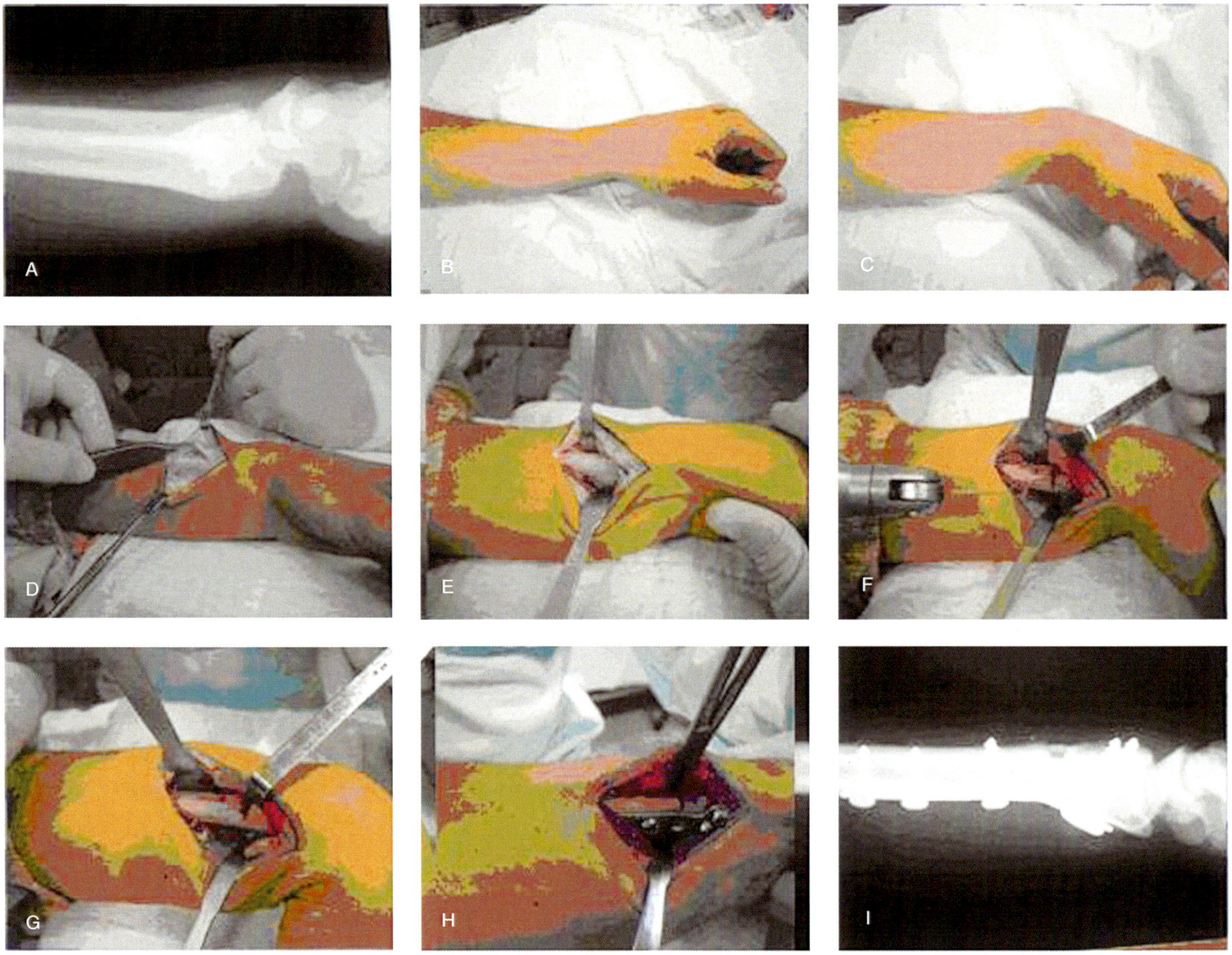

Figura 18.3 Correção cirúrgica de consolidação viciosa do rádio distal. **A.** Radiografia mostrando consolidação viciosa do rádio distal. **B.** Deformidade secundária à consolidação viciosa. **C.** Exame físico mostrando déficit de flexão do punho. **D** e **E.** Via de acesso lateral do punho. **F.** Osteotomia do rádio distal. **G.** Correção da deformidade. **H.** Osteossíntese com placa volar. **I.** Radiografia pós-operatória: placa volar com enxerto ósseo dorsal.

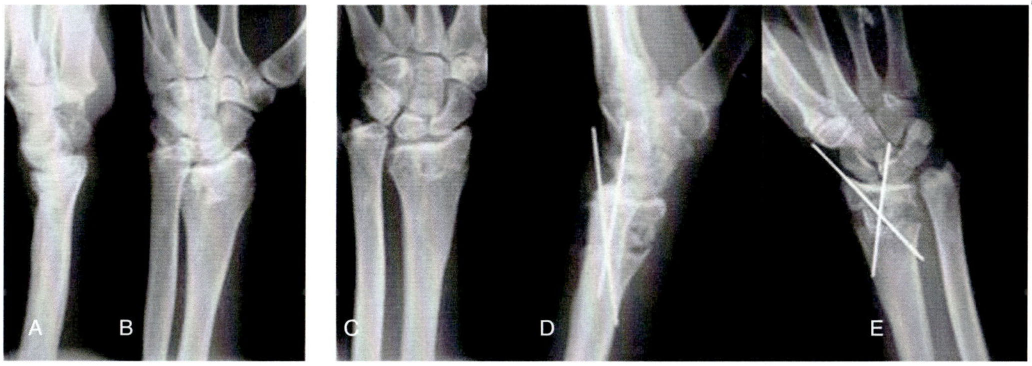

Figura 18.4 Técnica cirúrgica para correção da consolidação viciosa do rádio distal utilizando-se enxerto de crista ilíaca e osteossíntese com fios de Steinmann. **A** a **C.** Radiografias pré-operatórias. **D** e **E.** Radiografias pós-operatórias.

A osteossíntese pode ser feita de diversas formas, de acordo com o planejamento pré-operatório e com o material disponível (Figura 18.4). As primeiras osteossínteses eram realizadas com fios de Kirschner ou Steimann, com técnicas variadas de acordo com a preferência de cada cirurgião. A osteossíntese com placa e parafusos tipo DCP é uma opção que promove fixação superior àquela realizada com fios de aço, porém possui o inconveniente de ser volumosa, permitindo a sua colocação somente no lado palmar do rádio distal. Isto mudou com o surgimento de uma tecnologia mais recente: a placa LIS. A pouca espessura da placa e a grande rigidez propiciada por sua osteossíntese permitem a sua colocação praticamente em qualquer local do rádio distal. É a preferida pela maioria dos autores, substituindo em grande parte os métodos mais antigos de osteossíntese.[61]

Consolidação viciosa intra-articular

Este tipo de lesão demanda procedimentos cirúrgicos bem mais desafiadores do que os descritos até aqui (Figura 18.5). Deve ser lembrado que alguns pa-

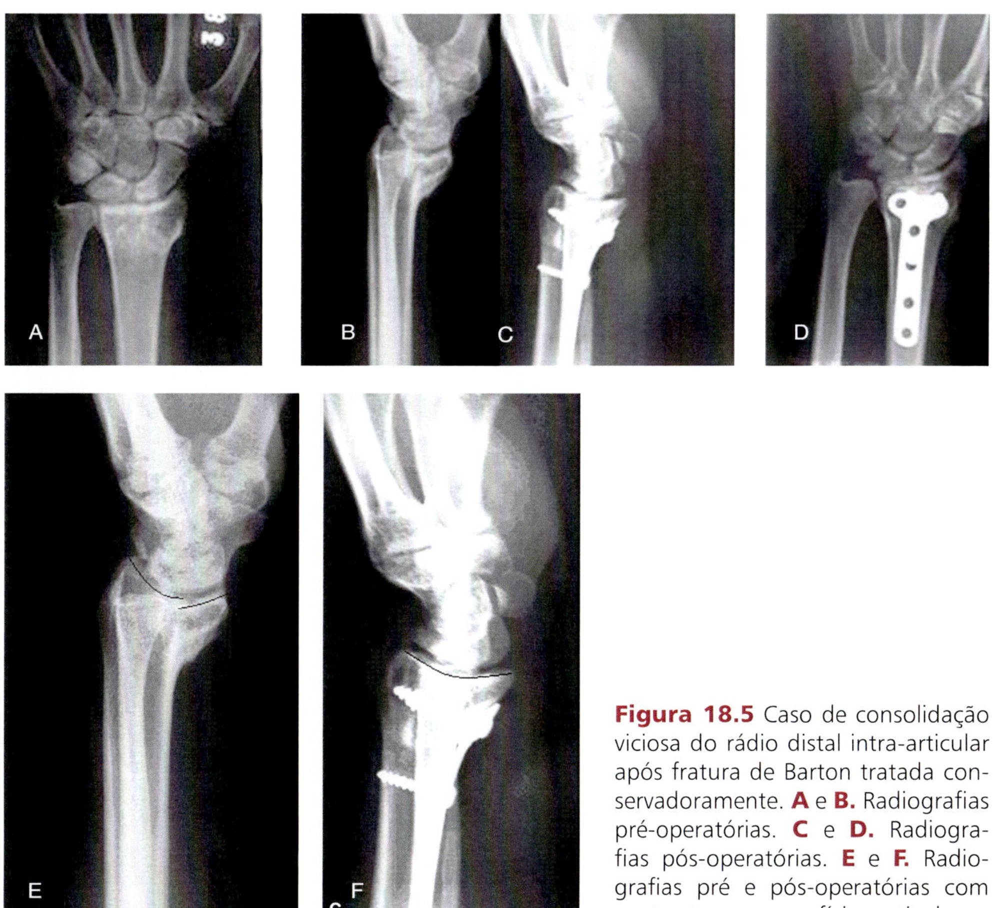

Figura 18.5 Caso de consolidação viciosa do rádio distal intra-articular após fratura de Barton tratada conservadoramente. **A** e **B.** Radiografias pré-operatórias. **C** e **D.** Radiografias pós-operatórias. **E** e **F.** Radiografias pré e pós-operatórias com contraste nas superfícies articulares.

cientes possuem deformidade intra-articular e extra-articular. Assim, o estudo e o planejamento cuidadoso dos pacientes com consolidação viciosa intra-articular são de crucial importância, evitando surpresas desagradáveis.[67,68] A tomografia computadorizada e a artroscopia pré-operatória são opções descritas na literatura.[53-55]

O cirurgião deve ter em mente que muitos casos de consolidação viciosa intra-articular não se beneficiam com a osteotomia corretiva, principalmente aqueles com cominuição intra-articular.[69] Nestes casos, é preferível o tratamento com procedimentos de "salvamento", como, por exemplo, a artrodese.

Procedimentos cirúrgicos alternativos à osteotomia intra-articular

Saffar[70] descreveu quatro situações em que existem cirurgias alternativas à osteotomia intra-articular do rádio distal:

- **Incongruência articular da faceta do escafóide:** além da osteotomia do rádio, é possível a ressecção do processo estilóide do rádio ou a carpectomia proximal.
- **Incongruência articular da faceta do semilunar:** a osteotomia intra-articular é preferível quando há acometimento somente da porção posteromedial do rádio, sendo a artrodese radiossemilunar indicada nos casos de acometimento global desta faceta.
- **Incongruência articular global radiocárpica:** neste caso, a osteotomia corretiva é um procedimento difícil e de resultado duvidoso. A artrodese total do punho ou a desnervação seletiva do punho são boas opções de tratamento.
- **Incongruência articular da borda anterior ou posterior da articulação radiocárpica:** neste caso, a ressecção do fragmento desviado pode ser uma opção melhor do que a tentativa de realização de osteotomia e osteossíntese num fragmento pequeno.

Restauração da congruência entre rádio e ulna

Na maioria das vezes, a congruência na ARUD pode ser conseguida mediante osteotomia do rádio distal somente. Nos casos em que isto não é possível, e há preservação das superfícies articulares, pode-se fazer a osteotomia redutora da ulna (Figuras 18.6 a 18.8). Nos casos em que há lesão da cartilagem articular da ARUD, os procedimentos de salvação, como o de Darrach e o de Sauvé-Kapandji, podem ser a melhor solução.[71-74]

Procedimentos cirúrgicos adicionais

Nos casos de deformidade grave, as osteotomias repetidas são uma opção bem definida na literatura, classicamente com técnica cirúrgica difícil, porém são indicadas nos casos em que não há alternativa para a preservação dos movimentos do punho.

A limitação da pronossupinação, quando não relacionada à incongruência da ARUD, pode tornar necessária capsulotomia dos ligamentos radioulnares distais, tomando-se o cuidado de preservar a fibrocartilagem articular. A liberação do pronador quadrado também pode ser necessária.[71]

A ressecção da cabeça da ulna (Darrach) ou a artrodese radioulnar distal (Sauvé-Kapandji) estão indicadas nos casos em que o encurtamento da ulna não

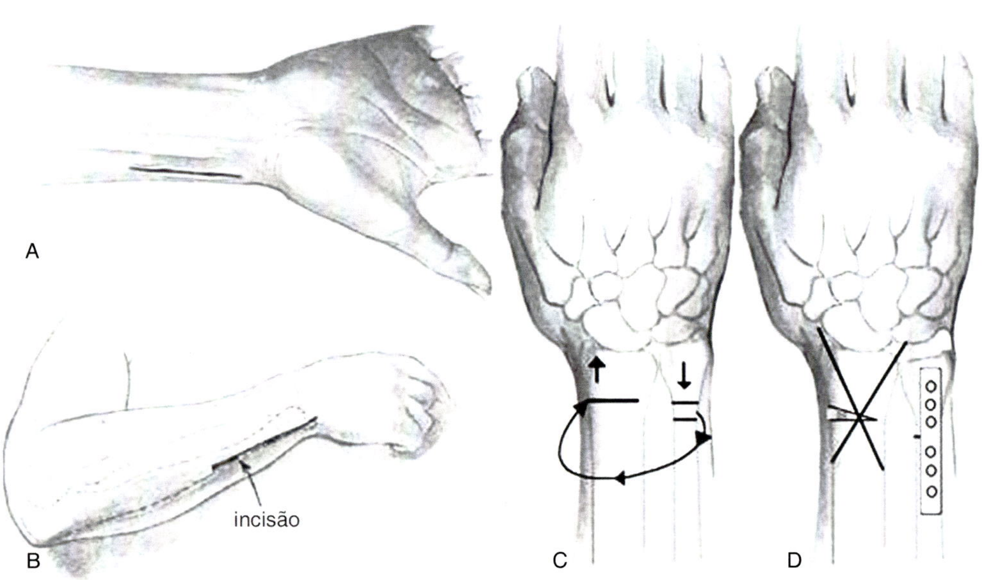

Figura 18.6 Técnica cirúrgica para correção da consolidação viciosa do rádio distal, utilizando via de acesso lateral **(A)** e medial **(B)**, e osteotomia concomitante do rádio e da ulna. A osteotomia de encurtamento da ulna propicia enxerto ósseo para a osteotomia de alongamento do rádio **(C** e **D)**.

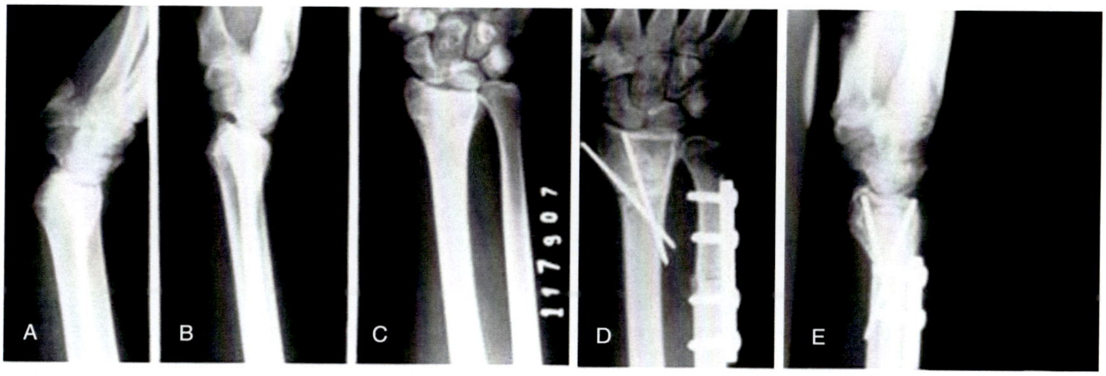

Figura 18.7 Caso de correção cirúrgica de consolidação viciosa do rádio distal com técnica cirúrgica descrita na Figura 18.6. **A** a **C.** Radiografias pré-operatórias. **D** e **E.** Radiografias pós-operatórias.

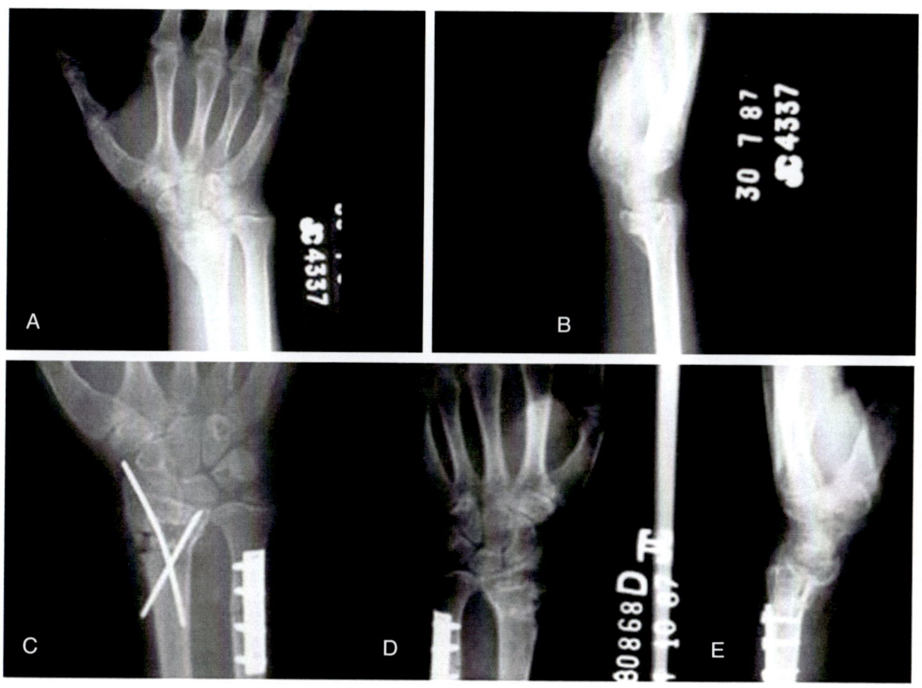

Figura 18.8 Outro caso de correção cirúrgica de consolidação viciosa do rádio distal com osteotomia concomitante do rádio e da ulna. **A** e **B**. Radiografias pré-operatórias. **C** a **E.** Radiografias pós-operatórias.

é suficiente para se restabelecer a pronossupinacão, o que tem como principal causa incongruência da ARUD residual por lesão da cartilagem articular. Pode ocorrer instabilidade do coto distal da ulna após o procedimento de Darrach, o que pode levar à necessidade de novos procedimentos cirúrgicos corretivos.[72-74]

Reabilitação pós-operatória

A imobilização pós-operatória consiste no uso de uma tala gessada curta volar por aproximadamente 4 semanas, que libera os movimentos dos dedos e da pronossupinação. Após a retirada da tala gessada, o uso intermitente de órtese para imobilização do punho em posição funcional é prescrito por mais 3 semanas.[14,16]

A fisioterapia deve começar no segundo dia pós-operatório, com movimentação ativa e passiva dos quirodáctilos e da pronossupinação. O punho permanece imóvel por meio da imobilização por 4 semanas. De preferência, deve-se retirar a imobilização de forma progressiva, isto é, com o uso intermitente de tala ou órtese, antes de sua retirada completa. O ganho da supinação é sabidamente difícil.

Complicações

A principal complicação é a correção incompleta da deformidade. Nestes casos deve-se avaliar se uma nova osteotomia corretiva é desejável, sendo a opinião do paciente de grande valia.[14]

A limitação dos movimentos é uma complicação comum e o seu tratamento consiste, basicamente, em fisioterapia intensiva. A limitação da pronossupinação torna necessária uma abordagem particular. Existe uma situação particular na qual a limitação da pronossupinação não é causada pela incongruência articular, sendo a sua causa relacionada a alterações patológicas dos ligamentos radioulnares, que se tornam espessos e rígidos e, muitas vezes, necessitam de tratamento cirúrgico.[71]

As lesões de tendões, principalmente os extensores, podem ocorrer por atrito com a placa ou com alguma excrescência óssea, e devem ser tratadas com cirurgia precoce. A lesão nervosa é uma fatalidade pouco comum, mas bem documentada na literatura. A pseudo-artrose no local da osteotomia é um acontecimento raro, e é tratada de forma similar àquelas que ocorrem em outros locais do corpo.[15]

Quadro 18.4 Terminologias sinônimas de síndrome dolorosa regional complexa encontradas na literatura

Terminologias
Algodistrofia, algoneurodistrofia, atrofia aguda do osso, edema traumático crônico, síndrome dolorosa regional complexa, causalgia maior, distrofia traumática maior, causalgia menor, mimocausalgia, distrofia traumática menor, causalgia (condição ou síndrome), atrofia de Sudeck, síndrome ombro-mão, neurodistrofia, distrofia neurovascular, neuroalgodistrofia, osteoneurodistrofia, osteoporose dolorosa pós-traumática, trofoneurose periférica, esclerodactilia pós-infarto, síndrome dolorosa pós-traumática, distrofia simpática pós-traumática, anormalidade vasomotora pós-traumática, instabilidade vasomotora pós-traumática, distrofia nervosa reflexa, distrofia reflexa neurovascular, síndrome ombro-mão-dedo, simpatalgia, algodistrofia simpática, dor simpático-mediada, distrofia simpático-neuromediada, síndrome da hiperatividade simpática, angioespasmo traumático, distrofia simpático-reflexa

SÍNDROME DOLOROSA REGIONAL COMPLEXA

O diagnóstico e o tratamento da dor estão entre os problemas que mais desafiam os cirurgiões ortopédicos. A resposta fisiológica ao traumatismo promove sinais químicos e neurais que, por sua vez, causam alteração do fluxo sanguíneo, edema, alteração da sensibilidade etc. Estes sinais e sintomas são geralmente proporcionais à lesão e desaparecem com sua cicatrização. Existem situações em que a resposta ao traumatismo não segue a dimensão da lesão, tornando-se patológica.

A síndrome dolorosa regional complexa (SDRC) é uma condição bem documentada na literatura, apresentando-se como uma síndrome dolorosa que prejudica o indivíduo com relação às suas atividades cotidianas. Esta afecção vem acompanhada de uma miríade de sintomas, objetivos e subjetivos, que dificultam uma correta abordagem do problema pelo médico.[75] Ela é caracterizada por dor anormalmente intensa e prolongada numa extremidade após um evento doloroso desencadeante e, muitas vezes, desproporcional a este. Na maioria dos casos, este evento desencadeante é um traumatismo. A dor não reflete um dano tecidual presente ou potencial e pode resultar em deterioração crônica da função.[76]

O primeiro relato de "dor distrófica" foi realizado por Silas Weir Mitchell, em 1864, durante a Guerra Civil Americana, como quadro de edema doloroso numa extremidade após ferimentos por arma de fogo, acompanhado de alterações vasomotoras e tróficas. Desde então, esta doença vem recebendo diversas denominações (Quadro 18.4). Causalgia, termo grego para dor em queimação, foi usada também por Mitchell para descrever sintomas que ocorrem após ruptura parcial do nervo mediano e secção através da artéria braquial.

Sudeck, em 1900, descreveu uma desmineralização óssea regional, acompanhando dor pos-traumática, e cunhou o termo atrofia óssea inflamatória.[77] Evans, em 1947, introduziu o termo distrofia simpático-reflexa. Roberts, em 1980, enfatizou a importância da diferenciação entre a dor simpaticamente mantida (DSM) e aquela simpaticamente independente (DSI).

Denominações e classificação

A terminologia e a classificação das dores pós-traumáticas são complicadas e confusas. Existem inúmeras denominações encontradas na literatura para descrever dor anormal persistente após evento desencadeante. Adotamos aqui a terminologia e a classificação de Koman e cols.[78] Todos os tipos de dores pós-traumáticas são chamadas de síndrome dolorosa regional complexa e classificadas em três grupos (Quadro 18.5).

Os sintomas associados à SDRC possuem denominações vagas e confusas e, deste modo, precisam ser esclarecidos:

- **Dor:** sensação consciente e desagradável associada à lesão celular e ou tecidual, presente ou potencial. Dor nociceptiva (nocicepção) é a dor causada pela estimulação dos receptores periféricos. Dor neurogênica é aquela que ocorre por estímulo na via de transmissão da dor, causando uma sensação de dor num local correspondente a esta via. Dor psicogênica é aquela relacionada a fenômenos psíquicos, não correspondendo à parte física do corpo.

Quadro 18.5 Classificação da síndrome dolorosa regional complexa

Tipo 1	Distrofia simpático-reflexa (sintomas associados a alteração do sistema nervoso autônomo sem lesão nervosa)
Tipo 2	Causalgia (sintomas associados a alteração do sistema nervoso autônomo com lesão nervosa)
Tipo 3	Outros (sintomas não associados a alteração do sistema nervoso autônomo nem a lesão nervosa). O principal exemplo deste tipo é a dor miofascial

- **Analgesia:** ausência de dor quando existe um estímulo que justifique a sua presença.
- **Alodínia:** percepção de dor por um estímulo que geralmente não é doloroso (p. ex., toque leve na pele), geralmente associada a um dermátomo ou a um território autonômico específico.
- **Hiperestesia:** aumento da sensibilidade a um estímulo.
- **Hiperalgesia:** inclui alodínia e hiperestesia.
- **Dor simpática:** dor associada ao aumento da atividade simpática local e que é aliviada com a diminuição ou o antagonismo do agente causador.
- **Hipoestesia:** diminuição da sensibilidade a um estímulo.
- **Hiperpatia:** resposta exagerada a um estímulo doloroso.
- **Disestesia:** sensações cutâneas subjetivas (p. ex., frio, calor, formigamento, pressão, entorpecimento etc.) que são vivenciadas espontaneamente na presença de um estímulo. Na maioria das vezes, é uma sensação descrita como desagradável.
- **Parestesia:** sensações cutâneas subjetivas (p. ex., frio, calor, formigamento, pressão etc.) que são vivenciadas espontaneamente na ausência de um estímulo.

Epidemiologia

A incidência da SDRC é de 5,5 por 100 mil pacientes, e a sua prevalência é de 20,6 por 100 mil pacientes, aproximadamente. A SDRC acomete, principalmente, pacientes entre 30 e 55 anos, com média de idade de 45 anos. As mulheres são acometidas três a quatro vezes mais do que os homens. Em mais de 60% dos casos descritos em adultos há história de traumatismo. O tabagismo está estatisticamente relacionado com o risco de desenvolver SDRC. Um ou mais focos de dor persistente (nociceptores) podem ser encontrados em aproximadamente 50% dos pacientes.[79-81]

O quadro pode ser precedido ou agravado por fatores estressantes, como desavenças ou morte de familiares, dificuldade financeira etc. A SDRC também ocorre com mais freqüência em adultos com instabilidade emocional, depressão, mania e insegurança. A literatura relata índices elevados de alterações psíquicas e comportamentais que afetam estes pacientes. Alguns autores, porém, contestam estas associações.[82,83]

Na infância e na adolescência, a SDRC é rara e subdiagnosticada. Não há estudos sobre incidência e prevalência nesta faixa etária. Curiosamente, esta doença pode promover discrepância de tamanho dos membros quando o paciente se encontra em fase de crescimento.[84]

Fisiopatologia

A patogenia da SDRC ainda é incerta e controversa, embora muitas teorias tenham sido propostas. Muito provavelmente, a SDRC têm causas multifatoriais. Alguns autores acreditam que a SDRC é decorrente de um mecanismo neuronal reflexo após um evento traumático, levando à percepção anormal da dor e a uma atividade simpática eferente exacerbada.[85,86]

Acredita-se que a fisiopatologia dos diferentes subtipos da SDRC varie. A SDRC não é uma doença psicogênica, apesar de poder estar associada a distúrbios psíquicos. A SDRC é um processo que é iniciado perifericamente, mantido e ampliado no sistema nervoso central e expresso dentro da extremidade afetada.[87]

Apresentação clínica

A SDRC é definida como uma dor em parte de uma extremidade. Ela pode aparecer em virtude de lesões de partes moles, articulações ou ossos, e em qualquer localização, próxima ou distante do local acometido, incluindo face e tronco. A lesão ortopédica das extremidades parece ser o fator causal mais importante, mas não é a única, já que lesões em outros órgãos podem desencadear a SDRC, como, por exemplo, infarto do miocárdio ou mesmo acidente vascular cerebral contralateral. O acometimento da afecção geralmente ocorre na área traumatizada e em locais adjacentes.[88]

A lesão precipitante pode ser leve ou moderada, muitas vezes dificultando a sua ligação com a síndrome. A SDRC tipicamente não segue distribuição por dermátomo ou metâmero, possuindo sintomas paradoxalmente mais graves do que a intensidade do traumatismo causador. Não existe um intervalo médio entre a lesão e o início dos sintomas, o qual pode

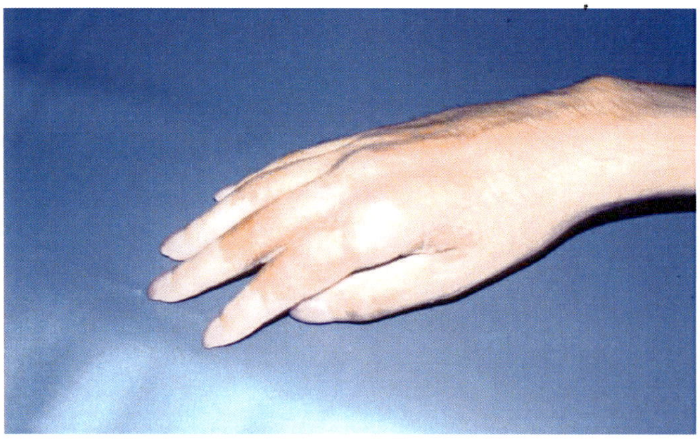

Figura 18.9 Alterações tróficas em mão acometida pela SDRC.

variar de imediatamente após o traumatismo até meses depois, o que costuma tornar difícil a identificação do agente causal.[89]

Os sinais cardinais desta condição são: dor, inflamação, disfunção autonômica, alterações tróficas e prejuízo da função do membro afetado após um evento desencadeador (estímulo doloroso). O quadro clínico apresenta sinais e sintomas variados[90] (Figura 18.9).

A dor relacionada à SDRC está presente em diferentes formas, isto é, ela se apresenta sob diversas manifestações clínicas. Ela é descrita como intensa, contínua, persistente, difusa, em queimação ou pontada, piorando com a atividade, toque, alteração climática, barulho ou emoção. Ela vem acompanhada de hiperpatia, hiperestesia, disestesia, parestesia, alodínia e hiperalgesia. Muitas vezes, ela se assemelha à dor neuropática. A hipersensibilidade cutânea ao tato leve foi descrita, e a dor podia ser desencadeada por movimentos, ruídos ou até sustos. A disestesia pode ser tão intensa que o paciente não tolera qualquer contato com roupas, pois qualquer estímulo ao membro produz dor lancinante. Existem diversos questionários padronizados que procuram fazer uma análise objetiva da dor, de modo a conseguir quantificá-la.[91,92]

Em geral, a disfunção autonômica se deve a uma hiperatividade simpática e pode ocasionar diversos sinais clínicos, em graus variados. O distúrbio vasomotor pode ocorrer na forma de vasoconstrição ou vasodilatação. A vasoconstrição é mais comum, e a extremidade torna-se brilhante, edemaciada, úmida, cianótica e fria à palpação. Podem estar presentes, também, alterações na transpiração (hiperidrose), pilificação local e hipersensibilidade ao calor ou ao frio. As alterações autonômicas são independentes da lesão de um nervo periférico específico em estudos eletrofisiológicos.[93]

As alterações tróficas quase sempre estão presentes, em graus variados e, se não tratadas a tempo, tornam-se irreversíveis. Elas são: edema, rigidez, osteopenia-osteoporose e atrofia muscular, de pele, unhas e pêlos. A hipertrofia da pele (hiperqueratose) também pode estar presente. As alterações tróficas da pele e seus anexos ocorrem de forma precoce, podendo ser vistas dentro de 10 dias após o início da afecção. A osteopenia-osteoporose demora mais para surgir e, quando presente nas radiografias de rotina, já ocorreu desmineralização óssea significativa.[94]

Exames complementares

Os exames complementares utilizados para o estudo da SDRC são: radiografias simples, cintilografia óssea de três fases, medidas de limiar doloroso, avaliação da função autonômica, intervenções simpaticolíticas e provas funcionais (dispositivos ergonômicos funcionais).[78,95]

Radiografias simples

As radiografias do membro afetado podem mostrar osteopenia e desmineralização óssea em graus variados. É necessária a perda de 30% a 50% do conteúdo de cálcio antes da evidência de alguma alteração radiológica. Pode ser identificado, também, algum foco nociceptor, como, por exemplo, uma fratura.[96,97]

Cintilografia óssea de três fases

Este exame é o mais confiável, após o exame físico, para o diagnóstico da SDRC, sendo realizado com tecnécio.[98] O diagnóstico desta doença é estabelecido quando há aumento difuso de contraste na fase 3 (tardia) da cintilografia, de 3 a 4 horas após a infusão venosa. O aumento de contraste periarticular na fase tardia também é visto nesta afecção, sendo considerado típico da DSR.[98,99]

Medidas de limiar doloroso

Vários métodos medem o limiar da dor, sendo o teste com monofilamentos o preferido pela maioria dos autores, por ser quantitativo, reprodutível, barato e simples.[78]

Avaliação da função autonômica

O estudo das alterações autonômicas na SDRC pode ser feito de duas maneiras: medição do fluxo sanguíneo microvascular ou avaliação da função sudomotora.[100] A medição do fluxo sanguíneo microvascular pode ser realizada por: temperatura digital, fluxometria com Doppler por *laser* da microcirculação cutânea dos dedos, estudo da perfusão da extremidade com Doppler por *laser*, prova de estresse isolada ao frio ou capilaroscopia (estes dois últimos testes podem ser associados num só). A avaliação da função sudomotora pode ser realizada por: avaliação da sudorese em repouso, resposta cutânea galvânica, resposta cutânea simpática, teste do reflexo axonal sudomotor quantitativo ou potencial de superfície autonômica periférica (estes dois últimos testes podem ser associados num só). Todos estes exames não são realizados de rotina e estão disponíveis somente em grandes centros. Na maioria das vezes, a avaliação da alteração autonômica é realizada através da textura e temperatura da pele e edema da extremidade.

Intervenções simpaticolíticas

Estes testes são realizados mediante administração de fentolamina endovenosa em *bolus* ou bloqueio simpático no membro superior. Este bloqueio pode ser feito no gânglio estrelado ou no plexo supraclavicular ou infraclavicular, ou ser um bloqueio epidural.

A melhora dos sintomas com um destes procedimentos confirma o diagnóstico de SDRC tipo 1.[101]

Provas funcionais

Esta avaliação é realizada por meio de dispositivos ergonômicos computadorizados.[78]

Diagnóstico

O diagnóstico da SDRC é clínico, pois não existem marcadores fisiológicos, anatômicos ou metabólicos para a doença. Também não existe nenhum sintoma patognomônico desta afecção.[102] Assim, na tentativa de facilitar a análise da SDRC, alguns autores estabeleceram critérios diagnósticos, como IASP, Bruehl, Veldman, Colton e Fallat (Quadro 18.6). Quisel e cols. não encontraram evidências contundentes da superioridade de um critério em relação a outro.[103]

A diferenciação entre os subtipos da SDRC é realizada pelos achados clínicos e pela resposta à terapia medicamentosa. A apresentação clínica da causalgia (SDRC tipo 2) e da distrofia simpático-reflexa (SDRC tipo 1) é muito semelhante, e o que as diferencia é o fato de na causalgia existir lesão associada de um nervo periférico específico. A dor simpático-mantida (SDRC tipo 1) pode ser diferenciada da dor simpático-independente (SDRC tipo 3) pela melhora dos sintomas ao bloqueio simpático ou a administração de medicamentos simpaticolíticos.[105] Porém, é sabido que a dor simpático-mantida pode tornar-se simpático-independente com o tempo.

Quadro 18.6 Critérios de Colton e Fallat para o diagnóstico de SDRC[105]

1. Presença de cinco ou mais sintomas abaixo
2. SDRC inicial ou leve na presença de três ou mais sintomas abaixo, quando se excluem doenças que fazem parte do diagnóstico diferencial desta afecção (p. ex., artrite reumatóide)

Alodínia	Alterações no crescimento de pêlos
Hiperpatia	Alterações de sudorese
Dor em queimação	Alterações térmicas
Edema	Desmineralização óssea
Alterações na cor da pele	Alterações ósseas na cintilografia

O diagnóstico e o tratamento precoce são os fatores mais importantes na determinação da melhora dos sintomas,[106] evitando assim medidas terapêuticas invasivas ou mesmo seqüelas irreversíveis.

O diagnóstico diferencial deve ser feito com as neuropatias pós-traumáticas que apresentam quadro extremamente doloroso, porém sem a intensidade da distrofia simpático-reflexa e da causalgia e sem componente inflamatório e disautonômico tão importante.[107] Fasciite, osteomielite, neurite periférica, compressão radicular e artrite degenerativa podem, também, simular a presença de SDRC.

Estadiamento

A evolução da SDRC é classicamente dividida em três estágios, como mostra o Quadro 18.7.[108]

Tratamento

Os objetivos principais são o alívio da dor e o restabelecimento da função do membro acometido o mais próximo possível do normal. A intervenção da equipe interdisciplinar é de fundamental importância para esses indivíduos. Pode ser necessária a atuação de cirurgiões de mão, ortopedistas, reumatologistas, neurologistas, especialistas em dor, fisioterapeutas, terapeutas de mão, terapeutas ocupacionais, fisiatras, assistentes sociais, psicólogos e equipe de enfermagem. Dversas modalidades terapêuticas disponíveis podem ser associadas com o objetivo de se alcançar um melhor resultado.[109]

Diversos tipos de tratamentos podem ser administrados para o tratamento da SDRC, os quais devem

Quadro 18.7 Estadiamento da SDRC

Estágio	Tempo	Sintomas	Radiografia	Cintilografia
Agudo (1)	Até 3 meses	Dor, edema, alodínia, hiperpatia, hiperestesia, eritema, cianose, palidez cutânea, tremor, postura distônica Não há contratura articular	Normal	Pode haver aumento de captação do contraste
Distrófico (2)	De 3 a 6 meses	Dor, edema Distrofia da pele, unha e pêlos Perda das pregas cutâneas Contratura articular	Osteopenia	Pode haver aumento de captação do contraste
Atrófico (3)	A partir de 6 meses	Dor, pele seca e pálida Atrofia de pele, unha, pêlos, tecido subcutâneo, músculo "Anquilose fibrosa" – contratura articular fixa	Osteoporose	Pode estar normal

ser individualizados para as necessidades específicas de cada paciente.

As modalidades de tratamento incluem terapia, intervenções adaptativas, agentes farmacológicos orais, intervenções parenterais, cirurgia periférica, métodos de tratamento misto (p. ex., acupuntura) e cirurgia neurológica.[110,111] O manejo cirúrgico de focos nociceptores existentes é importante, sendo às vezes necessária a intervenção cirúrgica.

Terapia de modalidades físicas e adaptativas

As modalidades de fisioterapia e terapia ocupacional são: exercícios para ganho da amplitude de movimento ativos e passivos, tensão por carga, banhos de contraste, estimulação nervosa transcutânea, drenagem do edema e reforço muscular, entre outros.[112]

Medicações orais e tópicas

Uma variedade de medicamentos mostrou ser benéfica aos pacientes com SDRC. Nos EUA, no entanto, o FDA não indicou nenhum destes fármacos para o tratamento da SDRC, sendo todos eles usados na propedêutica de outras doenças. As classes de fármacos comumente usadas para o manejo da SDRC incluem antidepressivos, anticonvulsivantes, agentes estabilizadores de membrana, agonistas adrenérgicos, agentes bloqueadores adrenérgicos, bloqueadores dos canais de cálcio, corticosteróides, analgésicos não-narcóticos, analgésicos narcóticos e antiinflamatórios não-esteróides.[113] Os fármacos mais comumente usados são a amitriptilina, a clonidina, a nifedipina, a fenitoína, a gabapentina, a carbamazepina e a nimesulida.

Com freqüência, dois ou mais agentes farmacológicos são combinados com intervenções físicas e adaptativas, fornecendo uma excelente primeira opção de tratamento. Para maiores detalhes, ver Capítulo 12.

Intervenção parenteral

A intervenção parenteral pode ser feita por via endovenosa, intramuscular ou intra-arterial, podendo ser realizados também bloqueio muscular e bloqueio nervoso periférico ou central.

A injeção intramuscular de agentes antiespasmódicos é uma conduta antiga no tratamento da SDRC.[114] A infusão endovenosa pode ser feita com reserpina, guanetidina, esteróides e tosilato de bretílio, sendo somente este último aprovado pelo FDA para o tratamento de SDRC. Os bloqueios nervosos periféricos e os bloqueios epidurais com lidocaína, bupivacaína ou agentes similares podem ser administrados em dose única, bloqueios seriados ou por cateteres de infusão contínua.[115] Os agentes de bloqueio intramuscular produzem uma quimiodesnervação transitória, diminuindo a distonia ou o espasmo muscular. Podem ser usados fenol (7%), álcool (45%) e a toxina botulínica A.

Cirurgia periférica

As opções cirúrgicas para o manejo de SDRC incluem simpatectomia (proximal ou periférica), dispositivos implantáveis, técnicas ablativas e manejo dos focos nociceptores periféricos.[78]

A simpatectomia pode ser permanente (cirúrgica) ou reversível (química), usando-se injeções de fenol ou de álcool, que têm efeito por 3 a 6 meses.

Os dispositivos implantáveis incluem estimuladores de nervo periférico (neuromodulação) ou da medula espinhal. Devem ser usados em pacientes selecionados. Eletrodos do estimulador são conectados a um gerador de pulso implantado, semelhante a um marca-passo. Na estimulação de nervo periférico, os melhores resultados são observados em pacientes com SDRC tipo 2 limitada a um único nervo.

As técnicas de manejo para os sintomas refratários de nervos periféricos incluem a crioablação de nervos periféricos ou a infiltração com fenol ou álcool. Contudo, estes procedimentos são habitualmente reservados para os nervos sensitivos dolorosos, como o nervo radial superficial, e podem ser executados por via percutânea ou por pequenas incisões.

O tratamento cirúrgico de um foco nociceptor é importante para o manejo bem-sucedido da SDRC. Ele inclui o tratamento de neuropatia compressiva, neuroma periférico, instabilidade mecânica e processos inflamatórios crônicos (sinovite). Curiosamente, a amputação da extremidade afetada não é eficaz no alívio da dor.

Outras modalidades

Recentes contribuições ao tratamento incluem eletroacupuntura, estimulação nervosa elétrica percutânea e *biofeedback*.[78]

Prognóstico

O prognóstico é muito variável, mas os pacientes respondem melhor quando o diagnóstico e o tratamento são feitos precocemente, dentro das 2 ou 3 primeiras semanas após o traumatismo. Quando em estágio avançado, a SDRC tem prognóstico reservado.[116]

COMPLICAÇÕES EM FRATURAS PEDIÁTRICAS

As fraturas do rádio distal em crianças são de tratamento conservador, na maioria dos casos, devido à consolidação rápida da fratura e ao seu potencial de remodelação em face a uma possível deformidade.[117] A epífise das crianças tem maior quantidade de osso esponjoso, e seu periósteo é mais espesso em relação aos adultos. Estes dois fatores contribuem para os bons resultados observados no tratamento conservador destas fraturas na criança.

O rádio e a ulna apresentam crescimento longitudinal promovido pelas fises, ou placas de crescimento, proximais e distais. A fise proximal do rádio contribui com 25% do seu crescimento, e a distal, com 75%. A fise proximal da ulna contribui com 19% do seu crescimento, e a distal com 81%. Desse modo, as fraturas mais distais do antebraço apresentam potencial maior de remodelação do que aquelas mais proximais.[118]

Avaliação da redução das fraturas do antebraço

Existe grande controvérsia com relação ao desvio aceitável de fratura no antebraço de criança. Kenneth e cols.[119] apresentam as suas recomendações relacionadas no Quadro 18.8, após análise de vários trabalhos encontrados na literatura. Tarr e cols.[120] aconselham um limite na aceitabilidade da deformidade rotacional em antebraços após estudos em cadáver (Quadro 18.8). As fraturas do rádio distal são abordadas conjuntamente com as fraturas do antebraço. A importância da comunicação com a família não deve ser subestimada, tendo em vista informar sobre o prejuízo inicial da cosmese pela deformidade. A remodelação é esperada, desde que haja pelo menos 2 anos de crescimento restantes.

Consolidação viciosa

As fraturas do antebraço em crianças raramente produzem deformidade a ponto de prejudicar as ati-

Quadro 18.8 Critérios de aceitabilidade das fraturas pediátricas do antebraço segundo Kenneth e cols. e Tarr e cols.[119,120]

Kenneth e cols.[119]	**Crianças < 9 anos** Contato ausente entre as extremidades (deformidade em baioneta) Angulação de 15 graus
	Crianças > 9 anos Contato ausente entre as extremidades (deformidade em baioneta) Angulação de 10 graus
	Fraturas distais (metáfise) em qualquer idade Contato ausente entre as extremidades (deformidade em baioneta) Angulação maior do que 20 graus (não existe um limite máximo definido)
Tarr e cols.[120]	**Fraturas em qualquer localização do antebraço e em qualquer idade** Desvio rotacional de 10 graus em pronação ou supinação

vidades diárias.[121] A indicação de osteotomia ocorre quando a perda da pronossupinação é maior do que 60 graus.[122] Ela é realizada por via aberta, e a imobilização pode ser feita por osteossíntese ou por gesso axilopalmar. A melhora cosmética também pode servir de indicação cirúrgica.

Parada do crescimento

Embora a epifisiólise distal do rádio seja comum, a parada do crescimento é uma ocorrência rara.[123] Quando esta complicação causa deformidade significativa, dor e prejuízo da função são esperados. Os fatores de risco para a lesão fisária são: traumatismo de alta energia, compressão repetitiva da fise (criança desportista), tentativas múltiplas de redução em fraturas fisárias e tentativa de redução em fraturas fisárias antigas.[124,125]

As conseqüências da lesão fisária são: aumento da discrepância do comprimento da ulna (*ulna plus*), impacto ulnocarpal, lesão da fibrocartilagem triangular e instabilidade da articulação radioulnar distal.[126] Se a lesão da placa de crescimento for completa, não haverá deformidade angular do rádio distal, porém, se a lesão for parcial (barra óssea), ocorrerá uma deformidade progressiva neste local, geralmente com a perda da angulação radial.[127] Esta deformidade pode causar instabilidade do carpo e alterações degenerativas da cartilagem articular.

Apesar de a parada de crescimento do rádio distal ser uma ocorrência rara, os pais devem ser sempre avisados da possibilidade de lesão da fise após a episiólise.[128]

Existem diversas técnicas cirúrgicas disponíveis para o tratamento da parada do crescimento do rádio distal, cada uma com as suas particularidades[129,130] (Figuras 18.10 e 18.11). A ressecção da barra óssea e a interposição de substância (gordura, cimento ósseo, outros) podem ser realizadas quando ainda existe grande potencial de crescimento do paciente (menos de 9 anos de idade). A osteotomia corretiva do rádio e da ulna é indicada quando não mais existe potencial de crescimento, devido à idade ou à lesão completa da fise.[131] Existem dois pré-requisitos para indicação da epifisiodese da ulna: pequena discrepância entre o rádio e a ulna e pequeno potencial de crescimento do paciente. A osteotomia do rádio com alongamento por fixador externo simples ou Ilizarov pode ser rea-

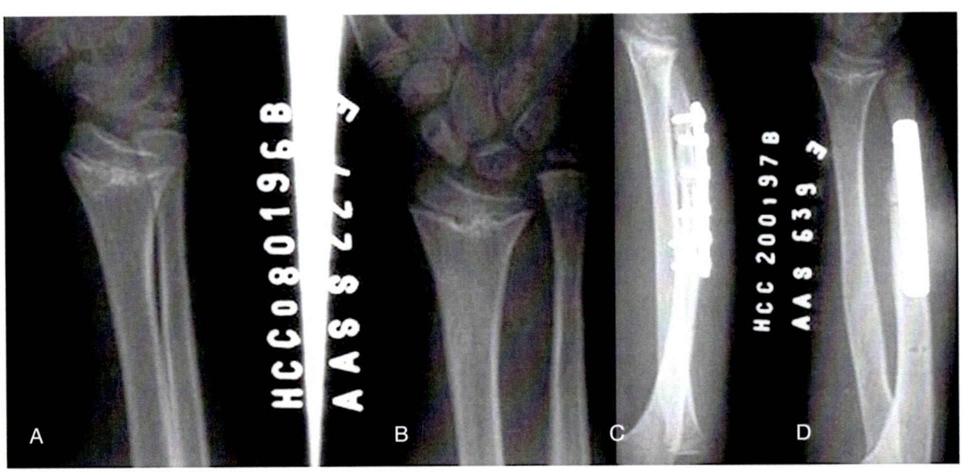

Figura 18.10 Caso de parada de crescimento do rádio distal com alteração somente da variação radioulnar distal com pequeno potencial de crescimento **(A e B)**. A osteotomia de encurtamento da ulna restaura a congruência da ARUD **(C e D)**.

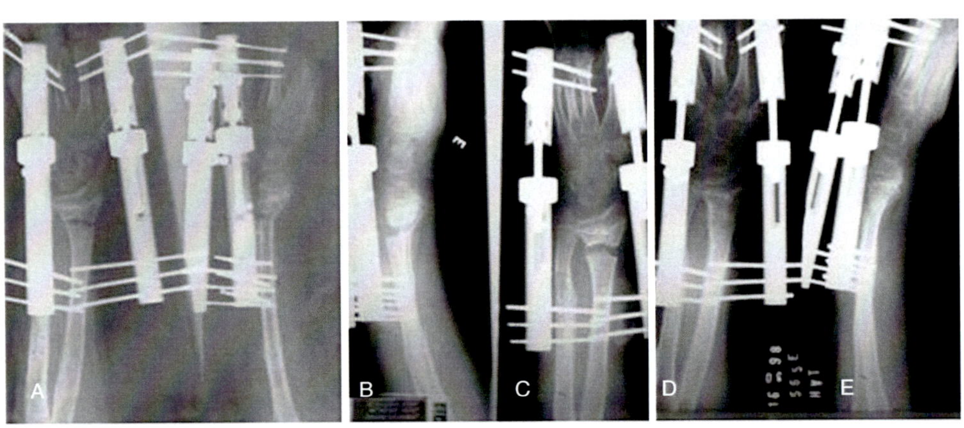

Figura 18.11 Caso de parada de crescimento do rádio distal com o paciente com grande potencial de crescimento. **A** a **C.** Osteotomia e alongamento do rádio distal com fixador externo. **D** e **E.** Consolidação óssea no local da osteotomia e restauração da anatomia normal.

lizada quando a discrepância entre o rádio e a ulna é grande ou com potencial de sê-lo e em pacientes com grande potencial de crescimento (menos de 9 anos de idade).[132]

PSEUDO-ARTROSE DO RÁDIO DISTAL

Pseudo-artrose do rádio distal é um acometimento extremamente raro.[133] A maioria dos trabalhos encontrados na literatura consiste apenas em relatos de poucos casos. Bacon e Kurtzke[134] relatam uma incidência de pseudo-artrose em fraturas do rádio distal de aproximadamente 0,2%. Os sintomas desta afecção incluem instabilidade local, dor e perda da força de preensão.

Vários fatores predispõem esta complicação, os quais estão listados no Quadro 18.9.[135-138]

O diagnóstico é feito quando se demonstra movimento no foco da fratura na flexoextensão do punho, em torno de 6 meses após sua ocorrência, com o auxílio de radiografias do punho em perfil[139] (Figura 18.12). O estudo pré-operatório é feito com radiografias do punho em anteroposterior e perfil e, ocasionalmente, com tomografia computadorizada.

Não existe consenso quanto ao tipo de tratamento a ser instituído devido à raridade desta afecção.[140-142]

Quadro 18.9 Fatores predisponentes para o desenvolvimento da pseudo-artrose do rádio distal

Fatores relacionados à fratura
Fratura exposta Cominuição grave Infecção Lesões ósseas patológicas Interposição de partes moles no foco da fratura Perda extensa da vascularização nos cotos da fratura
Fatores relacionados ao tratamento
Imobilização inadequada Osteossíntese inadequada Distração excessiva com o uso de fixador externo
Fatores relacionados ao paciente
Diabetes melito Doença vascular periférica Neuropatia periférica Distúrbios psiquiátricos Alcoolismo Hipotireoidismo Obesidade mórbida Esclerodermia Tabagismo

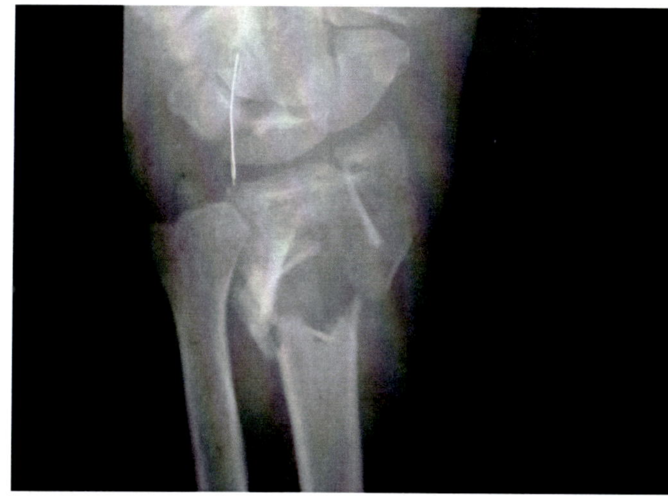

Figura 18.12 Pseudo-artrose do rádio distal. Radiografia sob tração.

Porém, o enxerto ósseo associado à osteossíntese é o tratamento preferido pela maioria dos autores. Em alguns casos, no entanto, o fragmento distal apresenta comprimento igual ou menor do que 0,5mm, o que impossibilita a osteossíntese com placas e parafusos convencionais. Nos casos em que o fragmento distal é demasiadamente pequeno para qualquer tipo de fixação rígida, a artrodese do punho é uma opção de tratamento.

RUPTURA TENDINOSA TARDIA

A lesão tendinosa após a fratura do rádio distal é um acontecimento raro, porém bem descrito na literatura.[143] A maioria dos casos é relacionada a ruptura dos tendões extensores, principalmente o extensor longo do polegar.

A principal causa relacionada a esta complicação é irritação mecânica (atrito) do tendão por placas, parafusos, fios de Kirschner ou proeminências ósseas provenientes de fragmentos desviados.[144] Existem relatos de casos nos quais os tendões se rompem em fraturas não-desviadas do rádio distal. Assim, outra causa também preconizada é a perda da perfusão sanguínea e da produção de líquido sinovial devido ao aumento da pressão local, causada pelo fragmento desviado e/ou pelo hematoma da lesão. Os efeitos deste aumento na pressão são maiores em compartimentos fechados, como, por exemplo, nos túneis osteofibrosos extensores.[145]

Os tendões flexores são acometidos muito menos freqüentemente. Isto se deve ao fato de estes tendões não estarem intimamente relacionados com o osso, à presença do músculo pronador quadrado e à ausência de proeminências ósseas palmares.[146,147]

A chave do tratamento é o diagnostico precoce.[148] A tenorrafia é realizada concomitantemente à retirada do agente irritante, seja ele material de osteossíntese ou proeminência óssea. Quando o diagnóstico é realizado tardiamente e a retração dos cotos tendinosos impede a tenorrafia simples, pode-se fazer a transposição tendinosa ou a reconstrução com enxerto de tendão.[149]

REFERÊNCIAS

1. Windisch G, Clement H, Tanzer K *et al*. Promontory of radius: a new anatomical description on the distal radius. *Surg Radiol Anat* 2007; *29*(8):629-33. Epub 2007 Oct 11.
2. Patterson RM, Nicodemus CL, Viegas SF *et al*. High-speed, three-dimensional kinematic analysis of the normal wrist. *J Hand Surg* (Am) 1998; *23*(3):446-53.
3. Upal MA. Carpal bone kinematics in combined wrist joint motions may differ from the bone kinematics during simple wrist motions. *Biomed Sci Instrum* 2003; *39*:272-7.
4. Kaufmann RA, Pfaeffle HJ, Blankenhorn BD *et al*. Kinematics of the midcarpal and radiocarpal joint in flexion and extension: an in vitro study. *J Hand Surg* (Am) 2006; *31*(7):1142-8.
5. Kobayashi M, Berger RA, Nagy L *et al*. Normal kinematics of carpal bones: a three-dimensional analysis of carpal bone motion relative to the radius. *J Biomech* 1997; *30*(8):787-93.
6. Tay SC, van Riet R, Kazunari T *et al*. A method for in-vivo kinematic analysis of the forearm. *J Biomech* 2007 Sep 11.
7. Baeyens JP, Van Glabbeek F, Goossens M *et al*. In vivo 3D arthrokinematics of the proximal and distal radioulnar joints during active pronation and supination. *Clin Biomech* (Bristol, Avon) 2006; *21*(Suppl 1):S9-12.
8. Nakamura T, Yabe Y, Horiuchi Y, Yamazaki N. In vivo motion analysis of forearm rotation utilizing magnetic resonance imaging. *Clin Biomech* (Bristol, Avon) 1999; *14*(5):315-20.
9. Nakamura T, Yabe Y, Horiuchi Y *et al*. Normal kinematics of the interosseous membrane during forearm pronation-supination – a three-dimensional MRI study. *Hand Surg* 2000; *5*(1):1-10.
10. Hagert CG. The distal radioulnar joint in relation to the whole forearm. *Clin Orthop Relat Res* 1992 Feb; *275*:56-64.
11. Nakamura T, Yabe Y, Horiuchi Y. Functional anatomy of the triangular fibrocartilage complex. *J Hand Surg* (Br) 1996; *21*(5):581-6.
12. Schmidt HM. The anatomy of the ulnocarpal complex. *Orthopade* 2004; *33*(6):628-37.
13. Gabl M, Krappinger D, Arora R *et al*. Acceptance of patient-related evaluation of wrist function following distal radius fracture (DRF). *Handchir Mikrochir Plast Chir* 2007; *39*(1):68-72.
14. Slagel BE, Luenam S, Pichora DR. Management of post-traumatic malunion of fractures of the distal radius. *Orthop Clin North Am* 2007; *38*(2):203-16, vi.
15. Bushnell BD, Bynum DK. Malunion of the distal radius. *J Am Acad Orthop Surg* 2007; *15*(1):27-40.
16. Samson L, Treder M, Kolarz K, Lorczyński A. Outcome in corrective osteotomy for malunited distal radius fractures. *Ortop Traumatol Rehabil* 2007; 9(1):82-8.
17. Franco-Valencia M, Torres-González R, Fuentes-Figueroa S. Radiographic measurements of the wrist in healthy Mexicans. *Cir Cir* 2006; *74*(5):335-42.
18. Schuind FA, Linscheid RL, An KN, Chao EY. A normal data base of posteroanterior roentgenographic measurements of the wrist. *J Bone Joint Surg Am* 1992; *74*(9):1418-29.
19. Hollevoet N, Van Maele G, Van Seymortier P, Verdonk R. Comparison of palmar tilt, radial inclination and ulnar variance in left and right wrists. *J Hand Surg* (Br) 2000; *25*(5):431-3.
20. Schuind F, Alemzadeh S, Stallenberg B, Burny F. Does the normal contralateral wrist provide the best reference for X-ray film measurements of the pathologic wrist? *J Hand Surg* (Am) 1996; *21*(1):24-30.
21. Friberg S, Lundström B. Radiographic measurements of the radio-carpal joint in normal adults. *Acta Radiol Diagn* (Stockh) 1976; *17*(2):249-56.
22. Baczkowski B, Mechlińska-Baczkowska J, Lorczyński A. Radiometric assessment of wrist angle values, linear parameters of the forearm and wrist ratios. *Chir Narzadow Ruchu Ortop Pol* 2006; *71*(3):217-20.
23. Mann FA, Wilson AJ, Gilula LA. Radiographic evaluation of the wrist: what does the hand surgeon want to know? *Radiology* 1992; *184*(1):15-24.
24. Solgaard S. Angle of inclination of the articular surface of the distal radius. *Radiologie* 1984; *24*(7):346-8.
25. Cooney WP, Linscheid RL, Dobyns JH. External pin fixation for unstable Colles' fractures. *J Bone Joint Surg* 1979; *61A*:840-5.
26. Cooney WP. Linscheid RL, Dobyns JH. *Rockwood and Green's – fratures in adults* – Forth edition 2000.
27. Leone J, Bhandari M, Adili A *et al*. Predictors of early and late instability following conservative treatment of extra-articular-distal radius fractures. *Arch Orthop Trauma Surg* 2004; *124*(1):38-41. Epub 2003 Nov 8.
28. Lafontaine M, Delince P, Hardy D, Simons M. Instability of fractures of the lower end of the radius: apropos of a series of 167 cases. *Acta Orthop Belg* 1989; *55*(2):203-16.
29. Mackenney PJ, McQueen MM, Elton R. Prediction of instability in distal radial fractures. *J Bone Joint Surg Am* 2006; *88*(9):1944-51.
30. Li SL, Gong XY. Evaluation of stability of distal radius fracture after conservative treatment. *Zhonghua Yi Xue Za Zhi* 2006; *86*(11):759-62.
31. Zyluk A, Janowski P, Puchalski P. An instability of the fractures of the distal radius – a review. *Chir Narzadow Ruchu Ortop Pol* 2006; *71*(6):467-72.
32. Nesbitt KS, Failla JM, Les C. Assessment of instability factors in adult distal radius fractures. *J Hand Surg* (Am) 2004; *29*(6):1128-38.
33. Graham T, Hastings H. Management of the distal radio-ulnar joint in post-traumatic deformity of the radius. *In:* Vastamäki M, Vilkki S, Göransson H *et al*. (eds.). *6th Congress of International Federation of Societies for Surgery of the Hand (IFSSH)*. Bologna, Italy: Monduzzi, 1995:571-4.
34. Fernandez DL. Corrective osteotomy for extra-articular malunion of the distal radius. *In:* Saffar P, Cooney WP III (eds.). *Fractures of the distal radius*. London: Martin Dunitz, 1995:104-17.
35. Fourrier P, Bardy A, Roche G *et al*. Approche d'une definition du cal vicieux du poignet. *Int Orthop* 1981; *4*:299-305.

36. Short WH, Palmer AK, Werner FW, Murphy DJ. A biomechanical study of distal radial fractures. *J Hand Surg* (Am) 1987; *12*:529-34.
37. Pogue DJ, Viegas SF, Patterson RM *et al*. Effects of distal radius fracture malunion on wrist joint mechanics. *J Hand Surg* (Am) 1990; *15*:721-7.
38. Prommersberger KJ, Lanz U. Biomechanical aspects of malunited distal radius fracture. A review of the literature. *Handchir Mikrochir Plast Chir* 1999; *31*(4):221-6.
39. Linscheid RL, Dobyns JH, Beabout JW, Bryan RS. Traumatic instability of the wrist: Diagnosis, classification, and pathomechanics. *J Bone Joint Surg* (Am) 1972; *54*:1612-32.
40. Taleisnik J, Watson HK. Midcarpal instability caused by malunited fractures of the distal radius. *J Hand Surg* (Am) 1984; 9:350-7.
41. Prommersberger KJ, Kalb K, van Schoonhoven J. Mal-united fractures of the distal radius – biomechanics and operative treatment options. *Handchir Mikrochir Plast Chir* 2007; *39*(1):9-18.
42. Wang XM, Zhong SZ, Zhao WD *et al*. Palmar tilt changes due to distal radius fractures and radiocarpal instability: a biomechanical study. *Di Yi Jun Yi Da Xue Xue Bao* 2003; *23*(4):352-4.
43. Park MJ, Cooney 3rd WP, Hahn ME *et al*. The effects of dorsally angulated distal radius fractures on carpal kinematics. *J Hand Surg* (Am) 2002; *27*(2):223-32.
44. Adams BD. Effects of radial deformity on distal radioulnar joint mechanics. *J Hand Surg* (Am) 1993; *18*:492-8.
45. Crisco JJ, Moore DC, Marai GE *et al*. Effects of distal radius malunion on distal radioulnar joint mechanics – an in vivo study. *J Orthop Res* 2007; *25*(4):547-55.
46. Hirahara H, Neale PG, Lin YT *et al*. Kinematic and torque-related effects of dorsally angulated distal radius fractures and the distal radioulnar joint. *J Hand Surg* (Am) 2003; *28*(4):614-21.
47. Moore DC, Hogan KA, Crisco 3rd JJ *et al*. Three-dimensional in vivo kinematics of the distal radioulnar joint in malunited distal radius fractures. *J Hand Surg* (Am) 2002; *27*(2):233-42.
48. Hollevoet N, Verdonk R. The functional importance of malunion in distal radius fractures. *Acta Orthop Belg* 2003; *69*(3):239-45.
49. Ring D. Treatment of the neglected distal radius fracture. *Clin Orthop Relat Res* 2005; *431*:85-92.
50. Pillukat T, van Schoonhoven J, Prommersberger KJ. Is corrective osteotomy for malunited distal radius fractures also indicated for elderly patients? *Handchir Mikrochir Plast Chir* 2007; *39*(1):42-8.
51. Jupiter JB, Ring D. A comparison of early and late reconstruction of malunited fractures of the distal end of the radius. *J Bone Joint Surg* (Am) 1996; *78*:739-48.
52. Sennwald G, Fischer W, Stähelin A. Malunion of the distal radius and its treatment. Apropos of 122 radii. *Int Orthop* 1992; *16*(1):45-51.
53. Pruitt DL, Gilula LA, Manske PR, Vannier MW. Computed tomography scanning with image reconstruction in evaluation of distal radius fractures. *J Hand Surg* (Am) 1994; *19*(5):720-7.
54. Göbel F, Vardakas DG, Riano F *et al*. Arthroscopically assisted intra-articular corrective osteotomy of a malunion of the distal radius. *Am J Orthop* 2004; *33*(6):275-7.
55. Geissler WB. Intra-articular distal radius fractures: the role of arthroscopy? *Hand Clin* 2005; *21*(3):407-16.
56. Bilić R, Zdravković V, Boljević Z. Osteotomy for deformity of the radius. Computer-assisted three-dimensional modelling. *J Bone Joint Surg* (Br) 1994; *76*(1):150-4.
57. Zimmermann R, Gabl M, Arora R, Rieger M. Computer-assisted planning and corrective osteotomy in distal radius malunion. *Handchir Mikrochir Plast Chir* 2003; *35*(5):333-7.
58. Athwal GS, Ellis RE, Small CF, Pichora DR. Computer-assisted distal radius osteotomy. *J Hand Surg* (Am) 2003; *28*(6):951-8.
59. Flinkkila T, Raatikainen T, Kaarela O, Hamalainen M. Corrective osteotomy for malunion of the distal radius. *Arch Orthop Trauma Surg* 2000; *120*(1-2):23-6.
60. Prommersberger KJ, Lanz UB. Corrective osteotomy of the distal radius through volar approach. *Tech Hand Up Extrem Surg* 2004; *8*(2):70-7.
61. Sharpe F, Stevanovic M. Extra-articular distal radial fracture malunion. *Hand Clin* 2005; *21*(3):469-87.
62. Shin EK, Jones NF. Temporary fixation with the Agee-Wristjack during correctional osteotomies for malunions and nonunions of the distal radius. *Tech Hand Up Extrem Surg* 2005; *9*(1):21-8.
63. Voche P, Dautel G, Dap F, Merle M, Ninou M. Temporary external fixation in the correction of non articular mal-unions of the distal radius. *Rev Chir Orthop Reparatrice Appar Mot* 1999; *85*(1):18-23.
64. Slater Jr. RR, Bynum DK. Radius osteotomy assisted by temporary fixation with the Agee-Wristjack. *Am J Orthop* 1997; *26*(11):802-3, 806.
65. Voche P, Merle M, Dautel G. Non-articular malunions of the distal radius: evaluation and techniques of correction. *Rev Chir Orthop Reparatrice Appar Mot* 2001; *87*(3):263-75.
66. Krukhaug Y, Hove LM. Corrective osteotomy for malunited extra-articular fractures of the distal radius: a follow-up study of 33 patients. *Scand J Plast Reconstr Surg Hand Surg* 2007; *19*:1-7.
67. Ring D, Prommersberger KJ, Gonzalez del Pino J *et al*. Corrective osteotomy for intra-articular malunion of the distal part of the radius. *J Bone Joint Surg Am* 2005; *87*(7):1503-9.
68. Prommersberger KJ, Ring D, del Pino JG *et al*. Corrective osteotomy for intra-articular malunion of the distal part of the radius. Surgical technique. *J Bone Joint Surg* (Am) 2006; *88* (Suppl 1 – Pt 2):202-11.
69. del Piñal F, García-Bernal FJ, Delgado J *et al*. Correction of malunited intra-articular distal radius fractures with an inside-out osteotomy technique. *J Hand Surg* (Am) 2006; *31*(6):1029-34.
70. Saffar P. Treatment of distal radial intra-articular malunions. *In:* Vastamäki M, Vilkki S, Raatikainen T, Viljakka T (eds.). *Current trends in hand surgery: Proceedings of the 6th Congress of the International Federation of Societies for Surgery of the Hand (IFSSH)* Helsinki, 3-7 July 1995. Amsterdam: Elsevier Science, 1995:249-58.
71. Hunt TR, Hastings 2nd H, Graham TJ. A systematic approach to handling the distal radio-ulnar joint in cases of malunited distal radius fractures. *Hand Clin* 1998; *14*(2):239-49.
72. Warwick D. Re. The Sauvé-Kapandji procedure and the Darrach procedure for distal radioulnar joint dysfunction after Colles' fracture. *J Hand Surg* (Br) 2005; *30*(3):330; author reply 330. Epub 2005 Apr 9.
73. George MS, Kiefhaber TR, Stern PJ. The Sauve-Kapandji procedure and the Darrach procedure for distal radio-ulnar joint dysfunction after Colles' fracture. *J Hand Surg* (Br) 2004; *29*(6):608-13.
74. Pechlaner S. Alternative surgical method in malalignment of healed distal radius fracture: Kapandji-Sauve procedure. *Handchir Mikrochir Plast Chir* 1998; *30*(6):379-81.

75. Baron R. Reflex sympathetic dystrophy and causalgia. *Suppl Clin Neurophysiol* 2004; *57*:24-38.
76. Cooney WP. Complex regional pain syndrome. *Mayo Clin Proc* 2002; 77(7):733-4; author reply 734.
77. Wilhelm KH, Scherer MA. 100 years Sudek syndrome. *Chirurg* 2002; *73*(6):582-4.
78. Koman LA, Smith BP, Ekman EF, Smith TL. Complex regional pain syndrome. *Instr Course Lect* 2005; *54*:11-20.
79. Sandroni P, Benrud-Larson LM, McClelland RL, Low PA. Complex regional pain syndrome type I: incidence and prevalence in Olmsted county, a population-based study. *Pain* 2003; *103*(1-2):199-207.
80. Dijkstra PU, Groothoff JW, Duis HJ, Geertzen JH. Incidence of complex regional pain syndrome type I after fractures of the distal radius. *Eur J Pain* 2003; 7(5):457-62.
81. Duman I, Dincer U, Taskaynatan MA *et al*. Reflex sympathetic dystrophy: a retrospective epidemiological study of 168 patients. *Clin Rheumatol* 2007; *26*(9):1433-7. Epub 2007 Jan 13.
82. Ring D, Kadzielski J, Fabian L *et al*. Self-reported upper extremity health status correlates with depression. *J Bone Joint Surg* (Am) 2006; *88*(9):1983-8.
83. Puchalski P, Zyluk A. Complex regional pain syndrome type 1 after fractures of the distal radius: a prospective study of the role of psychological factors. *J Hand Surg* (Br) 2005; *30*(6):574-80. Epub 2005 Aug 29.
84. Low AK, Ward K, Wines AP. Pediatric complex regional pain syndrome. *J Pediatr Orthop* 2007; *27*(5):567-72.
85. Doro C, Hayden RJ, Louis DS. Complex regional pain syndrome type I in the upper extremity. *Clin Occup Environ Med* 2006; *5*(2):445-54, x.
86. Zyluk A. Complex regional pain syndrome type I. Risk factors, prevention and risk of recurrence. *J Hand Surg* (Br) 2004; *29*(4):334-7.
87. Dijkstra PU, van der Schans CP, Geertzen JH. Risk perception of developing complex regional pain syndrome I. *Clin Rehabil* 2003; *17*(4):454-6.
88. Rho RH, Brewer RP, Lamer TJ, Wilson PR. Complex regional pain syndrome. *Mayo Clin Proc* 2002; 77(2):174-80.
89. Wasner G, Backonja MM, Baron R. Traumatic neuralgias: complex regional pain syndromes (reflex sympathetic dystrophy and causalgia): clinical characteristics, pathophysiological mechanisms and therapy. *Neurol Clin* 1998; *16*(4):851-68.
90. Goris RJ, Leixnering M, Huber W *et al*. Delayed recovery and late development of complex regional pain syndrome in patients with an isolated fracture of the distal radius: prediction of a regional inflammatory response by early signs. *J Bone Joint Surg* (Br) 2007; *89B*(8):1069-76.
91. Perez RS, Zollinger PE, Dijkstra PU *et al*. Clinical practice guideline. Complex regional pain syndrome type I. *Ned Tijdschr Geneeskd* 2007; *151*(30):1674-9.
92. Gradl G, Schurmann M. Sympathetic dysfunction as a temporary phenomenon in acute posttraumatic CRPS. *Clin Auton Res* 2005; *15*(1):29-34.
93. Birklein F, Kunzel W, Sieweke N. Despite clinical similarities there are significant differences between acute limb trauma and complex regional pain syndrome I (CRPS I). *Pain* 2001; *93*(2):165-71.
94. Grabow TS, Christo PJ, Raja SN. Complex regional pain syndrome: diagnostic controversies, psychological dysfunction, and emerging concepts. *Adv Psychosom Med* 2004; *25*:89-101.
95. Schürmann M, Zaspel J, Löhr P *et al*. Imaging in early posttraumatic complex regional pain syndrome: a comparison of diagnostic methods. *Clin J Pain* 2007; *23*(5):449-57.
96. McGill J, Wilson C, Wright WC, Griffiths HJ. Radiologic case study. Reflex sympathetic dystrophy syndrome. *Orthopedics* 2004; *27*(3):247, 334-6.
97. Sintzoff S, Sintzoff Jr. S, Stallenberg B, Matos C. Imaging in reflex sympathetic dystrophy. *Hand Clin* 1997; *13*(3):431-42.
98. Tondeur M, Sand A, Ham H. Interobserver reproducibility in the interpretation of bone scans from patients suspected of having reflex sympathetic dystrophy. *Clin Nucl Med* 2005; *30*(1):4-10.
99. Sarikaya A, Sarikaya I, Pekindil G *et al*. Technetium-99m sestamibi limb scintigraphy in post-traumatic reflex sympathetic dystrophy: preliminary results. *Eur J Nucl Med* 2001; *28*(10):1517-22.
100. Schurmann M, Gradl G, Zaspel J *et al*. Peripheral sympathetic function as a predictor of complex regional pain syndrome type I (CRPS I) in patients with radial fracture. *Auton Neurosci* 2000; *86*(1-2):127-34.
101. Díaz-Zuluaga PA, Plancarte-Sánchez R, Tamayo-Valenzuela AC. Complex regional pain syndrome. Current status. *Cir Cir* 2004; *72*(3):225-38.
102. Gallagher RM. Diagnostic criteria for CRPS: balancing the needs of clinicians and investigators. *Pain Med* 2007; *8*(4):289-92.
103. Quisel A, Gill JM, Witherell P. Complex regional pain syndrome underdiagnosed. *J Fam Pract* 2005; *54*(6):524-32.
104. Colton AM, Fallat LM. Complex regional pain syndrome. *J Foot Ankle Surg* 1996; *35*(4):284-96.
105. Gradl G, Steinborn M, Wizgall I *et al*. Acute CRPS I (morbus sudeck) following distal radial fractures – methods for early diagnosis. *Zentralbl Chir* 2003; *128*(12):1020-6.
106. Schurmann M, Gradl G, Rommel O. Early diagnosis in posttraumatic complex regional pain syndrome. *Orthopedics* 2007; *30*(6):450-6.
107. Schwarz S, Henningsen P, Meinck HM. Dystonia following peripheral trauma: clinical findings and diagnostic criteria. *Unfallchirurg* 2000; *103*(3):220-6.
108. Bruehl S, Harden RN, Galer BS *et al*. Complex regional pain syndrome: are there distinct subtypes and sequential stages of the syndrome? *Pain* 2002; *95*(1-2):119-24.
109. Mogilevsky M, Janig W, Baron R, Harden RN. Complex regional pain syndrome – a multifaceted disorder requiring multidimensional care: case study. *J Pain* 2007; *8*(9):677-81. Epub 2007 Jul 25.
110. Maihöfner C, Birklein F. Complex regional pain syndromes: new aspects on pathophysiology and therapy. *Fortschr Neurol Psychiatr* 2007; *75*(6):331-42. Epub 2006 Nov 17.
111. Wasner G, Schattschneider J, Binder A *et al*. Recent trends in understanding and therapy of complex regional pain syndromes. *Anaesthesist* 2003; *52*(10):883-95.
112. Smith TO. How effective is physiotherapy in the treatment of complex regional pain syndrome type I? A review of the literature. *Musculoskeletal Care* 2005; *3*(4):181-200.
113. Rowbotham MC. Pharmacologic management of complex regional pain syndrome. *Clin J Pain* 2006; *22*(5):425-9.

114. Livingstone JA, Atkins RM. Intravenous regional guanethidine blockade in the treatment of post-traumatic complex regional pain syndrome type 1 (algodystrophy) of the hand. *J Bone Joint Surg* (Br) 2002; *84*(3):380-6.
115. Cepeda MS, Lau J, Carr DB. Defining the therapeutic role of local anesthetic sympathetic blockade in complex regional pain syndrome: a narrative and systematic review. *Clin J Pain* 2002; *18*(4):216-33.
116. Cannata G, De Maio F, Mancini F, Ippolito E. Physeal fractures of the distal radius and ulna: long-term prognosis. *J Orthop Trauma* 2003; *17*(3):172-9; discussion 179-80.
117. Noonan KJ, Price CT. Forearm and distal radius fractures in children. *J Am Acad Orthop Surg* 1998; *6*(3):146-56.
118. Zimmermann R, Rudisch A, Fritz D *et al.* MR imaging for the evaluation of accompanying injuries in cases of distal forearm fractures in children and adolescents. *Handchir Mikrochir Plast Chir* 2007; *39*(1):60-7.
119. Noonan KJ, Price CT. Forearm and distal radius fractures in children. *J Am Acad Orthop Surg* 1998; *6*:146-56.
120. Tarr RR, Garfinkel AI, Sarmiento A. The effects of angular and rotational deformities of both bones of the forearm. An in vitro study. *J Bone Joint Surg* (Am) 1984; *66*(1):65-70.
121. Johari AN, Sinha M. Remodeling of forearm fractures in children. *J Pediatr Orthop B* 1999; *8*(2):84-7.
122. Friberg KS. Remodelling after distal forearm fractures in children. I. The effect of residual angulation on the spatial orientation of the epiphyseal plates. *Acta Orthop Scand* 1979; *50*(5):537-46.
123. Tang CW, Kay RM, Skaggs DL. Growth arrest of the distal radius following a metaphyseal fracture: case report and review of the literature. *J Pediatr Orthop B* 2002; *11*(1):89-92.
124. Zimmermann R, Gabl M, Angermann P *et al.* Late sequelae of fractures of the distal third of the forearm during the growth period. *Handchir Mikrochir Plast Chir* 2000; *32*(4):242-9.
125. Caine D, Howe W, Ross W, Bergman G. Does repetitive physical loading inhibit radial growth in female gymnasts? *Clin J Sport Med* 1997; 7(4):302-8.
126. Valverde JA, Albinana J, Certucha JA. Early posttraumatic physeal arrest in distal radius after a compression injury. *J Pediatr Orthop B* 1996; *5*(1):57-60.
127. Aminian A, Schoenecker PL. Premature closure of the distal radial physis after fracture of the distal radial metaphysis. *J Pediatr Orthop* 1995; *15*(4):495-8.
128. Cannata G, De Maio F, Mancini F, Ippolito E. Physeal fractures of the distal radius and ulna: long-term prognosis. *J Orthop Trauma* 2003; *17*(3):172-9; discussion 179-80.
129. Justan I, Poul J, Gal P, Bibrova S. Options for correction of post-traumatic length discrepancies in forearm bones in children (case reports). *Acta Chir Orthop Traumatol Cech* 2004; *71*(6):373-8.
130. Waters PM, Bae DS, Montgomery KD. Surgical management of posttraumatic distal radial growth arrest in adolescents. *J Pediatr Orthop* 2002; *22*(6):717-24.
131. Zehntner MK, Jakob RP, McGanity PL. Growth disturbance of the distal radial epiphysis after trauma: operative treatment by corrective radial osteotomy. *J Pediatr Orthop* 1990; *10*(3):411-5.
132. Aston Jr. JW, Henley MB. Physeal growth arrest of the distal radius treated by the Ilizarov technique. Report of a case. *Orthop Rev* 1989; *18*(7):813-6.
133. Ring D. Nonunion of the distal radius. *Hand Clin* 2005; *21*(3):443-7.
134. Bacon RW, Kurtzke JF. Colles' fracture: A study of two thousand cases from New York State Workerman's Compensation Board. *J Bone Joint Surg* 1953; *35A*:643-58.
135. Prommersberger KJ, Fernandez DL. Nonunion of distal radius fractures. *Clin Orthop Relat Res* 2004; *419*:51-6.
136. Eglseder Jr. WA, Elliott MJ. Nonunions of the distal radius. *Am J Orthop* 2002; *31*(5):259-62.
137. Ring D, Jupiter JB. Nonunion of the distal radius. *Tech Hand Up Extrem Surg* 2002; *6*(1):6-9.
138. Smith VA, Wright TW. Nonunion of the distal radius. *J Hand Surg* (Br) 1999; *24*(5):601-3.
139. Fernandez DL, Ring D, Jupiter JB. Surgical management of delayed union and nonunion of distal radius fractures. *J Hand Surg* (Am) 2001; *26*(2):201-9.
140. Prommersberger KJ, Fernandez DL, Ring D *et al.* Open reduction and internal fixation of un-united fractures of the distal radius: does the size of the distal fragment affect the result? *Chir Main* 2002; *21*(2):113-23.
141. Segalman KA, Clark GL. Un-united fractures of the distal radius: a report of 12 cases. *J Hand Surg* (Am) 1998; *23*(5):914-9.
142. Kwa S, Tonkin MA. Nonunion of a distal radial fracture in a healthy child. *J Hand Surg* (Br) 1997; *22*(2):175-7.
143. Klug RA, Press CM, Gonzalez MH. Rupture of the flexor pollicis longus tendon after volar fixed-angle plating of a distal radius fracture: a case report. *J Hand Surg* (Am) 2007; *32*(7):984-8.
144. Owers KL, Lee J, Khan N *et al.* Ultrasound changes in the extensor pollicis longus tendon following fractures of the distal radius-a preliminary report. *J Hand Surg* (Br) 2007 Jun 11.
145. Al-Rashid M, Theivendran K, Craigen MA. Delayed ruptures of the extensor tendon secondary to the use of volar locking compression plates for distal radial fractures. *J Bone Joint Surg* (Br) 2006; *88*(12):1610-2.
146. Hohendorff B, Kurzen P, Boss A. Flexor tendon rupture after palmar osteosynthesis using a multidirectional fixed-angle plate. *Unfallchirurg* 2006; *109*(11):995-7.
147. Benson EC, DeCarvalho A, Mikola EA *et al.* Two potential causes of EPL rupture after distal radius volar plate fixation. *Clin Orthop Relat Res* 2006; *451*:218-22.
148. Koo SC, Ho ST. Delayed rupture of flexor pollicis longus tendon after volar plating of the distal radius. *Hand Surg* 2006; *11*(1-2):67-7.
149. Cognet JM, Dujardin C, Popescu A *et al.* Rupture of the flexor tendons on an anterior plate for distal radial fracture: four cases and a review of the literature. *Rev Chir Orthop Reparatrice Appar Mot* 2005; *91*(5):476-81.

Lesões da Articulação Radioulnar Distal*

CAPÍTULO 19

Luiz Carlos Angelini
Marcelo Tavares de Oliveira

O punho sofreu três grandes mudanças nos últimos 400 milhões de anos, que permitiram a realização do movimento rotacional do antebraço: a formação de uma articulação entre a ulna distal e o carpo, o desenvolvimento de um "menisco" ulnocarpal e o desenvolvimento de uma articulação distinta entre o rádio e a ulna distais.[1]

A porção ulnar do punho, o cérebro e a oponência do polegar representam a progressiva evolução que diferencia o homem dos primatas primitivos.

A articulação radioulnar distal (ARUD) é uma das mais complexas articulações do corpo humano, sendo particularmente difícil e controverso o entendimento de sua anatomia e patomecânica.

ANATOMIA

O punho compreende as articulações radiocarpal, intercarpal, mediocarpal, carpometacarpiana e radioulnar distal (Figura 19.1). A ARUD é do tipo diartrodial trocóide, incongruente e instável, protegida pela arquitetura da superfície articular e pelo alinhamento e a relação entre a radioulnar e os ligamentos[2] (Figura 19.2).

O rádio articula-se com a ulna pela fossa sigmóide, côncava, que tem área de aproximadamente 15mm.[2] Possui três margens distintas: dorsal, volar e distal.

A cabeça da ulna é semicilíndrica e tem uma superficie articular convexa de 220 graus. A ARUD executa movimentos de pronação e supinação, além de permitir um componente de translação. Em pronação, a translação dorsal chega a 2,8mm, enquanto em supinação alcança 5,4mm volarmente.[3,4] O contato articular é máximo, de cerca de 60%, com o antebraço em rotação neutra; em pronação ou supinação completas, o contato é de apenas 10%.[4] É envolvida pelo complexo ligamentar ulnocarpal, de forma

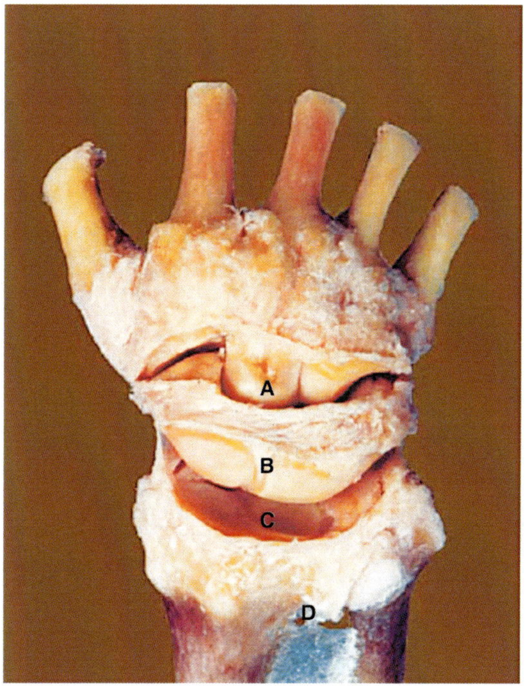

Figura 19.1 Articulações do punho. **A.** Carpometacarpiana. **B.** Intercárpica. **C.** Mediocárpica. **D.** Radioulnar distal.[2]

*Este capítulo contou com a colaboração do Doutor Jader José da Silva.

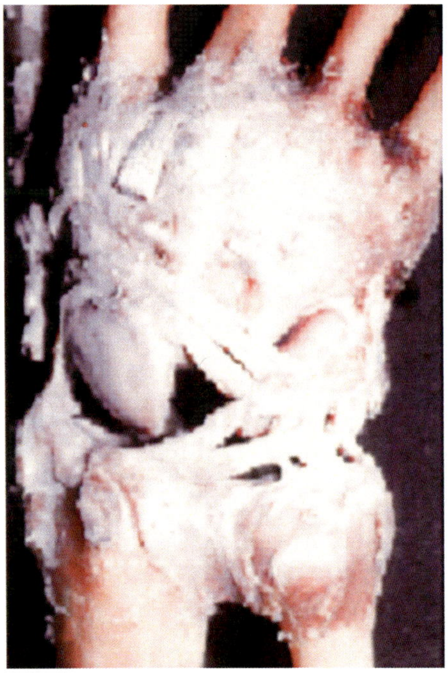

Figura 19.2 Complexo ligamentar dorsal do punho.[2]

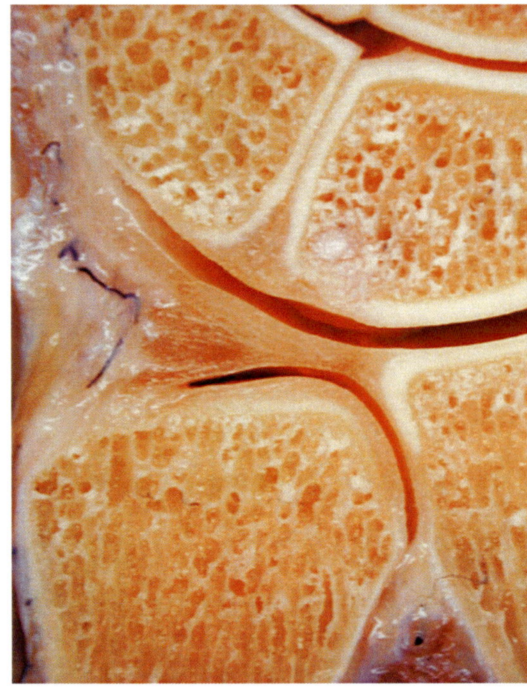

Figura 19.4 Fibrocartilagem triangular.

triangular, que é composto pelos ligamentos ulnossemilunar e ulnopiramidal. Estes ligamentos são responsáveis pela resistência às forças que atuam no canto volar e ulnar do punho durante o movimento de preensão, evitando o deslocamento volar do carpo. Outros fatores estabilizantes podem ser divididos em estáticos – fossa sigmóide, membrana interóssea, porção infratendinosa do retináculo extensor, ligamentos carpais dorsais – e dinâmicos

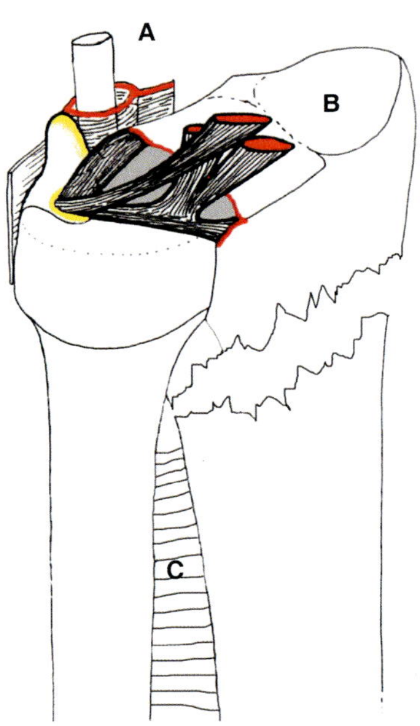

Figura 19.3 Estruturas estabilizadoras da ARUD. **A.** Extensor ulnar do carpo. **B.** Ligamentos ulnocarpais. **C.** Pronador quadrado.[4-7]

– extensor ulnar do carpo, flexor ulnar do carpo e pronador quadrado[4-6] (Figura 19.3).

A fibrocartilagem triangular (FCT) é um disco fibrocartilaginoso que se origina na junção das fossas semilunar e sigmóide e insere-se na base do processo estilóide ulnar (Figura 19.4). Tem 1 a 2mm de espessura. Sua porção central é avascular, com colágeno desorganizado e capaz de absorver cargas compressivas, enquanto a periférica é vascularizada e resistente a forças tênseis. Pode-se encontrar um menisco na minoria dos casos, podendo ainda haver um ossículo em seu interior (*os canula*). Em pronação, a porção volar do ligamento radioulnar apresenta-se tensa e a dorsal, comprimida, enquanto em supinação a porção dorsal apresenta-se tensa e a ventral, comprimida (Figura 19.5). A irrigação é feita por ramos dorsais e palmares das artérias ulnar e interóssea anterior.[7]

A membrana interóssea funciona como ligamento e possui três componentes: o mais importante é a banda central, também chamada ligamento interósseo; os outros são a banda proximal e a banda acessória (Figura 19.6). A banda central origina-se do terço distal da ulna e insere-se nos dois terços distais do rádio. A membrana interóssea encontra-se mais tensa em cerca de 20 graus de supinação, a aproximadamente 20mm de distância entre o rádio e a ulna; em supinação máxima, este espaço é de 14mm e, em pronação máxima, de 10mm[2,5] (Figura 19.7).

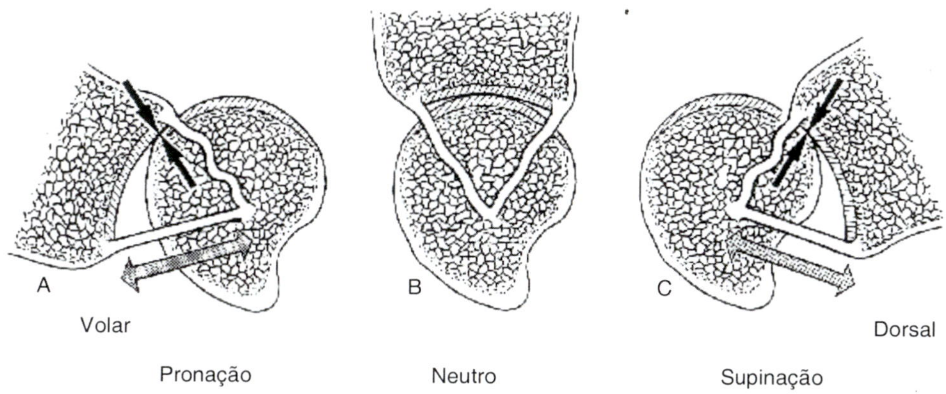

Figura 19.5 Ligamentos radioulnares. **A.** Em pronação, a porção volar apresenta-se tensa e a dorsal, comprimida; **C.** Em supinação, acontece o inverso. Em **B**, na posição neutra, os ligamentos estão frouxos.

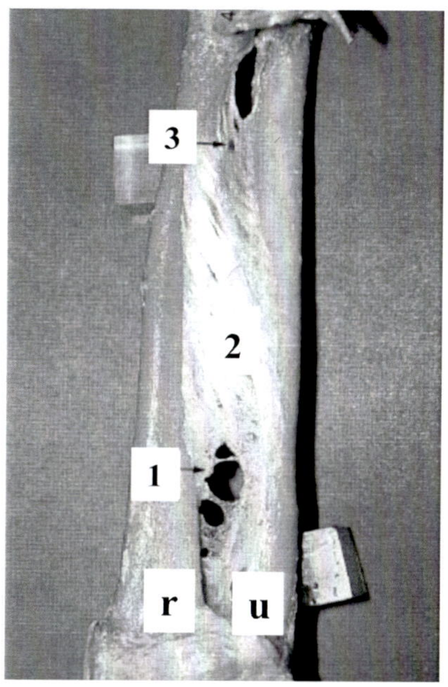

Figura 19.6 Membrana interóssea (**r**: rádio; **u**: ulna; **1**: banda proximal; **2**: banda central; **3**: banda acessória).[2,5]

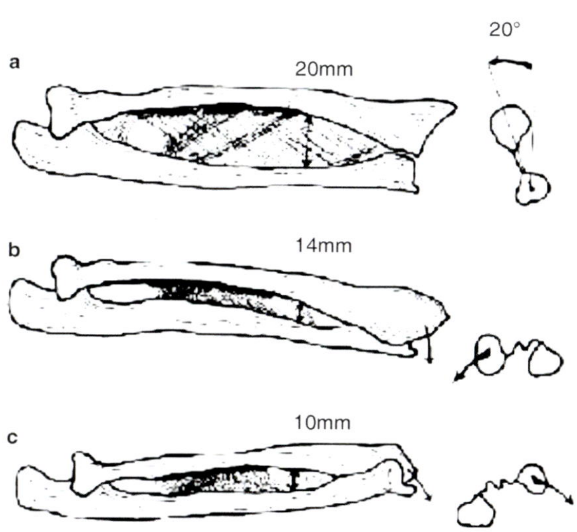

Figura 19.7 Tensionamento da membrana interóssea em relação à rotação do antebraço: **(a)** 20 graus de supinação; **(b)** supinação completa; **(c)** pronação completa.[2]

A cabeça do rádio é o estabilizador primário, e os estabilizadores secundários são a membrana interóssea, ARUD e o complexo da fibrocartilagem triangular (CFCT).

A variância ulnar é a relação entre as superfícies articulares do rádio e da ulna, podendo ser zero, *minus* (1 a 6mm) ou *plus* (1 a 5mm). Este parâmetro é importante nas fraturas do antebraço e do rádio distal, na doença de Kienböck e no impacto ulnocarpal, entre outros. Em relação à distribuição das forças compressivas, no punho em posição neutra, cerca de 60% a 80% das forças são transmitidas ao rádio; na presença de ulna *plus*, é de 60%, enquanto com ulna zero, suporta 80%.[8,9]

DIAGNÓSTICO

O diagnóstico das lesões da articulação radioulnar distal baseia-se na história clínica, na idade, nos sinais e sintomas e no mecanismo de trauma. A queda com hiperpronação do carpo e desvio ulnar sugere luxação dorsal da ARUD, enquanto com a mão supinada pode causar luxação volar da ARUD por falha dos ligamentos radioulnares dorsais.

O exame físico deve constar de inspeção, pesquisa de deformidades, como proeminência da cabeça da ulna, mensuração dos arcos de movimento ativo e passivo, instabilidade e dor sobre o extensor ulnar do carpo.

O achado mais comum é a incongruência da ARUD devida à fratura do rádio distal com perda da pronossupinação e proeminência da cabeça da ulna. No exame da ARUD, deve-se supinar o antebraço e segurar firmemente o rádio e a ulna, executando movimentos contrários no sentido anteroposterior, para verificar se há aumento da excursão, quando comparado com o lado contralateral. Há, em geral, crepitação e dor, e o sinal da tecla é positivo (Figura 19.8).

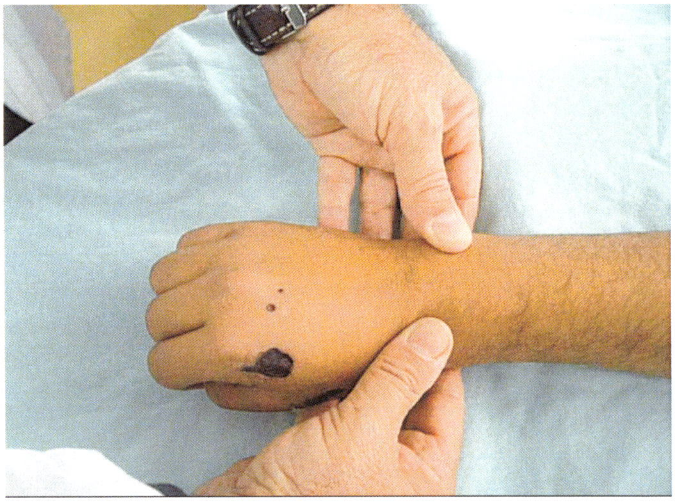

Figura 19.8 Sinal da tecla. Paciente do sexo feminino,17 anos. Luxação da ARUD.

Na luxação volar da ARUD, palpa-se a cabeça da ulna volarmente, e pode ocorrer parestesia no território do nervo ulnar pela compressão. A supinação é limitada em ambas as luxações.

Para testar o extensor ulnar do carpo deve-se fletir o cotovelo e alternar movimentos de pronação e supinação do antebraço com a mão em suave desvio ulnar, enquanto se observa uma movimentação anormal do tendão.

No teste de "pressão", é solicitado ao paciente que se levante da posição sentada, com apoio no braço da cadeira. A carga axial gera dor na borda ulnar do punho, o que sugere lesão do complexo da fibrocartilagem triangular (CFCT).[4,8]

Na síndrome do impacto ulnocarpal, freqüentemente encontra-se história de pronossupinação repetitiva e, no exame físico, o desvio ulnar e a extensão são limitados e dolorosos. A hiperpronação e a dorsiflexão dolorosas podem estar associadas à lesão do ligamento semilunopiramidal.

Exame radiográfico

O estudo da instabilidade radioulnar começa pela análise da radiografia simples de frente e em perfil. Para isso, é preciso que este estudo seja feito de forma criteriosa em posição neutra verdadeira. Alguns critérios na avaliação do bom posicionamento podem ser utilizados, como, por exemplo:

- **RX de frente (PA):** o eixo do terceiro metacarpiano deve ser o mesmo do rádio, demonstrando a ausência de desvio ulnar ou radial. O processo estilóide ulnar deve prolongar-se com a face medial da ulna demonstrando ausência de supinação ou pronação.
- **RX em perfil:** superposição das bases do segundo e terceiro metacarpianos, indicando ausência de inclinação radial ou ulnar; alinhamento do rádio e do terceiro metacarpiano, indicando ausência de flexoextensão, superposição do rádio e da ulna, com projeção do processo estilóide ulnar no centro da cabeça da ulna, determinando ausência de supinação ou pronação.

Nas radiografias em PA ou AP, o processo estilóide está no centro da cabeça da ulna; no perfil, estará volar, se o antebraço estiver pronado, ou dorsal, se estiver supinado.

O diagnóstico de instabilidade radioulnar é difícil e pouco sensível por este exame, devido à necessidade de posicionamento perfeito para esta avaliação. No perfil, pode ser observado um desvio volar ou dorsal da ulna, enquanto que na radiografia de frente pode-se demonstrar uma diástase da interlinha radioulnar distal, configurando luxação dorsal da ulna, ou uma superposição desta interlinha, indicando luxação volar.[10]

O exame radiográfico deve ser comparativo com o membro contralateral, e o cotovelo e o punho devem ser incluídos. Verificam-se a variância ulnar, a altura carpal, o ângulo escafossemilunar e a distância intercarpal.

O exame radiográfico da variância ulnar deve ser realizado com o cotovelo e o ombro flexionados a 90 graus, porque há mudanças milimétricas durante a pronossupinação que podem comprometer a avaliação. Na radiografia de frente, pode-se determinar a variância ulnar, medida por uma linha perpendicular ao eixo do rádio, passando pela superfície articular distal medial do rádio. A variante ulnar é positiva, se a superfície articular distal da ulna ultrapassar em mais de 2mm esta linha, neutra, se ela se situar entre 0 e 2mm, ou negativa, se não atingir esta linha (Figura 19.9). A variante ulnar positiva sugere quadro de impacto ulnocarpal, e a negativa está associada à doença de Kienböck. O estudo radiográfico dinâmico com inclinação radial e ulnar pode demonstrar o impacto ulnocarpal, enquanto os estudos em pronação e com o punho fechado podem demonstrar uma variante ulnar positiva dinâmica, que também favorece o impacto.[10]

O estudo radiográfico também é útil na demonstração de seqüelas de fraturas que podem levar a patologias dos compartimentos radioulnar distal e ulnocarpal.

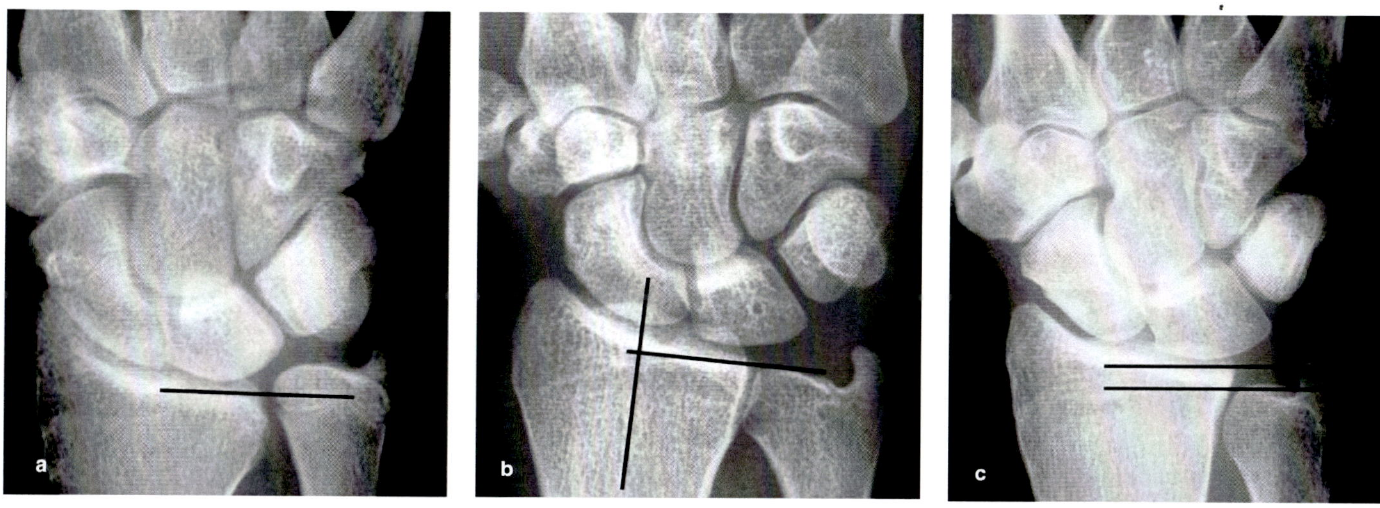

Figura 19.9 Estudos radiográficos de frente demonstrando exemplos de variante ulnar positiva **(a)**, neutra **(b)** e negativa **(c)**.

Por convenção, considera-se que a ulna é deslocada em relação ao rádio, mas na realidade é este que se desloca.

Tomografia

A tomografia no plano axial é útil na verificação da congruência da ARUD, permitindo a visualização de pequenas fraturas por avulsão, acompanhadas ou não por subluxação da ARUD, fraturas ou erosões dos lábios da fossa sigmóide, que podem levar à instabilidade persistente, seqüelas de fraturas, particularmente na determinação de fragmentos deslocados, bem como na avaliação da ausência de consolidação e suas complicações.

Em alguns casos, podem ser feitos estudos em posições de supinação, rotação neutra e em pronação, na pesquisa de instabilidade.[10]

A reconstrução digital é a técnica que utiliza os dados da tomografia computadorizada e reconstrói os ossos tridimensionalmente, facilitando a visibilização da congruência entre o rádio e a ulna.

Ressonância magnética (RM)

Em decorrência da evolução tecnológica, com novos aparelhos que melhoraram a resolução espacial e o desenvolvimento de bobinas de alta resolução (BAR) para estudo de pequenas estruturas, houve um grande avanço na avaliação do CFCT.

A fibrocartilagem triangular apresenta-se como uma formação triangular alongada, com ápice inserido no rádio e base voltada para o processo estilóide da ulna. Apresenta aspecto bifurcado na sua inserção ulnar, com área de hipersinal entre estas lâminas, o que pode levar à falsa interpretação de roturas nesta região.[11] Sua morfologia é bastante variável, sendo mais fina quando há presença de variante ulnar positiva e mais espessa na variante ulnar negativa. Alguns estudos demonstram que a RM é bastante útil no diagnóstico das lesões do CFCT[12-14] (Figura 19.10), com sensibilidade de 100%, especificidade de 90% e acurácia de 97% da RM com BAR em relação à artroscopia.[14]

A RM pode ser útil na análise da congruência articular. Avaliam-se diretamente os ligamentos radioulnares distais volar e dorsal (Figura 19.11).

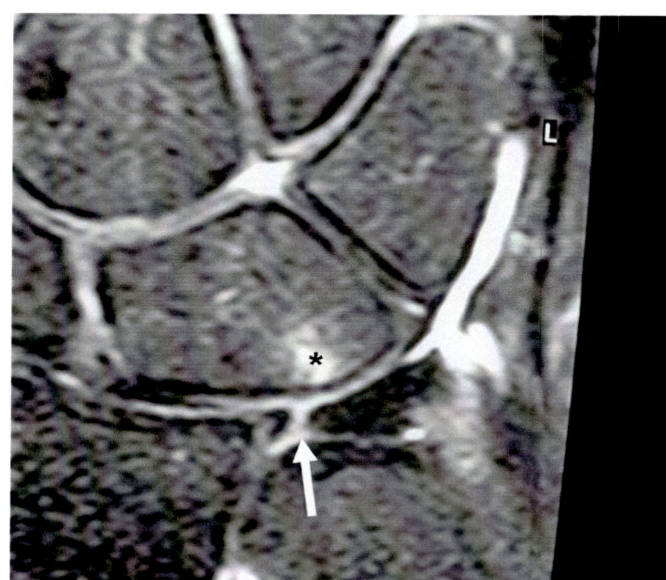

Figura 19.10 RM no plano coronal T2 com BAR demonstrando perfuração central da fibrocartilagem triangular. Notar o edema ósseo subcondral do semilunar (*), sugerindo impacto ulnocarpal.

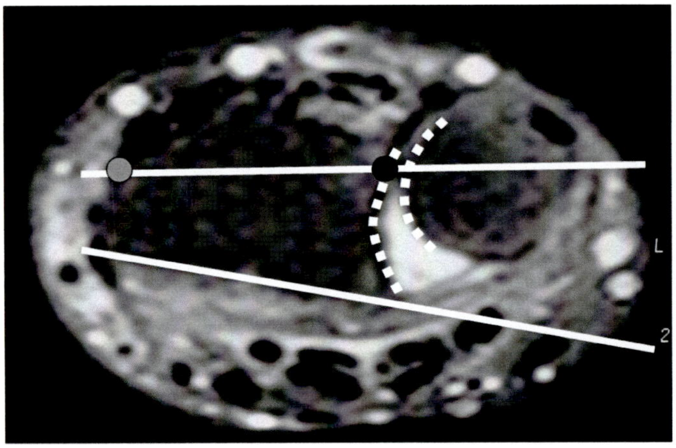

Figura 19.11 Exemplo de instabilidade radioulnar distal à RM no plano axial T2. Linhas são traçadas nas margens volar e dorsal do rádio distal, com a cabeça da ulna devendo estar situada entre elas. Na face dorsal, utilizam-se como referência as margens radial (*bola cinza*) e ulnar (*bola preta*). Notar o deslocamento dorsal da cabeça da ulna e a perda da relação entre as superfícies articulares da ulna e do rádio (*linhas tracejadas*).

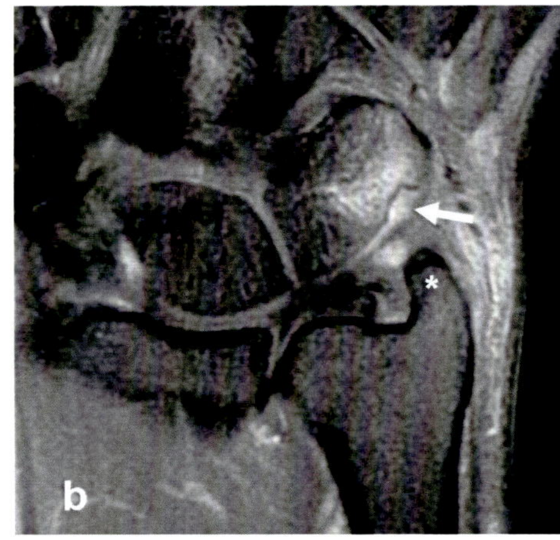

Figura 19.13 Impacto entre o processo estilóide da ulna e o piramidal. RM no plano coronal na ponderação T1 pós-contraste. Notar processo estilóide ulnar proeminente (*), associado a irregularidade da superfície ulnar do piramidal, com edema ósseo subcondral (*seta*).

A RM demonstra a presença de variante ulnar positiva e a possível associação com alterações do CFCT. No entanto, vale salientar que devido à posição habitual do exame com leve pronação, pode-se obter uma falsa imagem de variante positiva (Figura 19.12).

Nestes casos, deve-se observar a posição da superfície articular da cabeça ulnar no plano axial, que varia de acordo com a posição do paciente. Este exame também define de maneira satisfatória a presença de lesões da cartilagem e alterações da superfície óssea subcondral do semilunar, do piramidal e da ulna distal, bem como a possível associação com lesões ligamentares.

A RM é também útil na demonstração do impacto entre o processo estilóide da ulna e o piramidal (Figura 19.13) e do impacto radioulnar distal[15] (Figura 19.14).

A RM também está indicada no estudo de fraturas ocultas ao RX, na avaliação de alterações secundárias a artropatias inflamatórias e no estudo de possível tendinopatia do extensor ulnar do carpo associada.

Artrografia por TC ou RM (artro-TC e artro-RM)

Tanto a artro-TC como a artro-RM podem ser utilizadas nos casos de dúvida, para confirmar a presença de rupturas do CFCT, particularmente naquelas situadas junto à inserção ulnar da fibrocartilagem, local que pode ser sede de erros de inter-

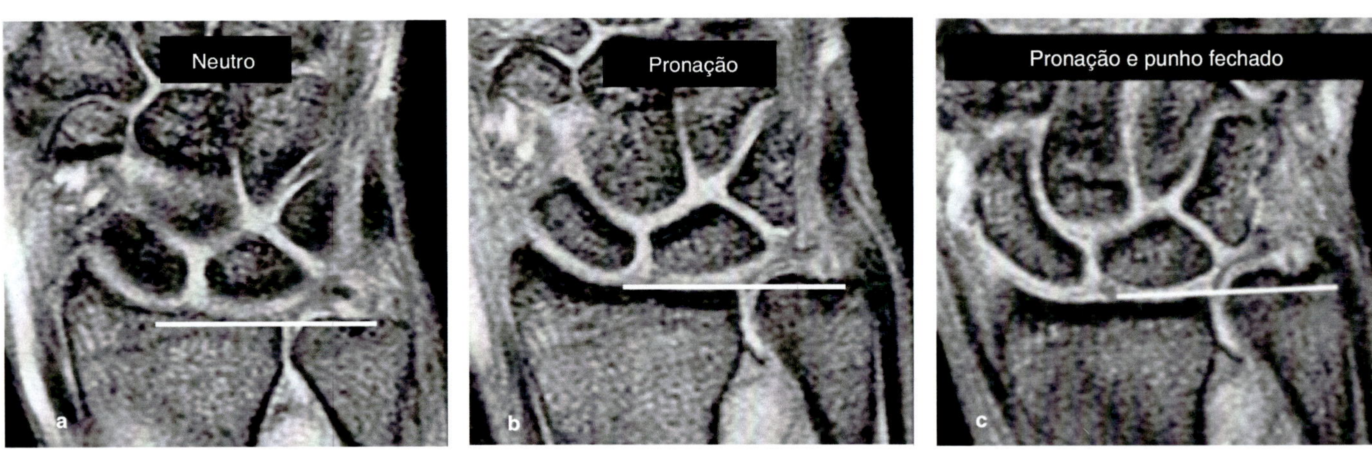

Figura 19.12 RM no plano coronal T2* demonstrando translação distal normal da ulna **(a)**; durante pronação **(b)**, que se acentua com o punho fechado **(c)**. O estudo habitual do punho é realizado com leve pronação, devendo-se, portanto, considerar normal o aspecto de discreta variante positiva.

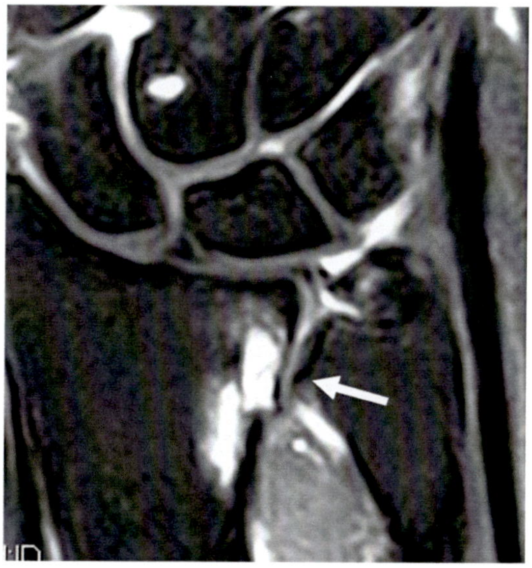

Figura 19.14 Impacto ulnar distal. RM no plano coronal T2. Notar variante ulnar negativa, com alterações fibrocísticas e edema subcondral da face ulnar do rádio (*seta*).

pretação ao estudo por RM. Estes exames também demonstram de modo eficiente a presença de lesões ligamentares e condrais associadas, salientando-se que a artro-TC apresenta maior sensibilidade na caracterização de pequenas erosões condrais, sendo particularmente útil quando há presença de material metálico (quando utilizados aparelhos helicoidais ou com multidetectores). A artro-RM, no entanto, é útil na demonstração de edemas ósseos associados e na caracterização de alterações intra-substanciais da fibrocartilagem triangular.

Com a utilização mais freqüente de bobinas de alta resolução e de aparelhos de alto campo, há uma tendência futura de redução na indicação destes exames para estudo da fibrocartilagem triangular (Figura 19.15).

Cintilografia

A cintilografia é útil na chamada síndrome dolorosa obscura, na qual o paciente sente dor, mas não se percebe no exame físico o local exato da lesão. É utilizada em processos inflamatórios e isquêmicos, tais como doença de Kienböck e impacto ulnocarpal.

Artroscopia

O exame padrão para análise das lesões do CFCT é a artroscopia. Permite excelente visibilização dos ligamentos intrínsecos e do complexo da fibrocartilagem triangular, como degeneração, condromalacia, ruptura ligamentar, fratura condral, sinovite e lesões traumáticas centrais e dorsais da FCT (ver Capítulo 5).

Palmer[16] descreveu uma classificação dos achados artroscópicos das lesões da FCT:

- **Lesões traumáticas – Tipo 1** (Figura 19.16):
  - **1A:** lesão horizontal no disco adjacente à fossa sigmóide (mais comum).
  - **1B:** avulsão da FCT da ulna.
  - **1C:** lesão dos ligamentos ulnocarpais.
  - **1D:** avulsão do disco articular da fossa sigmóide do rádio.
- **Lesões degenerativas – Tipo II:**
  - **IIA:** afilamento sem perfuração.
  - **IIB:** afilamento com condromalacia da cabeça da ulna.
  - **IIC:** perfuração do disco articular com condromalacia.
  - **IID:** perfuração do disco articular com condromalacia e lesão parcial dos ligamentos lanopiramidais.
  - **IIE:** perfuração do disco articular com condromalacia, lesão parcial dos ligamentos lunopiramidais e artrite.

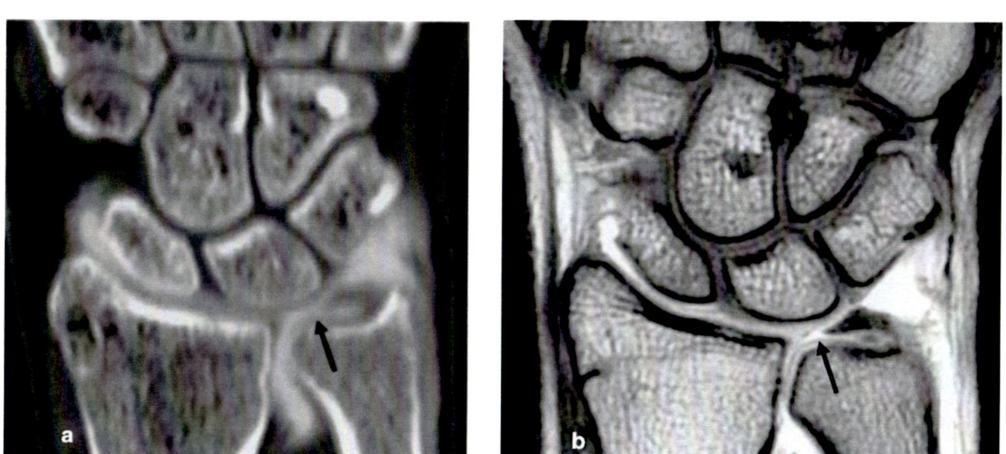

Figura 19.15 Artro-TC **(a)** e artro-RM **(b)**, demonstrando avulsão radial da fibrocartilagem triangular (*seta*).

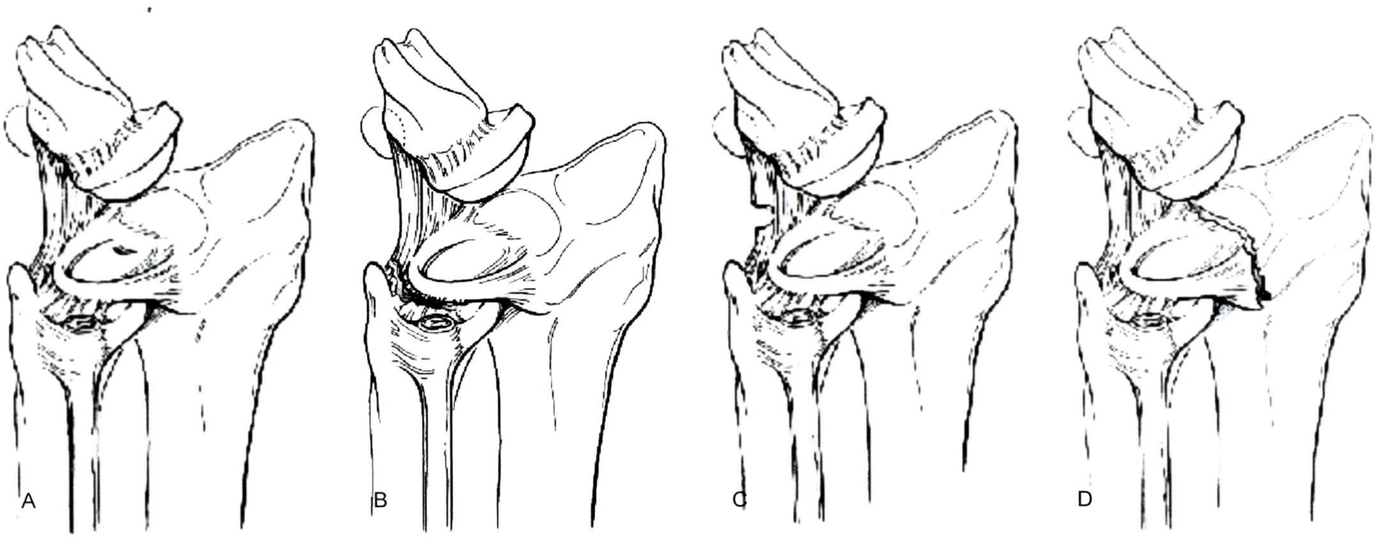

Figura 19.16 Lesões traumáticas da FCT. **A.** Lesão horizontal no disco adjacente à fossa sigmóide (mais comum). **B.** Avulsão da FCT da ulna. **C.** Lesão dos ligamentos ulnocarpais. **D.** Avulsão do disco articular da fossa sigmóide do rádio.

CLASSIFICAÇÃO

As lesões da ARUD podem ser divididas em agudas ou crônicas, dorsal, palmar e multidirecional, podendo ocorrer por lesão de partes moles ou má consolidação óssea, ou podem ser divididas em quatro categorias:

a. **Impactação:** na presença de ulna *plus* com impacto ulnocarpal.
b. **Incongruência:** quebra de congruência entre a fossa sigmóide e a cabeça da ulna.
c. **Inflamatória:** secundária à tendinite do flexor ulnar do carpo e/ou do extensor ulnar do carpo.
d. **Instabilidade:** aguda ou crônica, devida a alterações ósseas e/ou de partes moles.

A instabilidade pode ocorrer sozinha ou associada a impactação, incongruência ou inflamação.[2,3]

Luxação da ARUD

Tratamento conservador

A redução da luxação dorsal deve ser feita com o antebraço do paciente em supinação forçada, enquanto o examinador exerce pressão digital contra a cabeça da ulna no sentido volar. Imobiliza-se com gesso axilopalmar por 6 semanas em supinação ou em posição neutra. Quando deslocada volarmente, a redução é feita em pronação com pressão no sentido dorsal na cabeça da ulna e imobilização em pronação ou em posição neutra, pelo mesmo período. O tratamento conservador é aceito quando há plena redução no controle radiográfico nos dois planos.[3,8]

Tratamento cirúrgico

A fixação percutânea está indicada nas luxações redutíveis e instáveis. Utiliza-se um fio de Kirschner de 1,5mm, passado imediatamente proximal à ARUD, de ulnar para radial.

A redução aberta e a reparação da FCT estão indicadas quando há bloqueio da pronossupinação e não se consegue redução anatômica (Figura 19.17).

As lesões da FCT podem ocorrer sem instabilidade da ARUD. A lesão mais comum ocorre no disco articular próximo à inserção no rádio (Figura 19.15). Lesões sintomáticas da FCT, associadas ou não à instabilidade, são de tratamento cirúrgico.[6,16]

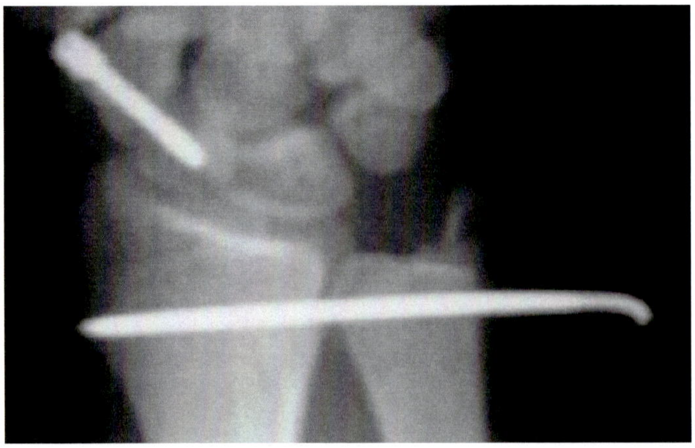

Figura 19.17 Fixação percutânea da luxação da ARUD.

Palmer[16] demonstrou que dois terços da porção central da FCT podem ser desbridados sem prejuízo.

Quando a lesão é central, está indicado o desbridamento artroscópico, porque o tratamento aberto é mais difícil e mais sujeito a complicações. Quando associado à variante ulna zero ou *plus*, pode-se associar ao encurtamento da ulna ou alongamento do rádio.

As lesões periféricas associadas com a ulna *minus* devem ser tratadas com desbridamento e reparo aberto ou artroscópico. Na presença de ulna *plus*, indicam-se a osteotomia de encurtamento e cirurgia aberta. Suturas não-absorvíveis devem ser usadas para reinserir a FCT no estilóide ulnar.[6,16]

A técnica de Wafer[17] consiste na excisão da cartilagem e do osso subcondral da cabeça da ulna. Podem ser retirados de 2 a 4mm do osso, mas isso não modifica a relação da ARUD (Figura 19.18).

Nas instabilidades crônicas da ARUD, deve-se checar a anatomia, pois muitos pacientes sofreram fraturas antigas no punho ou no antebraço; nestes casos, a deformidade óssea deverá ser corrigida primeiro; a estabilidade da FCT é verificada e, se não for possível a reparação, a reconstrução com tendão pode ser necessária.

Instabilidade secundária a fraturas

Fraturas do terço distal e diafisárias do antebraço

A fratura do terço distal do antebraço é a causa mais comum de lesão da ARUD. A consolidação viciosa freqüentemente compromete a cápsula articular, levando a subluxação, lesão do CFCT e artrose. O encurtamento significativo do rádio gera uma condição biomecânica de aparente alongamento da ulna, que é a principal causa do impacto ulnocarpal[18] (Figura 19.19).

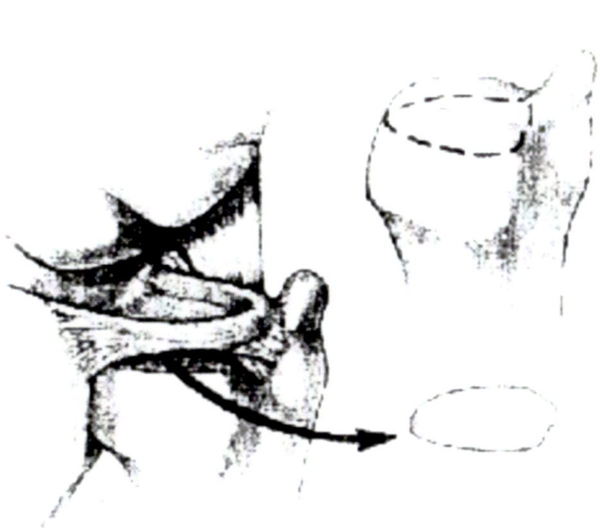

Figura 19.18 Técnica de Wafer.[17]

Fernandez e Jupiter[19] classificaram as lesões da borda ulnar do punho com o objetivo de determinar a difícil opção do tipo de tratamento (Figura 19.20).

O tratamento da fratura do rádio associada a lesão da ARUD segue o seguinte algoritmo:

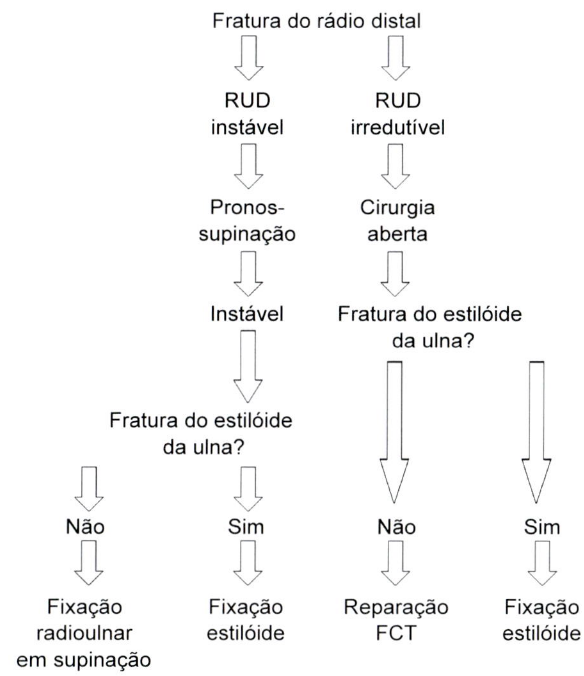

As fraturas do antebraço com desvio no adulto devem ser tratadas com fixação com placas e parafusos, tomando-se o cuidado para evitar desvios angulares e rotacionais e encurtamento.

A subluxação dorsal pode ocorrer sozinha ou após fratura de Galeazzi, que consiste na luxação da ARUD associada à fratura diafisária do rádio, também chamada de fratura da necessidade, porque o tratamento conservador leva a mau resultado[2,3] (Figura 19.21).

O primeiro passo é estabilizar a fratura do rádio: se estável, permite-se a movimentação precoce; se instável, deve-se fixar a ARUD com fio e imobilizar o membro superior em supinação por 6 semanas. Nas luxações irredutíveis, utiliza-se a técnica aberta, devendo ser verificado se o extensor ulnar do carpo está interposto; neste caso, repara-se a FCT e fixa-se o fragmento do estilóide ulnar. O exame radiográfico intra-operatório do antebraço com visibilização das articulações proximais e distais é obrigatório. Deve-se sempre compará-lo com o lado contralateral.

As fraturas que acometem a superfície articular, incluindo fraturas condrais com desvio, devem ser

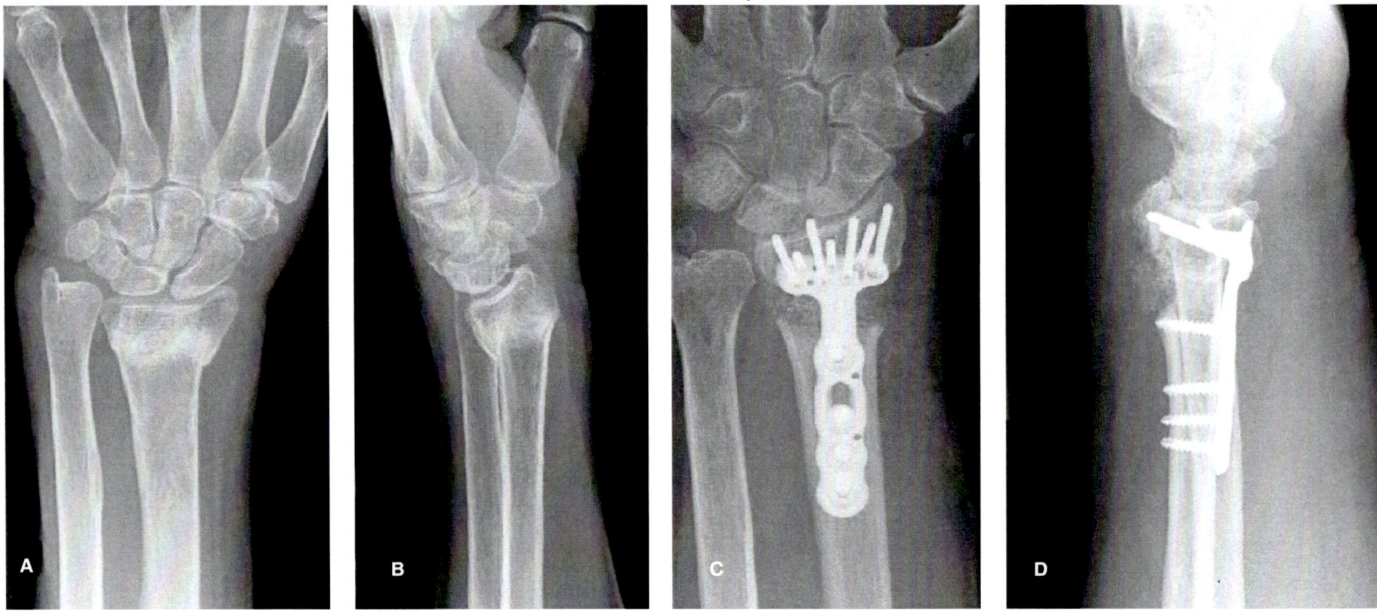

Figura 19.19 Fratura do rádio distal consolidada viciosamente com lesão da ARUD. **A.** RX PA pré-operatório. **B.** RX perfil pré-operatório. **C.** RX PA pós-operatório. **D.** RX perfil pós-operatório.

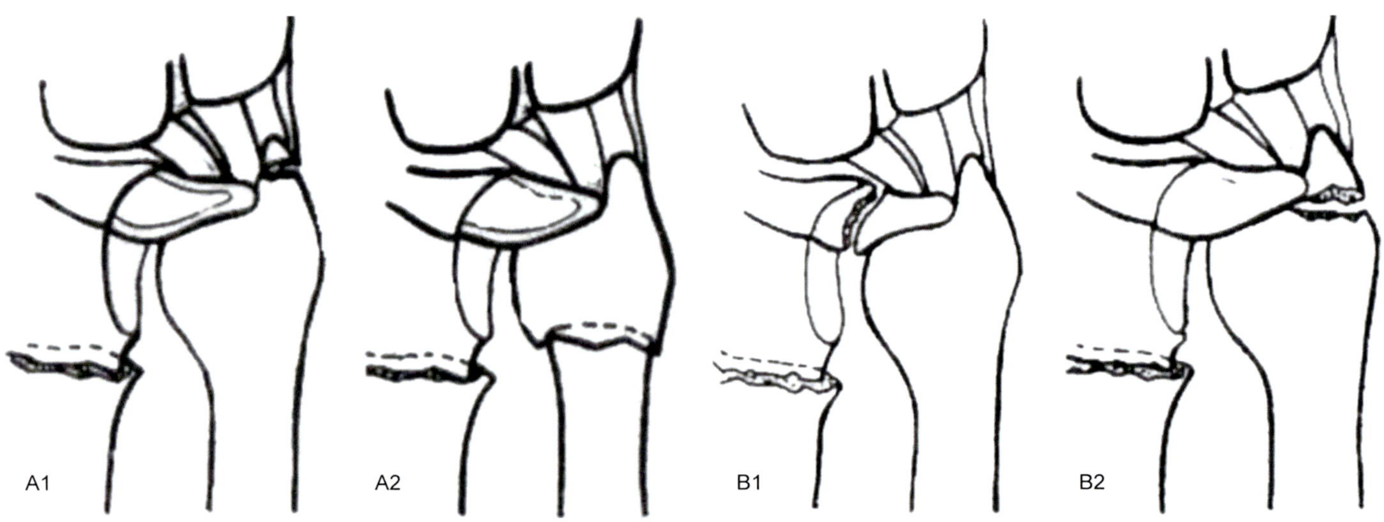

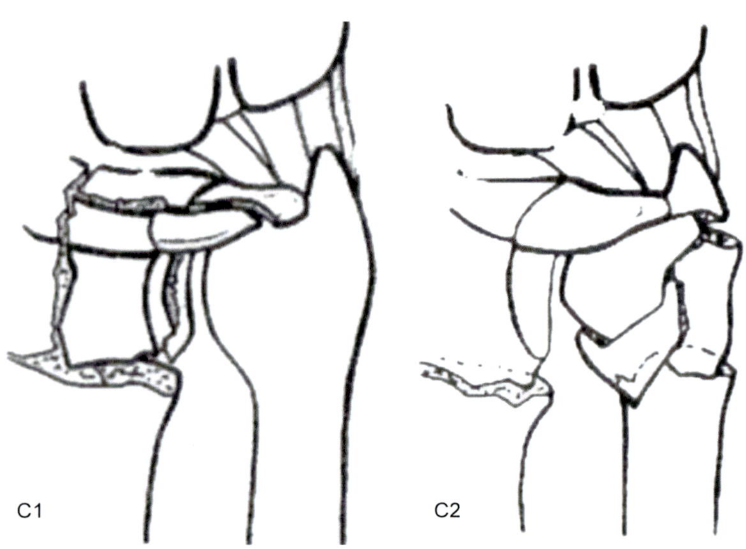

Figura 19.20 Classificação de Fernandez e Júpiter:[19] **(A1)** estável: fratura-avulsão; **(A2)** estável: fratura estável; **(B1)** instável: lesão FCT ou ligamentos palmares ou dorsais; **(B2)** instável: fratura avulsão da base do estilóide ulnar; **(C1)** potencialmente instável: fratura da fossa sigmóide; **(C2)** potencialmente instável: fratura cominutiva da cabeça da ulna.

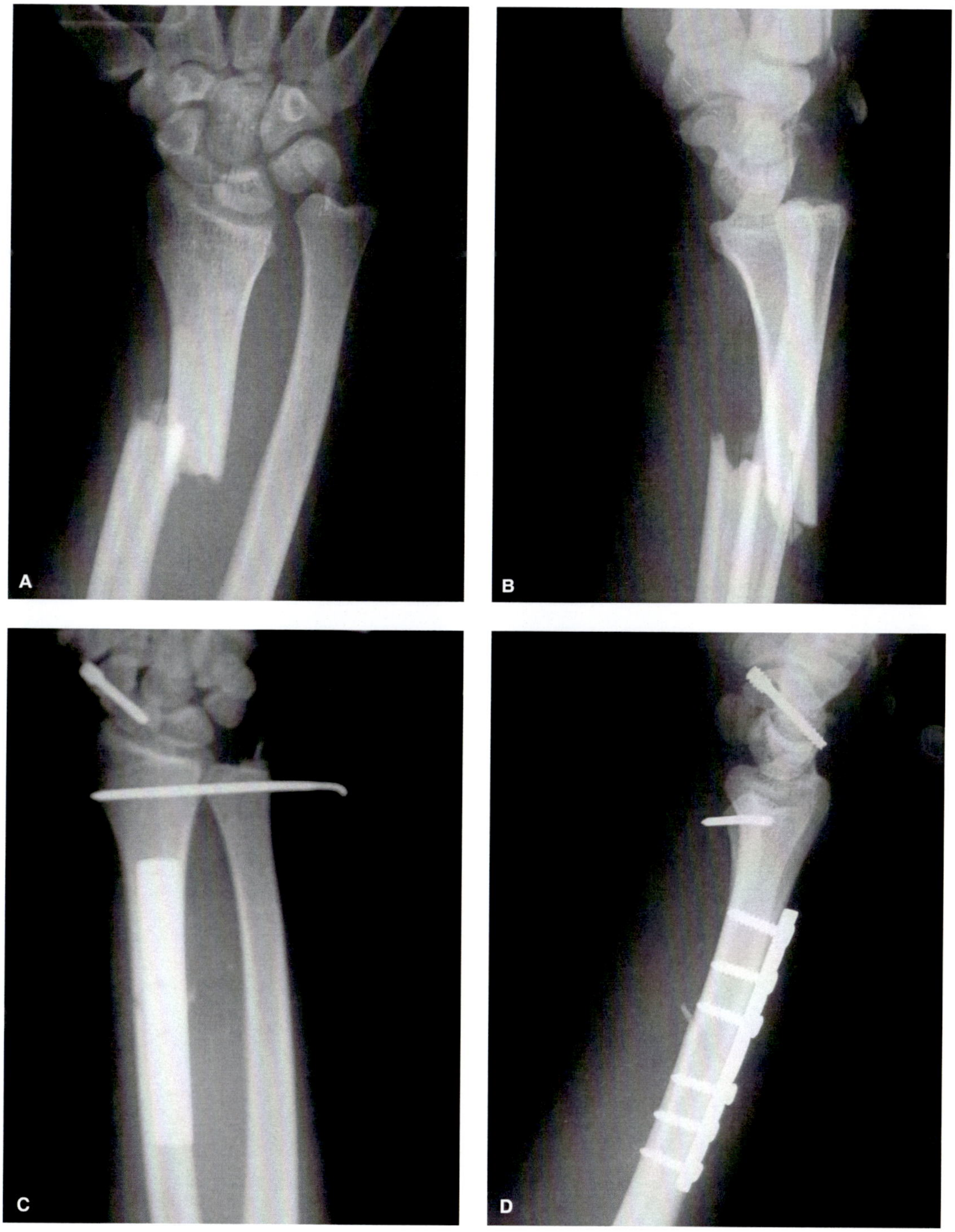

Figura 19.21 Fratura-luxação de Galeazzi.[2,3] **A.** RX PA pré-operatório. **B.** RX perfil pré-operatório. **C.** RX PA pós-operatório. **D.** RX perfil pós-operatório.

tratadas cirurgicamente; desvios não devem ser aceitos. São tratadas com fixação com fios de Kirschner ou parafusos de compressão, enquanto nas fraturas cominutivas pode-se recorrer a fixadores externos ou cirurgias de hemi-ressecção da cabeça da ulna, sempre tentando-se ao máximo a preservação do processo estilóide ulnar.

As seqüelas de fraturas podem ser tratadas por meio de osteotomia de adição do rádio ou de encurtamento da ulna, que pode ser transversa, oblíqua, longitudinal ou transversa oposta, realizada entre 3 e 4cm proximais ao estilóide ulnar (Figura 19.22).

Fraturas do processo estilóide ulnar

As fraturas do processo estilóide ulnar, com ou sem fratura do rádio, podem estar associadas a lesões do CFCT. Fraturas da base podem ser tratadas com gesso axilopalmar por 6 a 8 semanas; se houver desvio associado à instabilidade, devem ser fixadas com

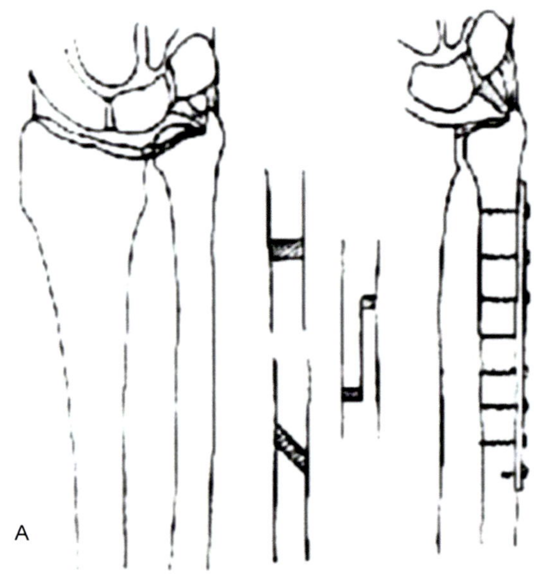

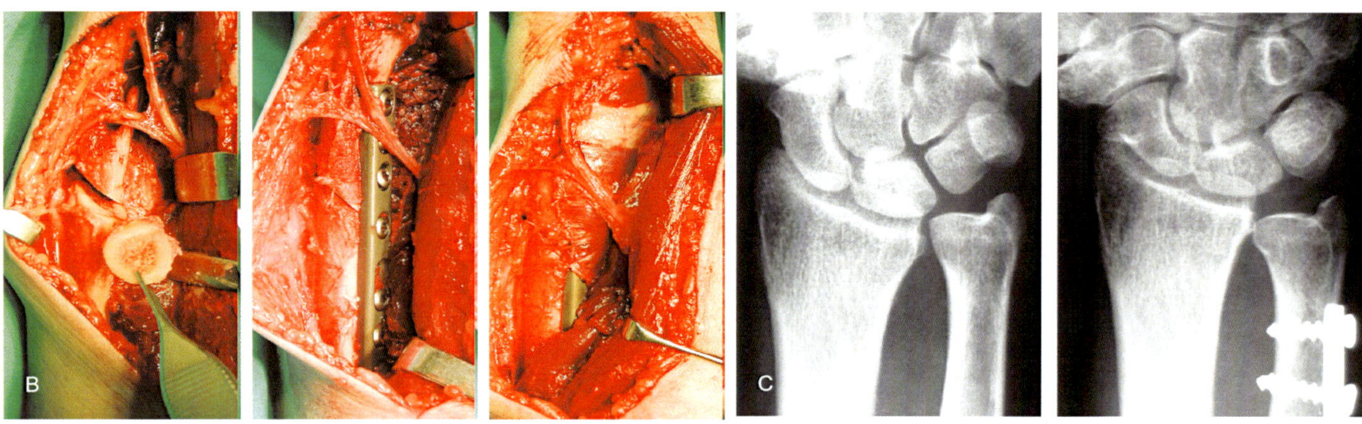

Figura 19.22 Osteotomias de encurtamento da ulna. **A.** Representação esquemática: transversa, oblíqua e transversas opostas. **B.** Intra-operatório. **C.** RX pré e pós-operatório do punho, após encurtamento da ulna.

banda ou parafuso de compressão e a FCT reinserida (Figura 19.23).

A pseudo-artrose sintomática do processo estilóide ulnar pode ocorrer, e foi classificada por Hauck[20] em dois tipos: a do tipo I é estável, e a fratura localiza-se na extremidade, sendo tratada com excisão; a do tipo II é instável, localizada na base, e é tratada com fixação interna e fixação da FCT.

O acesso à ARUD pode ser feito através de uma incisão entre o quarto e o quinto compartimentos em total pronação; o sexto compartimento deve ser liberado subperiostalmente para não perturbar sua função estabilizadora. Após abertura transversal do ligamento radiopiramidal, podem ser visibilizados 60% da cabeça da ulna, a face carpal da FCT, o ligamento lunopiramidal, o piramidal, o menisco e o recesso pré-estilóide. Outros autores preferem o acesso entre o quinto compartimento afastado radialmente e o sexto afastado ulnarmente para a exploração da FCT.[21]

Lesão de Essex-Lopresti

É a luxação da ARUD associada com fratura da cabeça radial e migração proximal do rádio decorrente de intensa força de compressão longitudinal. O paciente apresenta lesão dos ligamentos da ARUD, CFCT e membrana interóssea, além de lesão articular da cabeça do rádio e capitelar[21-23] (Figura 19.24).

Edwards e Júpiter[22] propuseram a seguinte clasificação:

- **Tipo I:** fratura da cabeça radial com grandes fragmentos passíveis de redução e fixados rigidamente.

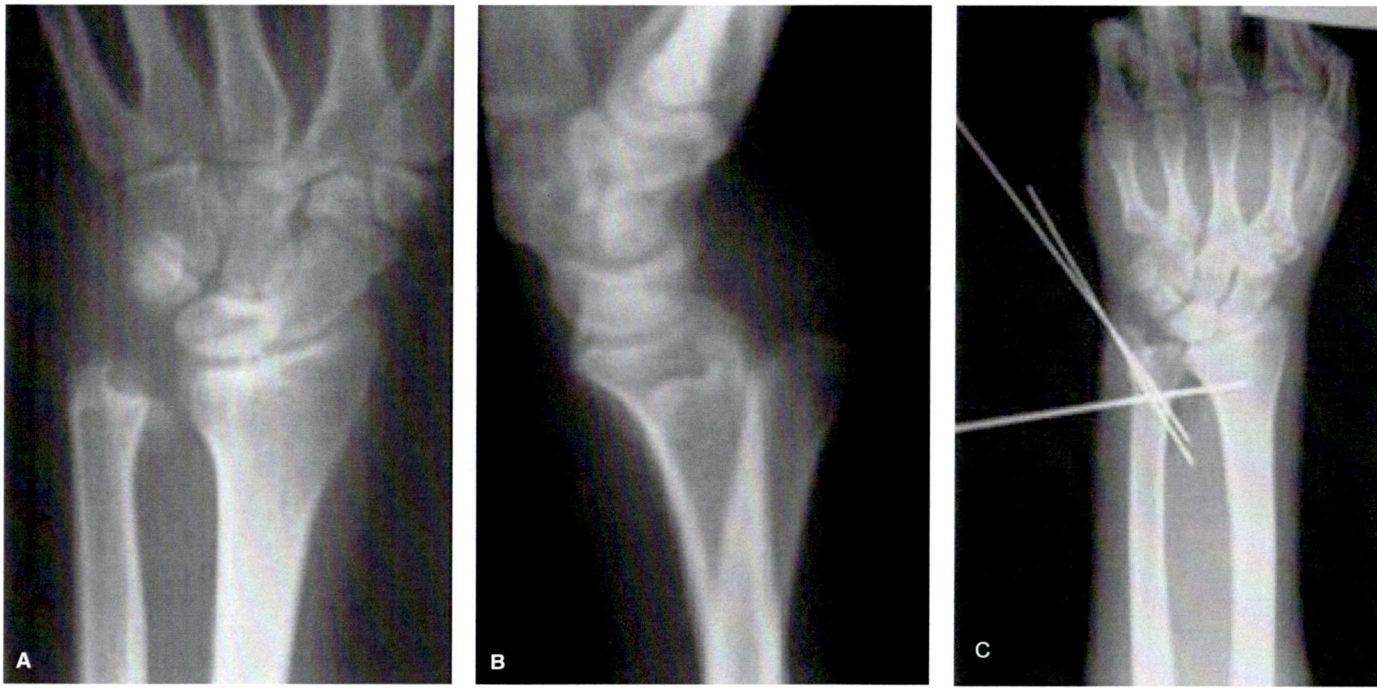

Figura 19.23 Fratura do estilóide ulnar associada a luxação **A.** RX PA pré-operatório. **B.** RX perfil pré-operatório. **C.** RX PA pós-operatório.

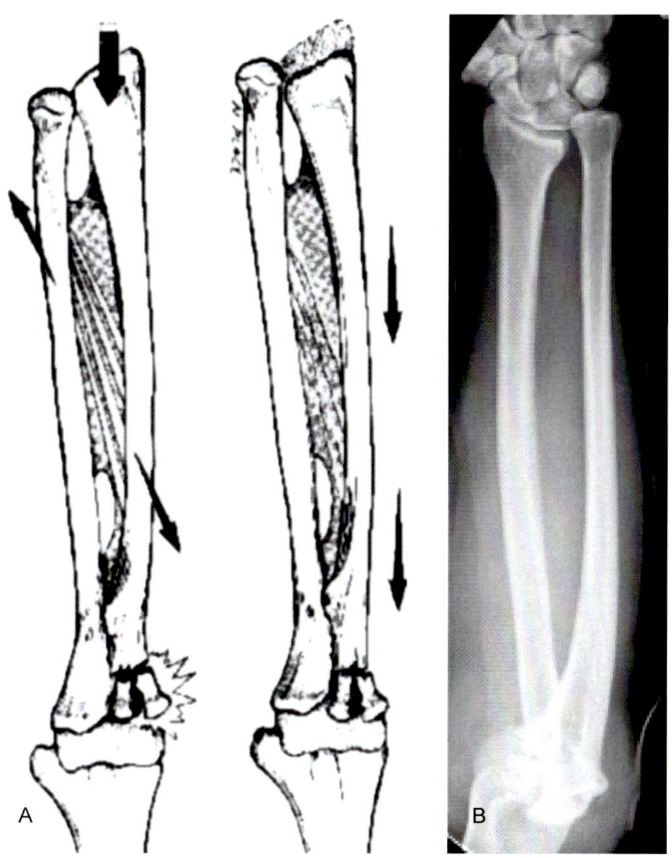

Figura 19.24 Lesão de Essex-Lopresti. **A.** Esquema. **B.** Radiografia.

- **Tipo II:** fratura cominutiva que exige excisão e colocação de prótese.
- **Tipo III:** fratura antiga com migração proximal do rádio, irredutível.

A chave do tratamento é o diagnóstico precoce. Baseia-se na redução e fixação precoces das fraturas da cabeça do rádio e/ou capítulo e fixação com fio de Kirschner da ARUD em supinação por 4 a 8 semanas. A fratura da cabeça do rádio deve ser abordada lateralmente, tendo-se em mente o conceito de "zona de segurança",[23] ou seja, a colocação do implante lateral e posterior na cabeça do rádio com o antebraço em supinação completa. Este tratamento apresenta resultados satisfatórios em até 80% dos pacientes, enquanto as lesões crônicas apresentam 80% de maus resultados.[24] A excisão da cabeça radial é contra-indicada; a migração proximal do rádio pode ocorrer em semanas ou até mesmo anos depois; as fraturas cominutivas devem ser substituídas por próteses de titânio, que podem restaurar até cerca de 89% da estabilidade[24-26] (Figura 19.25).

A estabilidade da ARUD deve ser testada; se houver lesão da FCT, deve-se repará-la por via aberta ou artroscópica. Nas lesões antigas, pode-se fazer osteotomia de encurtamento da ulna para tratar o impacto ulnocarpal, cirurgia de Sauvé-Kapandji, ou artroplastia de hemi-ressecção, podendo ocorrer resultados pouco satisfatórios. Alguns autores preconizam a reconstrução da membrana interóssea, utilizando enxerto dos tendões patelar, aquiles, pronador redondo, palmar longo, metade do flexor radial do carpo ou sintéticos, como dacron[26-30] (Figura 19.26).

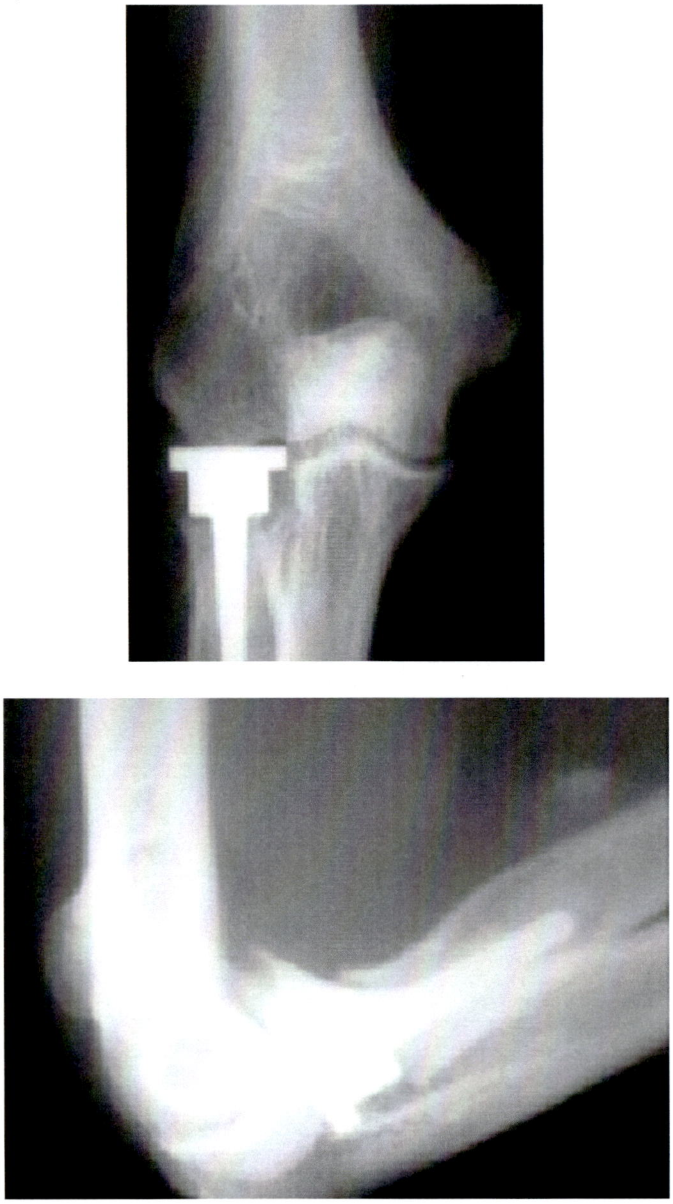

Figura 19.25 Prótese de cabeça do rádio de titânio.

Instabilidades multidirecionais

A estabilização pode ser obtida de três formas: reparo da FCT, reconstrução de partes moles ou reconstrução dos ligamentos radioulnares. Na primeira opção, reinsere-se a FCT avulsionada na fóvea, que é o achado mais comum; caso isso não seja possível, existem várias técnicas de reconstrução indiretas, como as de Boyes,[31] Hui e Linscheid,[32] Tsai e Stilwell,[33] entre outras (Figura 19.27). Johnson[34] descreveu a estabilização dinâmica com o pronador quadrado; outros autores fazem a reconstrução dos ligamentos radioulnares, como Scheker e cols.,[35] Sanders e Hawkins [36] Bowers[37] e Adams e cols.[38,39] (Figura 19.28).

É primordial que não haja artrite, que a fossa sigmóide esteja preservada e que a consolidação viciosa seja corrigida concomitantemente. Se necessário, uma osteotomia do rádio distal pode ser realizada para refazer a borda da fossa sigmóide.

Na presença de artrite pós-traumática da ARUD, algumas alternativas estão indicadas, como excisão da cabeça da ulna pela técnica de Darrach[40] ou uma de suas múltiplas variações,[41,42] hemi-ressecção com artroplastia de interposição,[43,44] ressecção e artroplastia de substitição (Swanson),[45] Sauvé-Kapandji ou artrodese.[46] Dingman[47] sugere apenas a ressecção da porção articular da cabeça ulnar, deixando o estilóide e o complexo ligamentar intactos, e promove a interposição de uma "anchova" de tendão, músculo ou

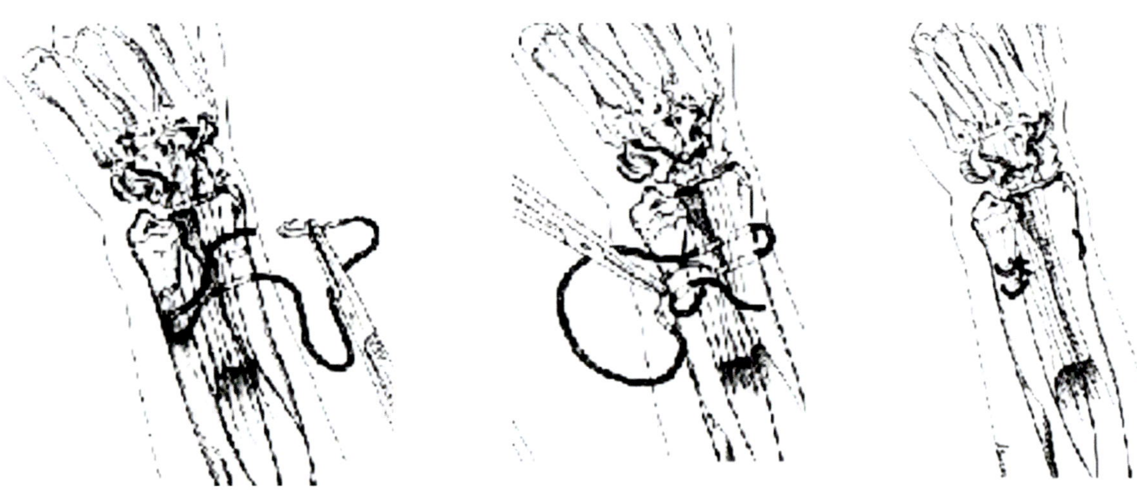

Figura 19.26 Reconstrução da membrana interóssea com enxerto sintético (dacron).[28]

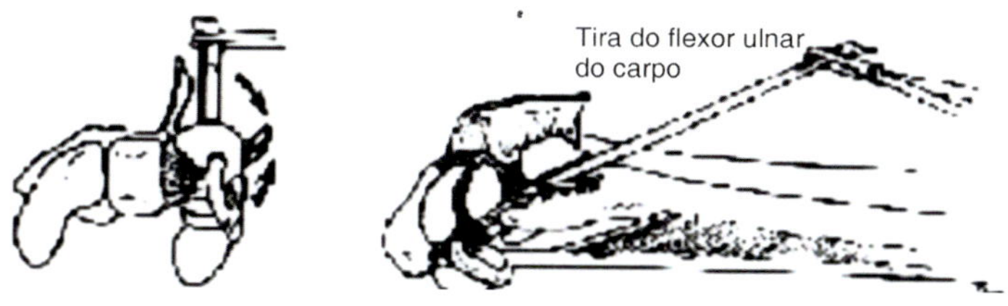

Figura 19.27 Técnica de reconstrução ligamentar radioulnar de Hui e Linscheid.[32]

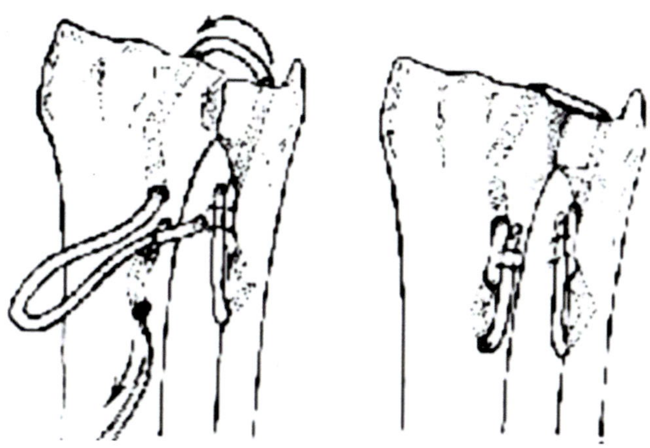

Figura 19.28 Técnica de reconstrução ligamentar radioulnar de Scheker e cols.,[35] que utilizam enxerto dos tendões palmar longo ou plantar delgado.

fáscia na ARUD, para evitar o contato entre o rádio e a ulna (Figura 19.29).

Recentemente, alguns autores sugeriram o tratamento da artrose da ARUD com artroplastia de substituição da cabeça ulnar por endoprótese. Sua principal indicação é em caso de falha do tratamento cirúrgico de ressecção da extremidade da ulna.

Os resultados preliminares indicam diminuição da dor e melhora da função e da dor[48,49] (Figura 19.30).

A instabilidade da ARUD na artrite reumatóide pode ser tratada com a técnica de Darrach:[40,47] o osso é exposto entre o flexor ulnar do carpo e o extensor ulnar do carpo e uma osteotomia é realizada, no máximo, a 2cm do processo estilóide; o periósteo deve ser fechado para prover uma fixação do estilóide e prevenir frouxidão. A crítica a esta técnica é a perda de força e o aumento da translocação ulnocarpal, que também é uma contra-indicação à técnica, porque a cirurgia destrói o suporte ósseo da FCT e cria um uma rotação instável ao redor do eixo da ulna. Para evitar esta instabilidade, muitos autores descreveram técnicas que utilizam desde a cápsula volar até o extensor ulnar do carpo ou flexor ulnar do carpo para estabilização da ulna proximal.[42,47]

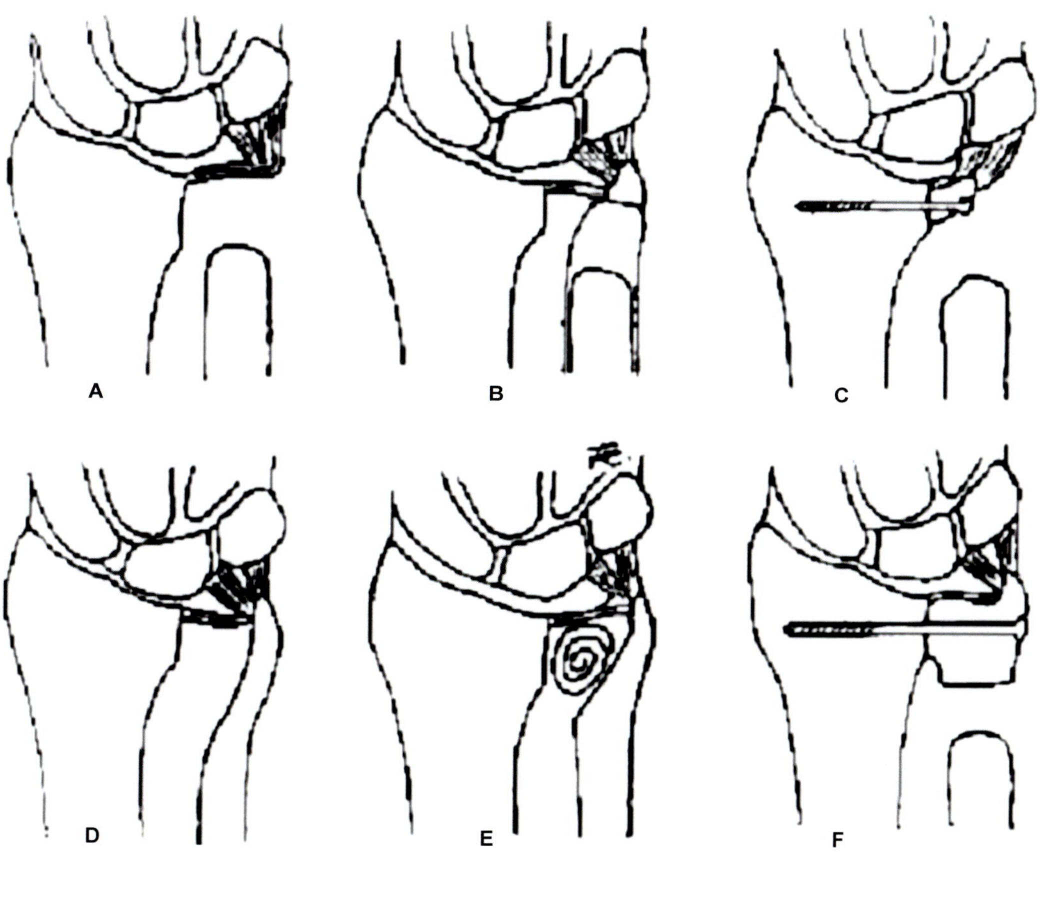

Figura 19.29 Técnicas cirúrgicas utilizadas no tratamento da artrose da ARUD. **A.** Darrach. **B.** Darrach-Dingman. **C.** Darrach-Zancolli. **D.** Watson. **E.** Bowers. **F.** Sauvé-Kapandji.

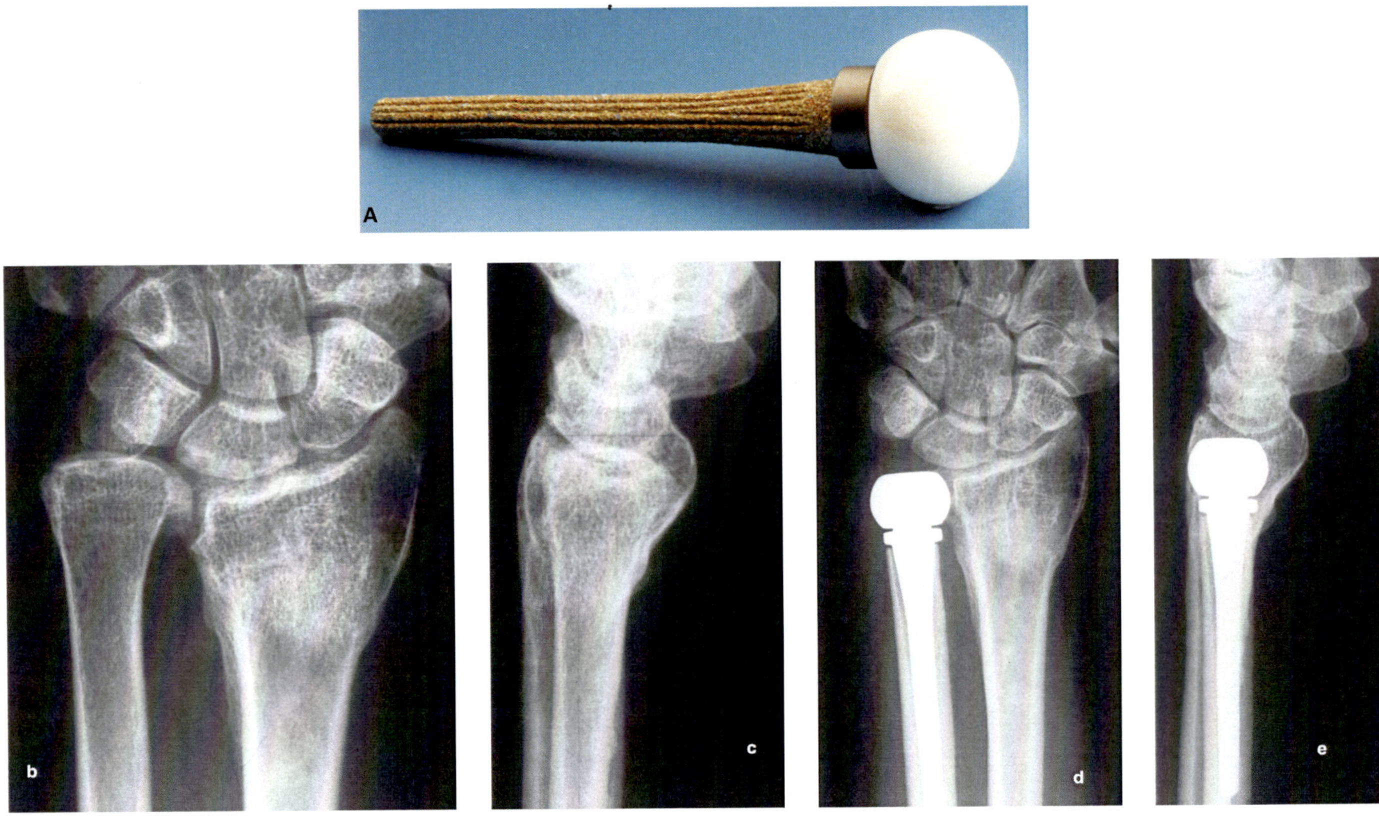

Figura 19.30A. Detalhe de endoprótese de substituição da cabeça ulnar. **B.** RX PA pré-operatório. **C.** RX perfil pré-operatório. **D.** RX PA pós-operatório. **E.** RX perfil pós-operatório.

A técnica de Sauvé-Kapandji[46,50] é um procedimento de salvamento quando há associação de instabilidade e artrose da ARUD. Consiste na fusão da ARUD e na criação de uma pseudo-artrose da ulna proximal à artrodese para permitir rotação do antebraço. Como principal complicação cita-se a subluxação da extremidade proximal da pseudo-artrose que, quando sintomática, deve ser estabilizada com o extensor ulnar do carpo ou com o flexor ulnar do carpo.[50] Através de uma incisão longitudinal de 2 a 3cm proximais ao estilóide, entre o flexor e o extensor ulnares do carpo, é feita uma osteotomia 1 a 2mm proximais à ARUD; outra osteotomia é realizada de 12 a 15mm proximais à primeira, e o osso deste intervalo é retirado. São realizadas decorticação da ARUD e fixação com dois fios de Kirschner, um fio e um parafuso ou dois parafusos. A ulna retirada poderá ser utilizada como enxerto. O pronador quadrado é interposto na pseudo-artrose e suturado à bainha do extensor ulnar do carpo (Figura 19.31).

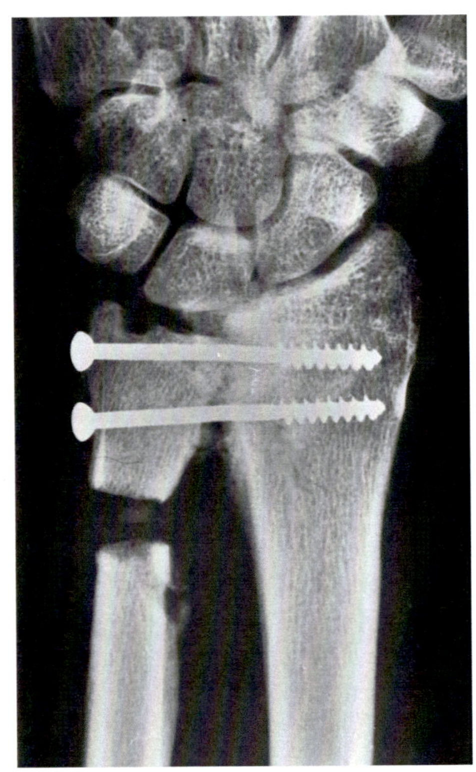

Figura 19.31 Técnica de estabilização da extremidade proximal da pseudo-artrose da ulna na técnica de Sauvé-Kapandji.[46,50]

A artrodese radioulnar pela técnica de Carrol e Imbriglia[51] pode ser uma boa opção para instabilidade paralítica, lesão de plexo braquial ou contratura espástica rotacional. A técnica consiste na ostectomia da ulna distal, como na técnica de Darrach,[40] sendo esta encavilhada na metáfise radial em 10 a 15 graus de pronação.

CONSIDERAÇÕES FINAIS

As luxações agudas da ARUD devem ser reduzidas prontamente e tratadas com imobilização. Se redutíveis e instáveis, devem ser fixadas; se irredutíveis, a redução aberta está indicada. Na instabilidade crônica, se possível, deve-se reparar a FCT, tomando-se o cuidado de corrigir consolidações viciosas. Se não for possível reparar a FCT, e se houver uma arquitetura óssea preservada e não houver artrite, a reconstrução ligamentar deverá ser considerada, mas a competência da fossa sigmóide precisará ser avaliada. Na presença de artrose da ARUD, a cirurgia de Sauvé-Kapandji está indicada.

A instabilidade da ARUD na artrite reumatóide pode ser tratada com a técnica de Darrach.

As seqüelas de fraturas podem ser tratadas pela osteotomia de adição do rádio ou de encurtamento da ulna.

REFERÊNCIAS

1. Louis DS, Jebson PJL, The evolution of the radio-ulnar joint. *Hand Clin* 1988; *14*(2):155-9.
2. Zancolli E, Cozzi EP. *Atlas de anatomia qurúrgica de la mano*. Editorial Medica Panamericana, 1993:512-641.
3. Nathan R, Schneider LH. Classification of distal radioulnar joint disorders. *Hand Clin* 1991; 7(2):239-47.
4. Szabo RM. Distal radioulnar joint instability. *J Bone Joint Surg* 2006; *88A*(4):884-94.
5. Ekenstam F. Osseus anatomy and articular relationships about the distal ulna. *Hand Clin* 1998; *14*(2):161-4.
6. Garcia-Elias M. Soft-Tissue anatomy and relationships about the distal ulna. *Hand Clin* 1998; *14*(2):165-75.
7. Palmer AK, Werner FW. The triangular fibrocartilage complex of the wrist- anatomy and function. *J Hand Surg* (Am) 1981; 6:153-62.
8. Marcotte AL, Osterman AL. Longitudinal radioulnar dissociation: identification and treatment of acute and chronic injuries. *Hand Clin* 2007; *23*:195-208.
9. Birkbeck DP, Failla JM, Hoshaw SJ *et al*. The interosseus membrane affects load distribution in the forearm. *J Hand Surg* (Am) 1997; *22*(6):975-80.
10. Fantino O, Comtet JJ, Bousquet JC *et al*. Les instabilités de l'articulation radio-ulnaire distale (IRUD). *In: Imagerie du Poignet et de la Main (GETROA)*. Paris: Ed. Sauramps Medical, 2001:169-90.
11. Resnick D. Wrist and hand. *In:* Resnick D. *Internal derangements of joints*. 2 ed., Philadelphia: Saunders Elsevier, 2007:1219-418.
12. Yoshioka H., Ueno T, Tanaka T *et al*. High-resolution MR imaging of triangular fibrocartilage complex (TFCC): comparison of microscopy coils and a conventional small surface coil. *Skeletal Radiol* 2003; *32*:575-81.
13. Oneson SR, Timins ME, Scales LM *et al*. MR imaging diagnosis of triangular fibrocartilage pathology with arthroscopic correlation. *AJR* 1997; *168*:1513-8.
14. Potter HG, Anis-Ernberg L, Weiland AJ *et al*. The utility of high-resolution magnetic resonance imaging in the evaluation of the triangular fibrocartilage complex of the wrist. *J Bone Joint Surg* (Am) 1997; *79*:1675-84.
15. Cerezal L, Del Piñal F, Abascal F *et al*. Imaging findings in ulnar-sided wrist impaction syndromes. *Radiographics* 2002; *22* (1):105-21.
16. Palmer AK. Triangular fibrocartilage complex lesions: a classification. *J Hand Surg* (Am) 1989; *14*:594-606.
17. Feldon P, Belsky MR, Terrono AL. Partial ("Wafer") distal ulna resection for triangular fibrocartilage tears and/or ulnar impaction syndrome (abstract). *J Hand Surg* 1990; *15A*:826-7.
18. Geissler WB, Fernandez DL, Lamey DM. Distal radioulnar joint injuries associated with fractures of distal radius. *Clin Orthop Rel Res* 1996; *327*:135-46.
19. Fernandez DL, Jupiter JB. *Fractures of the distal radius. A practical approach to management*. New York: Springer-Verlag, 1996:48-50.
20. Hauck RM, Skahen 3rd J, Palmer AK. Classification and treatment of ulnar styloid nonunion. *J Hand Surg* (Am) 1996; *21*:418-22.
21. Szabo RM, Hotchkiss RN, Slater Jr. RR. The use of frozen-allograft radial head replacement for treatment of established syntomatic proximal translation of the radius: preliminary experience in five cases. *J Hand Surg* (Am) 1997; *22*:269-78.
22. Edwards Jr. GS, Jupiter JB. Radial head fractures with acute distal radioulnar dislocation. Essex Lopresti revisited. *Clin Orthop Relat Res* 1988; *234*:61-9.
23. Smith GR, Hotchkiss RN. Radial head and neck fractures: anatomic guidelines for proper placement of internal fixation. *J Shoulder Elbow Surg* 1996; *5* (2Pt 1):113-7.
24. Trousdale RT, Amadio PC, Cooney WP *et al*. Radio-ulnar dissociation. A review of twenty cases. *J Bone Joint Surg* (Am) 1992; *74*(10):1486-97.
25. Sellman DC, Seitz Jr. WH, Prostak PD *et al*. Reconstructive strategies for radioulnar dissociation: a biomechanical study. *J Orthop Trauma* 1995; *9*(6):516-22.
26. Pfaeffle HJ, Stabile Kj, Li ZM *et al*. Reconstruction of the interosseus ligament restores normal forearm compressive load transfer in cadavers. *J Hand Surg* (Am) 2005; *30*(2):319-25.
27. Tomaino MM, Pfaeffle J, Stabile K *et al*. Reconstruction of the interosseus ligament of the forearm reduces load on the radial head in cadavers. *J Hand Surg* (Br) 2003; *28*(3):267-70.
28. Hunter JM, Kirkpatrick WH. Dacron stabilization of the distal ulna. *Hand Clinics* 1991; 7(2):365-71.
29. Sauvé L, Kapandji M. Nouvelle technique de treitement chirurgical dês luxations récidivantes isolées de l'extrémité inférieure du cubitus. *J Chir* 1936; *47*:589-94.
30. George MS, Kiefhaber TR, Stern PJ. The Sauvé-Kapandji procedure and the Darrach procedure for distal radio-ulnar joint dysfunction after Colles' fracture. *J Hand Surg* (Br) 2004; *30*(3):608-13.
31. Boyes JH: *Bunnell's surgery of the hand*. 5 ed., Philadelphia: JB Lippincott, 1970:299-303.

32. Hui FC, Linschei RL. Ulnotriquetral augmentation tenodesis: a reconstrutive procedure for dorsal subluxation of the distal radio ulnar joint. *J Hand Surg* (Am) 1982; 7:230-6.
33. Tsai TM, Stilwell JH. Repair of chronic subluxation of the distal radioulnar joint (ulnar dorsal) using flexor carpi ulnaris tendon. *J Hand Surg* (Br) 1984; 9:289-94.
34. Johnson RK. Stabilization of the distal ulna by transfer of the pronador quadratus origin. *Clin Orthop Relat Res* 1992; *275*:130-2.
35. Schker LR, Belliappa PP, Acosta R, German DS. Reconstruction of the dorsal ligament of the triangular fibrocartilage complex. *J Hand Surg* (Br) 1994; *19*:301-8.
36. Sanders RA, Hawkins B. Reconstruction of the distal radio ulnar joint for chronic volar dislocation. A case report. *Orthopedics* 1989; *12*:1473-6.
37. Bowers WH. Distal radioulnar joint arthroplasty. Current concepts. *Clin Orthop Relat Res* 1992; *275*:104-9.
38. Adams BD, Divelbiss BJ. Reconstruction of the posttaumatic unstable distal radioulnar joint. *Orthop Clin North Am* 2001; *32*:353-63.
39. Adams BD, Berger RA. An anatomic reconstruction of the distal radioulnar ligaments for posttraumatic distal radioulnar joint instability. *J Hand Surg* (Am). 2002; *27*:243-51.
40. Darrach W. Forward dislocation at the inferior radioulnar joint with fracture of the lower third of the shaft of the radius. *Ann Surg* 1912; *56*:801.
41. Blatt G, Ashworth CR. Volar capsule transfer for stabilization following resection of the distal end of the ulna. *Orthop Trans* 1979; *3*:13-4.
42. Leslie BM, Carlson G, Ruby LK. Results of the extensor carpi ulnaris tenodesis in the rheumatoid wrist undergoing a distal ulnar excision. *J Hand Surg* 1990; *15A*:547-51.
43. Bowers WH. Distal radioulnar joint arthroplasty: the hemiresection-interposition technique. *J Hand Surg* 1985; *10A*:169-78.
44. Watson HK, Ryu J, Burgess RC. Matched distal ulnar resection. *J Hand Surg* 1986; *11A*:812-7.
45. Swanson AB. Implant arthroplasty for disabilities of the distal radioulnar joint. Use of a silicone rubber capping implant following resection of the ulnar head. *Orthop Clin North Am* 1973; *4*:373-82.
46. Schneider LH, Imbriblia JE. Radioulnar joit fusion for distal radioulnar joint instability. *Hand Clin* 1991; 7:391-5.
47. Dingman PVC. Resection of the distal end of the ulna (Darrach operation). An end result study of twenty-four cases. *J Bone Joint Surg* 1952; *34A*:893-0.
48. Berger RA, Cooney 3rd WP. Use of an ulnar head endoprosthesis for treatment of an ulnar resection: review of mechanics, indications, and surgeries. *Hand Clim* 2003; *21*(4):603-20.
49. Willis AA, Berger RA, Cooney III WP. Arthroplasty of the distal radioulnar joint using a new ulnar head endoprosthesis: preliminary report. *J Hand Surg* 2007; *32*(A):177-89.
50. Lamey DM, Fernandez DL. Results of the modified Sauvé-Kapandji procedure in the treatment of chronic posttraumatic derangement of the distal radioulnar joint. *J Bone Joint Surg* (Am) 1998; *80*:1758-69.
51. Carrol RE, Imbriglia JE. Distal radioulnar arthrodesis. *Orthop Trans* 1982; *3*:269.

CAPÍTULO 20

Fraturas e Luxações dos Ossos do Carpo

Nelson Mattioli Leite

Os traumatismos que envolvem o punho e a mão correspondem a 43,6% da incidência geral de traumatismos, com 16,7% representando traumatismos que envolvem os ossos do carpo como um todo.[1] Amadio e Taleisnik, em estudo de 6.390 fraturas de ossos do carpo,[2] observaram que o escafóide representou 78,8% das fraturas, seguido do piramidal, com 13,8%. O trapézio foi fraturado em 2,3% das vezes, seguido do hamato (1,5%), do semilunar (1,4%), do pisiforme (1,0%), do capitato (1,0%) e do trapezóide (0,2%).[2]

As fraturas do escafóide são as mais freqüentes entre todas as fraturas dos ossos do carpo diagnosticadas, e por este motivo elas terão um espaço especial neste capítulo. Sua ocorrência gira em torno de 70%.[1,2] Esse percentual deve ser muito maior, como salientou Barton,[1] pois muitas fraturas do escafóide não são tratadas e desenvolvem pseudo-artrose assintomática. Quando diagnosticadas logo após o acidente e tratadas de forma adequada, as fraturas do escafóide tendem a evoluir com consolidação.[3-5] Entretanto, o sucesso do tratamento depende do tipo de fratura e da sua classificação; por exemplo, fraturas com o traço oblíquo vertical, aquelas desviadas e as causadas por acidentes de alta energia tendem a mostrar retardos de consolidação e pseudo-artrose.[5] Podemos dizer que, como outras fraturas do esqueleto, as do escafóide podem apresentar-se sob aspectos diversos e demonstrar evoluções variáveis, dependendo de sua classificação pelo tipo de acidente, traço de fratura, presença de desvios ou cominuição, e também conforme o tempo entre o acidente e o diagnóstico.[4,5]

A indicência de fraturas dos outros ossos do carpo é menor e, portanto, elas serão vistas no final deste capítulo.

ANATOMIA DA ARTICULAÇÃO DO PUNHO

O punho é composto proximalmente pela articulação do rádio e da ulna, que é responsável, junto com a radioulnar proximal, pela pronossupinação. Na parte distal encontramos a superfície articular do rádio, que tem a forma de um plano oblíquo, ventralmente em torno de 11 graus e no sentido ulnar em torno de 22 graus. A superfície articular do rádio apresenta uma fosseta elíptica para articular-se com o escafóide e uma fosseta esférica para articular-se com o semilunar. A cartilagem articular se continua com a fibrocartilagem triangular, que se prende na borda medial do rádio (lateralmente) e na ulna (medialmente). Nesta superfície, articula-se a primeira fileira de ossos do carpo (escafóide, semilunar, piramidal). Deve-se considerar que, se ela é um plano inclinado, é portanto potencialmente instável. Teremos de analisar primeiro as estruturas que impedem o deslizamento volar do carpo. Neste aspecto, o piramidal é a mais importante. Ele é o batente medial que impede que haja o deslizamento do semilunar e do escafóide, graças a um potente sistema de ligamentos, dorsal e ventral, que vêm do rádio e da ulna. Durante os movimentos do punho, os ossos do carpo giram, apoiando-se no piramidal, enquanto são contidos pelos ligamentos.

Distal a este sistema está situada a segunda fileira do carpo, cujos ossos agem como um monobloco. Há movimentos adaptativos imperceptíveis entre o hamato e o capitato e entre o capitato e o trapezóide. No lado lateral e ventral encontra-se o trapézio. A fileira distal de ossos do carpo articula-se com a primeira e age sobre ela: medialmente, através da articulação hamatopiramidal; no centro, pela articulação do capitato e o semilunar; e lateralmente, pela articulação do trapezóide e do trapézio com o escafóide. A segunda fileira é contida pelo sistema ligamentar.

O sistema ligamentar é dividido em ligamentos intrínsecos e extrínsecos. Os ligamentos intrínsecos estão dispostos em círculo: cada osso do carpo é segurado por ligamentos da sua articulação com o osso vizinho, exceto o capitato e o semilunar. Entre os dois ossos centrais não há ligamentos intrínsecos. Os ligamentos extrínsecos são aqueles que partem do rádio e da ulna e se dirigem para o carpo (Figura 20.1).

No lado ventral, os ligamentos formam um triângulo que, à medida que se estende o punho, toma a forma de dois acentos circunflexos paralelos. Na base do triângulo, partindo de seu vértice imaginário no lado radial, encontramos os ligamentos radiossemilunopiramidal, radiossemilunar, radiopiramidal e ulnopiramidal, profundamente encontramos o ligamento rádio-escafóide-semilunar (radioescafossemilunar ou de Testut); no lado ulnar do triângulo encontramos o ligamento piramidal-capitato; no lado radial há o ligamento radiocapitato (a única estrutura que liga o rádio com a segunda fileira do carpo) e o ligamento radioescafóide. Também sai do rádio no lado lateral o

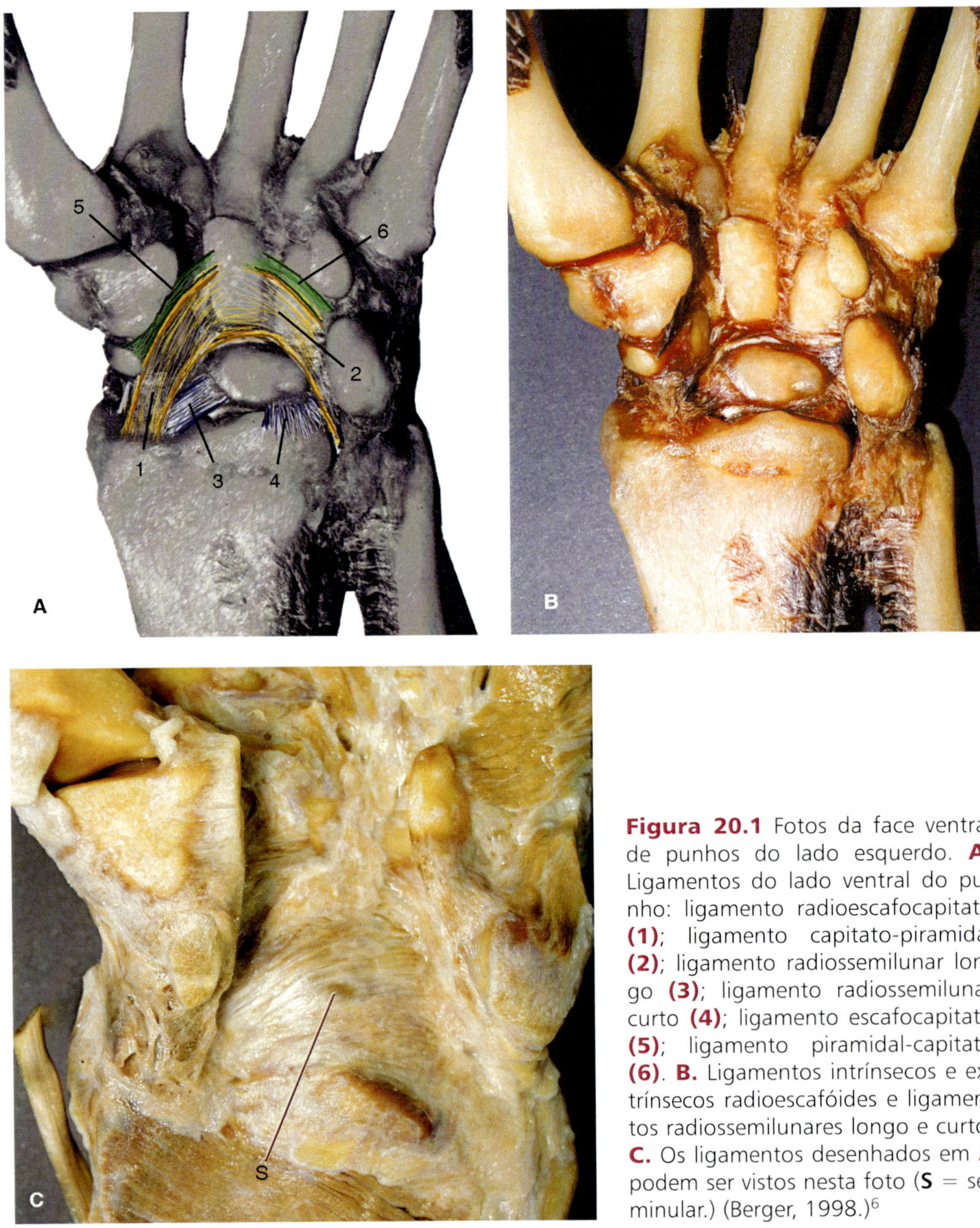

Figura 20.1 Fotos da face ventral de punhos do lado esquerdo. **A.** Ligamentos do lado ventral do punho: ligamento radioescafocapitato **(1)**; ligamento capitato-piramidal **(2)**; ligamento radiossemilunar longo **(3)**; ligamento radiossemilunar curto **(4)**; ligamento escafocapitato **(5)**; ligamento piramidal-capitato **(6)**. **B.** Ligamentos intrínsecos e extrínsecos radioescafóides e ligamentos radiossemilunares longo e curto. **C.** Os ligamentos desenhados em **A** podem ser vistos nesta foto (**S** = semilunar.) (Berger, 1998.)[6]

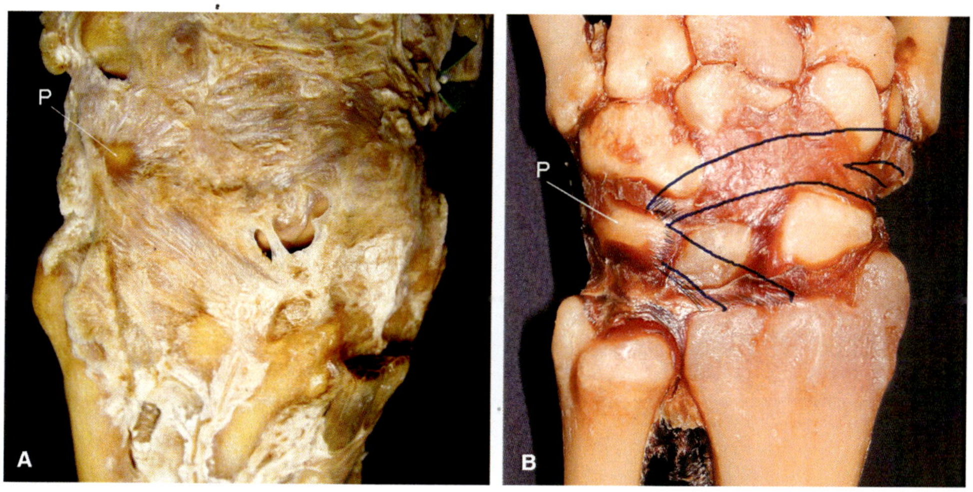

Figura 20.2 Fotos do lado dorsal do punho. **A.** Visão anatômica em que podemos ver as fibras dos ligamentos radiocarpiano dorsal e intercarpal dorsal confluindo para o dorso do osso piramidal, que é visto no lado esquerdo da foto como uma ilha óssea entre os ligamentos. **B.** Visão dos ossos do carpo, que usamos para desenhar o trajeto dos ligamentos radiocarpicanos dorsal e intercarpianos dorsal (conforme Berger, 1998).[6] A letra **P** corresponde ao osso piramidal.

ligamento colateral radial. No lado medial encontramos, fora do triângulo, o ligamento colateral ulnar e o retináculo dos extensores, que se insere medialmente no piramidal.[6]

No lado dorsal temos a confluência de ligamentos ao piramidal: existem uma porção mais medial entre o rádio e o piramidal e uma porção mais lateral (banda horizontal) entre o rádio e o piramidal com expansão lateral para o ligamento colateral radial; a partir do dorso do piramidal encontra-se a banda oblíqua, que se dirige para o dorso do trapézio e do trapezóide. Sobre a banda horizontal correm os tendões extensores, que são contidos pelo retináculo dos extensores, que forma seis lojas; ele corre pelo dorso do rádio e se prende profundamente em cada loja que forma e segue até o piramidal, rodeando-o e se inserindo em sua parte medial em situação mais ventral. O retináculo extensor é fator de estabilização adicional para o piramidal (Figura 20.2).

O escafóide é um osso que se encontra no lado radial do punho e faz a conexão entre a primeira e a segunda fileiras do carpo. Articula-se medialmente com o semilunar, através de seu pólo proximal, e também com o capitato, na altura de sua cintura. Sua parte distal articula-se com o trapezóide e o trapézio. Quando o observamos de perfil, há uma diferença de nível entre a sua articulação com o semilunar e aquelas com o trapézio e o trapezóide, fato anatômico que lhe confere uma orientação ventral, formando um ângulo em torno de 45 graus com o eixo longitudinal do rádio (Figura 20.3). É descrito anatomicamente como um dos ossos da primeira fileira do carpo.

O escafóide compõe com o trapézio e o trapezóide a parede lateral do túnel do carpo; em sua face ventral, originam-se o retináculo dos flexores e o músculo abdutor curto do polegar. O escafóide mede em torno de 27mm em sua maior extensão. Este osso do carpo também se articula com o rádio e, conseqüentemente, por ter tantas articulações, é recoberto por cartilagem em quase 80% de sua superfície (Figura 20.3).

Na sua parte ventral, passa obliquamente o ligamento radiocapitato, que determina uma área "careca", sem inserção de ligamentos ou de cápsula. Este aspecto pode ser visto nas Figuras 20.1, 20.3 e 20.4. Por conseguinte, sobram poucos locais para a penetração de vasos nutridores (Figura 20.4).

CIRCULAÇÃO INTRA E EXTRA-ÓSSEA DO PUNHO

O conhecimento da circulação do punho é fundamental para o desenvolvimento de vias de acesso. A localização exata dos vasos (circulação extrínseca) permite que se trabalhe em zonas de segurança. É importante o conhecimento dos locais de penetração dos vasos que nutrem os ossos do carpo, principalmente aqueles ossos que têm pontos específicos para penetração dos vasos que os nutrem (circulação intrínseca). Nesse aspecto são peculiares o escafóide, o semilunar e o capitato.

Circulação do escafóide

Na parte posterior do escafóide há uma crista onde se inserem os ligamentos dorsais e que também é o local em que penetram os vasos nutridores de seus dois terços proximais. A circulação interna do escafóide pode ser vista na Figura 20.5, que corresponde a uma peça anatômica com as artérias injetadas com corante e diafanizada. Nela fica evidente o predomí-

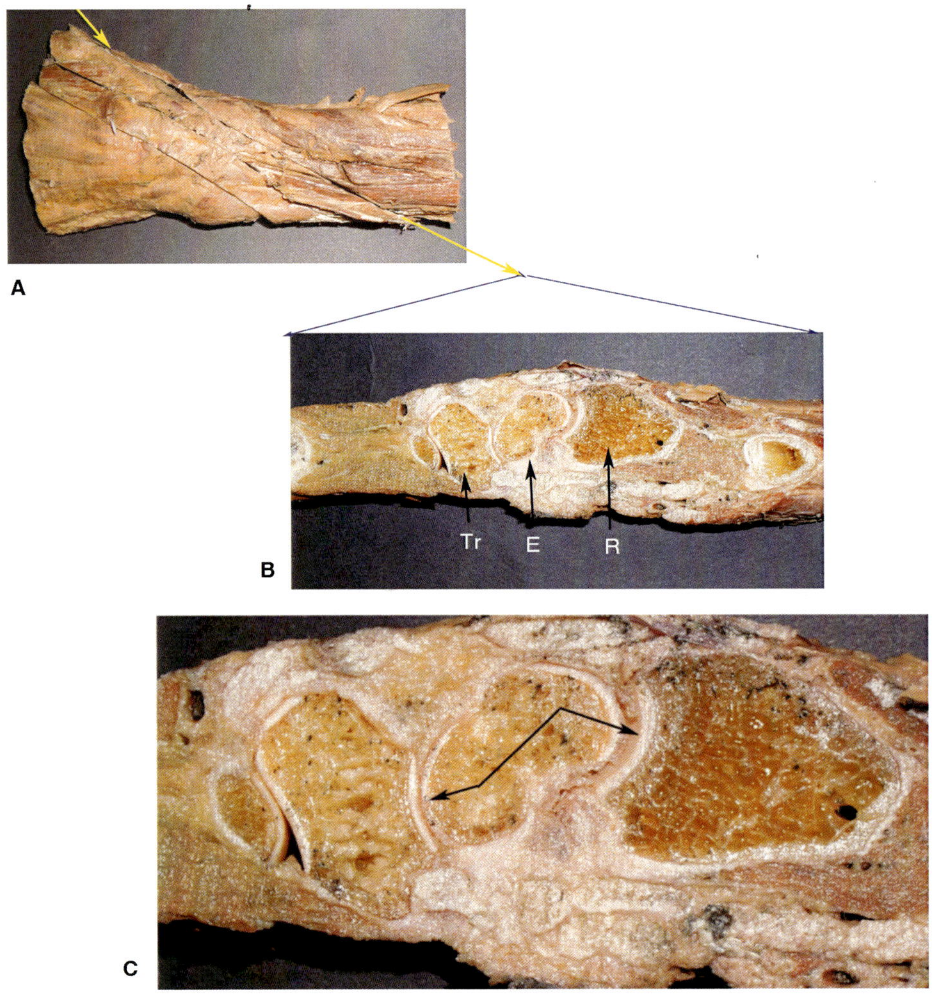

Figura 20.3A. Visão dorsal do punho, em que foram feitos cortes paralelos, em planos sagitais oblíquos de medial e proximal, para lateral e distal, com angulação em torno de 30 graus, buscando o eixo longitudinal do escafóide. **B.** Corte longitudinal no longo eixo do escafóide (**R:** rádio distal; **E:** escafóide; **Tr:** trapézio). **C.** Visão localizada para melhor observação do desnível existente entre a articulação do escafóide com o rádio, em sua parte proximal, e a articulação do escafóide com o trapézio, em suas partes distal e volar, que forma um binário de forças, neutralizado pelo sistema ligamentar normal.

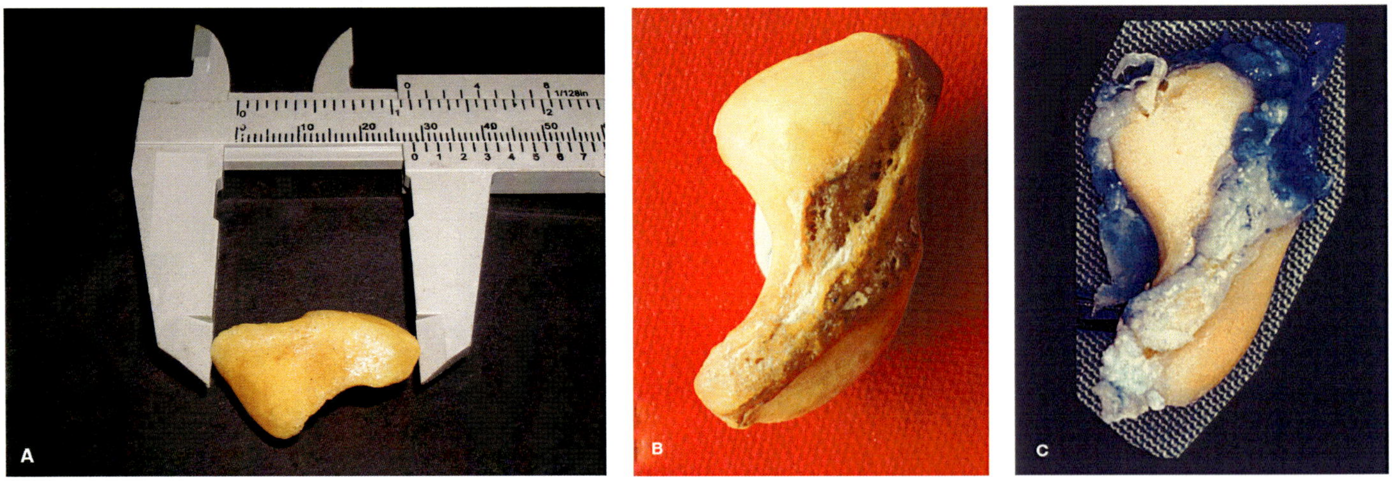

Figura 20.4 Fotos de espécimes de escafóide. **A.** Escafóide preso em paquímetro para medida de sua maior extensão, no caso 27mm; **B.** Visão dorsal do escafóide com sua crista dorsal, em cujos orifícios visíveis há penetração de vasos e onde se prendem os ligamentos. **C.** Visão dorsal de um escafóide, retirado de espécime que foi injetado com corante azul, onde podemos ver os ligamentos que se inserem na crista dorsal do escafóide e os vasos chegando a este local junto com eles.

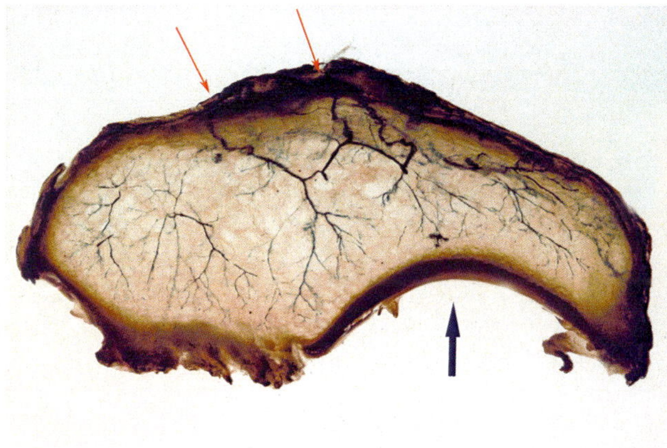

Figura 20.5 Corte longitudinal do escafóide, no sentido posteroanterior. Observa-se, na sua parte dorsal, a penetração de duas artérias na crista dorsal do escafóide, que se anastomosam quase no centro deste osso do carpo e emitem ramos de distal para proximal. Na parte proximal há uma pequena artéria que aparece borrada e que corre no sentido inverso. A seta no lado ventral mostra a "zona careca" do escafóide, por onde cruza o ligamento radiocapitato.

nio de vasos penetrando pelo dorso do escafóide e se dirigindo para o pólo proximal.

A circulação extrínseca do punho foi bem estudada por Travaglini,[7] que determinou que o escafóide tem sua circulação através da penetração de vasos em três áreas não-articulares. Estes locais são: o dorso (Figura 20.5), a superfície volar distal e, com menos importância, pequenos vasos originados da artéria interóssea volar, que acompanham o ligamento radioescafolunar. Taleisnik e Kelly[8] também chegaram a conclusões similares em estudo de 11 peças injetadas e descreveram três grupos de vasos: laterovolar, dorsal e distal. O grupo dorsal teve origem na artéria radial, distal à artéria radial palmar superficial; os vasos dorsais penetravam os escafóides estudados, junto à inserção do ligamento radiocárpico dorsal; o grupo distal teve origem na artéria radial em oito espécimes e na artéria radial superficial em três. Encontraram somente num espécime uma artéria muito fina que se dirigia à articulação escafóide-semilunar. Esta composição vascular tem reflexo na circulação interna do escafóide, de modo que os 80% proximais do escafóide são nutridos por artérias dorsais e os 20% distais, pela circulação ventral.[8-12] Nas Figuras 20.5 e 20.6 observamos o aspecto dorsal do lado radial do punho. É possível ver o arco radiocárpico dorsal, a superfície articular do escafóide e os vasos correndo sobre a crista dorsal (Figura 20.6). O conhecimento da anatomia circulatória do punho é importante para as vias de acesso e também é fundamental nos procedimentos cirúrgicos que utilizam retalhos ósseos (enxertos vascularizados)[10,12] (Figura 20.7).

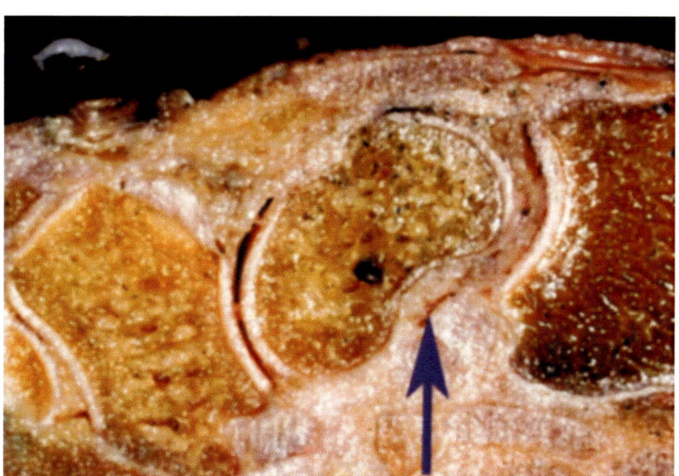

Figura 20.6 Observa-se o ligamento radiocapitato em seu trajeto na face volar do escafóide, passando por sua área ventral "careca". A foto demonstra a espessura deste ligamento, que serve de ponto de apoio ventral para o escafóide.

Circulação do semilunar e do capitato

O semilunar recebe vasos por suas extremidades dorsal e ventral. Há variações anatômicas em sua circulação: 8% dos semilunares recebem um único vaso no lado ventral, enquanto que 92% recebem vasos tanto no lado ventral como do dorsal. Destes 92% com dupla entrada de vasos, 59% têm um vaso dorsal e dois ventrais, que determinam a forma interna de uma letra "Y" invertida; em 31% há um vaso de cada lado, que corresponde à letra "I"; em 10% dos semilunares há dois vasos em cada pólo, que determinam uma circulação interna com a forma da letra"X"[10] (Figura 20.8). Quando ocorrem fraturas no semilunar, é possível a ocorrência de necrose avascular, dependendo do tipo de circulação exposta. O capitato também tem uma circulação peculiar, pois recebe vasos em sua parte distal, e a parte intra-óssea de sua circulação é recorrente. Fraturas do colo do capitato podem provocar necrose de sua cabeça.[9-11]

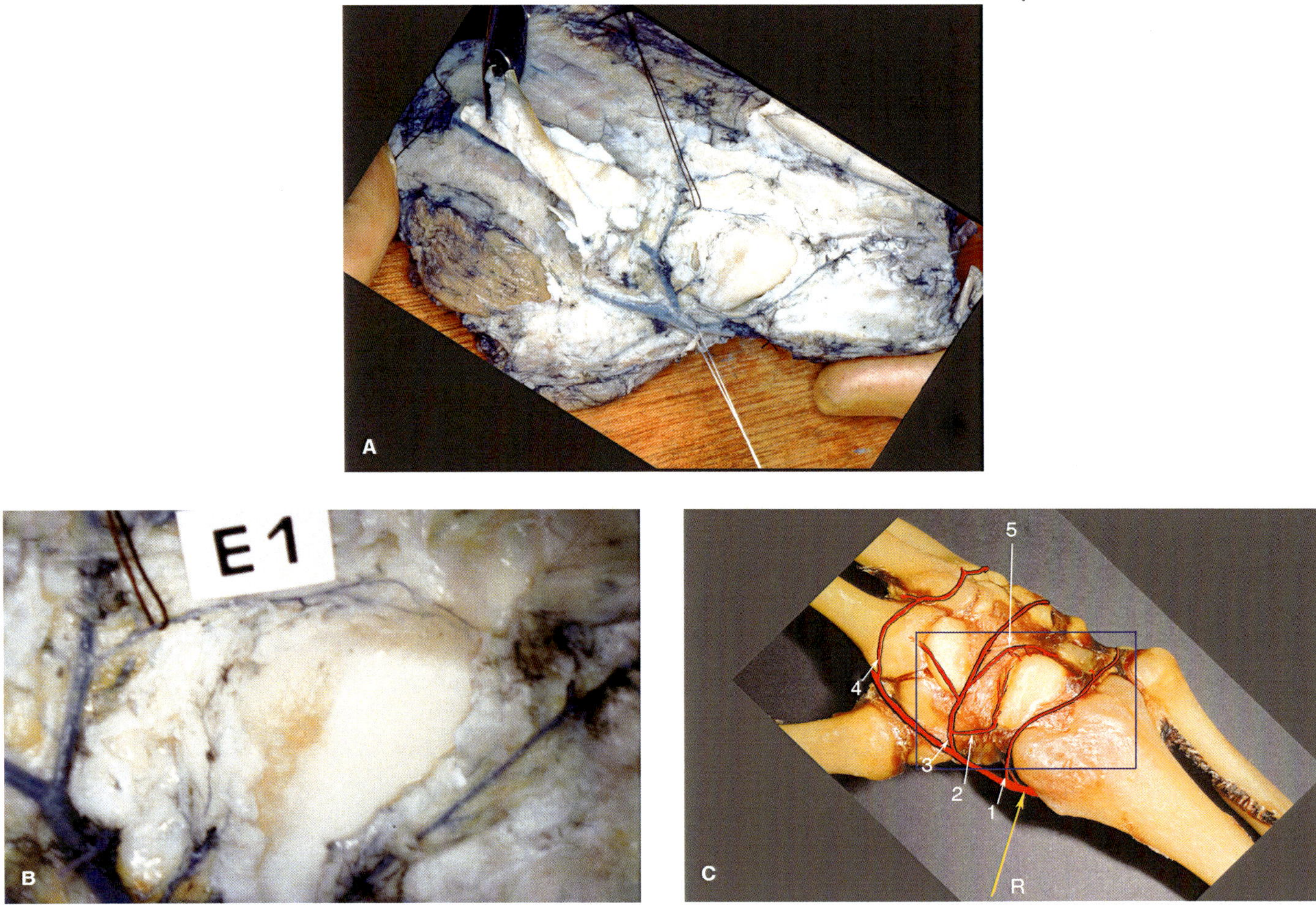

Figura 20.7 Fotos da circulação do dorso do carpo. **A.** Visão geral do dorso do punho. Observar a artéria radial reparada por fio branco e parte de suas divisões se dirigindo para o dorso do carpo. **B.** Visão em microscópio cirúrgico, localizada na divisão da artéria radial para o dorso do carpo. A parte clara corresponde à superfície articular do escafóide que se articula com o rádio. Distal a ela vemos a crista dorsal do escafóide com os vasos nutridores. **C.** Dorso do punho, em que foram desenhadas as artérias vistas em **A** e **B**. As setas mostram: **R** – artéria radial antes de sua divisão para formar o arco palmar superficial no lado ventral; **1** – ramo arterial dorsal radiocárpico; **2** – (primeiro) ramo distal arterial da crista do escafóide; **3** – ramo arterial dorsal intercárpico; **4** – ramo arterial basal metacárpico; **5** – (segundo) ramo proximal arterial dorsal para a crista do escafóide, que segue para o espaço escafóide-semilunar, que corresponde ao vaso reparado com um fio de náilon visto em **A** e **B**. Os ramos **2** e **5** correspondem aos vasos intra-ósseos que penetram no dorso do escafóide vistos na Figura 20.3.

O CARPO COMO UNIDADE FUNCIONAL

O carpo é composto por uma fileira proximal muito móvel (escafóide, semilunar, piramidal), em que os ossos apresentam movimentos interdependentes, e uma fileira distal (trapézio, trapezóide, capitato, hamato), que funciona como um monobloco. Há poucos movimentos adaptativos entre o trapézio e o trapezóide e também do trapezóide com o capitato. Quando analisamos a anatomia da articulação do capitato com o hamato, observamos que praticamente não há mobilidade. O ligamento interósseo entre estes dois ossos é o mais forte da fileira distal e funciona como um amortecedor de forças aplicadas no lado ulnar do punho. Para efeitos práticos consideraremos a fileira distal como um bloco único que age como a quilha de um navio, contra a parte distal côncava da fileira proximal. A forma irregular desta quilha provoca a ação de forças variáveis na primeira fileira, conforme a posição do punho, e é um dos fatores determinantes para a movimentação individual de cada osso proximal. Além disso, os movimentos são regulados pela ação dos ligamentos que funcionam restringindo, mudando a direção do movimento individual de cada osso e tracionando ossos vizinhos.

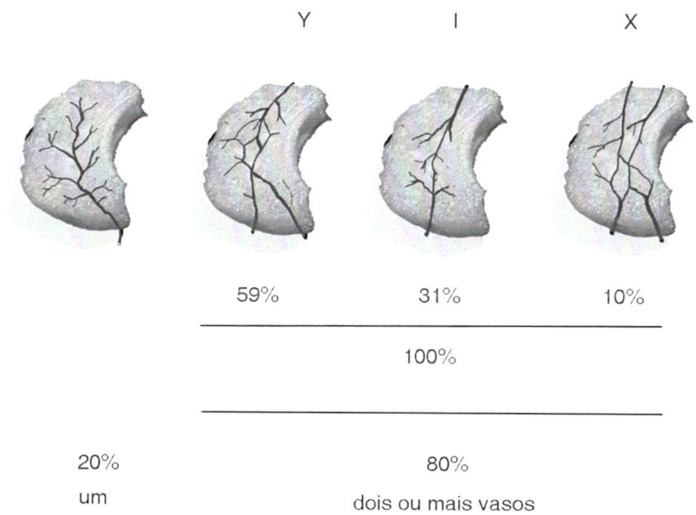

Figura 20.8 À esquerda, tipo de circulação em que o semilunar é nutrido somente com vasos em seu pólo ventral, o que corresponde a 20% das situações anatômicas. Os 80% restantes apresentam duas ou mais artérias, que têm a forma da letra "Y" invertida (59%), ou da letra "I" (31%), ou ainda da letra "X" (10%).[10]

OS MOTORES DO PUNHO

O punho é movimentado pelos músculos extrínsecos da mão (flexores e extensores). No lado radial encontramos os tendões dos músculos: abdutor longo do polegar, que age na base do polegar e é ativo abdutor do punho, e flexor radial do carpo e extensores radiais longo e curto do carpo. No lado ulnar estão os tendões dos músculos: flexor ulnar do carpo e extensor ulnar do carpo. Ventralmente há o tendão do músculo palmar longo. É importante salientar que nenhum músculo extrínseco se insere nos ossos da primeira fileira do carpo. Os tendões passam diretamente para a parte distal do carpo e base dos metacarpianos, exceto o tendão do músculo palmar longo, que termina na fáscia palmar.

O tendão do músculo flexor radial do carpo (FRC) passa ventral e medialmente à tuberosidade do escafóide e, em seu trajeto distal, passa pela incisura do trapézio, para se inserir na base do segundo metacarpiano em linha reta e com pequenas expansões para a parte distal do trapézio. Sua bainha é frouxa até a tuberosidade do escafóide e, daí até sua inserção, torna-se inelástica. Na flexão contra-resistência do punho podemos ver o tendão do FRC afastar-se das estruturas profundas e formar uma corda de arco. A partir da tuberosidade do escafóide, ele fica estável e aplica a força muscular usando o escafóide como um braço de alavanca.

O tendão do músculo palmar longo (PL) se insere na fáscia palmar ou, melhor dizendo, forma a parte mais superficial e central da fáscia e se estende distalmente, formando as suas bandas pré-tendinosas. Mecanicamente, ele transmite a força muscular para a parte anterior da palma, tomando como braço de alavanca o forte retináculo dos flexores, que a seguir a repassa para suas inserções lateral (escafóide e trapézio) e medial (piramidal e hamato).

O tendão do músculo flexor ulnar do carpo (FUC) se insere no osso pisiforme, que é um sesamóide, que por sua vez prende-se à parte distal do piramidal, no hamato e na base do quinto metacarpiano. O pisiforme não é considerado anatomicamente um osso do carpo, ele é "um sesamóide do FUC".

O tendão do músculo extensor longo radial do carpo (ELRC) se insere no lado lateral da base do segundo metacarpiano e o extensor curto radial do carpo (ECRC), na base do terceiro metacarpiano.

O tendão do músculo extensor ulnar do carpo (EUC) se insere em situação dorsomedial na base do quinto metacarpiano. No trajeto entre o terço distal do antebraço e sua inserção, apresenta bainha espessa, cujo assoalho reforça a cápsula e os ligamentos nas articulações ulnocarpal e hamatopiramidal. Este tendão é um estabilizador dinâmico da articulação radioulnar distal.

O ESCAFÓIDE E A MECÂNICA DO CARPO

O escafóide é estudado separadamente por apresentar a maior incidência de fraturas entre os ossos do carpo, e estas ocorrem devido ao aspecto anatômico e funcional do punho e à situação específica do escafóide, como um osso intermediário entre as duas fileiras do carpo. Para melhor entendimento é fundamental conhecermos o funcionamento do carpo como um todo e a situação especial do escafóide, assim como as repercussões funcionais que uma fratura deste pequeno osso acarreta.[13-25]

A análise dos movimentos do carpo seguirá os desvios relativos dos ossos do carpo entre si e com o rádio. Nas diversas situações de uso da mão teremos: ou a parte distal está fixa, com **movimentação proximal do membro superior**, ou a parte proximal está fixa, e o **movimento ocorre no punho e na mão**. A fixação distal e a movimentação proximal ocorrem, por exemplo, num atleta pendurado numa barra fixa. A movimentação distal é a situação mais freqüente; o membro superior leva a mão aos objetos, posiciona-a espacialmente para atingir este intento, girando o antebraço, desvia o punho para o lado ulnar com discreta flexão, a mão adapta-se à forma do objeto e o segura, e o punho é levado à posição de extensão. O movimento distal também ocorre quando manuseamos ferramentas como, por exemplo, um martelo batendo num prego pequeno: nesta situação, seguramos o martelo com firmeza e o batemos no prego executando movimentos no punho, partindo da posição de desvio radial e extensão para desvio ulnar e flexão. Quando batemos num prego maior, usamos o martelo como uma marreta; estabilizamos o punho e usamos os movimentos do cotovelo para bater.

Quando observamos o lado dorsal do punho num espécime anatômico e o movimentamos, vemos um perfeito encaixe entre os ossos e a mudança de suas posições durante os movimentos. Os movimentos individuais dos ossos e os relativos aos seus vizinhos são complexos, e ocorrem em situação tridimensional.[23-25] Consideramos os movimentos do escafóide a partir de sua posição neutra relativa ao rádio, que corresponde a um ângulo de 45 graus, quando visto de perfil. Há "horizontalização", quando o escafóide gira seu pólo distal em direção ventral, e "verticalização", se o pólo distal do escafóide gira dorsalmente.

FLEXOEXTENSÃO DO PUNHO

Na flexão do punho, os ossos da fileira distal deslocam-se ventralmente, puxam o escafóide por sua extremidade distal e provocam seu giro na mesma direção. O semilunar acompanha este movimento, tracionado por seus ligamentos com o escafóide. No lado medial, o piramidal é puxado ventralmente pelo pisiforme e empurrado pelo hamato.[26] Na extensão, há o movimento inverso. Nestes dois movimentos, com o desvio proximal, há deslizamento dos ossos da fileira distal nas articulações com os ossos da primeira fileira. Os movimentos não são simples: há uma adaptação espacial com giro simultâneo em torno de seus eixos.[23-25]

DESVIO RADIOULNAR DO PUNHO

Quando desviamos o punho do lado radial para o lado ulnar, e se este movimento for realizado de modo espontâneo, ocorre num plano oblíquo, a partir de uma posição em extensão e desvio radial até uma posição em flexão e desvio ulnar.[23-25] Consideramos como desvio no plano frontal o punho e a mão deslizando sobre uma mesa. Para que ocorram os movimentos no plano frontal, há um arranjo dos ossos do carpo com encurtamento na parte medial do punho, por empilhamento do hamato no lado dorsolateral do piramidal, que desliza na articulação helicoidal que há entre ambos.[21,22] Este movimento composto provoca um giro na primeira fileira de ossos do carpo e também na segunda. No desvio ulnar do punho, os ossos da segunda fileira são solidários ao hamato e desviam-se para o lado medial (ulnar) em monobloco. Assim, o trapezóide e o trapézio puxam o pólo distal do escafóide, e este então "verticaliza" em relação ao eixo do rádio. Há diminuição no ângulo distal entre o escafóide e o rádio em radiografias do punho visto de perfil.

No desvio radial, a fileira distal empurra o escafóide proximalmente, e este então empurra o semilunar e o piramidal, que giram no plano frontal para o lado ulnar. Na seqüência do movimento, o escafóide "horizontaliza" em relação ao eixo anatômico do rádio. Há aumento no ângulo distal entre o escafóide e o rádio em radiografias do punho visto de perfil. No lado medial há afastamento do hamato, no sentido distal, que desce a rampa helicoidal do piramidal. Assim, há alongamento da parte medial do carpo pelo afastamento destes ossos; no lado lateral do carpo há um encurtamento, necessário, devido à "horizontalização" do escafóide (Figura 20.9).

O semilunar movimenta-se pela ação das forças aplicadas: lateralmente pelos movimentos do escafóide, medialmente pelas forças que vêm do piramidal e distalmente pela ação do capitato, que o empurra contra o rádio.

No rádio há uma fosseta esferóide e côncava onde o semilunar se articula, o que lhe permite girar e deslizar em todos os sentidos, adaptando-se aos ossos vizinhos. Ao mesmo tempo, o semilunar é mantido sob tensão por seus ligamentos com o escafóide e o piramidal. No desvio radial do punho, o semilunar gira ventralmente, acompanhando a "horizontalização" do escafóide. No desvio ulnar, o semilunar gira para o lado dorsal, acompanhando a "verticalização" do escafóide, e também por haver giro do piramidal, que ocorre pela ação do hamato em sua "rampa"dorsolateral.[20,21-27]

A cabeça do capitato não é uma esfera perfeita; na verdade, é a junção de duas hemi-esferas com raios discretamente diferentes. No lado radial, o raio é maior e há articulação com o escafóide; no desvio radial, o escafóide "horizontalizado" empurra ventralmente o capitato, com sua borda dorsal ("asa"). No lado ulnar, a cabeça do capitato tem um raio menor e se articula com o semilunar; ao ocorrer o desvio ulnar

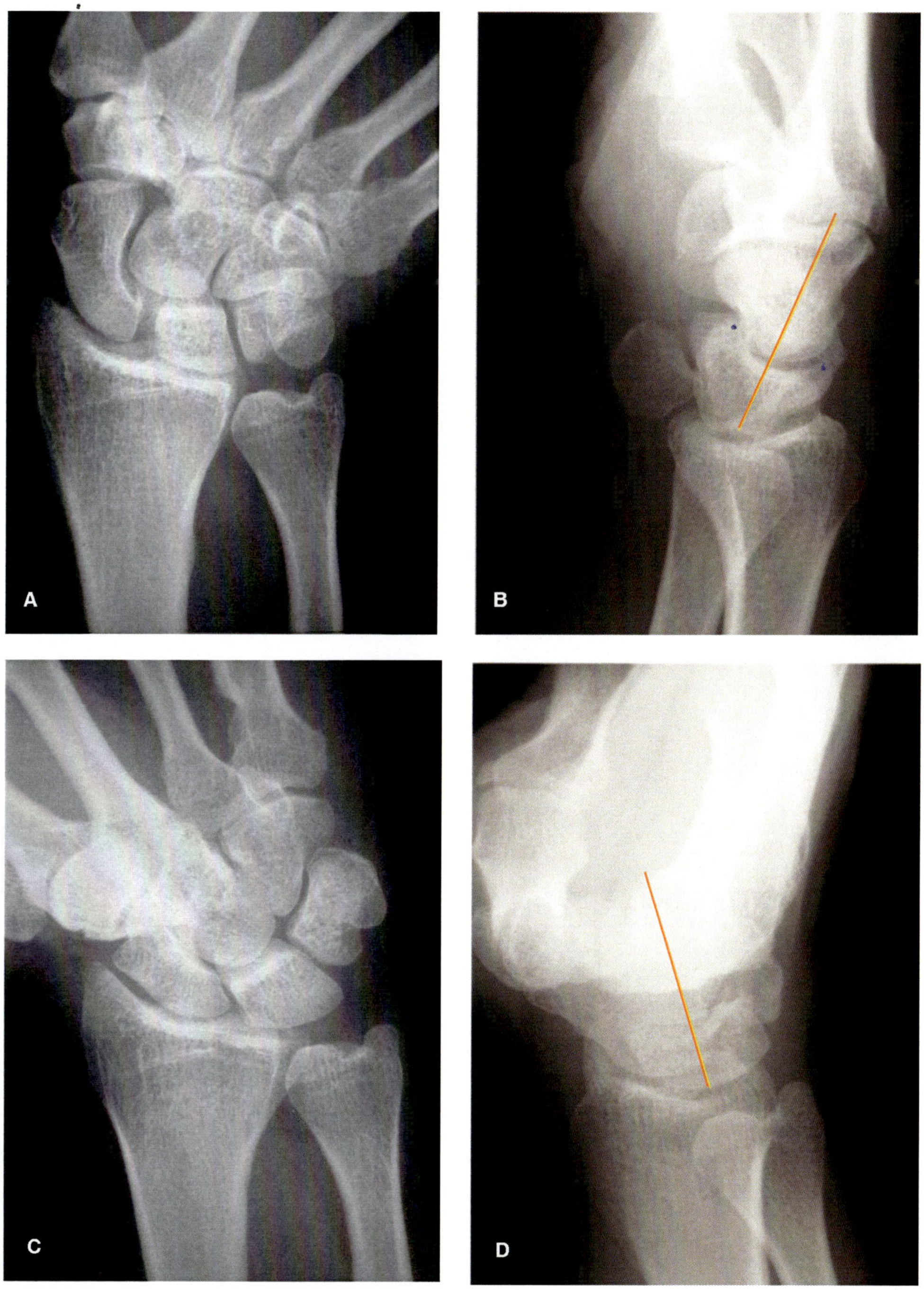

Figura 20.9 Radiografias de um punho normal. **A.** Incidência PA em desvio ulnar, na qual se observam o escafóide "alongado" e o hamato e o piramidal superpostos. **B.** Incidência de perfil em desvio ulnar – vemos o semilunar angular dorsalmente, acompanhando o movimento do escafóide. **C.** Incidência em PA em desvio radial, em que vemos o escafóide "encurtado", enquanto no lado medial o hamato se afasta do piramidal. **D.** Incidência de perfil com o punho em desvio radial, em que se observa o semilunar girar ventralmente junto com o escafóide.

do punho, o capitato, que foi empurrado pelo escafóide ventralmente, obriga o semilunar a girar para o lado ventral. No desvio radial há um mecanismo inverso; o capitato empurra a "asa" dorsal do escafóide e faz com que haja um giro do escafóide em torno de seu eixo no sentido dorsolateral (pronação).

Morimoto e cols.[23] estudaram a cinemática tridimensional de punhos de voluntários por meio de ressonância magnética, associada a uma técnica de construção com um *software* especial, de modo a fazer um filme. Analisaram o desvio ulnar gradativo, a partir de 30 graus de desvio radial e extensão, até 45 graus de desvio ulnar e flexão. Observaram, neste importante movimento, denominado "arremesso de dardo" (*dart-throwing motion*), que os ossos do carpo assumem posições espaciais, girando em torno de um eixo imaginário que passa obliquamente através da cabeça do capitato, no sentido dorsoulnar a volar e radial em 45 graus (Figura 20.10*A*), inclinado de distal para proximal em torno de 16 graus (Figura 20.10*B*). A direção deste eixo corre entre a inserção dos extensores radiais, e a inserção do flexor ulnar do carpo e é

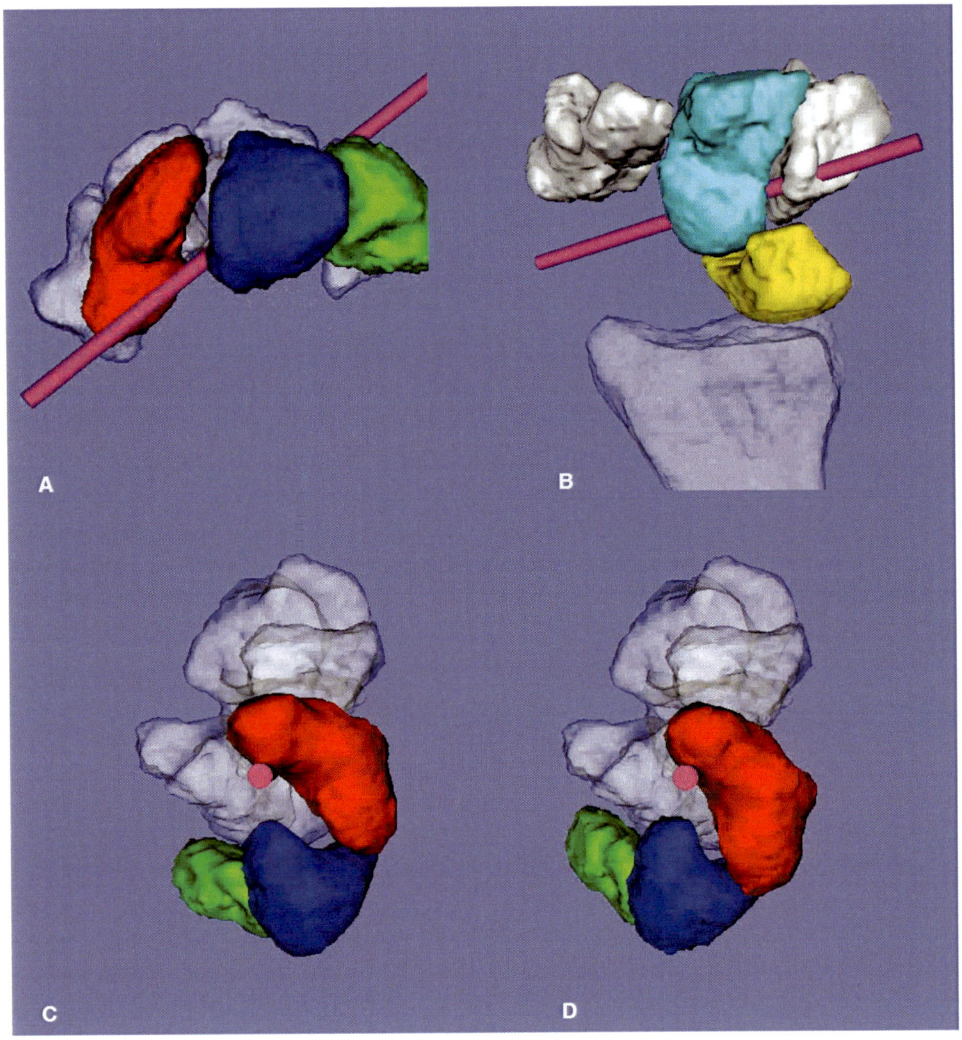

Figura 20.10 Montagem a partir das imagens de um filme de Morimoto e cols., disponível na internet, que demonstra os movimentos tridimensionais dos ossos do carpo.[23] **A.** Visão dos ossos do carpo, de proximal para distal, em que o semilunar está representado em azul, o escafóide em vermelho e o piramidal em verde. Em cor-de-rosa, vemos a barra que corresponde ao eixo imaginário de movimentos de um carpo com a parte distal fixa e a proximal móvel (como num ginasta numa barra). **B.** A mesma situação é vista pelo lado dorsal, em cuja imagem foi subtraído o escafóide, para permitir a visão do trajeto deste eixo, que cruza de dorsal para ventral a partir do hamato, passa pelo colo do capitato e se dirige ventralmente à face volar do escafóide. **C** e **D.** Mostra o movimento da primeira fileira do carpo girando em torno do eixo imaginário acima descrito, com a fileira distal fixa, de modo que vemos, em **C**, o punho em extensão e, em **D**, o punho em flexão.

predominantemente realizada na articulação mediocárpica.[24,25]

Na publicação de Morimoto[23] há vídeos, obtidos pelo acesso à internet (www.jhandsurg.org), em que os autores mostram este interessante experimento científico. Neles, a fileira distal do carpo encontra-se fixa, enquanto os ossos da fileira proximal e o rádio se movimentam. É a situação caracterizada por uma mão presa numa barra com o movimento executado proximalmente. O escafóide "apóia" seu terço distal nesse eixo imaginário (Figura 20.10*C* e *D*) e as imagens nos remetem à posição anatômica do potente ligamento radiocapitato. O semilunar gira obliquamente em torno do lado ulnar da cabeça do capitato. O piramidal gira na hélice do hamato. O hamato apresenta mínimos movimentos em sua articulação com o capitato. Os autores usaram os recursos da computação para permitir a visão isolada dos movimentos de cada osso da primeira fileira do carpo em relação à segunda fileira. Além disso, apresentam o conjunto girando em uma visão tridimensional.[23] Foram observadas variações no modo como os ossos são movimentados. Elas são dependentes da forma e do tamanho dos ossos do carpo, pois há variações anatômicas, entre as quais salientamos a presença em tamanho variável de uma articulação entre o hamato e o semilunar.[26]

Os movimentos do punho realizados entre a posição de extensão e desvio ulnar e a posição de flexão e desvio radial ("desvio radioulnar fisiológico") ocorrem num eixo imaginário entre a região do tendão extensor ulnar do carpo e o lado ventral do tendão do flexor radial do carpo.[23] Este movimento envolve uma rotação do punho, desde uma posição de desvio ulnar estendida até uma situação de desvio radial em flexão. Este movimento ocorre em nível radiocárpico.[24]

Portanto, há uma inter-relação estreita de todos os ossos do carpo, e o escafóide tem participação importante na sua mecânica. As fraturas do escafóide interferem no funcionamento normal do punho, e no sentido inverso, os movimentos do carpo agem diretamente sobre ele. Há forças sobre este osso em todos os sentidos, inclusive sob a forma de torção, motivo pelo qual, se não houver imobilização dessas fraturas por tempo suficiente para proteger o calo ósseo, a conseqüência será o desenvolvimento de pseudoartrose.

MOVIMENTOS E MECANISMOS DE ESTABILIZAÇÃO DO CARPO

As articulações em geral são estabilizadas pela forma anatômica do encaixe dos ossos e/ou pelos ligamentos que as compõem. O carpo apresenta ligamentos intrínsecos e extrínsecos. Os ligamentos intrínsecos são dispostos em círculo e se localizam entre os ossos do carpo, sempre com o osso vizinho de seu lado em cada fileira; também são encontrados juntando-se a fileira proximal com a distal pelas pontas, ou seja, entre o piramidal e o hamato no lado medial e entre o escafóide e o trapézio e o trapezóide lateralmente. Não há ligamentos intrínsecos entre o semilunar e o capitato.[33,34]

Os ligamentos extrínsecos partem do rádio e da ulna, tanto no lado dorsal como no lado ventral.

Os ossos do carpo, representados pelo escafóide e o semilunar, se articulam com o rádio, que tem a forma de um plano inclinado para os lados ulnar e ventral. No lado medial, os ossos deslizam sobre a fibrocartilagem triangular, que é ladeada pelos ligamentos radioulnares dorsal e ventral, que têm a função de prendê-la. No final desta rampa, encontram um forte batente no osso piramidal e no sistema ligamentar ulnopiramidal. O piramidal é o grande estabilizador, e para tanto se prende no rádio, pelos ligamentos radiopiramidais dorsal e ventral, e na ulna, pelos ligamentos colaterais ulnar e ulnopiramidal.[27] Este conjunto forma a chamada funda (estilingue) de Kuhlmann, em que a pedra é o piramidal.[28-30] Soma-

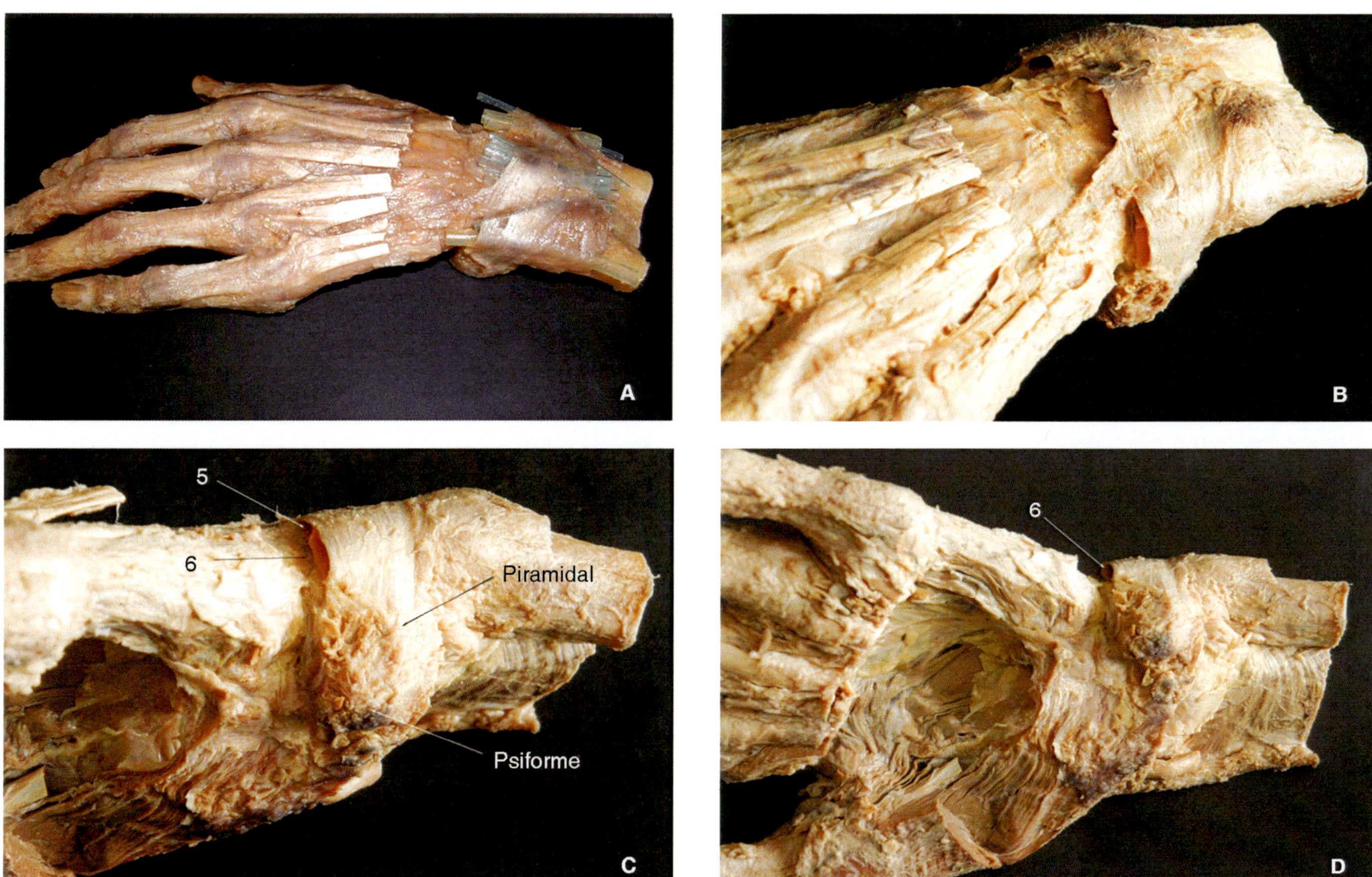

Figura 20.11 Espécime anatômico glicerinado em que foi dissecado o retináculo extensor. **A.** Peça anatômica com tubos de polietileno colocados no lugar dos tendões, para permitir a observação dos seus trajetos. **B.** Visão do lado ulnar e dos compartimentos extensores sem os tubos acima referidos; observa-se a direção das fibras do retináculo. **C.** Visão localizada destas fibras se inserindo no lado ulnar do piramidal, após formar o sexto compartimento extensor. **D.** Visão dos lados palmar e ulnar. Os números **5** e **6** correspondem aos compartimentos extensores que levam esta numeração.

se a este conjunto mais um elemento estabilizador – o retináculo dos extensores – que, após formar as seis lojas dos tendões extensores, a partir do lado lateral no rádio, prende-se firmemente no lado medial do piramidal (Figura 20.11).

Dessa maneira, há neutralização da tendência natural ao deslizamento para o lado ulnar do carpo como um todo. Observa-se esta situação de translação ulnar na artrite reumatóide quando a doença destrói os ligamentos que seguram o piramidal e o carpo desce a rampa do rádio.

Quando fazemos a preensão de objetos, a fileira distal do carpo é empurrada contra a primeira fileira e há tendência à movimentação do escafóide em flexão, devido à sua posição oblíqua, como vimos nas Figuras 20.1 e 20.4. Este movimento de flexão leva o semilunar junto, assim como o piramidal.[35] Entretanto, este desvio é inibido pela ação dos ligamentos volares que se prendem aos três ossos da primeira fileira e se inserem distalmente, e também pela ação do ligamento radiopiramidal dorsal. Nesse aspecto, tem grande importância o ligamento radiocapitato que passa volar ao escafóide, por sua zona "careca"entre o terço médio e o distal. Ele funciona como um ponto de apoio para que o escafóide não entre em flexão.

Os ossos da primeira fileira são solidarizados pelos ligamentos intrínsecos e, como têm curvas diferentes em sua superfície articular, apresentam curvas angulares também desiguais.[31,32] A diferença de movimento entre estes ossos móveis é compensada por uma forma excêntrica de movimentação mútua.[32] O escafóide gira em relação ao semilunar, tomando como eixo o ligamento escafossemilunar **dorsal**, que é menos elástico, por apresentar as fibras de colágeno dispostas transversalmente, enquanto o ligamento **volar** é mais maleável e permite o movimento necessário.[32] A mobilidade entre o semilunar e o piramidal, por outro lado, ocorre numa forma mais parelha com um eixo de rotação mais ventral. A articulação mediocárpica tem como estabilizadores mais importantes os ligamentos piramidal-capitato-hamato, os ligamentos escafóide-trapézio-trapezóide dorsolaterais e o ligamento escafóide-capitato.[24,25] É na articulação mediocárpica que ocorre a maior parte dos movimentos de "arremesso de dardo", e o seu controle dinâmico é realizado, principalmente, pelos músculos flexor ulnar do carpo e os músculos extensores radiais do carpo curto e longo, cuja ação é disparada por mecanorreceptores nos ligamentos do punho. Análises histoquímicas mostraram maior concentração de receptores no complexo ligamentar piramidal-hamato-capitato e nos ligamentos intercarpais dorsais. Estes achados apontam para uma função mais sensorial de propriocepção para o importante mecanismo de gatilho para que reflexamente sejam acionados os antagonistas no extremo do movimento.[37]

O conhecimento destes aspectos anatômicos e funcionais é muito importante para entendermos como ocorrem as fraturas e fraturas-luxações dos ossos do carpo. Além disso, é relevante para as indicações cirúrgicas que envolvem o carpo.[6,38]

Mecanismo das fraturas e luxações no carpo

As lesões traumáticas do carpo devem ser analisadas de modo geral. Mayfield salientou que cada lesão não é uma entidade separada, mas parte de um *continuum*.[39] Entre os mecanismos de trauma, o mais freqüente é a queda com a mão espalmada, que leva ao padrão de lesões do tipo **perilunar**. Outro tipo de lesões são as por esmagamento anteroposterior, que desenvolvem o padrão **axial**, que corresponde a fraturas-luxações com comprometimento longitudinal do carpo e dos metacarpianos.[24] Existem também as lesões por ação de **forças localizadas** e concentradas; neste grupo estão incluídos, por exemplo, as fraturas do hâmulo do hamato e os arrancamentos dorsais do piramidal.[2]

Mayfield, Johnson e Kilcoyne[40] reproduziram em cadáveres os mecanismos de traumatismos no punho e observaram que a hiperextensão forçada, em desvio ulnar e supinação do carpo, podem provocar lesões ligamentares e fraturas de ossos do carpo, que seguem um arco menor em torno do semilunar ou um arco maior que passa pelo estilóide radial e pelo escafóide, capitato, hamato e piramidal. A maneira de as lesões se apresentarem variará, mas elas sempre seguem este padrão geral.[39-43] As fraturas de ossos carpais associadas a luxações são denominadas por Johnson "lesões do arco maior", enquanto as luxações perilunares são designadas como "lesões do arco menor".[42] Contudo, quaisquer combinações entre esses dois extremos são possíveis[39-43] (Figura 20.12).

O **arco menor** em torno do semilunar apresenta-se sob formas gradativas com o aumento da energia envolvida: tipo I – lesão ligamentar escafóide-semilunar; tipo II – acresce luxação do capitato com o semilunar; tipo III – também há lesão ligamentar semilunopiramidal; tipo IV – há luxação dorsal do carpo como um todo e, ao cessar o movimento vulnerante, ele retorna e empurra o semilunar ventralmente.[39-43]

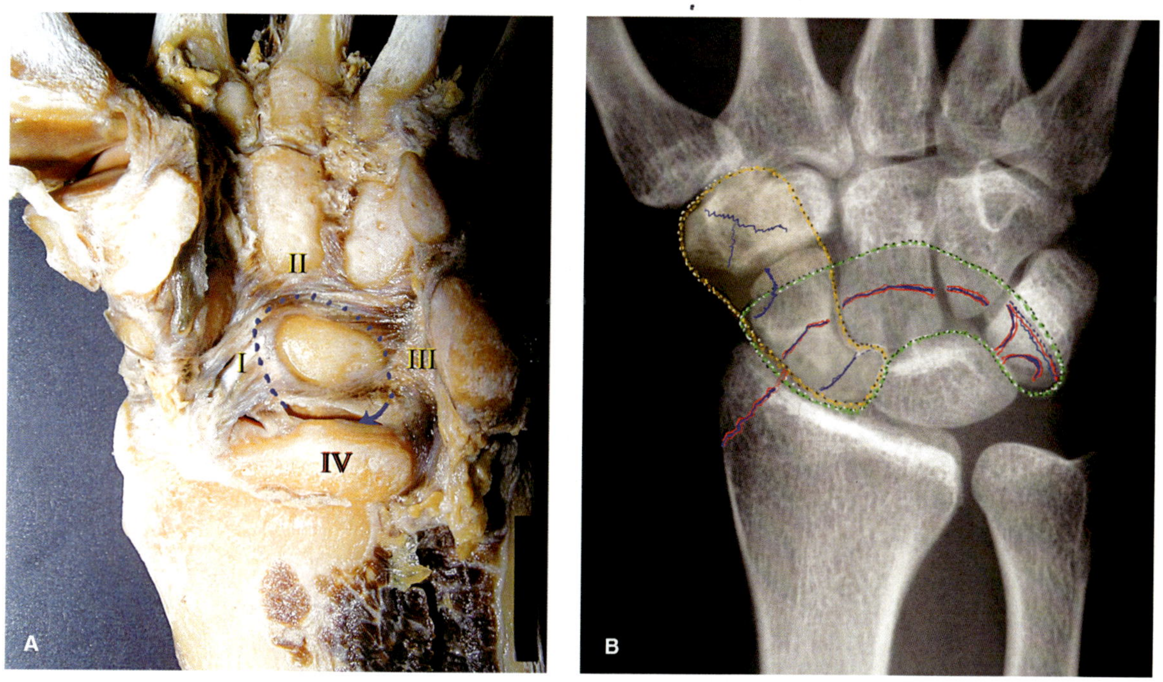

Figura 20.12A. Arco menor – visão volar de um carpo com seus ligamentos, que nos serviu de base para o desenho da seqüência de lesões: tipo I – lesão dos ligamentos entre o escafóide e o semilunar; o tipo II adiciona lesão capsular com luxação entre o capitato e o semilunar; o tipo III adiciona às lesões anteriores a lesão entre o semilunar e o piramidal com luxação de todo o carpo no dorso do semilunar; o tipo IV corresponde à luxação do semilunar, empurrado pelo carpo nesta seqüência de eventos. Estes traumatismos que ocorrem em torno do semilunar são considerados como do pequeno arco de lesões perilunares. **B. Arco maior** – desenho sobre radiografia para demonstrar as lesões associadas que podem ser encontradas junto com as luxações. Forma-se um grande arco através dos ossos do carpo, que se inicia no rádio e passa pelo escafóide, pelo capitato, pelo hamato e pelo piramidal.[42] Todas as associações são possíveis.[41]

O **arco maior** inclui as fraturas do escafóide, que podem ocorrer em qualquer parte de seu corpo, dependendo da forma e da direção com que as forças incidem sobre o carpo.[39-43] Podem ocorrer fraturas da tuberosidade do escafóide, que indicam que houve a ação de forças em hiperextensão, associadas a fraturas na cintura do escafóide ou no seu pólo proximal, e também rupturas dos ligamentos entre o escafóide e o semilunar. O mecanismo de fraturas do pólo proximal pode passar por uma lesão completa dos ligamentos entre o escafóide e o semilunar, que leva o escafóide a uma subluxação dorsal e, na seqüência do desvio em extensão, ocorre a fratura proximal do escafóide. Esta é uma lesão muito grave, que deixa o fragmento proximal totalmente solto.[39-41]

As lesões podem ser parciais, no que tange aos ligamentos, ou ocorrer sob a forma de fraturas incompletas ou simples fissuras, se analisarmos o envolvimento ósseo.[39-41] Na Figura 20.13 podemos ver as imagens de ressonância magnética que mostram fratura tanto no escafóide como no piramidal. Estas fraturas não eram visíveis nas radiografias iniciais.

FRATURAS DO ESCAFÓIDE

As fraturas do escafóide ocorrem em conseqüência de quedas com a mão espalmada, em que a posição relativa do punho esteja em desvio radial.[21,22] Há hiperextensão do punho associada ao desvio radial. Nesta situação, enquanto o pólo proximal do escafóide fica preso entre o rádio e o ligamento radioescafocapitato, o movimento de hiperextensão leva o escafóide em direção dorsal e o fratura. Há tração do tecido ósseo com afastamento ventral e, ao mesmo tempo, compressão dorsal da massa óssea do escafóide.[44] A abertura ventral pode permitir a interposição do ligamento radiocapitato. Quando há desvio ulnar do punho e extensão associados à supinação, também ocorrem lesões ligamentares junto com a fratura do escafóide[39-43] (Figura 20.14).

Diagnóstico

O diagnóstico das fraturas do escafóide passa pela suspeita clínica, determinada pela anamnese.

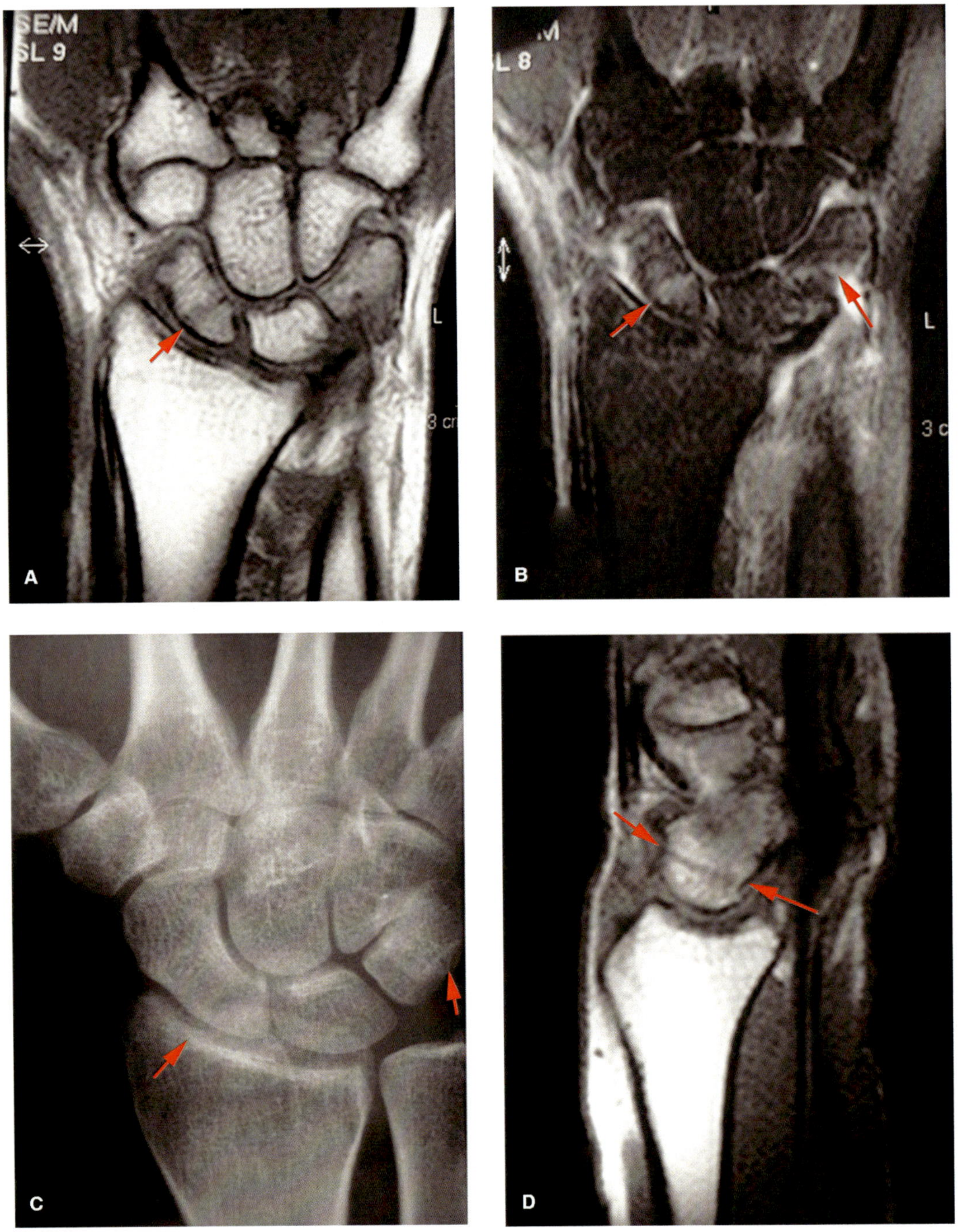

Figura 20.13 Ressonância magnética de um punho que teve um traumatismo por mecanismo de hiperextensão forçada. **A.** Visão em AP em T1 em que se evidencia a fratura do escafóide. **B.** Imagem em T2 em que é possível visualizar uma fratura concomitante no piramidal (grande arco de Mayfield[41]). **C.** Radiografia em PA em que são visíveis a fratura no terço proximal do escafóide e uma fissura no piramidal. **D.** Visão de perfil em RM que mostra a fratura do escafóide com traço oblíquo de proximal no lado ventral para o lado dorsal um pouco mais distal, num ângulo de 20 graus.

Quando um paciente refere dor no punho, após uma queda com a mão espalmada, devemos suspeitar que há alguma lesão.[44,45] Estes traumatismos podem apresentar-se como simples estiramento dos ligamentos ou como rupturas completas – desde fissuras imperceptíveis em radiografias iniciais até fraturas-luxações transescafoperilunares do carpo. Todas as combinações são possíveis.[39-43] Na anamnese, é importante saber há quanto tempo ocorreu o traumatismo, pois lesões recentes em que ocorreram fissuras podem apresentar-se sem dor e, com o passar do tempo e a formação do processo inflamatório, instala-se um quadro clínico de dor e edema.[46] Por outro lado, um traumatismo que apresentava dor no segundo dia pode apresentar-se sem dor após 1 semana, mesmo na presença de uma fratura do escafóide. Um paciente com fratura do rádio distal com desvio poderá ter uma fratura do escafóide associada.

No exame físico, pode haver dor e edema no lado radial do punho, junto à tabaqueira anatômica, que se acentua com o movimento de extensão, desvio radial e compressão longitudinal do polegar e do dedo indi-

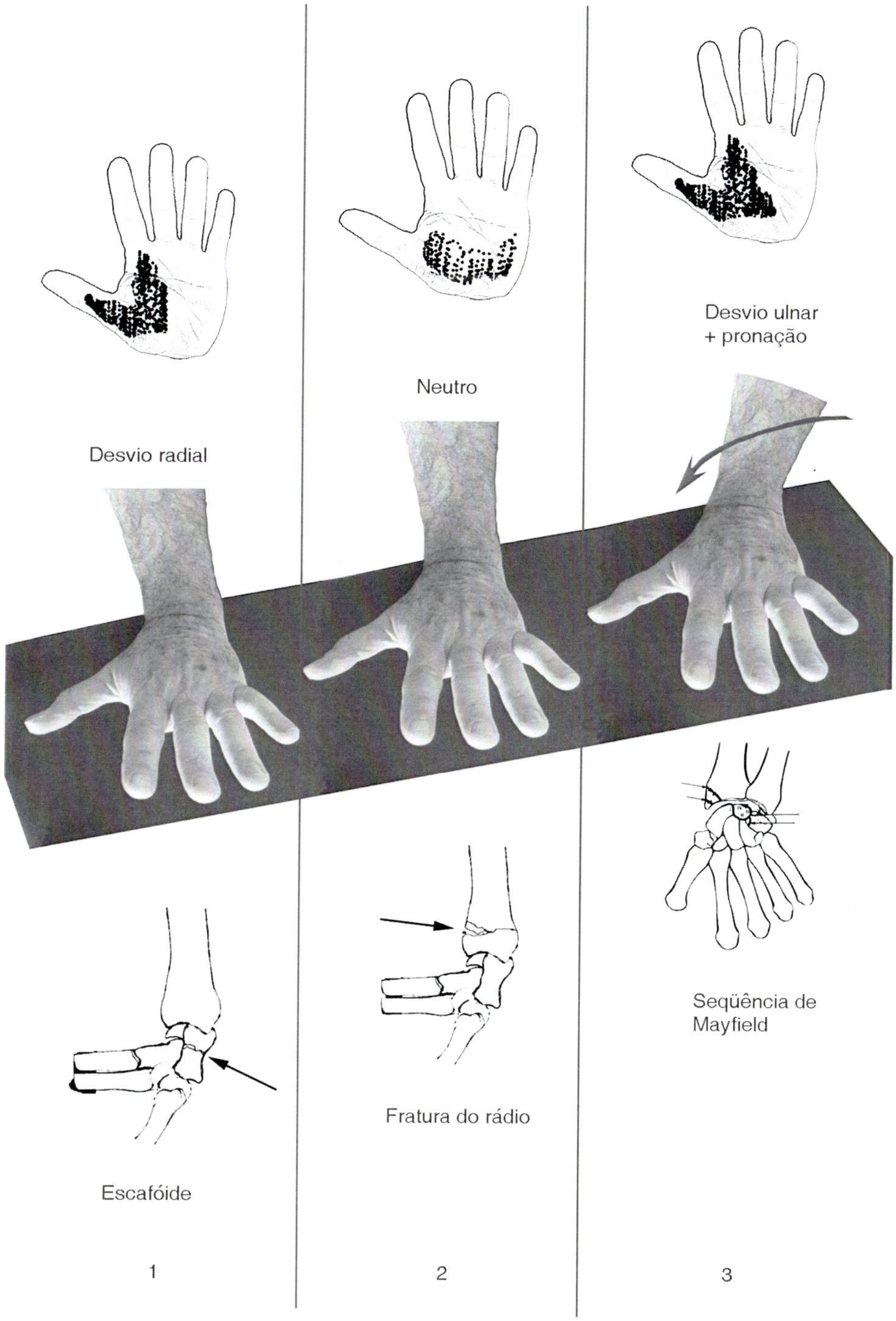

Figura 20.14 Coluna 1: mecanismo das fraturas do escafóide: há extensão do punho em torno de 95 a 100 graus e desvio radial em torno de 10 graus. **Coluna 2:** mecanismo de fraturas do rádio: há um desvio dorsal do punho em torno de 40 a 90 graus e em posição neutra, quanto aos desvios para o lado radial ou ulnar. **Coluna 3:** mecanismo de lesões na seqüência observada por Mayfield e cols.,[41] que corresponde a uma queda em desvio ulnar, apoio no lado radial da mão e pronação do antebraço.

cador.[47] Em casos mais graves, poderemos encontrar escoriações da região tenar (Figura 20.15).

Para resumir, podemos dizer que a suspeita de fraturas do escafóide é sempre clínica; à história, o paciente refere uma queda com a mão espalmada e dor na tuberosidade do escafóide e na tabaqueira anatômica, ao realizarmos compressão longitudinal (100% de sensibilidade).[48] Com freqüência, o paciente não procura auxílio médico, por considerar que se trata de uma "simples torção", e faz um tratamento caseiro.[49] Outras vezes, o paciente consulta um médico socorrista, que não encontra fratura em radiografias e indica a colocação de uma tala para ser retirada em casa em 7 a 10 dias. Estes pacientes ficarão sem sintomas após este período de tempo e procurarão auxílio médico quando os sintomas retornarem com a utilização do punho.[2,25,49] Muitas vezes, a segunda fase de sintomas ocorrerá após 40 a 60 dias, quando a fratura do escafóide já se encaminha para pseudo-artrose.[49] Entretanto, muitas pseudo-artroses do escafóide se-

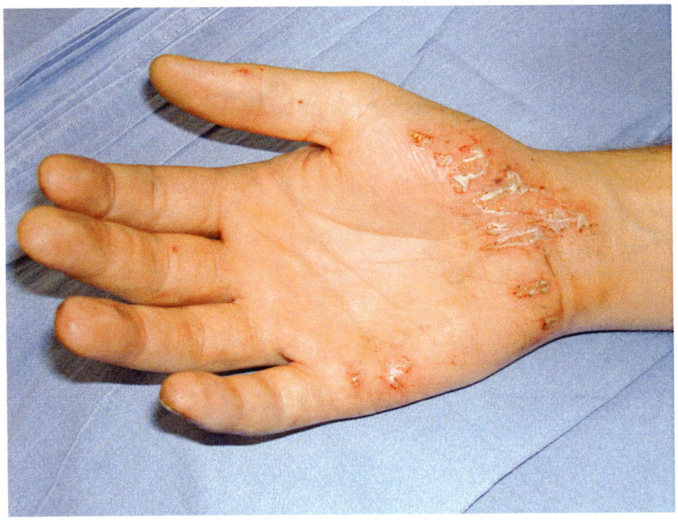

Figura 20.15 Fotografia da palma de um paciente com escoriações, evidenciando a queda com a mão espalmada e o apoio no lado radial.

guem assintomáticas e só serão diagnosticadas radiograficamente se ocorrer um novo traumatismo ou mais tarde, quando se instalar a osteoartrite pós-traumática.[50]

A confirmação do diagnóstico na fase aguda será feita por meio de radiografias realizadas nas incidências posteroanterior com o punho em desvio ulnar e flexão completa dos dedos, perfil absoluto e as oblíquas em 30 graus de pronação e 30 graus de supinação[51] (Figura 20.16).

O método utilizado para realização de radiografias do punho fletindo os dedos foi proposto por Böhler e visa horizontalizar o escafóide, de maneira a posicioná-lo paralelo ao filme de radiografias.[51-53] Watson-Jones salientou que as fraturas do escafóide freqüentemente não são vistas e indicava o uso de uma lupa para melhor avaliação das radiografias. Deixava claro que radiografias negativas não excluem a presença de uma fratura do escafóide.[49]

O diagnóstico da fratura é realizado, na maioria das vezes, nas incidências PA e na oblíqua em supinação.[54-56] As fraturas, muitas vezes, não são observadas nas radiografias iniciais, porém, no processo de consolidação, há absorção do cálcio na interface fraturária, em torno de 0,5mm de cada lado, permanecendo o colágeno da estrutura óssea no local. Desse modo, uma fratura que não era vista em radiografias na fase inicial poderá ser detectada após 2 semanas em imagens de controle.[57-59] Russe chamou a atenção para o fato de que, muitas vezes, as fraturas só se tornam visíveis em radiografias feitas após 4 a 5 semanas.[59] Considerando este aspecto de incerteza diagnóstica, as recomendações para protocolos de conduta médica foram estabelecidas como: na suspeita clínica de fratura do escafóide, devemos tratar o paciente com imobilização, considerando-o um portador de fratura até prova contrária em radiografias de controle.[49,51,59]

A presença de falso-negativos em exames radiográficos deixa os traumatologistas em situação deli-

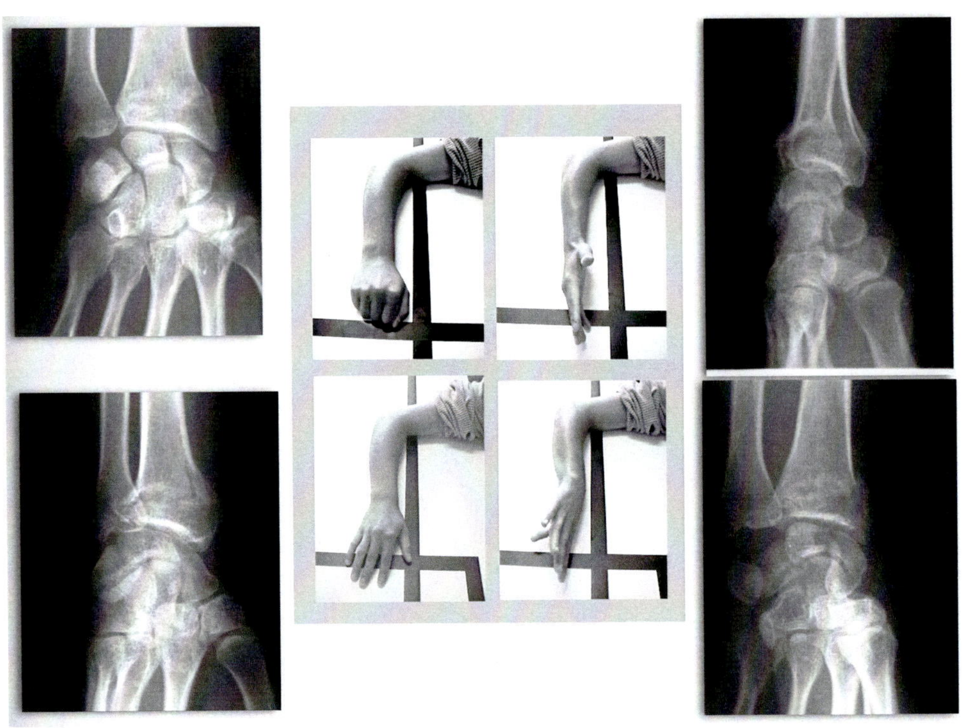

Figura 20.16 No lado esquerdo e acima, incidência em PA com os dedos fletidos; no lado esquerdo e embaixo, incidência em supinação de 30 graus; no lado direito acima, incidência de perfil absoluto, com alinhamento do segundo metacarpiano com o rádio; no lado direito e embaixo, incidência oblíqua em pronação.

cada: se houver fratura e esta não for imobilizada, o destino será uma pseudo-artrose; por outro lado, se não houver uma fratura, o paciente ficará imobilizado desnecessariamente.[60] Outras avaliações de série de casos mostram que as radiografias não são precisas em diagnosticar fraturas, mesmo 2 semanas após a ocorrência do traumatismo.[61-64]

Estudos realizados com o uso de cintilografia em traumatismos do punho demonstraram ser este um método com sensibilidade de 100%, porém com especificidade de 98%. Conseqüentemente, se houver positividade na cintilografia, que demonstre aumento da concentração de radioisótopo na região do escafóide, é possível que haja uma fratura, mas o paciente talvez apresente outro tipo de patologia. No entanto, se a cintilografia for negativa, poderemos afirmar que não há fratura.[65-73,79]

A ressonância magnética (RM) demonstrou ser o melhor método para avaliação de pacientes com suspeita clínica de fraturas do escafóide, pois apresenta sensibilidade de 100% e especificidade também de 100%.[74-78] Por isso, passou a ser o exame recomendado em protocolos para aqueles pacientes com história e exame clínico compatíveis com fratura do escafóide e que apresentem radiografias normais no primeiro atendimento.[50,81,82] A avaliação do custo-benefício pende para a utilização da RM por ter valores envolvidos menores do que o gasto com os atendimentos, radiografias seriadas, imobilizações e as verbas referentes à cobertura do afastamento do paciente do trabalho.[80] Além disso, deve-se também levar em consideração as cirurgias necessárias ao tratamento de pseudo-artroses que se desenvolvam por falta de um diagnóstico preciso.

A tomografia computadorizada (TC) melhorou a qualidade das imagens e, atualmente, permite até mesmo cortes mais finos, fator determinante para a possibilidade de diagnóstico imediato de fraturas do escafóide com este método. Cruickshank e cols. analisaram os resultados de exames tomográficos de 47 pacientes e observaram que o método tem poder preditivo negativo para fraturas do escafóide em 96,8% e um valor preditivo positivo para estas fraturas de 100% (94,4% de sensibilidade e 100% de especificidade).[83] Referiram que nenhuma fratura de escafóide deixou de ser diagnosticada pelo método de TC na fase inicial do tratamento, porém um paciente com fratura do trapézio apresentou fratura concomitante do capitato, que só foi diagnosticada pela ressonância magnética. Estes estudos sugerem que a TC poderá ser uma alternativa ao método de imobilização gessada com revisão radiográfica em 2 semanas.

Os pesquisadores continuam em busca de outros métodos de diagnóstico que sejam mais baratos e acessíveis aos centros de atendimento médico. O uso de ultra-som foi tentado, porém há baixa sensibilidade, entre 37% a 50%, com especificidade em torno de 60%.[65,79,84,85]

Pelo exposto, a conduta frente à suspeita de fratura do escafóide sem sinais radiográficos evidentes consiste na imobilização dos pacientes por 2 semanas e na repetição das radiografias após este tempo. Persistindo a suspeita, eles serão novamente imobilizados por mais 2 semanas e a busca radiográfica da fratura será novamente realizada após este período. Não havendo sinais radiográficos de fratura, o paciente será liberado da imobilização, porém é recomendável repetir nova série de radiografias depois de mais 4 a 6 semanas.

Quando a cintilografia estiver disponível, e for negativa, os pacientes serão tratados como portadores de contusões e imobilizados por 7 a 10 dias. Os pacientes positivos na cintilografia serão tratados como apresentando a fratura, até que se comprove não haver fraturas em radiografias, em torno da sexta semana. Quando a cintilografia é positiva, é sinal de que houve no mínimo uma lesão ligamentar, e a imobilização mais prolongada beneficiará o paciente.

Quando a RM estiver disponível e puder ser realizada na primeira semana, ela será indicada para aqueles pacientes com história clínica típica (queda com a mão espalmada) radiografia "negativa" e exame físico compatível (dor na tabaqueira anatômica e à compressão longitudinal do primeiro e segundo metacarpianos).

Fica a pergunta: com quanto tempo de traumatismo devemos solicitar ambos os exames de imagem? A cintilografia é recomendada para 72 horas após o acidente,[65-73] enquanto a RM poderá ser solicitada dentro das primeiras 24 horas. O uso de técnicas de supressão de gordura e de contraste paramagnético e a melhoria da qualidade das imagens permitiram índices altos de acerto diagnóstico.[78-82,86-92] Contudo, é necessário lembrar que o gadolínio pode levar a fibrose nefrogênica sistêmica e é contra-indicado em pacientes com insuficiência renal, transplantados de rim e fígado e síndrome hepatorrenal. A fibrose nefrogênica sistêmica é uma doença debilitante e às vezes fatal, que afeta a pele, os músculos e os órgãos internos; portanto, o uso de contraste deve ser evitado nestes pacientes.[89,90] Quando tivermos pacientes com estes tipos de doenças, a RM deverá ser realizada sem o gadolínio e, se não houver o diagnóstico e o radiologista considerar importante o seu uso, será necessário realizar uma diálise logo após o exame. No caso do escafóide, é preferível considerar sem fratura se a RM estiver normal.

Classificação das fraturas do escafóide e indicações de tratamento

As fraturas do escafóide são classificadas de acordo com a posição do traço de fratura, dividindo-se esse pequeno osso em três partes: terço proximal, terço médio e terço distal. Há diferença de comportamento das fraturas quanto à consolidação e à presença de necrose avascular, dependendo de sua localização. Fraturas no pólo proximal desenvolvem necrose avascular com maior freqüência do que nos outros dois terços. As fraturas no terço distal tendem a consolidar-se em praticamente 100% dos casos.[1,3,4,29,35,49,51-56,59,93-96]

As fraturas do escafóide podem ser intra-articulares (no corpo do escafóide) ou extra-articulares (na tuberosidade do escafóide). As fraturas na tuberosidade não são um problema importante em si, pois em geral consolidam, salvo se houver afastamento dos fragmentos. Devemos, contudo, ficar atentos à possibilidade de sua associação com outras lesões ósseas e ligamentares do carpo. Por outro lado, as fraturas que envolvem o corpo do escafóide são problemáticas e necessitam atenção especial.[53]

Classificação de Trojan (divulgada por Russe)

As fraturas do escafóide também podem ser classificadas conforme a orientação do traço fraturário em relação ao eixo longitudinal do escafóide. A idéia surgiu no grupo de Böhler, em Viena, que adaptou a classificação de Pauwels de fraturas do colo femoral para as fraturas do escafóide. São valorizados o tipo de traço de fratura e sua relação com a ação de forças de cisalhamento no foco de fratura, presentes nos traços oblíquos. Observam-se o traço fraturário em todas as incidências e seu posicionamento em relação ao eixo longitudinal do escafóide, e sua situação define as fraturas como **oblíquas horizontais, transversas e oblíquas verticais**. Esta classificação foi inicialmente divulgada em alemão por Trojan e Jahna, auxiliares de Böhler.[51,93,94] Também houve divulgação em francês por Trojan e Mourgues,[95] antes de sua publicação em inglês, por Russe[59] (Figura 20.17).

Russe utilizou a mesma classificação de Böhler e divulgou seus trabalhos em alemão com a citação de sua origem; entretanto, na publicação em inglês, não colocou a referência para apontar a origem desta classificação.[57-59] Ao divulgá-la em inglês sem as citações, levou à apresentação, em livros-textos e em diversos trabalhos, desta classificação pelo traço de fratura como a classificação de Russe.[2,44,50,56,97-99]

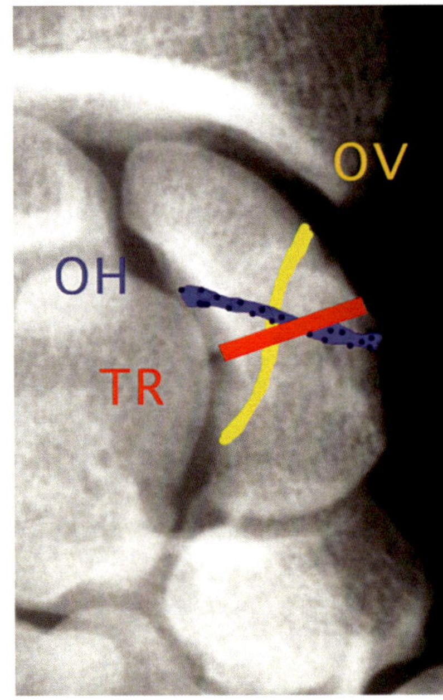

Figura 20.17 Radiografia do escafóide representando a classificação de Trojan (divulgada por Russe), que divide as fraturas conforme a orientação dos traços fraturários em: oblíquas horizontais **(OH)**, oblíquas verticais **(OV)** e transversas **(TR)**.

Esta classificação determina em quais fraturas há instabilidade intrínseca e, independentemente dos erros históricos citados, teve seu valor comprovado em laboratório de anatomia e clinicamente.[96]

Classificação de Soto-Hall

Outra classificação a ser utilizada consiste na divisão do escafóide em cinco partes iguais. A análise do tamanho limite de fraturas do pólo proximal em que a forma de tratamento passa a ser sua ressecção é de um quinto. Pequenos fragmentos em fraturas desviadas são de difícil tratamento e, devido à impossibilidade de se fazer a osteossíntese com parafusos de Herbert, uma forma de tratamento é sua ressecção, com reinserção dos ligamentos no semilunar.[100,101]

Classificação de Herbert

Outra classificação em uso é a descrita por Herbert e Fisher, que foi apresentada junto com o novo parafuso para fraturas do escafóide.[102-104] Nesta classificação, conhecida como classificação de Herbert, os tipos de fratura são divididos por letras e subdivididos por números. Esta é uma classificação abrangente que engloba as fraturas na fase aguda e aquelas que desenvolvem pseudo-artrose:

- **Tipo A:**
  - **A1:** fraturas da tuberosidade.
  - **A2:** fratura incompleta através da cintura.
- **Tipo B** (fraturas agudas: < 6 semanas):
  - **B1:** fratura distal oblíqua.
  - **B2:** fratura completa na cintura (colo).
  - **B3:** fratura do pólo proximal.
  - **B4:** fratura-luxação transescafoperilunar do carpo.
- **Tipo C:**
  - **C1:** retardo de consolidação.
- **Tipo D** (não-consolidadas: > 6 semanas):
  - **D1:** pseudo-artrose fibrosa.
  - **D2:** pseudo-artrose (deformidade inicial).

Atualmente, esta é a classificação mais utilizada, e recebeu um acréscimo feito por Filan e Herbert em 1996:[105]

- **Tipo D:**
  - **D3:** pseudo-artrose esclerótica (deformidade avançada).
  - **D4:** necrose avascular.

O tipo C desta classificação é questionado, pois fica num limbo entre as fraturas agudas e as pseudo-artroses.[106]

Classificação de Schernberg

A classificação de Schernberg, muito utilizada na França, baseia-se em aspectos e reparos anatomorradiológicos.[107] São levadas em conta a superfície articular do escafóide com o rádio e a linha de máxima densidade radiográfica do escafóide em sua articulação com o capitato. Nesta classificação, as fraturas são divididas em seis tipos, conforme a região do escafóide e a variedade de formas de fraturas.[107] O tipo I é a fratura "polar", que se apresenta como uma variedade mais proximal, com traço oblíquo. No tipo II estão classificadas as fraturas "corporais altas", que se apresentam com traço oblíquo de fora para dentro, que termina na transição dos terços proximal e médio da linha de densidade máxima. No tipo III estão enquadradas as fraturas "corporais baixas", que apresentam um traço de fratura que nasce na superfície radial do escafóide mais distal e se dirige obliquamente com direção proximal ao meio da linha de densidade máxima. No tipo IV são classificadas as fraturas "transtuberositárias", cujos traços fraturários são pouco visíveis na radiografia de frente e mais bem observados na incidência oblíqua em supinação; o traço fraturário se inicia na tuberosidade, de onde se dirige, obliquamente, para o meio da linha de maior densidade em trajeto de fora para dentro e de baixo para cima. No tipo V estão as fraturas "do pé" do escafóide, em que o traço de fratura nasce abaixo da tuberosidade "externa" e se dirige obrigatoriamente de baixo para cima e de fora para dentro, terminando na extremidade distal da linha de maior densidade. As fraturas do tipo VI são as que envolvem a superfície articular do escafóide com o trapézio e o trapezóide. As fraturas do tipo VI são divididas por Schernberg, conforme o tamanho do fragmento, em: (a) fratura do tubérculo distal com pequeno fragmento, que corresponde ao arrancamento do canto anteroexterno da base do tubérculo do escafóide; (b) fratura do tubérculo do escafóide com fragmento intermediário que envolve a metade de sua base; (c) fraturas da tuberosidade do escafóide com grande fragmento, que correspondem à totalidade de sua base.[107]

Classificação da Clínica Mayo

Outra classificação é proposta pelo grupo da Clínica Mayo.[44] Nesta classificação, as fraturas do escafóide são divididas em cinco tipos:

1. Tuberosidade.
2. Superfície articular distal.
3. Terço distal.
4. Cintura, terço médio.
5. Pólo proximal.

Classificações preferidas e suas aplicações

Consideramos preferível dividir as fraturas em grupos conforme os parâmetros a serem analisados e as respostas às seguintes perguntas:

A fratura do escafóide deve ser tratada incruentamente ou há indicação de cirurgia?

As fraturas do escafóide são divididas, segundo o grau de envolvimento das estruturas, em **simples** e **complexas**.

As fraturas simples são aquelas que se apresentam como lesão isolada do escafóide, e as complexas são aquelas que se apresentam acompanhadas de lesão ligamentar ou de fratura-luxação. A evolução de ambos os tipos é completamente diferente.[108] As fraturas que acompanham lesões ligamentares e as fraturas-luxações têm complexidade muito maior, o traumatismo é de maior energia e, por conseguinte, ocorre dano maior de partes moles, o que representa maior fibrose, destruição da circulação do fragmento proximal e rigidez. Para as fraturas simples, o tratamento pode ser incruento, enquanto que nas fraturas-luxações o tratamento será preferencialmente cirúrgico.[109,110]

Portanto, a resposta a esta pergunta é: em fraturas simples, o tratamento será incruento até a análise de outros parâmetros, enquanto que em fraturas-luxações o tratamento será preferencialmente cirúrgico.

As fraturas do escafóide podem também ser divididas, conforme o tempo entre o acidente e o início do tratamento, em **fraturas de diagnóstico recente (até 6 semanas) ou fraturas de diagnóstico tardio (mais de 6 semanas).**

Esta divisão é necessária porque vários autores já mostraram que o início tardio do tratamento é motivo de não-consolidação das fraturas pelo método de tratamento incruento.[54,59,111-115] A impressão destes autores acerca da mudança na característica das fraturas do escafóide com o início de tratamento tardio foi comprovada por Morgan e Walters, em trabalho prospectivo bem desenhado.[116] Neste estudo de 100 fraturas consecutivas tratadas conservadoramente, ficou clara a mudança de característica destas fraturas quando o tratamento foi iniciado após 6 semanas.[116]

Portanto, fraturas com mais de 6 semanas devem ser tratadas cirurgicamente.

As fraturas do escafóide podem ainda ser classificadas, conforme o desvio dos fragmentos e a presença de cominuição, em **sem desvio, com desvios menores do que 1mm, com desvios maiores do que 1mm ou com cominuição e desvios angulares.**

Neste aspecto, a pergunta adicional a fazer é: a fratura apresenta desvio maior do que 1mm nas radiografias ou cominuição?

Eddeland e cols., em estudo de 134 fraturas do escafóide, observaram que aquelas recentes (até 4 semanas) tratadas conservadoramente consolidavam em 95% dos casos, enquanto as fraturas com desvios maiores do que 1mm nas radiografias desenvolviam pseudo-artrose em 92% dos casos.[117]

Portanto, fraturas com desvios maiores do que 1mm mostrados nas radiografias devem ser tratadas cirurgicamente.

Quando há cominuição, estamos diante de uma fratura mais grave. Há instabilidade e um componente de desvio rotacional entre os fragmentos, o que indica o tratamento cirúrgico. Muitas vezes, o traço de fratura em si não se apresenta desviado em translação nas radiografias, mas se observa angulação entre os fragmentos. Quando tratamos este tipo de fratura incruentamente, há grande chance de ocorrer retardo de consolidação, e se a fratura consolidar viciosamente, o escafóide ficará deformado. Este é o escafóide "corcunda", que altera a mecânica do carpo, com tendência ao desenvolvimento de osteoartrite pós-traumática.[22,118-120] Angulações entre os fragmentos provocam perdas gradativas da extensão da articulação do punho e, quando os desvios são maiores do que 15 graus, há perda total da extensão.[120]

Portanto, fraturas com cominuição e desvios angulares devem ser tratadas cirurgicamente.

Grandes desvios angulares são fáceis de observar, mas encontra-se dificuldade na maneira de fazer sua medição precisa e em compará-la com o lado normal.[121-123]

Conforme o traço de fratura, as lesões do escafóide podem ser divididas em: **transversas, oblíquas horizontais ou oblíquas verticais.**

Segundo este parâmetro, é adotada a classificação do serviço de Böhler e divulgada por Trojan e Jahna.[93-96] As fraturas completas com traços fraturários do tipo oblíquo vertical tendem a desenvolver pseudo-artrose, conforme nos apontou o trabalho de Morgan e Walters.[116] Estas fraturas oblíquas verticais devem ser tratadas cirurgicamente.

Conforme sua localização, as fraturas são divididas em: **fraturas do terço proximal, do terço médio ou do terço distal.**

Sabemos que as fraturas que ocorrem no terço proximal são mais problemáticas, por estarem mais sujeitas à necrose asséptica do pólo proximal, e que até mesmo apresentam maior número de retardos de consolidação e pseudo-artroses. Estas fraturas do pólo proximal deverão ser avaliadas com RM para análise das condições circulatórias e tratadas cirurgicamente, se houver desvio.

Incidência das fraturas do escafóide

As fraturas do escafóide diagnosticadas ocorrem em 80% das vezes no terço médio, em 10% no pólo proximal e em 10% no pólo distal.[44] Têm maior incidência no sexo masculino. Barton apresentou a incidência de 43,6% de traumatismos envolvendo o punho e a mão no ano de 1986, entre os atendimentos na Clínica de Fraturas de Adultos do Hospital Universitário de Nottinghan, que serve a uma população de 750 mil habitantes.[108] Entre as fraturas que envolveram o punho e a mão, 16,7% envolviam os ossos do

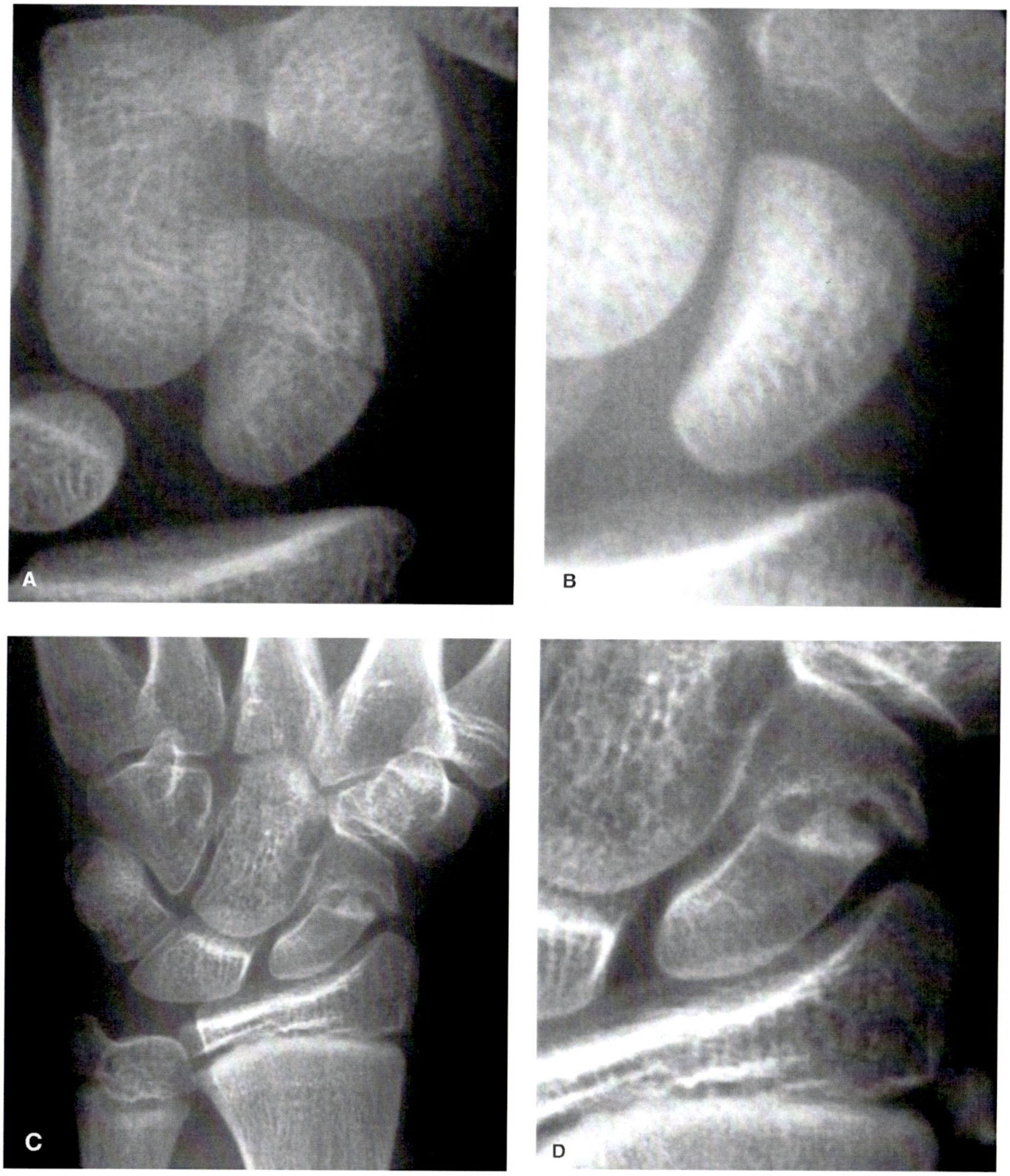

Figura 20.18A. Radiografia em PA de paciente de 11 anos em que se observa fratura do escafóide transversa em seu terço médio. **B.** Radiografia do mesmo paciente de **A**, com a fratura consolidada após imobilização gessada por 2 meses. **C.** Radiografia de paciente de 12 anos com pseudo-artrose do escafóide. **D.** Visão localizada do foco de pseudo-artrose. Este paciente referia acidente com *skate* há 1 ano, que foi tratado com tala por 2 semanas com diagnóstico de torção do punho.

carpo. Entre as fraturas que envolviam os ossos do carpo, cerca de 70% eram fraturas do escafóide.

Dickson avaliou cinco grandes séries de fraturas do escafóide.[56] Num total de 1.105 fraturas recentes, encontrou 10% das fraturas na tuberosidade, 11% no terço distal, 72% na cintura do escafóide e 6% no pólo proximal. No levantamento feito por Amadio e Moran, as fraturas do escafóide atingiram 78,8% de um total de 6.390 fraturas de ossos do carpo.[50]

Fraturas do escafóide também ocorrem em crianças. Devemos pensar na possibilidade de sua ocorrência e diagnosticá-las. Representam 0,34% das fraturas em crianças. Devido à ossificação excêntrica do escafóide, podem ocorrer fraturas no terço distal do escafóide. As fraturas do escafóide em crianças são visíveis na maioria das vezes; no entanto, em caso de suspeita clínica sem achados radiográficos, há indicação de RM[124-128] (Figura 20.18).

Tratamento das fraturas do escafóide

O tratamento das fraturas do escafóide deve buscar a consolidação em situação anatômica, pois o escafóide é uma das peças mais importantes desse "rolamento" que é o carpo. Não basta consolidar a fratura, é de fundamental importância que no final o paciente esteja sem dor e que a força de preensão retorne ao normal. São complicações imediatas do tratamento das fraturas do escafóide: a não-consolidação e a necrose do pólo proximal. Será inevitável o desenvolvimento de osteoartrite pós-traumática do punho na evolução das fraturas que não consolidem, ou que consolidem viciosamente.[129,130] O desenvolvimento de não-consolidações de maneira geral se deve à falta de diagnóstico, seja porque o paciente passou por um médico despreparado, seja ainda por não ter procurado ajuda profissional, por considerar que é uma simples torção do punho. A melhora da qualidade de diagnóstico e tratamento passa pela conscientização dos médicos que fazem o primeiro atendimento em prontos-socorros, pela divulgação das características da fratura do escafóide entre os professores de educação física e pela divulgação conjunta das fontes pagadoras de que sai mais barato chegar ao diagnóstico preciso ainda na fase de urgência.[92,131] Grace, em 1929, já chamava atenção para este aspecto.[132] A falta de diagnóstico imediato e o início do tratamento retardado, a cada dia que passa, levarão o paciente a uma situação que só poderá ser corrigida cirurgicamente. O aspecto social do problema está no fato de os pacientes que apresentam fraturas de escafóide serem jovens em torno de 30 anos de idade, ou seja, estarem numa fase da vida em que são economicamente mais ativos. O custo global com o paciente, sem dúvida, será maior se não houver o diagnóstico preciso imediato, motivo de preocupação de estudiosos de muitos centros de trauma[134-136] (Figura 20.19).

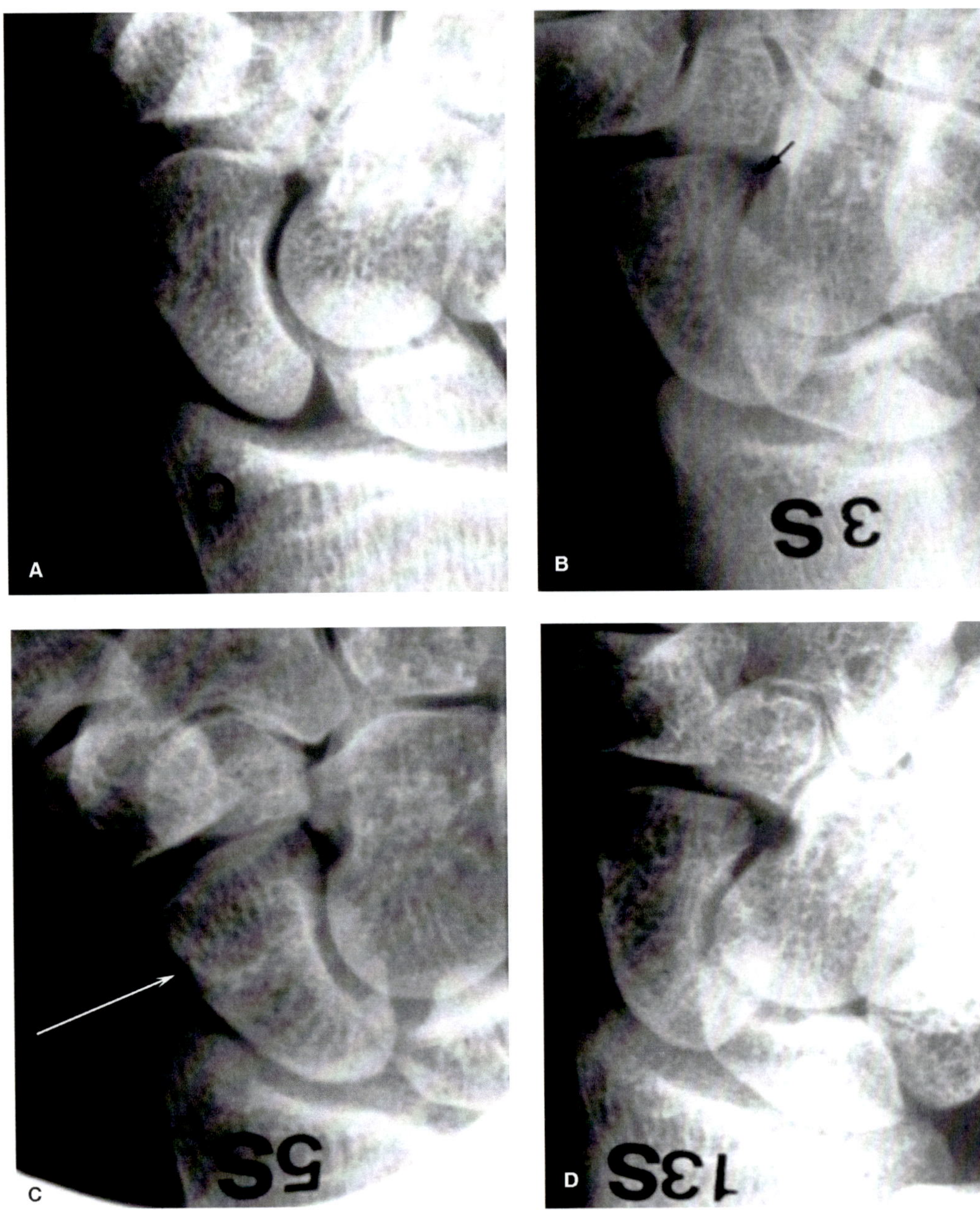

Figura 20.19 Radiografias de paciente que, após queda, apresentava dor na tabaqueira anatômica e à compressão do polegar. **A.** Radiografia inicial "normal". **B.** Radiografia 3 semanas após o acidente, com traço duvidoso no terço distal. Como os sinais e os sintomas eram muito evidentes, prosseguiu imobilizada por mais 2 semanas. **C.** Radiografia com 5 semanas: calcificações identificando a presença de uma fratura. **D.** Radiografia com 13 semanas, demonstrando consolidação da fratura.

Radiografias são um método de má qualidade para o diagnóstico de fraturas em pacientes que tiveram exames radiológicos normais na fase inicial do tratamento.[133] Entretanto, é importante deixar claro que as radiografias continuam sendo os exames de primeira linha, e a cintilografia e a RM estão reservadas somente para aqueles pacientes que não apresentam quadro clínico típico.[133,135] É fundamental o conhecimento da anatomia de superfície: o cirurgião deve saber palpar o dorso do escafóide, seu pólo proximal, sua tuberosidade, sua articulação com o trapézio, o trapézio, o hâmulo do hamato, o piramidal e todas as saliências ósseas.[136] Há uma constante busca de algoritmos que ajudem a conseguir a melhor forma de diagnóstico e tratamento, também enfocados nos custos.[134,135,137]

Tratamento das fraturas recentes

As fraturas recentes podem apresentar, inicialmente, dificuldade diagnóstica, como já salientamos. Nas fraturas em que o diagnóstico foi conseguido por RM ou por radiografias somente 2 a 4 semanas após o acidente, o tratamento deverá ser incruento, com imobilização gessada do tipo luva, deixando-se os dedos livres. Afinal, uma fratura que não pôde ser vista em radiografias é, sem sombra de dúvidas, muito estável, e fraturas consideradas estáveis são beneficiadas pela ação das forças que passam pelo foco da fratura.[96]

Quando encontramos uma **fissura no escafóide** (fratura sem desvio), analisamos a inclinação do traço de fratura e em qual terço se localiza. As do terço médio (as mais freqüentes) e com traço de fratura transverso ou oblíquo horizontal são tratadas com aparelho gessado antebraquiopalmar, incluindo o polegar, deixando a articulação interfalângica (IF) do polegar livre. A imobilização será trocada a cada 2 semanas. Na quarta semana serão solicitadas radiografias de controle e, a partir da sexta semana, o aparelho gessado do tipo luva não imobilizará o polegar. Espera-se que a consolidação deste tipo de fratura ocorra em praticamente 100% dos pacientes em torno de 8 semanas. Em indivíduos jovens (10 a 14 anos), a consolidação ocorrerá em 6 semanas e, em adultos, de 8 a 9 semanas.[51,56,57] O fator benéfico "jovem" é válido para as fraturas ocorridas em acidentes de baixa energia. Contudo, fraturas em adultos jovens com freqüência são devidas a acidentes de alta energia, o que levou o fator idade mais baixa entre os adultos a ser considerado um fator de risco para o desenvolvimento de pseudo-artroses.[116] A definição do tipo de acidente pelo volume de energia envolvido foi proposta por Musemeche e cols., com a designação de acidentes de alta energia para aqueles que ocorressem com veículos automotores e também para as quedas acima de 3m de altura.[138] Quando as fraturas são representadas por fissuras nas radiografias no terço distal do escafóide, imobilizamos com a certeza da consolidação, pois esta região tem boa irrigação em ambos os fragmentos (Figura 20.20).

Nos pacientes com traço oblíquo vertical **sem desvio**, é necessário imobilizar o cotovelo por um período de 6 semanas, para evitar que os movimentos de pronação e supinação do antebraço sejam transmitidos para o foco de fratura através do ligamento radiocapitato.[115] Redobramos o cuidado com estas fraturas oblíquo-verticais; fazemos a troca do aparelho gessado em 2 semanas e novamente radiografamos. Quando há sinais radiográficos de desvio, indicamos osteossíntese. Nas fraturas do terço proximal que se apresentem com um traço sem desvio, os cuidados de imobilização são similares aos das fraturas oblíquo-verticais, ou seja, uso de aparelho gessado braquiopalmar, imobilizando o polegar por 6 semanas, seguido de aparelhos gessados curtos até a consolidação. Para estas fraturas está indicada a avaliação do pólo proximal do escafóide por RM, para análise de sua vitalidade.

Fraturas com desvio menores do que 1mm

Nas fraturas do escafóide com desvio, avaliamos radiograficamente a quantidade deste desvio e também a eventual presença de cominuição. Fraturas com desvios maiores do que 1mm deverão ser tratadas cirurgicamente, enquanto que aquelas com desvios menores do que 1mm receberão tratamento incruento. O tratamento incruento básico é de imobilização gessada com aparelho gessado braquiopalmar por 6 semanas. As trocas da imobilização serão realizadas a cada 2 semanas com acompanhamento radiográfico ao mesmo tempo. Após completada a sexta semana, o aparelho gessado é trocado por um antebraquiopalmar. O polegar será incluído nestas imobilizações, deixando-se a articulação IF livre. O punho é mantido em leve flexão e desvio radial (5 a 10 graus). Para facilitar, na hora da cura do gesso seguramos a mão engessada, como se estivéssemos jogando "braço de ferro" ("queda-de-braço"). A imobilização só é suspensa quando há confirmação radiográfica de consolidação. São consideradas fraturas consolidadas aquelas que se apresentam com trabéculas ósseas fazendo ponte entre os fragmentos em pelo menos três incidências. A imobilização segue até que se completem 3 meses de tratamento,

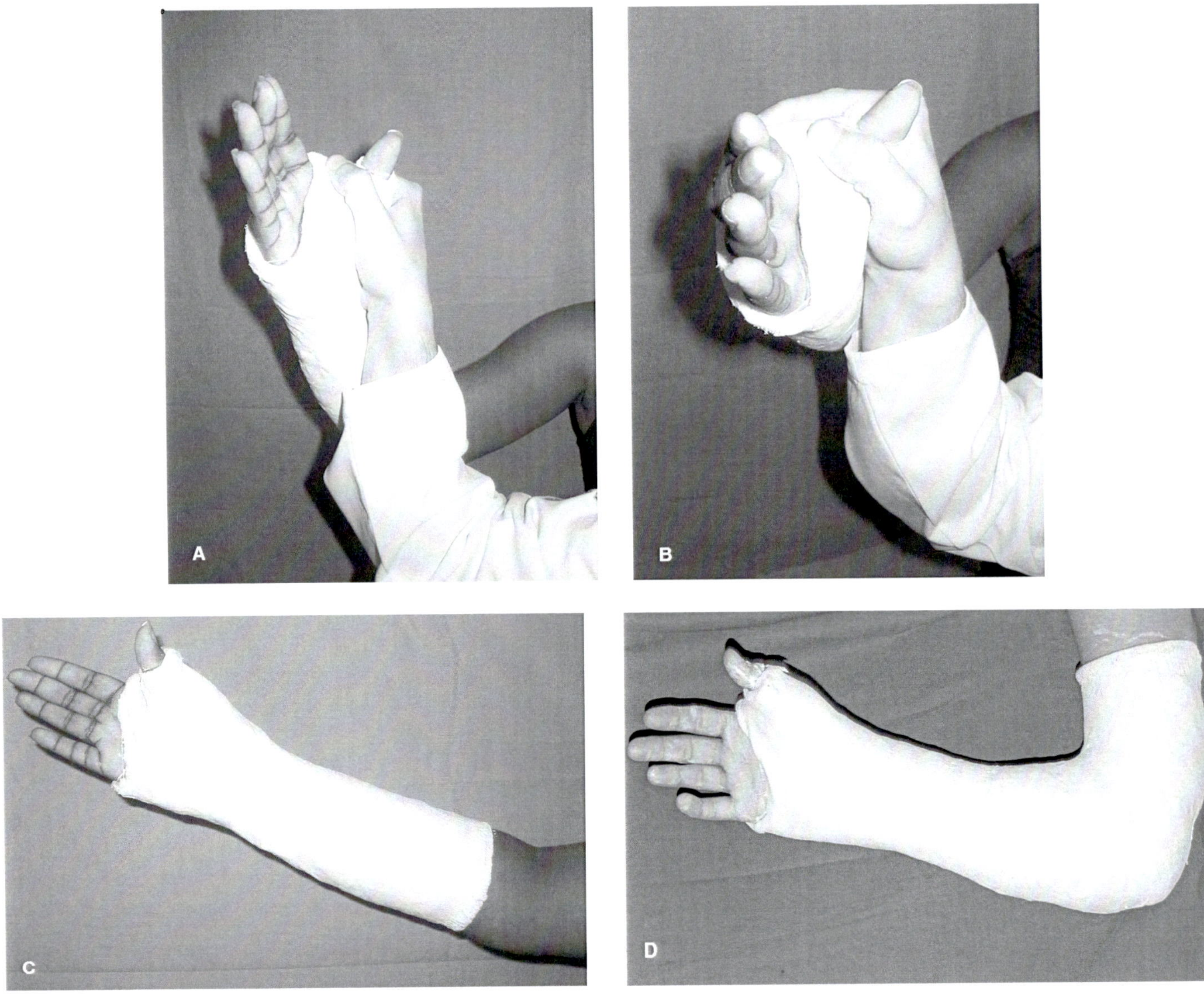

Figura 20.20A. Durante a cura do gesso, o médico deve segurar a mão do paciente como se jogasse "braço-de-ferro", "pulso", ou "queda-de-braço". **B.** A mesma situação vista em outra posição, mostrando discreta flexão e desvio radial do punho. **C.** Visão ventral de um aparelho gessado antebraquiopalmar englobando o polegar até a sua articulação IF, e o polegar em oponência, para diminuir a incapacidade funcional do paciente. **D.** Aparelho gessado braquiopalmar englobando o polegar, que é indicado para uso nos primeiros 40 dias de fratura, para evitar que os movimentos de pronossupinação se transmitam ao foco fraturário através do ligamento radiocapitato.

quando então será feita a avaliação da situação, e se não houver sinais de consolidação, a fratura será tratada como retardo da consolidação.

Não há unanimidade entre os autores quanto à forma do aparelho gessado nem quanto à posição em que o punho deverá ser mantido. Seguimos este posicionamento, supondo que a maioria das lesões ocorre em extensão com estiramento e destruição da parte volar. Assim, ao posicionarmos o punho em discreta flexão, beneficiamos o contato entre os fragmentos.

Fraturas com desvios maiores do que 1mm

Em fraturas com desvios maiores do que 1mm, a indicação é de osteossíntese, pois o tratamento incruento resultará em pseudo-artrose. As fraturas que apresentam cominuição e são recentes são avaliadas em centro cirúrgico sob anestesia e preparo para osteossíntese. A mesma conduta é utilizada nas fraturas do escafóide que ocorrem em acidentes de alta energia. Se houve cominuição (em geral, dorsorradial), trata-se de um traumatismo causado por um volume maior de energia. Os pacientes que tiveram suas fraturas causadas, por exemplo, por quedas de moto ou telhado devem ser examinados sob anestesia, considerando que a fratura do escafóide é a parte visível de uma lesão, que também envolve as partes moles com lesão de ligamentos. Após vários dias, é impossível a avaliação destas fraturas sob anestesia, pois os fragmentos perdem sua situação anatômica e se fixam nessas posições. A correção das deformidades só será possível cirurgicamente, pois a fixação percutânea, sem a devida correção da anatomia tridimensional do escafóide, levará a uma consolidação viciosa. Reservamos a fixação percutânea com fios de Kirschner para as situações em que não haja boas condições de pele, o que impede a redução por via aberta. Preferimos reduzir anatomicamente o escafóide por via aberta sob visão direta. Um método atualmente utilizado é a redução por via artroscópica.

Redução e osteossíntese

O planejamento cirúrgico requer escolha de material de osteossíntese, instrumentais adequados e hemostasia temporária. A via de acesso à fratura do escafóide deverá ser aquela com a qual o cirurgião esteja familiarizado. O conhecimento da anatomia dos ramos nervosos e tendões nas diversas vias de acesso é fundamental.[139-141]

Após anestesia, avaliamos a suficiência dos ligamentos e a estabilidade fraturária com intensificador de imagem ou radiografias. O punho é submetido a desvio ulnar, compressão longitudinal, manobra da "gaveta" e extensão. As manobras devem ser realizadas com movimentos gradativos até que se sinta resistência. Ao confirmarmos que a fratura está reduzida e estável e os ligamentos estão íntegros, podemos imobilizar e seguir com o tratamento incruento. Entretanto, na maioria das vezes, a indicação será de osteossíntese. A osteossíntese percutânea apresenta-se como uma boa opção terapêutica.

Nos casos em que fique evidente a instabilidade da fratura e haja suspeita de lesão ligamentar, providenciamos imediatamente as reparações. Preferimos a via de acesso oblíqua dorsal,[139] desenvolvida entre os vasos da crista do escafóide (**artéria da crista dorsal do escafóide – ACDE**) e os vasos que cruzam transversalmente o punho, junto à borda dorsal do rádio **(arco arterial radiocárpico – AARC)**. Por este espaço fazemos a abordagem proximal do escafóide.

Entre os vasos da crista do escafóide (ACDE) e os vasos que passam tranversalmente ao dorso do punho, perto da articulação escafóide-trapézio-trapezóide **(arco arterial intercarpal dorsal – AAID)**, desenvolvemos um outro plano para abordagem do fragmento distal. Colocamos fios de Kirschner, um no pólo proximal e um no pólo distal, para torná-los bastões de auxílio à redução (*joy sticks*). Todo cuidado e delicadeza serão necessários para não lesar a circulação do dorso do escafóide. São fundamentais o domínio da anatomia regional e o uso de lupas, durante a dissecção e na fase de redução. É de extrema importância o domínio da topografia vascular (Figura 20.7).

Estabilizamos a redução com fios de Kirschner. Um dos fios será colocado no trajeto planejado para a osteossíntese, e o outro funcionará como um fio anti-rotacional, para a fase de fixação com o parafuso. Para a osteossíntese do escafóide preferimos a utilização de parafusos de Herbert, devido à sua versatilidade.[139] Por não terem cabeça, podem ser aplicados por via transarticular. Outra maneira de se fazer a osteossíntese, com colocação mais precisa do implante dentro do osso, é mediante o emprego de parafusos canulados. Na falta dos parafusos mais adequados, podemos fazer a estabilização da redução com fios de Kirschner ou parafusos comuns de diâmetros menor do que 2,7mm. Os parafusos são mais vantajosos do que os fios de Kirschner, por tornarem possível fazer a compressão interfragmentária, muito importante para a fase em que iniciamos a mobilização do punho. Quando planejamos a osteossíntese, buscamos o eixo central do escafóide e, na presença de traços oblíquos verticais, devemos deixar o fio anti-rotacional, para evitar a perda de redução por cisalhamento, durante o aperto do parafuso. A via dorsal oferece a vantagem de permitir que se busque a direção mais perto possível do parafuso, da perpendicular ao plano fraturário.[139-141] Entretanto, na maioria das vezes, o melhor local para colocação do parafuso é o seu longo eixo (Figura 20.21).

O objetivo do tratamento cirúrgico é a redução anatômica da fratura e sua estabilização da melhor forma possível. No pós-operatório, os pacientes são imobilizados com uma luva gessada com todos os dedos livres. Entre o décimo e o 15º dia, a luva é retirada e uma órtese a substitui na imobilização.[139] Seu uso permite a remoção exclusiva durante as sessões de terapia a partir da terceira semana. O paciente é encaminhado a um profissional devidamente treinado em terapia da mão, para que se inicie a cinesioterapia, que buscará, na fase de pós-operatório imediato, tanto a movimentação ativa como a passiva, de 5 graus de flexão e 10 graus de extensão. A fratura é controlada radiograficamente de 2 em 2 semanas, e observa-se a formação de trabéculas ósseas atravessando a

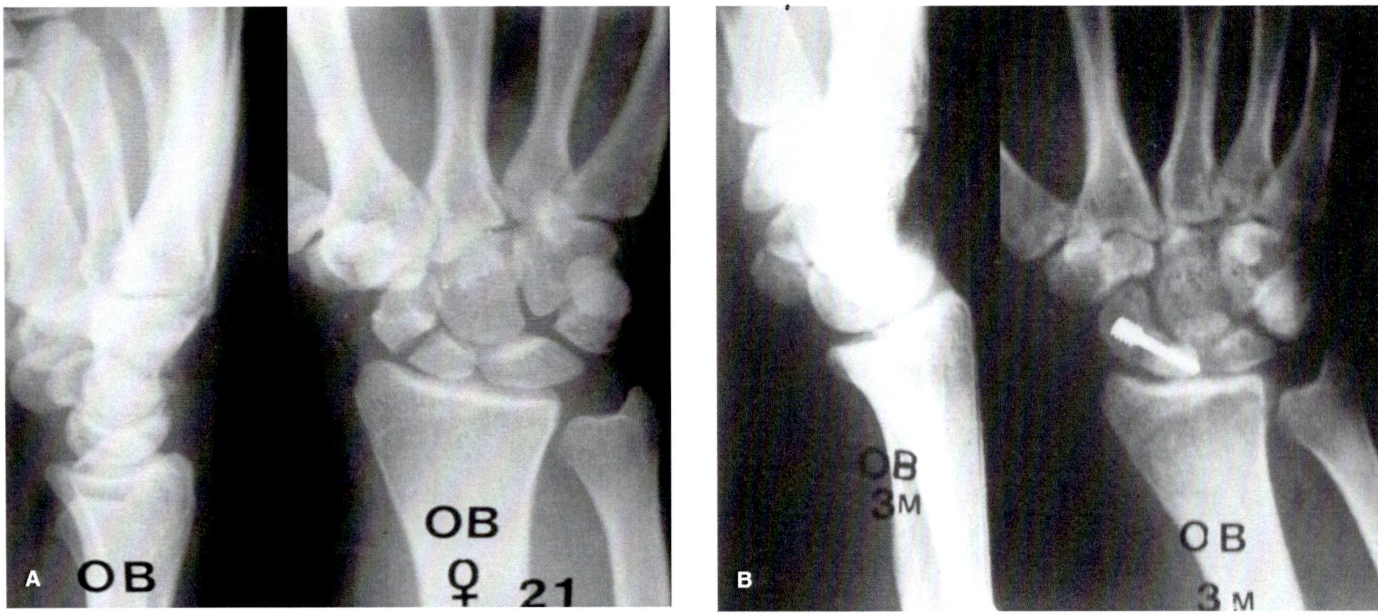

Figura 20.21 Radiografias de paciente portador de fratura de escafóide com desvio. **A.** Radiografias pré-operatórias em perfil e PA. **B.** Radiografias com 3 meses de pós-operatório, demonstrando a consolidação com a osteossíntese com um parafuso de Herbert.

interface dos dois fragmentos. Este fenômeno biológico deverá acontecer entre a quarta e a sexta semana. Os sinais de consolidação permitirão que se aumente o arco de movimentação gradativamente durante a terapia. Quando os aspectos radiográficos são favoráveis, a partir da quinta semana, é permitida a retirada da órtese para higiene pessoal.

Tratamento das fraturas diagnosticadas tardiamente

As fraturas sem desvio, com o passar das semanas sem imobilização, sofrem destruição óssea gradativa por atrito na interface dos fragmentos e perdem a capacidade de consolidar-se "espontaneamente". A partir de 4 a 6 semanas, só restará o tratamento cirúrgico como método eficiente para se obter a consolidação.

O tempo de fratura sem tratamento geralmente leva a absorção óssea, encurtamento do escafóide, desvio dorsal do fragmento proximal e colapso do carpo como um todo. Numa fase inicial ocorre absorção do cálcio com preservação do colágeno da matriz óssea e da cartilagem articular. Gradativamente, há um desarranjo ósseo, e a cartilagem articular fica sem suporte e vai-se quebrando. Algumas vezes, o osso da interface muda de característica e torna-se endurecido, imitando um osso subcondral, e forma-se uma articulação neste local (pseudo-artrose) (Figura 20.22).

Nas fraturas do terço distal do escafóide sem tratamento há uma grande absorção do fragmento distal e uma preservação maior do pólo proximal. Este fenômeno ocorre devido à maior estabilidade e à fixação do fragmento proximal, que se apóia ventralmente no ligamento radiocapitato e proximalmente ao rádio e ao semilunar, enquanto que o fragmento distal fica mais móvel, levado pelos ligamentos e a cápsula articular do escafóide com o trapézio e o trapezóide.

A forma de tratamento destas fraturas dependerá do grau de absorção óssea e será abordada a seguir, juntamente com o tratamento das pseudo-artroses do escafóide.

Complicações das fraturas do escafóide

As complicações das fraturas do escafóide são as pseudo-artroses, as necroses do pólo proximal e a osteoartrite pós-traumática.

Osteoartrite pós-traumática

Mack e cols. avaliaram 47 pseudo-artroses sintomáticas, sem tratamento, com o tempo mínimo de 5 anos.[129] O tempo estimado das pseudo-artroses variou de 5 a 53 anos. Esses autores dividiram as pseudo-artroses pelo aspecto radiográfico em três grupos: no grupo I ficaram 23 fraturas com alterações confinadas ao escafóide, como esclerose, formações císticas ou absorção óssea; no grupo II classificaram 14 fraturas com alterações degenerativas entre o escafóide e o rá-

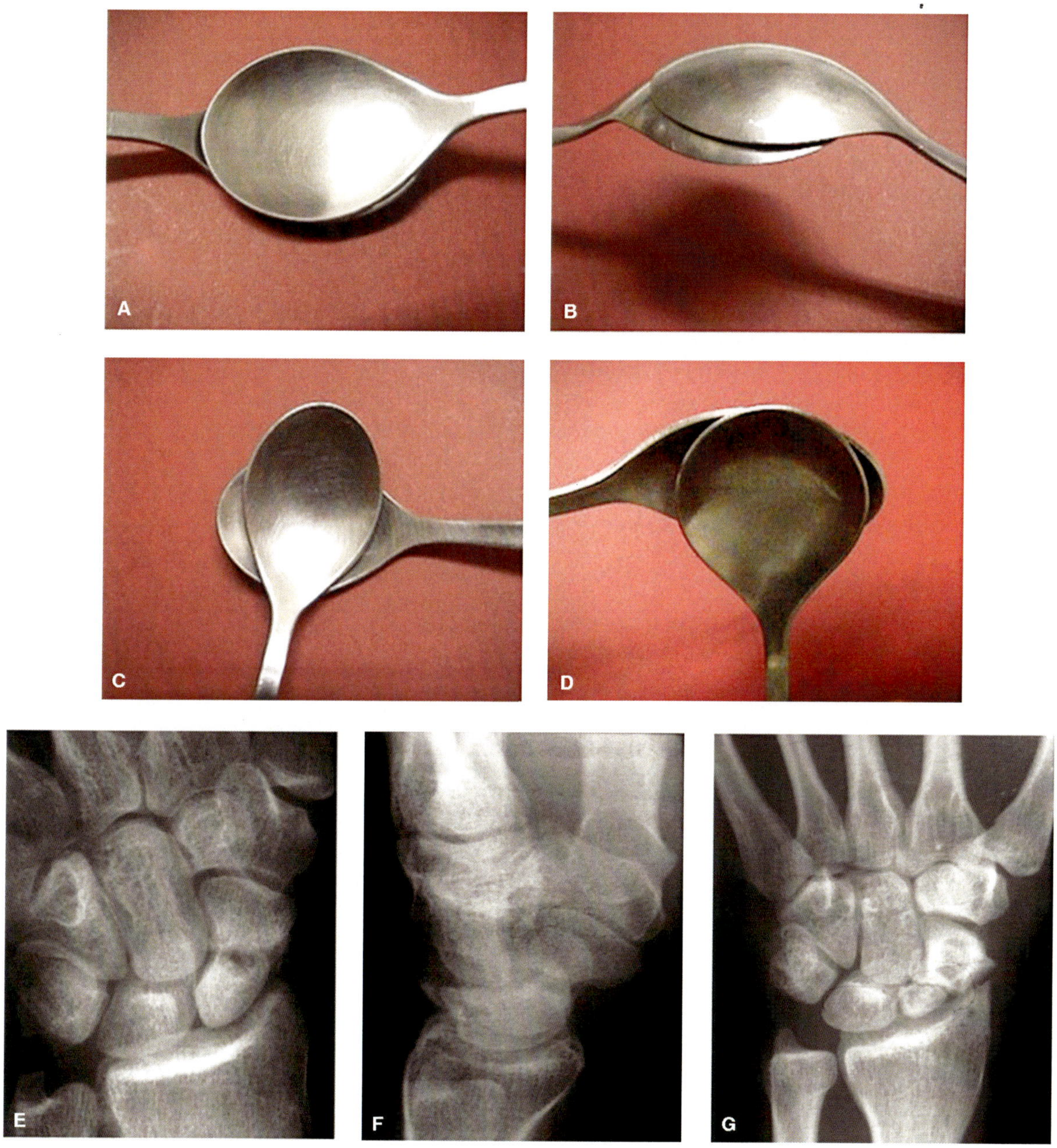

Figura 20.22 Montagem de fotografias para mostrar que as pseudo-artroses desenvolvem osteoartrose por incongruência, que se instala entre o pólo proximal desviado e a fosseta do escafóide. **A** e **B.** As colheres nestas duas fotos estão congruentes, o que permite que deslizem uma na outra. **C** e **D.** As colheres estão incongruentes devido ao giro de uma delas, e o movimento entre elas se torna forçado. **E.** Radiografia em PA de um paciente com pseudo-artrose em fase inicial sem artrose. **F.** Radiografia de perfil mostrando o desvio dorsal do semilunar (DISI), que leva consigo o pólo proximal do escafóide. **G.** Radiografia em PA do punho de um paciente com pseudo-artrose de longa data, que apresenta encurtamento do escafóide, e osteofitose no rádio, com afilamento da estilóide e no pólo distal do escafóide devido ao seu choque com o rádio.

dio; no grupo III colocaram 10 fraturas com alterações degenerativas generalizadas no carpo. O tempo médio de fratura no grupo I foi de 8,2 anos, no grupo II, 17 anos, e no grupo III, 31,6 anos.[129]

O carpo apresenta modificação tridimensional em sua estrutura. O pólo proximal gira em extensão e medialmente, ao mesmo tempo que desvia dorsalmente seu ponto de apoio na articulação com o rádio. Anatomicamente, a fosseta escafóidea do rádio tem a forma de uma concavidade elíptica; como conseqüência, a superfície articular do escafóide tem uma forma convexa elíptica. Logo, uma mínima rotação do pólo proximal do escafóide provoca incongruência articular. No caso desta articulação, o desenvolvimento da degeneração articular é lento, por ser uma articulação sem carga. Há encurtamento do escafóide, e o fragmento distal desviado choca-se contra a apófise estilóide do rádio, que vai se tornando afilada.

O semilunar, sem o freio de um escafóide íntegro, segue o piramidal em seu movimento de extensão e leva junto o fragmento proximal do escafóide. A forma da fosseta do semilunar é de concavidade esférica adaptada à forma convexa esférica do semilunar. Esta situação anatômica de congruência esférica permanece intacta, apesar de ocorrerem desvios do semilunar. A degeneração praticamente não ocorre na articulação do rádio com o semilunar.

Por outro lado, a extensão do semilunar e do pólo proximal do escafóide provoca subluxação na sua articulação com o capitato. Com o passar dos anos, ocorre osteoartrite também nesta articulação. A evolução da osteoartrite do punho também ocorre no rastro de lesões ligamentares do carpo, que provocam desarranjo espacial dos ossos carpais, como nas dissociações escafóide-semilunares. Watson e Ballet denominaram esta evolução degenerativa *scapholunate advanced collapse* (SLAC).[142] Watson e Brenner referiram que, num estudo de 4.000 radiografias, encontraram 210 com osteoartrite degenerativa, que obedeciam a um padrão, com 55% dos casos com o tipo SLAC por mau alinhamento do escafóide, seguindo a seqüência degenerativa descrita anteriormente.[143] Em 20%, encontraram osteoartrite degenerativa nas articulações do escafóide com o trapézio e o trapezóide (*triscaphe arthritis*). A terceira forma de ostoartrite degenerativa foi encontrada nos restantes e correspondia à combinação das duas já citadas.[143] O termo SLAC continuou sendo usado para descrever o colapso gradativo do carpo tanto em pseudo-artroses do escafóide como em dissociações escafóide-semilunares.[143] No caso das pseudo-artroses do escafóide, o padrão segue a forma básica de evolução das osteoartrites, ou seja: tipo I – estilóide do rádio-escafóide; tipo II – soma-se às alterações do tipo I a artrose entre o capitato e o escafóide; tipo III – soma-se às alterações anteriores a degeneração da articulação entre o capitato e o semilunar.[144]

Cooney e cols. sugeriram a diferenciação da osteoartrite do carpo causada por pseudo-artroses do escafóide com o termo SNAC (*scaphoid nonunion advanced colapse*), como forma de separá-la da forma de degeneração causada por lesões ligamentares, que segue como *SLAC wrist*.[145] A osteoartrite degenerativa do carpo é objeto de estudos por vários aspectos: etiológicos, epidemiológicos e pela busca de formas de tratar este grave problema.[129,130,146-149] Contudo, um ponto importante e de opinião corrente unânime é que devemos prevenir a osteoartrite pós-traumática do punho, diagnosticando as fraturas do escafóide em fase bem inicial. Nos casos em que não ocorra a consolidação, é importante buscar no tratamento cirúrgico a correção da forma anatômica do escafóide, além da consolidação. Barton chamou a atenção para a importância da educação dos médicos sobre os problemas que envolvem o escafóide e a falta de diagnóstico; salientou que cabe àqueles que tratam as pseudo-artroses do escafóide a responsabilidade pelo ensino.[60]

Pseudo-artrose do escafóide (PAE)

A não-consolidação de fraturas do escafóide ocorre, na maioria das vezes, como já vimos, por falta de diagnóstico. O paciente busca auxílio médico quando tem um novo traumatismo, e na radiografia fica evidente a pseudo-artrose do escafóide. Também, há procura de auxílio quando a pseudo-artrose se torna sintomática.[102,103,139,150-153] São consideradas retardo de consolidação as fraturas que não apresentam sinais de consolidação após 3 meses. A fratura sem tratamento, com história de traumatismo há vários meses, com absorção do foco fraturário e presença ou não de aumento de radiodensidade na interface dos dois fragmentos, é considerada pseudo-artrose. A falta de diagnóstico em pacientes que passaram por médicos, os quais a consideraram uma simples torção, já vem sendo salientada há mais de 100 anos por Becker,[154] Gabaglio,[155] MacCarthy[156] e Russe.[59] Apesar disso, continuamos a receber pacientes com PAE que foram atendidos em prontos-socorros, cujos médicos, ao não encontrarem nada em radiografias, imobilizaram o punho com uma tala e recomendaram aos pacientes que a retirassem em casa após 7 a 10 dias. Numa série de 28 pacientes portadores de PAE unilateral e sem tratamento, que tratamos pelo método de Matti e Russe (Matti-Russe), encontramos 14 (50%) que não procuraram nenhum médico, porém 11 (39,3%) haviam passado por um pronto-socorro e foram tratados como se tivessem uma simples torção do punho.[152,153] A incidência das PAE é maior em pacientes que iniciaram o tratamento de suas fraturas tardiamente.

Classificações das pseudo-artroses do escafóide

Trojan e Mourgues dividiram as pseudo-artroses, por seu aspecto radiográfico, em três estágios:

no primeiro, há absorção perifraturária; no segundo, há formação de geodos traumáticos, e no terceiro, as pseudo-artroses são bem constituídas.[95]

Já vimos a classificação de Herbert, que nos dá uma visão geral sobre fraturas do escafóide nas diversas situações, inclusive em fase de pseudo-artrose, com enquadramento como uma fratura do tipo D.[102-106] Além disso, vimos a descrição da evolução das pseudo-artroses descritas por Watson e cols.[142-144] e Mack e cols.[129]

Alnot classificou as pseudo-artroses do escafóide (PAE) em quatro estágios, "inspirado em classificações anteriores", integrando a lesão óssea, os desvios axiais intercárpicos, a artrose evolutiva e a presença ou não de necrose do pólo proximal.[157] Nesta classificação são observados o tipo de absorção óssea, a presença de desvio do fragmento proximal (**DISI** – *dorsal intercalated segment instabilities*), e se há osteoartrite pós-traumática.[145] Nos três primeiros estágios, por definição, não há necrose, e o que os diferencia é o agravamento progressivo das lesões em função do tempo de pseudo-artrose. Os estágios são:

- **Estágio I:** pseudo-artrose linear, estável, sem modificação da forma do escafóide e sem instabilidade carpiana (estimativa – 6 a 8 meses de evolução).
- **Estágio II:** há absorção óssea e presença de geodos, com aumento da mobilidade do foco de pseudo-artrose, fatos que a distinguem do estágio I. São divididas em:
  - **II A:** PAE estável, presença de geodos, absorção óssea, sem desalinhamento dos eixos do carpo.
  - **II B:** PAE móvel, geodos, absorção óssea com desalinhamento (DISI) e uma osteoartrite pós-traumática inicial radioescafóide (afilamento da estilóide radial).
- **Estágio III:** há um desalinhamento do carpo que agrava a osteoartrite. São divididas em:
  - **III A:** PAE desviada e móvel, perda óssea palmar e artrose localizada radioescafóide mais acentuada.
  - **III B:** PAE desviada e móvel, artrose mais global.
- **Estágio IV:**
  - **IV A:** PAE com necrose certa do pólo proximal, mau alinhamento (DISI), sem OA.
  - **IV B:** PAE com necrose do pólo proximal, DISI, OA radioescafóide e intercarpiana.

Outra classificação descrita para PAE é a de Mack e Lichtman.[158] Nesta, os autores dividiram as PAE em tipos:

- **Tipo I – pseudo-artroses simples:** apresentam-se sem desvio ou alterações degenerativas, em qualquer das radiografias, nem separação ou desvio de fragmentos vistos em radiografias, mesmo com desvio ulnar ou tração. Neste tipo, o desvio, quando presente, é menor do que 1mm, e a relação do semilunar com o rádio e a fileira distal do carpo é normal. Ainda neste tipo, na avaliação dos parâmetros radiográficos, o terceiro metacarpiano deverá ficar alinhado com o rádio, o ângulo escafóide-semilunar deverá ser menor do que 70 graus e o ângulo rádio-semilunar, menor do que 10 graus.
- **Tipo II – pseudo-artroses instáveis:** há desvios significativos ou instabilidade, mas sem alterações degenerativas. Há desvios maiores do que 1mm. Quando os fragmentos não se apresentam desviados em radiografias normais, mas desviam em radiografias sob tração, a PAE é considerada do tipo II. Quando se apresentam com um ângulo escafóide-semilunar maior do que 70 graus ou um ângulo rádio-semilunar maior ou igual a 10 graus, ou ambos, são desnecessárias as radiografias sob estresse.
- **Tipo III – pseudo-artroses com alterações degenerativas iniciais:** a artrite radioescafóide está presente com pinçamento articular, esclerose subcondral ou afilamento da apófise estilóide do rádio, ou ambos. Desvio ou instabilidade carpal, ou ambos, pode ou não estar presente.
- **Tipo IV – pseudo-artrose com degeneração articular tardia:** a osteoartrite degenerativa pós-traumática está presente na radiocárpica e na capitato-semilunar. Esta é a principal diferença em relação ao tipo III. No tipo IV, a pseudo-artrose é dividida em: (a) aquelas com osteoartrite da capitato-semilunar e (b) as com osteoartrite generalizada.

Todas as classificações passam pelos conceitos de instabilidade e suas conseqüências, como salientado por Gilford e cols., Fisk, Linscheid e cols. e Eddeland e cols.[117,146,159-163]

Tratamento das pseudo-artroses do escafóide

Formas de tratamento – visão geral e classificação

O tipo de tratamento a ser escolhido para fraturas do escafóide com retardo de consolidação ou pseudo-artroses estabelecidas dependerá do grau de osteoartrite pós-traumática, do grau de absorção óssea e da presença ou não de necrose avascular, assim como da idade do paciente. Muitas pseudo-artroses são assintomáticas, e são descobertas por ocasião de um novo traumatismo. O aspecto radiográfico do foco de fratura, com geodos, irregularidade na interface dos fragmentos, absorção óssea e, eventualmente, esclerose no ponto de contato dos dois fragmentos, indicará que a fratura é antiga.

Trabalhos sobre história natural das pseudo-artroses evidenciaram que sua evolução tende para o desenvolvimento de osteoartrite pós-traumática. À medida que o tempo passa, a situação se agrava, pois no punho com pseudo-artrose do escafóide, como já vimos anteriormente, há incongruência entre o pólo proximal do escafóide e sua fosseta. A rotação que ocorre no fragmento proximal, junto com o semilunar, torna esta articulação incongruente. Portanto, os objetivos do tratamento cirúrgico passam pela consolidação da fratura e também pela reconstrução da forma do escafóide, corrigindo o comprimento e os desvios rotacionais e providenciando o alinhamento dos pólos. Não basta consolidar, sendo necessário reconstruir o carpo como um todo. A consolidação, acima de tudo, leva à consolidação viciosa com a formação de um escafóide corcunda (*hump back*), que mantém as incongruências das articulações e leva à osteoartrose[119-121] (Figura 20.23).

Diversas técnicas de tratamento das pseudo-artroses foram descritas. Encontramos uma análise e classificação de todos os métodos descritos até 1959, as quais foram apresentadas por Trojan e Mourgues e são válidas até hoje. Estes autores dividiram os métodos em paliativos ou curativos.[95]

Entre os **métodos cirúrgicos paliativos** estão:

- As ressecções parciais ou totais do escafóide.[100,155,156,165]
- A estiloidectomia.[166-168]
- As interposições de partes moles.[169-171]
- As próteses.[101,172,173]
- As artrodeses.[55,174,175]

Entre os **métodos cirúrgicos curativos** encontramos:

- As perfurações múltiplas.[95,112,176,177]
- A fixação com fios de Kirschner.[178,179]
- A fixação com parafusos.[102,105,139,140,153,180-184]
- Estimulação elétrica.[185,186]
- Métodos cirúrgicos que empregam enxertos ósseos associados ou não a materiais de osteossíntese, os quais veremos em detalhe a seguir.

O uso de **enxertos corticais** como uma cavilha teve início com Adams e Leonard, que retiraram um enxerto cortical da tíbia e, por uma via de acesso dorsal, introduziram esta cavilha num furo no fragmento proximal e numa ranhura no fragmento distal, fazendo a redução.[187] O paciente, um lutador de boxe profissional, foi imobilizado por 6 semanas com um aparelho gessado e por mais 3 com uma órtese. Os autores referiram que, 6 meses após a cirurgia, o paciente voltou a lutar. Com base neste método, surgiram outros trabalhos com variações a partir desta idéia básica. Murray desenvolveu um método de cavilha da tíbia colocada por um túnel de 8mm a partir da tuberosidade do escafóide.[188,189] Obteve a consolidação nos cinco pacientes selecionados. Contra-indicou-o em pacientes com necrose do pólo proximal ou com artrose. Barnard e Stubbins retiravam a cavilha óssea a partir da estilóide do rádio ressecada.[166]

Outros cirurgiões preferiram usar **enxertos ósseos esponjosos**. Matti desenvolveu uma técnica cirúrgica, por via dorsal, em que fazia uma escavação por dentro dos fragmentos proximal e distal; a seguir, preenchia este nicho com pequenos fragmentos de osso esponjoso, "obturando-o" com os enxertos, como fazem os dentistas com amálgama em dentes cariados.[190,191] Utilizou o mesmo método numa patela. Russe modificou a técnica de Matti, com a troca da via de acesso de dorsal para ventral, além da forma de enxertia. A via ventral foi indicada para evitar lesão da circulação do escafóide. O enxerto ósseo colocado por Russe, no nicho feito de acordo com Matti, era um bloco de osso esponjoso puro em forma de um ovo, e ele colocava pequenos fragmentos de osso esponjoso para preencher os espaços restantes do nicho[59] (Figura 20.24).

Fisk chamou atenção para a grande absorção óssea ventral nas pseudo-artroses do escafóide e também para a instabilidade entre os fragmentos que leva ao desvio dorsal, que ocorre no semilunar e no pólo proximal do escafóide fraturado. Propôs a correção com a colocação de um enxerto volar em forma de cunha.[146] Segmüller indicava a ressecção do foco de pseudo-artrose e a correção das deformidades, inclusive do encurtamento que ocorre em pseudo-artroses mais antigas, associando-as com uma osteossíntese com um parafuso de tração. Chamava atenção para o fato de a técnica de Matti-Russe necessitar de imobilização por tempo mais prolongado, em torno de 3 meses, que seu método, por usar osteossíntese, dispensava. Usava uma via de acesso dorsal ampla para remover o osso necrótico e a fibrose do foco de pseudo-artrose, aproveitando para deixar a superfície das interfaces fragmentárias em planos perpendiculares ao trajeto futuro do parafuso. Considerava importante esta vantagem mecânica obtida com seu método. Alongava o escafóide, afastando os fragmentos com um instrumento para abertura (*spreading-tongs*), colocava um enxerto ósseo corticoesponjoso na falha óssea e, a seguir, fixava o conjunto com um parafuso colocado de distal para

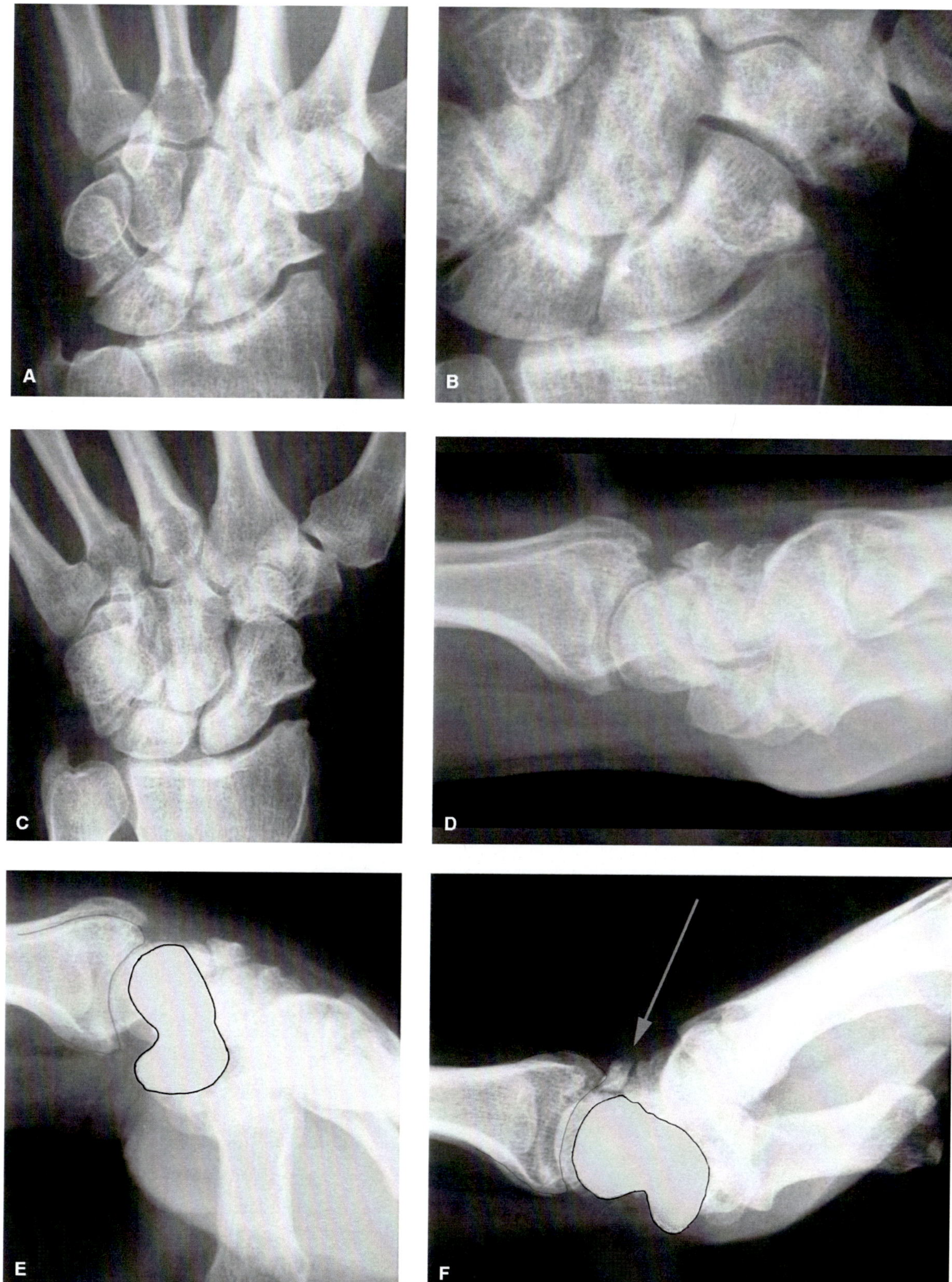

Figura 20.23 Radiografias de um paciente que teve fratura do escafóide no punho esquerdo havia 9 anos e que consolidou viciosamente. **A.** Incidência em PA neutro, em que se observa a presença de osteófito no escafóide e na apófise estilóide do rádio. **B.** Incidência em PA com desvio radial que permite a visão do choque do escafóide com a apófise estilóide do rádio. **C.** Incidência em PA com desvio ulnar. **D.** Incidência de perfil que permite ver que o semilunar se encontra rodado dorsalmente (DISI), e o capitato apresenta irregularidade no osso subcondral; há fragmento no dorso do piramidal. **E.** Apontamento do contorno do escafóide deformado em flexão, que foi desenhado sobre a radiografia de perfil com o punho em flexão e, em **F**, em extensão máxima, mostrando a deformidade em flexão do escafóide. A *seta* aponta para o fragmento no dorso do piramidal.

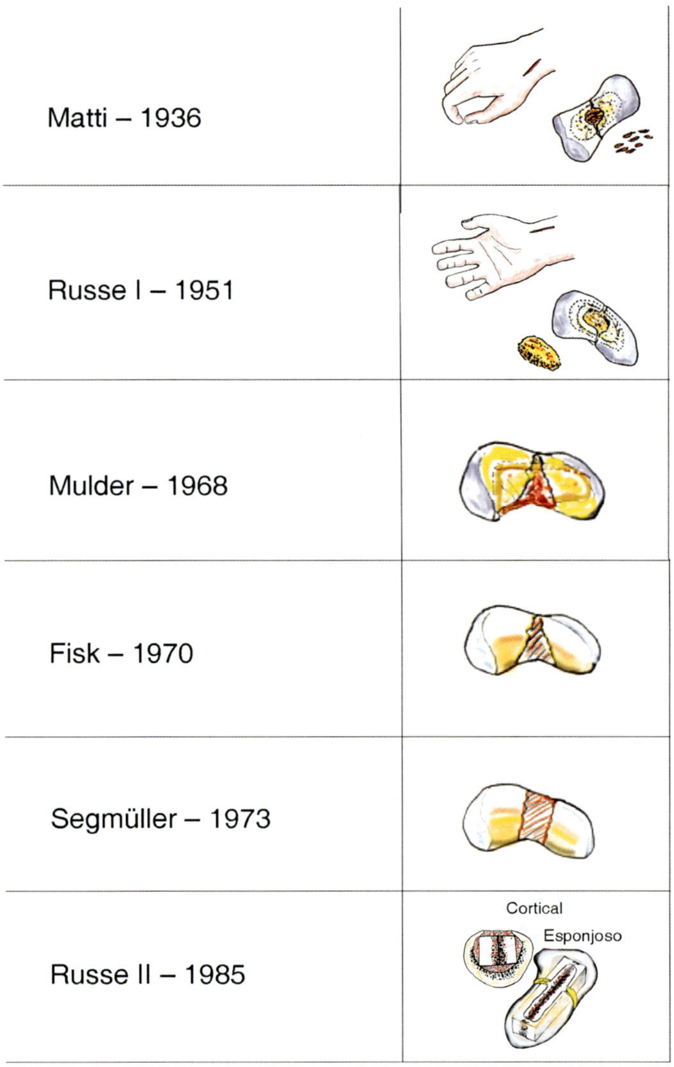

Figura 20.24 Desenhos dos principais tipos de enxertos ósseos e as respectivas formas de aplicação, salientando os autores e o ano de publicação; para os detalhes, ver o texto.

proximal.[140] Fernandez publicou de forma detalhada a técnica proposta por Segmüller, que hoje é conhecida como a técnica de Fernandez.[164]

Adicionamos à classificação original de Trojan e Mourgues os **enxertos ósseos vascularizados**, que foram idealizados como forma de se levar osso vivo com sua circulação para fazer a ponte entre os dois fragmentos. O osso vivo teoricamente auxilia a consolidação, tornando-a mais rápida, além de aumentar as chances de revascularização do pólo proximal nos casos de necrose avascular.

As técnicas cirúrgicas para pseudo-artrose do escafóide são indicadas, numa visão genérica, da seguinte maneira:

- **Matti-Russe:** para pseudo-artroses que não apresentem grande absorção e encurtamento.
- **Segmüller:** para pseudo-artroses com grande encurtamento e angulação.
- **Enxertos vascularizados:** de forma geral, são indicados para necroses do pólo proximal.[193]

A escolha sempre dependerá da experiência do cirurgião. Entretanto, consideramos muito importante o planejamento pré-operatório, com análise da deformidade causada pela pseudo-artrose e do grau de desvio dos fragmentos.

Técnica de Matti-Russe

A técnica de Matti-Russe é considerada, até hoje, o padrão-ouro para o tratamento das pseudo-artroses do escafóide, por apresentar índices de consolidação mais altos entre as diversas técnicas.

A via de acesso ventral para abordar o escafóide é desenvolvida entre o flexor radial do carpo (medialmente) e a artéria radial (lateralmente). Quando atingimos o plano profundo, incisamos o ligamento radiocapitato e chegamos à face ventral do escafóide, em sua região "careca". Esta via tem a vantagem de ser mais segura no que tange ao aspecto circulatório do pólo proximal do escafóide, e também por abordar a sua parte não-articular. Nesse momento, devemos fixar o semilunar com um fio de Kirschner com 1,5 a 2mm de diâmetro, que é passado através do rádio e o bloqueia em posição neutra ou em discreta flexão. Isto é possível fazendo a flexão do punho, enquanto passamos o fio a partir do rádio sob escopia no intensificador de imagens. Esta manobra visa corrigir o desvio dorsal do semilunar e do pólo proximal do escafóide. Abrimos uma janela retangular com o traço de fratura no centro e escavamos com miniformões os dois fragmentos do escafóide, de maneira a fazermos um nicho nos dois fragmentos. Nesta fase, não devemos usar instrumentos motorizados, para que não haja lesão térmica do tecido ósseo remanescente. Estendemos o punho suavemente, promovendo a abertura do foco de pseudo-artrose, e assim será possível observar a verdadeira falha óssea volar no escafóide. Escavamos o pólo proximal por dentro, de modo a remover seu osso alterado pela pseudo-artrose. O nicho será preenchido com pequenos fragmentos de osso esponjoso, que são usados como um forro. Mulder modificou o enxerto esponjoso puro de Russe para um enxerto corticoesponjoso mais resistente, que era moldado de modo a entrar justo no nicho.[194]

O enxerto ósseo pode ser retirado do rádio distal, da ulna proximal ou do ilíaco. Preferimos retirá-lo do ilíaco, por ser mais fácil de moldar e também por apresentar uma passagem gradativa do osso cortical para o esponjoso, enquanto que no rádio e na ulna proximal temos uma cortical mais dura que passa de forma abrupta para um osso esponjoso menos compacto, resultando num tipo de enxerto mais difícil de moldar. Além disso, há risco de a parte cortical se soltar da parte esponjosa durante sua remoção do rádio. Retiramos o enxerto de ilíaco, removendo os primeiros 2mm da cortical e levantando a origem da musculatura abdutora do quadril com este fragmento (Figura 20.25).

O nicho é preenchido com este enxerto corticoesponjoso, que fica alojado entre os dois fragmentos e forma uma ponte interna. Após confirmados radiograficamente o posicionamento dos ossos do carpo e a reconstrução do escafóide, pode-se fixar o escafóide com fios de Kirschner e também bloquear os seus movimentos com seus vizinhos, o capitato e o semilunar, usando fios de Kirschner adicionais colocados transversalmente. Após fazermos a hemostasia final, o ligamento radiocapitato é suturado com um fio inabsorvível. Na seqüência, fechamos o subcutâneo e a pele também com pontos separados (Figura 20.26).

A imobilização gessada será inicialmente braquiopalmar, até completar a sexta semana, quando então se passa para uma imobilização gessada antebraquiopalmar. As trocas são quinzenais, quando são realizados os controles radiográficos. A consolidação é esperada para um período em torno de 10 semanas de imobilização. O tratamento cirúrgico com o método de Matti-Russe melhora a situação dolorosa dos pacientes e o movimento articular, porém sem atingir valores normais de movimento.

Outra forma de enxerto na técnica de Matti-Russe consiste no uso de um bloco ósseo com a forma de uma "cruz de malta", conforme proposto por Linscheid, Dobyns e Cooney, que permite melhor controle da correção da perda óssea volar e encurtamento.[162]

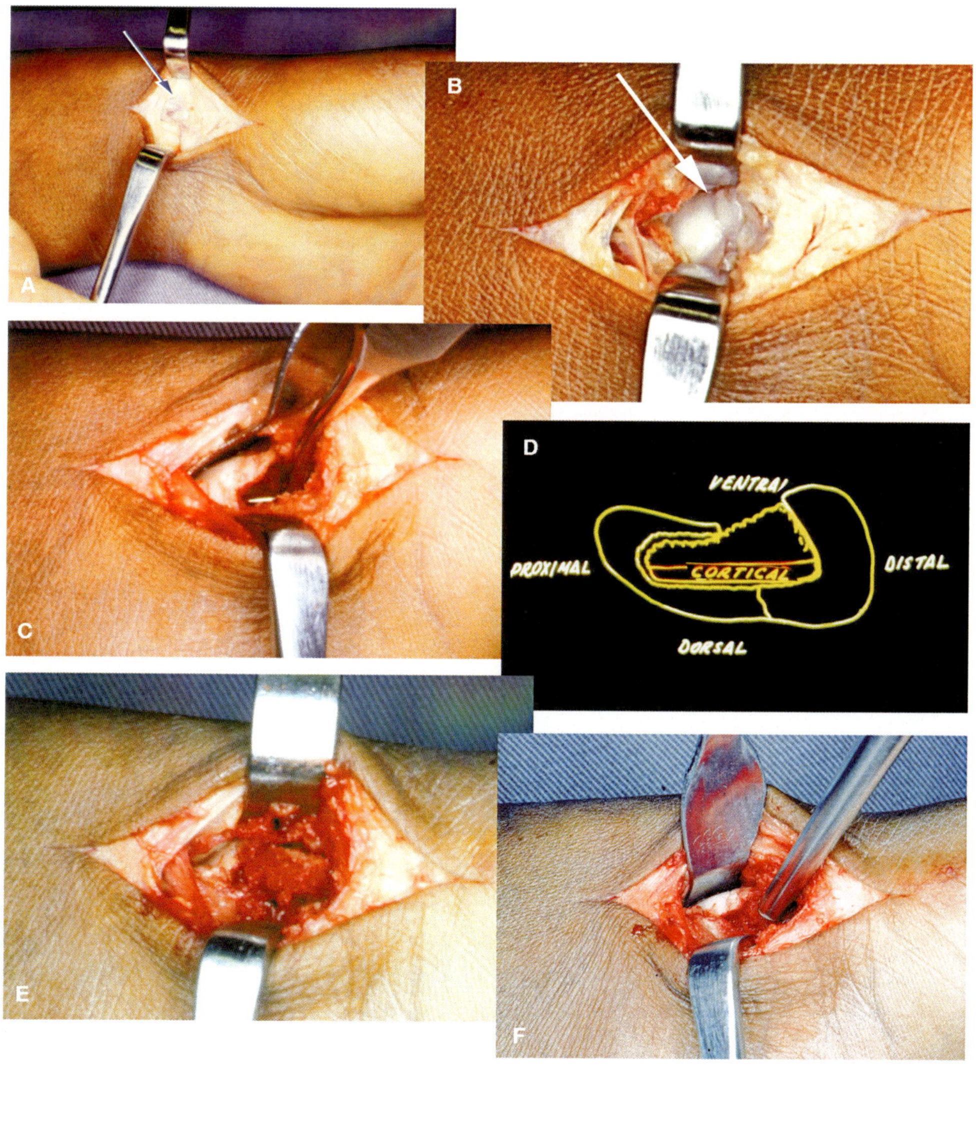

Figura 20.25 Seqüência cirúrgica da técnica de Matti-Russe. **A.** Incisão longitudinal na face ventral do punho, entre o tendão do flexor radial do carpo e a artéria radial. **B.** Visão do foco de pseudo-artrose pelo lado ventral. **C.** Abertura de janela entre os dois fragmentos, procurando preservar ao máximo a cartilagem do fragmento proximal, seguida de confecção do nicho. **D.** Desenho do escafóide de perfil com o enxerto corticoesponjoso moldado e colocado de modo a ficar com a parte cortical no centro do osso. **E.** Após serem colocados pequenos fragmentos de osso esponjoso como um forro dentro do nicho, o enxerto corticoesponjoso é colocado neste local. **F.** Com um impactor, o enxerto é empurrado para dentro do nicho, de modo a preencher todo o seu espaço.

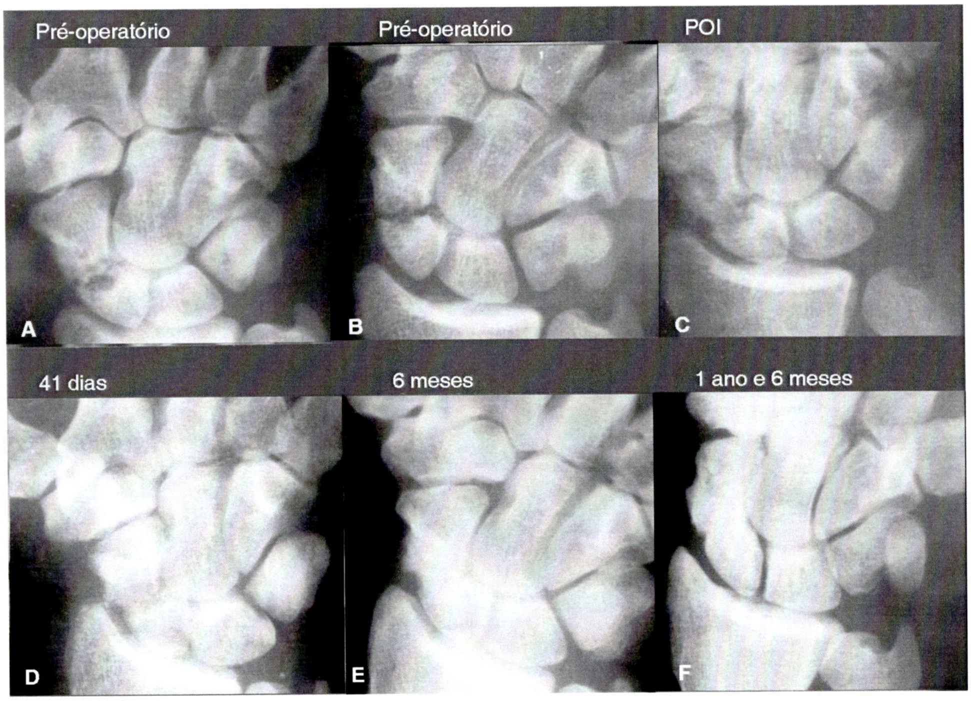

Figura 20.26A e **B.** Radiografias de pré-operatório com área de radiotransparência em ambos os fragmentos e o traço de fratura bem evidente. **C.** Radiografia de pós-operatório imediato com o enxerto ósseo corticoesponjoso colocado no nicho entre os dois fragmentos. **D.** Radiografia com 41 dias que permite ver o início da integração do enxerto. **E.** Radiografia com 6 meses mostrando o escafóide como um monobloco. **F.** Radiografia com 1 ano e 6 meses de pós-operatório com o trabeculado do escafóide parcialmente refeito.

Russe, a partir de 1976, passou a fazer um outro tipo do enxerto ósseo: mudou para enxertos cortico-esponjosos retirados do rádio, com a forma de duas pequenas tábuas, que eram colocadas dentro do nicho com as corticais encostadas uma na outra, de maneira a deixar para fora a parte esponjosa dos enxertos, permitindo assim seu contato com as paredes do nicho para facilitar a sua integração.[195]

Os bons resultados são conseguidos quando o fragmento proximal é vital. No estudo de Green, a presença de alterações na circulação óssea do fragmento proximal fez a taxa de consolidações cair para níveis em torno de 70%, para os casos com sofrimento vascular, e 0%, quando havia necrose total do pólo proximal. Seu método de avaliação da qualidade circulatória consistiu na presença de sangramento no pólo proximal ao soltar o garrote durante a cirurgia. O aspecto radiográfico não era condizente com a presença ou não de sangramento no intra-operatório. Alguns pacientes apresentavam radiografias com aumento de densidade óssea, sugerindo necrose, mas durante a cirurgia havia sangramento; o inverso também foi encontrado – pacientes com radiografias normais não tinham nenhum sangramento no pólo proximal.

Revendo a literatura, encontramos a descrição de 738 casos de pseudo-artrose, com 606 consolidações, o que corresponde a 82,1% do total.[55,95,101,115,117,118,150,168,194-205]

Técnica de Segmüller

Segmüller desenvolveu uma técnica cirúrgica em que ressecava a zona de pseudo-artrose e retificava a interface dos fragmentos de modo a permitir a colocação de um enxerto corticoesponjoso e a colocação de um parafuso posicionado a 90 graus em relação à superfície dos fragmentos e do bloco de enxerto. Após estabilizar o conjunto com o próprio bloco de osso, colocava um parafuso de 2,7mm. A imobilização era realizada por um período curto. Considerava seu método contra-indicado nos casos em que havia necrose, preferindo indicar nesta situação a técnica de Matti-Russe, por apresentar melhor chance de revascularização.[160,161]

A via de acesso dorsal exige cuidado e, principalmente, conhecimento anatômico; temos de fazer a incisão da cápsula numa orientação transversa, entre os vasos que nutrem o escafóide. A mobilização óssea será feita no pólo distal, pois a parte dorsal do pólo proximal deve ficar intocada para não lesar a circulação. Após liberado o fragmento distal, desbridamos o foco de pseudo-artrose, retirando o tecido fibroso e a cartilagem articular, que fica solta devido à falta de suporte ósseo, conseqüente à absorção que ocorre no processo de pseudo-artrose. Corrigimos o posicionamento do semilunar, que geralmente está desviado dorsalmente, colocando nele um fio de Kirschner, que servirá como uma alavanca. Nesse momento, regularizamos a superfície dos fragmentos, de modo que fique em 90 graus com o trajeto do parafuso em situação de correção. Tracionamos a mão pelo polegar, abrimos o espaço entre os fragmentos e estimamos o tamanho do enxerto ósseo. Também é útil usar uma pinça de afastamento *(spreader)*. O espaço é medido após confirmação radiográfica da correção do comprimento do escafóide, e o enxerto ósseo é retirado do ilíaco, na forma aproximada à medida prévia no escafóide. Fixamos o escafóide e o enxerto com fios de Kirshner provisórios e passamos um outro fio como guia do parafuso canulado. Então, providenciamos a medida do parafuso e, a seguir, fazemos a fixação com a técnica de parafuso de tração (*lag screw*). Todas as manobras são realizadas sob visão em intensificador de imagem. O tipo de parafuso a ser usado depende muito da familiaridade do cirurgião. Em geral, empregamos o parafuso de Herbert canulado, que é indicado, principalmente, para fixações transarticulares no sentido proximal para distal. Este modo de fixação é empregado na fixação de fragmentos proximais pequenos, ou quando há osteoporose com risco de perda da rosca neste fragmento. Quando o osso proximal é de boa qualidade, preferimos usar um parafuso normal canulado de 2,7mm, colocado de modo retrógrado, com entrada dorsorradial.

No pós-operatório, o paciente utiliza uma tala gessada antálgica, que será substituída por uma órtese na segunda semana, a qual só será retirada para cinesioterapia ativa para o punho, com terapeuta devidamente treinado. A indicação será de movimentação ativa e passiva livre dos dedos e ativa do punho, com a recomendação de ser limitada a 35 a 40 graus de extensão e 25 a 30 graus de flexão. Serão realizadas radiografias de controle a cada 15 dias. Em torno de 6 semanas, mudamos a indicação para início de movimentação passiva gradativa. Não nos preocupamos em conseguir imediatamente um grande arco de movimento. Este será um trabalho de vários meses de terapia, após confirmarmos que há consolidação. Os exercícios passivos gradativos visarão ao aumento do arco de movimentos, que já estava prejudicado no pré-operatório pelos desvios dos fragmentos, retrações e encurtamento ligamentares. Logo, na fase inicial indicamos somente movimentos ativos do punho e da mão para melhorar a fisiologia cartilagínea e evitar comprometimento de outras articulações.

A avaliação da consolidação deve ser radiográfica. Uma regra geral para determinar se houve consolidação, tanto em fraturas como em pseudo-artroses, é pela presença de calo ósseo fazendo ponte entre o enxerto ósseo e o pólo proximal em pelo menos três das quatro incidências mínimas para escafóide.

Técnicas cirúrgicas com enxertos ósseos vascularizados

As técnicas cirúrgicas que levam ao foco de pseudo-artrose enxertos ósseos vascularizados os eleva na região ou à distância. As regionais são as mais usadas, por se utilizarem de retalhos ósseos do rádio dorsal, do rádio volar ou de metacarpianos. Têm indicação absoluta no presente momento para as pseudo-artroses que apresentem sinais de necrose do pólo proximal. Ainda não foi provada a real efetividade revascularizadora de necroses do pólo proximal pelos enxertos vascularizados. Contudo, há fortes indícios de que isso ocorra.[206]

A idéia de levar um enxerto ósseo vascularizado para o escafóide se iniciou com Roy Camille, que usou um retalho ósseo retirado da tuberosidade do escafóide.[207,208] Após realizarem trabalhos anatômicos, Kuhlmann e cols. publicaram o uso de três enxertos pediculados dos lados medial e volar do rádio, com sucesso, que eram falhas de cirurgias prévias de Matti-Russe.[209,210] Kawai e Yamamoto apresentaram seus resultados em oito pacientes nos quais foram realizados enxertos vascularizados retirados da epifíse distal do rádio, com pedículo na parte distal do pronador quadrado. Relataram que a consolidação foi mais rápida do que nos procedimentos do tipo Russe.[211]

Zaidenberg e cols. descreveram um enxerto ósseo vascularizado retirado no lado dorsal do rádio, com circulação retrógrada, baseada na artéria intercompartimental supra-retinacular 1,2 (*1,2 ICSRA*).[212] Caporrino e cols. obtiveram, com este método, consolidação em 27 casos (93%). A consolidação ocorreu com tempo médio de 46 dias, variando de 35 a 56 dias.[213]

Yuceturk e cols., em quatro pacientes com necrose comprovada por RM, usaram o tipo de enxerto ósseo baseado em estudos em cadáveres, descrito por Bertelli e cols. Este enxerto ósseo é vascularizado pela primeira artéria metacarpiana dorsal e é retirado do dorso do colo do primeiro metacarpiano.[214,215] Associaram este enxerto vascularizado à técnica de Matti (enxertos esponjosos por via dorsal) e obtiveram a consolidação nos quatro pacientes.[214] Bertelli e cols. publicaram uma série de 24 pacientes em que foi utilizada esta mesma técnica e obtiveram a consolidação em 21 (87,5%).[216]

Mathoulin e Haerle usaram enxerto vascularizado volar do rádio semelhante ao de Kuhlmann, tomando como pedículo a artéria transversa anterior do carpo, ramo da artéria radial, que emerge junto à borda distal do músculo pronador quadrado.[217,218] Nakachima

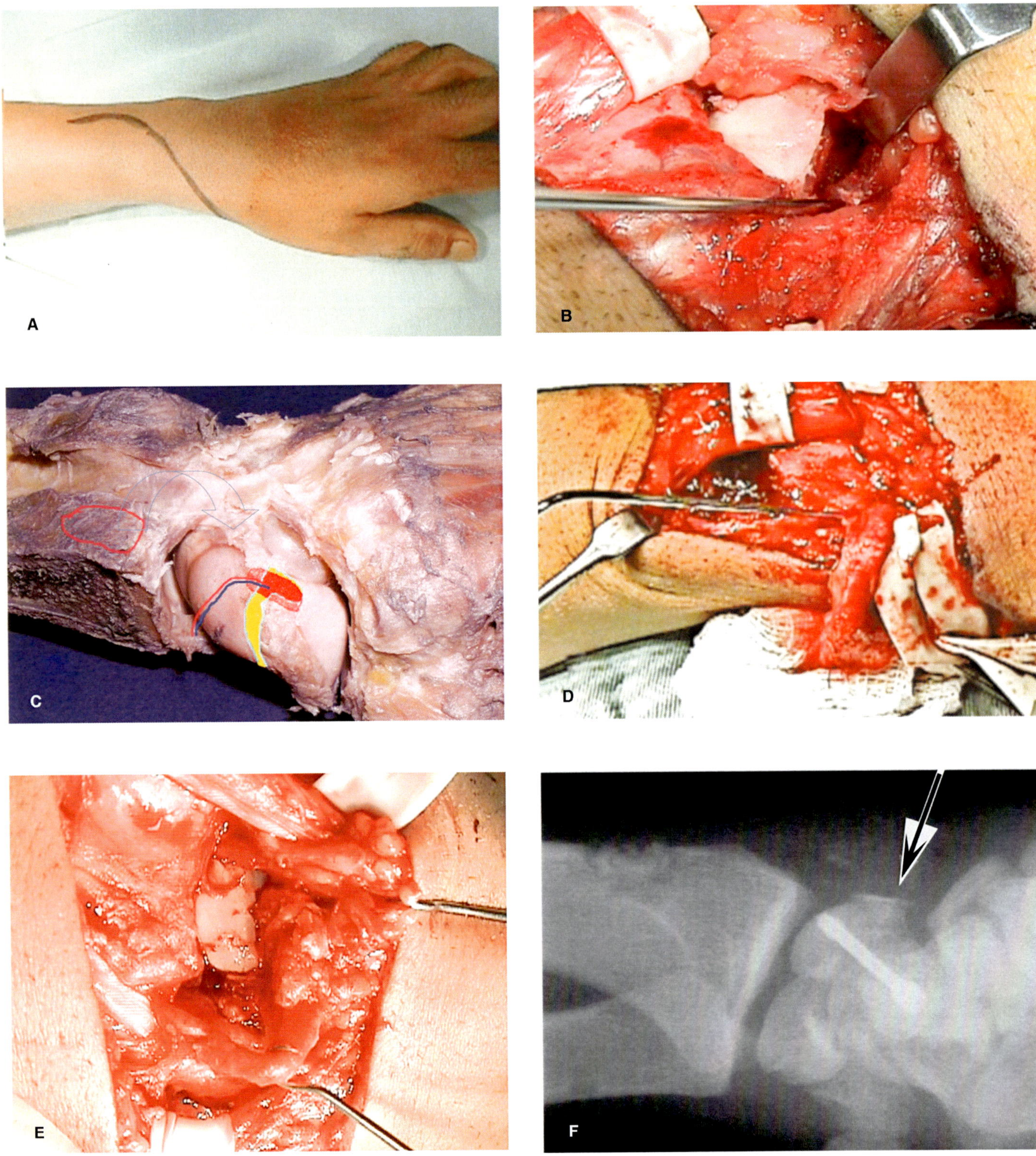

Figura 20.27A. Desenho da incisão de pele para via de acesso dorsal. **B.** Foco de pseudo-artrose no escafóide, mostrando grande absorção nos dois fragmentos. **C.** Foto de espécime em que desenhamos a técnica utilizada. Devido ao aspecto da absorção óssea, resolvemos usar a técnica de Segmüller para refazer o comprimento e a forma do escafóide, que foi associada à colocação de um enxerto vascularizado do rádio, à Zaidenberg, este último num nicho que foi preparado entre o enxerto ósseo do ilíaco e o pólo proximal. **D.** Visão do dorso do rádio com a retirada do enxerto vascularizado. Na gaze vemos o osso sangrante e o pedículo baseado na artéria 1,2 intercompartimental supra-retinacular. **E.** Vemos o enxerto vascularizado colocado no espaço criado entre o pólo proximal e o enxerto ósseo do ilíaco. **F.** Aspecto radiográfico final após a osteossíntese com um parafuso de Herbert. O enxerto vascularizado foi encaixado entre o pólo proximal e o enxerto ósseo, e o conjunto foi estabilizado provisoriamente com fios de Kirschner e, finalmente, fixado com um parafuso de Herbert.

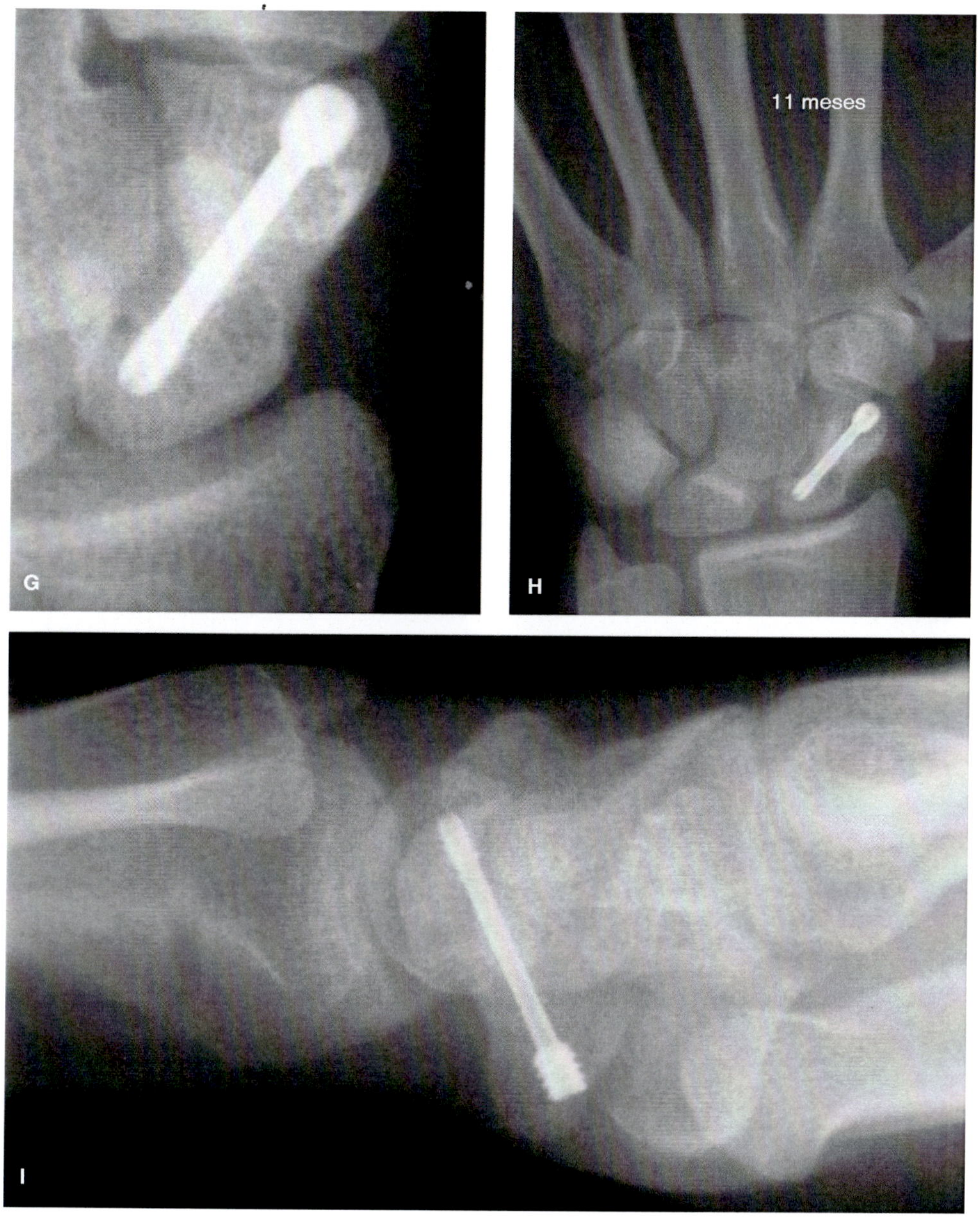

Figura 20.28 Mesmo paciente da Figura 20.27. **G.** Visão localizada da incidência oblíqua em pronação, com 11 meses de pós-operatório, que permite ver a total integração dos enxertos. **H.** Incidência radiográfica em PA mostrando a reconstrução do escafóide. **I.** Incidência lateral em que se observa o realinhamento do semilunar.

realizou este procedimento em 34 pacientes e obteve a consolidação em 30 (88%) casos.[219]

Merrell e cols. elaboraram uma metanálise, após pesquisarem 1.221 artigos sobre fraturas do escafóide em pseudo-artrose, e consideraram elegíveis 36 artigos.[220] Selecionaram sete trabalhos que apresentavam de maneira detalhada a situação dos escafóides com necrose do PP em 64 pacientes. Nestes, havia ausência de sangramento no intra-operatório, e a consolidação foi verificada por tomografia. Concluíram que, em pseudo-artroses instáveis corrigidas com enxerto ósseo, a fixação com parafusos tem melhores resultados do que aquelas em que foram usados fios de Kirschner; a mobilização em fase precoce da consolidação apresentou resultados quanto à consolidação similares às imobilizações por 6 semanas ou mais; para necrose avascular do fragmento proximal, a consolidação foi conseguida em 88% dos pacientes com a técnica de enxertos vascularizados e em somente em 47% daqueles em que foram colocados enxertos não-vascularizados.[220] Estes resultados sugerem que as pseudo-artroses devem ser tratadas com enxerto ósseo e fixação com parafusos. Não há evidências de que as osteossínteses sólidas necessitem de imobilização no pós-operatório. Os enxertos vascularizados devem ser os preferidos em pacientes com necrose avascular do fragmento proximal ou quando houver falha de uma cirurgia prévia.[220]

Na Clínica Mayo, Chang e cols. avaliaram os resultados de enxertos vascularizados do tipo 1,2 ICSRA e observaram que os bons resultados anteriormente apresentados com esta técnica não são universais.[221] Neste estudo retrospectivo, revisaram os prontuários de 50 pseudo-artroses em 49 pacientes, os quais foram tratados com o método. Foram revistas 48 pseudo-artroses, 34 das quais consolidaram (70,8%). Consideraram que, após a publicação de bons resultados quanto à consolidação, houve generalização de indicações desta técnica, com uso em pacientes que portavam necrose avascular do pólo proximal. Além disso, ocorreram consolidações viciosas (*humpback*). Concluíram que, frente às falhas do método, outras técnicas estariam mais bem indicadas para os escafóides que tinham perdas ósseas substanciais, pois não há a expectativa de cura adequada com este tipo de enxerto vascularizado. Analisando os resultados de pseudo-artroses com PP bem vascularizado, observaram que houve consolidação de 21 pseudo-artroses em 23 (91,3%), enquanto que naquelas 24 com o PP apresentando necrose avascular, somente 12 (50%) consolidaram. Avaliaram a situação vascular de todas as pseudo-artroses através de sangramento ósseo no intra-operatório.[221]

Necrose avascular

A necrose avascular é mais bem diagnosticada e mesmo estadiada por meio de ressonância magnética (RM).[222-224] A baixa intensidade de sinal nas seqüências ponderadas em T1 e T2 indica necrose avascular. Nas radiografias, uma necrose estabelecida apresenta-se como aumento da densidade radiográfica. Porém, a avaliação de melhor qualidade é obtida somente com a ressonância magnética (Figura 20.29).

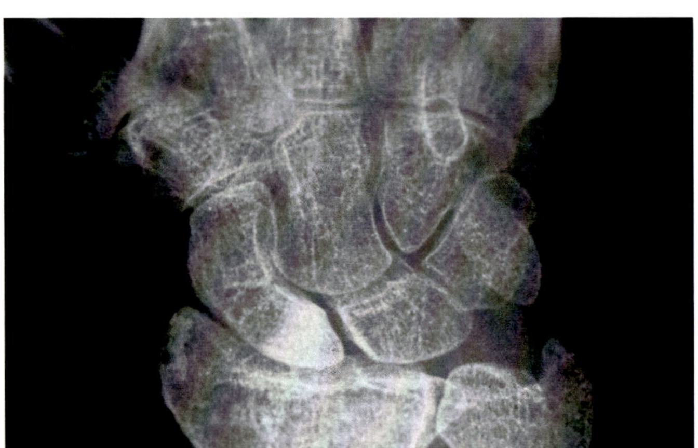

Figura 20.29 Radiografia de um paciente que teve fratura do escafóide, tratada incruentamente e consolidada independentemente do fato de haver grande aumento na densidade radiográfica. São imagens de uma época em que não havia RM disponível. Houve normalização da densidade radiográfica de forma gradativa de distal para proximal a partir do foco fraturário consolidado, sugerindo invasão vascular em área de sofrimento vascular.

No período de pós-fratura imediato, o edema está presente ao redor da fratura e é visto como baixa intensidade de sinal nas seqüências ponderadas em T1 e alta intensidade de sinal nas seqüências ponderadas em T2. O uso de contraste em RM é útil em estudos de pós-operatório imediato e também no acompanhamento da evolução das fraturas. Se o fluxo para o fragmento proximal estiver intacto, o fragmento irá realçar-se com o contraste. Quando ocorre não-união, a intensidade de sinal entre os fragmentos é baixa nas seqüências ponderadas em T1 e alta nas seqüências ponderadas em T2, devido à presença de líquido entre os fragmentos.[86]

Clinicamente, Green fez a avaliação intra-operatória de sangramento do pólo proximal (*punctate bleeding*) e demonstrou a influência negativa das necroses nas consolidações: consolidaram 24 (92%) em 26 com boa circulação, consolidaram 10 (71%) em 14 com circulação diminuída, e nenhum dos cinco escafóides completamente avasculares consolidou.[195]

A presença de necrose avascular confirmada por RM altera os resultados: as consolidações ficam prejudicadas. É difícil comparar os resultados das diversas séries devido ao grande número de variáveis envolvidas.[224] A análise separada dos pacientes que apresentem necrose avascular é fundamental, pois trata-se de uma outra entidade nosológica. A identificação da necrose deve ser feita por RM, avaliação de sangramento no intra-operatório e por anatomopatológico.

Nestes casos, para resolver o problema da fratura com necrose do pólo proximal, a tentativa de salvar o escafóide passa por trazer vasos de forma isolada para o osso necrótico, como propuseram Hori e cols., e associados a enxerto ósseo, conforme indicaram Fernandes e Eggli, ou ainda como enxertos ósseos vascularizados, como já vimos anteriormente.[225,226] Outra maneira de enfrentar o problema de uma necrose do PP é partir para soluções radicais, tais como carpectomias ou ressecções do escafóide.[227]

Günal e cols. avaliaram 32 pacientes por RM e compararam seus resultados com o sangramento do PP no intra-operatório; encontraram concordância dos achados em 19 pacientes e discordância em 13. Dividiram os pacientes em quatro grupos: no grupo 1 havia cinco pacientes com RM normal e sangramento do PP – todos consolidaram; no grupo 2 havia sete pacientes com RM normal, porém sem sangramento no PP – todos consolidaram; no grupo 3 havia seis pacientes com RM com sinais de necrose avascular

(Nav), porém com sangramento no PP – à exceção de um, consolidaram; no grupo 4 havia 14 pacientes com RM com sinais de Nav, sem sangramento no PP, e indicaram excisão do pólo proximal. Por seus resultados, concluíram que a combinação dos dados da RM e de sangramento ósseo é a melhor forma de avaliar a real condição do pólo proximal.[227]

Se o fragmento proximal foi menor do que um quinto de seu tamanho, temos como opção a sua resseção, deixando somente o osso onde se inserem os ligamentos para manter as fibras de Sharpey e servir para ancoragem dos pontos de reconstrução.

Tratamento cirúrgico das fraturas recentes sem desvio

O tratamento cirúrgico de fraturas do escafóide sem desvio é um assunto controvertido e, nesta altura do conhecimento médico, deve ser visto com cautela. As fraturas sem desvio ou aquelas "bicorticais" com desvios menores do que 1mm consolidam em quase 100% das vezes, desde que tratadas da maneira adequada. Por outro lado, sabemos que as fraturas articulares de modo geral se beneficiam com a movimentação controlada em fase precoce da consolidação, desde que seja feita uma osteossíntese estável, e a fratura do escafóide é uma fratura articular.

A imobilização de fraturas do escafóide sem desvio deverá ser mantida em torno de 6 a 8 semanas, se estiver localizada na cintura do escafóide; porém, se ela estiver localizada no pólo proximal, o tempo de imobilização necessário aumentará para 8 a 10 semanas. Manter o paciente imobilizado é desagradável, mas muitas vezes necessário. Por outro lado, se houver um método que abrevie o tempo de imobilização ou até mesmo o elimine, este é o objetivo a ser perseguido; no entanto, serão necessários trabalhos randomizados que avaliem a eficiência do método e, principalmente, o índice de complicações.

A indicação de osteossíntese para fraturas desviadas do escafóide é antiga, e teve fases de uso e abandono devido às complicações e às falhas da osteossíntese, com absorção óssea em torno do parafuso. A introdução do parafuso de Herbert e Fisher trouxe um novo alento para este tipo de indicação, por se tratar de um parafuso pequeno e sem cabeça, com roscas com passos diferentes que promovem compressão entre os fragmentos, com a vantagem de poder ser sepultado no osso subcondral nas inserções transarticulares. Apresenta um diâmetro de 2mm no talo, 3,9mm na rosca proximal e 3,0mm na rosca distal.

Na seqüência, foram introduzidos os parafusos canulados. Os parafusos com cabeça (normais) também passaram a ter a versão canulada em formato mini, com diâmetros de 2,4mm na rosca e 3,5mm na cabeça, que permitem a osteossíntese com a segurança de colocação (fio-guia 0,8mm) e com a certeza de se conseguir compressão mais eficiente. Além disso, surgiram os parafusos canulados de Herbert em versão miniparafuso, com 1,5mm de diâmetro, 2,5mm na rosca distal e 3,2mm na rosca proximal. Em síntese, é grande o número de implantes aplicáveis em osteossíntese do escafóide e que nos dão condições técnicas de estabilizar eficientemente estas fraturas (Figura 20.30).

Retting e cols. operaram fraturas de escafóide recentes em atletas profissionais e obtiveram 100% de consolidações em 18 pacientes, nos quais a técnica empregada foi síntese com parafuso de Herbert por via aberta.[228] O retorno ao esporte ocorreu, em média, em 8 semanas e a consolidação, em 11,2 semanas; em outro grupo, de 12 atletas, tratado com aparelhos gessados, a consolidação ocorreu em 11 (91,6%), com tempo para consolidação de 14,2 semanas e retorno ao esporte, em média, em 4,3 meses. Retting e Kollias apresentaram os resultados do tratamento de 12 fraturas de atletas profissionais, 10 sem desvio e dois com desvio mínimo. Houve consolidação em 11 (91,7%) entre 6 e 18 semanas (em média, 9,8 semanas). Os autores referiram que a não-consolidação ocorreu em um atleta diabético tipo I com fratura com desvio no terço médio.[229] Observaram que a indicação é controversa, sendo necessário discutir com o atleta e seus familiares as opções de tratamento antes de tomar a decisão final.

Na seqüência da evolução médica, começaram a haver indicações de fixação percutânea do escafóide e, logo em seguida, das fixações percutâneas auxiliadas por artroscopia.[230] Folberg e cols. operaram 16 pacientes portadores de fratura do escafóide sem desvio, os quais foram tratados com osteossíntese percutânea, como uma alternativa ao uso de aparelhos gessados. Obtiveram a consolidação em 15 pacientes (93,7%).[231]

Com o tempo, a indicação começou a ser alargada,[232,233] mas, por outro lado, começaram a surgir complicações.[233,234]

O método é válido e é um avanço na medicina, mas ainda não conhecemos o índice de complicações e as contra-indicações, fatos e dados que só surgirão com o seu uso. Nesta fase, é fundamental que conversemos com o paciente, alertando-o quanto às possibilidades de complicações anestésicas e técnicas, assim como do risco remoto de infecções.

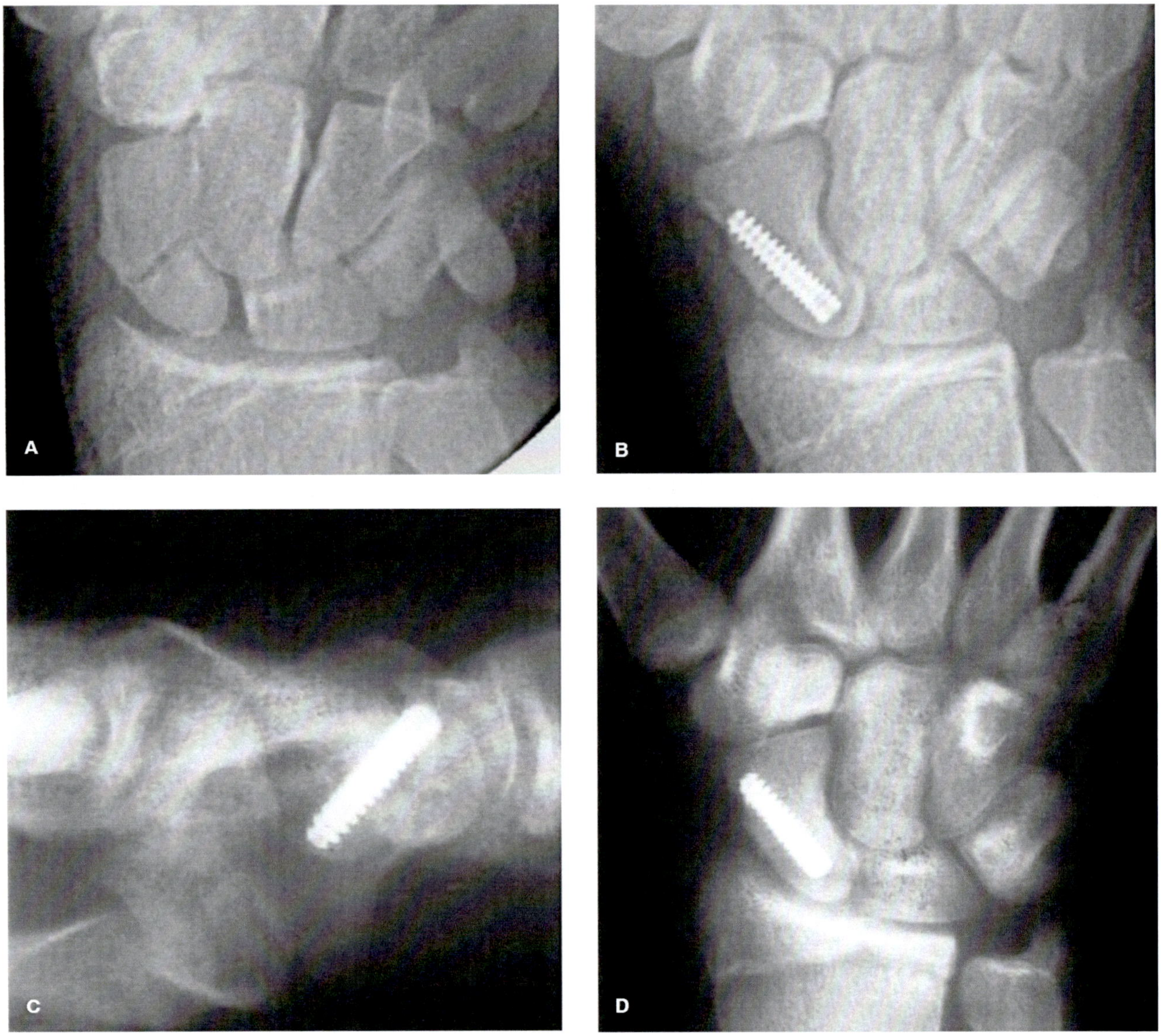

Figura 20.30 Radiografias de paciente portador de uma fratura oblíqua vertical sem desvio, que foi tratada cirurgicamente com parafuso cônico do tipo Akutrak®. **A.** Radiografia em PA mostrando fratura oblíqua vertical sem desvio. **B.** Radiografia de controle de osteossíntese. **C** e **D.** Radiografias de controle demonstrando a consolidação.

FRATURAS DE OUTROS OSSOS DO CARPO

As fraturas dos outros ossos do carpo são menos freqüentes do que as do escafóide.

As **fraturas do semilunar** são raras e de difícil diagnóstico, salvo quando há grande desvio ou estão associadas à doença de Kienböck. O estudo com tomografia computadorizada será fundamental para a obtenção do diagnóstico. As fraturas do semilunar freqüentemente não são diagnosticadas em exames radiográficos de rotina. Elas podem apresentar-se sob a forma de fraturas por arrancamento do bordo dorsal ou ventral, ou ainda sob a forma de traços longitudinais ou transversos ao longo eixo do semilunar. Elas ocorrem em quedas com hiperextensão do punho. Há compressão longitudinal, em que o capitato age como um aríete, comprimindo-o contra o rádio, com tendência a ocorrer desvio dos fragmentos, um para o lado dorsal e o outro para o lado ventral. Há chances de ocorrer necrose devido à circulação peculiar do semilunar.[235,236]

Teisen e Hjarbaek analisaram 17 fraturas do semilunar e as dividiram em cinco tipos: no tipo I estão as fraturas que acometeram o pólo volar, que são as mais comuns (nove casos); no tipo II, as fraturas osteocondrais marginais volares (dois casos), que não

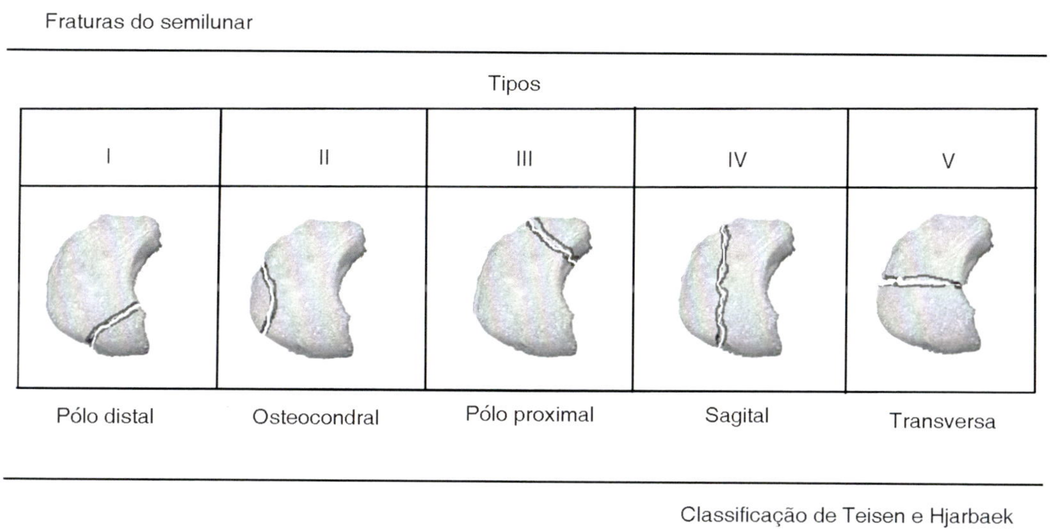

Figura 20.31 Classificação de Teisen e Hjarbaek para fraturas do semilunar. Os detalhes estão assinalados no texto.

afetam a circulação do corpo do semilunar; no tipo III, as fraturas do pólo dorsal (dois casos); no tipo IV, as fraturas sagitais ao corpo do semilunar (um caso), e no tipo V, as fraturas transversais ao corpo do semilunar (um caso) (Figura 20.31). Estes autores monitoraram 11 fraturas entre 4 e 31 anos, e em nenhuma houve o colapso típico da doença de Kienböck.[237] Por outro lado, nas séries que apresentam doença de Kienböck, a história de traumatismo esteve presente em torno de 70% dos pacientes.[238] A dificuldade em se fazer a correlação direta da doença de Kienböck com o traumatismo se deve à inexistência de radiografias iniciais desses pacientes. Acreditamos que o uso de RM para o diagnóstico mais preciso de traumatismos no punho nos indicará, no futuro, se há alguma correlação. As fraturas desviadas dos tipos I e V devem ser tratadas cirurgicamente, enquanto as dos tipos II, II e IV, pela localização, tendem a ser estáveis e podem ser tratadas de modo incruento[2] (Figura 20.32).

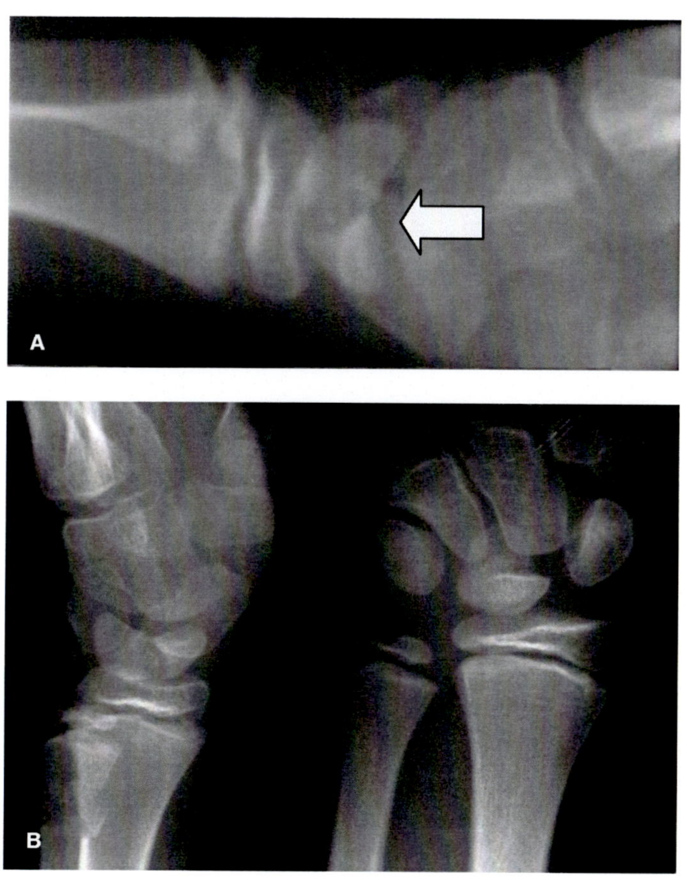

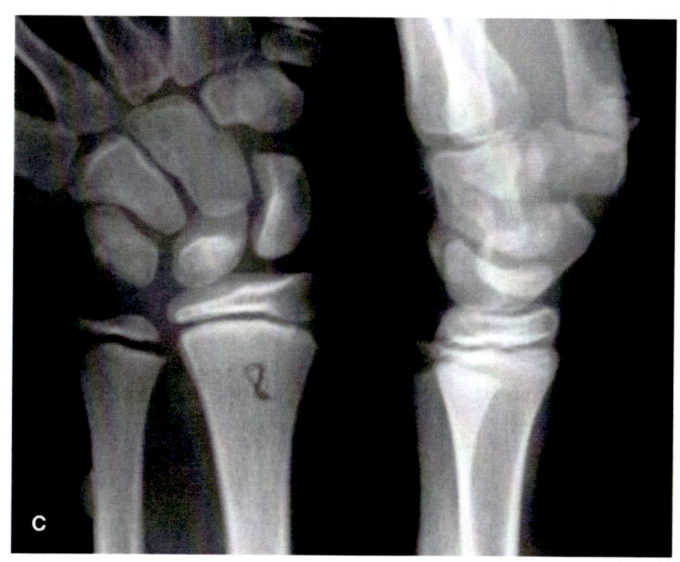

Figura 20.32 Radiografias de paciente de 10 anos portador de fratura do semilunar. **A.** Visão localizada de fratura transversa do semilunar que manteve contato do osso subcondral junto ao capitato (Teisen e Hjarbaek tipo V). **B.** Visão global do punho em perfil e PA, que foi tratado conservadoramente. **C.** Radiografias de controle com consolidação da fratura.

O tratamento das fraturas do semilunar com desvio que envolvam o seu corpo é cirúrgico. Em geral, sua redução é difícil, pois o capitato se interpõe entre os fragmentos. A redução da fratura e a osteossíntese, quando realizadas imediatamente após o acidente, são a única chance de recuperar o semilunar. Quando a redução é difícil, recomendamos a colocação de um fixador externo (*distrator*) para manter o punho sob tração controlada, enquanto realizamos a redução do semilunar com auxílio de pequenas alavancas feitas com fios de Kirschner e sob controle em intensificador de imagem, seguida da colocação de um parafuso de compressão.

As **fraturas do capitato** na forma isolada são raras e, geralmente, ocorrem no grande arco e também podem acompanhar uma fratura-luxação perilunar do carpo. Ocorrem em quedas em hiperextensão do punho. O fragmento cefálico pode ficar avascular, se a fratura seccionar os vasos recorrentes da circulação intra-óssea. As fraturas sem desvio são tratadas com imobilização gessada e monitoramento da circulação do pólo distal. A falta de tratamento adequado pode levar à pseudo-artrose.

O capitato pode girar 180 graus durante o acidente (síndrome escafocapitato) nas fraturas transescafo-transcapitato. A indicação é a redução imediata e a fixação estável, para dar chance de revascularização ao fragmento destacado[239-243] (Figura 20.33).

As **fraturas do trapézio** são raras. Estima-se que representem cerca de 3% das fraturas que envolvem o carpo.[244,245] Elas são causadas por forças aplicadas no eixo do primeiro metacarpiano contra o trapézio. O diagnóstico radiográfico é feito nas incidências AP e perfil para a articulação trapeziometacarpiana, associadas às incidências oblíquas para o punho.[245] Tomamos a unha do polegar como plano de referência para o raio-X nas incidências AP e perfil, focalizando na base do polegar (Figura 20.34).

Além disso, ocorrem fraturas no trapézio do tipo marginais ou por avulsão ligamentar e as associadas a outras fraturas do carpo.[246] O tratamento das fraturas articulares é cirúrgico com redução e osteossíntese. As fraturas por avulsão devem ser vistas como parte de um complexo maior de lesões ligamentares. Quando se apresentam de forma isolada, o tratamento é incruento com imobilização por 6 semanas. As fraturas que acometem a superfície articular devem ser reduzidas anatomicamente e fixadas por parafusos de minifragmentos 1,5 ou 2,0mm. A fixação com fios de Kirschner é muito útil para a estabilização de fragmentos pequenos.

Mais raras ainda são as **fraturas do trapezóide** de forma isolada. Quando ocorrem, são de difícil diagnóstico, por serem sem desvio, em acidentes em que as forças agem direto sobre este pequeno osso. O tratamento é incruento com imobilização por 6 semanas. Na sua forma indireta, podem acompanhar fraturas da base do segundo metacarpiano.

As **fraturas do piramidal** são as segundas em freqüência, logo após as do escafóide.[247] Elas ocorrem em acidentes em que as forças vulnerantes agem num punho em posição de hiperextensão e desvio ulnar.[247] Pode haver impacto direto na estilóide ulnar, mas também podem ocorrer fraturas por avulsão ligamentar nas faces dorsal e ulnar do piramidal.[248] Estudos anatômicos e radiográficos de pacientes, realizados por Levy e cols., sugeriram que as fraturas dorsais do piramidal eram causadas por uma ação direta da estilóide da ulna que, batendo como um formão no piramidal, provocava a fratura, estando o punho em extensão e desvio ulnar.[249] Garcia-Elias avaliou 76 punhos com fraturas dorsais do piramidal e observou que estes pacientes apresentavam apófises estilóides da ulna de tamanho significativamente maior do que um grupo-controle com punhos normais, sugerindo ser esta fratura causada por ação direta.[250] Höcker e Menschik tiveram a mesma impressão na revisão de 231 pacientes com fraturas do piramidal.[251] Como vimos, o piramidal está preso por um conjunto de ligamentos dorsais, que lhe podem arrancar um fragmento ósseo. Os arrancamentos dorsais podem ocorrer por mecanismos de hiperflexão e sugerir uma forma frustra de uma lesão "perilunar invertida".[50,252] Mayfield encontrou, em seus estudos em cadáveres, fraturas do piramidal associadas a luxações perilunares e a luxações do semilunar, que ocorreram por avulsão pelo ligamento radiopiramidal ou pelo ulnopiramidal.[40] São fraturas que denunciam a presença de lesões ligamentares associadas, as quais devem ser mais bem investigadas (Figura 20.35).

As fraturas do corpo do piramidal podem acompanhar as luxações perilunares, nas lesões do grande arco de Mayfield, cujo mecanismo de lesão se deve a forças aplicadas em extensão e desvio ulnar do punho com supinação intercárpica. A supinação intercárpica é o elemento mais importante, como mostram os estudos realizados em cadáveres por Mayfield e cols. Numa queda com a mão espalmada, eles correspondem a uma mão que toca no solo apoiando inicialmente a região tenar, na posição de desvio ulnar e extensão do punho, seguido por um movimento de pronação do antebraço.[40] A pronação provoca uma supinação relativa intercárpica. Mayfield salientou o fato de que a fratura do piramidal ser a segunda em freqüência é no mínimo uma curiosidade clínica.[40]

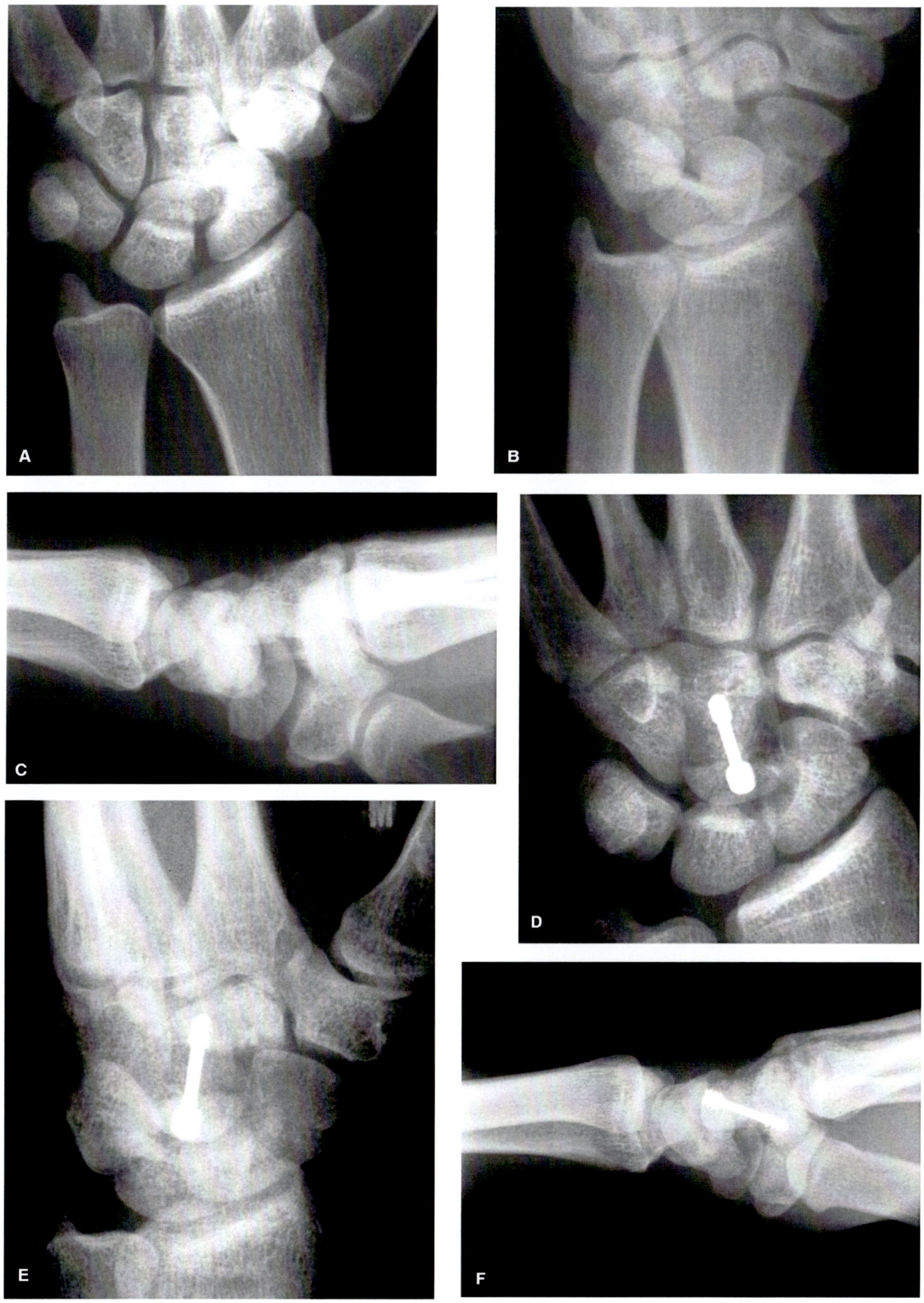

Figura 20.33 Radiografias de um paciente com fratura do capitato e síndrome escafocapitato. **A.** Radiografia em PA em que é visível fratura no colo do capitato com quebra do arco de Gilula. **B.** Incidência oblíqua em que se vê fratura sem desvio do escafóide. Distal ao semilunar, observa-se cabeça do capitato rodada 180 graus. **C.** Mesmo aspecto da cabeça do capitato rodada 180 graus, luxação dorsal do capitato e a fratura do escafóide sem desvio. **D** e **E.** Incidências em PA e oblíqua de pós-operatório após retirada dos fios de Kirschner, mostrando a osteossíntese da cabeça do capitato com um parafuso de Herbert. **F.** Radiografia de perfil mostrando o parafuso de Herber posicionado no capitato.

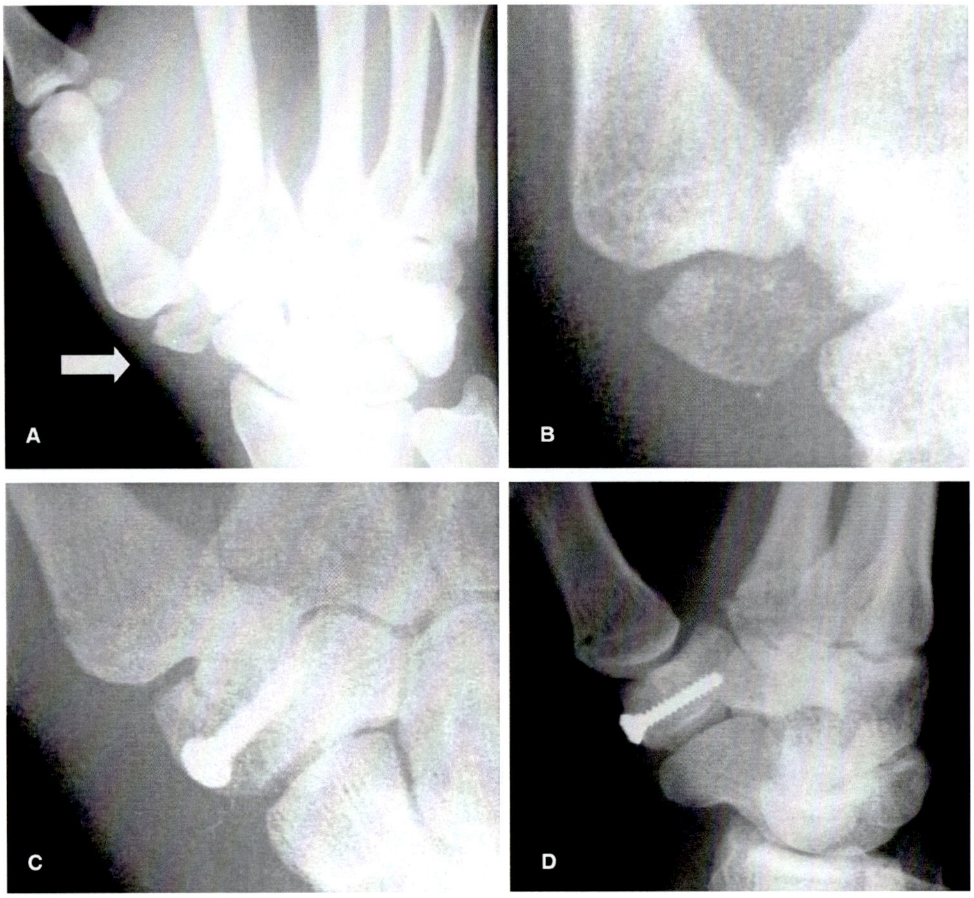

Figura 20.34A e B. Radiografias iniciais que mostram fratura-luxação da articulação trapeziometacarpiana por fratura do trapézio; também havia fratura da base do segundo metacarpiano. **C** e **D.** Radiografias pós-operatórias em que vemos a consolidação da fratura após redução e osteossíntese com parafuso interfragmentar de 1,5mm.

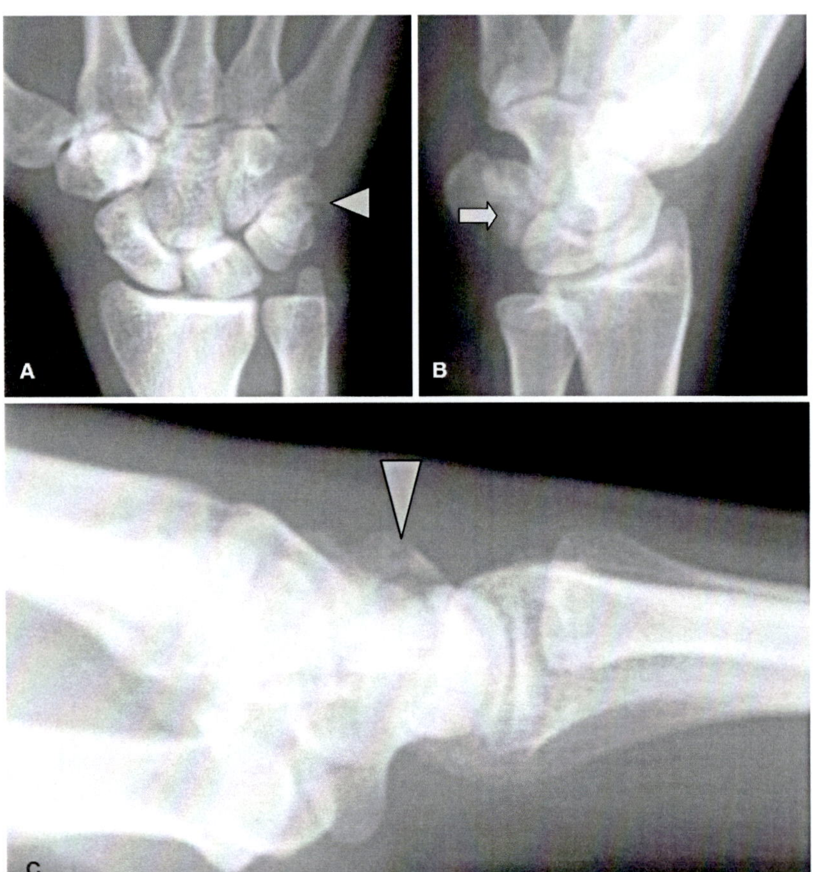

Figura 20.35 Radiografias de um paciente portador de fratura do piramidal. **A.** Incidência em PA em que se pode ver um traço fraturário no corpo do piramidal. **B.** Incidência oblíqua, permitindo a visão da fratura. **C.** Visão de perfil, evidenciando fratura no dorso do piramidal.

As avulsões do piramidal, quando se apresentam de modo isolado, podem ser tratadas incruentamente com imobilização gessada por 6 semanas. Entretanto, quando forem só a "ponta do *iceberg*" numa lesão do grande arco, devemos tratar o conjunto de lesões ligamentares como uma luxação perilunar do carpo. As fraturas sem desvio no corpo do piramidal podem ser tratadas com imobilização gessada antebraquiopalmar por 4 a 6 semanas.[253]

As **fraturas do pisiforme** são causadas por força aplicada diretamente no lado ulnar da palma. São raras e representam cerca de 1% das fraturas dos ossos do carpo.[50,254] O diagnóstico é feito nas incidências radiográficas: lateral do punho em 20 graus de supinação e incidência do túnel do carpo. Com freqüência, o diagnóstico não é feito, principalmente quando há lesões mais graves associadas.[255] São fraturas que podem apresentar-se com muita dor, se houver edema ou hematoma no canal de Guyon; também podem ser relatados sinais e sintomas relacionados à compressão do nervo ulnar. O tratamento deve ser incruento, imobilizando-se o punho com luva gessada em discreta flexão, por um período de 4 a 6 semanas. O pisiforme é um sesamóide no meio do tendão do flexor ulnar do carpo, e sua parte tendinosa evita que haja afastamento dos fragmentos. Em geral, seu tratamento tem boa evolução. Quando ocorrem desvios, há indicação de redução e osteossíntese. Contudo, nos casos que desenvolvem artrose da sua articulação com o piramidal, há indicação de sua ressecção[256] (Figura 20.36).

As **fraturas do hamato** podem ocorrer em seu corpo ou no hâmulo. Além disso, podem ocorrer fraturas na sua superfície articular com os metacarpianos; neste caso, geralmente associadas à fratura-luxação carpometacarpiana do quarto e quinto metacarpianos.

O diagnóstico das fraturas do corpo e da parte distal do hamato geralmente é feito em radiografias em incidências em AP e perfil. As incidências oblíquas ajudarão na interpretação das fraturas-luxações que envolvem as articulações do quarto e quinto metacarpianos. Além disso, utilizamos incidências em PA com o tubo inclinado no sentido caudocranial em 5 graus, de modo que o raio entre paralelo a esta articulação. Encontramos este tipo de fratura em pacientes que tiveram queda de moto e permaneceram segurando a manete, o que serviu de fulcro para o movimento ventral do quarto e quinto metacarpianos. Nas luxações entre o carpo e o metacarpiano com grande desvio pode ocorrer a secção do ramo profundo do nervo ulnar, cujo diagnóstico é clínico, com a característica de apresentarem musculatura hipotenar normal e paralisia dos músculos interósseos.

O diagnóstico de fraturas que acometem o hâmulo do hamato é conseguido em radiografias do túnel do carpo e na incidência oblíqua em supinação em 45 graus. Além disso, é de grande utilidade o estudo com tomografia computadorizada. As queixas de dor e parestesia no território do nervo ulnar demonstram sua compressão no canal de Guyon. As fraturas do hâmulo são tratadas incruentamente com uma luva gessada por 6 a 8 semanas. Quando as fraturas estão desviadas ou com pseudo-artrose sintomática, há indicação da excisão do fragmento fraturado.[257,258] Watson e Rogers obtiveram bons resultados no tratamento com enxerto ósseo de quatro pacientes com pseudo-artrose, seguindo o princípio de que o hâmulo do hamato é importante no efeito de polia para os flexo-

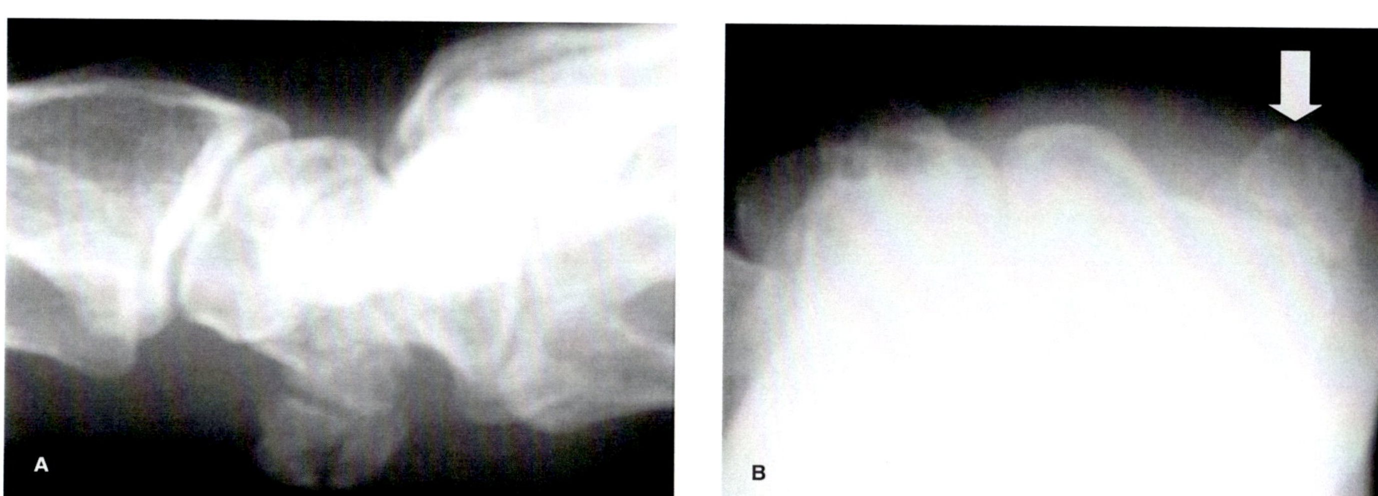

Figura 20.36A. Radiografia de perfil, permitindo a visão da fratura transversa no pisiforme. **B.** Incidência para o túnel do carpo, evidenciando fissura no pisiforme no plano sagital.

res profundos.[259] As fraturas do corpo do hamato e as fraturas-luxações devem ser tratadas com redução e osteossíntese com parafuso ou fios de Kirschner.[259-261]

FRATURAS-LUXAÇÕES PERILUNARES DO CARPO

Classificação

Fraturas-luxações e mesmo as luxações que envolvem o punho ocorrem em acidentes de alta energia.[262] Podem ocorrer como luxações dorsais ou ventrais do carpo, sendo a forma mais freqüente aquela com desvio dorsal.[24] Devido ao desvio dos ossos luxados, há o desarranjo do túnel do carpo, e em cerca de 20% dos pacientes ocorre síndrome do túnel do carpo aguda. Elas podem ser classificadas pelos desvios e envolvimento dos ossos do carpo, recebendo denominações como, por exemplo, fraturas transescafoperilunares do carpo, transestiloperilunares do carpo ou transescafotranscapitatos perilunares no carpo.[262] Estas são formas descritivas muito utilizadas, mas a tendência atual é seguir a classificação proposta por Johnson, com a divisão em lesões do pequeno arco, que correspondem às lesões puramente ligamentares em volta do semilunar, e em lesões do grande arco, quando há envolvimento de ossos do carpo.[42] Teremos assim a classificação em luxações perilunares do pequeno arco e luxações perilunares do grande arco.[42,262]

Mecanismo

As fraturas-luxações perilunares do carpo ocorrem na seqüência de lesões que se iniciam com a dissociação escafóide-semilunar (tipo I), na luxação do capitato com o semilunar (tipo II), seguida de lesão dos ligamentos entre o semilunar e o piramidal (tipo III) e, finalmente, da luxação perilunar com desvio ventral do semilunar (tipo IV) pois, na fase final da ação de forças sobre o carpo, a parte distal luxada empurra o semilunar ventralmente. Esta seqüência de lesões foi apresentada por Mayfield e cols. em estudo realizado em cadáveres.[40] O diagnóstico é radiográfico em incidências PA, AP, perfil absoluto e oblíquas. As lesões do tipo I serão abordadas em outro capítulo.

As lesões perilunares ocorrem, como já vimos, em hiperextensão do punho com desvio ulnar. Há esgarçamento da cápsula do lado volar, seguido de ruptura do ligamento escafóide semilunar ventral; devido à ação continuada das forças sobre o carpo, o escafóide continua girando dorsalmente, rasga a parte central da fibrocartilagem que há entre ele e o semilunar, continua girando dorsalmente e rompe o ligamento escafóide semilunar dorsal, completando assim a lesão do tipo I de Mayfield. A força vulnerante, que segue em sua ação, rompe a parte medial do ligamento radiocapitato, a cápsula entre o semilunar e o capitato (espaço de Poirier), e completa o tipo II de Mayfield, com luxação entre o capitato e o semilunar. Podem ocorrer avulsões do ligamento radiocapitato em sua inserção proximal no rádio. Seguindo com a ação das forças, há lesão do ligamento capitatopiramidal e dos ligamentos entre o semilunar e o piramidal, completando assim o tipo III de Mayfield. O capitato luxa no dorso do semilunar e segue em direção ao rádio, enquanto aumentam as lesões ligamentares ventrais. Quando cessa o movimento de hiperextensão, o acidentado traz seu punho para a posição neutra e o capitato pode empurrar ventralmente o semilunar, provocando a sua luxação (tipo IV do Mayfield).

Na incidência de perfil, observa-se o desalinhamento do carpo, com o semilunar rodado ventralmente nas lesões do tipo III de Mayfield, ou até mesmo totalmente luxado no assoalho do carpo, nas lesões do tipo IV. Nas incidências PA e AP, avaliamos a relação entre os diversos ossos com quebra dos arcos de Gilula.[263] A harmonia dessas linhas descritas por Gilula é quebrada nas bordas proximal e distal da primeira fileira de ossos do carpo. Apesar de seu aspecto radiográfico grosseiro, muitas vezes os pacientes com fraturas-luxações são radiografados e, mesmo assim, o diagnóstico não é feito (Figuras 20.37 e 20.38).

A forma com que as luxações perilunares se apresentam varia desde uma luxação pura do tipo perissemilunar até formas mais complexas com adição de fraturas componentes do grande arco de Mayfield. O grande arco se inicia no lado radial com uma fratura da epífise do rádio, intra-articular, na fosseta elíptica do escafóide. Deste ponto, segue através do escafóide, e daí pode acompanhar o trajeto perilunar. Outro trajeto para a seqüência de lesões será o de fratura do escafóide, seguida de fratura do capitato. Esta linha de lesões gira para o lado ulnar e pode fraturar o hamato e o piramidal. Os aspectos lesionais observados por Mayfield e cols. em cadáveres revelaram a seqüência lesional, que pode ser reforçada pelas imagens que encontramos em RM, em que há a presença de fissuras nestes ossos, mostrando bem o trajeto em volta do semilunar.[40]

Todas estas lesões são graves. Há destruição da cápsula, dos ligamentos e, principalmente, da circu-

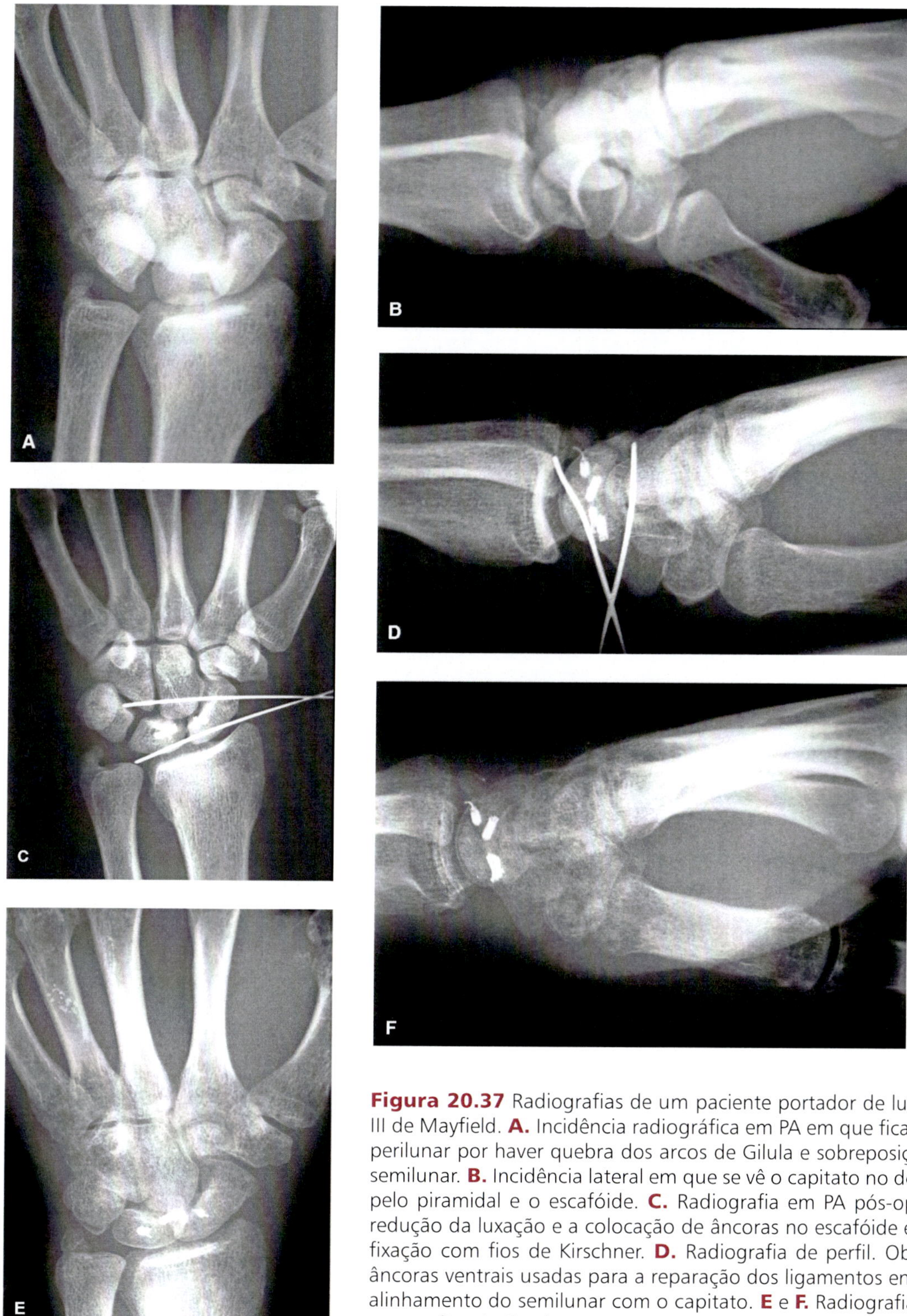

Figura 20.37 Radiografias de um paciente portador de luxação perilunar do carpo do tipo III de Mayfield. **A.** Incidência radiográfica em PA em que fica clara a presença de uma luxação perilunar por haver quebra dos arcos de Gilula e sobreposição da cabeça do capitato com o semilunar. **B.** Incidência lateral em que se vê o capitato no dorso do semilunar, acompanhado pelo piramidal e o escafóide. **C.** Radiografia em PA pós-operatória em que se observam a redução da luxação e a colocação de âncoras no escafóide e no semilunar, associadas a uma fixação com fios de Kirschner. **D.** Radiografia de perfil. Observar que há âncoras dorsais e âncoras ventrais usadas para a reparação dos ligamentos entre o escafóide e o semilunar e o alinhamento do semilunar com o capitato. **E** e **F.** Radiografias realizadas com 12 semanas, já sem os fios de Kirschner.

lação dos ossos do carpo. O resultado esperado para estes pacientes é que tenham um punho com déficit de movimentos e presença de necrose óssea e insuficiência ligamentar.[264] Quando há fratura do escafóide no trajeto da luxação, é esperado que haja retardo de consolidação desta fratura (Figura 20.39).

Tratamento

O tratamento das fraturas-luxações é emergencial. Há tendência à instalação de um grande edema no punho e na mão, o que dificulta a redução. Em traumatismos recentes, é possível conseguir a redução da luxação de maneira incruenta sob tração e manipu-

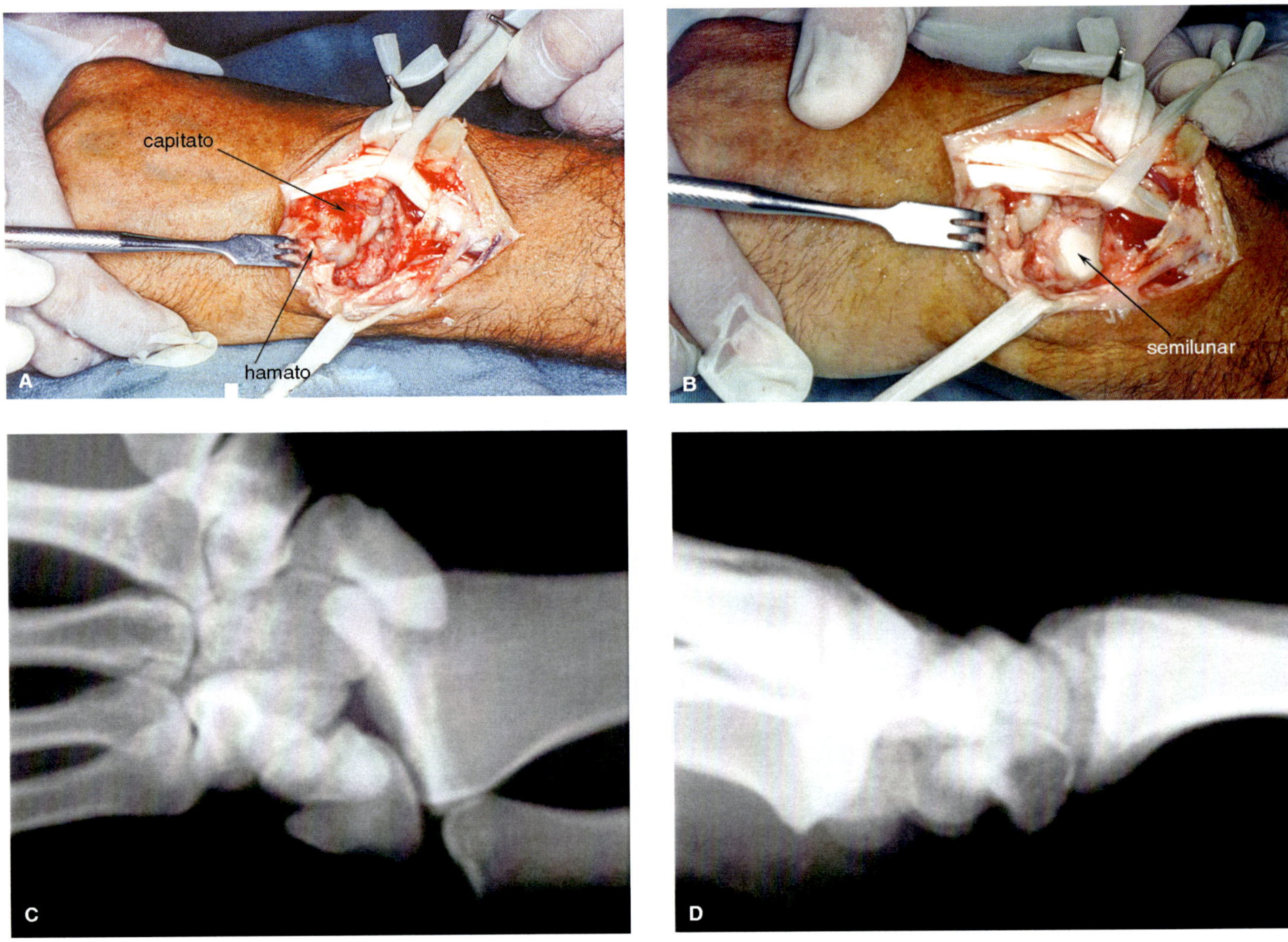

Figura 20.38 Cirurgia e radiografias pré-operatórias de paciente portador de luxação perilunar do carpo, tipo IV de Mayfield. **A** e **B.** Fotos da cirurgia em que se observam o capitato e o hamato luxados dorsalmente. Em **B**, é possível ver a superfície articular do semilunar com o rádio, pois ele se apresentava luxado com um giro de 90 graus. **C.** Radiografia em PA em que se observa todo o carpo desviado para o lado radial, enquanto o semilunar permanecia em contato com sua fosseta com o rádio. Entretanto, cabe notar que o semilunar apresenta a forma de um triângulo, imagem típica de avanço distal do pólo dorsal do semilunar causado pelo giro ventral. **D.** Radiografia de perfil em que se vê o semilunar luxado ventralmente com um giro de 90 graus, mas ainda com contato parcial com a borda ventral do rádio.

lação, de modo a trazer o capitato, que se encontra no dorso do semilunar, para sua posição anatômica. Após termos obtido a redução incruenta, há indicação de reposicionamento dos ossos do carpo sob escopia e fixação percutânea com fios de Kirschner. Para que a posição espacial dos ossos retorne ao normal é importante lembrarmos quais estruturas estão lesadas e qual a tendência de desvio dos diversos ossos do carpo, que são conseqüentes à ação dos ligamentos íntegros e à forma das articulações reposicionadas.

Quando falta a ligação do escafóide com o semilunar, o semilunar tende a girar em DISI; o capitato reduzido subluxa dorsalmente, e o espaço entre o semilunar e o escafóide tende a abrir-se.[265] Por estes aspectos, é fundamental que se reduzam as luxações, que se fechem os espaços entre os ossos e que se fixe o carpo com fios de Kirschner. Na presença de fraturas do escafóide, a síntese com parafuso ajudará a manter o contato da interface dos fragmentos, fundamental para a consolidação. O uso de fios de Kirschner como material de síntese para o escafóide é possível, mas a necessidade de sua remoção para o início da cinesioterapia pode atrapalhar o tratamento quando há retardo de consolidação.[266] O tratamento isolado da fratura do escafóide geralmente é insuficiente. Além disso, há a necessidade de estabilização da redução da luxação perilunar.

O método cirúrgico poderá ser a redução das luxações e a fixação percutânea, sob controle radiográfico com intensificador de imagem. No pós-operatório, o

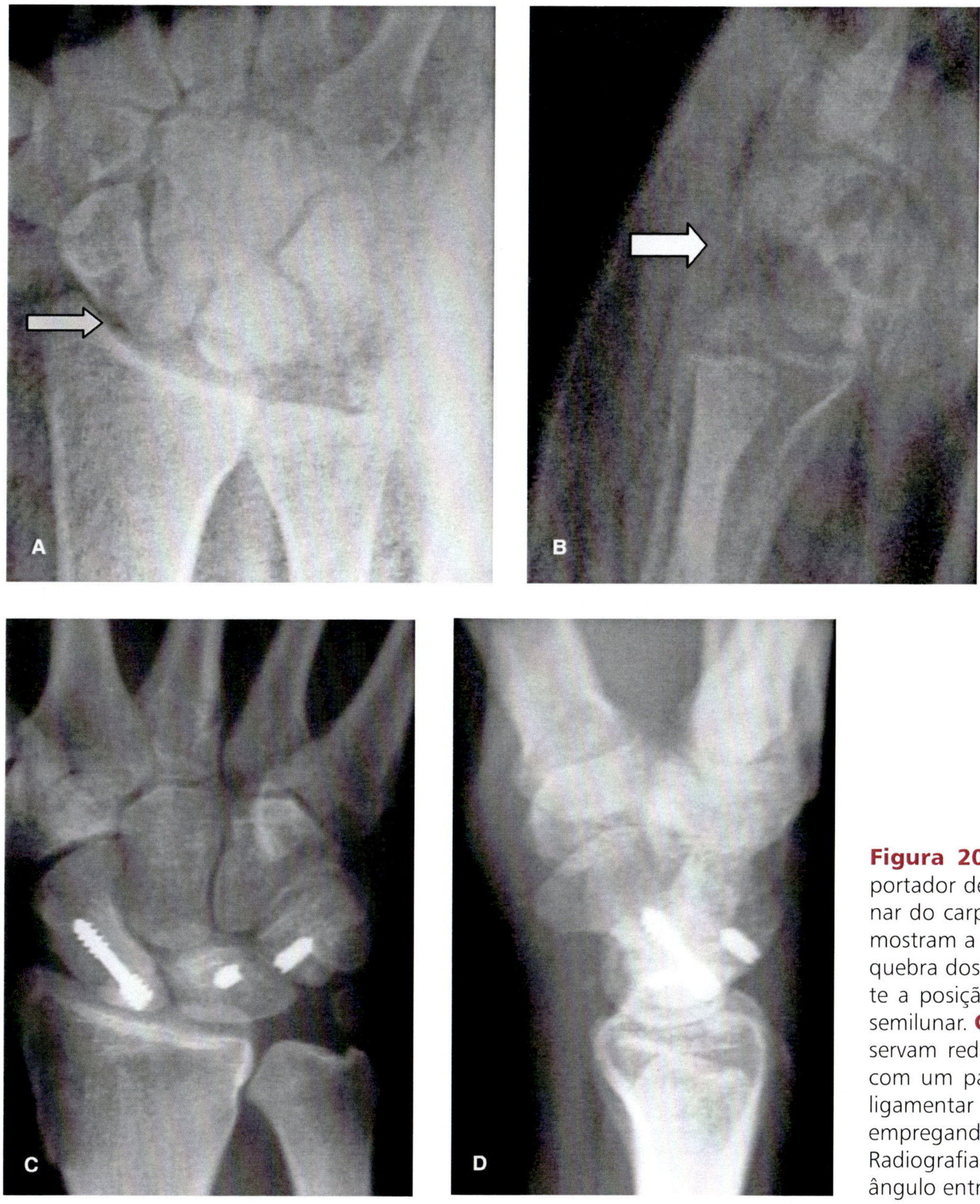

Figura 20.39 Radiografias de um paciente portador de fratura-luxação transescafoperilunar do carpo. **A** e **B.** Radiografias iniciais que mostram a presença de fratura do escafóide e quebra dos arcos de Gilula. Em **B**, fica evidente a posição de luxação do capitato sobre o semilunar. **C.** Radiografia em PA em que se observam redução e osteossíntese do escafóide com um parafuso de Herbert e reconstrução ligamentar entre o semilunar e o piramidal, empregando suturas em âncoras ósseas. **D.** Radiografia de perfil mostrando aumento do ângulo entre o escafóide e o semilunar.

punho será imobilizado por 12 semanas, quando será providenciada a retirada do material de síntese.

Outra forma de abordagem é a redução da luxação e da fratura do escafóide por via aberta, seguida de osteossíntese sob visão direta e reparação dos ligamentos.[267-270] Neste aspecto, a conduta poderá consistir no uso de dupla via de acesso (dorsal e ventral) ou por uma única via dorsal. Preferimos tratar as fraturas-luxações por via aberta, com um acesso dorsal amplo, apoiado por outra via ventral para acesso ao assoalho do túnel do carpo.[267]

Quando a lesão é de tipo III, o semilunar encontra-se em sua fosseta no rádio e o capitato no seu dorso; nesta situação clínica, é possível reduzir a luxação pela via de acesso dorsal, fixar os ossos na situação anatômica com fios de Kirschner e suturar os ligamentos. Nas lesões de tipo IV, o semilunar encontra-se luxado ventralmente e sua redução será possível pela via de acesso ventral.

Suturamos os ligamentos entre o escafóide e o semilunar e, logo após, aqueles entre o semilunar e o piramidal. É recomendável passar os pontos e, a seguir, mantê-los reparados, para evitar que o fechamento de um grupo da sutura impeça a sutura de outro. Para a reparação são muito úteis as miniâncoras, que permitem um apoio sólido para a sutura que reparará os ligamentos. Em caso de fratura do escafóide, providenciamos sua redução e fixação com um parafuso. No pós-operatório, tende a ocorrer perda de redução com "horizontalização" do escafóide; portanto, é recomendável estabilizar o escafóide com fios de Kirschner proximais, solidarizando-o ao semilunar e, com fios distais, prendendo-o no capitato. O tempo mínimo de manutenção dos fios de Kirschner é de 8 semanas. É necessária uma cicatriz nos ligamentos com resistência. O problema da imobilização mais prolongada pode ser minimizado evitando-se passar fios na radiocárpica. Outra forma é dividir os fios de Kirschner em dois grupos: um primeiro grupo é transverso com dois a três fios prendendo os ossos da primeira fileira do carpo e também o escafóide no capitato, com mais dois fios; o outro grupo de fios transfixa a radiocárpica. Na sexta ou oitava semana são retirados os fios do segundo grupo, para permitir pequenos movimentos ativos na articulação radiocárpica, enquanto o paciente usa uma órtese (informação pessoal de George Omer). Estes pequenos movimentos visam melhorar a condição da cartilagem articular e facilitar a cinesioterapia dos dedos. A reabilitação dos movimentos do carpo tem início somente após serem retirados os fios restantes. O primeiro grupo de fios (na mediocárpica) tem a sua retirada retarda-

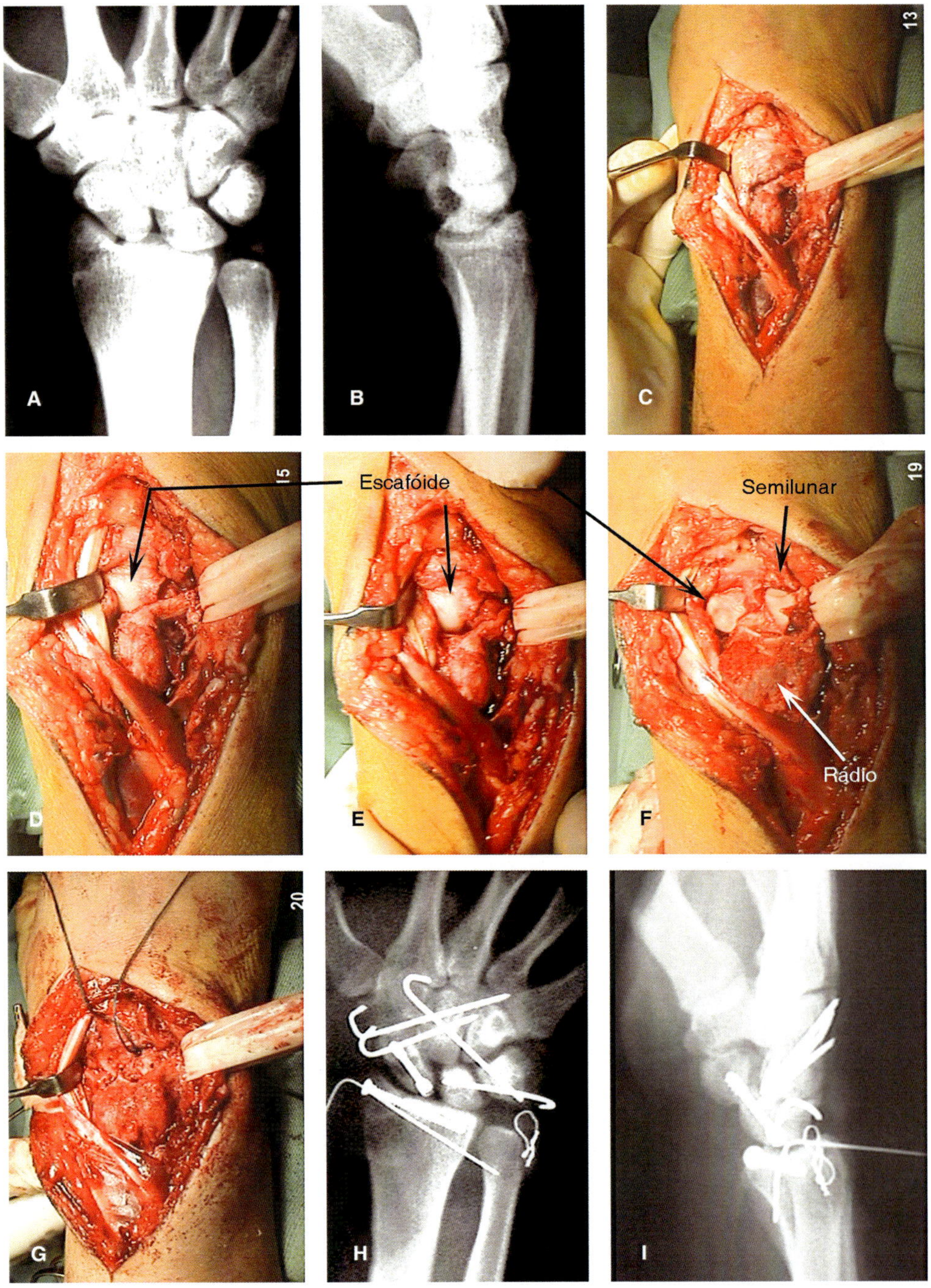

Figura 20.40A. Radiografia em PA em que se observa fratura da estilóide do rádio, com traço passando pela fosseta elíptica; alargamento do espaço entre o escafóide e o semilunar; o semilunar apresenta formato ovóide, denotando sua rotação para o dorso; há também uma fissura no escafóide. **B.** Radiografia de perfil em que se observa o semilunar girado dorsalmente (DISI) com desalinhamento do capitato. **C.** Foto da cirurgia do paciente logo após ser aberto o retináculo dos extensores e afastados os tendões dos compartimentos 3 e 4. **D.** Com o afastamento da cápsula dorsal, pudemos ver o dorso do escafóide e a lesão do ligamento dorsal escafóide-semilunar, que ficou mais evidente em **E**, com maior afastamento. **F.** Fizemos compressão ventral e o carpo luxou, deixando visível a parte radial da fratura da estilóide através da fosseta elíptica do rádio. O semilunar ficou visível, e pudemos ver que seus ligamentos com o piramidal estavam íntegros. **G.** Foto do final da síntese dos ligamentos entre o escafóide e o semilunar, que foram suturados com fio inabsorvível. **H.** Radiografia de controle intra-operatório em PA, que permite a observação da osteossíntese da apófise estilóide do rádio, fixação da fratura sem desvio do escafóide com um parafuso de Herbert e estabilização do carpo com fios de Kirschner. **I.** Radiografia intra-operatória de perfil.

da para 10 a 12 semanas. Para facilitar, deixamos os fios do segundo grupo para fora, de modo a facilitar a sua retirada ambulatorial, enquanto os do primeiro grupo são dobrados e sepultados no subcutâneo. Este encadeamento visa deixar o colágeno amadurecer (Figura 20.40).

O semilunar deve ser reposicionado em situação anatômica antes de ser fixado, pois ele tende a desviar-se dorsalmente, instalando-se uma subluxação do capitato em sua fosseta. A reparação do ligamento radiocapitato, quando estiver lesado, é fundamental para que não haja subluxação dorsal do capitato, assim como a manutenção dos fios de Kirschner mediocárpicos por um período mais longo.

Em geral, as manobras de redução são efetivas em luxações do tipo III: fazemos tração longitudinal e conseguimos a redução do capitato com o semilunar. Entretanto, a redução anatômica é mais difícil; para tanto, fazemos compressão no capitato no sentido ventral. Ele empurrará o semilunar, girando-o ventralmente. Para um controle mais adequado lançamos mão de fios de Kirschner como alavancas, os quais são colocados no dorso do semilunar e do escafóide e nos ajudarão no controle da redução mais "fina" destes ossos.

Nas lesões do tipo IV, a redução incruenta é mais difícil e exige tração longitudinal, mantida por mais ou menos 10 minutos. Durante a manobra de redução, mantemos o punho em extensão em torno dos 20 graus, enquanto o polegar da outra mão empurra o semilunar luxado para sua articulação com o rádio; seguindo-se com a flexão do punho, o capitato reduz no semilunar. Preferimos fazer a manobra por via aberta, por ser mais delicada e com controle direto sobre as partes moles que prendem o semilunar, evitando assim sua lesão ou torção durante a redução.

Antes de suturarmos as partes moles, devemos fazer um inventário das lesões ligamentares, antecipando o planejamento para a colocação dos pontos. Em geral, encontramos, no lado ventral, lesões dos ligamentos escafossemilunar ventral, radiocapitato, piramidal-capitato e semilunar-piramidal. O ligamento escafossemilunar ventral geralmente encontra-se encoberto pela cápsula e pelo ligamento radiopiramidal. Nas luxações do semilunar, ele irrompe o lado ventral pelo espaço de Poirier, entre os ligamentos radiopiramidal (proximalmente), piramidal-capitato (medialmente) e radiocapitato (lateralmente). Sua saída para o lado ventral é possível por lesão do ligamento piramidal-capitato, que deve ser reparado. Durante a reparação, é fundamental a sutura dos ligamentos do semilunar com o escafóide e com o piramidal (base do triângulo). A colocação de âncoras nos lados ventrais do semilunar e do escafóide evita uma grande exposição e, principalmente, impede que pontos colocados na cápsula ventral junto ao pólo ventral do semilunar lesem os vasos que restaram para sua nutrição. A via dorsal simultânea permite o controle da colocação das âncoras no lado ventral. As suturas distais ao semilunar são dispensáveis para evitar déficit de extensão durante a reabilitação. Garcia-Elias chamou a atenção para o fato de que as suturas colocadas no espaço de Poirier não melhoram a estabilidade, porém levam à rigidez da articulação mediocárpica.[262] Contudo, grandes lacerações dos lados do triângulo ligamentar volar devem ser suturadas. No lado dorsal, os ligamentos extrínsecos são empurrados pelo capitato, e há lesão da cápsula entre o semilunar e o capitato e dos ligamentos entre o escafóide e o semilunar e entre o semilunar e o piramidal. Os ligamentos dorsais devem ser reparados. A sutura do ligamento dorsal entre o escafóide e o semilunar é muito importante por se tratar de ligamento cuja insuficiência resultará em abertura do espaço escafóide semilunar com penetração da cabeça do capitato. O lado dorsal do semilunar que luxou ventralmente teve lesão dos vasos que penetravam pelo dorso do semilunar; logo, é neste lado que temos maior liberdade para a colocação dos pontos de sutura.

Garcia-Elias salientou que, nas lesões de estágio III de Mayfield, os ligamentos mais comumente rompidos são: escafossemilunar palmar e dorsal, radioescafocapitato e semilunar-piramidal palmar e dorsal. Além disso, chamou a atenção para o fato de o ligamento radioescafocapitato poder correr junto com o capitato para o dorso do semilunar, tornando difícil a redução incruenta.[262]

Suturamos os ligamentos com fios inabsorvíveis, tendo o cuidado de usar pontos invertidos, para evitar o atrito das estruturas deslizantes do punho no túnel do carpo ou no seu dorso com os nós. Fechamos os nós dos fios mais profundos, avaliamos as reduções, fixamos com os fios de Kirschner e completamos a síntese dos ligamentos mais superficiais.

Seguimos o regime de pós-operatório citado anteriormente, ou seja, imobilização por 6 a 8 semanas em aparelho gessado, com troca por órtese e início de cinesioterapia. Quando houver algum fio transfixando a radiocárpica, encaminharemos após sua retirada. Os fios que imobilizam a mediocárpica deverão ser retirados entre 8 e 10 semanas. O paciente seguirá com uma órtese até completar 12 semanas de imobilização. Os movimentos serão recuperados em terapia gradativamente, por um período longo, em torno de 1 ano e meio.

O resultado final, após 18 a 24 meses, será um punho com déficit de movimentos no final do arco, tanto na extensão como na flexão, com possibilidade de desenvolver necrose asséptica no pólo proximal do escafóide e até mesmo uma necrose do semilunar; entretanto, os aspectos radiográficos de necrose nestes ossos geralmente são transitórios, não se tratando pois de uma verdadeira necrose.[264] Há risco de haver a formação de uma cicatriz insuficiente dos ligamentos e, gradativamente, poderá ocorrer a perda da relação do semilunar com o escafóide, com aumento do ângulo entre estes dois ossos. Além disso, poderá ocorrer dissociação escafossemilunar. A evolução prevista será de osteoartrose radiocárpica e capitatossemilunar. Neste caso, deve-se tentar tratar a deformidade como uma lesão crônica de ligamentos da articulação escafossemilunar. Outra complicação possível é o desenvolvimento de pseudo-artrose da fratura do escafóide, que necessitará tratamento adequado. Ela é causada pela desvitalização dos tecidos, pela instabilidade e também pela possibilidade de interposição de ligamentos.[269-270] É importante esclarecer ao paciente que podem ocorrer falhas no tratamento, devido à gravidade da lesão inicial e ao desenvolvimento de osteoartrite pós-traumática com o passar dos anos.

Um estudo multicêntrico avaliou retrospectivamente 166 luxações perilunares e fraturas-luxações em 165 pacientes.[271] Ele serve para nos dar idéia do envolvimento do carpo neste tipo de lesões tão graves e as dificuldades em seu diagnóstico e tratamento. O tratamento adequado foi instituído dentro da primeira semana em somente 61% dos punhos. O diagnóstico não foi feito no atendimento inicial em 25% dos casos. Este problema freqüente é salientado por outros autores.[272] No estudo multicêntrico citado, os pacientes foram avaliados clinicamente pela presença ou não de dor e pelo tipo de dor com o uso da mão, pelo arco de movimentos do punho, pela força de preensão e pelas atividades de vida diária.[271] Além disso, foram avaliados radiograficamente nas incidências PA e perfil. As luxações perilunares do carpo foram 56, sendo 55 dorsais e uma ventral. As fraturas-luxações totalizaram 110, que luxaram dorsalmente em 106 punhos e ventralmente em quatro. Nos punhos com fraturas-luxações, 152 (95%) eram do tipo transescafóide, associadas ou não a outras fraturas. Nesse aspecto, os autores encontraram envolvimento simultâneo do capitato em nove fraturas-luxações dorsais, mas somente quatro foram consideradas síndrome escafocapitato. Analisando todos os pacientes (166), observaram luxação do semilunar com desvio maior do que 90 graus em 16% dos punhos. A fratura do escafóide ocorreu em 95% dos punhos no terço médio, sendo o traço transverso em 72%, cominutivo em 22% e com um fragmento intermediário grande em 6%. O atraso no tratamento levou a maus resultados. Os resultados na avaliação clínica foram considerados satisfatórios naqueles pacientes tratados imediatamente. Apesar de alguns resultados clínicos serem considerados bons em 80% dos punhos neste grupo, havia sinais de osteoartrite pós-traumática em 56% dos punhos, e 71% foram considerados insatisfatórios radiograficamente. Os melhores resultados radiográficos foram obtidos em punhos tratados com redução aberta e fixação.[271]

REFERÊNCIAS

1. Barton NJ. Fractures of the hand and wrist: complications. *In:* Barton NJ. *Fractures of the hand and wrist*. London: Churchill Livingston 1988:326-34 (serie: The Hand and Upper Limb, Vol. 4).
2. Amadio PC, Taleisnik J. Fractures of the carpal bones. *In:* Green DP, Hotchkiss RN, Pederson WC. *Green's operative hand surgery*. 4 ed., New York: Churchill Livingstone 1999:809-64.
3. Snodgrass LE. End-results of carpal-scaphoid fractures. *Ann Surg* 1933; *97*:209-16.
4. Dunn AW. Fractures and dislocations of the carpus. *Surg Clin North Am* 1972; *52*(6):1513-38.
5. Leslie IJ, Dickinson RA. The fractured carpal scaphoid natural history and factors influencing outcome. *J Bone Joint Surg* 1981; *63B*(2):225-30.
6. Berger RA. Ligament anatomy. *In:* Cooney WP, Linscheid RL, Dobyns JH. *The Wrist – Diagnosis and treatment*. St. Louis: Mosby, 1998:73-105.
7. Travaglini F. Arterial circulation of the carpal bones. *Bull Hosp Joint Dis* 1959; *20*:19-36.
8. Taleisnik J, Kelly P. The extraosseous and intraosseous blood supply of scaphoid bone. *J Bone Joint Surg* 1966; *48A*(6):1125-37.
9. Gelberman RH, Menon J. The vascularity of the scaphoid bone. *J Hand Surg* 1980; *5A*:508-13.
10. Gelberman RH, Bauman RD, Menon J. The vascularity of the lunate bone and Kienbock's Disease. *J Hand Surg* 1980; *5*:272-8.
11. Gelberman RH, Panagis JS, Taleisnik J *et al*. The arterial anatomy of the human carpus. Part I: The extraosseous vascularity. *J Hand Surg* 1983; *8*:367-73.
12. Gelberman RH, Botte MJ. Vascularity of the carpus. *In:* Lichtman DM. *The wrist and its disorders*. Philadelphia: Saunders 1988:27- 40.
13. Freedman DM, Botte MJ, Gelberman RH. Vascularity of the carpus. *Clin Orthop Rel Res* 2001; *383*:47-59.
14. Taleisnik J. Carpal kinematics. *In:* Taleisnik J. *The wrist*. New York: Churchill Livingstone 1985:39-49.
15. Taleisnik J. The ligaments of the wrist. *J Hand Surg* 1976; *1*:110-8.

16. Taleisnik J. Anatomy, function and injury. *Am Acad Orthop surgeons Instruct Course Lect* 1978; *27*:61.
17. Tubiana R. Functional anatomy.1.2 Skeleton of the wrist. *In:* Tubiana R, Thomine J-M, Mackin E. *Examination of the hand and wrist*. 2 ed., Martin Dunitz 1996:28-39.
18. Zancolli E, Cozzi EP. El carpo. *In:* Zancolli E, Cozzi EP. *Atlas de anatomía quirúrgica de la mano*. Madrid: Panamericana 1993:473-92.
19. Taleisnik J. Post-traumatic carpal instability. *Clin Orthop* 1980; *149*:73-82.
20. Weber ER, Chao EY. An experimental approach to the mechanism of scaphoid waist fractures. *J Hand Surg* 1978; *3*:142-8.
21. Weber ER. Wrist mechanics and its association with ligamentous instability. *In*: Lichtman DM. *The wrist and its disorders*. Philadelphia: Saunders, 1988:41-52.
22. Weber ER. Biomechanical implications of scaphoid waist fractures. *Clin Orthop* 1980; *149*:83-9.
23. Morimoto H, Murase T, Goto A *et al.* Capitate-based cinematics of the midcarpal joint during wrist radioulnar deviation: an in-vivo three-dimensional motion analysis. *J Hand Surg* 2004; *29A*:668-75.
24. Garcia-Elias M. Carpal instabilities and dislocations. *In:* Green DP, Hotchkiss RN, Pederson WC. *Green's operative hand surgery*. 4 ed., New York: Churchill Livingstone 1999:865-928.
25. Garcia-Elias M. Anatomia funcional do punho. *In:* Pardini Jr. AG. *Clínica ortopédica 2/3* Rio de Janeiro: MEDSI 2001; *2*(3):589-99.
26. Galley I, Bain GI, McLean JM. Influence of lunate type on scaphoid kinematics. *J Hand Surg* 2007; *32A*:842-7.
27. Tubiana R. Functional anatomy – Skeleton of the wrist. *In:* Tubiana R, Thomine J-M, Mackin E. *Examination of the hand and wrist*. London: Martin Dunitz 1996:28-39.
28. Kuhlmann JN. Anatomia descriptive y functional del carpo en relación con la pathologia traumatical del mismo. *Rev Esp Cirurg Mano* 1977; *11*:12-104.
29. Kuhlmann JN. Les mécanismes de lárticulation du poignet. *Ann Chir* 1979; *33*:711-9.
30. Kuhlmann JN, Fahrer M, Kapandji AI, Tubiana R. Stability of the normal wrist. *In*: Tubiana R. *The hand*. Philadelphia: Saunders, 1985:934-44.
31. Landsmeer JMF. Functional considerations. *In:* Landsmeer JMF. *Atlas of anatomy of the hand*. Churchill Livingstone, 1976:315-44.
32. Kauer JMG, Landsmeer JMF. Functional anatomy of the wrist. *In:* Tubiana R. *The hand*. Philadelphia: Saunders, 1981: 142-57.
33. Stanley J, Saffar P. The biomechanics of the wrist. *In:* Stanley J, Saffar P. *Wrist arthroscopy*. London: Martin Dunitz, 1994:21-32.
34. Taleisnik J. Current concepts of the anatomy of the wrist. *In:* Spinner M (ed.). *Kaplan's functional and surgical anatomy of the hand*. 3 ed., Philadelphia: Lippincott, 1984:179-201.
35. Taleisnik J. The ligaments of the wrist. *In:* Taleisnik J. *The wrist*. New York: Churchill Livingstone, 1985:13-38.
36. Kaplan EB, Taleisnik J. The wrist. *In:* Spinner M (ed.). *Kaplan's functional and surgical anatomy of the hand*. 3 ed., Philadelphia: Lippincott, 1984:153-78.
37. Hagert E, Forsgren S, Ljung BO. Differences in the presence of mechanoreceptors and nerves tructures between ligaments may imply differential roles in wrist stabilization. *J Orthop Res* 2005; *23*:757-63.
38. Morimoto H, Apergis EP, Herzberg G *et al.* 2007 IFSSH committee report of wrist biomechanics committee: biomechanics of the so-called Dart-Throwing motion of the wrist. *J Hand Surg* 2007; *32A*:1447-54.
39. Mayfield JK. Patterns of injury to carpal ligaments. A spectrum. *Clin Orthop* 1984; *187*:36-42.
40. Mayfield JK, Johnson RP, Kilcoyne RK. Carpal dislocation: pathomechanics and progressive perilunar instability. *Hand Surg* 1980; *5*:226-41.
41. Mayfield JK. Wrist ligamentous anatomy and pathogenesis of carpal instability. *Orthop Clin North Am* 1984; *15*:209-16.
42. Johnson RP. The acutely injuried wrist and its residuals. *Clin Orthop* 1980; *149*:33-44.
43. Mayfield JK. Mechanism of carpal injuries. *Clin Orthop* 1980; *149*:45-54.
44. Linscheid RL, Weber ER. Scaphoid fractures and nonunion. *In:* Cooney WP, Linscheid RL, Dobyns JH (eds.). *The wrist – Diagnosis and operative treatment*. St Louis: Mosby, 1998:385-430.
45. Wolfe SW. Fractures of the carpus: scaphoid fractures. *In:* Berger RA, Weiss APC. (eds.). *Hand surgery*. Philadelphia: Lipincott Williams & Wilkins, 2004:381-408.
46. Freeland P. Scaphoid tubercle tenderness: a better indicator of scaphoid fractures? *Arch Emerg Med* 1989; *6*:46-50.
47. Grover R. Clinical assessment of scaphoid injuries and the detection of fractures. *J Hand Surg* 1996; *21B*:341-3.
48. Parvizi J, Wayman J, Kelly P, Moran CG. Combining the clinical signs improves diagnosis of scaphoid fractures: a prospective study with follow-up. *J Hand Surg* 1998; *23B*:324-7.
49. Watson-Jones R. Injuries of the wrist. *In:* Wilson JN (ed.). *Watson-Jones fractures and joint injuries*. 5 ed., Edinburgh: Churchill Livingstone, 1976:727-59.
50. Amadio PC, Moran SL. Fractures of the carpal bones. *In:* Green DP, Hotchkiss RN, Pederson WC, Wolfe SW (eds.). *Green's operative hand surgery*. Philadelphia: Elsevier, 2005:711-68.
51. Böhler L, Trojan E, Jahna H. The results of treatment of 734 fresh, simple fractures of the scaphoid. Wiederherstellungschirurgie und Traumatologie (1954) 2: 86-111. English Translation: *Hand Surgery* 2003; *28B*:4:319-31.
52. Perschl A. Zur rontgenologischen Diagnostik der frischen. Kahnbeinbrüche der hand. Röntgen – Praxis 1938; *10*:11-16.
53. Böhler L. *Técnica del Tratamiento de las fracturas*. Vol. 1, 7 ed., Barcelona: Editorial Labor SA, 1954.
54. Dickison JC, Shannon JG. Fractures of the carpal scaphoid in Canadian army. *Surg Gin Obst* 1944; *79*(3):225-39.
55. Cauchoix J, Hautier S, Lemoine A. Les pseudarthroses du scaphoïde. *J Chir* 1967; *94*:21-34.
56. Dickson RA. Scaphoid fractures: conservative management. *In:* Barton NJ (ed.). *Fractures of the hand and wrist. The hand and upper limb*. Vol 4. London: Churchill Livingstone, 1988:210-9.
57. Russe O. Behandlungsergebnisse der spongiosauffüllung bei kahnbeinpseudarthrosen. *Zeitschr Orthop* 1951; *81*:466-73.
58. Russe O. Bone grafting in non-union of carpal scaphoid. *In:* Russe O. *An atlas of operations for trauma*. Wien: Verlag Wilhelm Maudrich, 1955:60-1.
59. Russe O. Fracture of carpal navicular: diagnosis, non-operative treatment and operative treatment. *J Bone Joint Surg* 1960; *42A*(5):759-68.
60. Barton NJ. Complications. *In*: Barton NJ (ed.). *Fractures of the hand and wrist. the hand and upper limb*. Vol 4. London: Churchill Livingstone, 1988:319-42.

61. Dias J, Thompson J, Barton NJ, Gregg PJ. Suspected scaphoid fractures. The value of radiographs. *J Bone Joint Surg* 1990; *72B*(1):98-101.
62. Waizenegger M, Wastie ML, Barton NJ, Davis TR. Scintigraphy in the evaluation of the "clinical" scaphoid fracture. *J Hand Surg* 1994; *19B*:750-3.
63. Waeckerly JFA. A prospective study identifying the sensitivity of radiographic findings and the efficacy of clinical findings in carpal navicular fractures. *Ann Emerg Med* 1987; *16*:733.
64. Duncan DS, Thurston AJ. Clinical fracture of scaphoid – an illusionary diagnosis. *J Hand Surg* 1985; *10B*(3):375-6.
65. Van Beek EJR, Tiel-Van Buul MMC, Broekhuizen AH. Diagnostic problems of scaphoid fractures: the value of radionuclide bone scintigraphy. *Netherl J Surg* 1990; *42*(2):50-2.
66. Tiel-van Buul MM, van Beek EJR, Borm JJJ *et al*. The value of radiographs and bone scintigraphy in suspected scaphoid fracture, a statistical analysis. *J Hand Surg* 1993; *18B*:403-6.
67. Tiel-van Buul MM, van Beek EJR, Broekhuizen AH *et al*. Radiography and scintigraphy of suspected scaphoid fracture, a long-term study in 160 patients. *J Bone Joint Surg* 1993:*75B*:61-5.
68. Tiel-van Buul MM, van Beek EJR, Dijkstra PF *et al*. Significance of a hot spot on the bone scan after carpal injury: Evaluation by computer tomography. *Eur J Nucl Med* 1993; *20*:159-64.
69. Tiel-van Buul MMC, Broekhuizen TH, van Beek EJR, Bossuyt PMM. Choosing a strategy for the diagnostic management of suspected scaphoid fracture: a cost-effectiveness analysis. *J Nucl Med* 1995; *36*:45-8.
70. Tiel-van Buul MMC, Roolker W, Verbeeten BWB *et al*. Magnetic resonance imaging versus bone scintigraphy in suspected scaphoid fracture. *Eur J Nucl Med* 1996; *23*:971-5.
71. Tiel-van Buul MM, van Beek EJ. Value of MR imaging in the detection of occult scaphoid fractures. *Radiology* 1997; *203*:245-50.
72. Tiel-van Buul MMC, Roolker W, Broekhuizen AH, Van Beek EJR. The diagnostic management of suspected scaphoid fracture. *Injury* 1997; *28*(1):1-8.
73. Beeres FJP, Hogervorst P, den Hollander, P, Rhemrev S. Outcome of routine bone scintigraphy in suspected scaphoid fractures. *Injury* 2005; *36*:1233-6.
74. Gaebler C, Kukla C, Breitenseher M *et al*. Magnetic resonance imaging of occult scaphoid fractures. *J Trauma* 1996; *41*:73-6.
75. Kukla C, Gaebler C, Breitenseher MJ *et al*. Occult fractures of the scaphoid: the diagnostic usefulness and indirect economic repercussions of radiography versus magnetic resonance imaging. *J Hand Surg* 1997; *22B*:810-3.
76. Bretlau T, Christensen OM, Edstrom P *et al*. Diagnosis of scaphoid fracture and dedicated extremity MRI. *Acta Orthop Scand* 1999; *70*:504-8.
77. Thorpe AP, Murray AD, Smith FW, Ferguson J. Clinically suspected scaphoid fracture: A comparison of magnetic resonance imaging and bone scintigraphy. *Br J Radiol* 1996; *69*:109-13.
78. Fowler C, Sullivan B, Williams LA *et al*. A comparison of bone scintigraphy and MRI in the early diagnosis of the occult scaphoid waist fracture. *Skeletol Radiol* 1998; *27*:683-7.
79. Bayer LR, Widding A, Diemer H. Fifteen minutes bone scintigraphy in patient with clinically suspected scaphoid fractures and normal x-rays. *Injury Int J Care Injuried* 2000; *31*:243-8.
80. Dorsay TA, Major NM, Helms CA. Cost-effectiveness of immediate MR imaging versus traditional follow-up for revealing radiographically occult scaphoid fractures. *AJR Am J Roentgenol* 2001; *177*:1257-63.
81. Gabler C, Kukla C, Breitenseher M *et al*. Diagnosis of occult scaphoid fractures and other wrist injuries: are repeated clinical examinations and plain radiographs still state of the art? *Langenbeck's Arch Surg* 2001; *386*:150-4.
82. Raby N. Magnetic resonance imaging of suspected scaphoid fractures using a low field dedicated extremity MR system. *Clin Radiol* 2001; *56*:316-20.
83. Cruickshank J, Meakin A, Breadmore R *et al*. Early computerized tomography accurately determines the presence or absence of scaphoid and other fractures. *Emerg Med Australas* 2007; *19*(3):223-8.
84. Christiansen TG, Rude C, Lauridsen KK, Christensen OM. Diagnostic value of ultrasound in scaphoid fractures. *Injury* 1991; *22*(5):397-9.
85. Munk B, Bolvig L, Kroner K *et al*. Ultrasound for diagnosis of scaphoid fractures. *J Hand Surg* 2000; *25B*(4):369-71.
86. Berquist TH. Necrose avascular. *In:* Berquist TH (ed.) *Ressonância magnética da mão e do punho*. Rio de Janeiro: Guanabara Koogan, 2004:146-55.
87. Schmitt R, Hainze A, Fellner F *et al*. Imaging and staging of avascular necrosis of the hand and wrist. *Eur J Radiol* 1997; *25*:92-103.
88. Anderson M, Kaplan PA, Dognan GG. Magnetic resonance imaging of the wrist. *Curr Probl Diag Radiol* 1998; Nov/Dec:191-229.
89. Okada S, Katagiri K, Kumazaki T, Yokoyama. Safety of gadolinium contrast agent in hemodialysis patients. *Acta Radiol* 2001; *42*(3):399-41.
90. FDA Safety alert for drugs. http://www.fda.gov/medwatch/safety/2007/safety07.htm#Gadolinium
91. Saxena P, McDonald R, Gull S, Hyder N. Diagnostic scanning for suspected scaphoid fractures: an economic evaluation based on cost-minimisation models. *Injury* 2003; *34*:503-11.
92. Singh AK, Davis TRC, Dawson JS *et al*. Gadolinium enhanced MR assessment of proximal fragment vascularity in nonunions after scaphoid fractures: does it predict the outcome of reconstructive surgery? *J Hand Surg* 2004; *29B*(5):444-8.
93. Trojan E. Die bruchformen des kahnbeins der hand. *Wien Med Wschr* 1954; *104*:1024-5.
94. Jahna H. Behandlung und behandlungsergebnisse von 734 frischen einfachen brüchen des kahnbeinköpers der hand. *Wiener Medizinische Wochenschrift* 1954; *104*:1023-4.
95. Trojan E, Mourgues G. Fractures et pseudarthroses du scaphoïde carpien étude thérapeutique. *Rev D'Orthop* 1959; *45*(4):614-77.
96. Trojan E. Die stabilitat der bruchformem des kahnbeins der hand eine anatomische studie. *Mschr Unfallheilk* 1964; *67*:291-5.
97. Taleisnik J. Fractures of the scaphoid. *In:* Taleisnik J. *The wrist*. New York: Churchill Livingstone, 1985:105-48.
98. Pardini Jr AG. Fraturas e luxações dos ossos do carpo. *In:* Pardini Jr. AG (ed). *Traumatismo da mão*. Rio de Janeiro: MEDSI, 1985:247-73.
99. Pardini Jr AG, Freitas AD. Fraturas e luxações dos ossos do carpo. *In:* Pardini Jr. AG (ed.). *Traumatismo da mão*. 3ed., Rio de Janeiro: MEDSI, 2000:481-500.
100. Soto-Hall R. Recent fractures of the carpal scaphoid. *JAMA*, 1945; *129*(5):335-8.

101. Pardini Jr. AG, Pessanha ED, Dib JE. Complicações das fraturas do escafóide. *Rev Bras Ortop* 1983; *18*(5):157-61.
102. Herbert TJ. Management of the fractured scaphoid bone using a new surgical technique. *J Bone Joint Surg* 1982; *64B*(5):633 [Proceedings].
103. Herbert TJ, Fisher WE. Management of the fractured scaphoid using a new bone screw. *J Bone Joint Surg Br* 1984; *66B*:114-23.
104. Herbert TJ. Scaphoid fractures: operative treatment. *In:* Barton NJ (ed.). *Fractures of the hand and wrist. the hand and upper limb.* Vol. 4., London: Churchill Livingstone, 1988:220-35.
105. Filan S, Herbert TJ. Herbert screw fixation of scaphoid fractures. *J Bone Joint Surg* 1996; *78B*(4):519-29.
106. Smith K, Helm R, Tonkin MA. The Herbert screw for the treatment of scaphoid fractures. *Ann Chir Main Memb Super* 1991; *10*:556-63.
107. Schernberg F. Fractures et pseudarthroses du scaphoïde carpien – Symposium. III – Classification des fractures du scaphoïde carpien. Etude anatomo-radiologic des traints. *Rev Chir Orthop* 1988; *74*:693-5.
108. Barton NJ. Preface. *In:* Barton NJ (ed.). *Fractures of the hand and wrist. The hand and upper limb.* Vol. 4., Edinburgh: Churchill Livingstone, 1988.
109. London PS. The broken scaphoid bone. *J Bone Joint Surg* 1961; *43B*:237-44.
110. Margo MK, Seely JA. A statistical review of 100 cases of fractures of the carpal navicular bone. *Clin Orthop* 1963; *31*:102-4.
111. Stewart MH. Fractures of the carpal navicular (scaphoid). *J Bone Joint Surg* 1954; *36A*:998-1006.
112. Soto-Hall R, Haldeman KO. The conservative and operative treatment of fractures of the carpal scaphoid (navicular). *J Bone Joint Surg* 1941; *23*(4):841-50.
113. Hook FR, Boone JD. Fracture of the carpal scaphoid. *US Navy M Bull* 1936; *34*(2):172-81.
114. Sashin D. Treatment of fractures of the carpal scaphoid. A report of sixty-four cases. *Arch Surg* 1946; *52*:445-65.
115. Verdan C, Narakas A. Fractures and pseudarthrosis of the scaphoid. *Surg Clin North Am* 1968; *48*(5):1083-95.
116. Morgan DAF, Walters JW. A prospective study of 100 consecutive carpal scaphoid fractures. *Aust N Z J Surg* 1984; *54*:223-41.
117. Eddeland A, Eiken O, Hellgren E, Ohlsoson N-M. Fractures of the scaphoid. *Scand J Plast Reconst Surg* 1975; *9*:234-9.
118. Cooney WP, Dobyns JH, Linscheid RL. Fractures of the scaphoid: a rational approach to management. *Clin Orthop* 1980; *149*:90-7.
119. Cooney WP, Linscheid RL, Dobyns JH, Wood MB. Scaphoid nonunion: role of anterior interpositional bone grafts. *J Hand Surg* 1988; *13A*(5);635-50.
120. Burgess RC. The effect of a simulated scaphoid malunion on wrist motion. *J Hand Surg* 1987; *12A*:774-6.
121. Amadio PC, Berqvist TH, Smith DK *et al.* Scaphoid malunion. *J Hand Surg* 1989; *14A*:679-87.
122. Bain GI, Bennett JD, MacDermid JC *et al.* Measurement of the scaphoid humpbackdeformity using longitudinal computed tomography: intra and interobserver variability using various measurement techniques. *J Hand Surg* 1998; *23A*:76-81.
123. Ring D, Patterson JD, Wang C, Jupiter J. Both scanning plane and observer affect measurements of scaphoid deformity. *J Hand Surg* 2005; *30A*:696-701.
124. Le TB, Hentz VR. Hand and wrist injuries in young athletes. *Hand Clin* 2000; *16*:597-607.
125. Light TR: Carpal fractures in children. *Hand Clin* 2000; *16*:513-22.
126. Wulff RN, Schmidt TL: Carpal fractures in children. *J Pediatr Orthop* 1998; *18*:462-5.
127. Johnson KJ, High SF, Symonds KE. MRI in the management of scaphoid fractures in the skeletally immature patients. *Pediatr Radiol* 2000; *30*:685-8.
128. Cook PA, Yu JS, Wiand W *et al.* Suspected scaphoid fractures in skeletally immature patients: application of MRI. *J Comput Assist Tomogr* 1997; *21*:511-5.
129. Mack GR, Bosse MJ, Gelberman RH, Yu E. The natural history of scaphoid non-union. *J Bone and Joint Surg* 1984; *66A*(4):504-9.
130. Ruby LK, Stinson J, Belsky MR. The natural history of scaphoid non-union. A review of fifty-five cases. *J Bone Joint Surg* 1985; *67A*:428-32.
131. Kitsis C, Taylor M, Chandey J, Smith R *et al.* Imaging the problem scaphoid. *Injury* 1998; *29*(7):515-20.
132. Grace RV. Fractures of the carpal scaphoid. *Ann Surg* 1929; *89*:752-61.
133. Low G, Raby N. Can follow-up radiography for acute scaphoid fracture still be considered a valid investigation? *Clin Radiol* 2005; *60*:1106-10.
134. Beeres FJP, Hogervorst SJ, Rhemrev SJ *et al.* A prospective comparison for suspected scaphoid fractures: bone scintigraphy versus clinical outcome. *Injury Int J Care Inj* 2007; *38*:769-74.
135. Trigg M, Reeves PJ. The efficacy of plain films vs MRI in the detection of scaphoid fractures. *Radiography* 2005; *13*:56-64.
136. Jayasekera N, Akhtar N, Compson JP. Physical examination of the carpal bones by orthopaedic and accident surgeons. *J Hand Surg* 2005; *30B*(2):204-6.
137. Larsen Cf, Brondum V, Wienholtz G *et al.* An algorithm for acute wrist trauma. *J Hand Surg* 1993; *18B*:207-12.
138. Musemeche CA, Barthel M, Cosentino C, Reynolds M. Pediatric falls from the heights. *J Trauma* 1991; *31*(10):1347-9.
139. dos Reis FB, Koberle G, Leite NM, Katchburian MV. Internal fixation of scaphoid injuries using Herbert screw through a dorsal approach. *J Hand Surg* 1993; *18A*:792-7.
140. Segmüller GG. *Operative Stabilisierung am Handskelett*. Bern: Verlag Hans Huber 1973, 170 p.
141. Segmüller G. *Surgical stabilization of the skeleton of the hand*. Bern: Hans Huber 1977, 170 p.
142. Watson HK, Ballet FL. The SLAC wrist:scapholunate advanced collapse pattern of degenerative arthritis. *J Hand Surg* 1984; *9A*:358-65.
143. Watson HK, Brenner LH. Developmental and degenerative disorders of the carpus. *In:* Lichtman DM. *The wrist and its disorders*. Philadelphia: Saunders, 1988:286-91.
144. Watson HK, Brenner FL. Degenerative disorders of the wrist. *J Hand Surg* 1985; *10A*:1002-6.
145. Cooney WP, DeBartolo T, Wood MB. Post-traumatic arthritis of the wrist. *In:* Cooney WP, Linscheid RL, Dobyns JH (eds.). *The wrist: diagnosis and operative treatment*. St. Louis: Mosby, 1998:588-929.
146. Fisk GR. Carpal instability and the fractured scaphoid. *Ann R Coll Surg Engl* 1970; *46*:63-76.

147. Cooney WP, Dobyns JH, Linscheid RL. Nonunion of the scaphoid: analysis of the results from bone grafting. *J Hand Surg* 1980; *5A*:343-54.
148. Bonnevialle P, Mansat M, Railhac JJ, Rongières, Gay R. Radio-carpal and inter-carpal degenerative arthritis in sequella of scaphoid injuries. *Ann Chir Main* 1987; *6*(2):89-97.
149. Milliez PY, Courandier JM, Thomine JM, Biga N. The natural history of scaphoid non-union: a review of fifty-two cases. *Ann Chir Main* 1987; *6*(3):195-202.
150. Sobania LC, Barufatti F, Futagami RS. Pseudartrose do escafóide cárpico. Tratamento pelo enxerto ósseo autógeno por via anterior retirado do rádio. *Rev Bras Ortop* 1982; *17*;191-5.
151. Leite NM. Tratamento cirúrgico das pseudartroses e retardos de consolidação do escafóide pela técnica de Matti-Russe. Tese de Doutorado. São Paulo, Escola Paulista de Medicina, 1992, 199 p.
152. Leite NM, Albertoni WM, dos Reis FB, Christian RW. Tratamento cirúrgico das pseudartroses e retardos de consolidação do escafóide pela técnica de Matti-Russe. *Acta Ortop Bras* 1993; *1*(2);69-75.
153. dos Reis FB. Uso do parafuso de Herbert no escafóide por via de acesso dorsal. Tese de Mestrado. São Paulo, Escola Paulista de Medicina, 1990, 114 p.
154. Becker HA. Fracture of the carpal scaphoid. *Surg Gyn Obst* 1906; *3*:31-2.
155. Gabaglio R. Fratture dello scafoide del carpo. *Policlin* 1910; *17*:365-81.
156. McCarthy FB. Fracture of the carpal scaphoid. *S Clinics* (Chicago) 1910; *3*:371-83.
157. Alnot JY. Fractures et pseudarthroses du scaphoïde carpien. Symposium de la SOFCOT. 2 – Les pseudarthroses a- Les différents stades de pseudarthrose. *Rev Chir Orthop* 1988; *74*:714-7.
158. Mack RM, Lichtman DM. Scaphoid nonunion. *In:* Lichtman DM (ed). *The wrist and its disorders.* Philadelphia: Saunders, 1988:293-328.
159. Gilford W, Bolton RH, Lambrinudi C. The mechanism of the wrist joint, with special reference to fractures of the scaphoid. *Guys Hosp Rep* 1943; *92*:52.
160. Segmüller G. Navikularepseudarthrose. *In:* Segmüller G. *Operative Stabilisierung am Handskelett.* Bern: Verlag Hans Huber, 1973:99-104.
161. Linscheid RL, Dobyns JH, Beabout JW, Bryan RS. Traumatic instability of the wrist: diagnosis, classification, and pathomechanics. *J Bone Joint Surg* 1972; *54A*:1612-32.
162. Linscheid RL, Dobyns JH, Cooney WP. Pathogenesis of carpal scaphoid nonunion and malunion with biomechanical analysis (abstract). *Orthop Trans* 1982; *7*:482.
163. dos Reis FB, Koberle G, Leite NM, Katchburian MV. Internal fixation of scaphoid injuries using Herbert screw through a dorsal approach. *J Hand Surg* 1993; *18A*:792-7.
164. Fernandez DL. A technique for anterior wedge-shaped grafts for scaphoid non-union with carpal instability. *J Hand Surg* 1984; *9A*:733-7.
165. Kanavel AB. Fracture of carpal scaphoid. *Quart Bull Nortwest Univ Med Sch* 1908; *10*:8-15.
166. Barnard L, Stubbins SG. Styloidectomy of the radius in surgical treatment non-union of the carpal navicular. *J Bone Joint Surg* 1948; *30A*:98-102.
167. Mazet Jr. R, Hohl M. Radial styloidectomy and styloidectomy plus bone graft in the treatment of old ununited carpal scaphoid fractures. *Ann Surg* 1966; *152*:298-302.
168. Buck-Gramko D. Le traitment des pseudarthroses du scaphoïde en particulier par l'operation de Matti-Russe. *Rev Chir Orthop* 1972; *58*(7):706-11.
169. Bentzon PGK, Randlow-Madesn A. On fracture of carpal scaphoid a method for operative treatment of inveterate fracture. *Acta Orthop Scand* 1945; *16*:30-9.
170. Perey D. A re-examination of cases of pseudarthrosis of navicular bone operated on according to Bentzon's technique. *Acta Orthop Scand* 1953; *24*:26-33.
171. Agner O. Treatment of non united fractures of the carpal scaphoid by Bentzon's operation. *Acta Orthop Scand* 1963; 56-65.
172. Waugh RL, Reuking L. Ununited fractures of the carpal scaphoid – preliminary report on the use of vitallium replicas as replacements after excision. *Am J Surg* 1945; *67*:184-200.
173. Swanson AB. Implant en gome de silicone pour remplacement du scaphoïde carpien. *Rev Chir Orthop* 1972; *58*(7):715-22.
174. Sutro CJ. Treatment of nonunion of carpal navicular bone. *Surgery* 1946; *20*:536-40.
175. Graner O, Lopes EI, Carvalho BC, Atlas S. Arthrodesis of the carpal bones in the treatment of Kiemböcks disiese, painful ununited fractures of the navicular and lunate bones with avascular necrosis, and old fracture-dislocations of carpal bones. *J Bone Joint Surg* 1966; *48A*(4):767-74.
176. Beck A. Zur behandlung der verzögerten konsolidation bei unterschenkelbruchüchen. *Zentralbl F Chir* 1929; *LVI*:2690.
177. Obletz BE, Halbstein BM. Non-union of fractures of the carpal navicular. *J Bone Joint Surg* 1938; *XX*(2):424-8.
178. Geissendörfer H. Erfolgreiche behandlung veralterer kahnbeinbrüche der hand durch nagelung. *Zbl für Chir* 1941; *68*:343-6.
179. Geissendörfer H. Erfahrungen und ergebnisse mit der naglung bei veralteten kahnbeinbrüchen der hand. *Zbl für Chir* 1959; *75*:906-12.
180. McLauglin HL. Fracture of the carpal navicular (scaphoid) bone. *J Bone Joint Surg* 1954; *36A*:765-74.
181. Schweiberer L. Navikularefrktur – navikulare – pseudarthrose der hand. *Bruns'Beitr Klin Chir* 1969; *217*:306-14.
182. Streli R. Perkutane verschraubung des handkahnbeines mit bohrdrahtkompressionssehraube. *Zbl für Chir* 1970; *36*:1060-78.
183. Rudge O, Mesquita K, Rudge S. Pseudo-artrose do escafóide carpiano fixação com parafuso de compressão. *An Col Anat Bras* 1974; *10*:167-72.
184. Rudge S, Gonçalves JA, Fernandes NM. Tratamento de pseudatrose do escafóide carpiano – fixação com parafuso de compressão. *Rev Bras Ortop* 1979; *14*(1):9-13.
185. Wilhelm K, Feldmeier CH, Hauer G. Die behandlung von navikularefrakturen und navikularepseudarthrosen mit elektrischen und magnegtischen potentialen. *Münch Med Wschr* 1974; *116*(50);2191-4.
186. Bora FW, Osterman AL, Brighton CT. The electrical treatment of scaphoid nonunion. *Clin Orthop* 1981; *161*:33-8.
187. Adams JD, Leonard RD. Fracture of the carpal scaphoid. A new method of treatment with a report of one case. *N Eng J of Med* 1928; *198*(8):401-4.
188. Murray G. Bone-graft for non-union of the carpal scaphoid. *Brit J Surg* 1934; *22*:63-8.
189. Murray G. End results of bone-grafting for non-union of the carpal navicular. *J Bone Joint Surg* 1946; *28*(4):749-56.
190. Matti H. Technik und resultate meiner pseudarthrosenoperation. *Zbl für Chir* 1936; *63*:1442-53.

191. Matti H. Über die behandlung der navicularefrakture und der refractura patellae durch plombierung mit spongiosa. *Zbl für Chir* 1937; *64*:2353-9.
192. Fernandez DL. Anterior bone grafting and conventional lag screw fixation to treat scaphoid nonunions. *J Hand Surg* 1990; *15A*:140-7.
193. Dos Reis FB. Fraturas dos ossos do carpo *In:* dos Reis FB (ed.). *Fraturas* São Paulo: Atheneu, 2005:73-285.
194. Mulder JD. The results of 100 cases of pseudarthrosis in the scaphoid bone treated by Matti-Russe operation. *J Bone Joint Surg* 1968; *50B*:110-5.
195. Green DP. The effect of avascular necrosis on Russe bone grafting for scaphoid nonunion. *J Hand Surg* 1985; *10A*:597-605.
196. Rahring H. Die kahnbeinpseudarthrose und ihre behandkung. *Deutsch Gesund* 1967; *22*(39):1833-8.
197. Dooley BJ. Inlay bone grafting for non-union of scaphoid bone by anterior approach. *J Bone Joint Surg* 1968; *50B*:102-9.
198. MacDonald G, Petrie D. Un-united fracture of the scaphoid. *Clin Orthop* 1975; *108*:110-4.
199. Mehdi M, Ould M, Galvani JL *et al.* Traitement chirurgical des pseudarthroses du scaphoïde carpien par ĺoperation de Matti-Russe. *Acta Orthop Belgica* 1979; *45*(3):226-81.
200. Panciera C, Canteri L, Bordin A, Pietrobon G. Tratamento chirurgico del ritardo di consolidazione e della pseudoartrosi dello scsfoide carpale con la tecnica di Matti-Russe (Revisione di 26 casi). *Chir Organi Mov* 1981; *67*:455-63.
201. Schneider LH, Aulicino P. Nonunion of the carpal acaphoid: The Russe procedure. *J Trauma* 1982; *22*(4):315-9.
202. Sergio G, Rosa D, De Pasquali PM, Petillo C. Treatment of nonunion in fractures of the carpal navicular by Matti-Russe operation. *Ital J Orthop Traumatol* 1987; *13*(3):325-32.
203. Stark A, Broström LA, Svartegren G. Scaphoid nonunion treated with the Matti-Russe technique. *Clin Orthop* 1987; *214*:175-80.
204. Warren-Smith CD, Barton NJ. Non-union of the scaphoid: Russe graft vs Herbert screw. *J Hand Surg* 1988; *13B*:83-6.
205. Boeckstyns MEH, Busch P. Surgical treatment of scaphoid pseudarthrosis: evaluation of the results after soft tissue arthroplasty and inlay bone grafting. *J Hand Surg* 1984; *9A*:378-82.
206. Moran SL, Cooney WP, Shin AY. The use of vascularized grafts from the distal radius for the treatment of Preiser's disease. *J Hand Surg* 2006; *31A*:705-10.
207. Roy-Camille R. Fractures et pseudarthroses du scaphoide moyen utilisation d'un gref for pedicule. *Actual Chir Orthop Raymond Poincare* 1965; *4*:197-214.
208. Judet R, Roy-Camille R, Guillamon JL. Traitement du scaphoïde carpien par le greffon pédiculé. *Revue de Chirurgie Orthopédique* 1972; *58*:699-705.
209. Kuhlmann JN, Guerin-Surville H, Minoum M *et al.* Greffons osseux pediculés dáide vasculaire au niveau du poignet. *Acta Orthop Belg* 1986; *52*:753-70.
210. Kuhlmann JN, Mimoun M, Boabighi A, Baux S. Vascularized bone graft pedicled on the volar carpal artery for non-union of the scaphoid. *J Hand Surg* 1987; *12B*:203-10.
211. Kawai H, Yamamoto K. Pronator quadratus pedicled bone graft for old scaphoid fractures. *J Bone Joint Surg* 1988; *70B*:829-31.
212. Zaidenberg C, Siebert JW, Angrigiani C. A new vascularized bone graft for scaphoid nonunion. *J Hand Surg* 1991; *16A*:474-8.
213. Caporrino FA, Faloppa F, dos Santos JBG *et al.* Tratamento cirúrgico da pseudartrose do escafóide com enxerto ósseo vascularizado da extremidade dorsal e distal do radio, baseado na artéria supra-retinacular intercompartimental 1,2. *Rev Bras Ortop* 2003; *38*(9):522-33.
214. Yuceturk A, Isiklar ZU, Tuncay C, Tandogan R. Treatment of scaphoid nonunions with a vascularized bone graft based on the first dorsal metacarpal artery. *J Hand Surg* 1997; *22B*:425-7.
215. Bertelli JA, Pagliei A, Lassau J P. Role of first dorsal metacarpal artery in the construction of pedicled bone grafts. *Surg Radiol Anat* 1992; *14*:255-77.
216. Bertelli JA, Tacca CP, Rost JR. Thumb metacarpal vascularized bone graft in long-standing scaphoid nonunion – a useful graft via dorsal or palmar approach: a cohort study of 24 patients. *J Hand Surg* 2004; *29A* (6):1089-97.
217. Mathoulin C, Haerle M. Vascularized bone graft from the palmar carpal artery for treatment of scaphoid nonunion. *J Hand Surg* 1998; *23B*:318-23.
218. Mathoulin C. Treatment of scaphoid nonunion with a vascularized bone graft harvested from the volar aspect of the radius. Maîtrise Orthopédique. http://www.maitrise-orthop.com/viewPage_us.do?id=573
219. Nakachima LR. Tratamento cirúrgico da pseudartrose do escafóide com enxerto ósseo vascularizado ventral do rádio distal, baseado no ramo radial do arco palmar do carpo. Tese Doutorado, UNIFESP/EPM, São Paulo, 2001, 134 p.
220. Merrell GA, Wolfe SW, Slade 3rd JF. Treatment of scaphoid nonunions: quantitative meta-analysis of the literature. *J Hand Surg* 2002; *27A*(4):685-91.
221. Chang MA, Bishop AT, Moran SL, Shin AY. The outcomes and complicatios of 1,2 intercompartimental supraretinacular artery pedicled vascularized bone grafting of scaphoid nonunions. *J Hand Surg* 2006; *31A*:387-96.
222. Trumble TE. Avascular necrosis after scaphoid fracture: a correlation of magnetic resonance imaging and histology. *J Hand Surg* 1990; *15A*:557-64.
223. Perlik PC, Guilford WB: Magnetic resonance imaging to assess vascularity of scaphoid non-unions. *J Hand Surg* 1991; *16A*:479-84.
224. Shah J, Jones WA. Factors affecting the outcome in 50 cases of scaphoid nonunion treated with Herbert screw fixation. *J Hand Surg* 1998; *23B*:680-5.
225. Hori Y, Tamai S, Okuda H *et al.* Blood vessel transplantation to bone. *J Hand Surg Am* 1979; *4*:23-33.
226. Fernandez DL, Eggli S. Revascularization of the proximal pole with implantation of a vascular bundle and bone grafting. *J Bone Joint Surg* 1995; *77A*:883-93.
227. Günal I, Özçelik A, Göktürk E *et al.* Correlation of magnetic resonance imaging and intraoperative punctate bleeding to assess the vascularity of scaphoid nonunion. *Arch Orthop Trauma Surg* 1999; *119*:285-7.
228. Retting AC, Wendenbener EJ, Gloyeske R. Alternative management of midthird scaphoid fractures in the athlete. *Am J Sport Med* 1994; *22*(5):711-4.
229. Rettig AC, Kollias SC. Internal fixation of acute stable scaphoid fractures in the athlete. *Am J Sport Med* 1996; *24*(2):182-6.
230. Mathoulin C, Martinache W. Percutaneous scaphoid osteosynthesis with cannulated screw and arthroscopic assistance. *J Hand Surg 31B* (Suppl. 1):44.

231. Folberg CR, Ruschel PH, Pignataro MB *et al*. Fixação percutânea das fraturas do terço médio do escafóide – percutaneous fixation of mid-third wrist scaphoid bone fractures. *Rev Bras Ortop* 2004; *39*(7):263-70.
232. Schadel-Hopfner M, Bohringer G; Lemke T, Gotzen L. Results of percutaneous osteosynthesis of scaphoid fractures. *J Orthop Trauma* 1999; *13*(4):322.
233. Adolfsson L, Lindau T, Arner M. Acutrak screw fixation versus cast immobilization for undisplaced scaphoid waist fractures. *J Hand Surg* 2001; *26B*(3):192-5.
234. Bushnell BD, NcWilliams MPH, Messer TM. Complications in dorsal percutaneous cannulated screw fixation of nondisplaced scaphoid waist fractures. *J Hand Surg* 2007; *32A*:827-33.
235. Gelberman RH, Bauman TD, Menon J, Akeson WH, The vascularity of the lunate bone and Kienböck's disease. *J Hand Surg* 1980; *5*:272-8.
236. Panagis JS, Gelberman RH, Taleisnik J, Baumgaertner M. The arterial anatomy of the human carpus. Part II: The intraosseous vascularity. *J Hand Surg* 1983; *8*:375-82.
237. Teisen H, Hjarbaek J. Classification of fresh fractures of the lunate. *J Hand Surg* 1988; *13B*:458-62.
238. Beckenbaugh RD, Shives TC, Dobyns JH, Linscheid RL. Kienböck's disease: the natural history of Kienböck's disease and considerations of lunate fractures. *Clin Orthop* 1980; *149*:98-106.
239. Fenton RL. The naviculo-capitate fracture syndrome. *J Bone Joint Surg* 1956; *38A*:681-4.
240. Bryan RS, Dobyns JH. Fractures of the carpal bones other than lunate or navicular. *Clin Orthop* 1980; *149*:107-11.
241. Vance RM, Gelberman RH, Evans EF. Scaphocapitate fractures: patterns of dislocation, mechanism of injury, and preliminary results of treatment. *J Bone Joint Surg* 1980; *62A*:271-6.
242. Apergis E, Darmanis S, Kastanis G, Papanikolaou A. Does the term scaphocapitate syndrome need to be revised? A report of 6 cases. *J Hand Surg* 2001; *26B*:441-5.
243. Mullett H, Shannon F, Syed A, Colville J. Non-union of the capitate with associated triangular fibrocartilage tear. *Arch Orthop Trauma Surg* 2001; *121*:362-3.
244. Hove LM. Fractures of the hand: distribution and relative incidence. *Scand J Plast Reconstr Surg* 1993; *27*:317-9.
245. Shah MA, Viegas SF. Fractures of the carpal bones excluding the scaphoid. *J Am Soc Surg Hand* 2002; *2*:129-40.
246. Ohshio I, Ogino T, Miyake A. Dislocation of the hamate associated with fracture of the trapezial ridge. *J Hand Surg* 1986; *11A*:658-60.
247. Garcia-Elias M. Carpal instabilities and dislocations. *In:* Green DP, Hotchkiss RN, Pederson WC (eds.). *Green's operative hand surgery* 4 ed., Philadelphia: Churchill Livingstone, 1999:865-928.
248. Buterbaugh GA, Palmer AK. Other carpal fractures. *In:* Barton NJ (ed.). *Fractures of the hand and wrist*. Edinburgh: Churchill Livingstone, 1988:236-50.
249. Levy M, Fischel RE, Stern GM, Goldberg I. Chip fractures of the os triquetrum: the mechanism of injury. *J Bone Joint Surg* (Br) 1979; *61*:355-7.
250. Garcia-Elias M. Dorsal fractures of the triquetrum – avulsion or compression fractures? *J Hand Surg* (Am) 1987; *12*:266-8.
251. Höcker K, Menschik A. Chip fractures of triquetrum. Mechanism, classification and results. *J Hand Surg* 1994; *19B*(5):584-8.
252. De Beer JDV, Hudson DA. Fractures of the triquetrum. *J Hand Surg* 1987; *12B*:52-3.
253. Failla JM, Amadio PC. Recognition and treatment of uncommon carpal fractures. *Hand Clin* 1988; *4*:469-76.
254. Vasilas A, Grieco RV, Bartone NF. Roentgen aspects of injuries to the pisiform bone and pisotriquetral joint. *J Bone Joint Surg* (Am) 1960; *42*:1317-28.
255. Fleege MA, Jebson PJ, Renfrew DL *et al*. Pisiform fractures. *Skeletol Radiol* 1991; *20*:169-72.
256. Palmieri TJ. The excision of painful pisiform bone fractures. *Orthop Rev* 1982; *11*:99-103.
257. Carter PR, Eaton RG, Littler JW. Ununited fracture of the hook of the hamate. *J Bone Joint Surg* (Br) 1977; *59*:583-8.
258. Stark HH, Jobe FW, Boyes JH, Ashworth CR. Fracture of the hook of the hamate in athletes. *J Bone Joint Surg* (Am) 1977; *59*:575-82.
259. Watson HK, Rogers WD. Nonunion of the hook of the hamate: an argument for bone grafting the nonunion. *J Hand Surg* 1989; *14A*:486-90.
260. Shah MA, Viegas SF. Fractures of the carpal bones excluding the scaphoid. *J Am Soc Surg Hand* 2002; *2*:129-40.
261. Takami H, Takahashi S, Hiraki S. Coronal fracture of the body of the hamate: case reports. *J Trauma* 1992; *21*:110-2.
262. Garcia-Elias M. Perilunar injuries including fracture dislocation. *In:* Berger RA, Weiss A-PC. *Hand surgery*. Philadelphia: Lippincott Williams & Wilkins, 2004:511-23.
263. Gilula LA. Carpal injuries: analytic approach and cases exercises. *AJRJ* 1979; *133*:503-17.
264. Green DP, O'Brien ET. Open reduction of carpal dislocations and operative techniques. *J Hand Surg* 1978; *3*:250-65.
265. Green DP, O'Brien ET. Classification and management of carpal dislocations. *Clin Orthop* 1980; *149*:55-72.
266. Moneim MS, Hofammann KE III, Omer GE. Transscaphoid perilunate fracture-dislocation. Result of open reduction and pin fixation. *Clin Orthop* 1984; *190*:227-35.
267. Dobyns JH, Swanson GE. A 19-year-old with multiple fractures. *Minn Med* 1973; *56*:143-9.
268. Lacour C, de Peretti F, Barraud O *et al*. Perilunar dislocations of the carpus: Value of surgical treatment. *Rev Chir Orthop Reparatrice Appar Mot* 1993; 79:114-23.
269. Jasmine MS, Packer JW, Edwards Jr. GS. Irreducible trans-scaphoid perilunate dislocation. *J Hand Surg* (Am) 1988; *13*:212-5.
270. Wilton TJ. Soft-tissue interposition as a possible cause of scaphoid non-union. *J Hand Surg* 1987; *12B*:50-1.
271. Herzberg G, Comtet JJ, Linscheid RL *et al*. Perilunate dislocations and fracture-dislocations: a multicenter study. *J Hand Surg* 1993; *18*:768-79.
272. Garcia-Elias M, Irisarri C, Henriquez A *et al*. Perilunar dislocation of the carpus: a diagnosis still often missed. *Ann Chir Main* 1986; *5*:281-7.

Instabilidade Escafossemilunar do Carpo*

CAPÍTULO 21

Marc Garcia-Elias

DEFINIÇÃO DE INSTABILIDADE CARPAL

Em 1999, o Comitê de Anatomia e Biomecânica da Federação Internacional de Sociedades de Cirurgia da Mão (IFSSH) foi especificamente solicitado a esclarecer o conceito de instabilidade carpal. A razão para tal solicitação foi a existência de opiniões divergentes na literatura publicada com relação a quais parâmetros permitiram que uma articulação do punho fosse categorizada como instável. Enquanto alguns autores afirmavam que um desalinhamento do carpo era sinônimo de instabilidade, outros consideravam a capacidade de suportar carga um fator muito mais importante para definir instabilidade. Muitos especialistas renomados foram consultados pelo comitê da IFSSH, e uma definição de consenso para instabilidade do carpo foi obtida e publicada.[1] De acordo com este documento, existem três aspectos inter-relacionados para considerar quando se definir instabilidade carpal. De uma **perspectiva cinética**, uma articulação do punho pode ser considerada biomecanicamente instável quando ela não é capaz de suportar cargas fisiológicas sem ceder. De uma **perspectiva cinemática**, uma articulação é instável quando seu movimento não é suave nem previsível, mas mostra alterações no posicionamento dos ossos durante o movimento. E, finalmente, de uma **perspectiva clínica**, um punho é instável quando há uma disfunção cinemática e/ou cinética suficiente para causar sintomas, principalmente na forma de sinovite dolorosa e redução da força de preensão.

A partir desta definição mais elaborada, é aparente que nem sempre uma instabilidade biomecânica é para ser considerada uma entidade clínica que exija tratamento. O punho hiperfrouxo de adolescentes seria um dos múltiplos exemplos de um punho com instabilidade cinemática que não preenche os critérios de uma instabilidade clínica. Um outro exemplo seria a pseudo-artrose do escafóide instável e ainda assintomática. Não é raro ver pseudo-artroses que permitem função completa sem limitações por um longo período de tempo. Na verdade, se não existem sintomas, um punho biomecanicamente instável não deve ser considerado um problema clínico que exija tratamento, a menos que haja razões especiais para isso.

Também o desalinhamento não é considerado um bom indicador de instabilidade. Instabilidade tem muito a ver com controle neuromuscular, e algumas vezes um punho muito mal alinhado pode trabalhar com muita eficiência, sem limitações. Em outros casos, ao contrário, um punho alinhado normalmente pode ser instável em certas condições de carga. Por isso, o Comitê da IFSSH alertou contra a interpretação de mau alinhamento do carpo como sinônimo de instabilidade. Ambas as condições estão freqüentemente presentes no mesmo paciente, mas uma não implica a outra, e vice-versa.

Aceitando a definição de instabilidade carpal da IFSSH, torna-se aparente que este não é um diagnóstico para ser aplicado a uma condição clínica específica. Instabilidade carpal é uma síndrome que pode ser causada por um largo espectro de lesões ou

*Este capítulo foi traduzido pelos editores. O original encontra-se na MedBook à disposição dos interessados.

doenças. Anomalias congênitas, como deformidade de Madelung, hipoplasia do escafóide ou sinostose carpal, podem criar instabilidade do carpo. Infecções, artrites inflamatórias ou outras doenças que resultem na modificação da forma de qualquer uma das várias articulações do punho podem, também, gerar instabilidade. Uma alteração do equilíbrio neuromuscular devido a paralisia pode resultar em instabilidade. Em resumo, instabilidade carpal é definida pela presença de uma disfunção cinética e/ou cinemática que produz sintomas, independente da etiologia.

Neste capítulo, não abordaremos todas as diferentes condições clínicas que podem eventualmente criar instabilidade, mas somente aquelas causadas por traumatismo, e particularmente aquelas que se originam de rotura da cadeia escafossemilunar.

DISSOCIAÇÃO ESCAFOSSEMILUNAR

O termo dissociação escafossemilunar (DES) tem sido utilizado há muito tempo para caracterizar a disfunção sintomática que resulta de rotura das conexões entre o escafóide e os ossos vizinhos, principalmente o semilunar, com ou sem desalinhamento carpal.[2,4] A maioria das DES é causada por um mecanismo indireto de lesão, comumente uma hiperextensão violenta do punho, associada com algum grau de desvio ulnar e supinação mediocarpal, geralmente o resultado de uma queda de altura ou um acidente de motocicleta. Alguns autores propõem o termo "subluxação rotatória do escafóide" (SRE) como sinônimo de DES.[5] Isso nem sempre pode ser apropriado. SRE deve ser usado quando, ao lado da rotura da membrana escafossemilunar (ES), os estabilizadores secundários inseridos nos aspectos distal e palmar do escafóide são rompidos e o osso colaba em flexão e pronação. Em casos menos avançados, em que somente os ligamentos proximais estão rompidos, o escafóide pode exibir um alinhamento normal e ainda ser instável sob certas condições de carga (a chamada instabilidade dinâmica). Entre os dois extremos, existe um grande espectro de patologias que podem ou não exibir um desalinhamento carpal.

Sintomas de DES dependem da extensão da lesão, da presença ou ausência de sinovite como resultado da articulação malfuncionante, assim como do tempo decorrido desde o acidente. Fraqueza de preensão e ponto doloroso no aspecto dorsal do intervalo ES são os achados mais freqüentes. Dor é comum e pode ser agravada com uso excessivo, algumas vezes coincidindo com uma sensação de estalo ou clique aos movimentos.

DIAGNÓSTICO

O diagnóstico de DES é baseado, principalmente, num exame físico cuidadoso em que a estabilidade da articulação ES é examinada por meio de diferentes manobras clínicas:

- **Teste de deslocamento do escafóide (*shift test*):** o examinador coloca quatro dedos atrás do rádio e o polegar no pólo distal do escafóide, enquanto o punho é movido passivamente em desvio ulnar para radial. Em desvio ulnar, o escafóide está estendido, enquanto que em desvio radial ele é fletido. A pressão sobre a tuberosidade impede o escafóide de fletir, a menos que os ligamentos estejam completamente rompidos, em cujo caso seu pólo proximal subluxa dorsalmente para fora da fossa do escafóide, provocando dor no aspecto dorsorradial do punho. Quando a pressão é liberada, o escafóide dá um estalo brusco sobre o rebordo dorsal do rádio. É importante comparar os dois lados, pois uma subluxação semelhante pode ocorrer em indivíduos com hiper-relaxamento ligamentar, em cujo caso o achado é geralmente bilateral.
- **Teste da extensão resistida dos dedos:** o paciente é solicitado a estender completamente os dedos indicador e médio contra resistência, com o punho parcialmente fletido. Na presença de uma lesão ligamentar ES dorsal, subluxação dorsal dolorosa do escafóide proximal pode ocorrer, sendo este teste bastante sensitivo.
- **Teste do cisalhamento escafossemilunar (*ballotment test*):** o semilunar é estabilizado com o polegar e o indicador de uma mão, enquanto o escafóide é deslocado dorsal e volarmente com a outra mão. Um teste positivo mostra deslocamento excessivo do osso com subluxação dorsal.

Baseado num exame físico cuidadoso, o médico decide qual recurso diagnóstico será o melhor para cada caso individualmente. Mais comumente, é recomendado um exame radiográfico completo do carpo em diferentes posições do punho, visando demonstrar a presença de um *gap* entre os dois ossos dissociados. A chamada projeção em empunhadura (incidência anteroposterior com os dedos segurando fortemente um objeto) é muito útil para detectar um espaço ES aumentado, quando comparado com o outro lado. A presença de uma diástase ES (o chamado sinal de Terry Thomas) sugere DES estática. Em alguns casos avançados, há um aspecto de encurtamento do escafóide com a tuberosidade do escafóide projetada em forma de um anel sobre o escafóide distal (sinal do anel). O sinal do anel não é específico para DES. Ele pode estar presente, também, nas dissociações semilunar-piramidal estáticas. No plano sagital, a DES estática mostra um ângulo ES aumentado, quando comparado com o lado contralateral. Para que isto seja significativo, entretanto, o punho necessita estar em rigoroso alinhamento neutro e pronossupinação neutra.

Artroscopia é a técnica padrão-ouro não somente para detectar lesão da ES mas também, e mais importante, para classificação da lesão dos ligamentos interósseos.

TRATAMENTO

Ao se decidir por um tratamento para um punho com DES, cinco fatores prognósticos devem ser considerados:

1. **Extensão do ligamento ES:** uma rotura parcial do ligamento ES, afetando somente o ligamento ES volar e a membrana fibrocartilaginosa proximal, não é rara. O ligamento ES dorsal é muito mais forte e pode ter sido poupado da lesão. Obviamente, roturas parciais têm melhor prognóstico do que roturas completas dos três componentes do complexo interósseo ES.
2. **Potencial de cura dos ligamentos rompidos:** os ligamentos rompidos podem estar retraídos ou degenerados por necrose. Nestes casos, um pobre potencial de cura é provável. Ao contrário, se existe um tipo de rotura tipo avulsão, a substância interna do ligamento pode ainda estar intacta, e a lesão pode cicatrizar se reinserida anatomicamente.
3. **Estado dos estabilizadores secundários do escafóide:** nem sempre uma rotura completa de todos os ligamentos ES causa subluxação rotatória do escafóide. A cápsula e os ligamentos da articulação escafotrapeziotrapezóide (ETT) podem ainda manter o escafóide num alinhamento relativamente normal. É importante saber se estes estabilizadores secundários são eficientes. Se forem, o ângulo radioescafóide é geralmente normal (≤ 45 graus).
4. **Redutibilidade do desalinhamento carpal:** a dificuldade em se obter um alinhamento normal devido a fibrose é também um importante parâmetro a considerar. Se o escafóide e o semilunar puderem ser trazidos junto com um mínimo de força, o caso é considerado redutível. Ao contrário, se a redução não puder ser obtida aplicando uma força substancial, o caso deve ser considerado irredutível. Em geral, nenhum desalinhamento irredutível costuma responder bem a reconstruções sobre partes moles.
5. **Estado da cartilagem:** degeneração cartilaginosa em associação com DES é um importante parâmetro que influencia a decisão terapêutica. Na verdade, a artrite degenerativa secundária a DES, a chamada colapso avançado escafossemilunar (SLAC), necessita ser tratada por procedimentos de salvação que não seriam adequados para a instabilidade carpal com cartilagens normais.

Com base nestes cinco fatores, a DES pode ser classificada nos seguintes seis estágios de gravidade, de moderada (estágio 1) a grave (estágio 6) (Quadro 21.1):

- **Estágio 1 – lesão parcial do ligamento ES:** rotura parcial dos ligamentos ES não altera o alinhamento do punho nem exibe qualquer *gap* na articulação ES. Entretanto, ela pode ser dolorosa devido às forças de cisalhamento na articulação. Se a lesão for diagnosticada precocemente, em geral por artroscopia, é recomendada fixação percutânea com fios de Kirschner. Se a lesão for crônica, a fixação com fios de Kirschner deverá ser suplementada por uma capsulodese dorsal.[8] Em todos os casos, a cirurgia deve ser seguida por um programa de

Quadro 21.1 Estágios das dissociações escafossemilunares [7] (ver o texto)

Estágio da DES	1	2	3	4	5	6
Há rotura parcial com ligamento ES dorsal normal?	Sim	Não	Não	Não	Não	Não
Se rompido, o ligamento ES dorsal pode ser reparado?	Sim	Sim	Não	Não	Não	Não
O escafóide está alinhado normalmente? (Normal ≤ 45°)	Sim	Sim	Sim	Não	Não	Não
O desalinhamento carpal é facilmente redutível?	Sim	Sim	Sim	Sim	Não	Não
As cartilagens das articulações RC e MC são normais ?	Sim	Sim	Sim	Sim	Sim	Não

reeducação do músculo flexor *carpiradialis*, o único estabilizador dinâmico potencial do escafóide.[4]

- **Estágio 2 – lesão completa do ligamento ES, reparável:** se os retentores distais-palmares secundários, principalmente o escafóide-trapézio-trapezóide (ETT) e o escafocapitato (EC), estiverem intactos, a rotura completa dos três componentes do complexo ligamentar interósseo ES não causa desalinhamento carpal. Em tais circunstâncias, se o ligamento dorsal é reparável, com bom potencial de cura, bons resultados podem ser obtidos com reparo ou reinserção apropriados com suturas transósseas ou com âncoras.[9]
- **Estágio 3 – lesão completa do ligamento ES, não-reparável, com escafóide normalmente alinhado:** o estágio 3 mostra características radiográficas idênticas às do estágio 2. Entretanto, neste estágio, a lesão do ligamento ES dorsal não pode ser efetivamente reparada, ou tem pobre capacidade de cura. O alinhamento carpal ainda é normal. O escafóide é mantido pelos ligamentos ETT e EC, assim como pelas fibras mais proximais do ligamento intercarpal dorsal, o chamado ligamento escafopiramidal (EP). Nestas circunstâncias, um enxerto osso-ligamento-osso, substituindo o ligamento ES dorsal, pode ser uma boa opção.[10,11]
- **Estágio 4 – lesão completa do ligamento ES, não-reparável, subluxação rotatória do escafóide redutível:** lesão completa do ligamento ES, mais insuficiência ou rotura dos estabilizadores distais do escafóide (ligamentos ETT e EC), resulta em colapso carpal, com o escafóide sendo subluxado em flexão e pronação (ângulo RE > 45 graus), e o semilunar parecendo anormalmente transladado ulnarmente e estendido, a chamada "instabilidade do segmento intercalado dorsal", ou *dorsal intercalated segment instability* (DISI). Entretanto, para aparecer uma DISI, ao lado do completo deslocamento do ligamento EP dorsal da margem distal do semilunar é necessária alguma rotura ou estiramento dos ligamentos radiossemilunares palmares longo e curto. Para ser incluído neste estágio, o desalinhamento necessita ser facilmente redutível e não deve haver qualquer lesão cartilaginosa. Este estágio é a indicação ideal para reconstrução tendinosa das conexões palmar e dorsal-proximal do escafóide aos ossos vizinhos.[7,12,13]
- **Estágio 5 – lesão completa do ligamento ES com desalinhamento não-redutível, mas com cartilagem normal:** com o tempo, o desalinhamento crônico secundário à rotura dos ligamentos estabilizadores da ES tende a se tornar irredutível. Mesmo se não houver degeneração cartilaginosa, um procedimento estabilizador sobre partes moles não está indicado, a menos que a fibrose que causa a irredutibilidade seja ressecada, baixando este estágio para o estágio 4. Diferentes artrodeses parciais têm sido recomendadas para o tratamento desta condição. As mais freqüentemente usadas são as artrodeses ETT e EC.[14,15]
- **Estágio 6 – lesão completa do ligamento ES, com desalinhamento irredutível e degeneração cartilaginosa:** DES crônica tende a desenvolver degeneração cartilaginosa seguindo um padrão específico, chamado "colapso avançado escafossemilunar", ou *scapho-lunate advanced collapse* (SLAC). O tratamento, nestes casos, visa ao alívio da dor com um mínimo de perda funcional. Isto é usualmente obtido por carpectomia da fileira proximal ou escafoidectomia mais fusão mediocarpal ("artrodese dos quatro cantos").[5]

TÉCNICAS CIRÚRGICAS UTILIZADAS NA DES

O tratamento da DES é baseado no sistema de estágios descrito anteriormente, assim como nas necessidades individuais que cada paciente pode apresentar. A seguir, faremos uma descrição das operações mais comumente utilizadas. Procedimentos de salvação para osteoartrite degenerativa causada pela DES não resolvida (estágio 6) não serão discutidos.

Fixação percutânea com fios de Kirschner da articulação ES

Pacientes com DES aguda estágio 1 são bons candidatos à fixação da articulação com dois ou três fios de Kirschner percutâneos. Sob fluroscopia, e eventualmente controle artroscópico, é checado o correto posicionamento dos fios através do escafóide e do semilunar.[4,6] Se houver dúvida acerca do alinhamento do escafóide, recomenda-se a colocação de dois fios de Kirschner percutaneamente no aspecto dorsal do escafóide e do semilunar, que são usados para assegurar a redução, puxando o fio do escafóide proximal e ulnarmente, enquanto o fio do semilunar é dirigido distal e radialmente. Alguns autores recomendam transfixar, também, a articulação EC com outro fio. O punho é imobilizado com gesso abaixo do cotovelo por 6 semanas e com uma órtese removível por mais 4 semanas. Os pinos são removidos após 8 a 10 semanas. Exercícios radiocarpais são iniciados com 6 semanas, e o reforço de preensão começa aos 3 meses. Esportes de contato ou atividades forçadas não devem ser realizados nos primeiros 6 meses.

Redução aberta, fixação interna e reparo do ligamento ES dorsal

Reparo ligamentar direto está recomendado somente se o ligamento ES dorsal tiver bom potencial de cura, se os estabilizadores secundários (ligamentos ETT e EC) estiverem funcionalmente intactos e se não houver qualquer lesão cartilaginosa no punho. Se houver desalinhamento estático e um *gap* permanente com DISI, somente o reparo do ligamento ES provavelmente fracassará. Na realidade, a experiência mostra que, se os estabilizadores proximal e distal do escafóide estão rompidos, apenas a reconstrução do proximal raramente é suficiente. Em resumo, o reparo do ligamento ES dorsal como procedimento isolado é recomendado somente no estágio 2.[4,9]

Esta intervenção é geralmente realizada através de uma via de acesso dorsal longitudinal à cápsula do punho, entre o terceiro e quarto compartimentos extensores. A cápsula é aberta, criando-se um retalho da base radial, seguindo o princípio da "divisão de fibras" sugerido por Berger e Bishop. Não raramente, o ligamento ES dorsal não está rompido, mas avulsionado do escafóide ou do semilunar. Nestes casos, o reparo é efetivamente feito pela reinserção da extremidade livre do ligamento ao osso escarificado usando suturas transósseas ou âncoras (Figura 21.1*A* a *D*). O reparo deve sempre ser protegido, transfixando-se as articulações ES e EC com fios de Kirschner. Se isto deve ou não ser suplementado por uma capsulodese dorsal, é discutível. Os fios são mantidos por um período de 8 a 10 semanas com proteção numa órtese por 4 semanas adicionais.

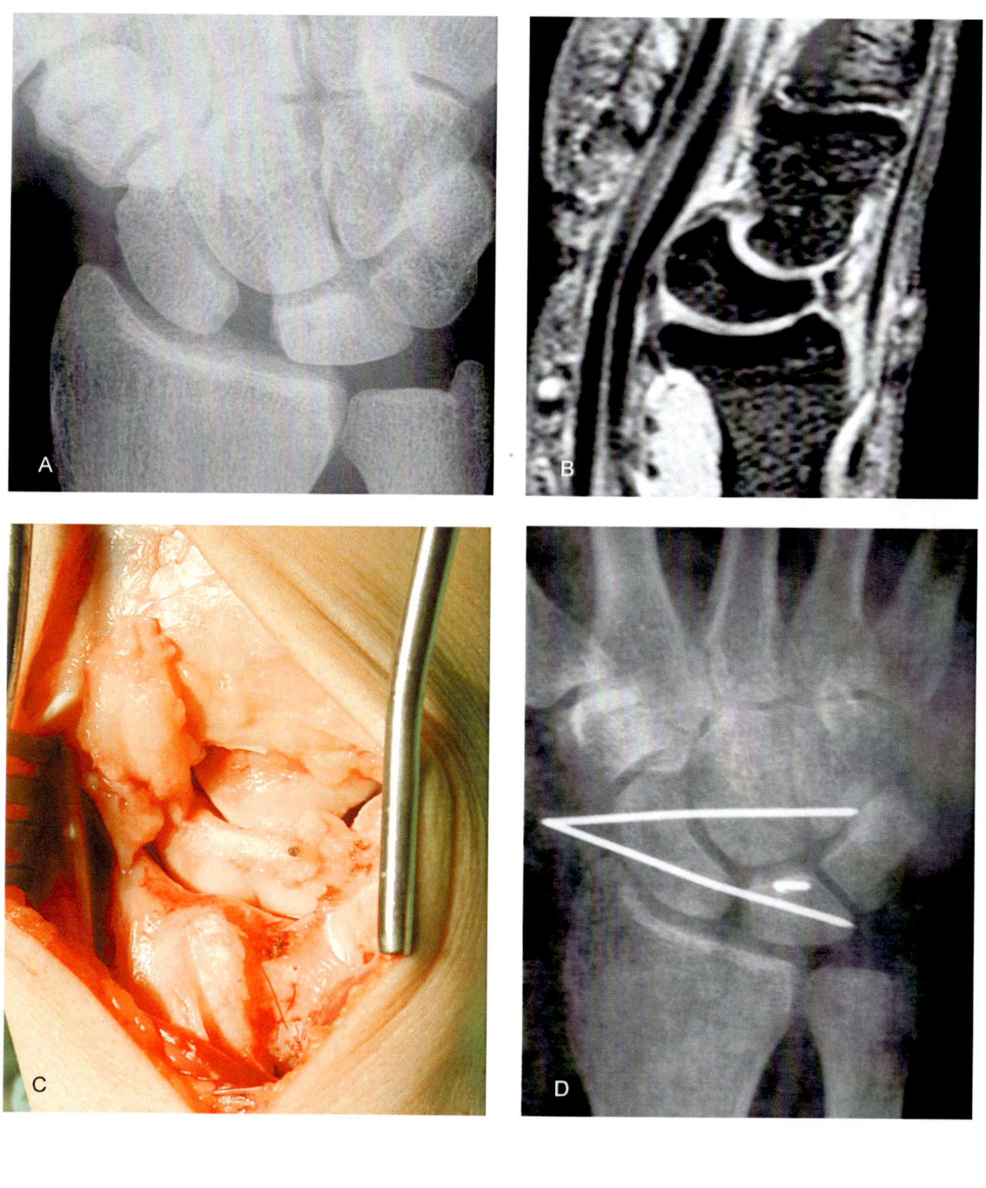

Figura 21.1 Exemplo de reconstrução do ligamento ES num paciente de 42 anos que sofreu uma lesão e hiperextensão no seu punho direito. **A.** Radiografia demonstrando uma diástase da articulação ES, indicando rotura completa do ligamento. **B.** RM sagital mostrando extensão anormal do semilunar e um pequeno fragmento ósseo avulsionado do seu pólo dorsal. **C.** O ligamento ES dorsal, que foi destacado do semilunar, foi reinserido usando-se um pequeno fio de Kirschner. **D.** Disposição dos fios estabilizantes, mantidos por um período de 10 semanas. Após 1 ano, a função era boa, mostrando apenas redução mínima dos extremos de movimentos e força de preensão diminuída em 24%.

Capsulodese dorsal

Uma das técnicas mais comumente usadas no tratamento da instabilidade carpal, popularizada por Blatt,[8,16,17] consiste na criação de um retalho capsular de base proximal que é inserido sob tensão no aspecto dorsal da porção distal do escafóide, a fim de evitar rotação excessiva em flexão do escafóide. Como alternativa, Berger e cols. recomendam a criação de um retalho da cápsula mediocarpal baseado no escafóide, incluindo uma porção do ligamento intercarpal dorsal, e sua inserção sob tensão no aspecto dorsal do semilunar reduzido.[4] Uma terceira alternativa foi proposta por Slater e Szabo, que consiste em destacar um retalho capsular mediocarpal transverso, baseado no piramidal, e reinseri-lo na crista lateral do escafóide, a fim de evitar sua pronação.[16] Em todos os casos, uma vez reduzido o escafóide, as articulações ES e EC são transfixadas com fios. Suturas com âncoras são ideais para estas reinserções capsulares.[17] Um gesso incluindo o polegar é aplicado por 2 meses e, a seguir, iniciam-se exercícios com movimentos ativos. Os fios de Kirschner podem ser deixados por mais 1 mês. O movimento intercarpal geralmente começa 3 meses após a cirurgia.

Reconstrução osso-ligamento-osso do ligamento ES dorsal

Com base no sucesso comprovado dos enxertos osso-ligamento-osso nas reconstruções do joelho, alguns autores relataram resultados aceitáveis no estágio 3 da DES com a transferência para o dorso da articulação ES de um enxerto osso-ligamento-osso retirado mais comumente da região correspondente ao ligamento dorsal, entre o terceiro metacarpiano e o capitato, ou ao ligamento dorsal hamato-capitato.[10,11] A via de acesso cirúrgica é idêntica àquela do reparo direto. Uma vez reduzidos os dois ossos e transfixados com fios de Kirschner, um sulco profundo é feito em ambos os lados da articulação ES e um enxerto osso-ligamento-osso é enterrado e fixado com miniparafusos ou pequenos pinos. Pode haver vários problemas, a maioria deles sob a forma de não-consolidação do enxerto. Não obstante alguns resultados encorajadores publicados,[11] esta técnica deve ser considerada experimental, e certamente não é recomendada no estágio 4 da DES, em que os estabilizadores secundários distais são também incompetentes. Na verdade, um osso-ligamento-osso não deve ser usado em instabilidades estáticas com colapso carpal.

Reconstrução tendinosa dos estabilizadores distal e proximal do escafóide

A reconstrução tendinosa dos ligamentos carpais lesados tem evoluído consideravelmente nas últimas décadas. Os métodos iniciais consistiam na passagem de uma faixa de tendão através de orifícios no escafóide e no semilunar a fim de dar estabilidade imediata através de uma laçada do tendão.[18]

Infelizmente, os orifícios perfurados eram feitos em áreas com comprometimento vascular, interferindo com o suprimento sanguíneo, o que resultava em fraturas e/ou degeneração articular.

Nos anos de 1990, Giorgio Brunelli advogou o uso de uma tira do tendão flexor *carpi radialis* (FCR), que era deixado inserido distalmente e passado através de um orifício feito através do escafóide distal.[12] O tendão era então suturado aos remanescentes do ligamento ES dorsal, antes de ser reinserido sob tensão no rebordo dorsal do rádio. A finalidade do tendão era restabelecer a relação distal do escafóide com a fileira distal do carpo, ao mesmo tempo prevenindo a subluxação dorsal do pólo proximal. O método, que é recomendado para o estágio 4 de DES, foi subseqüentemente modificado por Garcia-Elias e cols.[7,13] como se segue (Figuras 21.2 e 21.3):

O aspecto dorsal do escafóide e o semilunar são abordados como mostrado anteriormente. Por meio de uma broca canulada, um túnel com diâmetro de 2,7mm é feito através do escafóide, penetrando pelo ponto de inserção do ligamento ES dorsal. O orifício deve ser feito ao longo do eixo longitudinal do escafóide, visando à convexidade palmar da tuberosidade do escafóide. Através de pequenas incisões transversas, uma tira do tendão FCR de cerca de 8cm e de base distal é obtida e passada através do túnel do escafóide, usando-se uma laçada de arame. Uma valeta transversal de cerca de 3mm de profundidade ou um canal é feito no dorso do semilunar com pinça saca-bocado. Esta valeta precisa ser suficientemente profunda para expor osso esponjoso, o único tecido que permite uma forte "pega" do tendão no osso. A fim de manter um íntimo contato entre a tira de tendão e o semilunar, uma sutura com âncora é feita no assoalho da valeta. O ligamento radiopiramidal dorsal é então localizado, e uma fenda é feita na sua extremidade distal, bem proximal à sua inserção no piramidal. A tira de tendão é então passada através desta fenda. O ligamento radiopiramidal será usado como uma polia para tensionar a tira do ligamento. Antes de tensionar o tendão, o escafóide, o semilunar e o capitato são re-

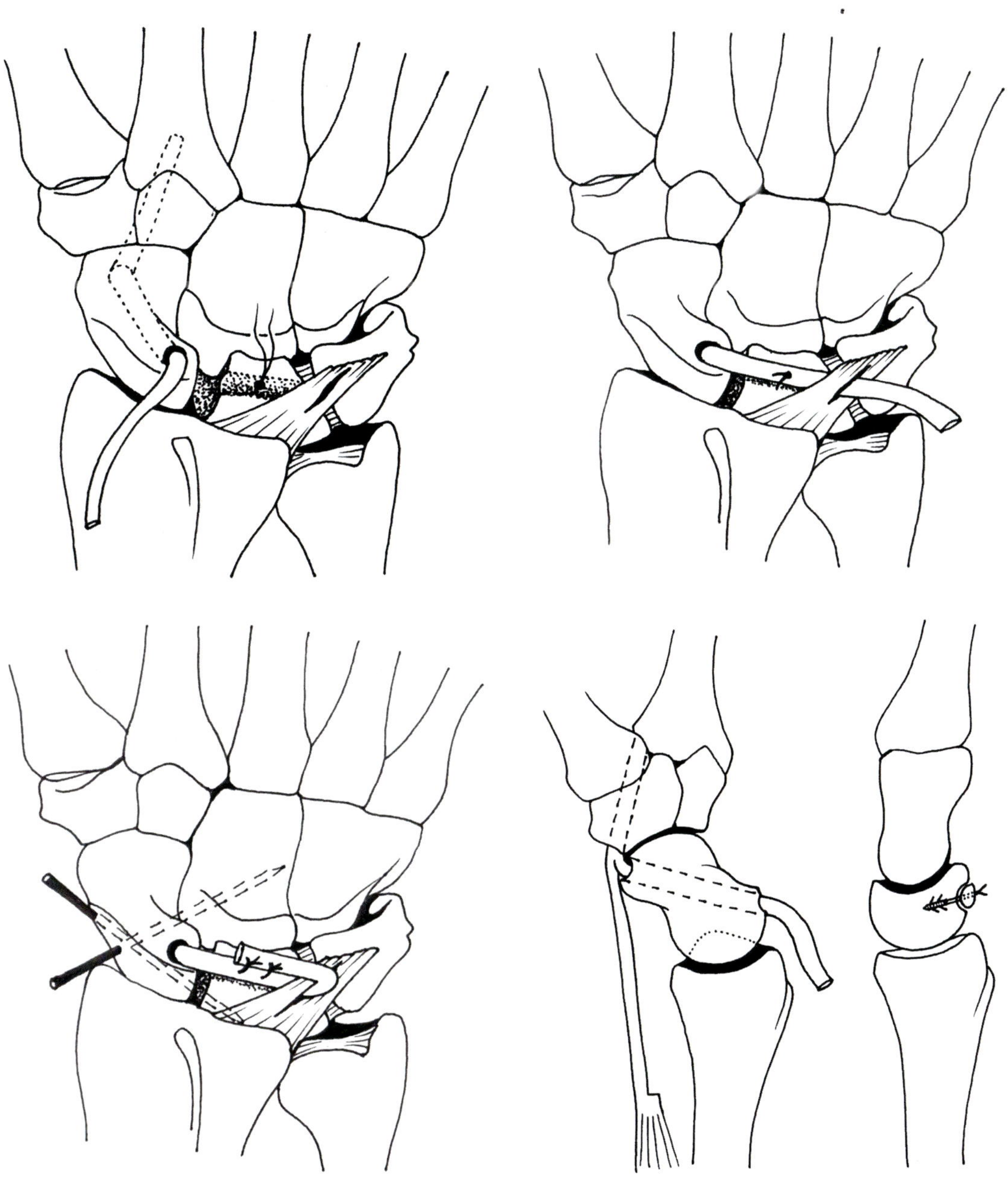

Figura 21.2 Representação esquemática do procedimento 3 LT (*three ligament tenodesis*), como descrito por Garcia-Elias e cols.,[7] para tratar DES estágio 4.

duzidos e estabilizados com fios de Kirschner, como mostrado anteriormente. O enxerto de tendão é finalmente tensionado e suturado nele mesmo, e a sutura com âncora no semilunar é usada para assegurar um íntimo contato do enxerto tendinoso com o osso esponjoso do semilunar.

Um gesso curto, incluindo o polegar, é colocado, trocado após 10 dias para retirada dos pontos e mantido por um total de 8 semanas, quando os fios de Kirschner são removidos. Uma órtese de proteção removível que permita reabilitação supervisionada é usada por mais 4 semanas. Os resultados clínicos publicados até agora são bastante encorajadores[7] (Figura 21.4).

Artrodese escafóide-trapézio-trapezóide

DES irredutível ou pobremente redutível, estágio 5, é mais bem tratada por artrodese parcial, dos quais a mais comum é a artrodese ETT.[14,15] A meta do procedimento é restaurar o contato articular normal entre o escafóide e o rádio, fundindo aquele osso ao trapézio-trapezóide. Isto evita a flexão do escafóide com relação à fileira distal, tornando difícil que seu pólo proximal escape para fora da fossa do escafóide. Ao fundir-se esta articulação, é importante manter as dimensões externas do bloco artrodesado. Para se assegurar disso, uma vez a cartilagem articular e o osso

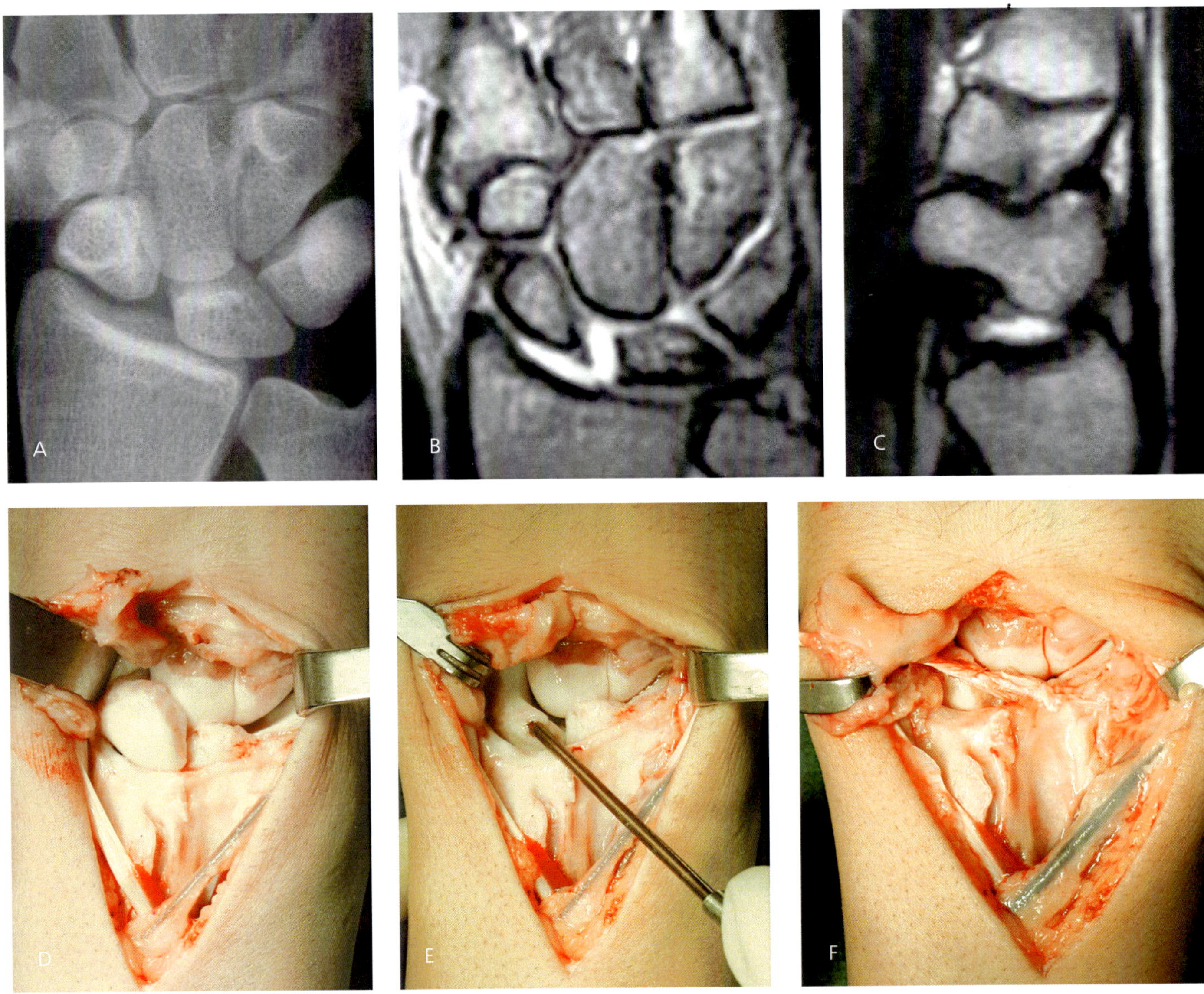

Figura 21.3 Paciente de 33 anos, advogado, que teve um acidente de motocicleta, seguido de disfunção dolorosa do seu punho direito. **A.** Escafóide encurtado, com sinal do anel positivo, é sinônimo de DES completa, estágio 4. **B** e **C.** RM frontal e sagital mostrando falta de correções do escafóide com o semilunar e subluxação dorsal do escafóide no rebordo dorsal do rádio. **D** a **F.** Passos cirúrgicos na recriação de novas ligações entre o escafóide e o ligamento radiopiramidal dorsal, conforme o procedimento 3 LT.[7]

subcondral tenham sido removidos, os três ossos são estabilizados com múltiplos pinos, tomando cuidado para não comprimir o espaço entre eles. O espaço é preenchido com abundante osso esponjoso. O punho é imobilizado por 3 semanas num gesso longo, incluindo as articulações MF do polegar e dos dedos indicador e médio, seguidas de mais 5 semanas com gesso curto.

É importante notar que a fusão da articulação ETT cria uma alteração substancial na cinemática do carpo. No desvio radial, por exemplo, o escafóide não pode fletir, gerando assim um estresse aumentado na fossa escafóide. Isso pode explicar em parte, como a experiência tem mostrado, as complicações e os efeitos adversos a longo prazo que têm sido relatados, principalmente sob a forma de pinçamento radioescafóide dolorosa.[19] Para evitar este problema, uma estiloidectomia dorsolateral é recomendada de rotina após artrodese ETT.

Artrodese escafóide-semilunar-capitato (ESC)

Artrodese ETT não controla o semilunar freqüentemente desalinhado. Se DISI for um problema maior,

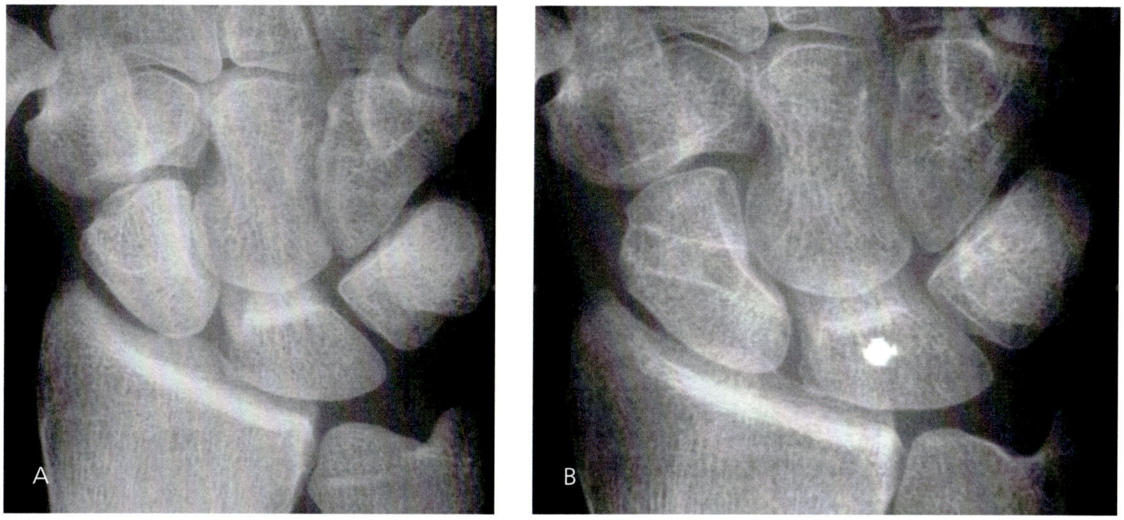

Figura 21.4A. Radiografia pré-operatória do punho de um paciente que teve DES com rompimento completo de ligamento (estágio 4 inicial).**B.** Radiografia obtida 3 anos após o paciente submeter-se a um procedimento 3 LT. O punho permanece estável e sem dor. (Reimpressa de Garcia-Elias e cols. *J Hand Surg* 2006; *31A*:125-34.)

a fusão do semilunar ao escafóide e ao capitato pode estar indicada. Entretanto, isso nunca deve ser feito se já houver alguma alteração degenerativa no pólo proximal do escafóide e na superfície articular do rádio. A conseqüência de fundir a articulação ESC é a perda de aproximadamente 50% dos movimentos do punho. Infelizmente, alguns desses pacientes reclamam de dor residual devido ao pinçamento radioescafóide após a cirurgia, uma complicação que não pode ser resolvida com a estiloidectomia radial.[4]

Artrodese radioescafossemilunar (RES) mais escafoidectomia distal

Uma forma alternativa de tratar o estágio 5 da DES é fundir, numa posição reduzida, o escafóide e o semilunar instáveis ao rádio e remover a metade distal do escafóide[20] (Figura 21.5). A operação faz sentido se consideramos o seguinte princípio biomecânico. Como é bem sabido, a maioria das atividades da vida diária envolve movimentos ao logo do chamado pla-

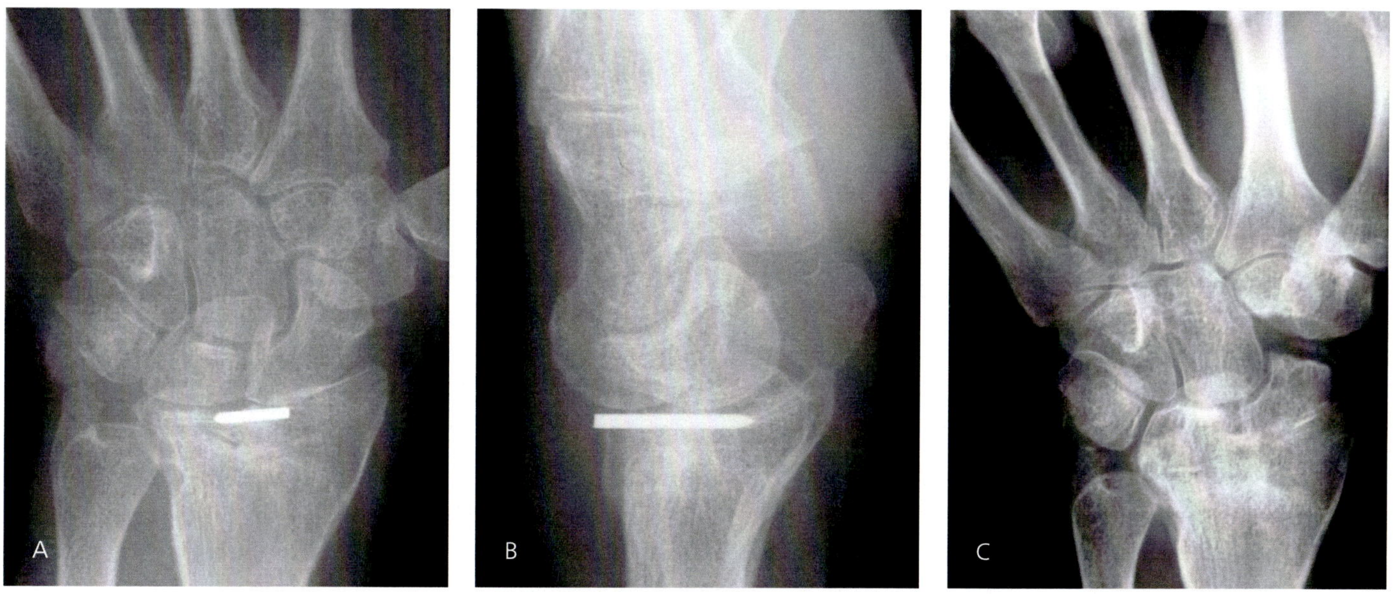

Figura 21.5A e **B.** Aspecto radiográfico do punho de um homem de 37 anos que sofreu uma fratura intra-articular do rádio distal e foi tratado com fixador externo e fios de Kirschner percutâneos. Infelizmente, uma dissociação ES muito desalinhada passou despercebida, causando disfunção dolorosa com perda substancial de movimentos. **C.** Quatro anos após uma artrodese RES e escafoidectomia distal, o paciente tinha função mediocarpiana sem dor, de modo que ele podia conviver efetivamente com a maioria das atividades profissionais e de lazer.

no do "lançamento de dardo", que vai da extensão-desvio radial à flexão-desvio ulnar. Este movimento ocorre, principalmente, na articulação mediocarpiana. Conseqüentemente, é razoável fundir os ossos instáveis ao rádio, melhor do que lesar a articulação mediocarpiana. Se, junto com a dissociação, houver alterações degenerativas na articulação radioescafóide (estágio 6, SLAC 1), uma artrodese da articulação RES é mesmo a melhor escolha. Entretanto, ao se fundir a articulação RES, a articulação ETT pode tornar-se sintomática e degenerar-se com o tempo, como conseqüência da incapacidade do escafóide de fletir durante a flexão e/ou desvio radial, criando um pinçamento local. Para evitar esta complicação e aumentar o movimento resultante, tem sido recomendada a excisão do terço distal do escafóide.[20] Com esta técnica modificada, a articulação em esfera mediocarpiana é liberada de sua retenção lateral, tornando mais natural a rotação do tipo "lançamento de dardo". Os primeiros resultados publicados com esta técnica são muito encorajadores.

REFERÊNCIAS

1. Anatomy and Biomechanics Committee of the IFSSH: Position Statement: Definition of Carpal Instability. *J Hand Surg* 1999; *24A*:866-7.
2. Linscheid RL, Dobyns JH, Beabout JW, Bryan RS. Traumatic instability of the wrist: Diagnosis, classification, and pathomechanics. *J Bone Joint Surg* 1972; *54A*:1612-32.
3. Walsh JJ, Berger RA, Cooney WP. Current status of scapholunate interosseous ligament injuries. *J Am Acad Orthop Surg* 2002; *10*:32-42.
4. Garcia-Elias M, Geissler WB. Carpal Instabilities. *In:* Green DP, Hotchkiss RN, Pederson WC, Wolfe SW (eds.). *Green's Operative Hand Surgery*. 5 ed., Philadelphia: Elsevier-Churchill Livingstone, 2005:535-604.
5. Watson HK, Ballet FL. The SLAC wrist: Scapholunate advanced collapse pattern of degenerative arthritis. *J Hand Surg* 1984; *9A*:358-65.
6. Geissler WB, Freeland AE, Savoie FH, McIntyre LW, Whipple TL. Intracarpal soft-tissue lesions associated with an intra-articular fracture of the distal end of the radius. *J Bone Joint Surg* 1996; *78A*:357-65.
7. Garcia-Elias M, Lluch AL, Stanley JK. Three-ligament tenodesis for the treatment of scapholunate dissociation: Indications and surgical technique. *J Hand Surg* 2006; *31A*:125-34.
8. Blatt G. Capsulodesis in reconstructive hand surgery. Dorsal capsulodesis for the unstable scaphoid and volar capsulodesis following excision of the distal ulna. *Hand Clin* 1987; *3*:81-102.
9. Lavernia CJ, Cohen MS, Taleisnik J. Treatment of scapholunate dissociation by ligamentous repair and capsulodesis. *J Hand Surg* 1992; *17A*:354-9.
10. Weiss APC. Scapholunate ligament reconstruction using a bone-retinaculum-bone autograft. *J Hand Surg* 1998; *23A*:205-15.
11. Harvey EJ, Hanel DP. Bone-ligament-bone reconstruction for scapholunate disruption. *Tech Hand Upper Extr Surg* 2002; *6*:2-5.
12. Brunelli GA, Brunelli GR. A new technique to correct carpal instability with scaphoid rotary subluxation: A preliminary report. *J Hand Surg* 1995; *20A*:S82-S85.
13. Van Den Abbeele KLS, Loh YC, Stanley JK, Trail IA. Early results of a modified Brunelli procedure for scapholunate instability. *J Hand Surg* 1998; *23B*:258-61.
14. Watson HK, Ryu J, Akelman E. Limited triscaphoid intercarpal arthrodesis for rotatory subluxation of the scaphoid. *J Bone Joint Surg* 1986; *68A*:345-9.
15. Watson HK, Weinzweig J, Guidera PM, Zeppieri J, Ashmead D. One thousand intercarpal arthrodeses. *J Hand Surg* 1999; *24B*:307-15.
16. Szabo RM, Slater RR, Palumbo CF, Gerlach T. Dorsal intercarpal ligament capsulodesis for chronic, static scapholunate dissociation: Clinical results. *J Hand Surg* 2002; *27*:978-84.
17. Uhl RL, Williamson SC, Bowman MW, Sotereanos DG, Osterman AL. Dorsal capsulodesis using anchors. *Am J Orthop* 1997; *26*:547-8.
18. Palmer AK, Dobyns JH, Linscheid RL. Management of post-traumatic instability of the wrist secondary to ligament rupture. *J Hand Surg* 1978; *3*:507-32.
19. Kleinman WB, Carroll C IV. Scapho-trapezio-trapezoid arthrodesis for treatment of chronic static and dynamic scapho-lunate instability: A 10-year perspective on pitfalls and complications. *J Hand Surg* 1990; *15A*:408-14.
20. Garcia-Elias M, Lluch A, Ferreres A, Papini-Zorli I, Rahimtoola ZO. Treatment of radiocarpal degenerative osteoarthritis by radioscapholunate arthrodesis and distal scaphoidectomy. *J Hand Surg* 2005; *30A*:8-15.

CAPÍTULO 22

Fraturas de Metacarpianos

Pedro José Pires Neto

As fraturas dos ossos metacarpianos são responsáveis por 30% a 40% de todas as fraturas da mão. O sexo masculino é o mais acometido, e a faixa etária mais freqüente compreende a segunda e terceira décadas de vida.

A maioria das fraturas da mão acontece na atividade de trabalho. Outras causas também freqüentes são: acidente de trânsito, domésticos, recreativos e esportivos.[1] Segundo Swanson,[2] as fraturas da mão podem apresentar deformidades, se não tratadas, rigidez, se receberem tratamento excessivo, e deformidade e rigidez, se o tratamento for inadequado e insuficiente.

As fraturas dos metacarpianos podem ser divididas segundo a localização anatômica, traço de fratura, única ou múltiplas, simples ou cominutivas e de tratamento não-cirúrgico e cirúrgico.

ANATOMIA

A mão é constituída por cinco metacarpianos, que são divididos didaticamente em: cabeça, que é a extremidade distal, colo, diáfise e a base, que é a extremidade proximal. Os ossos metacarpianos são semelhantes aos ossos longos, são ligeiramente curvos no seu longo eixo, e sua concavidade é palmar.[3,4] O colo é considerado o ponto mais frágil deste osso e, por este motivo, é o sítio de um grande número das fraturas.[3] Na extremidade proximal, o segundo e terceiro metacarpianos articulam-se com a fileira distal do carpo e praticamente não têm mobilidade articular. O quarto e quinto metacarpianos apresentam mobilidade de até 30 graus na articulação com o carpo.

A diáfise dos metacarpianos tem uma distribuição radial semelhante aos dentes de um garfo. As cabeças dos metacarpianos são arredondadas, cobertas por cartilagem e unidas pelo ligamento transversal.

Os ligamentos que unem a cabeça do metacarpiano à base da falange proximal estão relaxados quando a articulação está em extensão, o que permite a movimentação do dedo nos sentidos radial e ulnar. Estes ligamentos estão tensos quando a articulação encontra-se em flexão máxima. Isto ocorre porque a distância entre o ponto de rotação da cabeça do metacarpiano e o dedo em extensão é menor do que a distância deste ponto à cabeça quando o dedo está fletido. Portanto, os ligamentos colaterais são colocados sob tensão ou afrouxados conforme a posição do dedo (Figura 22.1).

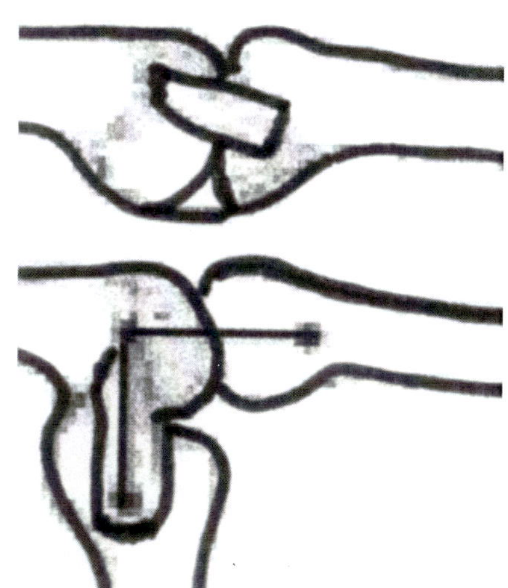

Figura 22.1 Articulação MF em extensão e com o ligamento colateral relaxado (em cima) e com o ligamento colateral tenso (embaixo).

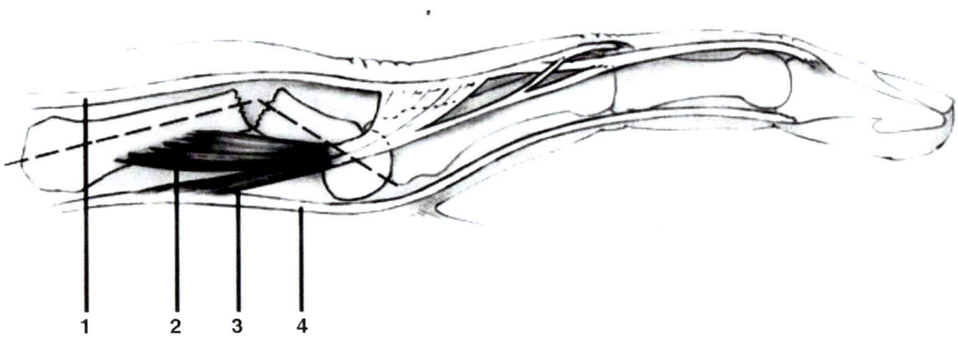

Figura 22.2 Fratura do metacarpiano com desvio palmar pela ação dos flexores e da musculatura intrínseca: **(1)** tendão extensor, **(2)** músculo interósseo, **(3)** músculo lumbrical e **(4)** tendão flexor profundo.

A articulação metacarpofalângica (MF) torna-se rígida quando os ligamentos colaterais estão encurtados em conseqüência de uma imobilização em extensão, o que ocorre devido à sua característica anatômica.[5,6]

A musculatura interóssea dorsal e palmar origina-se na diáfise dos metacarpianos e age na flexão da articulação MF. Sua força deformante explica a angulação dorsal nas fraturas do colo e da diáfise dos metacarpianos (Figura 22.2).

O arco metacarpiano transverso da mão, junto com o segundo e terceiro metacarpianos, que são fixos, forma o componente estável da mão, a partir do qual as demais estruturas se sustentam. Assim sendo, é um conceito fundamental a manutenção dos arcos longitudinal e transversal da mão durante a redução e imobilização das fraturas dos metacarpianos (Figura 22.3).

À exceção das articulações MF, os ossos metacarpianos participam pouco dos movimentos precisos dos dedos. Em conseqüência disto, podemos tolerar um grau discreto de encurtamento, 2 a 3mm, sem que se produza grave perturbação funcional.[7] Outra particularidade relacionada aos ossos dos metacarpianos encontra-se no grau de suporte mútuo existente entre eles, que limita os cavalgamentos, os desvios rotacionais e as angulações das fraturas. Este suporte é feito pelas estruturas musculoligamentares que os unem.

DIAGNÓSTICO

A avaliação clínica da mão é muito importante para que haja uma indicação terapêutica mais adequada para cada tipo de fratura. Em condições normais, as peças ungueais estão harmonicamente voltadas para cima (Figura 22.4). Do mesmo modo, durante a flexão ativa, as extremidades dos dedos apontam para o tubérculo do escafóide (Figura 22.5). Segundo Meyer, cada 5 graus de desvio rotacional no metacarpiano resultam em 1,5cm de sobreposição deste dedo sobre o adjacente.[8]

A avaliação radiográfica da mão para o diagnóstico das fraturas dos metacarpianos deve ser realizada nas incidências posteroanterior, perfil e oblíqua. Somente a incidência de perfil verdadeiro tem a capaci-

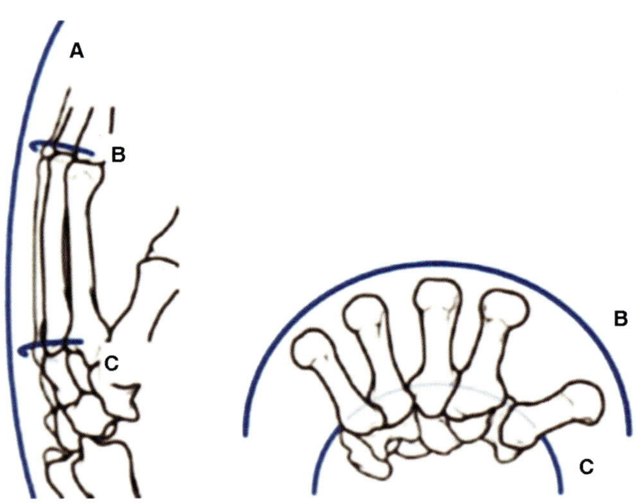

Figura 22.3 Arcos da mão: **(A)** longitudinal, **(B)** metacarpiano transverso e **(C)** carpal transverso.

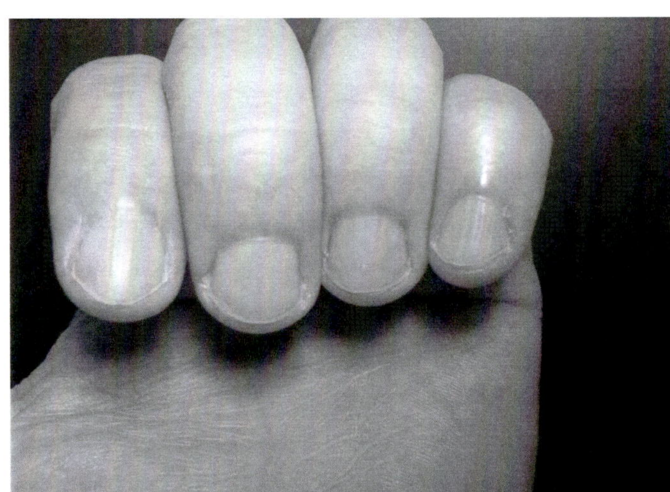

Figura 22.4 As peças ungueais estão harmonicamente voltadas para cima.

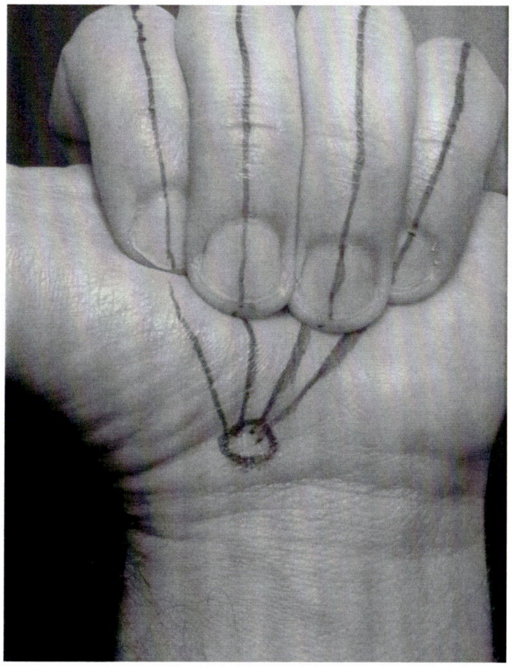

Figura 22.5 Na flexão ativa, as extremidades dos dedos apontam para o tubérculo do escafóide.

dade de mostrar o desvio real da fratura diafisária e do colo dos metacarpianos.

A melhor forma para avaliação da fratura do primeiro metacarpiano é o estudo radiográfico de forma isolada deste osso nas posições posteroanterior e perfil.

O exame radiográfico é suficiente para realizar o diagnóstico da maioria das fraturas dos metacarpianos e, muito raramente, necessitaria da tomografia computadorizada (TC) para completar a avaliação. A TC é restrita às fraturas articulares que podem deixar dúvidas com relação aos desvios intrarticulares.

TRATAMENTO

A principal meta do tratamento é conseguir um bom alinhamento dos fragmentos ósseos e a integridade dos braços de alavancas, representados pelas estruturas capsuloligamentares.[9,10] Portanto, o objetivo é restaurar os arcos longitudinal e transversal da mão e corrigir encurtamentos, desvios angulares e rotacionais. As falhas no posicionamento e no alinhamento dos pequenos ossos da mão freqüentemente resultam em restrições funcionais relacionadas ao membro acometido.

As fraturas sem desvio e as estáveis após a redução incruenta podem ser tratadas de modo não-cirúrgico. A técnica de redução e o método de imobilização dependem do tipo e do local da fratura. São aceitáveis encurtamentos de 2 a 3mm para fraturas diafisárias simples dos metacarpianos e de até 5mm para fraturas cominutivas graves.[7] A redução deve ser realizada se a angulação for maior do que 30 graus para o quinto metacarpiano, 20 graus para o quarto e 10 graus para o terceiro e o segundo. Aceitamos mais no quarto e quinto devido à movimentação compensatória da articulação carpometacarpiana destes, o que não acontece com o segundo e terceiro, que são fixos.

Fratura da cabeça dos metacarpianos

A fratura da cabeça dos metacarpianos é pouco freqüente e apresenta diversos tipos. McElfresh e Dobyns[11] classificaram estas fraturas como epifisárias, avulsão de ligamentos colaterais, osteocondral, traço oblíquo, transversal e horizontal, cominutivas, *boxer* intra-articular e associadas com perda de substância óssea intra-articular.

O tratamento deste tipo de fratura depende da experiência do cirurgião, da idade do paciente e dos meios de fixação disponíveis. Por se tratar de uma fratura intra-articular, a melhor conduta consiste em estabilidade absoluta e mobilização precoce. Para as fraturas com desvio dos fragmentos maior do que 1mm, e se o tamanho destes permitir uma boa redução e fixação, o melhor método é a osteossíntese com parafusos de microfragmentos de 1,5 ou 2,0mm. Os fios de Kirschner são muito úteis nas fraturas em que o tamanho dos fragmentos ou a cominuição só permite a sua utilização, sendo tratadas posteriormente com imobilização gessada, tala ou órtese auxiliar (Figura 22.6).

A necrose avascular da cabeça dos metacarpianos é uma complicação que pode ocorrer após a fratura ou após redução cruenta, principalmente quando o dano vascular é importante, como nas fraturas transversais.

Caso a cominuição da fratura da cabeça dos metacarpianos seja tão grave a ponto de serem possíveis redução cruenta e fixação dos fragmentos, podemos usar a fixação externa para executar a técnica de redução por ligamentotaxia. Podemos também realizar a tração manual para redução e estabilização através da solidarização do dedo acometido com o adjacente, de modo a possibilitar uma mobilização precoce e modelar a superfície articular fraturada do metacarpiano na base da falange que está íntegra (Figura 22.7). A opção pela mobilização ativa precoce deverá ser feita

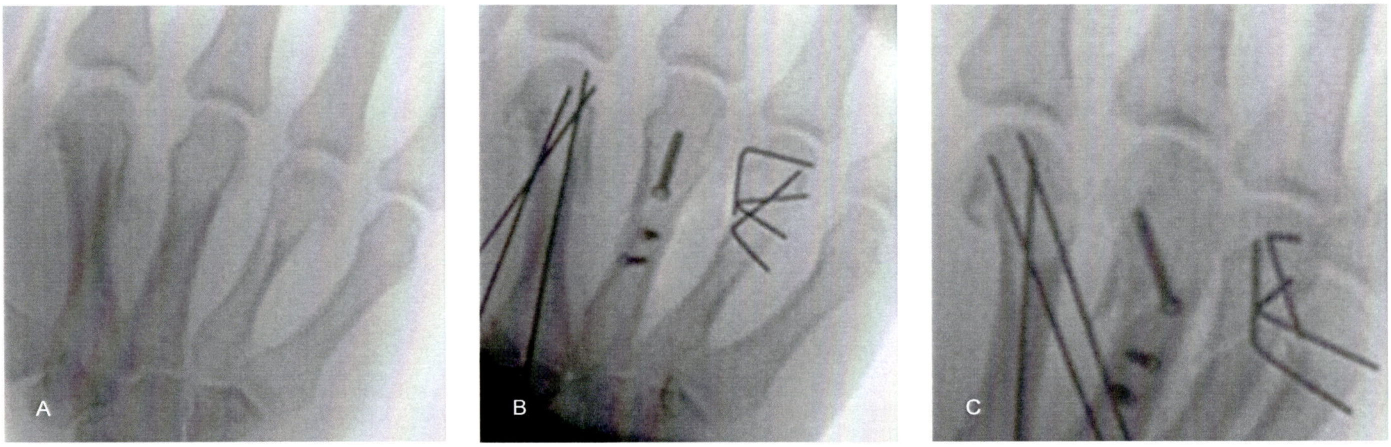

Figura 22.6 Fratura intra-articular cominutiva grave da cabeça do segundo e quarto metacarpianos **(A)**. Osteossíntese com fios devido à grave cominuição **(B** e **C)**.

nas fraturas com cominuição importante, ou quando a estabilidade dos focos fraturados estiver presente, com o objetivo de reduzir ou minimizar os riscos de rigidez articular posteriormente.

Fratura do colo dos metacarpianos

A fratura do colo pode acometer todos os metacarpianos, porém é mais freqüente no quarto e quinto. O colo do metacarpiano é mais freqüentemente acometido por ser o ponto anatômico de menor resistência nestes ossos. O mecanismo mais comum é o traumatismo direto com a mão fechada contra uma superfície dura, como a ocasionada por um soco (chamado "fratura de boxer"). O desvio geralmente é palmar, devido ao tipo de impacto, à cominuição no colo e à ação dos interósseos e dos flexores (Figuras 22.8 e 22.9).

De acordo com a maioria dos autores, qualquer desvio rotacional ou de translação do metacarpiano deve ser corrigido. No entanto, o desvio palmar pode ser aceitável, dependendo do grau, do metacarpiano acometido e do tempo de fratura.

Na fase aguda, não devem ser aceitos desvios para o segundo e terceiro metacarpianos e, para o quarto e quinto, desvios de até 10 graus não necessitam de redução. As fraturas do quarto e quinto metacarpianos com mais de 15 graus de angulação palmar devem ser reduzidas sob anestesia e pela manobra de Jahss (Fi-

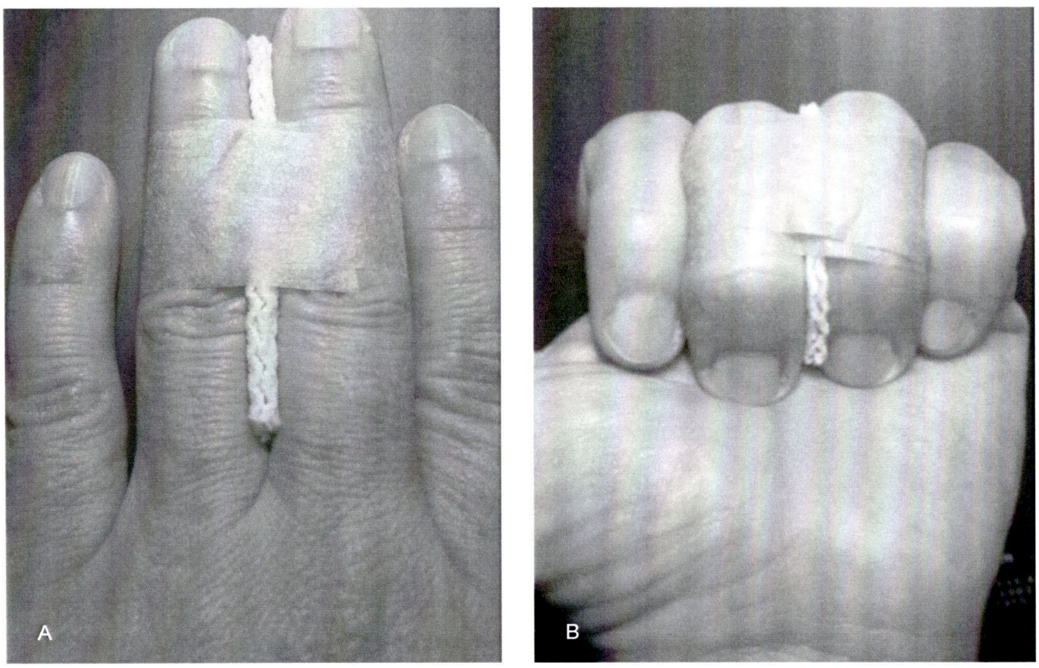

Figura 22.7 Solidarização do dedo acometido com o adjacente, que está normal. Este auxilia a movimentação e a manutenção correta do lesado.

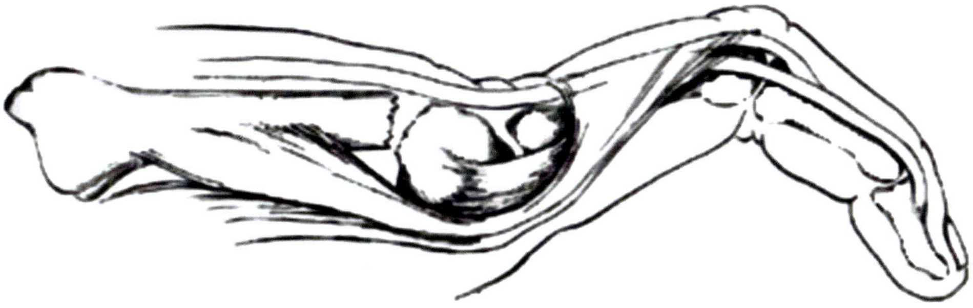

Figura 22.8 Fratura do colo do metacarpiano com desvio palmar pela ação dos flexores e da musculatura intrínseca.

gura 22.10). Esta posição não deve ser mantida após a redução devido ao risco de necrose de pele, isto é, escara de pressão, e à rigidez das interfalângicas (IF), principalmente a proximal (IFP).

As fraturas com desvios acima de 30 graus são fáceis de reduzir, porém a estabilidade é menor e a possibilidade de perder a redução é maior. O controle radiográfico deve ser repetido na primeira semana pós-redução.

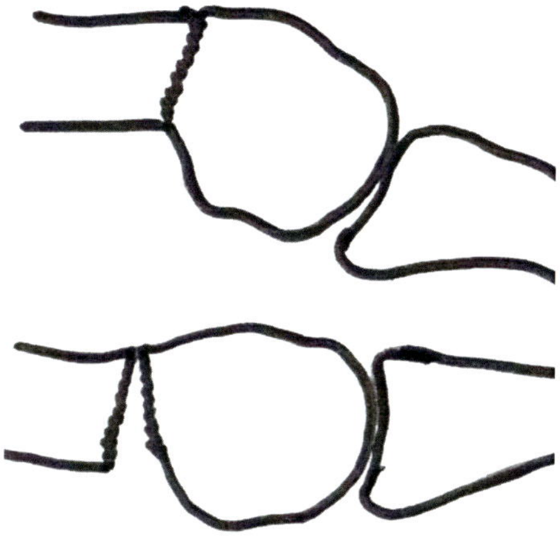

Figura 22.9 Ilustração do desvio e cominuição na fratura do colo, que é o ponto mais frágil do metacarpiano, motivo pelo qual este é o local mais freqüente das fraturas.

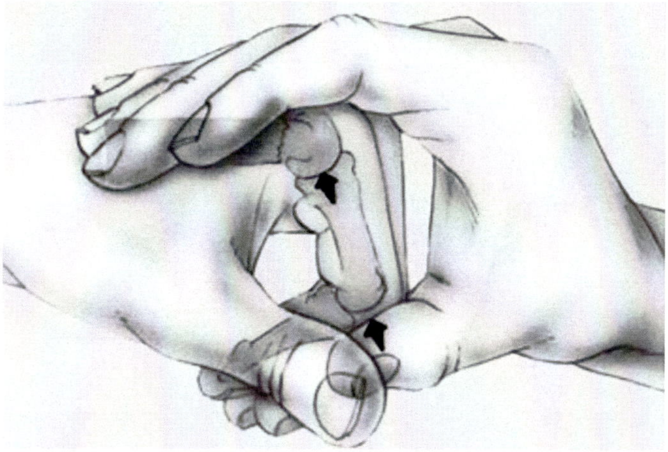

Figura 22.10 Manobra de Jahss para redução da fratura do colo do metacarpiano.

A imobilização deverá incluir os dedos indicador e médio, quando a fratura for do segundo ou terceiro metacarpianos, e os dedos anular e mínimo, quando a fratura for do quarto ou quinto metacarpianos. A posição da articulação MF deve estar próximo de 70 graus, e as IF com máximo de 20 graus de flexão. Mantemos a imobilização por 10 a 14 dias que, após este período, poderá ser substituída por um gesso menor, do tipo tala palmar e dorsal, órtese de três pontos de apóio, tala ulnar ou radial, dependendo da preferência e do método com o qual se esteja habituado. A escolha também passa pelo perfil de colaboração do paciente. Métodos com menor imobilização devem ser reservados para pacientes mais cooperativos e que entendam a proposta de tratamento.

Os pacientes atendidos 7 a 10 dias após o traumatismo com fraturas do segundo e terceiro metacarpianos e desviadas até 10 a 15 graus ou do quarto e quinto metacarpianos cujos desvios sejam menores do que 30 graus não necessitam de redução porque, após este período, a possibilidade de o desvio aumentar é muito pequena, e a redução incruenta pode não conseguir melhorar a posição. Os desvios acima são bem tolerados e permitem uma boa função de preensão da mão. A diferença entre os desvios aceitáveis para o segundo, terceiro, quarto e quinto metacarpianos se deve ao fato de o segundo e terceiro terem uma mobilidade carpometacarpiana bastante reduzida e desvios maiores vão comprometer a capacidade de extensão da MF. O quarto e quinto metacarpianos têm uma mobilidade carpometacarpiana de até 30 graus, o que pode compensar a perda na extensão da MF sem comprometer a função da mão.

Para as fraturas com grandes desvios, ou quando a manutenção da redução não é possível com os métodos fechados, a opção cirúrgica mais utilizada é a osteossíntese com fios de Kirschner.[12-20]

A osteossíntese retrógrada passando pela articulação MF deve ser evitada devido à alta incidência de

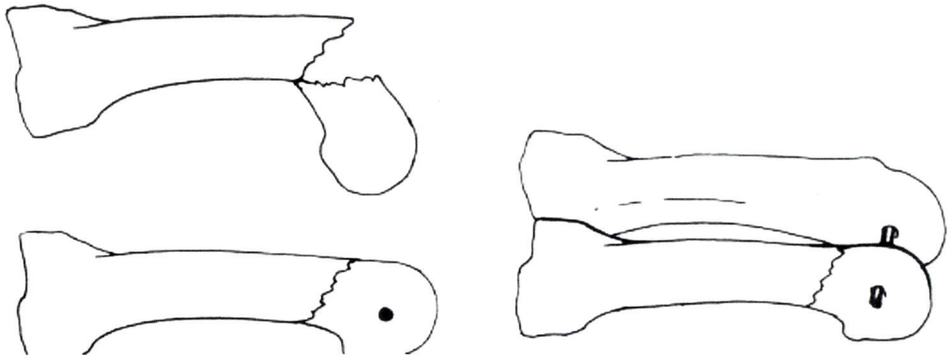

Figura 22.11 Esquema da redução e fixação.

rigidez articular. A preferência é pela osteossíntese intramedular com dois fios de Kirschner de 1,5mm ou um fio longitudinal e outro transversal. Este será ancorado no metacarpiano íntegro adjacente (Figuras 22.11 a 22.13). A vantagem da fixação é a possibilidade de liberar de imediato o paciente para movimentar todas as articulações da mão, promovendo uma recuperação funcional mais rápida e evitando a rigidez articular. Os fios são mantidos por 4 semanas e podem ficar sob a pele ou externamente. Se forem deixados exteriorizados, devem ser protegidos e submetidos à limpeza semanal, para evitar infecção do seu trajeto.[13,16,17,19,21,22]

As técnicas de redução aberta e fixação interna com fios, parafusos ou placa e parafusos são raramente indicadas, e estão reservadas para pacientes com separação completa da cabeça e diáfise do metacarpiano ou fraturas do colo com extensão para a cabeça. Na literatura, encontramos vários autores, como Holst-Nielsen,[23] Eichenholtz e Rizzo,[24] Hunter e Cowen[25] e Barton,[26] que relatam grandes desvios residuais do colo do quinto metacarpiano e com pequena repercussão funcional. Outros autores defendem a movimentação imediata sem o uso de imobilização, dependendo do grau de desvio. Numa revisão de pacientes tratados com movimentação precoce, não houve correlação entre o grau de desvio residual e sintomas persistentes de dor, arco de movimento, força de preensão ou deformidade clínica.[27,28]

Há uma concordância geral de que as fraturas do segundo e terceiro metacarpianos com desvios acima de 15 graus não devem ser aceitas.[29-32] Portanto, os pacientes com fraturas do colo dos metacarpianos devem ser analisados individualmente com relação a tempo da fratura, grau de desvio, metacarpiano acometido, atividade de trabalho, idade e expectativa de resultado funcional e estético do paciente.

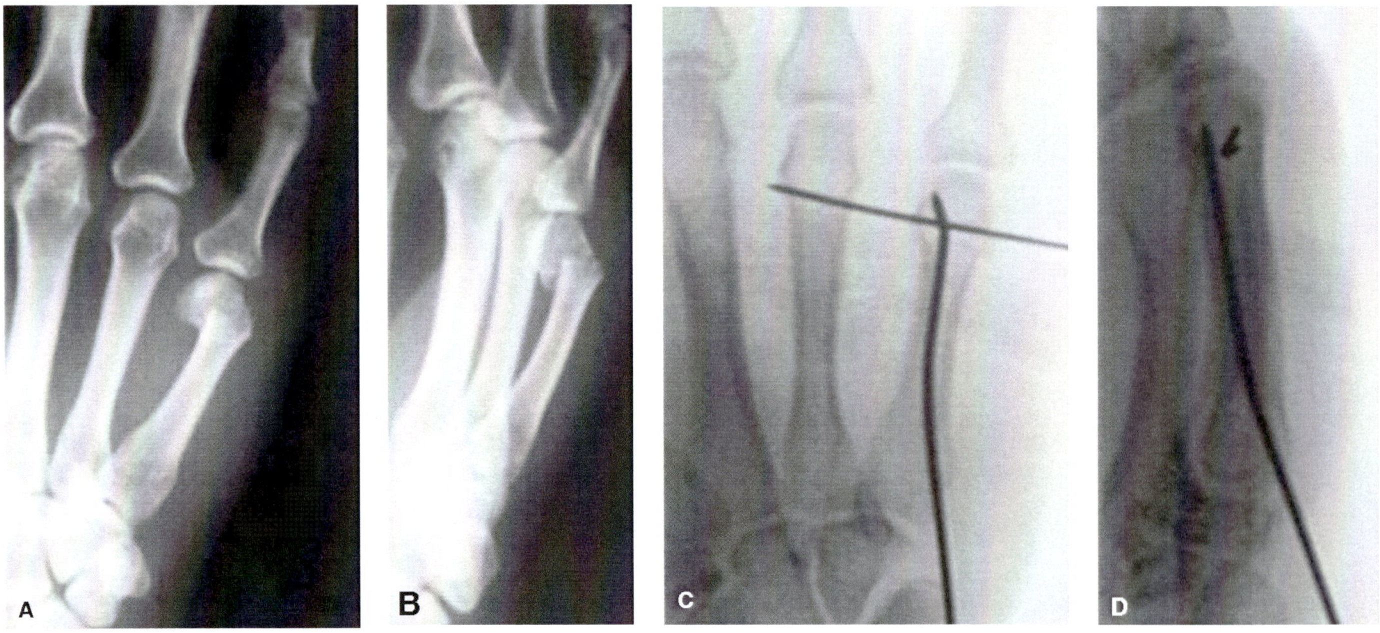

Figura 22.12A e **B.** Fratura do colo do quinto metacarpiano com desvio. **C** e **D.** Osteossíntese com fios de Kirschner longitudinal e transversal.

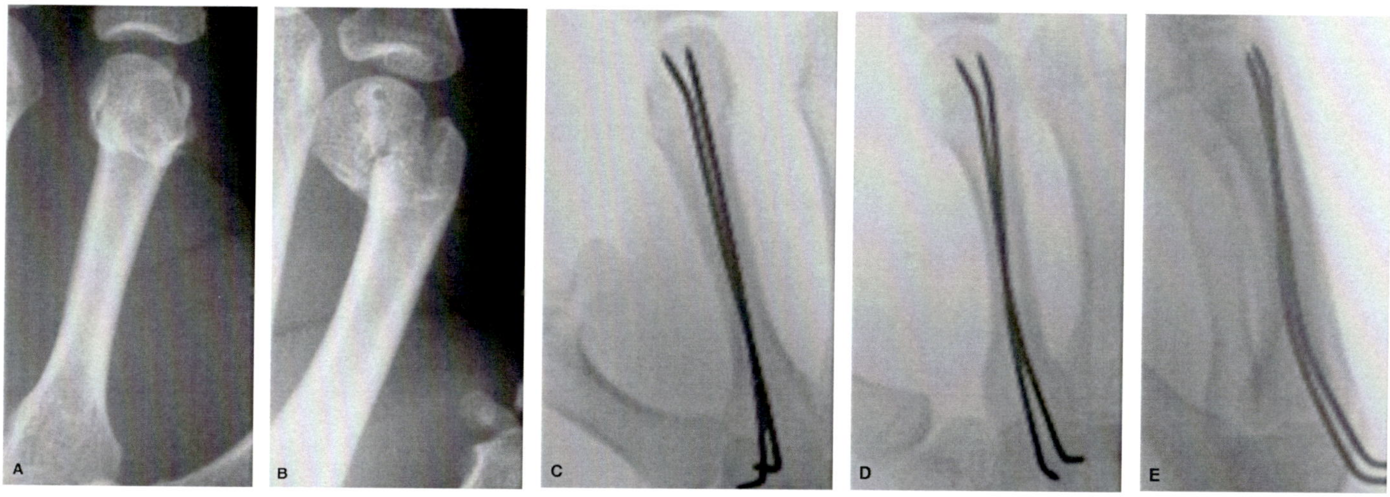

Figura 22.13A e B. Fratura do colo do segundo metacarpiano com desvio. **C** a **E.** Osteossíntese com dois fios de Kirschner intramedulares seguindo a anatomia óssea.

Fratura da diáfise dos metacarpianos

Podemos dividir as fraturas da diáfise dos metacarpianos em três tipos: transversas, oblíquas e cominutivas, as quais podem ser classificadas segundo o tipo de fratura e o método de tratamento indicado.

A maioria destas fraturas pode ser tratada de modo não-cirúrgico, por não apresentarem desvios, ou após redução incruenta e imobilização. As fraturas com angulação dorsal, isto é, desvio palmar do fragmento distal de mais de 30 graus no quinto metacarpiano, mais de 20 graus no quarto e qualquer valor no segundo e terceiro, necessitam de redução. O desvio rotacional não deve ser tolerado em nenhum dos metacarpianos devido à sobreposição que vai provocar no dedo adjacente. Apenas 5 graus de desvio rotacional no metacarpiano podem causar 1,5cm de sobreposição dos dedos.[33]

Fraturas transversais

Na fase aguda, após redução incruenta, deve-se imobilizar a mão com gesso ou tala. Esta imobilização envolve o punho e os dedos. A posição do punho é de extensão de 20 a 30 graus e as MF com flexão de 70 graus. Após 10 a 14 dias, pode-se optar pela dupla tala, palmar e dorsal, que permite a movimentação do punho, da MF e de IFP.[34] Deste modo é possível um retorno mais precoce ao trabalho, maior amplitude de movimento do punho e dos dedos e uma boa força de preensão, quando se retira a imobilização.

Outra opção de tratamento são as órteses com três pontos de apóio, sob medida e confeccionadas pelas terapeutas de mão. Este método deve ser indicado àqueles pacientes com capacidade de entender e colaborar para um posicionamento adequado do aparelho. Os pacientes devem ser bem orientados quanto aos cuidados para evitar a formação de escaras de pressão nos pontos de apoio da órtese. As vantagens deste método são a pequena imobilização da mão e a possibilidade de desenvolver muitas atividades e evitar o afastamento do paciente do seu trabalho. Esta órtese pode ser introduzida após 10 dias, até mesmo nos pacientes que foram submetidos à redução incruenta.

As fraturas transversais com desvio rotacional, cavalgamentos e encurtamentos podem ser reduzidas e estabilizadas com dois fios de Kirschner intramedulares de 1,5mm, ou ainda dois fios ou mais transversais, fixando o metacarpiano fraturado no adjacente íntegro (Figuras 22.14 a 22.16).

Os fios longitudinais são introduzidos pela base do metacarpiano e sob controle do intensificador de imagem. Os fios são pré-moldados para facilitar a introdução e permitir redução e fixação. A modelagem do fio deve seguir a anatomia do metacarpiano. Esta técnica causa pouca morbidade nos tecidos moles e permite mobilização precoce (Figuras 22.17 a 22.19).[35]

A fixação retrógrada, penetrando pela cabeça do metacarpiano, não deve ser utilizada devido ao risco de rigidez articular e por impossibilitar a movimentação precoce.

A redução aberta e a osteossíntese com placas e parafusos de minifragmentos nas fraturas transversas raramente são necessárias. São reservadas para as fraturas múltiplas dos metacarpianos e aquelas

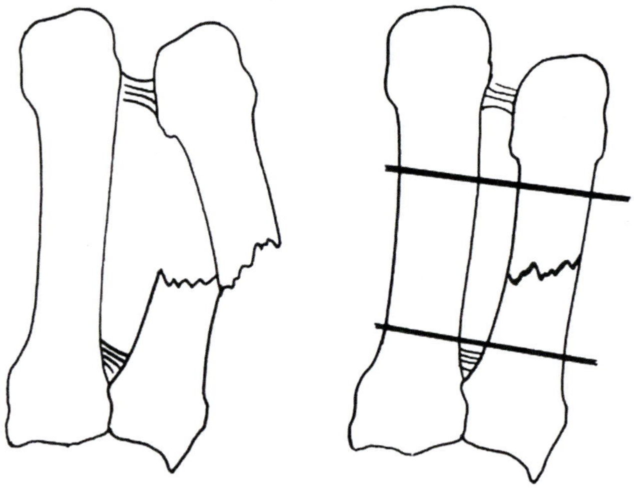

Figura 22.14 Fios de Kirschner transversais fixando o metacarpiano fraturado no adjacente íntegro.

com grande instabilidade. Esta técnica exige bom domínio do instrumental e, devido à delicadeza do material e do metacarpiano, não admite falhas no momento da osteossíntese. Possibilita uma rigidez absoluta e mobilização precoce. Tem a desvantagem do acesso cirúrgico e cicatriz mais ampla e maior agressão aos tecidos moles. Portanto, nas fraturas transversas, a redução aberta e a osteossíntese com material de minifragmentos estão indicadas caso seja possível obter um resultado satisfatório com os fios de Kirschner.

Fraturas oblíquas

São mais instáveis, e o mecanismo de fratura é uma força de rotação aplicada no dedo que funciona como uma alavanca. Nestas fraturas, geralmente os desvios rotacionais e os encurtamentos são maiores do que a angulação. O terceiro e quarto metacarpianos encurtam menos do que o segundo e o quinto, porque o ligamento intermetacarpiano mantém o posicionamento do metacarpiano fraturado entre os dois que estão íntegros. Encurtamentos de 2 a 3mm são aceitáveis e não provocam perda funcional. Em relação à angulação para o segundo e terceiro metacarpianos, podemos aceitar até 10 graus e, para o quarto e quinto, até 20 graus. Desvios maiores do que os citados anteriormente necessitam de redução e estabilização. Se não for possível com imobilização externa, será necessário usar métodos de fixação interna, que podem ser: fios de Kirschner longitudinais (Figura 22.20), fios cruzados e transversais (Figuras 22.15 e 22.19), fios cruzados, fios transversais (Figuras 22.14, 22.16 e 22.21), parafusos e placas e parafusos (Figuras 22.22 a 22.25), dependendo da estabilização necessária.[36,37]

Nas fraturas oblíquas, a osteossíntese com os fios intramedulares pode não conseguir evitar o encurtamento e a rotação. Caso se opte pela fixação transmetacarpiana, existe a possibilidade de se manterem os fragmentos afastados e facilitar o retardo de consolidação e pseudo-artrose. Portanto, se não for possível

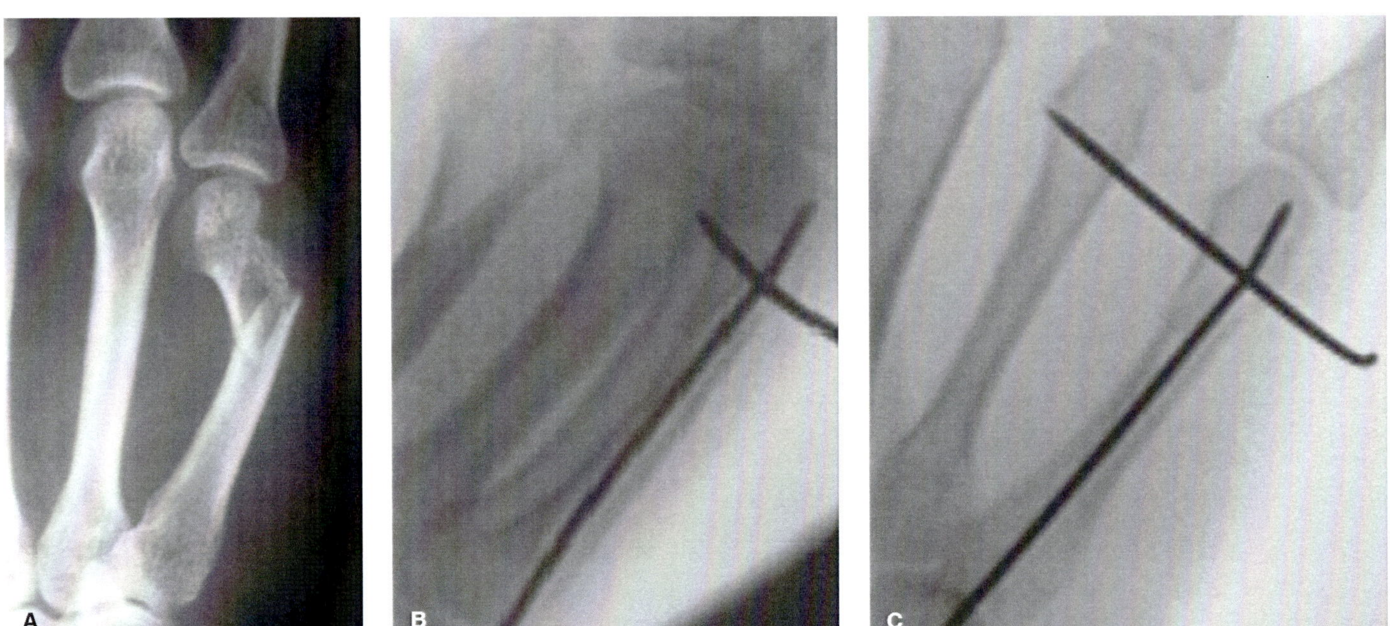

Figura 22.15A. Fratura diafisária distal oblíqua do quinto metacarpiano com desvio. **B** e **C.** Osteossíntese com fios longitudinal e transversal.

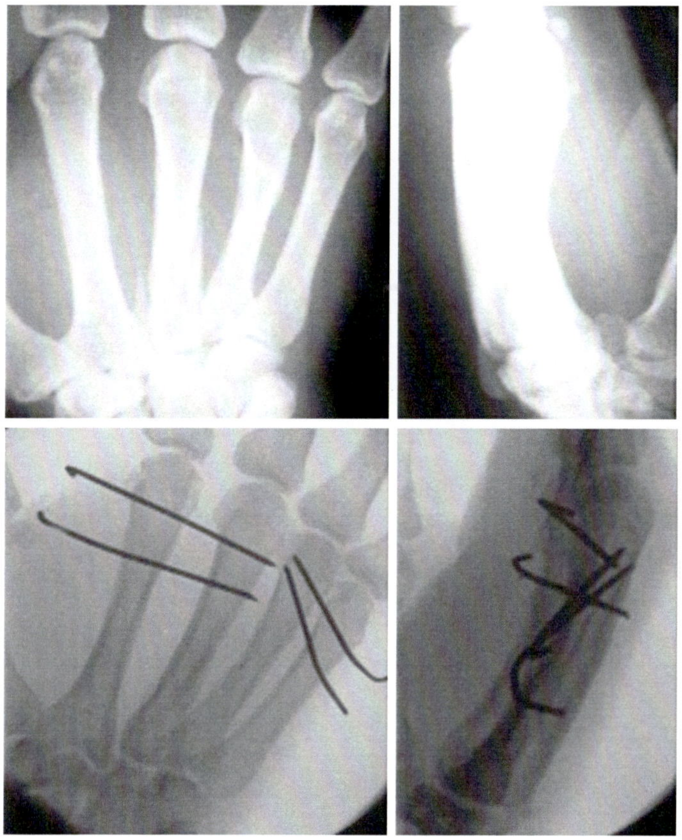

Figura 22.16 Fratura do terceiro e quarto metacarpianos e subluxação carpometacarpiana (em cima). Osteossíntese com fios de Kirschner transversais fixando os metacarpianos fraturados nos adjacentes íntegros (embaixo).

uma redução anatômica com os fios, está indicado o uso de parafusos interfragmentários ou placa e parafusos de minifragmentos (Figuras 22.22 a 22.24). A escolha será pelo método que possibilitar boas redução e estabilização e a menor morbidade. A técnica da placa e parafusos promove uma estabilidade ab-

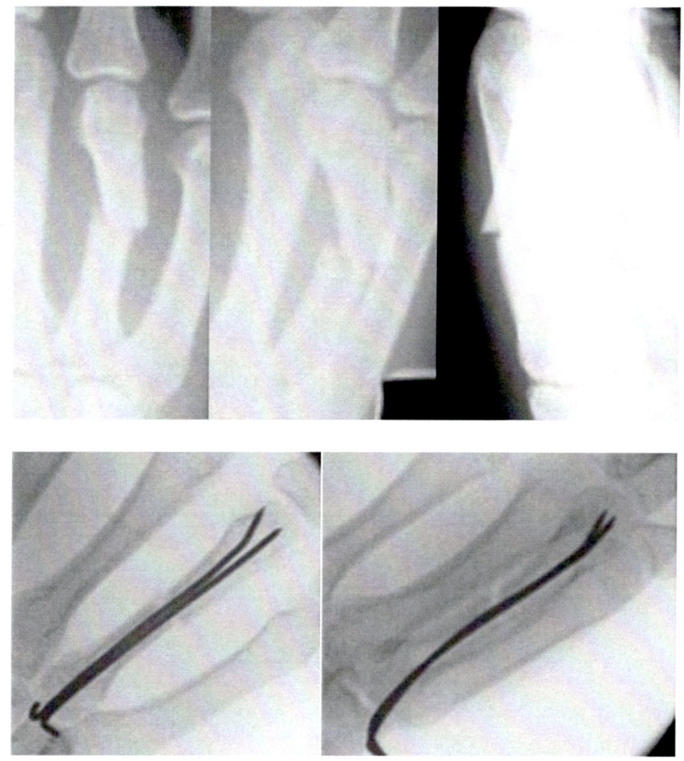

Figura 22.18 Fratura diafisária com traço transversal no quarto metacarpiano (em cima). Osteossíntese com dois fios de Kirschner de 1,5mm (embaixo).

soluta e não necessita de imobilização externa, mas exige um cuidado extremo para evitar traumatismos desnecessários aos tecidos moles e a desperiostização excessiva.[38]

Fraturas cominutivas

Em geral, estas fraturas vêm acompanhadas de graves lesões de tecidos moles e, quando não apresentam

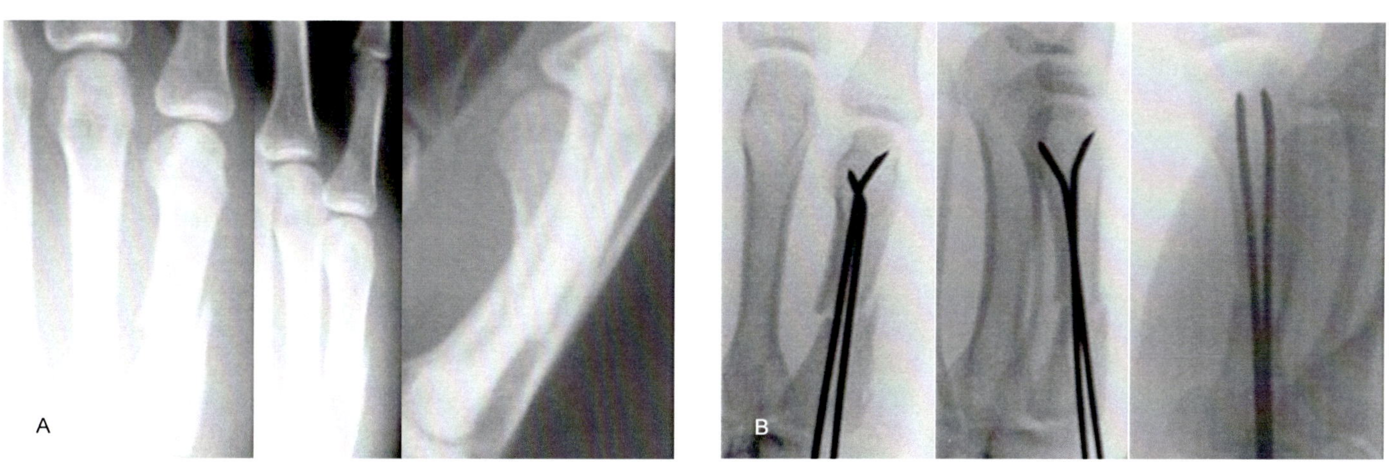

Figura 22.17 Fratura diafisária com traço transversal no quinto metacarpiano **(A)**. Osteossíntese com dois fios de Kirschner de 1,5mm **(B)**.

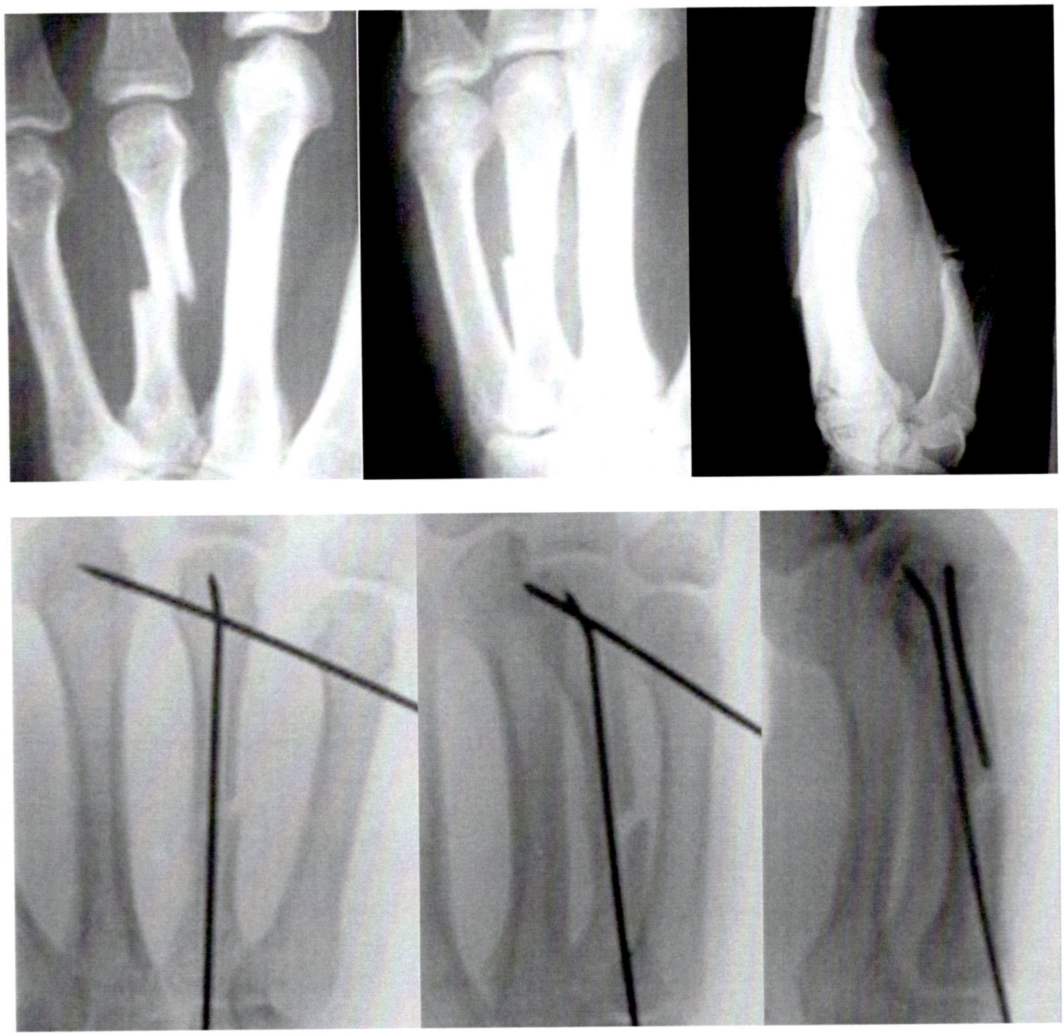

Figura 22.19 Fratura diafisária com traço transversal no quarto metacarpiano (em cima). Osteossíntese com um fio de Kirschner intramedular e outro transversal ancorado nos metacarpianos adjacentes e íntegros (embaixo).

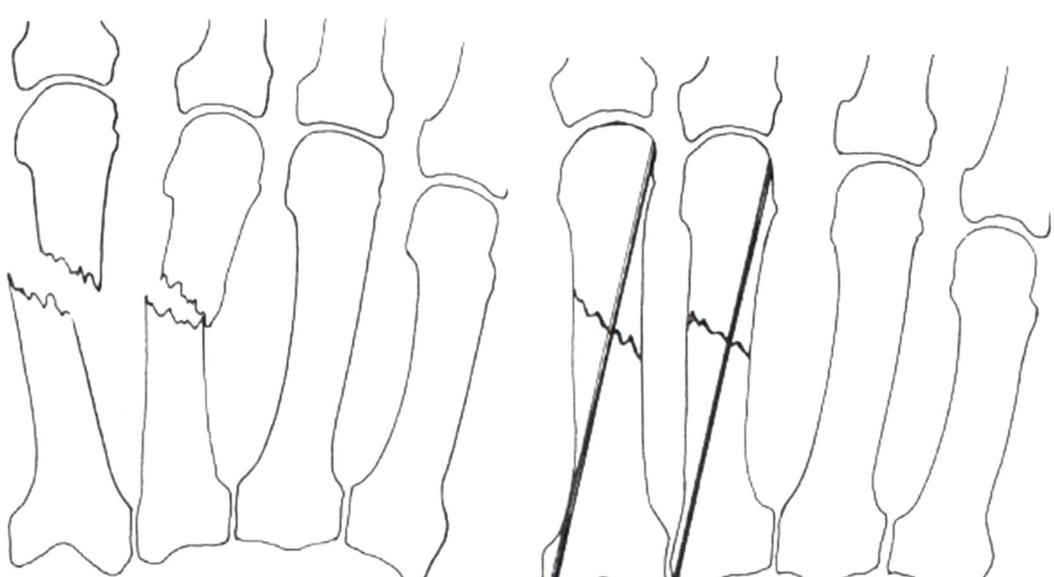

Figura 22.20 Esquema de osteossíntese intramedular para traço de fratura com pequena obliqüidade.

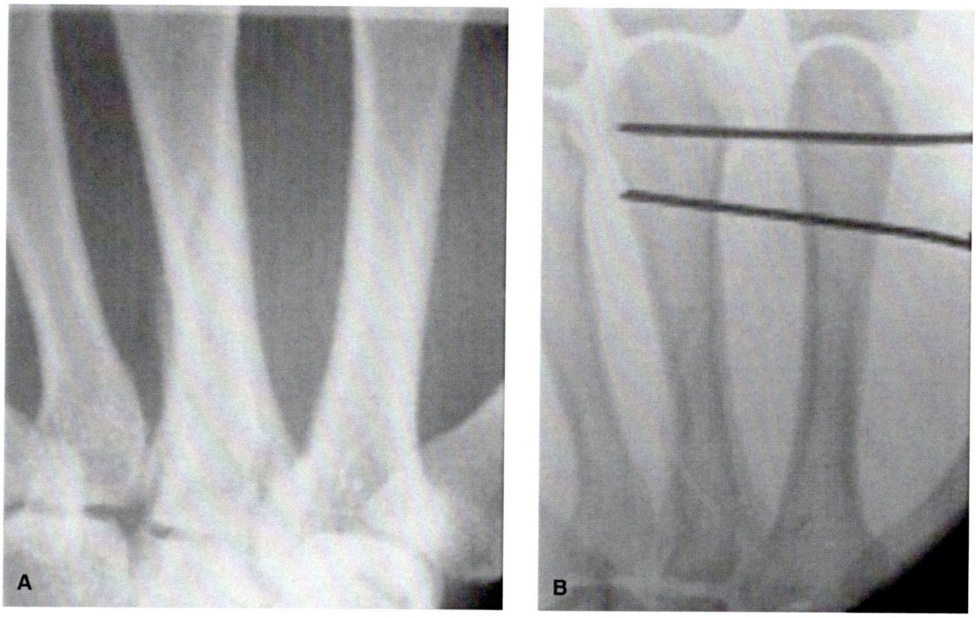

Figura 22.21A. Fratura com traço oblíquo na diáfise do segundo metacarpiano. **B.** Osteossíntese com dois fios de Kirschner transversais corrigindo o desvio rotacional.

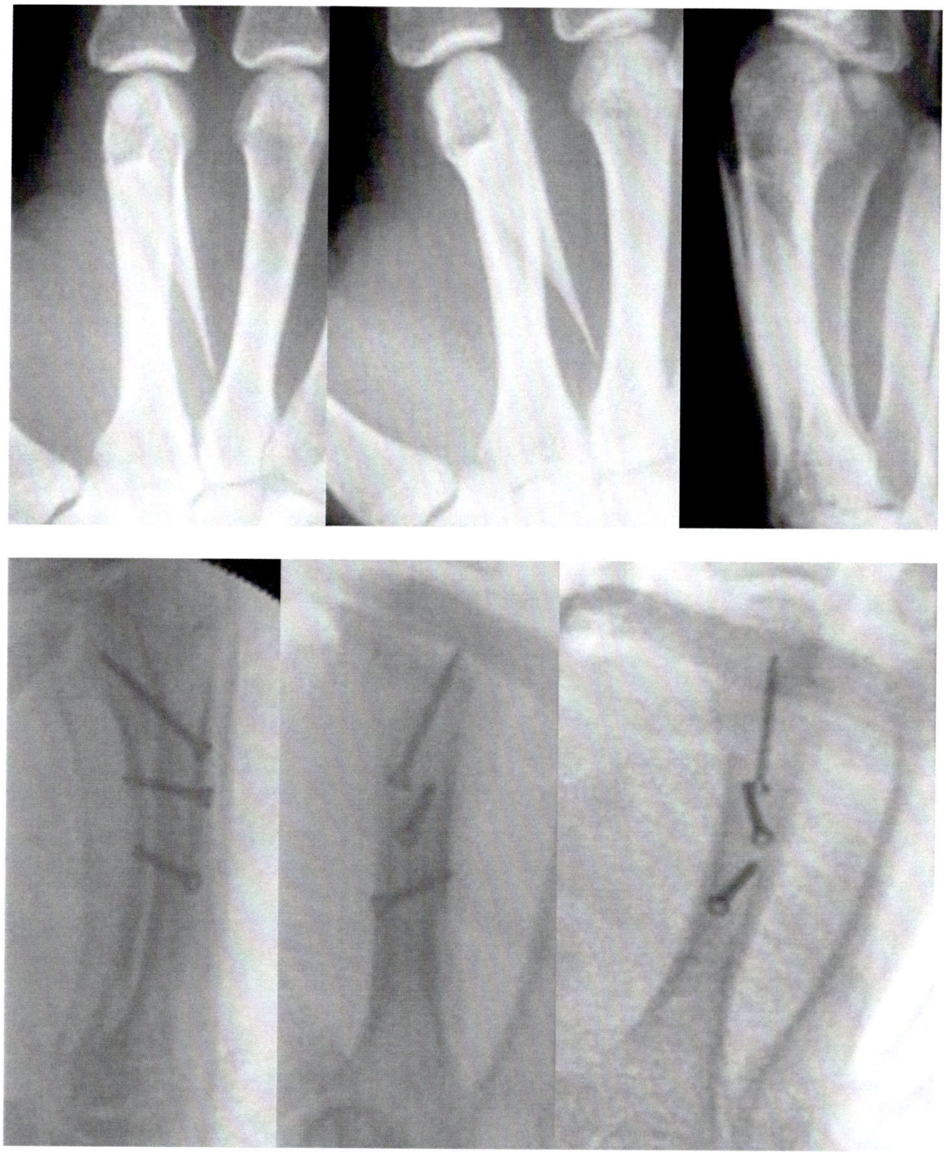

Figura 22.22 Fratura oblíqua longa da diáfise do segundo metacarpiano (em cima). Osteossíntese com miniparafusos (embaixo).

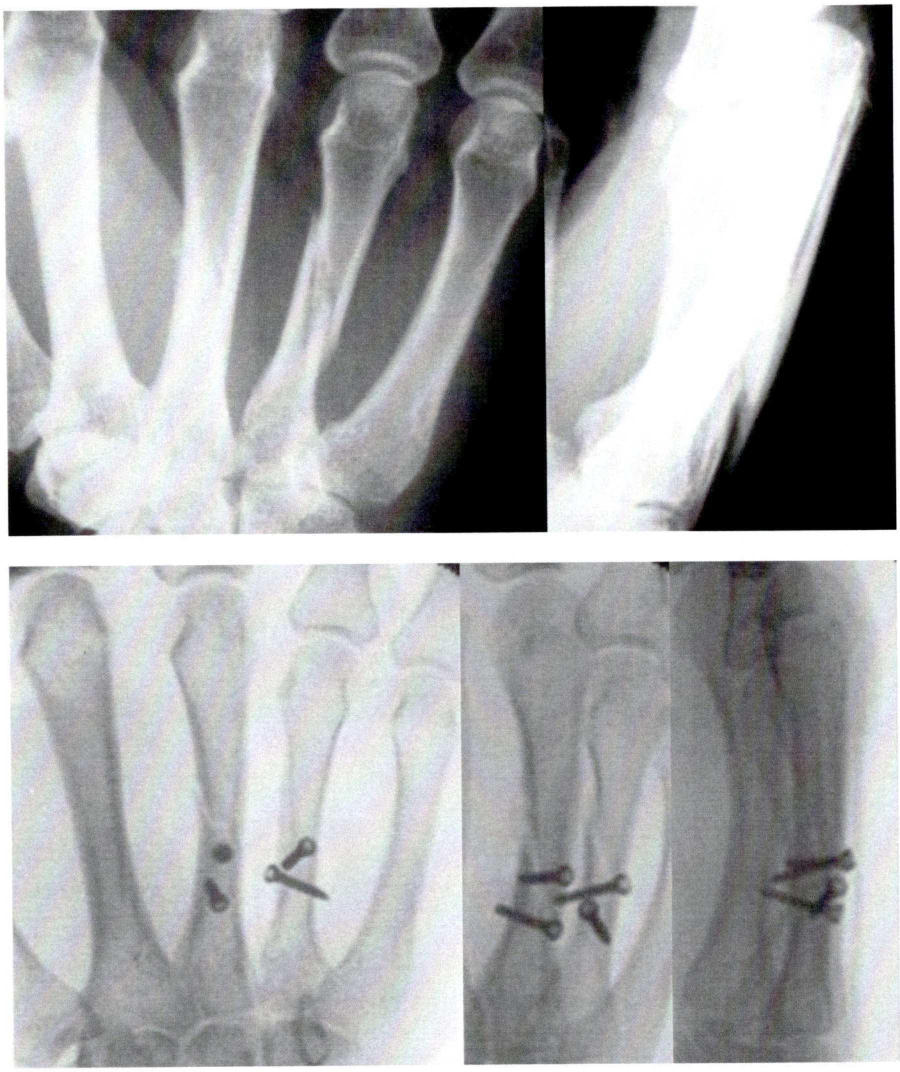

Figura 22.23 Fraturas diafisárias oblíquas no terceiro e quarto metacarpianos com desvio (em cima). Osteossíntese com miniparafusos (embaixo).

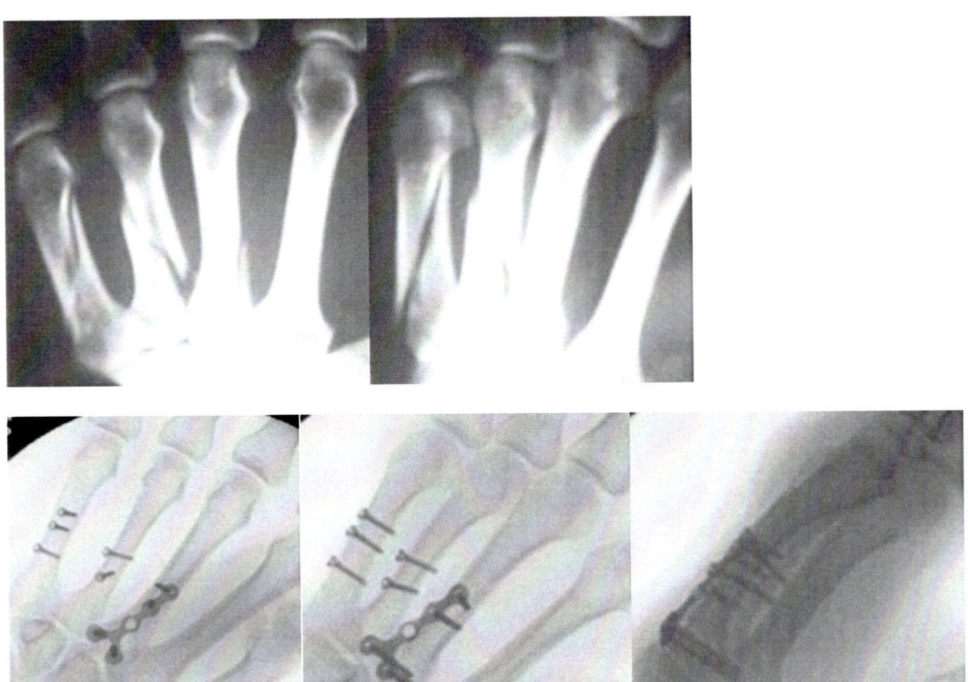

Figura 22.24 Fraturas diafisárias oblíquas no terceiro, quarto e quinto metacarpianos com desvio (em cima). Osteossíntese com miniparafusos e placa (embaixo).

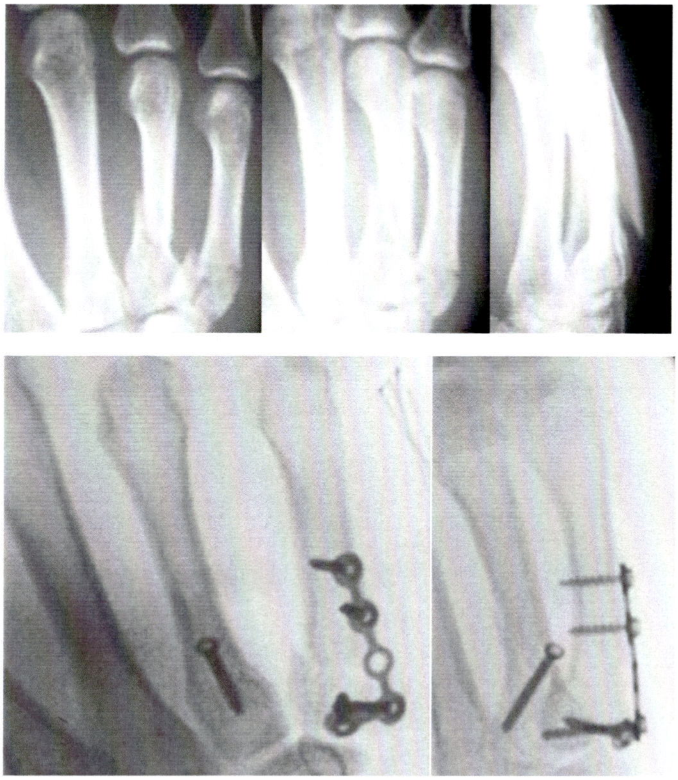

Figura 22.25 Fratura da base do quarto e quinto metacarpianos com desvio (em cima). Osteossíntese com parafuso no quarto e placa e parafuso no quinto metacarpiano (embaixo).

desvios, devem ser tratadas com enfaixamento compressivo e tala gessada para conter o edema. Na imobilização, o punho deve estar com 20 graus de extensão, as MF com 70 graus de flexão e as IF com 0 a 20 graus de flexão. A IFP será liberada após 2 semanas e a imobilização removida após a quarta ou quinta semanas, quando a consolidação clínica deverá ter ocorrido.

Nas fraturas desviadas, a redução aberta e a fixação interna são difíceis devido à cominuição óssea. Há tendência ao encurtamento, e uma boa opção é a fixação transmetacarpiana do osso fraturado no adjacente íntegro. Os objetivos desta fixação são a manutenção do alinhamento, a correção dos desvios e evitar o encurtamento excessivo. Para fraturas desta gravidade podemos aceitar até 5mm de encurtamento com a possibilidade de se conseguir uma boa função da mão.[7]

A fixação externa pode ser indicada para as fraturas muito cominutivas, expostas, com graves lesões de tecidos moles e com perda óssea importante. Em estudo da fixação externa em 19 fraturas de metacarpianos, o índice de retorno ao padrão médio de movimento chegou a 96%.[39] Outro estudo semelhante mostrou bons e excelentes resultados funcionais em 94% das fraturas.[40] São considerados resultados bons e excelentes aqueles que não apresentam dor, deformidade mínima ou ausente, soma da amplitude de movimento das três articulações do dedo superior a 180 graus e flexão da IFP maior do que 80 graus.

Fratura da base dos metacarpiano

Em geral, as fraturas nesta região resultam de traumatismos diretos do tipo esmagamento. No quinto metacarpiano, o mecanismo de trauma é uma força aplicada longitudinalmente ao longo eixo do metacarpiano. São fraturas estáveis e, geralmente, sem desvios. A imobilização inicial, incluindo a MF e o punho, será substituída por uma restrita à mão após 7 a 10 dias e com a remissão dos sintomas dolorosos.

Estas fraturas são muitas vezes ignoradas numa avaliação inicial devido à má qualidade da radiografia ou à ausência da incidência de perfil.

Estas fraturas, mesmo com um pequeno desvio rotacional, provocam uma grande repercussão nos dedos devido ao cavalgamento que ocorrerá entre eles.

Fraturas isoladas da base do segundo e terceiro metacarpianos são raras (Figura 22.26). No entanto,

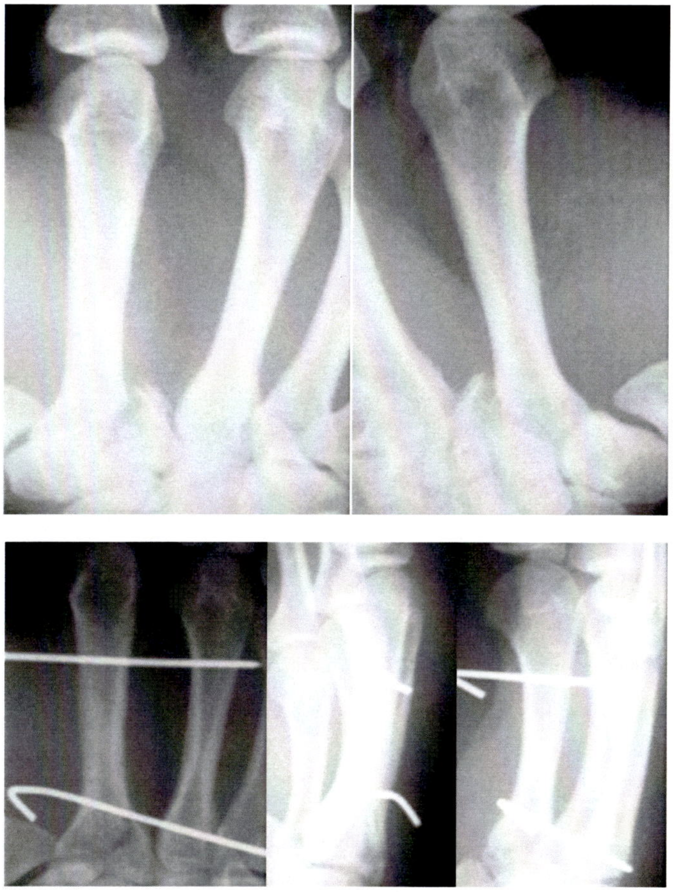

Figura 22.26 Fratura da base do segundo metacarpiano com desvio (em cima). Osteossíntese com fios de Kirschner fixando o segundo no terceiro metacarpiano (embaixo).

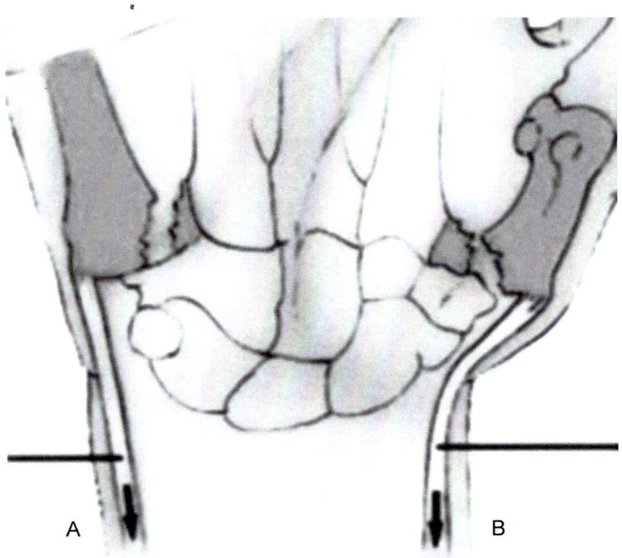

Figura 22.27 Ilustração da semelhança entre a fratura-luxação da base do quinto metacarpiano e a fratura-luxação de Bennett da base do primeiro metacarpiano. **A.** Tendão do extensor ulnar do carpo. **B.** Tendão do longo abdutor do polegar.

as fraturas-avulsões pelos tendões extensores radiais curto e longo do carpo podem necessitar de redução aberta e fixação interna, quando estes fragmentos causam uma proeminência óssea sintomática.[41]

As fraturas da base do segundo e terceiro metacarpianos tendem ser mais estáveis devido à menor mobilidade destas articulações. No quarto e quinto metacarpianos, os desvios rotacionais podem ocorrer, principalmente por serem mais móveis. Ker comparou a fratura da base do quinto metacarpiano com a de Bennett, por existir uma semelhança no mecanismo de desvio.[42] A tração exercida pelo extensor ulnar do carpo causa uma subluxação dorsal e proximal na base do quinto metacarpiano em relação ao hamato (Figura 22.27). O tratamento indicado para estas fraturas-luxações consiste na redução, na maioria das vezes incruenta, e na osteossíntese com fios de Kirschner. Um fio é inserido do quinto para o quarto metacarpiano e o outro do quinto para o hamato (Figura 22.28). Quando obtemos uma boa estabilidade, a imobilização externa não é necessária e os fios são removidos após 4 a 5 semanas.

FRATURA DO PRIMEIRO METACARPIANO

As fraturas do metacarpiano do polegar apresentam diferenças em relação aos outros metacarpianos. São fraturas que acometem mais a base do primeiro metacarpiano. As fraturas da diáfise são raras e não possuem estruturas de estabilização na parte proximal. As forças são transmitidas através da diáfise rígida até a base esponjosa e mais frágil, onde acontecem as fraturas metafisárias ou intra-articulares. Apesar de o polegar estar mais exposto a traumatismos do que os outros dedos, sua mobilidade dissipa muito as forças deformantes. Podemos classificar as fraturas segundo a sua localização e o traço. Green e O'Brien[43-45] apresentaram uma classificação com quatro padrões distintos de fraturas que podem envolver a base do primeiro metacarpiano (Figura 22.29).

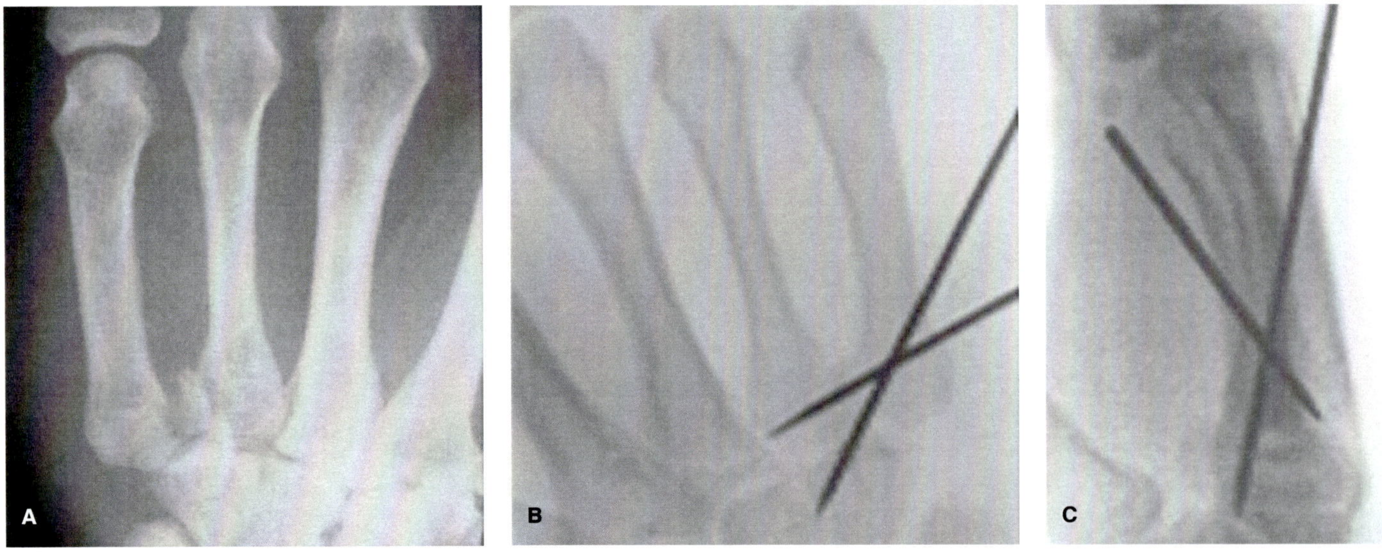

Figura 22.28A. Fratura-luxação da base do quinto metacarpiano. **B** e **C.** Osteossíntese com fios de Kirschner fixados no quarto metacarpiano e no hamato.

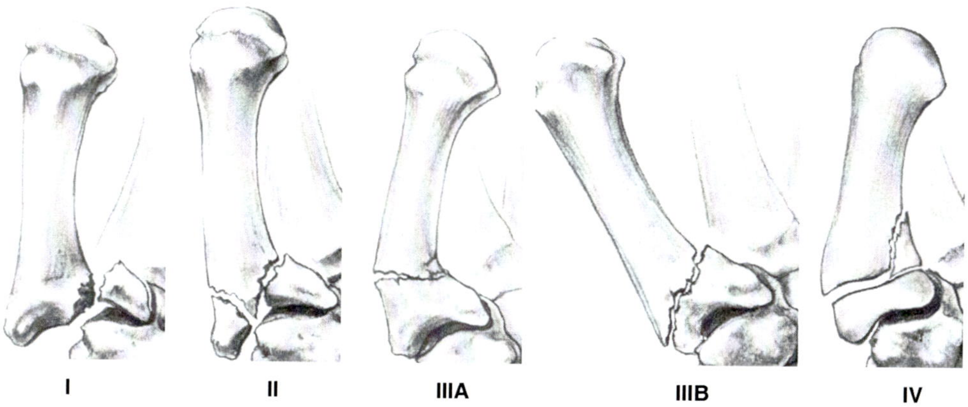

Figura 22.29 Classificação de Green e O'Brien para as fraturas da base do primeiro metacarpiano. **I** – Fratura-luxação de Bennett; **II** – Fratura de Rolando; **IIIA** – Fratura extra-articular com traço transversal; **IIIB** – Fratura extra-articular com traço oblíquo; **IV** – Fratura-epifisiólise.

Fratura de Bennett

Descrita em 1882, por Edwar Holloran Bennett,[46] caracteriza-se por uma fratura-luxação trapeziometacarpiana com traço de fratura intra-articular, na qual um fragmento triangular interno, de maior ou menor volume, permanece com a sua relação normal com o trapézio e unido à base do segundo metacarpiano pelo ligamento intermetacarpiano (Figura 22.30). É uma fratura instável, e dificilmente será mantida com uma imobilização externa, apesar de ser fácil a redução incruenta. O risco de complicações com as imobilizações se deve à alta incidência de recidiva do desvio e à possibilidade de causar escaras de pressão pela modelagem do gesso na base do primeiro metacarpiano.

A fratura-luxação de Bennett pode ser facilmente reduzida mediante tração longitudinal do polegar, com uma das mãos do cirurgião, enquanto com a outra ele introduz o fio de Kirschner de 1,5mm com auxílio do perfurador pneumático e sob controle do intensificador de imagem. Existem várias opções de osteossíntese com os fios, mas a preferência é pela que fixa o primeiro metacarpiano no trapézio e o primeiro no segundo metacarpiano pela técnica percutânea.[47,48] Esta forma, muitas vezes, não necessita da imobilização externa complementar (Figuras 22.31 e 22.32).

A técnica de redução aberta e fixação interna com miniparafuso é reservada para aquelas fraturas em que não se consegue uma redução fechada satisfatória. Por se tratar de uma técnica mais exigente e de precisão, aqueles que forem utilizá-la deverão estar familiarizados com o método.

Os autores que advogam a redução aberta e a fixação interna também defendem a liberação para mo-

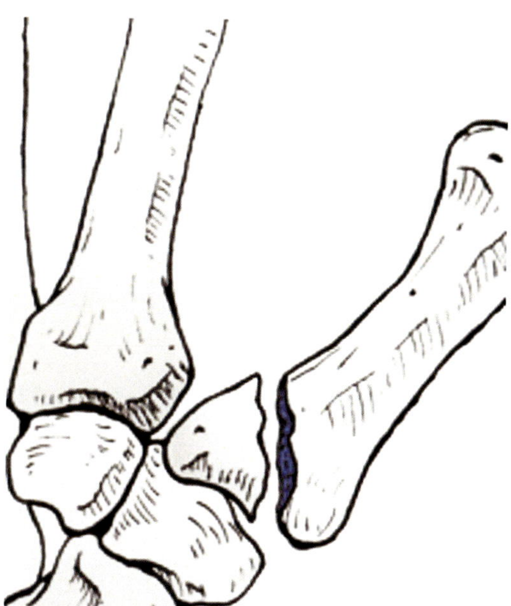

Figura 22.30 Fratura-luxação de Bennett.

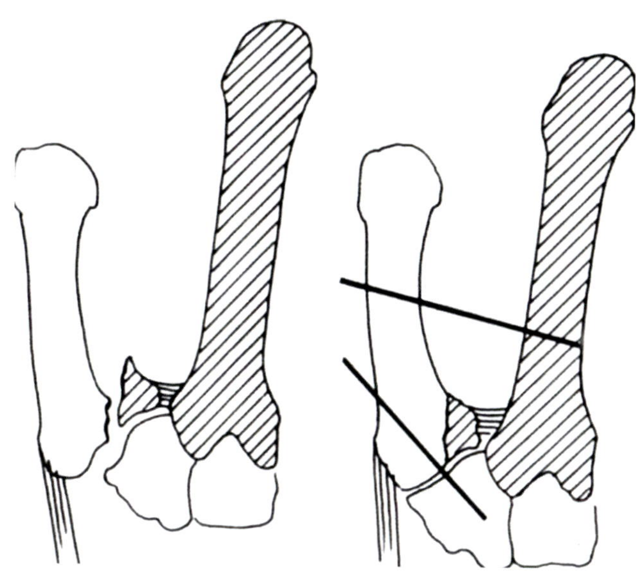

Figura 22.31 Fratura-luxação de Bennett. Esquema da osteossíntese para fixação do primeiro no segundo metacarpiano e no trapézio.

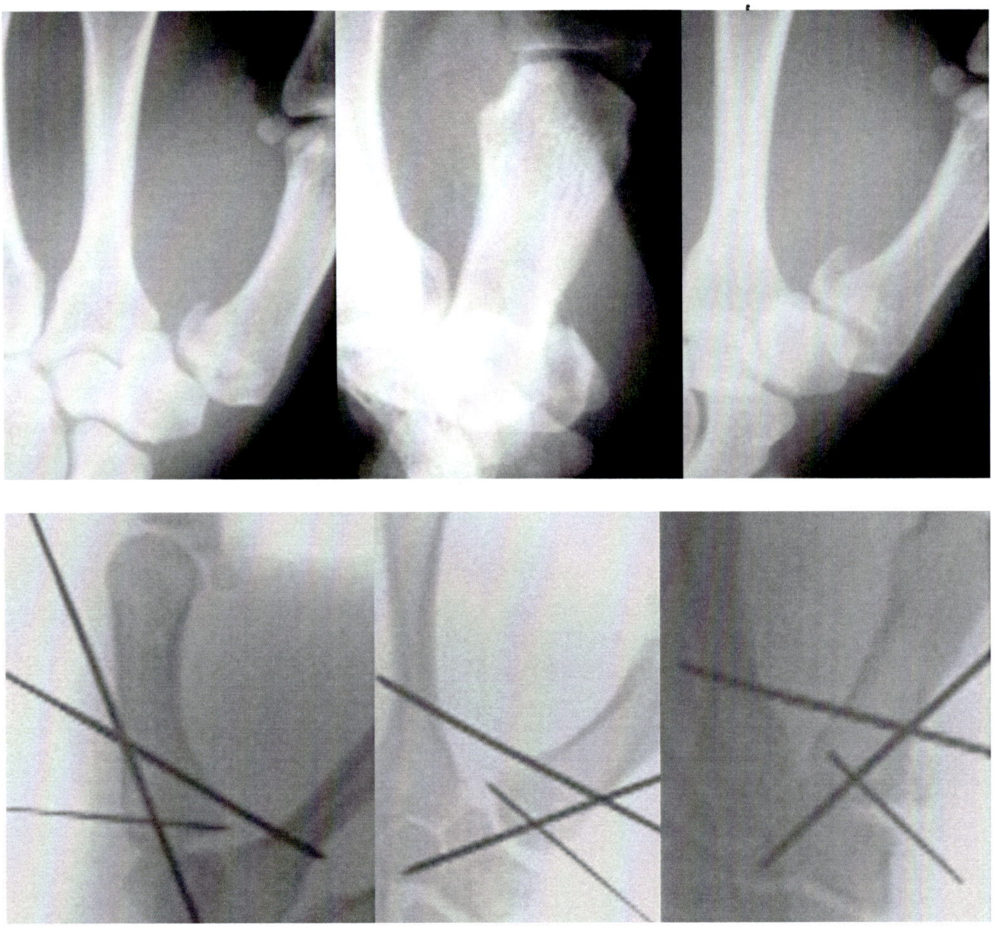

Figura 22.32 Fratura-luxação de Bennett (em cima). Osteossíntese com fios de Kirschner (embaixo).

vimentação imediata, desde que a rigidez da fixação permita.[49-53] No estudo que analisou o resultado de redução cruenta e imobilização, fixação percutânea com fios de Kirschner e redução cruenta e fixação interna, 83% dos pacientes, cujas fraturas consolidaram em excelente posição, ficaram assintomáticos, e apenas 46% dos que apresentaram desvio residual ficaram assintomáticos. Portanto, devemos buscar a redução mais anatômica possível, independente da técnica que será utilizada.

Fratura de Rolando

Esta fratura foi descrita por Silvio Rolando,[54,55] em 1910, como apresentando um padrão diferente da de Bennett, por ter um traço intra-articular em "T" ou "Y" (Figura 22.33). Rolando descreveu que, além do fragmento palmar intra-articular, também havia um dorsal. Observou que o prognóstico era pior, principalmente, devido ao traumatismo de maior energia. Em outro estudo das fraturas de Rolando, nenhuma relação pôde ser encontrada entre a qualidade da redução e a ocorrência de sintomatologia tardia ou artrose.[56] O tratamento segue os princípios utilizados para a fratura de Bennett, isto é, procurar obter redução mais anatômica possível, seja com técnica fechada ou aberta, e realizar osteossíntese com fios, miniparafusos ou miniplacas (Figura 22.34). Quando a cominuição é grave, a opção é pela imobilização gessada incluindo o polegar, por 3 a 4 semanas. Após este

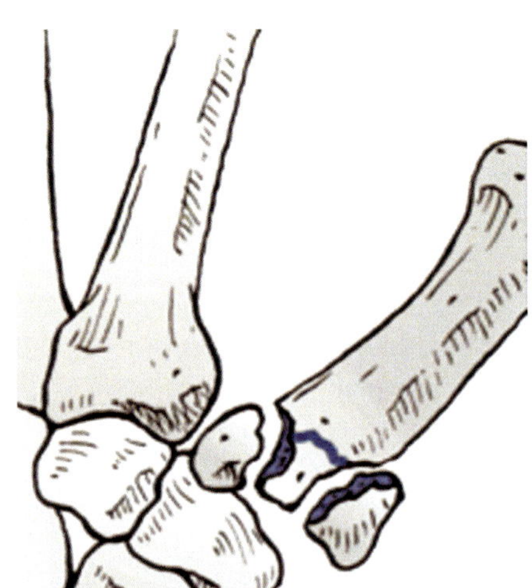

Figura 22.33 Fratura de Rolando.

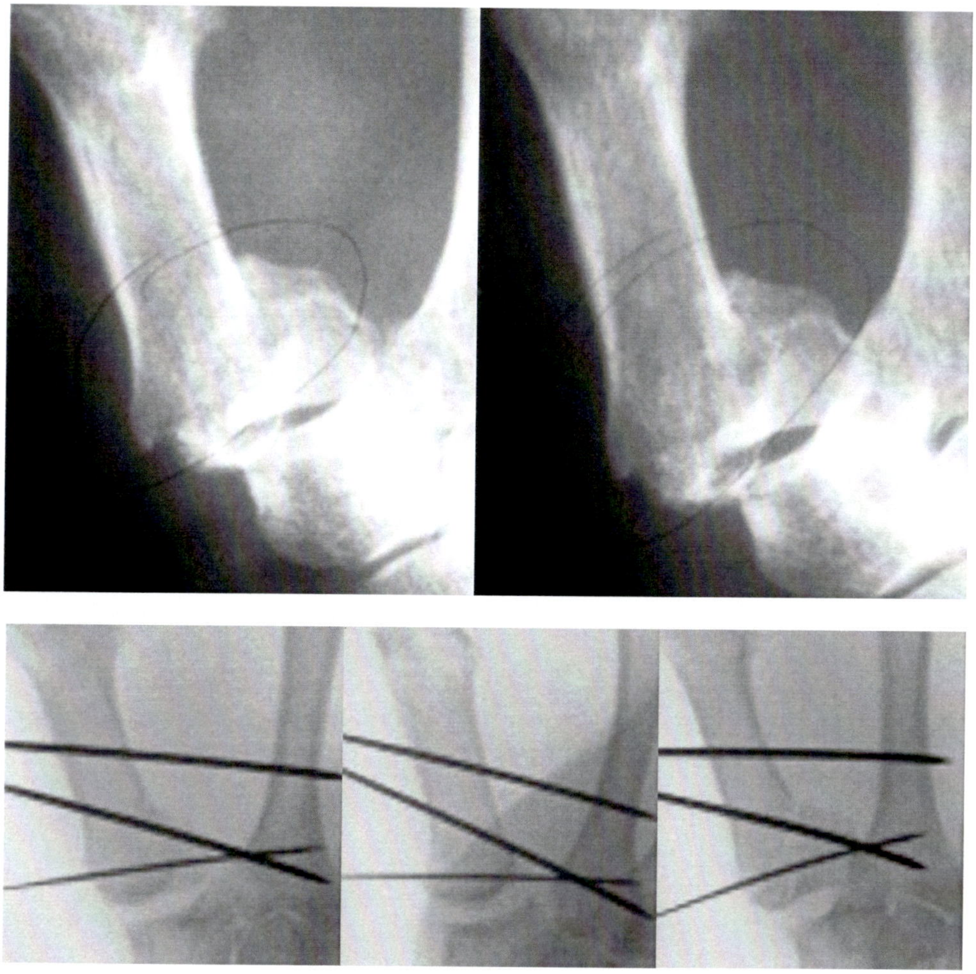

Figura 22.34 Fratura de Rolando (em cima). Osteossíntese com fios de Kirschner interfragmentários e fixação do primeiro no segundo metacarpiano (embaixo).

período, realiza-se a reabilitação, da movimentação, e resultados razoáveis podem ser obtidos.

Fraturas diafisárias

As fraturas da diáfise do metacarpiano do polegar são resultantes de traumatismos diretos ou esmagamento e acometem, principalmente, a extremidade proximal deste osso. Em geral, o desvio angular é lateral, e o fragmento distal está aduzido.[57] A manobra de redução consiste em tração longitudinal e pronação do fragmento distal.[58] A imobilização gessada, envolvendo o polegar e mantendo o seu alinhamento com o rádio, é suficiente para a estabilização das fraturas transversais. A angulação das fraturas extra-articulares da base de até 30 graus é bem aceitável devido ao grande movimento compensatório da articulação carpometacarpiana. Uma angulação excessiva pode levar à hiperextensão na articulação MF.

As fraturas com traços oblíquos têm um comportamento, com relação à tendência de desvio, semelhante ao das de Bennett e necessitam da osteossíntese. Os fios de Kirschner geralmente são suficientes para promover estabilidade e fixação desejáveis. Esta fixação pode ser realizada com um fio através do foco da fratura, e em direção à articulação trapeziometacarpiana, e o outro fixando o primeiro no segundo metacarpiano (Figura 22.35).

Fratura-epifisiólise

O tipo IV da classificação de Green e O'Brien[43-45] é a fratura-epifisiólise, que acomete o osso imaturo. Quando ocorre a epifisiólise da base do primeiro metacarpiano, a lesão é do tipo II ou III de Salter-Harris (Figura 22.36), com a do tipo III correspondendo à fratura de Bennett do adulto. São fraturas raras e que necessitam de tratamento adequado para evitar deformidades. Portanto, na impossibilidade de se conseguir uma redução anatômica fechada, deve-se realizá-la de forma aberta e fixar com fios de Kirschner.

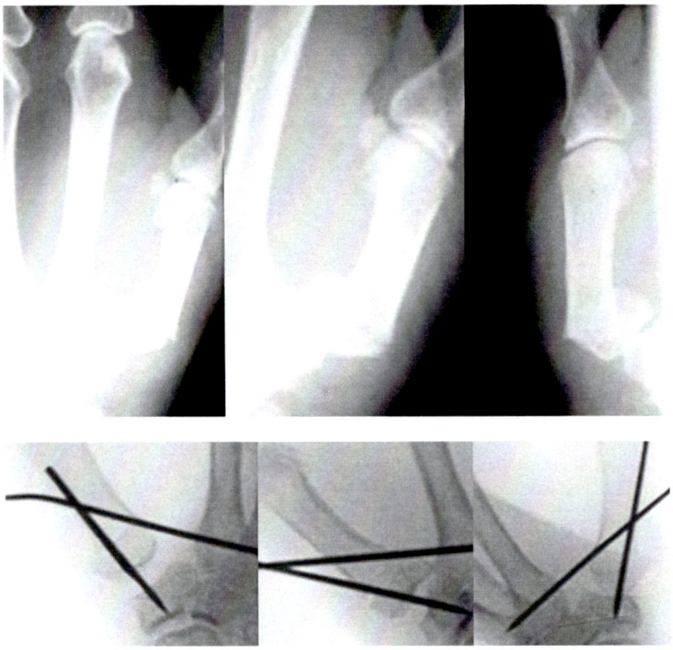

Figura 22.35 Fratura extra-articular da base do primeiro metacarpiano com desvio (em cima). Osteossíntese com fios de Kirschner do primeiro para o segundo metacarpiano e do primeiro para o trapézio (embaixo).

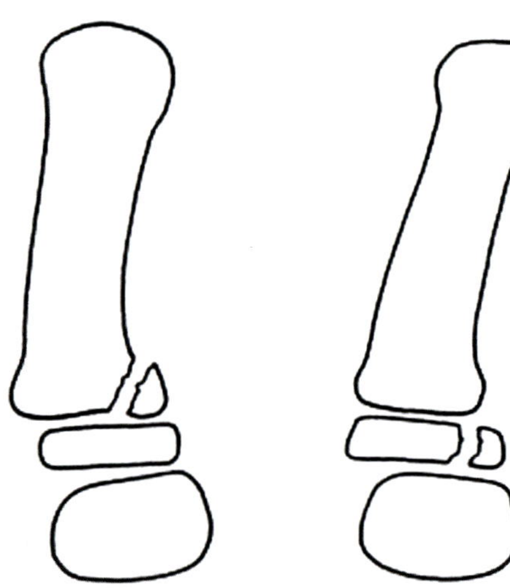

Figura 22.36 Ilustração das fraturas-epifisiólises da base do primeiro metacarpiano: Salter-Harris tipo II (esquerda) e tipo III (direita).

REFERÊNCIAS

1. Meyer FN, Wilson RL. Management of nonarticular fractures of the hand. *In*: Hunter JM, Mackin EJ, Callahan Ad (eds.). *Reabilitation of the hand*. St. Louis: Mosby, 1995: 353-76.
2. Swanson AB. Fractures involving the digits of the hand. *Orthop Clin North Am* 1970; *1*:261-74.
3. Kaplan EB. *Functional and surgical anatomy of the hand.* 2 ed., Philadelphia: J. B. Lippincott, 1965.
4. Abouna JM, Brown H. The treatment of mallet finger. The results in a series of 148 consecutive cases and a review of the literature. *Br J Surg* 1968; *55*:653-67.
5. Iselin F, Levame J, Godoy J. A simplified technique for treating mallet fingers: tenodermodesis. *J Hand Surgery* 1977; *2*:118-21.
6. Aston JN. Locked midle finger. *J Bone Joint Surg* 1960; *42B*:75-9.
7. Burkhalter WE. Hand fractures. *In:* Greene WB (ed.). *Instructional Course Lectures XXXIX*. Park Ridge, IL: American Academy of Orthopaedic Surgeons 1990:249-53.
8. Meyer VE, Chiu ATW, Beasley RW. Fractures of the metacarpals. *Clin Plast Surg* 1985; *8*:51-64.
9. Chiconelli JR, Schott PC. Tratamento das fraturas da mão. *Rev Bras Cir* 1969; *58*:270-4.
10. Dobyns JH. Linscheid RL, Cooney WP. Fractures and dislocations of the wrist and hand, then and now. *J Hand Surg* 1983; *8*:687-90.
11. Mc Elfresh EC, Dobyns JH. Intra articular metacarpal head fractures. *J Hand Surg* 1983; *8*:383-93.
12. Berkman EF, Miles GH. Internal fixation of metacarpal fractures exclusive of the thumb. *J Bone Joint Surg* 1943; *25*:816-21.
13. Bosworth DM. Internal splinting of fractures of the fifth metacarpal. *J Bone Joint Surg* 1937; *19*:826-7.
14. Karbelnig MJ. Fracture of the metacarpal shaft: a method of treatment. *Calif Med* 1963; *98*:269-70.
15. Morton HS. Fractures of the wrist and hand. *Can Med Assoc J* 1944; *51*:430-4.
16. Norman HRC. Fractures of the metacarpals treated by a new method. *Can Med Assoc J* 1943; *49*:173-5.
17. Saypool GM, Slattery LR. Observations on displaced fractures of the hand. *Surg Gynecol Obstet* 1944; *79*:522-5.
18. Sutro CJ. Fracture of metacarpal bones and proximal manual phalanges: treatment with emphasis on the prevention of rational deformities. *Am J Surg* 1951; *81*:327-32.
19. Waugh RL, Ferrazzano GP. Fractures of the metacarpals exclusive of the thumb. A new method of the treatment. *Am J Surg* 1943; *59*:186-94.
20. Silva JB, Calgagnotto NG, Fridman M. Fixação intramedular nas fraturas do colo dos metacarpianos. *Rev Bras Ortop* 2000; *35*:137-42.
21. Green DP, Anderson JR. Closed reduction and percutaneous pin fixation of fracture phalanges. *J Bone Joint Surg* 1973; *55A*:1651-4.
22. Peacock EE. Management of conditions of the hand requiring immobilization. *Surg Clin North Am* 1953; *33*:1297-309.
23. Holst-Nielsen F. Subcapital fractures of the four ulnar metacarpal bones. *Hand* 1976; *8*:290-3.
24. Eichenholtz SN, Rizzo PC. Fractures of the neck of the fifth metacarpal bone – Is over treatment justified? *JAMA* 1961; *178*:151-2.
25. Hunter JM, Cowen NJ. Fifth metacarpal fractures in a compensation clinic population. *J Bone Joint Surg* 1970; *52A*:1159-65.
26. Barton NJ. Fractures of the hand. *J Bone Joint Surg* 1984; *66B*:159-67.
27. Ford DJ, Ali MS, Steel WM. Fractures of the fifth metacarpal neck: Is reduction or immobilization necessary? *J Hand Surg* 1989; *14B*:165-7.
28. Bain GI, Guy SD. Techniques in hand and upper extremity. *Surgery* 2003; 7(3):130-2.
29. Ali MS. Complete disruption of the collateral mechanism of the proximal intherphalangeal joints of fingers. *J Hand Surg* 1984; *9B*:191-3.

30. Bloem JJAM. The treatment and prognosis of uncomplicated dislocated fractures of the metacarpals and phalanges. *Arch Chir Neerl* 1971; *23*:55-65.
31. Posner MA. Injuries to the hand and wrist in athletes. *Orthop Clin North Am* 1977; *8*:593-618.
32. Smith RJ, Peimer CA. Injuries to the metacarpal bones and joints. *Adv Surg* 1977; *2*:341-74.
33. Freeland AE, Jabaley ME, Hughs JL (eds.). *Stable fixation of the hand and wrist*. New York, NY: Springer-Verlag, 1986.
34. Konradsen L, Nielsen PT, Albrecht-Best E. Functional treatment of metacarpal fractures: 100 randomized cases with or without fixation. *Acta Orthop Scand* 1990; *61*:531-4.
35. Freitas AD, Pardini Jr. AG, Monteiro PC. Fixação intramedular com fios múltiplos no tratamento das fraturas dos metacárpicos. Rev Bras Ortop 1995; *30*:587-92.
36. Ohara GH. Estudo experimental de osteossíntese em metacarpianos. Tese de mestrado apresentada ao curso de Pós-Graduação da Escola Paulista de Medicina, 1989.
37. Ohara GH. Estudo experimental de cinco modelos de osteossíntese em ossos metacarpianos humanos. *Rev Bras Ortop* 1994; *29*:211-7.
38. Oliveira LP, Souza ACP, Franklin ED *et al*. *Rev Bras Ortop* 1994; *29*:60-2.
39. Shehadi SI. External fixation of metacarpal and phalangeal fractures. *J Hand Surg* 1991; *16A*:544-50.
40. Parsons SW, Fitzgerald JAW, Shearer JR. External fixation of unstable metacarpal and phalangeal fractures. *J Hand Surg* 1992; *17B*:151-5.
41. Crickinlow TPKR, Hoshinson J. Avulsion fracture of the index metacarpal base: three case reports. *J Hand Surg* 1988; *13B*:212-4.
42. Ker HR: Dislocation of the fifth carpometacarpal joint. *J Bone Joint Surg* 1955; *37B*:254-6.
43. Green DP, O'Brien ET. Fractures of the thumb metacarpal. *Southern Med J* 1972; *65*:807-14.
44. Macey MB, Murray RA. Fractures about the base of the first metacarpal with special reference to Bennett's fracture. *Southern Med J* 1949; *42*:931-5.
45. McNealy RW, Lichtenstein ME. Bennett's fracture and other fractures of the first metacarpal. *Surg Gynecol Obstet* 1933; *56*:197-201.
46. Benett EH. Fractures of the metacarpal bones. *Dublin J Med Sci* 1882; *73*:72-5.
47. Johnson EC. Fracture of the base of thumb: a new method of fixation. *JAMA* 1944; *126*:27.
48. Wagner CJ. Method of treatment of Bennett's fracture dislocation. *Am J Surg* 1950; *80*:230.
49. Crawford GP. Screw fixation for certain fractures of the phalanges and metacarpals. *J Bone Joint Surg* 1976; *58A*:487-92.
50. Freeland AE, Jabaley ME, Hughes JL. *Stable fixation of the hand and wrist*. New York: Springer-Verlag 1986.
51. Heim U, Pfeiffer KM, in collaboration with Meuli HC. Small fragment set manual. Technique Recommended by the ASIF Group (Swiss Association for Study of Internal Fixation). New York: Springer-Verlag 1974.
52. Ruedi TP, Burri C, Pfeiffer KM. Stable internal fixation of fractures of the hand. *J Trauma* 1971; *11*:381-9.
53. Scott MM, Mulligan PJ. *Stabilization of the skeleton of the hand*. Baltimore: Willians & Wilkins 1977.
54. Rolando S. Fracture de la base du premier metacarpien: et principalement sur une varieté non encore décrite. *Presse Med* 1910; *33*:303.
55. Peltier LF. Rolando fracture. *Clin Orthop Rel Res* 2006; *445*:15-8.
56. Langhoff O, Andersen K, Kjaer-Petersen K. Rolando's fracture. *J Hand Surg* 1991; *16B*:454-9.
57. Green DP, O'Brien ET. Fractures of the thumb metacarpal. *Southern Med J* 1972; *65*:807-14.
58. Burton RI, Eaton RG. Common hand injuries in the athlete. *Orthop Clin North Am* 1973; *4*:809-38.

CAPÍTULO 23

Fraturas de Falanges

Valdir Steglich
Henrique Ayzemberg

Considerando a mão humana o órgão mais extraordinário de interação direta do ser humano com o universo que o rodeia e importante ferramenta de trabalho pesado ou como instrumento de precisão, atenção especial deve ser dada ao tratamento de lesões que atingem a sua estrutura óssea. De modo geral, o objetivo do tratamento das fraturas não só das falanges, mas também dos metacarpianos, é restaurar não apenas a anatomia do esqueleto digital, mas, principalmente, a função.

Embora números exatos da incidência sejam difíceis de obter, as fraturas de falanges e metacarpianos são, provavelmente, as mais comuns do sistema esquelético. Com freqüência, ocorrem entre a segunda e a quarta década de vida. Elas representam cerca de 10% das fraturas do membro superior e 80% das fraturas da mão, apresentando maior incidência no primeiro e no quinto raios, devido à maior exposição, por se situarem, respectivamente, nas bordas radial e ulnar da mão.[1]

PRINCÍPIOS GERAIS DE AVALIAÇÃO DAS FRATURAS DA MÃO

Na avaliação inicial, independentemente de quão inocente uma fratura de mão possa parecer, o médico deve tomar cuidado para avaliar os valores históricos pertinentes, fazendo seguir-se a isto um exame físico e radiológico completo.

Antes de aprofundar-se nos detalhes históricos da lesão específica da mão, é importante determinar a ocupação e a dominância manual do indivíduo lesado. Ao estabelecer mais a fundo a história, os detalhes do mecanismo de lesão são críticos para a compreensão dos padrões de dano esquelético e dos tecidos moles. Se maquinaria está envolvida, alguns detalhes podem ser de importância para determinar a extensão desta lesão.

O paciente deve ser perguntado quanto a deformidades iniciais, como uma luxação que pode já ter sido reduzida, feridas abertas, sangramento excessivo, circulação alterada do dedo ou da mão e sintomas de perturbação sensitiva ou motora.

As perguntas gerais incluirão quaisquer doenças clínicas associadas, história de alergia, história de tabagismo e estado de vacinação contra tétano. Se a lesão tiver ocorrido no local de trabalho, esclarecimento apropriado é necessário no início do tratamento.

Nos pacientes com qualquer fratura ou traumatismo mais complexo de mão, o membro inteiro deve ser inspecionado quanto à lesão mais proximal. A roupa deve ser removida para permitir a inspeção visual e manual das articulações proximais do esqueleto do membro superior. Qualquer roupa potencialmente constritiva e jóias, incluindo anéis, devem ser removidas.

Ao avaliar fraturas dos metacarpianos e das falanges, o examinador deve determinar o alinhamento dos dedos, tanto à apresentação inicial como, se necessário, após a redução da fratura. O alinhamento é determinado, clinicamente, verificando-se a relação das unhas com os dedos em extensão e flexão completas (Figura 23.1). As unhas devem ser quase paralelas, embora em muitos indivíduos as falanges distais dos dedos indicador e mínimo sejam anguladas no sentido do dedo médio.

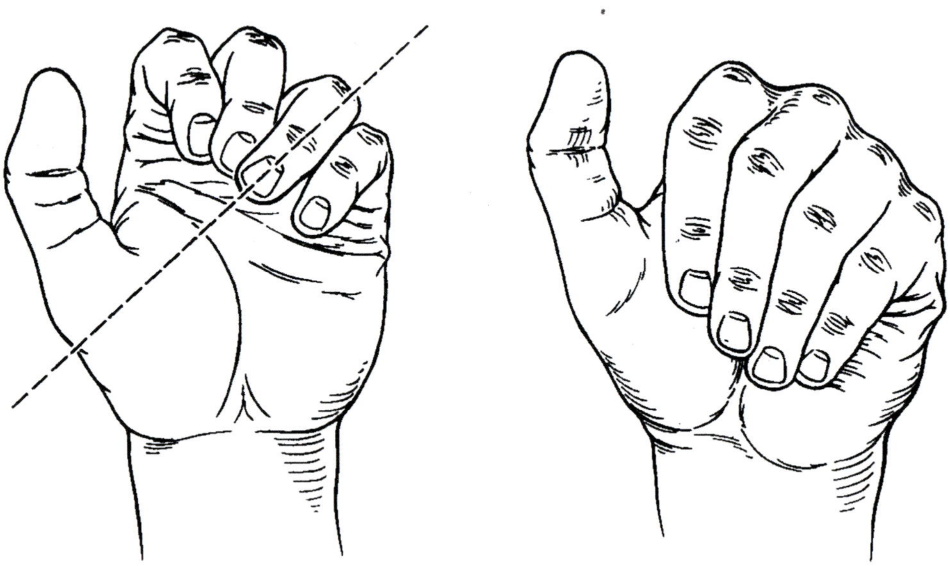

Figura 23.1 É importante que o alinhamento esquelético também seja avaliado com os dedos completamente flexionados. Nesta posição, as pontas dos dedos devem apontar para a tuberosidade do escafóide. A mão contralateral serve como controle para angulação e rotação.

Tanto o traumatismo fechado como o aberto na mão podem ter lesão associada de nervos, vasos sanguíneos ou tendões. A sensibilidade é documentada pela resposta não somente ao toque leve e à picada de alfinete, mas também pela discriminação de dois pontos. A circulação pode ser determinada pela inspeção visual e documentada pelo preenchimento capilar cronometrado, comparando-se o preenchimento capilar do dedo lesado ao longo da sua crista paroniquial com um dedo adjacente ou um dedo correspondente na outra mão.

Nas feridas abertas, sempre suspeitar da presença de corpos estranhos. Inspeção mínima geralmente é justificada mediante exame delicado com instrumentos e luvas estéreis, o qual fornecerá informação preliminar suficiente até que uma exploração completa possa ser feita na sala de cirurgia. É preferível examinar o dedo distal à zona de lesão para determinar a integridade das estruturas vasculares, nervosas e tendinosas. Não pinçar vasos sangrantes óbvios na sala de emergência, porque isto pode levar a lesão irreversível das pequenas artérias digitais. O sangramento é facilmente controlado com pressão direta sobre a ferida aberta.

A integridade dos tendões extensores e flexores para os dedos é determinada individualmente, e o médico deve palpar ao longo das inserções ligamentares para assegurar a sua integridade.

O esqueleto tubular da mão exige três vistas radiográficas – anteroposterior (AP), lateral e oblíqua – para avaliação acurada da posição e integridade destas pequenas unidades esqueléticas e suas articulações. Em algumas situações especiais, pode-se lançar mão de incidências especiais para a avaliação precisa de algumas fraturas, entre elas a de Brewerton (Figura 23.2*A* e *B*) para fraturas ocultas da cabeça

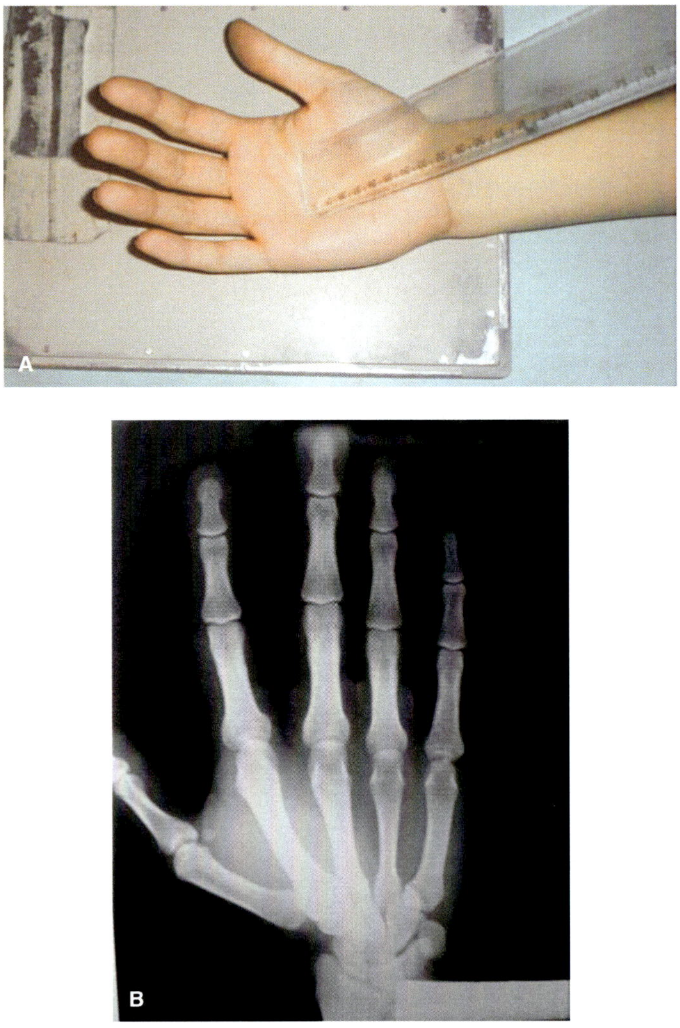

Figura 23.2A. Imagem clínica da incidência de Brewerton, demonstrando que o feixe de raio-X é angulado a 30 graus a partir do lado ulnar da mão, sugerida como método para demonstração de fraturas ocultas na cabeça dos metacarpianos. **B.** Imagem radiográfica da incidência de Brewerton.

dos metacarpianos[2,3] e incidência lateral em 10 graus de supinação (para o quarto e quinto metacarpianos) ou 10 graus de pronação (para o segundo e terceiro metacarpianos). As falanges devem ser vistas numa projeção lateral verdadeira, e o dedo lesado deve ser isolado a fim de evitar superposição das unidades esqueléticas dos dedos adjacentes. Algumas projeções radiográficas especializadas foram elaboradas para ajudar na visualização de áreas específicas do esqueleto.

Em muitos casos, anestesia é necessária a fim de permitir avaliação indolor do alinhamento, além de possibilitar uma redução fechada, se indicada.

CLASSIFICAÇÃO

Não existe classificação específica que possa ser utilizada de forma uniforme para fraturas de falanges ou de metacarpianos, sobretudo uma que permita correlação clara com os métodos de tratamento. Vários fatores que podem ser determinados a partir do exame inicial e das radiografias ajudarão a identificar a personalidade da fratura. Uma classificação funcional deve levar em conta: localização da fratura, padrão, lesão de tecidos moles, deformidade e estabilidade intrínseca (Quadro 23.1). Outros fatores pertinentes incluem a idade do paciente, a condição clínica, a condição sócio-econômica e a motivação.

Contudo, uma classificação bastante óbvia tem sido utilizada com base no local anatômico da fratura, identificando aquelas que acometem as falanges proximal, média e distal. Para as falanges proximais e médias, a classificação da AO reconhece as diafisiárias transversas, as espirais, as oblíquas e as cominutivas, assim como as unicondilares e bicondilares da base. Para as fraturas da falange distal,

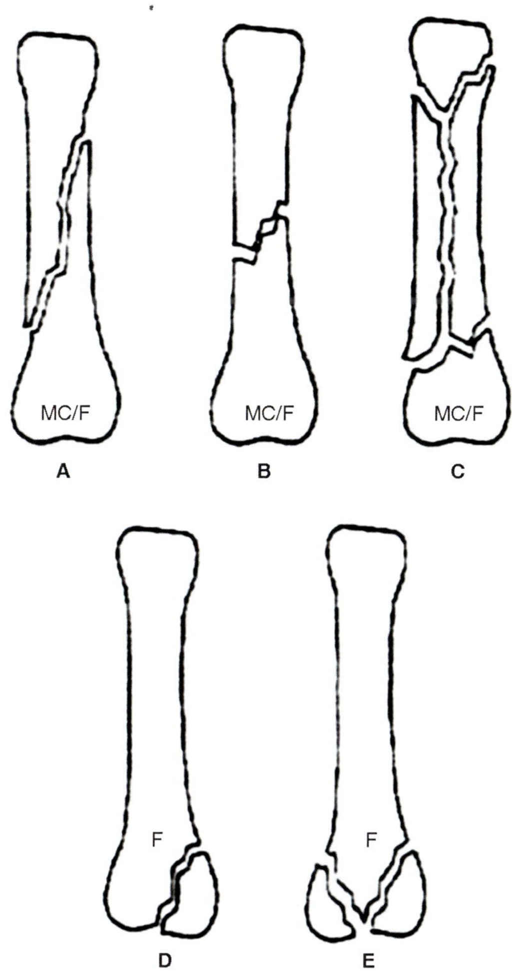

Figura 23.3 Classificação AO das fraturas dos metacarpianos (**MC**) e das falanges (**F**): **(A)** espiral, **(B)** oblíqua curta, **(C)** cominutiva, **(D)** unicondilar e **(E)** bicondilar.

Kaplan definiu três tipos: longitudinal, cominutiva e transversa. Além disso, a classificação de Weiss-Hastings[4,5] identifica quatro classes de fraturas da cabeça da falange segundo o traço de fratura (Figuras 23.3 a 23.5).

Quadro 23.1 Parâmetros funcionais das fraturas: características das fraturas das falanges e dos metacarpianos

Localização	Padrão	Esqueleto	Deformidade	Tecido mole	Lesão associada	Reação ao movimento
Base	Transversa	Simples	Angulação	Aberta	Pele	Estável
Diáfise	Oblíqua	Impactada	Dorsal	Fechada	Tendão	Instável
Colo	Espiral	Cominutiva	Palmar	–	Ligamento	–
Cabeça (côndilo)	Avulsão	Perda óssea	Rotação	–	Nervo	–
Epífise	–	–	Encurtamento	–	Vaso sanguíneo	–

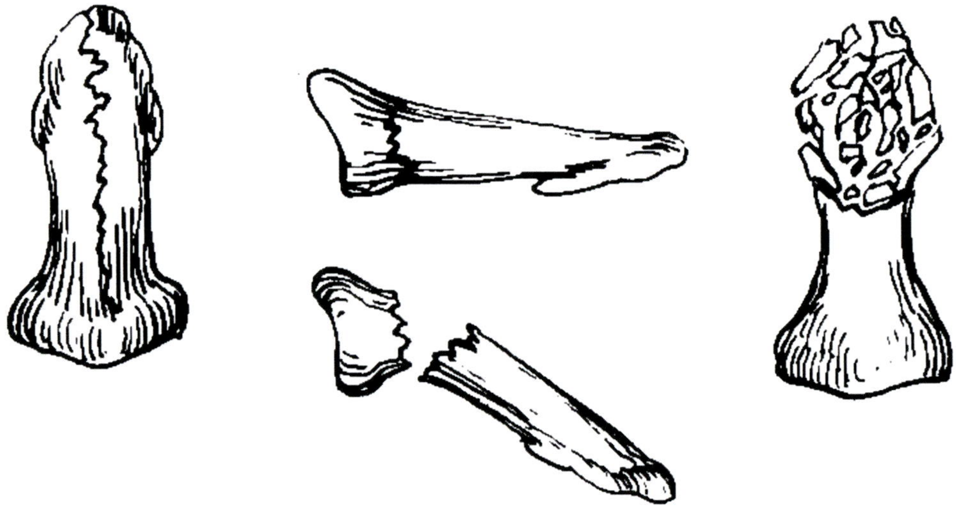

Figura 23.4 Classificação de Kaplan para as fraturas de falange distal (longitudinal, transversa e cominutiva).

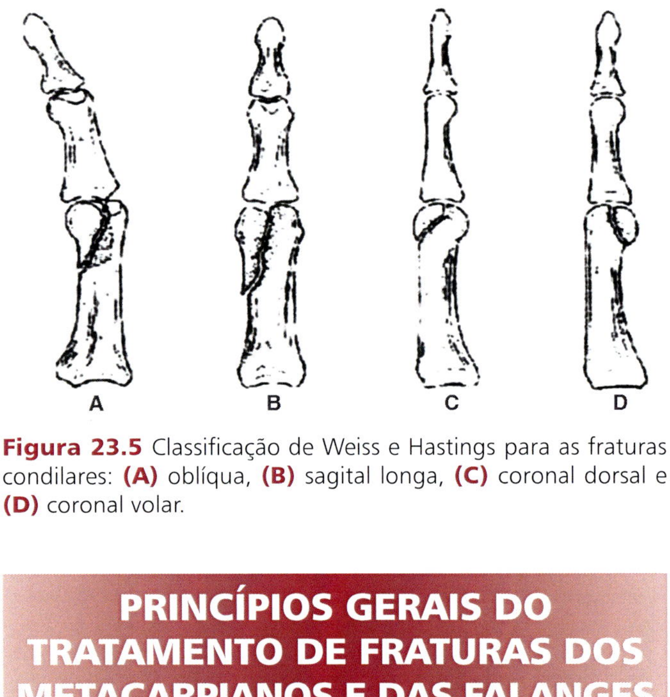

Figura 23.5 Classificação de Weiss e Hastings para as fraturas condilares: **(A)** oblíqua, **(B)** sagital longa, **(C)** coronal dorsal e **(D)** coronal volar.

PRINCÍPIOS GERAIS DO TRATAMENTO DE FRATURAS DOS METACARPIANOS E DAS FALANGES

O objetivo do tratamento das fraturas dos metacarpianos e das falanges inclui a restauração ou preservação da função.[6] Inerente a este objetivo é o reposicionamento de um osso fraturado ou luxado para uma posição que seja compatível com a função. Sempre que possível, a congruência articular deve ser restaurada. Para atingir este objetivo, o médico deve selecionar um método que ofereça o mínimo de lesão de tecidos moles e acelere a mobilização da parte lesada tão logo a estabilidade da fratura o permita. Isto deve ser determinado com base na informação ganha pela avaliação clínica e radiológica da fratura.

A vasta maioria das fraturas que comprometem o esqueleto tubular na mão pode ser eficazmente tratada por uma conduta não-operatória cuidadosa. A determinação da estabilidade individual ou "personalidade" da fratura é de fundamental importância nas fraturas fechadas da mão, uma vez que se tornou cada vez mais evidente que muitas fraturas falângicas e metacarpianas alinhadas estáveis necessitam apenas imobilização limitada e evoluem melhor com retorno precoce à mobilidade.[7-13] Estudos documentaram os resultados melhorados com imobilização limitada (1 a 2 semanas) das fraturas estáveis dos metacarpianos e das falanges da mão.[8,14]

A mão deve ser sempre imobilizada na posição funcional, em vez de repouso. Isto envolve imobilizar o punho em 20 graus de extensão, as articulações metacarpofalângicas (MF) em 60 a 70 graus de flexão e as articulações interfalângicas (IF) em extensão (Figura 23.6*A* a *C*). Esta posição "segura" evitará o encurtamento dos ligamentos colaterais das articulações MF e IF durante o período de imobilização. A imobilização imprópria da mão pode resultar em contraturas em extensão das articulações MF e flexão das articulações IF. O metacarpiano do polegar deve ser mantido em abdução palmar para manter a membrana interdigital em estado funcional, prevenindo contratura em adução.

De uma maneira geral, as fraturas estáveis incluem fraturas diafisárias impactadas fechadas, fraturas com pouco ou nenhum desvio, a maioria das fraturas falângicas distais (IFD), muitas fraturas isoladas de diáfise metacarpiana e as fraturas bem alinhadas que permanecem em posição através de um arco completo de movimento (Quadro 23.2). Os critérios radiográficos de Pun e cols. de alinhamento aceitável de fraturas das falanges e dos metacarpianos incluem os seguintes:[14]

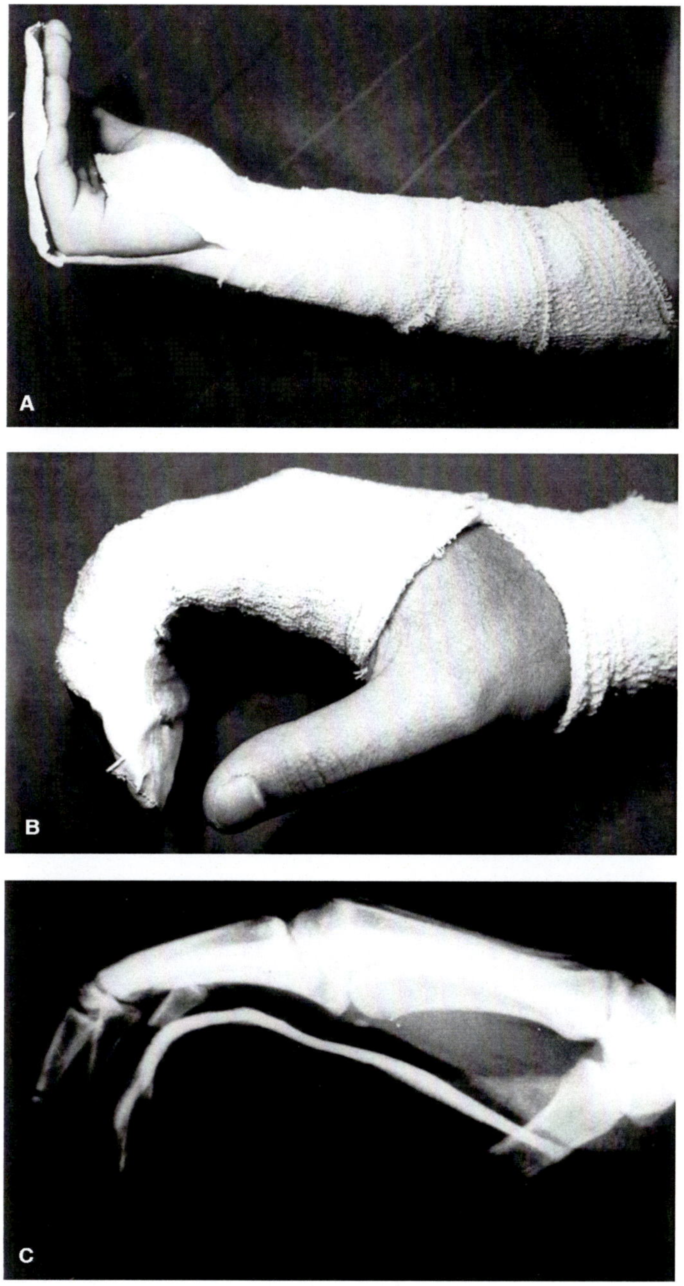

Figura 23.6A. Imagem clínica da posição de função. O punho com 20 graus de extensão, as articulações MF entre 60 e 70 graus de flexão e as articulações IF em extensão. **B.** Imagem clínica de imobilização inadequada. **C.** No exame radiográfico desta imobilização inadequada, observam-se extensão das MF e flexão das articulações IF, o que resultará em rigidez e contratura.

1. Dez graus de angulação nos planos sagital e coronal, exceto na metáfise, onde 20 graus de angulação no plano sagital é aceito.
2. Até 45 graus de angulação no plano sagital no colo do quinto metacarpiano.
3. Cinqüenta por cento de superposição no local da fratura.
4. Nenhuma deformidade rotacional.

Quadro 23.2 Fraturas metacarpianas e falângicas estáveis

Fraturas impactadas
Fraturas com pouco ou nenhum deslocamento
Múltiplas fraturas isoladas do corpo metacarpiano
Fraturas da falange distal
Fraturas sem deslocamento através do arco de movimento digital

Quadro 23.3 Fraturas instáveis dos metacarpianos e das falanges

Fraturas multifragmentárias (cominutivas)
Fraturas com desvio grave
Fraturas oblíquas curtas e espirais com rotação
Fraturas múltiplas de metacarpianos
Fraturas subcondilianas de falange proximal
Fraturas palmares da base da falange média
Fraturas com lesão extensa associada dos tecidos moles
Algumas fraturas-luxações
Fraturas articulares com desvio
Fraturas de Bennett e Bennett inversa
Fratura de Rolando
Fraturas unicondilianas e bicondilianas
Amputações completas ou incompletas (lesões complexas)

Similarmente, certos padrões de fratura tendem a ser instáveis mesmo quando anatomicamente restaurados por manipulação fechada (Quadro 23.3). Estas fraturas, geralmente, exigirão alguma forma de estabilização, mas o seu resultado, muitas vezes, será determinado pela violência da lesão original, pelo dano associado dos tecidos moles, pela contaminação e pelo método de reconstrução esquelética.[15,16]

Assim, para alcançar o objetivo da restauração funcional, o cirurgião deve levar em conta certo número de fatores relacionados à fratura e às lesões associadas e desenvolver uma conduta lógica de tratamento. O cirurgião pode escolher entre vários métodos de tratamento, incluindo:[17-24]

1. Movimentação precoce com ou sem suporte externo.
2. Redução fechada seguida por suporte externo.
3. Redução fechada e pinos percutâneos.
4. Redução fechada e tração ou fixação externa.
5. Redução aberta e fixação interna ou externa.

O tratamento deve ser adaptado às demandas da "personalidade" da fratura específica, à experiência do cirurgião e à motivação do paciente.

FRATURAS DE FALANGES

Fraturas extra-articulares

Fraturas transversas da diáfise da falange proximal geralmente desviam, mostrando um ápice com angulação palmar como resultado de um desequilíbrio de forças geradas pela ação dos tendões flexores e extensores.[9,25,26] O eixo de rotação destas fraturas repousa na face palmar do túnel osteofibroso dos tendões flexores. O braço de alavanca do eixo rotacional a partir do local da fratura até o tendão extensor é maior do que aquele entre este eixo e os tendões flexores, levando a uma angulação de ápice palmar. Somado a isso, o fragmento proximal é fletido pela força aplicada pelas inserções da musculatura interóssea. A angulação palmar progressiva da falange proximal efetivamente diminui o comprimento do dedo, de forma mais marcante dorsalmente, resultado de um mecanismo extensor incompetente (Figuras 23.7 e 23.8*A* e *B*), impedindo a extensão da articulação IFP.

A angulação das fraturas da falange média depende muito de sua localização exata. Fraturas no quarto proximal da falange angulam com o ápice dorsal, como resultado da tensão imposta pela inserção da banda central do tendão extensor. Fraturas na sua parte média podem angular dorsal ou volarmente. Fraturas do quarto distal angulam ventralmente como resultado da forte força de flexão imposta pelo tendão flexor superficial ao fragmento proximal. A hiperextensão da articulação IFP pode então resultar da ação exagerada da banda extensora central do dedo. A redução destas fraturas deve, portanto, estar direcionada para que a restauração da anatomia óssea consiga restabelecer o equilíbrio tendinoso.

As fraturas espirais e oblíquas longas tenderão a desviar ao longo de um eixo longitudinal, enquanto fraturas oblíquas curtas podem ter desvio rotacional,

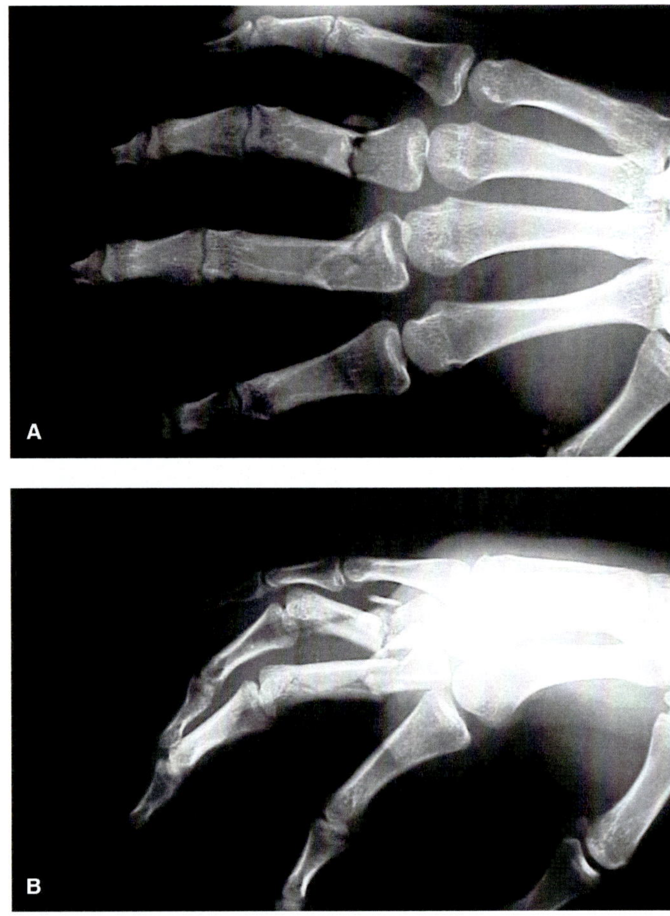

Figura 23.8A. Imagem radiográfica de fratura extra-articular de falange proximal em incidência AP. **B.** Imagem radiográfica em incidência lateral de fratura extra-articular de falange proximal, evidenciando angulação volar e desvio dorsal.

desvio angular, ou ambos. As deformidades rotacionais serão evidentes pela avaliação das unhas na extensão digital e pelo desvio das falanges distais com flexão digital (Figura 23.1).

Nas fraturas da falange média, a biomecânica da deformidade (Figura 23.9) dependerá de o traço de fratura ser proximal ou distal à inserção do flexor superficial.

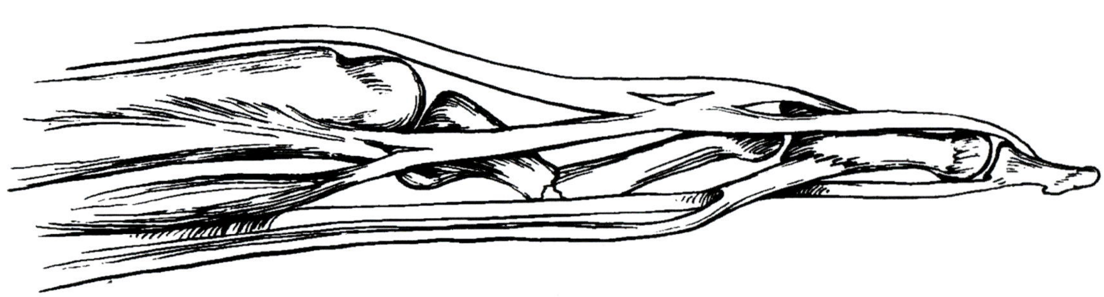

Figura 23.7 Biomecânica da deformidade nas fraturas de falange proximal. O fragmento proximal é flexionado pelos interósseos que se inserem na base da falange proximal, e a tração ocorre no fragmento distal pela ação do capuz extensor através dos músculos extrínsecos, resultando na deformidade típica: angulação volar e desvio dorsal.

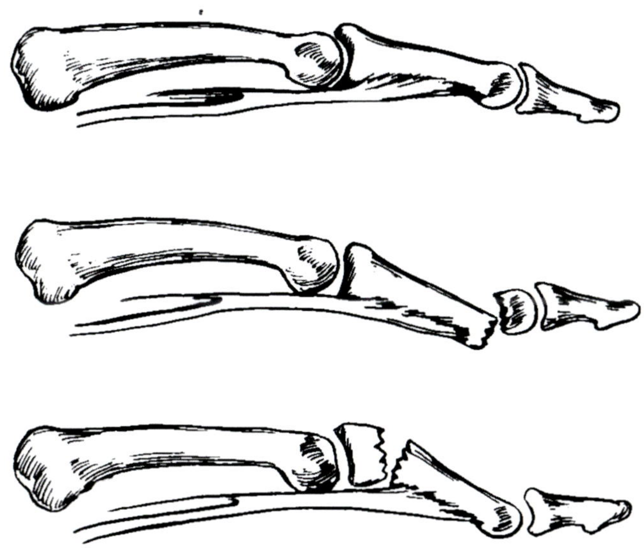

Figura 23.9 Biomecânica da deformidade na falange média. Em cima: detalhe da inserção do tendão do flexor superficial na falange média. No centro: quando o traço de fratura for distal à inserção do tendão flexor superficial (TFS), a deformidade característica apresentará angulação volar e desvio dorsal. Embaixo: quando o traço for proximal à inserção do TFS, a deformidade será com angulação dorsal e desvio volar.

É importante detectar o grau de instabilidade e o desvio destas fraturas para uma abordagem e trabalho adequados. Não se deve aceitar mais de 10 graus de angulação em qualquer plano de uma fratura de diáfise de falange, assim como qualquer desvio rotacional. Cerca de 15% das fraturas com desvio tornam-se estáveis após a redução incruenta, com bom resultado funcional quando associada à movimentação ativa ou passiva precoce, necessitando, no entanto, de acompanhamento rigoroso, pois muitas fraturas podem sofrer desvios tardios.

As fraturas de falanges podem estar associadas a lesões de partes moles, como lesões tendinosas, de nervos digitais, ou mesmo grandes perdas da cobertura cutânea.[27] Em estudo prospectivo[28] de 284 fraturas dos dedos, a presença de lesões associadas afetou de forma negativa o resultado.

Fraturas intra-articulares

Fraturas intra-articulares verdadeiramente sem desvio são incomuns, mas ocorrem.[2,25,26] A imobilização prolongada destas fraturas leva à rigidez.

Elas são mais bem tratadas com mobilização precoce cuidadosamente limitada e protegidas usando-se o sistema de fixação ao dedo vizinho (*buddy tape*). Acompanhamento clínico e radiográfico semanal é de fundamental importância para que se detectem desvios durante o tratamento. Nas fraturas intra-articulares com desvio, o objetivo do tratamento deve ser a restauração anatômica da superfície articular por redução aberta e fixação interna.

Fraturas condilianas

São fraturas que atingem um ou ambos os côndilos da falange proximal ou média (Figura 23.10). No seu tratamento, a fixação, na maioria das vezes, é necessária. Estas fraturas podem, muitas vezes, ser tratadas com fixação por pinos percutâneos, mas somente se o alinhamento anatômico puder ser obtido por redução fechada. Se isto não puder ser realizado, estão indicadas redução aberta e fixação interna. Deixar de estabilizar a fratura condiliana usualmente conduz a importante desvio, resultando em deformidade angular e incongruência da superfície articular.

Fratura da base volar da falange média

As fraturas que comprometem a base articular volar da falange média são resultado de uma carga axial. O padrão específico da fratura, bem como a direção e o grau de desvio, é determinado pela natureza da força deformante.

As fraturas da base volar no local de inserção da placa palmar são as mais comuns destas lesões (Figura 23.11). Estas, muitas vezes, são limitadas a apenas uma pequena porção do lábio volar da falange média e resultam de uma carga axial direta (p. ex., um dedo traumatizado num evento esportivo) ou de

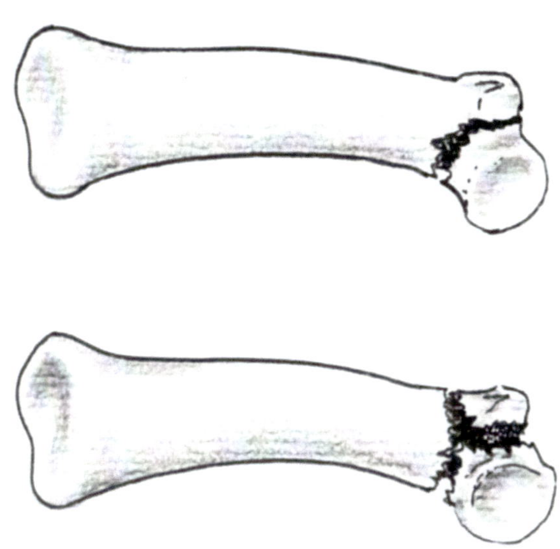

Figura 23.10 Fraturas condilianas das falanges.

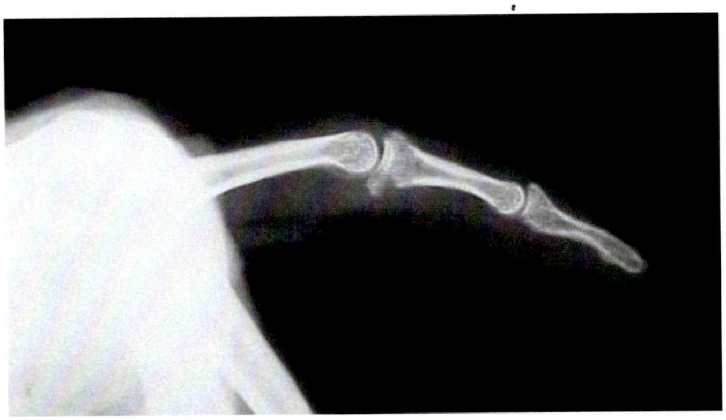

Figura 23.11 Imagem radiográfica de fratura por arrancamento da placa volar com pequeno desvio. O tratamento poderá ser realizado com tala, bloqueando a extensão, e controles radiográficos semanais.

traumatismos em hiperextensão de IFP. O tratamento serve, muitas vezes, apenas para conforto e proteção. Invólucros de Coban manterão o edema num mínimo, e uma tala dorsal de bloqueio da extensão servirá para prevenir lesão de repetição. A tala é necessária durante 4 semanas, seguindo-se a fixação aos dedos vizinhos, a qual deve ser usada por 2 a 4 semanas adicionais.

As fraturas volares associadas com luxação dorsal da falange média podem ser classificadas entre aquelas que são estáveis após redução fechada e aquelas que são incapazes de ser mantidas por tratamento fechado. Schenck desenvolveu um sistema novo de classificação destas lesões que relaciona a extensão da fratura à instabilidade da articulação (Figura 23.12). As fraturas volares estáveis da base da falange média geralmente são as que envolvem menos de 30% a 40% da superfície articular. A estabilidade é um reflexo da fixação da parte dorsal do ligamento colateral verdadeiro na falange média.

A técnica advogada por McElfresh e cols.[29] envolve uma redução fechada, seguida por tala de bloqueio da extensão após redução com a articulação IFP mantida em flexão. Ela é facilmente efetuada sob anestesia de bloqueio periférico. Tração longitudinal e flexão da articulação IFP reduzirão a luxação. Uma radiografia lateral verdadeira deve confirmar que o desvio dorsal foi reduzido. O dedo é deixado estender-se lentamente até que a subluxação dorsal recidive; este ponto é observado cuidadosamente. A articulação é novamente reduzida, mantendo-a em flexão de 5 a 10 graus além do ponto em que ela é reluxada. O punho é mantido em 30 graus de extensão, a articulação MF em 60 a 80 graus de flexão e a articulação IFP em flexão imediatamente além do seu ponto de instabilidade. Esparadrapo é aplicado na tala sobre a falange proximal, permitindo flexão ativa adicional da articulação lesada. Mais uma vez, uma radiografia lateral verdadeira deve confirmar a redução. O paciente é visto a intervalos semanais, e a tala é lentamente estendida 10 graus sobre a articulação a cada semana, até ser alcançada extensão completa (Figura 23.13). Em geral, o realinhamento ocorre em 4 a 6 semanas,

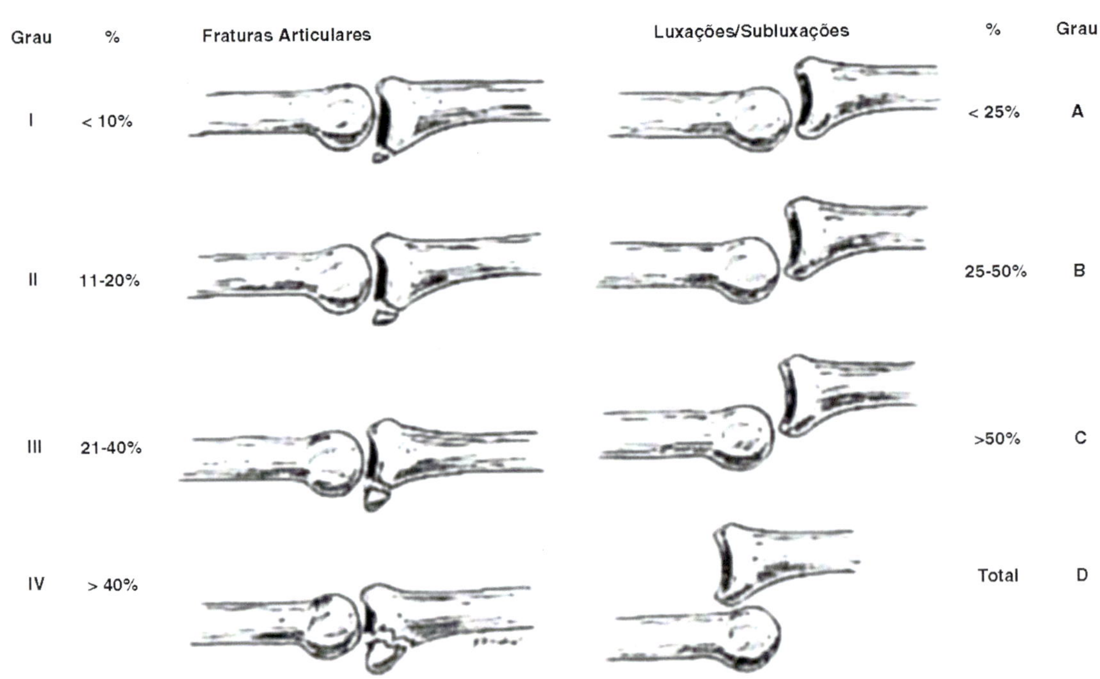

Figura 23.12 A classificação de Schenck para as fraturas-luxações que envolvem a base da articulação IFP considera a porcentagem de envolvimento da superfície articular e o grau de subluxação ou luxação da mesma.

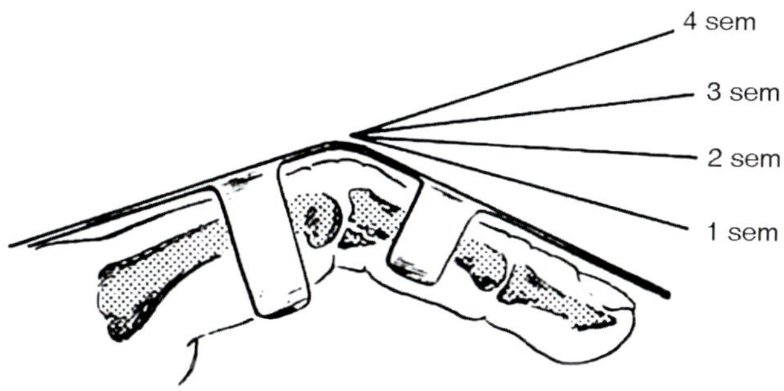

Figura 23.13 A quantidade de flexão na tala de bloqueio dorsal para as fraturas da base volar é diminuída gradualmente para evitar rigidez ao nível da articulação IFP.

quando a tala é removida e a fixação ao dedo vizinho é aplicada por 2 a 3 semanas adicionais.

Quando a fratura compromete entre 30% e 50% da base da falange média, a técnica de tala de bloqueio dorsal não é tão previsível. Na série de McElfresh e cols., apenas quatro de 17 pacientes tinham fragmentos de fratura maiores do que 30%.[29] Para fragmentos articulares que não são cominutivos, a redução aberta e a fixação interna proporcionam resultados mais previsíveis. Uma via de acesso axial média fornece excelente exposição e, com tração manual na falange média, a articulação pode ser facilmente reduzida. O método de fixação interna deve permitir mobilização precoce. A técnica de fixação com parafuso único ou a técnica de fio intra-ósseo devem ser indicadas.

Se os fragmentos forem cominutivos e instáveis, as opções disponíveis incluem tração dinâmica e artroplastia de placa volar. Vários métodos de tração dinâmica foram desenvolvidos,[17,30-33] incluindo (1) a técnica de conjugado de forças dinâmicas projetada por Agee, (2) tração dinâmica e movimento passivo precoce numa tala de tração circular e (3) fixação externa dinâmica (Figura 23.14*A* a *F*).

A artroplastia da placa volar foi descrita por Eaton e Malerich[34] para o tratamento agudo deste grupo de lesões. Esta técnica é realizada através de uma via de acesso palmar. Os fragmentos cominuídos da fratura são ressecados, e a falange média é reduzida. Uma sutura tipo *pull-out* é trançada através da placa palmar, passada para fora através do local da fratura e fixada sobre o dorso da falange média. Na presença de instabilidade, a articulação é mantida reduzida, e um fio de Kirschner oblíquo é passado através da articulação. O fio é deixado por 2 semanas, seguido por movimentação numa tala de bloqueio da extensão.

O padrão de lesão mais complexo é aquele no qual a cominuição articular estende-se além de 50% da superfície articular da base da falange média. O problema fundamental neste subgrupo de fraturas-luxações é a perda do suporte do ligamento colateral à diáfise da falange média. As inserções mais distais dos tendões flexores extrínsecos agravam a tração deformante sobre as falanges médias. Tração, fixação externa com ou sem redução aberta, fixação interna e artroplastia da placa volar são todas imprevisíveis, mas a técnica de tala com "arco" de tração de Schenck demonstrou ser eficaz para estas fraturas.[35] Tração é aplicada a um fio transósseo horizontal através da falange média ou distal durante 6 a 8 semanas. Para estas fraturas complexas, Schenck relatou um arco médio de movimento de 87 graus em 10 pacientes, mantido durante o período de 9 anos de acompanhamento.

As fraturas da base da falange média, com ou sem luxação dorsal são lesões comuns. Infelizmente, um resultado favorável está longe de ser assegurado mesmo nas mais inocentes lesões. Rigidez da articulação IFP, contratura em flexão e reluxação são complicações freqüentemente associadas com estas lesões articulares.

Raramente, talvez somente em fraturas abertas com perda de substância, há necessidade de artrodese primária desta articulação. Alternativamente, uma situação não reconstruível pode prestar-se à reconstrução inicial numa pessoa com baixa exigência com uma artroplastia com prótese de Swanson.

Fraturas da base dorsal da falange média

As fraturas de avulsão dorsais (Figura 23.15) representam uma ruptura da inserção da banda central do mecanismo extensor. Estas são consideradas fraturas em botoeira aguda e tratadas com tala de extensão durante até 6 semanas, deixando a articulação IFD livre para movimento ativo.

Mais raramente, esta lesão associa-se com luxação volar da falange média. A tentativa de redução fechada é aconselhável. Se bem-sucedida, fixação com fio de Kirschner transarticular é recomendada por 3 semanas. A articulação deve também ser imobilizada em extensão, deixando livre a articulação IFD. Se o fragmento dorsal for de tamanho suficiente, ou a redução fechada fracassar, redução cruenta e fixação interna estão indicadas.

Fraturas por avulsão – dedo em martelo

A deformidade conhecida como dedo em martelo foi reconhecida pela primeira vez na literatura em

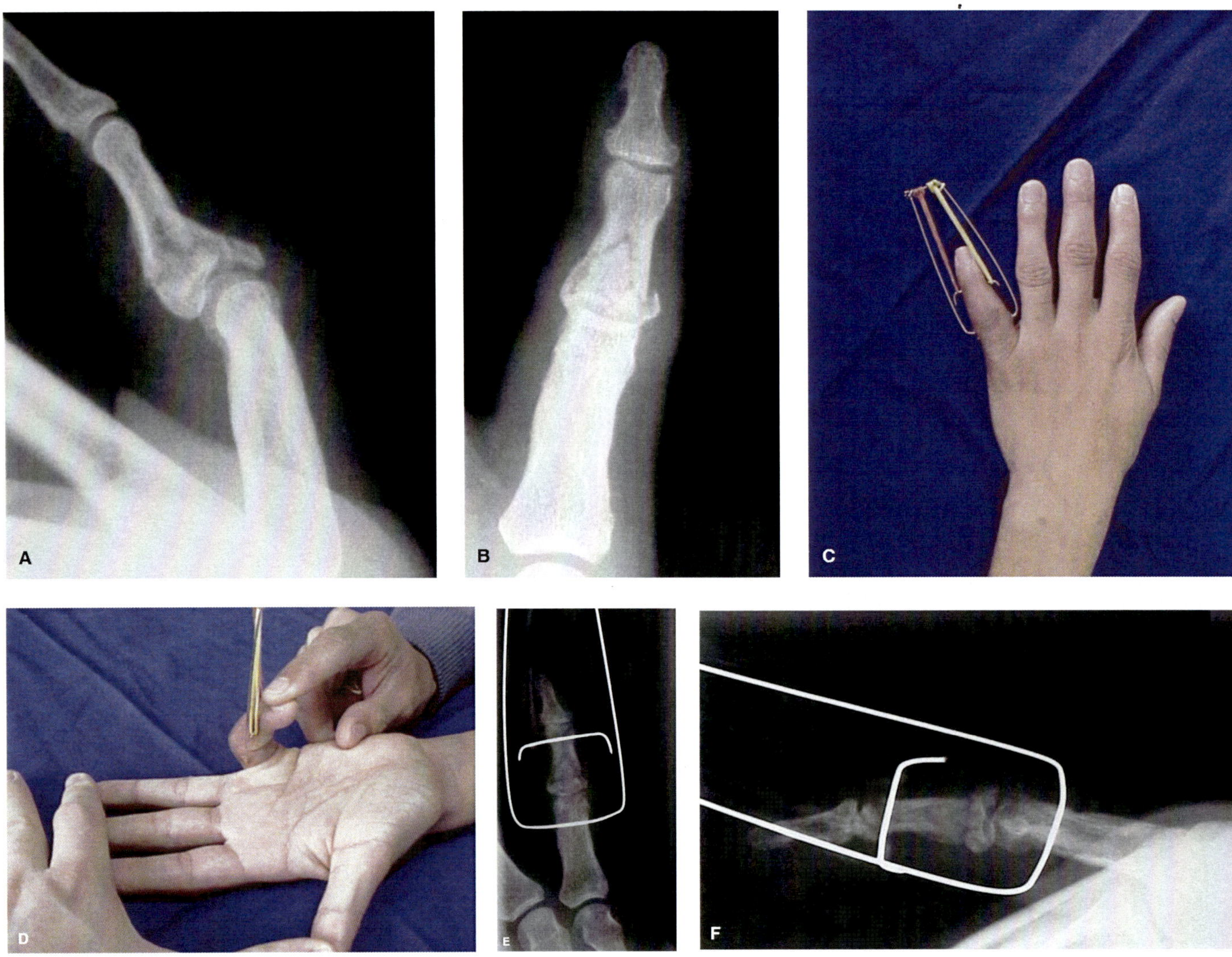

Figura 23.14A. Imagem radiográfica de fratura articular da base da falange média em perfil. **B.** Imagem radiográfica da fratura em AP. **C** e **D.** Imagem clínica do fixador externo dinâmico. **E.** Imagem radiográfica pós-operatória em AP. **F.** Imagem radiográfica pós-operatória em perfil.

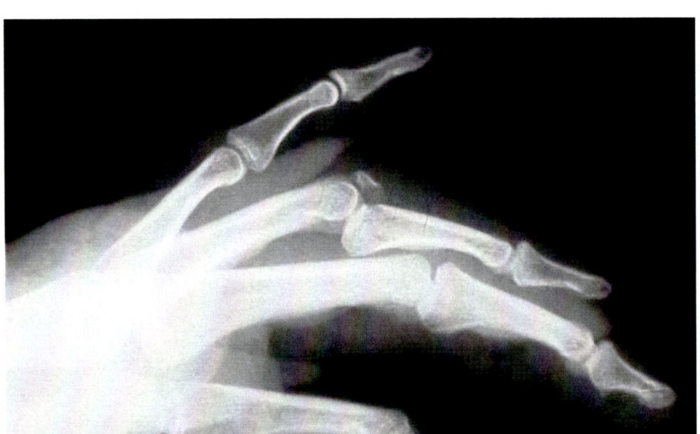

Figura 23.15 Imagem radiográfica em perfil de paciente que teve traumatismo no futebol, atingindo o dedo anular esquerdo. Observa-se fratura da base dorsal associada a subluxação volar da articulação IFP.

1880, por Segond. A literatura está repleta de métodos e aparelhos para o tratamento desta lesão, sendo o papel da cirurgia controverso no que se refere à indicação e à técnica.

A maioria das fraturas com deformidade em martelo deve ser tratada conservadoramente, com uso de tala ou órteses que promovam hiperextensão da articulação IFD (Figura 23.16) por 6 semanas. O tratamento cirúrgico (fixação com fios de Kirschner) fica reservado àquelas fraturas que apresentam subluxação da articulação ou queda da IFD maior do que 30 graus.[35] Fraturas com fragmentos dorsais maiores do que dois terços da superfície articular podem apresentar dor e sinais radiológicos de artrose mais freqüentes. É importante ressaltar que existem pacientes que necessitam de um resultado funcional e estético

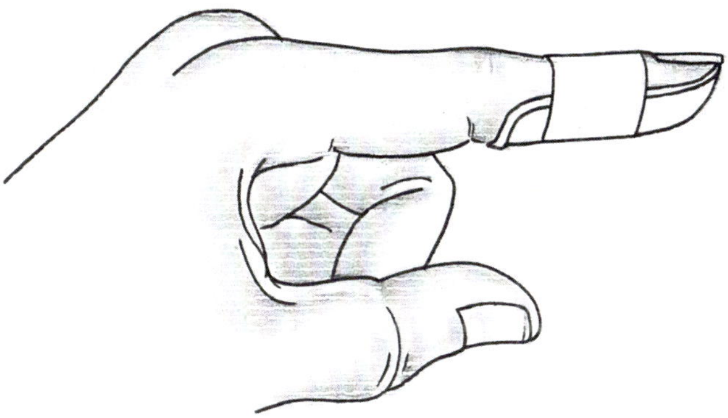

Figura 23.16 Imagem demonstrando órtese promovendo a hiperextensão da articulação IFD.

mais acurado, de modo que o tratamento cirúrgico deve ser considerado.[36]

TRATAMENTO CONSERVADOR DAS FRATURAS DE FALANGES

A estabilidade da fratura é o ponto decisivo para escolha entre o tratamento cirúrgico e o conservador de uma fratura de falange (Quadro 23.2). Fraturas sem desvio tendem a ser estáveis, e normalmente podem ser imobilizadas por cerca de 3 semanas. Existe a possibilidade de estas fraturas, ocasionalmente, perderem a redução, de modo que um controle radiológico rigoroso deve ser feito. Radiografias devem ser repetidas 48 a 72 horas após a redução e, depois, a intervalos semanais, para garantir a manutenção do alinhamento anatômico. Fraturas com desvio podem ser reduzidas com anestesia local ou bloqueio digital. A angulação volar/dorsal e o desvio radial/ulnar são relativamente fáceis de corrigir e de manter com uma imobilização adequada. Quando existir desvio radial/ulnar, a imobilização com fita adesiva ao dedo adjacente aposto à direção do desvio poderá ser útil para manter a redução.

Uma fratura cominutiva tem maior possibilidade de perder a redução, voltando a apresentar desvio. Caso isto aconteça, o tratamento cirúrgico deverá ser considerado. Fraturas com desvios rotacionais são mais difíceis de tratar conservadoramente com o uso de imobilizações.

Fraturas estáveis podem ser imobilizadas com diversos tipos de talas/órteses (maleáveis, rígidas, com suporte do dedo adjacente), de modo que a movimentação precoce possa ser iniciada com segurança. A imobilização deve manter as articulações MF e IF em posição (flexão) de repouso, tentando-se evitar as contraturas capsulares e ligamentares. A movimentação ativa deve ter início em até 4 semanas, de preferência em 3 semanas, naqueles casos em que já existem evidências clínicas de consolidação em boa posição. Os sinais radiológicos de consolidação aparecem depois dos sinais clínicos e não devem ser esperados para se iniciar a movimentação. Há autores[7] que defendem imobilizações antebraquiais que mantenham o punho em extensão de 30 graus e as articulações MF em 90 graus de flexão, permitindo assim o relaxamento da musculatura intrínseca e que o aparelho extensor funcione como uma banda de tensão sobre a falange proximal, favorecendo a flexão ativa das articulações IFP e IFD, sem a retirada das imobilizações (Figura 23.17*A* a *C*).

Quando tratadas conservadoramente, as fraturas de falange estáveis têm, normalmente, um bom prognóstico. As fraturas estáveis, extra-articulares, não-cominutivas tratadas conservadoramente com redução e imobilização apresentam bons resultados, quando analisados quanto a dor, deformidade, movimentação e função.

Fraturas de falanges distais extra-articulares recebem, normalmente, tratamento conservador. Apesar deste conceito, podemos ter problemas resultantes das lesões de partes moles associadas, como lesões do leito ungueal, perdas de cobertura cutânea e neuromas. Estas fraturas podem ter uma morbidade significativa. Em muitos estudos realizados,[37] mais de 70% dos pacientes com seguimento de mais de 6 meses apresentaram diminuição da função, dor, parestesias, deformidades ungueais ou menos de 45 graus de flexão ativa da IFD.

TRATAMENTO CIRÚRGICO DAS FRATURAS DE FALANGES

O tratamento de escolha para fraturas instáveis de falanges é, muitas vezes, a fixação/osteossíntese percutânea com fios de Kirschner. Caso a redução cruenta seja necessária, deve-se usar uma fixação interna rígida para permitir movimentação precoce. Fios de Kirschner podem ser usados de várias formas, preferencialmente colocados perpendiculares ao foco da fratura. As desvantagens da colocação dos pinos percutâneos são, principalmente, transfixação de tendões, infecções no local dos pinos e perda da fixação. Entretanto, muito bons resultados[18] têm sido relatados em fraturas de falange proximal tratadas com a fixação percutânea com fios de Kirschner, especialmente quando avaliadas em relação à dor, à deformidade e ao movimento ativo total.

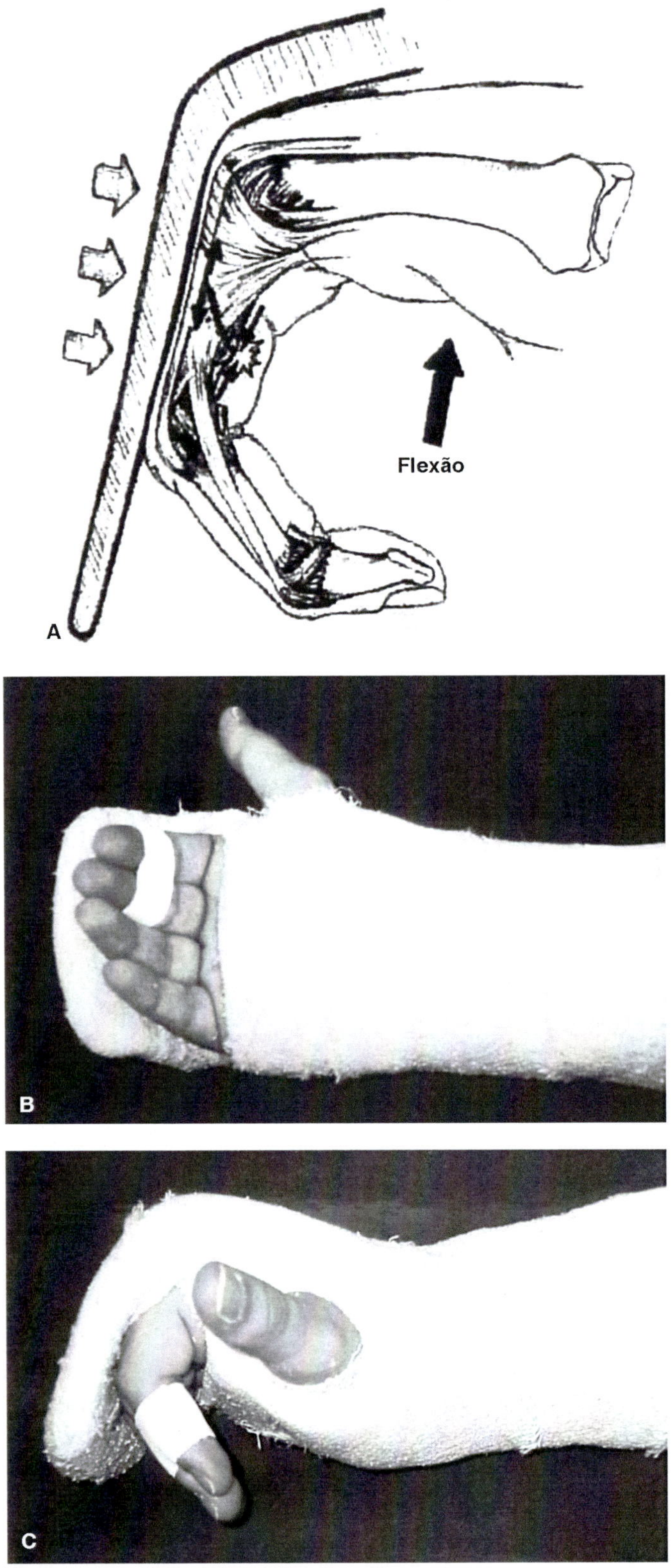

Figura 23.17 O método de tratamento de Burkhalter e Reyes para fraturas de falange proximal com mobilização precoce é baseado na presença de uma charneira intacta de tecidos moles dorsais **(A)**. Imagens clínicas do método: desvios rotacionais são prevenidos com a imobilização com o dedo adjacente **(B)**, as articulações MCF são fletidas em 70 a 90 graus e o aparelho estende-se além das articulações IFP **(C)**.

Redução cruenta com fixação interna

Quando a redução aberta é necessária para a redução de uma fratura, a fixação interna rígida é a opção de tratamento. Após a redução aberta com uma fixação interna rígida, existe a possibilidade de uma movimentação ativa precoce, melhorando os resultados funcionais finais. Esta fixação interna das fraturas pode ser feita utilizando-se, além dos fios de Kirschner mencionados anteriormente, parafusos de compressão (Figura 23.18*A* e *B*), amarrilhas ou placas que reduzam a incidência de rigidez articular e aderências tendinosas[23] (Figuras 23.19*A* a *E* e 23.20*A* a *H*).

A força mecânica destas técnicas de fixação para fraturas espirais das falanges tem sido testada em cadáveres.[38] Nos testes de torção e encurvamento, um único parafuso de compressão, sozinho ou associado a uma placa, produziu fixação significativamente melhor quando comparado com outros métodos de fixação, incluindo fios de Kirschner cruzados, amarrilhas ósseas, miniplacas dorsais, parafusos de compressão isolados e fios de Kirschner mais cerclagem.

Clinicamente, os parafusos têm demonstrado fornecer uma fixação rígida e pequena interferência com o processo de deslizamento do tendão.[36,39,40] Parafusos isolados podem ser usados em fraturas instáveis, oblíquas longas ou espirais, em fraturas intra-articulares envolvendo mais de 25% da superfície articular. As placas são raramente usadas neste nível, mas podem ser necessárias em fraturas transversas com lesão de partes moles adjacentes ou em fraturas instáveis com perda de substância óssea. O uso de placas associadas a parafusos deve ser considerado em fraturas transversas ou oblíquas que apresentam traços menores do que duas vezes o diâmetro do osso. Nem a extensão da dissecção cirúrgica nem o volume do instrumental aplicado parecem interferir com o movimento do dedo.

Certos princípios devem ser seguidos quando da utilização de parafusos em falanges ou metacarpianos.[31] Esta fixação com parafusos necessita um fragmento três vezes maior do que o diâmetro da rosca do parafuso para evitar sua fragmentação. Fraturas espirais ou oblíquas devem ter uma extensão mínima para aceitar pelo menos dois parafusos. Fraturas com falhas ósseas ou extensa cominuição não devem ser tratadas com parafusos de compressão. Fraturas expostas de graus I e II não são contra-indicações para a fixação com parafusos, desde que o tratamento adequado da ferida seja realizado concomitantemente. Mais recentemente, têm-se utilizado parafusos de

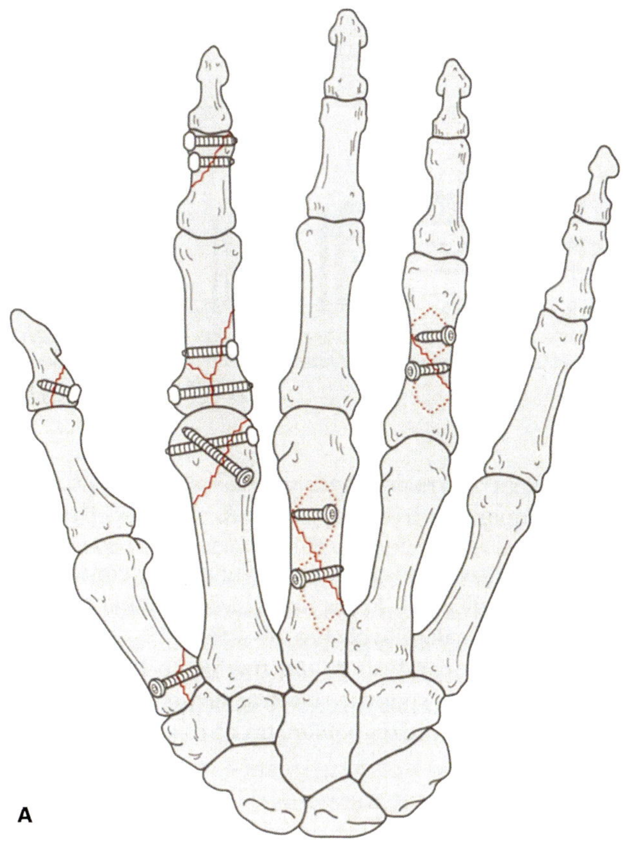

A

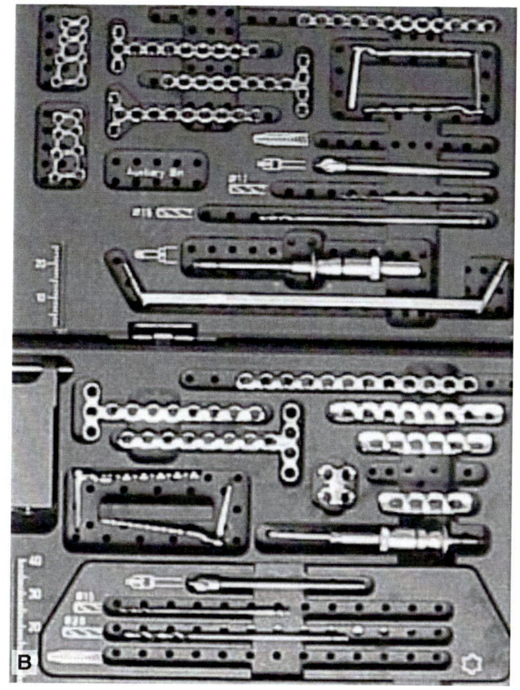

Figura 23.18A. Esquema das diferentes formas de fixação para as fraturas de metacarpianos e falanges com parafusos de microfragmentos. **B.** Caixa com instrumental AO – diâmetros 1,5 e 2,0.

titânio de 1,0 e 1,2mm, ampliando ainda mais as indicações e opções para a redução cruenta com fixação interna das fraturas de falange.

As fraturas de falanges proximais transversas, particularmente as fraturas periarticulares, quando não estiver indicada a colocação de pinos percutâneos, podem ser mais bem tratadas com placas minicondilares colocadas lateralmente. Um estudo realizado em cadáveres,[32] comparando as placas dorsais em "H", as retas e as minicondilares nestes tipos de fraturas, revelou que a placa minicondilar foi responsável pela menor redução do movimento da IFP, suportando a maior resistência a cargas simuladas. O que ocorre é que, provavelmente, a placa minicondilar causa menor irritação da aponeurose extensora, resistindo melhor às forças que podem causar angulações com ápice volar. Desse modo, pode-se afirmar que os resultados clínicos da placa minicondilar nas fraturas periarticulares de falanges e metacarpianos têm sido excelentes.

O uso de implantes absorvíveis para fixação destas fraturas tem, atualmente, atraído muita atenção. Na mão, como em outros locais, implantes biodegradáveis têm vantagens óbvias, incluindo o fato de que não precisam ser removidos. Num estudo[23] prospectivo e randomizado, o uso de implantes de poliglicóis para fixação intramedular de fraturas extra-articulares da mão foi comparado com a fixação com fios de Kirschner. Descobriu-se que as hastes de poliglicóis de 1,5mm, usadas em animais, perdiam sua força mecânica em 3 semanas e, conseqüentemente, as hastes intramedulares foram reforçadas com fios entrelaçados. Não houve qualquer tipo de reação imunoalérgica aos implantes. Em 6 meses, não houve diferença entre os dois grupos estudados em termos de tempo de consolidação, ocorrência de deformidades, rigidez articular e retorno às atividades normais.

A rápida perda de força dos implantes absorvíveis limita seu uso como único método de fixação. O tempo de manutenção de sua força é proporcional ao seu diâmetro. Quando não utilizado para fixação intramedular, introduzir o implante pelo orifício realizado através do foco de fratura é tecnicamente difícil.

Fixação externa

A fixação externa estática oferece certas vantagens no tratamento das fraturas de falange.[41] Indicações para a fixação externa destas fraturas incluem ferimentos muito contaminados, ferimentos por arma de fogo e fraturas intra-articulares graves. O desenvolvimento de minifixadores tipo Hoffmann permitiu

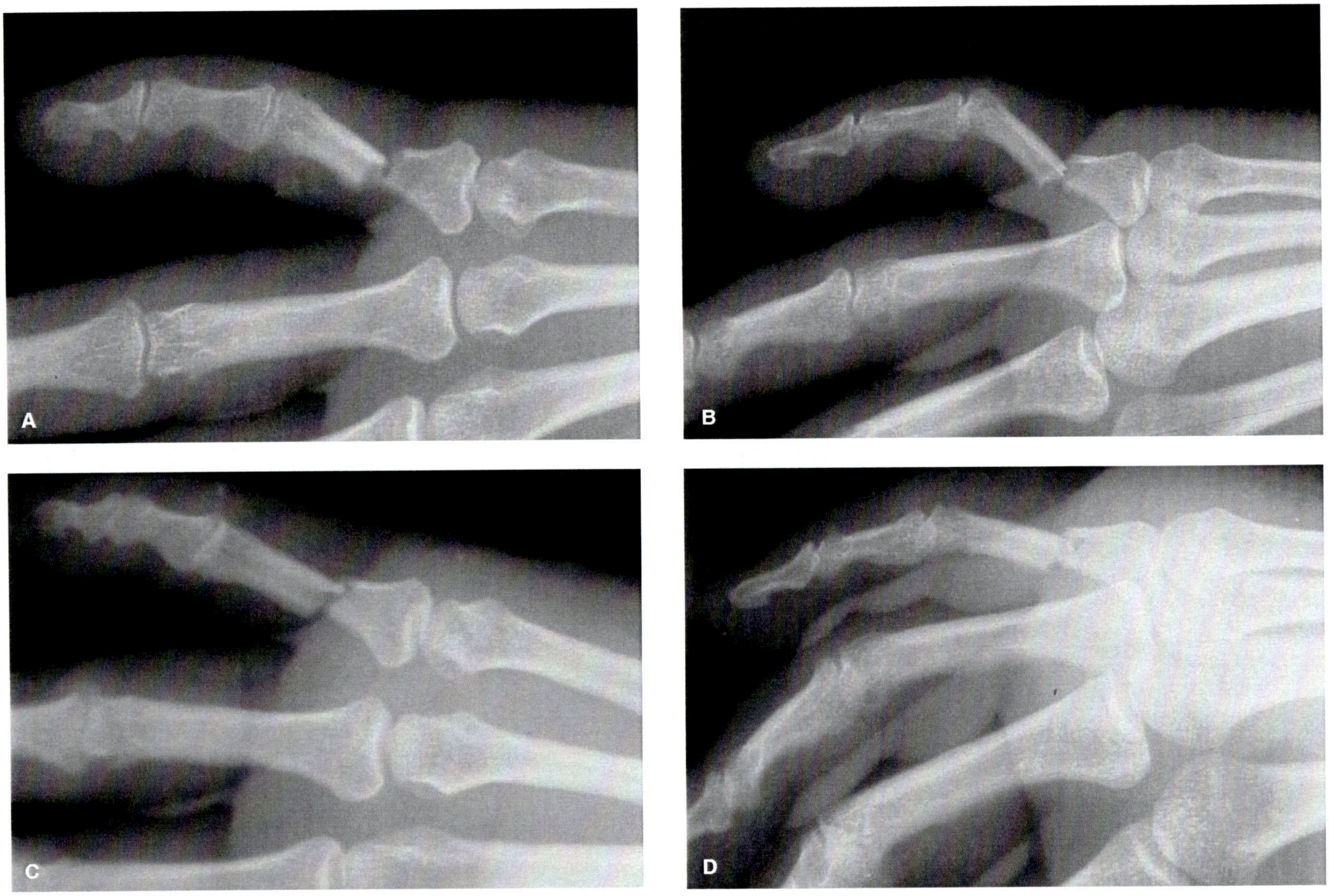

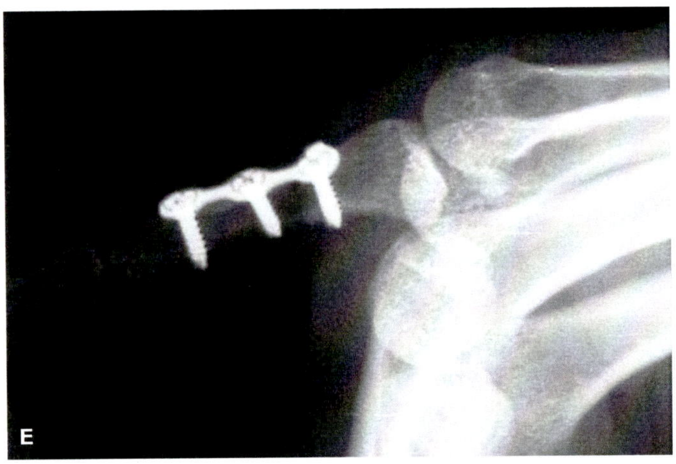

Figura 23.19A e **B.** Imagens radiográficas em AP e perfil de paciente que apresenta fratura de falange proximal do dedo mínimo direito com biomecânica de deformidade característica. **C** e **D.** Imagens radiográficas em AP e perfil após tentativa de redução incruenta, quando se notou grande instabilidade. **E.** Imagem radiográfica em perfil após redução cruenta e fixação com placa de microfragmento 1,5.

a fixação das fraturas simultaneamente com o movimento dos dedos adjacentes. Pinos rosqueados de 1,6 a 2,0mm são recomendados, oferecendo boa estabilidade. Sua colocação na face mediolateral é mais adequada, exceto na porção mais proximal da falange proximal, quando sua colocação na face dorsolateral é melhor, devido ao espaço restrito. Deve-se usar no mínimo dois pinos de cada lado da fratura, com cada pino devendo alcançar ambas as corticais.

Nas fraturas dos metacarpianos e das falanges, a redução anatômica pode ser alcançada com um minifixador em mais de três quartos dos casos. Os resultados funcionais finais são muito influenciados pela gravidade da lesão inicial.

As vantagens do minifixador externo nas fraturas do dedo incluem uma mínima exposição cirúrgica do foco da fratura, estabilidade adequada e a possibilidade de nova manipulação de uma

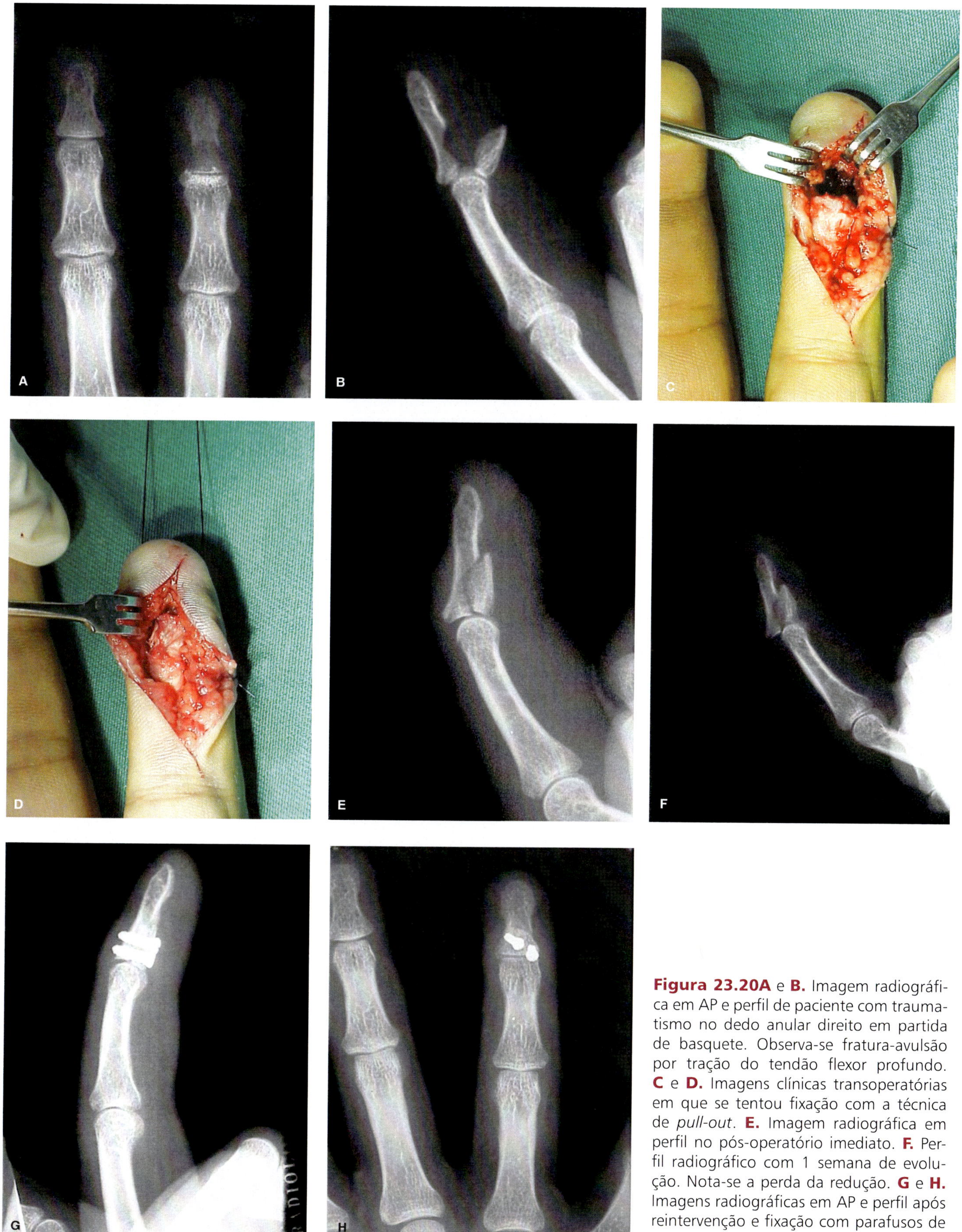

Figura 23.20A e **B.** Imagem radiográfica em AP e perfil de paciente com traumatismo no dedo anular direito em partida de basquete. Observa-se fratura-avulsão por tração do tendão flexor profundo. **C** e **D.** Imagens clínicas transoperatórias em que se tentou fixação com a técnica de *pull-out*. **E.** Imagem radiográfica em perfil no pós-operatório imediato. **F.** Perfil radiográfico com 1 semana de evolução. Nota-se a perda da redução. **G** e **H.** Imagens radiográficas em AP e perfil após reintervenção e fixação com parafusos de microfragmentos 1,5.

fratura com redução inadequada ou com desvio tardio.

Como a transfixação do aparelho extensor é, muitas vezes, inevitável na falange proximal, os resultados funcionais da fixação externa são consideravelmente piores nas falanges, em comparação aos metacarpianos.

CONSIDERAÇÕES FINAIS

Finalizando, lembramos que, para o tratamento das fraturas que envolvem os metacarpianos e as falanges, atenção deve ser dada para cada caso em particular, para que se evitem seqüelas.

Concluímos parafraseando Alfred Swanson, cujo comentário continua muito atual: "As fraturas da mão podem ser complicadas por deformidade por falta de tratamento, rigidez por excesso de tratamento e, ao mesmo tempo, deformidade e rigidez por mau tratamento."

Agradecimentos

Agradecimento especial ao Dr. Adriano Maurício Santos por seu imenso esforço e colaboração na elaboração deste capítulo.

REFERÊNCIAS

1. Chiconelli JR, Monteiro AV. Fraturas e luxações dos metacarpianos e falanges. *In:* Pardini Jr. AG. *Traumatismos da mão*, 3 ed., Rio de Janeiro: MEDSI, 2000.
2. Lane CS. Detecting occult fractures of the metacarpal head: the Brewerton view. *J Hand Surg* 1977; *2*:131-3.
3. Lech O, Ruschel PH, Severo AL. Diagnósticos por imagens dos traumatismos da mão. *In:* Pardini Jr. AG. *Traumatismos da mão*, 3 ed., Rio de Janeiro: MEDSI, 2000.
4. Barbieri C, Mazzer N. Fraturas da mão. *In:* Schwartzmann C, Lech O, Telöken M. *Fraturas*. Artmed, POA, 2003.
5. Hall RF. Treatment of metacarpal and phalangeal fractures in non-compliant patients. *Clin Orthop* 1987; *214*:31-6.
6. Kjeldal I. Irreducible compound dorsal dislocations of the proximal interphalangeal joint of the finger. *J Hand Surg* 1986; *11B*:49-50.
7. Burkhalter W, Reyes P. Closed treatment of fractures in the hand. *Bull Hosp Joint Dis* 1984; *44*:145-51.
8. Borgeskov S. Conservative therapy of fractures of the phalanges and metacarpals. *Acta Chir Scand* 1967; *133*:123-30.
9. Dobyns JH, Beckenbaugh RD, Bryan RS *et al*. Fractures of the hand and wrist. *In:* Flynn JE. (ed.). *Hand surgery*, 3 ed., Baltimore: Williams & Wilkins, 1982:111-80.
10. Ducan RW, Freeland AE, Jabaley ME, Meydrech EF. Open hand fractures: an analysis of the recovery of active motion and of complications. *J Hand Surg* 1993; *18A*:387-94.
11. Green DP, Rowland SA. Fractures and dislocations in the hand. *In:* Rockwood CA, Green DP *et al*. (eds.). *Fractures and dislocations*. Philadelphia: J.B. Lippincott, 1984:317-23.
12. Reyes FA, Latla LL. Conservative management of distal phalangeal fractures. *Clin Orthop* 1987; *214*:23-30.
13. Stern PJ. Management of fractures of the hand over the last 25 years. *J Hand Surg* 2000; *25A*(5).
14. Pun WK, Chow SP, So YC *et al*. Unstable phalangeal fractures: treatment by A.O. screw and plate fixation. *J Hand Surg* 1991; *16A*:113-7.
15. Bosscha K, Snellen JP. Internal fixation ofmetacarpal and plates: a prospective study. *Injury* 1993; *24*:166-68.
16. Chen SU, Wei FC, Chen HC *et al*. Miniature plates and screws in acute complex hand injury. *J Trauma* 1994; *37*:237-42.
17. Agee JM. Unstable fracture-dislocations of the proximal interphalangeal joint of the fingers. *Clin Orthop* 1987; *214*:101-12.
18. Belsky MR, Eaton RG. Closed percutaneous wiring of metacarpal and phalangeal fractures. *In:* Tubiana R (ed.). *The hand*. Vol. 2., Philadelphia: W.B. Saunders, 1985:790.
19. Buechler U, Fuscher T. Use of a minocondylar plate for metacarpal and phalangeal periarticular injuries. *Clin Orthop* 1987; *214*:53-8.
20. Ford DJ, Ali MS, Steel WM. Fractures of the fifth metacarpal neck: is reduction or imobilisation necessary? *J Hand Surg* 1989; *14B*:165-7.
21. Greene TI, Noellen RC, Belsole RJ. Treatment of unstable metacarpal and phalangeal fractures with tension hand wiring techniques. *Clin Orthop* 1987; *214*:78-84.
22. Jones WW. Biomechanics of small bone fixation. *Clin Orthop* 1987; *214*:11-8.
23. Kumta SM, Spinner R, Leung PC. Absorbable intramedullary implants for hand fractures: animal experiments and clinical trial. *J Bone Joint Surg* 1992; *74B*:563-6.
24. Segmueller G. Principles of stable internal fixation in the hand. *In:* Chapman JM (ed.). *Operative orthopaedics*. Philadelphia: J.B. Lippincott, 1988:1213-8.
25. Jupiter JB, Axelrod TS, Belsky MR. Fraturas e luxações da mão. *In: Traumatismo do sistema músculo esquelético*. Ed. Manole, 2000.
26. Stern PJ. Fractures of the metacarpals and phalanges. *In:* Green DP, Hotchkiss RN, Pederson WC (eds.). *Green's operative hand surgery*. 4 ed., Philadelphia: WB Saunders, 1999:711-71.
27. Stark HH, Gainor BJ, Ashworth CR *et al*. Operative treatment of intraarticular fractures of the dorsal aspect of the distal phalanx of digits. *J Bone Joint Surg* 1987; *69A*:892-6.
28. Strickland JW, Steichen JB, Kleinman WB, Flynn N. Factors influencing digital performance after phalangeal fracture. *In:* Strickland JW, Steichen JB (eds.). *Dificult problems in hand surgery*. St. Louis: C.V. Mosby, 1982:126-39.
29. McElfresh EC, Dobyns JH, O'Brien ET. Management of fracture dislocation ofthe proximal interphalangeal joints by extension falangeal splints. *J Bone Joint Surg* 1972; *54A*:1705-11.
30. Dennys LJ, Hurst LN, Cox J. Management of proximal interphalangeal joint fractures using a new dynamic traction method and early active motion. *J Hand Ther* 1992; *5*:16.
31. Hastings H II, Carrol C IV. Treatment of closed articular fractures of the metacarpophalangeal and proximal interphalangeal joints. *Hand Clin* 1988; *4*:503-28.
32. Neto HBP, Azevedo GRLR, Bulcão H. Tração dinâmica e movimentação passiva para fratura de falanges e suas seqüelas. *Rev Bras Ortop* 1995; *30*:257-61.

33. Schenck RR. The dynamic traction method combining movement and traction for intra-articular fractures of the phalanges. *Hand Clin* 1994; *10*:187-98.
34. Eaton RG, Malerich MM. Volar plate arthroplasty of the proximal interphalangeal joint: A review of ten years' experience. *J Hand Surg* 1980; *5*:260-8.
35. Albertoni WM, Leite VM. Lesões dos tendões extensores. *In:* Pardini Jr. AG. *Traumatismos da mão.* 3 ed., Rio de Janeiro: MEDSI, 2000.
36. Levine AM. Fraturas da mão. *In: Atualização em conhecimentos ortopédicos: trauma*. Editora Atheneu, 1998:95-112.
37. Da Cruz DJ, Slade RJ, Malone W. Fractures of the distal phalanx. *J Hand Surg* 1988; *13B*:350-2.
38. Matloub HS, Jensen PL, Sanger JL et al. Spiral fracture techniques: a biomechanical study. *J Hand Surg* 1993; *18B*:515-9.
39. Nagy L. Static external fixation of finger fracture. *Hand Clin* 1993; *9*:651-7.
40. Nunley JA, Kloen P. Biomechanical and functional testing of plate fixation devices for proximal phalangeal fractures. *J Hand Surg* 1991; *16A*:991-8.
41. Moberg E. Fractures andligamentous injuries of the thumb and fingers. *Surg Clin North Am* 1960; *40*:297-309.

Luxações e Lesões Ligamentares de Metacarpianos e Falanges

CAPÍTULO 24

Ronaldo dos Santos Carneiro

Dentre a lesões mais comuns que ocorrem nas mãos, estão as luxações e as lesões ligamentares das articulações dos dedos. Praticantes de futebol, vôlei e basquete estão entre as vítimas mais comuns destas lesões, que muitas vezes são vistas por jogadores, técnicos, massagistas e médicos como sem gravidade e são freqüentemente reduzidas no momento em que acontecem e depois tratadas com desleixo, deixando muitos dedos com problemas definitivos.

Este capítulo dedica-se a cinco temas diferentes em termos de tratamento:

- Luxações simples das articulações interfalângicas (IF) dos dedos.
- Luxações complexas das articulações IF dos dedos.
- Lesões ligamentares IF.
- Luxações e lesões ligamentares metacarpofalângicas (MF) dos dedos.
- Lesões ligamentares MF do polegar.

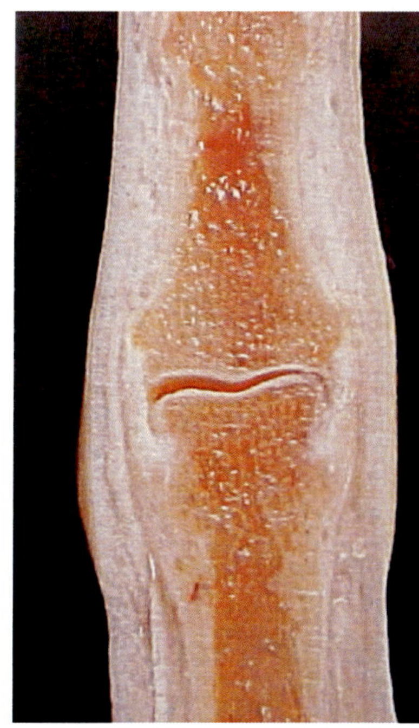

Figura 24.1 Anatomia da sinuosidade articular presente nas articulações IF.

ANATOMIA

As articulações IF são diferentes das MF em vários aspectos, o mais saliente deles é que as primeiras são mais estáveis que as segundas por causa das características ligamentares e da sinuosidade de suas superfícies (Figura 24.1). A movimentação no sentido radioulnar é limitado por este fato anatômico.

Por outro lado, as articulações MF têm uma característica única porque, em vez de a cabeça do metacarpiano ser circular, há uma proeminência ventral que produz uma linha de movimentação elíptica, colocando os ligamentos colaterais em tensão maior durante a flexão do que durante a extensão[1] (Figura 24.2).

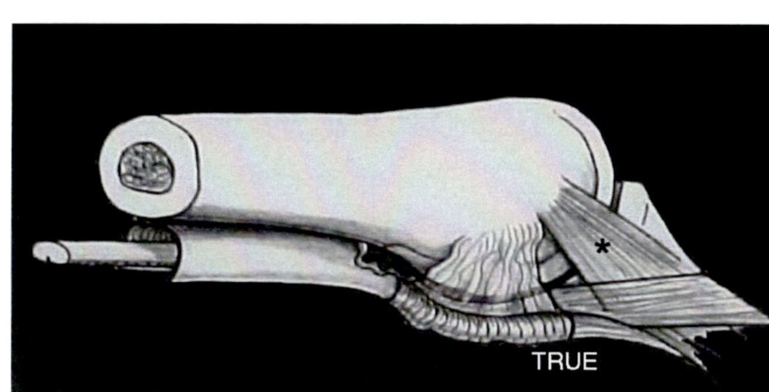

Figura 24.2 Articulação MF em flexão. Notar a tensão no ligamento colateral (*).

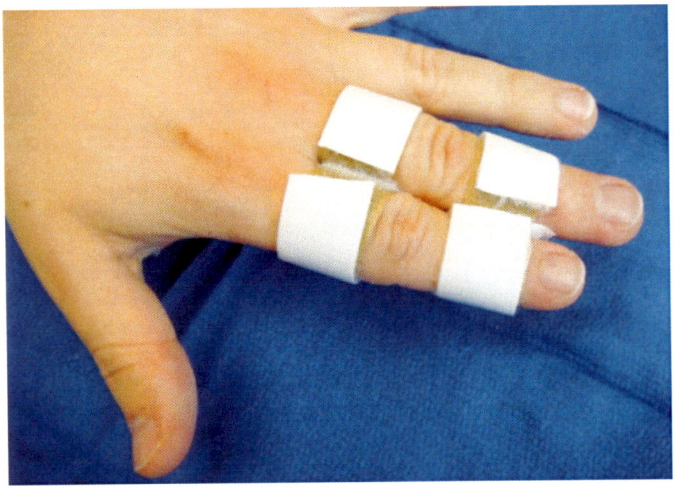

Figura 24.3 Dois *buddy-tapes* usados para tratamento de lesões ligamentares na IFP.

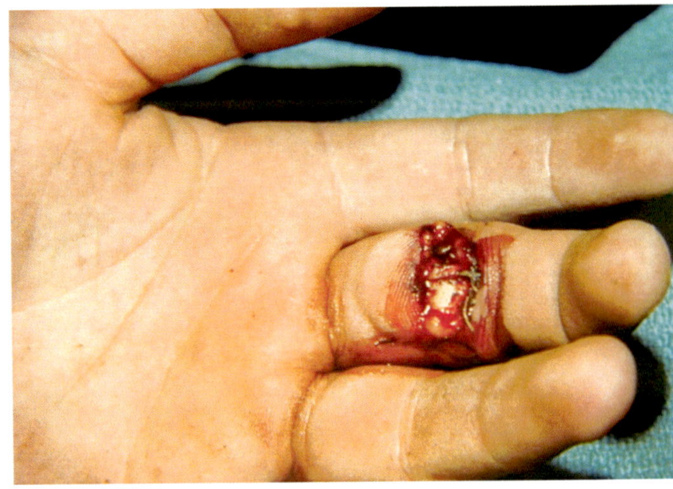

Figura 24.4 Luxação exposta da articulação IFP por acidente de moto.

LUXAÇÕES SIMPLES DAS ARTICULAÇÕES IF

Considera-se uma luxação simples aquela que pode ser reduzida facilmente, pelo próprio paciente, por um leigo ou por um médico, logo após a lesão. Estas luxações são consideradas "simples", mas são causa de desconforto e, muitas vezes, rigidez por vários meses após a lesão. O motivo dos problemas decorrentes destas lesões é, em geral, a imobilização, muitas vezes em extensão, da articulação, por várias semanas.

Considerando-se que estas luxações não podem ocorrer sem uma ruptura ligamentar, ao menos parcial, e que, ao serem reduzidas, a articulação fica completamente estável, o tratamento destas situações deve incluir movimentação precoce com proteção para a movimentação no sentido radioulnar. Esta proteção é facilmente conseguida se unirmos o dedo lesado ao seu vizinho (*buddy tape*)[2] (Figura 24.3).

A recuperação é lenta, e o paciente deve ser advertido de que o dedo ficará edemaciado por pelo menos 8 semanas e a articulação permanecerá espessada por 6 a 9 meses, pois os ligamentos rompidos durante a luxação serão substituídos por cicatriz, que leva de 6 a 9 meses para tornar-se "madura". Em certas ocasiões, o espessamento articular nunca retorna ao normal.

LUXAÇÕES COMPLEXAS DAS ARTICULAÇÕES IF

Nesta categoria estão as luxações expostas das articulações IF dos dedos. Ocorrem com pouca freqüência mas, em geral, são produzidas por acidentes de moto ou de carro, com exposição ventral ou dorsal e "tatuagem" da superficie articular com substâncias estranhas – asfalto, terra ou outras (Figura 24.4). Na suspeita de uma luxação exposta, o cirurgião tem a obrigação de levar o paciente para a sala de cirurgia, fazer uma limpeza extensa da superfície articular, reduzir a luxação e reparar os ligamentos.[3] Muitas vezes, pacientes com estas luxações chegam ao hospital com a luxação reduzida pelas pessoas que fazem o transporte. É importante saber se ocorreu a exposição articular e tratar uma luxação reduzida da mesma maneira que uma que chega ao hospital ainda exposta.

LESÕES LIGAMENTARES IF

Em certa ocasiões, os ligamentos das articulações IF se rompem completamente durante luxações graves. Podem ocorrer duas situações distintas: a luxação pode ser reduzida, mas o movimento laterolateral permanece muito instável, ou a luxação é irredutível. No primeiro caso, o tratamento é igual ao da luxação simples, mas as conseqüências são mais graves: muitas vezes, as articulações terminam com muita cicatriz nos ligamentos colaterais e na placa volar, e isto causa contraturas em flexão que têm de ser corrigidas com capsulectomias meses depois do acidente inicial. O diagnóstico é retrospectivo nestas ocasiões.

Quando a luxação é irredutível, há necessidade de redução cirúrgica, e o que se verifica é o ligamento colateral radial ou ulnar interposto na articulação, impedindo a redução incruenta.[4] Em raras ocasiões, há uma lesão semelhante à que encontramos no polegar com ruptura do ligamento e do capuz extensor, de tal forma

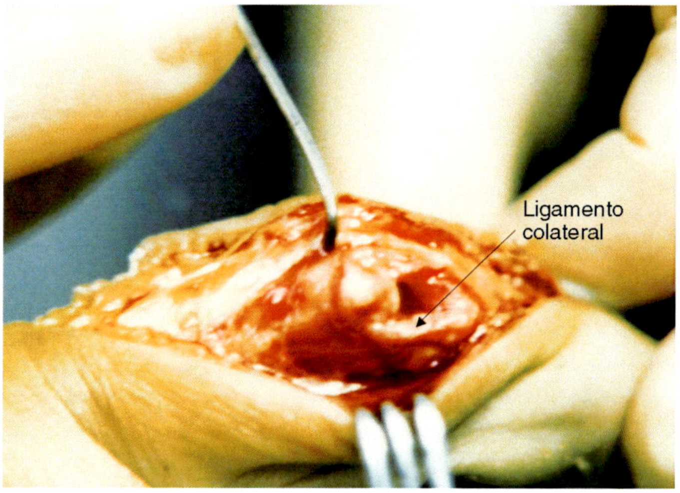

Figura 24.5 Lesão ligamentar tipo Stener numa articulação IFP do dedo anular.

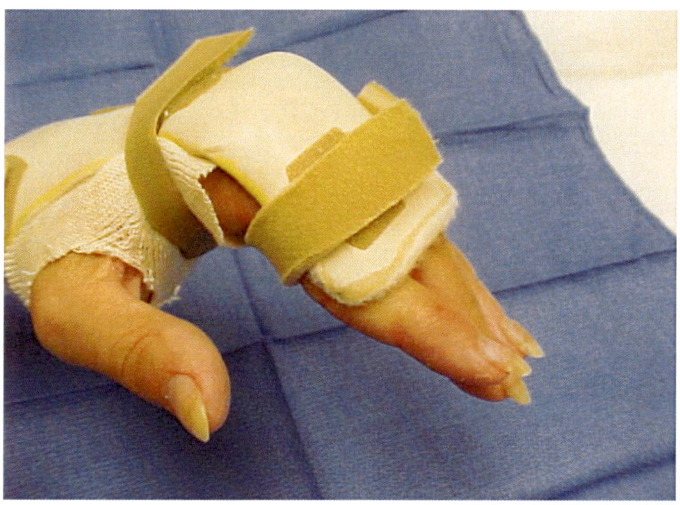

Figura 24.6 Tala removível em posição "intrínseco-*plus*".

que o ligamento fica preso à fenda do capuz, impedindo a redução da luxação (Figura 24.5). A cirugia consiste em remover o ligamento da articulação ou do extensor roto e, nas rupturas completas, promover uma reparação ligamentar com âncoras, que devem ser cuidadosamente inseridas na área de avulsão ligamentar.[5] O tratamento pós-operatório consiste na imobilização do dedo e de seus vizinhos na posição intrínseco-*plus* (Figura 24.6) e mobilização ativa e passiva precoce. O paciente deve estar ciente de que as contraturas articulares podem ser a conseqüência final destas situações.

LESÕES LIGAMENTARES MF

Estas lesões podem ocorrer de duas maneiras: por traumatismo laterolateral ou por hiperextensão articular brusca e contra resistência.

Os traumatismos laterolaterais ocorrem com mais freqüência nos dedos sem dois vizinhos, ou seja: indicador e mínimo. O desvio leva a uma lesão dos ligamentos colaterais nestes dedos, freqüentemente o ligamento colateral radial no indicador e o ulnar no mínimo. Os pacientes chegam ao consultório, freqüentemente, depois de várias semanas com dor, aumento do volume na articulação MF e dificuldade em completar seus afazeres diários. Ao exame, pode haver uma instabilidade laterolateral ou, simplesmente, dor e apreensão ao usar o dedo.

O tratamento varia de acordo com o grau de instabilidade. Em situações muito instáveis, a reparação do ligamento colateral é a única opção. A abordagem se faz por uma incisão curvilínea, e a reparação é feita com a reinserção do ligamento colateral na base da falange proximal ou na cabeça do metacarpiano com uma âncora (Figura 24.7). Na falta de âncora, pode-se suturar o ligamento num tunel criado na área de inserção do ligamento.

Na maioria dos casos, não há instabilidade tão marcante, e o tratamento consiste no uso de *buddy-tape* por 4 a 5 semanas.

Em muitos casos, os pacientes se apresentam no consultório meses depois do acidente, com queixas de inchaço intermitente na área do ligamento colateral, dor e limitação funcional. Nestes pacientes, na maioria das vezes, não há instabilidade, mas o desvio ulnar ou radial provoca dor. Em geral, isto se deve a uma ruptura parcial do ligamento colateral, e o tratamento varia – em alguns casos, estas lesões respondem bem a uma infiltração com corticóide no ligamento; em outros, teremos de fazer um reparo secundário. Nestas situações, a ressonância magnética é uma opção para estabelecer o diagnóstico preciso.

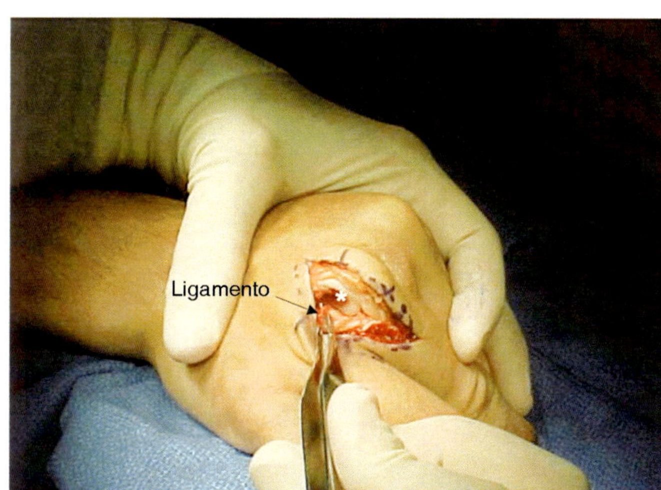

Figura 24.7 Ruptura completa do ligamento colateral ulnar da articulação MF do dedo médio na cabeça do metacarpiano (*).

A reparação secundária se faz aproveitando o tecido lesionado. Com freqüência, há uma quantidade adequada do ligamento ainda presente no local. A reparação é feita com a colocação de uma âncora na área de ruptura – na maioria das vezes, na cabeça do metacarpiano – e uma ancoragem do ligamento colateral. Esta é a unica ocasião na qual se imobiliza a articulação MF em extensão, por 3 a 4 semanas. Isto é necessário para criar a maior quantidade de fibrose possível. A reabilitação é trabalhosa para obter flexão completa, mas em 2 a 6 meses um paciente com vontade de melhorar obtém bom resultado. Em raras ocasiões, será necessário o emprego de enxerto tendinoso ou retinacular, o qual é obtido, preferencialmente, do retináculo extensor, mas que pode ser também retirado do tendão palmar longo, apesar de um enxerto tendinoso provocar espessamento articular, e uma recuperação completa se torna difícil.

LUXAÇÕES MF DOS DEDOS

A luxação mais comum das articulações MF é aquela em que a falange luxa no sentido dorsal e a cabeça do metacarpiano sofre uma protrusão ventral, ficando presa nesta posição por diversas estruturas ligamentares e tendinosas, que impedem a redução incruenta da luxação: o ligamento intermetacarpiano, o ligamento natatório, os tendões flexores e suas polias, os músculos lumbricais, os ligamentos colaterais e a placa volar.[6] É mais freqüente no dedo indicador, mas também pode ocorrer no quinto dedo, em raras ocasiões. O paciente apresenta-se, após um traumatismo longitudinal, com uma deformidade característica de hiperextensão fixa da articulação MF, com flexão da IFP (Figura 24.8).

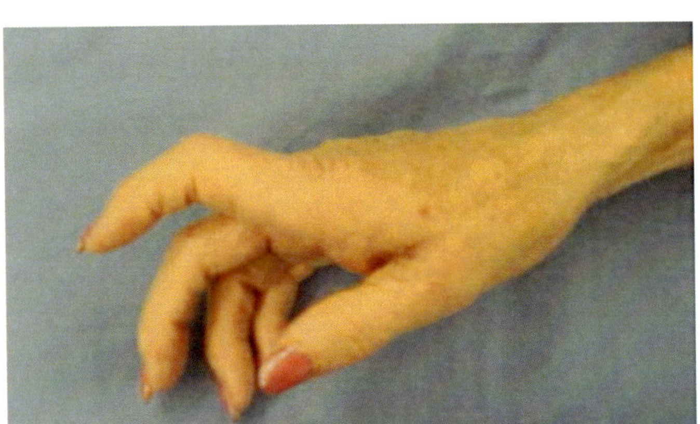

Figura 24.8 Postura típica de uma luxação MF do indicador.

Quando o especialista é chamado para atender estas luxações, o paciente já foi submetido a várias manobras de redução, o que parece fácil ao exame radiológico (Figura 24.9) Estas manobras têm o efeito de fazer a mão edemaciar e piorar a situação. O tratamento, na maioria das vezes, é cirúrgico. A abordagem é ventral, através de uma incisão em ziguezague que começa na prega palmar proximal e se estende nos sentidos proximal e distal (Figura 24.10). Observa-se que, ao liberar a polia A1 dos tendões flexores, a redução torna-se fácil e a articulação permanece estável em flexão e extensão. Em geral, não há necessidade de reparação ligamentar e, nestes casos, pode-se imobilizar a MF em flexão, o que facilita a reabilitação pós-operatória.

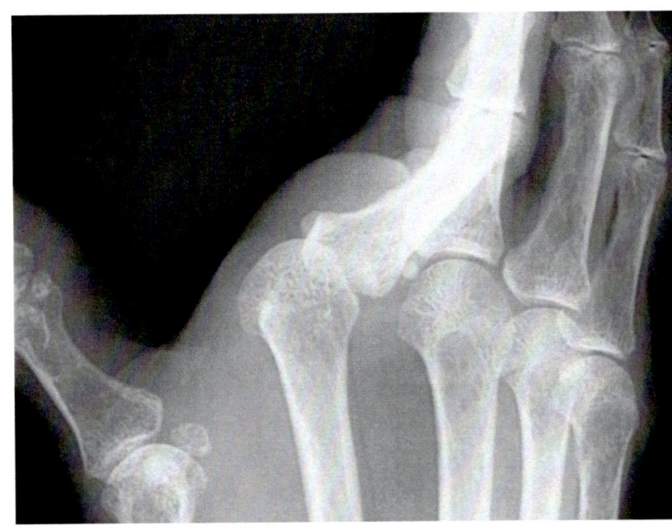

Figura 24.9 Exame radiográfico de uma luxação MF do indicador.

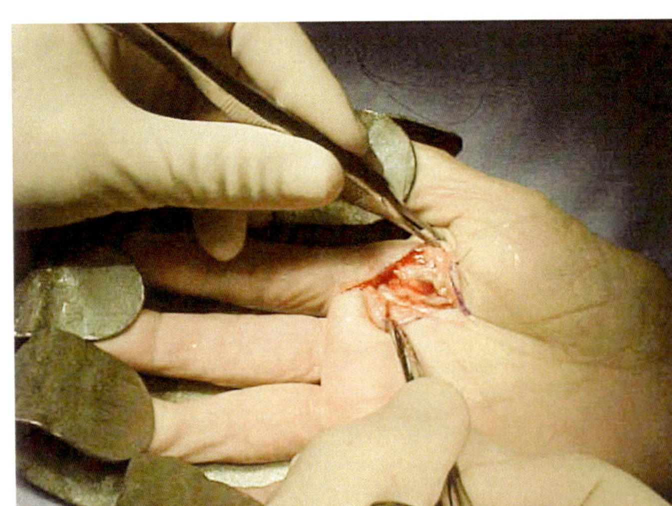

Figura 24.10 Abordagem ventral para tratamento de luxação MF do indicador.

LESÕES LIGAMENTARES MF DO POLEGAR

As lesões ligamentares do polegar podem ser divididas em:

1. Lesões do ligamento colateral radial.
2. Lesões do ligamento colateral ulnar:
   a. Estáveis.
   b. Instáveis (*gamekeeper's thumb*).
   c. Com ruptura da aponeurose adutora (lesão de Stener).

Ligamento colateral radial

O ligamento colateral radial não é tão importante para a função da mão quanto o ligamento colateral ulnar na articulação MF do polegar. Entretanto, mesmo não sofrendo rupturas tão freqüentemente quanto o ligamento ulnar, a lesão crônica desta estrutura pode causar problemas de instabilidade, dor e dificuldade de função. O mecanismo da lesão é sempre mais obscuro do que o da lesão ligamentar ulnar, e os pacientes freqüentemente não sabem dizer com certeza como ela ocorreu. Em geral, é um traumatismo violento sobre a palma da mão com uma força de torção e desvio ulnar – acidentes de carro podem causar estas lesões, quando o paciente se apóia no pára-brisa com a mão espalmada. Em geral, há inchaço inicial e dor, mas a maioria dos casos chega à consulta vários meses após o acidente com dor à manipulação e uma certa instabilidade, que é menor do que a das lesões do ligamento ulnar.

Havendo uma instabilidade real, esta pode ser comprovada por radiografias em estresse da articulação afetada. Em alguns casos, observa-se uma avulsão óssea na base da falange proximal, tanto nas rupturas radiais como ulnares, o que facilita o diagnóstico radiológico (Figura 24.11). O tratamento é a reparação cirúrgica. Na maioria dos casos, há restos de ligamento suficientemente fortes para se fazer um avanço e sutura numa âncora colocada na base da falange. As avulsões ósseas são pequenas e, geralmente, o fragmento ósseo pode ser ressecado e o ligamento suturado no defeito ósseo, o que na maioria das vezes não afeta a superfície articular em mais do que 25%.

Nos casos em que não há substância suficiente para se fazer a sutura diretamente, procedemos a uma técnica, ainda não publicada, que utiliza a metade do tendão do extensor curto do polegar. Como está inserido na base da falange proximal, o tendão é dissecado desde sua saída do primeiro compartimento extensor até a inserção no dorso da falange. Uma fita correspondendo à metade do tendão é então passada por um túnel construído na área de origem do ligamento a ser reconstruído e volta à inserção dorsal, onde é suturada em si mesma (Figura 24.12). Utilizamos esta técnica por muitos anos mas, como estas situações são raras, o número de pacientes é pequeno e a publicação de uma série se torna difícil, mas os resultados são consistentemente bons, e temos usado a técnica para reconstrução de ligamentos radiais e ulnares. Em alguns casos, nos quais o tendão é muito pequeno, usamos o tendão todo, em vez de somente a metade. Em ambas as situações, é necessário o uso de fios de Kirschner intra-articulares, que permanecem na articulação, reduzindo eventuais subluxações, por 5 semanas.

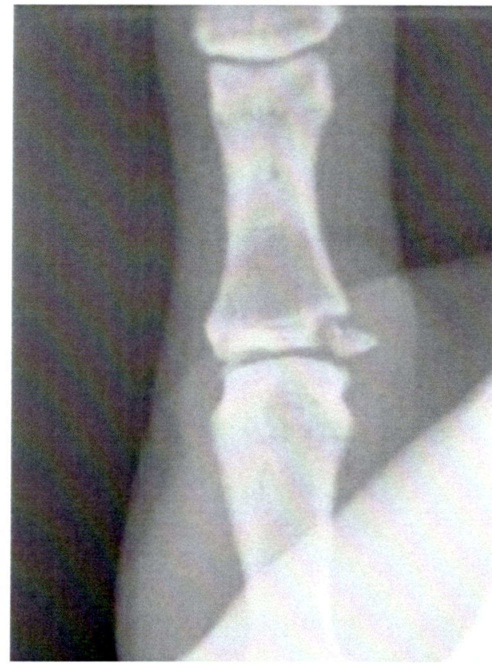

Figura 24.11 Avulsão óssea com lesão ligamentar MF no polegar. Há envolvimento de 25% da superfície articular.

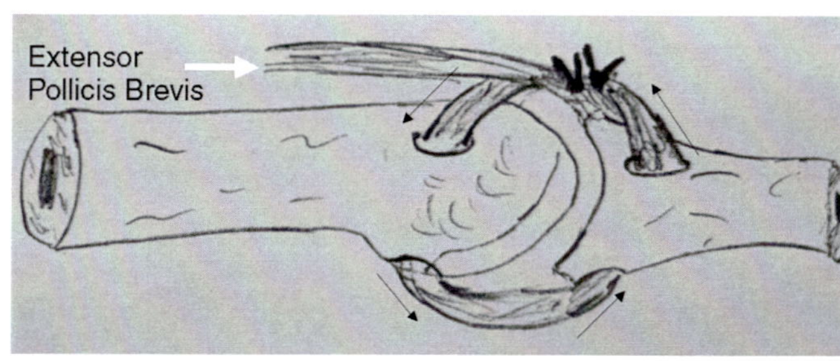

Figura 24.12 Esquema de reconstrução ligamentar utilizando metade do tendão do extensor curto do polegar.

Ligamento colateral ulnar

Esta lesão tem várias denominações, as quais são utilizadas na literatura há muitos anos. Chama-se *gamekeeper's thumb*[7] ou *ski pole injury*, referências a atividades que podem causar o problema – o *gamekeeper* era uma figura histórica que usava a mão de uma maneira forçada para matar coelhos e outros animais selvagens (em inglês, a palavra *game* neste contexto se refere a animais de caça), torcendo-lhes o pescoço. O outro mecanismo é mais moderno e se refere ao traumatismo que um esquiador sofre quando o polegar fica preso na empunhadura do bastão do esqui, que nesta situação está firmemente introduzido na neve. A velocidade, somada ao peso do esquiador caindo, exerce uma pressão enorme no ligamento colateral ulnar e este se rompe, causando muita dor e instabilidade.

As lesões do ligamento colateral ulnar podem ser estáveis, quando a ruptura é incompleta, instáveis, quando a ruptura é completa, e, a mais grave de todas, a chamada lesão de Stener,[8] quando o ligamento rompido fica sobre a aponeurose do adutor, impedindo a cicatrização.

DIAGNÓSTICO

Além da história de queda com estresse no ligamento colateral, o exame físico pode ser enganoso com respeito à estabilidade da articulação: pacientes com grandes lesões não são necessariamente os que têm mais dor e inchaço, porque a ruptura completa pode descomprimir o hematoma intra-articular. A melhor maneira de se estabelecer um diagnóstico preciso sem ajuda de exames caros, como ressonância magnética ou ultra-som, é simplesmente por meio de um teste de estresse, no consultório, após bloqueio com xilocaína. Melhor ainda é o teste de estresse com fluoroscopia, para ver com mais nitidez a subluxação da MF. Contudo, a observação visual pura e simples proporciona uma idéia muito boa da gravidade da lesão. Recomenda-se o seguinte critério: ao colocar estresse em desvio radial da MF do polegar, uma abertura de até 15 graus significa ligamento normal; entre 15 e 30 graus, há uma lesão parcial grave; mais do que 30 graus, mas com resistência ao redor de 45 graus, lesão completa; mais do que 45 graus, lesão ligamentar com ruptura de aponeurose do adutor (lesão de Stener). Este não é um critério rígido, mas é correto na maioria dos casos e bem mais barato do que uma ressonância magnética, funcionando muito bem para a indicação de cirurgia. Nos casos de dúvida, a ressonância bem feita deve esclarecer o diagnóstico.

TRATAMENTO

As lesões incompletas não necessitam cirurgia, na maioria das vezes. São tratadas com um gesso curto que inclui o polegar e, em 5 semanas, há cicatriz suficiente para o paciente passar para uma tala removível por mais 2 semanas. Na maior parte das vezes há cicatrização e estabilidade completas após 7 semanas.

Nas lesões completas, o tratamento ideal é cirúrgico.[9,10] Teoricamente, se os pacientes chegassem ao médico nas primeiras horas pós-lesão, seria possível tratar estas lesões ligamentares com imobilização gessada similar à descrita para as lesões parciais estáveis. No entanto, há dois problemas fundamentais com esta postura conservadora: primeiro, as lesões completas do ligamento colateral ulnar afetam também a placa volar, de modo que temos uma subluxação volar além da instabilidade radial. A subluxação volar é muito difícil de tratar com gesso numa situação aguda por causa do edema em volta da articulação MF afetada. Em segundo lugar, a maioria dos pacientes chega ao consultório 2 a 6 semanas após ruptura e, portanto, o ligamento colateral já está espessado e curto, não respondendo bem à imobilização. Somente aqueles pacientes que recusam cirurgia devem ser tratados com gesso sem reparação ligamentar.

Técnica cirúrgica

A cirurgia consiste em dissecão anatômica, redução da subluxação e pinagem articular, redução e reparação do ligamento rompido com ancoragem na base da falange proximal e reparação da aponeurose do abdutor (Figuras 24.13 a 24.15). O pós-operatório consiste numa luva gessada, incluindo o polegar, por

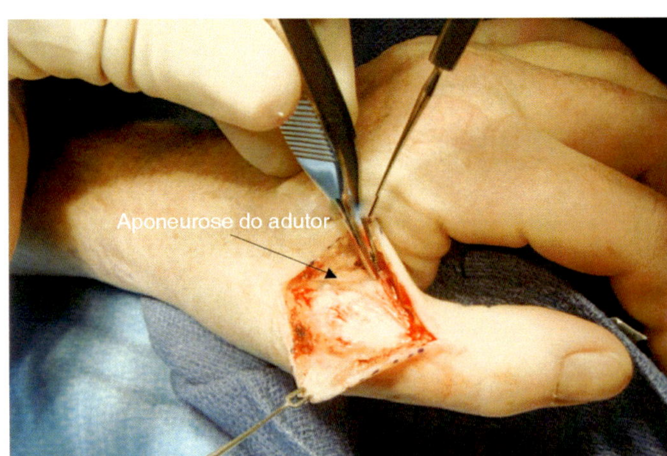

Figura 24.13 Abordagem para reparação de lesão ligamentar ulnar no polegar.

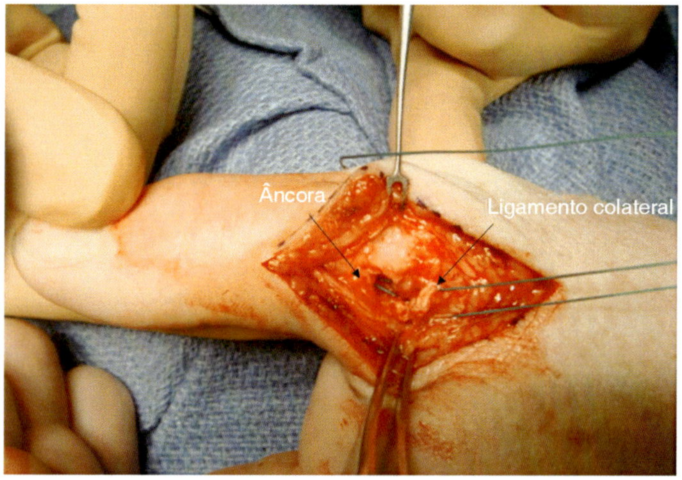

Figura 24.14 Ancoragem do ligamento colateral.

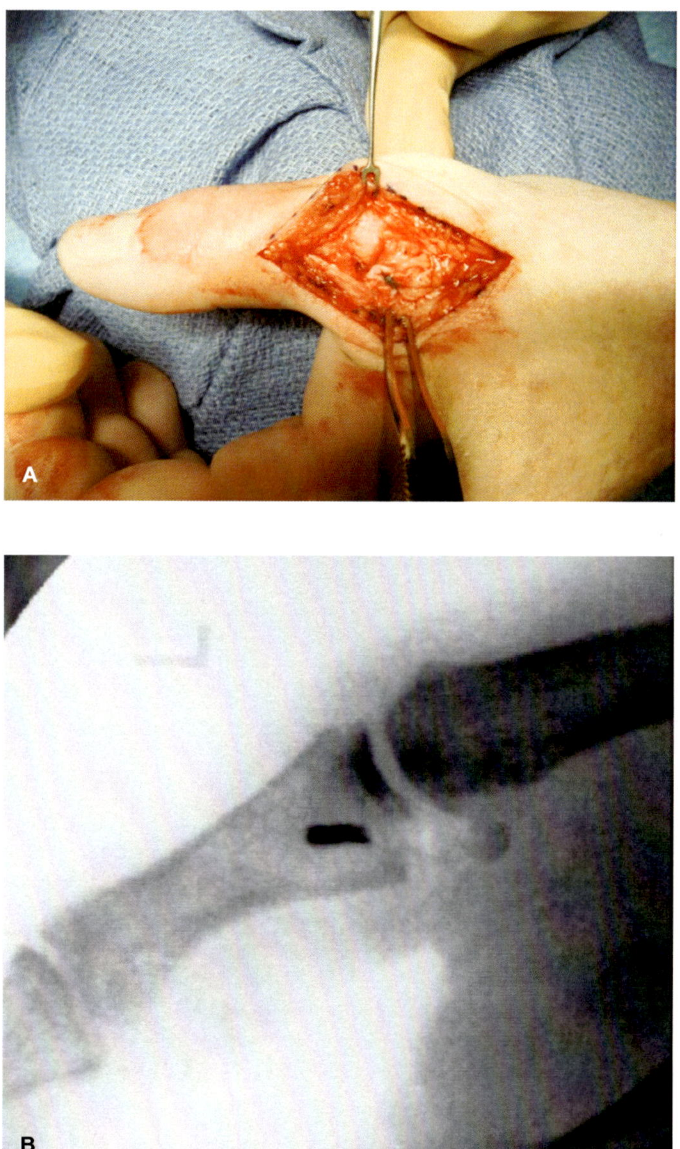

Figura 24.15A e **B.** Ancoragem completada. Notar a presença da âncora na imagem radiográfica.

5 semanas. O fio de Kirschner pode ser retirado concomitantemente com a remoção do gesso ou deixado até 7 semanas, se a subluxação articular foi muito pronunciada. Após a retirada do fio, o terapeuta de mão inicia exercícios e fortalecimento. Na maioria dos casos, há um enrijecimento articular que pode durar de 6 meses a 1 ano, mas a estabilidade da articulação é o objetivo principal nestas situações.

REFERÊNCIAS

1. Brand PW. *Clinical mechanics of the hand*. St. Louis: C.V. Mosby, 1985:30-60.
2. Hunter, Mackin, Callahan. *Rehabilitation of the hand: surgery and therapy*. 4 ed., St. Louis: Mosby-Year Book, 1995:381.
3. Stern PJ, Lee AF. Open dorsal dislocattions of the proximal interphalangeal joint. *J Hand Surg* 1985; *10A*:364-70.
4. Kilgore ES, Newmeyer WL, Brown LG. Post-traumatic trapped dislocations of the proximal interphalangeal joint. *J Trauma* 1976; *16*: 481-7.
5. Carneiro RS, James KW. The use of bone anchors in hand surgery. Proceedings of the 6th Congress of the International Federation of Societies for Surgery of the Hand – Helsinki, Finland, 1995.
6. Kaplan E. Dorsal dislocation of the metacarpophalangeal joint of the index finger. *J Bone Joint Surg* 1957; *39A*:1081-6.
7. Neviaser RJ, Wilson JN, Lievano A. Rupture of the ulnar collateral ligament of the thumb (Gamekeeper's thumb). *J Bone Joint Surg* 1971; *53A*:1357-64.
8. Stener B. Hyperextension injuries to the thumb metacarpophalangeal joint of the thumb – rupture of ligaments, fractures of sesamoid bones, rupture of pollicis brevis. *Acta Chir Scand* 1963; *125*:275-93.
9. Weiland AJ, Berner SH, Hotchkiss RN *et al.* Repair of acute injuries of the thumb metacarpophalangeal joint with an intraosseous suture anchor. *J Hand Surg* 1997; *22A*:585-91.
10. McCall TE, Roth MZ. Simple method for repair of collateral ligament of the thumb metacarpophalangeal joint. *Plast Reconst Surg* 2000; *106*:657-9.

CAPÍTULO 25

Complicações das Fraturas e Luxações da Mão

Samuel Ribak
Helton Hiroshi Hirata

O grande salto para o desenvolvimento da ortopedia, e em especial da cirurgia da mão, ocorreu após a II Guerra Mundial, quando surgiram instrumentais e diversos tipos de implantes. A afirmação de que a movimentação precoce, após estabilização de uma fratura, levará a um bom resultado funcional tem um significado ainda mais importante para a mão traumatizada.[1] Com isso, aumentaram os procedimentos cirúrgicos, além da possibilidade de complicações, o que reforça a necessidade de seu reconhecimento e tratamento adequados.

Complicação é qualquer desvio ou alteração mórbida do curso normal de um resultado esperado ou planejado durante o tratamento estipulado, em razão da mesma causa ou de outra. Devemos ter em mente que as complicações não estão limitadas somente à parte óssea, mas a qualquer estrutura ao seu redor. Este capítulo apresenta as seguintes complicações e opções de tratamento em relação a fraturas e luxações dos ossos metacarpianos e falanges: rigidez, consolidação viciosa, retardo de consolidação e pseudo-artrose, infecção, artrose pós-traumática, disfunção muscular dos intrínsecos, complicações da utilização de material de síntese, iatrogenia, lesão tendinosa e complicações das luxações das articulações metacarpofalângicas (MF) e das articulações interfalângicas proximais (IFP) e lesão vasculonervosa. São também descritas a deiscência de sutura e a síndrome de dor regional complexa.

RIGIDEZ

Aderência tendinosa e contratura articular

Aderências articulares e tendinosas talvez sejam as complicações mais freqüentes e temidas encontradas nas fraturas dos metacarpianos e, principalmente, das falanges.[2,3] Causam mais transtornos do que a dificuldade relacionada ao alinhamento e à consolidação óssea.

Nas fraturas fechadas da diáfise metacarpiana, a aderência do tendão extensor é a mais comum, porém não é tão limitante, já que a reabilitação consegue resultados satisfatórios. Quando associada à lesão de tecidos adjacentes em traumatismos de alta energia ou em casos de esmagamento, é importante a reabilitação mais agressiva e precoce, com o uso de órteses dinâmicas. Na persistência da limitação de movimentos, está indicada a tenólise, com ou sem associação de capsulotomia. Nos casos de retração da musculatura intrínseca, pode ser necessária sua liberação cirúrgica.

Nas fraturas próximas à articulação MF ou mesmo nas intra-articulares, além do aspecto da congruência articular, a preocupação recai sobre o aparelho extensor, a cápsula e os ligamentos. Deve-se imobilizar esta articulação em flexão de 70 a 90 graus, impedindo, assim, o encurtamento dos ligamentos colaterais e evitando a limitação da flexão. Nestes casos, a reabilitação ou a capsulotomia, quando indicadas, geralmente proporcionam resultados satisfatórios (Figura 25.1).

As fraturas das falanges proximal e média apresentam agravantes anatômicos: a proximidade com o aparelho flexor e extensor, a confluência dos tendões intrínsecos, o aspecto capsuloligamentar e a articulação da IFP. Todas estas estruturas têm origem no colágeno e grande potencial de formação de tecidos fibroblásticos,[4,5] evoluindo com cicatriz ao mínimo traumatismo. Após o tratamento de uma fratura da falange média ou proximal, existe grande preocupação nos casos que já se apresentam com contratura em flexão da articulação

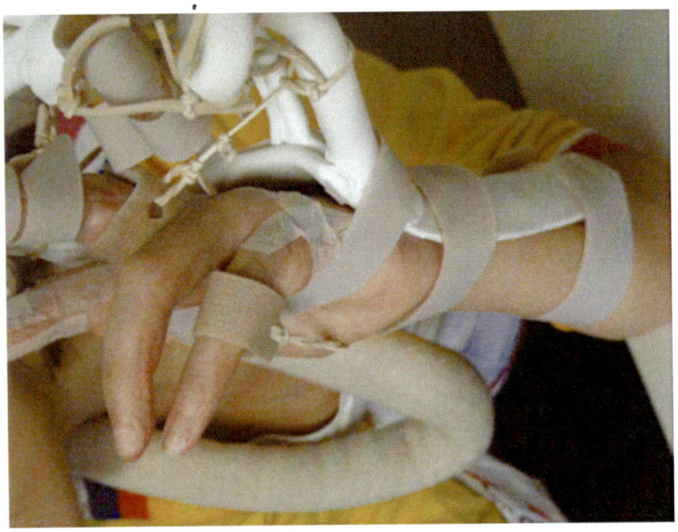

Figura 25.1 Paciente com rigidez em articulação MF após fratura do quinto metacarpiano. Após capsulotomia e tenólise, o paciente utiliza órtese e movimentação precoce.

IFP e/ou limitação do arco de movimento, principalmente nos traumatismos de alta energia com comprometimento de partes moles, traumatismos em múltiplos dígitos[6] e nos casos que ficam imobilizados por mais de 4 semanas[7] (Figura 25.2).

Os fatores que podem influenciar de forma insatisfatória os resultados do tratamento são pacientes desmotivados e não-colaborativos, propensão genética na formação de cicatrizes hipertróficas e presença de artrite, além da incapacidade técnica e de material de síntese.

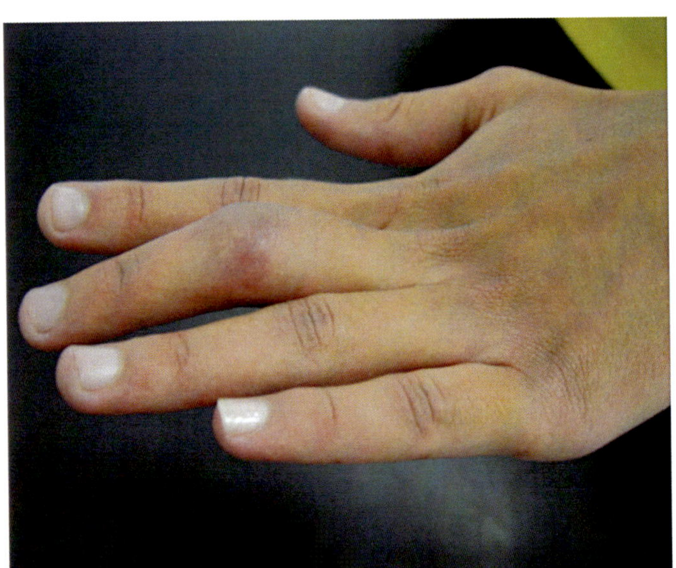

Figura 25.2 Complicação de fratura da falange média do dedo médio: contratura em flexão da articulação IFP.

Nas fraturas por traumatismo de baixa energia, a contratura articular em flexão da IFP que não melhora com reabilitação pode ter indicação cirúrgica de liberação da placa volar e estruturas locais contraturadas. Os casos de contratura de até 30 graus são compatíveis com uma boa função,[8] porém os pacientes podem optar pela cirurgia, após estarem a par dos riscos e benefícios da mesma.

Nas fraturas por traumatismo de alta energia, se, após a liberação das estruturas capsuloligamentares contraturadas, existirem aderências dos tendões extensores e necessidade de tenólise, o prognóstico é ruim. Nos casos de aderência dos flexores, o prognóstico é ainda pior.

CONSOLIDAÇÃO VICIOSA

As fraturas dos metacarpianos ou das falanges dos dedos da mão que consolidaram com deformidade definem o termo má união ou consolidação viciosa. O impacto funcional desta situação varia, dependendo da localização, do tipo e do grau da deformidade. São importantes fatores, também, o envolvimento articular, o tempo de lesão e a presença de aderência articular ou tendinosa.[9] A prevenção sempre será o melhor tratamento para a consolidação viciosa.

Os principais elementos de uma deformidade do dedo são a angulação, o encurtamento e a rotação. Estes fatores podem ser vistos isoladamente ou em combinação, e geralmente um deles é predominante.[1] Pode ou não existir correlação entre o quadro clínico e o radiográfico, dependendo da gravidade da lesão. Artigos recentes[10] correlacionam deformidades dos metacarpianos e das falanges com a perda funcional dos dedos. Mostram a notável capacidade de adaptação funcional e tolerância frente a situações de consolidações viciosas. O alerta, além da deformidade em si, seria o estudo do comportamento dos tecidos e fibroplasia que envolvem o dedo acometido.

Para a decisão da melhor indicação do tipo de tratamento, deve-se analisar cada deformidade e suas conseqüências funcionais, considerando individualmente cada paciente, e ponderar o fator risco-benefício do tratamento conservador ou cirúrgico.

O tratamento das pequenas deformidades, quando não têm sintomas ou estes são mínimos, e com pequena disfunção, deve ser o conservador, apenas com reabilitação (Figuras 25.3 a 25.5).

As deformidades mais graves que apresentam dor ou que impedem a função da mão ou do dedo serão beneficiadas com o tratamento cirúrgico, me-

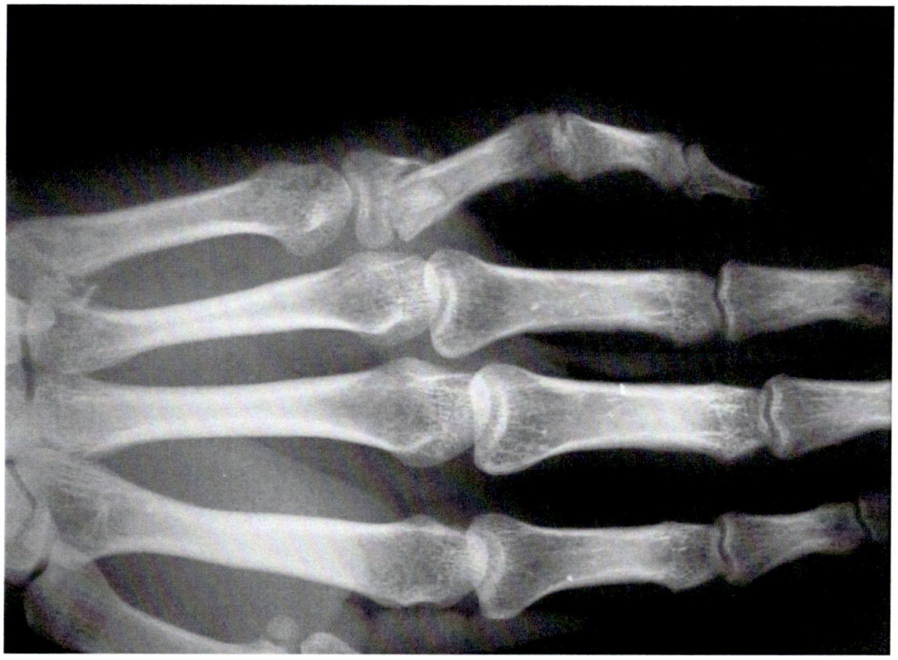

Figura 25.3 Radiografia evidenciando consolidação viciosa da falange proximal.

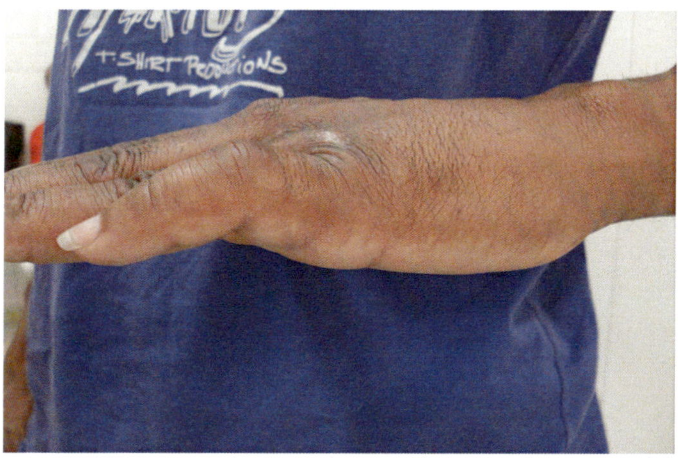

Figura 25.4 Nota-se a deformidade.

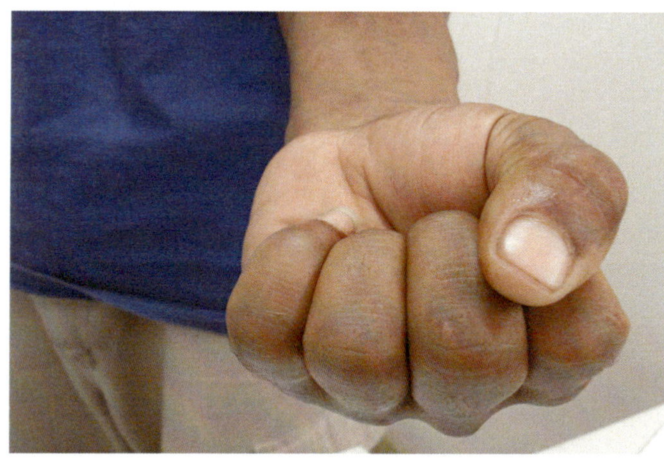

Figura 25.5 Paciente com boa função.

diante osteotomias corretivas. Nesta opção, questionam-se as vias de acesso, o local da osteotomia, a técnica cirúrgica, o material de síntese e a forma da reabilitação.

Fraturas dos metacarpianos

Existe uma tendência para angulação dorsal das fraturas transversas e oblíquas da diáfise dos metacarpianos, devido à ação de forças deformantes dos flexores intrínsecos e extrínsecos sobre o fragmento distal deste osso. Assim, a maioria das consolidações viciosas das fraturas da diáfise e as subcapitais apresentam angulação de ápice dorsal.

Para cada 2mm de encurtamento linear real ou relativo (ocasionado pela angulação dorsal), ocorre perda de 8% de força de preensão e 7 graus de perda de extensão residual.[11,12]

Os ligamentos intermetacarpianos profundos previnem mais do que 3 a 4mm de encurtamento dos metacarpianos.[13] Com 30 graus de angulação dorsal do metacarpiano, o encurtamento dos músculos intrínsecos e a alteração dinâmica da tensão muscular levam a uma fraqueza progressiva da preensão.[14,15] Ocorrem perda do contorno da articulação MF, fadiga muscular, cãibras e pseudodeformidade em garra. A deformidade angular no dorso da mão é visível, assim como a proeminência da cabeça do metacarpiano na palma da mão.

Quando esta angulação dorsal está localizada próximo à articulação carpometacarpiana, torna-se menos intensa, principalmente nos dedos anular e mínimo, que têm maior flexibilidade carpometacarpiana. Quando esta angulação se encontra em região distal, próxima à cabeça metacarpiana, é mais tolerada do que quando próxima à diáfise.[16]

Devemos pesquisar se existe deformidade clínica na angulação lateral do metacarpiano. Uma pequena angulação lateral não tem repercussão funcional durante o movimento dos dedos.

Deformidades rotacionais são bem pouco toleradas, pois pequenas rotações perturbarão a função da mão, como na convergência ou divergência dos dedos durante a flexão. A rotação, que tem como causa as fraturas oblíquas, não é aparente em extensão completa dos dedos, mas progride gradualmente com a flexão digital. Para cada grau de rotação da fratura ocorrem cinco de rotação da ponta do dedo[17] (Figura 25.6).

Fraturas das falanges

Na fratura da falange proximal dos dedos, os músculos lumbricais flexionam o fragmento proximal, enquanto a banda central do tendão extensor, inserida no bordo proximal da falange média, desvia o fragmento distal em extensão, levando a um desvio angular volar.[18] Em angulações residuais maiores do que 25 graus, Conrad e Pholmer[19] descreveram limitação dos movimentos de flexão e extensão. O aumento da angulação volar encurta a falange proximal e promove incompetência extensora na articulação IFP. A flexão prolongada desta articulação promove debilidade da cápsula dorsal e do mecanismo extensor,[20] e ela pode tornar-se fixa mesmo após a osteotomia corretiva.

Tratamento conservador

As deformidades devem ser avaliadas individualmente. Aquelas com mínimos sintomas, deformidade ou pequena perda funcional geralmente não exigem correção cirúrgica.

Tratamento cirúrgico

Não é prática muito comum. O tipo de abordagem deve ser baseado nas diferentes necessidades exigidas por cada paciente. O tratamento indicado para as consolidações viciosas depende do tipo de deformidade. Em casos de proeminência óssea que adere ao tendão, ou que impede a movimentação articular, pode-se realizar sua simples excisão. As osteotomias corretivas, que melhoram a habilidade e a função do dedo e da mão envolvida, são indicadas em casos de consolidações viciosas sintomáticas e que têm obstrução da função digital, normalmente naquelas de angulação que excedem 15 graus no plano sagital de falanges ou 30 graus em metacarpianos,[9,21,22] com exceção das fraturas do colo dos metacarpianos (Figuras 25.7 a 25.9).

Com relação ao tempo, se a correção da deformidade for realizada antes de 10 semanas, ela deve ser feita na própria linha da fratura, com retirada do calo imaturo, redução e estabilização óssea. Nesta fase, a reabilitação evita o estabelecimento de contratura articular e de aderências tendinosas.[9,23] Nos casos de deformidade com mais de 10 semanas, tenta-se o máximo de recuperação possível dos movimentos do dedo afetado[24] e, após 3 meses, indica-se ou não a osteotomia, dependendo do estado funcional.

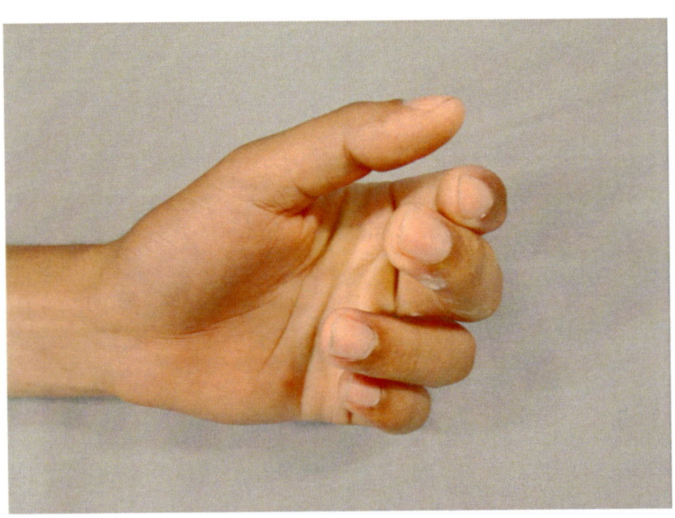

Figura 25.6 Deformidade rotacional após consolidação viciosa de fratura de falange do dedo médio.

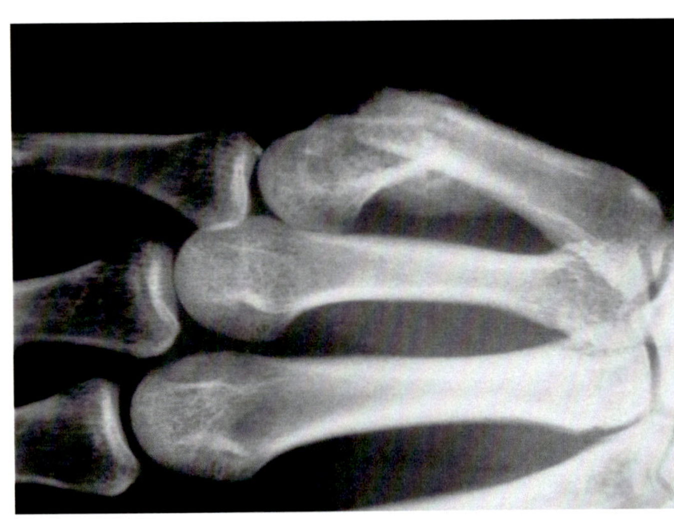

Figura 25.7 Consolidação viciosa do quinto metacarpiano com angulação maior do que 30 graus.

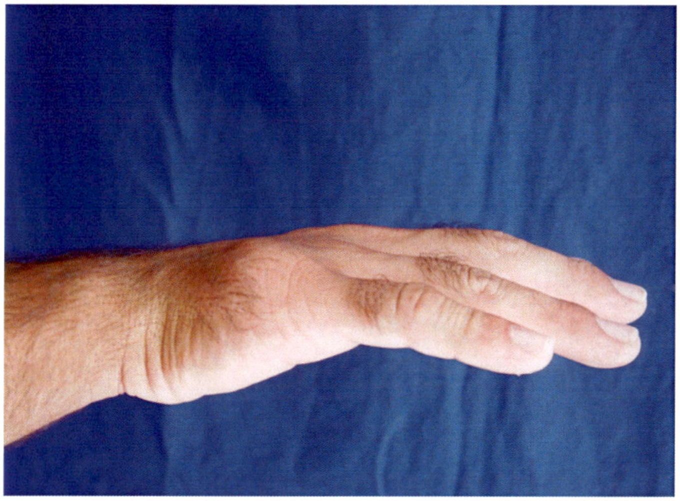

Figura 25.8 Resultado final da extensão.

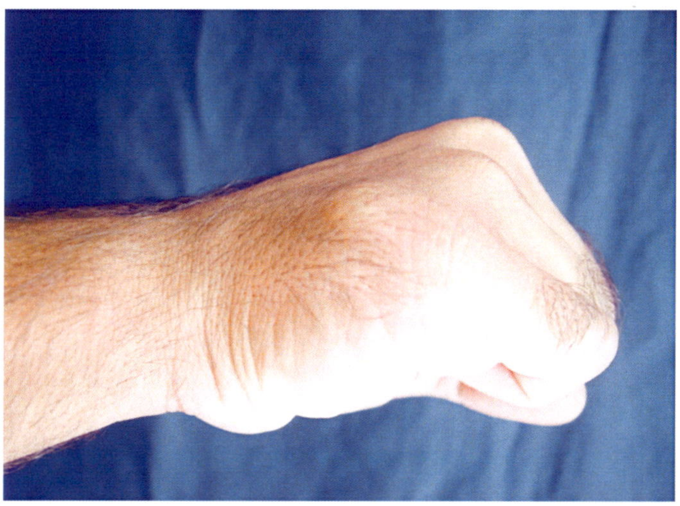

Figura 25.9 Apesar da deformidade, não houve limitação funcional, mesmo com pequeno déficit de flexão na MF.

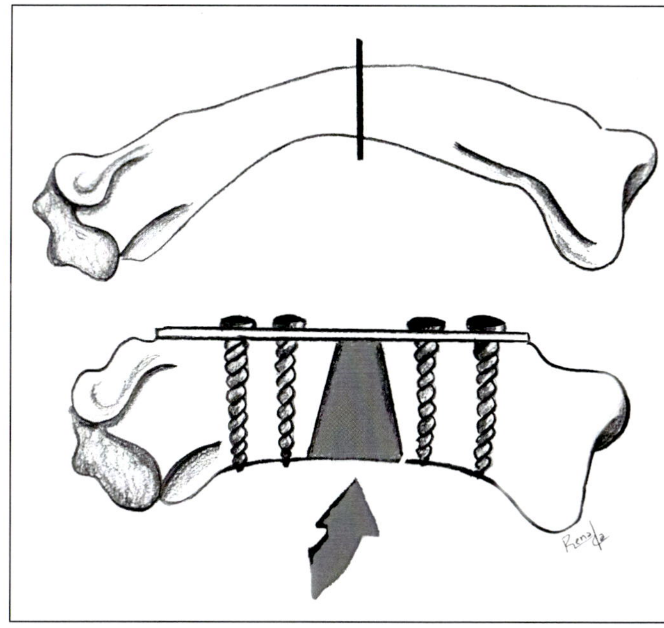

Figura 25.10 Nos casos em que há encurtamento ósseo, a osteotomia aberta de adição de cunha consegue a restauração do comprimento, devido à utilização de enxerto ósseo.

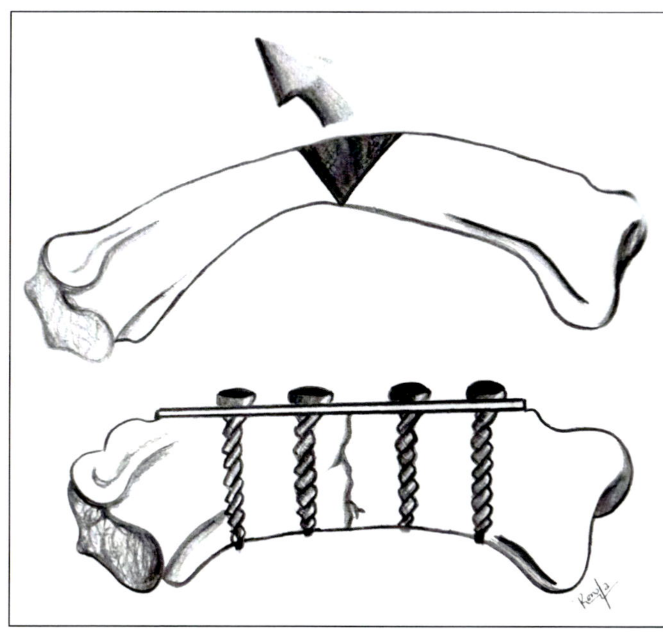

Figura 25.11 Osteotomia de fechamento de cunha do metacarpiano. O periósteo volar é mantido intacto e uma cunha triangular é removida. Fixação com placa de compressão.

Os resultados da osteotomia podem não ser os esperados, evoluindo para a persistência da deformidade, pseudo-artrose, infecção, falha do implante e rigidez articular. Antes do procedimento, o paciente deve ser orientado sobre os riscos.

Nas deformidades angulares estabelecidas, a osteotomia corretiva pode ser de adição (Figura 25.10) ou retirada de cunha óssea (Figura 25.11).

A osteotomia de fechamento de cunha dispensa a colocação de enxerto ósseo e, quando necessária, corrige também a deformidade rotacional. Pequena discrepância de comprimento entre osso e tendão é bem tolerada.[25-27]

Em algumas situações pouco comuns, de casos complexos de esmagamento que evoluem para amputações, perda de cobertura cutânea e/ou consolidações viciosas, a osteotomia tem importante papel no restabelecimento funcional (Figuras 25.12 a 25.16).

Em casos de angulação volar de falanges, é preferível a correção da deformidade com osteotomia de adição de enxerto e restauração anatômica precisa.[8,28]

Buchler e cols.[24] obtiveram consolidação em todas as 59 osteotomias da falange proximal em 57 pacien-

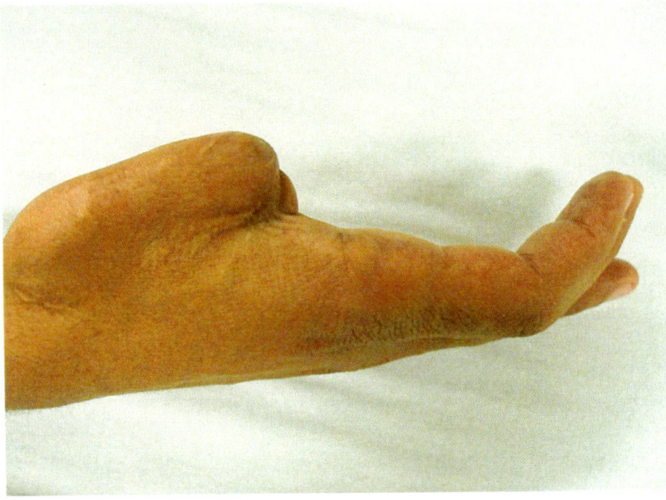

Figura 25.12 Amputação do polegar-articulação MF.

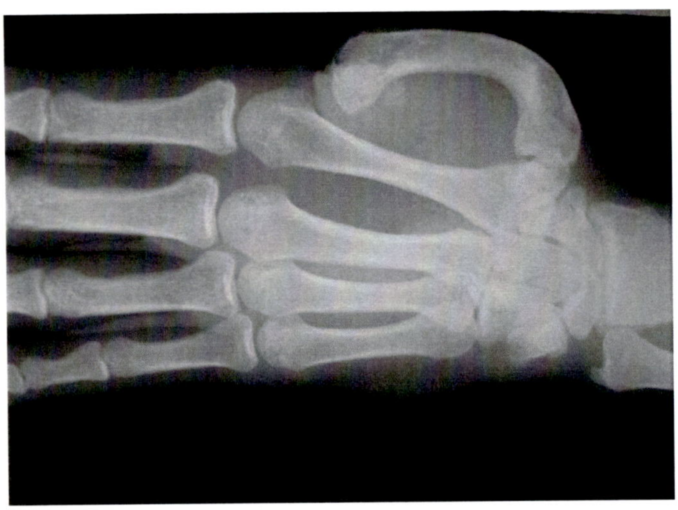

Figura 25.13 Consolidação viciosa do primeiro metacarpiano.

tes com consolidações viciosas. Observaram 76% de consolidação satisfatória. Alguns casos necessitaram de tenólise e capsulotomia para melhora do grau de movimentos. Alegando que as osteotomias não conseguem corrigir o tamanho exato do comprimento do osso, Yong e cols.[29] realizaram correção simultânea da deformidade angular dorsal e restauração de comprimento ósseo em quatro metacarpianos e três falanges com deformidades angulares que apresentavam mão em pseudogarra. Em seu trabalho, realizaram osteotomia com retirada de cunha tipo trapezoidal, e o segmento ósseo foi rodado e reinserido como enxerto invertido. Os resultados contribuíram para melhora da dor e da força de preensão.

Se todos os elementos podem ser corrigidos, é preferível realizar a osteotomia na região da metáfise do que na diáfise, particularmente aplicável nos ca-

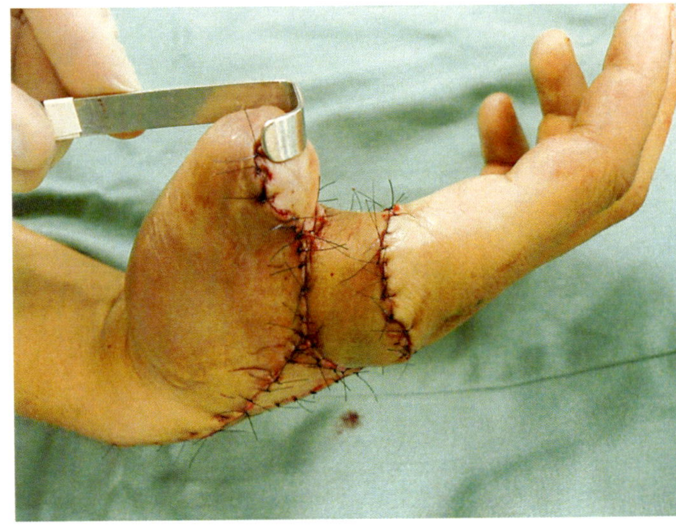

Figura 25.14 Rotação de retalho da artéria metacarpiana para cobertura da primeira comissura.

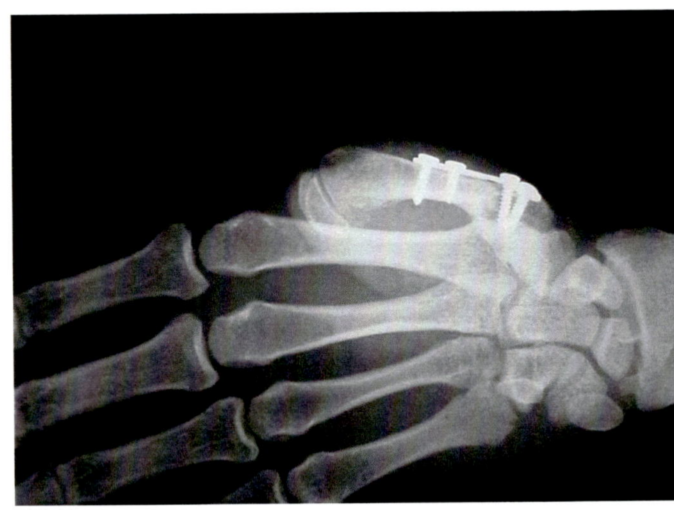

Figura 25.15 Aspecto radiográfico 4 meses após cirurgia.

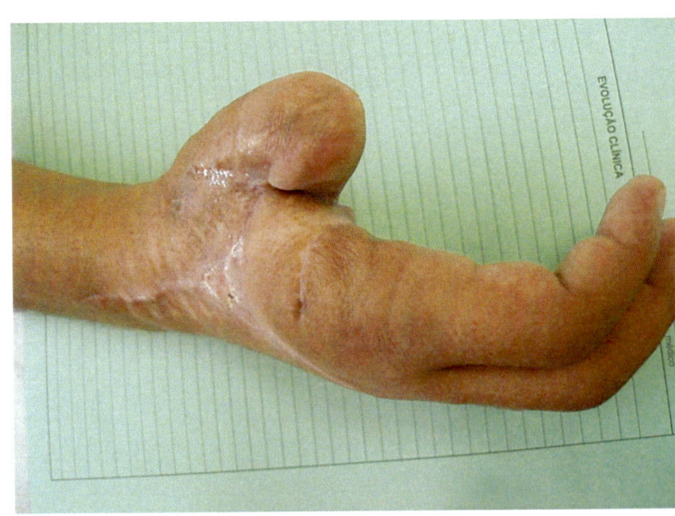

Figura 25.16 Aspecto final.

sos em que predomina a má rotação. A deformidade rotacional da falange proximal pode, também, ser corrigida no foco de consolidação viciosa da falange envolvida (Figuras 25.17 a 25.21).

Na falange proximal, a osteotomia deve ser realizada na base, região subcondilar, local onde ocorre menor taxa de aderências e rigidez articular (distante da articulação IFP).[8] Em alguns casos, pode-se realizar a osteotomia em local ainda mais distante, na base do metacarpiano.[30] São casos com deformidade rotacional de aproximadamente 20 graus do indicador, médio e anular e de 30 graus do dedo mínimo (Figuras 25.22 a 25.4).

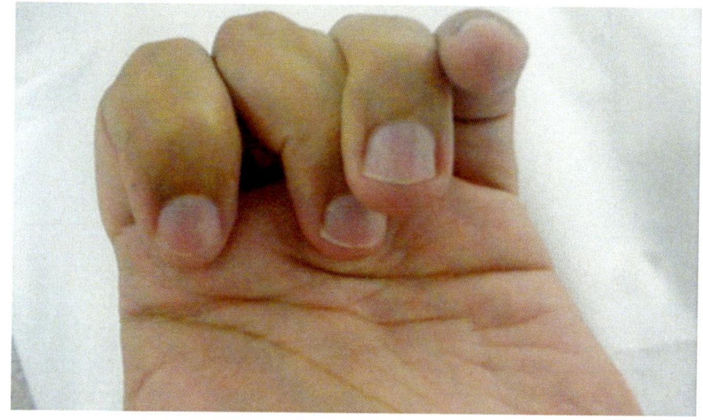

Figura 25.19 Deformidade clínica evidente.

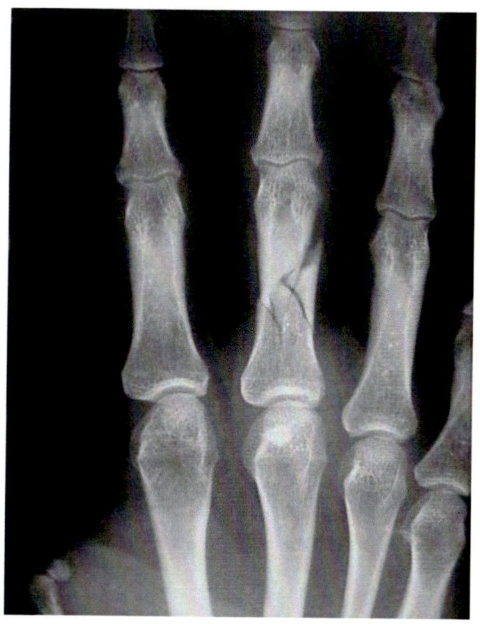

Figura 25.17 Fratura oblíqua da falange proximal.

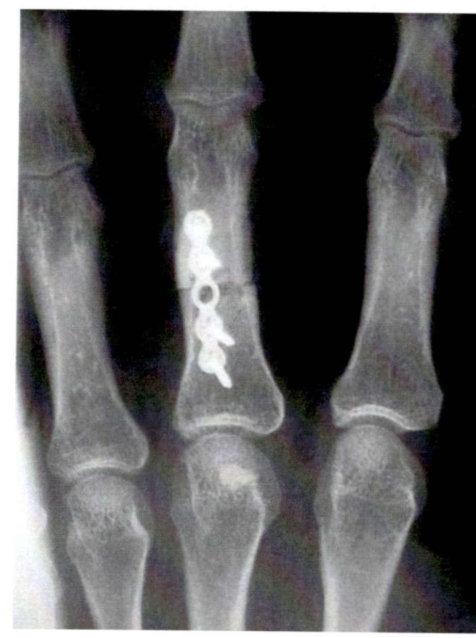

Figura 25.20 Osteotomia da falange *in situ*.

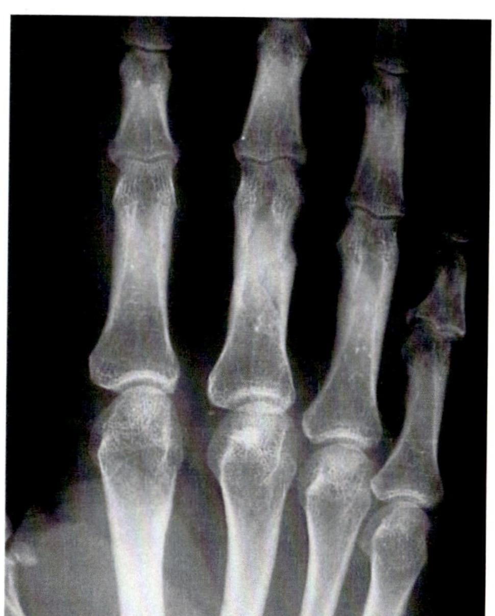

Figura 25.18 Consolidação da fratura.

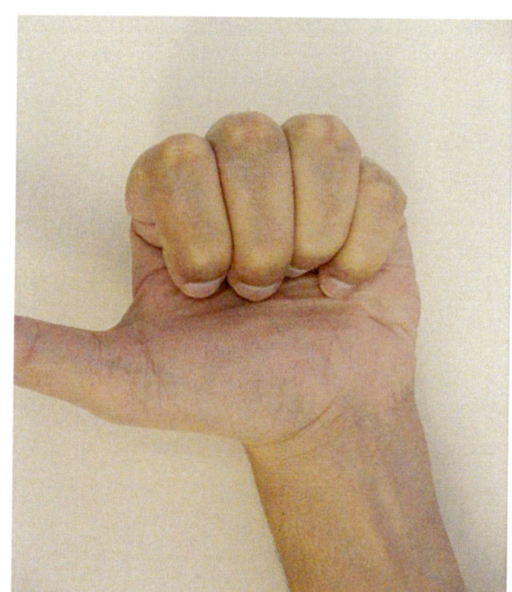

Figura 25.21 Correção da deformidade.

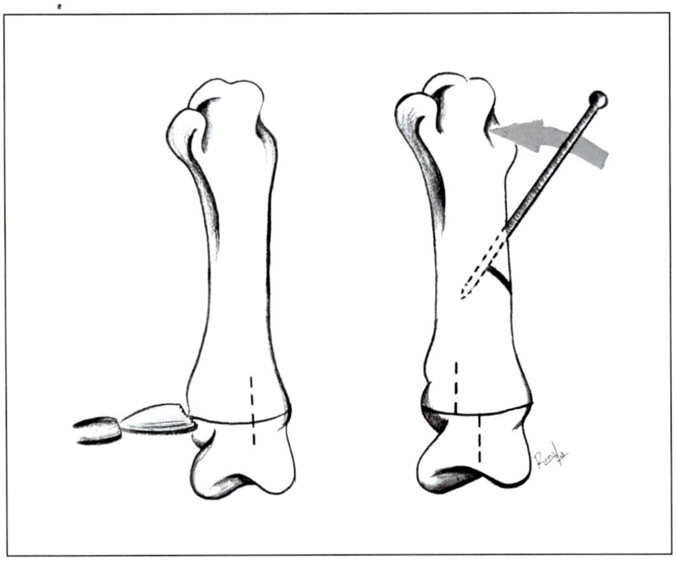

Figura 25.22 Realiza-se marca longitudinal antes da osteotomia do metacarpiano. A osteotomia é feita perpendicular à marca. A correção da deformidade é feita com a introdução distal de fio de Kirschner, que é usado como alavanca para a rotação.

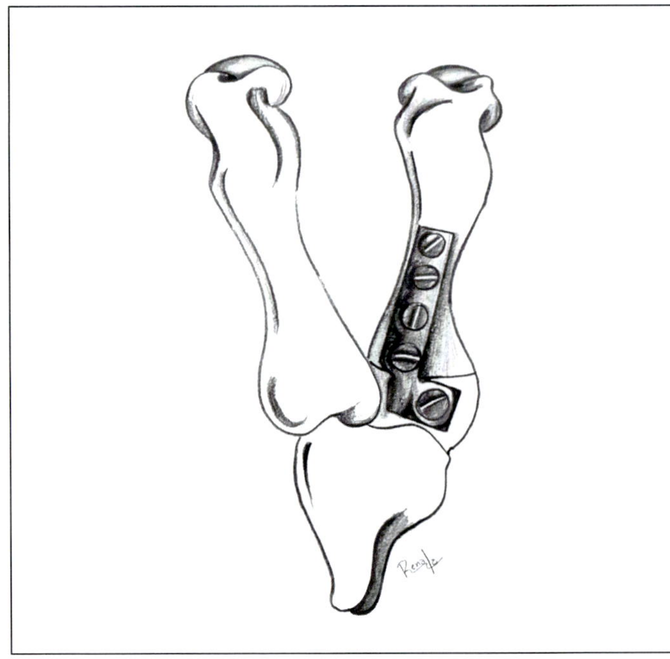

Figura 25.24 Fixação do metacarpiano com placa.

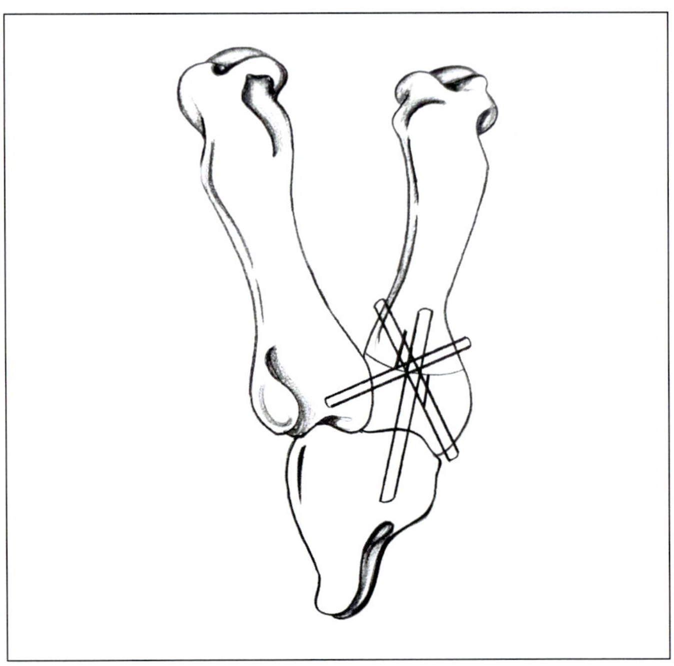

Figura 25.23 Fixação do metacarpaiano com fios de Kirschner.

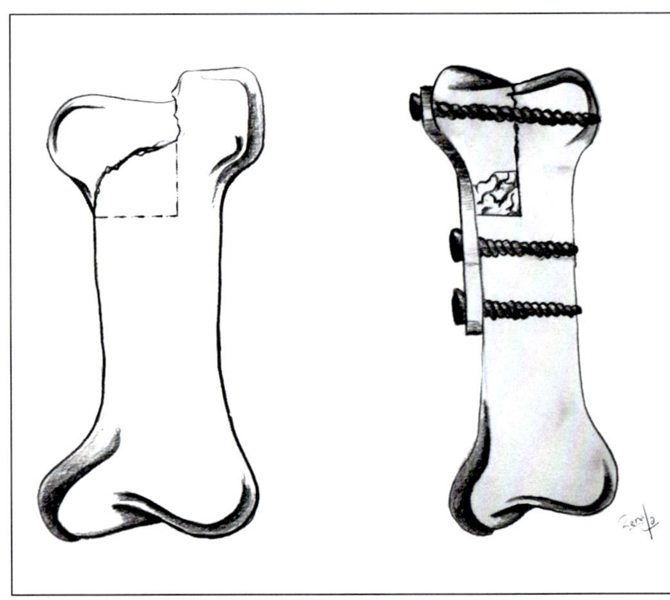

Figura 25.25 Deformidade angular de consolidação viciosa condilar e osteotomia corretiva por deslizamento distal da fratura, enxerto ósseo de suporte e fixação com placa condilar.

Menon[31] relatou correção completa em 11 casos, após osteotomia extra-articular transversa na base do metacarpiano, em 12 pacientes com deformidades viciosas (nove falanges e três metacarpianos). A fixação foi sempre com fios de Kirschner e sem rigidez adicional pós-cirurgia.

As fraturas articulares que evoluem para consolidações viciosas dentro das primeiras 10 semanas de evolução devem ser corrigidas,[23,24] e tanto o paciente como o médico devem estar preparados para procedimentos de salvação, como artrodese ou artroplastia. A técnica consiste em osteotomia intercondilar de deslizamento, enxerto ósseo no segmento proximal e fixação bicondilar com placa ou fio de Kirschner. Deve-se corrigir tanto a angulação como a rotação simultaneamente (Figura 25.25).

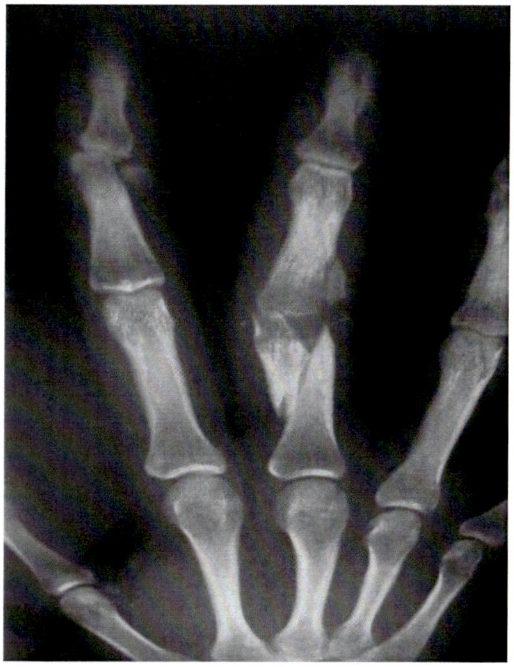

Figura 25.26 Fratura de falange proximal e média com acometimento articular. Falha de indicação: foi realizado tratamento conservador. Evolução para consolidação viciosa.

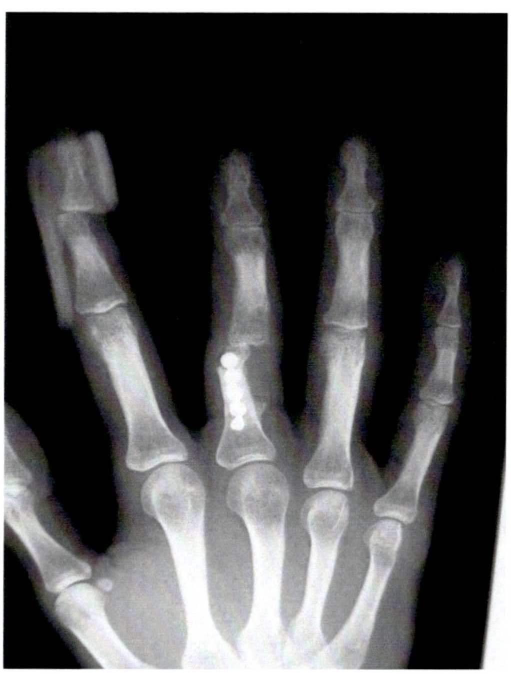

Figura 25.27 Realizadas osteotomia corretiva e fixação com placa, a preservação do movimento articular ficou restrita a apenas um côndilo.

Light[32] obteve bons resultados em nove das 10 osteotomias intra-articulares para correção de consolidação viciosa condilar de falanges proximais. Relatou condromalacia dos côndilos, mas nenhum caso de necrose avascular ou fragmentação. Em um

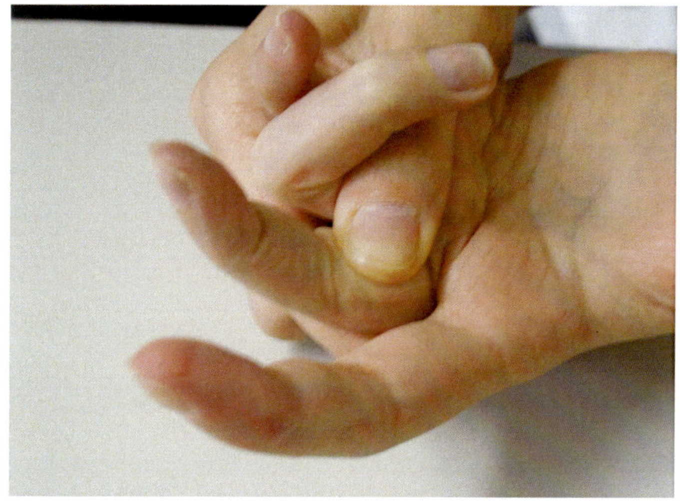

Figura 25.28 Um ano após a cirurgia, apresenta boa estabilidade e movimentos de 40 graus da articulação IFP, sem dor.

caso, houve evolução para artrodese. Advertiu para que apenas se realize a osteotomia em casos de fragmentos com tamanho adequado e boa composição mineral. Em algumas situações, deparamos com casos complexos que acometem tanto a falange, consolidada viciosamente, como a superfície articular (Figuras 25.26 a 25.28).

O tipo de material de síntese a ser utilizado em osteotomias varia desde fios de Kirschner (em crianças e fragmentos pequenos) e microparafusos de compressão (fraturas articulares, longas e oblíquas da diáfise), até as modernas placas (que, nesta região, têm um perfil baixo, superfícies menos aderentes e baixo contato com a superfície óssea) e parafusos, bloqueados, evitando-se, assim, a aderência pós-operatória. As placas condilares, de perfil muito baixo, têm formato em "Y" ou "T" e podem ser bem posicionadas na região lateral ou dorsal da metáfise óssea (sempre evitar a agressão de tendões e epífises). Têm a vantagem de proporcionar estabilidade suficiente para todo o processo de consolidação e reabilitação precoce.

RETARDO DE CONSOLIDAÇÃO E PSEUDO-ARTROSE

A constatação definitiva da presença da pseudoartrose em ossos da mão não é fácil. Apenas o aspecto radiográfico não é seguro para determinar seu diagnóstico, pois linhas de fratura ainda podem ser vistas em radiografias após 1 ano.[33] Smith e Rider[34] apresentaram análise detalhada de radiografias de 100 fraturas de falanges e concluíram que a evidência radiográfica de consolidação em falanges ocorre apenas 5 meses após a lesão. Relataram que a evidência clínica de consolidação (habilidade em retornar às atividades usuais) ocorre em cerca de 25% de tempo antes do que o aspecto radiográfico de consolidação.

Em geral, o estabelecimento da pseudo-artrose, de rara ocorrência, é causado por imobilização inadequada, infecção óssea, perda óssea, excessiva desperiostização e fixação deficiente (estabilização do osso em distração) (Figuras 25.29 a 25.33).

As pseudo-artroses podem ser classificadas em hipertróficas ou atróficas.[35] O tipo mais comum é a atrófica ou hipovascular,[36] e muitas delas são associadas a defeitos ósseos. Nos casos estabelecidos de pseudo-artrose, tanto clínica como radiográfica, a imobilização

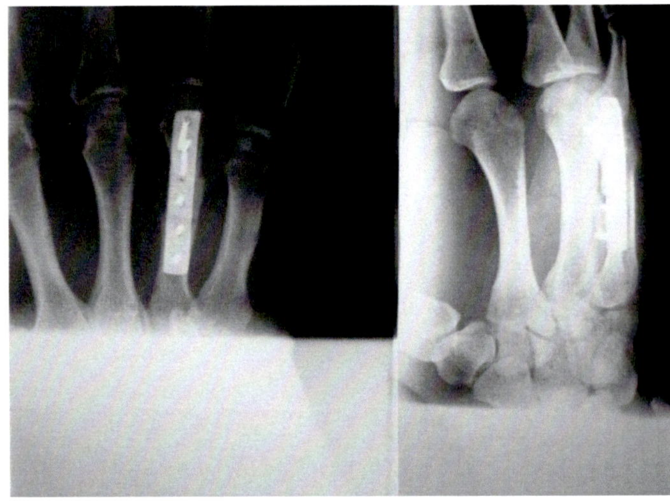

Figura 25.31 Correção da pseudo-artrose com enxerto ósseo do ilíaco e fixação com placa.

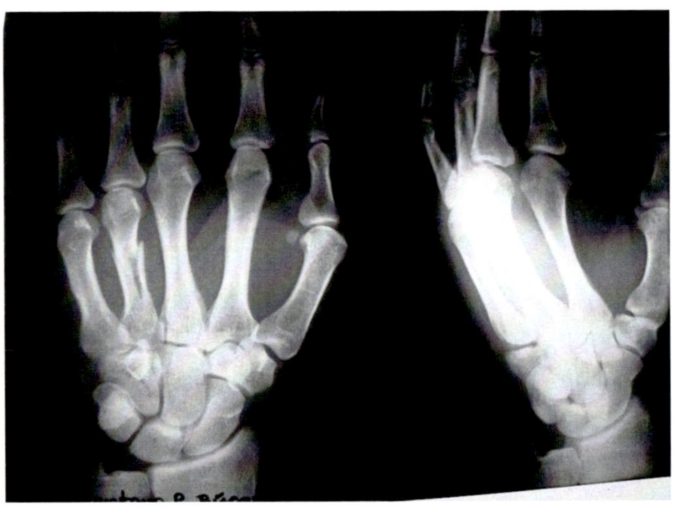

Figura 25.29 Fratura do quarto metacarpiano.

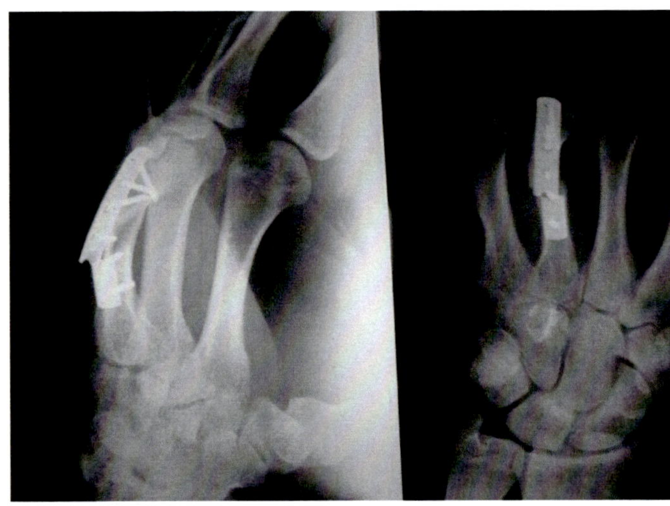

Figura 25.32 Falha do material de implante após queda.

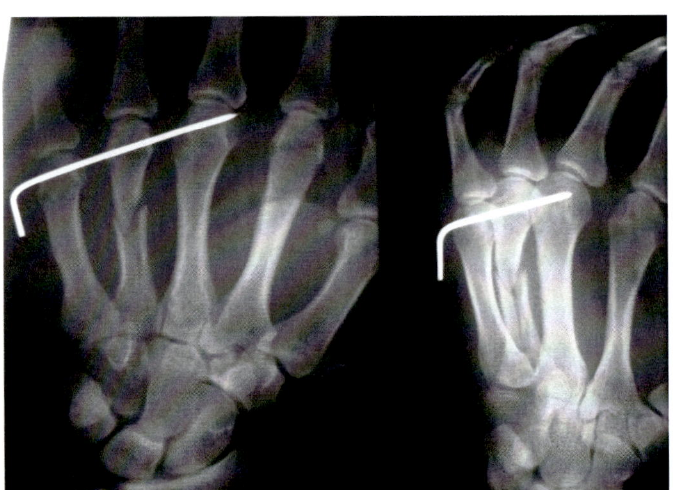

Figura 25.30 Redução e estabilização da fratura com distração dos fragmentos. Evolução para pseudo-artrose.

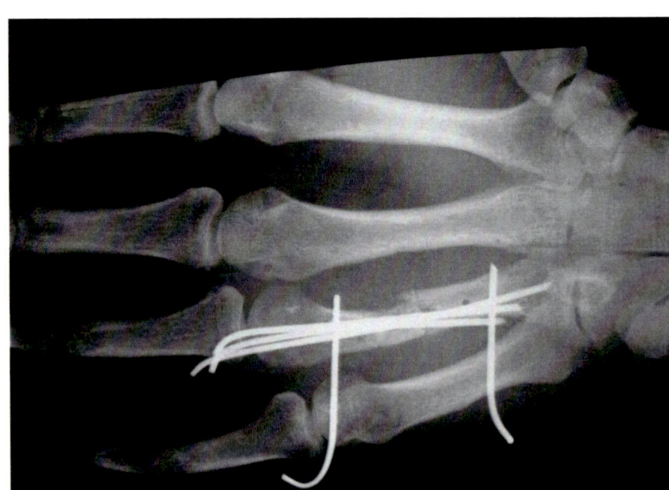

Figura 25.33 Novo enxerto e estabilização da fratura.

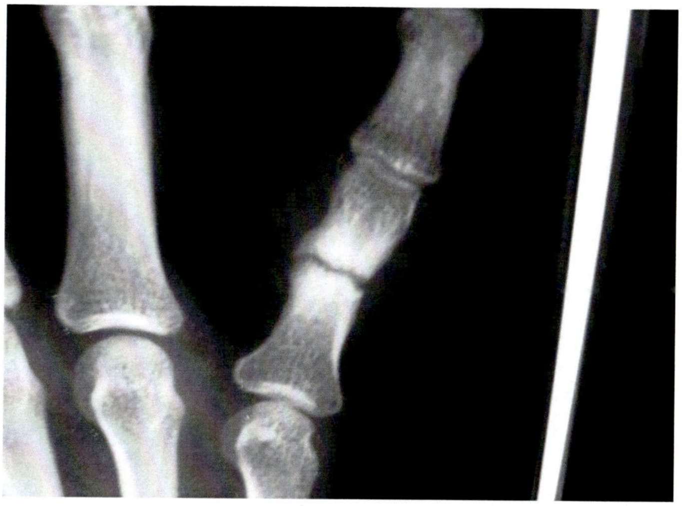

Figura 25.34 Pseudo-artrose hipertrófica de falange proximal.

prolongada não é recomendada, pois leva à rigidez articular (Figura 25.34).

Nos casos em que a pseudo-artrose é assintomática e o paciente consegue realizar suas atividades, deve-se apenas observar e acompanhar sua evolução.

Na maioria dos casos, a indicação do tratamento da pseudo-artrose é cirúrgico, com ressecção do foco da mesma, enxerto ósseo e fixação rígida.[37] Além de permitir movimentos ativos precoces, com a fixação rígida, podem-se realizar procedimentos concomitantes, como capsulotomia e tenólise.[24] Júpiter e cols. [36] analisaram com detalhes 26 casos de 25 retardos de consolidação e pseudo-artroses de 16 falanges e 10 metacarpianos. Definiram retardo de consolidação radiográfica apenas após 4 meses de tratamento. Consideraram que o paciente não pode permanecer imobilizado durante este período e indicaram intervenção cirúrgica antes dos 4 meses, para evitar a rigidez.

Na técnica cirúrgica, muitas vezes, os implantes devem ser mais largos do que os que seriam utilizados para tratamento de fraturas agudas.[38] Com relação ao tipo de enxerto ósseo, é preferível a utilização do autógeno. O enxerto esponjoso fornece estímulo adequado para consolidação na maior parte dos casos. Enxerto estruturado (corticoesponjoso) facilita a divisão das cargas mecânicas com os implantes. Um enxerto semi-estrutural é constituído de enxerto esponjoso compactado em uma seringa e colocado em torno do segmento ósseo de cortical que mantém o espaço entre as extremidades ósseas. Deve-se lembrar que, geralmente, existe associação da pseudo-artrose com outros problemas, como aderências ou contraturas, e estes devem ser tratados concomitantemente. A artrodese pode ser utilizada nos casos de pseudo-artroses próximas ou intra-articulares, quando a articulação envolvida é rígida, pois, mesmo com a consolidação do foco da fratura, é pouco provável que se restabeleça o movimento articular conveniente. Recomenda-se a utilização de implantes mais longos para fixação tanto da pseudo-artrose como da artrodese.

Pseudo-artrose infectada

Frente a uma pseudo-artrose infectada, inicialmente, além da antibioticoterapia sistêmica, deve-se desbridar vigorosamente todo tecido fibroso e infectado, dar boa cobertura de pele e, para manter o comprimento e o alinhamento, fixar provisoriamente os segmentos ósseos com fixador externo e colocar cimento no espaço residual. O enxerto ósseo e a fixação interna somente devem ser realizados após não haver qualquer evidência de infecção (em geral, após 4 a 8 semanas de tratamento).

A amputação do raio digital deve ser considerada nos casos persistentes,[39] ou em casos de associação de rigidez e/ou deformidade que comprometem a função da mão.

INFECÇÃO

Infecção é uma das piores complicações que podem acontecer no tratamento das fraturas da mão. Uma verdadeira tragédia em situações muitas vezes já dramáticas. São comuns os fatores de risco locais (contaminação, tratamento retardado, necrose tecidual etc.) e os sistêmicos (doenças metabólicas, vasculares periféricas, imunodeprimidos etc.).

Apesar da boa vascularização da mão, infecções ainda ocorrem, a maior parte relatada em artigos referentes a fraturas expostas de ossos metacarpianos ou falanges[40] (Figuras 25.35 a 25.37).

McLain e cols.[41] relataram incidência de 11% de infecção em fraturas expostas, todas classificadas como Gustilo tipo II ou III. O agente mais comum foi o *Staphylococcus aureus*.

Outra situação de infecção ocorre nas osteossínteses percutâneas, nos casos de fraturas fechadas. Botte e cols.[42] relataram 7% de infecção no trajeto dos pinos e 0,5% de osteomielite. O tratamento, na maioria dos casos, consiste em retirada dos fios, cuidados locais e antibioticoterapia. A estatística sobre infecção nos casos de pinos usados em fixadores externos é semelhante. Não é comum infecção após fixação interna nas fraturas fechadas. A incidência varia até

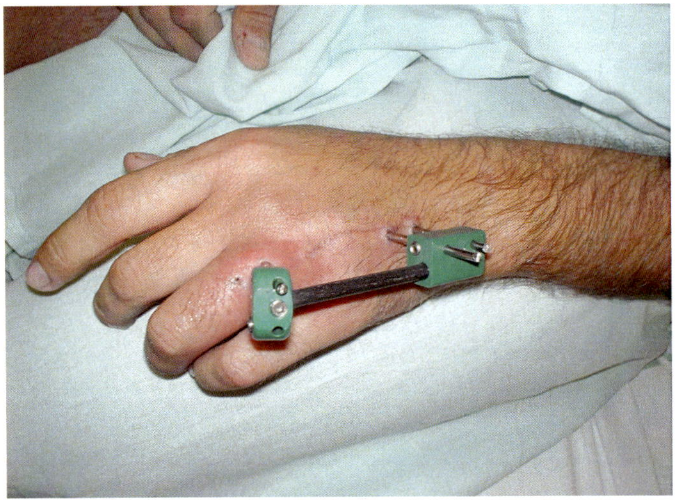

Figura 25.35 Seqüela de fratura exposta do quarto metacarpiano, tratada com fixador externo.

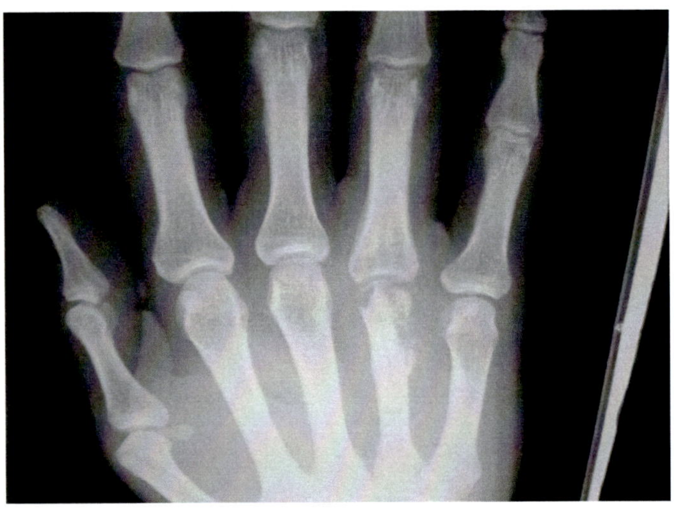

Figura 25.36 Radiografia do caso após 3 meses. Evolução para osteomielite da cabeça do metacarpiano.

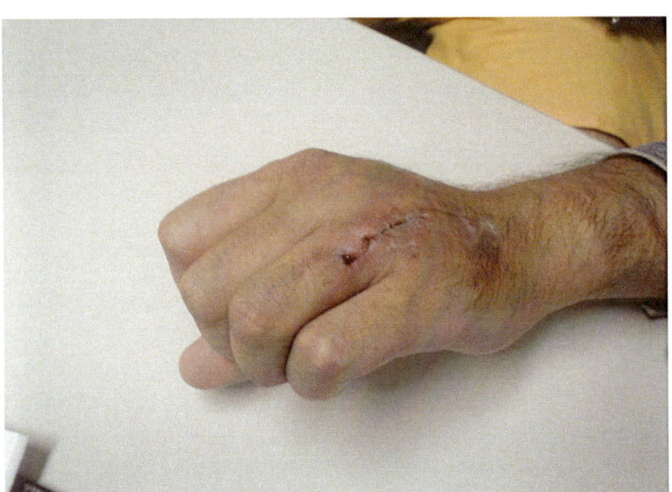

Figura 25.37 Má evolução do caso com dor crônica e rigidez articular.

5%.[8] Nos casos de infecção instalada com a fratura consolidada, a remoção do material de síntese está autorizada, sempre com desbridamento local. Se a fixação é ainda essencial, quando o osso ainda não está consolidado, recomenda-se a mudança de local da fixação ou a substituição do tipo de síntese, com o propósito de preservação do comprimento e da estabilidade óssea.[43] Recomenda-se, também, a realização de cultura (aeróbios e anaeróbios), assim como antibiograma e antibioticoterapia por 4 a 6 semanas.

Nos casos de infecção crônica, resistente ao tratamento e que apresenta deformidade, rigidez ou qualquer fator que possa impedir o retorno funcional do paciente, tem-se como última opção a amputação, que deve ser bem discutida e aceita pelo paciente e por familiares. Este procedimento permite retorno mais previsível ao mercado de trabalho. McCormack [44] dividiu os critérios de amputação de acordo com o tipo de lesão na mão: (1) cobertura cutânea, (2) vascularização, (3) sistema nervoso, (4) aparelho tendinoso e (5) sistema osteoarticular. Quando três ou mais destes itens estiverem irreparavelmente comprometidos, estaremos diante de uma forte indicação de amputação.

ARTROSE PÓS-TRAUMÁTICA

Situações nas quais a redução da luxação foi tardia, ou a congruência articular de uma fratura não foi alcançada, levam a um maior desgaste da cartilagem hialina com aumento da artrose pós-traumática (Figuras 25.38 a 25.40).

Não existe correlação entre o quadro clínico, com perda da função articular, e as imagens radiológicas. A conduta terapêutica é sempre orientada pela clínica.

Nos casos de dor, diminuição de movimentos, instabilidade e deformidade, as artroplastias de interposição ou com implante e as artrodeses são as opções. De modo geral, as artroplastias são mais aceitas nas articulações MF dos dedos (exceto o polegar), das IFP do terceiro, quarto e quinto dedos e da articulação trapeziometacarpiana do polegar. As artrodeses são mais toleradas na IFP do segundo dedo, na MF e IFP do polegar e em todas as interfalângicas distais (IFD) dos dedos. Apesar do sacrifício da articulação, a artrodese nos locais indicados apresenta bom resultado funcional do dedo.[45] Artrodeses das articulações MF e IFP causam grande perda funcional[46].

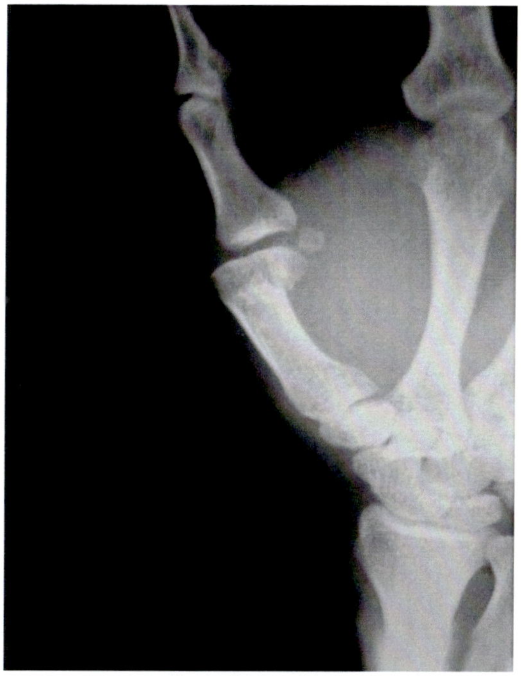

Figura 25.38 Fratura intra-articular do primeiro metacarpiano com desvio.

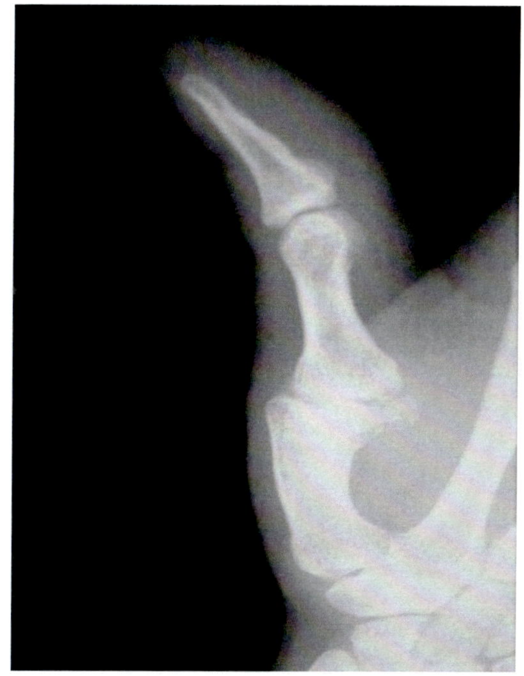

Figura 25.40 Seqüela: artrose pós-traumática.

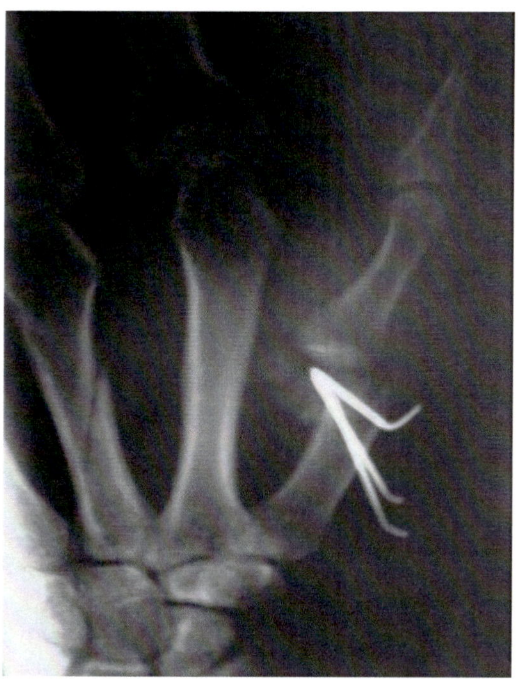

Figura 25.39 Redução e fixação inadequadas.

DISFUNÇÃO MUSCULAR DOS INTRÍNSECOS

A disfunção da musculatura intrínseca, após uma fratura, pode ocorrer por perda de substância (muscular) ou de sua inervação. Nestes casos, o tratamento indicado para correção da mão em garra residual consiste nas transferências tendinosas. Quando a disfunção se deveu a uma retração muscular, geralmente secundária a fraturas fechadas de alto impacto que evoluíram para uma síndrome compartimental não reconhecida, está indicada a liberação dos intrínsecos para melhora da função.

COMPLICAÇÕES NA UTILIZAÇÃO DE MATERIAL DE SÍNTESE

Enquanto as fraturas na mão são resultantes de traumatismo de impacto, o material de síntese, ao contrário, falha por fadiga. O implante deve estabilizar a fratura durante o tempo necessário para a consolidação, e sua falha pode levar a perda de redução, consolidação viciosa, pseudo-artrose, ruptura tendinosa e rigidez (Figuras 25.41 a 25.43).

Complicações em decorrência da utilização de material de síntese no tratamento das fraturas da mão existem, e com índice elevado. Stern e cols.[45] relataram 42% de complicações nas fraturas dos ossos metacarpianos e falanges fixadas por placas e parafusos. A maior incidência foi nas fraturas de falanges (67%). Mesmo nos casos de utilização de placas de baixo perfil, ocorrem sintomas persistentes em vários pacientes, necessitando de remoção.[47]

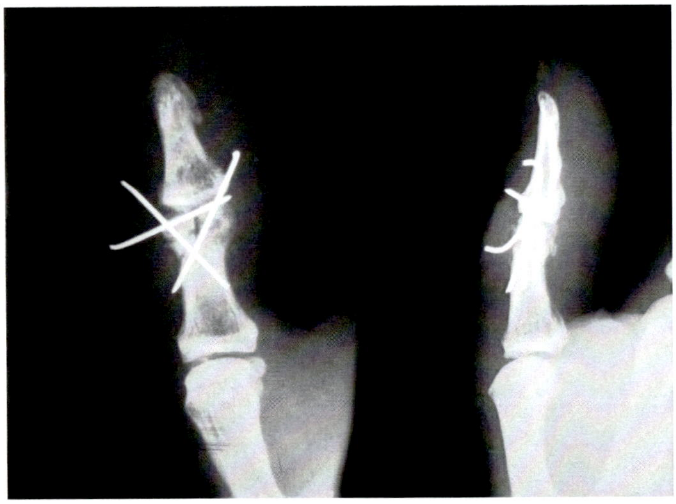

Figura 25.41 Fixação de fratura intra-articular de falange.

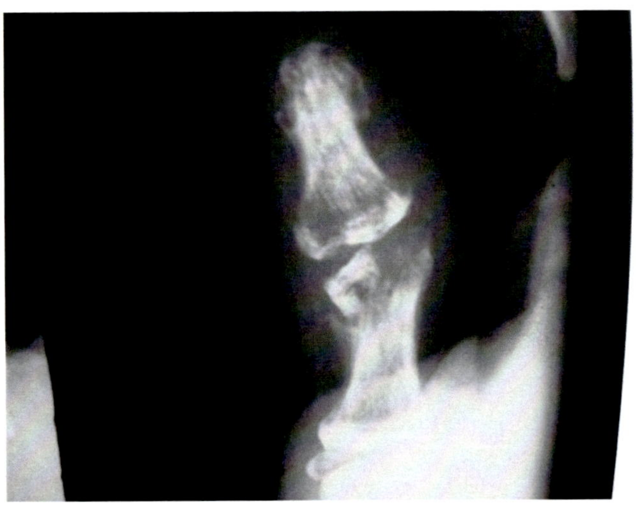

Figura 25.42 Complicação: falha da síntese.

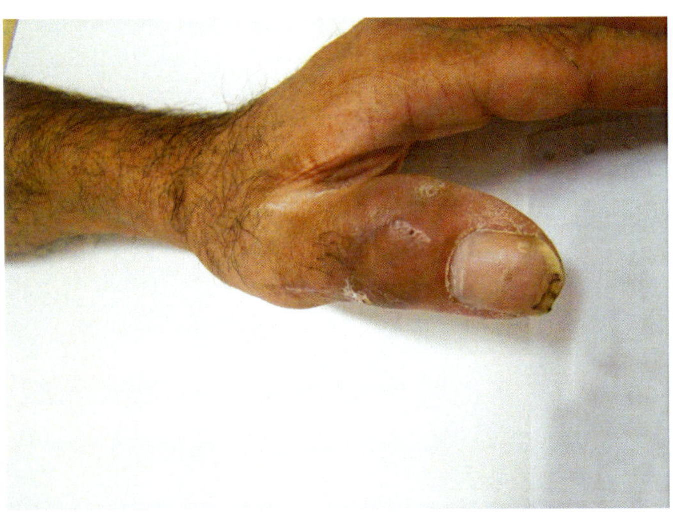

Figura 25.43 Deformidade residual, artrose e incapacidade funcional.

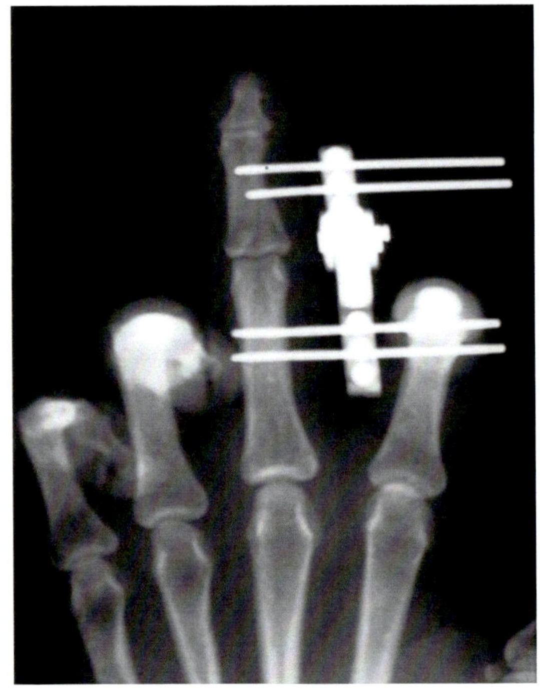

Figura 25.44 Fixador externo em dedo anular, que interfere na movimentação do dedo mínimo.

Quando a fixação é realizada por fios de Kirschner, infecção no trajeto do pino pode ocorrer, geralmente em casos que ultrapassam o período de 4 semanas e que se resolvem com sua remoção associada à antibioticoterapia. A irritação tendinosa e nos tecidos adjacentes também é considerada complicação.

Complicações decorrentes do uso de fixadores externos incluem aprisionamento de tendão, infecção no trajeto do pino[48] e osteomielite. Outras complicações descritas incluem: fratura no local do orifício do parafuso removido, lesão neurovascular durante a fixação do implante, lesão ou interposição do tendão flexor [49] e interferência do fixador com o dedo adjacente (Figura 25.44).

IATROGENIA

Iatrogenia é a conseqüência provocada no paciente em decorrência de diagnóstico ou tratamento incorretos.

O conhecimento anatômico topográfico e conceitos biomecânicos funcionais, aliados à melhor escolha do material de síntese e à habilidade técnica, diminuem os riscos de erro técnico. Não é freqüente a descrição de iatrogenia na literatura. Oliveira e cols.[50] relataram erro técnico de redução inadequada em fraturas metacarpianas fixadas com parafusos. O

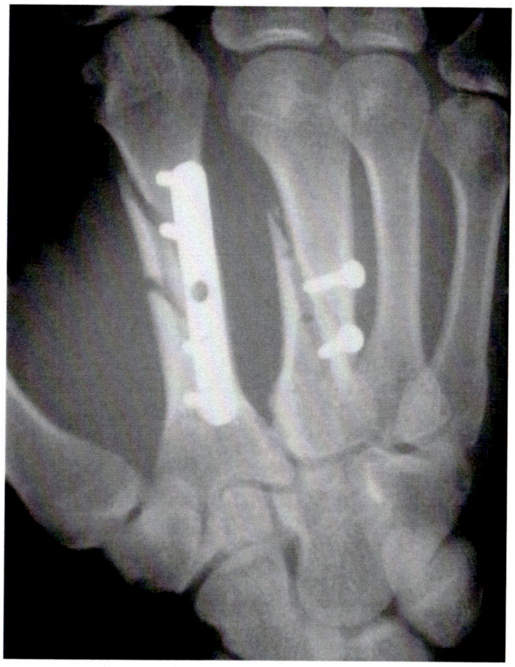

Figura 25.45 Falha técnica de fixação.

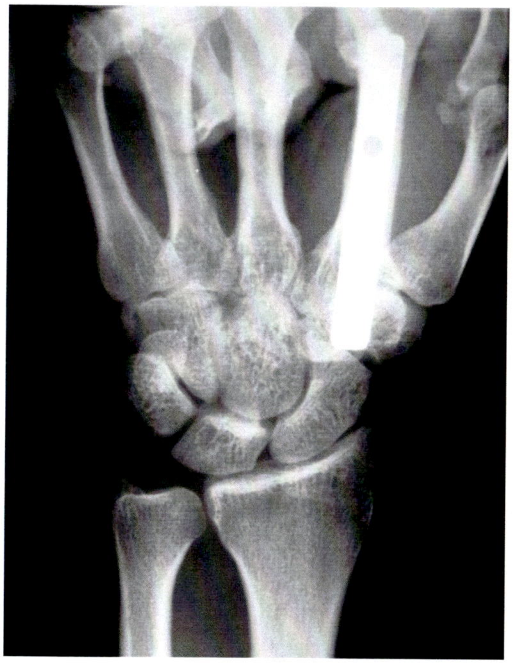

Figura 25.46 Fixação de fratura de metacarpiano. Notar placa longa ultrapassando o limite do osso.

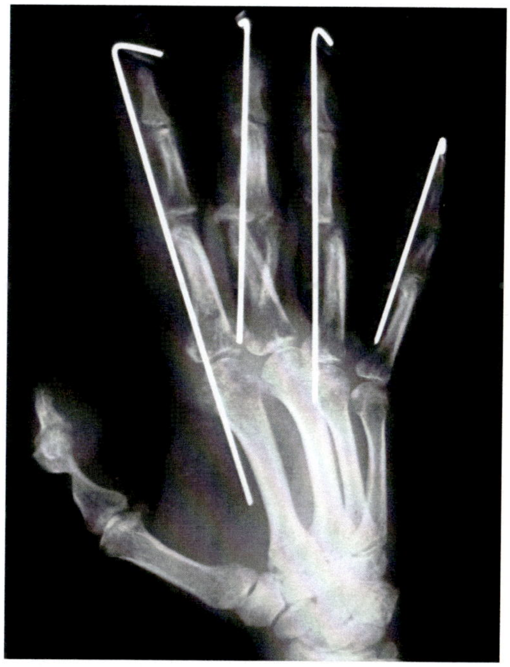

Figura 25.47 Traumatismo de alta energia com esmagamento da mão. Na urgência, a fixação inadequada dificulta procedimentos em segundo tempo.

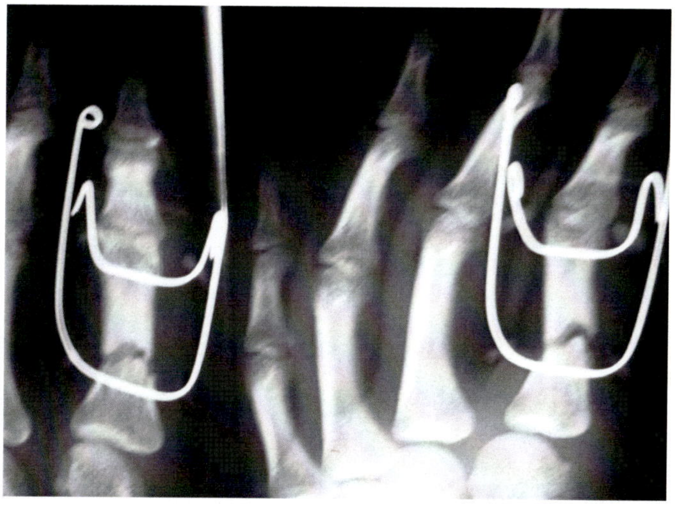

Figura 25.48 Princípio inadequado de técnica de fixação de fratura de falange proximal, normalmente utilizada para distração de fraturas articulares e que, no caso, evoluiu com pseudoartrose.

paciente apresentava fratura associada do segundo e terceiro metacarpianos, e a redução foi iniciada pelo segundo raio. Em casos de fraturas múltiplas, deve-se fixar inicialmente o terceiro metacarpiano, pois ele é o eixo central.

Devemos considerar como fatores importantes e preventivos a equipe cirúrgica coesa e integrada, a estrutura e as condições de trabalho. Por outro lado, a responsabilidade em reconhecer a falta destas condições e a necessidade de um diagnóstico preciso, além da escolha de condutas adequadas à patologia do paciente, também contribuem para diminuição dos riscos de complicações, evitando dissabores jurídicos e sofrimentos e prejuízos aos pacientes. Nas Figuras 25.45 a 25.48 encontram-se exemplos de falhas técnicas que provocaram complicações.

LESÃO TENDINOSA

As lesões de tendão podem ocorrer em associação à luxação da articulação adjacente ao local de inserção do tendão. A conseqüência da lesão é a deformidade típica que ocorre nos casos das lesões tipo botoeira que acometem a articulação IFP. Nestas situações, o melhor tratamento é a tentativa de reconstrução tendinosa, para que o paciente possa ter uma extensão ativa. Quando a lesão afeta a articulação IFD, ocorre deformidade em flexão da articulação, como nos casos do dedo em martelo. Nestes casos, a artrodese pode ser uma solução permanente, mais tolerável do que quando realizada na articulação IFP.

Bowers[51] descreveu caso com lesão de tendão extensor após fratura exposta da falange média. O caso evoluiu para deformidade do tipo em martelo (hiperextensão da articulação IFP e flexão da IFD) e foi tratado com sucesso pelo procedimento de Fowler (secção da banda central do tendão extensor junto à articulação IFP).

COMPLICAÇÕES DAS LUXAÇÕES

Luxação da articulação MF

A luxação dorsal da MF não é comum, e mais incomum ainda é a luxação volar. A luxação simples, anatomicamente definida como subluxação, não tem interposição da placa volar, ao contrário da luxação complexa, cuja interposição a torna irredutível (Figuras 25.49 e 25.50).

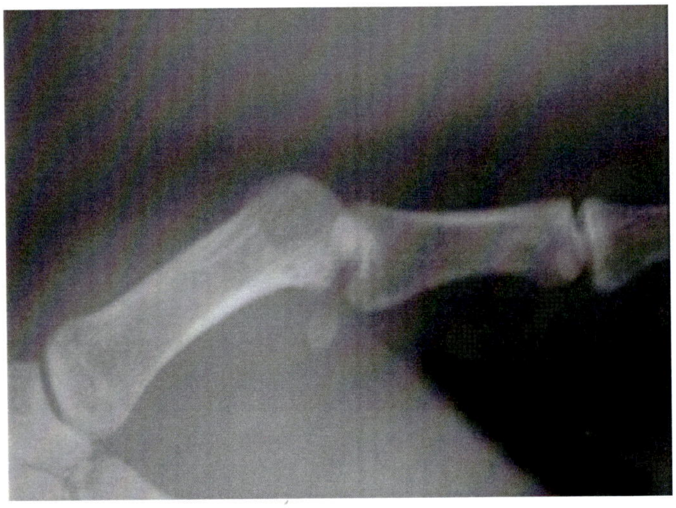

Figura 25.49 Luxação irredutível da articulação MF do polegar, por interposição de partes moles.

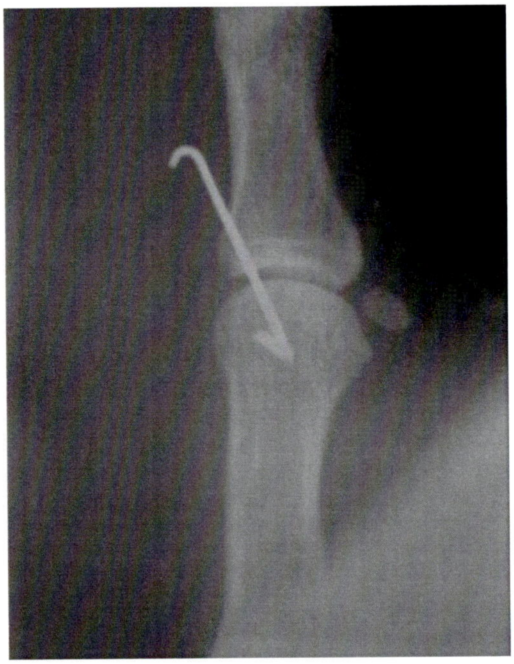

Figura 25.50 Redução e fixação por um fio de Kirschner para estabilidade articular.

Na luxação volar simples, o diagnóstico é evidente pela posição da falange proximal situada em torno de 75 graus de hiperextensão na região dorsal da cabeça metacarpiana. A manobra de redução deve iniciar-se com a flexão do punho para relaxar os tendões flexores. A seguir, realiza-se hiperextensão da falange proximal, deslizando sobre a cabeça metacarpiana e, então, a base da falange é conduzida em sentido volar. A complicação está em tornar complexa uma luxação simples, caso não sejam respeitados os passos descritos anteriormente e seja realizada a manobra de redução somente pela tração[52] (Figuras 25.51 a 25.55).

Nas luxações complexas, as complicações descritas são rigidez, artrose e, eventualmente, necrose da cabeça metacarpiana.[53] São condições determinantes: falha diagnóstica da luxação ou de uma fratura osteocondral associada, diagnóstico tardio, tentativas repetitivas de redução ou casos de redução aberta de modo traumático. Os resultados do tratamento inadequado ou tardio de uma luxação complexa comprometem significativamente o resultado funcional. A imobilização prolongada, a redução tardia e a agressão ou danos importantes em partes moles provocam a formação exagerada de fibrose. Murphy e Stark[54] relataram que, dentre seis pacientes tratados com luxação complexa, com redução tardia, nenhum retornou ao seu arco de movimento normal.

Na abordagem volar para redução da luxação, outra possível complicação é a lesão do feixe vascu-

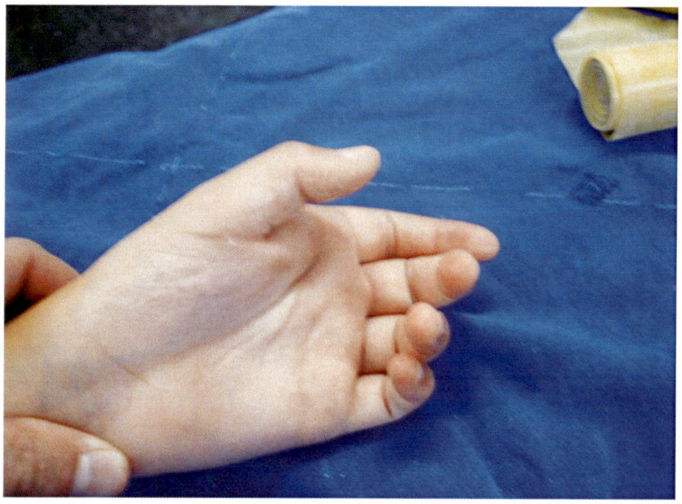

Figura 25.51 Luxação dorsal da articulação MF do dedo indicador.

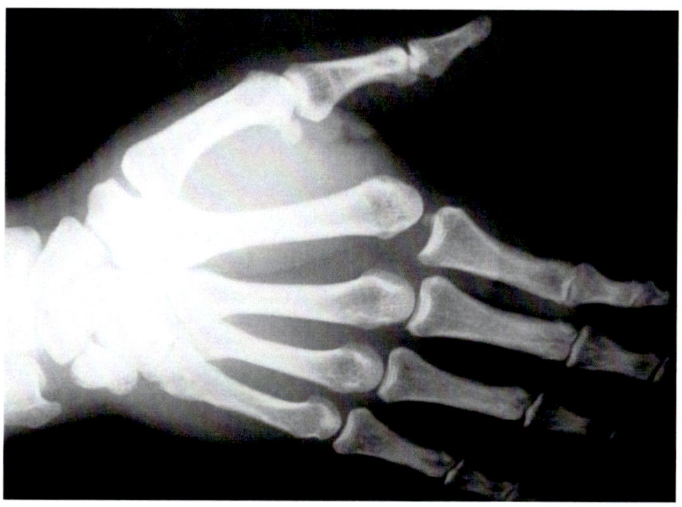

Figura 25.52 Após tentativa de redução, utilizando manobra inadequada, a redução tornou-se complexa.

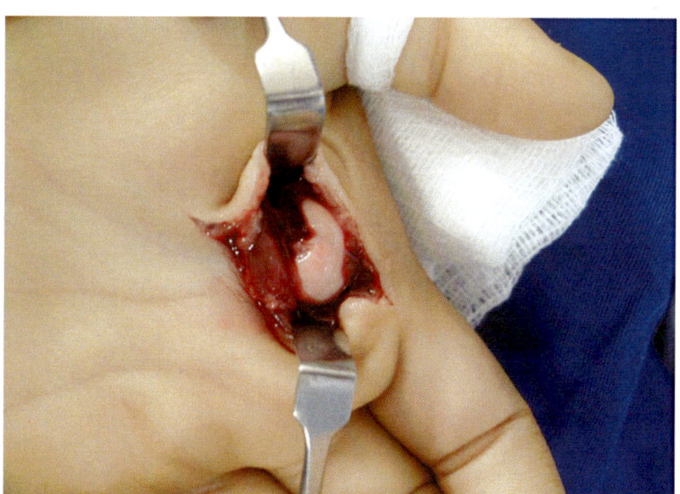

Figura 25.53 Na abordagem volar para redução da luxação, a cabeça metacarpiana está presa pela placa volar.

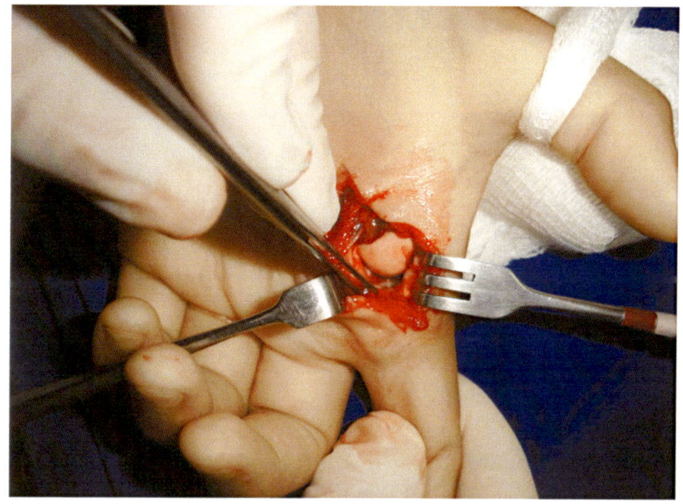

Figura 25.54 Redução da luxação complexa. Destaque para a placa volar liberada.

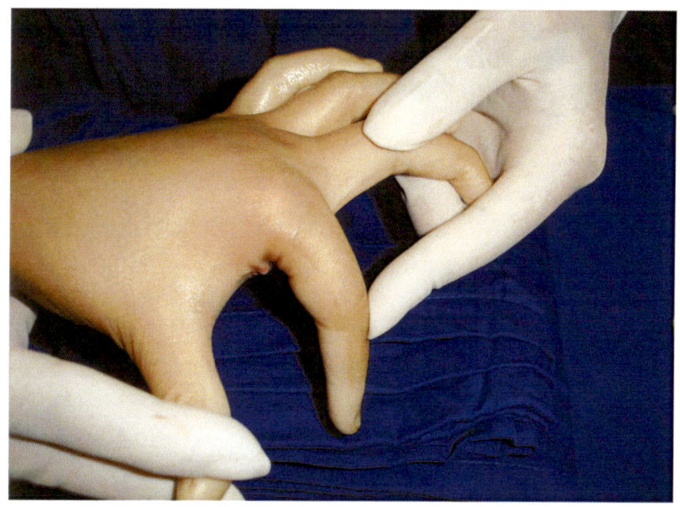

Figura 25.55 Ainda no intra-operatório, testa-se a mobilidade articular restaurada do dedo acometido.

lonervoso, pela posição superficial que este assume, desviado pela cabeça metacarpiana.

Complicações das luxações e fraturas-luxações da articulação IFP

As luxações da articulação IFP são as mais comuns da mão,[55] desde as mais simples até as mais complexas fraturas-luxações da articulação IFP.

São complicações mais comuns: a recidiva de luxação (imobilização inadequada pós-redução, permitindo o movimento de extensão com facilidade para recidiva da luxação dorsal e também nos casos de falha em se conseguir uma redução estável), a angulação (impacto assimétrico na base da falange média), contraturas em flexão (imobilização da articulação IFP com mais de 30 graus de flexão), rigidez da articulação IFD, subluxações crônicas em hiperextensão (deformidade em pescoço de cisne) e as luxações inveteradas.

Em se tratando das fraturas-luxações da articulação IFP, seu tratamento representa sempre um desafio em cirurgia da mão, por sua anatomia e biomecânica complexas. O padrão mais comum deste tipo de lesão é a fratura da base da falange média e a subluxação dorsal. Não existe consenso quanto à indicação e sobre qual o melhor método de tratamento. Os resultados das intervenções cirúrgicas são muito variáveis, com muitos relatos de complicações, como dor, rigidez, instabilidade, artrite degenerativa precoce e deformidades residuais.

Deitch e cols.[56] relataram complicações a curto e longo prazo do tratamento das fraturas-luxações da articulação IFP por dois métodos – redução e fixação interna e artroplastia com placa volar – em 56 pacientes. Complicações pós-operatórias ocorreram em 18% dos casos, e a mais freqüente foi a recidiva da luxação (seis casos), cuja conduta, na maioria dos casos, consistiu em procedimentos de salvação. Em todos estes casos, havia envolvimento maior do que 50% da superfície articular. A longo prazo, as complicações foram contraturas em flexão (29%) e déficits de extensão (29%), mas, apesar disso, 92% dos pacientes continuaram suas atividades, apesar de evidências radiográficas de artrite pós-traumática. Os casos de fraturas-luxações inveteradas, não tratadas inicialmente, ou os casos em que a redução foi perdida resultam em subluxações fixas ou consolidações viciosas, todos com evolução para dor e rigidez progressiva. Nestas situações, o tratamento pode ser realizado com redução aberta e fixação temporária com fios de Kirschner em flexão de 90 graus. Após 10 dias, devem ser feitos movimentos precoces com uso de bloqueio articular da extensão.[57] Redução aberta e osteotomia corretiva com ou sem enxerto são técnicas também preconizadas.[58] A redução estável e a congruência articular não prognosticam o aparecimento de artrite degenerativa nos casos de lesões articulares de maior gravidade. A artroplastia da articulação IFP com cartilagem costal[59] tem sido utilizada em alguns casos, com resultados iniciais satisfatórios em casos de defeitos parciais da cabeça da falange proximal. Outra opção de enxerto é a de segmento parcial de cartilagem do osso hamato.

Nos casos de luxações associadas a fraturas do pilão, isto é, quando ambas as margens corticais, dorsal e volar, da base da falange média estão acometidas, e também quando há cominuição da superfície articular central, os métodos de tratamento descritos podem ser: redução aberta e fixação interna, órtese de bloqueio ou artroplastia por interposição da placa volar. As complicações já referidas são freqüentes.

Para evitar estas complicações, o ideal é restabelecer o arco de movimento da articulação e seu deslizamento concêntrico. A redução anatômica exata é menos importante do que a mobilidade precoce.[60] Nas últimas décadas, diversos métodos terapêuticos, combinando sistemas de fixação e tração longitudinal, foram propostos na tentativa de permitir a movimentação digital ativa e manter efetivamente a redução.[61] O uso de fixador externo articulado dinâmico, combinado à aplicação dos princípios de estabilidade, ligamentotaxia e movimentação ativa, é alternativa terapêutica para o tratamento deste tipo de fraturas e de complicações (Figuras 25.56 a 25.59).

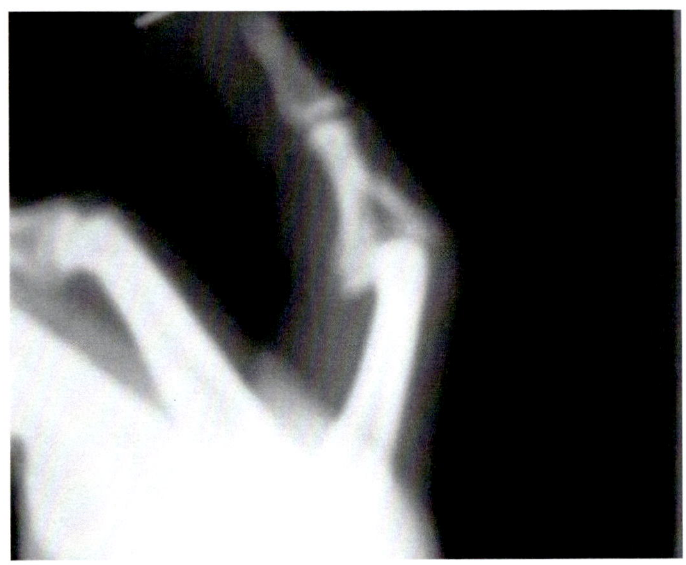

Figura 25.56 Fratura do pilão da IFP. Radiografia de má qualidade evidenciando grave acometimento articular.

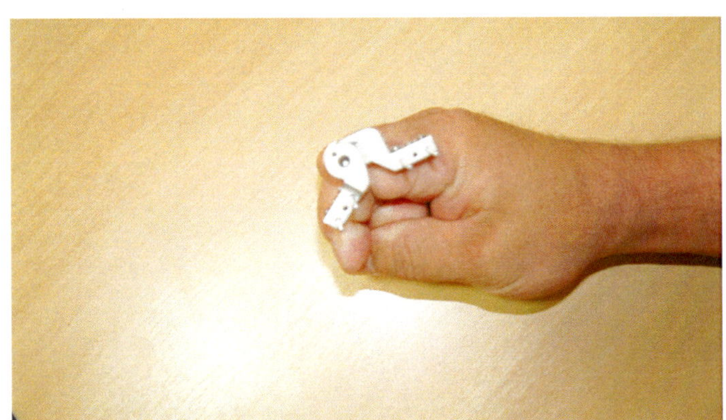

Figura 25.57 Após recidiva da luxação, foi utilizado fixador externo articulado dinâmico, Tradfix®, que permite estabilidade, ligamentotaxia e mobilização ativa imediata.

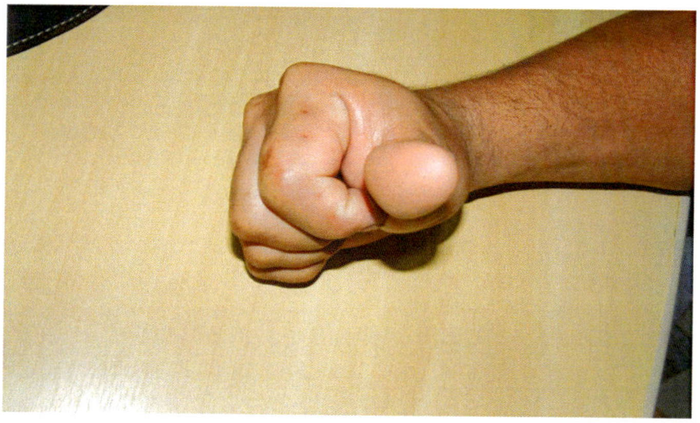

Figura 25.58 Recuperação satisfatória da função digital.

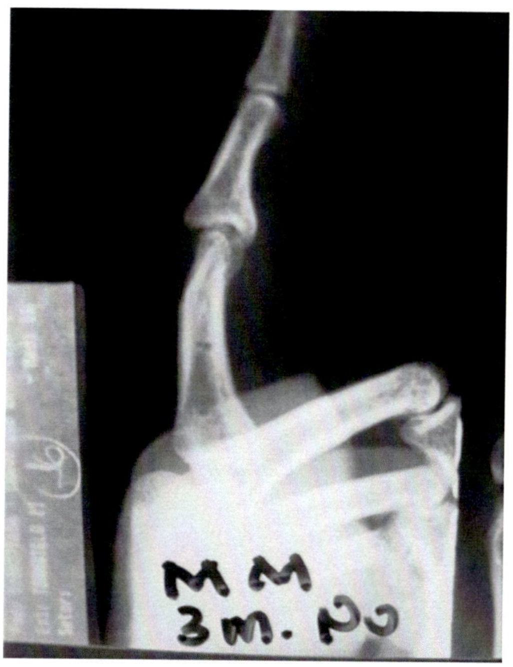

Figura 25.59 Restabelecimento da superfície articular.

As artrodeses e artroplastias são procedimentos de salvação, porém ficam distantes das expectativas dos pacientes mais ativos, na maioria dos quais ocorre este tipo de lesão.

LESÕES NERVOSAS E VASCULARES

As lesões vasculonervosas são complicações raras decorrentes das fraturas e luxações de metacarpianos e falanges. Em geral, são originadas por traumatismos de alta energia, como nos casos de fraturas expostas com lesão total tanto da artéria como do nervo acometido. Para o retorno da função da mão, realiza-se a reparação nervosa. A reparação arterial se impõe nos casos de isquemia digital. Lesões nervosas transitórias também podem ocorrer, geralmente devido ao próprio traumatismo ou após a manipulação cirúrgica,[62] aguardando-se a recuperação da sensibilidade. Em situações de fraturas com desvio e isquemia digital, a conduta inicial deve consistir na tentativa de redução, pois em alguns casos não há ruptura arterial, e sim um espasmo devido ao edema local.

REFERÊNCIAS

1. Mooney V, Stills M. Continuos passive motion with joint fractures and infections. *Orthop Clin North Am* 1987; *18*(1):1-9.
2. O'Rourke SK, Gaur S, Barton NJ. Long-term outcome of articular fractures of the phalanges: an eleven year followup. *J Hand Surg* Br 1989; *14*:183-93.
3. Stern PJ. Management of fractures of the hand over the last 25 years. *J Hand Surg* Am 2000; *25*:817-23.
4. Diegleman RR, Lindblad WJ. Cellular sources of fibroticcollagen. *Fundam Appl Toxicol* 1985; *5*:219.
5. Morgan CJ, Pledger J. Fibroblast proliferation. *In*: Cohen IK, Diegelman RR, Lindblad WJ. (eds.). *Wound healing:biochemical and clinic aspect*. Philadelphia: WB Saunders, 1992:63-76.
6. Huffaker WH, Wray Jr. RC, Weeks PM. Factors influencing final range of motion in the fingers after fractures of the hand. *Plast Reconstr Surg* 1979; *63*:82-87.
7. Strickland JW, Steichen JB, Kleinman WB *et al.* Phalangeal fractures: factors influencing digital performance. *Orthop Rev* 1982; *11*:39-50.
8. Freeeland AE. Complications. *In*: Freeeland AE (ed.). *Hand fractures – Repair, reconstruction and rehabilitation*. Philadelphia: Churchill Livingstone, 2000: 212-84.
9. Ring D. Malunion and nonunion of the metacarpals and phalanges. *J Bone Joint Surg* (Am) 2005; *87*(6):1380–8.
10. Hume M, Gellman H, McKellop H *et al*. Functional range of motion of the joints of the hand. *J Hand Surg* (Am) 1990; *15*(2):240-3.
11. Low CK, Wong HC, Low YP *et al*. A cadaver study of the effects of dorsal angulation and shortening of the metacarpal shaft on the extension and flexion force ratios of the index and little fingers. *J Hand Surg* (Br) 1995; *20*(5):609-13.
12. Strauch RJ, Rosenwasser MP, Lunt JG. Metacarpal shaft fractures: the effect of shortening on the extensor tendon mechanism. *J Hand Surg* (Am) 1998; *23*(3):519-23.
13. Eglseder Jr. WA, Juliano PJ *et al*. Fractures of the fourth metacarpal. *J Orthop Trauma* 1997; *11*(6):441-5.
14. Ali A, Hamman J, Mass DP. The biomechanical effects of angulated boxer's fractures. *J Hand Surg* (Am) 1999; *24*(4):835-44.
15. Birndorf MS, Daley R, Greenwald DP. Metacarpal fracture angulation decreases flexor mechanical efficiency in human hands. *Plast Reconstr Surg* 1997; *99*(4):1079-83.
16. Hunter JM, Cowen NJ. Fifth metacarpal fractures in a compensation clinic population. A report on one hundred and thirty-three cases. *J Bone Joint Surg* (Am) 1970; *52*(6):1159-65.
17. Opgrande JD, Westphal SA. Fractures of the hand. *Orthop Clin North* Am 1983; *14*(4):779-92.
18. Agee J. Treatment principles for proximal and middle phalangeal fractures. *Orthop Clin North Am* 1992; *23*(1):35-40.

19. Coonrad RW, Pohlman MH. Impacted fractures in the proximal portion of the proximal phalanx of the finger. *J Bone Joint Surg Am* 1969; *51*(7):1291-6.
20. Hardy MA. Principles of metacarpal and phalangeal fracture management: a review of rehabilitation concepts. *J Orthop Sports Phys Ther* 2004; *34*(12):781-99.
21. Freeland AE, Lindley SG. Malunions of the finger metacarpals and phalanges. *Hand Clin* 2006; *22*:341-55.
22. Vahey JW, Wegner DA, Hastings 3rd H. Effect of proximal phalangeal fracture deformity on extensor tendon function. *J Hand Surg* (Am) 1998; *23*(4):673-81.
23. Lester B, Mallik A. Impending malunions of the hand. Treatment of subacute,malaligned fractures. *Clin Orthop* 1996; *327*:55-62.
24. Buchler U, Gupta A, Ruf S. Corrective osteotomy for post-traumatic malunion of the phalanges of the hand. *J Hand Surg* (Br) 1996; *21*(1):33-42.
25. TrumbleT, Gilbert M. In situ osteotomy for extraarticular malunion of the proximal phalanx. *J Hand Surg* (Am) 1998; *23*(3):821-6.
26. Froimson AI. Osteotomy for digital deformity. *J Hand Surg* (Am) 1981; *6*(6):585-9.
27. Gollamudi S, Jones WA. Corrective osteotomy of malunited fractures of phalanges and metacarpals. *J Hand Surg* (Br) 2000; *25*(5):439-41.
28. Seitz Jr. WH, Froimson AI. Management of malunited fractures of the metacarpal and phalangeal shafts. *Hand Clin* 1988; *4*(3):529-36.
29. Yong FC, Tan SH, Tow BP, Teoh LC. Trapezoid rotational bone graft osteotomy for metacarpal and phalangeal fracture malunion. *J Hand Surg* (Br) 2007; *32*(3):282-8.
30. Gross MS, Gelberman RH. Metacarpal rotational osteotomy. *J Hand Surg* (Am) 1985; *10*(1):105-8.
31. Menon J. Correction of rotary malunion of the fingers by metacarpal rotational osteotomy. *Orthopaedics* 1990; *13*:197-200.
32. LightTR. Salvage of intraarticular malunions of the hand and wrist. The role of realignment osteotomy. *Clin Orthop* 1987; *214*:130-5.
33. Green DP. Complications of phalangeal and metacarpal fractures. *Hand Clin* 1986; *2*:307-28.
34. Smith FL, Rider DL. A study of the healing of one hundred consecutive phalangeal fractures. *J Bone Joint Surg* 1935; *17*:91-109.
35. Freeland AE, Jabaley ME, Hughes JL. Stable fixation of the hand and wrist. New York: Springer-Verlag, 1986.
36. Jupiter JB, Koniuch MP, Smith RJ. The management of delayed union and nonunion of the metacarpals and phalanges. *J Hand Surg* (Am) 1985; *10*:457-466.
37. Heim U. The treatment of nonunion in bones of the hand. *In*: Chapchal G (ed.). *Pseudarthroses and their treatment*. Stuttgart: GeorgThieme, 1979: 168-9.
38. Heim U, Pfeiffer KM. *Internal fixation of small fractures: technique recommended by the AO-ASIF Group*. 3 ed., New York: Springer, 1988.
39. Idler RS, Schreiber D, Strickland JW. Complications in fractures of the phalanges and metacarpals. *In*: Boswick JA (ed.). *Complications in hand surgery*. Philadelphia: WB Saunders, 1986:128-44.
40. Pun WK, Chow SP, So YC *et al*. Unstable phalangeal fractures. Treatment by AO screw and plate fixation. *J Hand Surg* 1991; *16A*:113-7.
41. Mclain RF, Steyers C, Stoddart M. Infections in open fractures of the hand. *J Hand Surg* (Am) 1991; *16*:108-12.
42. Botte MJ, Davis JLW, Rose BA *et al*. Complications of smooth pin fixation of fractures and dislocations of the hand and wrist. *Clin Orthop* 1992; *276*:194-201.
43. Ebraheim NA, Biyani A, Wong FY, Cornicelli S. Management of infected defect nonunion of the metacarpals. *Am J Orthop* 1997; *26*:362-4.
44. McCormack RM. Reconstructive surgery and immediate care of the severely injured hand. *Clin Orthop* 1959; *13*:75.
45. Stern PJ, Wieser MJ, Reilly DG. Complications of plate fixation in the hand skeleton. *Clin Orthop Relat Res* 1987; *214*:59-65.
46. Clendenin MB, Smith RJ. Fifth metacarpal hamate arthrodesis for posttraumatic osteoarthritis. *J Hand Surg* (Am) 1984; *9*:374-8.
47. O'Sullivan ST, Limantzakis G, Kay SP. The role of low-profile titanium miniplates in emergency and elective hand surgery. *J Hand Surg* (Br) 1999; *24*:347-9.
48. Smith RJ, Peimer CA. Injuries to the metacarpal bones and joints. *Adv Surg* 1977; *11*:341-74.
49. Jones JM, Schenck RR. Phalangeal entrapment of the flexor tendon–roentgenographic presentation. A case report. *J Bone Joint Surg Am* 1980; *62*(1):136-7.
50. Oliveira PL, Souza ACP, Franklin ED *et al*. Osteossíntese das fraturas da diáfise dos metacarpais. *Rev Bras Ortop* 1994; *29*:60-2.
51. Bowers WH Mallet deformity of a finger after phalangeal fracture. Case report of treatment by the Fowler procedure. *J Bone Joint Surg Am* 1977; *59*(4):525-6.
52. McLaughlin HL. Complex "locked" dislocation of the metacarpophalangeal joints. *J Trauma* 1965; *5*(6):683-8.
53. Gilsanz V, Cleveland RH, Wilkinson RH. Aseptic necrosis: A complication of dislocation of the metacarpophalangeal joint. *AJR Am J Roentgenol* 1977; *129*:737-8.
54. Murphy AF, Stark HH. Closed dislocation of the metacarpophalangeal joint of the index finger. *J Bone Joint Surg* (Am) 1967; *49*(8):1579-86.
55. Green PD, Hotchkiss RN, Pederson CW, Wolfe SW. Green's operative hand surgery. 5 ed. New York: Churchill Livingstone, 2005.
56. Deitch MA, Kiefhaber TR, Comisar BR, Stern PJ. Dorsal fracture dislocations of the proximal interphalangeal joint: surgical complications and long-term results. *J Hand Surg* (Am) 1999; *24*(5):914-23.
57. Belsole R. Stabilizing hand fractures with tension bands. *In*: Spiegel PG (ed.). *Techniques in orthopaedics*. Baltimore: University Park Press, 1984: 57-63.
58. Becton JL, Christian Jr. JD, Goodwin NH, Jackson JG: A simplified technique for treating the complex dislocation of the index metacarpophalangeal joint. *J Bone Joint Surg* (Am) 1975; *57*:698-700.
59. Hasegawa T, Yamano Y. Arthroplasty of the proximal interphalangeal joint using costal cartilage grafts. *J Hand surg* (Br) 1992; *17*(5):583-5.
60. Krakauer JD, Stern PJ. Hinged device for fractures involving the proximal interphalangeal joint. *Clin Orthop* 1996; *327*:29-37.
61. Inanami H, Ninomiya S, Okutsu I *et al*. Dynamic external finger fixator for fracture dislocation of the proximal interphalangeal joint. *J Hand Surg* (Am) 1993; *18*:160-164.
62. Freitas AD, Pardini AG, Monteiro PC VF. Fixação intramedular com fios múltiplos no tratamento das fraturas dos metacárpicos. *Rev Bras Ortop* 1995; *30*(8):587-92.

AMPUTAÇÕES NA MÃO

CAPÍTULO 26

Afrânio Donato de Freitas
Kleber E. Tavares

A falta de segurança no trabalho, aliada às falhas humanas relacionadas a imperícia, imprudência, alcoolismo e despreparo no exercício de atividades de alta periculosidade, dá às amputações localizadas na mão um importante significado econômico e social. A despeito da significativa evolução ocorrida na segurança do trabalho, ainda estamos longe do mínimo necessário para prevenir a ocorrência de muitos acidentes.

Pode ser que as amputações venham acompanhadas de lesões complexas envolvendo múltiplas estruturas que compõem a mão, dificultando ainda mais as reconstruções. A indicação de amputação é feita, geralmente, em traumatismos graves, quando não é possível o restabelecimento do fluxo sanguíneo, ou quando há envolvimento de várias estruturas em graus de destruição que tornam impossível a reconstrução do segmento afetado. Além das lesões traumáticas, outras situações também têm indicação para amputação, como é o caso dos tumores e defeitos congênitos, que não serão aqui abordadas.

Pardini,[1] em 1990, analisou 1.000 casos de lesões traumáticas da mão e encontrou, majoritariamente, pacientes do sexo masculino, a maioria com idade variando entre 20 e 45 anos. Quanto à prevalência das lesões, a amputação ocupou o primeiro lugar, com 446 casos assim distribuídos: indicador, 28%; médio, 24%; anular, 21%; mínimo, 14%, e polegar, 13%. Fonseca e cols.[2], em 2000, estudaram a prevalência das lesões em 355 pacientes atendidos no Hospital das Clínicas de Ribeirão Preto e encontraram a ocorrência de amputação em 11,5% dos casos.

A decisão de amputar exige do cirurgião da mão o máximo da sua experiência, uma vez que a mais perfeita prótese jamais equivalerá à parte do corpo que substitui, ainda que esta esteja apenas parcialmente funcionando. Por outro lado, a manutenção de um segmento sem função pode transformar-se num transtorno para o paciente, fazendo com que muitas vezes o sacrifício de um dedo ou parte dele seja um imperativo.

Para compreensão deste processo é necessário estabelecer princípios que nos orientem com clareza no atendimento ao paciente portador de uma lesão complexa na mão.

O primeiro e mais importante passo a ser dado, excetuando-se os cuidados básicos vitais e com a ferida, é a realização de um perfeito diagnóstico da lesão, e para tanto deve ser feita uma anamnese completa, que inclua idade, profissão e hábitos de lazer, dominância, além do habitual em toda anamnese, incluindo a história pregressa do paciente. Estes aspectos são importantes na medida em que a abordagem de um músico é diferente da de um operário, assim como a de uma criança difere da de um ancião, sem considerar aspectos estéticos e culturais. O exame físico, de modo geral, é dificultado pela dor, e nem sempre conta-se com a colaboração do paciente que, além do sofrimento físico, na maioria das vezes também é portador de um trauma emocional ou psíquico. No entanto, com delicadeza e transmitindo interesse e segurança ao paciente, consegue-se testar a integridade musculotendinosa e a sensibilidade com bastante precisão.

A seguir, o paciente deve ser submetido a uma avaliação radiológica em incidências adequadas, o que já pode ser feito sob efeito de anestesia e no bloco cirúrgico. A anestesia a ser realizada depende da indicação do anestesista, mas, de modo geral, é feito um bloqueio do plexo braquial, enquanto o ambiente onde é realizado o procedimento, independente da extensão da lesão, deve ser o bloco cirúrgico.

A partir de então, a preocupação deve ser voltada para a profilaxia da infecção, devendo ser feita uma limpeza exaustiva com solução fisiológica, desbridamento rigoroso, radical, quando todo tecido desvitalizado e sem condição de sobrevida deve ser removido, pois sua preservação serve apenas como campo propício para bactérias, retarda as reconstruções, cria falsas expectativas e onera o tratamento. Esta fase é, sem dúvida, muito importante, pois o desenvolvimento de infecção pode representar um verdadeiro desastre, com perda da capacidade de deslizamento de tendões, músculos, articulações, vasos e nervos, portanto, com perda da funcionalidade da mão.

Durante a higienização e o desbridamento, vai se formando um retrato fiel da condição dos tecidos, e é aí então que vai sendo elaborada a tática do procedimento a ser realizado. Dispondo do inventário completo das lesões teciduais, começa-se a reconstrução pela estabilização do esqueleto, que deve ser estável o suficiente para permitir mobilização precoce. Em seguida, abordam-se os tendões, nervos e vasos, deixando-se para o final a cobertura cutânea, que também deve ser feita, de preferência, no primeiro tempo, pois do contrário as estruturas subjacentes à pele podem ressecar e necrosar.

Não sendo possível a preservação de algum segmento, ou quando o sacrifício de alguma parte venha beneficiar a função da mão, faz-se então a amputação.

Para se ter um coto de amputação de boa qualidade, isto é, assintomático e funcional, é muito importante o tratamento específico das extremidades de cada tecido:

a. **Osso:** as extremidades ósseas devem ser regularizadas com uma goiva delicada, procurando-se criar uma ponta regular, sem espículas e, sempre que possível, perpendicular à diáfise.
b. **Cartilagem:** no caso de desarticulação, todo o tecido cartilaginoso deve ser removido; caso contrário, ele se degenera e pode ser causa de dor.
c. **Tendões:** na mão, especialmente nos dedos, os tendões extrínsecos devem ser tracionados, seccionados ao nível da ferida e deixados retrair. É contra-indicada a sutura do extensor com o flexor no intuito de proteger o coto, pois isto pode levar ao fenômeno da quadriga, descrito por Verdan.[3]
d. **Nervos:** neuromas de amputação são a causa mais freqüente de coto doloroso. As extremidades nervosas são tracionadas suavemente e, antes de seccionadas, são cauterizadas no local onde será feita a secção, e deixa-se o nervo retrair.
e. **Vasos:** na maioria das vezes, a simples cauterização é suficiente para a hemostasia mas, na presença de vasos mais calibrosos, é recomendável a ligadura com um fio de sutura apropriado.

O fechamento da pele deve ser feito sem tensão, com perfeita aproximação dos bordos e sem sutura do tecido subcutâneo. Quanto à imobilização, esta deve seguir os princípios de imobilização da mão, sempre respeitando a posição de função.

PRINCÍPIOS GERAIS

A única indicação absoluta de amputação primária de um segmento da mão é a perda irreversível do suprimento sanguíneo. Sempre que se realizar uma amputação ou uma regularização de coto nos traumatismos da mão, deve-se ter em mente que o objetivo principal a ser alcançado é a preservação da maior capacidade funcional possível por meio das estruturas restantes. Portanto, é importante:[4]

a. Preservar o maior comprimento funcional possível.
b. Preservar a sensibilidade funcional no coto.
c. Proporcionar um coto esteticamente aceitável pelo paciente.
d. Prevenir contraturas articulares.
e. Prevenir neuromas sintomáticos.
f. Procurar ser o mais conservador possível quando da amputação de mais de um dedo.
g. Sempre que possível, evitar amputar o polegar.
h. Considerar a amputação de um dedo quando a tentativa de preservá-lo ameaçar a função do restante da mão, especialmente em pacientes com mais de 50 anos.

Classificação

A classificação das amputações é importante na medida em que oferece as características anatômicas e funcionais de cada nível ou dedo.

Quanto ao dedo amputado, tem-se:

I. **Amputação do polegar:**
   a. **Distal:** amputação localizada distal ao colo da falange proximal.
   b. **Intermediária:** amputação compreendida entre o terço proximal da primeira falange e o colo da segunda.

c. **Proximal:** são as amputações situadas proximalmente ao terço proximal da primeira falange.

II. **Amputação isolada de um dedo:**
   a. Amputação de dedo periférico.
   b. Amputação de dedo central.

Quanto à localização:

1. **Distais:** situadas além da interfângica distal (IFD).
   a. Com preservação da função do tendão flexor profundo.
   b. Com preservação da função do tendão extensor terminal.
   c. Desarticulação da IFD.
2. **Intermediárias:** localizadas entre o colo da falange proximal e a IFD:
   a. Preserva a função do tendão flexor superficial.
   b. Preserva a função do extensor da falange média.
   c. Desarticulação na interfalângica proximal (IFP).
   d. Situada distal ou no colo da falange proximal.
3. **Proximais:** situadas próximas ao colo da falange proximal:
   a. Com preservação da flexoextensão do coto.
   b. Desarticulação da metacarpofalângica (MF).
   c. Amputação de todo o raio.

III. **Hemi-amputação radial:** amputação do segundo e terceiro raios:
   a. Com envolvimento do polegar.
   b. Sem envolvimento do polegar.

IV. **Hemi-amputação ulnar:** amputação do quarto e quinto raios.

V. **Mão falângica:** amputação de todos os dedos na falange proximal.

VI. **Mão metacarpiana:** amputação dos raios, preservando os metacarpianos ou parte deles.

VII. **Variantes:** englobando as várias combinações de níveis e raios.

A classificação com finalidade de reimplante é diversa desta, pois considera outros parâmetros.

AMPUTAÇÃO DAS EXTREMIDADES DISTAIS DOS DEDOS

Os traumatismos que acometem as pontas dos dedos, com perda de substância, são lesões que encontramos com relativa freqüência e, segundo Louis,[5] são o tipo de amputação mais freqüente no membro superior.

Na abordagem destas lesões, é imprescindível grande experiência cirúrgica, pois, do contrário, corre-se o risco de causar retardo do retorno ao trabalho, dor persistente e grave perda da função do dedo.[6]

Vários procedimentos plásticos para cobertura das extremidades dos dedos têm sido descritos, mas na verdade ainda persistem dificuldades que são dependentes do traçado geométrico das feridas, da localização e das estruturas envolvidas.[6] Nas feridas restritas às partes moles, polpa e pele, sem envolvimento ósseo ou tendinoso, o tratamento conservador com repetidos curativos apresenta vantagens significativas: ausência de hemorragia e cicatrizes secundárias à enxertia, menor risco de infecção e recuperação da sensibilidade; por outro lado, tem o inconveniente de apresentar uma recuperação mais demorada, retardando o retorno ao trabalho, pois feridas com mais de 1cm^2 levam mais de

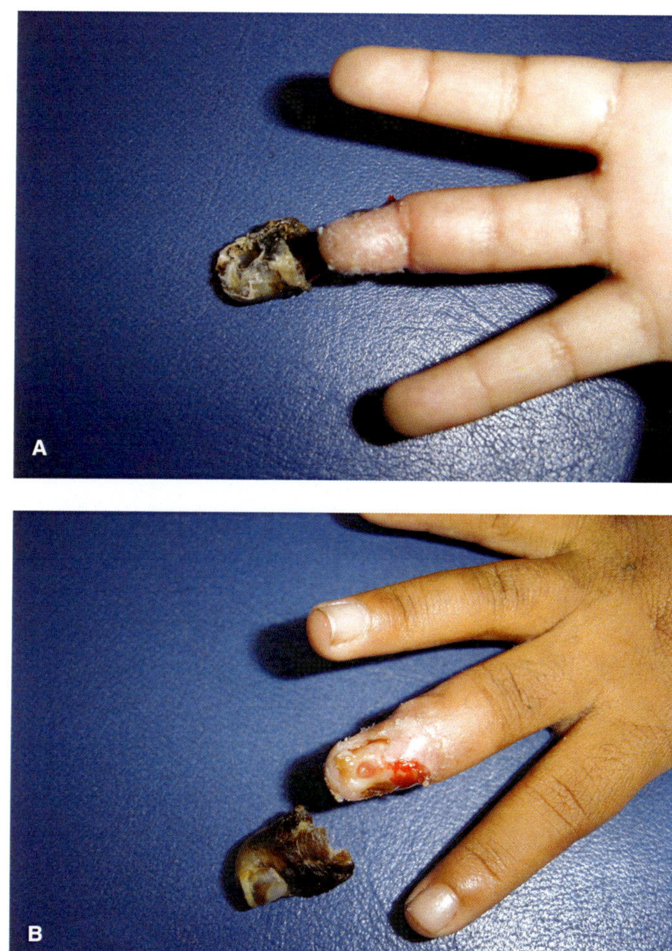

Figura 26.1A e **B.** Amputação de dedos – tratamento conservador.

4 semanas para cicatrizar. O procedimento é especialmente útil em crianças[6] (Figura 26.1).

Encurtamento ósseo da falange distal e fechamento primário da pele são procedimentos aceitáveis quando da presença de fraturas cominutivas, geralmente por esmagamento.

A utilização de enxertos de pele torna-se cada dia menor, em decorrência da má qualidade da sensibilidade e da cobertura que proporciona, exigindo, quase sempre, uma segunda intervenção, além de deixar cicatrizes nas áreas doadoras, o que pode tornar-se mais um problema para determinados pacientes (Figura 26.2).

Nos casos com exposição óssea ou tendinosa, ou nas grandes perdas de substância, com o intuito de proporcionar melhor sensibilidade e pele de boa qualidade, têm sido descritos inúmeros retalhos locais ou regionais para restauração das pontas dos dedos. Estes retalhos podem ser de avançamento, como os de Kutler, Atasoy, Snow e Moberg para o polegar, ou ainda o retalho de Hueston; retalhos em ilha homo ou heterodigital, como os descritos por O'Brain, ou ainda o retalho de Kite para cobertura da polpa do polegar, apesar de sua aplicação não ser primordial. Foram descritas ainda ilhas de fluxo retrógrado, como o retalho de Zancolli e o de Brunelli, além dos retalhos com pedículo temporário, como o *cross finger* e o tenar.[5,7-10]

A indicação de cada um destes retalhos depende do traço da lesão e da experiência e domínio de cada uma das técnicas pelo cirurgião que conduz o caso.

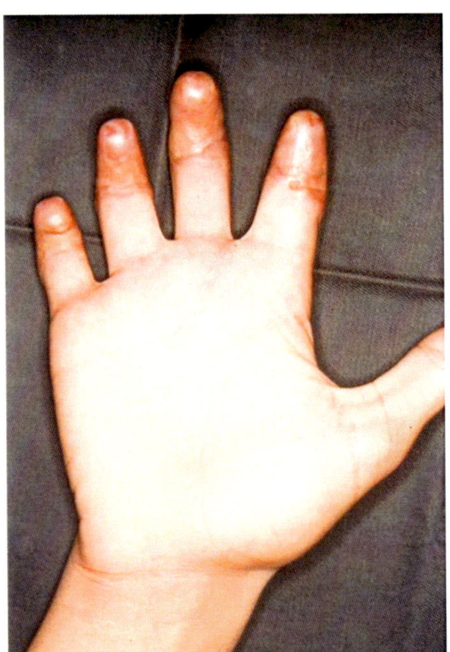

Figura 26.2 Enxerto de pele parcial em todos os dedos – má qualidade de proteção e sensibilidade.

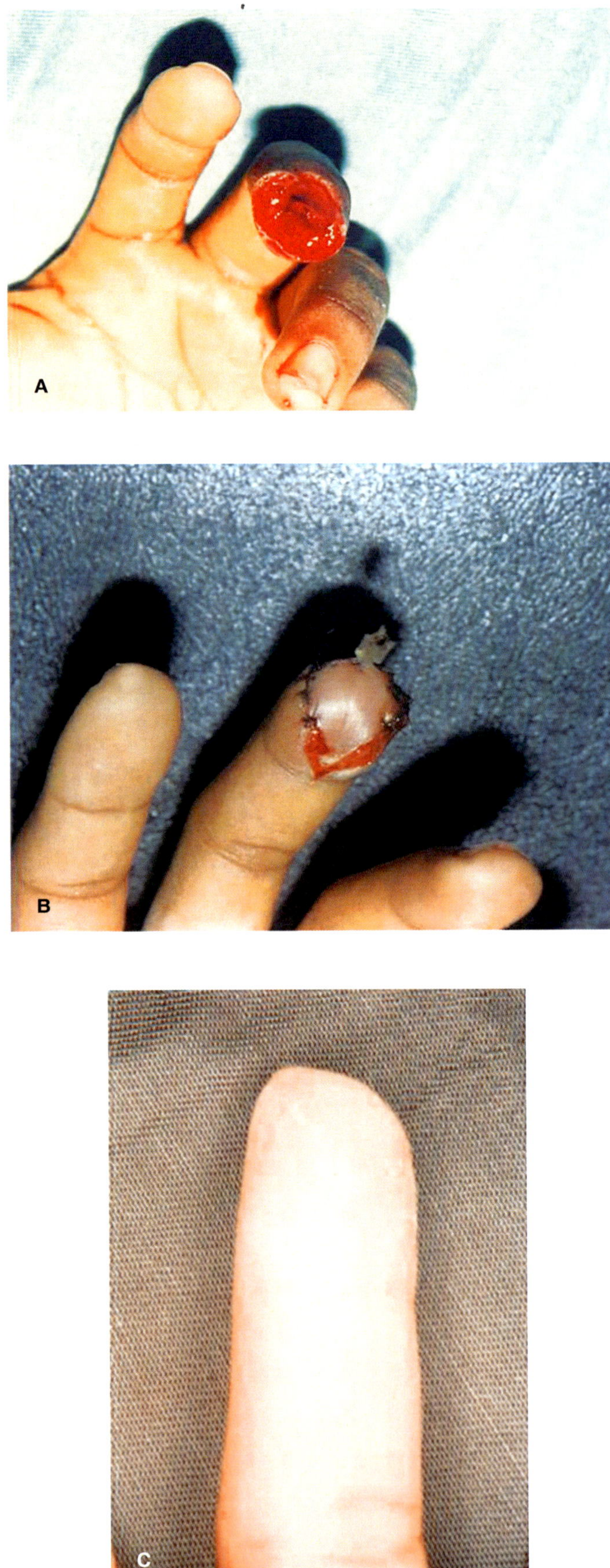

Figura 26.3A. Amputação transversa da falange distal do dedo médio. **B.** Retalho de Atasoy em cicatrização. **C.** Resultado final.

O retalho de Atasoy[11] (Figura 26.3), indicado para as perdas de substância transversais e oblíquas dorsais, é baseado na vascularização das artérias volares, e para tanto é traçado um triângulo de vértice proximal que se inicia na prega da articulação IFD; após aberta a pele, é feita uma divulsão delicada no tecido subcutâneo e, de distal para proximal, o retalho é liberado no plano do túnel osteofibroso de modo a permitir maior avanço, chegando a 0,5cm com segurança, às vezes conseguindo-se um pouco mais. O fechamento da ferida e a fixação do retalho são feitos com sutura simples, podendo-se, no entanto, fixar com uma agulha hipodérmica distalmente e as incisões laterais deixadas abertas para cicatrização secundária, obtendo-se assim uma cicatriz de melhor aspecto.

O retalho de Kutler[12] utiliza o mesmo princípio do de Atasoy, mas neste caso são confeccionados dois retalhos triangulares laterais que, avançados, encontrar-se-ão no centro da ferida, que deve ser com traço transverso (Figura 26.4).

O retalho descrito por Snow é elevado, fazendo-se o descolamento da pele e do subcutâneo, junto com os vasos e nervos, desde o bordo da ferida até a proximidade da IFP, devendo-se ter muito cuidado com os ramos dorsais das artérias digitais, que serão responsáveis pela vascularização distal do dedo, e, em caso de lesão, poderá ocorrer necrose do segmento. O avançamento de segurança é também por volta de 0,5cm[13] (Figura 26.5).

Moberg[14] descreveu um retalho de avançamento para o polegar em que é feito o mesmo tipo de descolamento realizado no retalho de Snow, mas, no polegar, a pele é elevada até a base, pois neste dedo a irrigação dorsal não é ramo das artérias volares. Aqui também o melhor resultado é alcançado com avançamento médio de 0,5cm, mas uma zetaplastia, realizada na base do retalho bilateralmente, pode permitir um avanço de até 1cm, embora estes avanços maiores possam levar a uma flexão fixa da falange distal em grau variável (Figura 26.6).

Também proposto para cobertura de perdas transversais ou oblíquas dorsais, o retalho de Hueston[15] é desenhado com uma incisão lateral e uma transversal sobre a prega de flexão, sendo a borda livre elevada junto com o pedículo vasculonervoso, e então é feito um avançamento com rotação. Forma-se na base uma área cruenta que é coberta com enxerto parcial

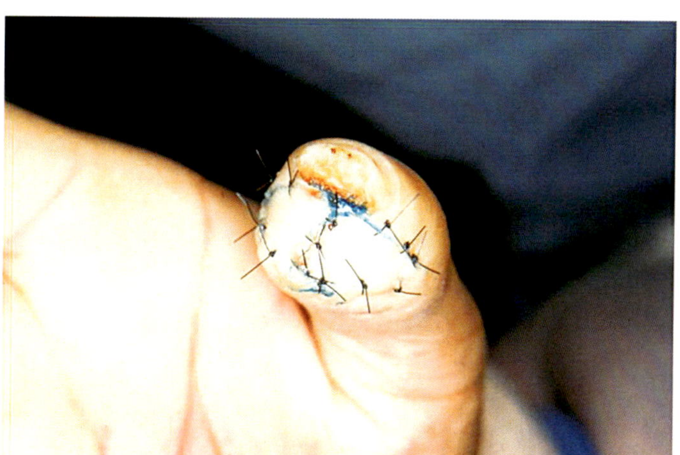

Figura 26.4 Retalho de Kutller.

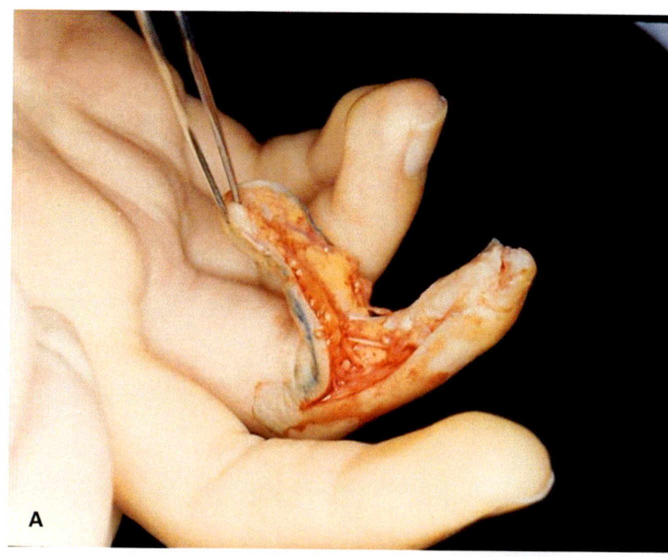
A

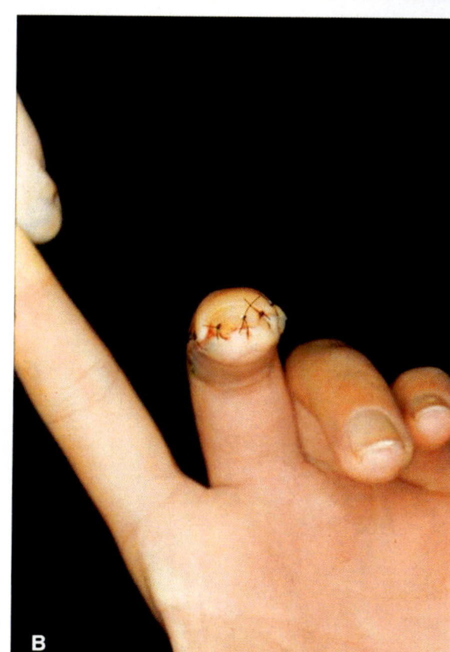
B

Figura 26.5A. Retalho de Snow elevado para cobertura da ponta do dedo – observar emergência das artérias dorsais. **B.** Pós-operatório imediato.

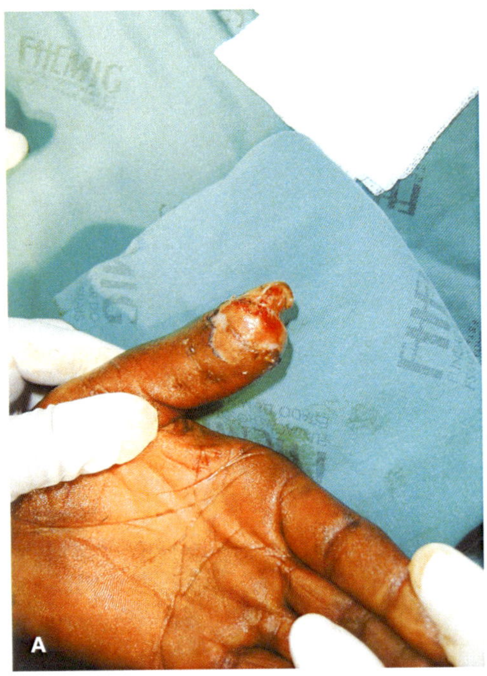

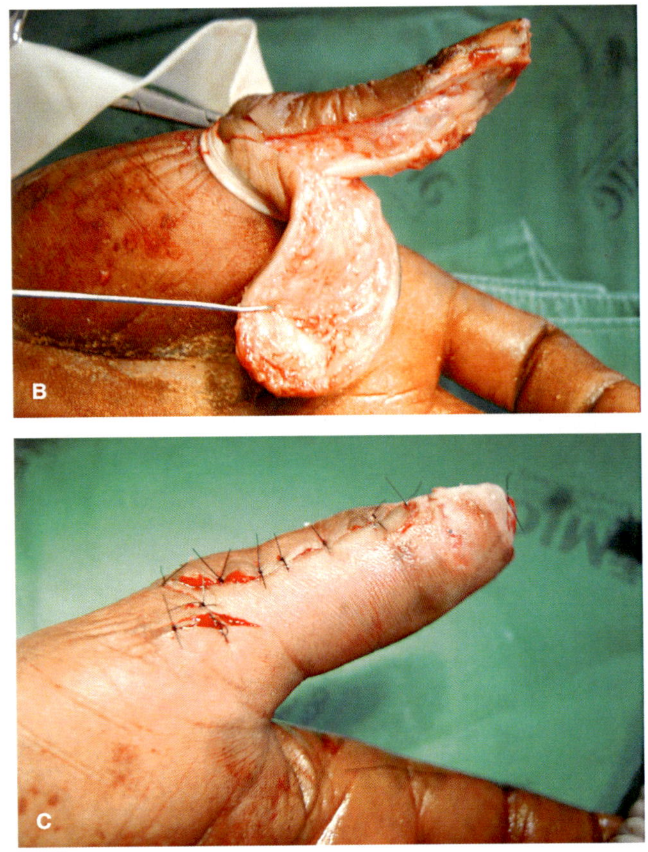

Figura 26.6A. Perda de substância na ponta do polegar. **B.** Elevação do retalho de Moberg. **C.** Cobertura cutânea com retalho de Moberg e zetaplastia na base.

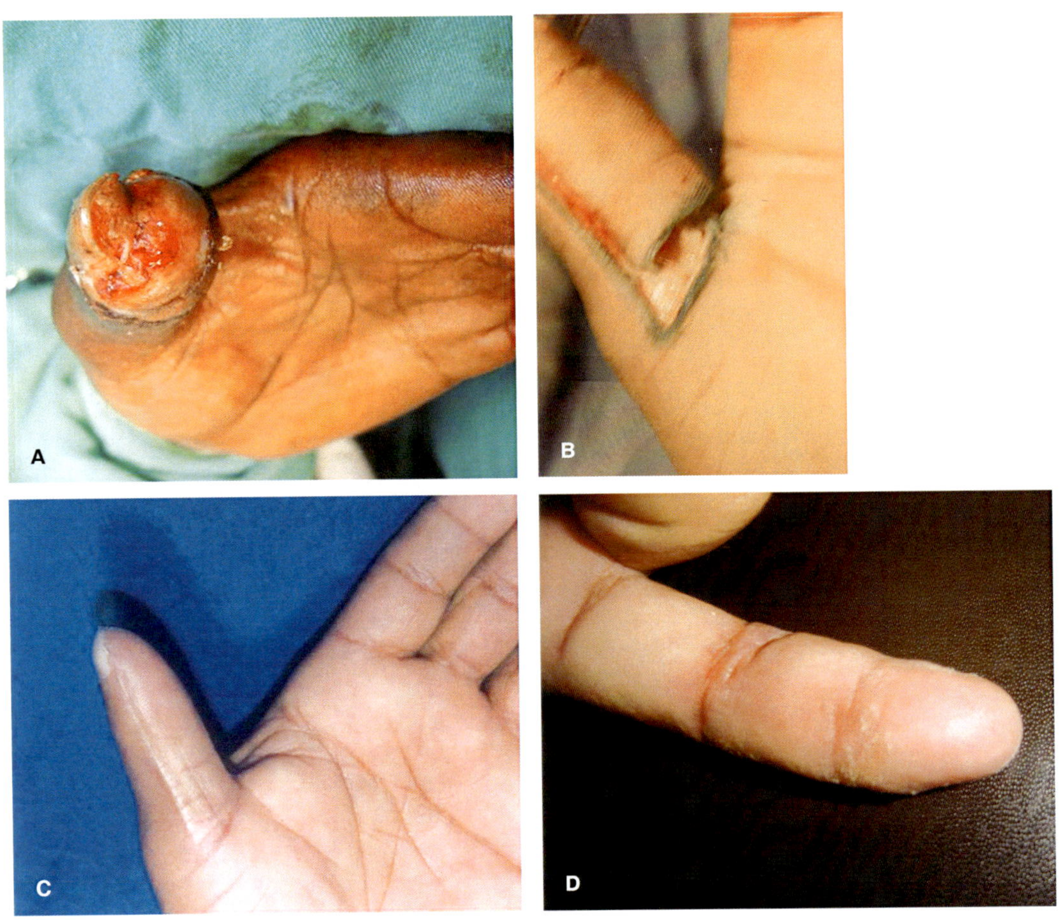

Figura 26.7A. Amputação da polpa do polegar. **B.** Retalho de Hueston. **C** e **D.** Resultado final.

de pele ao mesmo tempo que a confecção do retalho (Figura 26.7).

O retalho em ilha heterodigital de Littler[16] é retirado de um dedo íntegro, utilizando um pedículo vasculonervoso. Ele pode ser usado para cobertura de um dedo longo ou, preferencialmente, do polegar. A dimensão do retalho é variável, mas é muito importante observar o comprimento do pedículo, pois, do contrário, a impossibilidade de cobertura do defeito cutâneo pode tornar-se impossível, caso o pedículo seja curto e não alcance a área desejada. No polegar, esta complicação não é observada, desde que a ilha seja elevada do terceiro ou quarto dedo, ou mesmo do segundo (Figura 26.8).

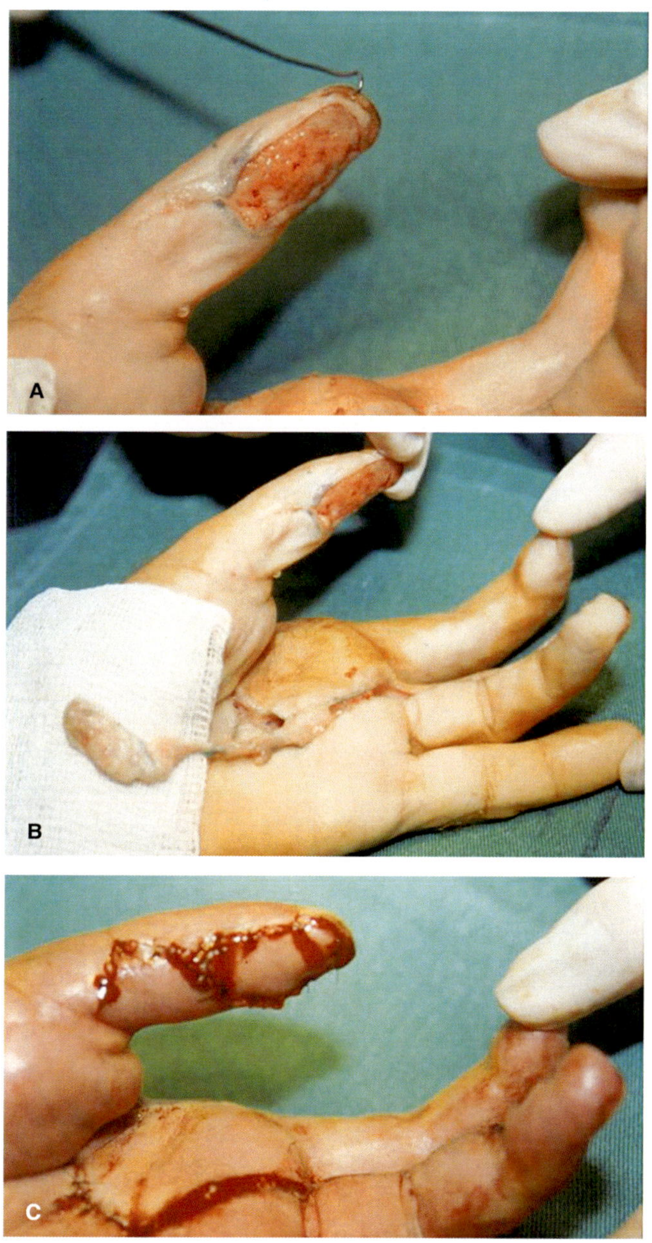

Figura 26.8A. Perda da polpa do polegar. **B.** Ilha heterodigital retirada do terceiro dedo. **C.** Retalho colocado na área receptora.

A ilha homodigital é elevada do próprio dedo lesado, sendo feita uma incisão tipo Bruner para liberação do pedículo e avançamento posterior, que pode chegar até 1cm[17] (Figura 26.9).

Para avançamentos menores pode ser utilizado o retalho de O'Brain,[18] que é uma ilha neurovascular baseada nos dois pedículos, elevada com duas incisões laterais e uma transversal sobre a prega de flexão

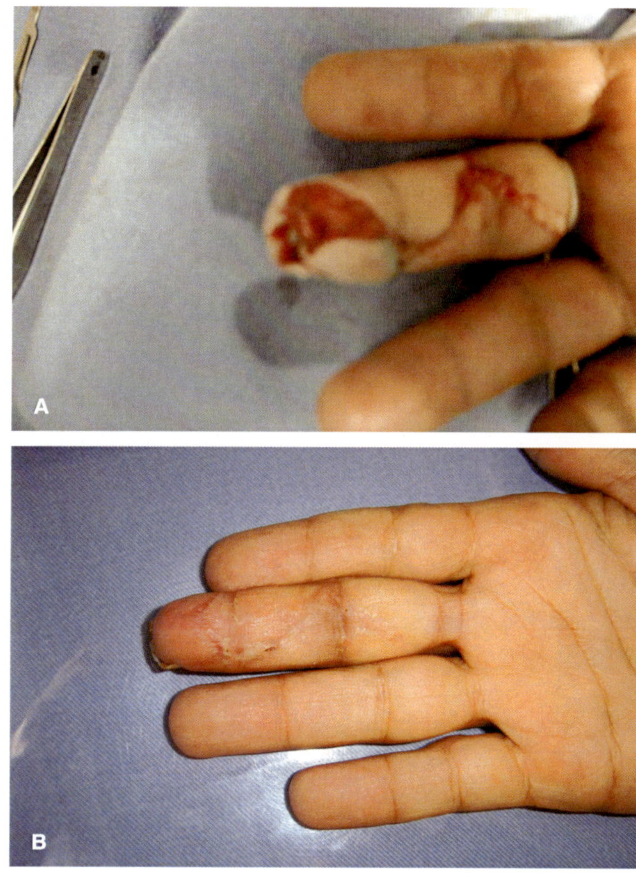

Figura 26.9A Retalho homodigital – Resultado final. **B.** Amputação da polpa do dedo médio – já elevado retalho em ilha homodigital.

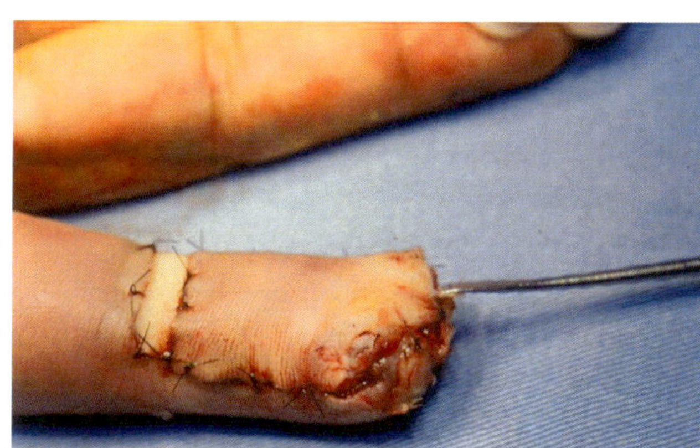

Figura 26.10 Retalho de avançamento de O'Brain.

da IFD, e o defeito que se forma após o avançamento é coberto com enxerto de pele (Figura 26.10).

Outro retalho descrito para cobertura do dorso do polegar, mas que pode ser utilizado também para a região volar, é o retalho do dorso da MF do segundo dedo,[19] que é baseado na artéria metacarpiana dorsal do segundo raio, ramo da artéria radial, e que passa subfascialmente no primeiro interósseo dorsal, sendo, portanto, um retalho fasciocutâneo. Com ele, apesar de alguma dificuldade em certas ocasiões, pode-se cobrir toda a face volar do polegar (Figura 26.11).

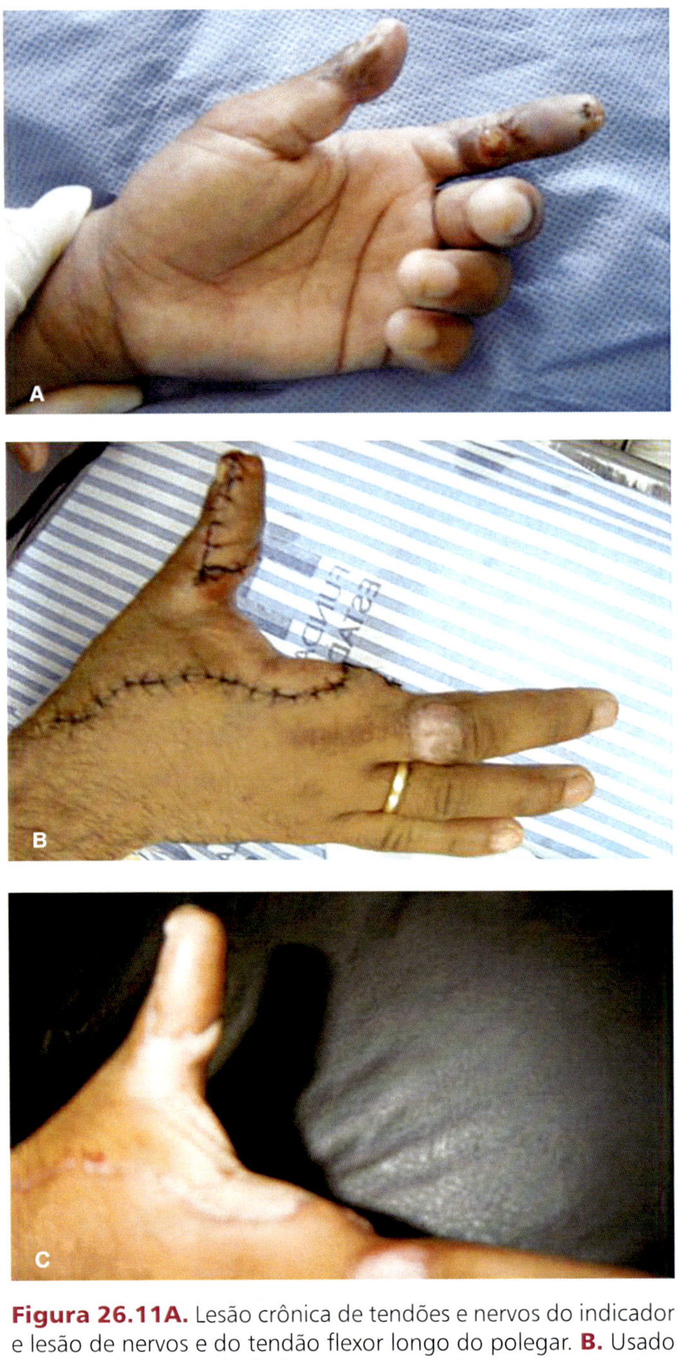

Figura 26.11A. Lesão crônica de tendões e nervos do indicador e lesão de nervos e do tendão flexor longo do polegar. **B.** Usado conceito de banco de dedo com amputação do segundo raio e retalho do dorso (Kite) para polpa do polegar. **C.** Aspecto final.

Zancolli[20] descreveu um retalho elevado da região palmar da mão, baseado no fluxo retrógrado da artéria digital, que ocorre através de comunicantes localizadas próximo às pregas de flexão das IF. Este retalho pode ser útil na cobertura de perdas cutâneas em várias localizações na mão, inclusive na ponta dos dedos (Figura 26.12). Com o mesmo princípio é elevado um retalho na falange proximal (Figura 26.13) que, como o de Zancolli, pode cobrir qualquer área nas falanges média e distal. Alguns cirurgiões acreditam que o retalho elevado da palma possa levar a cicatriz retrátil, o que de fato pode ocorrer, mas é raro, desde que se respeitem as pregas cutâneas da mão.

Omakawa[21] descreveu o retalho hipotenar fasciocutâneo baseado na artéria digital ulnar, volar, do quinto dedo, sensibilizado pelo nervo digital, para uso na perda da extremidade do quinto dedo. Ele operou 11 casos e obteve sucesso em todos eles, conseguindo pele de boa qualidade com discriminação de dois pontos de 5mm.[21]

Embora os retalhos com pedículo temporário estejam em desuso, como é o caso do retalho tenar, que pode causar rigidez articular em pessoas idosas, além de não apresentar sensibilidade, o *crossfinger* tem grande aplicação e é muito utilizado. Ele é elevado do dedo vizinho ao lesado, no dorso, deixando-se um lado da pele íntegro, descolado sobre o paratendão e levado para a área receptora, enquanto a região doadora é coberta com enxerto de pele. O inconveniente do retalho é a necessidade de manter os dedos presos um ao outro por 2 a 3 semanas, bem como a falta de sensibilidade (Figura 26.14).[7]

Amputações das falanges médias e proximais

O procedimento a ser adotado na mão traumatizada com comprometimento definitivo de algum segmento, exigindo amputação, vai depender da extensão e da gravidade da lesão. Deve-se ter em mente que o objetivo do cirurgião é proporcionar funcionalidade e, se possível, bom aspecto estético, porém sem detrimento da função.

As amputações localizadas proximais à IFP do segundo dedo levam os pacientes a realizar a pinça com o dedo médio, não se justificando, nestes casos, esforço para preservação do comprimento, a não ser em situações especiais, como em múltiplas amputações.[5] Do mesmo modo se procede com os demais dedos longos, nos quais o encurtamento deve ser o mínimo suficiente para o fechamento da pele, ainda que a pinça não seja rotineiramente realizada com estes dedos.

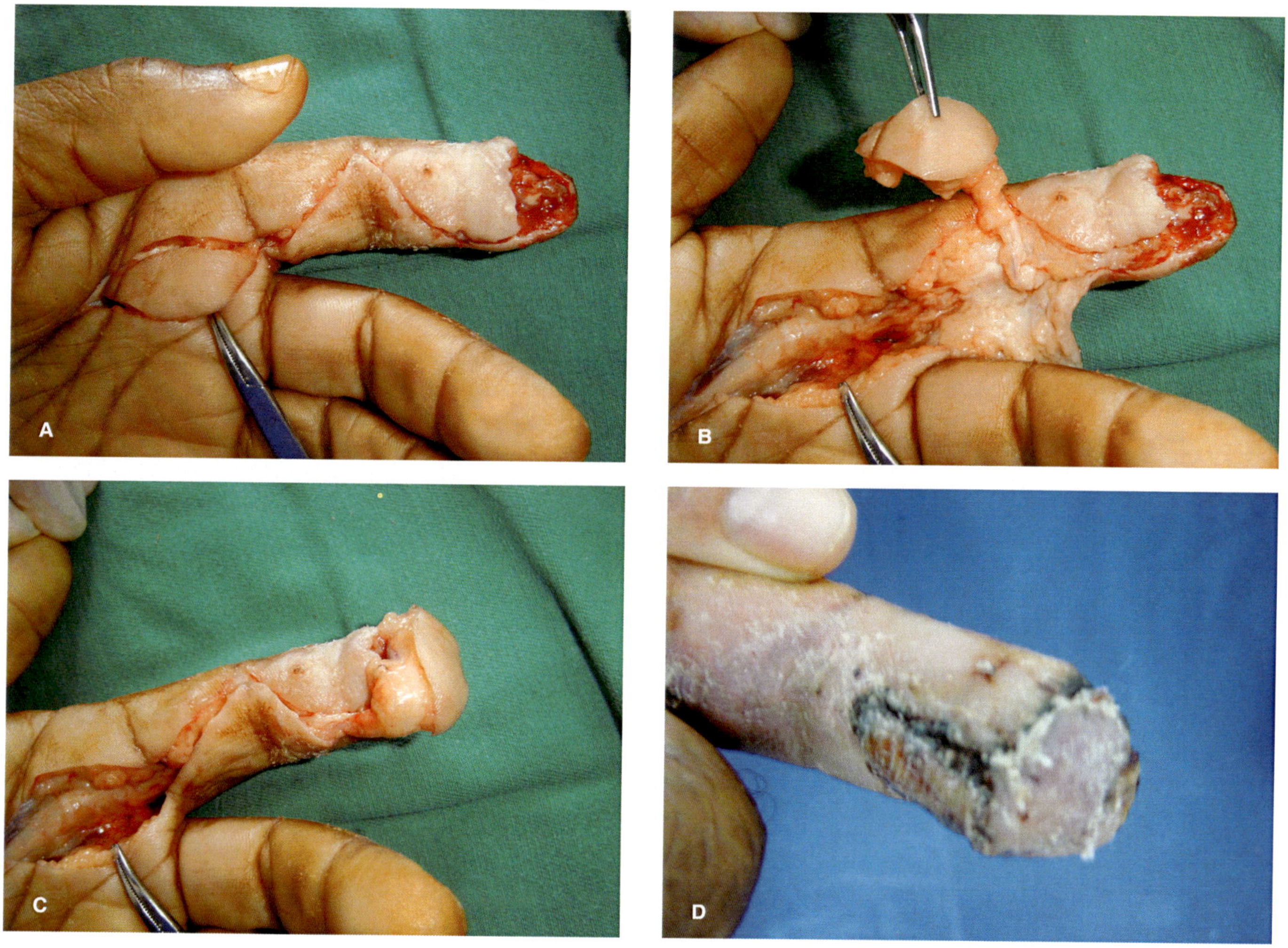

Figura 26.12A. Amputação da polpa do indicador – retalho de Zancolli elevado. **B.** Retalho elevado. **C.** Retalho posicionado. **D.** Resultado após retirada dos pontos.

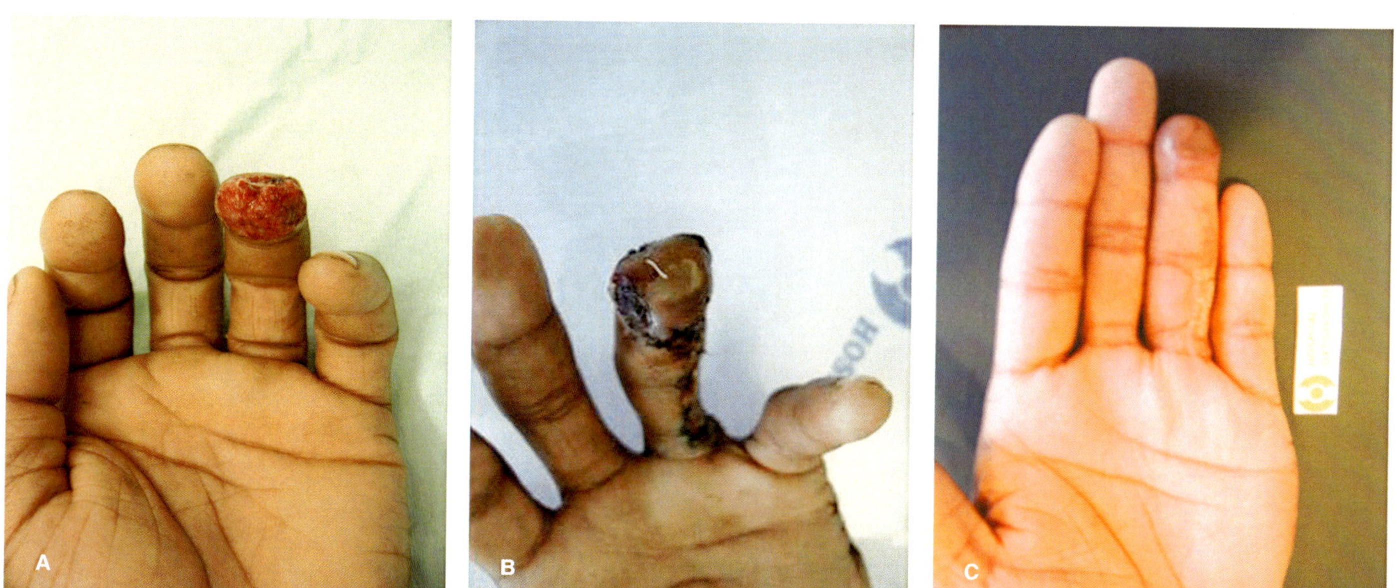

Figura 26.13A. Amputação da ponta do anular. **B.** Retalho em fase de cicatrização – observar a área de onde foi elevado na falange proximal. **C.** Resultado final.

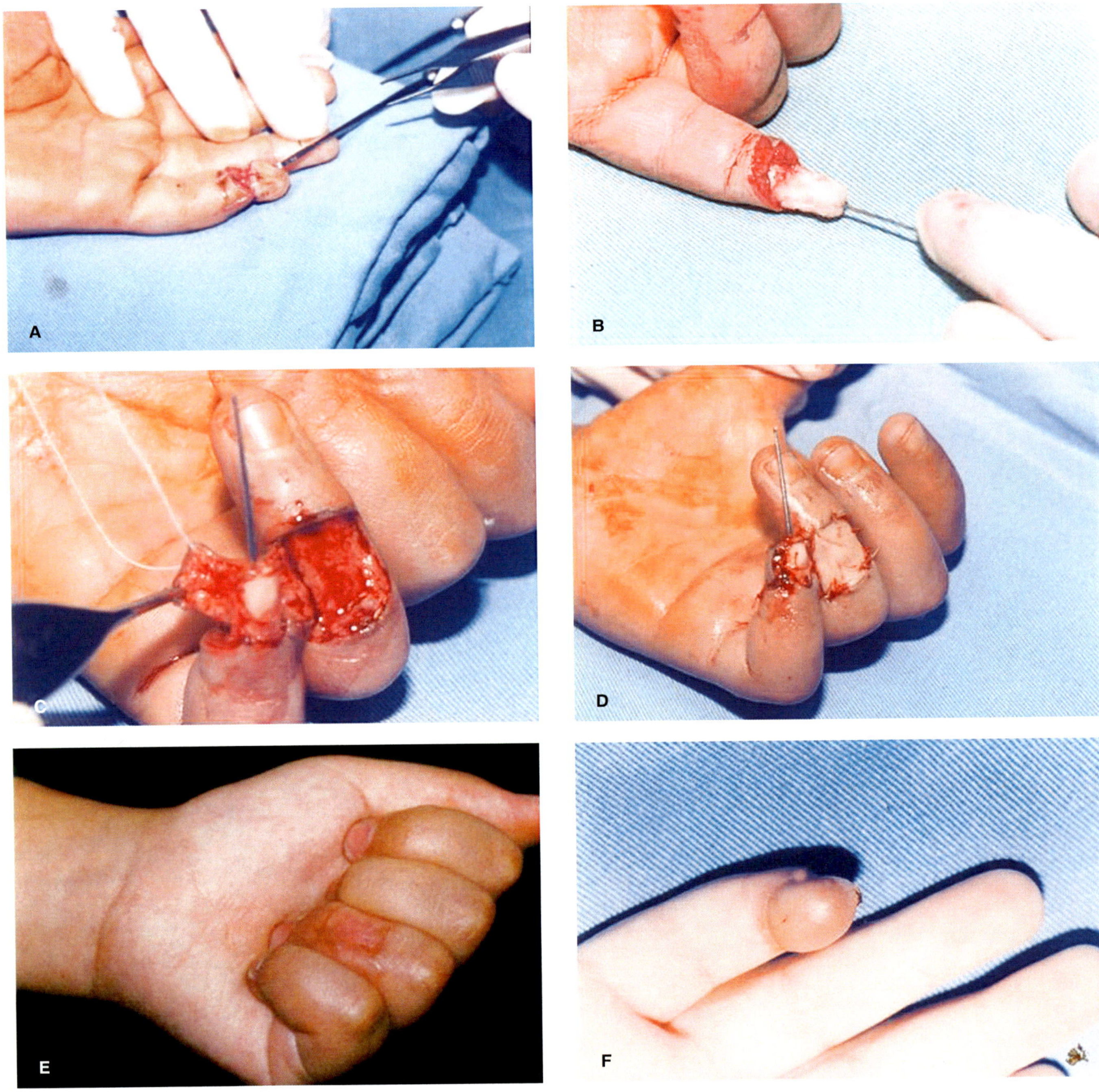

Figura 26.14A. Desvascularização da falange distal com preservação apenas do extensor terminal. **B.** Recolocação da falange, seguida de cobertura com *crossfinger*. **C.** Feito *crossfinger* para a polpa. **D.** Aspecto da área doadora com enxerto de pele. **E.** Flexão após cicatrização. **F.** Resultado final com preservação da falange.

Quando uma amputação estiver localizada na falange média, proximal à inserção do flexor superficial, a função de preensão pelo fragmento preservado estará comprometida devido à impossibilidade de flexão, e sua preservação dá-se mais por motivos estéticos do que funcionais.[5] Se a amputação é muito proximal e o fragmento de pequena dimensão, recomenda-se optar pela desarticulação, realizando-se as medidas necessárias a este procedimento.

As amputações localizadas na falange proximal apresentam função de flexão e extensão dos cotos em razão da ação da musculatura intrínseca, que faz a flexão, e dos extensores extrínsecos, que fazem a extensão; no entanto, se a amputação for imediatamente distal à articulação MF, o coto não terá funcionalidade, principalmente nos raios centrais.[5] Nestes casos, a ressecção do raio digital, com reconstrução adequada, é a conduta recomendada.

Amputação de raios digitais

A amputação do segundo raio digital não tem repercussão funcional significativa, desde que o dedo médio assuma a função do indicador. A despeito da diminuição da largura da mão, a remoção do raio deve ser realizada nos casos de amputação na base da primeira falange ou próximo a esta, proporcionando, desta forma, melhora da função e do aspecto estético[22-24] (Figura 26.15). A técnica cirúrgica recomendada é uma incisão feita do polegar para o terceiro raio, no primeiro espaço. O coto da falange proximal e o metacarpiano do indicador são expostos, e este é seccionado obliquamente na base, deixando inserido o extensor radial do carpo. O primeiro interósseo é desinserido do segundo metacarpiano e, após remoção do osso, é reinserido no tendão do segundo interósseo dorsal, de modo a proporcionar maior força de pinça, procedimento este que não é compartilhado por todos os autores.[5,25] O tratamento para os nervos e vasos é semelhante a qualquer amputação, assim como os tendões extensores e flexores são tracionados e seccionados como já mencionado.[26]

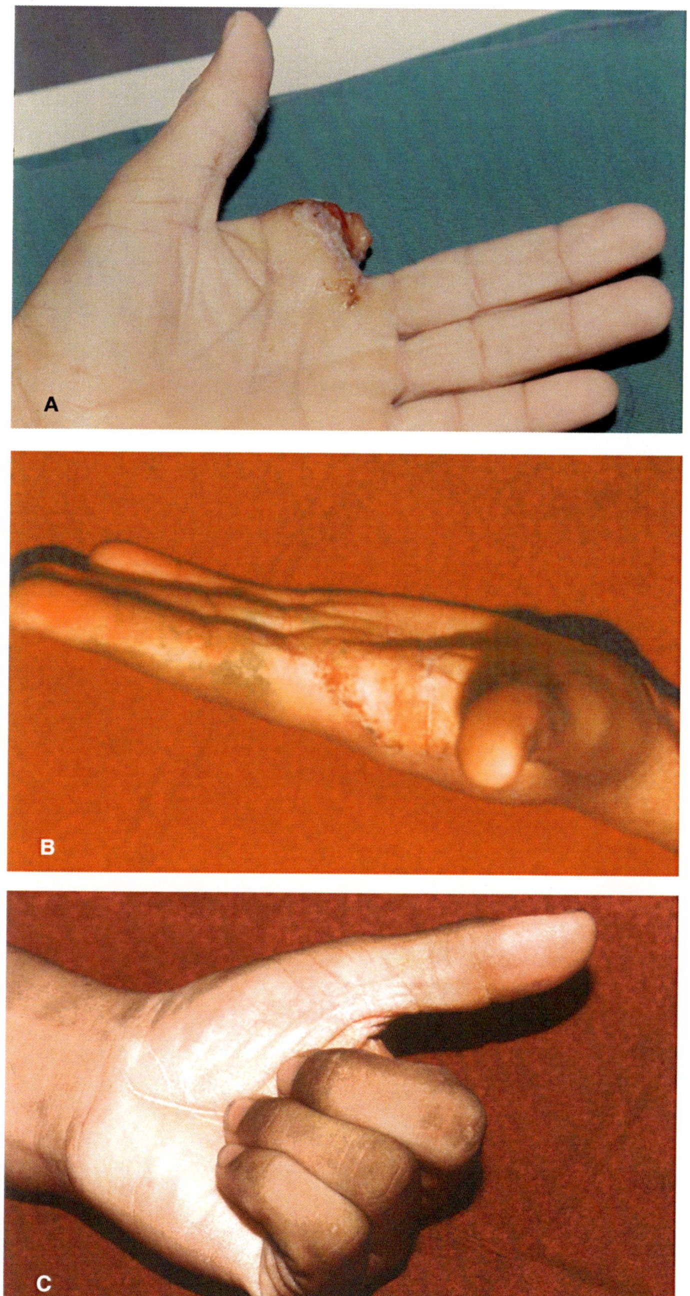

Figura 26.15A. Amputação proximal da primeira falange, preservando coto sem função. **B.** Resultado da extensão após amputação do segundo raio. **C.** Resultado da flexão.

Nas amputações do terceiro raio digital, com conseqüente falha entre o segundo e o quarto, o procedimento de escolha é a transposição do segundo para o terceiro raio, evitando-se a aproximação por meio de sutura dos ligamentos intermetacarpianos, o que provocará desvio de eixo e sobreposição de dedos.[5,24]

Para transposição do segundo para o terceiro raio é feita uma incisão em forma de raquete no aspecto volar do terceiro metacarpiano e, na face dorsal, prolonga-se longitudinalmente até a base do segundo raio, proporcionando acesso ao segundo e terceiro metacarpianos. É feita a ressecção do terceiro na base, distal à inserção do extensor radial curto do carpo, e em seguida removem-se os músculos interósseos deste raio para que não haja excesso de partes moles. Faz-se então a exposição do segundo metacarpiano, que também é osteotomizado na base, distal à inserção do extensor radial longo do carpo, transfere-se o segundo para a base do terceiro e fixa-se com fio de Kirschner ou outro método da preferência do cirurgião. Os tendões, vasos e nervos não são abordados, e a pele é fechada, obtendo-se um bom aspecto estético (Figura 26.16).

Diferente da amputação do terceiro raio, a ressecção do quarto permite restauração fazendo-se a aproximação do quinto com o terceiro metacarpiano, sem grande repercussão funcional. Outra alternativa, neste caso mais elaborada, é a transposição do quinto raio para a base do quarto, fazendo-se uso de técnica cirúrgica semelhante à da transposição do segundo para o terceiro raio. Também é descrita como solução para o fechamento dos espaços criados com a amputação do terceiro ou quarto raios uma osteotomia em cunha, realizada entre o hamato e o capitato, seguida de artrodese entre estes dois ossos. É importante que seja feita uma ressecção discretamente maior no aspecto anterior do hamato, de modo a evitar qualquer alteração na orientação do quinto metacarpiano.[27]

Na amputação do quinto raio deve-se, na medida do possível, conservar a base do quinto metacarpiano, que é onde está inserido o extensor ulnar do carpo. O procedimento é feito através de uma incisão em curva ou triangular na base da falange proximal ou cabeça do quinto metacarpiano e estendida proximalmente sobre o metacarpiano até sua base. O osso é osteotomizado obliquamente e removido, deixando a musculatura hipotenar, que foi desinserida, intacta, enquanto os tendões extensores e flexores são tracionados e seccionados e os nervos e vasos tratados da forma convencional, como em qualquer amputação. A musculatura hipotenar não deve ser suturada ao interósseo do quarto dedo devido ao risco de desenvolver deformidade em intrínseco-*plus*,[5] embora exista quem acredite não haver esta complicação,[26] mas fixada em tecidos da região, funcionando assim como proteção do lado ulnar da mão.

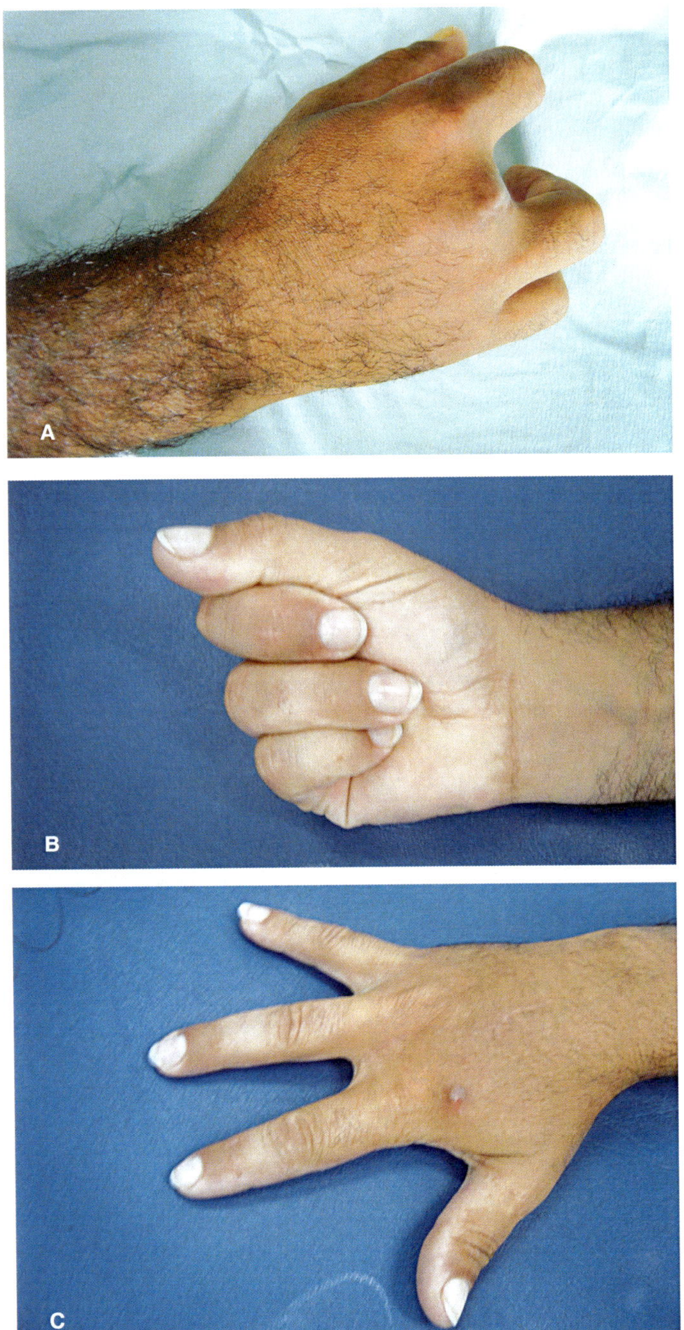

Figura 26.16A. Amputação do terceiro dedo na metacarpofalângica. **B.** Flexão dos dedos – resultado final. **C.** Extensão dos dedos após transposição do segundo para o terceiro raio.

Amputações associadas de raios digitais

Nas amputações envolvendo mais de um raio, deve-se procurar preservar ao máximo os tecidos viáveis, sempre tendo em mente os princípios do banco de dedo,[28] de tal modo que partes de um dedo a ser sacrificado possam ser utilizadas na reconstrução de outros dedos (Figura 26.17).

Quando da perda de dois dedos, mas com preservação do polegar, os pacientes ainda serão capazes de exercer alguma função, mesmo que com déficit de força, quando são envolvidos os dedos ulnares, ou com alteração da pinça de precisão, quando são comprometidos os dedos longos radiais.[24] Nenhum procedimento especial faz-se necessário nestas situações (Figura 26.18).

Se a amputação envolver três dedos, a capacidade funcional da mão estará bastante comprometida, mas uma pinça ainda será possível. Se o dedo que restou não apresenta oponência com o polegar, preconiza-se uma osteotomia do metacarpiano a fim de proporcionar oposição.[24]

Nos casos de amputação de todos os dedos, a melhor conduta é a transferência de dedos do pé para a mão; no entanto, caso não haja condição para realização deste procedimento, devem ser considerados a falangização e o alongamento do quinto raio[24] (Figura 26.19).

Nas situações em que também o polegar foi amputado, segundo Michon,[29] a amputação do segundo raio, criando um espaço mais profundo e proporcionando condição para preensão de alguns objetos, é uma solução considerável. Para tanto, ele recomenda a confecção de um retalho de pele volar que é transferido junto com vasos, nervos e osso para o polegar onde foi confeccionado um retalho de base dorsal e que irá cobrir o dorso do segundo metacarpiano transferido. As áreas deixadas cruentas, após fechamento da pele, são cobertas com enxerto ou retalhos. A simples falangização com ressecção do segundo metacarpiano pode oferecer boa função.

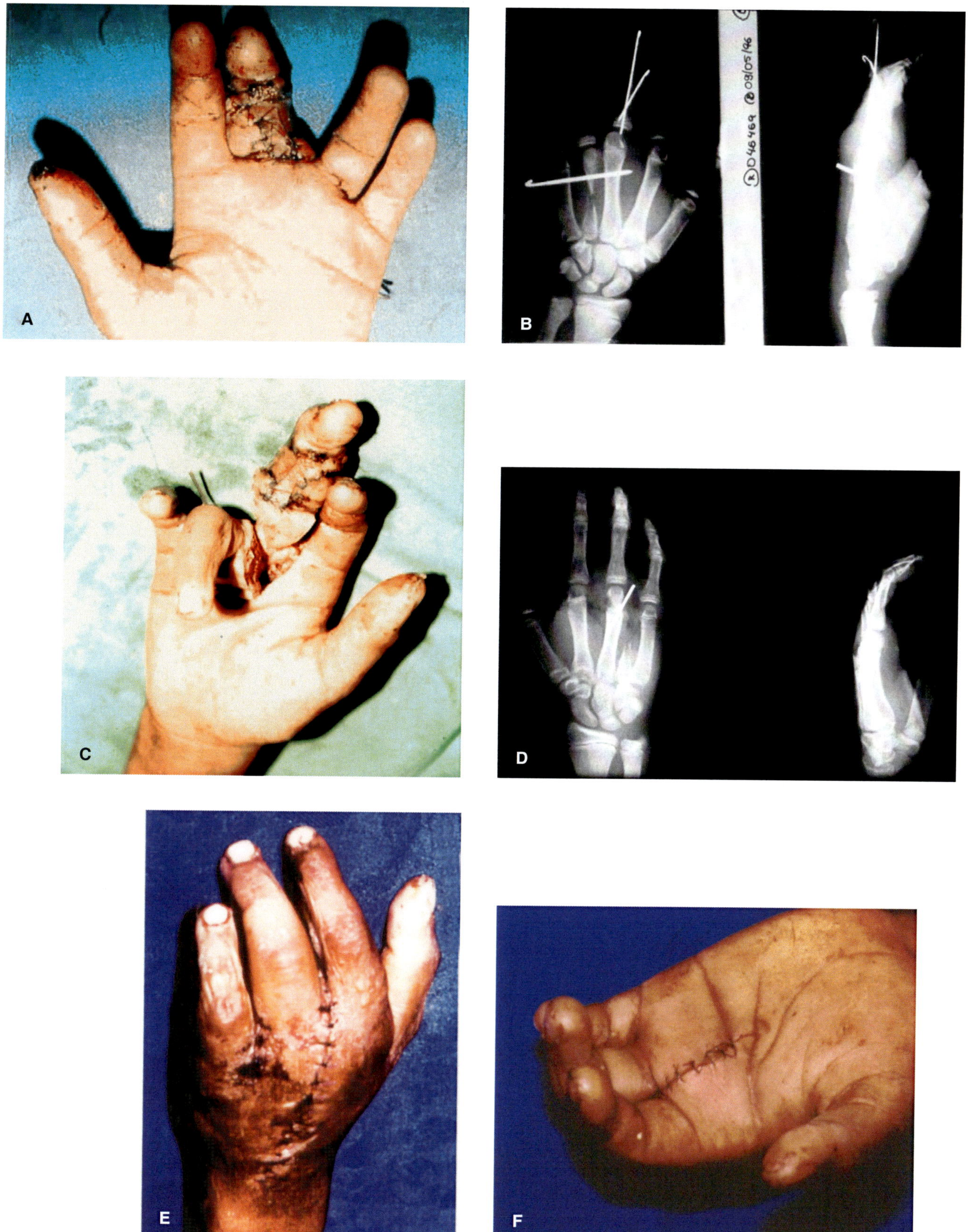

Figura 26.17A. Lesão do terceiro dedo com envolvimento ósseo, tendinoso flexor e extensor e neurovascular. **B.** Aspecto radiológico onde se nota perda óssea do quarto metacarpiano. **C.** Utilizado conceito de dedo banco, com amputação do terceiro raio e transposição o quarto para o terceiro. **D.** Resultado radiológico no pós-operatório imediato. **E.** Aspecto da mão após o procedimento. **F.** Outra vista da mesma mão.

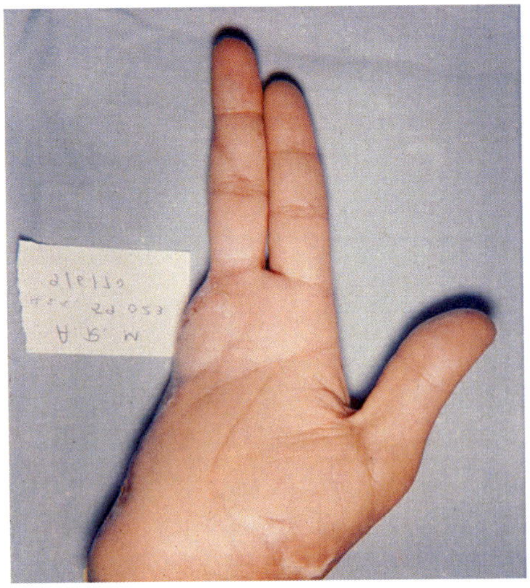

Figura 26.18 Amputação dos dedos ulnares ou hemiamputação ulnar – o paciente perde na força, mas preserva a pinça de precisão.

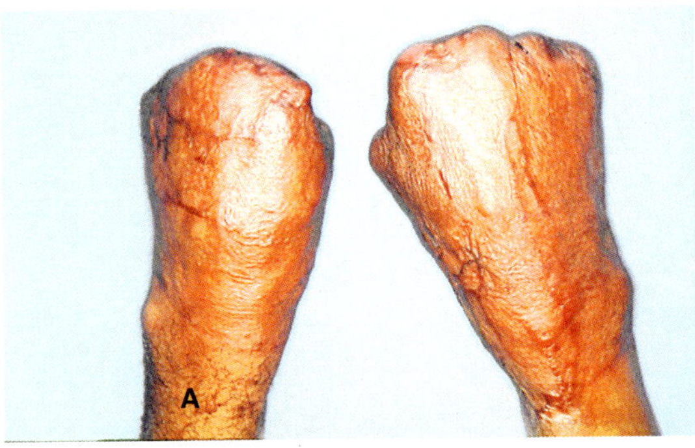

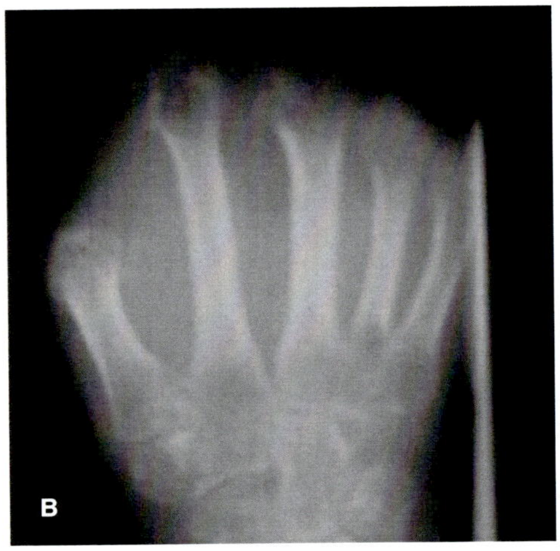

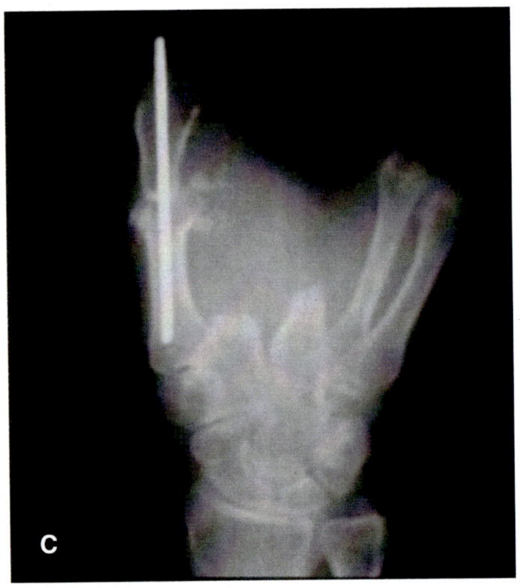

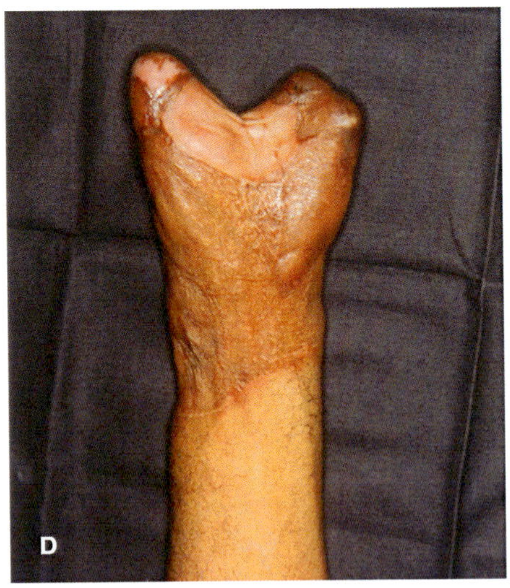

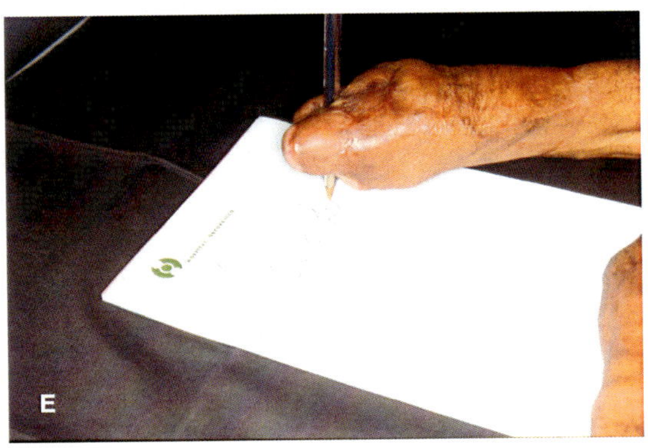

Figura 26.19A. Amputação de todos os dedos das duas mãos. **B.** Imagem radiográfica mostrando desarticulação de todos os dedos nas metacarpofalângicas. **C.** Imagem radiológica após falangização com ressecção do segundo e terceiro raios e utilização do segundo para alongar o primeiro. **D.** Aspecto clínico. **E.** Resultado funcional.

AMPUTAÇÃO DO POLEGAR

No fim da década de 1960 e começo da 1970, observou-se um grande aprimoramento do tratamento das perdas dos tecidos, especialmente na cirurgia de mão, em que o refinamento técnico, aliado ao progresso tecnológico, permitiu o advento dos procedimentos microcirúrgicos. Entre estes, destaca-se o reimplante de segmentos amputados, talvez o mais espetacular dos empregos da microcirurgia e que é motivo de um capítulo separado (ver Capítulo 28).

Infelizmente, nem todos os pacientes têm acesso a instituições onde se tem domínio de técnica tão apurada e posse de instrumental sofisticado. Sendo assim, não são poucos aqueles que necessitam de soluções mais clássicas e tradicionais, mas nem por isso sem exigir habilidade e conhecimento refinados.

Ao longo do tempo, uma série de técnicas cirúrgicas foi descrita para reconstrução do polegar, e muitas vezes não é fácil decidir qual delas é a ideal para cada caso em especial. Inúmeros fatores estão implicados nesta decisão, os quais incluem os relativos ao paciente, como idade, profissão, condições clínicas, grau de compreensão do que é proposto, situação psicológica, disposição e empenho para reabilitação, os dependentes do traumatismo, como localização da lesão e estruturas preservadas, além da capacidade técnica e da experiência do cirurgião.

Um aspecto que deve ser considerado refere-se à necessidade de reconstrução do polegar. Este dedo representa 40% da função da mão,[30] haja vista sua imensa representação cortical,[5] mas, a despeito desta importância, dependendo da extensão da perda e das necessidades do paciente, muitas vezes não é preciso realizar nenhum procedimento elaborado além dos cuidados habituais de um coto de amputação.[31] Este conceito tem mudado ao longo do tempo, seja pela exigência do paciente, seja pelo desenvolvimento das técnicas, o que faz com que intervenções cirúrgicas sejam indicadas ainda que o paciente tenha um grau de funcionalidade adequado.

Entre os procedimentos disponíveis encontram-se os retalhos cutâneos, o aprofundamento do primeiro espaço (Figura 26.20) ou falangização do primeiro metacarpiano, enxerto ósseo associado a retalhos cutâneos, policização e transferência parcial ou total de artelho. Independente do procedimento a ser adotado, é necessário ter em mente que o polegar reconstruído deve ter força de flexão e extensão suficiente para fazer a preensão, ter capacidade de opor-se a outro dedo e ter pele da extremidade com alguma função tátil.[32]

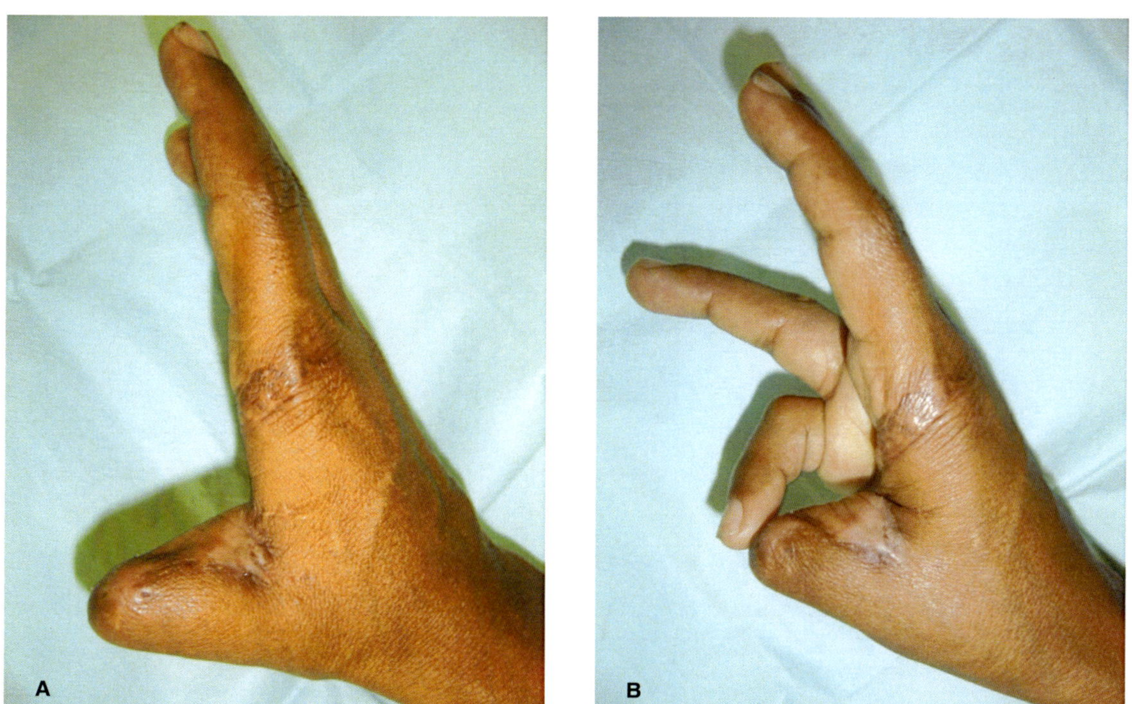

Figura 26.20A. Aprofundamento do primeiro espaço em caso de desarticulação do polegar nas interfalângicas. **B.** Amputação do polegar – aprofundamento do primeiro espaço. Observar a pinça de ponta.

Nas amputações parciais do polegar, em que não é necessária a reconstrução óssea, vários retalhos cutâneos estão disponíveis, e cada um deles tem a indicação definida pelo traçado e geografia da lesão, conforme já abordado anteriormente.[5,8,33] Se há indicação para reconstrução óssea, devem ser considerados os enxertos ósseos com cobertura cutânea e as transferências parciais de artelho.[34,35]

Quando a amputação preserva mais de 1cm da falange proximal, região onde se inserem todos os músculos tenares, com exceção do oponente, e com isso muito da mobilidade está preservada e a função é também aceitável, pode ser considerado apenas o aprofundamento do primeiro espaço.[31]

Se a amputação é localizada na MF, as opções disponíveis incluem o aprofundamento do primeiro espaço, enxerto tipo Gilles e reconstrução com enxerto ósseo associado a retalhos cutâneos, alongamento do primeiro metacarpiano, policização e transposição de artelho.

Nas amputações na altura da trapeziometacarpiana ou nas proximidades desta articulação, é necessário proporcionar também mobilidade, uma vez que a musculatura tenar foi perdida e, deste modo, a opção reconstrutiva fica restrita à policização ou à transferência de artelho.[31]

Neste capítulo, não abordaremos os retalhos cutâneos e os procedimentos microcirúrgicos, que são discutidos em seções separadas.

Aprofundamento do primeiro espaço

A amputação do terço distal do polegar apresenta funcionalidade razoável, sendo bem aceita pelo paciente. Se a amputação é localizada na metade do terço médio ou distal a este, o aprofundamento do primeiro espaço oferece excelentes resultados.[35]

O aprofundamento do primeiro espaço pode ser obtido com a confecção de retalhos locais, como o retalho em borboleta, retalhos regionais, como o elevado do dorso do segundo dedo, ou ainda com uma zetaplastia de quatro retalhos (Figura 26.20*A* e *B*). Esta última técnica é bastante prática, à medida que proporciona aumento na largura e profundidade e é de confecção relativamente simples. É traçado um grande "Z" cuja parte central é iniciada na MF do polegar e é estendida até a MF do indicador; as pernas são traçadas perpendicularmente à parte central em cada extremidade e em sentidos opostos; feito isto, é traçada uma bicetriz em cada ângulo reto formado e passa-se a ter quatro triângulos, que são então trocados de lugar. Nomeando-se cada triângulo formado com as letras ABCD, após mudança de local, tem-se a seqüência CADB (Figura 26.20).[34]

Reconstrução pela técnica de Gilles

Este método de alongamento do primeiro raio, utilizando um retalho local e enxerto ósseo, foi proposto por Gilles em 1946 e executado por Hughes e Moore em 1951.[37] O procedimento não teve grande aceitação, e é hoje empregado muito raramente e em situações especiais, principalmente porque, quando a demanda funcional do paciente é pequena, ou quando um ato cirúrgico mais elaborado é considerado excessivo para o paciente, nada é preciso ser feito.

A indicação ideal do procedimento é nas amputações do polegar através da MF ou proximidades, em que os dedos longos estão intactos, ou na ausência de dedos disponíveis para policização, especialmente em trabalhadores braçais ou pacientes que não valorizam muito o aspecto estético.[37]

Para realização do procedimento é feita uma incisão que se inicia na parte dorsal da mão, na altura do colo do segundo metacarpiano, e estende-se em curva até a base do primeiro metacarpiano, estendendo-se no aspecto palmar até a altura correspondente ao início da incisão no dorso. O retalho de pele é elevado, tomando-se cuidado com os ramos sensitivos do nervo radial, que nem sempre podem ser preservados, enquanto as veias dorsais são cauterizadas. Caso haja aderência da pele na extremidade do osso, o que não é raro, a liberação deve ser cuidadosa, para que não ocorra lesão cutânea, com exposição óssea. Se houver presença da cartilagem, esta deve ser removida, do mesmo modo como deve ser feito com osso esclerótico, quando estiver presente. Um segmento ósseo da crista ilíaca de 2,5cm é retirado e fixado na extremidade do metacarpiano, e o retalho de pele é colocado sobre o enxerto ósseo, devendo cobrir toda sua extensão. Neste instante, o torniquete deve ser relaxado, e verifica-se então a vascularização do retalho que, na eventualidade de isquemia, exige encurtamento do enxerto ósseo. A área cruenta é coberta com um enxerto total de pele elevada da região de preferência do cirurgião, procurando sempre priorizar o membro já comprometido (Figura 26.21).

Para um bom resultado funcional, é fundamental que haja sensibilidade na pele, e, caso esteja ausente, recomenda-se a confecção de uma ilha neurovascular.[37] Complicações que são relativamente comuns ao procedimento, como o sofrimento do retalho no ápice ou a reabsorção do enxerto ósseo, podem afetar o resultado.

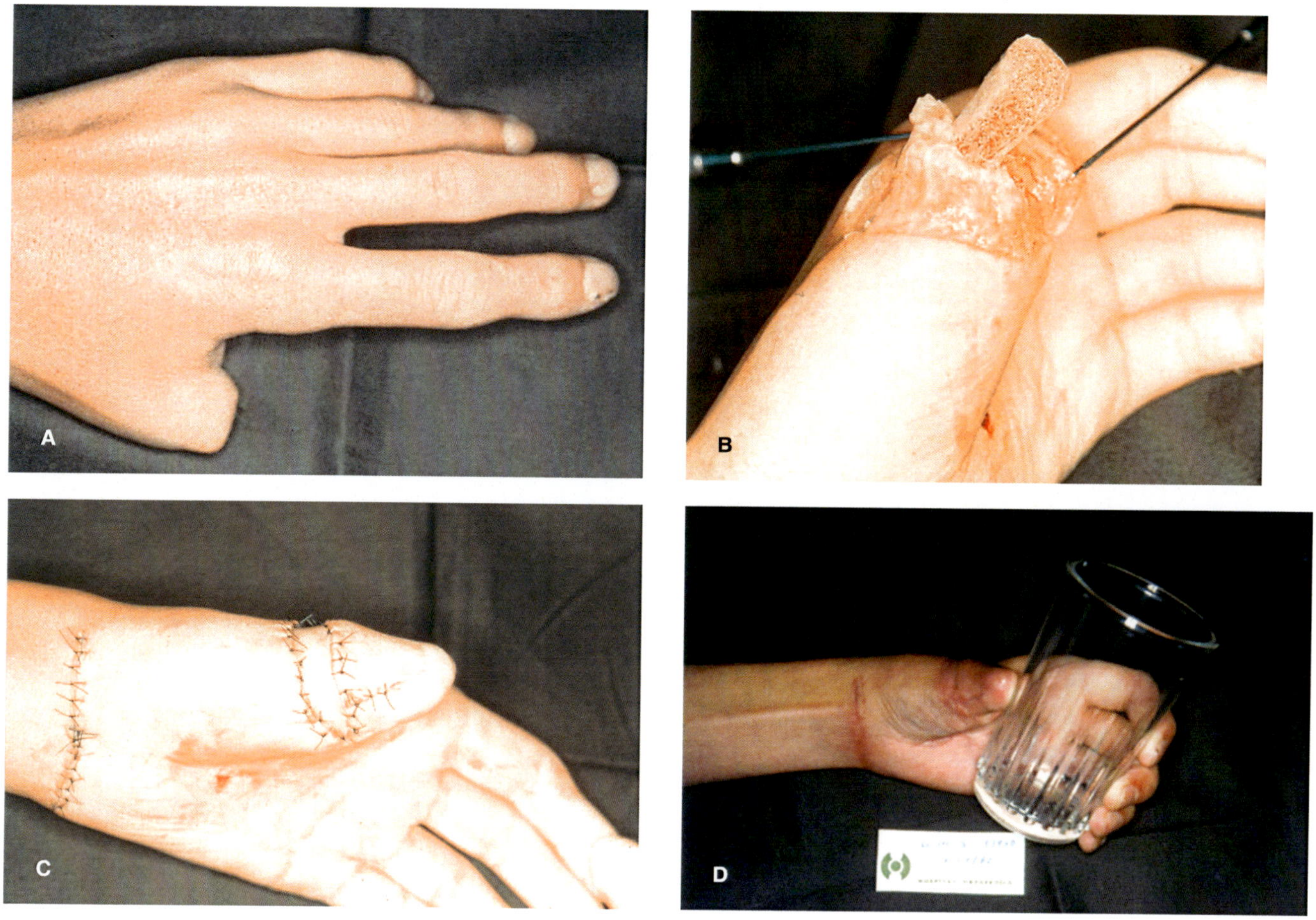

Figura 26.21A. Amputação do polegar na articulação metacarpofalângica. **B.** Colocação do enxerto osseo para o procedimento de Gilles. **C.** Resultado no pós-operatório imediato, observando-se o enxerto de pele na região cruenta após o alongamento e a área doadora no punho. **D.** Resultado funcional, mostrando abertura do primeiro espaço.

Reconstrução osteoplástica

Descrita inicialmente por Nicoladoni, que usava um segmento ósseo coberto com um tubo de pele, o qual foi abandonado devido à má qualidade da pele e ao baixo desempenho funcional, além de ser desgracioso. Sofreu alterações e refinamentos ao longo do tempo e, embora seja muito pouco indicado, pode ser confeccionado um enxerto ósseo associado a uma ilha neurovascular palmar e um retalho da região para cobertura dorsal, ou mesmo um retalho composto, osteofasciocutâneo, baseado na artéria radial e numa ilha neurovascular palmar.[38,39]

ALONGAMENTO DO PRIMEIRO METACARPIANO

O alongamento do primeiro metacarpiano com a finalidade de restabelecer a funcionalidade do polegar amputado é uma técnica que não obteve a mesma popularidade de outros métodos de reconstrução do polegar. O procedimento tem a desvantagem de ser realizado em dois tempos cirúrgicos: o primeiro com instalação de um fixador externo que permite alongamento progressivo e o segundo, quando é feita enxertia óssea na falha correspondente ao alongamento conseguido (Figura 26.22). Segundo o autor da técnica, Matev, não se tem de fazer necessariamente enxertia óssea, pois o preenchimento da falha pode se dar por ossificação espontânea, preservando-se o periósteo e, à medida que se alonga 0,5mm a cada 12 horas, vai-se formando o novo osso.[40] O músculo adutor deve ser liberado do fragmento distal com a finalidade de evitar adução do neopolegar.

Alongamentos superiores a 3cm não apresentam resultados muito bons,[36] embora, na experiência do autor da técnica, alongamentos bem mais significativos tenham sido gratificantes tanto no aspecto cosmético como funcional.

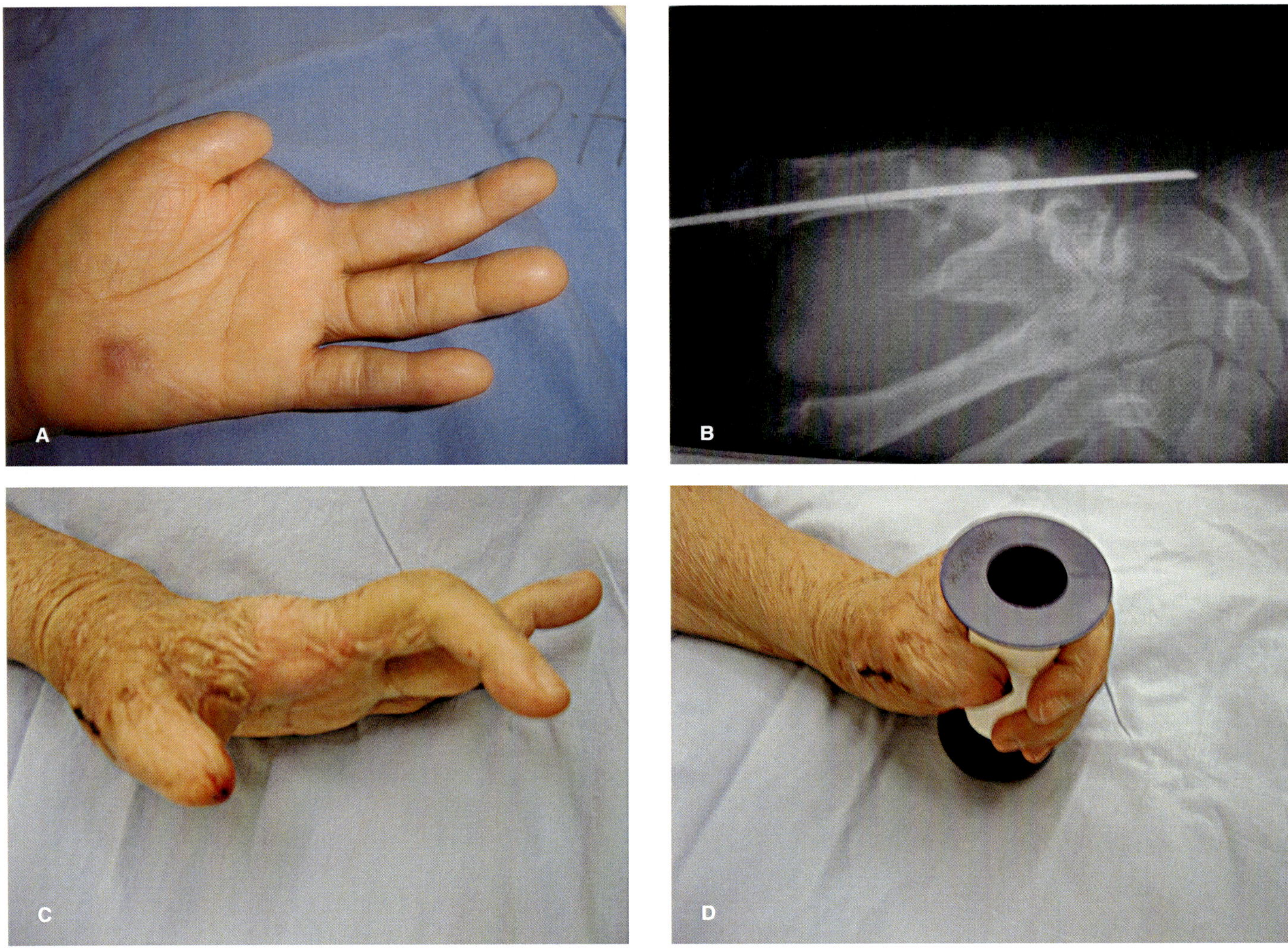

Figura 26.22A. Seqüela de amputação do polegar e do indicador. **B.** RX após alongamento seriado e com enxerto ósseo já integrado. **C.** Resultado após abertura do primeiro espaço com amputação do segundo metacarpiano e alongamento do primeiro. **D.** Preensão e capacidade funcional.

POLICIZAÇÃO

Segundo Langlais e Gosset,[30] esta é a técnica que oferece a maior chance de reproduzir a função e a aparência de um polegar, proporcionando sensibilidade, esterognosia e propricepção que são, neste procedimento, readquiridas espontaneamente.

Para realização de uma policização pode ser utilizado qualquer dedo, mas deve-se sempre considerar que, numa mão onde apenas o primeiro raio esteja comprometido, tecnicamente, a transferência do segundo raio é mais fácil; por outro lado, quando, além do polegar amputado, existe também um outro dedo mutilado, é recomendável que se use este segundo dedo já comprometido para confecção da policização. Esta, no entanto, não é uma conduta consensual, e Gosset[41] defende que o sacrifício do segundo raio é sempre mais problemático em termos funcionais do que a utilização de um dedo já lesado ou mesmo o uso do dedo anular, que funcionalmente representa 7% da mão, em sua opinião, ou 10%, segundo outros, ao passo que o indicador corresponde a 20% da função da mão. Na urgência, de acordo com Foucher,[42] a policização deve ser considerada apenas em casos de dedos desvascularizados.

Na eventualidade de uma amputação do polegar, a policização deve ser considerada quando não é possível a reconstrução por meio de técnicas convencionais que não sacrificam dedos da mão ou do pé. Desse modo, as amputações localizadas através da MF ou distais a esta articulação, segundo alguns autores, não têm indicação de reconstrução com utilização de outro raio[30,40,43,44] e devem ser reparadas fazendo-se uso das técnicas já mencionadas, ficando as policizações reservadas para as amputações proximais à articulação MF (Figura 26.24).

Independente do dedo escolhido, é imprescindível a presença de sensibilidade e ao menos uma artéria íntegra, além de pele adequada para confecção do primeiro espaço.[41,43]

Para policização do coto do segundo dedo (Figura 26.23), deve ser traçado um retalho dorsal com base volar e uma incisão marcada na altura da articulação MF com um triângulo dorsal e semicircular volarmente. Os retalhos são elevados, os nervos digitais dissecados, e os ramos do lado ulnar do indicador e do radial do médio são separados proximalmente, enquanto a artéria digital do lado radial do dedo médio é ligada e seccionada. Os tendões, tanto flexores como extensores, são deixados intactos e os interósseos, no espaço entre o segundo e terceiro raios, são separados, o ligamento intermetacarpiano é seccionado e o metacarpiano é osteotomizado na altura considerada adequada para que se obtenha o comprimento cor-

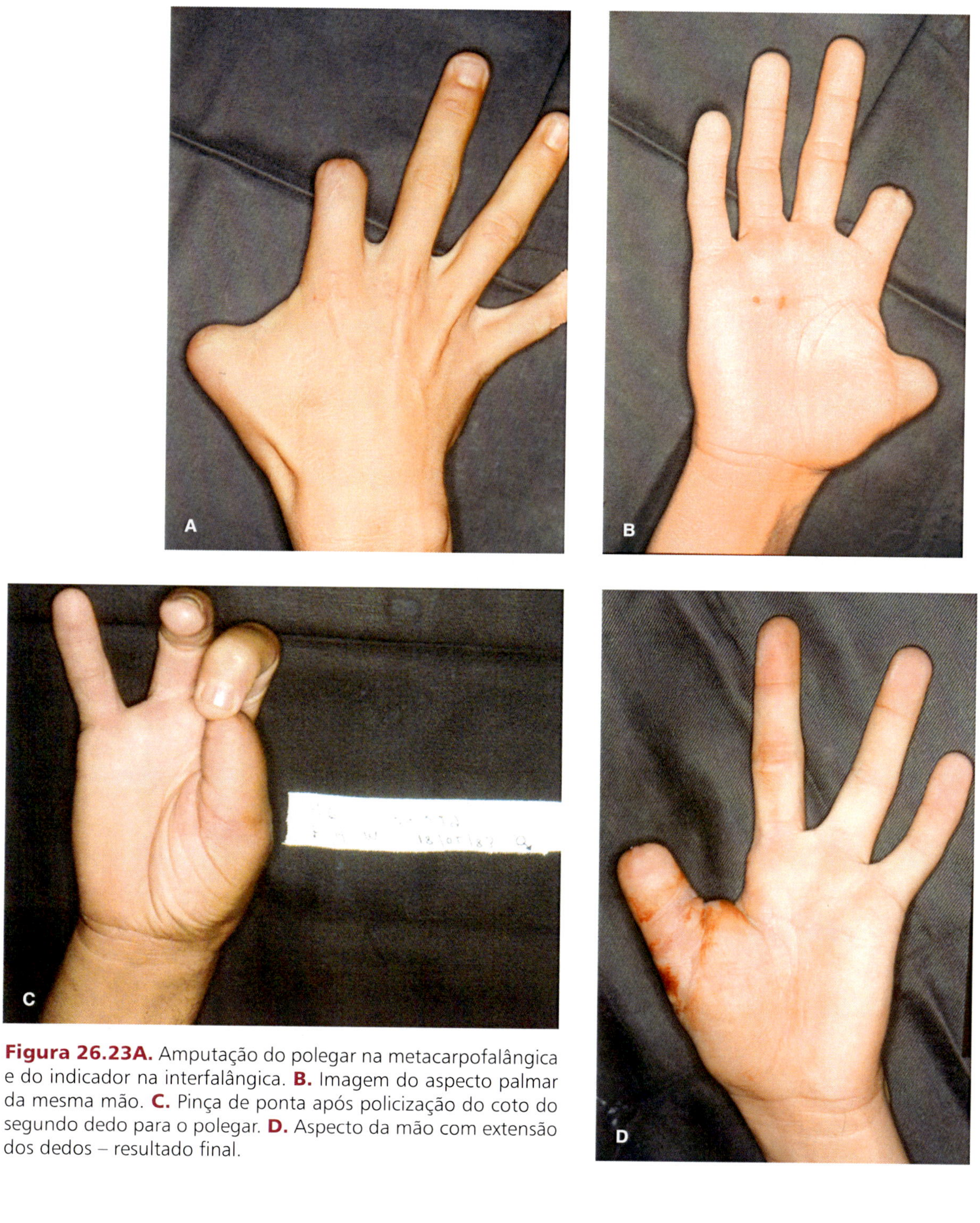

Figura 26.23A. Amputação do polegar na metacarpofalângica e do indicador na interfalângica. **B.** Imagem do aspecto palmar da mesma mão. **C.** Pinça de ponta após policização do coto do segundo dedo para o polegar. **D.** Aspecto da mão com extensão dos dedos – resultado final.

reto do polegar. Após preparo do coto do primeiro metacarpiano, o dedo é mobilizado e fixado ao primeiro raio e os retalhos suturados, dando-se forma adequada à primeira comissura.

Quando a policização é realizada com o quarto raio (Figura 26.25), a programação das incisões é feita conforme proposição de Gosset,[41] sendo traçadas três incisões palmares: duas longitudinais, situadas entre o terceiro e quarto raios, e outra entre o quarto e quinto raios, prolongando-se até a altura do término do túnel do carpo. A incisão radial forma um ângulo reto com outra incisão que se dirige à extremidade do coto, onde é removida a pele, expondo-se o osso. No aspecto dorsal, é feita uma incisão triangular que se prolonga numa linha longitudinal no centro do quarto raio. Os pedículos vasculonervosos são dissecados, e as artérias são ligadas do lado radial do quinto e do ulnar do terceiro, os nervos são individualizados até proximalmente na base das incisões, e os tendões flexores são deixados intactos. No dorso, os tendões extensores são cortados, deixando-se um coto distal generoso, os ligamentos intermetacarpianos divididos, e os interósseos liberados. Realiza-se, então, a desarticulação na MF e, após preparação da falange proximal, esta é fixada ao primeiro metacarpiano, e os tendões extensores são suturados, assim como a pele (Figura 26.25).

DOR FANTASMA

Embora raramente, alguns pacientes amputados podem queixar-se de ainda sentirem a parte amputada, e esta sensação pode manifestar-se como descargas elétricas, torção, perfuração ou dor violenta. Normalmente, a dor fantasma é encontrada em amputações proximais, sendo mais rara nas amputações digitais, e desaparece quando alguma pressão é exercida sobre o coto.[45]

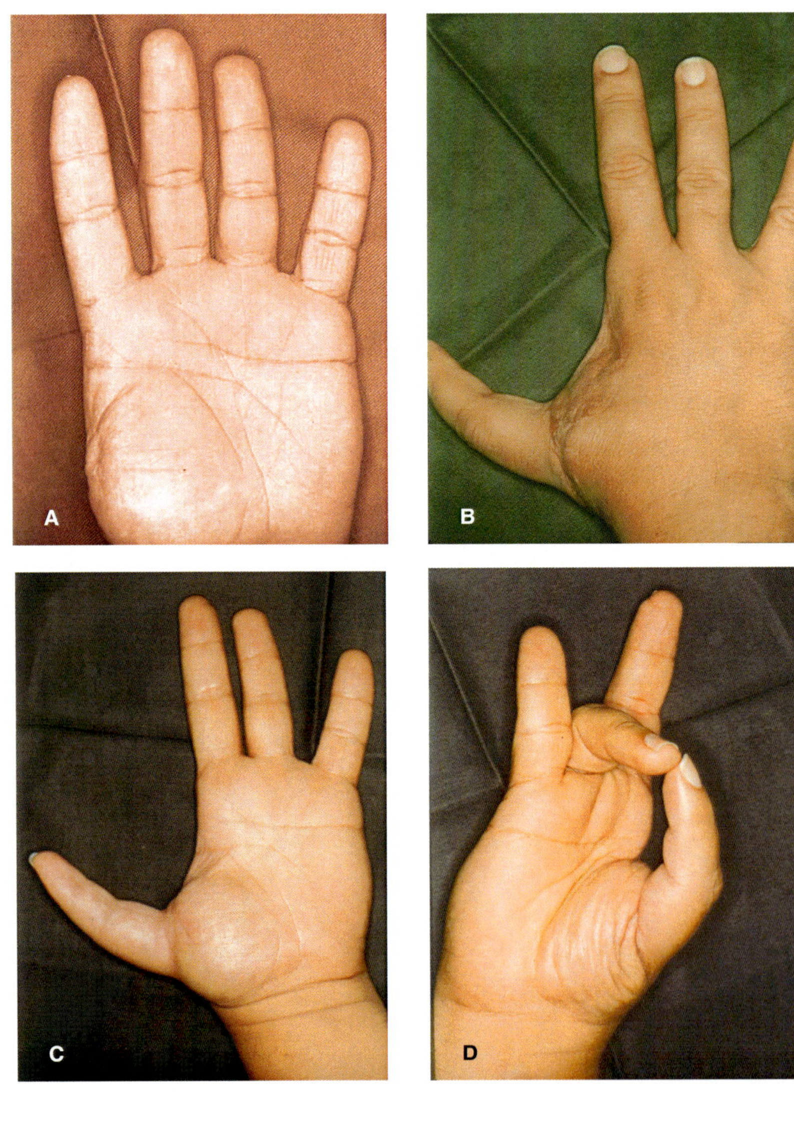

Figura 26.24A. Amputação do primeiro raio. **B.** Aspecto dorsal da mão. **C.** Aspecto palmar. **D.** Resultado após policização do segundo dedo para o polegar.

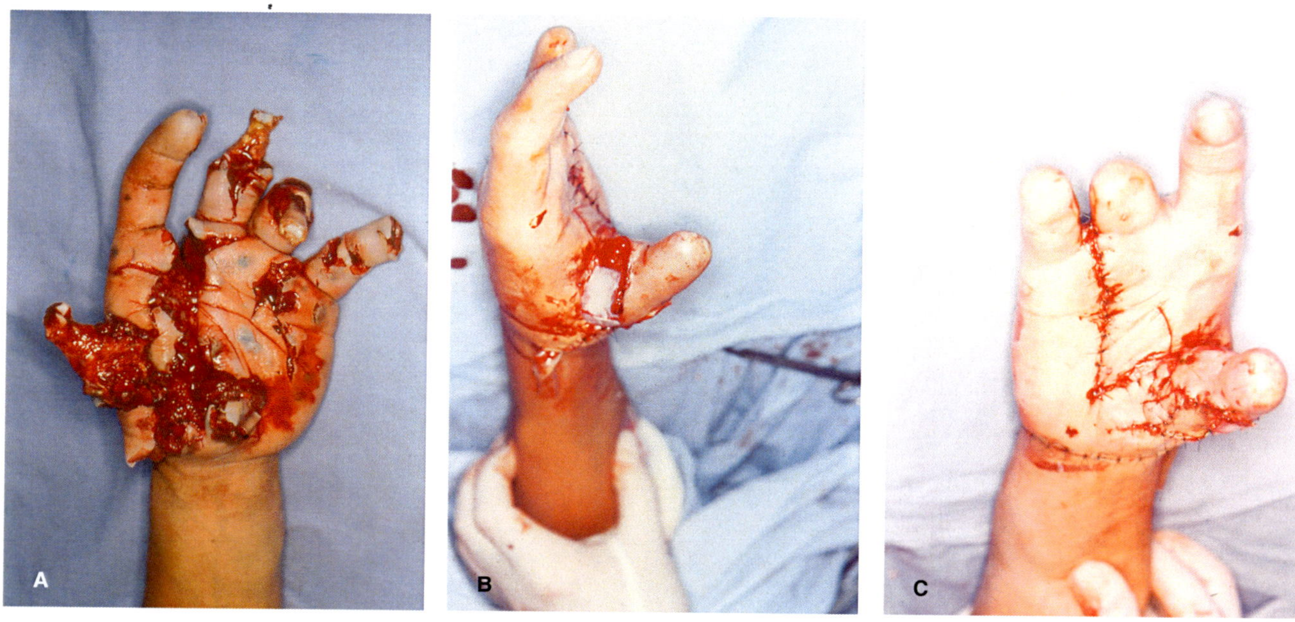

Figura 26.25A. Lesão traumática com comprometimento do polegar e amputação parcial do terceiro, quarto e quinto dedos. **B.** Aspecto da mão no pós-operatório imediato de policização do quarto raio (Gosset). **C.** Outra vista no pós-operatório imediato.

Na dor fantasma moderada, o tratamento recomendado por Farcot[45] consiste na explicação da situação ao paciente mas, se houver interferência com o sono, é de grande auxílio o uso de aminotriptilina e clonazepam, ou até mesmo acupuntura e estimulação elétrica transcutânea, em casos mais acentuados, associados a medicação antiepiléptica.

NEUROMA DE AMPUTAÇÃO

É uma ocorrência comum no processo de cicatrização de um nervo seccionado. Quando nos dedos, se localizados em área de fibrose ou de pouca nutrição, pode ser bastante doloroso. Vários métodos de tratamento são propostos para eliminar a formação do neuroma, mas em todos eles a recidiva é freqüente. Dentre as técnicas descritas, a mais utilizada atualmente é a cauterização do coto nervoso proximal ao coto de amputação; no entanto, alcoolização, enterrar o neuroma no osso, colocá-lo inserido em algum músculo, seccionar o nervo proximalmente na palma e suturá-lo imediatamente, ou até mesmo proteger a extremidade do nervo com silicone, são medidas também adotadas pelos cirurgiões.[46]

REFERÊNCIAS

1. Pardini Jr AG, Tavares KE, Fonseca Neto JA. Lesões da mão em acidentes do trabalho: análise de 1.000 casos. *Rev Bras Ortop* 1990; *25*:119-24.
2. Fonseca MCR, Mazzer N, Barbiere CH, Elvi VMC. Traumas da mão: estudo restropectivo. *Rev Bras Ortop* 2006; *41*:181-6.
3. Verdan CE. Syndrome of the Quadriga. *Surg Clin N Am* 1960; *40*:425-32.
4. Slocum DB, Pratt DR. The principles of amputations of the finger and hand. *J Bone Joint Surg* 1944; *26*: 535-46.
5. Louis DS. Amputations. *In:* Green DP, Hotchkiss RM, Pederson WC (eds.). *Operative hand surgery.* 4 ed., Churchill Livingstone Co., 1999:48-94.
6. Tubiana R. *The hand.* Vol. 111. W.B. Saunders Co., 1998:1034-54.
7. Lister GD, Pederson WC. Skin flaps. *In:* Green DP, Hotchkiss RM, Pederson WC (eds.). *Operative hand surgery.* 4 ed., Churchill Livingstone Co., 1999:1783-850.
8. Foucher G, Khouri RK. Digital reconstruction with island flaps. *Clin Plast Surg* 1997; *24*(1):1-32.
9. Masquelet A, Gilbert A. *An atlas of flaps of the muskuloskeletal system*. Martin Dunitiz, 2001.
10. Silva JB. Lesões traumáticas das extremidades dos dedos. *In:* Pardini Jr. AG (ed.). *Traumatismos da mão*, 3 ed., Rio de Janeiro: MEDSI. 2000:251-60.
11. Atasoy E, Iokimides E, Kasdan ML *et al*. Reconstruction of the amputated finger tip with triangular volarflap. *J Bone Joint Surg* 1970; *52*: 921-6.
12. Kutler W. A new method for finger tip amputation. *J Am Med Ass* 1947; *133*(1):29-30.
13. Snow JW. The use of a volar flap for repair of finger tip amputation: a preliminary report. *Plast Reconstr Surg* 1967; *40*:163-8.
14. Moberg E. Aspects of sensation in reconstructive surgery of the upper extremity. *J Bone Joint Surg* 1964; *46*: 817-25.
15. Hueston J. Local flap repair of finger tip injuries. *Plast Reconstr Surg* 1966; *3*:349-54.
16. Littler JW. Neurovascular pedicle transfer of tissue in reconstruction of the hand. *J Bone Joint Surg* 1956; *38*:917-22.
17. Joshi BB. A local dorsolateral island flap for reconstruction of sensation after avulsion injury of finger tip pulp. *Plast Reconstr Surg* 1974; *54*:175-82.

18. O'Brain B. Neurovascular island pedicle flap for terminal amputation and digital scars. *J Plast Surg* 1968; *21*:258-61.
19. Foucher G. Lambeau Cerf-volant. *In:* Tubiana R (ed.). *Traité de Chirurgie de la Main*. Masson Paris, 1995.:250-5.
20. Zancolli E. Retináculo cutáneo de la mano. *In:* Zancolli E, Cozzi EP (eds.). *Atlas de anatomia quirúrgica de la mano*. Panamericana Editora, 1993:1-29.
21. Omakawa S, Yajima H, Inada Y *et al.* A reverse ulnar hypothenar flap for finger reconstruction. *Plast Reconstr Surg* 2001; *106*:828-33.
22. Chase RA. Functional levels of amputation in the hand. *Surg Clin N Am* 1960; *40*:413-5.
23. Chase RA. The damaged index finger. *J Bone Joint Surg* 1968; *40*:1152-7.
24. Tubiana R. Surgical repair after traumatic amputation of the proximal and middle phalanges. *In:* Tubiana R (ed.). *The hand.* WB Saunders Co, 1988:1055-64.
25. Duparc J, Alnot JY. Single digit amputations. *In:* Campbell Reid DA, Tubiana RA (eds.). *Mutilating injuries of the hand.* Churchill Livingstone, 1984:62-71.
26. Le Viet DT, Lantiere LA. Transposition by intracarpal osteotomy. *In:* Foucher G (ed.). *Reconstructive surgery in hand mutilation.* Martin Dunitz, 1997:95-100.
27. Merle M, Bouchon Y, Foucher G, Jandeaux M. Amputation of the index finger by the chase method and the principle of the "finger bank". *In:* Campbell Reid DA, Tubiana RA (eds.). *Mutilating injuries of the hand.* Churchill Livingstone, 1984:72-6.
28. Michon J. The metacarpal hand. *In:* Campbell Reid DA, Tubiana RA (eds.). *Mutilating injuries of the hand.* Churchill Livingstone, 1984:77-82.
29. Langlais F, Gosset J. Results of thumb reconstrction. *In:* Campbell Reid DA, Tubiana RA (eds.). *Mutilating injuries of the hand.* Churchill Livingstone, 1984:157-9.
30. Tubiana R. Indications for reconstruction of the mutilated thumb. *In:* Campbell Reid DA. Tubiana RA (eds.). *Mutilating injuries of the hand.* Churchill Linvingstone, 1984:165-6.
31. Allieu Y, Chamas M, Roux JL. Considerations concerning pollicization. *In:* Foucher G (ed.). *Reconstructive surgery in hand mutilation.* Martin Dunitz, 1997:41-52.
32. Binhammer P, Lister G. Pollicization. *In:* Foucher G. *Reconstructive surgery in hand mutilation.* Martin Dunitz Editora, 1997:30-9.
33. Foucher G, Binhammer P. Free vascularized toe transfer. *In:* Foucher G (ed.). *Reconstructive surgery in hand mutilation.* Martin Dunitz, 1997:57-66.
34. Gordon L. Toe-to-thumb transplantation. *In:* Green DP, Hotchkiss RM, Pederson WC (eds.). *Operative hand surgery.* 4ed., Churchill Livingstone Co., 1999:1783-850.
35. Muzaffar AR, Chao JJ, Friedrich JB. Post traumatic thumb reconstruction. *Plast Reconstr Surg* 2005; *116*(5):103e-122e.
36. Ezaki M. *et al.* Congenital hand deformities. *In:* Green DP, Hotchkiss RM, Pederson WC (eds.). *Operative hand surgery.* 4 ed., Churchill Livingstone Co., 1999:325-551.
37. Campbell Reid DA. Lengthening of the amputated thumb by the gillies method. *In:* Campbell Reid DA, Tubiana RA (eds.). *Mutilating injuries of the hand.* Churchill Livingstone Co., 1984:131-8.
38. Tubiana R. Thumb mutilation – osteoplastic reconstruction. *In:* Foucher G (ed.). *Hand mutilation.* Martin Dunitz, 1997:53-6.
39. Tubiana R. Reconstruction of the thumb by tubed pedicle, bone graft and island flap. *In:* Campbell Reid DA, Tubiana RA (eds.). *Mutilating injuries of the hand.* Churchill Livingstone Co., 1984:139-40.
40. Matev I. Thumb mutilation – progressive lengthening. *In:* Foucher G (ed.). *Reconstructive surgery in hand mutilation.* Martin Dunitz, 1997:23-8.
41. Gosset F. Reconstruction of the amputated thumb. *In:* Campbell Reid DA, Tubiana RA (eds.). *Mutilating injuries of the hand.* Churchill Livingstone Co., 1984:124-30.
42. Foucher G, Smith Jr. DJ. Thumb mutilation – indications in secondary reconstruction of the thumb. *In:* Foucher G (ed.). *Hand mutilation.* Martin Dunitz, 1997:67-76.
43. Pardini Jr. AG, Freitas AD. Reconstrução do polegar por policização. *Rev Bras Ortop* 1987; *22*:177-82.
44. Ishida O, Taniguchi Y, Sunigawa T *et al.* Pollicization of the index finger for traumatic thumb amputation. *Plast Reconstr Surg* 2006; *117*:909-14.
45. Farcot J-M. Unidigital mutilation-phantom hand andstump pain. *In:* Foucher G (ed.). *Hand mutilation.* Martin Dunitz, 1997:87-94.
46. Pardini AG. Treatment of painful amputation neuromata of the digits by cauterisation: a comparative study. *In:* Campbell Reid DA, Tubiana RA (eds.). *Mutilating injuries of the hand.* Churchill Livingstone Co., 1984:177-9.

CAPÍTULO 27

Princípios Gerais da Microcirurgia Vascular

Rui Sérgio Monteiro de Barros

Microcirurgia vascular é uma área da microcirurgia pela qual pequenos vasos sanguíneos, com diâmetros inferiores a 2,5mm, podem ser anastomosados para revascularização de membros ou tecidos, sob visão de equipamento óptico de ampliação. É aplicada nos reimplantes e na microcirurgia reparadora.[1,2]

Embora possa, excepcionalmente, ser realizada como procedimento isolado, como nos casos de simpatectomia das artérias digitais no tratamento do fenômeno de Raynaud,[3,4] em sua grande maioria está associada a outros procedimentos cirúrgicos concomitantes não necessariamente sob microscopia. Na prática clínica da cirurgia da mão, a microcirurgia vascular está comumente associada aos reparos de lesões ósseas, tendinosas, neurais e cutâneas, com aplicação bem definida nos casos de revascularizações, reimplantes e nos retalhos microcirúrgicos.

No que se refere à manipulação dos vasos sanguíneos, a microcirurgia vascular abrange, além das microanastomoses, outros procedimentos, como excisão de adventícia[4] (simpatectomia periférica), excisão de tumores vasculares[2] e dissecção de pedículos vasculares.[5,6]

Para Evans e Evans, a história da microcirurgia começa com Alexis Carrel, em 1902, que descreveu a técnica de triangulação para anastomose vascular, colocando os pontos de reparo a intervalos de 120 graus. Carrel também defendeu a anastomose terminolateral nas situações de disparidade no calibre dos vasos. Seus trabalhos renderam-lhe o Prêmio Nobel em 1911.[7] Carrel, em 1908,[8] também foi pioneiro em transplantes de membros em cães. De acordo com a versão de Dohman, o nascimento da microcirurgia ocorreu em 1921, quando Nylen utilizou pela primeira vez um microscópio monocular no tratamento cirúrgico de ostoesclerose.[9] Kleinert e cols. creditam a Jacobson e Suarez o pioneirismo pela microcirurgia vascular quando, em 1960, provaram ser possível a anastomose de minúsculos vasos sanguíneos, com cerca de 1,6mm de diâmetro.[10]

Não obstante as importantes contribuições de Carrel e Nylen para a microcirurgia vascular, foram as idéias de Jacobson e Suarez que despertaram o interesse para este novo horizonte cirúrgico, desencadeado com a publicação de uma seqüência de experiências bem-sucedidas baseadas na sua concepção.[11]

Em 1962, Kleinert e Kasdan conseguiram, através da microcirurgia vascular, a revascularização de um dedo praticamente amputado.[12]

O primeiro reimplante clínico de um membro realizado com sucesso ocorreu em 1962, com Malt e McKhann,[13] em dois pacientes com amputação acima do cotovelo, mas estes procedimentos não foram realizados sob microscopia.

Nakayama e cols., em 1964, realizaram a primeira transferência tissular por meio da microcirurgia, procedimento hoje conhecido como retalho livre ou microcirúrgico.[14]

Em 1965, no Japão, Komatsu e Tamai realizaram, com sucesso, o primeiro microrreimplante digital.[15]

Buncke e cols., em 1966, e Cobett, em 1969, mostraram que era possível realizar a transferência de artelhos para a mão.[16,17]

Em 1998 e 1999, cirurgiões da mão de Lyon (França) e Louisville (EUA) publicaram, independentemente, resultados clínicos de transplantes de mãos de cadáveres para cotos de amputação do antebraço.[18-20]

No Brasil, a experiência pioneira em microcirurgia vascular começou também com os reimplantes, em 1965, no Hospital das Clínicas da Faculdade de Medicina da Universidade de São Paulo, em especial após 1972, quando foi criado o Grupo de Reimplantes de Membros, liderado pelos professores Marcus Castro Ferreira e Ronaldo Jorge Azze.[21]

Os requisitos fundamentais da microcirurgia vascular precisam ser assimilados e dominados para sua plena execução e podem ser assim descritos:

1. Ampliação de imagem.
2. Instrumental microcirúrgico, material de sutura, métodos alternativos de microanastomose e acessórios.
3. Planejamento, ambiente de trabalho e posicionamento.
4. Treinamento em microcirurgia vascular.
5. Conhecimento da anatomia.
6. Conhecimento da fisiologia, fisiopatologia da microcirculação e hemostasia.
7. Terapia antitrombótica.
8. Monitoração de retalhos e segmentos reimplantados.

AMPLIAÇÃO DE IMAGEM

Os equipamentos de ampliação de imagem revolucionaram a cirurgia moderna. A utilização de lentes ópticas expande as dimensões da imagem e, conseqüentemente, melhora a apreciação dos finos detalhes dos tecidos, assim como permite a visualização da manipulação dos instrumentos cirúrgicos durante o ato operatório.[22]

Lupas

Os equipamentos de ampliação de imagem comumente usados na cirurgia da mão são as lupas e os microscópios cirúrgicos. Atualmente, as lupas são usadas rotineiramente na grande maioria dos procedimentos na cirurgia da mão e, no que se refere à microcirurgia vascular, são usadas nas preliminares do evento principal, permitindo apurada dissecção de estruturas neurovasculares, e no preparo das estruturas para reparo e reconstrução subseqüentes. O microscópio cirúrgico, por seu maior poder de aumento da imagem, é utilizado no evento principal de reparo vascular.[23]

As lupas cirúrgicas disponíveis para cirurgia da mão apresentam características peculiares à especialidade. Em 1997, Baker e Meals[22] publicaram uma excelente análise sobre as mesmas, dignas de apresentação neste contexto e cujos detalhes serão descritos a seguir. As lupas cirúrgicas, também chamadas de telescópios cirúrgicos, estão disponíveis comercialmente em dois tipos básicos de montagem: fixas ou ajustáveis. As primeiras estão presas nas lentes de óculos e são instaladas de acordo com as características individuais da visão de cada cirurgião, sem a possibilidade de modificação de posição das lentes para uso de outros. As ajustáveis estão montadas em armação de óculos ou num suporte de cabeça, podendo ser reguladas para uso coletivo. Os princípios ópticos que devem ser observados no momento da aquisição de lupas cirúrgicas são:

Sistema de aumento

a. **Simples:** são como óculos comuns, com um par de lentes positivas, e são limitadas pelas aberrações esférica e cromática, no aumento superior a 1,5×.
b. **Composto (galileano):** oferecem qualidade óptica superior. Consiste em duas lentes de aumento separadas por ar e tem maior capacidade de aumento, pois as lentes aumentam a profundidade de campo e a distância de trabalho. Em aumentos acima de 2,5×, provocam distorção na qualidade de imagem.
c. **Prismático:** usam o prisma de Schmidt e são verdadeiros telescópios de baixa potência. O prisma alonga o caminho da luz através de uma série de reflexos de espelho por dentro da lupa. Oferecem a melhor qualidade óptica disponível no momento, com maiores poder e qualidade de aumento, profundidade de campo e distância de trabalho. Sua principal desvantagem é o aumento no peso das lupas, além de serem mais caras, se comparadas às lupas compostas.

Características ópticas

Além do conhecimento dos tipos básicos de sistemas ópticos, é importante avaliar certas características ópticas que melhor se ajustam a um determinado tipo de procedimento ou às exigências de cada especialidade cirúrgica, a fim de permitir melhor qualidade de imagem, aumento ideal e conforto individual na utilização das lupas cirúrgicas. Estas características são descritas a seguir:

a. **Distância focal:** é definida como a distância entre o olho e o objeto que está sendo focado. Esta característica deve ser considerada antes da seleção das lupas e depende da especialidade do cirurgião. Os cirurgiões cardíacos e vasculares preferem maior distância de trabalho devido à posição de trabalho em pé e de acordo com o comprimento dos membros superiores do cirurgião, enquanto que o cirurgião da mão escolhe distância de trabalho menor, em torno de 35 a 45cm.

b. **Profundidade de campo:** é a diferença entre o ponto mais próximo e o mais distante, que estão em foco numa determinada distância de trabalho. A profundidade de campo será tanto menor quanto maior for o aumento.

c. **Campo visual:** é definido como a largura da imagem do objeto vista através das lupas, podendo ser facilmente determinado observando uma régua com as lupas. Semelhante à profundidade de campo, o campo visual diminui com o aumento da imagem.

d. **Ângulo de trabalho:** é o ângulo formado entre a inclinação das lentes em relação ao plano da face do cirurgião. Esta característica é crítica para o conforto na utilização das lupas, em especial em cirurgias prolongadas, na prevenção de cervicalgias e lombalgias.

e. **Lentes grande-angulares:** referem-se às lupas de sistema prismático, que fornecem campo de visão maior do que as lentes de sistema composto.

f. **Convergência óptica:** é uma técnica empregada para criar uma imagem estereoscópica, pela convergência, no plano horizontal, das lentes para permitir o foco. Pequenos erros no posicionamento das lentes podem causar fadiga dos músculos extra-oculares. A precisão da convergência pode ser facilmente determinada ao focar-se numa régua com o olho direito e depois com o esquerdo. Se a convergência estiver correta, o campo visual será idêntico.

g. **Iluminação:** a maioria dos fabricantes oferece uma fonte adicional de iluminação, conhecida como *headlight*, que é montada num suporte de apoio na cabeça. É muito útil nas cirurgias orificiais e quando as lentes têm aumento da imagem superior a 4×, mas aumenta o peso das lupas e pode provocar desconforto, em especial nas cirurgias prolongadas.

h. **Anel cego:** durante a utilização de qualquer tipo de lupas, o cirurgião deve estar ciente de que existe uma área periférica e circular não acessível à visão, situada entre o que está sendo visto pelas lentes e o que está sendo visto por fora dela. Esta área, denominada anel cego, pode variar, aproximadamente, de 3 a 4cm de espessura. Em geral, os fabricantes não citam esta limitação, porém ela tem importância clínica, visto que acidentes podem ocorrer nesta área cega com a manipulação de instrumentos cortantes.

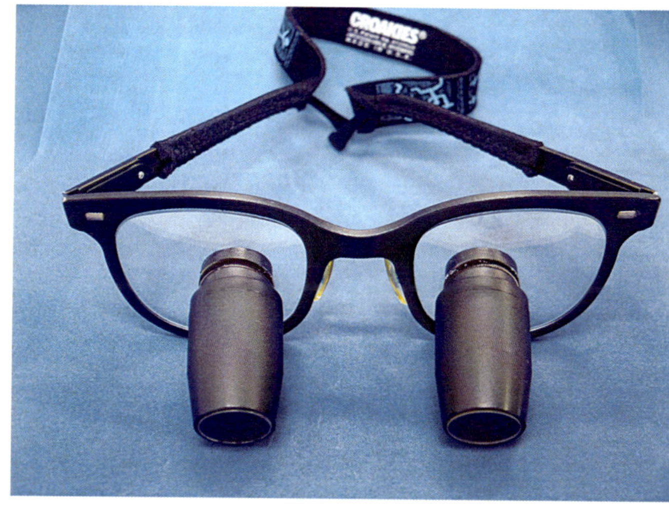

Figura 27.1 Lupa cirúrgica prismática com aumento de 3,5×, de montagem fixa nas lentes de óculos.

i. **Acessórios:** os fabricante oferecem suportes de apoio de cabeça e substâncias antiembaçantes, mas algumas medidas podem ser adotadas para reduzir este problema, como a colocação de uma fita adesiva colando a borda superior da lupa na pele adjacente, o pré-aquecimento da lupa, ou impedindo que o calor do corpo seja direcionado para cima, em direção às lentes, usando uma toalha em volta do pescoço ou deixando aberto o capote cirúrgico no dorso.

Apesar de a escolha da lupa cirúrgica ser uma preferência individual, algumas características facilitam o trabalho do cirurgião da mão, como um aumento de imagem entre 3,2× e 4,5×, uma distância de trabalho entre 25 e 50cm e um largo campo de visão[23] (Figura 27.1).

Microscópio cirúrgico

O uso clínico do microscópio óptico em cirurgias ocorreu muito tempo após a sua utilização em laboratórios e foi documentado por Nylen, em 1921, no tratamento da otite crônica.[24] O microscópio cirúrgico permite a visualização ampliada e precisa de tecidos delicados[25] e, ao contrário dos microscópios de laboratório, tem um sistema de lentes composto (galileano), que aumenta a distância focal e o campo visual, permitindo espaço suficiente para a manipulação segura de tecidos sob as lentes objetivas. Outro benefício deste sistema é a possibilidade da utilização de lentes oculares duplas (binoculares).[24] Inicialmente, os microscópios operavam com aumento e distância focal fixos com movimentação manual da cabeça óptica, o que tornava o trabalho desgastante e demorado. Desde cedo constatou-se que, para os procedimentos preliminares da cirurgia, pequenos aumentos eram suficientes, enquanto eram necessários aumentos maiores para a manipulação de diminutos e delicados vasos sanguíneos. Com o passar do tempo, os fabricantes foram desenvolvendo aprimoramentos que resultaram em redução do tempo cirúrgico e maior conforto ao cirurgião, como mecanismos cambiáveis de aumento da imagem, *zoom*, microfocalização, pedal de controle automático multifunção e movimentação da cabeça óptica na horizontal (posicionador X – Y).[26]

Os primeiros microscópios operavam com lâmpadas incandescentes que forneciam iluminação de baixa intensidade, necessitando a aproximação da fonte de luz, o que aquecia os tecidos e os tornava dessecados. Com o desenvolvimento do cabo de fibra óptica e a utilização de lâmpada halógena, obteve-se uma luz de maior intensidade, o que permitiu o afastamento da fonte luminosa, eliminando o problema do dessecamento tecidual. Outro avanço significativo foi a criação de um sistema diploscópico que incorporou duas peças binoculares dispostas a 180 graus e em sentido oposto, de modo que permitiu ao auxiliar a mesma visão e o mesmo conforto do cirurgião. Estão disponíveis, em alguns microscópios, uma extensão monocular para um terceiro e eventual auxiliar e conexões para documentação fotográfica óptica e digital, vídeo e para captura de imagem em computador.[24]

Para o treinamento de microcirurgia experimental em ratos e em muitos casos clínicos de baixa complexidade, basta um simples microscópio de controle manual para a execução das tarefas cirúrgicas.[27]

Na microcirurgia vascular de extremidades, o microscópio ideal deve apresentar as seguintes características:

1. Cabeça óptica com dois binóculos a 180 graus.
2. Controle do aumento da imagem com *zoom* e microfocalização.
3. Jogo de lentes oculares (200 ou 250mm) e objetiva (12,5×).
4. Fonte de luz fria com cabo de fibra óptica e lâmpada halógena.
5. Sistema de captura de imagem: vídeo ou fotografia digitais[24,28,29] (Figura 27.2).

Uma espécie de microscópio binocular com visão estereoscópica computadorizada, conhecido como Varioscope AR, é uma novidade tecnológica em desenvolvimento, que incorpora recursos como cenário virtual criado por computação gráfica a partir da imagem real, foco automático, visão tridimensional e *zoom*, permitindo excepcional liberdade de movimento, já que vem montado na cabeça, à semelhança de certas lupas cirúrgicas.[7,29]

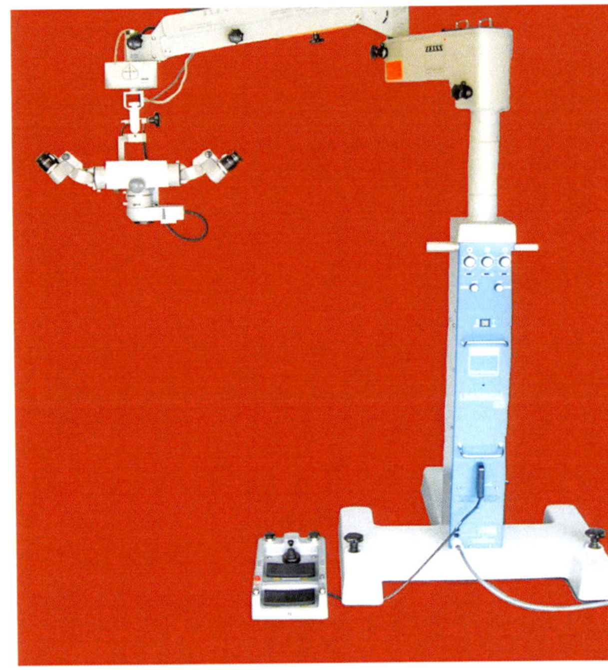

Figura 27.2 Microscópio diploscópico cirúrgico próprio para cirurgia da mão, com pedal de controle automático multifunção, *zoom*, movimentação da cabeça óptica na horizontal (posicionador X – Y) e microfocalização.

INSTRUMENTAL MICROCIRÚRGICO – MATERIAL DE SUTURA E MÉTODOS ALTERNATIVOS DE MICROANASTOMOSE – ACESSÓRIOS

Os avanços clínicos em microcirurgia vascular resultaram do desenvolvimento coincidente de microscópios, instrumentos microcirúrgicos e fios de sutura. Pioneiros neste campo, Buncke, O'Brien e Acland fabricavam muitos dos seus instrumentos e fios de sutura com suas próprias mãos. Instrumental microcirúrgico de qualidade somente tornou-se disponível por volta de 1974.[26]

Manipular estruturas ultradelicadas sem danificá-las implica realizar um fino trabalho com movimentos digitais milimétricos e de mínima pressão. O movimento de pinça tridigital, polegar-indicador-médio, como na posição de segurar caneta, é muito mais preciso do que o movimento de rotação de punho e antebraço. Contudo, para se obter êxito nesta tarefa, é necessária a utilização de instrumentos atraumáticos intrinsecamente que se interpõem entre a mão do cirurgião e a estrutura-alvo. Kleinert recomenda que os instrumentos devam ser pontiagudos e estreitos, de modo que não representem obstáculo significativo na visualização microscópica das estruturas sob grande aumento.[2] Essencialmente, devem permitir segurar, soltar, cortar e suturar delicadas estruturas, e devem ser feitos de material não-reflexivo.[23] A trava de pinças e de porta-agulhas, comumente encontrada no instrumental de cirurgia geral, não pode equipar as pinças e porta-agulhas de microcirurgia vascular porque, ao ser destravada, provoca um forte e incontrolável movimento capaz de provocar graves danos às estruturas que estão sendo manipuladas.[2] Para evitar manobras desastrosas, idealmente as pinças e porta-agulhas devem apresentar um mecanismo de mola regulável cuja tensão pode ser ajustada individualmente, de modo a evitar, por um lado, a pressão excessiva nos tecidos e, por outro, a fadiga dos músculos da mão. Para Kleinert e cols., três fatores determinam o *design* dos microinstrumentos: técnica atraumática, campo microscópico e movimentos de pinça.[2]

Embora exista uma grande variedade disponível no mercado, incluindo peças sofisticadas e complicadas, os microinstrumentos necessários para uma boa prática microcirúrgica são poucos e simples, mas precisam ser de excelente qualidade e precisão, e preferencialmente de uso individual.[27] Dada a fragilidade dos instrumentos, é preciso "ficar de olho" neles, não somente durante a cirurgia, mas também após seu término, momento em que o cirurgião está física e psiquicamente esgotado, após cirurgia demorada, e os instrumentos, ocasionalmente, podem passar por mãos despreparadas em manipular, lavar e guardar tão delicadas peças, podendo resultar em danos irreparáveis.[30]

O instrumental de microcirurgia vascular é basicamente composto pelas seguintes peças:

1. Pinças de microcirurgia.
2. Tesouras.
3. Pinça dilatadora vascular.
4. Porta-agulhas.
5. Clampes microvasculares.
6. Acessórios.

1. **Pinças de microcirurgia:** existe uma grande variedade de pinças de microcirurgia, e as mais utilizadas são:
   - **Pinça de adventícia:** apresenta um minúsculo dente em cada extremidade, muito útil nos procedimentos vasculares iniciais de dissecção e remoção da adventícia, e também no reparo de nervos e tendões com a utilização de lupas.[23]
   - **Pinças de relojoeiro:** são todas lisas (sem dentes), podendo ser retas ou anguladas e de ponta aguda ou romba. Estão disponíveis em vários tamanhos de ponta, do 2 ao 5, sendo este último o mais delicado. A pinça de ponta aguda é usada para a manipulação das estruturas mais delicadas, e suas pontas devem estar alinhadas numa precisão de 0,03mm, já que este é o diâmetro do fio de sutura tipo náilon 10-0;[27] a romba é usada para manipulação de material de sutura e para verificar se a anastomose está pérvia. Pinças anguladas são utilizadas como porta-agulhas em sessões de treinamento em microcirurgia vascular.[22,23] Bao recomenda a colocação de um anel de borracha ou plástico, proximal ao ponto de contato com os dedos, para reduzir a resistência das hastes da pinça, tornando seu uso mais confortável[31] (Figura 27.3).
2. **Tesouras:** estão disponíveis tesouras retas e curvas com ponta fina ou romba. As mais utilizadas são:
   - **Tesoura de dissecção:** é caracteristicamente curva e romba, útil para dissecção de vasos e nervos, por permitir a dissecção perto dos vasos com menor risco de perfurá-los (Figura 27.4).
   - **Tesoura de adventícia:** é reta e pontiaguda, usada para a excisão da adventícia e regularização das extremidades dos vasos e nervos, também servindo para cortar os fios de sutura (Figura 27.4).

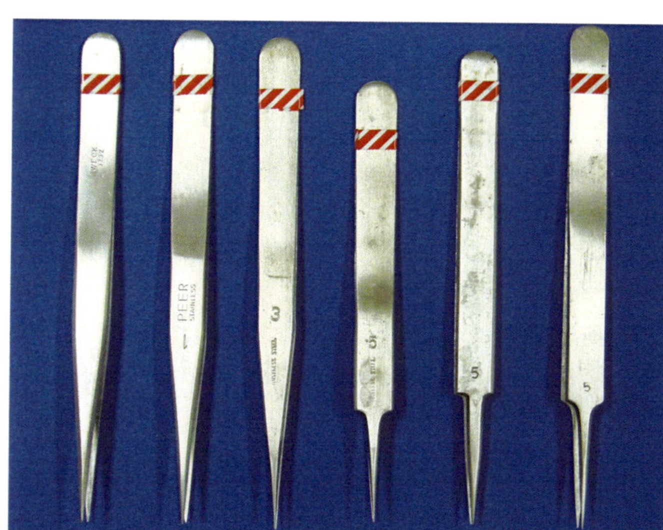

Figura 27.3 Pinças de relojoeiro de vários modelos e tamanhos.

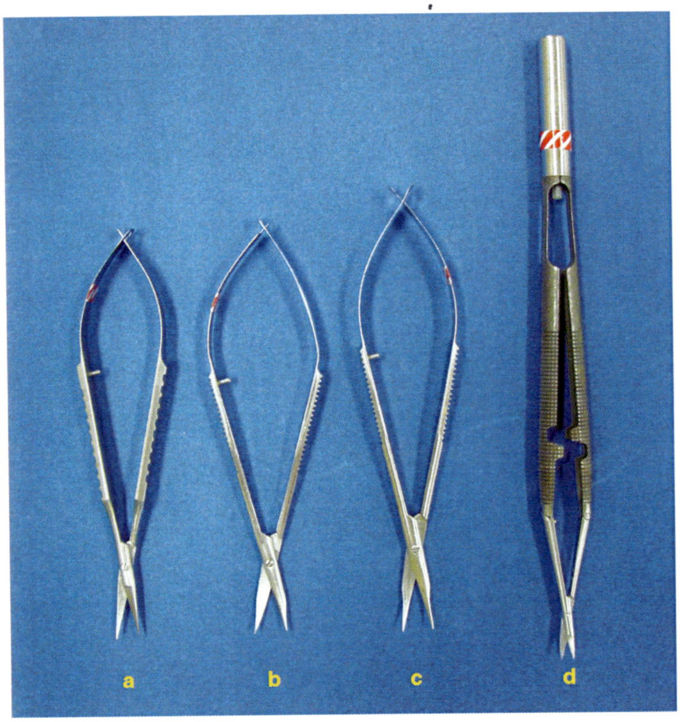

Figura 27.4 Tesouras de microcirurgia: **(a)** reta de ponta aguda; **(b)** curva de ponta romba; **(c)** curva de ponta aguda; **(d)** outro modelo de curva com ponta aguda.

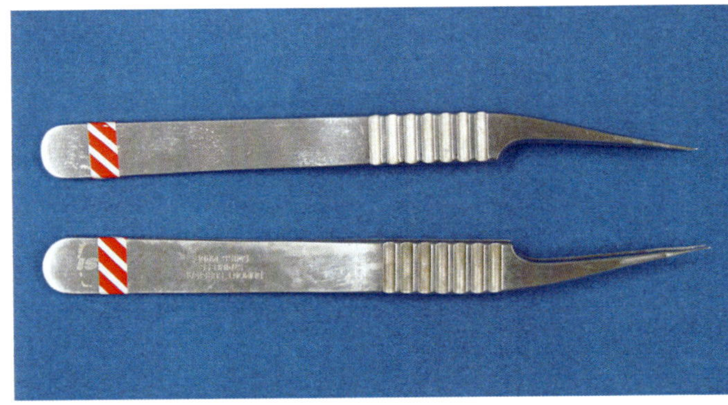

Figura 27.5 Pinça dilatadora vascular.

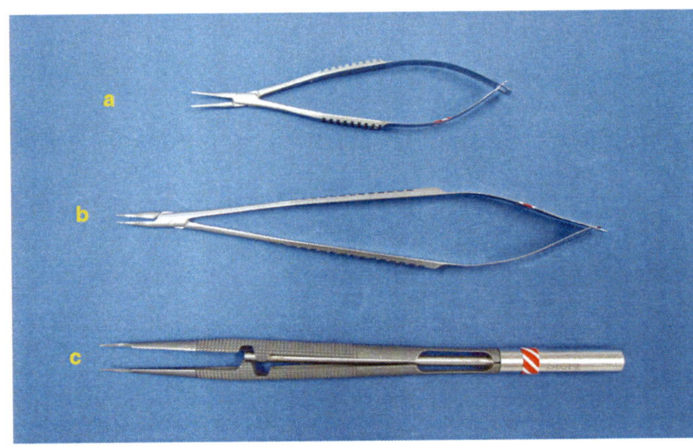

Figura 27.6 Porta-agulhas: **(a)** reto, com mola; **(b)** curvo, com mola; **(c)** curvo, tipo caneta.

- **Tesoura curva e pontiaguda:** usada para dissecções finas, deve ser utilizada com extrema cautela devido ao risco de lesões acidentais às delicadas paredes vasculares (Figura 27.4*c* e *d*).

3. **Pinça dilatadora vascular:** o cirurgião que está familiarizado com o reparo de pequenos vasos sanguíneos conhece perfeitamente o reflexo vasoconstritor quando estes são seccionados. Este mecanismo de oclusão vascular é de grande importância para salvar a vida de um indivíduo com lesão vascular importante, mas, no caso de diminutos vasos sanguíneos, este reflexo acrescenta maior dificuldade técnica ao cirurgião, devido à redução acentuada das dimensões dos mesmos. Um dos melhores meios para solucionar este problema é a dilatação mecânica do vaso com uma pinça especial muito fina, lisa, polida em sua extremidade, ligeiramente curva, não afunilada e de ponta romba.[24] Estas pinças são especialmente úteis após a aplicação dos microclampes vasculares.[23]. Quando a pinça dilatadora vascular falha em reverter o vasoespasmo, Bao e Sherman recomendam a ordenha do vaso como método eficaz e seguro, em especial para vasos de aproximadamente 1mm de diâmetro[32] (Figura 27.5).
4. **Porta-agulhas:** em microcirurgia vascular, este instrumento manipula a agulha e os fios de sutura no momento mais crítico da cirurgia: a execução da anastomose. Os porta-agulhas podem ser retos ou curvos e desprovidos de trava, mas com mola regulável.[23,24,27] O grau de curvatura dos porta-agulhas é variado, e estes têm o propósito de facilitar a manipulação da agulha em situações difíceis, como nas microanastomoses terminolaterais realizadas em cavidades profundas. Para Sanders, a escolha do porta-agulhas ideal dependerá do tipo da técnica de anastomose, da apresentação do vaso ao cirurgião e da escolha entre agulha reta e curva.[23] O porta-agulhas básico deve ser capaz de segurar agulhas de 30 a 130µ, assim como fio de sutura de 22µ. Deve ter pelo menos 10cm de comprimento e repousar confortavelmente na primeira comissura digital do cirurgião[24] (Figura 27.6).
5. **Clampes microvasculares:** ao contrário da técnica cirúrgica vascular tradicional, a microcirurgia vascular necessita de clampes extremamente delicados, que obstruam o fluxo sanguíneo sem dano expressivo aos tecidos, ou seja, numa pressão inferior a 30mmHg.[7] Os clampes podem ser usados de forma avulsa (Figura 27.7*e*, *i*) ou em montagem du-

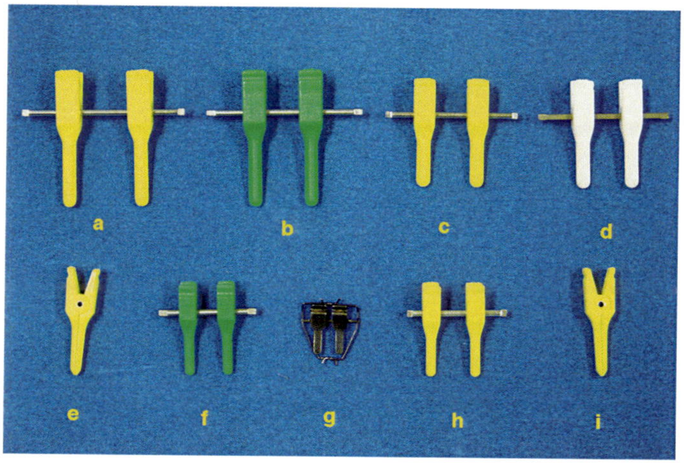

Figura 27.7 Diversos tipos de clampes: avulsos descartáveis (**e**, **i**). Montagem dupla sem estrutura de fixação provisória de sutura, descartáveis (**a**, **b**, **c**, **d**, **f**, **h**). Duplo com suporte de fixação provisório de sutura, metálico, reutilizável (**g**). Os amarelos e o branco são arteriais. Os verdes são venosos.

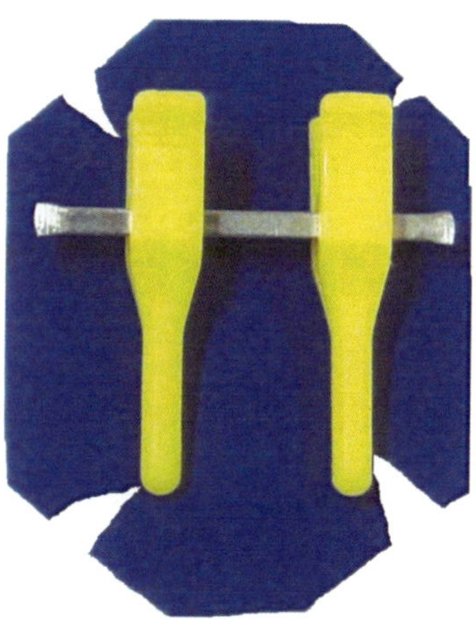

Figura 27.8 Clampe duplo sobre material de fundo azul.

pla (Figura 27.7*a* a *d*, *f* e *h*), com uma estrutura composta por uma haste, sobre a qual estão encaixados dois clampes, e que funciona como um mecanismo de deslizamento de clampes, de tal modo que estes podem ser movidos tanto no sentido de aproximar quanto no de afastar as extremidades vasculares lesadas (Figura 27.7*g*). Este último tipo é preferido pela maioria dos cirurgiões microvasculares por apresentar um suporte para fixação provisória de pontos de reparo de modo controlado e sem a necessidade de um assistente.[23,24,27,33] Uma alternativa é usar o material de fundo especialmente confeccionado, com fendas superior e inferiormente localizadas, para permitir a fixação dos pontos de reparo (Figura 27.8). Os clampes podem ser retos ou curvos.[34]

A espessura e o tipo de vaso sanguíneo (artéria ou veia) determinam a largura e a força de oclusão dos clampes microvasculares. As artérias são mais resistentes do que as veias no que se refere aos danos provocados pelos clampes.[35] Em microcirurgia, geralmente são usados clampes de 1, 1,5 e 2mm de espessura, com força de compressão de 10, 15 e 25g/mm[2,36] (Figura 27.7*a*, *c*, *d*, *e*, *h* e *i*). Nas veias, a pressão do fluxo sanguíneo é menor do que nas artérias e suas paredes são mais delicadas; por isso, os clampes venosos são mais delicados[24] (Figura 27.7*b* e *f*). Alguns clampes vêm acompanhados por uma estrutura externa que serve de suporte para a fixação de suturas[27] (Figura 27.7*g*). Se, por qualquer motivo, os clampes não estão disponíveis, Beckenstein e Windle mostram como confeccionar um dispositivo simples e improvisado, feito de plástico de fundo de sutura e Gelfoam®, para superar este problema.[37]

A microanastomose por meio de sutura é, sem sombra de dúvida, o método padrão utilizado na maioria dos centros especializados para os reparos microvasculares. Os fios de sutura disponíveis no mercado para microcirurgia vascular variam de espessura entre o 8-0 e o 11-0, sendo preferido o 10-0.[23] O diâmetro da agulha varia entre 30 e 150μ, e quanto mais larga, maior o dano aos tecidos.[38]

A agulha deve ter corpo ultraplano, sem bordas cortantes, para aumentar a estabilidade, enquanto é segurada pelo porta-agulha, e para prevenir danos adicionais às paredes vasculares. O diâmetro da agulha varia entre 30 e 150μ. O tamanho da agulha varia entre 3,5 e 6,5mm. A forma da agulha pode ser reta ou curva, podendo esta última ser em 1/4, 3/8, 1/2 e 3/4 de circunferência.[7,23]

Embora exista uma grande variedade de fios de sutura, no que se refere à sua espessura, e de tipos de agulhas, é tido como consenso que o material deve ser de náilon em monofilamento.

Os métodos alternativos de microanastomose vascular estão descritos a seguir:

O sistema Unilink da 3M® utiliza um dispositivo em duplo anel de polietileno com 12 pinos para encaixe em aço inoxidável, disponíveis nos tamanhos de 1,0, 1,5, 2,0 e 2,5mm, que são aplicados nas extremidades vasculares e se encaixam perfeitamente. Seus defensores justificam seu uso pelo menor tempo e pela maior força mecânica da anastomose para vasos mais calibrosos.[39-42] O sistema Unilink da 3M® vem sendo usado clinicamente com sucesso, mas tem como desvantagem seu alto custo.[41,43]

A microanastomose com adesivo de fibrina isoladamente não tem força de tensão para resistir ao fluxo sanguíneo, a não ser com a associação de algumas suturas. A microanastomose necessita de estudos biomecânicos de resistência à tração mais aprofundados antes de sua aplicação clínica definitiva,[44] mas já mostrou, em laboratório, que pode ser mais fácil e mais rápido de executar sem aumento da trombogenicidade.[45]

Adesivos contendo resina de cianoacrilato também já foram testados experimentalmente e, embora demonstrem maior força de tensão do que o de fibrina, são descritos como tendo efeito tóxico generalizado nos tecidos. Além do mais, o calor liberado no processo de polimerização traz danos às extremidades vasculares.[44,46]

A microanastomose por *laser* está relacionada com menor tempo de execução do que a anastomose convencional com sutura, e o processo de cicatrização é mais rápido e organizado, porém, assim como a anastomose com adesivos, necessita de pontos de sutura para aproximar e para adicionar força de tensão.[47-50]

Mais recentemente, foi descrita uma microanastomose térmica usando o cautério bipolar, mostrando resultados promissores, porém necessitando de avaliações histológicas e mecânicas mais detalhadas.[51]

6. **Acessórios:** são oito os acessórios comumente utilizados no procedimento microcirúrgico:
   - **Microcautério (bipolar):** os pequenos vasos, em geral, param de sangrar em pouco tempo, mas qualquer sangramento em microcirurgia pode acrescentar enorme dificuldade de visualização dos vasos sob microscopia. O uso de um simples coagulador bipolar com pinça de pontas finas, geralmente, é seguro na cauterização de pequenos ramos vasculares. Diferente do cautério tradicional, no bipolar a corrente elétrica corre somente entre as pontas da pinça do microcautério, cauterizando apenas as estruturas situadas entre suas pontas. A cauterização próxima de vasos sanguíneos deve ser feita sob irrigação de soro fisiológico, pois os vasos podem aderir à pinça e ser arrancados inadvertidamente.[24]
   - **Grampos vasculares (hemoclipes):** são utilizados para a obstrução permanente das extremidades vasculares lesadas para vasos de maior calibre[30] e, por sua rápida aplicação, reduzem o tempo cirúrgico, em comparação com o tempo gasto na hemostasia feita por meio de ligadura. Têm no alto custo a sua principal desvantagem.
   - **Microaspiração:** um dos requisitos mais importantes da microcirurgia vascular é manter o campo visualizado pelo microscópio livre de sangramento. Uma quantidade excessiva de soluções no campo cirúrgico atrapalha sobremaneira a manipulação da agulha e dos fios de sutura. Estas dificuldades podem ser superadas com o uso de microaspiração. O problema é que a força de sucção excessiva pode danificar reparos e até mesmo aspirar pequenos vasos ou nervos, causando lesões irreversíveis de estruturas importantes. Beckenstein e Windle desenvolveram um dispositivo de microaspiração que evita estes danos vasculares.[52] Zienowicz e cols. desenvolveram um dispositivo de microaspiração simples, barato, fácil de ser montado e eficaz, usando basicamente um cateter (*scalp*) venoso e uma pequena peça de Gelfoam®.[53]
   - **Esponjas de celulose (Gelfoam®):** pequenas esponjas de celulose são úteis na remoção de sangue e soluções de irrigação dos locais de anastomose,[23] mas nada impede o uso de gaze adequadamente dobrada e úmida para tal propósito.
   - **Equipamento desmagnetizador:** o instrumental metálico e as agulhas de microcirurgia ocasionalmente se atraem devido à criação de um campo magnético entre ambos, impondo dificuldades na manipulação da agulha.[23,27]
   - **Material de fundo:** pequenas lâminas de plástico opaco, flexível, colorido, de preferência na cor azul-profunda,[27] cuidadosamente recortadas e colocadas entre os vasos sanguíneos e os tecidos subjacentes, são muito úteis, pois melhoram a qualidade da visão do cirurgião, servindo como contraste e como barreira isolante dos fluidos dos tecidos vizinhos[23] (Figura 27.8).
   - **Soluções de irrigação:** soluções como soro fisiológico ou Ringer lactato, contendo substâncias vasodilatadoras ou agentes anticoagulantes, são comumente aplicadas no local da microanastomose. Além do efeito químico de seus componentes, estas soluções agem mecanicamente, quando aplicadas em jato, removendo coágulos das extremidades vasculares lesadas.[54] No entanto, foram identificadas lesões vasculares quando estas soluções são aplicadas numa pressão superior a 100mmHg.[55]
   - **Cânula de irrigação:** são usadas as cânulas lacrimais anguladas, ou simplesmente um cateter plástico de veia periférica nº 24 (Figura 27.9).

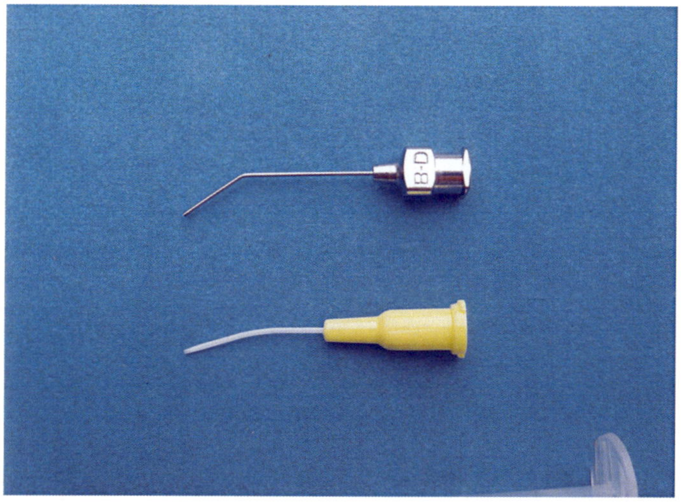

Figura 27.9 Cânula de irrigação lacrimal metálica (em cima) e cateter plástico de veia periférica nº 24 (embaixo).

Com relação às soluções de irrigação, não existe consenso sobre qual produto tem menor efeito lesivo aos tecidos vasculares. Acland e cols. avaliaram cinco tipos diferentes de soluções e concluíram que todas são bioquimicamente traumáticas aos tecidos vasculares, sendo a solução salina a mais e o Ringer lactato a menos agressiva.[56] Para Mazer e cols., a solução salina a 0,9% é a que provoca menor lesão endotelial.[57] Segundo Delaere e cols., não há diferença estatística entre os efeitos lesivos da solução salina e os do Ringer lactato.[58] McNamara e cols. compararam as soluções salinas balanceadas (SSB), usadas comumente em oftalmologia, com solução salina e Ringer lactato e concluíram que as SSB são superiores na preservação da integridade do endotélio vascular, importante na redução da ativação plaquetária, na produção de prostaciclinas e na manutenção da barreira entre ao espaços intra e extracelulares.[59]

Sobre as drogas a serem diluídas, a heparina, reconhecido agente anticoagulante e ativador da enzima sanguínea antitrombina III, é muito empregada em soluções tópicas na microcirurgia vascular.[60,61] Esta inibe vários fatores da coagulação (II, IX e X), e mais significativamente a **trombina**, que forma o trombo de fibrina. Além do mais, estudos sugerem que a heparina é absorvida seletivamente pelo endotélio, contribuindo, assim, para a prevenção da trombogênese.[62] Um efeito prático da heparina é reduzir a aderência do fio de sutura aos tecidos vizinhos.[23] O efeito espamolítico da lidocaína tópica sobre os vasos sanguíneos está relacionado com a sua concentração, sendo maior na apresentação de 20% do que na de 2%. A lidocaína a 2% tem sua ação questionada por Evans e cols.,[63] podendo, segundo estes autores, ter um efeito agonista parcial, em vez do pretenso efeito espasmolítico. Contudo, para Fukushima e Camargo, a associação de heparina sódica não-fracionada à lidocaína não resultou no aumento da incidência de falha nos reimplantes em ratos e contribuiu, de modo estatisticamente significativo, para diminuir o tempo de duração da cirurgia.[64] Maiores detalhes sobre a heparina serão discutidos na seção de terapia antitrombótica.

A aplicação das soluções de irrigação em minúsculos vasos exige manuseio delicado, com dispositivo tipo agulha de fino calibre, curvo e de ponta cega, e que permita o controle da velocidade do fluxo pelas mãos do cirurgião, por intermédio de uma seringa. O aquecimento da solução é uma medida importante na prevenção do vasoespasmo.[7,23]

A papaverina é também um agente espasmolítico tópico usado nas microcirurgias vasculares.[7,65]

PLANEJAMENTO, AMBIENTE DE TRABALHO E POSICIONAMENTO

O cirurgião microvascular deve coordenar o trabalho da equipe composta por ele, seus assistentes cirurgiões, anestesista e enfermeiros, tal como um técnico de futebol comandando as ações de seus atletas antes e durante o jogo.[28] O planejamento começa pelo estudo minucioso do paciente e de sua doença ou lesão, e deve excluir todas as condições que colocam em risco a vida, em especial no caso dos traumatismos.[10] Diferentes dos reimplantes, os retalhos microcirúrgicos necessitam de um planejamento mais elaborado, que passa pela escolha do retalho ideal, para um caso em particular que, entre outros fatores, precisa de uma cuidadosa revisão da anatomia das áreas doadora e receptora. Caso o retalho ideal, para um determinado caso, não venha sendo realizado há algum tempo, recomenda-se uma revisão prévia da técnica nos laboratórios de anatomia humana.[28]

O trabalho em microcirurgia vascular é preferencialmente dividido em duas frentes: nas áreas doadora e receptora, nos casos de retalhos; nos reimplantes, a parte amputada corresponde à doadora. Nos retalhos, o estado dos vasos receptores deve ser determinado antes do início da cirurgia, em especial no caso das extremidades, pois, quando apenas um feixe arteriovenoso está intacto, aumenta a possibilidade da utilização de anastomoses terminolaterais, enxertos ou transposições vasculares, situações que prolongariam ainda mais o tempo cirúrgico.

Os vasos receptores podem ser definidos por palpação, teste de Allen ou Doppler, assim como por arteriografia ou angiorressonância, sendo este último suficiente na maior parte dos casos, mas é preciso reconhecer suas limitações em não identificar áreas de estreitamento do lúmen dos vasos e de oclusões segmentares.[28] Toda a equipe deve ser informada dos passos estabelecidos no pré-operatório para aumentar a eficiência técnica de seus componentes, evitando desperdício de tempo e esforços. Croquis do planejamento ajudam consideravelmente os componentes da equipe. Não é preciso ter a habilidade de um artista para se fazer um esboço compreensível do procedimento reparador. Desenhos, recortes de papel ou plástico, moldes de argila ou metilmetacrilato são algumas das alternativas utilizadas na idealização do planejamento pré-operatório.[28]

O anestesista tem uma participação destacada em criar e/ou manter um estado circulatório favorável aos procedimentos microcirúrgicos, cujas prioridades são: impedir a queda da temperatura corpórea, manter a perfusão periférica e o controle de dor e evitar vasoespasmos. Neste sentido, várias medidas físico-químicas podem ser empregadas. O posicionamento do paciente deve ser feito de modo a proteger proeminências ósseas, trajetos neurovasculares, posições que limitem a expansão torácica ou permitam a compressão abdominal, usando variados tipos de protetores acolchoados, inclusive para a cabeça, tentando evitar os efeitos compressivos prolongados, como escaras e focos de alopecia. O uso de meias elásticas simples ou de compressão intermitente durante as microcirurgias vasculares, geralmente em procedimentos prolongados, é reconhecido como meios de prevenção de fenômenos tromboembólicos.[29] O paciente deve ser mantido aquecido, pois a baixa temperatura pode levar à vasoconstrição e à redução da perfusão do retalho.[7] A manutenção da temperatura corpórea com manta térmica ou até mesmo com um sistema de aquecimento, exceto na região a ser operada, contribui positivamente para a melhora do fluxo sanguíneo periférico,[28] e sua redução pode levar à vasoconstrição e à redução do fluxo sanguíneo.[7]

O uso de epinefrina e outros alfabloqueadores, reconhecidamente vasoconstritores, deve ser evitado. Os esforços devem ser concentrados em manter a pressão arterial adequada e estável. Dos agentes anestésicos inalatórios, do ponto de vista hemodinâmico, o isoflurano parece ser mais seguro do que o nembutal.[66]

O bloqueio do plexo braquial é possivelmente o método anestésico mais empregado nas microcirurgias vasculares da mão, pelos seus reconhecidos efeitos de vasodilatação periférica[28,67] e aumento da temperatura da pele.[68] Pode ser feito de forma isolada ou associada à anestesia geral, em especial em crianças e em cirurgias muito prolongadas. Além disso, pode ser feito de forma contínua, proporcionando, também, alívio duradouro da dor.[67]

A microcirurgia vascular é um trabalho extremamente exigente, tanto do ponto de vista físico como psíquico. Realizar movimentos harmoniosos, milimétricos, sob microscopia e por tempo prolongado necessita de um controle psicomotor, dependente não somente do indivíduo, mas também de fatores externos que influenciam o desempenho do cirurgião. Aprender microcirurgia vascular é uma tarefa muito desgastante, e o cirurgião deve tentar dormir bem, estar em paz com o mundo e desligar-se das exigências do relógio e do telefone.[27] Para obter o máximo de conforto e o melhor da habilidade do cirurgião, é importante criar uma atmosfera relaxada na sala de cirurgia. Muitos cirurgiões têm o hábito de escutar música, especialmente clássica, o que se revela muito útil nos momentos de maior dificuldade técnica.[28]

Na colocação dos campos, é importante minimizar a exposição dos segmentos a serem operados e preparar uma extremidade como eventual fonte de enxerto de veia, caso esteja indicada uma extensão vascular.[7] A extremidade pode também servir como fonte de enxerto cutâneo, em especial naqueles casos em que, ao término da cirurgia, observa-se tensão excessiva ao nível da sutura, o que pode resultar em compressão da microanastomose e obstrução do fluxo sanguíneo.

Em procedimentos prolongados, o cirurgião procura encontrar a posição mais equilibrada, que é obtida com o menor esforço físico. A posição mais confortável para o microcirurgião é a sentada, com quadris e joelhos a aproximadamente 90 graus e as plantas dos pés apoiadas no solo.[23] Posições viciosas provocam cansaço, tremores nas mãos e esgotamento físico precoce. Assentos com recursos ergonômicos, como acolchoamento, regulação de altura, encosto e apoio para braço, contribuem sobremaneira para o conforto do cirurgião.[28] Acland não concorda com o uso de encosto e apoio para braço, e recomenda cadeiras sem rodas para proporcionar maior estabilidade ao cirurgião.[27]

Nos procedimentos de microcirurgia vascular em cirurgia da mão, a mesa de mão é uma peça importante da mobília cirúrgica, em torno da qual se posicionam cirurgião e assistentes, numa altura que permita aos componentes da equipe manter os cotovelos fletidos em torno de 90 graus e apoio confortável dos antebraços, ingredientes importantes para redução do tremor e aumento da precisão das ações. Sob a mesa de cirurgia de mão deve haver liberdade para livre movimentação das pernas e espaço para os pedais do microscópio e do microcautério, que são posicionados de forma padronizada e estratégica, permitindo o rápido e preciso acesso do pé.[28]

O posicionamento do microscópio em torno da mesa de mão é fundamental para o bom andamento da cirurgia e depende do tipo de microscópio, móvel ou fixo na parede ou no teto,[24] e da preferência do cirurgião. Ajustar a altura das lentes oculares de modo que não interfira na boa postura da cabeça e do tronco nem no apoio do conjunto antebraço-mão sobre a mesa implica escolha da melhor lente objetiva e ajuste da altura ideal do assento, assim como a escolha da inclinação ideal da cabeça do microscópio.[27]

Estabelecida a harmonia entre o conjunto mesa de mão-assento-microscópio e o cirurgião e sua equipe, é necessário o ajuste da óptica para a distância interpupilar do cirurgião e o ajuste do foco das lentes oculares. Estas medidas são importantes para a visualização precisa de uma única imagem, e esta habilidade em obtê-las é um dos objetivos do treinamento em microcirurgia experimental. Ajustar a distância interpupilar ao binóculo do microscópio de modo a visualizar uma única imagem com nitidez é, algumas vezes, uma tarefa difícil, e até mesmo frustrante, pois alguns principiantes nunca conseguem êxito, resultando na desistência em seguir este campo da cirurgia. Recentes estudos têm mostrado uma alternativa ao microscópio cirúrgico com a utilização de endoscópio ou de suas câmeras, que têm o poder de ampliação semelhante ao dos microscópios, com a vantagem de realizar o procedimento através de um monitor de imagem[69] ou da microcirurgia assistida por robótica.[70]

TREINAMENTO EM MICROCIRURGIA VASCULAR

Treinamento em cirurgia significa praticar a manipulação de instrumentos, executar nós, fazer incisões, suturar feridas e, finalmente, completar o procedimento cirúrgico. O treinamento em microcirurgia vascular proporciona ao aprendiz o desafio de manipular tecidos vasculares extremamente frágeis, sem danificá-los, sob a visão indireta de um microscópio cirúrgico e, fundamentalmente, anastomosar vasos de cerca de 1mm de diâmetro com eficiência.[23,33,71,72]

O treinamento em microcirurgia tradicionalmente inicia-se em modelos não-animais (materiais inertes) e, após adquirida a habilidade mínima necessária com o instrumental, o fio de sutura e microscópio, o principiante progride para o treinamento em modelo animal.[23,73]

O primeiro passo na etapa inicial de treinamento, em modelo não-animal, visa obter familiaridade com o uso do microscópio cirúrgico. É preciso praticar os ajustes da óptica e dos recursos mecânicos de cada microscópio, como distância interpupilar para gerar uma imagem única, inclinação da cabeça óptica, mecanismos de foco e *zoom* manual ou através de pedal, escolha da melhor lente objetiva, ajuste das lentes oculares, em especial para os portadores de erros de refração, e localização espacial do microscópio em volta da mesa de cirurgia da mão.[23]

Uma vez confortável com o microscópio, o cirurgião deve praticar a manipulação dos microinstrumentos (pinças, porta-agulhas, tesouras etc.) sob microscopia, visando obter o controle do instrumento e do tremor das mãos, assim como adaptar a percepção de profundidade sob a visão microscópica. Vários recursos são descritos como eficazes para aquisição desta habilidade, como cartões de prática, facilmente fabricados com pequenos pedaços de $5cm^2$ de borracha de luvas cirúrgicas recortadas, presas por fitas adesivas a uma cartolina espessa de cerca de 8 × 8cm, em cujo centro é feito um orifício de cerca de 3cm de diâmetro[27,74] (Figura 27.10); folha de árvore fresca que, por ser friável, exagera os danos resultantes de erros técnicos, melhorando, deste modo, a habilidade técnica dos principiantes,[75] e contas de colares, que consistem numa técnica preliminar de treinamento com minúsculas contas de colares coloridas com o objetivo de passar um fio pelos seus orifícios, construindo

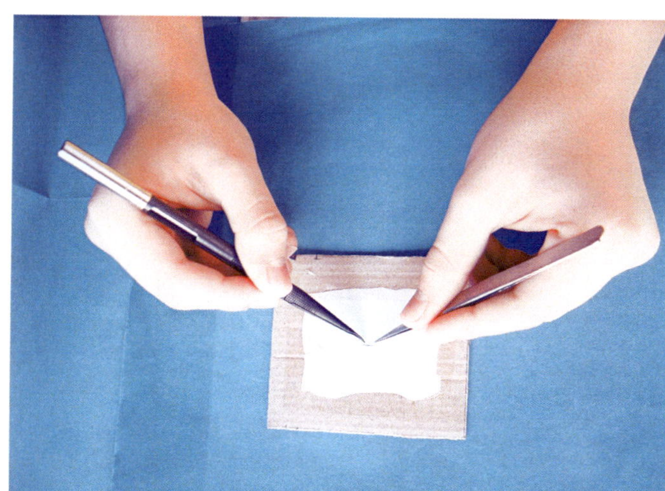

Figura 27.10 Treinamento em cartões de prática de microcirurgia.

pequenos colares. Estes exercícios, além de trabalharem o refinamento da técnica, diminuem a fadiga dos músculos oculares.[23,71] Demirsen e cols. propõem um método não-animal de treinamento extremamente fácil com gaze cirúrgica.[76]

O treinamento inicia com o posicionamento da mão na postura de escrita, segurando os instrumentos numa pinça tridigital, exatamente como se estivesse segurando uma caneta, tendo o aspecto ulnar do conjunto mão-antebraço-cotovelo apoiado sobre a mesa de cirurgia da mão, com o antebraço em ligeira supinação. O dedo médio é o componente desta pinça tridigital que fica por debaixo do polegar e do indicador, dando estabilidade ao instrumento, que se apóia, direta ou indiretamente, no dedo anular, sobre a mesa. A manipulação do instrumento é feita no sentido de abri-lo e fechá-lo, reduzindo o tremor. Após adquirido conforto com o uso do instrumento, parte-se para o treinamento de manipulação da agulha com o porta-agulhas. Para o destro, o porta-agulhas é colocado na mão direita e uma pinça de relojoeiro 3, na esquerda. Não é fácil segurar a agulha diretamente com o porta-agulhas. É mais fácil segurar inicialmente o fio de sutura com a pinça de relojoeiro a cerca de 2 a 3cm da agulha, balançando o fio de um lado para o outro, até a agulha assumir a posição ideal para ser apreendida pelas extremidades do porta-agulhas. Colocando-se a agulha na horizontal, com sua curvatura para baixo, a ponta para a esquerda e o fio de sutura para a direita, fica mais fácil a sua apreensão pelo porta-agulhas. No modelo de cartão de prática, a agulha é introduzida pelas bordas de uma fenda feita com bisturi, na borracha, para treinar a habilidade de se manipular o conjunto agulha e porta-agulhas numa simulação de microssutura, em várias posições de rotação do cartão. A sutura de uma fenda disposta verticalmente é mais fácil de ser realizada e deve ser praticada antes de se tentar realizá-la na horizontal ou em posições oblíquas. A realização de um nó com náilon fino é uma das principais fontes de frustração no aprendizado e deve ser repetida inúmeras vezes, até se conseguir dominar a técnica, que consiste em quatro passos: em primeiro lugar, o fio é segurado com a pinça da esquerda; em segundo lugar, uma volta é feita com a ponta do porta-agulhas; em terceiro, a extremidade menor do fio é recolhida pelo porta-agulhas e, em quarto, a volta é tracionada pelo porta-agulhas e o nó é apertado para, em seguida, ser cortado. A prática desta tarefa deve ser realizada tantas vezes quantas forem necessárias até a aquisição da segurança necessária e a passagem para o treinamento em modelo animal vivo.[27] A descrição acima refere-se ao indivíduo destro. Para o sinistro, as orientações devem ser trocadas da direita para a esquerda.

Vários modelos experimentais, incluindo ratos, gatos, coelhos, cachorros e macacos, já foram testados, e suas vantagens e desvantagens, descritas e discutidas.[77] O modelo animal mais utilizado nos laboratórios de treinamento em microcirurgia é o rato, pesando em torno de 300g e com diâmetro médio de artéria femoral de 1,0mm e veia de 1,4mm de diâmetro.[23,77,78] As vantagens do rato como modelo em microcirurgia vascular justificam-se por ser animal relativamente dócil, de baixo custo, fácil de ser anestesiado e ter uma artéria femoral de consistência semelhante à artéria digital humana; em conjunto com os componentes musculoesqueléticos da pata traseira, o rato serve como modelo para a prática de reimplantes e oferece a possibilidade de realizar retalhos cutâneos microcirúrgicos da região inguinal.[77] No entanto, a veia femoral do rato não simula completamente a veia humana, por ter uma parede mais fina, ser mais frágil e apresentar maior tendência ao colabamento. Estas características, na execução de microanastomoses, causam alguma dificuldade para principiantes. Como alternativa, a veia jugular externa de ratos pode ser utilizada em substituição à veia femoral, por suas características mais próximas à veia digital humana.[79]

A anatomia da transição abdominocrural do rato é um tópico pertinente a ser descrito neste momento. A artéria femoral comum tem aproximadamente 1,5cm de comprimento, inicia-se no ligamento inguinal e termina num ponto onde ela se divide nos ramos superficial e profundo. Um pouco antes desta divisão, ela dá origem a um grande ramo: a artéria epigástrica. As artérias são acompanhadas por veias correspondentes únicas.[27]

A preparação adequada do rato é um requisito importante para a boa prática da microcirurgia vascular, e envolve anestesia, posicionamento, epilação e exposição.

A anestesia costuma ser feita de duas formas: através da inalação de éter sulfúrico[80] ou pela injeção intraperitoneal de pentobarbital, na dose de 5 a 6mg/100g de peso.[27,77] Em nosso laboratório de cirurgia experimental, preferimos a técnica anestésica com éter sulfúrico, e utilizamos um vaporizador artesanal desenvolvido por Brito.[81]

O posicionamento do rato é feito colocando-se a cobaia em decúbito dorsal sobre uma placa de madeira de 25 × 25cm com as patas afastadas do tronco e presas com fita adesiva e alfinetes de fixação. A cauda é posicionada para o lado oposto ao membro a ser operado e fixada da mesma forma (Figura 27.11).

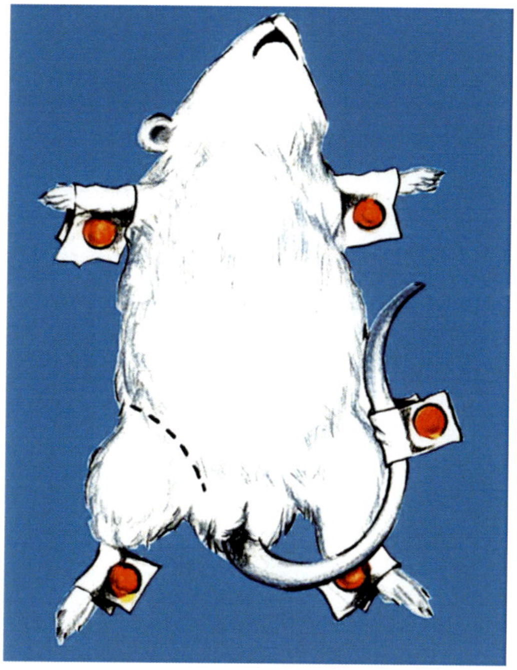

Figura 27.11 Posicionamento do rato, com contenção das patas e da cauda. Local da via de acesso.

Preferimos a epilação (arrancamento manual dos pêlos do rato anestesiado) à tricotomia por lâmina, por ser mais rápida e eficiente.

A exposição é feita através de uma incisão oblíqua de cerca de 3cm de comprimento sobre a pele da região inguinal, ao longo da concavidade entre o abdome e a perna, sob microscopia de baixo aumento, sendo as bordas da ferida mantidas afastadas com um pequeno afastador em formato de gancho simples ou duplo conectado à placa de madeira (Figura 27.12). As bordas da ferida são afastadas delicadamente com os dedos, expondo o coxim gorduroso inguinal, que é liberado do tecido frouxo adjacente, por meio de uma microtesoura, e rebatido lateralmente como um retalho de base lateral, assim expondo os vasos e o nervo femorais. Os vasos femorais são expostos após incisão da bainha perivascular, já com maior aumento microscópico.[27]

Cinco técnicas de microanastomose são geralmente necessárias para um razoável aprendizado em microcirurgia vascular: arterial terminoterminal, venosa terminoterminal, arterial com interposição de enxerto venoso, por sutura contínua e terminolateral.

As microanastomoses vasculares são mais comumente feitas por pontos separados (interrompidos) ou por sutura contínua.[82] Uma extremidade vascular pode ser introduzida no interior da outra, técnica conhecida na língua inglesa como *sleeve*,[83] mas com resultados inferiores aos da sutura por pontos separados em veias.[84]

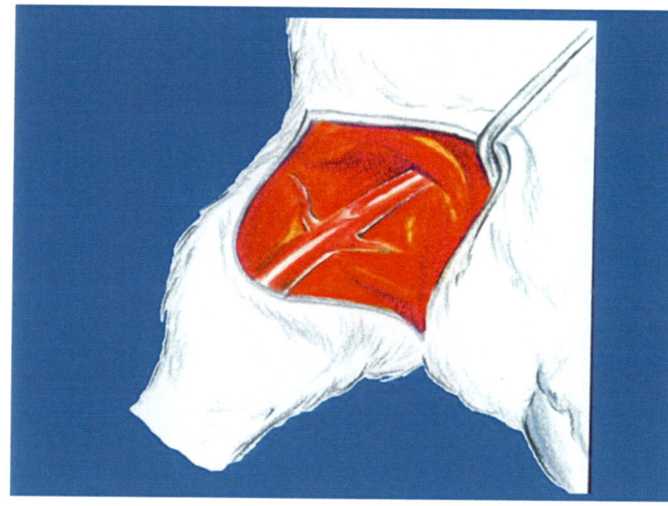

Figura 27.12 Exposição da artéria femoral.

Yildirim e cols. defendem a microanastomose com zetaplastia como método alternativo e eficiente de reparo em vasos de calibre diminuto, devido à dilatação que a zetaplastia provoca na extremidade do vaso.[85]

Outra técnica de microanastomose vascular que vem ganhando credibilidade ultimamente é a sutura horizontal do tipo chuleio (*mattress*), que é feita em forma de "U", podendo ser realizada por pontos separados ou contínuos. Seus defensores destacam a eversão das extremidades vasculares, não ficando material de sutura na luz do vaso, o que facilita a anastomose quando há uma desproporção significativa entre os calibres dos vasos.[86-88]

Quando é difícil girar o microclampe numa situação em que o campo cirúrgico é exíguo, Watanabe e cols. propõem um misto de sutura contínua da parede posterior seguida de sutura por pontos separados anteriomente.[89]

Técnica de microanastomose arterial terminoterminal por sutura com pontos separados

Após incisão da bainha perivascular, os vasos femorais são identificados, sendo a artéria o vaso de menor calibre, situado lateral à veia e pulsante. Para ampliar a visualização da artéria é preciso afastar cranialmente a massa muscular abdominal que repousa sobre o aspecto proximal da artéria femoral. Isto é feito colocando-se uma gaze úmida sobre os vasos femorais e outra sobre os músculos abdominais inferiores. Com os polegares apoiados sobre estas gazes, a musculatura abdominal é tracionada cranialmente até expor o ligamento inguinal, que aparece como uma fita branca brilhante de trajeto oblíquo. A musculatura abdominal é mantida afastada por um clipe de papel em gancho duplo, conectado a um elástico que é preso à placa de madeira (Figura 27.12).

Durante todo o procedimento, é sempre importante manter o campo cirúrgico úmido com solução do tipo Ringer e livre de hemorragia, por meio de cauterização com microcautério (bipolar) ou por ligaduras com mononáilon 10-0.

Os tecidos frouxos que envolvem a artéria são removidos com a tesoura de dissecção, deixando intacto um vago septo que separa esta da veia femoral, por onde correm a maioria dos *vasa vasorum* que devem ser protegidos. A artéria femoral é exposta, do ligamento inguinal até a origem da artéria epigástrica, e deve ser separada dos tecidos subjacentes, segurando-a com uma pinça relojoeiro, apenas pelo tecido areolar externo, conhecido como adventícia, nunca pinçando a parede do vaso (Figura 27.13). Os ramos profundos da artéria femoral que dificultam a mobilização são identificados, cauterizados ou ligados para a completa liberação da artéria. A manipulação da artéria geralmente resulta no espasmo da mesma, reduzindo ainda mais o calibre do vaso, situação esta que pode ser amenizada com irrigação de cloridrato de lidocaína a 1%. Uma pequena peça de material de fundo azul-escuro é colocada por debaixo da artéria femoral para realçar os tecidos vasculares e um microclampe vascular duplo é aplicado de modo a interromper o fluxo sanguíneo em dois pontos, o mais afastado possível (Figura 27.13). Pouco antes de fechar-se o segundo clampe, traciona-se a artéria de modo que o segmento vascular entre os clampes fique redundante, já que, na secção do vaso, as extremidades retraem, podendo contribuir para tensão da sutura.

A artéria é seccionada no ponto médio entre os clampes com tesoura reta (Figura 27.14) e o sangue residual liberado é removido. As extremidades vasculares primeiro são lavadas com jatos de solução de Ringer contida numa seringa com uma cânula de irrigação ou cateter plástico de veia periférica 24 (Figura 27.15), em seguida, dilatadas com a pinça dilatadora vascular (Figura 27.16) e, finalmente, remove-se a adventícia próxima às extremidades vasculares com tesoura de adventícia (Figura 27.17). A importância desta última tarefa reside no fato de que este tecido frouxo, que circunda a extremidade da artéria lesada, dificulta a visualização das suas extremidades e pode, inadvertidamente, interpor-se entre as bordas anastomosadas e até mesmo se projetar para o interior da luz do vaso, impondo obstáculo ao fluxo sanguíneo e contribuindo para a trombose do mesmo.

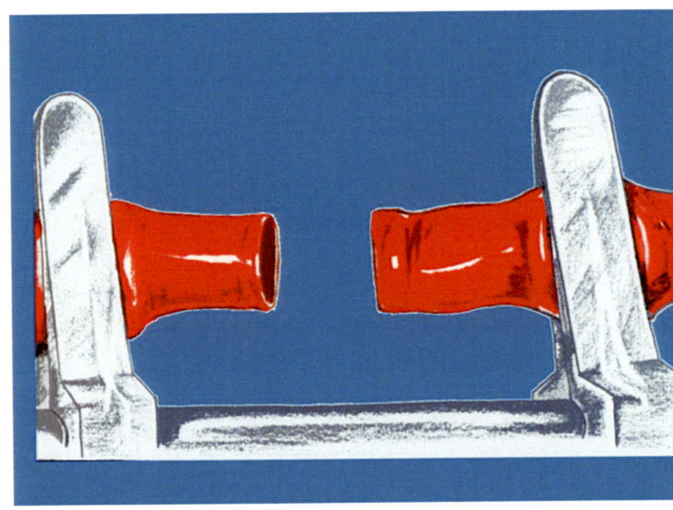

Figura 27.14 Secção da artéria no ponto médio entre os dois clampes.

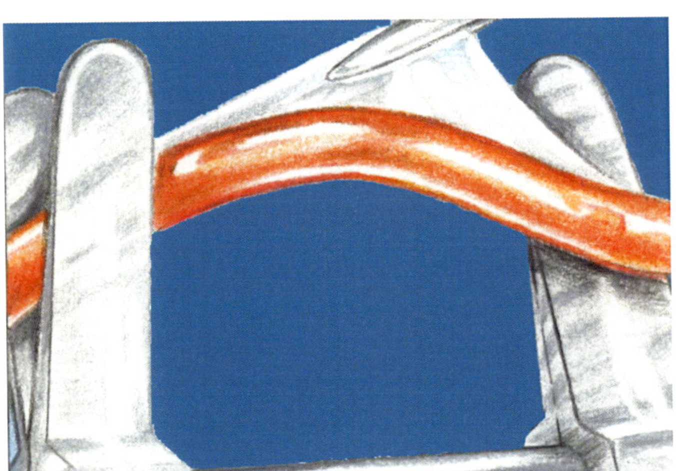

Figura 27.13 Manipulação da artéria pela adventícia.

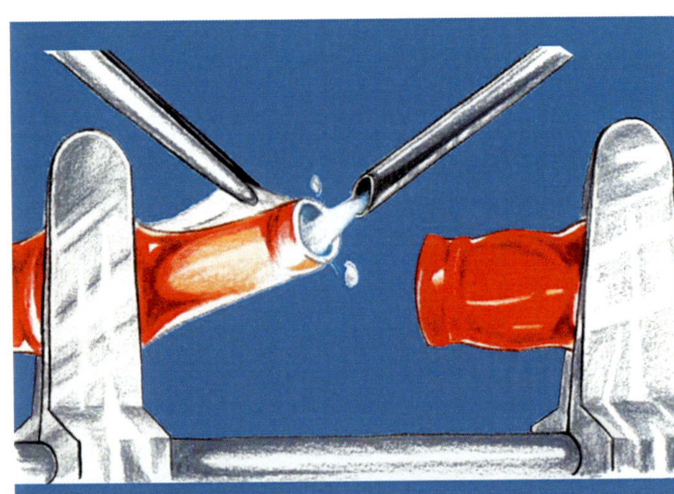

Figura 27.15 Irrigação da extremidade vascular seccionada.

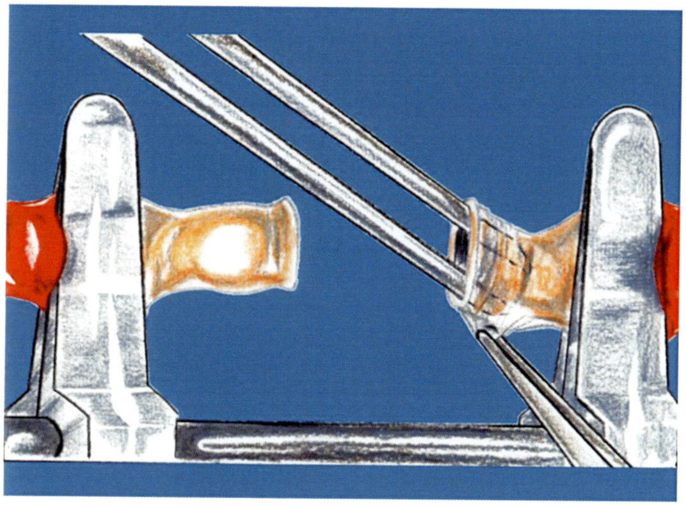

Figura 27.16 Dilatação da extremidade vascular.

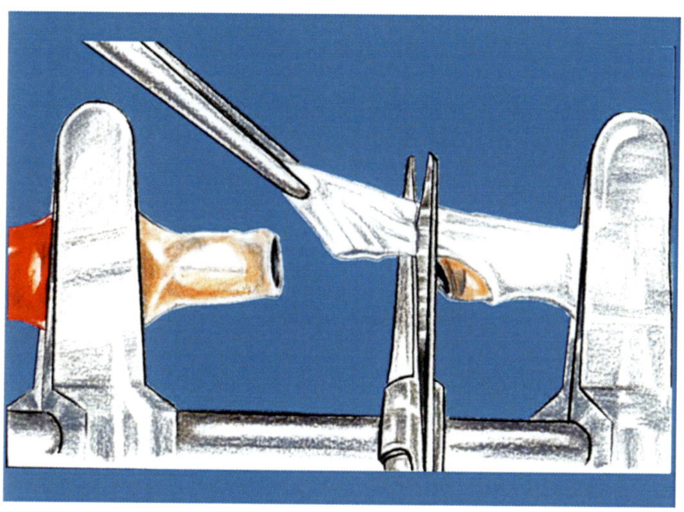

Figura 27.17 Remoção da adventícia com tesoura reta.

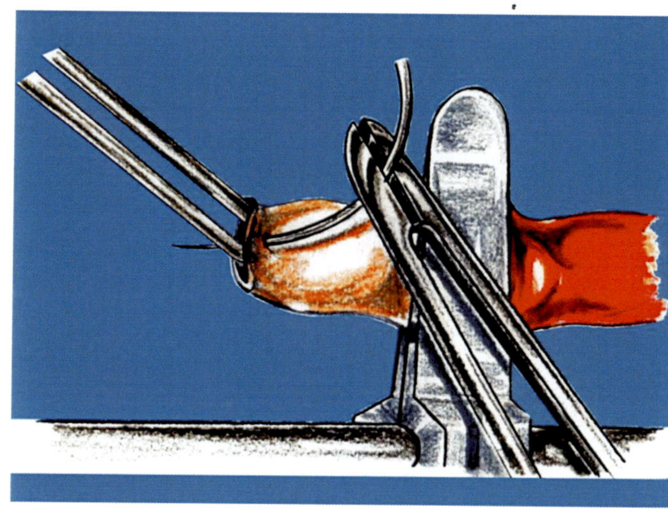

Figura 27.18 Primeira passagem da agulha do fio de sutura no reparo numa das extremidades vasculares.

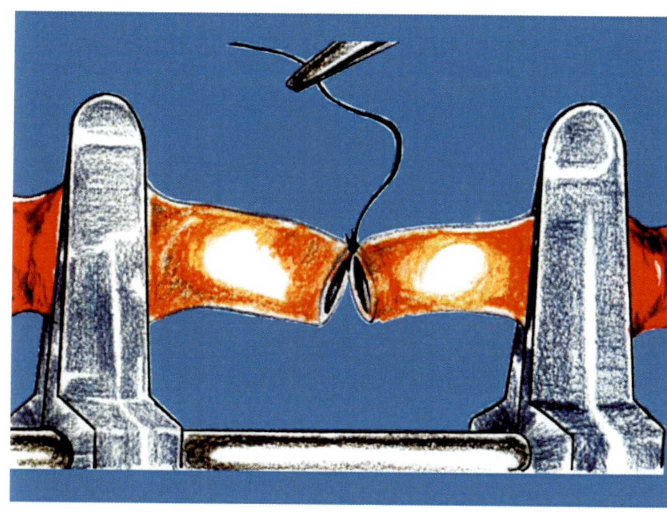

Figura 27.19 Primeiro ponto de reparo da anastomose.

A sutura teminoterminal obedece aos princípios da triangulação descritos por Carrel em 1911,[7] segundo os quais três pontos de reparo são colocados em volta da circunferência da extremidade vascular lesada, distantes 120 graus, proporcionando o perfeito contato das bordas circunferenciais dos vasos e facilitando a execução da anastomose. Os dois primeiros pontos de reparo são colocados anteriormente e são importantes para manter a parede vascular posterior afastada da anterior, diminuindo o risco de a agulha ser passada pela parede posterior.[23,27] No primeiro ponto, a agulha deve ser introduzida com auxílio de um porta-agulhas a uma distância da borda de uma a duas vezes a espessura da parede do vaso, colocando-se contrapressão com as pontas ligeiramente abertas da pinça do relojoeiro no interior do vaso, no sentido de everter a borda da mesma para que a penetração seja vertical (Figura 27.18). A outra extremidade vascular é perfurada pela agulha de dentro para fora, colocando-se as pontas da pinça de relojoeiro externamente para sustentação e eversão da borda, e a agulha passando em igual distância da borda do vaso. Passada a agulha pelas duas extremidades, um simples nó é atado com suavidade (Figura 27.19). Deve-se ter muito cuidado neste momento pois, se houver tensão excessiva na aproximação das extremidades, o aperto do nó pode rasgar a parede do vaso. Identificado este problema, é preciso aproximar os dois clampes vasculares para obter relaxamento no local da anastomose e, em seqüência, continuar apertando o nó até a aproximação perfeita, sem tensão e sem lacerar o frágil tecido vascular no interior do nó. Mais dois nós são atados neste ponto. O segundo ponto de reparo é colocado a um terço de circunferência do primeiro,

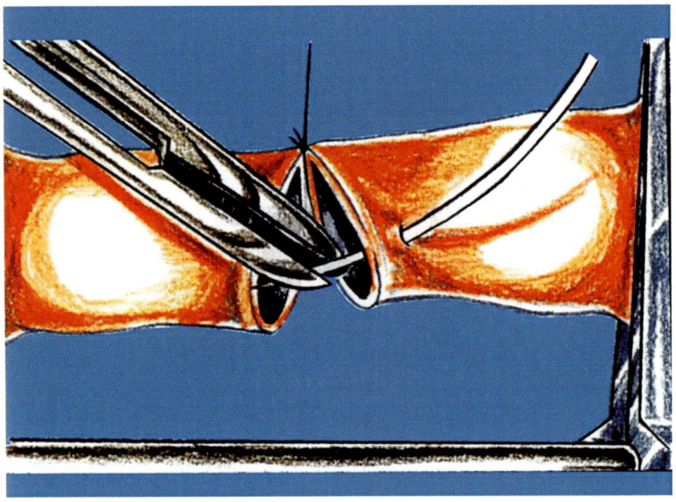

Figura 27.20 Passagem da agulha para o segundo ponto de reparo.

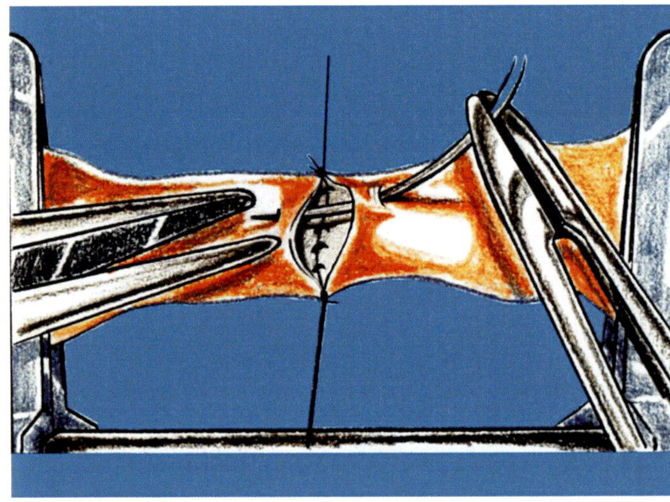

Figura 27.21 Terceiro ponto de reparo na parede vascular posterior.

ainda na parede anterior, sendo feito da mesma forma que o primeiro (Figura 27.20). Nos dois primeiros pontos, um fio é cortado curto e o outro longo, para que possa ser tracionado suavemente e fixado no suporte para fixação provisória do clampe. Além do mais, coloca-se um pouco de tração nos clampes. Estas manobras colocam em tensão o segmento do vaso entre os dois primeiros pontos de reparo e relaxam a parede posterior do vaso, sendo esta última afastada da parede anterior, facilitando a introdução da agulha nos pontos seguintes e reduzindo o risco de sutura da parede posterior na anterior, o que resultaria na obstrução do lúmen. Dois a três pontos são colocados no intervalo entre os dois primeiros pontos de reparo, completando a sutura de um terço da circunferência do vaso. O último ponto é difícil de ser realizado, visto que os bordos do vaso já estão se tocando e não há espaço suficiente para a introdução da ponta da pinça de relojoeiro, como apoio, no interior da luz vascular, para a primeira passagem da agulha. Para evitar esta dificuldade, Harashina descreveu uma forma simples de superá-la, ou seja, a penúltima sutura é deixada sem nó, sem aproximar as bordas do vaso, o último ponto é passado sem grandes dificuldades e, em seguida, os dois pontos são atados.[90]

Girando o clampe 180 graus, os dois terços restantes e posteriores do vaso são expostos e um ponto de reparo é colocado à meia-distância entre os dois primeiros pontos de reparo, deixando dois segmentos de tamanhos iguais ao do primeiro já suturado na parede anterior (Figura 27.21). O fio longo do terceiro ponto de reparo é fixado no suporte do clampe superiormente, enquanto a sutura é feita de acordo com a técnica já descrita e, após concluído este segmento, o fio longo do terceiro ponto de reparo é amarrado inferiormente no suporte para fixação provisória do clampe, de modo a completar a anastomose neste segmento. A sutura do terceiro e último segmento é feita após deslocar e amarrar o fio de sutura longo, superiormente no suporte do clampe. Os pontos de reparo são cortados e a pata do rato é solta para reduzir a tensão na anastomose. Os clampes são liberados, soltando-se primeiramente o clampe situado a jusante e, a seguir, o segundo a montante. É esperado que ocorra algum sangramento pela anastomose, que normalmente cede colocando-se o coxim gorduroso sobre a anastomose com suave pressão digital com uma gaze úmida sobre este coxim.

Nos vasos de calibre minúsculo, como os encontrados nos reimplantes digitais distais, Ishikura e Tsukada usam uma finíssima tira recortada do material de fundo plástico colorido, por eles denomidada *stent* vascular, que é colocada no interior das extremidades vasculares, alinhando e realçando a parede dos vasos, assim como prevenindo a sutura conjunta das paredes anterior e posterior. Um pouco antes do final da anastomose, o *stent* é removido.[91]

A perviedade (patência) da anastomose pode ser testada de diversas formas: na inspeção, observação da pulsação tanto proximal como distal à anastomose; teste da elevação: o vaso é elevado com um instrumento curvo colocado sob o mesmo, distalmente à anastomose, levantando-o delicadamente até obter a obstrução do fluxo e, ao ser liberada a pressão do instrumento, o fluxo sanguíneo volta a ocupar o segmento distal da anastomose, confirmando fluxo através deste; teste da ordenha: duas pinças provocam delicadamente a obstrução de um segmento do vaso distal à anastomose e uma das pinças esvazia o

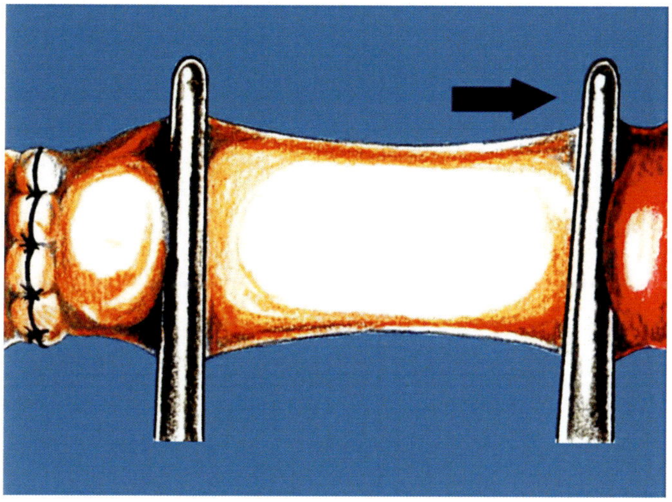

Figura 27.22 Teste da patência.

conteúdo sanguíneo numa manobra de ordenha e, ao ser liberada a pinça mais próxima da anastomose, verifica-se a entrada de sangue neste segmento em caso de perviedade (Figura 27.22); teste japonês: o vaso é seccionado distalmente à anastomose.

Técnica de microanastomose venosa terminoterminal por sutura com pontos separados

A técnica da microanastomose venosa é praticamente igual à arterial, porém mais exigente do ponto de vista técnico.[23] As paredes venosas são mais finas e friáveis, é difícil excisar a adventícia sem lesar a parede vascular, e a luz do vaso tende a colapsar, obrigando o cirurgião a irrigar com soro a veia, no local da anastomose, para proporcionar alguma abertura de suas paredes. Devido à maior fragilidade de suas paredes, os clampes vasculares devem ser usados com extremo cuidado, para não lesá-las.

Alguns autores preferem o treinamento da microanastomose venosa na jugular externa de ratos, por suas características mais próximas às da veia digital humana.[79]

Não é recomendável iniciar o treinamento da microanastomose venosa no mesmo feixe em que a artéria já foi suturada. A veia inevitavelmente já mostra alterações resultantes da manipulação excessiva e necessária para a microarteriorrafia prévia, que podem contribuir para a trombose. É preferível fazer uma nova via de acesso cirúrgico na outra pata.

É mais seguro realizar a dissecção hidráulica no preparo da veia, feita com a injeção da solução de Ringer no interior da bainha vascular, com o auxílio de uma seringa. A injeção de líquido neste espaço provoca a separação entre a bainha e a veia. A excisão da adventícia é difícil e arriscada. Por ser em menor quantidade e mais aderida à camada média do vaso, sua excisão descuidada pode facilmente lesar a parede da veia. Quando submersa em soro, a veia fica mais encorpada e as paredes colabadas se separam levemente, oferecendo melhores condições para o reparo. Como a pressão venosa é menor do que a arterial, os pontos da microanastomose venosa podem ser colocados num intervalo maior do que na arterial, e a agulha deve perfurar num ponto situado duas a três vezes a espessura da parede do vaso, para longe de sua borda.[23] A borda da veia tende a inverter durante a anastomose, e é preciso estar atento para impedir que esta borda se projete para o interior da luz do vaso, obstruindo-o.

Rose e cols. propõem que a veia femoral seja seccionada parcialmente em três quartos de sua circunferência, deixando um quarto da veia intacta, com suas extremidades lesadas próximas, permitindo que o principiante se habitue com a fragilidade dos tecidos, o que facilita a sutura, para depois tentar-se a anastomose na secção total do vaso. Estes autores acreditam ser este um passo intermediário de dificuldade entre a anastomose arterial e venosa.[92] Felizmente, as veias dos reimplantes digitais e retalhos microcirúrgicos têm maior consistência nos humanos e são mais facilmente anastomosadas do que nos ratos.[23]

Na prática clínica, a maior parte dos problemas se concentra no retorno venoso após as anastomoses. Por isso, encontrar a veia receptora ideal é um fator crítico para o sucesso do procedimento.[7] Nos reimplantes, freqüentemente, deparamos com um fluxo venoso incorrigivelmente deficiente, o que pode sugerir outras alternativas, como enxertos venosos, transferência de veias de dedos vizinhos ou até o uso de sanguessugas,[93-96] muito utilizadas nos EUA e na Europa.

Técnica de microanastomose arterial com interposição de enxerto venoso

A tensão na anastomose é um problema constante e indesejável, em especial nos reimplantes e nas revascularizações, e resulta, em parte, da posição estendida do membro superior sobre a mesa de cirurgia da mão.[24] É preciso ter experiência para julgar até que ponto de tensão ainda é possível fazer uma anastomose segura, ou então decidir pela interposição de enxerto.

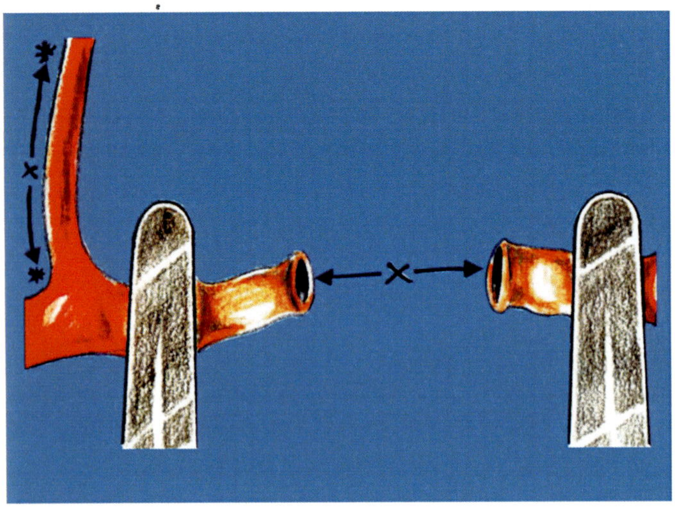

Figura 27.23 Excisão de segmento arterial após aplicação de dois clampes.

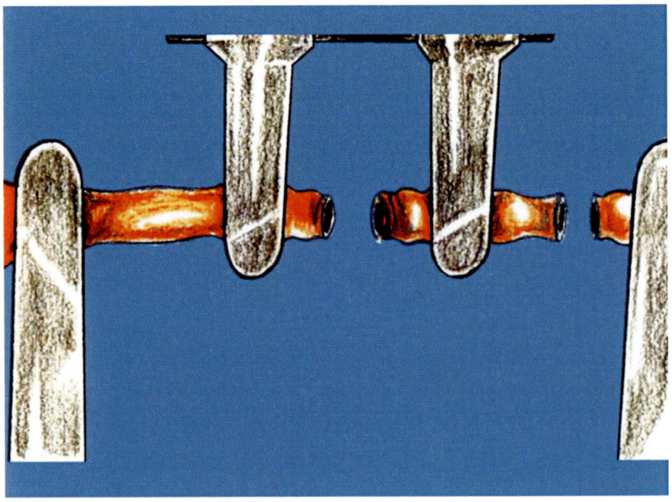

Figura 27.25 Colocação dos clampes para a anastomose distal.

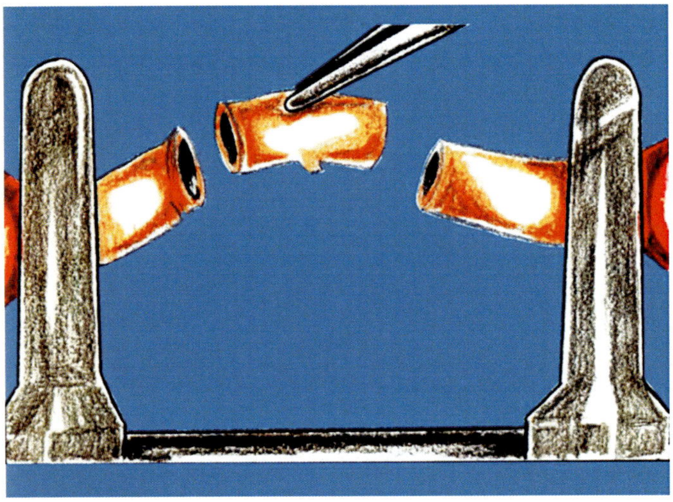

Figura 27.24 Enxerto venoso colocado no intervalo entre as extremidades arteriais.

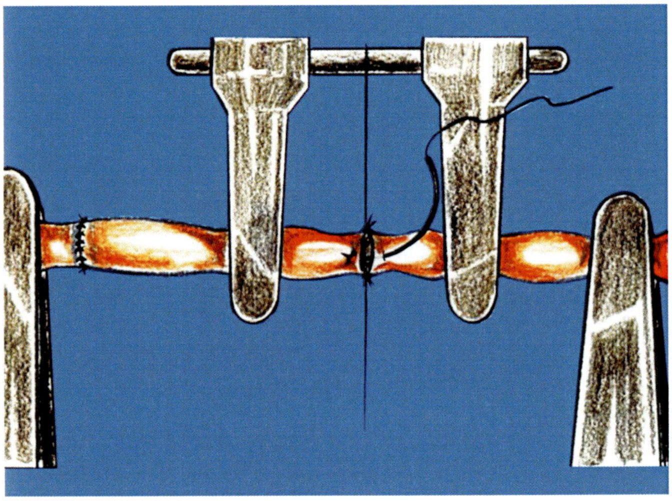

Figura 27.26 Anastomose arteriovenosa proximal.

O objetivo do treinamento é remover um pequeno segmento da artéria femoral e reconstruí-la com um segmento de igual tamanho da veia epigástrica.

A incisão inguinal deve ser mais ampla. A artéria femoral e a veia epigástrica são dissecadas após elevação do coxim gorduroso, que é tracionado lateralmente por um afastador conectado a um elástico. Dois clampes simples são colocados nas porções mais proximal e distal da artéria femoral, que permanecerão até o final das duas anastomoses, e um terço do segmento entre os clampes é excisado. O intervalo entre as extremidades lesadas é facilmente medido com as pontas de uma pinça de relojoeiro, usando-a como se fosse um compasso. Um segmento de tamanho igual ao do defeito arterial é removido da veia epigástrica, após limpeza dos tecidos perivasculares, tendo-se o cuidado de, antes de seccioná-lo, aplicar um dos oclusores vasculares de um clampe duplo, sabendo-se que seu fluxo é centrípeto e o da artéria, centrífugo (Figura 27.23). O enxerto é colocado no intervalo entre as extremidades da artéria, verificando-se se não está torcido (Figura 27.24). A anastomose distal é a primeira a ser realizada (Figura 27.25). Concluída a anastomose proximal (Figura 27.26), o clampe duplo é retirado e, a seguir, são removidos os simples, começando pelo distal.

Técnica de microanastomose arterial terminoterminal por sutura contínua

Em geral, é mais rapidamente realizada do que a por pontos separados, mas tem dois grandes problemas: o fio de sutura longo freqüentemente fica embaraçado no campo cirúrgico, e existe a possibilidade de constrição do foco da anastomose. Para resolver o primeiro problema é preciso trabalhar com um fio curto, de cerca de 3cm de extensão. A superação do segundo depende do rigor no cumprimento da técnica.

Um ponto de reparo é colocado na parte inferior do vaso, e o fio de sutura é cortado em duas pontas longas o suficiente para uma prender-se no suporte do clampe duplo e a outra para permitir o ponto final da parede anterior. Um segundo ponto de reparo é colocado 180 graus superiormente, sem cortar o fio de sutura (Figura 27.27). A sutura é feita com a agulha, passando obliquamente três a quatro vezes para completar a parede anterior do vaso e, então, amarrada no fio de reparo inferior. O clampe é girado 180 graus, e o mesmo fio agulhado é passado pela parede posterior (Figura 27.28).

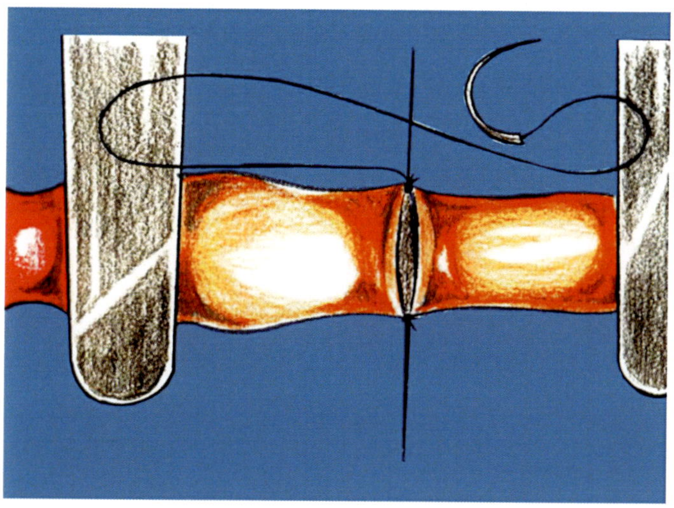

Figura 27.27 Pontos de reparo da anastomose por sutura contínua.

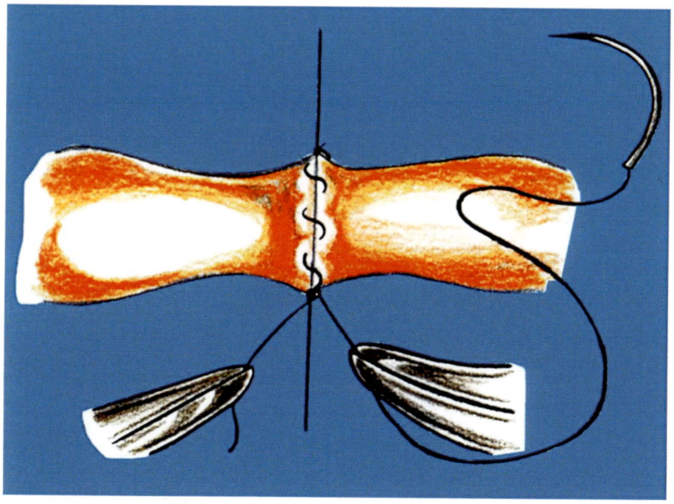

Figura 27.28 Término da sutura contínua na parede vascular posterior.

Técnica de microanastomose terminolateral

Esta técnica é extremamente exigente e deve ser dominada pelo microcirurgião, pois, na prática clínica, é uma forma freqüente e segura de anastomose e, em determinadas situações, é a única alternativa exeqüível, como na situação em que a artéria receptora é a única disponível no segmento receptor.[97]

Embora de mais difícil execução do que a anastomose terminoterminal, é estatisticamente comparável em termos de perviedade.[97-99]

O exercício consiste em realizar uma anastomose terminolateral entre a veia epigástrica e a artéria femoral, formando uma fístula arteriovenosa (Figura 27.29).

A artéria femoral e a veia epigástrica são expostas amplamente e preparadas conforme já descrito anteriormente na Figura 27.12. Um clampe simples é colocado a meio caminho na veia epigástrica, e esta é seccionada superiormente logo depois de emergir do coxim gorduroso (Figura 27.29). Sua extremidade é liberada da adventícia e do sangue no seu interior e é dilatada. Um clampe duplo é colocado na artéria com as pontas voltadas para o cirurgião. No segmento arterial entre os dois oclusores do clampe duplo, deverá ser feita uma arteriotomia nas dimensões do diâmetro da veia epigástrica. Antes, porém, a adventícia deve ser removida do local da pretendida arteriotomia, numa extensão duas vezes maior em comprimento e largura do que o diâmetro da veia epigástrica, evitando-se a interposição desta entre os vasos anastomosados, situação comumente observada neste tipo de anastomose. Um ponto de reparo é colocado com náilon 10-0 exatamente no centro da pretensa

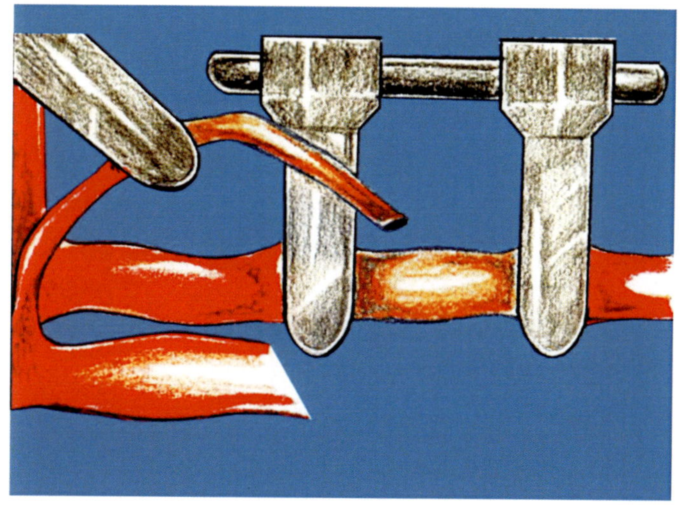

Figura 27.29 Colocação dos clampes para a anastomose entre a veia epigástrica e a artéria femoral.

arteriotomia, e um dos fios é levemente tracionado para cima (Figura 27.30). A arteriotomia é feita com a tesoura de adventícia, fazendo-se um corte a cerca de 45 graus da superfície do vaso, em ambos os lados, eqüidistantes do ponto de sutura (Figura 27.31). Os dois cortes destacam o pequeno segmento rombóide da artéria que é removido, tracionando o ponto de reparo. O sangue é removido do interior da artéria, e a extremidade da veia é aproximada. Dois pontos de sutura são colocados a 180 graus na arteriotomia e são imprescindíveis para a montagem da veia sobre a artéria (Figuras 27.32 e 27.33). Para o destro, o primeiro ponto deve ser feito na direita, passando-se a agulha de fora para dentro na artéria e de dentro para fora na veia, e atando-se o nó. O segundo, na esquerda da arteriotomia, deve ser feito com a mão esquerda, da mesma forma entrando-se na artéria e saindo-se pela veia. Um ponto é colocado na parede posterior, para afastá-la da anterior, e a sutura é realizada na anterior. Tais pontos devem ser feitos de forma divergente para acomodá-los à circunferência da arteriotomia (Figura 27.34). A sutura da parede posterior é feita da mesma forma (Figura 27.35).

A anastomose teminolateral pode também ser feita com sutura contínua, e existe uma grande variedade de arteriotomias que incluem, além da já descri-

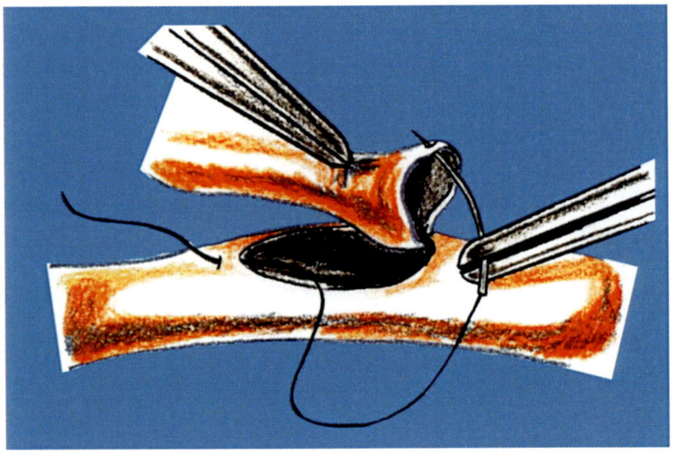

Figura 27.32 Primeiro ponto de reparo da anastomose terminolateral.

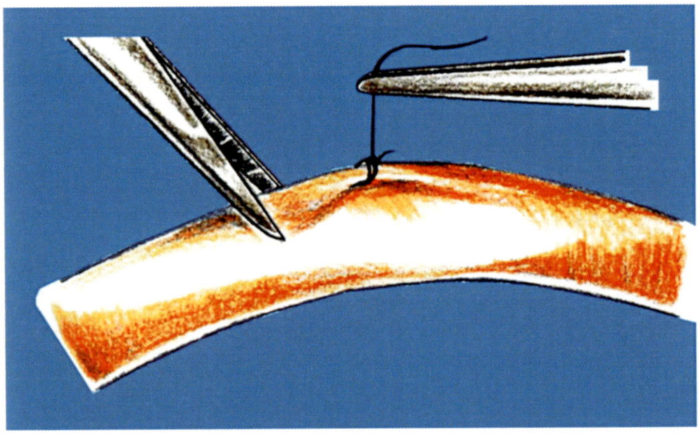

Figura 27.30 Ponto de reparo para a arteriotomia.

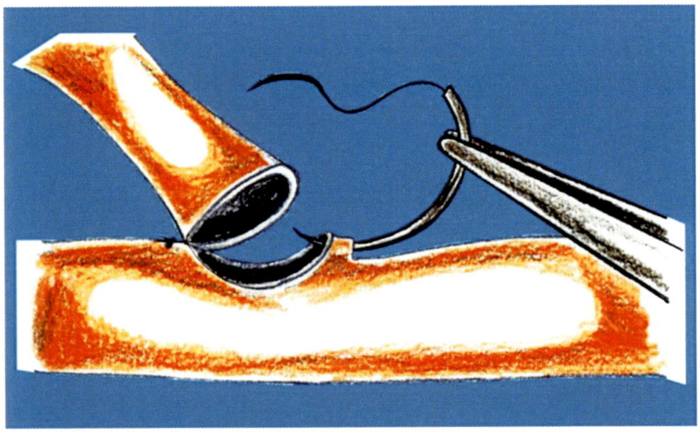

Figura 27.33 Segundo ponto de reparo da anastomose terminolateral.

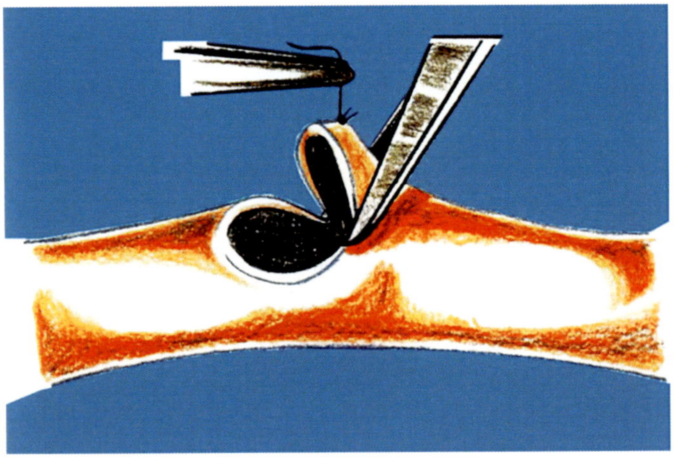

Figura 27.31 Arteriotomia com tesoura de adventícia.

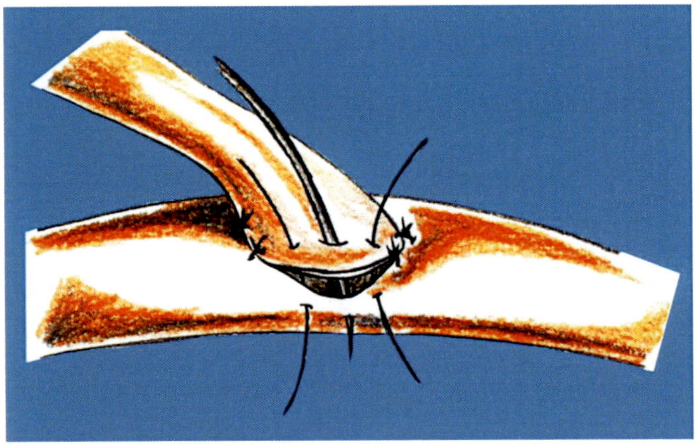

Figura 27.34 Sutura da parede anterior da anastomose terminolateral.

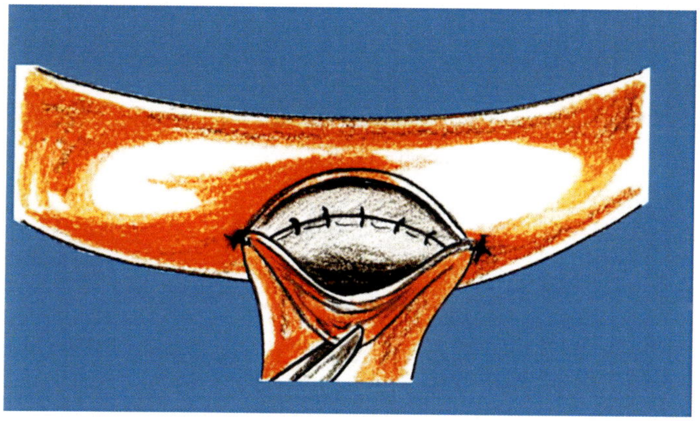

Figura 27.35 Sutura da parede posterior da anastomose terminolateral.

ta, a transversa, a cruciforme e a ovóide.[97] Hallock e Rice usam um microperfurador especial para a arteriotomia, em especial naqueles vasos espessados da aterosclerose, valorizando a sua segurança.[97] Werker e cols. descrevem uma abordagem geométrica na anastomose terminolateral.[100]

Duas situações clínicas acrescentam maior dificuldade à técnica: discrepância de calibre e de espessura da parede dos vasos, situações estas que não são contempladas no modelo de prática anteriormente descrito[27].

As principais causas de falha técnica são: sutura conjunta das paredes anterior e posterior, manipulação grosseira dos vasos, desproporção de diâmetro dos vasos, tensão na anatomose, pressão excessiva do clampe e angulação dos vasos.[23]

Na prática clínica, as dificuldades comumente encontradas são: orientação do vaso, acesso limitado para um feixe profundamente localizado, discrepância de calibre e dificuldade para girar o clampe.[23]

Na cirurgia da mão, é especialmente difícil realizar uma microanastomose no polegar, onde os vasos estão orientados verticalmente, e é necessário um assistente para afastá-lo da palma, seja em hipersupinação ou hiperpronação. Outras alternativas são: fazer a microanastomose antes da osteossíntese ou utilizar enxertos venosos para um vaso dorsal (artéria radial).

Para um acesso limitado, convém expandir a incisão cirúrgica e dissecar, por uma razoável extensão, os vasos receptores e colocar gazes úmidas sob os mesmos, para afastá-los das profundezas da ferida.

Para superar a discrepância entre o calibre dos vasos, Sanders recomenda que, quando a desproporção é de 2:1, basta dilatar o vaso menor. Quando está acima disto, vários métodos são descritos, como enxertos venosos, anastomose terminolateral, telescopagem, quando o vaso menor deságua no de maior calibre, incisões longitudinais no vaso de menor calibre e aumento da área de secção por incisões oblíquas das extremidades vasculares.[23] No vaso de maior calibre, pode ser feita uma excisão de cunha longitudinal.[7]

Quando as circunstâncias cirúrgicas não permitem a rotação do clampe, pode-se usar a técnica de Watanabe e cols., anteriormente citada, de primeiro suturar a parede posterior sem girar o clampe; o enxerto venoso pode ser dobrado sobre ele próprio de modo a expor sua parede posterior, ou usa-se então a técnica de anastomose terminolateral.[23,89]

CONHECIMENTO DA ANATOMIA

Embora comumente não incluído nos textos científicos como requisito fundamental da microcirurgia vascular, observa-se, ao longo da sua história, uma constante preocupação dos pesquisadores em dedicar boa parte de suas pesquisas ao estudo da vascularização dos diversos tecidos envolvidos nos procedimentos de reconstrução de lesões graves dos membros, como ossos, articulações, unidades musculotendíneas, fáscias, nervos periféricos e pele.

A utilização do microscópio na cirurgia expôs um universo anatômico inexplorado e, após o primeiro microrreimplante, surgiu logo a idéia de transportar tecidos de uma área para outra, seguindo a idéia original de amputar-reimplantar tecidos mediante microanastomoses, mas os detalhes da intrincada microanatomia não estavam disponíveis para colocar na prática clínica as proposições que naturalmente surgiam com este novo horizonte de possibilidades.

As publicações endereçando a anatomia vascular nos periódicos relacionados à microcirurgia vascular foram se multiplicando ao longo dos anos e estabelecendo os alicerces para o aproveitamento clínico nas transferências de diversos tipos de tecidos em procedimentos de reconstrução.[101-129]

Pelas razões anteriormente apresentadas, incluímos o conhecimento da anatomia como um dos requisitos fundamentais da microcirurgia vascular.

O aprendizado em anatomia vascular obtém os seus melhores resultados em exercícios orientados de dissecção em cadáveres frescos, não-formolizados. A dissecção simples, sem preparos vasculares, já é uma forma razoável de estudo, mas falha em destacar a rede vascular arterial e venosa (Figura 27.36). Para isto recomenda-se a utilização de uma das várias técnicas de preparo anatômico de injeção vascular antes de se proceder à dissecção. Várias misturas estão

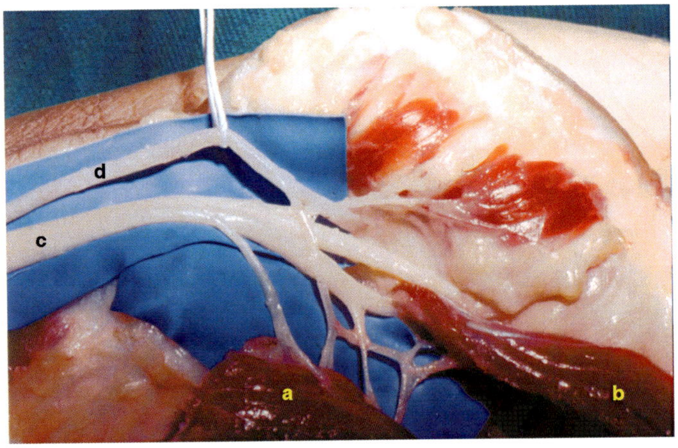

Figura 27.36 Dissecção simples em cadáver fresco da inervação e vascularização arterial dos músculos abdutor do dedo mínimo **(a)** e flexor curto do dedo mínimo **(b)**. Nervo ulnar **(c)** e artéria ulnar **(d)**.

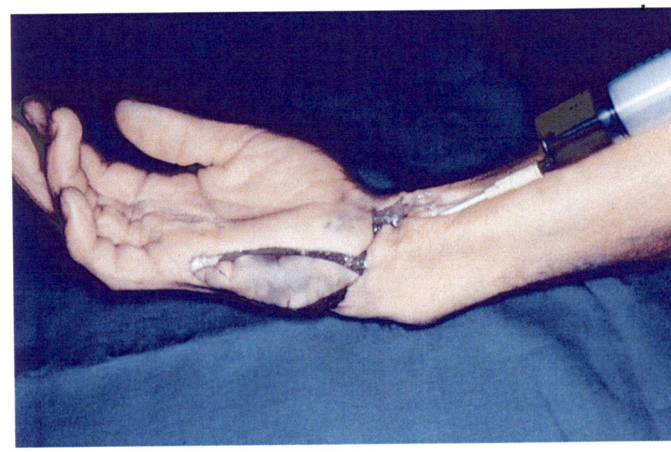

Figura 27.38 Técnica de injeção de tinta nanquim através da artéria ulnar para avaliar o território de irrigação cutâneo da mesma.

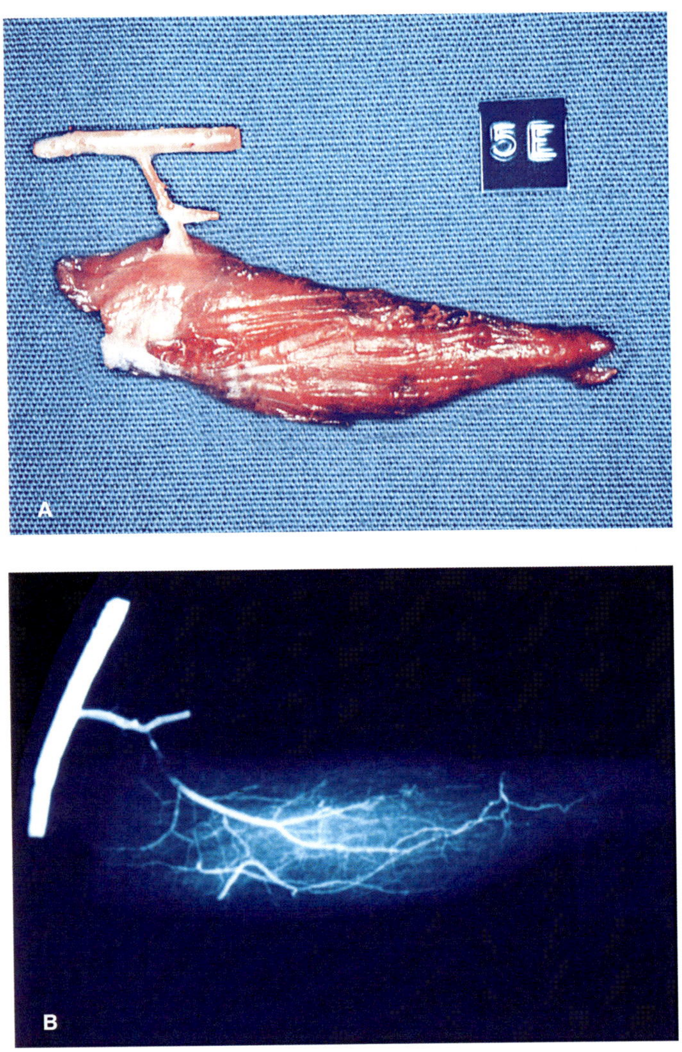

Figura 27.37A. Técnica de injeção de resina para estudar a contribuição da artéria ulnar na irrigação do músculo abdutor do dedo mínimo. **B.** Radiografia do músculo da figura anterior em película de mamografia.

disponíveis para atender esta necessidade: gelatina, massa de vidraceiro, resinas, glicerina, dextrina, látex, silicone e óxido de chumbo.[103-110,129-131]

Recomendamos a utilização da mistura contendo resina, catalizador de peróxido de metiletilcetona e óxido de chumbo (Figura 27.37*A*). Suas vantagens são, basicamente: dar consistência e realçar a vascularização por sua característica cor alaranjada, além de permitir o estudo da microcirculação por meio de radiografias de alta definição com películas de mamografia[131] (Figura 27.37*B*).

Os troncos vasculares nutridores das estruturas-alvo são cateterizados, e a mistura acima é injetada sob pressão com seringa hipodérmica, esperando-se cerca de 2 horas para que a polimerização se processe; logo após, a dissecção pode ser iniciada. Para o estudo radiográfico, o segmento avaliado é removido e enviado para exame.[131] Caso o objetivo do estudo seja determinar a extensão de pele, dependente de um determinado feixe arteriovenoso, a injeção de tinta nanquim[131] ou de azul de metileno a 1%[102,105] é método simples e eficaz para obtenção deste propósito (Figura 27.38).

CONHECIMENTO DA FISIOLOGIA, FISIOPATOLOGIA DA MICROCIRCULAÇÃO E HEMOSTASIA

O conhecimento dos fenômenos naturais e adaptativos do sistema vascular aplicado às circunstâncias que envolvem procedimentos de microcirurgia vascular, como reimplantes e retalhos microcirúrgicos, é essencial para o especialista neste ramo da cirurgia.

A função da circulação é atender às demandas dos tecidos – transportar nutrientes para os tecidos, transportar os produtos de excreção para descarte, conduzir hormônios de uma parte do corpo para outra e, de modo geral, manter um ambiente apropriado, em todos os líquidos dos tecidos do corpo – para as condições ótimas de sobrevivência e de funcionamento das células.[132]

As partes funcionais da circulação periférica são artérias, arteríolas, capilares, vênulas e veias. A função das artérias é transportar o sangue para os órgãos sob pressão. Por isso, as artérias têm paredes espessas e resistentes, e o sangue flui rapidamente. As arteríolas são os últimos ramos pequenos do sistema arterial que atuam como válvulas controladoras, graças à sua forte camada muscular, podendo contrair e obstruir totalmente a passagem do sangue, ou dilatar. Os capilares permitem a troca de líquidos, nutrientes, eletrólitos, hormônios e outras substâncias entre o sangue e o líquido intersticial. As vênulas coletam o sangue dos capilares e, gradualmente, vão-se confluindo para formar veias cada vez maiores. As veias conduzem o sangue de volta ao coração e funcionam como reservatório de sangue. Pelo fato de a pressão ser menor do que nas artérias, suas paredes são mais finas e menos resistentes, no entanto, têm musculatura para contrair e dilatar e, desse modo, contribuir para a regulação do fluxo sanguíneo.[132]

Fluxo sanguíneo nada mais é do que a quantidade de sangue que passa por um determinado ponto da circulação, em dado período de tempo. É normalmente expresso em mililitros ou litros por minuto. O fluxo global de uma pessoa é chamado de débito cardíaco.[132]

Cerca de 84% do volume sanguíneo circulante fica na circulação periférica e 16%, no coração e nos pulmões. Destes 84%, 64% estão nas veias, 13% nas artérias e 7% nas arteríolas e capilares. A velocidade do fluxo sanguíneo é inversamente proporcional à área de secção transversa do vaso, sendo, portanto, maior nas artérias do que nas veias.[132]

A pressão média nos diferentes segmentos vasculares é desigual, variando de cerca de 100mmHg na aorta até 0mmHg na terminação das veias cavas, onde elas esvaziam no átrio direito. Nos capilares sistêmicos, a pressão próxima às terminações arteriolares é de 35mmHg, enquanto que perto da origem das vênulas é de 10mmHg, mas a pressão média gira em torno de 17mmHg.[132]

Segundo Guyton e Hall,[132] o fluxo sanguíneo é determinado por dois fatores: diferença de pressão do sangue e resistência vascular, e pode ser calculado pela seguinte fórmula, a chamada lei de Ohm:

$$Q = \frac{\Delta P}{R}$$

na qual Q é o fluxo sanguíneo, sendo $\Delta P = P_1 - P_2$, em que P_1 é a pressão na origem do vaso e P_2, a pressão na outra extremidade. Para que haja progresso no fluxo, P_1 deve ser maior do que P_2. R é a resistência imposta pelas paredes do vaso ao fluxo sanguíneo. Portanto, para aumentar o fluxo é preciso aumentar o gradiente de pressão do mesmo. Conseqüentemente, a hipotensão arterial no paciente traz prejuízo para o fluxo sanguíneo nos casos de reimplantes e retalhos microcirúrgicos. Entretanto, a redução do fluxo sanguíneo, como fator isolado, parece não influir na perviedade dos vasos após microanastomoses.[133]

A lei de Pouiselle acrescenta mais dois fatores à lei de Ohm: o calibre do vaso e a viscosidade do fluxo sanguíneo:

$$F = \left(\frac{\Delta P}{R}\right) \quad \left(\frac{r}{\eta}\right)$$

e estabelece que o fluxo sanguíneo é diretamente proporcional ao raio (r) do vaso, e, portanto, a seu diâmetro, e inversamente proporcional à sua viscosidade (η).[23] A aplicação prática desta lei é que a escolha por pedículos com vasos mais calibrosos e a hemodiluição aumentam o fluxo sanguíneo. É preciso manter uma adequada hidratação do paciente para reduzir a viscosidade do sangue. Dextran e heparina parecem diminuir a viscosidade do sangue, mas por mecanismos diferentes: o Dextran, por seu efeito de hemodiluição e antiadesivo plaquetário; a heparina, pela ativação da antitrombina III sérica.[134]

A estimulação simpática reduz o fluxo sanguíneo cutâneo e digital por vasoconstrição e aumento da resistência periférica. Como efeito oposto, a simpatectomia provoca a vasodilatação, aumentando o fluxo sanguíneo por aumento do calibre do vaso e redução da resistência periférica.[23] Parece também provocar a correção do *shunt* anteriovenoso anormal.[135] Muitas das drogas utilizadas no pós-operatório das microcirurgias vasculares têm a finalidade de provocar uma simpatectomia química, como clorpromazina, nifedipina, fenoxibezamina etc.[23]

O estresse do acidente, a anestesia e a cirurgia provocam a liberação de epinefrina para a circulação, causando uma vasoconstrição periférica e aumentando a possibilidade de trombose;[23] por isso, é importante minimizar os efeitos psíquicos da tensão nervosa advinda do ambiente externo.

De acordo com o teorema de Stevin, "a diferença entre as pressões de dois pontos de um fluido em equilíbrio é igual ao produto entre a densidade do fluido, a aceleração gravitacional e a diferença entre as profundidades dos pontos", sendo expressa pela fórmula $\Delta P = \mu \times g \times \Delta h$, em que P é a pressão hidrostática, μ é a densidade do líquido, g é a aceleração da gravidade, e h é a altura. No pós-operatório, a elevação da mão inverte o ponto de maior para menor pressão hidrostática em favor da mão, contribuindo para a melhora da drenagem venosa do membro.[136]

O fluxo sanguíneo também sofre a influência de fatores mecânicos locais. A pressão externa excessiva produzida por edema, hematoma e curativos apertados prejudica o fluxo sanguíneo, em especial o venoso. A redução do fluxo sanguíneo e a subseqüente hipoxia provocam aumento da permeabilidade capilar, resultando em edema, que também contribui para o aumento da pressão local sobre a circulação e, se não tratado, pode evoluir para uma síndrome compartimental.[23]

A hemostasia, um processo fisiológico e dinâmico com a finalidade de evitar perdas sanguíneas, se processa em três fases ou tempos interligados: parietal, plasmático e trombodinâmico.[137]

No tempo parietal, ocorrem basicamente dois fenômenos. No primeiro, a parede vascular entra em vasoconstrição reflexa e libera fatores da parede vascular ou do colágeno subendotelial, que facilitam a aderência das plaquetas. No segundo, relacionado às plaquetas, ocorre a aderência das mesmas ao subendotélio e entre si, e são liberados fatores plaquetários, como a serotonina, que é um fator vasoconstritor que mantém a vasoconstrição inicialmente reflexa, adenosina difosfato (ADP), que atrai novas plaquetas para o local, formando um *plug* plaquetário, tromboxano A_2, que contribui para a manutenção daquele *plug*, e o fator plaquetário 3, que participa da coagulação juntamente com os fatores plasmáticos da coagulação.[137,138]

No tempo plasmático, as proteínas plasmáticas da circulação, diante das alterações anteriores, iniciam sua ativação a partir das cininas (pré-calicreína). Tem início um mecanismo seqüencial que ativa as demais proteínas ligadas à coagulação, formando uma rede de fribrina com apoio nas plaquetas e na parede vascular. Forma-se um gel firme, mais denso do que o sangue, o qual procura manter unidas as paredes do vaso, exercendo uma retração na rede de fibrina, oferecendo dificuldade ao fluxo sanguíneo. Esta rede de fibrina contém, além das plaquetas, leucócitos e eritrócitos. O botão inicial do tempo parietal é conhecido como trombo branco ou tampão hemostático temporário,[139] enquanto o deste tempo é conhecido como coágulo ou trombo vermelho.[137]

No tempo trombodinâmico, uma vez formado o coágulo e obliterada a extremidade lesada do vaso, inicia-se a ativação do mecanismo mais dinâmico. Neste processo, há participação de fatores líticos (fibrinolisina), que procuram desfazer o coágulo formado, ao mesmo tempo que fatores do tecido procuram cicatrizar a área lesada. Ocorre a ativação de fatores moduladores ou inibidores da coagulação, que atuam impedindo que a coagulação se dissemine pelo vaso e permaneça limitada à área da agressão.[137]

Esta seqüência de eventos se processa a despeito da anastomose vascular e pode contribuir para a trombose, que é a principal causa de falha nas microcirurgias vasculares.[61] A má técnica cirúrgica também contribui decisivamente para a deficiência da perfusão tissular que, segundo Conrad e Adams Jr.,[140] é, isoladamente, o fator mais importante relacionado à perviedade. Isto reforça a necessidade de meticulosa técnica cirúrgica e de terapia, como a antitrombótica profilática. Além do mais, outros fatores podem contribuir para a trombose microvascular, como os elementos da tríade de Virchow: hipercoagulabilidade, estase e a já discutida lesão vascular. A incidência de falha em procedimentos microcirúrgicos gira em torno de 5% a 10% para os retalhos e de 15% a 30 % para os reimplantes.[140]

A patogênese da trombose venosa difere da arterial. A agregação plaquetária é a causa da trombose arterial, enquanto a formação do coágulo de fibrina é a causa primária da trombose venosa. Como a trombose venosa é a principal causa de falha na microcirurgia vascular, é natural que a formação do coágulo de fibrina seja considerada o evento mais importante a ser combatido.[61,141]

O risco de trombose é maior nos 2 primeiros dias pós-operatórios (80%) e diminui para 10% a partir do terceiro dia,[142] com 90% das tromboses arteriais isoladas ocorrendo no primeiro dia pós-operatório, enquanto 42% das tromboses venosas isoladas ocorrem após este período.[143]

Falha de reperfusão

Estabelecido que o procedimento foi tecnicamente bem realizado e nenhum fenômeno vasoconstritor está presente, após a realização da microanastomose e liberação do clampe, o fluxo sanguíneo flui sem impedimento para o segmento reimplantado ou para o retalho microcirúrgico, os quais revelam sinais claros de reperfusão: ruborização, pontos de hemorragia e aumento de temperatura. Caso contrário, se o tecido revascularizado permanece com seu aspecto isquêmico inalterado, admite-se que haja uma deficiência do fluxo sanguíneo, que pode ocorrer de forma imediata ou tardia. A falha imediata pode ser devida a uma lesão vascular não identificada distalmente à anastomose, que pode ser corrigida com a excisão do segmento vascular comprometido e a interposição de enxerto venoso. Também é preciso certificar-se de que a artéria não tenha sido anastomosada a uma veia distalmente. No reimplante por esmagamento ou avulsão, admite-se que haja lesão vascular suficiente para gerar uma coagulação intravascular disseminada na rede vascular, o que impediria uma perfusão natural através dos tecidos, situação que contra-indicaria a cirurgia.[23]

Lesão de reperfusão ou fenômeno de não-refluxo

Há situações em que, após um procedimento tecnicamente sem falhas, o fluxo sanguíneo é deficiente através dos tecidos revascularizados e não demora a cessar por completo. Esta condição é denominada fenômeno de não-refluxo ou lesão de reperfusão, um distúrbio complexo, ainda não totalmente esclarecido, que rompe o delicado mecanismo de equilíbrio que mantém a homeostasia na microcirculação, conseqüente ao restabelecimento do fluxo sanguíneo para um determinado segmento do corpo que se encontrava isquêmico por algum tempo.

As evidências se acumulam, apontando o oxigênio molecular como um agente potencialmente lesivo.[144-148]

A seqüência de eventos desencadeada após a isquemia-reperfusão não está completamente esclarecida, mas sabe-se que participam da fisiopatologia da lesão de reperfusão pós-isquêmica os seguintes fatores: os radicais livres do oxigênio,[149-151] os produtos da peroxidação lipídica[152] e a ativação de granulócitos, de fosfolipase, de complemento e de endotelina.[148,153] O conjunto destes eventos acaba por gerar aumento da permeabilidade das membranas celulares microvasculares, liberação de enzimas proteolíticas, lesões celulares extensas, edema das paredes vasculares, vasoconstrição, trombose intravascular disseminada e perda da integridade fisiológica das vênulas e dos capilares.[23,148]

Várias substâncias já foram utilizadas, inclusive clinicamente, na tentativa de minorar estas lesões, entre as quais os chamados antioxidantes endógenos enzimáticos hidrossolúveis (superóxido dismutase, catalase, glutationa peroxidase), lipossolúveis (tocoferóis, carotenóides, quinonas), alopurinol (inibidor da xantina oxidase), manitol, bloqueadores de canais de cálcio, antagonistas específicos de leucotrienos, de receptores de fator ativador plaquetário, quelantes de ferro, filtros leucocitários e diferentes formas de depleção leucocitária, polinitroxilalbumina (PNA), piruvato, L-arginina, associação de drogas, reperfusão controlada, pré-condicionamento isquêmico, cetorolaco de trometamina etc.[148,154-158] Infelizmente, até o presente momento, não há um tratamento satisfatório para a lesão de reperfusão de reimplantes e retalhos microcirúrgicos que, geralmente, evoluem para a perda do segmento comprometido por este fenômeno.[23]

TERAPIA ANTITROMBÓTICA

A utilização das drogas antitrombóticas na microcirurgia vascular é motivo de muita controvérsia. Com freqüência, são empregadas tanto profilática como terapeuticamente, porém não de modo universal.[7] Não existe consenso sobre a aplicação de drogas antitrombogênicas sistêmicas na microcirurgia vascular, visto que sua utilização, na maioria dos casos, é baseada em considerações teóricas obtidas de estudos experimentais, e não de estudos clínicos controlados.[23,153,160] A conseqüência disso é que há uma enorme variação de drogas, doses e tempo de uso. A terapia antitrombótica tem por objetivo reduzir a função das plaquetas, diminuir a viscosidade do sangue e aumentar o fluxo sanguíneo e combater os efeitos da trombina sobre as plaquetas e o fibrinogênio. O ácido acetilsalicílico, o Dextran e a heparina preenchem, respectivamente, estes objetivos, e são as drogas mais utilizadas em microcirurgia vascular.[140,160] O uso combinado destas drogas mostrou ser mais eficaz do que isoladamente na prevenção da trombose.[161] Entretanto, o uso combinado aumenta a incidência de hemorragia e a necessidade de transfusão.[162] Uma outra categoria de drogas pode ser incluída naquele grupo: as substâncias trombolíticas, como a estreptoquinase, a uroquinase e o ativador do plasminogênio tecidual. O uso destes agentes permanece como uma tarefa complicada pelo desafio de proporcionar ótima profilaxia antitrombótica e de minimizar seus efeitos adversos.[61]

As heparinas são substâncias complexas que apresentam múltiplas ações *in vivo*, tanto tópica como sistêmica, e são apresentadas de duas formas: fracionada, também chamada de heparina de baixo peso molecular, e não fracionada. No local da lesão vascular, a heparina se liga às células endoteliais, restabelecendo a eletronegatividade perdida nas áreas endoteliais lesadas, inibe a agregação plaquetária, diminui a coagulação do fibrinogênio e provoca a ativação local da antitrombina III (inibição direta da trombina) e a inibição dos fatores Xa e IXa. Os efeito sistêmicos das heparinas são representados pela ativação da antitrombina III sérica e pela redução da viscosidade sanguínea.[23,134]

A heparina não-fracionada tem sido a forma mais empregada como agente anticoagulante na microcirurgia vascular, não somente como agente tópico, mas também sistêmico. Seus benefícios e riscos têm sido motivo de muitos debates sobre hemorragia, formação de coágulo e trombocitopenia.[61,159] Vários autores enfatizam a importância da heparina na prevenção da trombose na microcirurgia vascular.[61,163,164] Labosky prefere o uso tópico, através de um cateter colocado próximo à anastomose venosa, demonstrando a sua superioridade sobre o uso sistêmico da heparina.[165]

Segundo Pugh e cols., a heparina está mais associada à formação de hematoma do que o ácido acetilsalicílico e o Dextran.[163] Em análise clínica retrospectiva, encontraram uma incidência de 66% de hematoma no pós-operatório de retalhos microcirúrgicos de membros inferiores, com o uso isolado ou combinado da heparina.[163] No entanto, em baixa dose, a incidência de hematoma é menor, mesmo quando associada ao ácido acelilsalicílico.[164] A administração subcutânea da heparina necessita de um controle freqüente dos níveis de coagulação.[61] Na tentativa de reduzir os efeitos sistêmicos da heparina sem alterar os benefícios da mesma no local da anastomose, Hudson e cols. mostram que é possível a sua administração sistêmica, em baixa dose, e em alta dose no local da anastomose, com alta incidência de sucesso e mínimos fenômenos hemorrágicos.[166]

A heparina não-fracionada, portanto, é útil para prevenir trombose, mas precisa ser administrada na menor dose eficaz possível, a fim de evitar complicações hemorrágicas.

A heparina fracionada é obtida da despolimerização da heparina não-fracionada e é, atualmente, o agente anticoagulante preferido na prática clínica por várias razões: menor incidência de complicações hemorrágicas, maior vida média plasmática, maior biodisponibilidade, menor incidência de trombocitopenia, efeito anticoagulante mais seguro em terapia prolongada sem necessidade de monitoração e pode ser usado no paciente não hospitalizado.[159] Contudo, seu efeito sistêmico na prevenção de fenômenos trombolíticos tem sido questionado.[159,167] Para Bijsterveld e cols., a heparina fracionada é tão eficaz quanto a não-fracionada na prevenção da trombose venosa, com a vantagem de a primeira estar relacionada com menor incidência de efeitos adversos.[168] A eficácia da heparina fracionada em prevenir trombose arterial é motivo de controvérsia. Para Roque e cols.,[169] a heparina fracionada é menos eficaz. Para Malm e cols.,[170] é tão eficaz quanto e, segundo Ritter e cols.,[171] é mais eficaz do que a heparina não-fracionada. A heparina fracionada pode também ser usada como agente anticoagulante tópico com a mesma eficácia que a não-fracionada,[172] assim como nas reexplorações cirúrgicas com trombectomia.[7]

O Dextran®, uma solução utilizada como expansor do volume circulante em hemorragias agudas, é composto por um polissacarídeo de alto peso molecular e tem sido empregado na microcirurgia vascular por sua ação de aumentar a viscosidade do sangue e por seu efeito anticoagulante, que ocorre ao ligar-se às hemácias, às plaquetas e ao endotélio vascular, aumentando a eletronegatividade e reduzindo a agregação de plaquetas e hemácias.[61] Suas complicações não são freqüentes mas, quando presentes, podem ser sérias, incluindo reações anafiláticas, edemas pulmonar e cerebral, disfunção plaquetária e insuficiência renal aguda. Os pacientes diabéticos e com distúrbios vasculares estão mais expostos a esta última complicação. É utilizado apenas por via endovenosa, como medida profilática de trombose nos procedimentos microvasculares mas, devido a seus riscos, tem sido cada vez menos utilizado.[7,61]

O ácido acetilsalicílico (AAS) é freqüentemente utilizado na microcirurgia vascular, tanto nos períodos pré como nos pós-operatórios, por sua ação antiplaquetária, impedindo a agregação das plaquetas. Seu mecanismo de ação ocorre por inibição da enzima cicloxigenase da plaqueta, impedindo que o ácido araquidônico seja desmembrado em tromboxano e prostaciclina. O tromboxano é um potente vasoconstritor que induz a agregação plaquetária, enquanto a prostaciclina é um vasodilatador que inibe a agregação plaquetária.[61] A sua ação em prevenir trombose microvascular é reconhecida, porém menos efetiva do que a da heparina.[60] A sua ação se faz em baixas doses, que é inibida em doses superiores a 1.300mg/dia.[140]

Os agentes trombolíticos disponíveis para uso clínico são estreptoquinase, uroquinase e ativador de plasminogênio do tipo tecidual. Estes agentes têm sua ação confirmada experimentalmente, mas estudos clínicos são raros e controversos, sendo a sua eficácia questionada por alguns autores[173] e defendida por outros.[174] Existe o risco de hemorragia, situação que pode ser contornada com a drenagem do fluxo sanguíneo venoso do pedículo para prevenir a exposição sistêmica ao agente.[175]

Até o presente momento, não estão disponíveis dados conclusivos, baseados em evidências, que permitam uma abordagem racional da terapia antitrombótica na microcirurgia vascular, dada a escassez de pesquisas em humanos.[176]

Entretanto, Conrad e Adams, fundamentados em sua vasta experiência clínica e na análise crítica da literatura em microcirurgia vascular,[140] propõem as seguintes recomendações farmacológicas:

Reimplantes

1. AAS: 1,4mg/kg (100mg para indivíduo de 70kg de peso corpóreo), iniciado antes da cirurgia e mantido por 2 semanas.
2. Solução tópica: 50mL de soro fisiológico + 1mL de heparina EV 5.000UI.
3. *Bolus* de heparina EV no intra-operatório, na dose de 50 a 100UI/kg, imediatamente antes de liberar os clampes microvasculares.
4. Dextran: dose inicial de Dextran 1 como teste e, na ausência de efeitos colaterais, Dextran 40 na dose de 0,4mL/kg/hora. A dose é reduzida pela metade no terceiro ou quarto dia pós-operatório (PO) e suspenso no quinto dia PO.
5. Solução de Ringer lactato, 125% a 150%, por 3 dias, com observação minuciosa dos pacientes com mais de 50 anos de idade, para evitar sobrecarga de volume circulante.
6. Evitar ambiente frio (não usar ar-condicionado ou usar aquecimento artificial).

Retalhos microcirúrgicos

1. AAS: 1,4mg/kg (100mg para indivíduo de 70kg de peso corpóreo), iniciado antes da cirurgia e mantido por 2 semanas.
2. Solução tópica: 50mL de soro fisiológico + 1mL de heparina EV 5.000UI.
3. *Bolus* de heparina EV no intra-operatório, na dose de 50 a 100UI/kg, imediatamente antes de liberar os clampes microvasculares.
4. Solução de Ringer lactato, 125% a 150%, por 3 dias, com observação minuciosa dos pacientes com mais de 50 anos de idade, para evitar sobrecarga de volume circulante.

O autor recomenda extrema cautela na utilização de qualquer terapia antitrombótica, que deve ser cuidadosamente monitorada, se possível com a supervisão de um hematologista.

MONITORAÇÃO PÓS-OPERATÓRIA

A deficiência do fluxo sanguíneo pode ocorrer em conseqüência de problemas nos vasos anastomosados, artérias ou veias, ou por falha de perfusão tissular, sendo a trombose a principal causa de complicação em microcirurgia vascular, que ocorre normalmente nos 3 primeiros dias de pós-operatório.[7] É uma situação dramática de iminente e elevado risco de perda de toda a cirurgia, com todas as conseqüências que podem advir. Estabelecido que o fluxo sanguíneo não é satisfatório, ainda há esperança de restabelecimento da normalidade da circulação mediante reintervenção cirúrgica com revisão das anastomoses, trombectomia ou utilização de enxertos venosos. Portanto, o fluxo sanguíneo arterial e venoso dos retalhos microcirúrgicos e dos segmentos reimplantados precisa ser constantemente monitorado, e o cirurgião responsável deve estar consciente de que pode, a qualquer momento, necessitar reexplorar cirurgicamente o paciente. Evans e Evans recomendam a avaliação do estado da circulação a cada hora no primeiro dia PO e a cada 2 horas nos 2 dias subseqüentes. Depois disso, a cada 4 a 8 horas, até a alta hospitalar.[7]

Os requisitos para escolha do método ideal de monitoração em microcirurgia vascular são: confiabilidade. baixo custo, não ser invasivo, permitir avaliação contínua, identificar rapidamente a redução da perfusão, distinguir entre obstrução arterial ou venosa, poder ser utilizado em todos os tipos de procedimentos microvasculares e ser de fácil interpretação. No entanto, infelizmente, não existe um método que preencha todos estes requisitos.[23]

Os métodos mais comumente utilizados na monitoração de retalhos microcirúrgicos são o exame físico e o Doppler de ultra-som,[7] e exame físico e sensor de temperatura de superfície para os reimplantes.[23]

O exame físico de um retalho microcirúrgico necessita que o mesmo esteja situado na superfície do corpo para avaliação de cor, temperatura, enchimento capilar e hemorragia. Para os retalhos cutâneos, o exame físico é um dos métodos mais confiáveis de avaliação de perfusão. Existe alguma dificuldade na avaliação clínica de pacientes com a pele escura. Nos retalhos sepultados sob a pele, é muito importante, por ocasião da elevação do retalho, confeccionar um monitor de pele, que é um segmento ilhado de pele, mantendo conexão vascular através de vasos perfurantes com o retalho principal, a ser exposto na superfície, para permitir a avaliação vascular. Este recurso tem sensibilidade de 100%, com 36% de casos de falso-positivos. Recomenda-se que o monitor de pele tenha proporções maiores do que 1 × 2cm.[177] É possível avaliar se a insuficiência é arterial ou venosa. Na insuficiência arterial, a pele fica pálida e fria, e não há sangramento quando o retalho é furado com agulha hipodérmica. Na venosa, a pele fica escura, cianótica e edemaciada e, no início da estase venosa, a perfuração do retalho provoca um sangramento rápido e escuro.[7]

O Doppler de ultra-som é um método confiável, rápido e não-invasivo para avaliação de vasos calibrosos do pedículo de retalhos sepultados ou não. Pode avaliar distintamente os fluxos arterial e venoso. Tem as desvantagens de não ser quantitativo, de não avaliar o fluxo de vasos de pequeno calibre e de não poder ser usado de forma contínua. Além do mais, pode avaliar erroneamente o fluxo dos vasos receptores em vez dos vasos anastomosados do pedículo, visto que estão muito próximos.[7,23] Em geral, é aplicado externamente, mas pode ser implantado internamente, nas proximidades das microanastomoses, em especial para retalhos sepultados e em pacientes de pele escura.[7] É mais sensível na identificação da trombose venosa do que na arterial.[178]

O sensor de temperatura de superfície é um método simples, barato e seguro, utilizado principalmente para reimplantes. Pode ser utilizado pela enfermagem, que registra a temperatura na freqüência solicitada pelo cirurgião. A temperatura normal na polpa digital varia entre 32 e 35°C. De acordo com Stirrat, caso a temperatura caia 2,5°C ou abaixo de 30°C, é indicativo de perfusão inadequada.[179] Não é usado para retalhos, pois estes podem manter-se aquecidos por fatores ambientais.[23]

Schoeller e cols. descrevem um método simples de monitoração qualitativa ao deixar um ramo venoso superficial próximo à ferida operatória, ocluído por um microclampe. O clampe é liberado para avaliar o fluxo, ou também serve para aliviar eventual congestão do retalho,[180] mas não é aplicável para retalhos sepultados.

Outros métodos mais sofisticados e dispendiosos, dependentes de operadores treinados e de difícil utilização pela enfermagem, enquanto o cirurgião está ausente, estão disponíveis, como Doppler de ultra-sonografia,[181] Doppler de *laser*,[182-184] oxigênio transcutâneo,[185] fotopletismógrafo,[186] microdiálise[187] etc. Contudo, até o momento, não há um método largamente aceito como ideal.[7]

REFERÊNCIAS

1. Strauch B, Yu HL, Chen ZW, Liebling R (eds.). *Atlas of microvascular surgery*. New York: Thieme Medical Publishers, 1992:1.
2. Kleinert HE, Serafin D, Daniel RK. The place of microsurgery in hand surgery. *Orthop Clin N Am* 1973; *4*(4):929-44.
3. McCall TE, Petersen DP, Wong LB. The use of digital artery sympathectomy as a salvage procedure for severe ischemia of Raynaud's disease and phenomenon. *J Hand Surg* 1999; *24A*(1):173-7.
4. Koman LA, Smith BP, Pollock Jr. EP *et al*. The microcirculatory effects of peripheral sympathectomy. *J Hand Surg* 1995; *20A*:709-17.
5. Henry M, Stutz C. Homodigital antegrade-flow neurovascular pedicle flaps for sensate reconstruction of fingertip amputation injuries. *J Hand Surg* 2006; *31*(7):1220-5.
6. Buncke Jr. HJ. Microvascular hand – transplants and replants. *J Hand Surg* 2000; *25A*:415-28.
7. Evans BCD, Evans, GRD. Microvascular surgery. *Plast Reconstr Surg* 2007; *119*:18-30e.
8. Carrel A, *apud*, Kleinert HE, Smith DJ, Juhala CA *et al*. Replantation utilizing microsurgery. *Cur Pract Orthop Surg* 1977; 7:78-88.
9. Dohlman GF. Carl Olof Nylen and the birth of the otomicroscope and microsurgery. *Arch Otolaryngol* 1969; *90*(6):813-7.
10. Kleinert HE, Kleinert JM, McCabe SJ, Berger AC. *Clinical Symposia* 1991; *43*(2):1-32.
11. Jacobson JH, Suarez EI. Microsurgery in anastomosis of small vessels. *Surg Forum* 1960; *11*:243-5.
12. Kleinert HE, Kasdan ML. Restoration of blood flow in upper extremity injuries. *J Trauma* 1963; *3*:461-78.
13. Malt RA, McKhann CF. Replantation of severed arms. *JAMA*, 1964; *189*:716-22.
14. Nakayama K, Yamamoto K, Tamiya T *et al*. Experience with free autographs of the bowel with a new venous anastomosis apparatus. *Surgery* 1964; *55*:796.
15. Komatsu S, Tamai S. Successful replantation of a completely cutoff thumb. *Plast Reconstr Surg* 1968; *42*:374-7.
16. Buncke HJ, Buncke CM, Schultz WP. Hallux to hand transplantation utilizing micro-vascular anastomoses. *Br J Plast Surg* 1966; *19*:332-7.
17. Cobett JR. Free digital transfer: report of a case of transfer of a great toe to replace na amputated thumb. *J Bone Joint Surg* 1969; *51B*:677-9.
18. Dubernard JM, Owen E, Herzberg G *et al*. Human hand allograft: report on the first 6 months. *Lancet* 1999;*353*:1315-20.
19. Jones JW, Gruber SA, Barker JH, Breidenbach WC. Successful hand transplantation. One-year follow-up. *N Engl J Med* 2000; *343*:468-73.
20. Manske PR. Hand Transplantation – Editorial. *J Hand Surg* 2001; *26A*:193-5.
21. Ferreira MC, Azze RJ, Marques E, Tedesco-Marchese A. Reimplante de dedos com microcirurgia vascular. *Rev Ass Med Brasil* 1977; *23*(8):261-4.
22. Baker JM, Meals RA. A practical guide to surgical loupes. *J Hand Surg* 1997; *22A*:967-74.
23. Sanders WE. Principles of microvascular surgery. *In:* Green DP (ed.). *Operative hand surgery*. Vol. 1. 3 ed., New York: Churchill Livingstone, 1993:1039-83.

24. Nunley JA. Microscopes and microinstruments. *Hand Clin* 1985; *1*(2):197-204.
25. Haeseker B. Microsurgery, a "small" surgical revolution in the medical history of the 20th century. *Ned Tijdschr Geneeskd* 1999; *143*(16):858-64.
26. Kleinert HE. Microsurgery in trauma: its evolution and future. *Bull Am Col Surg* 1982; 6:9-19.
27. Acland RD (ed.). *Microsurgery practice manual.* 2 ed., St. Louis: CV Mosby, 1989:134.
28. Jones JW. Adjunctive measures in microvascular surgery, *J Reconstr Microsurg* 1997; *13*(8):585-92.
29. Birkfellner W, Figl M, Huber K *et al. The Varioscope AR – a head-mounted operating microscope for augmented reality in medical imaging computing and computer-assisted intervention*, Springer 2000, 1935:869-77.
30. Jones JW. Adjunctive measures in microvascular surgery. *J Reconstr Microsurg* 1997; *13*(8):585-92.
31. Bao JYS. Adjustable microforceps. *J Reconstr Microsurg* 1991; 7(2):139-41.
32. Bao JYS, Sherman R. Milking dilation: a pilot study. *J Reconstr Microsurg* 1998; *14*(4):233-6.
33. Pho RWH. General principles of microsurgery. *In:* Pho RWH (ed.). *Microsurgucal technique in orthopaedics* . London: Butterworths, 1988:183.
34. Iwata T, Matsuura A, Kamei Yuzuru, Titiyama K. A surgical tool for facilitating microvascular anastomoses in the rat. *J Reconstr Microsurg* 1995; *11*(3):199-200.
35. Durand PY, Lan GB, Marchal L *et al.* Evaluation of low-pressure arterial and venous clamps: electron microscopic study and possible clinical applications. *J Reconstr Microsurg* 2000; *16*(6):465-71.
36. Acland RD. Microvascular anastomosis: a device for holding stay sutures and a new vascular clamp. *Surgery* 1974; *75*: 185.
37. Beckenstein MS, Windle BH. A new occluder for microvascular anastomoses. *J Reconstr Microsurg* 1996; *12*(1):55-7.
38. Dujovny M, Nossovsky N, Diaz FG *et al.* Effects of needle shape on the integrity of the vascular endothelium. *Acta Neurochirurg* 1985; 77(1-2):62-7.
39. Gilbert RW, Ragnarsson R, Berggren A, Ostrup L Strength of microvascular anastomoses: comparison between the unilink anastomotic system and sutures. *Microsurgery*; 1989; *10*(1):40-6.
40. Nishimoto S, Hikasa H, Ichino I *et al.* Venous anastomoses with a microvascular anastomotic device in head and neck reconstruction. *J Reconstr Microsurg* 7(16):553-6.
41. Cope C, Roy LH, Miller M, Langstein H. Technique and clinical experience of the Unilink/3M® microvascular anastomotic coupling device in free flap surgery. *The Internet J Plast Surg* 2001; *1*(1).
42. Sasson HN, Stofman GM, Berman P. Clinical use of the 3m 2.5 mm mechanical microcoupling device in free tissue transfer. *Microsurgery* 2005; *15*(6):421-3.
43. Jeremic G, Irish JC, Shrime M *et al.* The microvascular anastomotic device and its role in free tissue transfer. *Univ Toronto Med J* 2006; *84*(1):51-4.
44. Dowback, GM, Rohrich, RJ, Robinson Jr. JB, Peden E. Effectiveness of a new non-thrombogenic bio-adhesive in microvascular anatomoses. *J Reconstr Microsurg* 1994; *10*(6):383-6.
45. Mattar Jr. R, Cho AB, Grillo VAT. Sutura mínima associada ao adesivo de fibrina em microanastomoses arteriais: estudo experimental comparativo com a técnica de sutura convencional. *Rev Bras Ortop* 2005; *40*(6):249-59.
46. Kim BY, Choi BH, Huh JY *et al.* Microvascular anastomosis using cyanoacrylate adhesives. *J Reconstr Microsurg* 2004; *20*(4):323-7.
47. Godlewiski G, Rouy S, Tang J *et al.* Scanning electron microscopy of microarterial anastomoses with a diode laser: comparison with conventional manual suture. *J Reconstr Microsurg* 1995; *11*(1):38-41.
48. Ruiz-Razura A, Sozer SO. Scanning electron microscopy of microarterial anastomoses with a diode laser: comparison with conventional manual suture – Invited Discussion. *J Reconstr Microsurg* 1995; *11*(1):42.
49. Gelli R, Pini R, Toncelli F *et al.* Vessel-wall recovery after diode laser-assisted microvascular anastomosis: clinical and histologic analysis on long-term follow-up. *J Reconstr Microsurg* 1997; *13*(3):199-205.
50. Nakamura T, Fukui A, Maeba M *et al.* Microvascular anatomoses using an Nd-Yad laser. *J Reconstr Microsurg* 2000; *16*(7):577-84.
51. Schubert HM, Hohlrieder M, Jeske HC *et al.* Bipolar anastomosis technique with removable instruments: an easy, fast and reliable technique for vascular anastomosis. *Plast Reconstr Surg* 2004; *113*(3):961-6.
52. Beckenstein MS, Windle BH. A new succion for microsurgery. *J Reconstr Microsurg* 1996; *12*(2):127-8.
53. Zienowicz RJ, Júpiter JB, Yaremchuk MJ. A microsurgical suction mat. *J Hand Surg* 1994; *19A*(3):519-20.
54. Buchler U, Phelps DB, Winspur I, Boswick Jr. JA. The irrigation jet: an aid in microvascular surgery. *J Hand Surg* 1977; *2A*(1):24-8.
55. Yan JG, Yousif NJ, Dzwierzynski WW *et al.* Irrigation pressure and vessel injury during microsurgery: a qualitative study. *J Reconstr Microsurg* 2004; *20*(5):399-403.
56. Acland RD, Lubbers LL, Grafton RB, Bensimon R. Irrigating solutions for small blood vessel surgery – a histologic comparison. *Plast Reconstr Surg* 1980; *65*(4):460-5.
57. Mazer N, Barbieri CH, Gonçalves RP. Effect of different irrigating solutions on the endothelium of small arteries: experimental study in rats. *Microsurgery* 1986; 7(1):9-28.
58. Delaere O, Mennen U, Van Heerden W *et al.* Side-effects of rinsing fluids on the rat femoral artery: a histological and electron microscopic study. *J Hand Surg* 1997; *22*(5):568-73.
59. McNamara MJ, Seaber AV, Urbaniak JR. Effect of irrigation fluids on arterial and venous endothelium after ischemia. *J Reconstr Microsurg* 1987; *4*(1):27-32.
60. Cooley BC, Gould JS. Topically applied antithrombotic agents offer a new therapeutic approach to the prevention of microvascular thrombosis. *Microsurgery* 1991; *12*:281-7.
61. Askari M, Fisher C, Weniger FG *et al.* Anticoagulation therapy in microsurgery: a review. *J Hand Surg* 2006; *31A*:836-46.
62. Sinclair S. the importance of topical heparin in microvascular anastomoses: a study in the rat. *Br J Plast Surg* 1980; *33*:422-6.
63. Evans GR, Gherardini G, Gurlek A *et al.* Drug-induced vasodilation in an in vitro and in vivo study: the effects of nicardipine, papaverine, and lidocaine on the rabbit carotid artery. *Plast Reconstr Surg* 1997; *100*(6):1475-81.
64. Fukushima WF, Camargo OPA. Estudo comparativo entre o uso da heparina sódica não-fracionada e o da heparina sódica não-fracionada associada ao cloridrato de lidocaína nos reimplantes em ratos. *Rev Bras Ortop* 2002; *37*:489-95.

65. Gherardini G, Gurlek A, Cromeens D *et al.* Drug-induced vasodilation: in vitro and in vivo study on the effects of lidocaine and papaverine on rabbit carotid artery. *Microsurgery* 1998; *18*(2):90-6.
66. Siemionow M, Kusza C, Nalbantoglu U *et al.* Beneficial effect of isoflurane anesthesia on microcirculatory blood flow in muscle flaps. *J Reconstr Microsurg* 1996; *12*(7):488.
67. Kurt E, Ozturk S, Isik S, Zor F. Continuous brachial plexus blockade for digital replantations and toe-to-hand transfers. *Ann Plast Surg* 2005; *54*(1):24-7.
68. Su HH, Lui PW, Yu CL *et al.* The effects of continuous axillary brachial plexus block with ropivacaine infusion on skin temperature and survival of crushed fingers after microsurgical replantation. *Chang Gung Med J* 2005; *28*(8):567-74.
69. El-Shazly MM, El-Sonbaty MA, Kamel AH *et al.* Microvascular anastomosis in an optical cavity: it is possible? *Plast Reconstr Surg* 2004; *113*(1):294-8.
70. Siemionow M, Ozer K, Siemionow W, Lister G. Robotic assistance in microsurgery. *J Reconstr Microsurg* 2000; *16*(8):643-9.
71. Yeniduya MO, Tsukagoshi T, Hosaka Y. Microsurgical training with beabs. *J Reconstr Microsurg* 1998; *14*(3):197-8.
72. Gould SH. The role of microsurgical laboratory in orthopedic training programs. *Orthopedics* 1986; 9:881-2.
73. Webster R, Ely PB. Treinamento em microcirurgia vascular: é economicamente viável? *Acta Cir Bras* 2002; *17*(3):194-7.
74. Awwad A. A training card for microsurgery. *Microsurgery* 1984; *5*(3):160.
75. Kaufman T, Hurwitz DJ, Ballantyne DL. The foliage leaf in microvascular surgery. *Microsurgery* 1984; *5*(1):57-8.
76. Demirseren ME, Tosa Y, Hosaka Y. Microsurgical training with surgical gauze: the first step. *J Reconstr Microsurg* 2003; *19*(7):385-6.
77. Seaber AV. Laboratory design in preparing for elective microvascular surgery. *Hand Clin* 1985; *1*(2):233-45.
78. Rose JK, Tan J, Rohrich RJ. The three-quarters vein anastomosis: a teaching tool for microsurgery. *J Reconstr Microsurg* 1998; *14*(3):195-6.
79. Nasi S, Aydin MA, Karahan N, Demiryürek D, Sargon M. New microvenous anastomosis model for microsurgical training: external jugular vein. *J Reconstr Microsurg* 2006; *22*:625-30.
80. Brito MVH, Rocha RP, Silva VA, Epaminondas WA. Propriedades da anestesia inalatória com éter sulfúrico em ratos. *Rev Para Med* 1999; *13*(2):29-35.
81. Brito MVH, Brito NMB, Almeida AJB, Santos MRLC. Vaporizador artesanal de éter para cirurgia experimental em ratos. *Acta Cir Bras* 1998; *13*(1):3-5.
82. Schubert HM, Hohlrieder M, Jeske HC *et al.* Bipolar anastomosis technique with removable instruments: an easy, fast and reliable technique for vascular anastomosis. *Plast Reconstr Surg* 2004; *113*(3):961-6.
83. Zhang L, Moskovitz M, Baron DA, Siebert JW. Different types of sleeve anastomosis. *J Reconstr Microsurg* 1995; *11*(6):461-5.
84. Zhang L, Kolker AR, Choe EI *et al.* Venous microanastomosis with the unilink system, sleeve, and suture techniques: a comparative study in the rat. *J Reconstr Microsurg* *13*(4):257-62.
85. Yildirim AM, Güzel MZ, Yücel A, Aygit AC. Z-plasty and microvascular anastomosis. *J Reconstr Microsurg* 1998; *14*(2),117-20.
86. Tetik C, Ünal MB, Kocaoglu B, Erol B. Use of continuous horizontal mattress suture techniques in microsurgery: an experimental study in rats. *J Hand Surg* 2005; *30A*:587-95.
87. Lorenzi F, Hulst R, Boeckx W. Interrupted micro-mattress sutures solve vessel-size discrepancy. *J Reconstr Microsurg* 2005; *21*(4):125-30.
88. Orak I, Guneren E, Yildiz L. A new technique for microvascular anastomosis: eversion with 3 horizontal mattress sutures. *Ann Plast Surg* 2006; *57*(1):80-3.
89. Watanabe H, Ueda K, Ohkouchi M *et al.* Posterior-wall-first continuous suturing combined with conventional interrupted suturing for microvascular anastomosis. *J Reconstr Microsurg* 2006; *22*(8):617-23.
90. Harashina T. Use of the untied suture in microvascular anastomoses. *Plast Reconstr Surg* 1977; *59*(1):134-5.
91. Ishikura N, Tsukada S. Silicone background as vascular stent. *J Reconstr Microsurg* 1995; *11*(2):141-4.
92. Rose JK, Tan J, Rohrich RJ. The three-quarters vein anastomosis: a teaching tool for microsurgery. *J Reconstr Microsur* 1998; *14*(3):193-4.
93. Lee C, Mehran RJ, Lessard ML, Kerrigan CL. Leeches: controlled trial in venous compromised rat epigastric flaps. *Br J Plast Surg* 1992; *45*(3):235-8.
94. Utley DS, Koch RJ, Goode RL. The failing flap in facial plastic and reconstructive surgery: role of the medicinal leech. *Laryngoscope* 1998; *108*(8-1):1129-35.
95. Granzow JW, Armstrong MB, Pamthaki ZJ. A simple method for the control of medicinal leeches. *J Reconstr Microsurg* 2004; *20*(6):461-2.
96. Severo AL, Nolla A, Debona R, Oviedo J *et al.* "Hirudo medicinalis" (sanguessuga): eficácia do seu uso no tratamento da insuficiência venosa em retalhos epigástricos de ratos. *Rev Bras Ortop* 2007; *42*(5):152-6.
97. Hallock GG, Rice DC. Use of a micropunch for arteriotomy in end-to-side anastomosis. *J Reconst Microsurg* 1996; *12*(1):59-63.
98. Frodel JL, Trachy R, Cummings CW. End-to-end and end-to-side microvascular anastomoses: A comparative study. *Microsurgery* 1986; *7*(3):117-23.
99. Dotson RJN, Bishop AT, Wood MB, Schroeder A. End-to-end versus end-to-side arterial anastomosis patency in microvascular surgery. *Microsurgery* 1998; *18*(2):125-8.
100. Werker PMN, Kon M, Green CJ. Geometrical approach to the end-to-side anastomosis. *Microsurgery* 1991; *12*(6):420-3.
101. Hwang K, Han JY, Chung IH. Topographical anatomy of the anconeus muscle for use as a free flap. *J Reconstr Microsurg* 2004; *20*:631-6.
102. Zumiotti AV, Arnone AC, Arima MAS *et al.* Contribuição ao estudo anatômico do retalho ulnar distal do antebraço. *Rev Bras Ortop* 1999; *34*(4):282-8.
103. Hasegawa K, Pereira BP, Pho, RWH. The Microvasculature of the nail bed, nail matrix, and nail fold of a normal human fingertip. *J Hand Surg* 2001; *26A*:283-90.
104. Rezende MR, Carvalho A, Marciano A *et al.* Retalho do músculo grácil: estudo anatômico e uso clínico. *Rev Bras Ortop* 2005; *40*(7):428-38.
105. Olivier Y, Heymans OY, Nélissen XP *et al.* New approach to vascular injection in fresh cadaver dissection. *J Reconstr Microsurg* 2004; *20*:311-5.
106. Yang D, Morris SF, Tang M, Geddes CR. Reversed forearm island flap supplied by the septocutaneous perforator of the radial artery: anatomical basis and clinical applications. *Plast Reconstr Surg* 2002; *112*(4):1012-6.

107. Kawai K, Imanishi N, Kakajima H *et al*. Vascular anatomy of the anterolateral thigh flap. *Plast Reconstr Surg* 2004; *114* (5):1108-17.
108. Cavadas PC, Sanz-Giménes-Rico JR, Landín L, Martinez-Soriano F. Segmental gracilis free flap based on secondary pedicles: anatomical study and clinical series. *Plast Reconstr Surg* 2004; *114*(3):684-91.
109. Godat DM, Sanger JR, Lifchez SD *et al*. Detailed neurovascular anatomy of the serratus anterior muscle: implications for a functional muscle flap with multiple independent. *Plast Reconstr Surg* 2004; *114*(1):21-9.
110. Haas F, Weiglein A, Schwartzl F, Scharnagl E. The lower trapezius musculocutaneous flap from pedicled to free flap: anatomical basis and clinical applications based on the dorsal scapular artery. *Plast Reconstr Surg* 2004; *113*(6):1580-90.
111. Smith PJ, Foley B, McGregor IA, Jackson IT. The anatomical basis of the groin flap. *Plast Reconstr Surg* 1972; *49*(1):41-7.
112. Moss SH, Schwartz KS, Drasek-Ascher G *et al*. Digital venous anatomy. *J Hand Surg* 1985; *10A*:473-82.
113. Earley MJ. The arterial supply of the thumb, first web and index finger and its surgical application. *J Hand Surg* 1986; *11B*(2):163-74.
114. Scheker LR, Kleinert HE. Lateral arm composite tissue transfer to ipsilateral hand defects. *J Hand Surg* 1987; *12A*(2-1):665-72.
115. Endo T, Kojima T, Hirase Y. Vascular anatomy of the finger dorsum and a new idea for coverage of the finger pulp defect that restores sensation. *J Hand Surg* 1992; *17A*(5):927-32.
116. Hirase Y, Kojima T. Use of the double layered free temporal fascia flap for upper extremity coverage. *J Hand Surg* 1994; *19A*(5):864-70.
117. Sheetz KK, Bishop AT, Berger RA. The arterial blood supply of the distal radius and ulna and its potencial use in vascularized pedicled bone grafts. *J Hand Surg* 1995; *20A*(6):902-14.
118. Cobb TK, Carmichael SW, Cooney WP. Guyon's canal revisited: an anatomic study of the carpal ulnar neurovascular space. *J Hand Surg* 1996; *21A*(5):861-9.
119. Lindsey JT, Watumull D. Anatomic study of the ulnar nerve and related vascular anatomy at Guyon's canal: a practical classification system. *J Hand Surg* 1996; *21A*(4):626-33.
120. Haven I, Hage J, Prose LP. The plantar arch revisited. *J Reconstr Microsurg* 1995; *11*(2):125-9.
121. Hurlbut PT, Heest AE, Lee KH. A cadaveric anatomic study of radial artery pedicle grafts to the scaphoid and lunate. *J Hand Surg* 1997; *22A*(3):408-12.
122. El-Khatib HA. Clinical experiences with the extended first dorsal metacarpal artery island flap for the thumb reconstruction. *J Hand Surg* 1998; *23A*(4):647-52.
123. Chen YG, Cook PA, McClinton MA *et al*. Microarterial anatomy of the lesser toe proximal interphalangeal joints. *J Hand Surg* 1998; *23A*(2):256-60.
124. Brunelli F, Vigasio A, Valenti P, Brunelli GR. Arterial anatomy and clinical application of the dorsoulnar flap of the thumb. *J Hand Surg* 1999; *24A*(4)803-11.
125. Meirer R, Schrank C, Putz R. Posterior radial collateral artery as the basis of the lateral forearm flap. *J Reconstr Microsurg* 2000; *16*(1):21-5.
126. Summers NA, Sanger JR, Matloub HS. Lateral arm fascial flap: microarterial anatomy and potential clinical applications. *J Reconstr Microsurg* 2000; *16*(4):279-86.
127. Li Q, Xu J, Zhang D. Vascularized plantaris tendon graft: anatomic study of the donor. *J Reconstr Microsurg* 2000; *16*(4)287-90.
128. Homma KI, Sugihara T, Igawa HH *et al*. Technique for selective microangiography of skin flaps with high contrast and fine detail. *J Reconstr Microsurg* 2000; *16*(5):367-70.
129. Hwang K, Han JY, Chung IH. Topographical anatomy of the anconeus muscle for use as a free flap. *J Reconstr Microsurg* 2004; *20*(8):631-6.
130. Rodrigues H (ed.). *Técnicas Anatômicas*. 3 ed. Vitória, 2005:229.
131. Barros RSM. Bases anatômicas do retalho miocutâneo ilhado do músculo abdutor do dedo mínimo. [Tese de Doutorado]. Rio de Janeiro (RJ): Universidade Federal do Rio de Janeiro, 1994.
132. Guyton AC, Hall JE (eds.). A microcirculação e o sistema linfático: trocas de líquido no capilar, líquido intersticial e fluxo da linfa. *In: Tratado de fisiologia médica*. 10 ed. Rio de Janeiro: Guanabara Koogan, 2002:153-64.
133. Bodor R, Yoleri L, Zhang F *et al*. Blood-flow velocity as a factor in postoperative microvascular patency. *J Reconstr Microsurg* 1997; *13*(7):463-70.
134. Majerus PW, Tollefsen DM. Anticoagulantes, trombolíticos e fármacos antiplaquetários. *In:* Hardman JG, Limbird LE (eds.) *As bases farmacológicas da terapêutica*. 10 ed. Rio de Janeiro: McGraw Hill Interamericana do Brasil, 2003:1141-55.
135. Koman LA, Smith BP, Pollock Jr. FE *et al*. The microcirculatory effects of peripheral sympathectomy. *J Hand Surg* 1995; *20A*:709-17.
136. Stensmann BHW. Hidrostática – parte 1. Instituto de Física. UFRGS. 2002 http://www.if.ufrgs.br/mpef/mef004/20021/Berenice/hidro.html)
137. Aires MM (ed.). Hemostasia. *In: Fisiologia*. 2 ed. Rio de Janeiro: Guanabara Koogan, 1999:151-71.
138. Tortora GJ, Grabowski SR (eds.). Sistema cardiovascular: o sangue. *In: Princípios de anatomia e fisiologia*. 9 ed. Rio de Janeiro: Guanabara Koogan, 2002:566-71.
139. Ganong WF (ed.). Líquidos corporais circulantes. *In: Fisiologia médica*. 17 ed. Rio de Janeiro: Prentice-Hall, 1998:379-81.
140. Conrad MH, Adams Jr. WP. Pharmacologic optimization of microsurgery in the new millennium. *Plast Reconstr Surg* 2001; *108*:2088-96.
141. Li X, Cooley BCE. Effect of anticoagulation and inhibition of platelet aggregation on arterial versus venous microvascular thrombosis. *Ann Plast Surg* 1995; *35*(2):165-9.
142. Kroll S, Schusterman M, Reece GP *et al*. Timing of pedicle thrombosis and flap loss after free-tissue transfer. *Plast Reconstr Surg* 1996; *98*(7):1230-3.
143. Ichinose A, Tahara S, Terashi H *et al*. Short-term postoperative flow changes after free radial forearm flap transfer: possible cause of vascular occlusion. *Ann Plast Surg* 2003; *50*(2):160-4.
144. Perry MO, Fantini G. Ischemia: profile of an enemy: reperfusion injury of skeletal muscle. *J Vasc Surg* 1987; 6:231-4.
145. Walker PM, Lindsay TF, Labbe R *et al*. Salvage of skeletal muscle with free radical scavengers. *J Vasc Surg* 1987; *5*:68-75.
146. Ratych RE, Chukniyiska RS, Bulkley GB. The primary localization of free radical generation after anoxia/reoxygenation in isolated endothelial cells. *Surgery* 1987; *102*:122-31.
147. Korthuis RJ, Smith JK, Carden DL. Hypoxic reperfusion attenuates postischemic microvascular injury. *Am J Physiol* 1989; *256*:H315-9.
148. Bitu-Moreno J, Francischetti I, Hafner L. Lesões de isquemia-reperfusão em músculos esqueléticos: fisiopatologia e novas tendências de tratamento, com ênfase em reperfusão controlada. *J Vasc Br* 2002; *1*(2):113-20.

149. Lindsay T, Walker PM, Mickle AG, Romaschin AD. Measurement of hydroxy-conjugated dienes after ischemia-reperfusion in canine skeletal muscle. *Am J Physiol* 1988; *254*(3-2):H578-83.
150. Korthuis RJ, Granger DN, Townsley MI, Taylor AE. The role of oxygen-derived free radicals in ischemia-induced increases in canine skeletal muscle vascular permeability. *Circ Res* 1985; *57*:599-609.
151. Smith JK, Carden DL, Korthuis RJ. Role of xanthine oxidase in postischemic microvascular injury in skeletal muscle. *Am J Physiol* 1989; *257*(6-2):H1782-9.
152. Harris K, Walker PM, Mickle AG *et al.* Metabolic response of skeletal muscle to ischemia. *Am J Physiol* 1986; *250*(2-2):H213-20.
153. Qi WN, Zhang L, Chen LE *et al.* Nitric oxide involvement in reperfusion injury of denervated muscle. *J Hand Surg* 2004; *29A*:638-45.
154. Franco RK, Zumiotti AV, Kume, MH *et al.* Estudo do efeito da N-acetilcisteína em retalhos fasciocutâneos submetidos à isquemia e reperfusão: modelo experimental em ratos. *Rev Bras Ortop* 2006; *41*(11/12):474-82.
155. Weiss DD, Stevens DM, Yan JG *et al.* Hyperbaric oxygen: a means of decreasing ischemic epiphyseal damage in a pediatric rabbit model. *J Hand Surg* 2000; *25A*:159-65.
156. Jokuszies A, Niederbichler A, Meyer-Marcotty M *et al.* Influence of transendothelial mechanisms on microcirculation: consequences for reperfusion injury after free flap transfer. Previous, current, and future aspects. *J Reconst Microsurgery* 2006; *22*(7):513-8.
157. Yao KA, Royh AC, Stephenson LL *et al.* Effect of ketorolac tromethamine (toradol) on ischemia-reperfusion in injury in skeletal muscle. *J Reconstr Microsurg* 1998; *14*(3):211-4.
158. O'Farrel D, Chen LE, Seaber AV *et al.* Efficacy of recombinant human manganese superoxide dismutase compared to allopurinol in protection of ischemic skeletal muscle against "no-reflow". *J Reconstr Microsurg* 1995; *11*(3):207-14.
159. Korompilias AV, Chen LE, Seaber AV, Urbaniak JR. Antithrombotic potencies of enoxaparin in microvascular surgery: influence of dose and administration methods on patency rate of crushed arterial anastomoses. *J Hand Surg* 1997; *22A*:540-6.
160. Savoie FH, Cooley BC, Gould JS. Evaluation of the effect of pharmacologic agents on crush-avulsion arterial injuries: a scanning electron microscopy study. *Microsurgery* 1991; *12*:292-300.
161. Siegel DB. Use of anticoagulants in replantation and elective microsurgery. *Microsurgery* 1991; *12*:277-80.
162. Furnas HJ, Lineaweaver W, Buncke HJ. Blood loss associated with anticoagulation in patients with replanted digits. *J Hand Surg* 1992; *17A*(2):226-9.
163. Pugh CM, Dennis RH, Massac EA. Evaluation of intraoperative anticoagulants in microvascular free-flap surgery. *J Natl Med Assoc* 1996; *88*(10):655-7.
164. Chien W, Varvares MA, Hadlock T *et al.* Effects of aspirin and low-dose heparin in head and neck reconstruction using microvascular free flaps. *Laryngoscope* 2005; *115*(6):973-6.
165. Labosky DA. Selective heparinizatin of venous anastomosis in latissimus dorsi free flaps to cover lower-extremity soft-tissue defects. *Microsurgery* 1991; *12*:301-7.
166. Hudson DA, Engelbrecht G, Duminy FJ. Another method to prevent venous thrombosis in microsurgery: an in situ venous catheter. *Plast Reconst Surg* 2000; *105*(3):999-1003.
167. Emerick KS, Deschler DG. The effect of low-molecular-weight heparin on microvenous thrombosis in a rat model. *Arch Facial Plast Surg* 2007; *9*(1):19-21.
168. Bijsterveld NR, Hettiarachchi R, Peters R *et al.* Low-molecular weight heparin in venous and arterial thrombotic disease. *Thromb Haemost* 1999; *82*(1):139-47.
169. Roque M, Rauch U, Reis ED *et al.* Comparative study of antithrombotic effect of a low molecular weight heparin and unfractionated heparin in an ex vivo model of deep arterial injury. *Thromb Res* 2000; *98*:499.
170. Malm K, Dahlback B, Arnljots B. Low-molecular-weight heparin (dalteparin) effectively prevents thrombosis in a rat model of deep arterial injury. *Plast Reconstr Surg* 2003; *111*(5):1659-66.
171. Ritter EF, Cronan JC, Rudner AM *et al.* Improved microsurgical anastomotic patency with low molecular weight heparin. *J Reconstr Microsurg* 1998; *14*(5):331-6.
172. Chen LE, Seaber AV, Korompilias AV, Urbaniak JR. Effects of enoxaparin, standard heparin, and streptokinase on the patency of anastomoses in severely crushed arteries. *Microsurgery* 1995; *16*:661-5.
173. Yii NW, Evans GRD, Miller MJ *et al.* Thrombolytic therapy: what is its role in free flap salvage? *Ann Plast Surg* 2001; *46*:601-4.
174. Rooks MD, Rodriguez Jr. J, Blechner M *et al.* Comparative study of intraarterial and intravenous anticoagulants in microvascular anastomosis. *Microsurgery* 1994; *15*:123-9.
175. Schubert W, Hunter DW, Guzman-Stein G *et al.* Use of streptokinase for the salvage of a free flap: case report and review of the use of thrombolytic therapy. *Microsurgery* 1987; *8*:117-21.
176. Khoury RK, Sherman R Buncke Jr. *et al.* A phase II trial of intraluminal irrigation with recombinant human tissue factor pathway inhibitor to prevent thrombosis in free flap surgery. *Plast Reconstr Surg* 2001; *107*:408-15.
177. Torre J, Hedden W, Grant III JH *et al.* Retrospective review of the internal doppler probe for intra- and postoperative microvascular surveillance *J Reconstr Microsurg* 2003; *19*(5):287-90.
178. Swartz WM, Izquierdo R, Miller MJ. Implantable venous doppler microvascular monitoring. *Plast Reconstr Surg* 1994; *93*(1):152-63.
179. Stirrat CR, Seaber AV, Urbaniak JR, Bright DS. Temperature monitoring in digital replantation. *J Hand Surg* 1978; *3*:342-7.
180. Schoeler T, Ninkovic M, Wechselberger G. A simple method of free flap monitoring using a superficial vein. *J Reconstr Microsurg* 1996; *12*(6):371-3.
181. Koudsi B, Petti CA, Halpern DE *et al.* Assesment of acute microcirculatory changes by color doppler sonography. *J Hand Surg* 1994; *19A*(3):488-94.
182. Place MJ, Witt P, Hendricks D. Cutaneous blood-flow patterns in free flaps determined by laser doppler flowmetry. *J Reconstr Microsurg* 1996; *12*(6):355-8.
183. Galla TJ, Hellekes D, Feller AM. Differentiation between arterial and venous vessel occlusion by simultaneous measurement with laser doppler flowmetry and photoplethysmography. *J Reconstr Microsurg* *15*(1):67-72.
184. Yuen JC, Feng Z. Monitoring free flaps using the laser Doppler flowmeter: Five-year experience. *Plast Reconstr Surg* 2000; *105*(1):55-61.
185. Kamolz LP, Giovanoli P, Haslik W *et al.* Continuous free-flap monitoring with tissue-oxygen measurements: three-year experience. *J Reconstr Microsurg* 2002; *18*(6):487-91.
186. Doyle DJ. A microminiature photopletysmogract probe for microvascular surgery. *Microsurgery* 1984; *5*:105-6.
187. Udesen A, Lentoft E, Kristensen SR. Monitoring of free TRAM flaps with microdialysis. *J Reconstr Microsurg* 2000; *16*(2):101-6.

Reimplantes no Membro Superior

CAPÍTULO 28

Arnaldo Valdir Zumiotti
Teng Hsiang Wei

Após trabalhos experimentais realizados por Buncke e Schulz,[1] os reimplantes de membros amputados foram realizados clinicamente em 1962, quando Malt e McKhann descreveram um reimplante de braço.[2] Baseados na microcirurgia vascular, com a qual vasos com diâmetro na ordem de 1mm podem ser suturados com segurança, em 1965, Komatsu e Tamai realizaram o primeiro reimplante de polegar.[3] Após os primeiros relatos, os reimplantes passaram a ser realizados rotineiramente e com sucesso no mundo, destacando-se a China, o Japão, a Austrália e os EUA.[4-12]

Em nosso meio, Marques foi o pioneiro na realização de reimplantes de membros amputados,[13] além de Costa.[14] Entretanto, somente na década de 1970 a técnica microcirúrgica foi introduzida por Ferreira e cols.,[15-17] possibilitando a realização de reimplantes mais distais, no nível da mão e dos dedos, procedimentos que, em 1978, foram sistematizados por Zumiotti, com ênfase nos resultados funcionais.[18-24]

CLASSIFICAÇÃO

Nível da amputação

Os reimplantes podem ser denominados macrorreimplantes, quando o nível da amputação é proximal ao punho, com os vasos assumindo dimensões significativamente maiores e havendo uma predominância de tecido muscular. Devido a estas peculiaridades, o procedimento de reimplante deve ser conduzido com alguns cuidados especiais, que mencionaremos adiante.

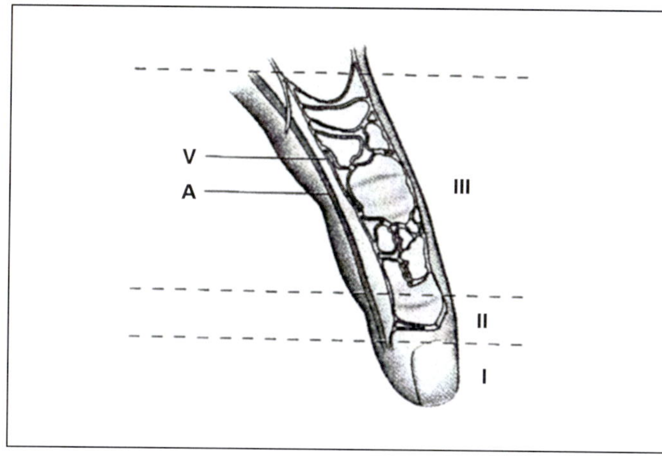

Figura 28.1 Classificação das amputações de dedos.

No nível dos dedos, as amputações podem ser divididas em três zonas, de acordo com a rede vascular (Figura 28.1):

- **I:** entre a ponta do dedo e a base da unha.
- **II:** entre a base da unha e a articulação interfalângica distal (IFD).
- **III:** entre as articulações IFD e metacarpofalângica (MF).

Mecanismo de amputação

Os mecanismos de amputação podem ser divididos em cortante, corto-contuso, esmagamento e avulsão. Os mecanismos corto-contusos e esmagamentos são os mais freqüentes, causados por acidentes de trabalho. O mecanismo cortante é o mecanismo mais favorável, em termos de prognóstico, e os dois últimos mecanismos (esmagamento e avulsão) são os piores.[25]

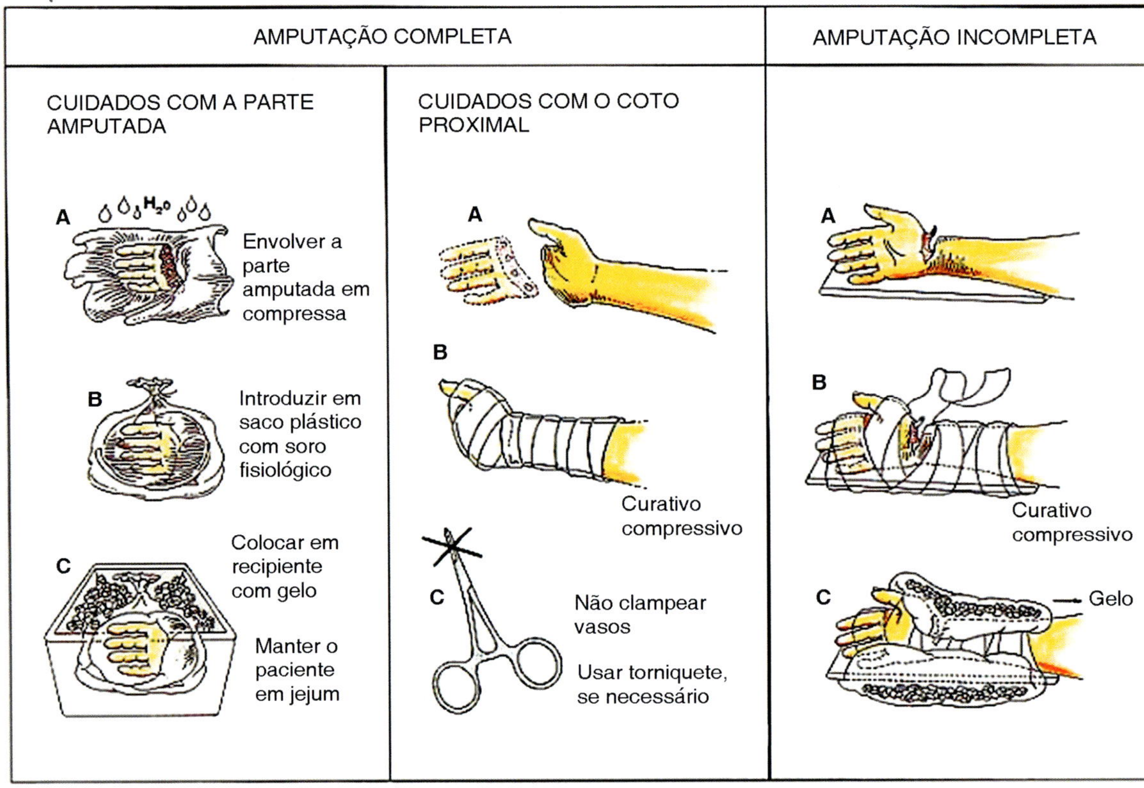

Figura 28.2 Cuidados com a parte amputada e com o coto.

Tipo de isquemia

A isquemia pode ser normotérmica, ocorrida na temperatura ambiente, ou hipotérmica, com a parte amputada acondicionada, como descrito adiante.[26]

MEDIDAS PRÉ-OPERATÓRIAS

Nas amputações de dedo, geralmente o paciente encontra-se em boas condições clínicas, de modo que podemos enfocar as medidas locais. As amputações mais proximais, entretanto, acarretam repercussões sistêmicas graves, e o paciente precisa ser estabilizado e preparado para poder submeter-se a um procedimento de longa duração e sujeito ao impacto da reperfusão do membro. Lesões associadas também são freqüentes, e devem ser levadas em conta.

A parte amputada deve ser acondicionada num recipiente com soro fisiológico (SF) ou envolta por compressa molhada no SF, com gelo colocado ao redor deste sistema. Desse modo, obtemos uma hipotermia de aproximadamente 4°C, suficiente para a conservação de um dedo por 12 horas e amputações mais proximais, por até 6 horas.

O coto proximal deve ser tratado com enfaixamento compressivo, de preferência sem a utilização de pinças hemostáticas.

Se a amputação for incompleta e houver isquemia do membro, este deverá ser protegido por compressa molhada e envolto por gelo, para produzir uma hipotermia local (Figura 28.2).

INDICAÇÕES

Gerais

Uma vez estabilizado, principalmente no caso das amputações mais proximais, deve-se analisar o perfil do paciente, para verificar se suas condições gerais permitem a realização do procedimento. A idade, o sexo, a existência de comorbidades, a profissão, o perfil psicológico e a condição social são variáveis a serem consideradas. Em pacientes do sexo feminino e em crianças, o reimplante deve ser tentado devido a considerações estéticas e ao maior potencial de regeneração dos tecidos, respectivamente. A idade avançada e a existência de doenças associadas podem contra-indicar o procedimento cirúrgico, se implicarem riscos que se sobrepõem aos benefícios obtidos com o reimplante, principalmente em relação aos macrorreimplantes, em que a repercussão clínica durante e após o procedimento é sempre significativa. A profissão, o perfil psicológico do paciente e a condição social constituem fatores determinantes que influenciam a reabilitação e a reinserção no contexto sócio-econômico destes pacientes.

Locais

As amputações proximais são sempre boas indicações de reimplante, dado o impacto da perda funcional ocasionado pela amputação. Há de se ponderar, entretanto, a gravidade das condições gerais e somar a repercussão de uma cirurgia de longa duração e dos efeitos da reperfusão, com a introdução maciça na circulação de radicais livres gerados pela isquemia tecidual.

Ao nível dos dedos, a amputação do polegar e de múltiplos dígitos constitui sempre boa indicação de reimplante, cujo objetivo é a restauração da pinça digital. As amputações na zona I de Verdan também são boas indicações de reimplante devido ao excelente resultado funcional, apesar da dificuldade técnica de um reimplante digital muito distal. Na amputação de dedo único na zona II de Verdan, a indicação do reimplante é relativa, devido ao resultado funcional pouco satisfatório.[27-32]

Técnica cirúrgica

Realizam-se, inicialmente, a descontaminação e o desbridamento das feridas. A parte amputada pode ser preparada e dissecada simultaneamente à anestesia do paciente, para poupar tempo. No dedo, são realizadas vias mediolaterais, para identificação do feixe vasculonervoso, e, mais proximalmente, vias de acesso convencionais. A regularização das extremidades ósseas deve ser realizada para facilitar a osteossíntese e evitar o excesso de tensão nas partes moles, principalmente nos vasos e no revestimento cutâneo. Ao nível do dedo, até 1cm de encurtamento pode ser feito, ao passo que, mais proximalmente, podemos encurtar até 5cm sem prejuízo significativo da função do membro.

Nas amputações de múltiplos dígitos, se estes não estiverem em boas condições, deve-se priorizar a colocação dos melhores dedos nos raios responsáveis pela pinça digital: polegar, indicador e dedo médio. Quando o dedo reimplantado é de outro raio, é denominado reimplante heterotópico.

Descrevemos a seguir a seqüência das etapas do reimplante:[33,34]

1. Osteossíntese: com fio de Kirschner ou placa de minifragmentos.
2. Tenorrafia do flexor.
3. Revascularização arterial.
4. Neurorrafias.
5. Tenorrafia do extensor.
6. Anastomoses venosas.
7. Fechamento da pele.

A lógica desta seqüência baseia-se em iniciar pela síntese das estruturas mais profundas, indo até as mais superficiais no final. Entretanto, nos macrorreimplantes, dependendo do tempo de isquemia em curso, a etapa 3 pode ser invertida com a 2 e uma veia pode ser anastomosada logo após a revascularização, para evitar perda sanguínea excessiva. O momento do restabelecimento do fluxo venoso nos macrorreimplantes é crítico devido aos efeitos sistêmicos dos radicais livres produzidos pelo membro isquêmico. A condução atenta do intra-operatório deve ser feita juntamente com o anestesiologista, para compensar os eventuais desequilíbrios hemodinâmicos, respiratórios e renais.

Tendo em vista a grande quantidade de lesões por esmagamento e corto-contusas, é muito freqüente indicarmos o uso de enxertos vasculares. É sempre aconselhável a realização de duas microanastomoses de boa qualidade, comparando-se com uma microanastomose de risco, seja por tensão excessiva, seja pela má qualidade dos cotos. Um dos parâmetros utilizados para identificar um vaso de boa qualidade é a presença de vasos colaterais de aspecto normal no microscópio.[19] Utilizamos as veias ventrais do punho invertidas, as veias dorsais do pé ou uma das artérias digitais do terceiro dedo da mão como enxertos vasculares para reimplante de dedo e a veia safena invertida para macrorreimplantes. Com relação ao reimplante do polegar, na presença de lesão por avulsão ou esmagamento, a estratégia empregada para obtenção de um bom influxo arterial pode ser por meio de enxerto vascular longo proveniente da artéria radial na tabaqueira anatômica ou por meio da transferência do feixe vascular digital do terceiro dedo para a região do coto de amputação.[35-37] Em reimplantes distais de dedos, principalmente, às vezes ocorre ausência de veias adequadas para o retorno venoso. Nesta situação, a drenagem venosa do dedo pode ser realizada por três métodos: fístula arteriovenosa através do efluxo da artéria digital oposta, sangramento provocado por escarificação ativa do leito ungueal associada à heparinização local e/ou sistêmica[38,39] ou a colocação de sanguessugas (não disponível em nosso meio).

A ordem do reimplante, quando ocorrem amputações de múltiplos dígitos, começa pelos dedos mais radiais, com o objetivo de restaurar a pinça digital.

Muitas vezes, nos reimplantes proximais ao cotovelo, há um grande componente de esmagamento e, em decorrência disto, déficit no revestimento cutâneo. Nestes casos, para a cobertura das estruturas reconstruídas, faz-se necessária a confecção de retalhos locais ou microcirúrgicos. Em geral, recorremos à rotação do músculo grande dorsal, cujo arco alcança facilmente o cotovelo e o terço proximal do antebraço.

MEDIDAS PÓS-OPERATÓRIAS

Após o reimplante, o membro é protegido com curativo de múltiplas camadas não-compressivo, imobilizado externamente por tala gessada e mantido elevado. O controle da perfusão é feito por meio da observação da cor, reenchimento capilar, turgor e temperatura da extremidade.

Nos primeiros dias, hidratação parenteral deve ser mantida para manutenção da volemia circulante. Antibióticos são administrados de forma terapêutica, como nas fraturas expostas. Não introduzimos de rotina medicamentos anticoagulantes, exceto AAS, na dose antiagregante.

À semelhança dos retalhos microcirúrgicos, quandos há sinais de comprometimento da perfusão, tanto arterial como venosa, e as causas extrínsecas foram afastadas, deve-se proceder à revisão das microanastomoses imediatamente.

Os curativos são realizados a cada 2 a 3 dias. O paciente recebe alta hospitalar em torno de 1 semana, na ausência de intercorrências.

REABILITAÇÃO

O paciente inicia a reabilitação precocemente, logo após alta hospitalar, com o objetivo de manter a amplitude de movimentos e evitar deformidades e rigidezes. Juntamente com a terapia da mão, órteses podem ser confeccionadas para auxiliar a imobilização e, de forma estática ou dinâmica, reabilitar os tendões flexores e extensores. O tempo de movimentação protegida é naturalmente mais longo devido à lesão tendínea de ambos os lados. No período prévio à reinervação da musculatura intrínseca da mão, devem-se fazer movimentações e órteses para evitar deformidades causadas pela atrofia da mesma.

A seguir, ilustramos caso de reimplantes em vários níveis, em que foram seguidas as normas recomendadas neste capítulo (Figura 28.3 a 28.9).

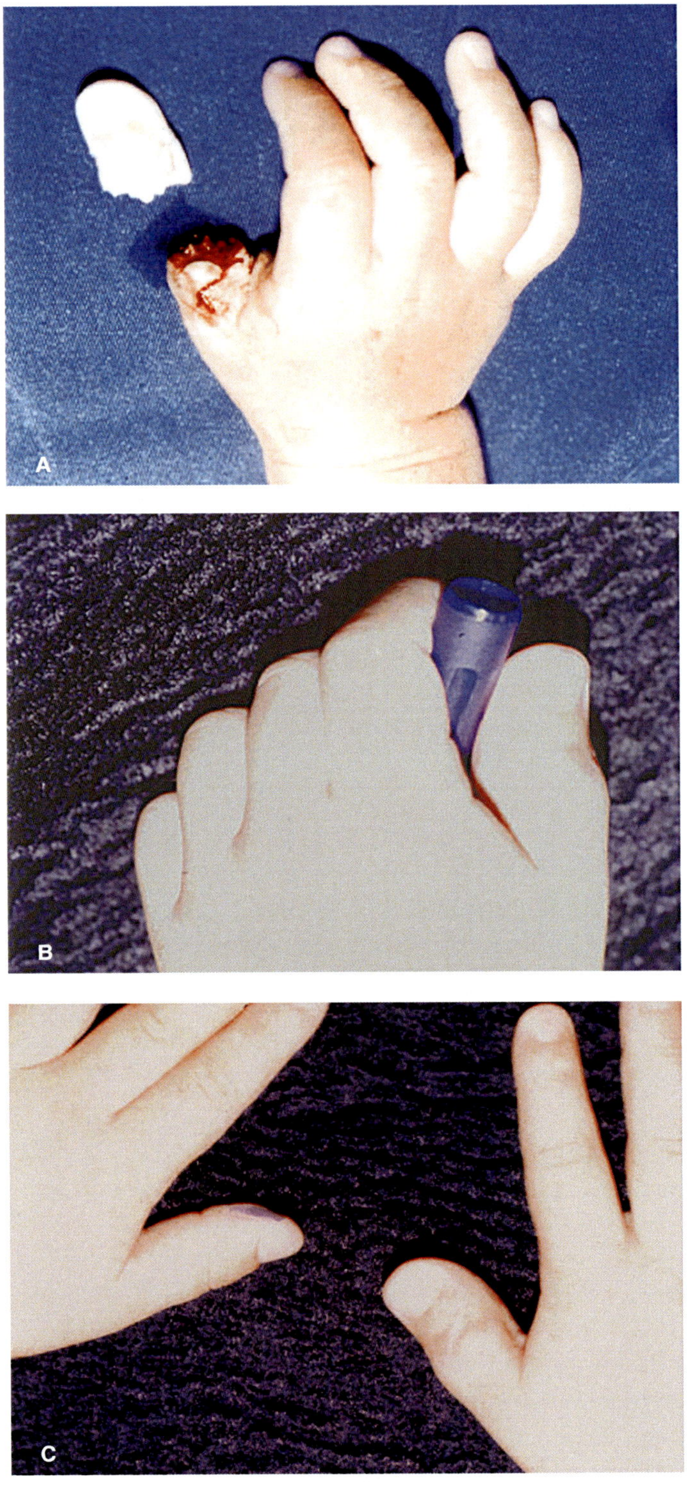

Figura 28.3A. Amputação do polegar em criança de 16 meses. **B** e **C.** Resultado funcional após reimplante.

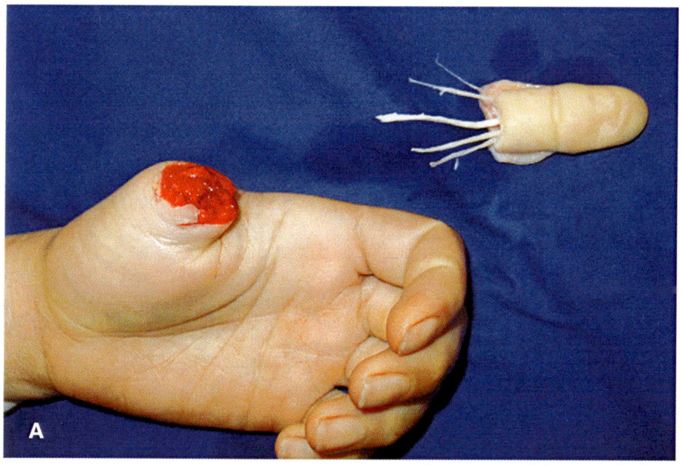

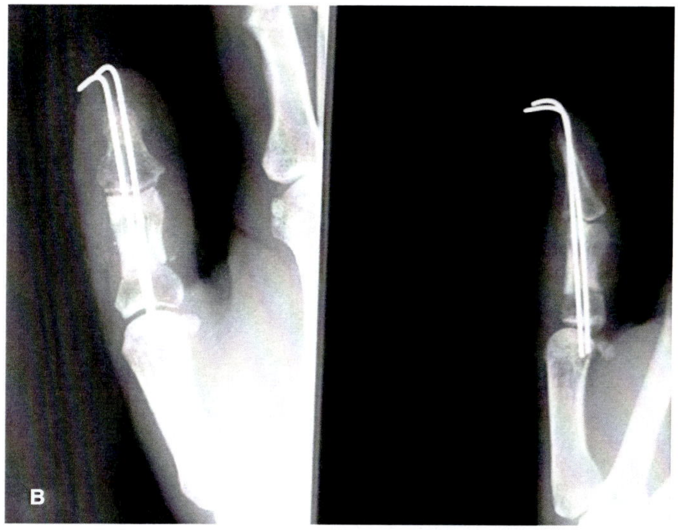

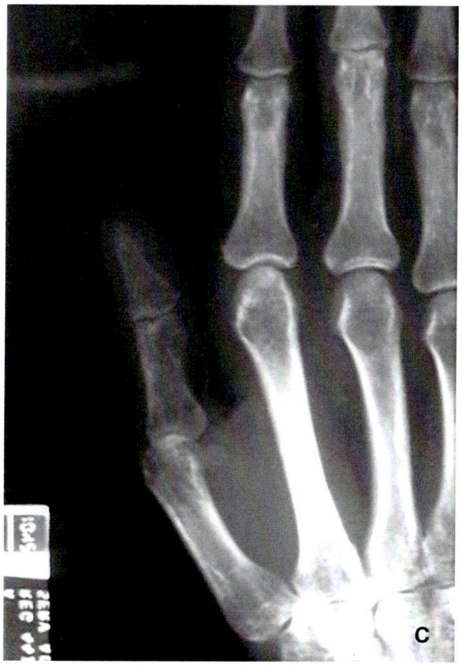

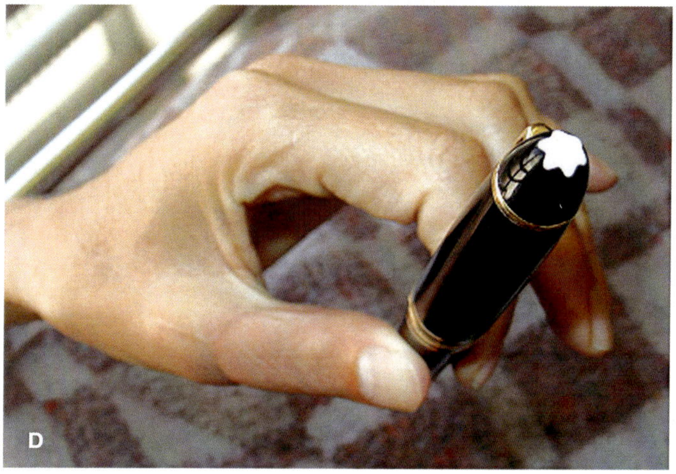

Figura 28.4A. Amputação por esmagamento-avulsão do polegar em adulto. **B.** Radiografia da osteossíntese. **C.** Radiografia após consolidação óssea. **D.** Resultado funcional após reimplante.

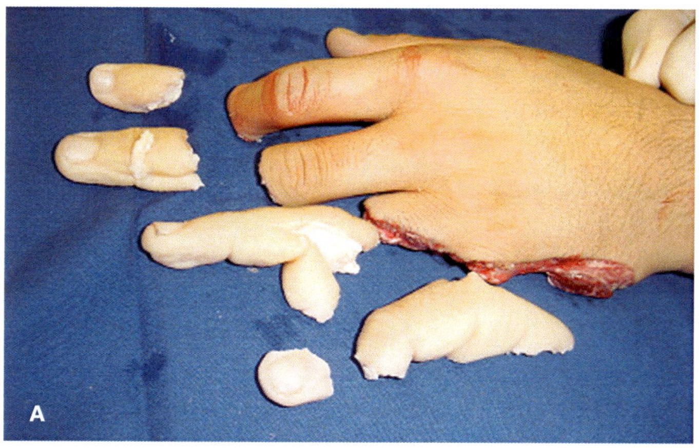

Figura 28.5A. Amputação de múltiplos dígitos por esmagamento. **B.** Resultado funcional após reimplante heterotópico de dois dedos.

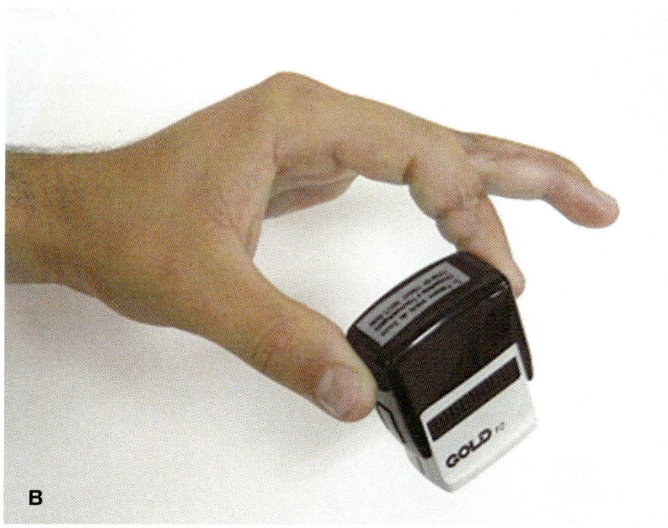

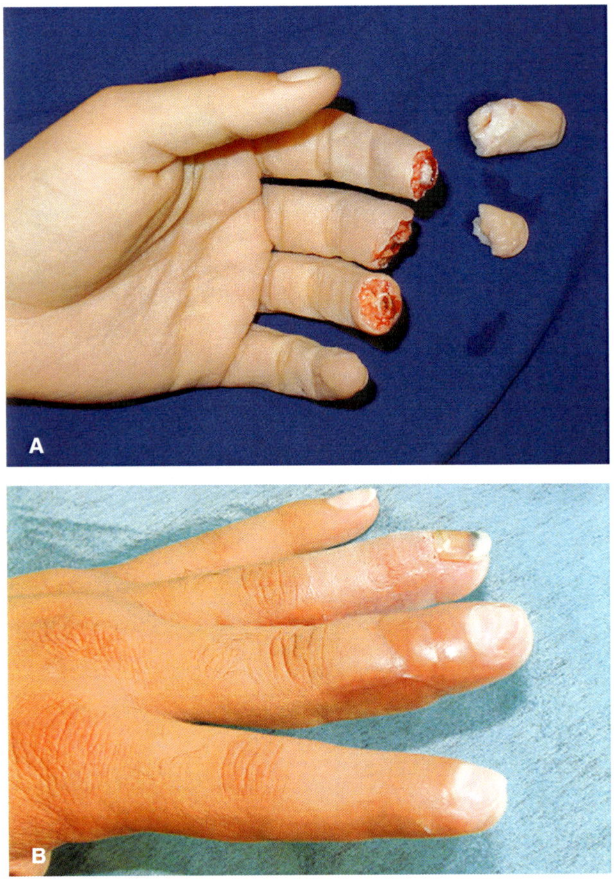

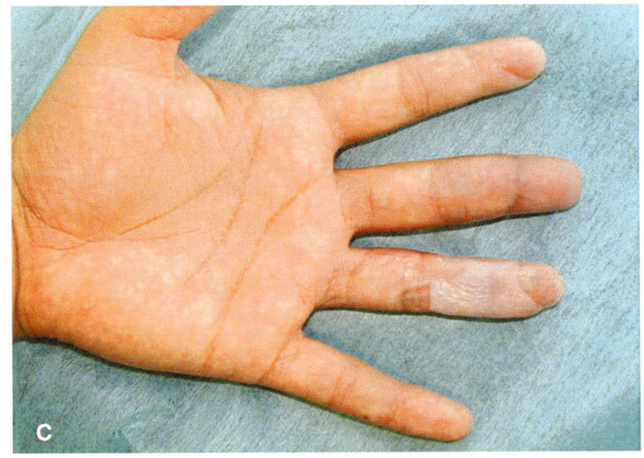

Figura 28.6A. Amputação distal de múltiplos dígitos por esmagamento. **B** e **C.** Resultado final após reimplante do terceiro dedo, V-Y do segundo dedo e ilha reversa + reposição do quarto dedo.

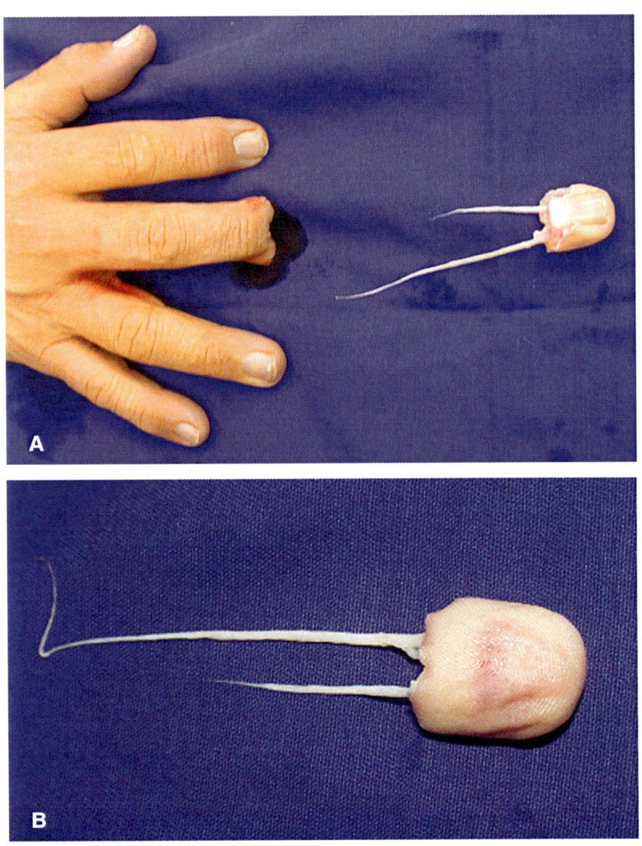

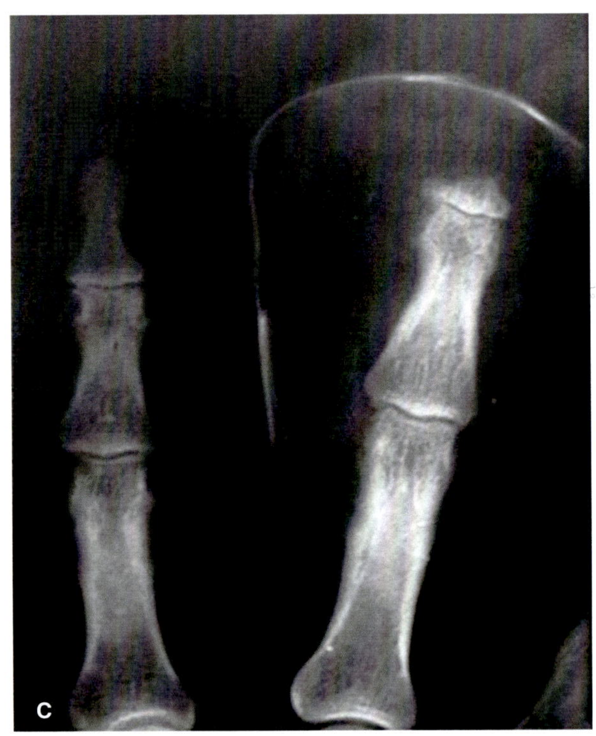

Figura 28.7A. Amputação distal à IFD do terceiro dedo. **B.** Sinal de esmagamento da polpa digital. **C.** Radiografia do dedo amputado.

Continua

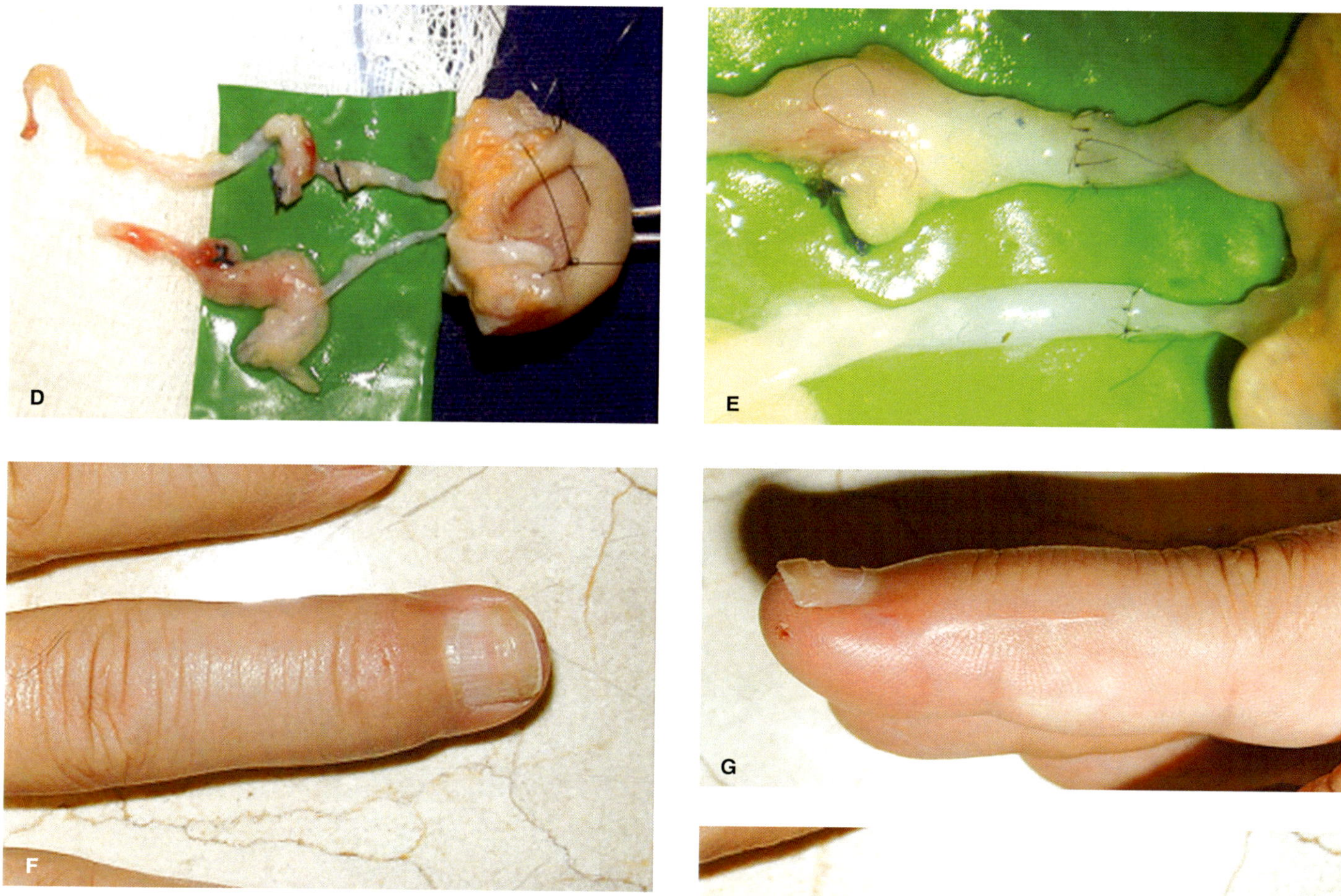
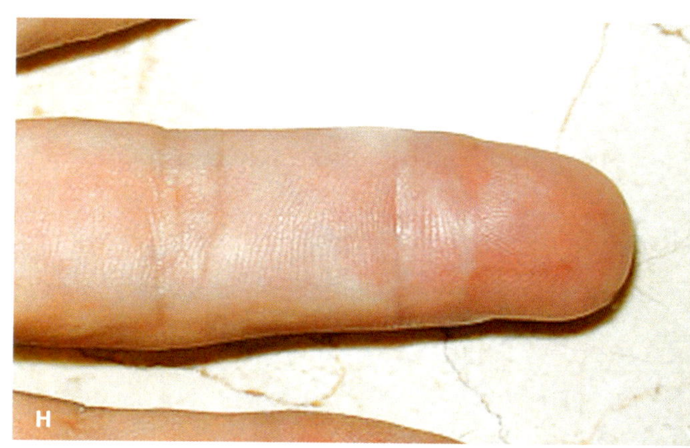

Figura 28.7(continuação) D. Anastomoses vasculares com enxerto. **E.** Microfotografia da anastomose com náilon 11-0. **F** a **H.** Resultado final após reimplante.

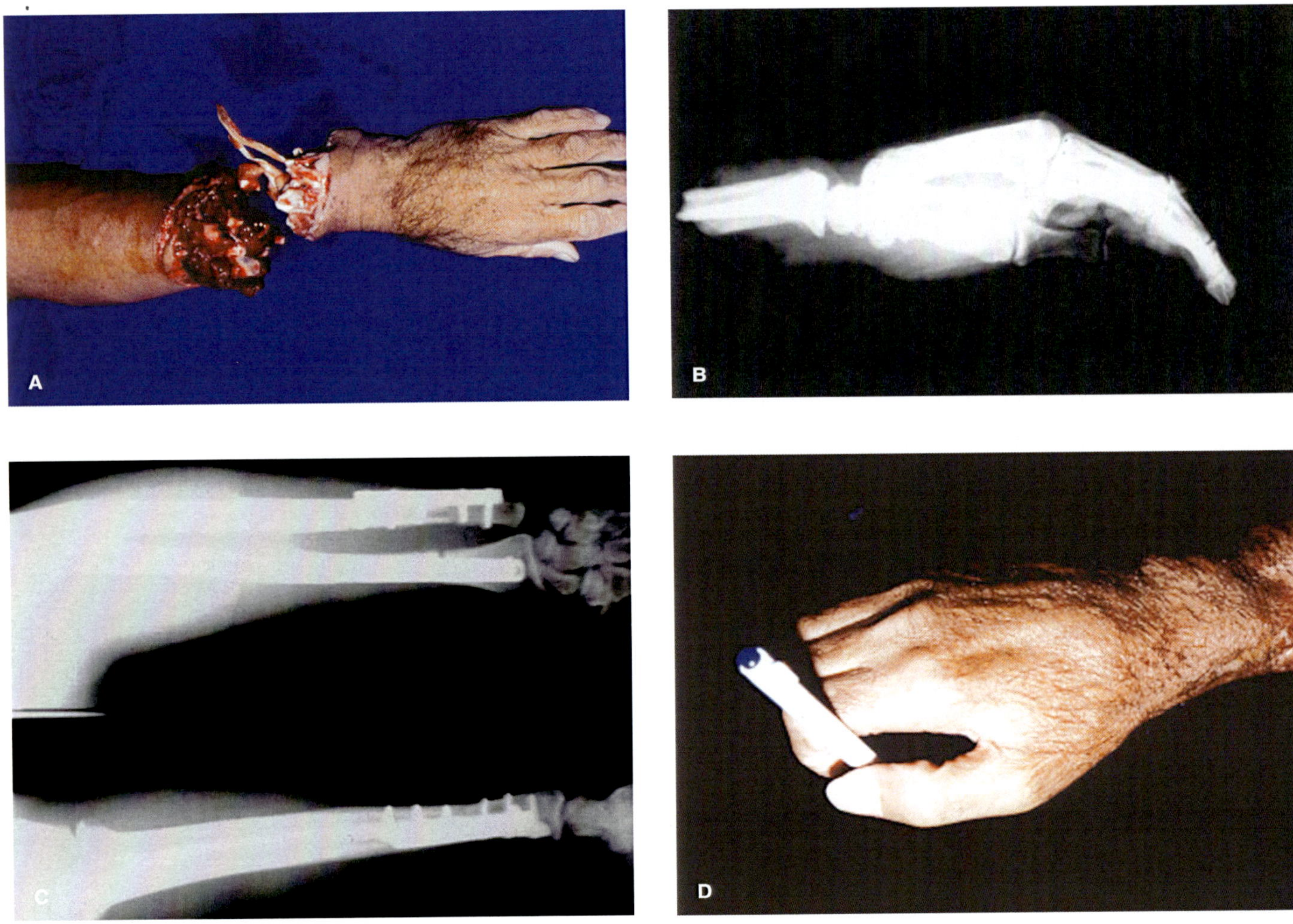

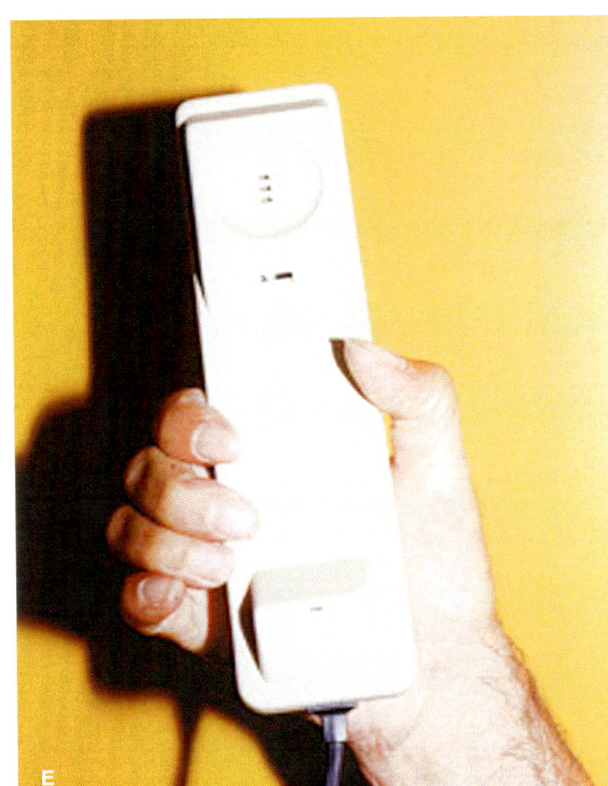

Figura 28.8A. Amputação do terço distal do antebraço. **B.** Radiografia da parte amputada. **C.** Radiografia da osteossíntese. **D** e **E.** Resultado funcional após reimplante.

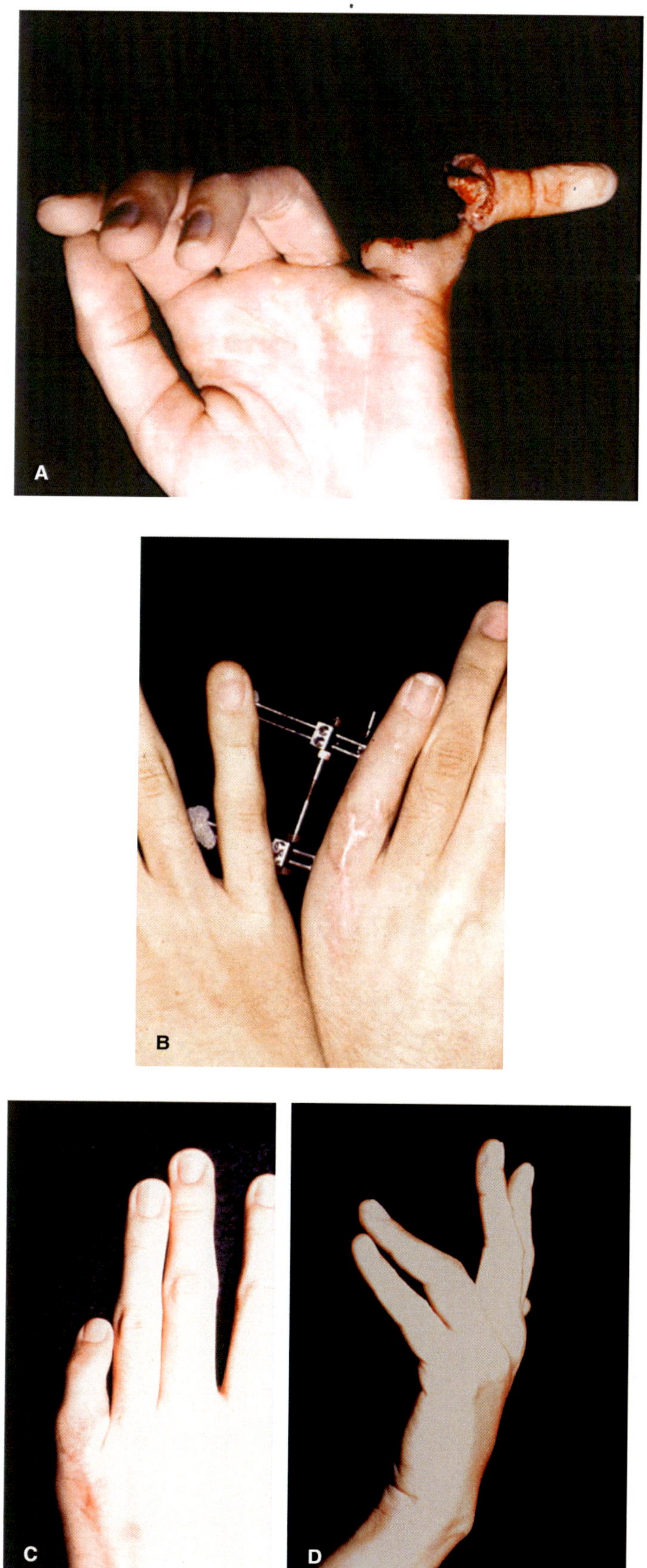

Figura 28.9A. Amputação por esmagamento grave do quinto dedo. **B.** Resultado do reimplante com grande encurtamento do dedo. **C.** Alongamento do dedo reimplantado. **D.** Resultado final após alongamento.

REFERÊNCIAS

1. Buncke HJ, Schulz WP. Experimental digital amputation and replantation. *Plast Reconstr Surg* 1965; *36*:62.
2. Malt RA, McKhann CF. Replantation of severed arms. *JAMA* 1964; *189*:716.
3. Komatsu S, Tamai S. Successful replantation of a completely cut-off thumb. Case report. *Plast Reconstr Surg* 1968; *42*:374.
4. Kleinert HE, Serafin D, Kutz JE, Atasoy E. Replantation of amputated digits and hands. *Orthop Clin North Am* 1973; *4*:957.
5. O'Brien BM, McLeod AM, Miller GDH. Clinical replantation of digits. *Plast Reconst Surg* 1973; *52*:490.
6. Tamai S, Hori T, Tatsumi Y, Okuda H. Little finger replantation in a 20 month old child: a case report. *Br J Plast Surg* 1974; *27*:1.
7. Weiland AJ, Vilarreal-Rios A, Kleinert HE. Replantation of digits and hands. Analysis of surgical techniques and functional results in 71 patients with 86 replantations. *J Hand Surg* 1977; *2*:1.
8. Chen ZW, Yu H. Current procedures in China on replantation of severed limbs and digits. *Clin Orthop* 1987; *215*:15.
9. SekiguchiJ, Ohmori K. Yongest replantation with microsurgical anastomosis. *Hand* 1979; *11*:64.
10. Schlenker JD, Kleinert HE, Tsai TM. Methods and results of replantation following traumatic amputations of the thumb in sixty-four patients. *J Hand Surg* 1980; *5*:63.
11. Tamai S. Twenty years experience of limb replantation. Review of 293 upper extremity replants. *J Hand Surg* 1982; *7*:549.
12. Wei FC, Chuang CC, Chen HC *et al*. Ten digit replantation. *J Hand Surg* 1984; *74*:826.
13. Marques E. Restauração de membros decepados. São Paulo, 1972. (Tese de doutorado – Faculdade de Medicina da Universidade de São Paulo.)
14. Costa RC. Implantes de membros superiores. Aspectos ortopédicos. São Paulo, 1972. (Tese de Doutorado – Faculdade de Medicina da Universidade de São Paulo.)
15. Ferreira MC, Marques E, Tedesco-Marquese AJ. Microcirurgia vascular: técnica para sutura de vasos com diâmetro externo inferior a 2mm. *Rev Paul Med* 1974; *38*:67.
16. Ferreira MC, Marques EF, Azze RJ, Tedesco-Marquese AJ. Reimplantes de mão – experiência de 8 casos. *Rev Assoc Med Bras* 1974; *21*:149.
17. Ferreira MC, Azze RJ, Marques E, Tedesco-Marquese AJ. Reimplante de dedos com microcirurgia vascular. *Rev Assoc Med Bras* 1977; *23*:261.
18. Zumiotti AV, Ferreira MC, Azze RJ. Reimplantes de membros. Resultados imediatos e funcionais. *Rev Bras Ortop* 1984; *19*:137.
19. Zumiotti AV. Reimplante de dedos. (Tese de Doutorado – Faculdade de Medicina da Universidade de São Paulo.) São Paulo, 1990.
20. Zumiotti AV. Finger replantation. *Rev Paul Med* 1992; *110*:20.
21. Zumiotti AV, Azze RJ. Reimplantes do polegar. *Acta Ortop Bras* 1993; *1*:79.
22. Zumiotti AV, Ferreira MC. Replantation of digits: factors influencing survival and functional results. *Microsurgery* 1994; *15*:18.
23. Zumiotti AV. Gabbianelli G. Reimpianti del pollice. *Riv Ital Chir Plast* 1994; *26*:307.
24. Zumiotti AV, Ohno PE, Guarnieri MV, Prada F. Reimplante de dedos em amputações distais à articulação interfalângica distal. *Rev Bras Ortop* 1995; *30*:197.

25. Van Beek AL, Kutz JE, Zook EG. Importance of the ribbon sign indicating unsuitability of the vessel, in replanting a finger. *Plast Reconstr Surg* 1978; *61*:32.
26. May JW, Hergrueter CA, Hansen RH. Seven digital replantation: digital survival after 39 hours of cold ischemia. *Plast Reconstr Surg* 1986; *78*:522.
27. May JW, Toth BA, Gardner M. Digital replantation distal to the proximal interphalangeal joint. *J Hand Surg* 1982; 7:161.
28. Jones JM, Schenk RR, Chesney RB. Digital replantation and amputation – comparison of function. *J Hand Surg* 1982; 7:183.
29. Hamilton RB. O'Brien BM, Morisson A, McLeod AM. Survival factors in replantation and revascularization of the amputated thumb – 10 year experience. *Scand J Plast Reconstr Surg* 1984; *18*:163.
30. Gelberman RH, Urbaniak JR, Bright DS, Levin LS. Digital sensibility following replantation. *J Hand Surg* 1978; *3*:313.
31. Suzuki T, Matsuda M. Digital replantation distal to the distal interphalangeal joint. *J Reconstr Microsurg* 1987; *3*:291.
32. Urbaniak JR, Roth JH, Nunley JA *et al*. The results of replantation after amputation of a single finger. *J Bone Joint Surg* 1985; 67:611.
33. Nissenbaum MA. Surgical approach for replantation of complete digital replantations. *J Hand Surg* 1979; *5*:58.
34. Foucher G. Distal and very distal replantation. *In:* Brunelli G (ed.). *Textbook of microsurgery*. Milano: Ed Masson 1988:499-503.
35. Lobay GW, Moysa GL. Primary neurovascular bundle transfer in the management of avulsed thumbs. *J Hand Surg* 1981; *6*:31.
36. Pho RW, Chacha PB, Yeo KQ. Rerouting vessels and nerves from other digits in replantating an avulsed and degloved thumbs. *Plast Reconstr Surg* 1979; *64*:330.
37. Caetano EB, Nachiluk A, Marmille GA. Reimplante cruzado de dedo para restauração da pinça polici digital. *Rev Bras Ortop* 1982; *17*:54.
38. Gordon L, Leitner DW, Buncke HJ, Alpert BS. Partial nail plate removal after digital replantations as one alternative method of venous drainage. *J Hand Surg* 1985; *16*:360.
39. Serafin D, Kutz JE, Kleinert HE. Replantation of a completely amputated distal thumb without venous anastomosis. Case report. *Plast Reconstr Surg* 1973; *52*:579.

Reconstrução Articular com Técnica Microcirúrgica*

CAPÍTULO 29

Rui Ferreira da Silva
Mauri Cortez

Os traumatismos graves da mão deveriam ser atendidos por especialistas, pois está na urgência a grande oportunidade de uso de todas as técnicas consagradas de reimplante autotópico, em que cada dedo é reimplantado no seu lugar, e heterotópico, em que, nas amputações múltiplas, um dedo pode ser utilizado em outra localização para melhor função ou aproveitamento de parte do(s) dedo(s). Um polegar seriamente amputado juntamente com outros dedos, imprestável ao reimplante, poderá ser reconstruído com outro dedo ou com partes dos dedos amputados e inaproveitáveis. O dedo amputado serve como um banco, na expressão divulgada por Foucher[1] – *le doigt banc* (Figura 29.1). As seqüelas do atendimento inadequado na urgência são graves. Quando o traumatismo inicial atinge uma articulação, o prognóstico é por si só reservado. Sabe-se que para o bom funcionamento articular é necessária uma série de fatores extrínsecos ou distantes – músculos, tendões e nervos, e intrínsecos ou locais – cicatrizes, aderências etc. A reconstrução tanto das articulação metacarpofalângica (MF) como da articulação interfalângica (IF) tem representado um grande desafio para os cirurgiões. Apesar de várias soluções terem sido propostas, nenhuma obteve sucesso completo ou aceitação universal. A artroplastia ideal deve prover mobilidade sem dor, estabilidade articular, durabilidade e crescimento potencial para as crianças.

Os tratamentos não-microcirúrgicos para traumatismos articulares e suas seqüelas incluem artrodese (Figura 29.2), ressecção artroplástica (Figura

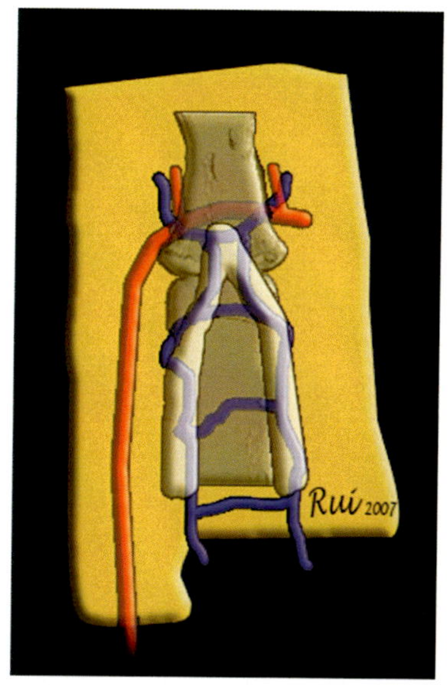

Figura 29.1 Banco de dedo.

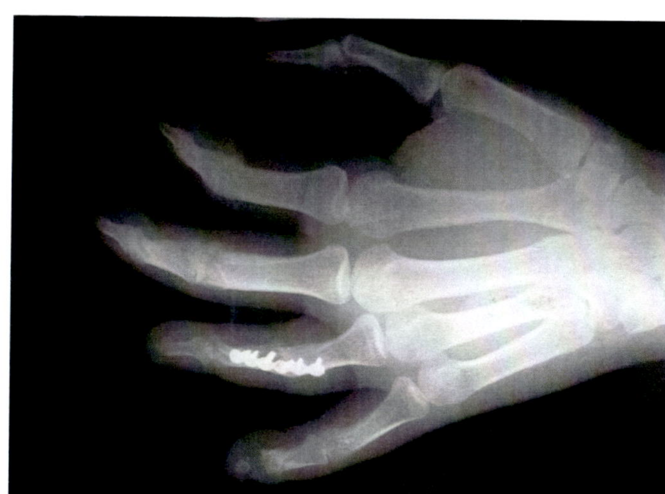

Figura 29.2 Artrodese da articulação interfalângica proximal (IFP).

*Este capítulo contou com a colaboração do Dr. Philippe Valenti.

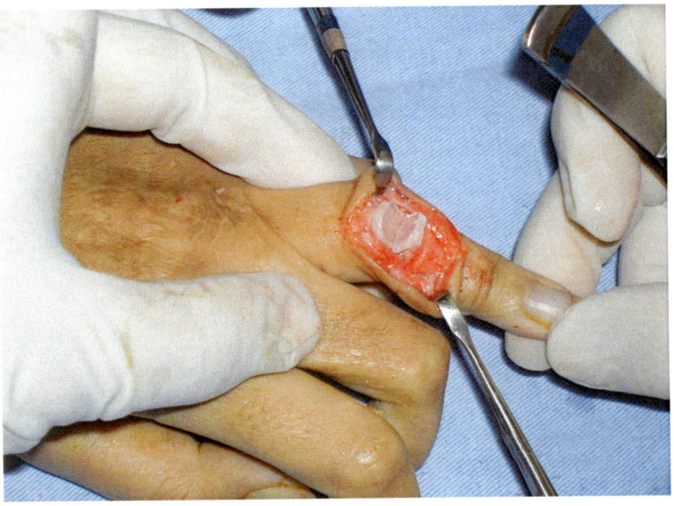

Figura 29.3 Artroplastia IFP. Seqüela de traumatismo. Prótese no local.

29.3), interposição de silicone (Figuras 29.4 e 29.5), artroplastia por distração (Figuras 29.6 e 29.7), artroplastia pericondral, transferência articular não-vascularizada e aloenxerto. A maioria destes métodos teve sucesso limitado. A transferência articular não-vascularizada foi publicada por Entin,[2] em 1962, mostrando remodelação articular, porém a cartilagem articular necrosa em 2 semanas, sendo substituída por fibrocartilagem. A necrose isquêmica do osso subcondral leva ao colapso da arquitetura da articulação e à sua distorção. O conceito de transferência articular não é novo, pois Lexer,[3] em 1908, já descrevia a transferência de articulação não-vascularizada. Buncke,[4] em 1967, fez a transferência microcirúrgica de um dedo indicador traumatizado para o dedo médio de uma paciente. Ellis[5] descreveu a transfe-

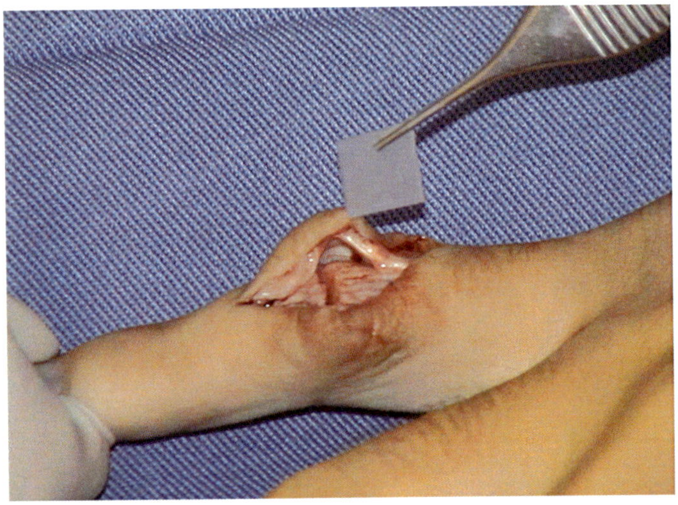

Figura 29.4 Ressecção-artroplastia com interposição de lâmina de silicone em seqüela de traumatismo de IFP.

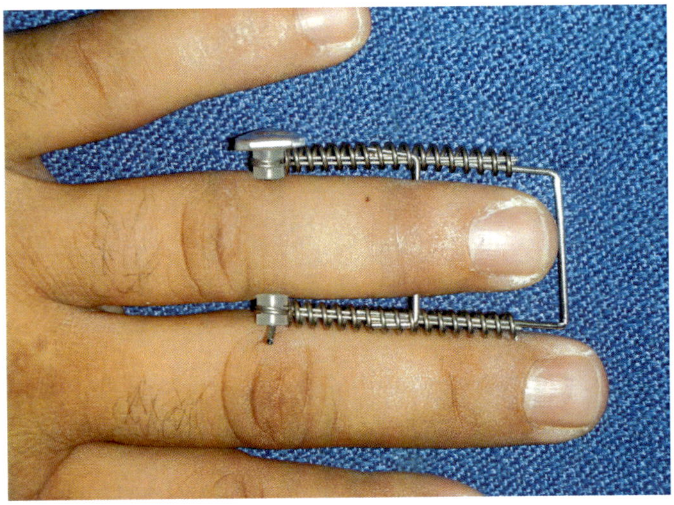

Figura 29.6 Artroplastia com distração com Ligamentotaxor® (Arex).

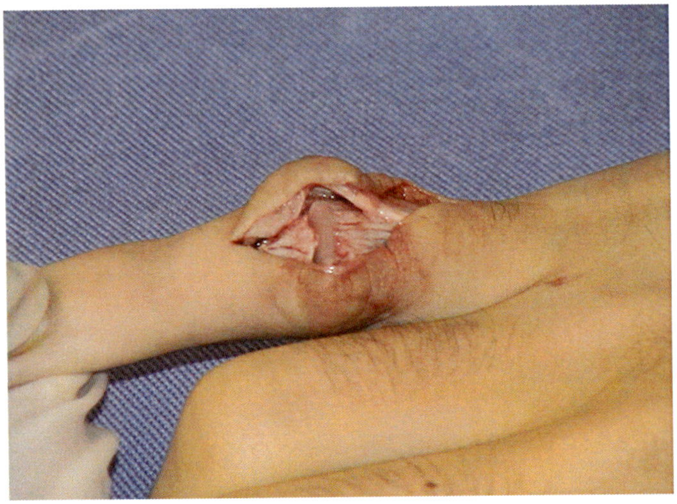

Figura 29.5 Ressecção-artroplastia com interposição de lâmina de silicone. Observar a lâmina interposta entre as duas falanges e a preservação do mecanismo extensor.

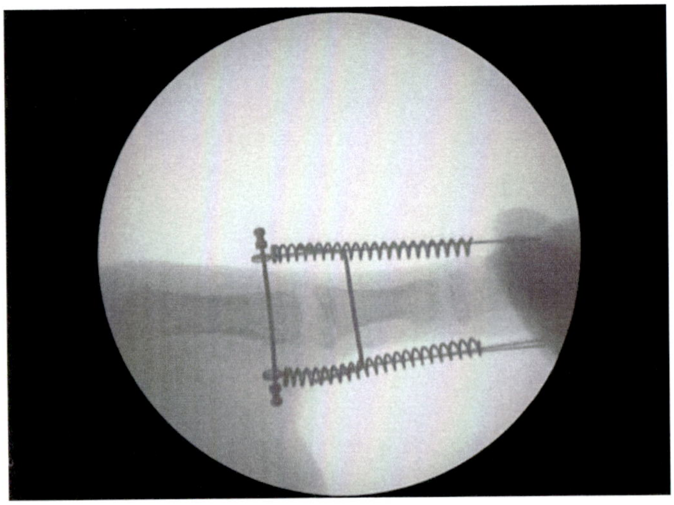

Figura 29.7 Visão peroperatória do Ligamentotaxor® (Arex), com a distração da articulação.

rência, desde 1978, de 56 articulações vascularizadas em 37 pacientes. Foucher[6] comparou 61 articulações reconstruídas em 55 pacientes com prótese de Swanson ou interposição de placa volar e Tuper,[7,8] a transferência de articulação e banco de dedos. Na discussão, referiu que a reconstrução da articulação deve estar sempre presente na mente do cirurgião e pode ser realizada tanto na urgência como posteriormente, devendo o profissional estar familiarizado com todos os métodos de reconstrução.

TIPOS DE RECONSTRUÇÃO ARTICULAR

Cirurgias articulares vêm sendo utilizadas há muito tempo para substituições de articulações destruídas por traumatismos, doenças ou ausência, nas deformidades congênitas. Smith[9,10] empregou articulações do pé para a mão sem procedimentos microcirúrgicos e obteve resultados variáveis, tendo como desvantagens degeneração cartilaginosa, artrose e falta de crescimento epifisário nos paciente jovens. Buncke e cols.[4,11] demonstraram o valor da transferência articular com técnica microcirúrgica, pois ela não afeta o crescimento. Kelleher e cols.[12] empregaram o termo *on top plasty* (Figuras 29.8 a 29.10), referindo que este foi primeiramente empregado pelo norueguês Henrik Spiland para descrever sua experiência com dois pacientes que apresentavam os polegares intactos e a amputação de todos os dedos ao nível da falange proximal. Usaram o coto do quinto quirodáctilo para reconstrução do quarto. Referiram ainda que o termo é por si só descritivo, apesar de certa dificuldade de compreensão. Basicamente, consistia na transferência de dedos com seus pedículos neurovasculares. Dentre os cinco pacientes relatados, nos dois primeiros a falange proximal do indicador foi usada para alongar o dedo médio e foi realizada amputação do segundo metacarpiano para aprofundar a primeira comissura. No terceiro caso, um coto do indicador foi usado para aumentar o polegar curto. No quarto caso, de uma amputação ao nível da falange proximal do polegar e da falange média do indicador, foi realizada a policização pela técnica de Hilgenfeldt. Akin[13] transferiu microcirurgicamente um quarto dedo mutilado para a reconstrução de um polegar ausente na mesma mão. Martin[14] descreveu sua tática de alongamento de pedículo vascular, que chamou "Y-V" (Figura 29.11), o que possibilitou o emprego de uma tática nova para a *on top plasty*, sem necessidade do procedimento mi-

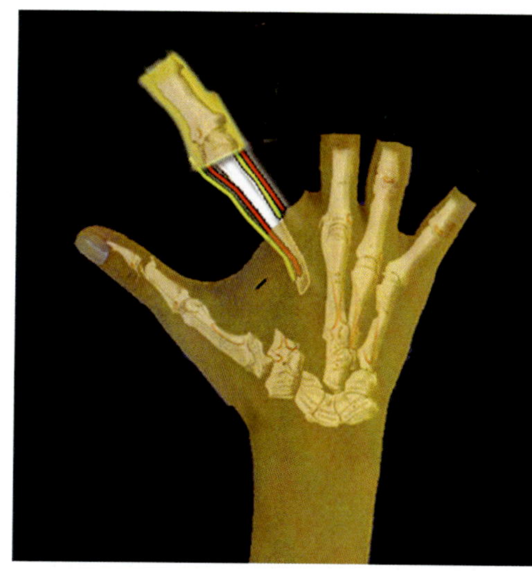

Figura 29.9 *On top plasty* – dissecção do retalho composto.

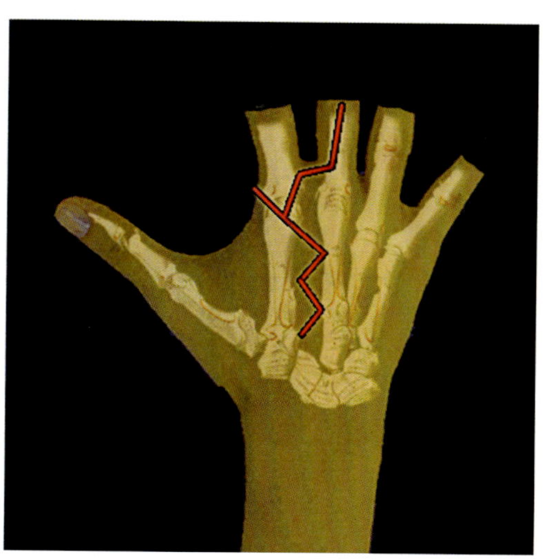

Figura 29.8 *On top plasty* – desenho das incisões.

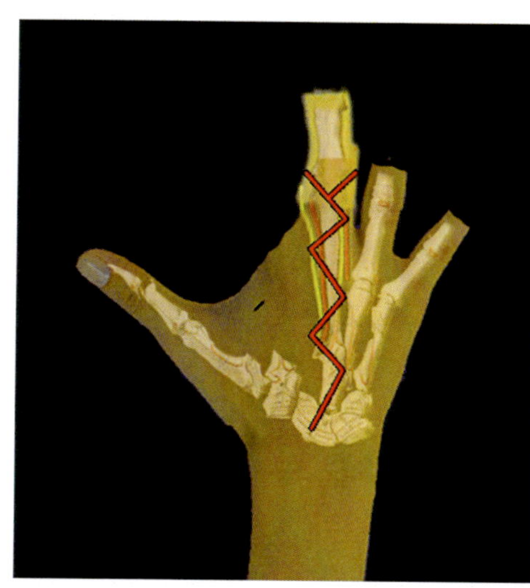

Figura 29.10 *On top plasty* – esquema do dedo alongado.

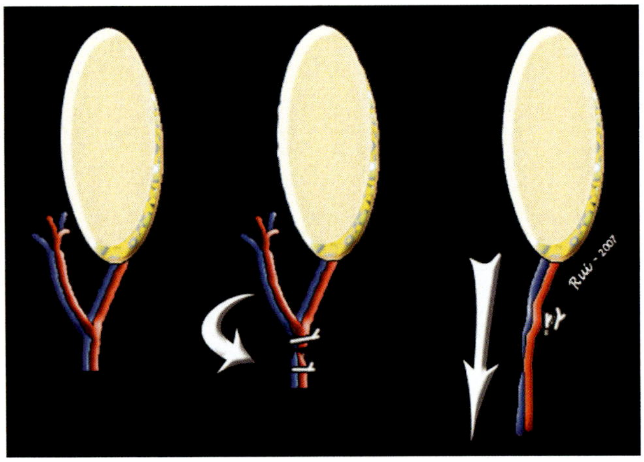

Figura 29.11 Alongamento em "Y-V" de Martin.

crocirúrgico alternativo proposto por Akin. Pistré,[15] utilizando a tática de alongamento em "Y-V" de Martin, publicou uma modificação na técnica *on top plasty* (Figuras 29.12 e 29.13). Com o princípio do "Y-V", há um aumento do pedículo que não necessita de microcirurgia nem imobilização prolongada em posição de 90 graus da MF, como cita Kelleher. Apesar do fluxo reverso nesta técnica, não houve necrose nem congestão venosa, o que é explicado pelos autores pela provável perda da inervação simpática das veias na dissecção, em que as válvulas perderiam sua função e o retorno seria realizado por finas veias sem válvulas na adventícia da artéria.[14] O melhor resultado foi obtido quando o procedimento foi realizado na urgência. A artrodese também deve ser pensada, e todas as etapas das reconstruções devem ser avisadas ao paciente. Martin[14] referiu ainda que 77% da mobilidade do dedo se passa na MF e que os graus de mobilidade obtidos com a artroplastia com prótese de Swanson e a transferência microcirúrgica de articulação (TMA) são iguais, mas suas indicações são diferentes. A TMA é indicada para os casos mais graves, que necessitam não somente uma articulação, mas também tendões, pele e preservação do crescimento do dedo. Martin acredita que, em séries com seguimento de mais de 20 anos, a TMA representou a melhor escolha. Chen[16] referiu que a perda de função da MF leva a importante perda de função do dedo. Sua fusão em 30 graus de flexão resulta em 45% de dano no referido dedo; por isso, sua reconstrução é importante. O tratamento das lesões na urgência é difícil e a TMA, imediata ou precoce, deve ser considerada, dependendo das condições do paciente e da habilidade e do conhecimento do cirurgião. A reconstrução imediata evita absorção adicional e infecção. Os métodos de reconstrução articular incluem artrodese, ressecção artroplástica e TMA. A artroplastia com implante é válida nos

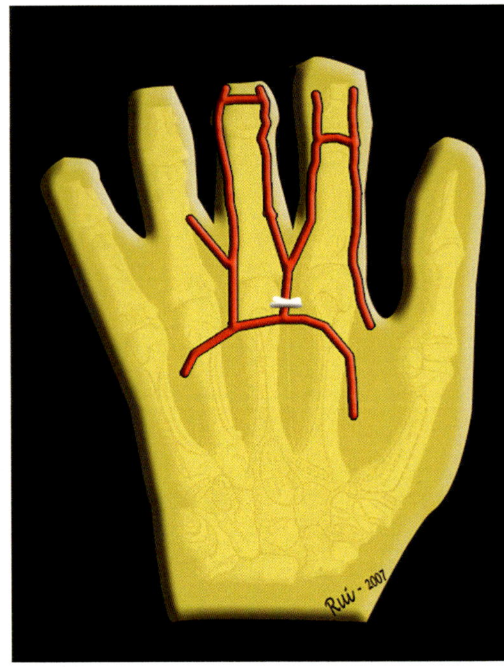

Figura 29.12 Alongamento em "Y-V" de Martin, tática de Pistré para *on top plasty*.

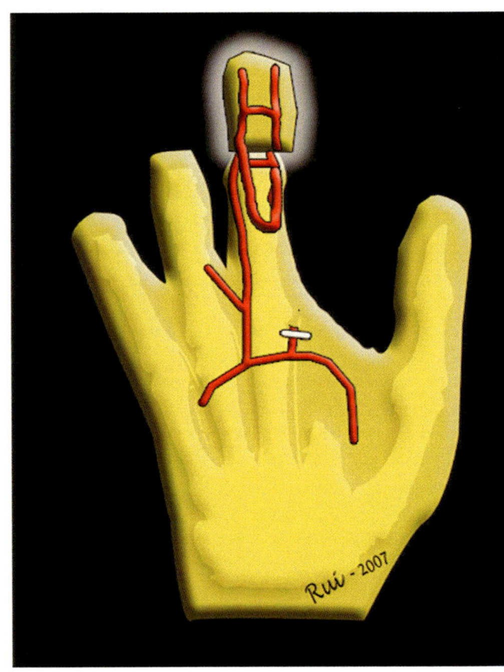

Figura 29.13 Alongamento em "Y-V" de Martin.

casos de artrite, mas não é apropriada para crianças e adultos jovens. Amputações, artrodese, ressecção artroplástica e artroplastia pericondral têm indicação limitada.

A primeira articulação vascularizada foi transferida por Buncke,[17] em 1967, o qual transferiu a MF do indicador para o dedo médio. Chen e cols.[18] apresen-

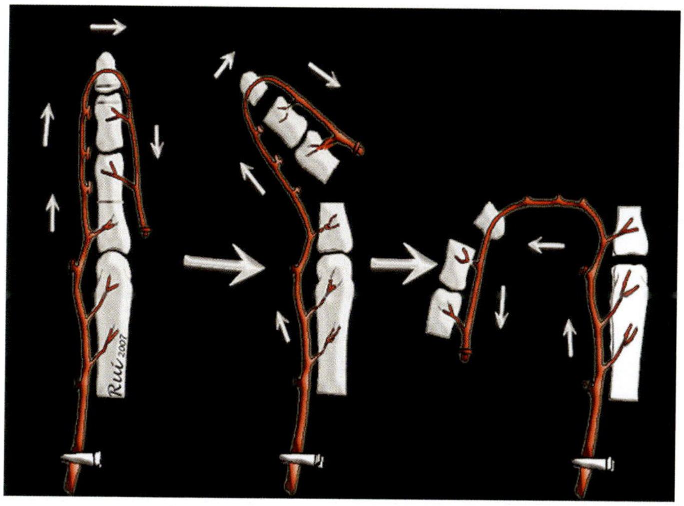

Figura 29.14 Trabalho de Chen tipo I: articulação IFP irrigada diretamente e a IFD, por refluxo do arco anastomótico distal.

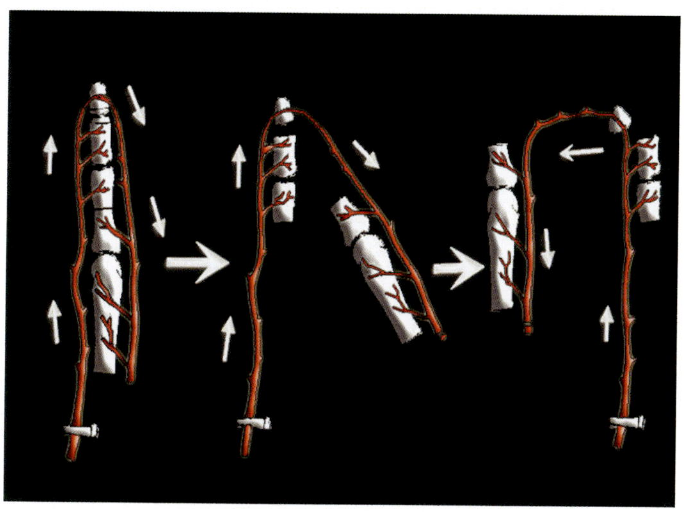

Figura 29.15 Trabalho de Chen tipo II: articulação IFD irrigada diretamente e a IFP, por refluxo do arco anastomótico distal.

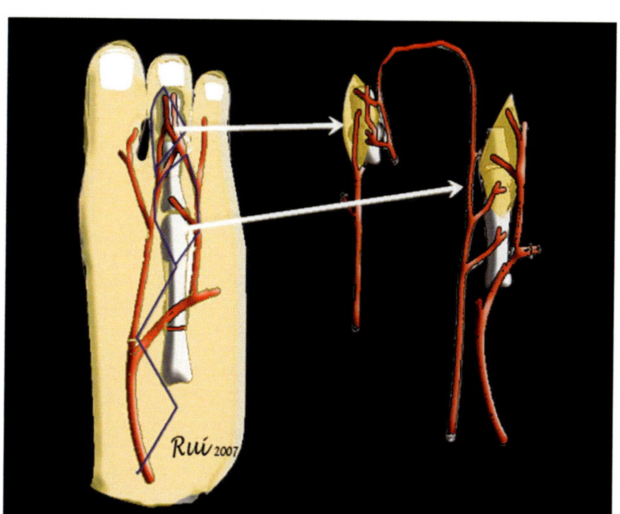

Figura 29.16 Trabalho de Chen. Aplicação clínica. Duas articulações com um único pedículo associadas com uma paleta cutânea.

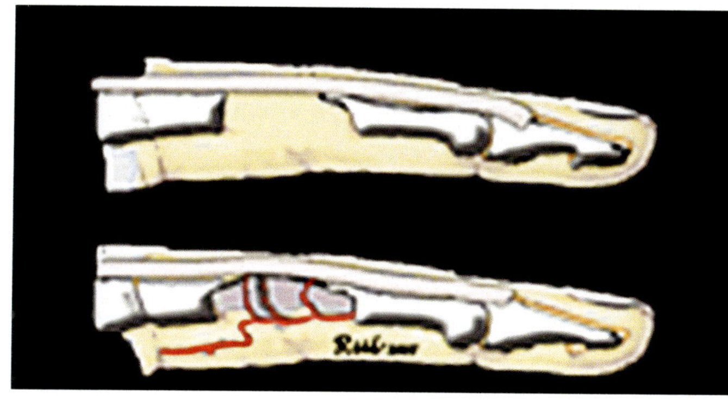

Figura 29.17 Trabalho de Chen. Aplicação clínica. Visão em perfil do esquema.

taram um estudo anatômico com dois modelos. No primeiro (Figura 29.14), a vascularização da articulação IFD depende do fluxo reverso do pedículo dominante. No segundo (Figura 29.15), a vascularização da articulação MF depende do fluxo reverso. Seu estudo mostrou a existência do arco anastomótico distal, que permite a transferência de duas articulações com um único pedículo, como exemplificam as Figuras 29.16 e 29.17.

ANATOMIA VASCULAR DO PÉ

Os tratados clássicos de anatomia, descritiva ou topográfica, descrevem detalhadamente todos os elementos que compõem o pé. Citam as artérias tibial anterior, com suas artérias derivadas metatarsianas dorsais e tibial posterior, com as artérias plantares interna e externa como principal árvore arterial. A artéria dorsal do pé, também chamada de artéria pediosa, é a continuação da artéria tibial anterior, que recebe este nome após sua passagem no bordo inferior do retináculo dos extensores – ligamento anular superior. Segue o eixo do pé no primeiro espaço intermetatarsiano, onde mergulha plantarmente para se continuar por inoculação com a artéria plantar externa. Os anatomistas clássicos citam algumas variações: segundo Gray,[19] em 12% dos casos a artéria dorsal do pé é de pequeno calibre, podendo ser considerada inexistente. Lippert[20] descreveu várias modificações, definindo quatro tipos: no tipo 1, em 20% dos casos; as artérias interósseas dorsais originam-se da artéria dorsal do pé (Figura 29.18); no tipo 2, presente em 6% dos casos, a artéria interóssea do quarto espaço origina-se nos ramos perfurantes das artérias plantares (Figura 29.19); no tipo 3, presente em 6% dos casos, as artérias interósseas do segundo, terceiro e quarto espaços originam-se nos ramos perfurantes das artérias plan-

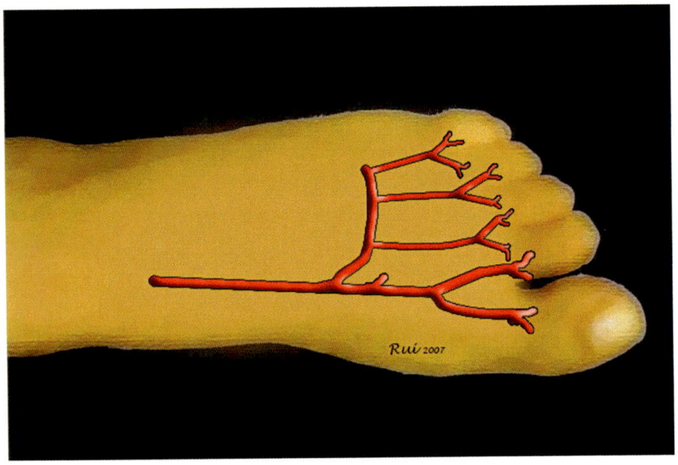

Figura 29.18 Lippert descreveu várias modificações. Somente em 20% dos casos as artérias interósseas dorsais originam-se da artéria dorsal do pé.

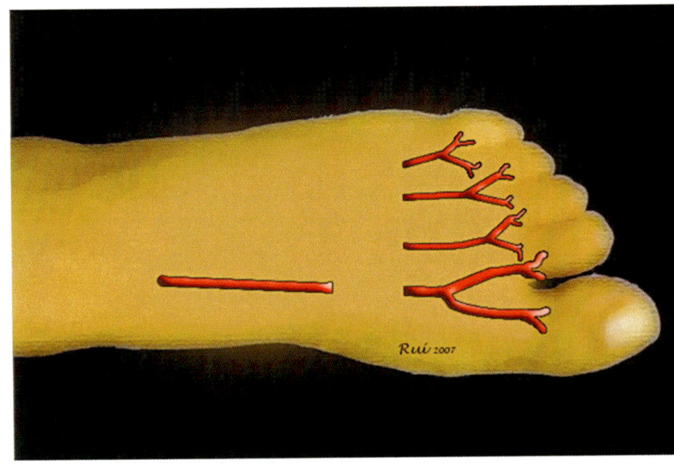

Figura 29.21 Em 5,2% dos casos, todas as artérias dos espaços intermetatarsianos originam-se das artérias plantares.

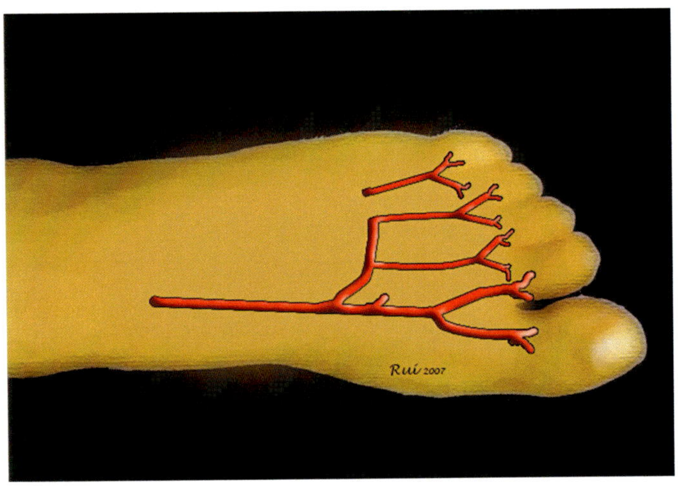

Figura 29.19 A artéria interóssea do quarto espaço origina-se nos ramos perfurantes das artérias plantares em 6% dos casos.

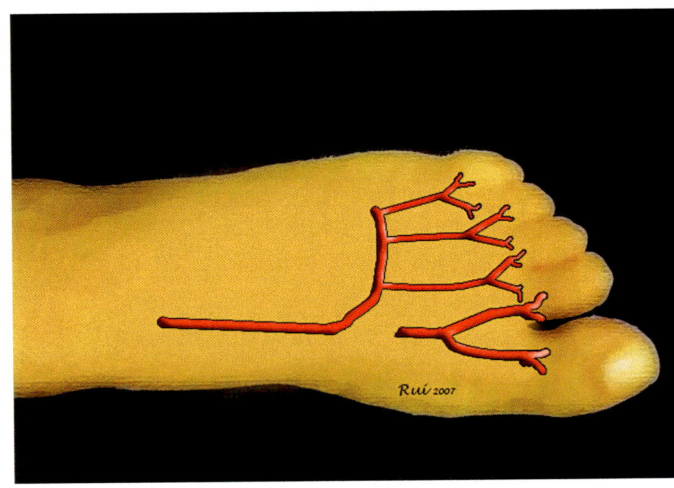

Figura 29.22 Em 5,2% dos casos, a artéria do primeiro espaço é tributária da artéria plantar e as artérias dos outros espaços intermetatarsianos originam-se das artérias dorsais.

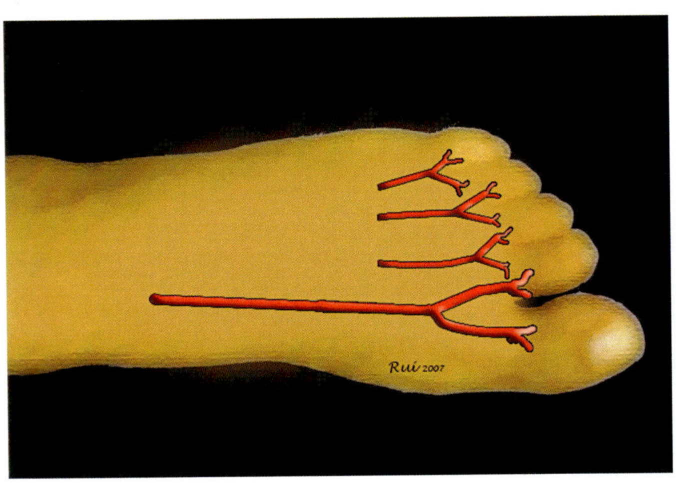

Figura 29.20 Em 10% dos casos, a primeira artéria interóssea dorsal ou todas as artérias dos espaços intermetatarsianos originam-se das artérias plantares.

tares (Figura 29.20); e no tipo 4, presente em cerca de 10% dos casos, a primeira artéria interóssea dorsal ou todas as artérias dos espaços intermetatarsianos originam-se das artérias plantares (Figuras 29.21 e 29.22). Com relação às artérias plantares, os anatomistas clássicos citam que a artéria plantar externa é o ramo mais volumoso da bifurcação externa da artéria tibial posterior, terminado por inoculação com o segmento plantar da artéria dorsal do pé, formando a arcada plantar, de onde se originam as quatro artérias metatarsianas plantares, localizadas nos espaços correspondentes. Ao nível das articulações MF, elas se dividem nas colaterais plantares interna e externa dos artelhos correspondentes. A artéria plantar interna, ramo menos volumoso da artéria tibial posterior, dá de maneira constante a artéria colateral plantar interna do primeiro artelho, assegurando sua vascularização. Com o desenvolvimento do uso de retalhos axiais, cutâneos, musculocutâneos, em ilha etc., a anatomia foi reestudada para a descoberta de territórios de vascularização autônoma com aporte e drenagem sanguíneos independentes para utilização de retalhos microcirúrgicos. Diâmetro, comprimento e constância de padrão arterial e venoso dos pedículos foram estudados. Para uso dos artelhos total ou parcial e das suas articulações é imprescindível o conhecimento de sua anatomia e variações:

Artéria dorsal do pé

A artéria tibial anterior, após o bordo inferior do retináculo dos extensores, passa a chamar-se artéria dorsal do pé (artéria pediosa); com 2 a 3mm de diâmetro, acompanhada pelo nervo tibial anterior, e duas ou mais veias comitantes, situando-se entre os tendões do músculo tibial anterior e do extensor do primeiro artelho, ou entre este e o tendão do extensor comum, até a extremidade proximal do primeiro espaço intermetatarsiano. Após ser cruzada pelo tendão do músculo curto extensor dos artelhos, divide-se em dois ramos: artéria metatarsiana dorsal do primeiro espaço (AMD I) e artéria perfurante proximal do primeiro espaço (APP I), que se anastomosa com a artéria plantar externa. No seu curto trajeto, a artéria dorsal do pé (ADP) dá vários ramos tegumentares que vascularizam o retalho dorsal do pé. A vascularização do primeiro e segundo artelhos, mais usados microcirurgicamente, depende de uma dupla vascularização, dorsal e plantar, em conexão pelas artérias perfurantes proximal (APP) e distal (APD) (Figura 29.23), que foram exaustivamente estudadas por Gilbert [21] e Egloff.[22] Gilbert[23] classificou a artéria metatarsiana do primeiro espaço em tipos 1a e 1b, que estão presentes em 66% dos casos (Figuras 29.24 e 29.25), tipos 2a e 2b, que ocorrem em 22% dos casos (Figuras 29.26 e 29.27), e tipo 3, em 12% dos casos (Figura 29.28). Egloff[24] mostrou esquemas com visão tridimensional para melhor compreensão espacial das modificações anatômicas de sete tipos diferentes:

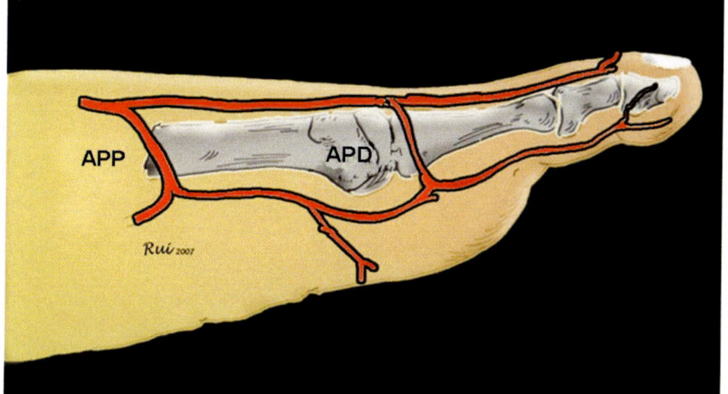

Figura 29.23 Artérias perfurantes proximal (APP) e distal (ADD).

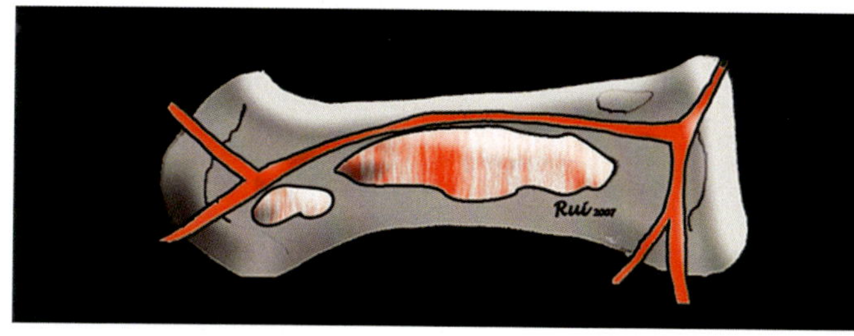

Figura 29.24 Tipo 1a da artéria metatarsiana de primeiro espaço de Gilbert, presente em 66% dos casos juntamente com o tipo 1b.

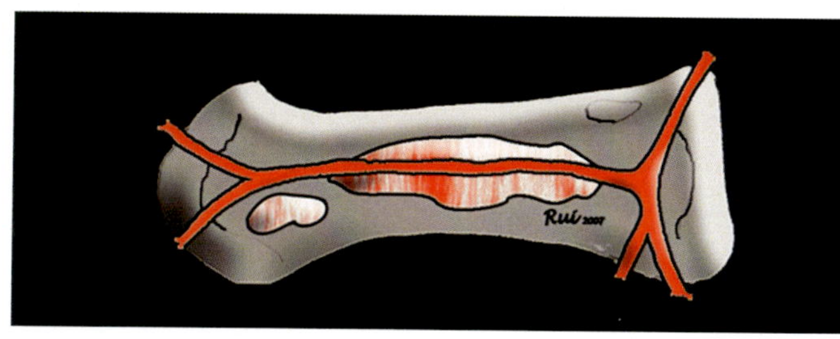

Figura 29.25 Tipo 1b de Gilbert, presente em 66% dos casos juntamente com o tipo 1a.

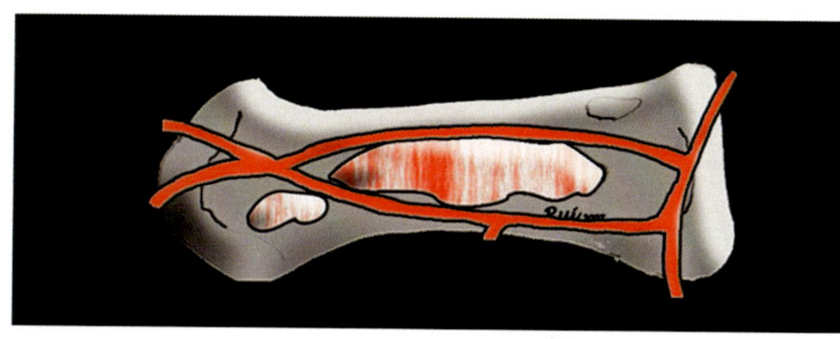

Figura 29.26 Tipo 2a de Gilbert, presente em 22% dos casos juntamente com o tipo 2b.

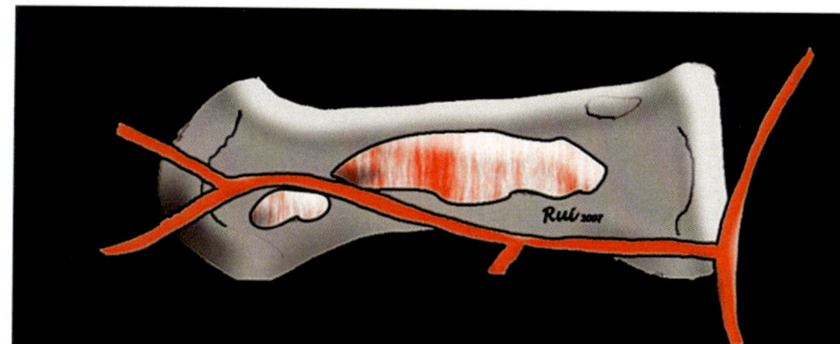

Figura 29.27 Tipo 2b de Gilbert, presente em 22% dos casos juntamente com o tipo 2a.

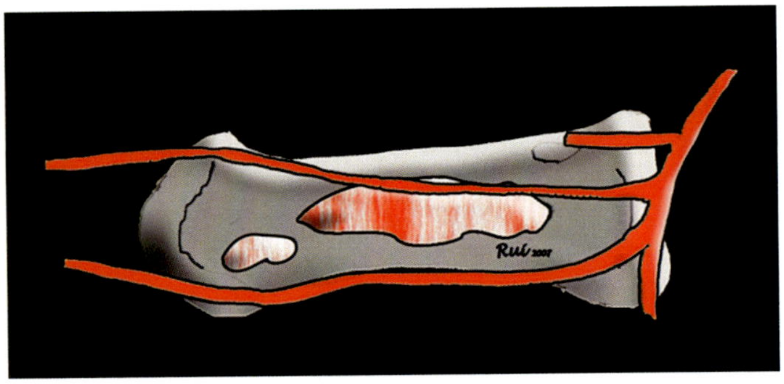

Figura 29.28 Tipo 3 de Gilbert, presente em 12% dos casos.

- **Tipo 1** (Figura 29.29): em perfil, são vistas a rede dorsal e a rede plantar, que está presente em 58% dos casos. As artérias perfurantes proximal e distal são de suma importância para toda e qualquer transferência de retalho desta rica rede anastomótica.
- **Tipo 2** (Figura 29.30): está presente em 10,5% dos casos.
- **Tipo 3** (Figura 29.31): está presente em 10,5% dos casos.
- **Tipo 4** (Figura 29.32): está presente em 5,2% dos casos.
- **Tipo 5** (Figura 29.33): está presente em 5,2% dos casos.
- **Tipo 6** (Figura 29.34): está presente em 5,2% dos casos.
- **Tipo 7** (Figura 29.35): está presente em 5,2% dos casos.

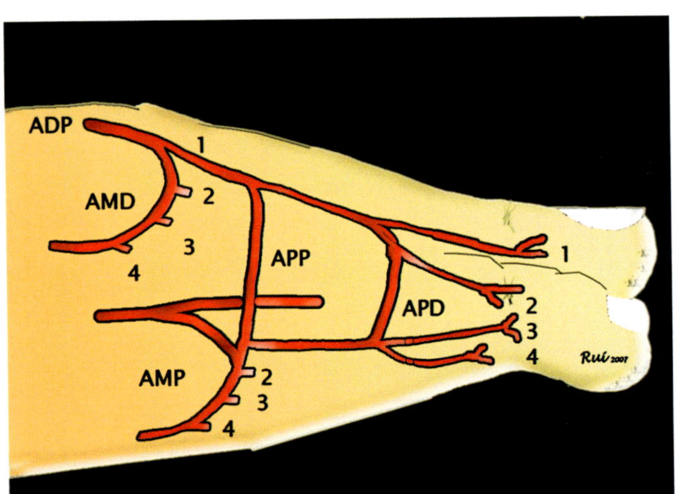

Figura 29.29 Tipo 1 de Egloff, presente em 58% dos casos. **(ADP)** artéria dorsal do pé; **(AMD 1, 2, 3 e 4)** artérias metatarsianas dorsais dos referidos espaços; **(AMP)** artérias metatarsianas plantares; **(APP)** artéria perfurante proximal; **(APD)** artéria perfurante distal; **(1, 2, 3 e 4)** artérias colaterais.

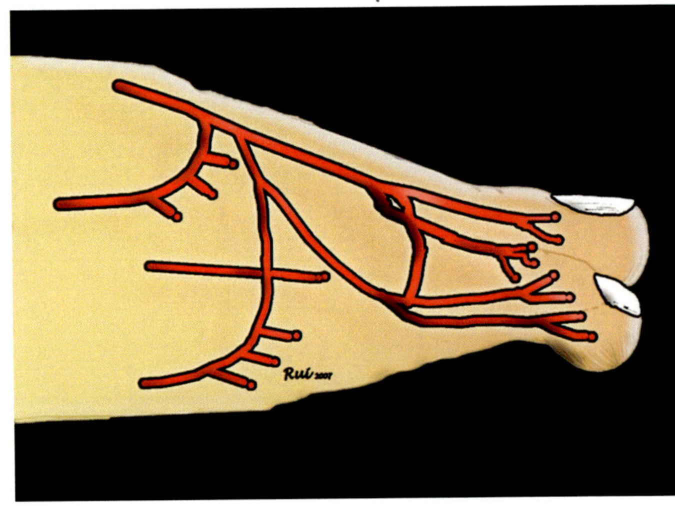

Figura 29.30 Tipo 2 de Egloff, presente em 10,5% dos casos.

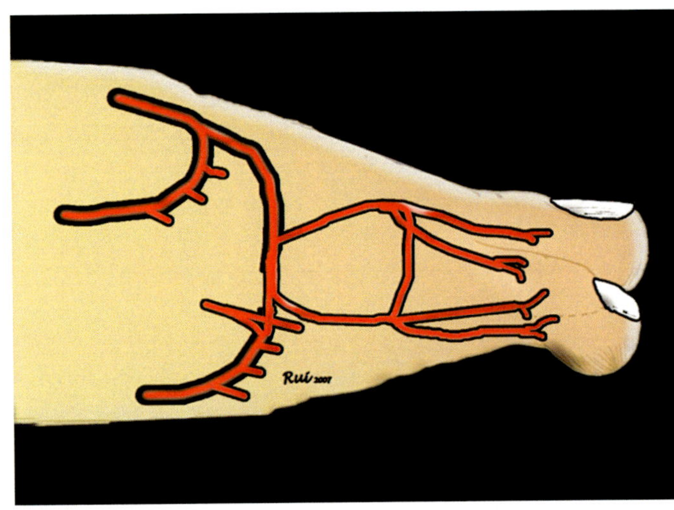

Figura 29.31 Tipo 3 de Egloff, presente em 10,5% dos casos.

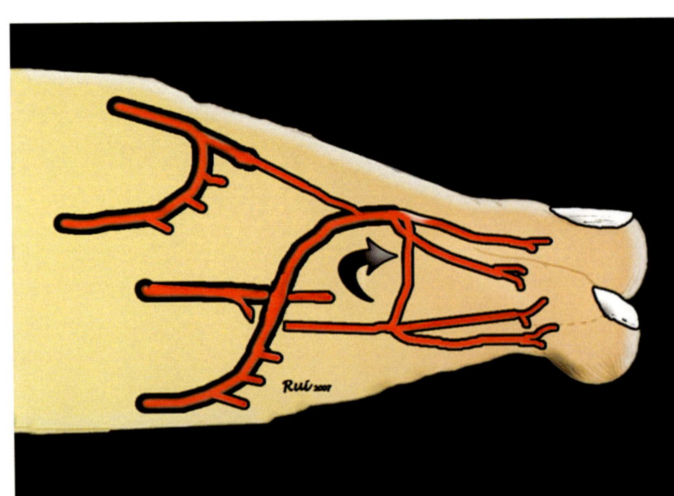

Figura 29.32 Tipo 4 de Egloff, presente em 5,2% dos casos.

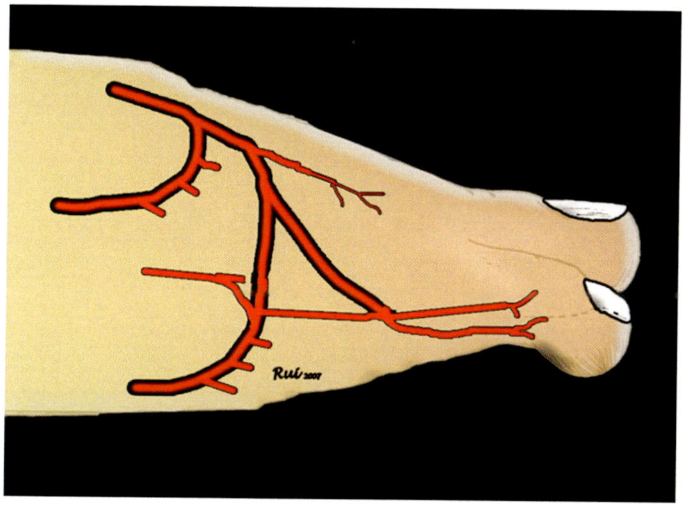

Figura 29.33 Tipo 5 de Egloff, presente em 5,2% dos casos.

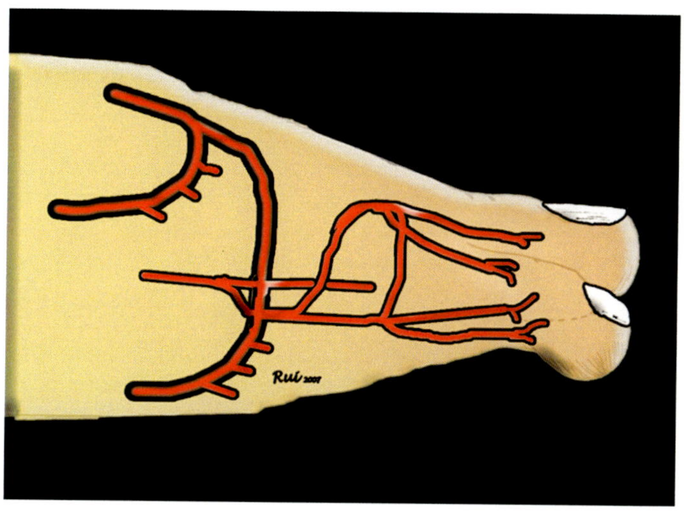

Figura 29.34 Tipo 6 de Egloff, presente em 5,2% dos casos.

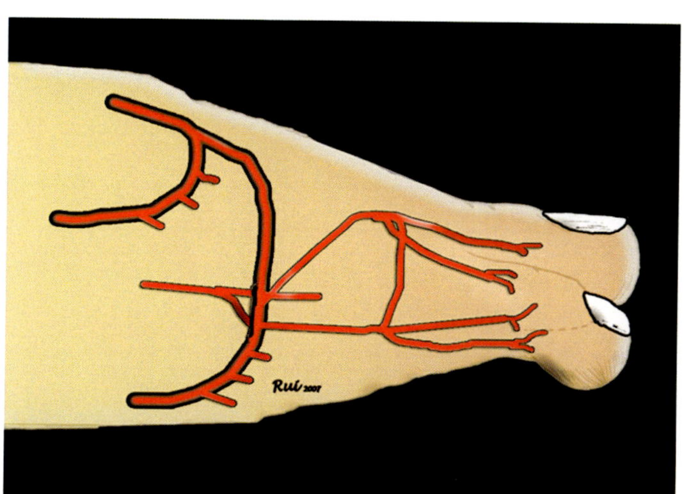

Figura 29.35 Tipo 7 de Egloff, presente em 5,2% dos casos.

DETALHES TÉCNICOS DA RECONSTRUÇÃO MICROCIRÚRGICA

Uma programação cuidadosa deve ser realizada, na qual todas as variáveis devem ser estudadas. O uso da arteriografia pré-operatória suscita grande discussão, pois a presença de contraste no interior dos vasos até 30 dias após é caso de trombose, como demonstrado em trabalhos. Lister recomenda a abstenção do fumo por um período mínimo de 45 dias antes da cirurgia e Baudet,[25] de 30 dias no pós-operatório. É importante manter o paciente aquecido na sala de cirurgia para diminuir o efeito vasoconstritor do frio. Como o sistema arterial do pé é fonte de vários retalhos, caso sejam necessários outros tecidos, estes serão dissecados conforme a necessidade. Os diferentes tecidos necessários serão medidos e é realizada uma lista, que Lister[26] chamou de *shopping list*, para anotar os diferentes tamanhos de tecidos necessários: pele, tendão, artéria, veia, nervo, osso. A área receptora normalmente é dissecada em primeira mão, e todos os elementos a serem substituídos são anotados com suas respectivas distâncias. Mesmo numa transferência articular simples, é difícil a conservação do artelho doador devido ao comprometimento vascular após dissecção. Por isso, deve-se utilizar todo material necessário para substituir na área receptora. Uma ilha de pele serve como sentinela da vascularização, assim como aporte de tecido para melhor fechamento da pele.

REFERÊNCIAS

1. Foucher G, Sammut D, Citron N. Free vascularized toe-joint transfer in hand reconstruction: a series of 25 patients. *J Reconstr Microsurg* 1990; *6*(3):201-7.
2. Entin MA. Reconstruction of congenital aplasia of radial component. *Surg Clin North Am* 1964; *44*:1091-105.
3. Lexer A, "apud", O'Brien B, Gould JS, Morrison WA *et al*. Free vascularized small joint transfer to the hand. *J Hand Surg* 1984; *9B*(5):634-41.
4. Buncke HJ. Toe digital transfer. *Clin Plast Surg* 1976; *3*(1):49-57.
5. Ellis PR, Hanna D, Tsai TM. Vascularized single toe joint transfer to the hand. *J Hand Surg* 1991; *16A*(1):160-8.
6. Foucher G, Denuit P, Braun FM *et al*. Total or partial transfer of the 2d toe in digital reconstruction. Apropos of 32 cases. *Acta Orthop Belg* 1981; *47*(6):854-66.
7. Tupper JW. A compression arthrodesis device for small joints of the hands. *The Hand* 1972; *4*(1):62-4.
8. Tupper JW. Sensory studies in the cross-thumb pedicle flap. *Hand Chir* 1972; *4*(4):159-63.

9. Smith PJ, Goodacre TE. Free vascularised toe joint transfer for reconstruction of the metacarpo-phalangeal joint. *J Hand Surg* 1990; *15B*(2):262-7.
10. Smith PJ, Jones BM. Free vascularised transfer of a metatarso-phalangeal joint to the hand. A technical modification. *J Hand Surg* 1985; *10B*(1):109-12.
11. Buncke HJ, Buncke GM, Lineaweaver WC *et al*. Bad results after large toe to thumb transplantation. *Ann Chir Main Memb Super* 1991; *10*(6):513-6.
12. Kelleher J, Sullivan J, Baibak G. On top plasty for amputated fingers. *Plast Reconstr Surg* 1968; *242*(8):242-8.
13. Akin S. Microvascular free on-top plasty in a mutilated hand. *Ann Plast Surg* 2001; *47*(2):183-6; discussion 6-7.
14. Martin D. L'allongement pedicullaire en YV a flux retrograde. *Ann Chir Plast et Esthet* 1994; *39*:403-14.
15. Pistre V, Pelissier P, Ballanger A *et al*. Modified "on-top-plasty" technique for restoring length to amputation stumps. *J Hand Surg* 2002; *27B*(3):265-9.
16. Chen SH, Wei FC, Noordhoff SM. Free vascularized joint transfers in acute complex hand injuries: case reports. *J Trauma* 1992; *33*(6):924-30.
17. Buncke HJ, Buncke GM, Kind GM. The early history of microsurgery. *Plast Reconstr Surg* 1996; *98*(6):1122-3.
18. Chen IC, Tsai TM, Firrell JC. Single pedicle vascularized double joint transfer: anatomic study of two models. *Microsurgery* 1998; *18*(5):312-9.
19. Gray DJ, Gardner E. The innervation of the joints of the wrist and hand. *Anat Rec* 1965; *151*:261-6.
20. Lippert H. Variability of hand and foot arteries. *Handchir Mikrochir Plast Chir* 1984; *16*(4):254-8.
21. Gilbert A. Toe transfers for congenital hand defects. *J Hand Surg* 1982; 7(2):118-24.
22. Egloff DV. Indication for toe transfer in congenital malformations of the hand. *Rev Med Suisse Rom* 1999; *119*(9):753-6.
23. Gilbert A. Digital reconstruction by transfer of a toe. *Chirurgie; Memoires de l'Academie de Chirurgie* 1986; *112*(9):710-5.
24. Egloff DV. Retrospective survey of seventeen toe transfers relation between surgical techniques and functional results. *Ann Chir Main* 1985; *4*(4):286-93.
25. Baudet J. Bone reconstruction. Synthesis of procedures and indications. *Ann Chir Plast et Esthet* 2000; *45*(3):405-8.
26. Lister GD, Kalisman M, Tsai TM. Reconstruction of the hand with free microneurovascular toe-to-hand transfer: experience with 54 toe transfers. *Plast Reconstr Surg* 1983; *71*(3):372-86.

CAPÍTULO 30

Enxerto Ósseo Vascularizado

José Maurício de Morais Carmo

Os enxertos ósseos vascularizados pediculados de pequena dimensão estão descritos nos capítulos referentes às condições patológicas específicas, e aqui serão abordados apenas os enxertos ósseos vascularizados livres.

Os enxertos ósseos, em suas diversas modalidades, representam recursos importantes para ajudar a restabelecer a integridade esquelética perdida ou ameaçada por diversas condições patológicas, seja de origem traumática ou não, como tumorais, sistêmicas ou congênitas. Este fato ocorre graças ao seu potencial osteogênico e à sua capacidade de reincorporarse à área receptora.

Quanto à fonte de obtenção, os enxertos ósseos podem ser autógenos, quando provêm do mesmo indivíduo, homólogos, quando provêm da mesma espécie, ou heterólogos, quando de espécies diferentes. Quanto ao tipo, os enxertos ósseos podem ser corticais, esponjosos ou corticoesponjosos.

Quanto à vascularização, podem ser não-vascularizados ou convencionais e vascularizados, pediculados ou livres. Estes últimos são também chamados de microcirúrgicos, pois são dependentes da execução e da perviedade das anastomoses arterial e venosa, que são executadas sob magnificação de um microscópio cirúrgico, em vasos com o diâmetro da luz menor do que 4 a 3mm, portanto, com os requisitos e recursos de técnica de microcirurgia vascular.

Os enxertos ósseos convencionais, por não possuírem vascularização própria, passam por diversos graus de necrose quando transferidos para a área receptora. Em condições favoráveis, ocorre um processo inflamatório local que transforma o enxerto num estroma fibrovascular, onde terão lugar processos lentos de reabsorção, reparação e remodelação. Fatores de osteocondução e osteoindução, caracterizados, respectivamente, pelo arcabouço e poder osteogênico remanescentes do enxerto, estimulam o aparecimento e a conformação da neoformação óssea.

No enxerto ósseo vascularizado, os fenômenos de necrose, reabsorção e remodelação não ocorrem, pois o segmento ósseo, que é um autotransplante vascularizado, carreia sua própria nutrição conferida pelo pedículo vascular, tornando sua sobrevida independente da qualidade nutricional do leito. O mecanismo de consolidação das extremidades do enxerto é similar ao que ocorre nas osteotomias ou nas fraturas segmentares.

O primeiro relato do uso de enxerto ósseo vascularizado data do ano de 1905, por Huntington, que transpôs um segmento de fíbula com seu pedículo e envoltório muscular para substituir um extenso segmento de tíbia homolateral. O primeiro trabalho descrito com enxerto ósseo vascularizado à distância nutrido por meio de anastomoses microcirúrgicas foi feito em 1974, por Ostrup e Fredrikson, experimentalmente, utilizando costelas de cães transferidas para a mandíbula. A primeira descrição de sua utilização clínica na espécie humana data de julho de 1975, por Ian Taylor, que transferiu a fíbula para a tíbia da perna contralateral por meio de coaptação dos vasos fibulares da perna doadora nos tibiais da receptora.[1]

Atualmente, há a descrição de vários enxertos ósseos vascularizados ou áreas doadoras disponíveis para utilização, associados ou não a segmentos cutâneos acoplados, como o de fíbula, crista ilíaca, escápula, costela, bordos lateral e distal do úmero, terço distal do rádio e metatarsiano.

As indicações gerais dos enxertos ósseos vascularizados nas três últimas décadas vêm-se mantendo as mesmas, constituídas por perdas superiores a 6 a 8cm de extensão, ou mesmo menores, desde que com leito mal vascularizado ou situações específicas.[2,3] Estas podem decorrer de tumores ósseos, osteomielites e defeitos congênitos, a exemplo da neurofibromatose, assim como traumáticos, provenientes de fraturas expostas complexas, nas pseudo-artroses recalcitrantes, em áreas de tecidos fibróticos com deficiência de aporte circulatório local, que ocorre também em áreas pós-infecção e pós-irradiação. Nestas diversas circunstâncias, o defeito original pode necessitar ser alargado com ressecção dos tecidos comprometidos para permitir a cura ou maior margem de segurança, resultando em perdas ósseas ainda maiores.

Por outro lado, um leito considerado de má qualidade para receber um enxerto convencional, dentro de dimensões aceitáveis, pode ser tratado por remoção do tecido avascular e aposição de retalho cutâneo ou muscular, que conferirá novo aporte sanguíneo adequado ao local.

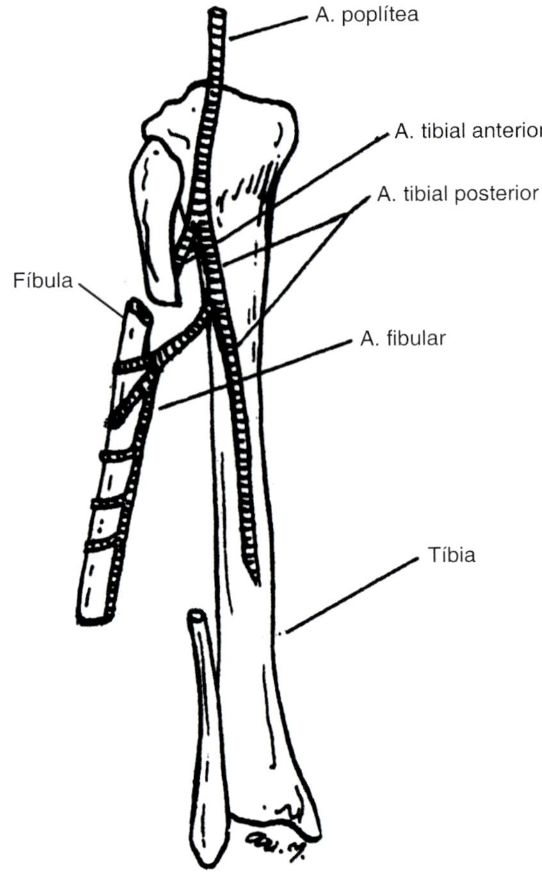

Figura 30.1 Desenho esquemático do enxerto ósseo vascularizado da fíbula com o pedículo.

ENXERTO ÓSSEO VASCULARIZADO DA FÍBULA

Anatomia dos vasos fibulares na perna

A artéria poplítea tem seu trajeto através da fossa posterior, é acompanhada pelas veias poplíteas e pelo nervo tibial posterior no seu curso, contribui e se comunica com as artérias geniculares superiores e inferiores médias e laterais e dá origem às artérias surais. Continua dividindo-se em artéria tibial anterior e posterior. A artéria tibial anterior, então, curva-se para diante, acima da membrana interóssea, continuando dorsalmente em seu curso na perna. A artéria tibial posterior continua distalmente, junto com o nervo tibial posterior, e dirige-se até a porção distal da perna. O ramo principal da artéria tibial posterior é a artéria fibular, que se origina lateralmente a esta, na parte superior da perna, acompanhada por duas veias satélites.

A artéria fibular, após emergir da artéria tibial posterior, vem, a partir do terço proximal da fíbula, situar-se paralela a esta, em seus bordos, medial e posterior, assim permanecendo do terço médio até o inferior deste osso (Figura 30.1). Neste nível, dá um ramo comunicante com a tibial posterior, terminando num ramo perfurante anterior e outro posterior ao maléolo lateral. No seu trajeto diafisário, passa entre os músculos tibial posterior e flexor longo do hálux, ou dentro deste, dando no seu curso três a sete ramos, que se dispõem oblíqua e circunferencialmente à fíbula. Destes, deriva abundante circulação muscular e periostal, alguns deles com o curso mais longo, passando pelo septo intermuscular posterior, ou em trajeto variado através do músculo sóleo ou fibular, para atingir a fáscia e o tegumento lateral da perna. Estes ramos foram divididos em tipos A, B e C por Yoshimura e cols.[4] O tipo A percorre um trajeto puramente muscular pelo sóleo e ocorre no terço proximal de perna; o tipo B vem pelo trajeto septal, dando ramos musculares, e ocorre no terço médio; o tipo C percorre uma trajetória puramente septal, sendo encontrado predominantemente no terço distal da perna.

Em estudos anatômicos, por nós realizado, em 30 dissecções, sendo 17 peças de adultos e 13 peças de crianças, confirmamos e detalhamos os achados citados acima (Figura 30.2).

Outros aspectos, não descritos previamente, foram também observados, como a possibilidade de o

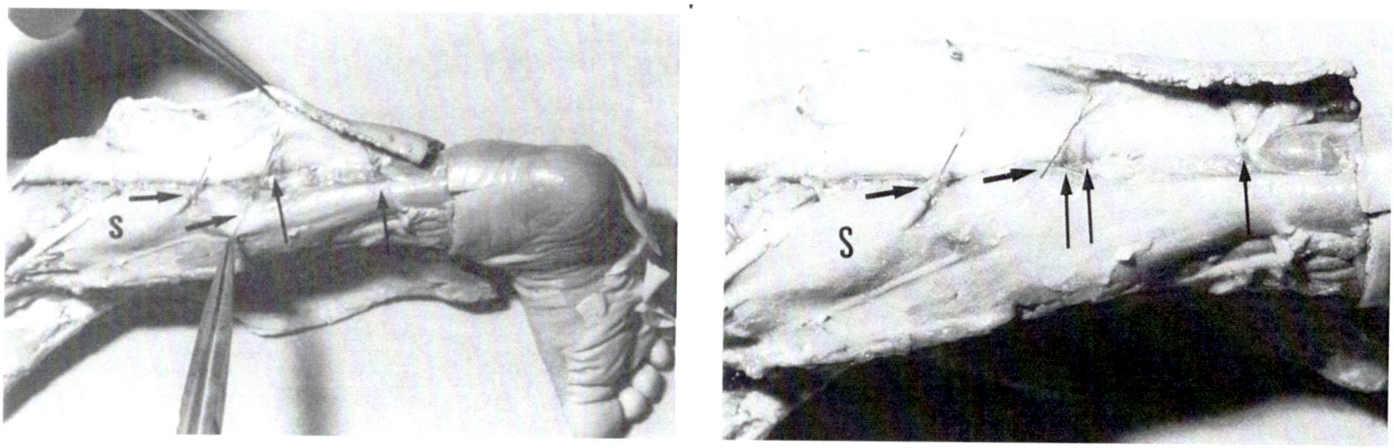

Figura 30.2 Ramos musculares do sóleo e ramos septais dirigindo-se para a fáscia.

segmento cutâneo ser inervado pela inclusão de um ramo do nervo fibular superficial, que é individualizado no septo intermuscular anterior, assim como a constatação de uma variação predominante do ramo B, a que chamamos B1, constituída por um trajeto septal, seguido de um trajeto muscular curto, que também pode dar outros ramos musculares.

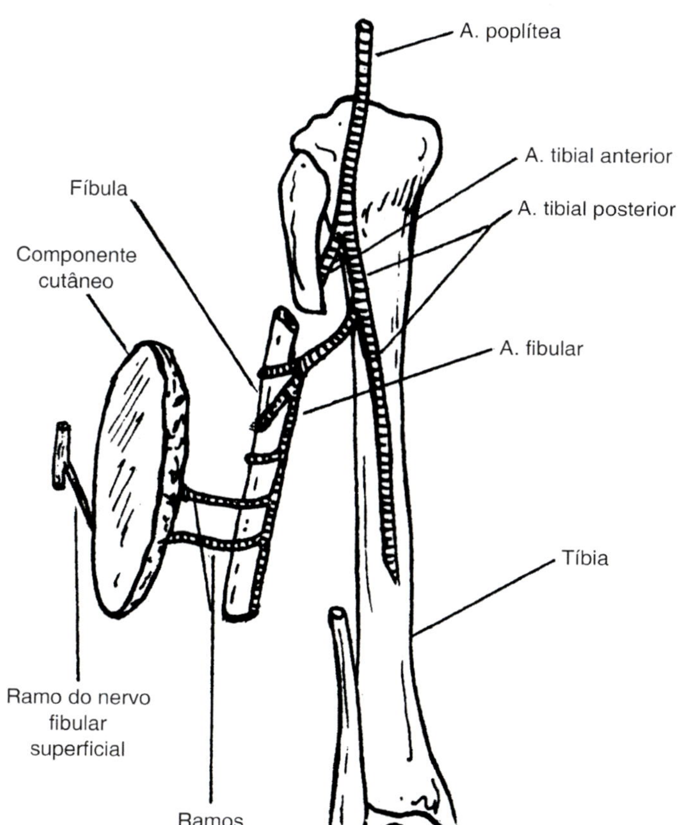

Figura 30.3 Concepção esquemática do enxerto osteosseptocutâneo da fíbula.

Na altura da união do terço médio com o distal, pelo menos uma ou duas artérias de trajeto septal puro ou parcialmente muscular chegam à face lateral da perna, as quais são responsáveis pela nutrição do componente cutâneo (Figura 30.3). Este, acoplado à fíbula, pode ser utilizado na prática clínica como monitor ou como cobertura na modalidade denominada osteosseptocutânea (Figura 30.4).

O ramo nutrício, segundo Restrepo, penetra, ao nível da diáfise, na face posterior, perto do bordo medial e, segundo Fen, no terço proximal (em 66,4%) ou, ainda, segundo McKee, na metade superior do terço médio (em 73%).[1]

A fíbula, nutrida pelos vasos fibulares que correm ao longo de sua face medial e posterior, conforme visto, é o enxerto ósseo vascularizado livre mais

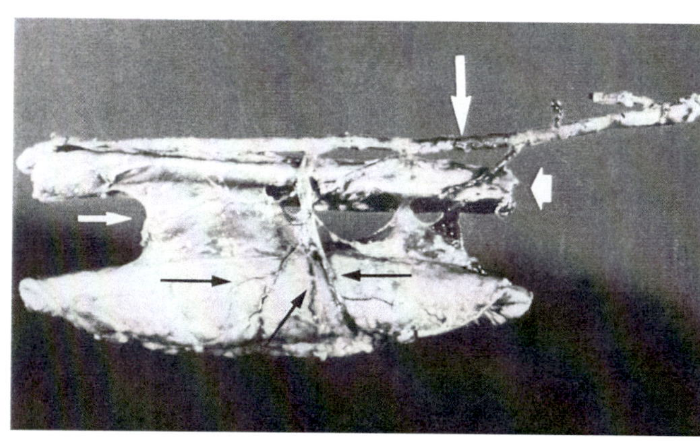

Figura 30.4 Peça anatômica, com preparo por injeção de contraste arterial, da dissecção final do retalho osteosseptocutâneo da fíbula, com o componente muscular justaósseo removido, evidenciando: artéria fibular (*seta branca grande*), fíbula (*seta branca larga*), septo crural posterior (*seta branca menor*) e ramos da artéria fibular passando pelo septo, chegando à fáscia, onde se distribuem ricamente no componente cutâneo da face lateral da perna.

utilizado por diversos fatores, como possibilidade de utilizar um segmento extenso, de até 22 a 25cm de osso tubular, retilíneo e, portanto, mais adaptado às perdas ósseas dos ossos longos maiores. Nos membros inferiores, tendem a se hipertrofiar com a marcha e a carga corporal após o tempo de proteção. Para compensar a diferença de espessura, como no fêmur, onde a fíbula é seis vezes mais fina, podem ser adicionados enxertos esponjosos convencionais sobre ou ao redor do segmento do osso vascularizado, já que o sangramento periostal e do manguito muscular proporciona um excelente aporte vascular ao leito do enxerto convencional adicionado. A utilização "em dupla barra", com os dois segmentos paralelos conectados e vascularizados pelo periósteo e pelo pedículo único dos vasos fibulares, pode ser feita também no fêmur para a finalidade citada, assim como em regiões de ossos duplos, como a perna distal e o antebraço, em situações especiais de reconstrução.

Nos membros superiores, apresenta excelente indicação, pois têm espessura e estrutura tubular semelhantes aos ossos do antebraço e do úmero, permitindo também suporte adequado para artrodeses do punho, do ombro ou do cotovelo em casos de perda ou incongruência irreparável destas articulações. O terço proximal da fíbula (cabeça), a diáfise, ou ambos, podem ser utilizados no adulto, pois são mantidos pela circulação endostal e periostal proveniente dos vasos fibulares.

Na criança, quando há comprometimento epifisário com necessidade de manter a placa de crescimento aberta, existe controvérsia quanto à utilização de vasos geniculares laterais que necessitam de anastomose adicional, além da dos vasos fibulares,[3] ou uso dos vasos tibiais anteriores, isoladamente, já que estes nutrem a cabeça e o terço proximal da fíbula, segundo estudos anatômicos e comprovações clínicas recentes.[5-8]

A estabilização da fíbula autotransplantada no segmento receptor pode ser feita por aposição terminoterminal, terminolateral ou por enclavilhamento intramedular nas extremidades proximal e distal. A fixação pode ser realizada com pinos intramedulares, cruzados, parafusos ou placas, de acordo com as circunstâncias da área receptora, desde que a circulação endostal e periostal do enxerto não seja destruída.[2,3,9,10]

A utilização de placas e parafusos de tamanho adequado, como fixação interna no segmento distal ou proximal, pode ser realizada com mínima agressão ao enxerto, dependendo das condições e particularidades das extremidades receptoras e da extensão do segmento transplantado. A utilização de uma placa longa com fixação de cinco ou seis corticais distais e proximais e algumas centrais no segmento do enxerto tem boa aplicação no membro superior, particularmente nas ressecções associadas a artrodeses do ombro, do cotovelo e do punho, já que o fulcro da solicitação muscular articular é geralmente preservado. Esta modalidade de fixação adiciona estabilidade e evita, também, as fraturas que podem ocorrer num segundo tempo, antes do robustecimento ou da hipertrofia do enxerto ósseo vascularizado, que tem boa circulação, mas é desprovido de inervação sensitiva. Por esta razão, a defesa contra o estresse local é menor, e não há dor quando a fratura ocorre. As placas de baixo contato e as bloqueadas têm indicação nestes casos, por preservarem alguma dinâmica e solicitação ao segmento fixado, o que melhora a resposta biológica.

No antebraço, os dois ossos podem ser reconstituídos isoladamente, nas perdas tanto do rádio como da ulna, ou de ambos, com a modalidade "em dupla barra" como citado anteriormente, desde que haja perspectiva de preservação do movimento de pronossupinação. Se, dependendo da particularidade ou da gravidade do acometimento, este movimento estiver comprometido, a reconstrução na modalidade de "antebraço de um só osso" com a conexão da ulna proximal e distal do rádio, do carpo ou do metacarpiano com artrodese do punho e antebraço em fratura, pode ser a melhor alternativa, desde que haja flexoextensão do cotovelo e mão funcional. (Ver casos clínicos no final do capítulo).

A não-reconstrução de segmento médio ou distal da ulna ou a ressecção de segmentos deste osso (cirurgia de Baldwin e cirurgia de Lowenstein/Sauvé-Kapandji) pode preservar ou restabelecer a pronossupinação do antebraço.[11]

Na pseudo-artrose congênita dos ossos do antebraço por neurofibromatose, acometendo um ou ambos os ossos, o segmento acometido deve ser reconstruído precocemente com ressecção e substituição por fíbula vascularizada, pois as cirurgias convencionais e o retardo levam à acentuação das deformidades e do encurtamento.[12]

A execução de duas anastomoses, uma proximal e a outra distal, dos vasos fibulares na área receptora, como reconstrução vascular de artéria do antebraço perdida ou ameaçada por tumor, traumatismo ou outra condição, pode representar oportunidade ímpar de revascularização do segmento distal (mão), associada à reconstrução óssea e de outras estruturas associadas. Esta reconstrução vascular, que recebe a

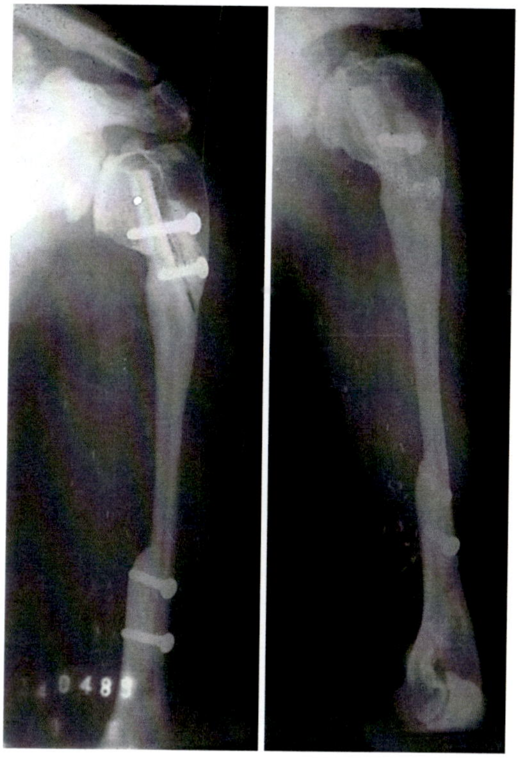

Figura 30.5 Enxerto de fíbula vascularizada usado para perda óssea no úmero.

designação em inglês de *flow-througth*, e que pode ser também empregada em outras regiões, representa um enxerto arterial protegido por estrutura esquelética retilínea ou, tornada curva por osteotomias, estabilizável por fixação interna.

No braço, a fíbula vascularizada tem aplicação excelente nas perdas segmentares (Figura 30.5) ou como reforço do úmero enfraquecido por lesão tumoral benigna, pseudo-artrose, outra condição patológica ou comorbidade. No terço proximal, o enclavilhamento intramedular é possível e, no distal, a aposição laterolateral e a fixação com parafusos e placas, de escolha freqüente nas artrodeses com o antebraço e a omoplata, podem ser utilizadas. A simplicidade e a facilidade de execução da fixação interna intramedular com pinos, numa intervenção que requer rapidez devido à necessidade de anastomoses vasculares para revascularizar o segmento autotransplantado, tornam este meio de fixação atraente, mesmo que mais dependente de contenção externa. A via de acesso na face medial do braço, da axila ao cotovelo, possibilita ótima abordagem aos vasos doadores, cuja preferência é pelo pedículo da braquial profunda e seus ramos, assim como ao osso, além de permitir visualização ampla e proteção dos nervos da região.

O fixador externo pode ser adicionado às fixações mínimas para liberar as articulações vizinhas. Este pode ser utilizado também para promover correção de encurtamentos ou equalização de segmentos na fase pré-operatória, assim como de alongamentos ou transporte após consolidação e hipertrofia da fíbula autotransplantada.

O transporte ósseo com o fixador de Ilizarov ou outros, atualmente de larga aplicação nas situações pós-traumáticas nos membros inferiores, como alternativa de tratamento das perdas ósseas consideradas maiores, por ser um procedimento cirúrgico mais simples, de rápida execução e menos risco, tem indicação mais restrita no membro superior. Isto se deve a alguns aspectos, como o fato de representar um tratamento de longa duração, poder causar transtorno de posicionamento e socialização do paciente e a dificuldade ou impossibilidade de seu emprego nas proximidades das articulações. Deve ser considerado também o risco de rigidez articular no membro superior, em que o deslizamento das estruturas e a amplitude de movimento articular são de importância fundamental para alcance, apreensão e destreza. O tempo de uso do aparelho de fixador externo no membro superior deve ser reduzido, e o modelo deve ser adequado em tamanho e funcionalidade.

A obtenção cirúrgica do enxerto ósseo vascularizado da fíbula é feita sob um tempo habitual de isquemia com manguito pneumático instalado na coxa, em torno de 45 minutos, com a dissecção do seu pedículo, constituído por artéria e duas veias fibulares. Os vasos têm de 2 a 6cm de comprimento, com calibre de 3 a 4mm no adulto, permitindo anastomoses confortáveis, sob magnificação do microscópio cirúrgico, nas diversas áreas receptoras.

Seqüelas na área doadora da fíbula são infreqüentes ou pouco significativas.[2,10,13] Desde que um quarto distal da fíbula e a sindesmose tibiofibular sejam preservados, o tornozelo e o pé permanecem estáveis. Na criança, diferente do que ocorre com o adulto, há necessidade de promover a fusão da fíbula com a tíbia, por meio de interposição de enxerto ósseo e fixação com parafuso ou pino, para evitar progressão proximal da fíbula e conseqüente desvio em valgo do retropé.[14] A perda parcial ou total da flexão ativa da falange distal do hálux por divisão do ventre do músculo flexor longo do hálux não é notada nem é motivo de queixa do paciente, enquanto que a paralisia do nervo fibular profundo, mesmo que temporária e sem deixar seqüela definitiva, é motivo de transtorno, pois afeta a marcha após a retirada dos pontos.

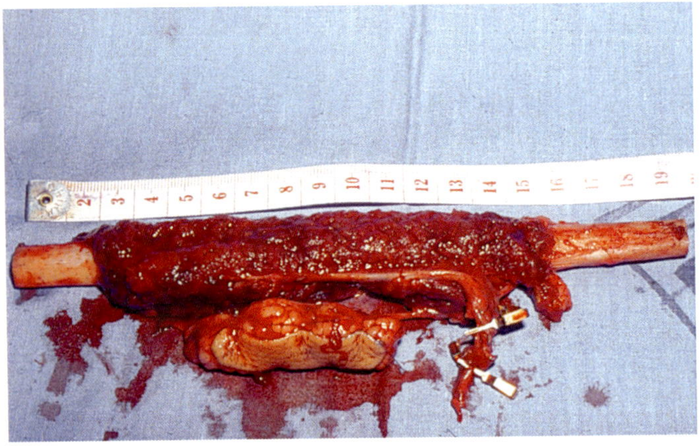

Figura 30.6 Pedículo vascular da fíbula constituído por uma artéria e duas veias.

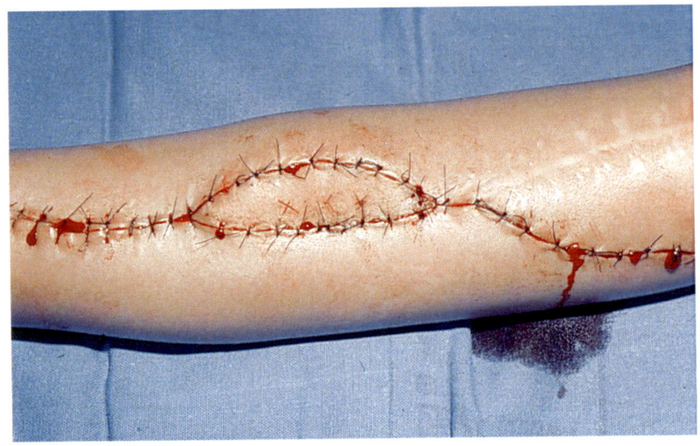

Figura 30.7 Segmento de pele usado como monitor vascular de retalho da fíbula vascularizada.

ENXERTO OSTEOSSEPTOCUTÂNEO DA FÍBULA

A possibilidade de utilização de um segmento cutâneo do bordo lateral da perna acoplado à fíbula,[9] sob a forma de um retalho osteosseptocutâneo, adicionou o recurso valioso de reconstruir, num só tempo cirúrgico, perdas ósseas extensas e cutâneas ou cicatrizes desfavoráveis. Estas situações previamente, em geral, exigiam dois procedimentos microcirúrgicos separados, sendo um para cada finalidade básica.

Chen,[15] em março de 1983, e Yoshimura,[4] em dezembro do mesmo ano, publicaram, pela primeira vez, a utilização do segmento cutâneo juntamente com o osso como cobertura e como monitor, respectivamente. Outros estudos anatômicos[1] demonstraram que, desde que se inclua pelo menos um ramo vascular via septo intermuscular posterior, formando um segmento composto osso-pele, a ser transferido à distância, nutrido pelos vasos fibulares, é viável o retalho. (Ver casos clínicos no final do capítulo.)

A presença de redes anastomóticas ao nível do tecido celular subcutâneo, aliada ao fato de o segmento cutâneo ser levantado subfascialmente, fundamenta-se no conceito de retalho fascial, o que permite, com segurança, a utilização de um retalho de proporções maiores do que 20 × 10cm da face lateral adjacente à fíbula. A fina espessura do componente cutâneo e até a distribuição pilosa da face lateral da perna são correspondentes aos da maioria das áreas receptoras nos membros.

A utilização de um segmento de pele de pequenas dimensões, com até 2,5cm, com a finalidade de monitorar a persistência da perviadade vascular do osso autotransplantado, permitiu a reintervenção precoce nas microanastomoses, em casos de complicação nos retalhos, pela observação de sua coloração e temperatura (Figura 30.7).

Este segmento cutâneo permite, também, a instalação de outros tipos de monitores cutâneos industrializados.

Outro método de avaliação do estado da circulação óssea é por meio de cintilografia óssea, que é mais confiável, na primeira semana do pós-operatório.[16]

A seqüela cicatricial na área doadora não costuma ser acentuada, pois o plano muscular lateral e posterior da perna é bastante preservado, constituindo-se em bom leito e sem depressões para cobertura com enxerto de pele, o qual, com até 2,5cm de largura, permite o fechamento direto.

TÉCNICA CIRÚRGICA PARA OBTENÇÃO DE FÍBULA VASCULARIZADA

Uma arteriografia da região poplítea e do terço proximal da perna é aconselhável para certificar-se da anatomia vascular e de sua relação com a fíbula que será removida, já que variações anatômicas podem ocorrer na região, obrigando à mudança da estratégia cirúrgica. A região receptora deve ser também investigada pelo mesmo método, principalmente nos casos pós-traumáticos, para avaliação do estado e do sítio dos vasos onde deverá ser realizada a anastomose.

A elevação cirúrgica da fíbula é feita sob um tempo habitual de isquemia, com manguito pneumático, em torno de 45 minutos. O pedículo, constituído por artéria e duas veias fibulares, com 2 a 6cm de comprimento, com calibre de 3 a 4mm no adulto, permite anastomoses confortáveis, sob magnificação do microscópio cirúrgico, nas diversas áreas receptoras.

Dois métodos de obtenção da fíbula vascularizada são descritos: o acesso posterior, formulado por Taylor, e a abordagem lateral, difundida por Gilbert, utilizada atualmente pela maioria dos cirurgiões, por ser mais simples.

Na via de acesso lateral, o paciente é colocado na posição supina, com um coxim sob a região glútea homolateral. O manguito pneumático na coxa deve ser empregado com uma enxagüinação parcial, para permitir melhor visualização vascular. A perna contralateral à lesão deve ser escolhida como doadora, para permitir espaço para trabalho simultâneo de duas equipes cirúrgicas: uma no membro superior receptor, geralmente posicionado em mesa de mão, e a outra no membro inferior doador, longitudinalmente posicionado na mesa cirúrgica. Mesmo em caso de utilização da cabeça da fíbula para substituir a cabeça do rádio, o lado oposto é mais favorável, visando à preservação da mobilidade do punho.[10] No caso de a área receptora ser também a perna, uma mesa de mão pode ser posicionada em "Y" para permitir a atividade das duas equipes em ambos os membros inferiores.

A dissecção cirúrgica precisa proteger e preservar os vasos fibulares que se encontram nas bordos medial e posterior da fíbula, entre os músculos tibial posterior e flexor longo do hálux.

A incisão é feita ao longo do eixo longitudinal da fíbula, incluindo a pele e o tecido celular subcutâneo, expondo a fáscia da perna. Proximalmente, o nervo fibular comum deve ser identificado no plano subfascial, logo acima e no colo da fíbula, onde deve ser protegido e isolado. A dissecção adicional bem junto ao plano ósseo facilita a proteção ao nervo e às suas ramificações. O septo crural posterior entre os músculos fibular e sóleo deve ser identificado. O músculo sóleo possui fibras oblíquas, enquanto os fibulares apresentam fibras longitudinais. Este espaço deve ser palpado e incisado, permitindo a chegada ao plano ósseo, que deve ser desenvolvida respeitando-se o periósteo, que não deverá ser violado em nenhum momento da obtenção do enxerto. Para isso, a musculatura fibular deve ser deslocada com o bisturi, deixando-se um envoltório de 1mm junto ao osso. Quando, em função do comprimento necessário, há a necessidade de se chegar ao terço distal, isto é feito com mais eficácia pelo espaço do septo crural anterior, entre os músculos fibulares e tibial anterior. O músculo sóleo deve ser removido com o mesmo cuidado que a face posterior da fíbula.

O septo intermuscular anterior é também incisado para permitir a liberação da fíbula nos músculos da loja anterior, compreendidos pelo extensor comum dos dedos e o extensor longo do hálux, com técnica semelhante à realizada na face lateral do osso. Sob o músculo tibial anterior encontram-se os vasos tibiais anteriores e o nervo fibular profundo, repousando sobre a membrana interóssea. Esta estrutura é então seccionada longitudinalmente, próximo à sua inserção na fíbula, ao longo da extensão desejada, de acordo com o segmento ósseo a ser removido.

Uma vez determinado o comprimento necessário para o transplante, a osteotomia proximal e distal é realizada, permitindo rotação e deslocamento lateral do segmento ósseo e facilitando a abordagem às faces medial e posterior. Neste ponto, executa-se a ligadura distal dos vasos fibulares e promove-se a dissecção no sentido proximal dos mesmos, entre ou no interior dos músculos flexor do hálux e tibial posterior. No terço proximal, o pedículo, constituído por uma artéria e duas veias satélites, deve ser cuidadosamente liberado com ligadura de colaterais até sua emergência dos vasos tibiais posteriores. A perfusão da peça agora conectada à perna apenas pelo pedículo, já individualizado e liberado de suas conexões, é verificada pelo sangramento presente na extremidade óssea distal, no periósteo, no tecido muscular e no componente cutâneo, se for o caso, constatado após a liberação do manguito pneumático. A hemostasia com bipolar deve ser feita em caso de sangramento excessivo. A colocação distal microclampes e a ligadura proximal do pedículo serão executadas após, no mínimo, 20 minutos de descanso, com a perna envolvida por compressa e ataduras, sem tensão no pedículo vascular, para normalização homeostática do segmento. Neste período, a área receptora, preparada por outra equipe, que trabalha simultaneamente, deverá esta pronta para receber o retalho.

TÉCNICA PARA OBTENÇÃO DA FÍBULA VASCULARIZADA COM PELE

Os cuidados básicos iniciais são os mesmos necessários para a obtenção da fíbula vascularizada sem pele, com os detalhes relacionados a seguir.

Realiza-se previamente a ausculta com Doppler portátil na face lateral da perna, incluindo os bordos posterior e distal da fíbula. A marcação dos pontos de batimento das artérias cutâneas tem a finalidade de avaliar o número de ramos a serem encontrados no segmento cutâneo. A comparação destes dados com a arteriografia pode ser realizada quando esta última apresenta boa qualidade.

Quando o componente cutâneo é usado como cobertura, retira-se um molde com compressa ou gaze, correspondente ao tamanho e ao formato da área receptora. Este molde é então desenhado na face lateral da perna doadora, de acordo com os pontos auscultados previamente. Estes procedimentos podem ser realizados antes de iniciado o ato anestésico.

No ato cirúrgico, o componente cutâneo, destinado a monitor ou a cobertura cutânea, é desenhado com caneta dermográfica estéril na perna doadora. A incisão se inicia pelo bordo posterior, incluindo pele e tecido celular subcutâneo. A incisão da fáscia, que obrigatoriamente é incluída no retalho, deve ser pelo menos 1cm maior do que o bordo cutâneo, para permitir que sejam dados alguns pontos com fio inabsorvível da fáscia excedente na epiderme, o que deve ser feito também no bordo anterior e nas extremidades distal e proximal do retalho, para evitar cisalhamento do tecido celular subcutâneo na epiderme já incisada. Estes pontos só serão removidos no momento da sutura definitiva do retalho na área receptora. A progressão da dissecção se faz no sentido posterior para anterior, até a visualização dos ramos vasculares, que correm perpendicularmente ao maior eixo da perna, vindo da profundidade pelo septo crural posterior ou pelas imediações deste.

A incisão cutânea é prolongada proximalmente, e o nervo fibular é individualizado subfascialmente e protegido ao nível do colo da fíbula. O mesmo se faz na porção distal da ferida, no bordo posterior do maléolo fibular, onde o nervo sural é individualizado e preservado, orientando a dissecção no septo intermuscular posterior.

A porção anterior do retalho também é liberada no plano subfascial, cujo bordo, se possível, deve ser maior do que o bordo da pele, de modo a permitir os pontos de reparo como no bordo posterior, expondo-se, na dependência do tamanho do retalho, o septo intermuscular anterior entre as lojas anterior e lateral da perna. O ramo do nervo fibular superficial pode ser incluído no retalho cutâneo nesta localização, possibilitando, portanto, a reinervação sensitiva do retalho cutâneo. A progressão se faz agora sobre os músculos fibulares, até a nova visualização do septo intermuscular posterior entre os músculos fibulares e sóleo. Nesta altura, o retalho cutâneo já se encontra liberado e conectado apenas ao septo intermuscular posterior e pelos ramos vasculares provenientes deste.

O afastamento e a liberação medial da musculatura da loja anterior para a visualização da membrana interóssea são feitos seguindo o mesmo procedimeno descrito para a fíbula sem pele, com os tempos principais de secção longitudinal da membrana interóssea, osteotomia proximal e distal, ligadura distal dos vasos fibulares, dissecção no plano medial posterior ao nível do músculos flexor longo do hálux e tibial posterior com proteção dos vasos fibulares ao longo da fíbula e preparo do seu pedículo proximal na emergência dos vasos tibiais posteriores.

OUTROS ENXERTOS ÓSSEOS VASCULARIZADOS

Crista ilíaca

Embora a crista ilíaca vascularizada tenha sido utilizada com os vasos circunflexos ilíacos superficiais, apenas após o trabalho realizado por Taylor, em 1979, o retalho tornou-se confiável, evidenciando que o pedículo da circunflexa profunda confere a contribuição sanguínea mais significativa do osso ilíaco. A artéria origina-se da superfície lateral ou posterolateral da artéria ilíaca externa, imediatamente acima do ligamento inguinal. Seu curso mostra-se constante, e ele fornece um pedículo de 6 a 8cm de comprimento, com diâmetro externo de 1,5 a 2,5mm, acompanhado de veias satélites. Um segmento de osso esponjoso curvo de até 12cm, com segmento retilíneo com até 7 a 8cm de comprimento, pode ser utilizado. Este enxerto ósseo vascularizado é mais bem adaptado às reconstruções de mandíbula e, em algumas circunstâncias, à substituição de parte esponjosa dos membros. Pode ser usado, também, na forma pediculada para a epífise proximal de fêmur. Um componente cutâneo adjacente, de até 23 × 11cm, pode ser utilizado na modalidade osteocutânea. Este pode ser muito volumoso, principalmente nos pacientes obesos ou musculosos. O sangramento peroperatório deve ser observado, e o fechamento deve ser criterioso devido à possibilidade de ocorrência de hérnia inguinal.

Costela

O enxerto ósseo vascularizado da costela, nutrido pelos vasos intercostais, descrito por McKee em 1971, também pode ser usado como componente cutâneo adjacente, conforme relatou Buncke, em 1977. De acordo com Taylor, tem sua maior aplicação nas reconstruções de mandíbula, já que a sua espessura fina e a configuração curva, além da pouca extensão, limitam sua aplicação na reconstrução dos membros. Sua utilização na forma pediculada na cirurgia de estabilização da coluna deve ser lembrada.

Côndilo femoral

Um retalho livre corticoperiostal com até 8cm de extensão, com variável quantidade de enxerto esponjoso do côndilo femoral medial, baseado na artéria genicular descendente ou genicular superior medial, ramos da artéria femoral superficial. Um pedículo de até 7cm de comprimento pode ser utilizado para microanastomose terminolateral microvascular no pedículo receptor. O retalho corticoesponjoso é maleável e, no membro superior, pode ser moldado ao redor da clavícula, do rádio ou da ulna e seguro por uma sutura não-absorvível. Um pequeno monitor cutâneo em bóia pode ser acoplado ao segmento para monitoração.[3]

Outros retalhos osteocutâneos, ou melhor, componentes ósseos de retalhos basicamente cutâneos, devem ser lembrados, como a porção da escápula do retalho escapular na forma pediculada, para o úmero proximal, porções distal e lateral do rádio, no retalho chinês, ou da artéria radial, para o polegar. A porção distal e lateral do úmero pode ser utilizada no retalho lateral do braço à distância para defeitos osteocutâneos de dimensão média.

Associação com segmentos tendinosos, inervação e outras estruturas além da óssea e da cutânea pode ser realizada em situações específicas de reconstrução baseadas em metatarsiano e nas diversas variações de transferências de dedos do pé ou de parte destes para a mão.

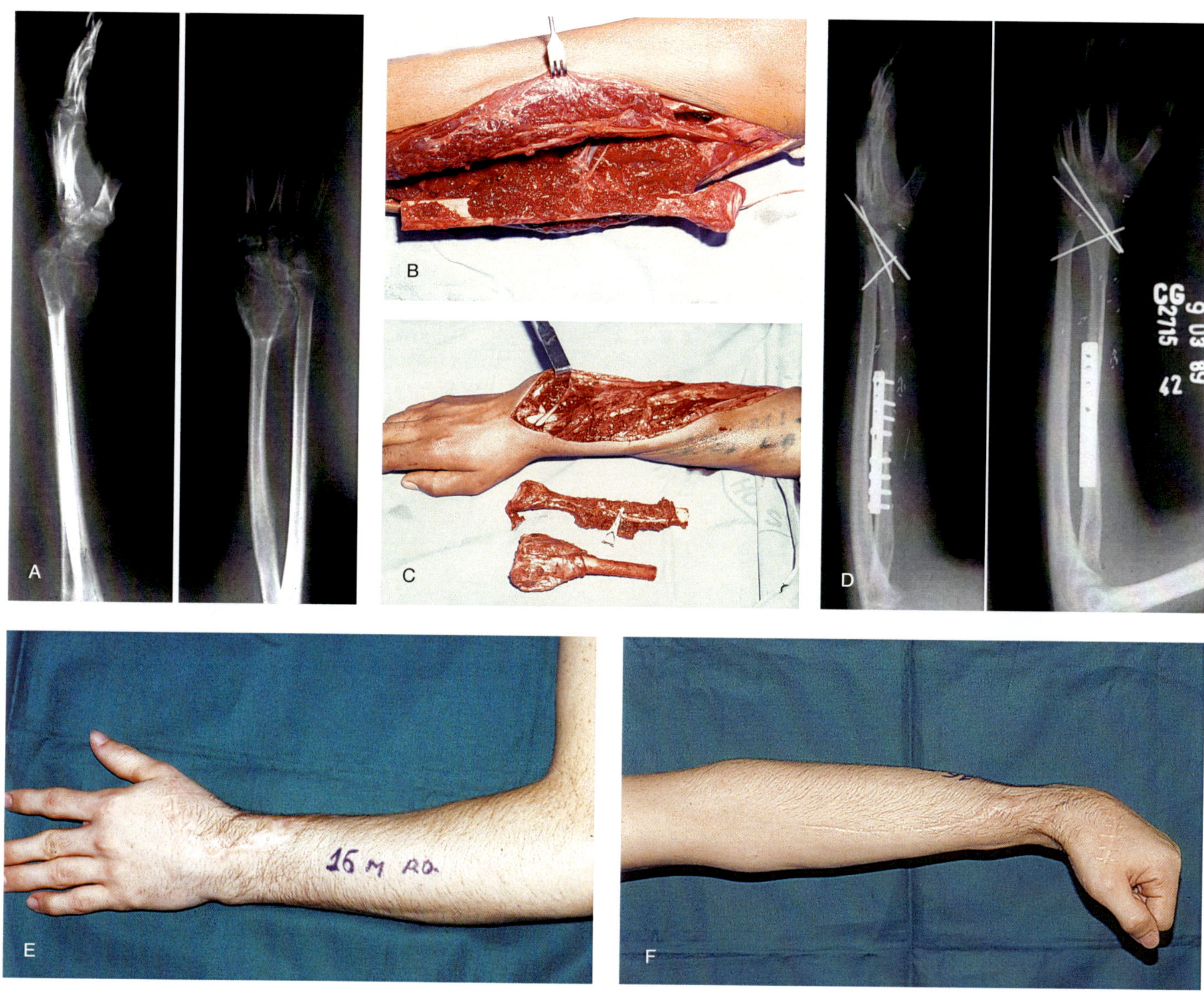

Figura 30.8 Tumor de células gigantes (TCG). **A.** Radiografias TCG do rádio distal. **B.** Cabeça e terço proximal da fíbula conectados ao pedículo fibular. **C.** Tumor e enxerto ósseo (com clampe vascular no pedículo) prontos para substituição. **D.** Radiografias do enxerto ósseo na área receptora e fixação com fios de Kirschner distais e placa proximal. **E** e **F.** Aspecto e mobilidade após 16 semanas.

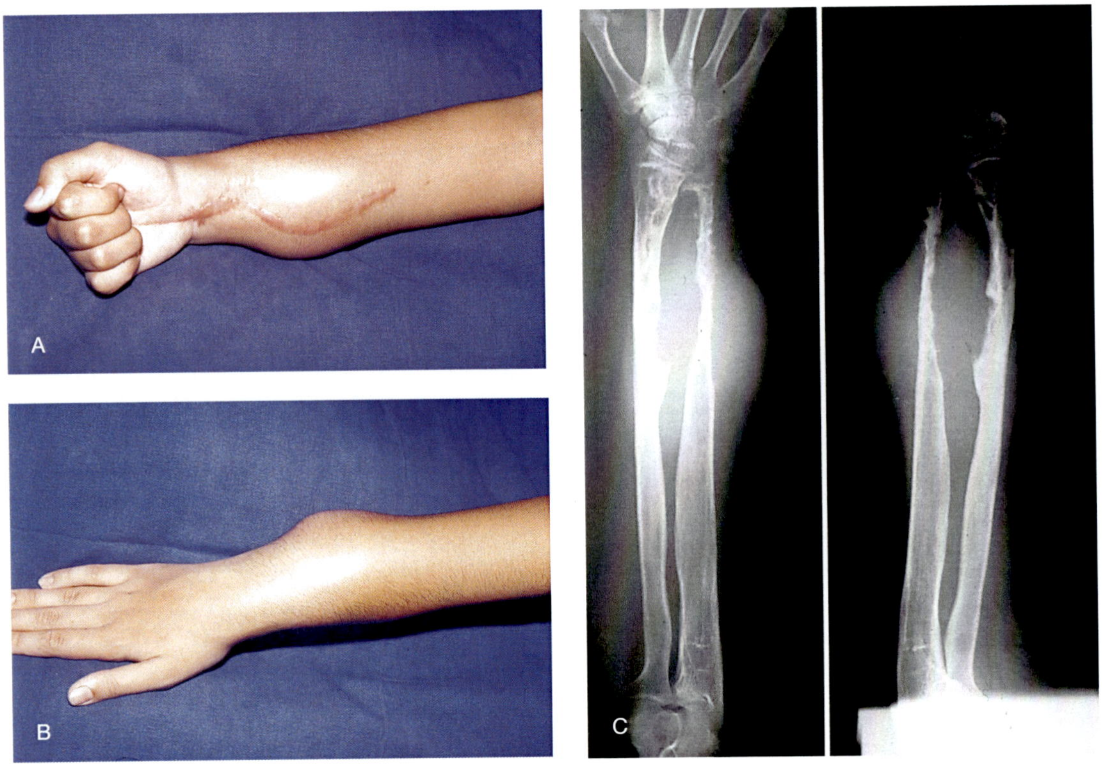

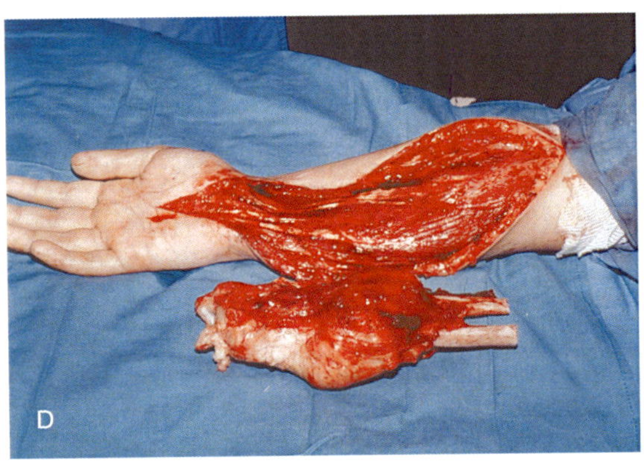

Figura 30.9 Tumor desmóide recidivado do antebraço distal. **A** e **B.** Fotos do tumor recidivado no terço distal do antebraço. **C.** RX evidenciando tumor de partes moles com invasão óssea. **D** e **E.** Foto e RX do antebraço e peça na mesa. **F.** RX, após reconstrução óssea, do antebraço de um só osso. **G** e **H.** Fotos pós-operatórias de preservação da função da mão.

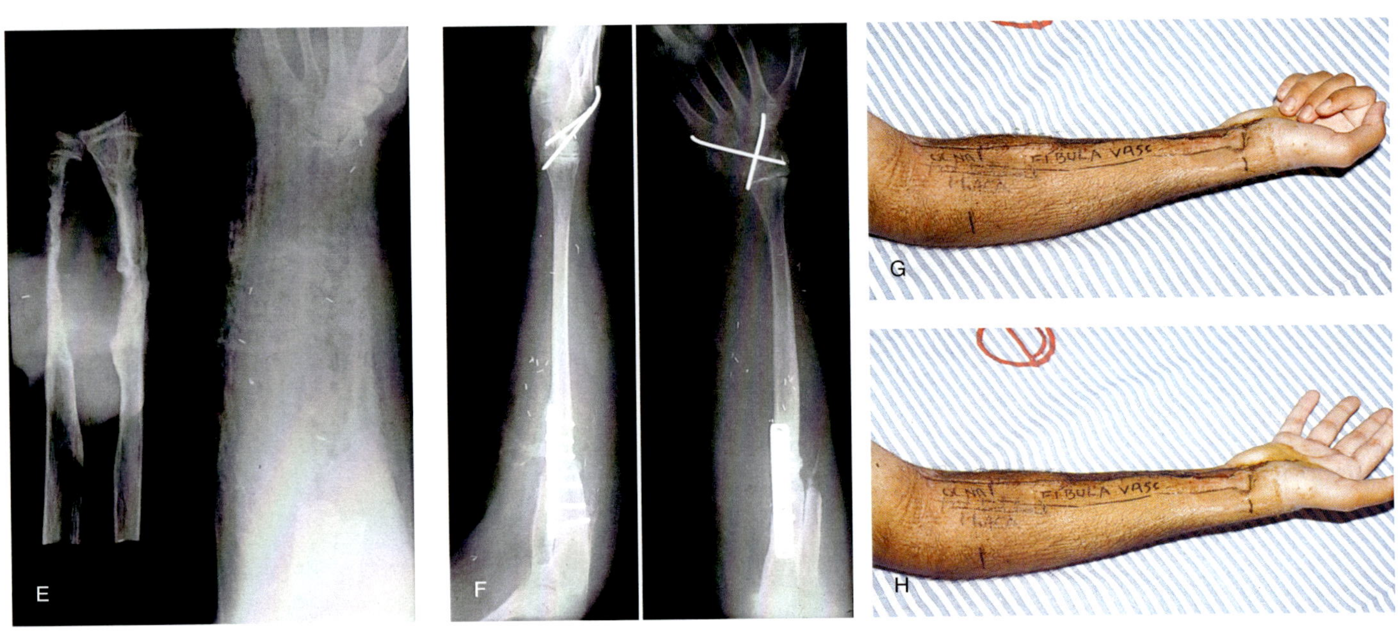

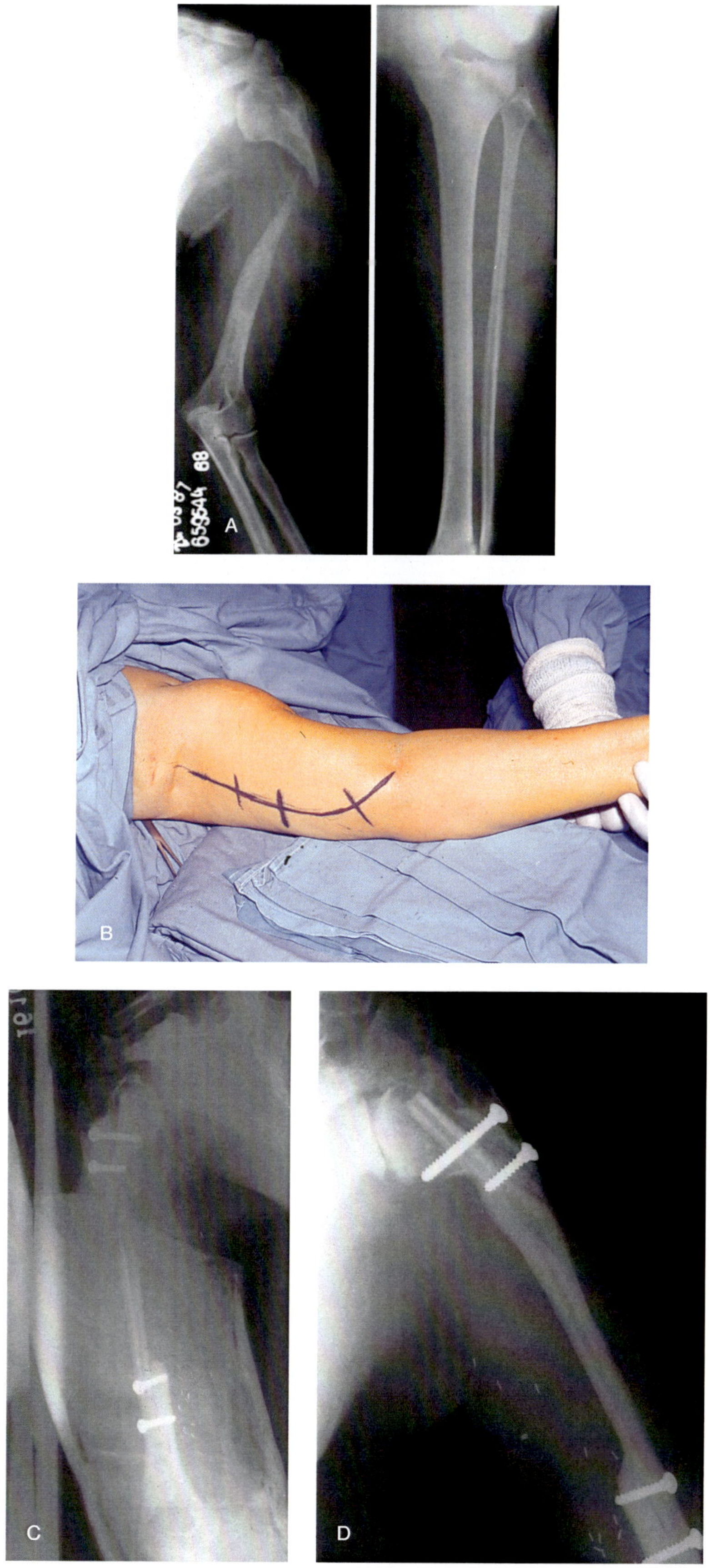

Figura 30.10 Pseudo-artrose atrófica do úmero após falha de osteossíntese. **A.** Radiografia comparativa da perna com a perda óssea resultante de fratura da diáfise do úmero. **B.** Foto evidenciando marcação de via de acesso medial. **C.** Radiografia com fratura da fíbula vascularizada – tratamento conservador com gesso. **D.** Radiografia final com consolidação e hipertrofia da fíbula.

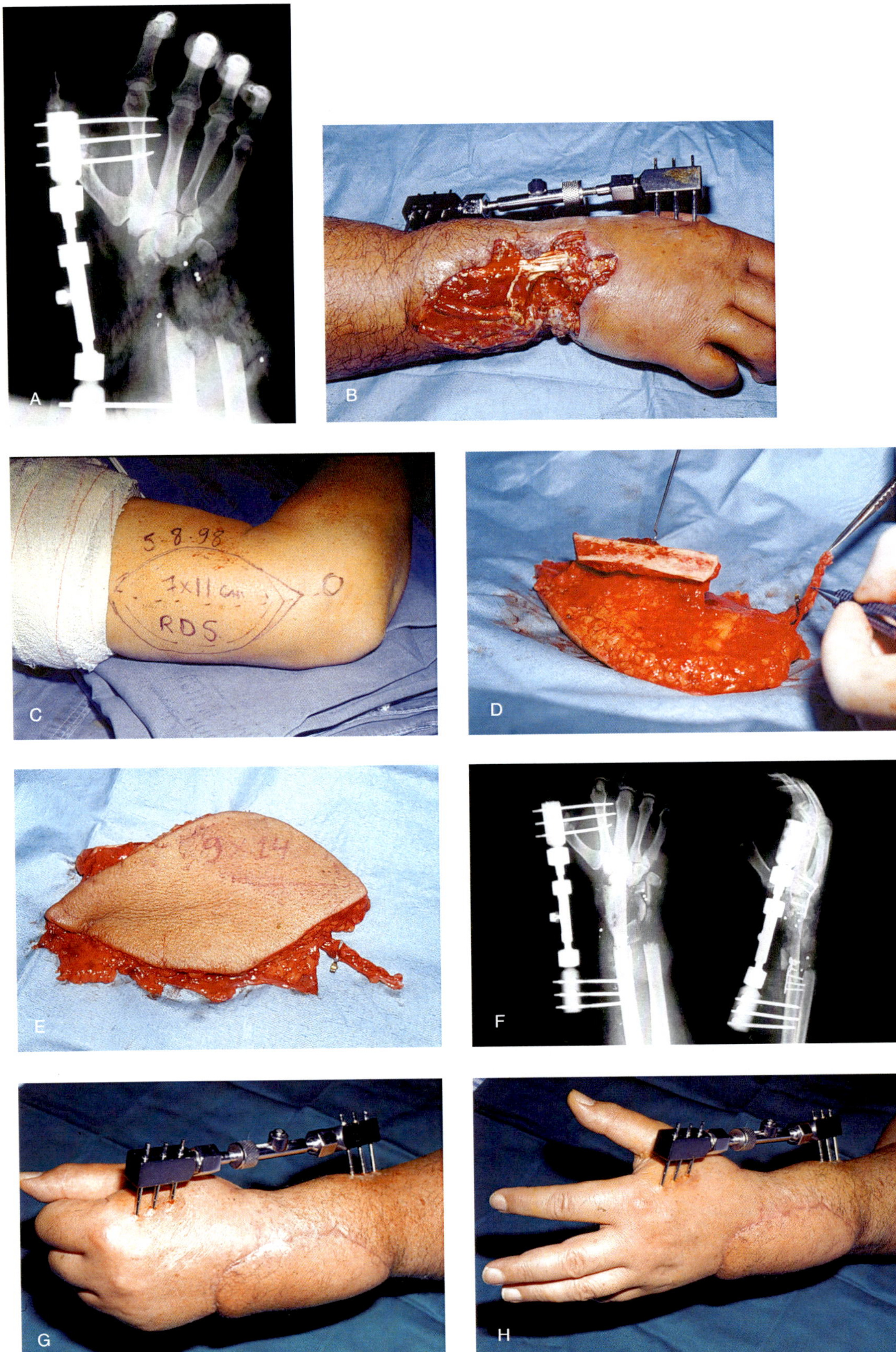

Figura 30.11 Perda osteocutânea do antebraço distal por PAF à curta distância. **A.** Radiografia do punho. **B.** Foto do orifício de saída. **C.** Marcação do retalho no bordo lateral do braço. **D.** Retalho osteocutâneo lateral do braço, segmento ósseo do bordo lateral. **E.** Face externa do retalho. **F.** RX mostrando o segmento ósseo do retalho interposto entre o corpo e o rádio. **G** e **H.** Aspecto cutâneo após integração do retalho.

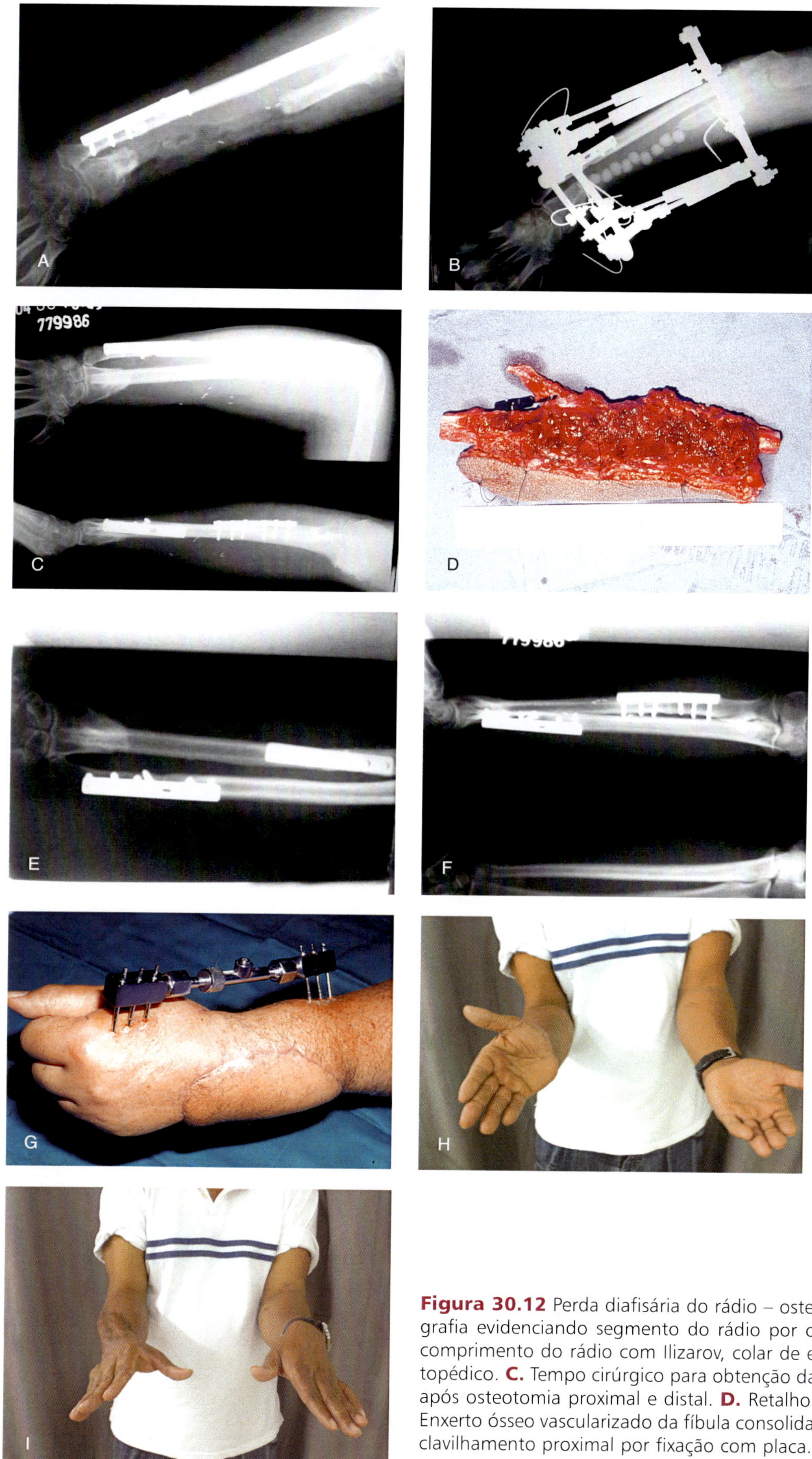

Figura 30.12 Perda diafisária do rádio – osteomielite pós-osteossíntese. **A.** Radiografia evidenciando segmento do rádio por osteomielite. **B.** Restabelecimento do comprimento do rádio com Ilizarov, colar de esferas de antibiótico em cimento ortopédico. **C.** Tempo cirúrgico para obtenção da fíbula, rotação do enxerto da fíbula, após osteotomia proximal e distal. **D.** Retalho osteosseptocutâneo na mesa. **E** e **F.** Enxerto ósseo vascularizado da fíbula consolidado no rádio; coaptação distal por enclavilhamento proximal por fixação com placa. **G** a **I.** Resultado estético mostrando componente cutâneo e os movimentos de supinação e pronacão, após 6 anos.

REFERÊNCIAS

1. Carmo JMC. Enxerto osteoseptocutaneo vascularizado da fíbula. Tese de Livre-Docência apresentada na Universidade do Estado do Rio de Janeiro (UERJ), 1988.
2. Wood MB, Bishop AT. Massive bone defects of the upper limb: reconstruction by vascularized bone transfer. *Hand Clinics* 2007; *23*:49-56.
3. Bishop AT Vascularized bone graft. *In:* Green DP, Hotchkiss RN, Pederson WC, Wolf CW (eds.) *Green's operative hand surgery* 5ed., Elsevier Churchill Livingstone, 2005:1777-811.
4. Yoshimura M, Shimamura K, Iwai Y *et al*. Free vascularized fibular transplant. *J Bone Joint Surg* 1983; *65*:1295-301.
5. Leite C, Doutel G. Epífise de crescimento. *In:* Bijos P, Zumiotti AV, Rocha JR, Ferreira MC (eds.) *Microcirurgia reconstrutiva*. São Paulo: Atheneu, 2005:99-105.
6. Innocenti M, Cereso M, Manfrini M *et al*. Free vascularized growth-plate transfer after bone tumor resection in chilaren. *J Reconst Microsugery* 1998; *14*:137-43.
7. Ferreira MI, Ferrreira GTB, Carmo JMC, Elias N. Vascularização da epifise femural da fíbula em fetos. *Rev Bras Ort* 1988; *23*:302-6.
8. Zumiotti AV, Abreu AN, Wei TH *et al*. Contribuição da artéria tibial anterior na vascularização da fíbula. *Rev Bras Ort* 1996; *31*:265-7.
9. Mattar Jr R, Azze RJ, Paula EJL *et al*. Enxerto ósseo vascularizado de fíbula para o tratamento da pseudartrose congênita dos ossos do antebraço. *Rev Bras Ort* 1994; *29*:193-9.
10. Weiland AJ. Current concepts review-vascularized free bone transplants. *J Bone Joint Surg* 1981; *63*:166-9.
11. Gonçalves D. Correction of disorders of the distal radio-ulnar joint by a artificial pseudarthrosis of the ulna. *J Bone Joint Surg* 1974; *56*:462-4.
12. Mattar Jr R. Perda óssea no antebraço. *In:* Bijos P, Zumiotti AV, Rocha JR, Ferreira MC (eds.) *Microcirurgia reconstrutiva*. São Paulo: Atheneu, 2005:383-93.
13. Lee EH, Goh JCH, Helm R, Pho RWH. Donor site morbidity following resection of the fibula. *J Bone Joint Surg* 1990; *72*:129-31.
14. Bae D, Waters PM, Sampson CE. Use of free vascularized fibula graft for congenital ulnar pseudarthrosis. *J Ped Orthopaedics* 2005; *25*:755-62.
15. Chen ZW, Yan W. The study and application of the osteocutaneous flap of the fibula. *Microsurgery* 1983; *4*:11-6.
16. Berggren A, Weiland AJ, Ostrup LT. Bone scintighraphy evaluating the viability of composite bone grafts revascularized by microvascular anastomoses. *J Bone Joint Surg* 1982; *64*(6)799-809.

CAPÍTULO 31

Transferências Musculares Livres no Membro Superior

Mário Yoshihide Kuwae
Flávio Augusto Kuroki Borges

Transferência muscular livre funcional (TMLF) é a transferência de um determinado músculo para outra região por meio de anastomoses microneurovasculares. A reinervação e a contração ativa do músculo ocorrem através da sutura do nervo motor da área receptora ao nervo motor do músculo transferido. Em geral, são músculos que apresentam pedículos longos, previsíveis e com bom aporte sanguíneo.

As primeiras referências de transferência de músculo livre são de Tamai e cols., em 1970,[1] que demonstraram a sua aplicabilidade em modelos animais. Em 1973, cirurgiões de Xangai reportaram uma transferência de uma porção do peitoral maior para o antebraço.[2] Em 1976, Harii e cols. usaram o músculo grácil reinervado num caso de paralisia facial.[3] Outros autores descreveram suas experiências usando a TMLF para reconstruir as funções de flexão e extensão de dedos, flexão e extensão de cotovelo e abdução de ombro.[4-8]

INDICAÇÕES E PRÉ-REQUISITOS

A TFML está indicada, principalmente, para aqueles pacientes com lesões neurológicas crônicas, como contratura isquêmica de Volkmann e paralisias traumáticas do plexo braquial tipo avulsão ou com evolução de mais de 6 a 8 meses.[6] Nestas situações, o músculo encontra-se degenerado devido ao longo tempo sem inervação. Outras indicações são para aqueles pacientes com grandes perdas musculares nos membros superiores, resultando em déficit funcional significativo, que não podem ser recuperadas por meio de procedimentos simples. Caso haja possibilidade de uma transferência tendínea, esta deverá ser a melhor opção. As causas mais comuns de perdas musculares são traumatismos diretos, queimaduras elétricas, gangrena gasosa, grandes ressecções musculares tumorais e mordedura de cobra.

Algumas condições são necessárias para que a transferência muscular tenha um resultado satisfatório, como uma boa movimentação passiva das articulações envolvidas, lembrando que pacientes com lesões crônicas podem desenvolver rigidez do membro. A presença de um bom leito e a possibilidade de cobertura cutânea da parte tendinosa do músculo a ser transferido são pré-requisitos básicos. Além disso, é preciso lembrar que o paciente deve estar motivado, pois a reabilitação pode prolongar-se até 2 anos, além do acompanhamento num bom serviço de reabilitação.[4,6,7]

ANATOMIA E FISIOLOGIA MUSCULAR

A unidade funcional do músculo é a fibra muscular. Mediante um processo dinâmico, ocorrem contração e relaxamento das fibras. A disposição e o comprimento das fibras musculares estão diretamente relacionados com a capacidade de excursão e a força do músculo. Na prática, a amplitude de excursão de um músculo pode ser calculada como sendo em torno de 50% do comprimento da sua fibra muscular em repouso. Desse modo, os músculos podem ser divididos em duas categorias: os de fibras paralelas ao longo do seu eixo (p. ex., grácil, reto do abdome, grande dorsal e bíceps braquial) e os chamados penados ou bipenados. Os músculos cujas fibras estão dispostas de maneira paralela apresentam capacidade de encurtamento maior, ou seja, um potencial de excursão maior, quando comparados com os chamados músculos penados. Estes, por sua vez, possuem fibras mais curtas e dispostas de maneira oblíqua ao tendão, e por apresentarem maior volume de fibras por unidade muscular, ou seja, maior área de secção, apresentam potencial de contração superior (p. ex., reto femoral, deltóide e gastrocnêmio).

Estas peculiaridades das fibras musculares mostram por que o grácil é o músculo de eleição quando se deseja obter uma flexão de dedos, em que é necessária grande excursão. Quando se deseja a flexão de cotovelo, o gastrocnêmio seria, teoricamente, capaz de gerar mais força.[7]

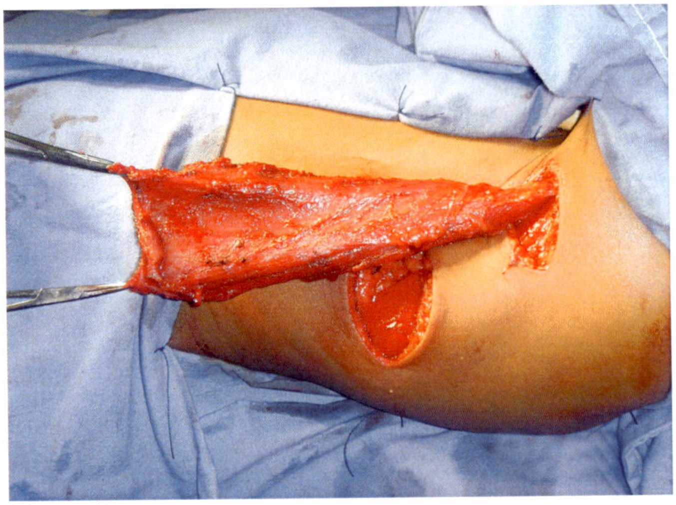

Figura 31.1 Exposição do músculo grande dorsal através de duas incisões transversas.

MÚSCULOS UTILIZADOS NAS TRANSFERÊNCIAS MUSCULARES LIVRES NO MEMBRO SUPERIOR

Grande dorsal

O grande dorsal (GD) é um músculo versátil e tem variadas aplicações nos procedimentos reconstrutivos. Pode ser removido de maneira total ou parcial sem causar déficit funcional importante no paciente. Pode ser aplicado como retalho livre ou pediculado para cobertura de defeitos no ombro, no braço e no toráx. Por sua grande dimensão, pode ser usado como tecido de cobertura para grandes defeitos ou como músculo funcional. Quando é necessário levar o músculo com a pele, áreas de até 10cm podem ser fechadas primariamente.[9,10] O GD é uma ótima opção para substituir os flexores de cotovelo nas lesões altas do plexo braquial, quando a sua inervação está preservada (Figura 31.1).

A sua irrigação é rica, e o seu pedículo vascular é formado pela artéria toracodorsal com sua veia comitante, que é ramo da artéria subescapular. A artéria toracodorsal tem um diâmetro de 1,5 a 3,0mm, penetrando o músculo a cerca de 8 a 12cm de sua origem e a 2cm de sua margem anterior. No seu trajeto, emite um ou dois ramos para o redondo maior e um ramo principal para o músculo serrátil, antes de penetrar no GD. No músculo, o pedículo se divide, na maioria dos casos (94%), em duas ramificações, uma horizontal e outra oblíqua. O grande dorsal também recebe um suprimento sanguíneo das artérias intercostais, no ponto de inserção na espinha.

O nervo motor, o toracodorsal, origina-se do cordão posterior do plexo braquial e segue o curso do pedículo vascular. Mede, aproximadamente, 8cm. Obviamente, quando se planeja a transferência funcional do músculo, a anastomose deve ser mais próxima do hilo.

Para a TMLF, o GD tem vantagens por ter pedículo neurovascular constante, suas fibras serem unipenadas e ter excursão média de 15cm em mulheres e 22cm em homens.

Músculo grácil

O músculo grácil é muito útil e um dos mais utilizados nas transferências musculares. Além da versatilidade, não provoca enfraquecimento do membro inferior. É um músculo unipenado, longo, de boa vascularização, e tem cerca de 32cm de comprimento. As fibras têm cerca de 24cm e excursão de 10 a 12cm, aproximadamente. Sua largura é em torno de 5 a 6cm, com diâmetro de 2 a 3cm e uma força de contração de 10 a 18cm.[2]

Existem de dois a três pedículos vasculares, sendo o mais proximal o dominante, acompanhado do nervo motor. Sua principal artéria tem diâmetro externo de 0,8 a 1,2mm e duas veias comitantes de 2 a 3mm de diâmetro. Em geral, apresenta uma única perfurante irrigando uma pequena porção cutânea. A artéria está localizada abaixo do adutor longo, surgindo da artéria circunflexa medial ou diretamente da artéria femoral profunda. O pedículo tem cerca de 6cm de comprimento e entra no músculo a 8 a 12cm de sua origem.

A inervação é feita por um único ramo motor do nervo obturador, composto de dois a três fascículos. A estimulação dos fascículos permite identificar territórios de inervação distintos. Um dos fascículos é responsável por cerca de 25% a 50% das fibras anteriores do músculo e os outros fascículos, pelo restante. Isto permite separar fibras musculares anteriores das posteriores quando se pretende individualizar funções na reconstrução da flexão do polegar e dos dedos[4,9,11] (Figura 31.2).

Quanto às indicações, o grácil pode ser utilizado como retalho pediculado ou livre. O retalho livre pode ser utilizado para cobertura de defeitos ou na transferência funcional nos casos de restauração de funções paralisadas, como flexão e extensão de cotovelo e extensão ou flexão dos dedos.

Músculo gastrocnêmio medial

O gastrocnêmio medial (MGM) é um músculo bipenado, bem vascularizado, que se origina na fossa poplítea, na face posterior e superior ao côndilo femoral medial. Apresenta ventre muscular que tem tamanho médio de 21,3cm (17 a 29cm) e largura média de 6,6cm (4,5 a 8,3cm). Seu tendão insercional é longo, e pode chegar a ter de 10 a 15cm. Sua força de contração é de, aproximadamente, 18cm^2 (6cm de largura por 2 a 3cm de espessura), com capacidade de excursão de 6cm.[12]

Com relação ao feixe vascular, a artéria sural medial (ramo da artéria poplítea) chega ao MGM como um ramo terminal, de diâmetro externo de 2 a 2,5mm e comprimento de 4 a 8cm, acompanhada por veias (tributárias da veia poplítea) com diâmetros externos de 2 a 4mm e o mesmo comprimento. A quantidade de pedículos arteriais varia de um a dois e os venosos, de um a cinco (Figura 31.3).[13]

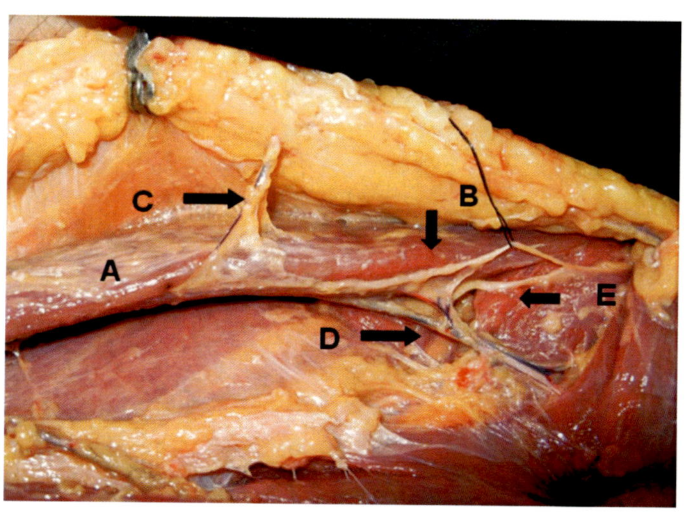

Figura 31.2 Músculo grácil **(A)**; ramo anterior do nervo obturador **(B)**; ramo perfurante **(C)**; feixe vasculonervoso **(D)** e ramo posterior do nervo obturador **(E)**.

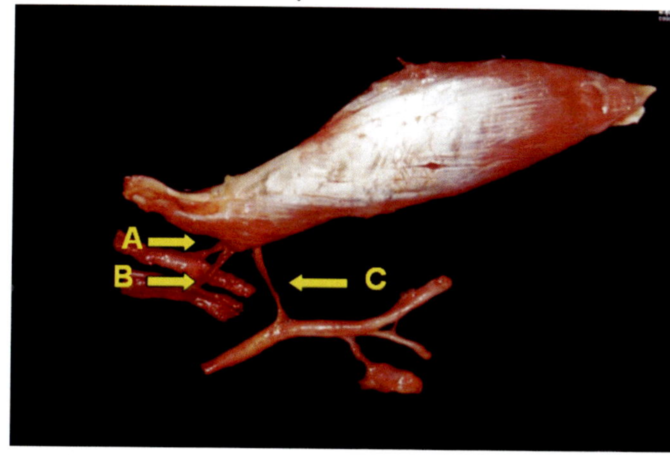

Figura 31.3 Dissecção do músculo gastrocnêmio medial, evidenciando seu pedículo neurovascular: pedículo arterial **(A)**; pedículo venoso **(B)** e nervo sural medial **(C)**.

A inervação é feita pelo nervo sural medial (NSM), que apresenta posicionamento constante ao feixe neurovascular. O comprimento médio do NSM é de 3,29cm (2 a 6cm) e, com a dissecção do epineuro junto ao nervo poplíteo medial, atinge 4,95cm (3,5 a 8cm), com ganho de comprimento médio de 1,66cm, o que facilita a anastomose quando o nervo receptor é curto (Figura 31.3).

O MGM é uma opção para TMLF, além das rotações clássicas para cobertura cutânea no terço proximal da perna. A remoção do MGM não provoca perdas funcionais significativas para a flexão plantar, sendo a alteração estética da área doadora a sua desvantagem.

TRANSFERÊNCIA MUSCULAR LIVRE PARA FLEXÃO DOS DEDOS COM O MÚSCULO GRÁCIL

O déficit de flexão dos dedos geralmente está relacionado a traumatismos diretos com perda muscular, ressecções tumorais, necrose isquêmica secundária à síndrome compartimental e lesões de plexo braquial. É importante lembrarmos dos pré-requisitos básicos para a realização da transferência: mobilidade articular, integridade da musculatura intrínseca e dos tendões na mão, um mecanismo estabilizador do punho e de extensão dos dedos, boa cobertura cutânea e presença de um nervo motor.

Durante a preparação do antebraço, a incisão deve permitir uma boa exposição do feixe vasculonervoso e dos tendões flexores, proporcionando, ainda, uma boa cobertura cutânea da junção musculotendínea no terço distal do antebraço. A dissecção do feixe é mais segura quando realizada de proximal para distal, ou de uma área menos lesada para uma mais acometida. A exposição do nervo interósseo anterior é realizada através do pronador redondo, que pode ser desinserido e preservado. O epicôndilo medial é exposto e preparado para a ancoragem do músculo a ser transferido. Os tendões flexores profundos dos dedos são identificados e testados quanto à sua capacidade de flexão. Outra equipe trabalha na separação do músculo grácil a ser transferido, mantendo-o ligado a seu pedículo e garantindo sua perfusão. Durante a dissecção do músculo, são realizadas marcações com pontos de sutura a cada 5cm, a fim de se estabelecer o comprimento real do músculo com a coxa abduzida e o joelho estendido (Figura 31.4). O grácil é, então, posicionado no antebraço, de maneira que a anastomose do nervo motor (interósseo anterior) possa ser realizada o mais próximo possível da junção neuromuscular.

Quando um único músculo é utilizado para a flexão dos dedos, todos os dedos devem fletir em conjunto. Os flexores profundos devem ser suturados lado a lado numa posição balanceada, cada dedo levemente mais flexionado do que o dedo radial adjacente. Uma tensão correta durante a sutura permite a realização de boa função de preensão, amplitude completa de movimento e equilíbrio entre a musculatura extensora e a flexora intrínseca (Figura 31.5).

A sutura dos tendões flexores profundos deve ser realizada com uma tensão maior do que a do flexor longo do polegar, de modo que os dedos comecem a fletir antes do polegar, permitindo a realização de uma pinça tipo chave. Manktelow e cols. sugerem a possibilidade da realização de flexão independente do polegar e dos dedos mediante uma divisão do grácil em dois diferentes territórios neuromotores.[4]

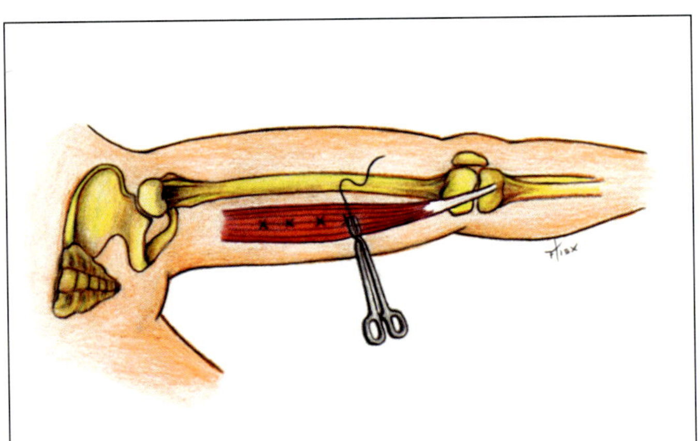

Figura 31.4 Músculo grácil tensionado e com as marcações a cada 5cm.

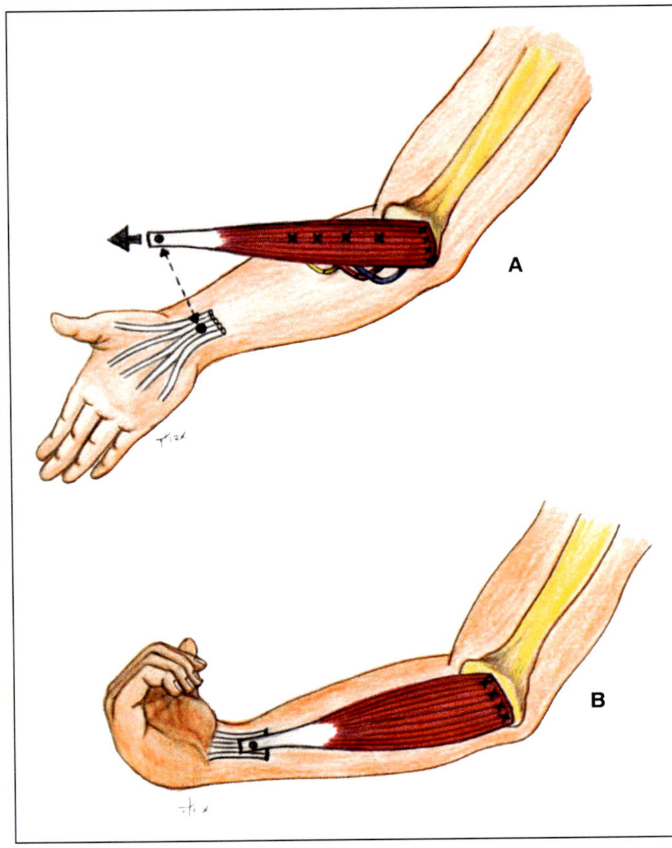

Figura 31.5 Tensionamento da musculatura flexora. **A.** Com os dedos em flexão e o punho em posição neutra, o grácil é tensionado até atingir seu comprimento máximo, sendo feita a marcação do ponto da tenorrafia. **B.** Posicionamento dos dedos em flexão após a tenorrafia.

Na impossibilidade de um fechamento primário na porção proximal do músculo, poderá ser utilizado um enxerto de pele.

Cuidados no pós-operatório

No pós-operatório imediato, é preciso ficar atento para a trombose e conseqüente isquemia do retalho. A monitoração é realizada mediante observação direta de uma pequena área muscular exposta. O punho e os dedos são posicionados em ligeira flexão, diminuindo a tensão da sutura entre os tendões flexores e o músculo transferido. Após 3 semanas, é iniciada a reabilitação com ganho de amplitude de movimento (ADM) passivo dos dedos e do punho. Em geral, os sinais clínicos de reinervação ocorrem entre 2 e 4 meses após a cirurgia. A amplitude total de movimentos é alcançada entre 6 e 12 meses. À medida que o músculo começa a desenvolver contrações espontâneas, o paciente é incentivado a realizar exercícios de flexão ativa gradualmente, até que consiga uma função máxima, que é obtida em torno 2 a 3 anos[5] (Figura 31.6).

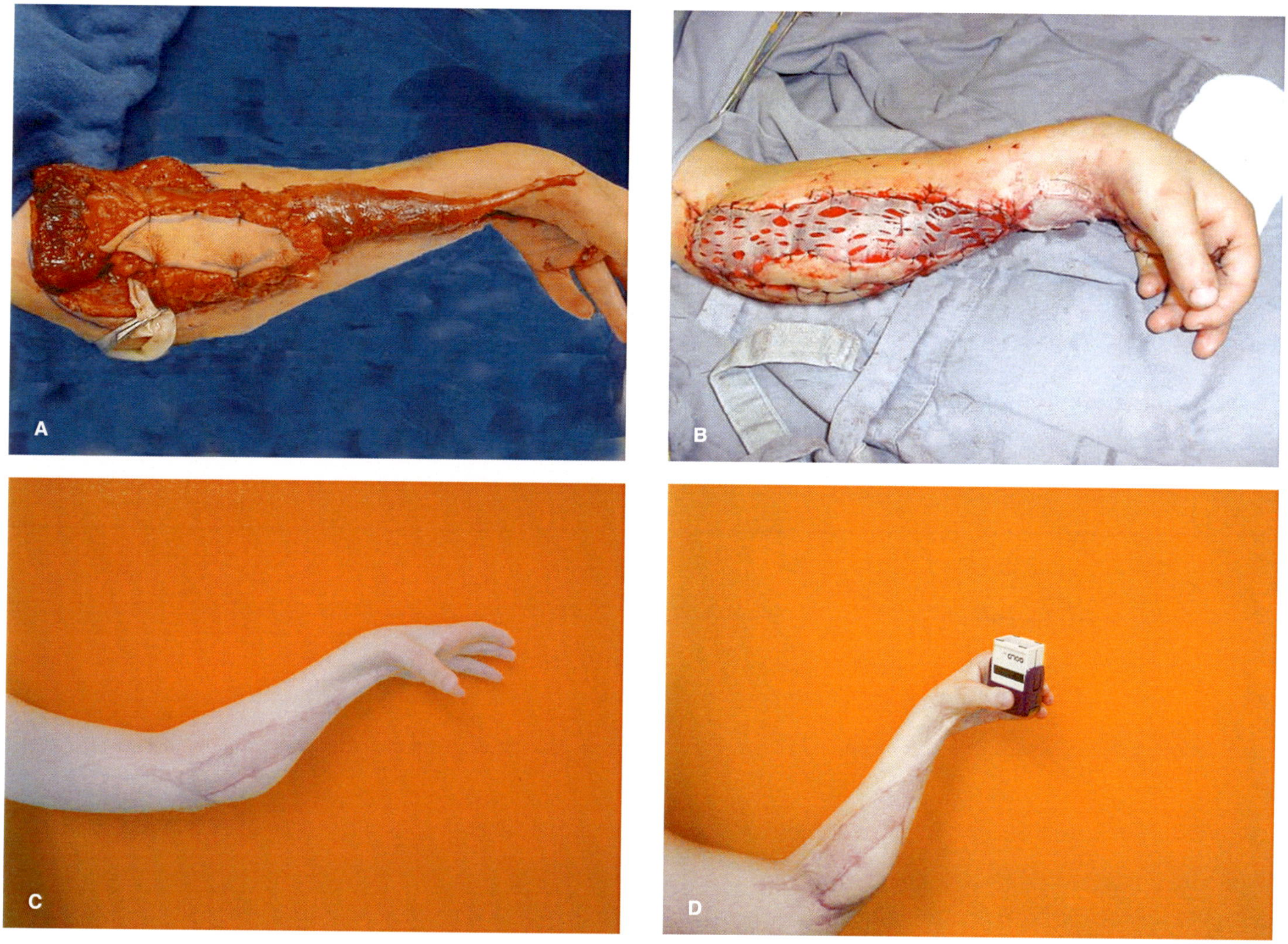

Figura 31.6 Paciente com seqüela de contratura isquêmica de Volkmann submetido à transferência do grácil para flexão dos dedos. **A.** Posicionamento do grácil no antebraço. **B.** Cobertura do músculo com enxerto de pele. **C** e **D.** Resultado funcional após 8 meses de evolução. (Caso cedido pelo Dr. Marcelo Rosa Rezende.)

TRANSFERÊNCIA MUSCULAR LIVRE PARA EXTENSÃO DOS DEDOS

É importante lembrarmos que este procedimento está indicado quando é inviável uma transferência tendínea. Em geral, os pacientes com lesões graves do compartimento extensor podem também apresentar lesão dos flexores. Nestes casos, é preciso que se realize uma estabilização prévia do punho, seja por meio de tenodeses (ECRL, EUC), seja por meio de uma artrodese. O músculo grácil, devido a seu poder de excursão, força e forma anatômica, torna-se uma excelente opção nestes casos, quando se deseja a extensão dos dedos e do polegar, assim como o grande dorsal (Figura 31.7).

Durante a preparação do antebraço, é preciso identificar artéria, veia, nervo motor e todos os tendões para inserção. O nervo interósseo posterior é o nervo de escolha para a extensão dos dedos. O local mais apropriado para sua localização e reparo é logo após sua passagem através do supinador. Neste ponto, as fibras destinam-se basicamente à extensão dos dedos e à extensão e abdução do polegar. Antes da passagem do nervo pelo supinador, existem porções do nervo direcionadas para extensão dos dedos e do punho. Um estimulador de nervo pode ser utilizado, nestes casos, para diferenciarmos estas fibras. As artérias no aspecto dorsal do antebraço geralmente são inadequadas para uma anastomose. A preferência é pela artéria radial ou radial recorrente. Vasos mais profundos são mais protegidos, porém têm risco maior de compressão, se não houver um túnel adequado para sua passagem. Veias superficiais ou profundas do antebraço podem ser utilizadas no retorno venoso.

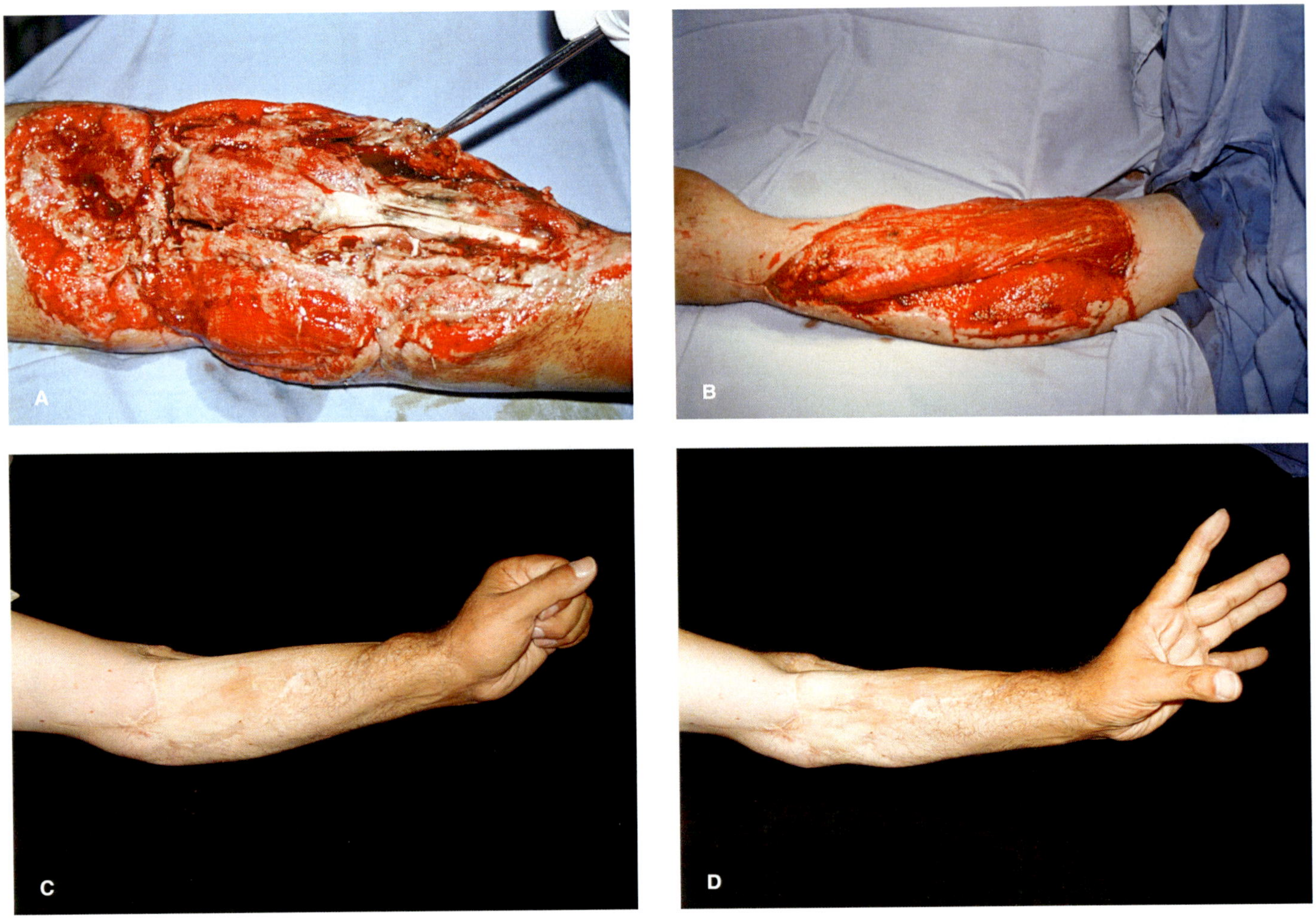

Figura 31.7A. Perda da musculatura extensora e nervo interósseo posterior. **B.** Transferência do grande dorsal. **C** e **D.** Recuperação da extensão dos dedos com 5 anos de evolução.

Técnica operatória

Antes da separação do músculo grácil para o antebraço, são realizadas marcações a cada 5cm com o músculo em sua posição de estiramento máximo, conforme descrito na transferência dos flexores (Figura 31.4). Ao ser posicionado no antebraço, a origem do músculo é ancorada no epicôndilo lateral e na fáscia dos extensores. Após anastomose arterial e venosa, realiza-se a neurorrafia no ramo seletivo do nervo interóssseo posterior. Após revascularização e ancoragem proximal do grácil, o punho e os dedos são posicionados em flexão máxima. O grácil é tracionado até restabelecer seu comprimento máximo, e então é feita a marcação do ponto de anastomose. Durante a sutura, os dedos e o punho são posicionados em extensão. Os tendões EDC (extensor comum dos dedos) são colocados lado a lado, de maneira que possam fazer uma extensão simultânea e simétrica. O tendão EPL (extensor longo do polegar) é redirecionado para que possa realizar extensão e abdução do polegar. Os dedos devem permanecer na posição funcional e levemente estendidos após o reparo.

O punho é mantido na tala por 10 a 14 dias, quando então se inicia um programa de reabilitação de movimentação ativa e passiva, no intuito de evitar aderências e rigidez articular. Em torno de 6 meses, exercícios contra resistência e de fortalecimento vão sendo implementados.

TRANSFERÊNCIA MUSCULAR LIVRE PARA FLEXÃO DE COTOVELO

As indicações para substituição do bíceps com TMLF são basicamente para aqueles pacientes que não têm flexão de cotovelo e não contam com músculos locais viáveis para transferência, como o grande dorsal e o peitoral maior. Estas situações, geralmente, são encontradas em pacientes com lesão crônica do plexo braquial com mais de 9 meses de evolução.[14-16]

Escolha do nervo motor

Nas lesões traumáticas com perda de massa do bíceps, o nervo musculocutâneo geralmente encontra-se preservado, podendo ser utilizado como nervo motor. Nos pacientes com lesão do plexo braquial, as opções de escolha para um nervo motor tornam-se mais restritas. Os nervos mais indicados para neurotização são aqueles que não são originados do plexo braquial, como nervo acessório, intercostais, frênico, C7 contralateral e hipoglosso (Figura 31.8*A* a *C*). Dentre estes nervos, a maioria dos autores tem dado preferência ao nervo acessório e aos intercostais, por sua localização, comprimento, baixa morbidade e resultados satisfatórios.[4,6,14,15,17,18-20] Nas lesões crônicas em que as raízes

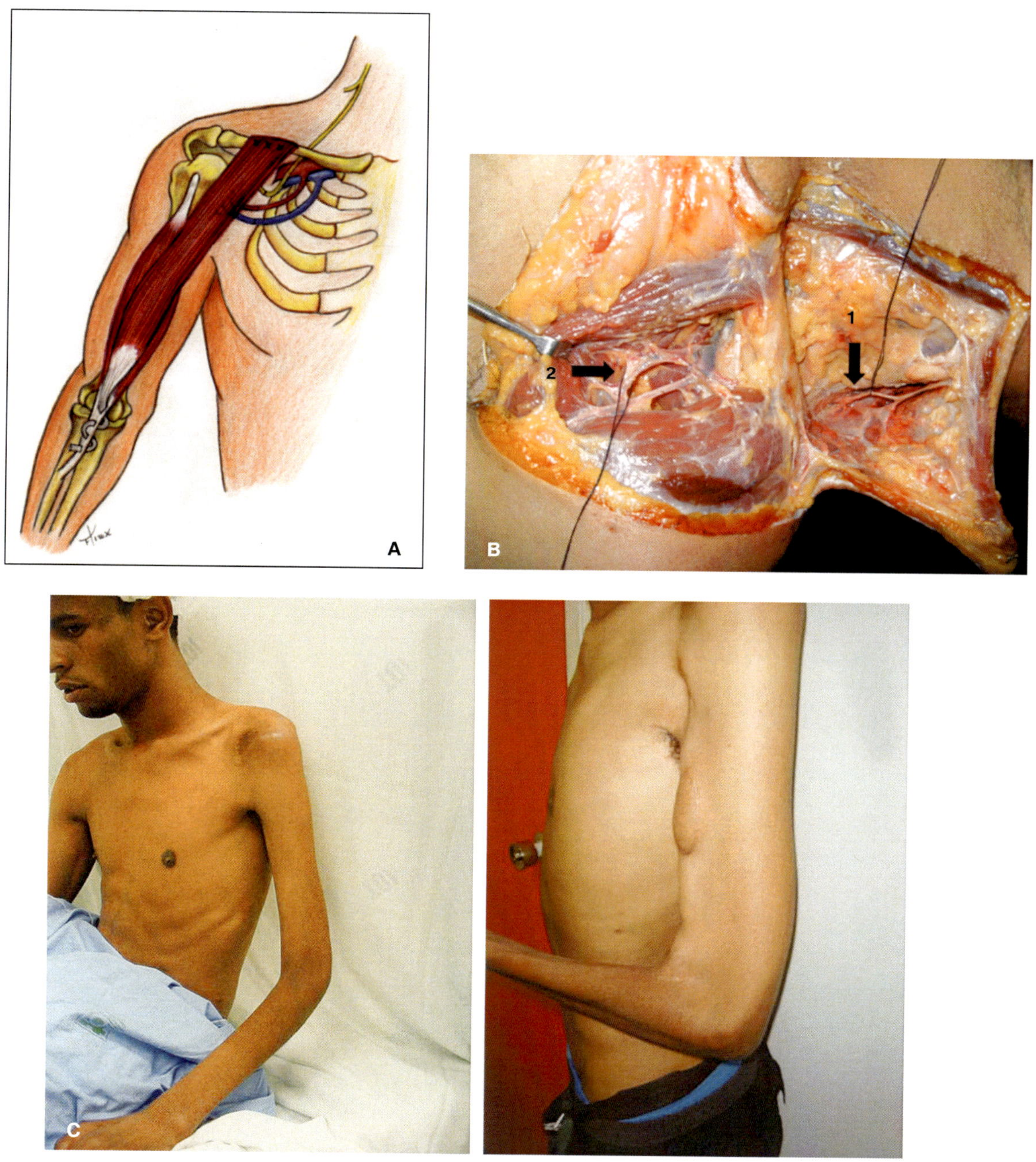

Figura 31.8A. Transferência muscular para flexão de cotovelo com neurotização utilizando o nervo acessório. **B.** Exposição do nervo acessório com dissecção do ramo inferior utilizado na transferência **(1)** e exposição da artéria toracoacromial e da veia cefálica localizadas entre os músculos peitoral e deltóide **(2)**. **C.** Paciente com lesão crônica do plexo braquial submetido à transferência do músculo grácil para a flexão do cotovelo reinervado com o acessório. Três anos de evolução.

de C8 e T1 estão preservadas, podemos fázer a neurotização pela técnica de Oberlin, ou seja, utilizando fascículos motores do nervo ulnar (Figura 31.9).[21-23]

Nervo intercostal

Usualmente, são utilizados como nervos doadores o terceiro e quarto intercostais, devido à proximidade com o pedículo do músculo a ser transferido. Chuang e cols. relataram os melhores resultados utilizando três nervos intercostais na reinervação do grácil, mas também obtiveram bons resultados utilizando apenas dois nervos.[15] Kuwae e cols. descreveram a utilização do músculo gastrocnêmio medial reinervado com nervos intercostais para flexão do cotovelo (Figura 31.10).[16] A exposição do nervo é realizada mediante uma incisão inframamária que se estende até a linha axilar anterior. A costela é dissecada subperiostalmente, expondo o músculo intercostal com cuidado especial para não lesar a pleura. A dissecção romba através do músculo intercostal permite a visualização do nervo com suas ramificações. Normalmente, o nervo divide-se numa porção superficial sensitiva e numa porção motora profunda, que pode ser confirmada pela estimulação elétrica. A porção motora deve ser dissecada até a junção costocondral para permitir maior arco de rotação do nervo (Figura 31.11).[4,14,15]

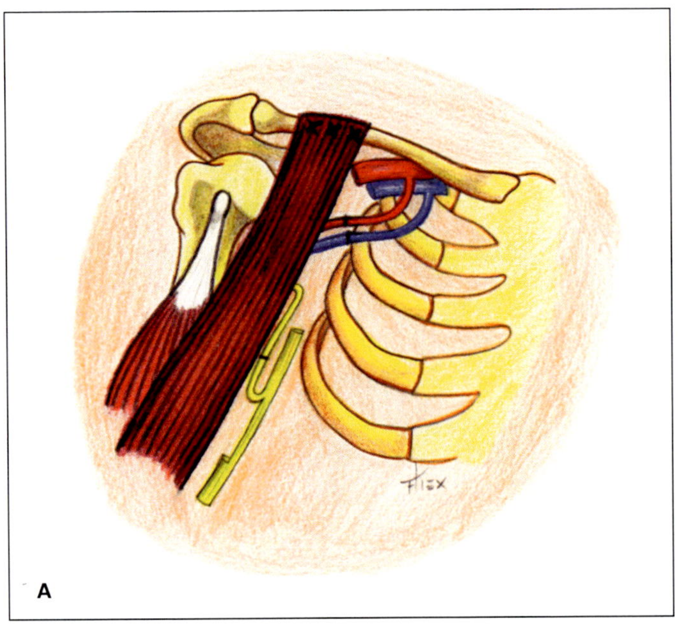

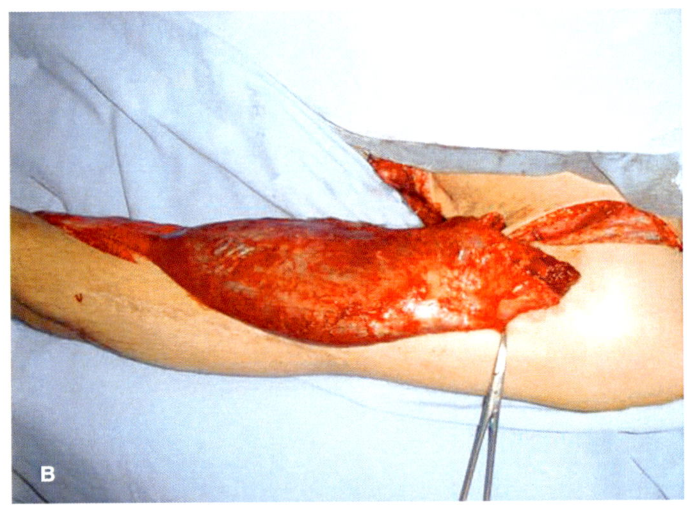

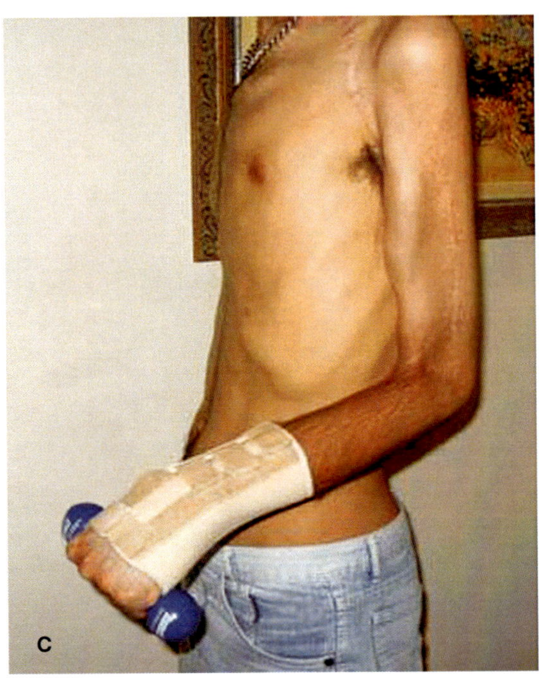

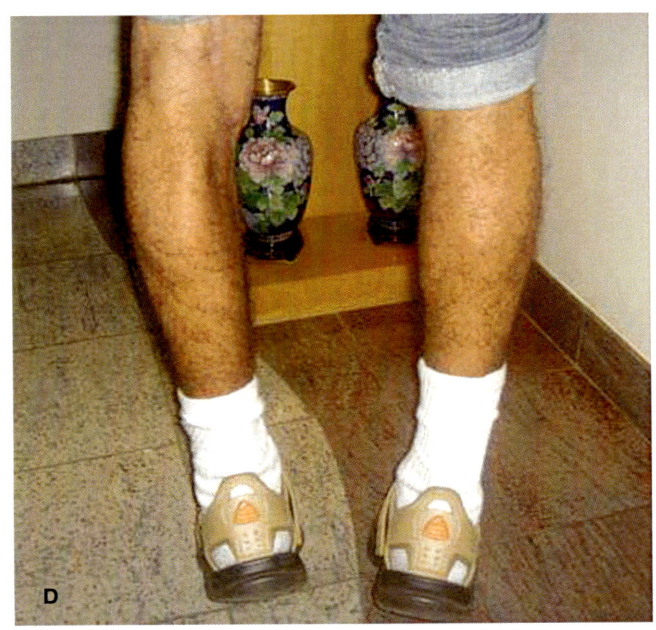

Figura 31.9A. Esquema da neurotização por meio da técnica de Oberlin. **B.** Posicionamento do músculo gastrocnêmio num paciente com lesão crônica do tronco superior e médio inervado pela técnica de Oberlin. **C.** Resultado clínico após 3 anos de evolução. **D.** Resultado estético da área doadora.

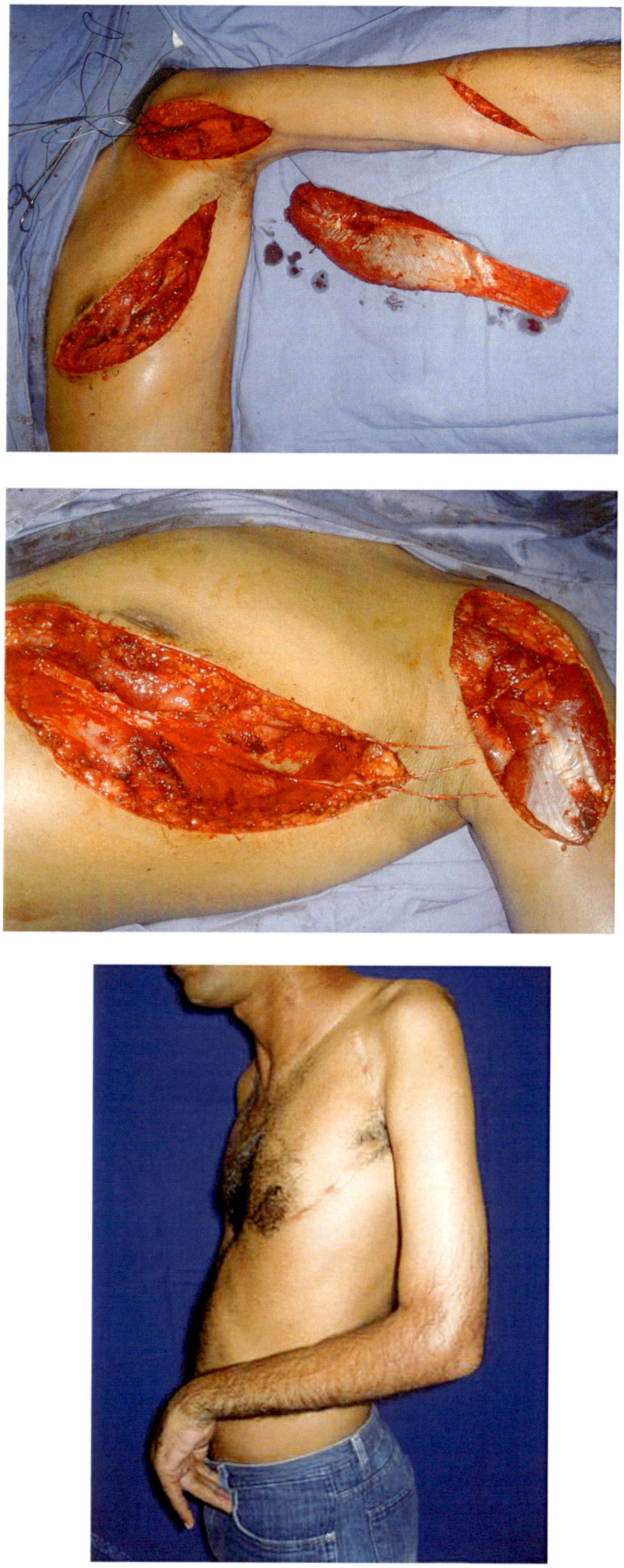

Figura 31.10 Transferência para flexão de cotovelo com o músculo gastrocnêmio, utilizando nervos intercostais para a neurotização. Paciente com força M3 2 anos após a operação.

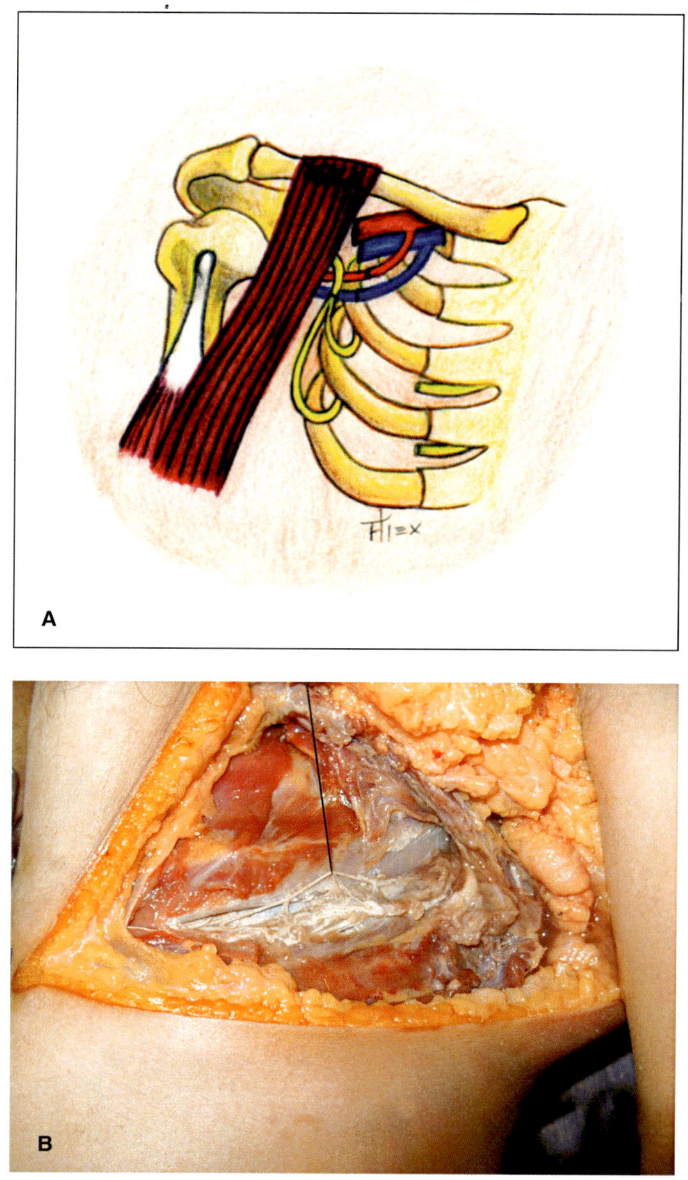

Figura 31.11A. Esquema de neurotização utilizando os nervos intercostais. **B.** Dissecção do ramo motor do nervo intercostal.

Técnica operatória

A área receptora deve ser preparada de maneira que possa permitir uma boa cobertura cutânea do pedículo neurovascular e um leito adequado para um bom deslizamento da parte tendinosa. Em seguida, é realizada a dissecção dos vasos que se pretende utilizar na revascularização. A anastomose do pedículo do músculo transferido pode ser realizada diretamente na artéria braquial, braquial profunda, circunflexa umeral, toracoacromial, toracodorsal e peitoral lateral.[4,14] Vale ressaltar que anastomoses terminoterminais com vasos de diâmetros compatíveis tornam o procedimento mais fácil. As veias são normalmente anastomosadas nas veias comitantes ou na cefálica. A fixação proximal pode ser realizada na clavícula, no acrômio, no processo coronóide ou no colo do úmero através de perfurações no osso. O tendão do bíceps deve ser dissecado no cotovelo para receber a ancoragem do músculo a ser transferido. Após serem realizadas as anastomoses vasculares e a fixação proximal, o músculo é tracionado para readquirir seu comprimento máximo com o cotovelo estendido, sendo então marcados os pontos de sutura no tendão do bíceps.[6] Barrie e cols. recomendam a fixação do músculo transferido com o cotovelo em 30 graus de flexão.[14]

Cuidados pós-operatórios

O cotovelo é imobilizado em flexão com enfaixamento tipo Velpeau por 3 semanas. Em seguida, inicia-se um programa de reabilitação passiva para ganho de extensão do ombro e do cotovelo. Assim que haja sinais de reinervação, devem ser iniciados os exercícios ativos diários. Quando se utilizam os nervos intercostais, o paciente faz a flexão do cotovelo com inspiração profunda. Entretanto, com o passar do tempo, o paciente consegue realizar a flexão do cotovelo dissociando-a do movimento respiratório.

Resultados

A avaliação dos resultados é feita pela escala da British Medical Research Council (BMRC). Manktelow e cols., em sua avaliação preliminar de seis casos, relataram 50% de resultados M4 para flexão de cotovelo.[4] Bishop e cols., numa série de 36 casos de transferência de grácil para substituição do bíceps, obtiveram 79% de bons resultados (M3, M4, M5).[6] Doi e cols. relataram 96% de bons e excelentes resultados.[7]

TRANSFERÊNCIA MUSCULAR LIVRE PARA RECONSTRUÇÃO DO TRÍCEPS

A técnica cirúrgica para reconstrução do tríceps é similar à utilizada na reconstrução do bíceps, com exceção da origem do músculo grácil, que é ancorado no bordo lateral da escápula, usualmente na região da fossa da glenóide. Sua inserção distal é feita no próprio tendão do tríceps ou diretamente no olécrano. A inervação é realizada através de ramos do nervo radial e a vascularização, através de qualquer vaso adjacente ou diretamente na artéria braquial e na veia axilar. Nas lesões crônicas do plexo braquial, os nervos intercostais podem ser utilizados como nervos motores.

TRANSFERÊNCIA MUSCULAR LIVRE PARA RECONSTRUÇÃO DO DELTÓIDE

O movimento de abdução e flexão do ombro é complexo e determinado por mais de um grupo muscular. Embora seja possível a TMLF para restabelecer a abdução do ombro, há poucas séries descritas na literatura. Chuang e cols. mostraram que, mesmo que a reinervação seja estabelecida, um único músculo seria incapaz de gerar bons resultados na recuperação de movimento do ombro. Eles consideraram os seus resultados clínicos semelhantes aos de uma artrodese ou de outros procedimentos estabilizadores do ombro.[15]

TRANFERÊNCIA MUSCULAR LIVRE DUPLA DO GRÁCIL

Pacientes com avulsão total do plexo braquial ou lesões totais antigas tinham poucas possibilidades de recuperação da função de preensão. As neurotizações extraplexuais utilizando intercostais, frênico ou acessório dificilmente conduzem a uma reinervação satisfatória dos músculos do antebraço. O motivo é a longa distância entre a anastomose do nervo e o músculo a ser reinervado. Após 9 meses de evolução, os processos degenerativos da fibra muscular e da placa motora impedem boa recuperação funcional. Com intuito de devolver a função de preensão da mão, recentes trabalhos foram publicados, mostrando os resultados das transferências nestes tipos de lesão.

Com base na confiabilidade das TMLF, Doi e cols. propuseram dupla transferência de grácil para avulsão total do plexo braquial. A transferência dupla tem como objetivos estabilização do ombro, função combinada de flexão e extensão do cotovelo, sensibilidade na mão e, ainda, função de flexão e extensão dos dedos. O método está indicado para aqueles pacientes com lesão tipo avulsão do plexo braquial e consiste em dois estágios. Os pacientes foram submetidos à avaliação com potencial somatossensitivo intra-operatório para confirmar a avulsão. Quando havia algum coto de C5, este era enxertado no supra-escapular.[7]

A primeira TML do grácil tem como objetivo restaurar a flexão do cotovelo e a extensão dos dedos ou do punho. O grácil é ancorado no acrômio, corre na face lateral do braço, passa sob o braquiorradial e os extensores do punho e é anastomosado nos extensores comuns dos dedos. A neurotização é feita com ramos inferiores do nervo espinhal acessório e a anastomose vascular, no tronco toracoacromial. O comprimento do músculo é restabelecido, como descreveu Manktelow, e a tensão ideal é dada com o cotovelo em 30 graus de extensão, o punho em posição neutra e os dedos em extensão completa. São marcados os pontos de sutura, o cotovelo é fletido a 90 graus, os dedos são flexionados com punho em posição neutra, sendo então realizadas as tenorrafias. Faz-se o teste da mobilidade (Figura 31.12).

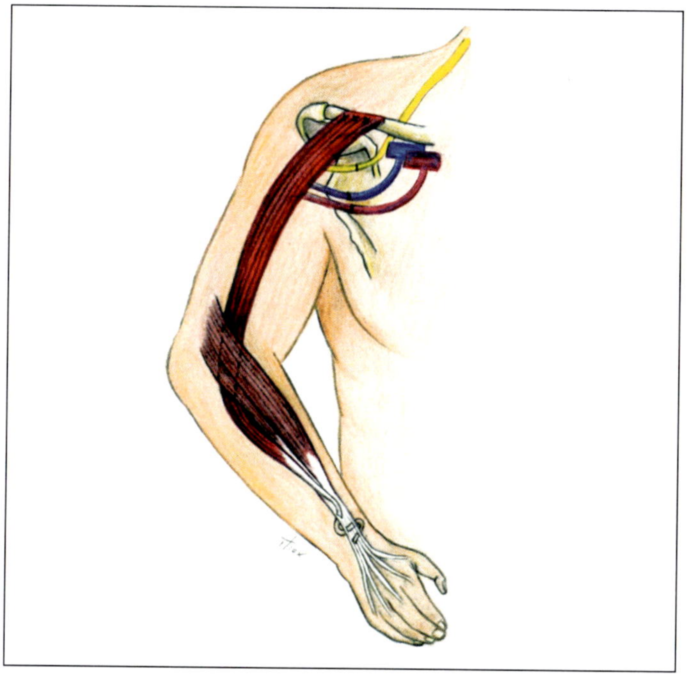

Figura 31.12 Transferência do grácil para flexão do cotovelo e extensão dos dedos inervado pelo nervo acessório.

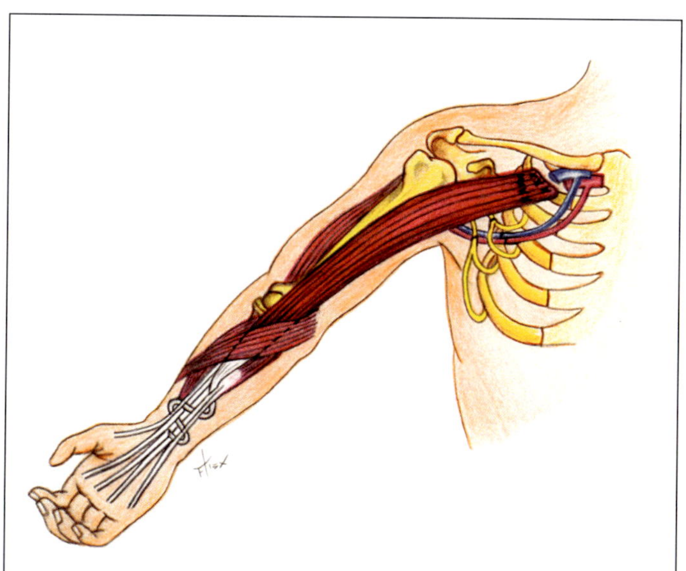

Figura 31.13 Transferência do grácil para flexão dos dedos inervado pelo quinto e sexto nervos intercostais. Neurotização do tríceps com o terceiro e quarto intercostais.

A segunda TML do grácil é realizada cerca de 2 a 3 meses após a primeira cirurgia, visando restaurar a flexão dos dedos. Proximalmente, o músculo é ancorado na segunda ou terceira costela, na linha axilar média. O músculo passa na face medial do braço e no antebraço sob o pronador redondo e o flexor radial do carpo, e é feita a tenorrafia com os flexores profundos. A neurotização é realizada através do quinto e sexto nervos intercostais, e o pedículo vascular é anastomosado com a veia e artéria toracodorsais (Figura 31.13).

Doi e cols. descreveram ainda a importância da estabilização do cotovelo para uma boa função de preensão. Eles recomendam fazer a neurotização do tríceps utilizando o terceiro e quarto nervos intercostais como complemento da cirurgia. A reparação de sensibilidade é realizada com a neurotização utilizando os ramos sensitivos do terceiro ao sexto intercostais para o fascículo lateral do nervo mediano (Figura 31.14).

O protocolo de reabilitação deve ser rigoroso para que se tenha o máximo de função. Após serem encontrados sinais de reinervação, os exercícios ativos são instituídos, e devem ser continuados por um período de até 3 anos.[7]

Em seus resultados, Doi e cols. restauraram a flexão do cotovelo com resultados entre bons e excelentes em 96% dos casos, além de obterem cerca de 30 graus do arco total de movimentação ativa dos dedos

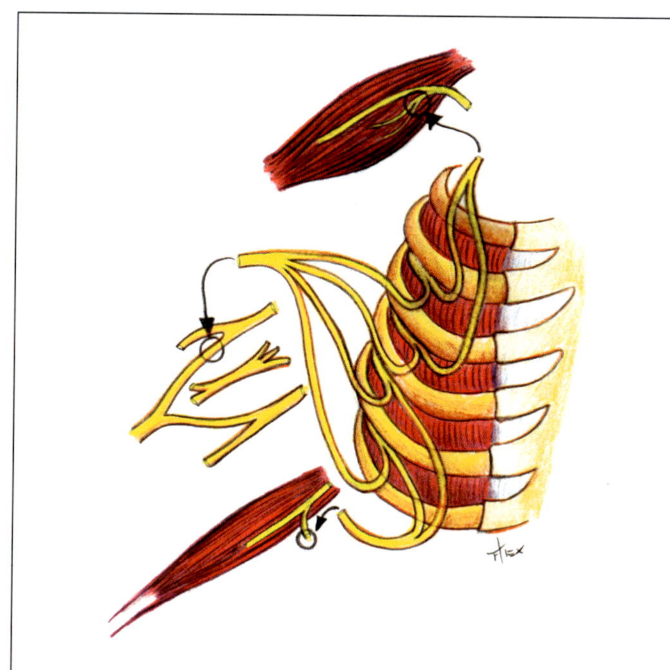

Figura 31.14 Inervação do tríceps com o terceiro e quarto intercostais, inervação do grácil com o quinto e sexto intercostais e neurotização dos ramos sensitivos do terceiro e sexto intercostais para o fascículo lateral do nervo mediano.

em 65% dos pacientes. Bishop e cols. descreveram a mesma técnica modificada e concluíram que, quando o músculo grácil é utilizado apenas para realizar a flexão isolada do cotovelo, consegue-se alcançar melhores resultados com força igual ou superior a M4, quando comparada à transferência dupla para movimentos combinados de cotovelo e dedos.[7]

REFERÊNCIAS

1. Tamai S, Komatsu S, Sano S *et al.* Free muscle transplants in dogs with microsurgical neurovascular anastomoses. *Plast Reconstr Surg* 1970; *46*:219-25.
2. Sixth Peoples Hospital, Microvascular Service, Shangai. Free Muscle transplantation by microsurgical neurovascular anastomoses. *Chin Med J* 1976; *2*:47.
3. Harii K, Ohmori K, Torii S. Free gracilis muscle transplantation with microvascular anastomosis for the treatment of facial paralysis. *Plast Reconstr Surg* 1976; *57*:133-43.
4. Manktelow RT. Functioning free muscle transfers. *In:* Green DP (ed.). *Operative hand surgery*. NewYork: Churchill Livingstone, 2005:1757-776.
5. Manktelow RT, Zuker RM, Mckee NH. Functioning free muscle transplantation. *J Hand Surg* 1983; *8A*:32-9.
6. Bishop AT. Functioning free-muscle transfer for brachial plexus injury. *Hand Clin* 2005; *21*:91-102.
7. Doi K. Paliative surgery: free muscle transfers. *In:*.Muniz GAM. *Braquial plexus injury.* London, 2001.
8. Doi K, Hattori Y, Tan SH, Dhawan V. Basic science behind functioning free muscle transplantation. *Clin Plast Surg 29*; 483-95.
9. Masquelet AC, Gilbert A. *Retalhos na reconstrução dos membros*. Rio de Janeiro: Revinter, 1997:206-10.
10. Serafin D. The latissimus dorsi muscle-musculocutaneous flap. *In: Atlas of microsurgical composite tissue transplantation*. Philadelphia: Saunders, 1996:205-16.
11. Serafin D. The gracilis muscle-musculocutaneos flap. *In: Atlas of microsurgical composite tissue transplantation*. Philadelphia: Saunders, 1996:293-301.
12. Moraes FB, Paranayba RM, Oliveira E *et al.* Estudo anatômico do músculo gastrocnêmio medial visando transferência muscular livre funcional. *Rev Bras Ortop* 2007; *42*(8):261-5.
13. Serafin D. The gastrocnemios flap. *In: Atlas of microsurgical composite tissue transplantation*. Philadelphia: Saunders, 1996: 303-10.
14. Barrie KA, Steinmann SP, Shin AY *et al.* Gracilis free muscle transfer for restoration of function after complete brachial plexus avulsion. *Neurosurg Focus* 2004; *16*(5):1-9.
15. Chuang DC. Functioning free muscle transplantation for brachial plexus injury. *Clinl Orthop Rel Res* 1995; *314*:104-11.
16. Kuwae MY, Moraes FB, Oliveira E, Paranahyba RM. Transferência muscular livre funcional do gastrocnêmio medial em lesão do plexo braquial: relato de dois casos. *Rev Bras Ortop* 2007; *42*:37-40.
17. Baliarsing AS, Doi K, Hattori Y. Bilateral elbow flexion reconstruction with functioning free muscle transfer for obstetric brachial plexus palsy. *J Hand Surg* 2002; *27B*:484-6.
18. Doi K, Hattori Y, Kuwata N. Free muscle transfer can restore hand function after injuries of the lower brachial plexus. *J Bone Joint Surg* 1998; *80B*:117-20.
19. Chuang DC, Hattori Y, Ma HS, Chen HC. The reconstructive strategy for improving elbow in late obstetric brachial plexus palsy. *Plast Reconstr Surg* 2002; *1*:116-26.
20. Chuang DC. Neurotization and free muscle transfer for brachial plexus avulsion injury. *Hand Clin* 2007; *23*:91-104.
21. Hattori Y, Doi K, Baliarsing AS. A part of the ulnar nerve as alternative donor nerve for functioning free muscle transfer: a case report. *J Hand Surg* 2002; *27A*:150-3.
22. Sungpet A, Suphachatwong C, Kawinwonggowit V. Transfer of one fascicle of ulnar nerve to functioning free gracilis muscle transplantation for elbow flexion. *ANZ J Surg* 2003; *73*:133-5.
23. Leechavengvongs S, Witoonchart K, Uerpairojkit C *et al.* Nerve transfer to biceps muscle using a part of the ulnar nerve in brachial plexus injury (upper arm type): a report of 32 cases. *J Hand Surgery* 1998; *23A*:711-6.

CAPÍTULO 32

Transplante de Artelho para a Mão

Jefferson Braga Silva
Javier Román Veas

O transplante de estruturas do pé para a mão constitui um dos avanços mais significativos na história da microcirurgia, o qual tem permitido reconstituir a forma e a função de dedos perdidos, devido a amputação, ou ausência congênita.

O primeiro a instituir um modelo de transferência de artelho para a mão foi o cirurgião austríaco Carl Nicoladoni (1847-1902), que já em 1897 publicou um artigo sobre a reconstrução do polegar em três pacientes, utilizando um retalho pediculado envolvente retirado da face anterior do tórax, procedimento executado 6 anos antes. Ele teorizou, naquela época, sobre "um tratamento mais simples" que consistia na fixação do segmento do polegar remanescente, depois de uma amputação parcial, numa bolsa cutânea feita no dorso da base do segundo artelho. O paciente devia permanecer várias semanas nesta mais do que desconfortável posição antes de seccionar o pedículo pela borda plantar do artelho, para garantir a vascularização dorsal.[1] Buncke, em 1966, realizou o primeiro caso de transferência bem-sucedida do pé para mão em macacos,[2] e o primeiro caso em humano foi realizado por Dongyue e Yudong, em 1966, usando o segundo artelho,[3] seguidos por Cobbett, na Inglaterra, que realizou a transferência do primeiro artelho para o polegar em 1968.[4] Desde então, o transplante do primeiro artelho para a mão tem sido amplamente aceito para reconstrução do polegar. A transferência do segundo artelho tem recebido uma ampla atenção, particularmente na literatura asiática, provavelmente devido à reduzida morbidade da zona doadora e por razões culturais.

CONSIDERAÇÕES GERAIS

É evidente que a amputação de dedos compromete tanto a função como a aceitação psicológica do paciente de sua condição de amputado, e a transferência ajuda a restituir a imagem corporal perdida. Está claro, também, que a condição da amputação de um segmento digital não faz automaticamente um paciente ser candidato a uma transferência microcirúrgica livre do pé para a mão. Devem-se considerar fatores como ocupação, mão dominante, níveis de compensação e oportunidades de trabalho, assim como os fatores culturais e sociais. As condições gerais de saúde do paciente devem ser ponderadas, especialmente com relação à saúde mental, já que expectativas irreais certamente levam a resultados desfavoráveis para o paciente.

O número e a localização dos dedos comprometidos são, também, considerações importantes. Em ordem de importância, a reconstrução do bordo radial dos dedos indicador e médio junto com o bordo ulnar do polegar é fundamental para reconstruir a pinça fina e restituir a capacidade de manipulação de objetos pequenos. Se a preferência for por privilegiar a força de preensão da mão, a opção será pela reconstrução dos dois dedos mais ulnares.

Quando se considera a transferência de artelhos para a mão, deve-se conversar profundamente com o paciente sobre as repercussões funcionais e estéticas possíveis que ocorrem na zona doadora, especialmente quando fatores culturais outorguem à estética do pé um rol social significativo. Além disso, deve ser considerado que a retirada de mais de um artelho, em zona doadora comum, pode provocar algumas alterações na capacidade de praticar certos esportes.

AVALIAÇÃO PRÉ-OPERATÓRIA

É importante considerar que se deve indicar sempre o reimplante como a alternativa ideal, na emergência, no tratamento do paciente amputado. Em condições em que o êxito do reimplante esteja significativamente comprometido, dadas as características ou condições particulares de uma amputação, deve-se informar antecipadamente ao paciente a possibilidade de uma reconstrução utilizando os artelhos no caso de falha do reimplante. Isto é especialmente importante porque o enfoque do cirurgião muda notavelmente. É relevante perceber que a maioria dos pacientes com amputações parciais ou totais dos dedos pode ser tratada simples e adequadamente com um procedimento de cobertura do coto de amputação, sempre que este seja corretamente realizado.[5]

No caso de se considerar uma transferência do pé para a mão, deve-se tomar um cuidado especial em conservar o máximo de estruturas possíveis no coto de amputação, considerando que a preservação destas estruturas, assim como a cobertura cutânea adequada das mesmas, determinará, em grande medida, as possibilidades de reconstrução no futuro. A preservação do maior comprimento do coto ajudará a diminuir a possibilidade de enxertos venosos, nervosos ou tendinosos, diminuindo, assim, a necessidade de estender a dissecção na zona doadora até um nível mais proximal. Isto não significa realizar uma ressecção incompleta dos tecidos desvitalizados, mas ser cuidadoso e não retirar tecidos sãos do coto.[6,7] No nível tendíneo, a preservação do aparelho extensor ajuda a manter o equilíbrio entre a musculatura intrínseca e a extrínseca. O mesmo sucede com os flexores, já que sua conservação ajuda a manter a integridade de polias, especialmente as polias A1 e A2.

O uso de retalhos locais ou regionais deve ser substituído por um uso liberal do retalho inguinal pediculado, com o objetivo de não modificar o leito receptor. Consegue-se uma cobertura adequada e, muitas vezes, redundante. Esta cobertura cutânea é desejável no momento de uma transferência posterior, seja para proteger o pedículo, seja para reconstruir o primeiro espaço interdigital. Embora mais pele se encontre disponível no leito receptor, menor será a necessidade de levantar uma ilha cutânea grande do pé, diminuindo a morbidade da zona doadora.

Ainda que as artérias digitais raramente estejam intactas após lesões por tração ou avulsão, deve-se tentar preservar o maior comprimento possível no coto de amputação, na tentativa de realizar uma transferência microcirúrgica posterior. Deve-se considerar que, geralmente, a artéria ulnar é de maior diâmetro nos três dedos radiais.

As veias não costumam ser um problema, considerando a rica rede anastomótica do dorso da mão, sendo possível conseguir uma anastomose sem tensão.

Do mesmo modo, no caso dos segmentos de nervos digitais, procura-se preservar o máximo comprimento possível, devido à maior rapidez da recuperação da sensibilidade do segmento transferido se a neurorrafia é realizada próximo ao segmento transplantado.

No caso de segmentos ósseos remanescentes, deve-se sempre procurar preservar o nível ósseo distal à inserção do flexor superficial, já que ele determina um melhor resultado funcional final após a transferência.

No caso de amputação próxima ao nível articular, considera-se que, com uma distância mínima de 5mm do nível articular, pode-se conseguir a estabilização óssea do segmento a transferir, com a utilização da técnica da cerclagem com dois fios de aço paralelos.

Momento da transferência

Tradicionalmente, as reconstruções microcirúrgicas do pé para a mão têm sido consideradas procedimentos reconstrutivos secundários. Uma vez que se tenha estabelecido e definido com clareza os limites da lesão, consegue-se uma cobertura cutânea estável, e minimiza-se ao máximo a possibilidade de uma infecção. Estas reconstruções secundárias podem ser realizadas vários anos após a lesão inicial, mas normalmente são realizadas dentro do primeiro ano. Entretanto, estabeleceu-se que, dentro de um centro microcirúrgico com experiência, a reconstrução primária (isto é, antes de se obter uma cobertura cutânea definitiva da lesão inicial) produz os mesmos resultados, quanto ao êxito, revisão de anastomoses, complicações e procedimentos cirúrgicos secundários, que aqueles procedimentos realizados de outro modo. Esta conduta reduz o tempo de recuperação e de retorno do paciente ao trabalho, diminui os custos hospitalares (ao reduzir o número de procedimentos cirúrgicos intermediários), assim como resulta em menor impacto ao restabelecer a imagem corporal num menor período de tempo. Os requisitos para este enfoque são, obviamente, contar com uma equipe experiente, um paciente saudável, altamente motivado e informado, e um leito receptor limpo e de vitalidade bem delimitada.[8] A transferência simultânea de múltiplos artelhos pode ser realizada em somente uma etapa, em pacientes com amputações digitais múltiplas, especialmente no caso de amputações digitais bilaterais, em múltiplas amputações distais à membrana interdigital ou em mãos metacarpianas (ver adiante). Porém, este tipo de manejo exige um equipamento de microcirurgia grande e várias equipes que consigam trabalhar em seqüência. As transferências realizadas uma a uma oferecem resultados similares, mas com uma extensão considerável do tempo de recuperação total e dos custos de hospitalização.[9]

AMPUTAÇÕES DO POLEGAR

O polegar corresponde a um segmento fundamental da mão e contribui com 40% a 50% de sua função; portanto, uma perda completa representa uma diminuição significativa da função geral da mão.[10-12] A perda de um artelho, seja do primeiro ou do segundo, não é considerada uma perda funcional significativa para o pé, mesmo podendo causar uma seqüela estética considerável, dependendo do tipo de cirurgia.

Quando consideramos a reconstrução microcirúrgica do polegar, o objetivo é obter tanto uma reconstrução estética, reconstituindo, em parte, o aspecto original, como também uma reconstrução funcional, seguindo os princípios de Gillies de substituir semelhante por semelhante.

Existem alguns outros procedimentos não-microcirúrgicos que podem ajudar a reconstruir um polegar, como a policização, que é provavelmente mais indicada na ausência congênita do polegar ou em casos traumáticos com ausência de musculatura tenariana.

Ainda que a amputação do polegar ao nível interfalângico (IF) produza um polegar capaz de realizar as funções básicas, as habilidades de manipulação fina, assim como a estética, estão alteradas. Nestas condições, e quando o reimplante não é possível ou é falho, a reconstrução microcirúrgica deve ser oferecida ao paciente. Os métodos de reconstrução do polegar devem ser individualizados, considerando aspectos funcionais, cosméticos e de capacidade técnica da equipe cirúrgica.

Existem várias opções técnicas para reconstrução do polegar, dependendo das necessidades funcionais e estéticas do paciente. Independente da técnica a ser utilizada, a posição do polegar deverá ser aquela que forneça oposição aos dedos para fazer pinça e pega de objetos. Embora a movimentação da metacarpofalângica (MF) ou IF não seja um pré-requisito, a função do polegar assim reconstruído melhora se estas articulações foram preservadas.

Pode-se utilizar todo o primeiro ou segundo artelho ou uma transferência parcial do primeiro artelho. Em geral, o polegar reconstruído com um primeiro artelho, ou suas variantes, tem melhor resultado estético e funcional do que aqueles casos em que são reconstruídos com o segundo artelho.[13]

Dependendo do defeito, enxertos de unha vascularizados, retalhos onicocutâneos, retalhos envolvendo parcialmente o hálux (*wrap-around*), retalhos de polpa ou hemipolpa ou retalhos parciais dos artelhos podem ser selecionados para a reconstrução quando se trata de defeitos menores.

Analisaremos brevemente alguns aspectos técnicos de algumas destas reconstruções.[14]

Transferência total do primeiro artelho

Este tipo de transferência proporciona melhores resultados funcionais quanto a sensibilidade, estabilidade, força de pinça, força de preensão e movimentação da IF, e também uma melhor pinça fina. Deve ser considerada para amputações do polegar entre a IF e a base da diáfise metacarpiana.

Deve ser usada em pacientes com altas demandas da função da mão e que estejam dispostos a ter maior compromisso do aspecto estético do pé. Habitualmente, prefere-se o uso do primeiro artelho do lado esquerdo, por ter menor repercussão funcional no pé.[10]

O aspecto estético final da transferência é um problema, já que habitualmente o dedo fica muito maior do que o original. Por isso, existem alternativas atuais mais estéticas.

Transferência sob medida do primeiro artelho

Nesta técnica, é reduzida a estrutura óssea, assim como a das partes moles, para se conseguir melhor aspecto estético e, ao mesmo tempo, conservar a articulação IF. Portanto, é mais indicada quando existe maior preocupação com o aspecto estético. A excisão óssea é feita no lado medial (tibial), já que o pedículo encontra-se no lado lateral do artelho. Esta técnica é indicada em amputações distais ao nível da articulação MF do polegar, quando existe evidente diferença no tamanho do artelho com relação ao tamanho do polegar, e quando é desejável a preservação da mobilidade articular IF.[10,15]

Transferência de retalho parcial do hálux

Esta técnica foi criada como uma alternativa à transferência total do hálux para a mão, e em sua concepção inicial consistia só na unha e no envelope de partes moles do primeiro artelho, tentando diminuir a seqüela funcional e estética no pé e melhorar a estética da mão.[16] Havia necessidade de enxerto ósseo não-vascularizado da crista ilíaca, se o suporte esquelético não estivesse presente. Modificações posteriores incluíram a tomada da falange distal para dar suporte à unha e evitar a retirada do enxerto do ilíaco.[17] Esta técnica preserva a falange proximal do hálux, o que faz com que o impacto funcional seja mínimo. Este retalho é ideal para amputações distais ao nível da IF e em lesões por avulsão das partes moles com preservação do esqueleto do polegar, distais à MF.

Transferência de segundo artelho

Este retalho não é, normalmente, a primeira escolha na reconstrução do polegar, já que possui uma superfície pulpar menor e bulbosa, tendência a garra, unha menor, cosmética inferior e resultados funcionais não tão bons quanto os obtidos com o retalho sob medida ou transferência total do primeiro artelho. Ele não é aconselhado para reconstrução de mãos dominantes, quando a ocupação do paciente precisa de uma ampla área de oposição no polegar e quando a musculatura tenariana não é ótima.

A transferência do segundo artelho é indicada quando a preservação do primeiro artelho é importante, quando seu tamanho é semelhante ao do polegar e em reconstrução da mão não-dominante. Em pacientes com amputações ao nível metacarpiano do polegar, a transferência do primeiro artelho não é aconselhada devido à grande morbidade da zona doadora. Nestes casos, a transferência do segundo artelho transmetatarsiana pode ser uma ótima escolha.[10]

AMPUTAÇÕES DIGITAIS

Amputação de somente um dedo

A reconstrução microcirúrgica de um só dedo tem índices de rejeição iguais aos do reimplante de um dedo só, considerando a pobre recuperação funcional que a amputação ocasiona (exceto no caso do polegar). Contudo, deve-se considerar que a perda da ponta do dedo compromete uma pele especialmente inervada e diferenciada para a função tátil, com septos para evitar o deslocamento da mesma durante a pinça e com a unha, que tem função importante na sensibilidade tátil da polpa e na pinça terminal, assim como um papel estético.[18]

A amputação **distal à inserção do flexor superficial** é a região mais freqüentemente lesada. Depois de uma transferência de artelho, consegue-se uma restituição adequada da polpa e da unha, com sensibilidade próxima ao normal. Pode-se, também, transferir a articulação IF do artelho para substituir a articulação IFD perdida. Quando indicada e realizada adequadamente, esta transferência obtém um dos melhores resultados estéticos e funcionais.

A amputação de um só dedo **proximal à inserção do flexor superficial** é um caso ainda mais controvertido para transferência, considerando que ocasionará um dedo mais curto. Poderia ser considerada em pacientes altamente motivados com amputação distal à metade da falange proximal. Nestes casos, deve-se transferir tanto a IFP como a IFD dos artelhos. Devido à discrepância da longitude com os dedos remanescentes, pacientes com amputações proximais à metade da falange proximal não são bons candidatos para reconstrução com transferência total de artelhos para a mão.

Amputação de múltiplos dedos

Na reconstrução de amputações de múltiplos dedos, **distais à inserção do flexor superficial**, a prioridade é a reconstrução do indicador e do médio, já que estes desempenham um importante papel na pinça fina.

Na reconstrução de amputações de dois ou mais dedos, **proximais à inserção do flexor superficial**, o propósito principal da cirurgia é recuperar a capacidade de pegar objetos, e por isso se recomenda a reconstrução de ao menos dois dedos adjacentes, para restabelecer a pinça de tripé, uma pinça de gancho mais forte, estabilidade lateral e precisão na manipulação de objetos.

Dentre as opções possíveis, está a transferência dos segundos artelhos separadamente, em especial quando as amputações ocorrem distalmente à membrana interdigital. No entanto, se o nível de amputação ocorre proximalmente à membrana interdigital, a transferência em bloco do segundo e terceiro artelhos do pé[7] (ou terceiro e quarto dedos) com um só pedículo vascular é mais simples e tem melhor resultado cosmético, já que reconstitui a separação normal dos dedos na membrana interdigital. Como regra geral, os dedos remanescentes na mão devem ser mais curtos do que o dedo mínimo normal, pois de outra maneira não se poderia simular o arco de pressão normal.

Quando nas desarticulações MF a superfície articular do metacarpiano encontra-se preservada, pode-se aplicar a **reconstrução articular composta**, utilizando a cápsula e os ligamentos da articulação MF para reconstrução da articulação MF, mantendo a cartilagem da cabeça do metacarpiano. Este permite uma amplitude funcional de movimento na articulação reconstruída. No caso de lesão da superfície articular do metacarpiano, uma transferência transmetatarsiana é aconselhada.

MÃO METACARPIANA

Corresponde a um tipo mais grave de lesão e ocorre quando se perdem todos os dedos da mão num nível proximal à metade da falange proximal, com ou sem amputação do polegar. Wei propôs um sistema de classificação com orientação terapêutica, que é mostrado nos Quadros 32.1 e 32.2.[19]

No caso da mão metacarpiana tipo I, não há lesão do polegar, ou esta ocorreu num nível distal à articulação IF e, portanto, sem repercussão funcional significativa.

No caso da lesão tipo II, há comprometimento do polegar num nível proximal à IF. As estratégias de reconstrução do polegar dependem de preservação dos músculos da eminência tenar (II A e B), em cujo caso tanto a reconstrução do polegar como a dos dedos adjacentes é recomendada.

Nos casos em que a musculatura tenariana esteja lesada, a transferência do artelho para o polegar deve ser adiada para depois da reconstrução dos dedos, já que se deve avaliar bem quais serão o comprimento e a posição ideal em que o polegar deve ser reconstruído para adotar uma melhor função, considerando que este tipo de polegar sem muscula-

Quadro 32.1 Classificação das mãos metacarpianas tipo I (com preservação do polegar) e suas respectivas recomendações terapêuticas

Subtipo	Nível de amputação dos dedos	Recomendação terapêutica
IA	Distal à MF	Segundo artelho bilateral no caso de amputações distais à membrana interdigital Reconstrução combinada com segundo e terceiro artelhos em caso de amputações proximais à membrana interdigital
IB	Através da MF com superfície articular intacta	Reconstrução combinada com segundo e terceiro artelhos, incluindo transferência articular combinada
IC	Através da MF com superfície articular lesada ou ausente	Reconstrução combinada com segundo e terceiro artelhos ao nível transmetatarsiano

Quadro 32.2 Classificação das mãos metacarpianas tipo II (com amputação do polegar) e suas respectivas recomendações terapêuticas

Subtipo	Nível de amputação do polegar	Recomendação terapêutica
IIA	Distal ao colo do metacarpiano	Transferência do primeiro artelho total o sob medida (*trimmed*)
IIB artelho	Proximal ao colo do metacarpiano Musculatura tenariana funcional	Alongamento do polegar com enxerto ou distração com tutor externo, seguido de transferência total de primeiro ou sob medida Alternativa: transferência transmetatarsiana do segundo artelho
IIC	Qualquer nível com função da musculatura tenar inadequado	Reconstrução do polegar depois da reconstrução dos dedos Transferência tendinosa para oposição do polegar
IID	Qualquer nível com lesão da articulação carpometacarpiana do polegar	Igual aos casos IIA e IIB, salvo que deve ser reconstruído um polegar imóvel como pivô

tura só poderá atuar como um poste para a oposição dos outros dedos. Isto é feito, habitualmente, com o uso de uma prótese temporária de polegar, de termoplástico.

No caso de mão metacarpiana tipo II bilateral, a mão dominante deve ser reconstituída com três artelhos (o primeiro artelho, normalmente do pé esquerdo, é utilizado para a reconstrução do polegar, e uma **transferência combinada** do segundo e terceiro artelhos contralaterais à mão lesada, com pedículo único, é utilizada para reconstrução dos dedos indicador e médio). A mão não-dominante é reconstituída com a transferência separada do terceiro e quarto artelhos para o polegar e um dedo radial, respectivamente, com o objetivo de reconstituir uma pinça básica terminal. Isto mantém o segundo artelho do pé esquerdo *in situ*, para preservar a sua função no pé.[20] É sempre preferível que duas equipes microcirúrgicas trabalhem simultaneamente no pé e na mão para reduzir o tempo de cirurgia. Uma avaliação intra-operatória adequada limita a dissecção cirúrgica no pé e diminui, assim, a morbidade do procedimento.

Anatomia vascular do pé

A grande maioria dos procedimentos microcirúrgicos de transferência de estruturas do pé para a mão envolve a dissecção do pedículo vascular da primeira comissura (Figuras 32.1 e 32.2), que depende de um sistema vascular dorsal e um plantar, sendo usualmente o sistema dorsal dominante. Este se estende desde a artéria *dorsalis pedis*, que passa ao longo do pé para transformar-se na primeira metatarsiana dorsal e, então, transmite um ramo comunicante profundo com a primeira metatarsiana plantar (também chamada perfurante profunda ou comunicante proximal) na altura das bases do primeiro e segundo metatarsianos.

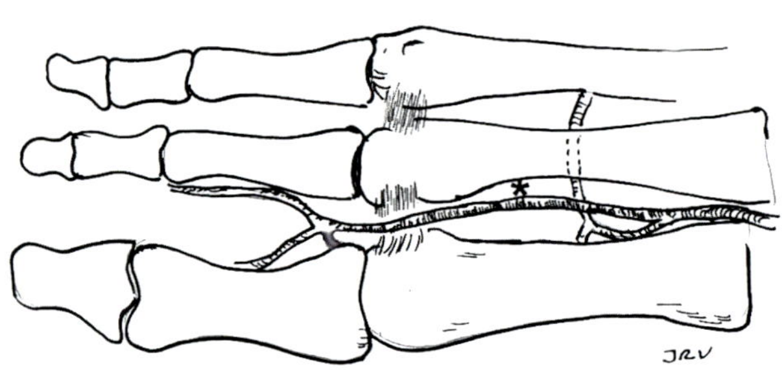

Figura 32.1 Esquema da vista dorsal da circulação da primeira comissura do pé. Artéria *dorsalis pedis* que se transforma na primeira artéria metatarsiana dorsal. Em cinza, a anastomose com o sistema plantar dependente da primeira interóssea plantar.

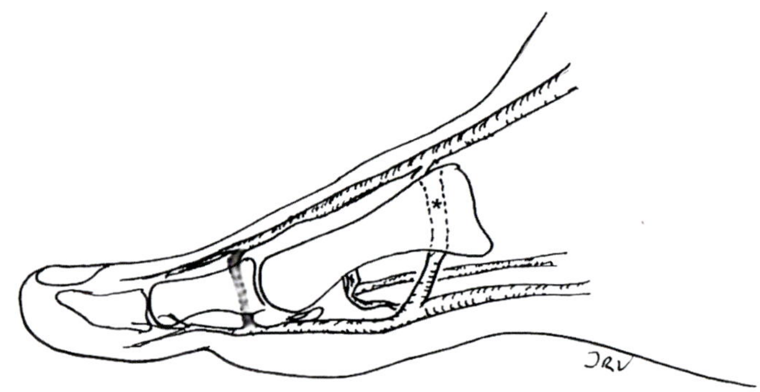

Figura 32.2 Esquema do aspecto lateral da vascularização do pé. Notar, em cinza, a comunicante distal que liga o sistema da primeira metatarsiana dorsal com a primeira metatarsiana plantar ao nível da base da primeira comissura. Notar, também, a primeira comunicante (comunicante ou perfurante proximal) na base do metatarsiano (*).

A primeira metarsiana plantar origina-se da união do arco plantar com a artéria perfurante profunda.

Os pedículos vasculares dos dedos adjacentes à primeira comissura são, assim, a primeira metatarsiana dorsal (PMD) e a primeira metatarsiana plantar (PMP). Existem múltiplas classificações do modo de distribuição da primeira metatarsiana dorsal, baseadas em sua localização, relacionada ao ligamento intermetatarsiano e ao músculo interósseo.[21-26] No tipo superficial, a artéria se localiza na superfície ou superficialmente dentro do músculo (Gilbert tipos Ia e Ib, Leung tipo I, May tipo I, Wu tipo I, Upton tipo A e Gu tipo I). No tipo de distribuição profunda, a artéria encontra-se bem dentro ou abaixo do músculo (Gilbert tipos IIa e IIb, Leung tipos II, III e IV, May tipo II, Wu tipos II, Upton tipos B e C e Gu tipos II e III). Quando a primeira artéria metatarsiana dorsal está ausente ou é muito pequena, a artéria metatarsiana plantar é a dominante (Gilbert tipo III, Leung tipo V, May tipo III, Wu tipo III, Upton tipo D e Gu tipo IV).

Um sistema dorsal dominante, com a primeira metatarsiana dorsal dominante sobre a primeira metatarsiana plantar, tem sido descrito em 70% dos indivíduos; em 20%, a primeira metatarsiana plantar é dominante e, em 10%, ambas apresentam calibre igual, quando se deve preferir a dissecção da PMD.

Atualmente, a maioria das técnicas cirúrgicas preconiza o início da dissecção no dorso do pé, identificando e seguindo a artéria *dorsalis pedis* e identificando logo sua continuação anterógrada como a primeira metarsiana dorsal. No caso de uma primeira artéria metatarsiana dorsal pequena ou ausente, a escolhida deveria ser a primeira metatarsiana plantar ou a segunda artéria metatarsiana dorsal.[27]

Para Wei, é muito mais fácil iniciar a cirurgia explorando desde o início a primeira comissura[28] para identificar ali qual sistema é mais dominante e proceder, então, à dissecção da artéria dominante de forma retrógrada. A dissecção deve sempre partir do aspecto dorsal da primeira comissura, onde se unem a artéria lateral do primeiro artelho e a artéria medial do segundo artelho, identifica-se o pedículo dominante e ligando-se o vaso de menor calibre para continuar a dissecção de forma retrógrada.

Continua-se a dissecção até cerca de 3cm proximais à união destas artérias colaterais do primeiro e segundo artelhos. Na maioria dos casos, a artéria encontra-se superficial ao músculo interósseo.

Caso o sistema dominante seja a artéria plantar (PMP), esta deve ser dissecada na planta até localizar-se a artéria comunicante proximal ou perfurante profunda, ao nível da metade proximal da diáfise do primeiro e segundo metatarsianos. A dissecção se detém aqui e, se for preciso, um enxerto de veia pode ser utilizado para alongar o pedículo arterial. A dissecção da artéria comunicante profunda rumo ao sistema dorsal, até chegar à *dorsalis pedis*, não só aumenta o dano da zona doadora, como também põe em risco a integridade do pedículo.[13]

A dissecção retrógrada demonstrou ser especialmente atraente em transferências parciais de artelhos para reconstruções digitais distais onde é necessário um pedículo vascular curto, como é o caso da transferência da pele da primeira comissura na reconstrução da polpa do polegar.

Este mesmo sistema de dissecção inicial da comissura dorsal pode ser adotado em caso de transferência do terceiro ou quarto artelhos.

No caso de transferência combinada do segundo e terceiro artelhos, uma primeira artéria dorsal ou plantar dominante costuma ser suficiente. No entanto, pode-se preparar um segundo pedículo arterial como alternativa, em caso de déficit de perfusão do terceiro artelho, o que ocorre raramente. Uma só veia superficial dorsal é usualmente suficiente para drenar todos os tipos de transferências, porém, novamente, em caso de transferência combinada do segundo e terceiro artelhos, uma segunda veia pode ser necessária como opção.[29] Todos os artelhos a serem transferidos devem ser perfundidos ao menos 20 minutos após a dissecção, antes da divisão de seus pedículos vasculares.

Para Wei, que relatou mais de 1.300 transferências do pé para mão, a angiografia pré-operatória chegou a ser desnecessária.[13,30]

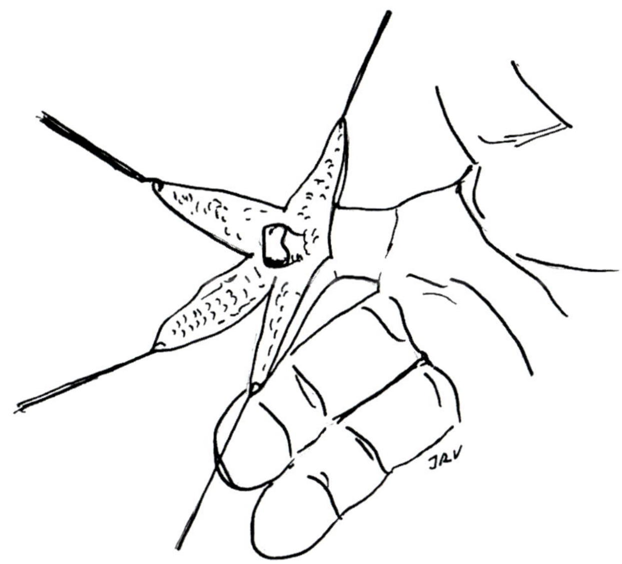

Figura 32.3 Detalhe da abordagem ao coto de amputação com o levantamento de quatro retalhos triangulares na zona receptora para conseguir uma transição mais cosmética.

Preparação dos cotos de amputação

No coto de amputação do dedo, a incisão deve iniciar-se sempre em seu ponto mais distal, criando quatro retalhos triangulares de mesmo tamanho, o que melhora a superposição dos retalhos cutâneos com o artelho transferido (Figura 32.3).

Deve-se tomar muito cuidado para que estes retalhos não fiquem muito grossos ou volumosos, com o objetivo de maximizar sua mobilidade e evitar a deformidade em ampulheta na união do artelho transferido com o leito receptor.[31,32] O mesmo deve ser feito com os vasos e nervos transferidos, que devem ser muito bem dissecados para reduzir o edema e maximizar a mobilidade articular no segmento reconstruído. Isto é especialmente importante quando se realiza uma técnica de retalho parcial envolvente de artelhos menores.[13]

Cuidados com a zona doadora

Devem-se evitar enxertos de pele para fechar a zona doadora, quando possível, a fim de diminuir a morbidade no pé.[33] A utilização de retalhos em "V" de base distal, tanto dorsais como plantares, sobre a base do artelho a transferir, com seus vértices colocados 10mm proximais ao nível de osteotomia planejada, normalmente assegura um fechamento sem tensão, mesmo em casos de transferências de dois artelhos adjacentes.[32] O limite distal da incisão plantar e dorsal em "V" deve coincidir no espaço interdigital. É necessário evitar a realização de incisões plantares em regiões de carga, preferindo-se incisões longitudinais em zonas livres de carga para dissecar um pedículo plantar e incisões onduladas para dissecar o pedículo dorsal proximalmente. Não é necessária a reparação do ligamento intermetatarsiano, nem a colocação de drenagens na zona doadora.[19]

Estabilização dos artelhos transferidos

Quando se realiza a transferência do artelho, a técnica de cerclagem com duas alças de fio de aço paralelas tem a vantagem de ser uma técnica relativamente simples, que confere uma estabilidade relativa suficiente para iniciar a reabilitação precoce (o que diminui as aderências tendinosas), mas que, por sua vez, deve suportar certa manipulação posterior para realizar pequenas correções mediante uso de órteses ou férulas durante o pós-operatório.

Devem-se preparar as bordas ósseas para aumentar a área de contato, o que aumenta a estabilidade e ajuda a consolidação.[34]

Os tendões extensores são suturados antes dos flexores, com as IF e MF em extensão máxima, o que ajuda a minimizar o déficit de extensão e a deformidade em flexão residual. O flexor longo dos artelhos é suturado ao flexor *pollicis longus* e ao flexor *digitorum superficialis* ou *profundus* dos dedos, dependendo do nível de amputação. A tensão da sutura dos flexores deve ser capaz de restaurar a cascata digital normal. A tenorrafia em amputações proximais deve ser feita na zona III, e somente com o flexor profundo, para evitar aderências sob as polias.[13] Um fio de Kirschner deve ser introduzido através da IFD e da IFP em extensão completa. Deve ser retirado da IFP entre 2 e 4 semanas e da IFD 2 semanas após. Prevenção contínua da deformidade em garra deve ser realizada mediante o uso de férulas noturnas, o que mantém a extensão completa dos artelhos transferidos pelo tempo mínimo de 1 ano.[7,14,17]

Os nervos são suturados com fio de náilon 10-0 terminoterminal sem tensão. O pedículo vascular é tunelizado no leito receptor. Os quatro retalhos triangulares da zona receptora são entrelaçados com os dois retalhos triangulares do artelho, criando um fechamento sem tensão e nivelado. A anastomose arterial é realizada em primeiro lugar, seguida pela anastomose da veia, e só então é fechado o restante das feridas. Se existe tensão na hora de fechar a pele, podem ser utilizados enxertos de pele parcial, ou simplesmente realiza-se um fechamento parcial da ferida para que tecidos nobres, como vasos, nervos ou tendões, não fiquem expostos. No caso do polegar, a anastomose pode ser feita na artéria radial, na tabaqueira anatômica, ou na artéria *princeps pollicis*; no caso da anastomose dos dedos, esta pode ser realizada com a artéria digital própria ou comum (Figura 32.4*A* a *H*).

Cuidados pós-operatórios

Idealmente, o paciente deve permanecer numa sala de cuidados especiais durante os primeiros 4 a 5 dias. Os dedos devem ficar descobertos para observação contínua. A mão e o antebraço devem ficar discretamente elevados, para reduzir o edema. Um *bolus* inicial de 100mL de Dextran 40 (baixo peso molecular) é rapidamente administrado EV, 10 minutos antes de completar a anastomose arterial, seguido de infusão contínua a 25mL por hora durante os primeiros 4 a 5 dias. Ácido acetilsalicílico, em doses de 325mg/dia, deve ser administrado por 2 semanas. Antibiótico profilático pode ser utilizado.

A condição vascular é monitorada tanto subjetiva, com a observação da cor da pele, turgência e recheio capilar, como objetivamente, com medições da temperatura do artelho, comparada com a do dedo normal adjacente.

A zona doadora é coberta com gaze vaselinada e curativo simples, podendo ficar descoberta a partir do terceiro dia. O paciente pode deambular com apoio no calcanhar depois da segunda semana. Não há necessidade de talas gessadas. A partir da sexta semana, aproximadamente, o paciente poderá deambular com calçado, se a ferida estiver bem fechada.[10]

Complicações

Vasoespasmo está entre as complicações mais freqüentes que ocorrem tanto no intra ou no pós-operatório imediato, o qual pode ser aliviado com o uso de lidocaína ou papaverina tópica. No caso de fracasso com estas medidas, deve-se proceder à adventicectomia sob magnificação.

Reabilitação

Deve ser realizada por terapeutas de mão bem formados e de maneira organizada. No protocolo de Wei, há uma primeira etapa protetora (3 primeiros dias de pós-operatórios), seguida por uma fase de mobilização precoce (entre o terceiro dia e a quarta

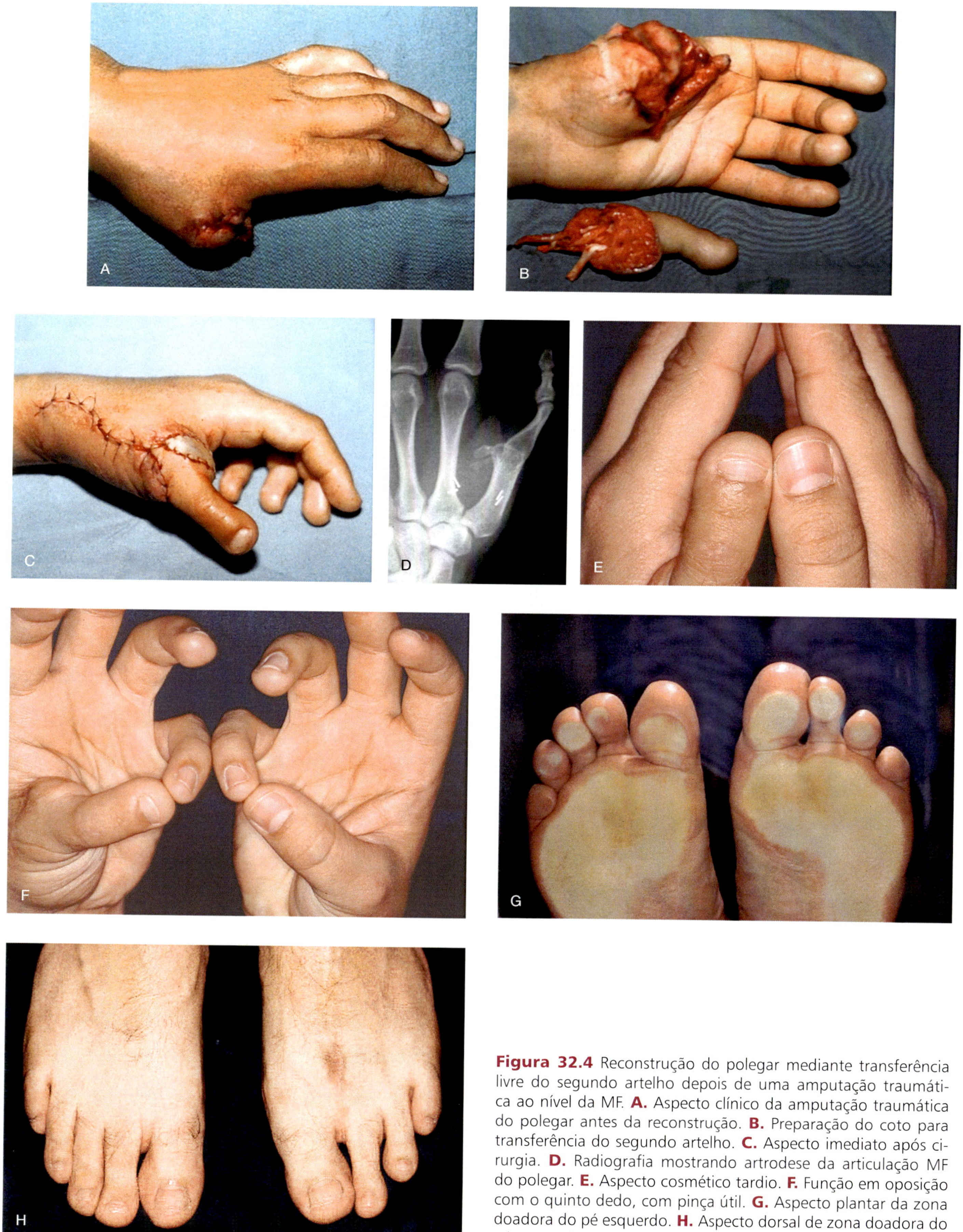

Figura 32.4 Reconstrução do polegar mediante transferência livre do segundo artelho depois de uma amputação traumática ao nível da MF. **A.** Aspecto clínico da amputação traumática do polegar antes da reconstrução. **B.** Preparação do coto para transferência do segundo artelho. **C.** Aspecto imediato após cirurgia. **D.** Radiografia mostrando artrodese da articulação MF do polegar. **E.** Aspecto cosmético tardio. **F.** Função em oposição com o quinto dedo, com pinça útil. **G.** Aspecto plantar da zona doadora do pé esquerdo. **H.** Aspecto dorsal de zona doadora do pé esquerdo.

semana de pós-operatório), uma fase de mobilidade ativa (da quinta à sexta semana), treinamento de atividades da vida diária (da sétima à oitava semana) e treinamento pré-vocacional (depois da oitava semana). Este protocolo de mobilização precoce resulta em menor rigidez, menor aderência de tendões e em retorno mais precoce às atividades produtivas.[19,35] No pé, são necessárias apenas medidas de proteção, com a carga podendo ser iniciada depois de 2 semanas com apoio apenas do calcanhar, sem transferência de cargas no antepé.

REFERÊNCIAS

1. Nicoladoni C. Daumenplastik und organischer Ersatz der Fingerspitze (Anticheiroplastik und Daktyloplastik). *Arch Klin Chir* 1900; *61*:606-14.
2. Buncke HJ, Buncke CM, Schultz WP. Immediate Nicoladoni procedure in the Rhesus monkey for hallux to hand transplantation, utilizing microminiature vascular anastomosis. *Br J Plast Surg* 1966; *19*:332-41.
3. Dongyue Y, Yudong G. Thumb reconstruction utilizing second toe transplantation by microvascular anastomosis: report of 78 cases. *Chin Med J* 1979 (Engl.); *92*:295-309.
4. Cobbett JR. Free digital transfer. Report of a case of transfer of a great toe to replace an amputated thumb. *J Bone Joint Surg* (Br) 1969; *51*:677-9.
5. Pederson WC. Replantation. *Plast Reconstr Surg* 2001; *107*:823-41.
6. Wei FC. Tissue preservation in hand injury: the first step to toe-to-hand transplantation. *Plast Reconstr Surg* 1998; *102*:2497-501.
7. Wei FC, el-Gammal TA. Toe to hand transfer. Current concepts, techniques and research. *Clin Plast Surg* 1996; *23*:103-16.
8. Yim K, Wei FC, Lin CH. A comparison between primary and secondary toe-to- hand transplantation. *Plast Reconstr Surg* 2004; *114*:107-12.
9. Woo SH, Kim JS, Seul JH. Inmediate toe-to-hand transfer in acute hand injuries: overall results, compared with results for elective cases. *Plast Reconstr Surg* 2004; *113*:882-92.
10. Wei FC, Jain V, Chen S H. Toe-to-hand transplantation. *Hand Clin* 2003; *19*:165-75.
11. Morrison WA. Thumb reconstruction: a review and philosophy of management. *J Hand Surg* (Br) 1992; *17*:383-90.
12. Bunnell S. Reconstruction of the thumb. *Am J Surg* 1958; *95*:168-72.
13. Wei FC. Toe-to-hand transplantation. *In:* Green D, Hotchkiss R, Pederson W *et al.* (eds.). *Green's operative hand surgery*. Philadelphia: Elsevier Churchill-Livingstone, 2005:1835-63.
14. Wei FC, Chen HC, Chuang CC, Chen SH. Microsurgical thumb reconstruction: selection of various techniques. *Plast Reconstr Surg* 1994; *93*:345-51.
15. Wei FC, Chen HC, Chuang CC, Noordhoff MS. Reconstruction of the thumb with a trimmed-toe transfer technique. *Plast Reconstr Surg* 1988; *82*:506-15.
16. Morrison WA, MacLeod AM. Thumb reconstruction with a free neurovascular wrap-around flap from the big toe. *J Hand Surg* (Am) 1980; *5*:575-83.
17. el-Gammal TA, Wei FC. Microvascular reconstruction of the distal digits by partial toe transfer. *Clin Plast Surg* 1997; *24*:49-55.
18. Deglise B, Botta Y. Microsurgical free toe pulp transfer for digital reconstruction. *Ann Plast Surg* 1991; *26*:341-6.
19. Wallace C, Wei FC. Posttraumatic finger reconstruction with microsurgical transplantation of toes. *Hand Clin* 2007; *23*:117-28.
20. Mardini S, Wei FC. Unilateral and bilateral metacarpal hand injuries: classification and treatment guidelines. *Plast Reconst Surg* 2004; *113*:1756-9.
21. Gilbert, A. Vascular anatomy of the first web space of the foot. *In:* Landi A (ed.). *Reconstruction of the thumb*. London: Chapman & Hall, 1989:199-204.
22. Leung PC, Wong WL. The vessels of the first metatarsal web space: an operative and radiographic study. *J Bone Joint Surg* (Am) 1983; *65*:235-8.
23. May JW. Microvascular great toe to hand transfer for reconstruction of the amputated thumb. *In:* Mc Carthy (ed.). *Plastic surgery*. Philadelphia: Saunders, 1990; *8*:5153-65.
24. Wu JB. The arterial supply of the dorsal and plantar area of the foot. *J Clin Appl Anat* 1980; *11*:13.
25. Upton J. Direct visualization of arterial anatomy during toe harvest dissections: clinical and radiological correlations. *Plast Reconstr Surg* 1998; *102*:1988-92.
26. Gu YD, Zhang GM, Chen DS *et al.* Vascular anatomic variations in second toe transfer. *J Hand Surg* (Am) 2000; *25*:277-81.
27. Foucher G, Norris RW. The dorsal approach in harvesting the second toe. *J Reconstr Microsurg* 1988; *4*:185-7.
28. Wei FC, Silvermann TS, Hsu WM. Retrograde dissection of the vascular pedicle in toe harvest. *Plast Reconstr Surg* 1995; *96*:1211-4.
29. Cheng MH, Wei FC, Santamaria E *et al.* Single versus double arterial anastomosis in combined second-and third-toe transplantation. *Plast Reconstr Surg* 1998; *102*:2408-12.
30. Yim KK, Wei FC. Intraosseous wiring in toe-to-hand transplantation. *Ann Plast Surg* 1995; *35*:66-9.
31. Woo SH, Lee GJ, Kim KC *et al.* Cosmetic reconstruction of distal finger absence with partial second toe transfer. *J Plast Reconstr Aesthet Surg* 2006; *59*:317-24.
32. Wei FC, Chen HC, Chuang DC *et al.* Aesthetic refinements in toe-to-hand transfer surgery. *Plast Reconstr Surg* 1996; *98*:485-90.
33. Wei FC, Epstein MD, Chen HC *et al.* Microsurgical reconstruction of distal digits following mutilating hand injuries: results in 121 patients. *Br J Plast Surg* 1993; *46*:181-6.
34. Yim KK, Wei FC. Intraosseous wiring in toe-to-hand transplantation. *Ann Plast Surg* 1995; *35*:66-9.
35. Ma HS, el-Gammal TA, Wei FC. Current concepts of toe to hand transfer: surgery and rehabilitation. *J Hand Ther* 1996; *9*:41-6.

CAPÍTULO 33

Princípios Gerais da Reabilitação da Mão Traumatizada

Paula P. Freitas

Os cuidados na reabilitação das diferentes patologias da mão exigem a mesma atenção especializada dada pelo cirurgião de mão. A especialização Terapia de Mão surgiu não somente devido ao avanço das técnicas cirúrgicas e da necessidade de se dar continuidade ao tratamento pós-operatório, mas também do reconhecimento da complexidade anatômica da mão, de sua importância funcional e da grande variedade de patologias que afetam este segmento do corpo. O terapeuta de mão é o fisioterapeuta ou o terapeuta ocupacional que se especializou na reabilitação das diferentes patologias da mão e do membro superior.

Para reabilitação das diferentes patologias da mão, o terapeuta deve conhecer, entre outras coisas:

- A anatomia estática e funcional da mão e como ela está alterada nas diferentes patologias.
- A cicatrização biológica dos tecidos musculoesqueléticos e dos nervos periféricos.
- Os efeitos da imobilização e mobilização nos tecidos normais e em cicatrização.
- A fisiologia da dor, da contração muscular e do sistema nervoso.
- Os efeitos da temperatura e das correntes elétricas nos tecidos musculoesqueléticos e no tecido nervoso.
- Avaliar a mão de forma objetiva e funcional.
- As diferentes técnicas de exercícios aplicadas aos diferentes tipos de patologias da mão.
- As técnicas de reeducação sensorial protetora e discriminativa.
- Indicar e orientar atividades funcionais para o retorno da função manual.
- Indicar e confeccionar órteses para o membro superior.
- Indicar e fazer o treino de adaptações.
- Indicar e fazer o treino de próteses.

Além dos cuidados especializados do cirurgião e do terapeuta de mão, é fundamental a participação do paciente em seu processo de reabilitação. A determinação, a responsabilidade e a compreensão do paciente frente a sua lesão determinam o sucesso do tratamento. O terapeuta deve sempre orientar o paciente a respeito da sua lesão, do processo de cura dos tecidos e das fases da reabilitação, para que ele também se torne um membro ativo da equipe reabilitadora.

O traumatismo é causa de maior comprometimento funcional da mão. As lesões podem ser simples, como nas fraturas estáveis da mão, ou envolver vários tecidos, como no caso das lesões tipo esmagamento, em que há lesão de pele, tendões, vasos, fraturas, e até perda de partes da mão (amputações). Dividimos este capítulo em quatro partes, procurando abordar as principais lesões traumáticas da mão: as lesões tendinosas, as lesões nervosas, as fraturas e as lesões complexas. Para o entendimento mais completo do processo de reabilitação, sugerimos a leitura prévia dos capítulos anteriores, referentes aos mesmos assuntos.

REABILITAÇÃO APÓS REPARO DOS TENDÕES FLEXORES

A reabilitação pós-operatória das lesões tendinosas na mão exige um conhecimento especializado por parte do terapeuta de mão, que deve conhecer a anatomia, a fisiologia, a biomecânica e a cicatrização do tendão e estruturas adjacentes (sugerimos, para maior compreensão do assunto, a leitura do Capítulo 13, *Lesões dos tendões flexores*). A lesão tendinosa, na maioria das vezes, não ocorre isoladamente, e é freqüente a lesão da pele e de outras estruturas adjacentes e, algumas vezes, lesões nervosa e óssea, isoladas ou concomitantes.[50]

Quando o paciente é encaminhado à reabilitação, após a cirurgia, informações a respeito das estruturas lesadas, procedimentos cirúrgicos, qualidade e tipo de reparo, entre outras, são necessárias. O terapeuta, então, avalia o paciente e seleciona, com o cirurgião, a técnica terapêutica pós-operatória mais apropriada.

Segundo Guy Pulvertaff,[41] o problema não é suturar o tendão e reparar seu leito para uma união adequada. A questão é obter um tendão que deslize livremente, restaurando a função manual normal. O objetivo da reabilitação tendinosa é nada mais do que restabelecer a capacidade do tendão de deslizar e transmitir força sem aderências restritivas, formação de falhas ou ruptura no local do reparo.

Vários fatores influenciam a cicatrização e o tratamento pós-operatório nas lesões tendinosas.[50] Entre eles, podemos citar:

Fatores relacionados ao paciente

1. **Idade:** o número de vínculas que contêm a vascularização diminui com o aumento da idade, reduzindo, assim, o potencial de cicatrização do adulto em relação à criança.[3]
2. **Formação de tecido cicatricial:** alguns pacientes têm uma cicatrização rápida e excessiva, dificultando o deslizamento tendinoso, enquanto em outros a cicatrização é lenta e fraca, levando a um grande risco de ruptura tendinosa.[50]
3. **Motivação do paciente:** o paciente colaborativo e bem-orientado é um fator crucial na determinação do bom resultado final.

Fatores relacionados à lesão

1. **Zona da lesão:**
   - **Zona I:** é caracterizada pela presença apenas do tendão flexor profundo que, neste nível, possui pequena excursão tendinosa. Problemas nesta zona, como formação de falhas, aderência e alongamento tendinoso, comprometem a força e a função manuais.[17] A importância do flexor profundo é citada por vários autores. O flexor profundo é o único flexor da articulação interfalângica distal (IFD), e também influencia o movimento de flexão da articulação interfalângica proximal (IFP).[32]
   - **Zona II:** foi considerada como "terra de ninguém", termo cunhado por Bunnell devido aos maus resultados freqüentemente obtidos nas lesões tendinosas neste nível. É uma região caracterizada pela existência de dois tendões dentro de um túnel osteofibroso[49] e pela presença de pouco tecido mole adjacente às estruturas peritendinosas.[11] A aderência pode ocorrer entre os tendões flexores superficial e profundo, entre o tendão e a bainha,[29] o tendão e o osso, e entre outros tecidos moles adjacentes.[50]

     Nesta área, as vínculas são freqüentemente lesadas, comprometendo a nutrição tendinosa,[49] e quando há lesão da polia, pode haver comprometimento da função tendinosa.[50]
   - **Zona III:** é a zona da palma da mão, área de origem do músculo lumbrical no flexor profundo. É caracterizada pela presença de maior quantidade de tecido mole peritendinoso. Os tecidos vizinhos deslizam com o tendão reparado, mesmo existindo alguma aderência, o que aumenta a possibilidade de melhores resultados.[49]
   - **Zona IV:** é freqüente a formação de aderências, que podem ocorrer junto à bainha sinovial, entre os tendões e entre outras estruturas presentes no espaço do túnel carpiano que constitui esta zona.[49,50]
   - **Zona V:** os tendões, nesta zona, proximal ao túnel do carpo, podem também aderir-se à pele e à fáscia suprajacente, mas esta é uma aderência benigna, uma vez que ocorre entre o tendão e o paratendão.[50] Os paratendões são estruturas frouxas e longas que permitem um deslizamento maior, mesmo na presença de aderência.[49] A associação de lesões nervosas (nervos mediano e ulnar) neste nível é grande, trazendo maiores complicações para a recuperação funcional da mão.[12]
2. **Tipo de lesão:** existe uma relação entre a quantidade de tecido lesado e a resposta biológica de cicatrização da ferida.[58] A resposta inflamatória local é maior nas lesões mais graves, aumentando, conseqüentemente, o trabalho dos macrófagos. O número de células macrófagas necessárias ao metabolismo da lesão determina o número de fibroblastos que migram para o reparo da ferida, e a deposição de colágeno é proporcional ao número de fibroblastos migrados.[58] Clinicamente, podemos observar que, quanto mais complexa a lesão, maior o número de complicações associadas à maior formação de tecido cicatricial.

3. **Técnica cirúrgica:**
   - Uma abordagem cirúrgica meticulosa diminui o trauma cirúrgico e o hematoma e, conseqüentemente, reduz a quantidade de aderência formada.
   - A sutura tendinosa é feita na face volar avascular do tendão para que se evitem danos à face dorsal onde se encontram os vasos intratendinosos.
   - O tipo de sutura é uma variável crucial.[50] A mobilização precoce do tendão somente foi possível com o desenvolvimento das suturas mais reforçadas e atraumáticas.[7,35,37,45,47,48] A sutura tendinosa deve ser forte o suficiente para permitir um estresse suave no local do reparo sem causar formação de falhas.

Fatores relacionados à reabilitação pós-operatória

Efeitos da imobilização × mobilização no tendão em cicatrização

- Os efeitos negativos da imobilização durante as fases inflamatória e fibroblástica do tendão em cicatrização, bioquimicamente, são: perda na concentração de glicosaminoglicanos, perda de água e diminuição na concentração de fibronectina e na cicatrização endotendinosa.[4,26,27,59] Biomecanicamente, o tendão imobilizado perde força de tensão nas 2 primeiras semanas após o reparo[26,31] e, por volta de 10 dias de pós-operatório, perde a sua função de deslizamento.[28,29,44]
- Muitos estudos demonstraram os efeitos positivos da mobilização precoce nos tendões em cicatrização, como o aumento da força de tensão, a melhora do deslizamento tendinoso e o aumento de DNA no local do reparo.[26,29,31] O movimento auxilia a difusão do líquido sinovial em tendões localizados em regiões sinoviais.[55] O potencial elétrico induzido pelo estresse aumenta o potencial de cicatrização dos tecidos conjuntivos.[5,6] O movimento passivo precoce aumenta a concentração de fibronectina[4] e a quimiotaxia fibroblástica no local de reparo tendinoso.[27]

Tempo

- Estudos científicos demonstram que ocorrerá aumento da atividade celular e da força de tensão no local do reparo tendinoso quando este tendão for mobilizado o mais precocemente possível, e enfatizam que "movimento precoce" iniciado de 7 a 10 dias de pós-operatório não é movimento precoce. Por volta do final da primeira semana, "o tempo estará perdido" devido à perda das vantagens biomecânicas da mobilização imediata e, por volta do décimo dia de pós-operatório, o tendão imobilizado estará envolto por uma aderência densa.[50]
- Outro aspecto relacionado com o tempo é a progressão do programa de reabilitação. Questões citadas por Paul Brand[9] em relação ao estresse, como "Quando aplicar?", "Com qual freqüência?", "Por quanto tempo?", "Quanto?", quando aplicadas a um tendão em cicatrização, fazem parte das decisões tomadas pelo terapeuta de mão de acordo com cada paciente. Porém, de modo geral, todos os protocolos de reabilitação tendinosa podem ser divididos em três fases.[50] A **fase precoce**, que é o período de proteção, inclui a fase inflamatória e a de fibroplasia, e algumas vezes o início da fase de remodelação. Dura de 3 a 4 semanas, e o reparo tendinoso está bastante fraco. A segunda é a **fase intermediária**, quando é dado mais estresse ao tendão, seja, algumas vezes, pelo início da mobilização, seja pela diminuição da proteção. A **fase final**, que geralmente se inicia por volta da sexta à oitava semana, vai até o final da reabilitação. É a fase de alongamento, fortalecimento e retorno ao trabalho.

Técnica

- A técnica de reabilitação pós-operatória deve ser selecionada de acordo com cada paciente e cada tipo de lesão e, geralmente, a melhor abordagem é a combinação das técnicas de vários protocolos.[50]
- Os protocolos de reabilitação são baseados em pesquisas laboratoriais, revisão da literatura e experiência clínica. Abordaremos, neste capítulo, as técnicas mais usadas no pós-operatório das lesões do tendão flexor: o programa de resistência progressiva precoce (para os tendões imobilizados), a mobilização passiva precoce e a mobilização ativa precoce.

Programas de reabilitação após reparo do tendão flexor

a. **Programa de resistência progressiva precoce:** o tendão reparado é imobilizado por 3 a 4 semanas. O programa é utilizado nos casos de formação excessiva de aderência e perda do deslizamento tendinoso.

b. **Mobilização passiva precoce:** o tendão é mobilizado passivamente na fase precoce (pós-operatório imediato).
c. **Mobilização ativa precoce:** o tendão é mobilizado precocemente através de uma contração ativa da unidade flexora.

Programa de resistência progressiva precoce (RPP)

A mobilização precoce não é um método de tratamento apropriado para todos os pacientes. Em algumas situações, a imobilização do tendão reparado é necessária, como nas crianças com menos de 10 anos, nos pacientes com déficit cognitivo e naqueles que, por algum motivo, não podem comparecer ao centro de reabilitação.[13] Nestes casos, é necessária uma maior proteção do tendão reparado, até que haja uma cicatrização adequada. Em contrapartida, a mobilização tendinosa tardia será dificultada pela formação de aderência excessiva e pela perda do deslizamento tendinoso.

O protocolo de reabilitação para o tendão imobilizado foi estudado por Collins e Schwarz,[13] que desenvolveram o programa de resistência progressiva precoce (RPP) para casos de grande formação de aderência tendinosa. Isto pode ser observado nos pacientes que demonstram uma grande discrepância entre a amplitude de movimento (ADM) de flexão ativa total do dedo e a ADM de flexão passiva total.

- **O a 3-3 ½ semanas:**
  - Após a cirurgia reparadora, a mão é imobilizada, utilizando-se uma órtese dorsal protetora durante 3 a 4 semanas, mantendo-se o punho fletido a 30 graus, as metacarpofalângicas (MF) fletidas em 50 graus e as IF em posição neutra (Figura 33.1).
- **3-3 ½ semanas a 4 semanas:**
  - Avaliação funcional inclui a ADM passiva e ativa do dedo acometido, do edema e da cicatriz.
  - Orientações são dadas ao paciente quanto à anatomia e à cicatrização tendinosa, e técnicas de redução do edema e técnicas de tratamento da cicatriz são aplicadas.
  - Os exercícios, nesta fase, consistem em:
    1. **Exercício de "tenodese":** flexão passiva dos dedos, seguida de extensão do punho e flexão do punho, seguida pela extensão dos dedos (Figura 33.2*A* e *B*).
    2. **Exercícios ativos de deslizamento tendinoso diferencial:** são exercícios baseados em estudos de Wehbe e Hunter, que têm a finalidade de obter um deslizamento máximo e diferencial do tendão flexor ao nível da palma e do punho.[56,57] Os exercícios se iniciam com os dedos estendidos (Figura 33.3). A flexão da MF e da IFP, com a IFD em extensão, promove um deslizamento do flexor superficial em relação às estruturas vizinhas. A flexão total de MF, IFP e IFD faz o mesmo em relação ao flexor profundo. A flexão em gancho (MF em extensão e IF em flexão) promove um deslizamento diferencial máximo entre os dois tendões flexores.

    Obs.: Os exercícios são feitos de hora em hora, 10 vezes cada um.

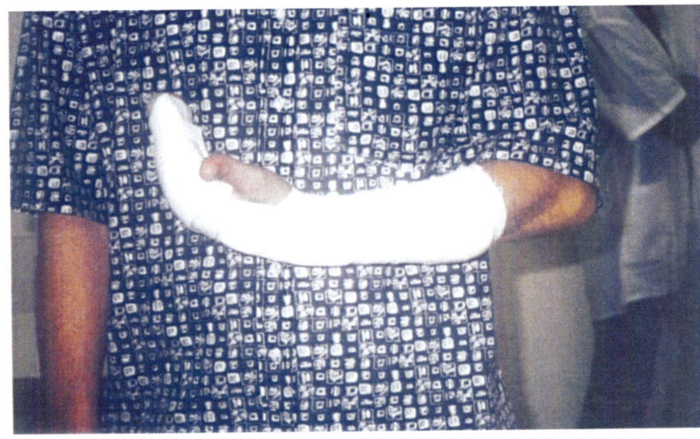

Figura 33.1 Órtese dorsal protetora utilizada durante 3 a 4 semanas após o reparo do tendão flexor. O punho é imobilizado em flexão de 20 a 30 graus, as MF fletidas a 50 graus e as IF em extensão.

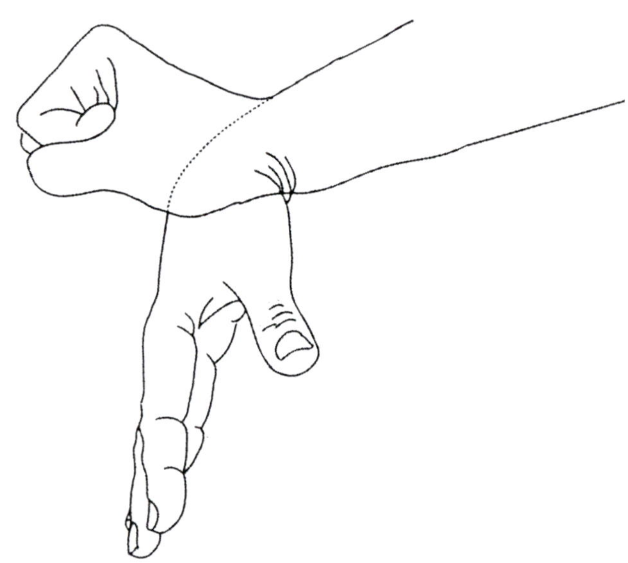

Figura 33.2A e **B.** Exercício de "tenodese". O efeito tenodese de extensão do punho com flexão dos dedos e flexão do punho com extensão dos dedos permite uma excursão tendinosa ativa sem forçar excessivamente o reparo.

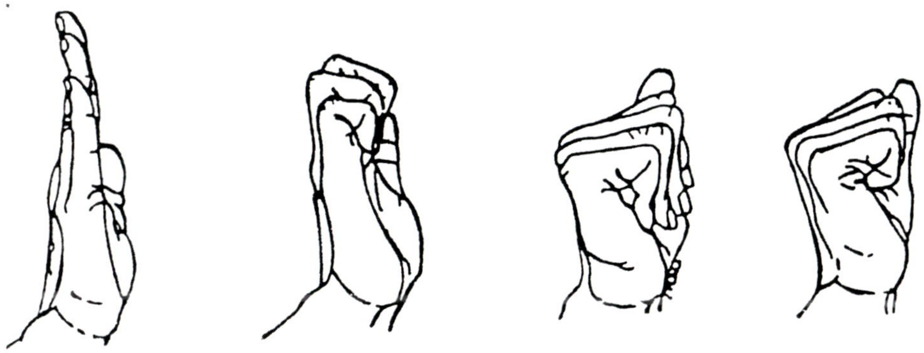

Figura 33.3 Três diferentes posições do exercício de deslizamento tendinoso diferencial: em gancho, em extensão das IFD, em flexão total das articulações digitais; em todas, inicia-se a flexão com os dedos em extensão completa.

No final desta semana, caso haja discrepância de 50 graus ou mais de movimento entre a ADM de flexão ativa total da ADM passiva, o programa de RPP é iniciado. Caso contrário, o paciente mantém o programa prescrito por mais 1 semana.

- **4 a 4 ½ semanas:**
  - O programa de RPP é iniciado com exercícios de bloqueio para isolar o deslizamento do flexor profundo e do flexor superficial[12] (Figuras 33.4*A* e *B*). Ao se bloquear em extensão a IFP, o tendão é colocado em posição alongada, enquanto exerce uma força substancial contra um bloqueio estático rígido. Em alguns casos, quando se observa uma flexão mínima, o exercício de bloqueio torna-se um exercício de contração isométrica, gerando uma força máxima contra o bloqueio. Desse modo, aconselha-se que o bloqueio manual seja iniciado com uma fixação menos rígida da articulação, para que produza menos resistência ao tendão em cicatrização.
  - No caso de contratura articular em flexão da IFP e/ou aderência tendinosa, uma órtese estática progressiva volar para extensão do dedo (Figura 31.5) pode ser confeccionada para promover um alongamento constante.[25] É recomendado o seu uso noturno.
  - Avaliações periódicas são feitas para observação do ADM ativa e passiva, da função manual e de sinais de dor e inflamação. Aos sinais de dor e inflamação, a resistência deve ser diminuída e modificada. Em caso de ganho de ADM ativa com relação à ADM passiva, o programa de RPP é descontinuado porque o tecido cicatricial está se remodelando de maneira favorável e a resistência precoce não é mais necessária.
- **4 ½ a 5 semanas:**
  - Quando o tendão ainda demonstrar aderência excessiva, exercícios de apertar massinha (Figura 33.6*A*) e de estender o dedo usando a resistência da massinha (Figura 33.6*B*) são iniciados,

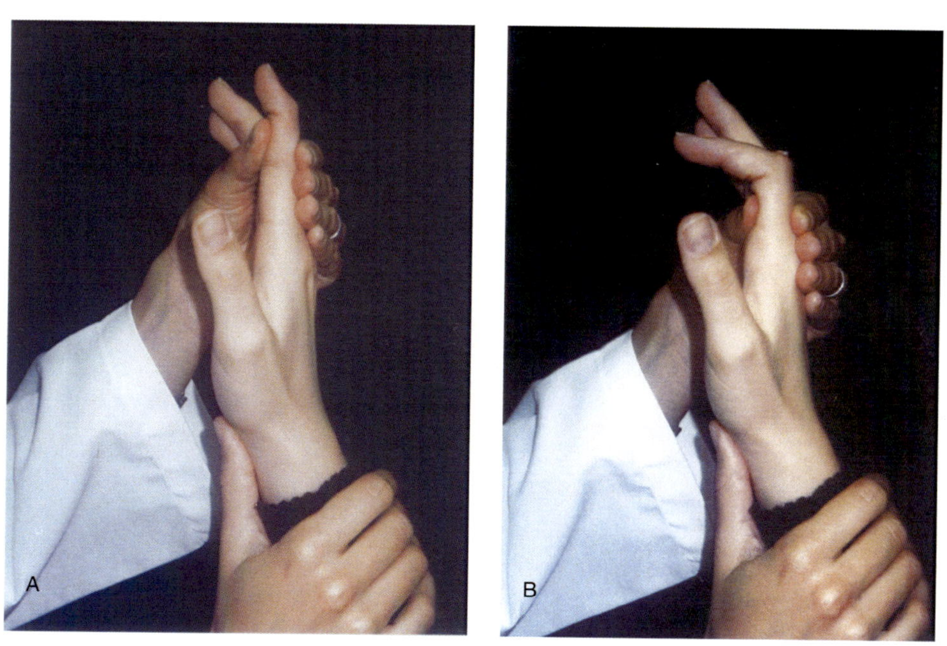

Figura 33.4A e **B.** Exercícios de bloqueio para deslizamento do flexor profundo e do flexor superficial do dedo. Devem ser feitos com cuidado, evitando-se o excesso de força durante a flexão da IFD no tendão recentemente cicatrizado.

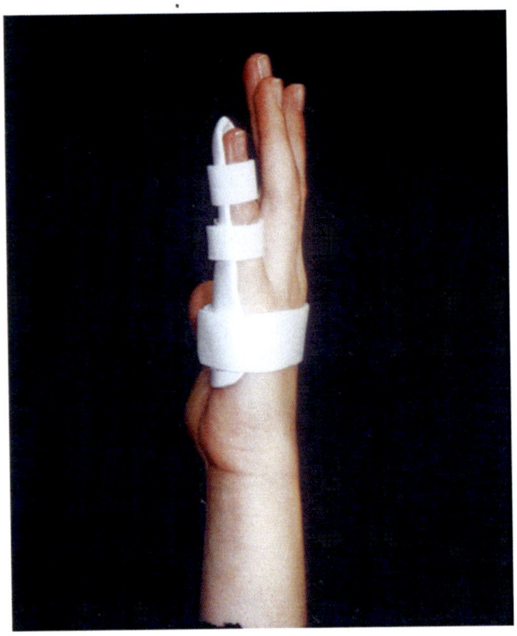

Figura 33.5 Órtese estática volar seriada, feita com gesso ou material termoplástico para ganho progressivo da extensão digital.

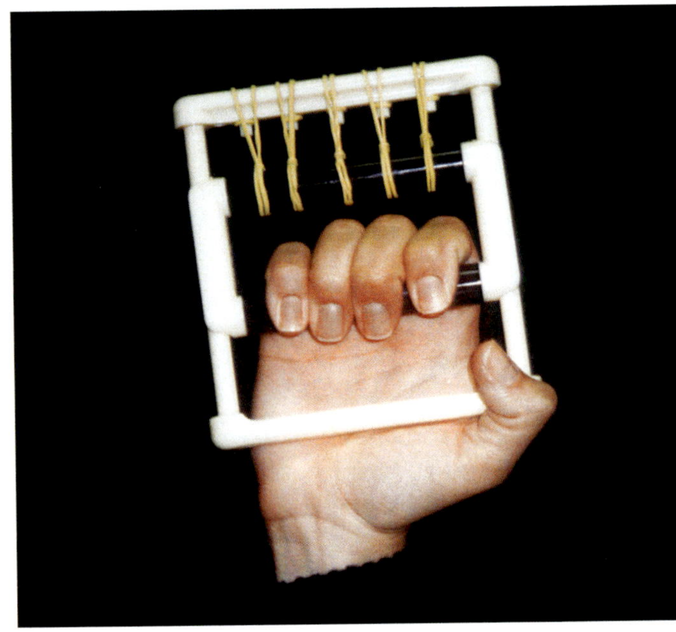

Figura 33.7 Exercício com *hand helper* (exercitador de dedos) para ganho de força de preensão.

utilizando-se, inicialmente, uma massa de resistência suave.

- **5 semanas:**
  - O exercício de cavar massinha (Figura 33.6C) e o exercício com o *hand helper* são acrescentados para ajudar no ganho de deslizamento tendinoso. O *hand helper* pode ser usado tanto na posição de flexão total como na posição de gancho (Figura 33.7).
  - No caso de contratura articular em flexão e/ou aderência tendinosa, uma órtese dinâmica pode ser utilizada (Figura 33.8).

Os exercícios e a resistência são ajustados ao longo do programa de reabilitação de acordo com a melhora do deslizamento tendinoso e da cicatrização (Quadro 33.1). Os exercícios em casa são gradativamente substituídos pelas tarefas manuais do dia-a-dia.

Mobilização passiva precoce

- **Indicações:** são candidatos à mobilização passiva precoce os pacientes motivados e esclarecidos que compreendem o programa e seus cuidados. O protocolo deve ser seguido religiosamente. Quando aplicado com cuidado, os resultados da mobiliza-

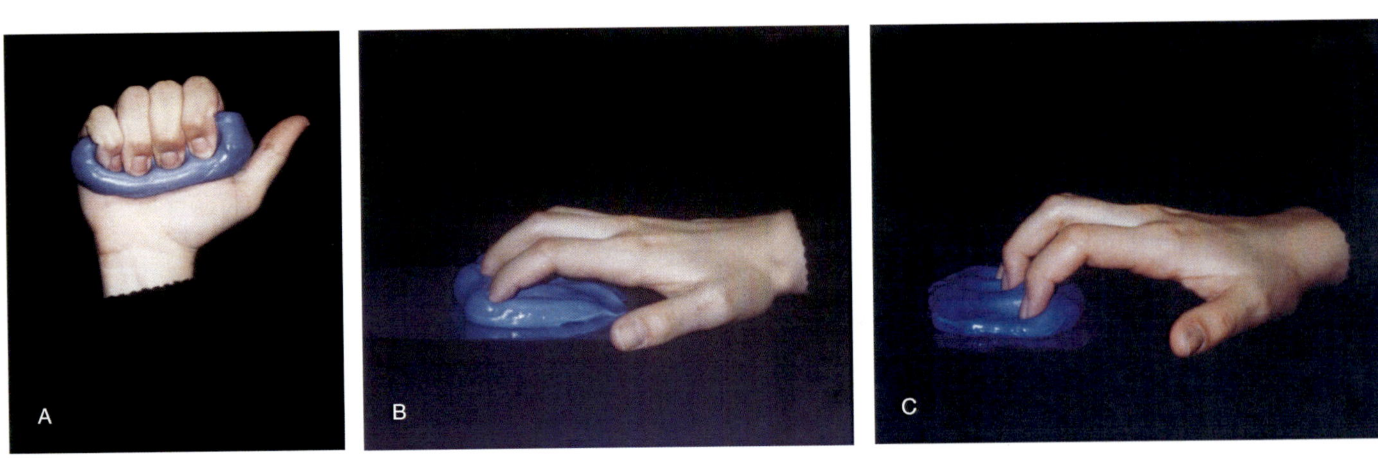

Figura 33.6 Exercícios com massa terapêutica de diferentes graus de resistência. **A.** Exercício de preensão resistida. **B.** Exercício de extensão resistida. **C.** Exercício de flexão resistida.

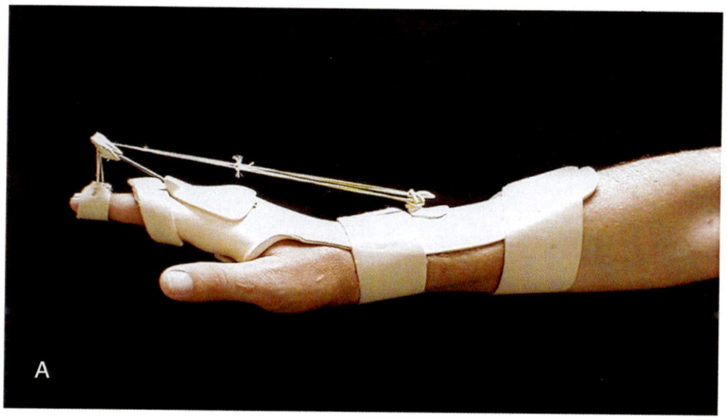

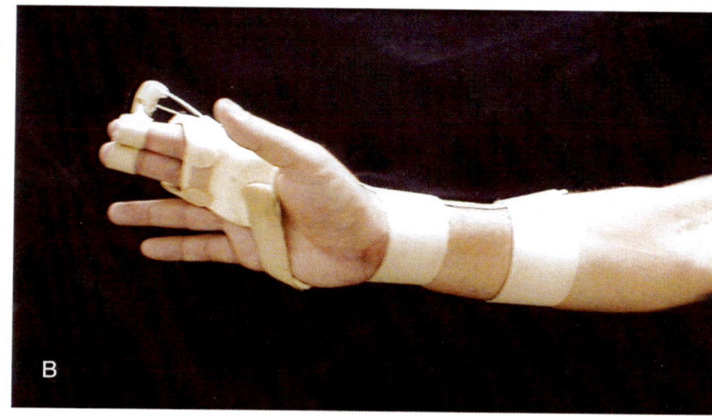

Figura 33.8A e **B.** Órtese dinâmica para ganho de extensão da IFP e alongamento dos tendões flexores (lesão tendinosa ao nível da zona V).

ção precoce são muito superiores aos do tendão imobilizado por 3 a 4 semanas.

- **Protocolos:** existem dois tipos clássicos de protocolos de mobilização passiva precoce:[50] o primeiro é baseado nos estudos de Kleinert,[33,34] e o outro, nos estudos de Duran e Houser.[15,16] Em ambos programas, é utilizada uma órtese dorsal protetora que mantém o punho e as MF em flexão e as IF na posição neutra. A órtese permite flexão passiva dos dedos, mas não permite extensão além de seus limites.

MÉTODO DE DURAN E HOUSER. Este protocolo é baseado na observação clínica e experimental de que o deslizamento de 3 a 5mm é suficiente para prevenir a formação de aderência ao redor do tendão suturado. No pós-operatório, a mão é imobilizada com uma órtese dorsal protetora, mantendo o punho fletido a 20 graus, as MF em posição fletida relaxada, e uma tração elástica mantendo o dedo acometido fletido para relaxar o tendão suturado durante 4 semanas.

Quadro 33.1 Quando introduzir os exercícios? Programa de RPP

Exercícios	Tendão com pouca aderência	Tendão com muita aderência
Deslizamento	3-4 semanas	3 semanas
Bloqueio	5 semanas	4 semanas
Apertar massinha	6 semanas	4 ½ semanas
Esticar massinha	6 semanas	4 ½ semanas
Cavar massinha	7 semanas	5 semanas
Hand helper	7 semanas	5 semanas
Órtese estática para extensão	6 semanas	4 semanas
Órtese dinâmica para extensão	7 semanas	5 semanas

Modificado da referência 13.

Nesta fase, são feitos os exercícios que ativam o deslizamento tendinoso e previnem a aderência. Estes são: (1) com a MF e a IFP fletidas, estender a IFD, movendo assim o flexor profundo distalmente em relação ao flexor superficial; (2) com a MF e a IFD fletidas, estender a IFP, deslizando ambos os tendões, flexor profundo e flexor superficial, distalmente em relação ao local do reparo, onde pode haver formação de aderência.

Após 4 semanas, a órtese dorsal é retirada e substituída por uma munhequeira de tração elástica no dedo para permitir extensão ativa. A flexão ativa (exercícios de deslizamento tendinoso e de bloqueio) é iniciada com 5½ semanas de pós-operatório. A flexão resistida é iniciada após 7 a 8 semanas.

O protocolo de Duran, em sua forma original, não é usado com freqüência pelos terapeutas de mão,[50] e sim a sua forma modificada, que é descrita a seguir.

PROTOCOLO DE DURAN MODIFICADO. A imobilização é modificada, utilizando-se, agora, uma órtese dorsal protetora (Figura 33.9) mantendo o punho em 20 a 30 graus de flexão, as MF a 45 graus de flexão e as IF em extensão. A tração elástica não é mais utilizada. São feitos exercícios passivos (Figura 33.9) de flexo-extensão da IFD (mantendo a IFP em extensão) e da IFP (mantendo a IFD em extensão) e flexão composta (MF, IFP e IFD) e extensão do dedo passivamente dentro do limite da órtese protetora.[51] O paciente é instruído a remover a faixa ao nível dos dedos e a fazer cada exercício 10 vezes a cada 2 horas.

Os exercícios ativos (exercícios de deslizamento) são iniciados por volta da quinta semana de pós-operatório, quando a órtese protetora é removida; os exercícios de bloqueio, na sexta semana, e os exercícios de flexão resistida, na oitava semana. O programa de resistência passiva precoce pode ser utilizado na

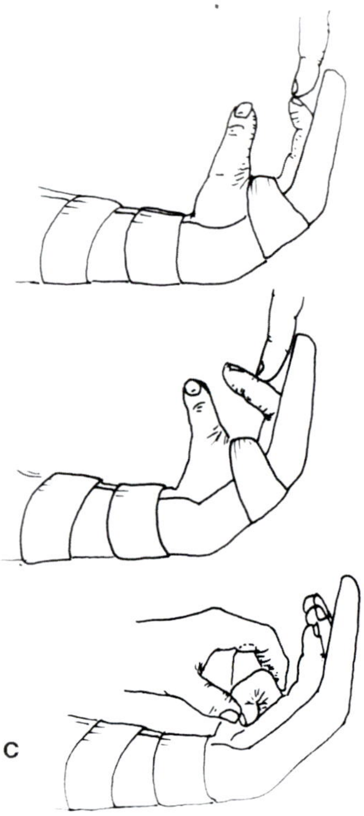

Figura 33.9 Exercícios passivos precoces (método de Duran modificado). **A.** Flexão passiva apenas da IFD. **B.** Flexão passiva apenas da IFP. **C.** Flexão passiva total (MF, IFP e IFD).

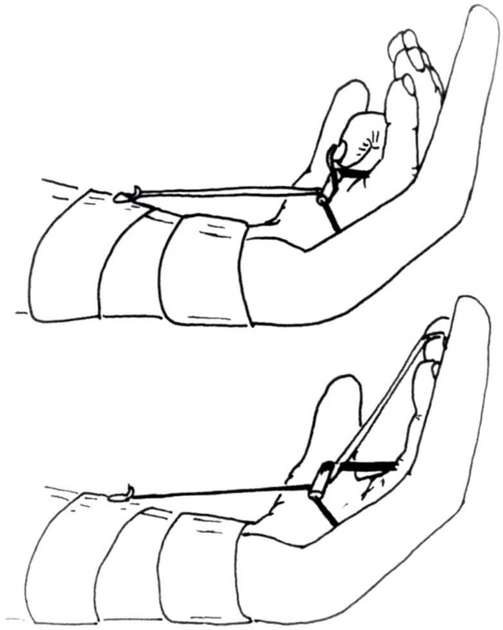

Figura 33.10 Método de Kleinert modificado. Órtese dorsal mantendo o punho flexionado a 40 graus, as MF a 50 graus e as IF estendidas. A "gominha" presa na face anterior do antebraço passa por baixo da polia localizada na palma da mão e se prende ao dedo acometido. O paciente é orientado a estender o dedo ativamente até encostá-lo dorsalmente na órtese e, depois, a relaxá-lo, fletindo-o passivamente pela ação da "gominha".

presença de aderência restritiva excessiva e quando houver uma discrepância de 50 graus ou mais entre a ADM ativa e a ADM passiva de flexão total.

MÉTODO DE KLEINERT. Duran e Houser utilizaram a tração dinâmica para repousar o tendão reparado em flexão, mas Kleinert utilizou a tração elástica para resistir à extensão ativa do dedo, com base no achado eletromiográfico do silêncio dos flexores durante a extensão resistida do dedo.[33]

Durante anos, o protocolo original recomendado por Kleinert e associados vem sendo modificado, diminuindo a flexão do punho, aumentando a flexão nas MF e acrescentando uma barra palmar distal que permite que a tração elástica tenha mais efeito na flexão digital.[51]

A órtese protetora (Figura 33.10), que se estende do antebraço até a ponta dos dedos, mantém o punho fletido entre 40 e 60 graus, as MF também entre 40 e 60 graus e as IF em posição neutra. Uma polia é incorporada na face palmar da órtese. A tração dinâmica pode ser feita através de "gominhas", molas ou elásticos; a tração é aplicada à unha por meio de uma sutura durante a cirurgia, ou colando-se um colchete de costura ou um "velcro". A tração atravessa a polia e prende-se à face volar da órtese.

A órtese dinâmica é utilizada por, pelo menos, 4 semanas, e durante este período o paciente é orientado a fazer a extensão ativa resistida do dedo e a flexão passiva, que é dada pela tração dinâmica, retornando o dedo à posição de flexão. A tensão da tração dinâmica deve ser ajustada de modo que a extensão digital seja facilmente conseguida e que o retorno traga o dedo na palma da mão em completa flexão. É importante um acompanhamento constante do paciente, principalmente com relação à possibilidade de se desenvolver uma contratura em flexão da IFP.

Por volta da quarta à quinta semana de pós-operatório, a órtese dorsal é removida, e nesta fase o protocolo varia entre alguns cirurgiões. Após 6 semanas, a maioria dos cirurgiões e terapeutas permite flexão ativa e extensão progressiva do dedo.[51]

Mobilização ativa precoce

A reabilitação pós-operatória dos tendões reparados, seja por meio da imobilização do tendão por 3 semanas, pela mobilização passiva precoce, seja pela mobilização ativa precoce, continua sendo um assunto controverso, mas a tendência atual está mais direcionada para se fazer algum grau de movimento ativo na fase imediata de pós-operatório.[7,24,35,37,45,47,48]

Alguns autores acreditam que um grau indefinido de tensão ativa da unidade musculotendinosa no local do reparo possa ser necessário para se criar uma migração proximal do tendão em cicatrização e que, na mobilização passiva, o tendão, ao ser empurrado proximalmente, durante os exercícios passivos, pode preguear-se ou dobrar-se, em vez de deslizar dentro do canal osteofibroso.[24,38]

Técnicas de sutura reforçada para "suportar" a mobilização ativa têm sido desenvolvidas, e resultados favoráveis com a utilização desta nova técnica têm sido relatados.[7,24,35,37,38,45,47,48]

Evans e Thompson,[24] em revisão da literatura sobre o tema "mobilização ativa precoce do tendão reparado", observaram que não existe definição clara do termo "mobilização ativa", e as referências feitas na literatura ao programa "mobilização ativa", "posicionar e manter ativamente", ou também conhecido como "movimento ativo contra suave resistência", não oferecem definições a respeito das angulações articulares e medidas de força seguras para que o tendão execute o movimento desejado. A ausência de definições claras diminui a margem de segurança para o uso dos programas ativos.

Preocupados com isto, Evans e Thompson examinaram os aspectos biomecânicos da "mobilização ativa" e usaram o conceito *minimal active muscle-tendon tension* (MAMTI) ou "mínima contração ativa da unidade musculotendinosa" necessária para sobrepor a resistência viscoelástica da unidade musculotendinosa antagonista.

Os achados biomecânicos mais importantes do estudo foram que a força de flexão aumenta significativamente no final da flexão total dos dedos e também quando a flexão digital é feita com o punho em flexão.

O programa deve ser iniciado dentro de 24 horas do pós-operatório. Os exercícios do MAMTI devem ser feitos somente sob a supervisão do terapeuta; em casa, o paciente segue o programa de mobilização passiva precoce. A órtese protetora é retirada para os exercícios do MAMTI. O punho é posicionado passivamente em 20 graus de extensão e os dedos, flexionados passivamente em 83 graus na MF, 75 graus na IFP e 40 graus na IFD. Solicita-se ao paciente que mantenha esta posição por meio de uma suave contração muscular. Se possível, a força desta contração deve ser medida, devendo estar em torno de 15 a 20g ou menos. A seguir, o paciente relaxa o punho em flexão e os dedos, suavemente, assumem, de forma passiva, a posição em extensão (efeito tenodese).

Exercícios passivos suaves e repetidos devem ser precedidos do exercício de contração ativa, porque reduzem a resistência e ajudam a desfazer as macromoléculas encontradas no edema.[9]

PROTOCOLO DE MOBILIZAÇÃO PRECOCE DE POSICIONAR E MANTER A POSIÇÃO ATIVAMENTE DE STRICKLAND/CANNON. Strickland e Cannon[52] observaram que a força necessária para flexionar passivamente o flexor profundo dos dedos (FDP) é de 500g, e que para fazer uma preensão suave (flexão composta dos dedos) a força é de 1.500g.

O protocolo acredita na força de tensão dada pela sutura reforçada de Tajima associada à *horizontal mattress*, de 2.150 a 4.300g durante as 3 primeiras semanas de pós-operatório. A carga no tendão é diminuída fazendo-se a extensão do punho durante a flexão mantida dos dedos. Isto é baseado nos estudos de Savage,[46] que observou que a força necessária para a flexão ativa dos dedos diminui quando o punho é mantido em 45 graus de extensão e as MF, em 90 graus de flexão.

Neste programa são utilizadas duas órteses na fase precoce: uma órtese de proteção dorsal estática (Figura 33.1) (20 graus de flexão do punho e 50 graus de flexão das MF e IF em extensão), e uma órtese de "tenodese", que permite flexão total do punho e bloqueia a extensão em 30 graus, permite movimento total das IF e bloqueia as MF em 60 graus de flexão (Figura 33.11), utilizada para os exercícios "ativos".

Na fase precoce, durante 4 semanas de pós-operatório, o protocolo de Duran modificado é executado com a órtese dorsal. Com a órtese de tenodese é feito o seguinte exercício (Figura 33.11): a partir da posição de flexão do punho, são feitas flexão passiva dos dedos e extensão ativa do punho (30 graus), simultaneamente; com o punho agora em extensão, é feita uma contração da unidade musculotendinosa flexora suave por 5 segundos. Em seguida, o paciente relaxa os dedos contraídos e o punho é flexionado passivamente, permitindo extensão passiva dos dedos.

Após 4 semanas de pós-operatório, o paciente, para proteger o tendão suturado, faz uso apenas de órtese dorsal entre os exercícios e à noite. Exercícios de tenodese, agora sem a órtese, são feitos, flexionando-se passivamente os dedos e estendendo-se ativamente o punho. Exercícios ativos de flexoextensão dos dedos e do punho, evitando a extensão simultânea, também são estimulados nesta fase.

Os exercícios de deslizamento de tendão são iniciados na quinta semana de pós-operatório, e os exercícios de bloqueio, na sexta semana. A extensão passi-

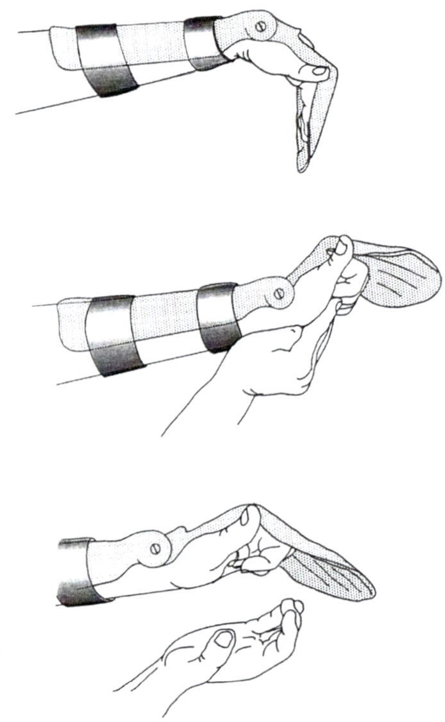

Figura 33.11A a **C.** Órtese de tenodese de Strickland. O paciente estende ativamente o punho e flexiona passivamente os dedos simultaneamente. Mantém em contração ativa isométrica à flexão dos dedos por 5 segundos, retirando à mão contralateral de ajuda e, a seguir, relaxa, permitindo a flexão do punho e a extensão dos dedos dentro do limite de ADM da órtese.

va (alongamento) somente é permitida na sétima semana, e o programa de fortalecimento, na oitava semana. Estima-se que o retorno da função manual total ocorra na 14ª semana de pós-operatório.

Limitações. Ainda existem poucos relatos na literatura a respeito da mobilização ativa em relação à passiva, mas isto não impede que cirurgiões e terapeutas de mão usem e explorem esta técnica, desde que sejam observados os riscos de ruptura tendinosa quando a técnica é mal empregada. A mobilização ativa precoce deve ser utilizada somente por cirurgiões e terapeutas experientes no tratamento das lesões tendinosas, quando a sutura utilizada para o reparo seja reforçada e quando o paciente for esclarecido e colaborador.[50]

REABILITAÇÃO APÓS REPARO DOS TENDÕES EXTENSORES DOS DEDOS

Dependendo do nível da lesão e das estruturas envolvidas, o tratamento das lesões dos tendões extensores pode apresentar maiores problemas do que o tratamento dos tendões flexores e comprometer a integridade funcional da mão.[18] Maior atenção ao tratamento das lesões do mecanismo extensor passou a ser dada a partir da década passada, e várias técnicas de mobilização precoce passaram a ser usadas com sucesso no pós-operatório, devendo-se lembrar a grande contribuição da terapeuta de mão americana Roselyn Evans, por seus inúmeros artigos e publicações brilhantes a respeito do assunto.[18-24]

Apesar de existirem diferenças histológicas, metabólicas e nutricionais entre os tendões flexores e extensores e entre os diferentes níveis do sistema extensor, o fato é que todos os tendões são um tipo de tecido conjuntivo denso que funcionam transmitindo força muscular ao esqueleto e, para que isso ocorra, eles devem deslizar livremente pelos tecidos vizinhos.[18]

Apresentamos, a seguir, as técnicas mais utilizadas na reabilitação dos tendões extensores, nos diferentes níveis de lesão, lembrando que a Federação Internacional das Sociedades de Cirurgia da Mão dividiu a mão em sete zonas anatômicas para a classificação das lesões dos tendões extensores extrínsecos nos dedos e cinco no polegar (maiores informações podem ser obtidas no Capítulo 14).

O tratamento de reabilitação tendinosa propõe-se a aplicar um estresse preciso e seguro de acordo com os estágios de cicatrização, com o objetivo de evitar aderências, obtendo um tendão que deslize livremente por seu leito.

Zonas I e II

Estas zonas compreendem a IFD e a falange média, e a estrutura envolvida é o tendão extensor terminal. A lesão neste nível leva a uma deformidade em flexão da IFD, conhecida como dedo em martelo.[1] Nas lesões recentes que apresentam flexão menor do que 30 graus, o tratamento é conservador, imobilizando-se a IFD em 0 a 15 graus de extensão com tala metálica volar durante 6 semanas. Quando a flexão é maior do que 30 graus, recomenda-se a imobilização com fixação percutânea com fio de Kirschner, também por 6 semanas. Nas lesões tardias, uma das técnicas cirúrgicas mais utilizadas é a de Brooks-Graner.[1,2]

Durante a fase de imobilização, o terapeuta observa a cicatrização da ferida, faz ajustes na tala de imobilização e mobiliza as articulações não-envolvidas.

Após 6 semanas, os exercícios ativos para IFD são iniciados. É importante lembrar que, segundo Paul Brand,[9] o tendão flexor profundo é três vezes mais forte do que o tendão extensor terminal; assim, a mobilização ativa deverá enfatizar, primeiro, o ganho da extensão, para que não haja risco de ruptura ou alongamento no local do reparo. As instruções ao paciente a respeito do ganho da ADM de flexão da IFD devem ser precisas. Na primeira semana, a flexão não deve passar de 20 a 25 graus e, na segunda semana, 35 graus.[18]

Quando houver déficit na extensão da IFD, é indicado o uso da tala metálica por mais 2 semanas, retirando-a apenas para exercícios, e por mais 4 semanas de uso noturno.

Nos casos de aderência do tendão extensor terminal e rigidez em extensão da IFD, o ligamento retinacular oblíquo deve ser alongado, imobilizando-se a IFP em extensão e fletindo-se ativa ou passivamente a IFD.

Atividades terapêuticas de preensão e coordenação devem ser incorporadas ao tratamento. Os exercícios resistidos são gradativamente acrescentados. Os graus de flexão somente devem ser aumentados se a extensão completa da IFD for mantida, e a flexão completa não deve ser obtida antes de 3 meses de pós-operatório.[18]

Zonas III e IV

Estas zonas compreendem a articulação IFP e a falange proximal. As estruturas anatômicas que podem estar envolvidas na lesão são: o tendão extensor mediano (bandeleta central), o ligamento triangular e os tendões extensores laterais (bandas laterais). A lesão do tendão extensor mediano e do ligamento triangular levará a uma luxação volar dos tendões extensores laterais em relação ao eixo das IFP, prendendo-a em flexão, deformidade conhecida como dedo em botoeira.[1,10,14,18,37]

O tratamento, uma vez estabelecido o diagnóstico da lesão, é geralmente cirúrgico, com exploração e reparo das estruturas lesadas. Recomenda-se a imobilização por 6 semanas.[1,10,14,37]

Nas lesões tardias, em que o dedo apresenta deformidade fixa em botoeira, independente da técnica cirúrgica, é indispensável que haja, previamente, o ganho da amplitude passiva de extensão da IFP e flexão da IFD, que poderão ser vencidas por meio de órteses e exercícios. A técnica cirúrgica reconstrutiva mais utilizada para se recuperar a extensão da IFP é a de Matev. Nos casos que apresentam alterações articulares da IFP, pode ser indicada a artroplastia com prótese de silicone, ou até mesmo artrodese da IFP.[1]

Recomenda-se a imobilização por 3 semanas, com extensão de 30 graus do punho, 20 graus de flexão da MF e IF em extensão. Após este período, apenas o dedo acometido é imobilizado com tala metálica ou cilindro gessado, mantendo-se a IFP em extensão. Quando há reparo dos tendões laterais, a IFD também deve ser imobilizada em extensão, caso contrário, esta poderá ser liberada para exercícios de flexoextensão ativos, para evitar aderência tendinosa e rigidez articular e para aumentar a extensibilidade do ligamento retinacular oblíquo. Exercícios isométricos para extensão dentro da tala são também indicados e promovem um estresse controlado no local da sutura.[18]

Os exercícios ativos para flexoextensão da IFP são iniciados após 6 semanas de imobilização. Deve ser enfatizado, mais uma vez, o ganho da ADM de extensão das IF, antes do ganho de ADM de flexão. Com o dedo posicionado a 0 grau de extensão da MF, a IFP não deve ser fletida mais do que 30 graus na primeira semana de mobilização ativa. Caso não exista alongamento ou déficit da extensão ativa da IFP, a flexão da IFP pode progredir para 40 a 50 graus por volta da segunda semana, aumentando-se 20 a 30 graus a cada semana subseqüente.

Quando não for observado alongamento tendinoso, e a IFP se apresentar rígida em extensão, esforços no ganho de ADM de flexão poderão ser feitos por meio de órteses (Figura 33.12) e exercícios.

Os exercícios resistidos progressivos e os alongamentos são iniciados dentro de 8 a 9 semanas de pós-operatório.

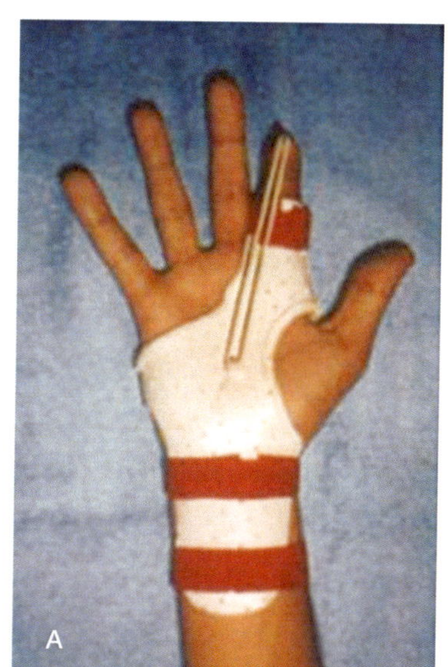

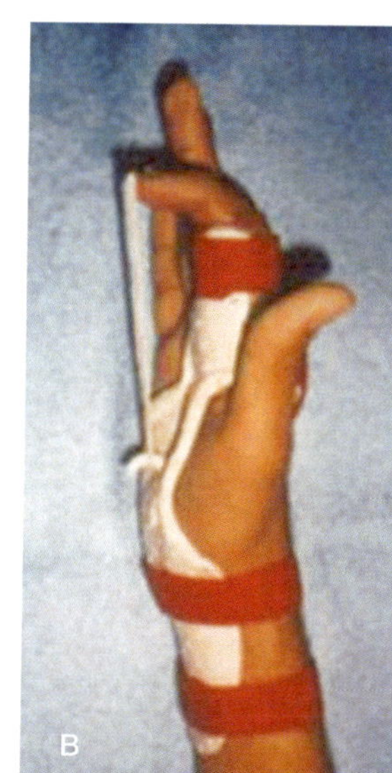

Figura 33.12A e **B.** Órtese dinâmica para ganho de flexão da IFP. A MF fica bloqueada, e a força da tração não deve ser maior do que 250g.

Mobilização precoce por meio de pequeno arco de movimento (PAM) ativo após reparo da bandeleta central (Zona III)

O pós-operatório do reparo primário da bandeleta central (tendão extensor mediano), tratado tradicionalmente com imobilização por 4 a 6 semanas, geralmente leva a complicações, como alongamento tendinoso, excursão tendinosa deficiente, rigidez articular e perda da flexão da IFP.

Estudos mostram[37,39,54] que, em relação às zonas mais proximais, os resultados da zona III são bem piores, apresentando alta incidência de alongamento tendinoso e perda da flexão (35% e 71%, respectivamente, segundo Newport e cols.).[39]

Acredita-se que as causas de maus resultados sejam devidas a:

1. Extensa área de tendão próxima ao periósteo (falange proximal) e deslizamento complexo do sistema extensor nas zonas III e IV, resultando em problemas funcionais associados à aderência.[42]
2. Posicionamento incorreto durante a fase de imobilização que permite algum grau de flexão da IFP durante a fase de cicatrização tendinosa, levando, então, à frouxidão do tendão extensor.[18]
3. Privação dos efeitos benéficos da mobilização precoce nos tecidos conjuntivos das zonas III e IV (tendão, ligamento e cartilagem).[4-6,26-31,44,55]

Considerações anatômicas para o programa PAM ativo

A função da bandeleta central é a extensão das falanges (estende a falange média, onde se insere, exceto quando a MF está hiperestendida; estende a falange proximal, quando a IFP está fletida; ajuda a estender a IFD com ação coordenada do ligamento retinacular oblíquo).[53]

Para calcularmos a quantidade de força e resistência a ser aplicada num tendão em cicatrização, os efeitos dos componentes elásticos devem ser considerados. Tubiana observou que a coordenação dos movimentos da mão depende de fatores passivos e ativos das articulações próximas. Os fatores passivos incluem a ação contensora dos ligamentos e a viscoelasticidade muscular, e os fatores ativos, o balanço dinâmico entre os músculos antagonistas.[53]

O posicionamento da mão para os exercícios do programa de pequeno arco de movimento (PAM) ativo consiste em:

- **Punho – 30 graus de flexão:** a flexão do punho diminui a resistência dos flexores antagonistas, facilita a extensão da IFP pelos interósseos e diminui o trabalho do extensor comum dos dedos (EDC) para estender a IFP ativamente.
- **MF – 0 grau de extensão:** a extensão da MF facilita a transmissão de força do EDC distalmente, devido à migração proximal da banda sagital do mecanismo extensor,[60] e minimiza o trabalho de EDC pela contribuição do lumbrical que, nesta posição, traciona o flexor profundo.
- **IFP e IFD:** a flexão da IFD ajuda a manter a excursão das bandeletas laterais e do ligamento retinacular oblíquo. A flexão de 30 graus da IFP com a IFD contida leva a um deslizamento de 1 a 2mm de excursão das bandeletas laterais e do tendão extensor terminal. A flexão total da IFD com a IFP contida resulta em 3 a 4mm de deslizamento (migração distal) do EDC na zona IV.[18]

Programa de mobilização precoce com pequeno arco de movimento (PAM) ativo (aplicação clínica)

Evans desenvolveu o protocolo de mobilização precoce após o reparo primário das lesões da bandeleta central baseado no PAM ativo, em 1988.[18,19] O protocolo é iniciado dentro de 2 a 11 dias do pós-operatório e é descrito a seguir.

O dedo acometido é imobilizado, exceto durante os exercícios, com uma tala de termoplástico volar que imobiliza as IF em 0 grau de extensão.

Duas órteses estáticas volares de exercício são usadas durante as sessões de exercícios para controlar a aplicação do estresse e a excursão do tendão reparado. A primeira órtese é feita com 30 graus de flexão da IFP e 20 a 25 graus de flexão da IFD (Figura 33.13*A* e *B*). A segunda órtese imobiliza a IFP em extensão e a IFD é livre (Figura 33.14*A* e *B*).

O paciente retira a tala de imobilização a cada hora e executa 20 vezes os exercícios com as talas de exercícios. O punho é posicionado em 30 graus de flexão, e as MF, em 0 de extensão a leve flexão. O paciente deve segurar manualmente a MF na primeira órtese e fletir e estender as IF ativamente (20 vezes), de forma lenta e sustentando brevemente a posição de extensão completa (Figura 33.13*A* e *B*). A segunda órtese é então colocada, estabilizando a IFP em extensão. Se a bandeleta lateral não foi reparada, a IFD pode fletir-se completamente e estender-se 0 grau (Figura 33.14*A* e *B*). Se foi reparada, a IFD é fletida somente 30 a 35 graus (monitorada visualmente pelo paciente), dando-se ênfase à extensão ativa.

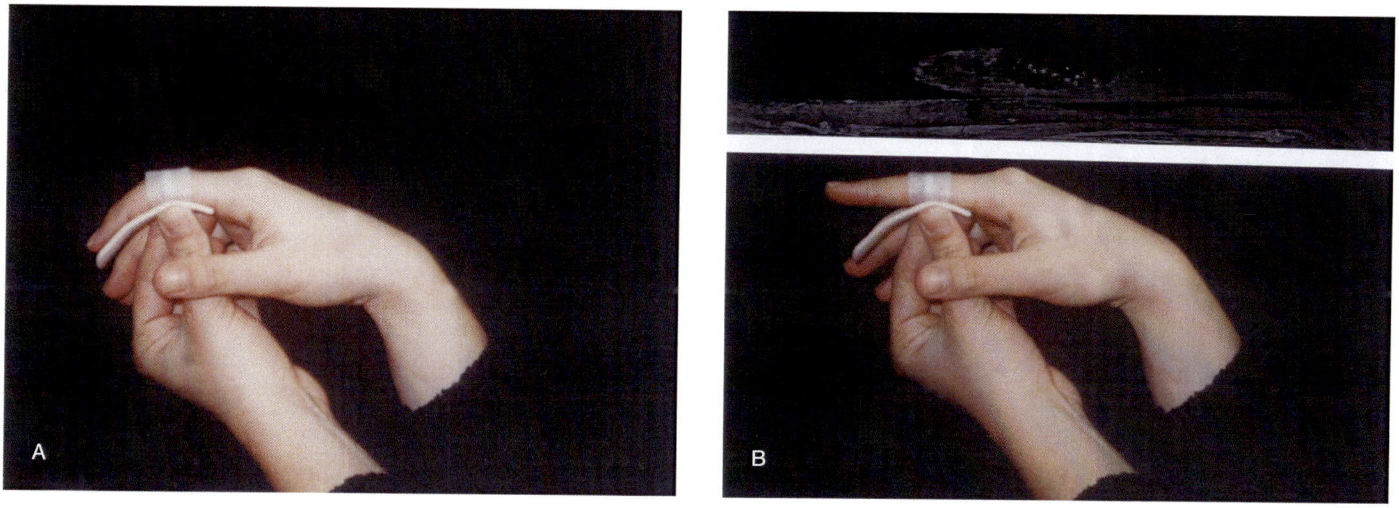

Figura 33.13A e **B.** Tala volar 1, que permite 30 graus de flexão da IFP e 20 a 25 graus de flexão da IFD. O punho é posicionado em 30 graus de flexão, o dedo é sustentado ao nível da falange proximal com a mão contralateral, e as IF são estendidas e fletidas ativamente dentro dos limites da tala.

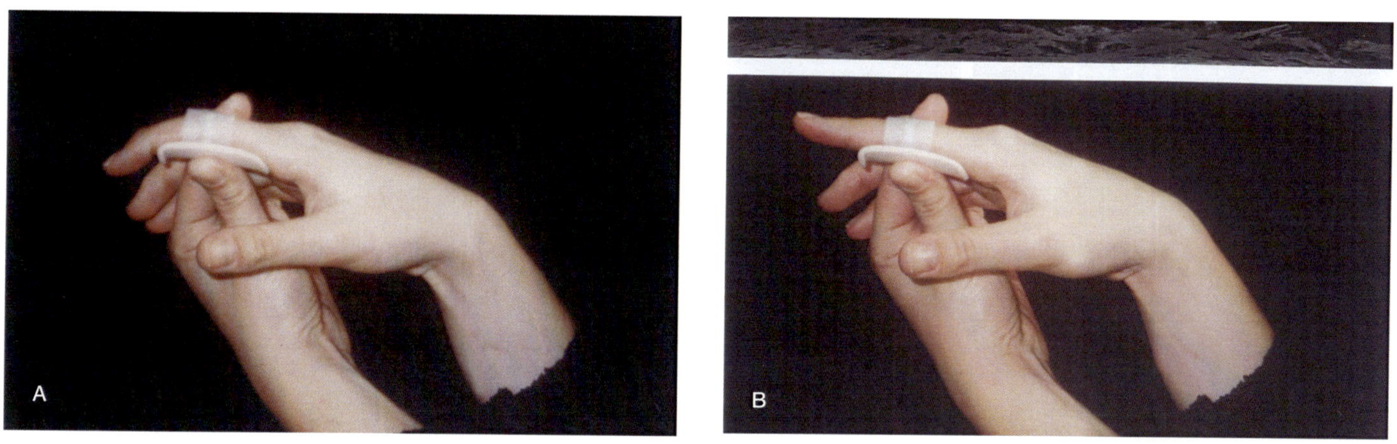

Figura 33.14A e **B.** Tala volar 2, que imobiliza a IFP em extensão, permitindo a flexão da IFD para o deslizamento das bandeletas laterais. Quando as bandeletas laterais não são reparadas, a IFD é fletida totalmente, caso contrário, a IFD somente pode ser fletida em 30 a 35 graus.

Após 2 semanas, a primeira órtese é modificada, permitindo agora 40 graus de flexão da IFP (caso não haja alongamento tendinoso), 50 graus de flexão, após 3 semanas, e 70 a 80 graus de flexão, no final da quarta semana.

Cinco semanas após o início da mobilização precoce, a flexão composta (MF, IFP e IFD) e um programa de fortalecimento progressivo são iniciados. Se necessário, neste período, é também indicado o uso de uma órtese dinâmica para ganho de flexão da IFP com uma tração não maior do que 250g de força, que ajudará no alongamento das estruturas periarticulares, no deslizamento tendinoso e no restabelecimento do movimento da IFP. É importante lembrar sempre que a flexão não deve ser ganha mediante a perda da extensão.

Zonas V e VI

Compreendem a articulação MF e o dorso da mão. As estruturas anatômicas que podem estar envolvidas na lesão são: os tendões extensores comuns dos dedos (EDC), o tendão do extensor próprio do indicador (EIP) e do dedo mínimo (EMP), as conexões intertendinosas e as bandas sagitais, além da cápsula da MF. A lesão nesta zona leva a uma deformidade em flexão da MF.

A reabilitação pós-operatória neste nível pode ser feita precocemente por meio da mobilização passiva controlada[22] e do programa de "mínima contração ativa da unidade musculotendinosa" (MAMTI)[21] ou, em determinados casos, com imobilização por 3 semanas (crianças, pacientes com déficit cognitivo, lesões simples). A grande quantidade de tecido mole e solto no dorso da mão facilita o restabelecimento do deslizamento tendinoso nesta área.[1,18] A imobilização do tendão reparado deverá ser evitada quando a lesão for por esmagamento, quando houver lesão do paratendão, do periósteo ou de tecidos moles adjacentes, ou nas mãos reumatóides ou osteoartríticas.[22] Nesta área, o tendão desliza de 11 a 16mm e exige imobilização do punho e das articulações digitais.

Reabilitação do tendão imobilizado

Imobilização: punho a 45 graus de extensão, MF a 20 graus de flexão e IF a 0 grau de extensão.

Na fase de imobilização, devem-se executar cuidados com a ferida, tratamento do edema e monitoração da posição de imobilização. É importante, quando o paciente comparecer na clínica nesta fase, observar se as articulações estão rígidas e se exercícios para manutenção da mobilidade podem ser feitos. O terapeuta mantém o punho em extensão máxima, mantendo as articulações digitais também em extensão. Então, cuidadosamente, o terapeuta movimenta cada MF da posição de leve hiperextensão a 30 graus de flexão para o indicador e o dedo médio e 40 graus para o anular e o dedo mínimo (Figura 33.15). Esta mobilização levará a um deslizamento de 3 a 5mm de excursão tendinosa, não prejudicando o reparo cirúrgico.[22]

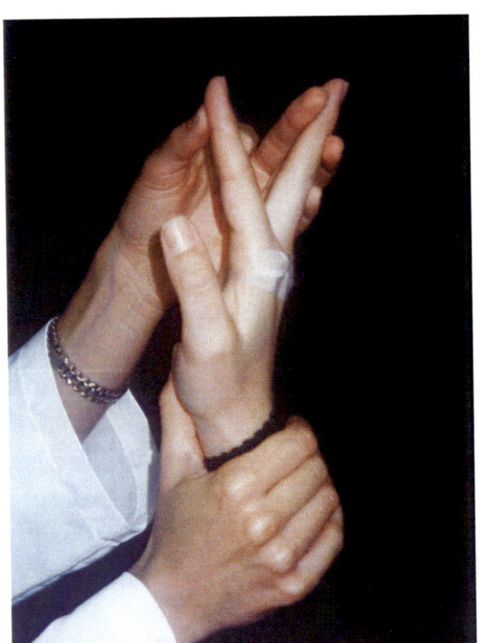

Figura 33.15 Exercício para as MF após reparo do tendão extensor na zona V ou VI. O terapeuta deve posicionar o punho e os dedos em máxima extensão, enquanto mobiliza passivamente a MF da hiperextensão a 30 graus de flexão para o segundo e terceiro dedos e a 40 graus para o quarto e quinto dedos.

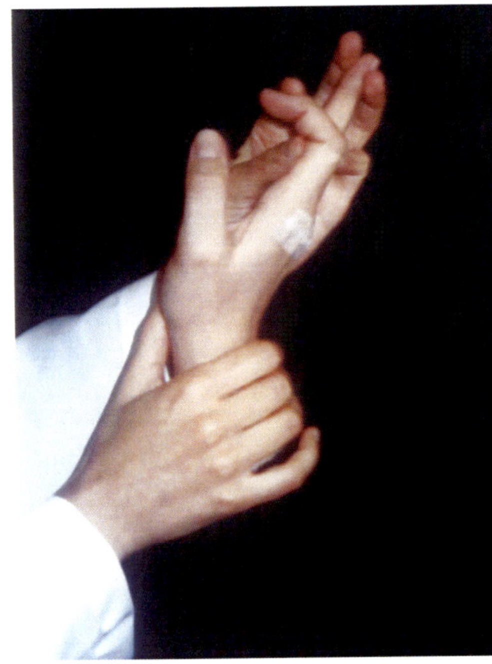

Figura 33.16 Exercício para as IF deve ser feito com o punho e as MF em extensão completa. O terapeuta mobiliza passivamente cada dedo, flexionando as IF.

As articulações IFP podem ser mobilizadas, mantendo-se o punho e as MF em extensão. Existe pouca excursão tendinosa nas zonas V e VI com o movimento das IF.[18] Cada articulação IF pode ser passiva e individualmente mobilizada em sua totalidade em sua ADM, mantendo-se o punho e as MF em extensão (Figura 33.16).

Os exercícios ativos são iniciados após 3 semanas de imobilização. Nesta fase, há pouca força de tensão de cicatrização endotendinosa no local da sutura,[26,31] e os pacientes devem ser instruídos a proteger o reparo, posicionando-o adequadamente durante os exercícios e no repouso.

Limpeza da pele, cuidados com a cicatriz e tratamento do edema são feitos nesta fase, utilizando-se técnicas terapêuticas apropriadas (ver o capítulo Princípios Gerais da Reabilitação da Mão, do livro *Lesões não-traumáticas*, Pardini: MedBook Editora, 2008).

Os exercícios ativos iniciais enfatizam a extensão da MF com o punho de neutro a leve flexão para relaxar o flexor antagonista. Exercícios de flexão da MF (40 a 60 graus), para manter a extensibilidade dos ligamentos colaterais, devem ser feitos com o punho em extensão. O exercício de "tenodese" (flexão do punho com extensão das MF, seguida pela extensão do punho com flexão das MF) permite a excursão tendinosa ativa sem forçar excessivamente o reparo (Figu-

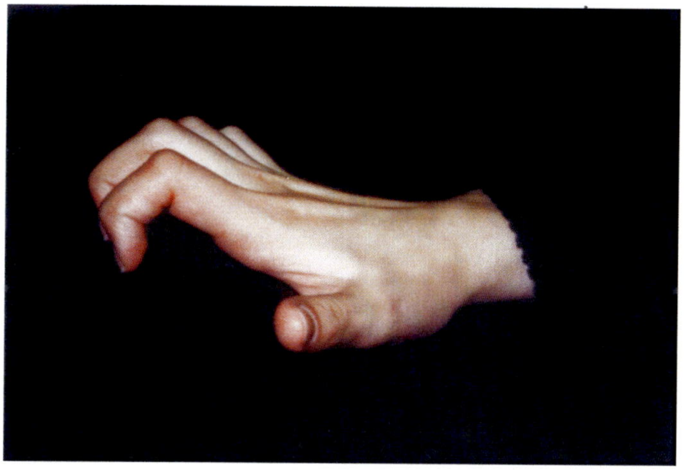

Figura 33.17 O exercício da posição de *intrinsic-minus*, ou da garra intrínseca, trabalha a função isolada dos extensores extrínsecos.

ra 33.2). As IF são exercitadas em ampla ADM com o punho e as MF em extensão. Os exercícios devem ser feitos 10 a 20 vezes, cada um, de hora em hora.

Na quarta semana, são acrescentados ao programa exercícios de flexão composta dos dedos com o punho em extensão, exercícios de extensão individual de cada dedo, exercícios da "garra intrínseca" ou da posição de *intrinsic-minus* (Figura 33.17) e exercícios da posição de *intrinsic-plus* (Figura 33.18). Órtese dinâmica para ganho de flexão da MF e IFP pode ser feita nesta fase, caso haja limitação de movimento em torno de 30 a 40 graus (Figura 33.19).

Por volta da sexta semana, exercícios de flexão simultânea dos dedos e do punho podem ser iniciados, assim como um suave programa de fortalecimento.

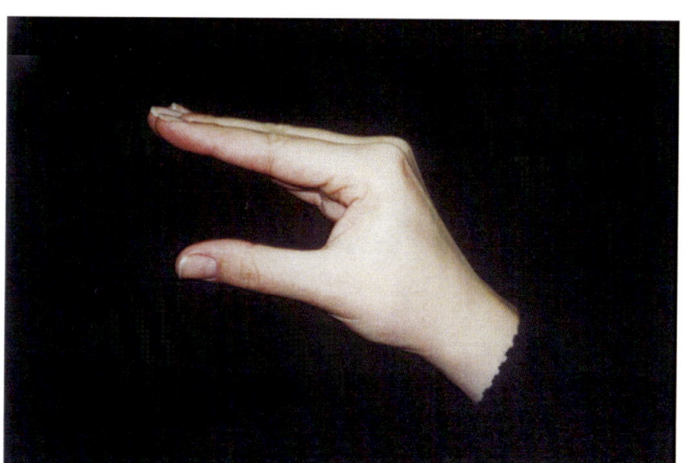

Figura 33.18 O exercício da posição de *intrinsic-plus* trabalha o movimento isolado de flexão das MF, na posição alongada dos ligamentos colaterais, sem exercer estresse excessivo no reparo do tendão extensor.

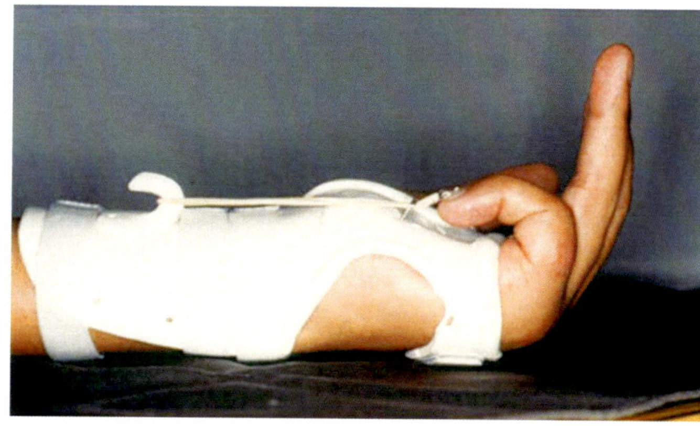

Figura 33.19 Órtese dinâmica para ganho da flexão digital.

O fortalecimento mais agressivo deve ser iniciado somente por volta da 10ª à 12ª semana, quando o tendão possuir uma força de tensão semelhante à normal.

Reabilitação por meio do programa de mobilização passiva precoce

Roselyn Evans e William Burkhalter, em 1979, criaram o programa de mobilização passiva precoce para o tendão extensor reparado nas zonas V, VI e VII com o objetivo de reduzir as complicações relacionadas às lesões complexas.[22] Estudos demonstram que, quando há lesão do paratendão (presente nos tendões extensores extra-sinoviais das zonas V e VI), principalmente nas lesões complexas, este tem uma enorme capacidade de gerar tecido cicatricial e aderências.[40,43]

Os objetivos do programa são semelhantes aos dos programas de mobilização precoce dos tendões flexores: promover a cicatrização tendinosa intrínseca e estimular a reorientação longitudinal das aderências.[18]

O programa baseia-se nos estudos de Duran e Houser, que consideram seguros e suficientes 3 a 5mm de deslizamento passivo tendinoso para prevenir aderência no local do reparo.[15,16] É também necessária, para a execução deste programa, a compreensão da relação entre a excursão tendinosa e o grau de movimento articular, para que o tendão deslize 5mm dentro de um posicionamento e uma ADM seguros.

Bunnell, em estudos em cadáveres a respeito da excursão tendinosa, demonstrou valores da excursão do tendão extensor comum dos dedos (EDC) individualmente nas articulações MF, IFP e IFD, com o punho em neutro, conforme mostra o Quadro 33.2.

Biomecanicamente, a excursão tendinosa é diretamente proporcional à mudança na angulação da articulação.[10] Evans, então, propôs uma simples equação

Quadro 33.2 Excursões tendinosas relatadas por Bunnell

	Total	Punho	MF	IFP	IFD
Extensor comum dos dedos					
Indicador	54mm	38mm	15mm	2mm	0
Médio	55mm	41mm	16mm	3mm	0
Anular	55mm	39mm	11 mm	3mm	0
Mínimo	35mm	20mm	12mm	2mm	0

Modificado de Boyes JH. *Bunnell's surgery of the hand.* Philadelphia: JB Lippincott, 1970.

para determinar a excursão do EDC em relação à MF nas zonas V, VI e VII: movimento articular dividido pela excursão tendinosa, obtendo o grau de movimento necessário para deslizar o tendão em 1mm:[22]

$$\frac{\text{Movimento articular (graus)}}{\text{Excursão tendinosa (mm)}} = \text{Graus/mm}$$

Esta equação é aplicada aos valores de excursão tendinosa encontrados por Bunnell ao nível da MF, de cada dedo separadamente, e dos seguintes valores de ADM articular da MF: 85 graus, indicador; 88 graus, dedo médio; 90 graus, anular; 92 graus, dedo mínimo. A seguir, o valor obtido é multiplicado por 5, para se obter o grau de movimento articular necessário para deslizar o tendão 5mm, conforme proposto por Duran (Quadro 33.3).

Aplicação clínica

A mobilização precoce é iniciada do primeiro ao terceiro dia de pós-operatório. Uma órtese dinâmica de extensão, elaborada por Evans (Figura 33.20*A* e *B*), que permite um deslizamento tendinoso de 5mm, é confeccionada com as seguintes recomendações:

- Punho a 40 graus de extensão, MF e IF a 0 grau de extensão, suportadas pela braçadeira.
- O *outtrigger* de arame deve ser preso ao nível do retináculo dos extensores para transferir a força de resistência do peso dos dedos, ao fazerem a flexão, proximalmente.
- A parte volar da órtese bloqueia a flexão, permitindo apenas o movimento necessário para deslizar o tendão EDC em 5mm (30 graus de flexão para as MF do indicador e do dedo médio e 40 graus para o anular e o dedo mínimo, de acordo com o Quadro 33.3).
- O paciente é instruído a fletir as MF ativamente até tocar na parte volar da órtese e, depois, a relaxar os dedos, permitindo a extensão passiva e o retorno do dedo a 0 grau de extensão (20 vezes a cada hora) (Figura 33.20).

Nas sessões de terapia são feitos: ajustes no aparelho, se necessários, tratamento do edema e da ferida cirúrgica, exercícios passivos para as IF e exercícios de tenodese para o punho:

- **Exercícios passivos para as IF (Figura 33.16):** com o punho e as MF totalmente estendidos, cada articulação digital é mobilizada passivamente em total ADM (flexoextensão).
- **Exercício de tenodese:** fazer simultânea e passivamente a extensão máxima do punho e a flexão de 40 graus das MF (IF em extensão), seguidas de flexão de 20 graus do punho e extensão das MF e IF.

Quadro 33-3. Cálculo para a excursão tendinosa ao nível da MF

Indicador	$\frac{85°}{15mm}$	= 5,66° por mm × 5mm	= 28,3°
Médio	$\frac{88°}{16mm}$	= 5,5° por mm × 5mm	= 27,5°
Anular	$\frac{90°}{11mm}$	= 8,18° por mm × 5mm	= 40,9°
Mínimo	$\frac{92°}{12mm}$	= 7,66° por mm × 5mm	= 38,33°

Evans RB. *Rehabilitation of the hand.* St Louis: CV Mosby, 1995.

Segundo Evans, os dedos devem ser mantidos em extensão de 0 grau, para se evitar o alongamento dos tendões em cicatrização. Aconselha-se que uma órtese volar estática seja usada à noite para manter o posicionamento adequado.

Este programa é mantido por 21 dias, quando a órtese volar é retirada, permitindo agora uma flexão digital maior. A órtese dinâmica e a estática noturna devem ser usadas por mais 2 a 3 semanas. O protocolo de exercícios, visto no tratamento do tendão imobilizado, pode ser seguido a partir da terceira semana.

Reabilitação por meio do programa de "mínima contração ativa da unidade musculotendinosa" (MAMTT)

Este programa, descrito por Evans e Thompson,[24] consta de dois exercícios:

- Movimentos passivos, lentos e repetidos feitos até que o torque passivo seja inferior a 200 a 300g de força (antes de se fazer o exercício ativo).
- A "mínima contração ativa" é feita pelo terapeuta, que posiciona o punho em flexão de 20 graus e as articulações digitais (MF e IF) em extensão, e solicita ao paciente que mantenha suavemente esta posição por meio de uma contração ativa, criando uma tensão no sistema extensor. A articulação MF é mobilizada ativamente de 30 graus de flexão a 0 grau de extensão, enquanto o punho é mantido em 20 graus de flexão.

Estes exercícios não devem ser feitos em casa. Evans sugere que eles sejam feitos apenas nas sessões de terapia, por um terapeuta de mão experiente e habilidoso. A freqüência das sessões depende das condições das articulações MF e IFP, e os pacientes que apresentarem dedos edemaciados e diminuição de movimento deverão ser atendidos diariamente.

A partir da terceira semana, o programa de exercícios do protocolo do tendão imobilizado pode ser seguido.

Zona VII

Nesta região, os tendões passam através de seis túneis osteofibrosos e são recobertos por bainhas sinoviais. As excursões tendinosas dos extensores extrínsecos dos dedos neste nível variam de dedo para dedo, como mostra o Quadro 33.2. Os extensores do punho também variam conforme o tendão e o movimento do punho (Quadro 33.4).

Quadro 33.4 Excursão dos tendões extensores do punho na zona VII

	Flexão	Extensão	Desvio radial	Desvio ulnar
ECRL	16mm	21mm	8mm	16mm
ECRB	16mm	21mm	4mm	12mm
ECU	14mm	4mm	3mm	22mm

ECRL: *extensor carpi radialis longus*; ECRB: *extensor carpi radialis brevis*; ECU: *extensor carpri ulnaris*.
Boyes JH. *Bunnell's surgery of the hand*. Philadelphia: JB Lippincott, 1970.

As lesões dos tendões extensores nesta zona podem ser tratadas com qualquer uma das técnicas descritas para as zonas V e VI, mas recomenda-se a mobilização precoce, uma vez que os problemas de aderência neste nível são semelhantes aos da zona II dos tendões flexores.[18]

Evans recomenda que o punho seja imobilizado em 40 a 45 graus de extensão e os dedos mantidos a 0 grau de extensão por uma tração dinâmica (Figura 33.20). O exercício de tenodese deve ser feito em apenas 10

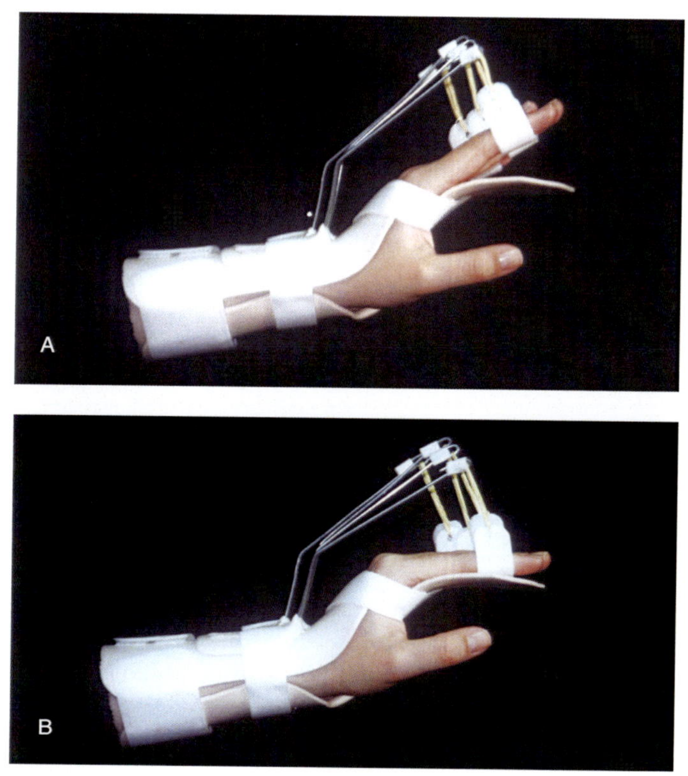

Figura 33.20A. A órtese dinâmica dorsal de extensão dos dedos imobiliza o punho a 45 graus de extensão e mantém todos os dedos em extensão de 0 grau. A órtese volar de bloqueio permite somente a flexão predeterminada da MF, possibilitando um pouco mais de movimento para as MF dos dedos ulnares (quarto e quinto dedos) para atingir a excursão tendinosa necessária. **B.** O paciente flexiona ativamente as MF até o limite da órtese volar, e a tração dinâmica retorna os dedos passivamente a 0 grau de extensão.

graus de flexão do punho, quando os extensores comuns dos dedos forem reparados, e 20 graus, quando forem reparados os tendões extensores do punho, para que seja evitado estresse excessivo durante as 3 primeiras semanas. As MF podem ser mobilizadas em 30 a 40 graus de flexão nas 3 primeiras semanas, aumentando-se este grau para 40 a 60 graus na quarta semana e 70 a 80 graus na quinta semana, mantendo-se sempre o punho em extensão. A flexão composta (MF e IF) associada a 50% da flexão de punho pode ser iniciada na quarta semana, para aumentar a excursão tendinosa, aumentando-se o grau de flexão do punho gradativamente para que, na sexta semana, possa ser feita flexão completa do punho e dos dedos.

O programa de órteses e de fortalecimento é semelhante ao programa das zonas V e VI. Neste nível, o tendão extensor é maior e possui mais força de tensão após o reparo do que os tendões menores mais distais. A demanda de trabalho dos extensores do punho é maior e exige mais força do que os extensores dos dedos, de modo que o retorno às atividades de carga do punho deve ser feito em fase mais tardia.

REABILITAÇÃO APÓS FRATURAS DA EXTREMIDADE DISTAL DO RÁDIO

É freqüente o encaminhamento aos centros de reabilitação de pacientes vítimas de fraturas do terço distal do rádio para tratamento das disfunções resultantes desta lesão. São fraturas muito comuns, representando um sexto de todas as fraturas atendidas e tratadas em ambulatórios de traumatologia.[1]

Atualmente, a maioria das fraturas do terço distal do rádio é considerada complexa, e o melhor método de tratamento ortopédico ainda é controvertido.[27,38] Um dos métodos de fixação mais utilizados para tratamento destas fraturas é o da fixação percutânea com fios de Kirschner, por ser considerado, entre outros fatores, um método barato, pouco invasivo e estar associado a um índice mínimo de complicações.[33]

Cooney e cols., em estudo retrospectivo de uma série de 565 fraturas do rádio distal, relataram um índice elevado de complicações em mais de 31% dos casos, incluindo compressão do nervo mediano, consolidação viciosa, artrite pós-traumática da articulação radiocarpal ou radioulnar, rigidez digital, ruptura tendinosa, distrofia simpático-reflexa e contratura isquêmica de Volkmann.[7] Colles reconheceu, em 1814, que a maioria das complicações resultava mais do tratamento do que da lesão original.[8]

A reabilitação das fraturas do terço distal do rádio, na prática, não se resume ao ganho de amplitude de movimento das articulações envolvidas na lesão (flexoextensão do punho e pronossupinação do antebraço), mas também em prevenir e minimizar as complicações freqüentes desta lesão.[6,32] O sucesso do tratamento dependerá de uma correta abordagem ortopédica e do encaminhamento precoce à reabilitação.

Fases da reabilitação

As fases da reabilitação seguem as fases da cicatrização da fratura, e podem ser divididas em duas:[32]

- **Fase I (fase precoce):** inicia-se após redução e imobilização e continua até a cicatrização da fratura e consolidação. Dura, aproximadamente, 6 semanas, quando o gesso e/ou a fixação são retirados.
- **Fase II (fase de recuperação da função):** inicia-se quando a imobilização é retirada e continua até o retorno máximo da amplitude de movimento (ADM) e da força.

Fase I (fase precoce)

A fase precoce é iniciada tão logo melhore o processo inflamatório agudo, ou seja, em torno do quinto ao sétimo dia da data de imobilização ou pós-operatório.[24] Na primeira sessão, é feita uma avaliação funcional de todo o membro superior, incluindo a avaliação do edema, das amplitudes de movimento (ADM), do posicionamento do membro no gesso, do aspecto do local da inserção dos fios (quando usados), da sensibilidade e do estado geral e emocional do paciente.

Os objetivos da reabilitação, nesta fase, consistem em: prevenção e tratamento das complicações relacionadas ao traumatismo e ao tratamento (compressão do nervo mediano, artrite pós-traumática, rigidez digital, ruptura tendinosa, distrofia simpático-reflexa e contratura isquêmica de Volkmann).

Complicações: prevenção e tratamento

Compressão do nervo mediano ao nível do túnel carpiano

Os nervos mediano, ulnar e radial atravessam o punho para dar inervação à mão. As fraturas do terço distal do rádio podem, de alguma forma, lesar estas estruturas, sendo o nervo mediano o mais lesado, devido à maior proximidade ao rádio distal.[9] Edema, hematoma, calo ósseo exuberante e posição de imobilização em excessiva flexão do punho e desvio ulnar (posição de Cotton-Loder) são fatores que aumentam a pressão dentro do túnel carpiano, causando a compressão do nervo mediano.

Redução adequada e atraumática da fratura, sob anestesia, minimiza os danos aos tecidos moles periarticulares e evita a presença de tecido ósseo dentro do túnel carpiano.[19]

A monitoração do edema, da sensibilidade cutânea e do gesso pode ser feita como medida preventiva da compressão nervosa. O terapeuta, na fase precoce, pode tratar do edema, fazer ajustes no gesso e comunicar ao médico a presença de qualquer alteração da sensibilidade na mão.

TRATAMENTO DO EDEMA. É essencial reduzir o edema da extremidade, pois ele interfere com o suprimento sanguíneo, leva à formação de tecido fibroso e impede a mobilização das articulações e dos tendões. As técnicas mais utilizadas para redução do edema são: (1) a elevação da extremidade acima do nível do coração, que ajuda no retorno venoso; (2) os exercícios ativos para os dedos, de preferência com o membro elevado; (3) a massagem retrógrada, feita de distal para proximal (Figura 33.21); (4) a compressão, que pode ser feita com enfaixamento elástico tipo "Coban" (Figura 33.22); (5) o supervisionamento do gesso, que pode estar apertado, produzindo edema, diminuindo a circulação e comprimindo estruturas nobres.[17]

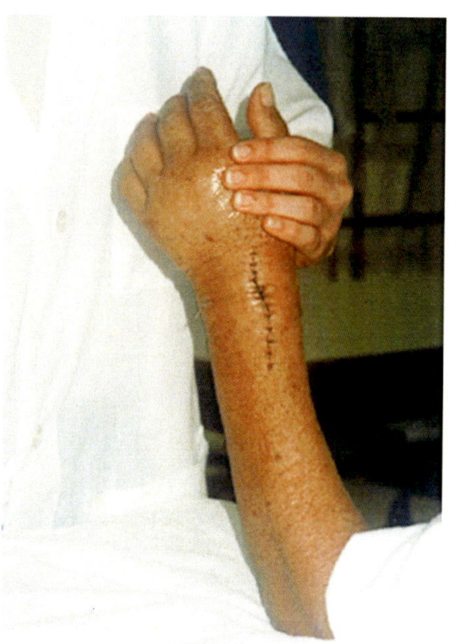

Figura 33.21 A massagem retrógrada ajuda na redução do edema. O membro deve ser posicionado em elevação, e a massagem de deslizamento deve ser feita no sentido de distal para proximal.

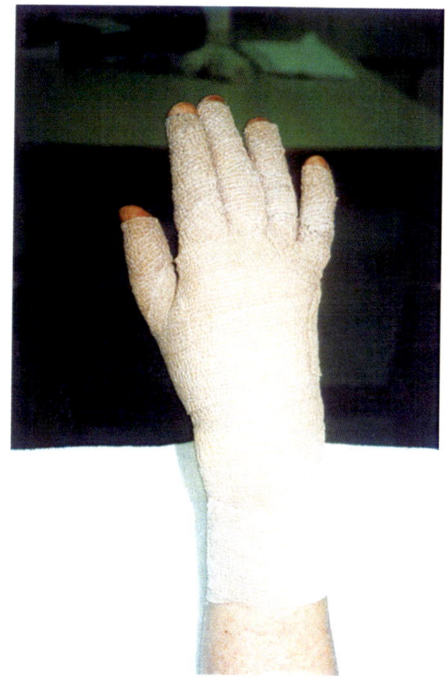

Figura 33.22 Enfaixamento compressivo com "Coban".

Artrite pós-traumática

Nas fraturas, quando houver lesão do osso subcondral associada à lesão da cartilagem, ocorrerá hemorragia, iniciando-se, assim, um processo inflamatório e a proliferação de células ósseas para o reparo das estruturas lesadas. A cartilagem será, então, parcialmente substituída por tecido ósseo. Caso esta substituição ocorra, poderá desenvolver-se artrite pós-traumática.[25] Salter e cols. demonstraram que a artrite pós-traumática pode ser evitada por meio do movimento precoce que estimula a produção de líquido sinovial, favorecendo a nutrição e a cicatrização da cartilagem articular em meio avascular.[34]

A **mobilização** precoce articular está indicada nas fraturas estabilizadas e tratadas com fixação rígida.[24] A fixação com fios de Kirschner não promove fixação rígida, mas fornece estabilidade suficiente para possibilitar a mobilização precoce, desde que seja feita sob a supervisão de um terapeuta de mão experiente.[13] Na fase precoce, o terapeuta retira a tala gessada e mobiliza a articulação do punho de forma suave e ativo-assistida. Os exercícios constam de flexoextensão do punho (Figura 33.23*A* e *B*) e pronossupinação do antebraço (Figura 33.23*C* e *D*), que são feitas dentro dos limites permitidos pela fixação e pela dor do paciente.

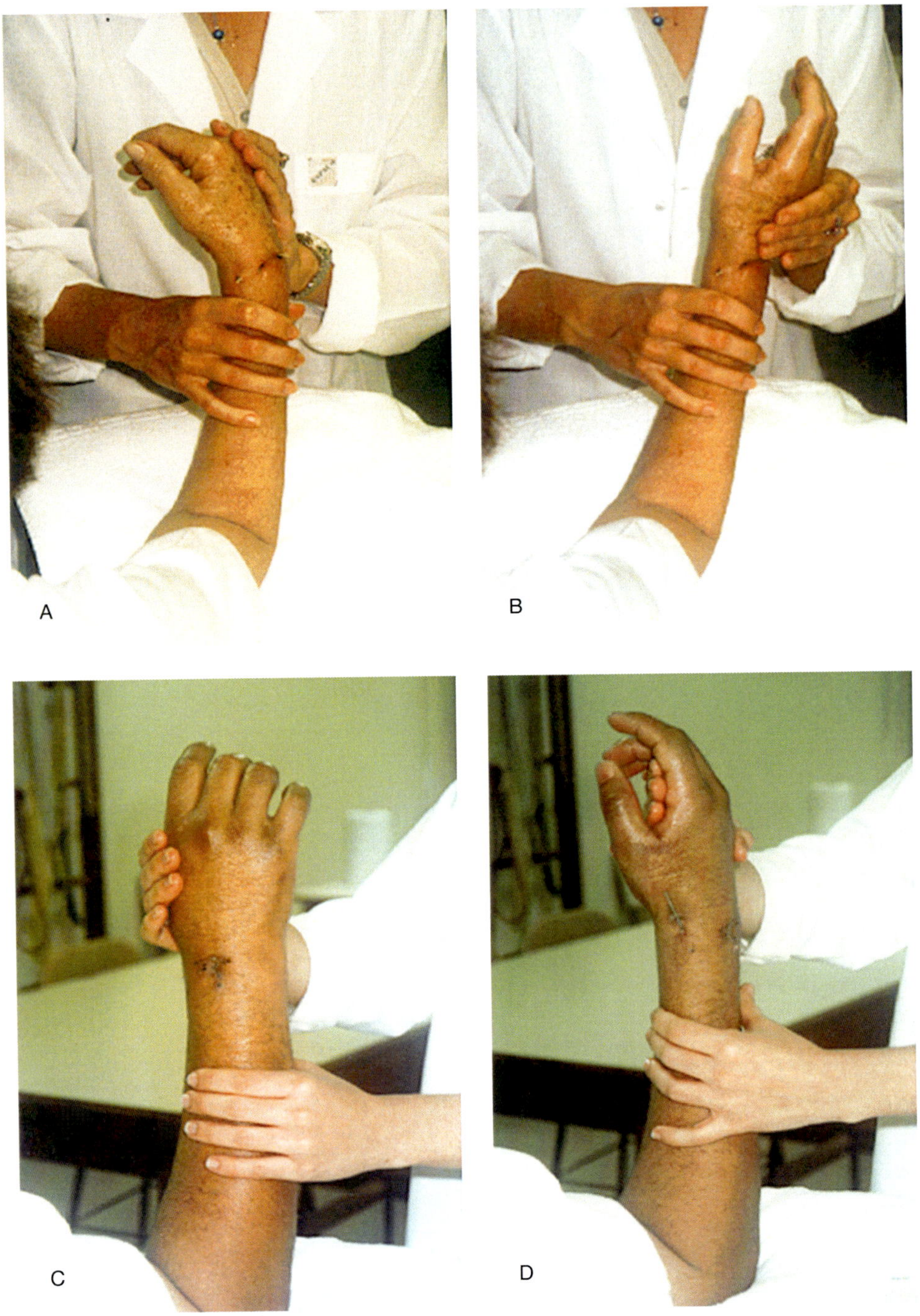

Figura 33.23A e **B.** A mobilização precoce da articulação do punho é indicada para as fraturas fixadas e estabilizadas. O terapeuta mobiliza o punho, fazendo movimentos de flexoextensão de forma suave e ativo-assistida dentro dos limites da fixação e da dor do paciente. **C** e **D.** A mobilização da pronossupinação também é feita suavemente.

Além de estimular a cicatrização da cartilagem articular em meio avascular, a mobilização precoce favorece o desaparecimento do hematoma e de células inflamatórias, reduz o risco de rigidez articular e estimula a formação de tecido ósseo, acelerando o processo da cura.[2,30]

Rigidez digital

Rigidez da mão causada por artrofibrose é uma das complicações das fraturas distais do rádio.[7] As articulações digitais encontram-se edemaciadas, doloridas e com limitação de movimentos. As causas mais comuns são: mau posicionamento do gesso (Figura 33.24), falta de movimentação dos dedos na fase precoce, edema crônico na mão e artrite degenerativa preexistente.[7]

Além das articulações digitais, o cotovelo e o ombro podem apresentar déficit de movimento, principalmente após a retirada da imobilização gessada.

Exercícios **ativos para as articulações não-envolvidas** mantêm a mobilidade da cápsula articular, previnem a aderência dos tecidos moles, aumentam a

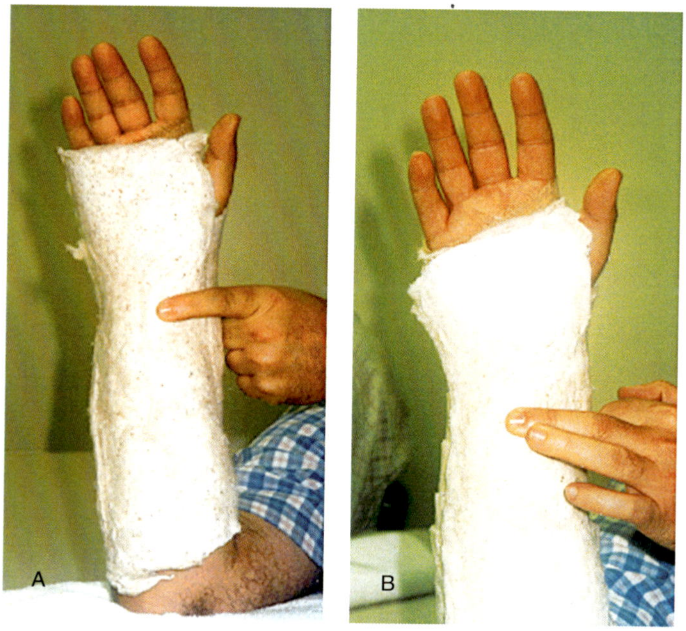

Figura 33.24A e **B.** A tala gessada deve ser posicionada abaixo da linha palmar de flexão distal para permitir a flexão digital total.

circulação e a nutrição para o tecido ósseo em cicatrização e ajudam na redução do edema.[6] Os exercícios incluem:

- Exercícios de deslizamento tendinoso diferencial (Figura 33.3).
- Exercícios de flexão das MF.
- Exercícios de flexoextensão do polegar e oponência (Figura 33.25).
- Exercícios de flexoextensão do cotovelo.
- Exercícios de elevação anterior e rotação externa e interna do ombro.
- Exercícios de flexoextensão dos dedos com o membro superior elevado 10 vezes a cada hora.

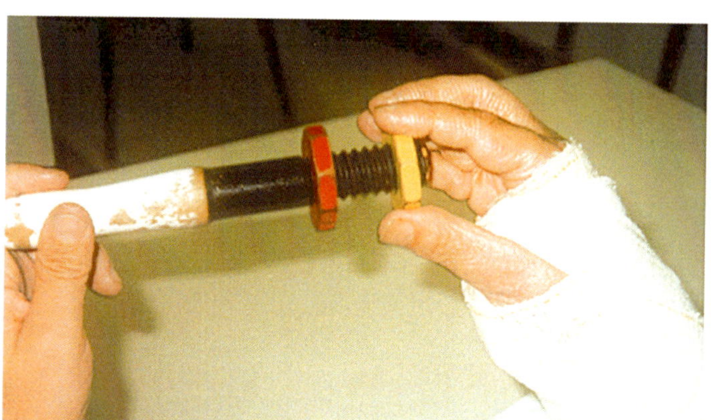

Figura 33.25 Exercícios ativos para o polegar, feitos na fase precoce de imobilização.

É importante lembrar que o gesso deve permitir flexão completa das MF e abdução e oponência do polegar aos outros dedos.

Orientações quanto às atividades da vida diária devem ser incluídas no tratamento para que o paciente seja independente no seu autocuidado, e também como meio de encorajar o uso espontâneo do membro lesado. Muitos pacientes não sabem, por exemplo, que vestir o membro lesado primeiro e o não-lesado depois torna a tarefa mais fácil. Equipamentos simples e baratos podem ser utilizados para facilitar as tarefas do dia-a-dia, como uma esponja de banho presa a uma empunhadeira ou haste comprida, sapatos sem laços, de elásticos ou velcro, fáceis de calçar, e o uso de materiais antiderrapantes sobre as superfícies de trabalho e de refeições, para estabilizar os materiais usados.[29]

Ruptura tendinosa

O extensor longo do polegar é o tendão mais rompido após as fraturas do terço distal do rádio.[7,10] A ruptura ocorre, geralmente, ao nível do tubérculo de Lister. A ruptura pode ocorrer num intervalo de dias a anos, mas a maioria ocorre dentro das 8 primeiras semanas após o traumatismo.[12,15,23] A causa da ruptura pode envolver uma série de fatores, entre os quais fatores mecânicos e vasculares.[19] Os fatores mecânicos incluem: fragmentos ósseos de fraturas cominutivas e calo ósseo exuberante que comprima ou estreite o extensor longo do polegar no terceiro compartimento dorsal. Com relação aos fatores vasculares, sabe-se que o extensor longo do polegar é envolvido pela bainha sinovial, que fornece nutrição extrínseca ao tendão, através da difusão do líquido sinovial. Além disso, o tendão também é suprido por dois sistemas vasculares intrínsecos. No entanto, 5mm do tendão adjacentes ao tubérculo de Lister são desprovidos de vasos intrínsecos e relativamente avasculares. A fratura do terço distal do rádio pode comprometer a nutrição sinovial extrínseca devido à presença de edema, hematoma ou pressão óssea. A privação da circulação extrínseca associada ao suprimento sanguíneo precário do extensor longo do polegar pode levar à ruptura isquêmica.[19]

A prevenção da ruptura tendinosa baseia-se na manutenção da nutrição do tendão. Medidas de redução do edema e mobilização ativa do polegar, que estimula a produção de líquido sinovial, podem ser realizadas no atendimento terapêutico precoce. Após a retirada da imobilização, sinais de crepitação, dolorimento e edema em volta do tubérculo de Lister devem ser comunicados ao cirurgião para tratamento, o qual muitas vezes exige exploração e descompressão para prevenção da ruptura completa.

Distrofia simpático-reflexa

A distrofia simpático-reflexa (DSR) é uma das complicações mais difíceis de tratar. Os sintomas incluem dor, edema, alterações vasomotoras e sudomotoras, alterações tróficas, rigidez e osteoporose. Se a condição não for diagnosticada precocemente e tratada de maneira adequada, a reabilitação pode prolongar-se por muitos meses.[20]

A distrofia é causada por um arco reflexo-simpático anormal, cujo tratamento exige a abolição da estimulação simpática aumentada.[21]

Os princípios da reabilitação na distrofia simpático-reflexa são:[40]

- Avaliação minuciosa dos sintomas apresentados pelo paciente (dor, edema, ADM, alterações tróficas), detectando-se o nível de comprometimento.
- Tratamento da dor: TENS, agentes térmicos (hidromassagem, ultra-som), programa de dessensibilização tátil, massagem manual.
- Tratamento do edema: elevação, exercícios ativos, massagem retrógrada, compressão suave ("Coban", luva compressiva).
- Rigidez articular: exercícios ativos (breves e freqüentes), mobilização articular e alongamento suave (sem dor), atividades funcionais, órteses.
- Programa de *stress-loading:* desenvolvido por Watson e Carlson,[42] neste programa os pacientes com DSR são submetidos a exercícios de carga proprioceptiva (compressão e distração articular) no sentido de se quebrar o arco-reflexo simpático anormal (Figura 33.26*A* e *B*).
- Equipe de tratamento: a condição exige um trabalho em equipe de vários profissionais, incluindo o médico, o terapeuta de mão e o psicólogo.

Contratura isquêmica de Volkmann

A incidência de síndromes compartimentais nas fraturas distais do rádio é rara, apresentando um índice menor do que 1%.[7,10] Vários fatores contribuem para o desenvolvimento de uma síndrome compartimental após fraturas do terço distal do rádio, entre os quais:[10,20]

- Acidentes de alta energia cinética com lesão associada de tecidos moles e fratura.
- Hematoma, edema e fratura-luxação.
- Técnicas de imobilização inadequadas.

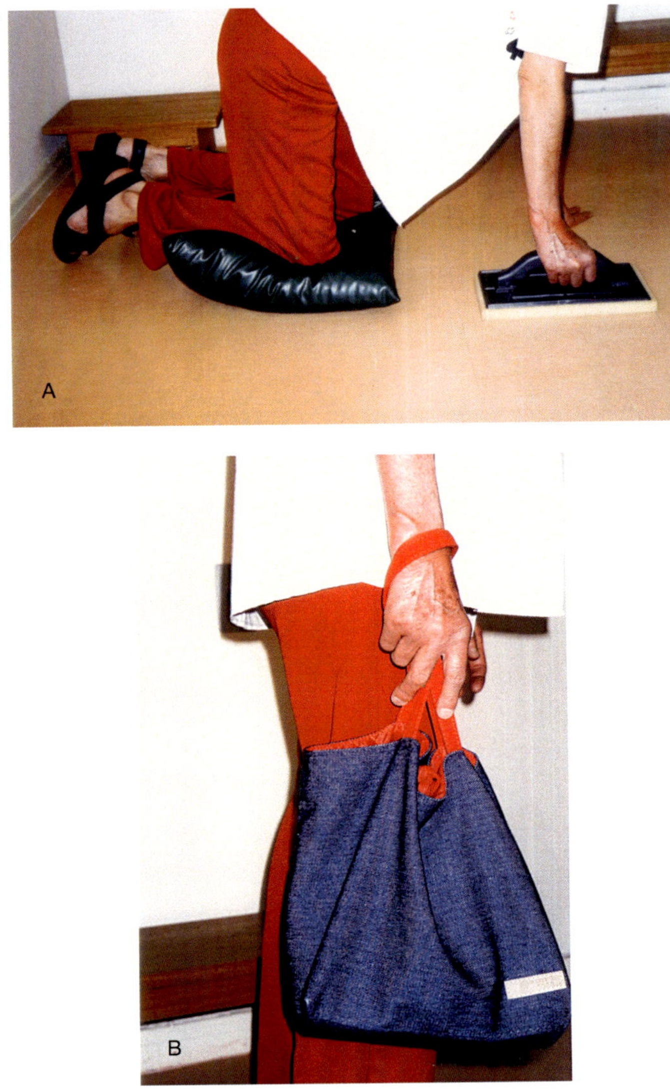

Figura 33.26 Exercícios do programa de *stress-loading*, elaborado por Watson e Carlson. **A.** Escovar: o paciente, na posição de quadrúpede, segurando uma escova com a mão afetada, escova a superfície, fazendo movimentos para frente e para trás, aplicando o máximo de pressão possível. O ombro, se possível, deve estar no mesmo plano da mão, e o cotovelo estendido. Inicia-se o programa com 3 minutos de escovação, aumentando gradualmente o tempo para 7 a 10 minutos, de acordo com a capacidade física do paciente. **B.** Carregar: o paciente carrega, com a mão afetada, uma bolsa ou sacola que contém pesos graduados. O peso é graduado de acordo com a capacidade do paciente. A bolsa deve ser carregada toda vez que o paciente estiver em pé ou caminhando.

- Flexão excessiva do cotovelo ou do punho, diminuindo o retorno venoso.

Ao exame clínico, observam-se um tenso compartimento (edema duro na face volar do antebraço), parestesia e dor intensa. A intervenção médica deve ser imediata; inicialmente, removem-se os curativos e gessos compressivos e, se necessário, realiza-se a fasciotomia cirúrgica. Caso a descompressão não seja feita, o aumento de pressão dentro do compartimento leva à isquemia grave e, finalmente, à contratura isquêmica de Volkmann, com grave fibrose muscular e lesão nervosa. Esta grave complicação resulta na perda da função do membro superior, havendo poucas opções de tratamento para melhora da condição.[7,9]

Fase II: recuperação da função

A fase de recuperação da função é iniciada após a retirada da imobilização. Se o paciente seguiu o programa da fase precoce, espera-se que os movimentos do ombro, do cotovelo, dos dedos e do polegar estejam normais. A reabilitação dará ênfase agora ao ganho de amplitude de movimento (ADM) do punho e do antebraço.

O tratamento para o edema persistente deve continuar, com enfaixamento compressivo, massagem retrógrada e banho de contraste (imersão da mão alternadamente em água quente, 38° a 42°C, e fria, 10° a 18°C).[36,39]

Após 2 semanas, exercícios de fortalecimento podem ser gradativamente incorporados ao programa, lembrando que exercícios passivos e resistidos dependem da estabilidade da fratura e da tolerância do paciente.

Ganho de ADM do punho e do antebraço

Modalidades terapêuticas

A perda da extensibilidade dos tecidos conjuntivos periarticulares causada pela imobilização por 4 a 6 semanas dificultará a mobilização articular.[11] Tem sido demonstrado, na literatura, que o calor terapêutico aumenta a extensibilidade do tecido colágeno e alivia a dor. Warren e cols.[41] demonstraram que o alongamento residual do tendão de rabos de ratos era obtido com mais eficiência quando se aplicavam um estresse de baixa carga e uma temperatura terapêutica mais elevada possível. Eles também observaram que a aplicação do calor antes do alongamento diminui os riscos de lesão do tecido conjuntivo. Desse modo, a aplicação de hidromassagem, parafina e compressa úmida quente antes dos exercícios permite que o paciente faça os exercícios com maior facilidade e menor desconforto.[6]

O uso da hidromassagem (Figura 33.27) após a retirada da imobilização, além de promover uma limpeza da extremidade, relaxa e facilita o movimento, dando ao paciente apreensivo uma sensação agradável.[39] Cuidados devem ser tomados quando o paciente apresenta edema mais exuberante da extremidade,

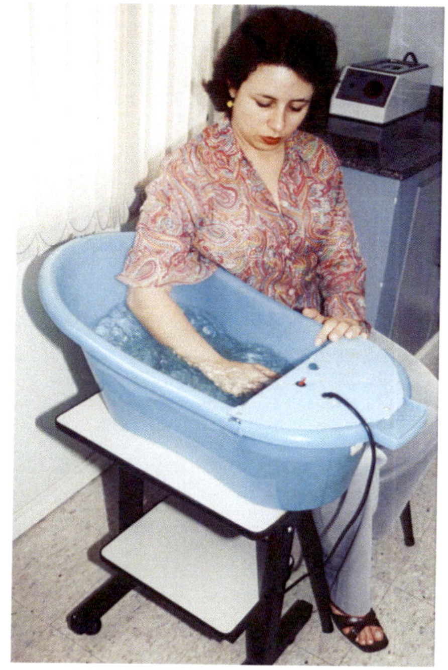

Figura 33.27 O uso da hidromassagem relaxa e facilita o movimento. É recomendado que o paciente intercale o banho com a elevação do membro e exercícios ativos a cada 3 minutos.

o que, devido à posição pendente do membro e ao aumento da temperatura do meio aquático, pode agravar a condição. Recomenda-se que, a cada 3 minutos de banho, o paciente eleve o membro superior e associe exercícios de abrir e fechar a mão por 1 minuto. A temperatura da água deve ser monitorada e mantida em torno de 37,8°C.[28]

A crioterapia, na forma de compressa gelada (Figura 33.28), é aplicada após a sessão de exercícios e atividades, para o alívio de qualquer reação inflamatória ou processo doloroso provocado pelo tratamento.[28]

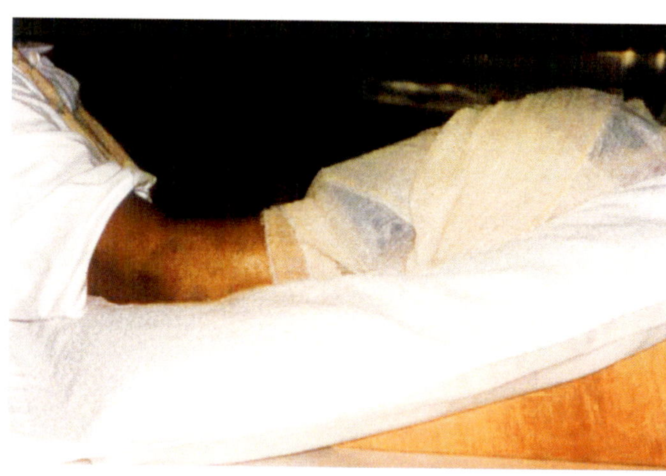

Figura 33.28. Aplicação da compressa gelada após a sessão de exercícios.

Exercícios terapêuticos

- **Exercícios ativos:** são os exercícios utilizados após a retirada da imobilização, com os quais o paciente mobiliza a articulação dentro do limite de sua dor, estimula a contração da musculatura enfraquecida pela imobilização e, devido à proximidade das inserções tendinosas à articulação, a mobilização ativa diminui o braço de alavanca, reduzindo o estresse no foco de fratura.[35]
- **Exercícios ativos-assistidos:** feitos pelo próprio paciente ou assistidos pelo terapeuta, nesta fase, ajudam na mobilização ativa, uma vez que a musculatura enfraquecida não mobiliza a articulação em toda a sua amplitude. Podem ser feitos após a retirada da imobilização, desde que o limite de dor do paciente seja respeitado.

  Em geral, o antebraço é imobilizado em pronação ou posição neutra, de modo que o ganho do movimento de supinação é quase sempre mais trabalhoso. Os exercícios de pronossupinação são feitos orientando-se o paciente a manter o braço de encontro ao tronco para evitar a rotação do ombro. O paciente deverá também manter o final da ADM por alguns segundos, encorajando uma contração muscular isométrica e um suave alongamento dos tecidos moles antagonistas ao movimento.

  O ganho da extensão do punho pode, também, ser mais difícil devido à posição de flexão durante a imobilização. Os exercícios de flexoextensão do punho podem ser feitos na borda de uma mesa com o antebraço apoiado em pronação e a mão e o punho livres para movimentação. Durante o exercício de extensão do punho, aconselha-se que o paciente faça uma flexão dos dedos (Figura 33.29), evitando a substituição dos extensores do punho (que estão enfraquecidos) pelos extensores dos dedos.

  Os exercícios de desvio ulnar e radial também podem ser feitos na borda da mesa, apoiando-se o bordo ulnar do antebraço na mesa e deixando o punho livre. Os movimentos devem ser de lateralidade, evitando-se a flexoextensão do punho.

- **Exercícios passivos:** exercícios passivos de alongamento podem ser feitos quando a fratura estiver estabilizada e o paciente suporta a mobilização. Aconselha-se o uso de calor terapêutico antes e/ou durante o alongamento, pelos benefícios já citados. Exercícios autopassivos são orientados para que o paciente os faça também em casa, como:
  - Exercício da "prece", para extensão do punho (Figura 33.30).
  - Para flexão do punho, apoiar o antebraço em pronação, na mesa, deixando o punho livre para ser estirado em flexão pela mão oposta (Figura 33.31).

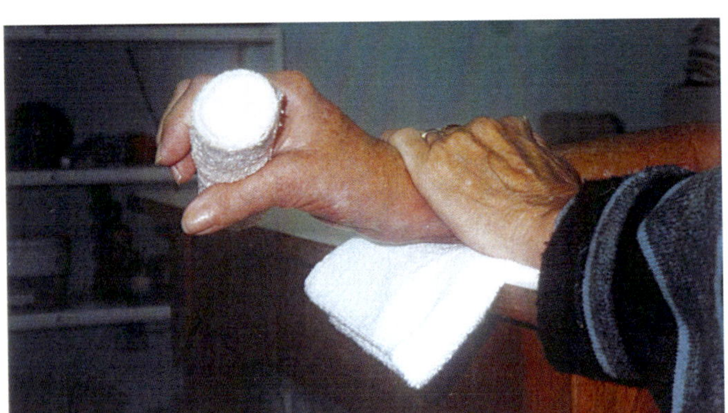

Figura 33.29 Exercício ativo para extensão do punho. O paciente, para evitar a substituição dos extensores do punho pelos extensores dos dedos, deve manter os dedos fletidos, ou segurando um rolo de faixa crepom, durante o movimento de extensão do punho.

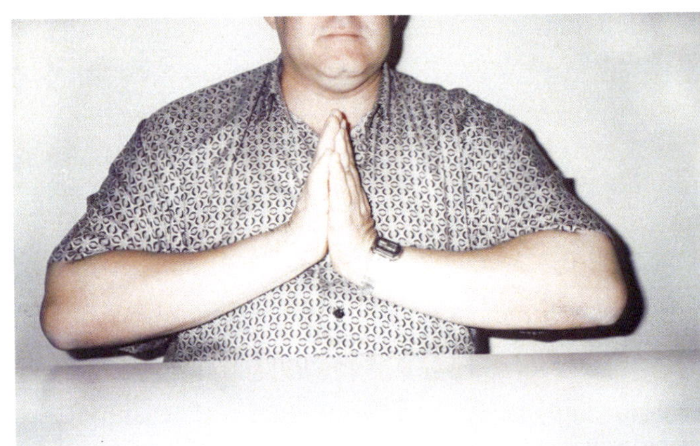

Figura 33.30 Exercício da "prece" para ganho da ADM passiva de extensão do punho.

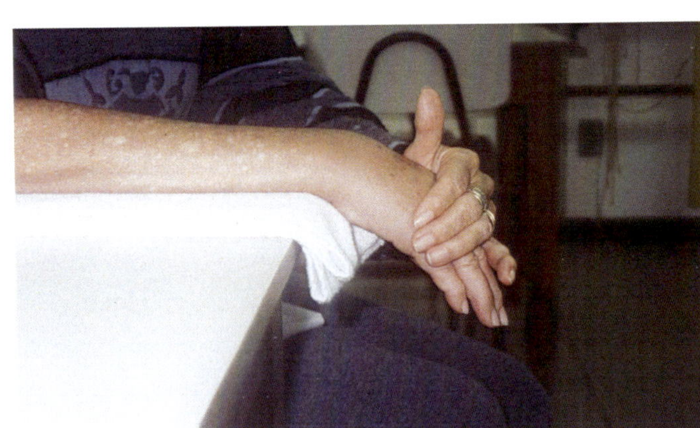

Figura 33.31 Exercício para ganho da ADM passiva de flexão do punho.

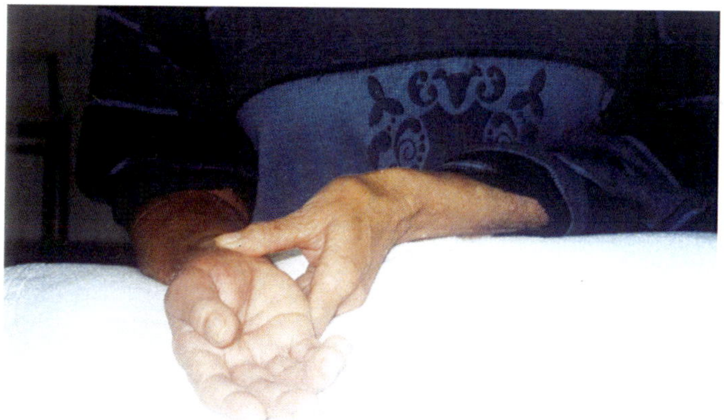

Figura 33.32 Exercício para ganho da ADM passiva de supinação.

– Para supinação e pronação, estabilizar o braço de encontro ao tronco, flexionar o cotovelo a 90 graus, de preferência apoiando o antebraço num travesseiro, e mobilizar, girando o antebraço com a mão oposta (Figura 33.32).

O estiramento deve ser suave, e deve-se manter o final da amplitude articular máxima por 10 segundos.

Órteses/splinting

As órteses podem ser utilizadas para ganho de amplitude de movimento por meio da aplicação de uma tração suave e prolongada. Manipulações forçadas de partes moles resultam no rompimento microscópico de tecidos, levando a aumento da inflamação e fibrose.[36]

Para ganho de pronação ou supinação, a órtese dinâmica de Colello (Figura 33.33), apesar de difícil confecção, é a mais eficaz no ganho do movimento.[6] A órtese dinâmica para ganho de ADM de flexão ou extensão do punho (Figura 33.34) é indicada, principalmente, para uso diurno, intercalada com sessões de exercícios, e a órtese estática seriada, que pode ser feita de gesso, é indicada para uso noturno.

A combinação de modalidades, exercícios e atividades terapêuticas e órteses é o meio mais eficaz para ganho de amplitude de movimento e função da articulação do punho e do antebraço.

Fortalecimento

Logo após a retirada dos fios e/ou da imobilização gessada, atividades funcionais suaves são incorporadas ao programa de reabilitação. Atividades como segurar bolinhas de gude (Figura 33.35) com a mão e transferi-las para outro recipiente geram uma série

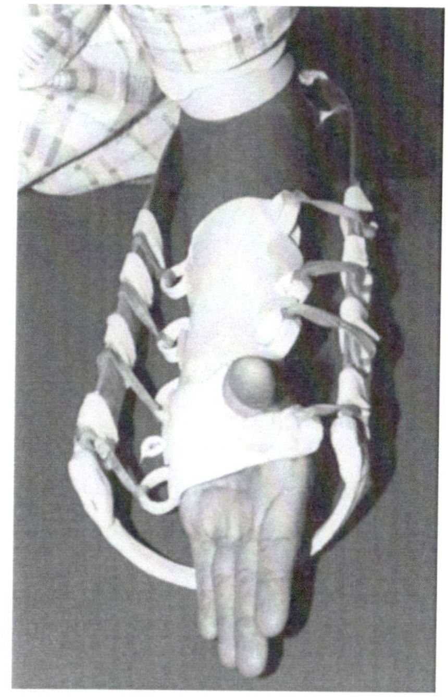

Figura 33.33 Órtese dinâmica de Colello para ganho de pronossupinação do antebraço.

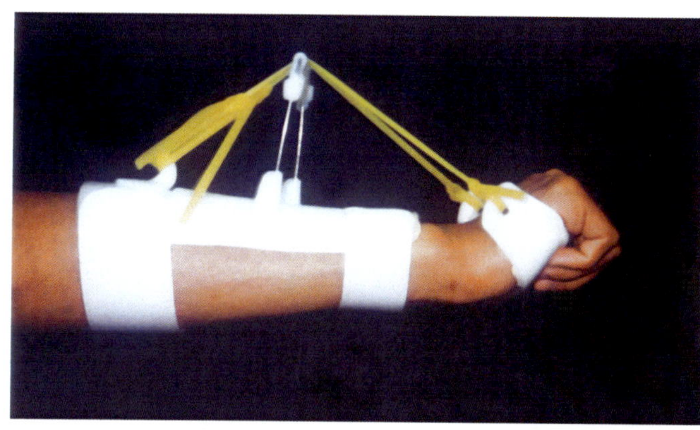

Figura 33.34 Órtese dinâmica para ganho de extensão do punho.

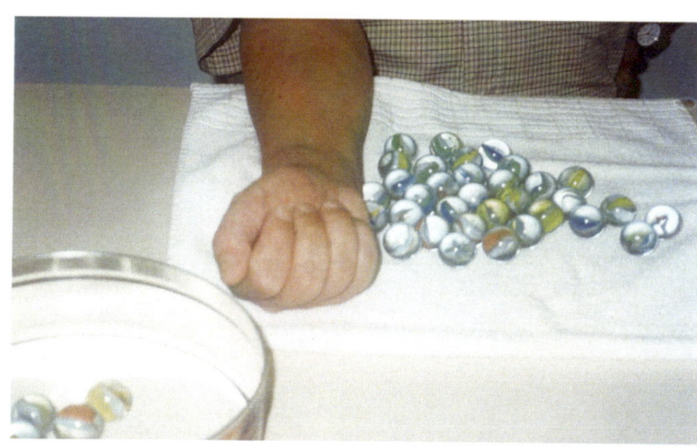

Figura 33.35 Atividades funcionais trabalham movimentos coordenados que auxiliam a recuperação do movimento e da função manual.

de movimentos coordenados (pinça por oposição palmar, ao pegar a bolinha, movimento de supinação, ao transferir a bolinha para a palma da mão, e preensão palmar, ao segurá-la na palma da mão, e movimentos de flexoextensão do punho, ao retirar e depositar as bolinhas nos dois recipientes) que auxiliarão a recuperação dos movimentos e da função manual.

Duas semanas após a retirada da imobilização, com a progressão da cicatrização da fratura e o ganho das ADM do punho e do antebraço, exercícios de fortalecimento e alongamento mais agressivos podem ser iniciados. Caso o paciente ainda refira dor e apresente limitações de movimento, exercícios de contração isométrica são os exercícios de fortalecimento de escolha. Caso contrário, os seguintes exercícios podem ser feitos:

- Para fortalecimento e ganho de ADM de pronossupinação, exercício de rotação do antebraço, segurando-se um martelo na mão, lembrando de manter o braço de encontro ao tronco, cotovelo fletido e antebraço apoiado.
- Exercícios com pesos livres, elásticos e massinhas para fortalecimento dos flexores e extensores do punho, e também de todo o membro superior acometido.
- Atividades como o macramé (Figura 33.36) feito com sisal, trabalhos em couro ou trabalhos de marcenaria também podem, de acordo com o paciente, ser incorporados ao programa de fortalecimento.

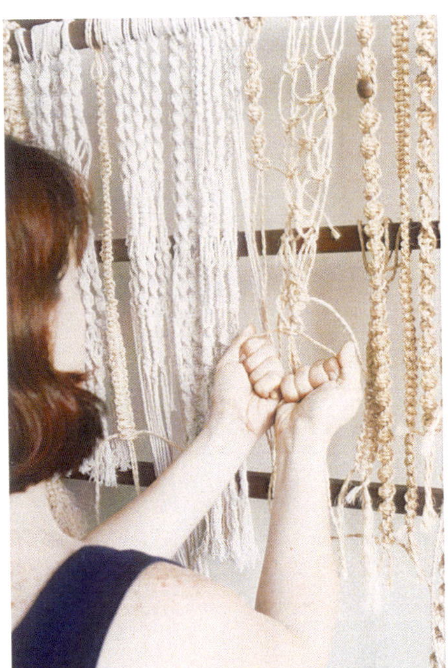

Figura 33.36 Macramé: atividade utilizada para recuperação da força e destreza manual.

REABILITAÇÃO APÓS FRATURAS DE FALANGES E METACARPIANOS

Apesar de as fraturas na mão ocorrerem com freqüência maior do que em outras partes do corpo,[14] sua importância é geralmente ignorada.[43] Segundo Swanson, as complicações das fraturas na mão podem ser: deformidades por não terem sido tratadas, rigidez quando há tratamento excessivo ou ambas, deformidade e rigidez, por tratamento pobre e inadequado.[37]

A mão é composta por 19 ossos (14 falanges e cinco metacarpianos) e mais de 30 inserções tendinosas, entre outras estruturas anatômicas. O equilíbrio harmonioso destas estruturas produz a estabilidade e a mobilidade necessárias para o uso funcional da mão. Quando uma fratura ocorre em associação com lesão de partes moles adjacentes, o processo de cicatrização se dá seguindo o princípio de uma única ferida, ou seja, todas as estruturas lesadas formam uma ferida única. Conseqüentemente, haverá formação de aderências e redução de movimento.[22,35]

A reabilitação adequada e consciente pode influenciar o processo de cicatrização e remodelação óssea e dos tecidos adjacentes à fratura e melhorar o resultado final. Consiste na aplicação de forças externas na forma de exercícios e modalidades terapêuticas e no uso de órteses.[32]

Fraturas da falange distal

As fraturas da falange distal ocorrem com mais freqüência do que as outras fraturas da mão.[5] Em geral, são provocadas por traumatismo direto, o que muitas vezes determina seu caráter cominutivo.[44] As fraturas podem ser simples, como as fraturas do tofo, podem estar associadas com lesão da polpa digital e do leito ungueal, ou podem também estar associadas a avulsão do aparelho extensor terminal na base da falange distal.[5] O tratamento varia de acordo com o tipo de lesão (recomendamos a leitura do Capítulo 24).

As complicações mais comuns destas fraturas são:[5,16,31,44]

- Dor crônica, produzida por fibrose secundária à formação de hematoma e edema provocado pelo traumatismo.
- Perda da extensão ativa da IFD causada por fraqueza e/ou alongamento do tendão extensor terminal.

- Rigidez em extensão da IFD causada por imobilização prolongada, fibrose e aderência.

Programa de reabilitação

Assim que a falange distal puder ser mobilizada, exercícios para recuperação dos movimentos da IFD são iniciados. Nos casos de reparo do tendão extensor terminal, ênfase deve ser dada, inicialmente, à recuperação da extensão da IFD, para evitar alongamento e perda da função tendinosa (ver reabilitação nas lesões dos tendões extensores, zonas I e II).

O tratamento da dor crônica ou da hipersensibilidade da polpa digital é feito por meio de um programa de dessensibilização (Figura 33.37) (ver Capítulo 19 do livro *Lesões não-traumáticas da mão*, Pardini: MedBook Editora, 2008), modalidades terapêuticas, como hidromassagem, TENS e massagem manual suave, e compressão feita com faixa elástica compressiva tipo "Coban".

No caso de rigidez da IFD em extensão, exercícios passivos suaves de alongamento, a técnica de *taping* (Figura 33.38) e a utilização de órtese podem ajudar no ganho do movimento de flexão, mas é importante lembrar que os graus de flexão só devem ser aumentados se a extensão completa da IFD for mantida.

Atividades de pinça e preensão resistidas são iniciadas quando há melhora da dor e ganho de amplitude de movimento (ADM) da IFD.

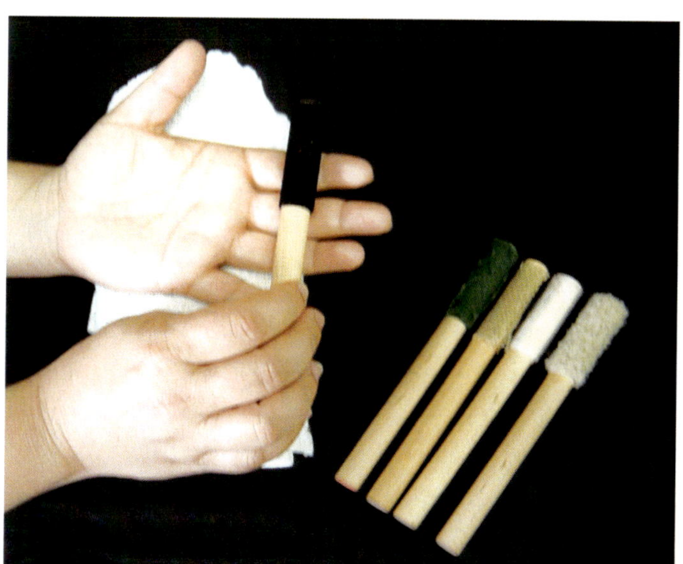

Figura 33.37 Dessensibilização da polpa digital feita com estimulação tátil de diferentes texturas. Recomenda-se iniciar o programa com a textura que produza um estímulo tolerável ao paciente. A intensidade do estímulo é aumentada à medida que o programa progride.

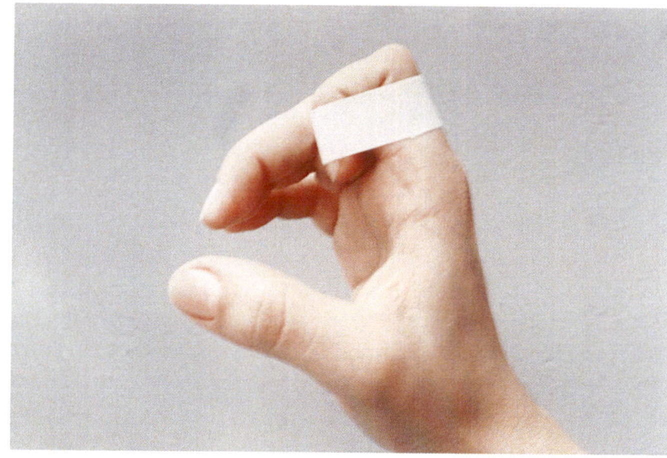

Figura 33.38 Técnica de *taping* para ganho de flexão passiva das IF.

Fraturas das falanges média e proximal

As fraturas das falanges média e proximal são mais difíceis de tratar do que as fraturas dos metacarpianos e da falange distal, devido à freqüente associação com lesões tendinosas e da pele e à instabilidade resultante da ausência de suporte de tecidos moles adjacentes.[5,44]

As fraturas da falange média são as fraturas menos freqüentes na mão.

As fraturas da falange proximal ocorrem mais freqüentemente no lado radial da mão (polegar e indicador). Quando há desvio, este é invariavelmente volar, devido à tração do interósseo, que flete a falange proximal, e do aparelho extensor, que estende a porção distal.[5,44]

O problema no tratamento dessas fraturas está na preservação do movimento da articulação IFP. A rigidez desta articulação ocorre rapidamente, e os tendões, principalmente na falange proximal, aderem ao calo ósseo.

Mais da metade das fraturas digitais são estáveis.[44] Nestes casos, o programa de **mobilização precoce protegida** pode ser iniciado após a redução do processo inflamatório (dentro de 5 dias, aproximadamente). A proteção é dada por meio de uma fita em "8", juntando o dedo fraturado ao dedo adjacente (Figura 33.39). À noite, durante o trabalho e nas atividades mais pesadas, o dedo deve ser imobilizado numa tala metálica, para maior proteção.

As fraturas oblíquas e sem desvio são fraturas potencialmente instáveis.[5] A mobilização precoce é contra-indicada, e o dedo é imobilizado por 10 a 14 dias.

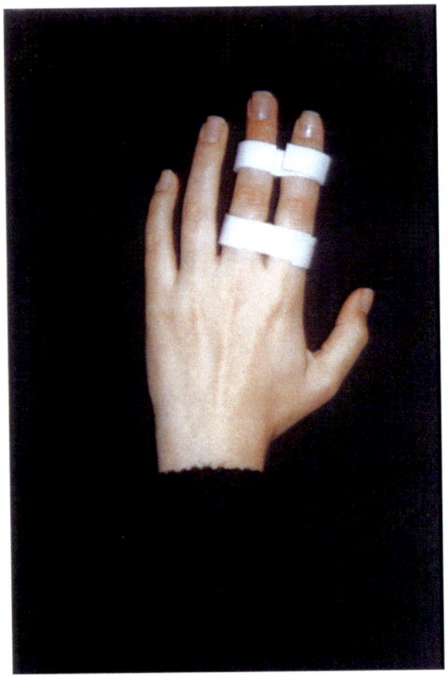

Figura 33.39 A fita em "8" é uma opção no tratamento conservador das fraturas estáveis das falanges médias e proximais.

As fraturas instáveis exigem fixação para manter o alinhamento correto, o que geralmente é feito por meio de fios de Kirschner inseridos percutaneamente.[5,44] Esta técnica permite mobilização precoce e previne a aderência tendinosa, observada nas reduções abertas.[35]

Programa de reabilitação

Uma questão importante deve ser respondida antes de se iniciar qualquer programa de reabilitação: Quando a cicatrização óssea está suficientemente segura para se iniciar o movimento sem proteção? Em geral, nas fraturas sem desvio, o movimento é iniciado dentro de 21 dias, dependendo da estabilidade. A imobilização por mais de 3 semanas leva à rigidez e à perda da função manual.[3] As fraturas do terço médio das falanges exigem mais tempo para consolidação. Proteção intermitente é dada por meio de uma tala de alumínio por 5 a 7 semanas na falange proximal e 10 a 14 semanas na falange média. A mobilização suave protetora é iniciada com 5 semanas, dando proteção ao foco da fratura. Nas fraturas fixadas, a mobilização precoce protegida é iniciada dentro de 5 dias até a retirada dos fios, quando se inicia a movimentação mais livre.

O objetivo da reabilitação, na fase protetora das fraturas da falange média, é mobilizar as duas articulações proximais, a IFP e a MF, quando a IFP não for imobilizada. As complicações mais comuns, após a retirada da imobilização destas fraturas, são:[5,16,31,44]

- **Rigidez em extensão da IFD, causada pela imobilização:** neste caso, estão indicados exercícios passivos suaves de flexão da IFD e a técnica de *taping*, para alongamento do ligamento retinacular oblíquo e dos tecidos periarticulares.
- **Fraqueza nos movimentos de extensão ou flexão da IFD:** exercícios ativos (Figuras 33.3 e 33.4) e atividades funcionais que estimulam o deslizamento tendinoso são indicados.
- **Contratura em flexão da IFP, que pode ser causada por fratura da base da falange média:** para correção desta deformidade, além dos exercícios passivos suaves, as órteses dinâmica (Figura 33.40) ou estática seriada de alongamento progressivo são as melhores indicações.

Os objetivos da reabilitação, na fase protetora das fraturas da falange proximal, são manter a mobilidade da IFP e evitar as aderências tendinosas no foco de fratura. Na mobilização precoce cuidadosa, o terapeuta sustenta manualmente a falange proximal e solicita ao paciente que faça movimentos ativos suaves de flexoextensão da IFP. As complicações mais freqüentemente observadas após a retirada da imobilização destas fraturas são:[16,31,44]

- **Limitação na excursão dos tendões flexores:** exercícios de deslizamento tendinoso e exercícios de bloqueio são indicados (Figuras 33.3 e 33.4).

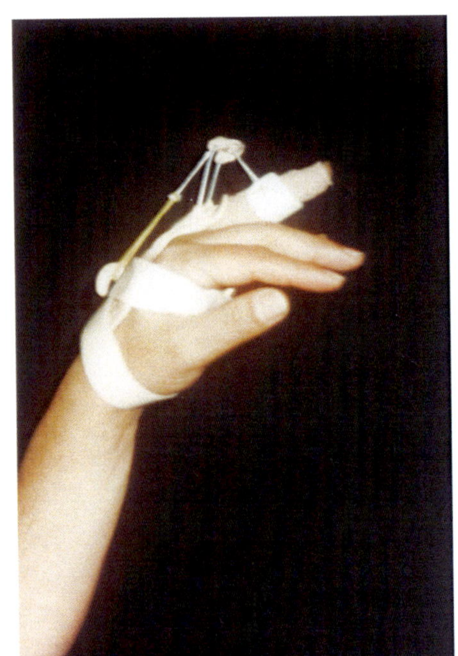

Figura 33.40 Órtese dinâmica para ganho de extensão da IFP.

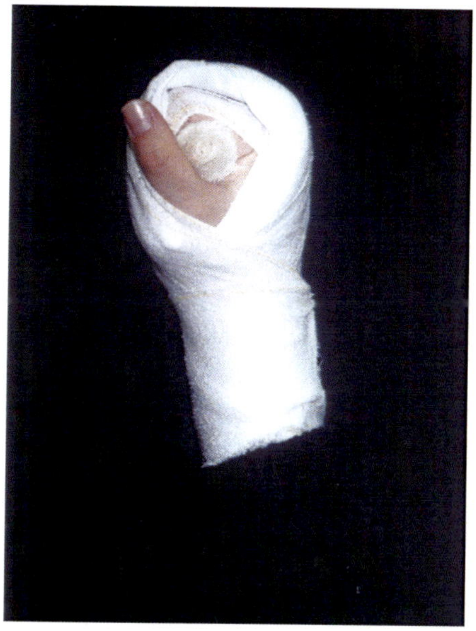

Figura 33.41 Técnica de alongamento para ganho da flexão digital total utilizando faixa de crepom e compressa de parafina.

- **Fraqueza na extensão da IFP:** neste caso, ênfase deve ser dada aos exercícios de extensão em relação aos de flexão. Uma tala de extensão estática para a IFP de uso noturno, para evitar maior alongamento do tendão extensor, pode ser indicada.
- **Contratura em flexão da IFP:** está indicada órtese dinâmica ou estática seriada para recuperação da extensão.
- **Limitação da flexão passiva conjunta da MF e da IFP:** a técnica de alongamento em flexão, utilizando-se faixa crepom e compressa de parafina, proporciona bons resultados (Figura 33.41).

Fraturas dos metacarpianos

Um conceito fundamental no tratamento das fraturas dos metacarpianos é a manutenção dos arcos longitudinal e transverso da mão. Também é importante evitar as rotações e os encurtamentos, que levam ao desequilíbrio entre as musculaturas intrínseca e extrínseca da mão.[18] As fraturas dos metacarpianos podem envolver a base, a diáfise ou o colo, sendo uma das fraturas mais comuns da mão a do colo dos metacarpianos, devida, em parte, à fragilidade do osso neste local. Em relação ao tratamento médico, recomendamos a leitura do Capítulo 24.

Programa de reabilitação

O primeiro aspecto a ser observado é a estabilidade da fratura, para se determinar o início da reabilitação e o tipo de exercício a ser feito. Outro fator importante é a observação do tipo e localização da fratura e da quantidade de tecidos moles envolvida, principalmente em relação ao envolvimento dos tendões extensores, ligamentos e nervos.

As fraturas estabilizadas e fixadas, seja com fios de Kirschner, seja como placas, permitem a mobilização ativa precoce, que pode ser iniciada dentro de 5 dias de pós-operatório. O curativo compressivo cirúrgico é removido, e é iniciado o tratamento do edema, assim como os exercícios ativos e passivos suaves. Devem ser feitos exercícios para os extensores comuns dos dedos, flexão individual de cada articulação MF e flexão composta dos dedos. Uma calha protetora na posição funcional da mão deve ser usada para repouso entre as sessões de exercícios e à noite. Exercícios passivos para ganho de flexão digital, utilizando-se a técnica de enfaixamento associada a compressa de parafina, poderão ser utilizados assim que a dor e o edema na mão estiverem controlados. Após 4 semanas, a calha protetora não é mais necessária, e exercícios de fortalecimento suaves são iniciados. Após 6 semanas, o programa de fortalecimento é intensificado.

Muitas vezes, apenas a fixação semi-rígida é conseguida. Contudo, mesmo assim, é suficiente para se iniciar a mobilização ativa e ativo-assistida de uma maneira mais protegida, dando suporte à fratura. Nestes casos, o exercício passivo somente é iniciado por volta da terceira semana, e o programa de fortalecimento é adiado para a sexta semana.

A reabilitação nas fraturas instáveis, tratadas conservadoramente, é iniciada quando prescrita pelo cirurgião. Em geral, a mobilização ativa, nestes casos, se inicia por volta de 3 a 6 semanas.

As principais complicações das fraturas dos metacarpianos são:[16,26,31,44]

- Edema dorsal excessivo, que pode ser tratado, precocemente, se possível, com massagem retrógrada, enfaixamento compressivo (Figura 33.22), banho de contraste, exercícios ativos com o membro elevado e compressa gelada.
- Aderência dos tendões extensores no foco de fratura. O atendimento precoce pode prevenir esta complicação mas, caso ocorra, são feitos: exercícios de deslizamento dos extensores comuns dos dedos com as IF fletidas ou exercício de garra intrínseca (Figura 33.17), massagem na cicatriz, estimulação elétrica funcional para os extensores e uso de órtese dinâmica.
- Contratura em extensão das articulações MF causada por encurtamento da cápsula dorsal. Órtese

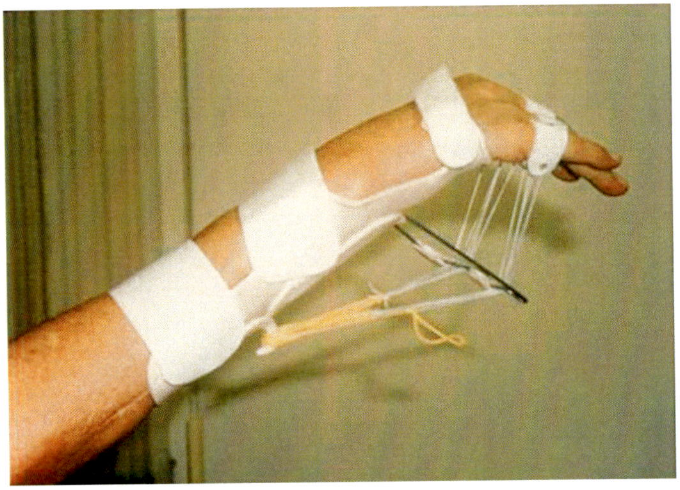

Figura 33.42 Órtese dinâmica para ganho de flexão das MF e alongamento e fortalecimento da musculatura extensora dos dedos.

dinâmica (Figura 33.42) e exercícios passivos são indicados para tratamento desta complicação.

- Contratura da musculatura intrínseca, se presente, deve ser tratada com exercícios de alongamento (Figura 33.43).

Fraturas do polegar

O segundo metacarpiano mais fraturado, após o colo do quinto metacarpiano, é o do polegar. Mais de 80% destas fraturas envolvem a base e são intra-articulares.[18]

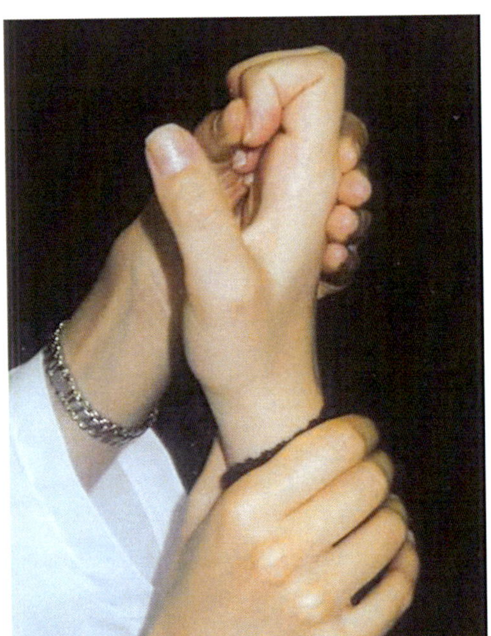

Figura 33.43 Exercícios de alongamento para a musculatura intrínseca da mão.

Apesar de o primeiro metacarpiano estar sujeito a forças deformantes, representadas pelas musculaturas intrínseca e extrínseca, e por não ter metacarpianos adjacentes, o volume muscular da região tenar evita grandes desvios, assim como diminui a possibilidade de aderência tendinosa no foco da fratura.[5]

As fraturas transversas, oblíquas e da base do primeiro metacarpiano são fraturas instáveis e exigem fixação, geralmente com fios de Kirschner.[5,26]

As fraturas das falanges do polegar são menos comuns do que as das falanges dos outros dedos, e geralmente ocorrem por traumatismo direto. As fraturas da falange distal podem ser classificadas como fraturas do tofo, longitudinais e transversas. As fraturas da falange proximal podem envolver a cabeça, o colo, a diáfise (fraturas transversas ou oblíquas) e a base. As fraturas instáveis, geralmente as transversas e oblíquas, são tratadas com fixação percutânea com fios de Kirschner.[5,26]

Programa de reabilitação

Na fase de imobilização, é importante que se mantenham adequadas abdução e oposição do polegar, para que se evite a contratura do primeiro espaço.[26] Após este cuidado, a reabilitação do polegar segue os mesmos princípios da reabilitação das outras fraturas digitais.

REABILITAÇÃO DA MÃO NAS LESÕES COMPLEXAS

As lesões complexas são aquelas desordenadas, diferentes uma das outras, e que resultam num grau variável de perda tecidual, como também em perda de partes da mão.[5] A etiologia destas lesões pode ser por queimadura, esmagamento, explosão e infecção grave. Reid[12] classificou-as em cinco grupos: grau I, lesão dorsal; grau II, lesão volar; grau III, hemiamputação radial; grau IV, hemiamputação ulnar; grau V, perda tecidual transversa na mão. De acordo com esta classificação, as lesões dorsais (quando as estruturas volares estão intactas) resultam em melhor prognóstico em relação às lesões volares, que envolvem nervos digitais, tendões flexores e pele.[5] A hemiamputação radial com perda do polegar e/ou do indicador sugere uma perda grave da função mas, quando cirurgias reconstrutoras são feitas para se obter um dedo radial, uma função excelente pode ser alcançada. A perda dos dois dedos ulnares pode resultar numa mão funcional para atividades de pinça, mas não para uma preensão de força. As amputações transversas, nestes tipos de lesão, geralmente necessitam de reconstrução vascular e, se possível, procede-se ao reimplante e/ou à revascularização.[5]

Princípios cirúrgicos

As lesões complexas envolvem múltiplas estruturas (ossos, tendões, nervos, vasos e pele), e o desafio reside em coordenar o tratamento dos diferentes tecidos lesados.[16]

O primeiro atendimento varia de acordo com vários fatores, como as circunstâncias da lesão, o local de atendimento, as estruturas lesadas, entre outros, mas de modo geral o desbridamento (remoção de corpos estranhos e tecidos necrosados) e a limpeza da ferida são procedimentos que devem ser feitos neste primeiro atendimento. Num segundo atendimento (após 2 a 3 dias), são feitos fixação das fraturas e cobertura cutânea e reparos tendinosos e/ou nervosos. A partir daí, é possível iniciar a mobilização. Somente ao iniciarmos a mobilização precoce dos tendões flexores e extensores e outras estruturas deslizantes da mão é que poderemos ter a esperança de evitar os graves problemas de contratura articular, tão comuns nestes tipos de lesão.

Objetivos da reabilitação

Os objetivos da reabilitação nas lesões complexas da mão são:[16]

- Controlar a formação e a remodelação dos tecidos em cicatrização.
- Restaurar o movimento, a força e a sensibilidade.
- Obter uma mão funcional e esteticamente aceitável.

São freqüentes as complicações resultantes das lesões complexas, como dor, edema, infecção, retardo de consolidação ou não-consolidação das fraturas, aderências, rigidez articular, contraturas, fraqueza muscular e problemas psicossociais.[6] Estes problemas podem ser minimizados por um programa de reabilitação pós-operatório que envolva a cooperação e interação de um grupo composto por terapeuta, cirurgião, psicólogo, assistente social e o paciente.

O aspecto mais difícil da reabilitação das lesões complexas na mão é a coordenação do tratamento de vários sistemas e tecidos lesados. Os mecanismos e o tempo de cicatrização diferem[9] (p. ex., a pele ganha força de tensão muito mais rápido do que o tendão; os ossos necessitam de imobilização no foco de fratura para sua cicatrização, mas a cartilagem cicatriza melhor com o movimento). Além disso, cada lesão é única, e o reparo cirúrgico pode ser diferente de caso para caso.[3]

É fundamental o conhecimento da anatomia e da cinesiologia da mão, da cicatrização dos diferentes tecidos lesados e de um repertório variado de técnicas terapêuticas. O tratamento das lesões complexas da mão exige um terapeuta habilidoso, experiente e criativo. A chave do tratamento está, inicialmente, em uma avaliação cuidadosa e em plano de tratamento baseado nos problemas identificados.[16]

Tratamento

Não existem protocolos para a reabilitação das lesões complexas da mão. São lesões únicas cujo tratamento varia de acordo com as estruturas lesadas e com a evolução e o aparecimento de complicações durante o atendimento.

Abordaremos o tratamento, inicialmente, dividindo-o em três fases, de acordo com as fases de cicatrização biológica das feridas e, depois, abordaremos o tratamento em algumas situações especiais.

Fases do tratamento

Fase precoce

A fase precoce inclui a fase da cicatrização das feridas. A primeira sessão consiste em avaliação, orientações ao paciente, confecção de órteses, no tratamento em si e nas orientações de exercícios para serem feitos em casa. É uma sessão cansativa e confusa para o paciente, de modo que devemos avaliar objetivamente, deixando alguns detalhes para outra ocasião.

Avaliação

O terapeuta deve iniciar a avaliação com todas as informações a respeito da lesão, da cirurgia e de possíveis futuras intervenções cirúrgicas. É importante a comunicação anterior com o cirurgião para maiores esclarecimentos e discussão de plano de tratamento. É necessário saber:[16]

- Pele e tecidos moles superficiais:
  - No caso de ferida aberta, a cicatrização dar-se-á por segunda intenção?
  - Foi utilizado algum tipo de enxerto ou retalho?
  - Que tipo de proteção é necessário?
  - Que tipo de curativo é apropriado?
  - Há sinais de complicações da ferida (infecção, contaminação)?

- **Vasos sanguíneos:**
  - Quais vasos foram reparados?
  - Que tipo de proteção é adequada?
  - Há risco de insuficiência arterial ou venosa?
- **Nervos:**
  - Quais nervos foram lesados? Quais foram reparados?
  - Foram reparados sob tensão? Houve necessidade de enxerto de nervo?
  - Que tipo de proteção é necessária (posição e tempo)?
  - Sensibilidade: houve perda total da sensibilidade? Que áreas necessitarão de proteção devido ao déficit sensitivo? Há necessidade de dessensibilização ou reeducação sensorial?
  - Função motora: podemos esperar paralisia muscular? Haverá necessidade do uso de órteses para melhorar a função manual e evitar deformidades?
- **Tendões e músculos:**
  - Quais tendões foram lesados? Que tipo de reparo foi feito?
  - Foram lesados ambos os tendões, flexores e extensores? Como podemos proteger e mobilizar cada um sem prejudicar a cicatrização de ambos e de outras estruturas lesadas?
  - Podemos esperar formação excessiva de fibrose (zona da lesão, características da lesão, entre outros fatores)?
- **Ossos**
  - Que estruturas foram lesadas e necessitam de proteção?
  - Classificação da fratura: estável ou instável?
  - Que tipo de material de osteossíntese foi utilizado? A fratura está bem reduzida e estabilizada para permitir a mobilização precoce?
  - Qual é a melhor posição de imobilização?

A avaliação é iniciada tomando-se nota dos dados pessoais, da história da moléstia atual e da história ocupacional, passando-se, então, para o exame físico.

Tirar fotos ou fazer desenhos esquemáticos da mão, incluindo as feridas, incisões, amputações e indicando áreas insensíveis ou outros problemas, pode ajudar na visualização da evolução do tratamento.

A ferida é avaliada quanto a tamanho, profundidade e aspecto. Observa-se, também, se há presença de tecido de granulação, ou se a ferida está sangrando, contaminada ou expondo tecidos nobres. Observa-se a presença de suturas, fios de Kirschner ou fixadores externos, e se há sinais de infecção, como odor característico, exsudato grosso ou eritematoso e aumento da temperatura em volta da ferida.

O edema é avaliado utilizando-se medidas circunferenciais, mensuradas com fita métrica. A amplitude de movimento (ADM) é avaliada, quando possível, não se esquecendo das articulações do membro superior não envolvidas na lesão.

A sensibilidade é mais bem avaliada quando a dor e o edema melhoram. Ambos podem interferir na avaliação, mas a avaliação subjetiva da sensibilidade pode ser feita precocemente e, se necessário, procede-se a uma breve avaliação objetiva, no caso de o paciente referir alterações mais graves da sensibilidade, para alertar o terapeuta sobre áreas insensíveis ou sinais de parestesia, que podem estar associados a curativos ou gesso apertados.

A dor é avaliada, de acordo com suas características, como constante, relacionada com o movimento, o que a alivia e o que a agrava.

Durante a primeira avaliação, e também durante todo o tratamento, o terapeuta deve observar as reações do paciente frente à sua lesão. Após lesões complexas e mutilantes da mão, as reações são marcantes, talvez por sua importância no dia-a-dia, ou porque é uma das poucas partes do corpo que está sempre e completamente exposta.[2] As reações psicológicas variam de paciente para paciente, criando sempre um desafio novo "paciente/lesão", que irá influenciar o resultado do tratamento. O terapeuta deve sempre incentivar o paciente, esperar sua colaboração, adequar os exercícios e atividades de acordo com os interesses dele e mostrar sua evolução no tratamento. O ambiente da sala de reabilitação nos tratamentos em grupo é sempre benéfico, no qual os pacientes trocam experiências e incentivam uns aos outros. Entretanto, muitas vezes, o acompanhamento psicológico é necessário.

Conduta

1. **Orientações ao paciente:** nesta primeira fase, são muito importantes as orientações ao paciente. O terapeuta, usando uma linguagem facilitada, deve explicar, demonstrando por meio de desenhos e atlas de anatomia, quais estruturas foram lesadas, como foi a cirurgia, como se dará a cicatrização e de que modo o paciente pode colaborar com o tratamento.

   O paciente deve saber distinguir a dor normal proveniente da mobilização precoce daquela dor nociva que provém de exercícios extenuantes.[16] Deve observar sinais de fadiga e excesso de exercício, mas o contrário, como evitar a movimentação ou não executar de forma correta os exercícios, pode levar à rigidez articular.

Os exercícios para serem feitos em casa devem ser simples no início, acrescentando-se gradativamente novos exercícios. Inicialmente, para evitar a fadiga, são feitos apenas três a cinco vezes a cada 1 ou 2 horas.

2. **Tratamento da dor:** a dor grave, constante, que interfere com o sono e a mobilização precoce deve ser medicada sob orientação do cirurgião. O tratamento com o TENS pode ser de grande valia.

   No caso da mão insensível, o paciente pode não referir dor a movimentação ou pressão excessivas. O paciente é orientado quanto à freqüência dos exercícios e a sempre inspecionar sua mão para detectar sinais inflamatórios.
3. **Tratamento da ferida:** as feridas podem ser tratadas com hidromassagem para desbridamento e limpeza, quando necessário e indicado. Desbridamento manual, curativo, cuidados com os fios e supervisionamento dos sinais de infecção devem ser feitos.
4. **Controle do edema:** nesta fase, o edema deve ser controlado, principalmente, com elevação e exercício ativo, se possível. O curativo compressivo frouxo pode também ser usado.
5. **Exercícios:** o exercício de escolha é o ativo, embora o passivo tenha sua importância. Durante o exercício ativo, o paciente movimenta-se dentro do limite de sua dor. Os exercícios passivos (Figura 33.44) são indicados no caso de lesão e/ou reparo tendinoso, nos casos de fraqueza muscular e quando há risco de rigidez articular. Os exercícios ativos e/ou passivos somente devem ser feitos quando permitidos com toda a precaução, para que se evitem danos às estruturas em cicatrização. Os exercícios de deslizamento devem ser feitos, e todas as articulações devem ser mobilizadas.
6. **Órteses:** variam de acordo com a lesão, mas geralmente são utilizadas nesta fase para imobilização, repouso e para dar suporte aos tecidos acometidos.

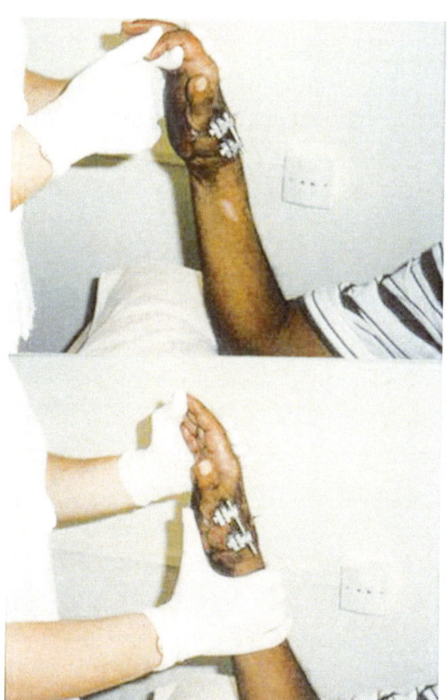

Figura 33.44 Os exercícios passivos são indicados nos casos de lesão tendinosa, fraqueza muscular ou risco de rigidez articular.

Fase intermediária

Esta fase se inicia com a fibroplasia (3 a 4 dias após a lesão) e vai até o final da terceira semana. Os exercícios podem ser aumentados, uma vez que a fase inflamatória cedeu, mas lembrando sempre que a força de tensão é ainda bem fraca e haverá riscos de reação inflamatória, caso sejam feitos exercícios excessivos.

AVALIAÇÃO

- O edema, a dor e as feridas devem ser constantemente monitorados.
- A ADM deve ser avaliada, observando-se o desenvolvimento de contraturas articulares e aderências tendinosas.
- A sensibilidade pode ser avaliada com maior facilidade utilizando-se os monofilamentos de Semmes-Weinstein.
- As órteses ou gesso devem ser reavaliados no caso da redução do edema ou retirada do curativo compressivo.

Conduta

1. **Tratamento da ferida/cicatriz:** quando a ferida se fecha, inicialmente é feita massagem de fricção transversa suave, junto com a massagem retrógrada, para redução do edema. A massagem, além de liberar algum tecido restritivo aderente à cicatriz, ajuda no relaxamento antes do exercício e na dessensibilização da cicatriz e de áreas sensíveis ao toque e aumenta o contato terapeuta-paciente.
2. **Tratamento do edema/cicatriz:** enfaixamento compressivo com "Coban" (Figura 33.45), quando não contra-indicado, ajuda na redução do edema e controla a formação de colágeno. O elastômero (Figura 33.46) auxilia a compressão de áreas irregulares, quando o enfaixamento não é eficaz.
3. **Dessensibilização:** a hipersensibilidade é uma condição de extremo desconforto ou irritabilidade em resposta a um estímulo tátil normalmente inofensivo.[1] Ela é freqüente nas lesões por esmagamento,

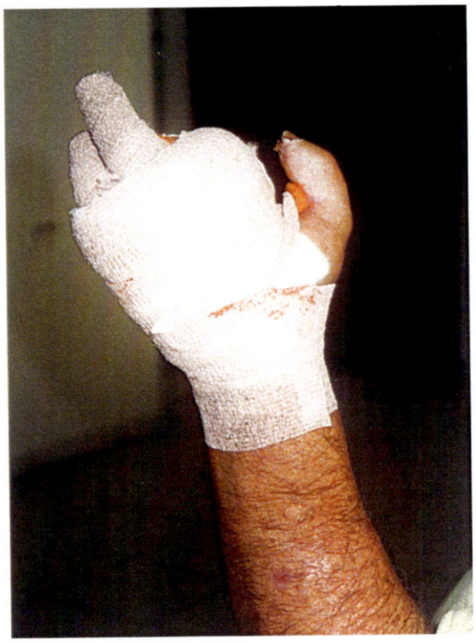

Figura 33.45 Enfaixamento compressivo com gaze e "Coban" para redução do edema crônico da mão.

principalmente de ponta de dedo, como também nas amputações e em algumas cicatrizes. A dessensibilização é uma técnica utilizada para reduzir estes sintomas. Diferentes tipos de estimulação tátil são feitos, começando com níveis de intensidade tolerável para o paciente. A intensidade é elevada assim que a tolerância ao estímulo melhora. Exemplos de tipos de estimulação: massagem, texturas graduadas (Figura 33.47), vibração e percussão.[14]

4. **Exercícios:** atividades suaves podem ser iniciadas caso não haja contra-indicação à prática de exercícios ativos. Exercícios passivos suaves e órteses devem ser indicados nos casos de desenvolvimento de rigidez articular e aderências.

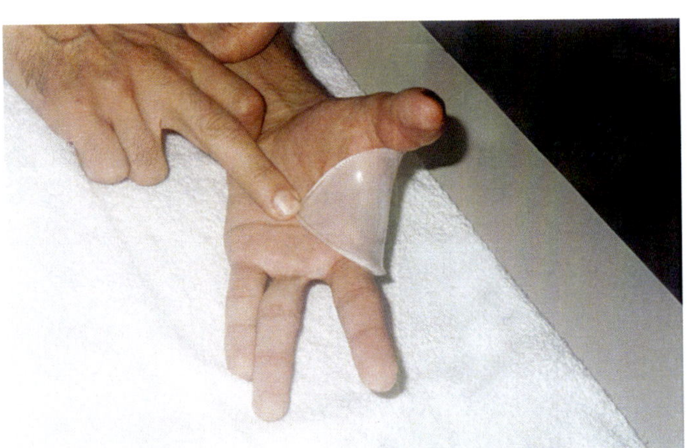

Figura 33.46 Compressão com "elastômero" é aplicada na região do primeiro espaço interdigital para modelação cicatricial.

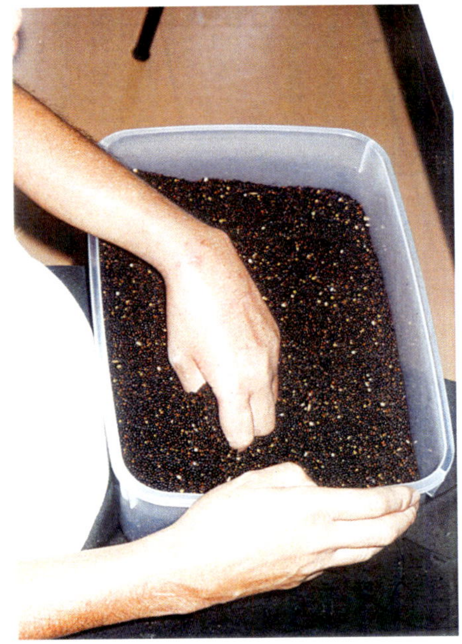

Figura 33.47 Contato tátil, com a imersão da mão numa vasilha com arroz, é uma das técnicas de dessensibilização da mão traumatizada.

5. O uso de órtese, curativos compressivos e a elevação de mão para reduzir o edema não devem interferir com o retorno espontâneo do uso ativo da mão. As dificuldades relacionadas às atividades do dia-a-dia devem ser ouvidas, e o terapeuta poderá ajudar, sugerindo técnicas e materiais de adaptação.

Fase tardia

Esta fase corresponde à fase de remodelação do processo de cicatrização. É a fase de ganho de ADM, força e função. Para alguns pacientes, é uma fase de preparação para outra cirurgia.

Avaliação

Durante a avaliação, temos a chance de analisar a etiologia dos problemas. Por exemplo, um déficit na extensão do dedo pode ser devido a vários fatores, como aderência ou encurtamento dos tendões flexores, contratura articular, aderência, alongamento ou fraqueza do mecanismo extensor, e desnervação dos intrínsecos. Se não identificarmos a causa do déficit, não poderemos planejar efetivamente o tratamento.

O que devemos avaliar:

- Edema.
- Cicatriz: aspecto, aderência e planos profundos, dor à palpação.
- Avaliações mensais da sensibilidade com monofilamentos.

- ADM ativa e passiva.
- Força muscular.
- Função manual (força de preensão, força de pinça, destreza manual).

Conduta

- **Tratamento das cicatrizes:** nesta fase, as cicatrizes aderentes devem receber uma massagem mais prolongada e profunda, como também continuar com a aplicação de pressão (enfaixamento, elastômero).
- O uso de **modalidades de calor**, com hidromassagem e aplicação de parafina, facilita a mobilização dos tecidos moles, reduz o risco de lesão tecidual durante a mobilização e prolonga o alongamento conseguido nas sessões de reabilitação.
- **Ganho de ADM ativa e passiva:** torna-se cada vez mais difícil. A rápida remodelação tecidual torna o tecido mais denso e restritivo, e o ganho de ADM somente será possível quando o tecido for submetido a um estresse de intensidade, freqüência e duração suficientes.
- A **reeducação sensorial** (ver reabilitação nas lesões nervosas) se inicia e a **dessensibilização** continua, ambas facilitadas pelas atividades funcionais.
- O **fortalecimento muscular** e o ganho de **resistência** e de **destreza** são iniciados gradativamente, e, em uma fase posterior, pode ser feita simulação de atividades e do trabalho.
- As sessões devem terminar com aplicação de **compressas geladas** e elevação do membro, para aliviar qualquer resposta inflamatória que surgir durante o atendimento.
- **Órteses:** o objetivo do uso de órteses nesta fase inclui o ganho de ADM e o fortalecimento muscular. São indicadas as órteses estáticas seriadas e as dinâmicas, que promovem um alongamento suave, de baixa intensidade; no caso das órteses dinâmicas, assistem aos músculos fracos enquanto resistem aos antagonistas.

No caso das lesões complexas, provavelmente o paciente necessitará de mais de uma órtese. Para não tornar o tratamento confuso, com o paciente tendo de usar várias órteses durante o dia, devemos trabalhar com as prioridades. Normalmente, receitamos uma órtese dinâmica, para ganho de flexão (Figura 33.48), a ser usada durante o dia e, à noite, uma órtese estática seriada, para ganho da extensão.

Durante esta fase, o paciente irá ganhar função manual, força e destreza. A partir daí ele deve concentrar-se no retorno às suas atividades, pensando mais nas suas possibilidades do que no seu estado atual, na maioria das vezes alterado irremediavelmente. Com a ajuda de uma equipe, formada por terapeuta, cirurgião e orientadora vocacional, e do empregador, junto a um programa de retorno ao trabalho, o paciente faz sua transição do programa de terapia para a retomada de suas atividades.[14]

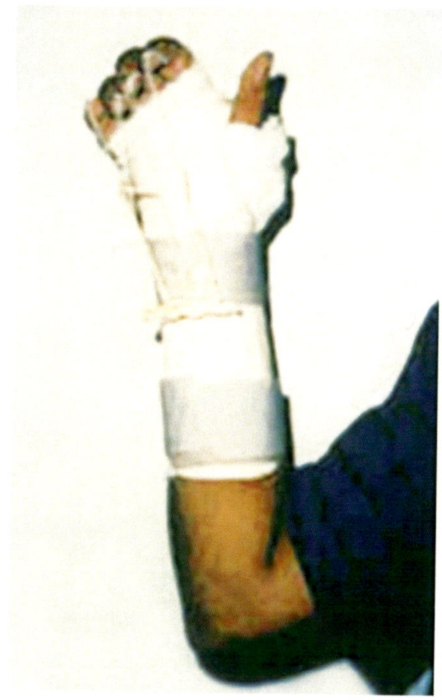

Figura 33.48 Órtese dinâmica para ganho de flexão das MF. É aconselhado o uso diurno das órteses dinâmicas, associado a um programa de exercícios para serem feitos em casa pelo paciente. As órteses estáticas podem ser usadas à noite, durante o sono.

Lesões complexas da face dorsal

As lesões dorsais geralmente são associadas com feridas tipo abrasão ou causadas por esmagamento com cilindro que geralmente expõe a pele, os tendões e os ossos. Em geral, as estruturas palmares (tendões flexores, MF, vasos e nervos) estão normais. É necessário estabilizar o punho precocemente para estimular a função dos flexores e intrínsecos na flexão digital. Devido ao grande dano aos tecidos dorsais, como, por exemplo, perda dos tendões, o grande problema é a rigidez em extensão das MF. Os cotos dos tendões podem emaranhar-se na cicatriz dorsal e limitar a flexão, como também algumas coberturas cutâneas, quando não bem planejadas, podem levar à limitação da flexão das MF e à deformidade em flexão do punho.[5,12]

Com relação à reconstituição tendinosa, qualquer situação que exija imobilização levará, inevitavelmente, à rigidez articular. A imobilização total dos dedos no pós-operatório de transferências tendinosas não é necessária. Evans[7] demonstrou que o atendimento precoce dos pacientes com lesão dorsal complexa, por meio de mobilização precoce controlada (Figura 33.20), pode reduzir as aderências e a necessidade de tenólise futura (ver reabilitação dos tendões extensores).

Lesões complexas da face volar

As lesões complexas volares são as mais devastadoras.[5,12] Em geral são causadas por avulsão, esmagamento ou explosão. Há perda de pele, tendões, nervos e vasos. Devido à importância da sensibilidade da face volar, sua restauração é essencial para recuperação de alguma função manual. Quando possível, as suturas de tendão e nervo, as fixações das fraturas e a cobertura cutânea devem ser feitas num só tempo. As fraturas bem estabilizadas e fixadas permitem o movimento precoce que reduz o risco de complicações, como aderências tendinosas e rigidez articular.

A forma de mobilização precoce irá variar de acordo com o tipo de lesão e a abordagem cirúrgica. É uma decisão que deve ser tomada em equipe.

Hemiamputação radial

A hemiamputação radial da mão implica perda do polegar ou de parte dele, como também pode haver perda de outros dedos (p. ex., indicador e dedo médio).[12] A primeira tentativa, quando há viabilidade do coto e outros fatores, é de reimplante ou revascularização. Quando isto não é possível, pode ser feita a reconstrução do polegar. A reconstrução do polegar é uma cirurgia eletiva, que deverá ser feita quando a mão estiver o mais reabilitada possível.[12] As técnicas mais comuns são: alongamento do metacarpiano, policização, técnica de Gilles e transferências de dedos, entre outras.[8,11,13] Todas as técnicas têm vantagens e desvantagens,[17] devendo o paciente ser bem informado antes de ser tomada a decisão. As informações devem incluir as expectativas funcionais e estéticas.

Hemiamputação ulnar

A perda dos dedos no bordo ulnar da mão muitas vezes exige reconstrução. Nestes casos, a função do polegar e dos dedos indicador e médio está preservada. A perda funcional maior é a perda da força de preensão. Em compensação, a preensão radial e a pinça estão normais, e a função manual é quase perfeita.

O problema maior neste tipo de lesão é dar boa cobertura, com algum grau de sensibilidade protetora, devido à exposição constante do bordo ulnar no apoio e ao contato com as superfícies e os objetos.[5,12]

Reabilitação após os reimplantes

Tradicionalmente, as partes reimplantadas são imobilizadas por 3 semanas. Recentemente, foram demonstrados os benefícios da mobilização precoce controlada nos reparos tendinosos, a qual, além de minimizar a formação de aderências, aumenta a cicatrização intrínseca e a força de tensão. O mesmo princípio pode ser aplicado aos reimplantes, mas de uma maneira muito cautelosa, protegendo as estruturas reparadas e considerando o processo de cicatrização de cada sistema.[3]

Durante os primeiros 5 a 7 dias, o paciente geralmente faz uso de anticoagulante, e a mobilização não é muito apropriada. Após este período, uma órtese protetora deve ser confeccionada, considerando-se a fratura e o tipo de fixação, o grau de tensão das suturas tendinosas e nervosas e as áreas de anastomose vascular, e evitando-se pressões diretas. Nos reimplantes de dedo, a boa posição mantém o punho em posição neutra, as articulações MF em 45 a 50 graus de flexão e as IF em extensão. Quando o polegar estiver envolvido, será feita uma órtese dorsal, mantendo-se o punho em posição neutra e o polegar posicionado em discreta abdução e em extensão, para se manter o primeiro espaço interdigital.[4,10]

O curativo deve ser removido durante as sessões de exercícios para a monitoração do reimplante. Devem ser observados: cor, turgor, resposta capilar à pressão, temperatura e sinais de infecção. A ferida deve ser cuidadosamente limpa, utilizando-se material esterilizado e soro fisiológico. O curativo não deve aderir à ferida nem restringir os movimentos.

Os exercícios devem ser feitos suavemente, respeitando a dor do paciente. A progressão da mobilização é feita gradualmente, de acordo com a tensão dos reparos e a fixação articular.[15] O atendimento deve ser diário, e o paciente deve ser instruído a seguir um programa de exercícios domiciliares.

Reimplante digital

O programa de mobilização precoce protegida para reimplantes de dedo, elaborado por Silverman e cols.,[15] protege todas as estruturas reparadas, ao mesmo tempo que previne a rigidez articular e minimiza a aderência tendinosa. Devemos lembrar que

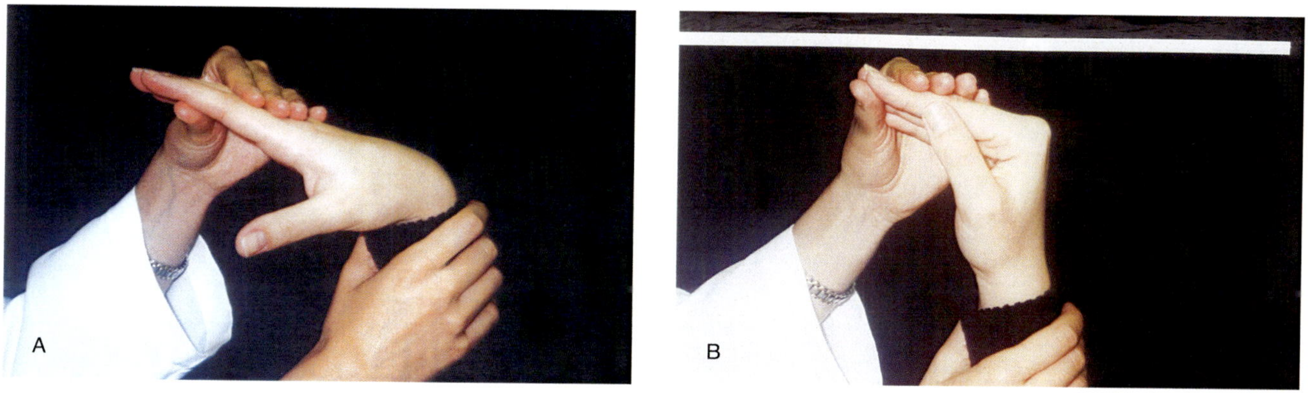

Figura 33.49 Exercícios de Silverman utilizados no pós-operatório imediato de reimplante digital. Mobilização passiva precoce, fase I. **A.** Suave flexão ativa do punho e extensão passiva dos dedos simultaneamente. **B.** Suave movimento passivo do punho para a posição neutra e flexão simultânea das MF.

ambos os sistemas, flexor e extensor, estão envolvidos nesta lesão.

- **Fase I:** inicia-se dentro de 5 a 10 dias após o reimplante e consiste nos seguintes exercícios:
  - Flexão ativa suave do punho e extensão passiva simultânea dos dedos (Figura 33.49*A*); em seguida, o punho é levado em posição neutra com simultânea flexão passiva das MF (Figura 33.49*B*). Este exercício foi elaborado para movimentação das articulações MF e do punho, mantendo-se balanceada a tensão entre os flexores e os extensores; deste modo, o movimento do punho e das MF deve ser proporcional. Caso haja alguma rigidez, fixação óssea ou edema excessivo ao nível da MF, limitando seu movimento, a amplitude de movimento do punho também deverá ser ajustada.

Os objetivos desta fase incluem: proteção do reparo, prevenção da rigidez articular, controle do edema, tratamento da ferida, instruções ao paciente e suporte psicológico.[3]

- **Fase II:** inicia-se dentro de 10 a 14 dias do reimplante. São acrescentados os seguintes exercícios:
  - Exercício passivo de *intrinsic-minus:* com o punho em posição neutra, levar passivamente a MF em extensão, enquanto se flexionam passivamente as IF (Figura 33.50*A*). Para prevenir o afrouxamento da bandeleta central, a IFP deve ser fletida apenas em 60 graus durante 4 a 6 semanas, dependendo do edema, da quantidade de perda tecidual do tendão extensor e da localização do reparo vascular.
  - Exercício passivo de *intrinsic-plus* (este exercício é a continuação do exercício anterior): as MF são fletidas e as IF estendidas passivamente (Figura 33.50*B*).

O programa progride, solicitando-se ao paciente que mantenha ativamente as posições dos exercícios

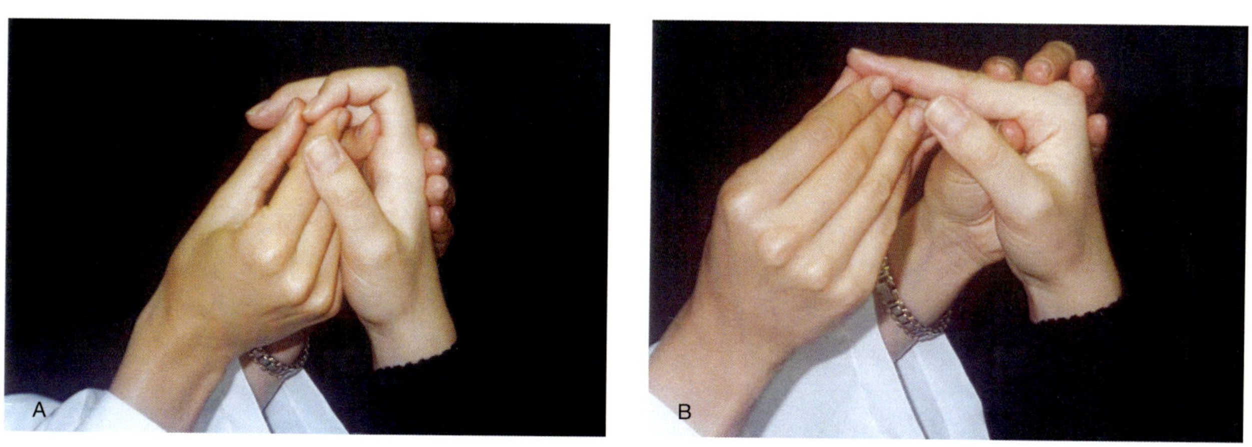

Figura 33.50 Mobilização passiva precoce, fase II. **A.** Posição de *intrinsic-minus* feita passivamente. Com o punho em posição neutra, estender a MF e fletir as IF simultânea e passivamente. **B.** Posição de *intrinsic-plus* feita passivamente. Com o punho em posição neutra, a MF é flexionada e as IF estendidas passiva e simultaneamente.

anteriores (de *intrinsic-minus* e de *intrinsic-plus*). O dedo é levado passivamente à posição, e o paciente a mantém ativamente por alguns segundos. A partir de 21 dias, o paciente poderá executar estes exercícios ativamente.

Os objetivos desta fase são: proteção dos reparos, manter a função da musculatura intrínseca, minimizar as aderências e aumentar a força de tensão do reparo.

Em torno de 4 a 5 semanas, é iniciada extensão gradual do punho com os dedos fletidos, como também flexoextensão composta dos dedos (MF e IF), com o punho em posição neutra. A estimulação elétrica funcional pode ser utilizada na presença de aderências tendinosas.

Entre 5 a 6 semanas, são iniciados flexão simultânea de punho e dedos, exercícios de bloqueio e exercícios de deslizamento tendinoso. Atividades suaves, como escrever e pegar objetos de tamanhos e formas diferentes, são também introduzidas no programa. Os exercícios de resistência progressiva devem ser introduzidos por volta da oitava semana.

Reimplante do polegar

O início do programa de mobilização precoce do polegar é semelhante ao de dedo reimplantado. Os exercícios da fase I consistem em mobilização passiva suave da articulação carpometacarpiana (CMC) e mobilização suave passiva e ativa de flexoextensão do punho (a mobilização deve ser cuidadosa para não estirar as estruturas reparadas). Os dedos não envolvidos podem ser mobilizados ativa e passivamente. A fase II se inicia dentro de 10 a 14 dias após o reimplante, consistindo em flexão suave passiva da MF e IF, mantendo a CMC em extensão, seguida de extensão passiva da MF e IF com a CMC em flexão, e com o punho em posição neutra (Figura 33.51*A* e *B*). A progressão dos exercícios é semelhante à do dedo reimplantado.

Reimplante da mão

A mobilização passiva da fase II é igual à do polegar e do dedo reimplantado, iniciando-se por volta de 2 a 3 dias após o reimplante, caso o paciente não necessite de anticoagulante.[4] A fase I não é indicada devido à estabilização óssea ao nível do punho. Os exercícios de pronossupinação também costumam ser contra-indicados. Os exercícios ativos da fase II podem ser iniciados por volta de 21 dias. Devido à paralisia dos intrínsecos, o paciente terá dificuldade em executar o movimento de *intrinsic-plus*. Os movimentos do punho e do antebraço são introduzidos, dependendo do tipo de fixação óssea utilizada, como também da cicatrização óssea.

CONSIDERAÇÕES FINAIS

As lesões complexas são de difícil tratamento devido ao risco constante de complicações, principalmente a contratura articular. Uma abordagem precoce e cuidadosa no pós-operatório, por um terapeuta de mão experiente, pode minimizar este problema. Não existem protocolos para as lesões complexas. São lesões variadas, que incluem o comprometimento de vários tecidos. Uma avaliação detalhada do membro afetado irá conduzir o tratamento, e o conhecimento das mais variadas técnicas terapêuticas é o recurso necessário para que seja alcançada a reabilitação funcional da mão.

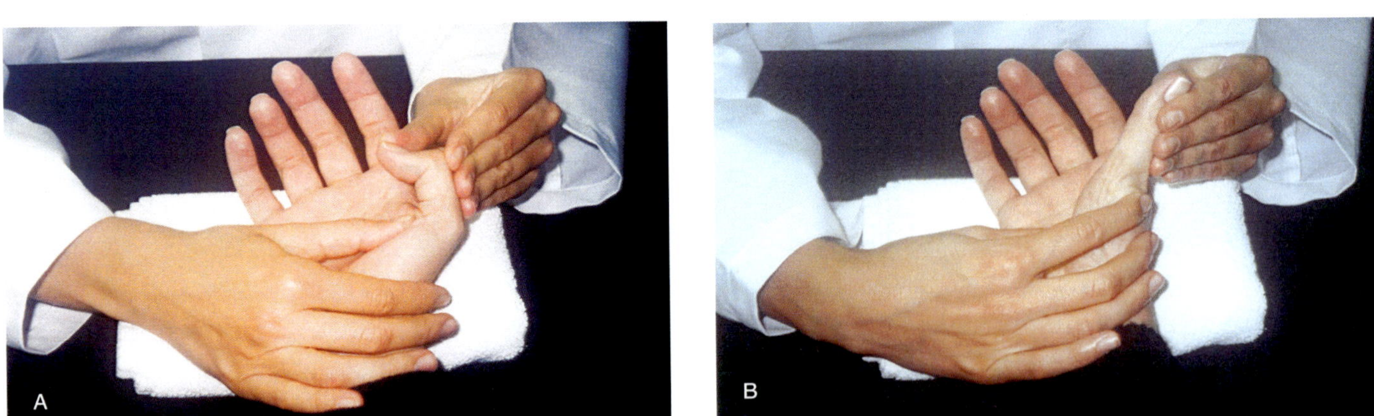

Figura 33.51 Mobilização passiva precoce para o polegar reimplantado (exercícios de Silverman). **A.** Extensão passiva suave da articulação CMC e flexão passiva das articulações MF e IF. **B.** Flexão passiva da articulação CMC e extensão passiva da MF e da IF.

REFERÊNCIAS

Reabilitação após reparo dos tendões flexores e extensores

1. Albertoni WM, Leite VM. Lesões dos tendões extensores. *In:* Pardini AG (ed.). *Traumatismos da mão.* Rio de Janeiro: MEDSI, 1992: 201-26.
2. Albertoni WM. Tese de doutorado. Escola Paulista de Medicina, São Paulo, 1986.
3. Amadio PC, Hunter JM. Prognostic factors in flexor tendon surgery in zone II. *In:* Hunter JM, Schneider LH, Mackin EJ (eds.). *Tendon surgery in the hand.* St Louis: CV Mosby, 1987.
4. Amiel D *et al.* Fibronectin in healing flexor tendon subjected to imobilization or early controlled passive motion. *Matrix,* 1991; *11*:184-9.
5. AndriacchiT *et al.* Ligament: injury and repair. *In:* Woo SL-Y, Buckwalter JA (eds.). *Injury and repair of musculoskelectal soft fissures.* Park Ridge: Am. Acad. Orth. Surgeons, 1988: 103-28.
6. Becker H, Diegelman RF. The influence of tension on intrinsic tendon fibroplasia. *Orthop Rev* 1984; *13*:65-71.
7. Becker H, Orak F, DuponseUe E. Early active motion following a beveled technique of flexor tendon repair: report on fifty cases. *J Hand Surg* 1979; *4*:454-60.
8. Brand PW. *Clinical mechanics af the hand.* St. Louis: CV Mosby, 1985.
9. Brand PW, Thompson DE. Mechanical resistance. *In:* Brand PW, Hollister A (eds.). *Clinical mechanics af the hand.* St Louis: CV Mosby, 1992: 92-128.
10. Boyes JH. *Bunnell's surgery of the hand.* Philadelphia: JB Lippincatt, 1970: 13-20.
11. Cannon NM. Tendon injuries. *In:* Malick MH, Kasch ME (eds.). *Manual an management af specific hand problems.* Pittsburgh, PA, 1984: 32-55.
12. Cannon NM, Strickland JW. Therapy following flexor tendon surgery. *Hand Clin* 1985; *1*:147-64.
13. Collins DC, Schwarz L. Early progressive resistance following imobilization of flexor tendon repairs. *J Hand Ther* 1991; *3*:111-6.
14. Doyle JR. Extensor tendons: acute injuries. *In:* Green DP (ed.). *Operative hand surgery.* New York: Churchill Livingstone, 1988: 2045-72.
15. Duran R, Houser R. Controlled passive motion following flexor tendon repair in zones 2 and 3. MOS symposium on tendon surgery in the hand. St Louis: CV Mosby, 1975.
16. Duran *et al.* Management of flexor tendon laceration in zone 2 using controlled passive motion postoperatively. *In:* Hunter JM, Schneider LH, Mackin EJ, Callahan AO (eds.). *Rehabilitation of the hand.* St. Louis: CV Mosby, 1990: 410-3.
17. Evans RB. A study of the zone I flexor tendon injury and implications for treatment. *J Hand Ther* 1990; *3*(3):149-8.
18. Evans RB. An update on extensor tendon management. *In:* Hunter JM, Mackin EJ, Callahan AO (eds.). *Rehabilitation af the hand.* St. Louis: CV Mosby, 1995: 565-606.
19. Evans RB. Early active are motion for the repaired central slip. *J Hand Surg* 1994; *19*:991-7.
20. Evans RB. Therapeutic management of extensor tendon injuries. *Hand Clin* 1986; *2*:15-7.
21. Evans RB. Clinical application of controlled stress to the healing extensor tendon: a review of 112 cases. *Phys Ther* 1989; *68*(12):1041-9.
22. Evans RB, Burkhalter WE. A study of dynamic anatomy of extensor tendons and implications for treatment. *J Hand Surg* 1980; *11A*:774.
23. Evans RB, Thompson DE. An analysis of factors that support early active short arc motion of the repaired central slip. *J Hand Ther* 1992; *5*:187-201.
24. Evans RB, Thompson DE. The application of force to the healing tendon. *J Hand Ther* 1993; *6*(4):266-84.
25. Fess EE, Gettle KS, Strickland JW. *Hand splinting. Principles and methods.* St Louis: CV Mosby, 1981.
26. Freehan LM, Beauchene JG. Early tensile properties of healing chicken flexor tendons: early controled passive motion versus postoperative imobilization. *J Hand Surg* 1990; *15*A:63-8.
27. Gelberman RH *et al.* Ribroblast chemotaxis after repair. *J Hand Surg* 1991; *16A*:686-93.
28. Gelberman RH *et al.* The early stages of flexor tendon healing: a morphologic study of the first fourteen days. *J Hand Surg* 1985; 1 DA: 776-84.
29. Gelberman RH, Berg V, Lundborg GN *et al.* Flexor tendon healing and restoration of the gliding surfaces: an ultrastructural study in dogs. *J Bone Jint Sorg* 1983; *65A*:70-9.
30. Gelberman RH, Manske PR. Effects of early motion on the tendon healing process: experimental studies. *In:* Hunter JM, Schneider LH, Mackin EM (eds.). *Tendon surgery in the hand.* St. Louis: CV Mosby, 1987:170-7.
31. Hitchcock TF *et al.* The effect immediate constrained digital motion on the strength of flexor tendon repairs in chickens. *J Hand Surg* 1987; *12*A:590-5.
32. Idler RS. Anatomy and biomecanics of the digital flexor tendons. *Hand Clin* 1985; *1*:3-11.
33. Kleinert HE, Kutz JE, Cohen MJ. Primary repair of zone 2 flexor tendon laceration. MOS symposium on tendon surgery in the hand. St. Louis: CV Mosby, 1975.
34. Kleinert HE *et al.* Primary repair of lacerated flexor tendons in no-man's-land. *J Bone Joint Surg* 1967; *49A*:577.
35. Lee H. Double loop locking suture: a technique of tendon repair for early active mobilization. Part I. *J Hand Surg* 1990; *15A*:945-52.
36. Lovett WL, McCalla MA. Management and rehabilitation of extensor tendon injuries. *Orthop Clin North Am* 1983; *44*(4):811-26.
37. Mashadi 28, Amis M. The effects of locking loops on the strenght of tendon repair. *J Hand Surg* 1991; *16B*:35-9.
38. Manske PR. Flexor tendon healing. *J Hand Surg* 1988; *13B*:237-45.
39. Newport ML, Blair WF, Steyers CM. Long-term results of extensor tendon repair. *J Hand Surg* 1990; *15A*:961-6.
40. Peacock EE, van Winkle W. *Surgery and biology af wound repair.* Philadelphia: WB Saunders, 1970.
41. Pulvertaft RG. Problems of flexor tendon surgery of the hand. *J Bone Joint Surg* 1965; *47A*:123-32.
42. Rosental EA. Extensor surface injuries at the proximal interphalangeal joints. *In:* Bowers WH (ed.). *The interphalangeal joint.* New York: Churchill Livingstone, 1987: 94-110.
43. Rosenthal EA. The extensor tendons. *In:* Hunter J, Schneider L, Mackin E, Callahan A (eds.). *Rehabilitation of the hand.* 2 ed., St. Louis: CV Mosby, 1984: 324-52.
44. Rothkopf DM *et al.* An experimental model for the study of canine flexor tendon adhesions. *J Hand Surg* 1991; *16A*:694-700.

45. Savage R. In vitro studies of a new method of flexor tendon repair. *J Hand Surg* 1985; *10B*:135-41.
46. Savage R. The influence of wrist position on the minimum force required for active movement of the interphalangeal joints. *J Hand Surg* 1988; *13B*:262.
47. Savage R, Risitano G. Flexor tendon repair using a "sixstrand" method of repair and early active mobilization. *J Hand Surg* 1989; *14B*:396-9.
48. Silfverskiöld KL, Anderson CH. Two new methods of tendon repair: in vitro evaluation of tensile strengths and gap formation. *J Hand Surg* 1993; *18A*:58-65.
49. Sobania LC. Lesões dos tendões flexores. *In:* Pardini AG (ed.). *Traumatismos da mão*. 2 ed., Rio de Janeiro: MEDSI, 1992: 169-99.
50. Stewart KM, van Srien G. Postoperative management of flexor tendon injuries. *In:* Hunter JM, Mackin EJ, Calahan AO (eds.). *Rehabilitation of the hand*. St. Louis: CV Mosby, 1995: 433-62.
51. Strickland JW. Biologic rationale, clinical application and results of early motion following flexor tendon repair. *J Hand Ther* 1989, *2*(2):71-83.
52. Strickland JW. Flexor tendon repair: Indiana method. *Indiana Hand Center Newsletter* 1993; *1*:1.
53. Tubiana R. Architecture and functions of the hand. *In:* Tubiana R (ed.). *The hand*. Vol. 1, Philadelphia: WB Saunders, 1981: 19-79.
54. Verdan CE. Primary and secundary repair of flexor and extensor tendon injuries. *In:* Aynn JE (ed.). *Hand surgery*. Baltimore: Williams & Wilkins, 1966: 220-75.
55. Weber ER. Nutritional pathways for flexor tendon in the digital theca. *In:* Hunter JM, Schneider LH, Mackin EJ (eds.). *Tendon surgery in the hand*. St. Louis: CV Mosby, 1987: 91-9.
56. Wehbe MA, Hunter JM. Flexor tendon gliding in the hand. In vivo excursions. *J Hand Surg* 1985; *10A*:570.
57. Wehbe MA, Hunter JM. Flexor tendon gliding in the hand. *II:* differential gliding. *J Hand Surg* 1985; *10A*:575.
58. Wiseman DM *et al.* Wound dressing: design and use. *In:* Cohen IK, Diegelman RF, Undblad WJ (eds.). *Wound healing: biochemical and clinical Aspects*. Philadelphia, 1992: 562-80.
59. Woo SLY *et al.* Mechanical properties of tendon and ligaments. II. The relationship of imobilization and exercise on tissue remodeling. *Biorheology* 1982; *19*:397-408.
60. Zancolli EA. *Structural and dynamic bases of hand surgery*. 2 ed., Philadelphia: JB Lppincott, 1979: 38-35.

Reabilitação após fratura

1. Art J, Jupiter J. The rationale for precise management of distal radius fractures. *Orthop Clin North Am* 1993; *24*(2):205-10.
2. Buckwalter JA. Effects of early motion on healing of muscoskeletal tissues. *Hand Clin* 1996; *12*:13-24.
3. Barton NJ. Fractures of the hand. *J Bone Joint Surg* 1984; *66B*:159.
4. Caetano EB. Anatomia funcional da mão. *In:* Pardini AG (ed.). *Traumatismos da mão*. Rio de Janeiro: MEDSI, 1992: 9-61.
5. Chiconelli JR, Monteiro AV. Fraturas e luxações dos metacarpianos e falanges. *In:* Pardini AG (ed.). *Traumatismos da mão*. Rio de Janeiro: MEDSI, 1992: 319-54.
6. Collins DE. Management and rehabilitation of distal radius fractures. *Orthop Clin North Am* 1993: 36578.
7. Cooney WP, Dobyns JH, Unscheid RL. Complications of Colles' fractures. *J Bone Joint Surg 1980; 62A*:613-9.
8. Colles A. On the fracture of the carpal extremity of the radius. *Edinburgh Med Surg* 1814; *10*:182-6.
9. Dickson FD. Peripheral nerve injuries associated with fratures of long bones. *Southem Med J* 1926; *19*:37-42.
10. Dobyns JH, Unscheid RL. Complication of treatment of fractures and dislocations of the wrist. *In:* Epps CH (ed.). Philadelphia: JB Lippincott, 1986: 339-417.
11. Donatelli R, Owens-Burkhart H. Effects of imobilization on the extensibility of periarticular connective tissues. *J Orthop Sport Phys Ther* 1982; *2*:67.
12. Engkvist O, Lundborg G. Rupture of the extensor pollicis longus tendon after fracture of the lower end of the radius – clinical and microangiographic study. *Hand* 1979; *1*:76-86.
13. Green DP, Anderson JR. Close reduction and percutaneous pin fixation of fractured phalanges. *J Bones Joint Surg* 1973; *55*:1651-4.
14. Green WL, Rowland AS. Fractures and dislocation in the hand. *In:* Rockwood CA, Green DP, Bucholz RW (eds.). *Fractures in adults*. Philadelphia: JB Lippincott, 1991: 441-562.
15. Hirasawa Y, Katsumi Y, Akioshi T *et al.* Clinical and microangiographic studies on rupture of the E.P.L. tendon after distal fractures. *J Hand Surg* 1990; *15B*:51-7.
16. Hritcko G. Finger fracture rehabilitation. *In:* Clark G, Wilgis E, Aiello B (eds.). *Hand rehabilitation*. New York: Churchill Livingstone, 1993: 277-86.
17. Hunter JM, Mackin EJ. Edema: techniques of evaluation and management. *In:* Hunter JM, Mackin EJ, Callahan AD (eds.). *Rehabilitation of the hand*. St. Louis: Mosby, 1995: 77-85.
18. Jupiter JB, Belsky MR. Fractures and dislocations of the hand. *In:* Browner BD, Jupiter JB, Levine AM, Trafion OG (eds.). *Skeletal trauma*. Philadelphia: WB Saunders, 1992: 925.
19. Kosin SH, Wood MB. Early soft-tissue complication after fractures of the distal part of the radius. *J Bone Joint Surg* 1993; *75A*:144-52.
20. Langford L. Reflex sympathetic dystrophy. *In:* Green D (ed.). *Operative hand surgery*. Vol. 1, New York: Churchill Livingstone, 1982: 539-65.
21. Langford L. Reflex sympathetic dystrophy. *In:* Hunter JM, Mackin EJ, Callahan AD (eds.). *Rehabilitation of the hand*. St. Louis: Mosby, 1995: 779-815.
22. Maden JW. Wound healing: the biological basis of hand surgery. *Clin Plast Surg* 1976; *3*:3-11.
23. Mannerfelt L, Oetker R, Ostlund B *et al.* Rupture of extensor pollicis longus tendon after Colles' fractures and by rheumatoid arthritis. *J Hand Surg* 1990; *15B*:49-50.
24. Margles SW. Early motion in the treatment of fractures and dislocations in the hand and wrist. *Hand Clin* 1996; *12*:65-72.
25. Martins RB. The effect of geometric feedback in the development of osteoporosis. *J Biomech* 1972; *5*:447-55.
26. Meyer FN, Wilson RL. Management of nonarticular fractures of the hand. *In:* Hunter JM, Mackin EJ, Callahan AD (eds.). *Rehabilitation of the hand*. St. Louis: Mosby, 1995.
27. McQueen M, Caspers J. Colles' fractures: does the anatomical result affect the final function? *J Bone Joint Surg* 1988; *70B*:649-51.
28. Mullins PT. Use of therapeutic modalities in upper extremity rehabilitation. *In:* Hunter JM, Mackin EJ, Callahan, AD (eds.). *Rehabilitation of the hand*. St. Louis: Mosby, 1995: 1495-520.
29. Naunton D. Occupational therapy and treatment of the Colles' fracture. *In: Hand rehabilitation in occupational therapy*. The Haworth Press, Inc, 1988: 109-24.

30. O'Sullivan ME, Bronk JT, Chao EYS *et al.* Experimental study of the effect of weight bearing in fractures healing in canine tibia. *Clin Orthop* 1994; *302*:372-83.
31. Packer JW, Colditz JC. Bone injuries: treatment and rehabilitation. *Hand Clin* 1986; *2*(1):81-92.
32. Pardini AG, Freitas PP. Tratamento fisioterápico para o membro superior. *In:* Hebert S, Xavier R (eds.). *Ortopedia e traumatologia.* Porto Alegre: Artmed, 1998: 775-96 (PP).
33. Rayhack JM. The history and evolution of percutaneous pinning of displaced distal radius fractures. *Orthop Clin North Am* 1993; *24*(2):287-300.
34. Salter RB, Harris DJ, Clements ND. The healing bone and cartilage in transsarticular fractures with continuous passive motion. *Orthop Transaction* 1978; *2*:77.
35. Saunders SR. Physical therapy management of hand fractures. *Phys Ther* 1989; *69*:1065-76.
36. Schultz KH, McCormick E, Fess EE. Reabilitação da mão: do pós-operatório imediato ao retorno ao *trabalho. In*: Pardini AG (ed.) *Cirurgia da mão – lesões não-traumáticas.* Rio de Janeiro: MEDSI, 1990: 473-500.
37. Swansom AS. Fractures involving the digits of the hand. *Orthop Clin North Am* 1970; *1*:261-74.
38. Ulson HR. Fraturas da extremidade distal do rádio e da ulna. *In:* Pardini AG (ed.). *Traumatismos da mão.* Rio de Janeiro: MEDSI, 1992: 237-89.
39. Walsh M. Hydrotherapy: the use of water as a therapeutic agent. *In:* Michlovitz SL, Wolfe SL (eds.). *Thermal agents in rehabilitation.* Philadelphia: E A. Davis Co., 1986: 119-33.
40. Walsh MF. Therapist's management of reflex sympathetic dystrophy. *In:* Hunter JM, Mackin EJ, Callahan AD (eds.). *Rehabilitation of the hand.* St. Louis: Mosby, 1995: 817-33.
41. Warren CG, Lehmann JF, Koblanski JN. Heat and stretch procedures: an evaluation using rat tail tendom. *Arch Phys Med Rehab* 1976; *57*:122.
42. Watson H, Carlsen L. Treatment of reflex sympathetic dystrofy of the hand with na active "stress loading" program. *J Hand Surg* 1987; *12A*:779-85.
43. Watson-Jones R. *Fractures and other joint injuries.* Baltimore: Williams & Wilkins, 1960: 629-49.
44. Wilson RL, Carter MS. Management of hand fractures. *In:* Hunter JM, Schneider LH, Mackin EJ, Callahan AD (eds.). *Rehabilitation of the hand.* St Louis: Mosby, 1990: 284-94.

Reabilitação nas lesões complexas

1. Barber LM. Desensibilization of the thraumatized hand. *In:* Hunter J, Schneider L, Mackin E, Callahan A (eds.). *Rehabilitation of the hand.* St. Louis: CV Mosby, 1984: 493-502.
2. Baux S. Results and postoperative management, re-education and psycological problems in mutilating injuries of the fingers. *In:* Reid DAC, Tubiana R (eds.) *Mutilating injuries of the hand.* New York: Churchill Livingstone, 1984: 193-7.
3. Buncke HJ, Jackson RL *et al.* The surgical and rehabilitative aspects of replantation and revascularization of the hand. *In:* Hunter J, Macking E, Callahan A (eds.). *Rehabilitation of the hand.* St. Louis: CV Mosby,1995: 1705-100.
4. Buncke HJ (ed.). *Microsurgery: transplantation replantation, an atlas-text.* Philadelphia: Leo & Febiger, 1991.
5. Burkhalter WE. Mutilating injuries of the hand. *In:* Hunter J, Mackin E, Callahan A (eds.). *Rehabilitation of the hand.* St. Louis: CV Mosby, 1995: 1.037-56.
6. Conolly WB, Morrin J, Davey V. Mutilating injuries Postoperative care. *In:* Reid DAC, Tubiana R (eds.). *Mutilating injuries of the hand.* New York: Churchill Livingstone, 1984: 15-26.
7. Evans R, Bulkhalter WE. A study of the dynamic anatomy of extensor tendons and implications for treatment. *J Hand Surg* 1986; *11A*:774.
8. Harkins PD, Rafferty JE. Digital transportation in the injured hand. *J Bone Joint Surg* 1972; *54A*:1064.
9. Kader PB. Therapist's management of the replanted hand. *In:* Hunter J, Mackin E, Callahan A (eds.). *Rehabilitation of the hand.* St. Louis: CV Mosby, 1990.
10. Kader PB. Therapist's management of the replanted hand. *Hand Clin* 1986; *2*:179-192.
11. Morrison WA, O'Brien BM, Maclead AM. Thumb reconstruction with a free neurovascular wrap around flap from the big toe. *J Hand Surg* 1980; *5*:575.
12. Reid DAC. The severely mutilated hand. *In:* Reid DAC, Tubiana R (eds.). *Mutilating injuries of the hand.* New York: Churchill Livingstone, 1984: 3-14.
13. Reid DAC. Thumb reconstruction by pollicisation in the mutilated hand. *In:* Reid DAC, Tubiana R (eds.). *Mutilating injuries of the hand.* New York: Churchill Livingstone, 1984: 141-56.
14. Schultz KH, McCormick E, Fess EE. Reabilitação da mão: do pós-operatório imediato ao retorno ao trabalho. *In:* Pardini Jr. AG 1(ed.). *Cirurgia da mão – lesões não-traumáticas.* Rio de Janeiro: MEDSI, 1990: 473-500.
15. Silverrnan RM, Willette-Green V, Petrilli J. Early protective motion in digital revascularization and replantation. *J Hand Ther* 1989; *2*:2.
16. Stewart KM. Therapist's management of complex injuries. *In:* Hunter J, Mackin E, Callahan A (eds.). *Rehabilitation of the hand.* St. Louis: CV Mosby, 1995: 1057-74.
17. Strickland JW. Thumb reconstruction. *In:* Green OS (ed.). *Operative hand surgery.* New York: Churchill Livingstone, 1993: 2043-155.

Índice Remissivo

D

E

F

G

H

I

M

S

T

U

V

W

X

Z